U0273169

本套丛书被国家新闻出版广电总局评为：
向全国推荐优秀古籍整理图书

□明清名医全书大成

张璐医学全书

主　　编　张民庆　王兴华　刘华东
副主编　张　敏　盛　良　朱立专　刘　炜　杨　利
　　　　戴忠俊
编　　委　丁　兴　王大妹　王小娟　丰　艳　吉　哲
　　　　孙海舰　朱建华　任海燕　李　璘　李会丽
　　　　李春杰　李春娣　李现雷　李鲁炎　刘庆邦
　　　　刘传法　余　华　宋　扬　沈海峰　沈兆熊
　　　　季红娟　陈　晔　陈　嘉　陈巨鹏　陈尚德
　　　　陈爱飞　陈建新　严培军　张　玉　张长明
　　　　张状年　张茂琴　张晓强　杨继兵　罗卓洲
　　　　金　芸　赵　峰　赵　熔　赵义纯　顾武军
　　　　高德翔　徐荣庆　徐海英　黄亚华　黄柳柳
　　　　韩　钟　焦波涛　蒋达生　颜志强

中国中医药出版社

·北　京·

图书在版编目（CIP）数据

张璐医学全书 / 张民庆，王兴华，刘华东主编 . —2 版 . —北京 : 中国中医药出版社，2015.3（2024.11 重印）

（明清名医全书大成）

ISBN 978-7-5132-2329-4

Ⅰ . ①张… Ⅱ . ①张… ②王… ③刘… Ⅲ . ①中国医药学－古籍－中国－清代 Ⅳ . ① R2-52

中国版本图书馆 CIP 数据核字（2015）第 020656 号

中国中医药出版社出版

北京经济技术开发区科创十三街 31 号院二区 8 号楼
邮政编码　100176
传真　010-64405721
山东临沂新华印刷物流集团有限责任公司印刷
各地新华书店经销

开本 787×1092　1/16　印张 67.5　字数 1552 千字
2015 年 3 月第 2 版　2024 年 11 月第 4 次印刷
书号　ISBN 978-7-5132-2329-4

定价　298.00 元
网址　www.cptcm.com

服 务 热 线　010-64405510
购 书 热 线　010-89535836
维 权 打 假　010-64405753

微信服务号　**zgzyycbs**
微商城网址　**https://kdt.im/LIdUGr**
官 方 微 博　**http://e.weibo.com/cptcm**
天猫旗舰店网址　**https://zgzyycbs.tmall.com**

如有印装质量问题请与本社出版部联系（010-64405510）
版权专有　侵权必究

明清名医全书大成丛书编委会

审定委员会 （按姓氏笔画排列）

马继兴　史常永　李今庸　李经纬　余瀛鳌

张灿玾　俞长荣　郭霭春　裘沛然

总 主 编　胡国臣

副 总 主 编　傅　芳　宋志恒　张年顺　樊正伦　吴少祯

编　　　委 （按姓氏笔画排列）

于　杰　于淑芬　王　燕　王　键　王　璟

王兴华　王国辰　王岱平　王育学　王咪咪

王振国　王晓平　包来发　田思胜　成肇仁

朱立专　乔海法　竹剑平　任春荣　齐　昉

刘　炜　刘　虹　刘　洋　刘华东　刘宏光

刘学义　刘明礼　刘振荣　孙中堂　孙洽熙

李　林　李　颖　李玉清　李世华　李庆和

李刘坤　李刘周　李志庸　李桂兰　李继明

李敬林　苏　礼　杨　利　杨　震　杨金萍

汪正宜　汪幼一　汪桂范　张　敏　张玉杰

张东超　张印生　张民庆　张志斌　张朝阳

陆 拯　陆小左　陈 钢　陈 熠　邵金阶
林慧光　欧阳斌　招萼华　易 杰　罗根海
周玉萍　姜典华　郑 林　郑怀林　郑洪新
项长生　柳长华　胡思源　俞宜年　施仁潮
祝建华　姚昌绶　秦建国　袁红霞　徐 麟
徐又芳　徐春波　高 萍　高尔鑫　高传印
高新民　郭君双　黄英志　曹爱平　盛 良
盛维忠　盛增秀　韩学杰　焦振廉　傅沛藩
傅海燕　薛 军　戴忠俊　魏 平

学 术 秘 书　芮立新

前　　言

　　《明清名医全书大成》系列丛书是集明清 30 位医学名家医学著作而成。中医药学是一个伟大的宝库，其学术源远流长，发展到明清时期，已日臻成熟，在继承前代成就的基础上，并有许多发展，是中医的鼎盛时期。突出表现在：名医辈出，学派林立，在基础学科和临床各科方面取得了很大成就，特别是本草学和临床学尤为突出。同时著书立说很活跃，医学著作大量面世，对继承发扬中医药学起到了巨大的推动作用。

　　本草学在明代的发展达到了空前的高峰，其著述之多，内容之丰，观点之新，思想之成熟，都是历代难以与之媲美的。尤其是明代李时珍的《本草纲目》被誉为"天下第一药典"。全书 52 卷、62 目，载药 1892 种，附本草实物考察图谱 1110 幅，附方万余首。他"奋编摩之志，借纂述之权"，"书考八百余家"，"剪繁去复，绳谬补遗，析族区类，振纲分目"，在药物分类、鉴定、生药、药性、方剂、炮制、编写体例等许多方面均有很大贡献，其刊行以来，受到国内外医药界的青睐，在中国药学史上起到了继往开来的作用，多种译本流传于世界诸多国家，其成就已远远超出医药学的范围，曾被英国生物学家达尔文誉为"中国的百科全书"。除时珍之卓越贡献之外，还有缪希雍的《神农本草经疏》，是对《神农本草经》的阐发和注释，与其一生药学经验的总结，详明药理及病忌、药忌，为明代本草注疏药理之先。更有清代张璐的《本经逢原》，其药物分类舍弃《神农本草经》三品窠臼，而遵《本草纲目》按自然属性划分，体例以药物性味为先，次以主治、发明，内容广泛，旁征博引，参以个人体会。全书以《神农本草经》为主，引申发明，凡性味效用，诸家治法以及药用真伪优劣的鉴别，都明确而扼要地作了叙述，使"学人左右逢源，不逾炎黄绳墨"而"足以为上工"也。另外，尚有薛己的《本草约言》，汪昂的《本草备要》，徐灵胎之《神农本草经百种录》，陈修园之《神农本草经读》，张志聪之《本草崇原》等，这些书也都各具特点，流传甚广。

　　明清时期基础理论的研究仍以《内经》以来所形成的自发唯物论和朴素

辩证法理论体系为基础，不断地总结医疗实践经验，有所发明，有所创造，从不同方面丰富和发展了中医学的理论。如明代的张景岳等十分强调命门在人体的重要作用，把命门看成是人体脏腑生理功能的动力，并受朱震亨相火论的影响，把命门、相火联系起来，在临床上对后世医学有相当影响。清代叶天士、吴鞠通、王孟英等对温热病发生、发展规律的探讨，以及对卫气营血辨证和三焦辨证的创立等。关于人体解剖生理的认识：有些医家对脑的功能有新的记述。如李时珍有"脑为元神之府"，汪昂记有"人之记性在脑"，喻嘉言有"脑之上为天门，身中万神集会之所"等记述，对于中医学理论体系的丰富和发展，都作出了很大的贡献。

临床各科在明清时期得到了很大发展，因此时医学十分注意临床观察，临床经验丰富。很多医家都非常重视辨证论治及四诊八纲，如李时珍的《濒湖脉学》，是这一时期重要的脉学著作，该书以歌诀形式叙述介绍了 27 种脉象，便于学习、理解、诵读和记忆，流传甚广。孙一奎在《赤水玄珠·凡例》中概括地指出："凡证不拘大小轻重，俱有寒热、虚实、表里、气血八个字。苟能于此八个字认得真切，岂必无古方可循？"张景岳在《景岳全书》中强调以阴阳为总纲，以表里、虚实、寒热为六变。他使中医基础理论和临床实践结合得更加紧密，形成了理、法、方、药的完整理论体系。

内科医著明清时期很多。薛立斋的《内科摘要》一书，首开中医"内科"书名之先河。也正式明确中医内科的概念，使内科病证的诊治有了很大提高。具有代表性的著作有王肯堂的《证治准绳》，张景岳的《景岳全书》等。从学术理论方面，以温补学派的出现和争论为其特点。其主要倡导者有薛立斋、孙一奎、张景岳、李中梓等，主要观点是重视脾肾。薛立斋注重脾肾虚损证，重视肾中水火和脾胃的关系，因而脾肾并举，注重温补。温补派的中坚张景岳的《类经附翼》《景岳全书》，原宗朱震亨说，后转而尊崇张元素和李杲，反对朱说，力倡"阳非有余，阴常不足"。极力主张温补肾阳在在养生和临床上的重要性。李中梓则在薛立斋、张景岳的影响下，既重视脾胃，也重滋阴养阳。温补之说，成为明清时期临床医学发展上的一大特点。

湿病学派的兴起是明清时期医学的突出成就之一。叶天士的《温热论》，创温病卫气营血由表入里的传变规律，开卫气营血辨证论治法则。吴鞠通的《温病条辨》，乃继承叶氏温病学说，但提出了温病的传变为"三焦由上及下，由浅入深"之说，成为温病三焦辨证的起始。其他如王孟英的《温热经纬》等著作都丰富了温病学说。

骨伤科、外科在明清时期也有了一定的发展。这一时期外科闻名的医家和医学专著空前增多。如薛立斋的《外科枢要》，汪石山的《外科理例》等，记述外科病证，论述外科证治，各有特点。骨伤科有王肯堂的《疡医证治准绳》，是继《普济方》之后对骨伤科方药诊治的进一步系统归纳。

妇产科在明清时期发展很快，成就比较显著。如万密斋的《广嗣纪要》对影响生育的男女生殖器畸形、损伤，以及妊娠等做了记述。薛立斋在《保婴撮要》中强调妇科疾病之养正，记述有烧灼断脐法，以预防脐风；王肯堂的《女科证治准绳》收录和综合前人对妇产科的论述。武之望的《济阴纲目》列述了经、带、胎、产等项，纲目分明，选方实用。

儿科在明清时期内容较前更加充实，专著明显增多。如万密斋的《全幼心鉴》《幼科发挥》《育婴秘诀》《广嗣纪要》《痘疹世医心法》等儿科专著，继承了钱乙之说，强调小儿肝常有余，脾常不足的特点，治疗重视调补脾胃，除药物外，还注意推拿等法。王肯堂的《幼科证治准绳》综合历代儿科知识，采集各家论述，对麻痘、热症等多种小儿疾病论述颇详，流传甚广。

眼、耳鼻咽喉及口腔科在这一时期也有一定的进展。如王肯堂的《证治准绳》论述眼疾171症，详述证治，是对眼病知识的较好汇集。薛立斋的《口齿类要》记述口、齿、舌、唇、喉部的疾患，注重辨证治疗，简明扼要，介绍医方604首，为现存以口齿科为名的最早专书之一。

气功及养生方面，在此期也较为重视，出现了不少有影响、有特色的养生学专著。如万密斋的《养生四要》。张景岳在《类经·摄生》中也阐发了《内经》的有关养生论述，对养神和养形做了精辟论述，富有唯物辩证精神。另如叶天士在《临证指南医案》中记述300例老年病的验案，强调颐养功夫，寒温调摄和戒烟酒等。

清朝末年，西方医学开始传入中国，因此，西医学术对中医学术产生很大影响，在临床上中西医病名相对照，并以此指导临床诊治，中西医汇通学派形成。如其代表人物唐容川，立足中西医汇通，发扬祖国医学，精研中医理论，遵古而不泥古，建立了治疗血证的完整体系。

综上所述，明清时期名医辈出，医学确有辉煌成就，在中医药学发展的长河中占有重要的位置，这就是我们编辑出版《明清名医全书大成》之目的所在。

全书共收录了30位医家，集成30册医学全书，其中明代13位，清代

17位。收录原则为成名于明清时期（1368～1911）的著名医家，其医学著作在两部以上（包括两部）；每位医家医学全书的收书原则：医家的全部医学著作；医家对中医经典著作（《内经》《难经》《神农本草经》《伤寒论》《金匮要略》）的注疏；其弟子或后人整理的医案。整理本着搞清版本源流、校注少而精，做到一文必求其确。整理重点在学术思想研究部分，力求通过学术思想研究达到继承发扬的目的。

本书为新闻出版署"九五"重点图书之一，在论证和编写过程中，得到了马继兴、张灿玾、李今庸、郭霭春、李经纬、余瀛鳌、史常永等审定委员的指导和帮助，在此表示衷心感谢。本书30位主编均为全国文献整理方面有名望的学科带头人，经过几年努力编撰而成。虽几经修改，但因种种原因，如此之宏篇巨著错误之处在所难免，敬请各位同仁指正。

编著者

1999年5月于北京

内容提要

张璐，字路玉，号石顽老人，江南长洲（今江苏苏州）人。生于1617年，卒于1699年，享年83岁。

张璐是清朝初期的著名医家，他能"博采众长，贯以己意"，注释《伤寒论》原文，补充诊脉、察色、辨舌等内容，论述各种疾病的辨证施治和方药应用，以内科为主，兼及外科、皮肤科、五官科、妇科、儿科等。由于他是一位有60多年临床经验的医学大家，而且才学兼备，所以能以理论联系实际，广搜博览，由博返约，做到"千古明贤至论，统叙一堂；八方风气之疾，汇通一脉"，成就卓著。本书汇集其主要著作《张氏医通》十六卷、《本经逢原》四卷、《伤寒缵论》二卷、《伤寒绪论》二卷、《伤寒舌鉴》一卷、《伤寒兼证析义》一卷和《诊宗三昧》一卷。全书之后还附有"张璐医学学术思想研究"论文一篇，全面介绍了张璐的生平、学术思想以及临床诊治经验等，对后人学习和研究张氏著作有很大启发。

本书可作为中医临床、教学、科研之参考，适合于从事中医、中西医结合专业的医生、教师、科研人员以及中医药院校学生阅读。

校 注 说 明

　　《张璐医学全书》收录了清代名医张璐的医学著作《张氏医通》《本经逢原》《伤寒缵论》《伤寒绪论》《伤寒兼证析义》《伤寒舌鉴》和《诊宗三昧》等七种。其中前四种为张璐本人撰著，后三种为其子整理编写，但后三种也是其学术思想的反映，历来都被收入《张氏医书七种》之中，故并存之。《全书》是张璐一生医学经验之总汇，具有较高的理论及临床研究价值。本次整理以清思德堂藏本为底本，以1925年上海锦章书局石印（精校）本为主校本，并以清光绪严式诲刻本等为参校本，改竖排为横排，同时加用新式标点。兹对此次校注作如下说明：

　　1. 凡底本不误而校本误者，不出校注。

　　2. 凡底本误而据校本改正者，则加校注。

　　3. 凡底本与校本文字相同而字义不明，或文字不同而难定优劣者，则出校注存疑。

　　4. 繁体字、异体字、古字、错别字（无校勘价值）等原则上直接改为通行简体字，不出校注。

　　5. 对部分生僻字词等酌情加以注释。

　　6. 对中医学部分特殊用字仍沿用底本原字，如"癥瘕"的"癥"、"瘜肉"的"瘜"、圆药的"圆"等。

　　7. 因版式改为横排本，方位词"左"、"右"分别改为"下"、"上"。

　　8. 底本每卷卷名下或每书正文前有"清·长洲石顽张璐路玉父纂述……"、"清·长洲张登诞先汇纂……"或"清·长洲张倬飞畴著……"等字样，因与文义无涉，今一并删除，不出校注。

　　9. 底本部分目录后有"××目录终"，且每卷或每书末有"××卷终"或"××终"等字样，为避免繁琐，均予以删除，不出校注。

　　因水平和时间的制约，书中难免有缺点和错误之处，敬祈读者不吝指正。

校注者

总　目　录

张 氏 医 通

朱　序

医书通者，长洲张君路玉所撰。古之言医者，或论病体，或论药性，或论治法，各有所主。又其为说，诸家各殊，互相辩击，虽历代所称名家圣手，恒不能一也。至于近世不学之徒，恒思著述，以眩一时，欺后世，医书愈多，医学愈晦矣。君于是考之古，验之今，凡古人不能相一者，皆荟萃折衷之，使读者梨然有会于中，可谓用心切而为力勤也。君之书既行于世十余年矣。岁在乙酉，天子南巡至吴君家，以其书献，深当上意，寻命医院校勘，置之南薰殿。君虽没，而书之流布日远，国史艺文志者，庶列之名家圣手之间乎？昔余先少保实以医起家，太医院使而太傅文恪公，始大其门，医故吾家故业也。先少保撰《立命元圭》一编，兵后遗失，序君之书于是乎有感。

康熙四十八年① 春王正月南书房旧史官秀水朱彝尊序

---

① 即公元 1710 年

医 通 序

医何昉① 乎？古之圣人如神农、黄帝，首先创制，为功万世，下逮三代，秦汉唐宋金元，莫不代有名医照耀记载。《周礼》一书，周公所以治天下者，无一事之不备。至于医师，特令上士为之，不轻命人，以是知百家技艺，皆圣人之所创立，民生之不可一日无者，而医尤甚。其参赞② 化育之功，几欲中分吾儒之权，盖本以精于艺而因以达于德，所谓由委而溯源也。昔孔子有味南人之言而叹医之不可无恒也。夫此心惺惺③常存，无时不然，无时不恒矣。虽然，雷风天下之至变，圣人以之象恒者何故？盖万古此雷风即万古此恒观，恒者自万古观，非自一日观。圣人之久于道也，岂其胶固而靡所变通哉？神而化之，使民宜之，此圣人之恒也。噫！知此斯知医矣。丹溪不云乎古方新病安有能相值者，泥是且杀人。余谓医之有谱，犹奕之有谱。师心者废谱，拘方者泥谱，其失则均。假令刘张李朱同处一堂之上，其论不能皆合，其方不无小异，要其有济于人则一也。家昆路玉氏，崑之望族，故明廉宪少峰公之孙光禄愍公嫡侄，赋性磊落，不事章句，励志岐黄，遂擅一时。六十年来，专心性命之学，不可谓之无恒矣。历年博采古人方论，汰粗存精，敛繁归约，不忍独秘，梓④ 而行之，将以教天下者，教万世焉。世之师心者，读是书可以不烦思索，而坐得其标本缓急之理；世之拘方者，读是书且将乐乎其新，忘乎其故，渐渍其中而不自觉也。岂不为有功于后学欤？昔应劭采典艺以正风俗之非，今家昆体经论以正通俗之异，非谓道在是而通俗可正也，言久于其道而天下化成也。医之道在乎达权通变，变通之象恒显见于雷风，吾故以是昉之通之之义，得无有取于是耶？

康熙癸酉端午后三日晋江弟汝瑚拜书

---

① 昉（fǎng）：起始。
② 参赞：参与协助。
③ 惺惺：清醒。
④ 梓（zǐ）：刻板，也作刻版。

医 通 自 序

　　齐一变至于鲁，鲁一变至于道。道之兴废，靡不由风俗之变通。非达道人，不能达权通变，以挽风俗之隤① 弊也。今夫医道之变，至再至三，岂特一而已哉！余生万历丁巳，于时风俗虽漓②，古道未泯，业是道者，各擅专科，未尝混厕而治也。甲申世变，黎庶奔亡，流离困苦中，病不择医，医随应请，道之一变，自此而始。当是时也，茕茕③ 孑遗④，托迹⑤ 灵威丈人之故墟⑥，赖有医药、种树之书，消磨岁月。因循十有余载，身同匏系⑦，聊以著书自娱。岁己亥，赋归故园，箧中辑得方书一通，因名《医归》，大都吻合《准绳》。其间汇集往古传习诸篇，多有不能畅发其义者，次第以近代名言易之。草创甫成，同人速予授梓。自揣多所未惬，难以示人，仅以伤寒缵、绪二论⑧，先行问世，颇蒙宇内颔之。壬寅已来，儒林上达，每多降志于医，医林好尚之士，日渐声气交通，便得名噪一时，于是医风大振，比户皆医，此道之再变也。嗟予固陋⑨，不能与世推移，应机接物而外，时与先圣晤对一堂，无异手提面命。递年已来，颖秃半床，稿凡十易，惜乎数奇不偶。曩⑩ 因趋赴孝伯耿公之招，携至雪川公署，失去"目科"一门。先是内侄顾惠吉，持去"痘疹"一册，久假不归，竟成乌有。知机不偶，已将残编置之高阁，无复行世之心矣。近闻悬壶之士与垂帘之侣，互参恒德之术，圣门之教无违，炎黄之德不显，道之三变，匪特自今。吾于志学之年，留心是道。迄今桑榆入望⑪，历世颇多。每思物壮则老，时盛必衰。欲挽风俗之隤弊，宁辞笔削之罪？知因是，仍将宿昔所述之言，从头检点，爰命倬儿⑫ 补辑"目科治例"，柔儿⑬ 参入"痘疹心传"，足成全编，易以《通》名，标诸签额。书未竟，适逢客至，随手开函，而语予曰：在昔《韩氏医通》，名世已久，今子亦以是名，得无名实相混之虑乎？予谓：不然。吾闻元氏集名《长庆》，白氏之集亦名《长庆》，二集并驱，后世未尝因

---

① 隤：倒塌，下降，败坏。古通"颓"。
② 漓：浅薄。
③ 茕茕：形容孤独一身，无依无靠。
④ 孑遗：残存，残余。
⑤ 托迹：寄身。
⑥ 故墟：以前的旧村落。
⑦ 匏系：系印的丝带。
⑧ 伤寒缵、绪二论：指《伤寒缵论》和《伤寒绪论》。
⑨ 固陋：形容见识浅薄，此处是自谦之辞。
⑩ 曩：以往，从前。
⑪ 桑榆入望：比喻将近晚年。
⑫ 倬儿：指其子张倬。
⑬ 柔儿：指其子张以柔。

名混实，奚必拘拘于是耶？客莞尔而退。遂以《医通》定名。迨夫三变之术，法外之法，非可言语形容也。

康熙乙亥季夏石顽张璐时年七十有九

张　序

　　凡人之生，根太极，合阴阳，错综五行十干十二支之用，穷通强弱死生寿夭，万有千变，不可数纪。有圣人焉，为之医药，以调其血气而和其性，不致疾病灾厉以枉其天年。其德与天地参，要非通乎阖辟昼夜寒暑，富贵贫贱，出入喜怒哀乐之节，沉潜贯彻，伺生杀之机于呼吸而默为转移，不能行其仁术也。史所称扁鹊、淳于意、华佗之属，诊治奇妙，要皆辨色察脉，随事触物，肌理骨髓，动中窾綮，不拘一方，不执一说，惟其旁通而已矣。先伯父石顽先生，少而颖悟，博贯儒业，弃绝科举，息居名山，专心医业之书。自岐黄讫近代方法，无不搜览，金石鸟兽草木，一切必辨其宜。澄思忘言，终日不寝食，求析其得心应手，起如发机，可以旋坤乾而效仁知，诊一病投一药，参酌古今，断以己意，靡不奇验。居辄籍记，年既耄，汇而刻之，名曰《医通》。大受伏读，深惟知其功深效多，而非小道以为泥也。圣人治天下，卤鬯① 圭璧，弁冕车游，弓矢刀剑，皆有所利用，偏而不当，其祸忽焉。医者陈百药，将以生人，而取舍损益，先后毫厘俄顷，机若转辕，譬如操舟行江河，遇风涛开头捩② 柁，存亡眉睫之间，变而通之，其神也哉，其圣也已。古人之方宜遍习，而有时旁参反观以制用也。万物之味由天成，而有时生克互有、水火间行，其利溥③ 也。一身之病而朝暮变易，不可拘也。两人病同，而肥瘠躁缓，乘其形性乃有济也。或急攻之则病除，而或勿药亦愈也，或信宿而瘥，或经久服之有益也。远或千里，重以千金，必致其物以救也。或一草木之滋而膏肓遂砭也。天生人不能无疾病，授其权于医药，自非察于形色之表，灼知三才万物之情理，其何以施举手之力扶其危，拯其颠仆？各熙熙于出作入息之间，德与天地参而恩与父母均乎？去疾如克敌，营垒旗帜戈矛火石，无不整暇，伺敌之隙而乘之，鼓声所向，辄如冰消。运用之妙，一心主之。泥其成法，鲜有不败。奉是书者，以口诵、以指画、以神解，通其通是为能通，医岂小道也哉！

康熙三十八年岁次己卯仲冬月朔侄大受百拜序

---

① 鬯（chàng）：古代祭祀用的一种酒。
② 捩：扭转。
③ 溥（pǔ）：广大。

石顽老人医门十戒

轩辕氏以治兵之余治病，于是医字下笔从医，国语之兵不解医本此。中藏矢殳，内攻脏腑之疾，与用兵不异。其下从酉，乃古酒字。从古服药，多以酒助也。后世不解从酉之故，易之曰巫。缘十三科中原有祝由之说，所以乡村之病，辄从事于祷，即或不灵，可无毒药伤生之咎。因推学之义，爰述医戒数端。敢祈同志，逐一揆诸。

熏莸① 时习戒

馆师无坐板气，地师无流艺气，禅师无杖拂气，炼师无丹汞气，医师无方术气，方是白描画手、本分师家。但负青囊之术者，非广通声气，无以邀举世之重名；非交通吏胥，无人履当事之户庭；非心通口者，无以占利薮之要津；非门通车马，无以致里巷之服膺；非堂通旌额，无以表品望之日新。苟非五通神应，不足以趋行道之捷径也。惟端直自矢之士，不能适俗随宜，听诸自然而已。

恃才妄作戒

崇古存心医道者，非圣贤士师，即神仙高隐，未当一一垂之国史。太史公特取扁鹊、仓公，隶之列传，非无深意存焉。因思扁鹊术随时尚，以伎见殃。仓公匿迹自隐，以怨受侮，斯非恃才妄作之过欤？况无扁仓之才，而自负非常，得无前车之鉴乎？

任性偏执戒

人之病病于轻药，医之病病于偏执。良由世人不悟未达不敢尝之旨，而不安于命者多矣。夫医之任，在乎补偏救弊，故专取偏性之药，以治偏旺之气。而时下名流，各执一己之见，壶水斛火，信手妄施，是则偏之为害，而道之所以不齐也。吾愿大地群生，确守有病不治当得中医之戒，虽偏执之医，何所施其伎俩哉。

同流合污戒

医贵流俗而恶执著，其得心应手之机用，与手谈无异。故精于弈者，称为国手，而医亦有国手之称也。弈具战守之道，一子之得失，全局攸关。医秉安危之机，一药之乱投，杀活所系。虽日亲时辈，自务以为鸡群之鹤者。犹夫弈师之随方应请，纵得其采，而心手日卑，索索无深思，昏昏有俗情，亦何取于是而甘随碌碌耶。

因名误实戒

医师临病，必先定名而后议治，庶无自欺欺人之弊。今之方家，一见发热，便以伤寒目之，一既禁其饮食，而与通套发散消导之药。曷知伤寒之有碍于食者，惟寒伤营、营卫俱伤二证。其风伤卫中，绝无禁食之例，反有啜热稀粥以助药力之说。而寒伤营之尺中微迟，不胜峻汗者，假取胶饴稼穑之甘，入于桂枝汤内，小建其中而和其外，此即

---

① 莸：古书上指一种有臭味的草。

热稀粥之变法。乃太阳病下手工夫，正伤寒分经辨治之的旨，严冬亦不多见。近来诸家，泛指杂病为四时伤寒，不辨伏气、时气，混以风药投之，是洪炉之鼓以橐龠也。况乎内伤兼挟虚风，津气多由汗夺，不得浆粥入胃，将何收摄虚阳？且有客邪误药成虚，例行清肺止血，不至劫尽虚阳。悉从火化不已。医之误人，莫此为甚，敢不力陈，以破世之迷而不悟者？

师事异端戒

邪说诐①行，端人所耻，然文人笔机所至，时或及之。尝观艺林所载，幻术医类居多。如视膏肓而知疾不可为，饮上池而见五脏癥结。纵涉诞妄，无非播扬若人术业之神。非若缚苇为人以疗鬼，悬壶示术以惑人。种种狐眉，虽蒙昧之流，莫不知其为诡也。况有冬月检衣而受暑气之说，无乃惑人太甚乎？暑本无形之气，既能伏藏衣箧，经冬不散，服之御寒，不必复被重裘矣。而好窃唾余者，每常效尤，以为默契古人心印，适足为明道者捧腹耳。

贵贱混治戒

医有膏粱藜藿之不同，原其传派多门，趋尚不类，难与并为优劣。擅膏粱之术者，专一附桂名世。得藜藿之情者，无非枳橘见长。第膏粱之治多难愈，以其豢养柔脆，痰涎胶固乎上，精神凋丧乎下，即有客邪，非参无以助诸药之力。藜藿之患都易除，以其具体坚韧，表邪可以恣发，里邪可以峻攻，纵有劳伤，一术足以资百补之功。设贵介而延未达之医，医气先馁。贫薄而邀贵游之治，治必转危。总由平昔习气使然，谅不能曲突徙薪以图侥幸也。

贫富易心戒

常思越人六不治中，有轻身重财一说，此病者自忽其躯耳，吾何为不治哉？夫人之鄙啬，天性也。若以其鄙啬而摈弃之，则贫贱之疾痛，概可置之不问耶。司轩岐之业者，既以利济为任，岂宜货利为心？即食力之辈，执敬虽微，然须念其措置之难，当为极力图治，切不可因其菲而不纳之，是拒其后来之念也。惟素封之家，故示非礼，可不为之自慎欤？

乘危苟取戒

苟取已属非义，乘危尤为祸枢，纵具补天浴日之功，一有此疵，则掩其善而为不善矣。每见事非意料，莫不由此，以其信口随手，非功即过也。然功之所在，取亦无伤。取之而病者悦，则取之；取之而病者不悦，则勿取。取与勿取，固有足分。而乘机苟且，恐非仁人所宜。即使千箱盈积，一旦非常，后世能守其业而振箕裘者，未之闻也。以是古谚有"名医无后"之说，信夫？

诋毁同道戒

游于艺者，咸赖声气之交通；惇于谊者，尤为医林之切务。有互资相长之功，切磨相向之益。但今之道中，多放利而行，是不得不假借吹嘘之力。盖缘巨室之疾，未必专任一医，多有诸治罔效，下及其余。然须察其势不可为者，缓言以辞之；其生气未艾，可与挽回者，慎勿先看从前之方，议其所用之药，未免妨此碍彼，反多一番顾虑之心

① 诐（bì）：不正。

矣。当此危疑之际，切须明喻死中求活之理，庶几前后诸医，各无怨尤。且有汇集诸方议治，只宜随众处方，不可特出已见而为担当。苟非惑其贪饵，得脱且脱。世未有日历数医而可保全者。于是无稽之口，随处交传，同人相向，往往论及。虽曰出之无心，安得谓之无过？多言多败，今人首戒，慎之！慎之！

引 用 书 目

灵枢经　黄帝素问　伊尹汤液　难经　仓公医按

古今录验方　崔氏方　近效方　伤寒论　金匮要略

中藏经　王氏脉经　甲乙经　肘后方　深师方

徐之才方　日华本草经方　陶氏本草经义　巢氏病源　全氏内经训解

千金方　千金翼　王太仆内经注　外台秘要　瘟疫论

圣惠方　钱氏小儿方论　许叔微本事方　朱奉仪活人书　圣济总录

许弘内台方　刘河间六书　和剂局方　易简方　孙兆口诀

三因方论　仁斋直指　陈氏小儿方论　闻人规痘疹论　东垣十书

明理论　洁古要略　洁古家珍　云岐家秘　制药秘旨

儒门事亲　卫生宝鉴　丹溪心法　格致余论　局方发挥

脉因证治　脉诀指掌　黄安道读宣明论说　赵以德金匮衍义　丹溪或问

倪维德龙木论　原机启微　银海精微　戴起宗脉诀刊误　医宗统旨

医学会编　邵元伟医学纲目　滑伯仁内经注　难经本义　诊家枢要

戴元礼证治要诀　金匮钩玄　盛启东医林黄治　刘宗厚玉机微义　赵氏医贯

孙一奎赤水玄珠　马玄台素问注　薛氏十六种　吴鹤皋素问注　医方考

王节斋明医杂注　明医二注　王肯堂证治准绳　李濒湖本草纲目　缪仲淳本草经疏

广笔记　虞天民医学正传　方约之心法附余　汪石山医按　痘治理辨

魏桂岩博爱心鉴　朱济川传心录　翁仲仁金镜录　痘疹青囊　痘疹玄机

痘疹心法　痘疹心要　痘疹玉髓　黄五芝痘疹正传　唐恕斋原病集

张介宾类经　景岳全书　八阵图　云笈七笺　修行大集经

郑虚庵万金方　名医类按　董养晦五法　吴又可瘟疫论　张三锡医学六要

陈实功外科正宗　周慎斋三书　慎柔五书　喻嘉言医门法律　寓意草

仲景脉法解　李士材颐生微论　医宗必读　病机沙篆　诊家正眼

士材医按　施笠泽祖剂　梁仁甫国医宗旨　刘默生治验　周季芝女科方论

沈朗仲医按　卢不远医种　卢子由疏钞金锥　张隐庵金匮注　程云来金匮直解

陆丽京医林新论　李珥臣金匮注　王东皋握灵本草　李修之证治汇补

周禹载金匮三注

凡 例 六 则

一医学自轩岐仲景，一脉相承，而近世名家，视《素问》为迂远不切，《伤寒论》为古法不可以治今病，至于《灵枢》《金匮》，并其书而未闻也。是编首列《灵》《素》病机，次则《金匮》治例，以冠诸论。第文辞质奥，非肤浅辈可知，故详加释义，以明其旨。独不及《伤寒论》者，以伤寒缵绪二论，先梓行世故也。

一艺术之学，惟医林最繁，汗牛充栋，莫可名喻。然《灵》《素》《金匮》而外，求其理明辞畅，如王安道、赵嗣真、赵养葵、张景岳、喻嘉言者，指不多屈。即历代名医，造艺各有所长，文理不能兼善，故选择方论，如披沙拣金，况多支辞复义，彼此互引，不得不稍为笔削。其文气有不续处，略加片语以贯之，辞义有不达处，聊易数字以畅之。一切晦滞难明者，虽出名贤，概置不录。

一各证治例，类次系诸论之后，皆从古相承，未能逐一辨其出自某某。有例虽明确，而治未允当者，或经治验，或加体会，易以对证方药，非故为举措，变乱成则也。然亦不过如匠氏之绳墨，又必临病审察，随其所禀之偏胜，形志之苦乐而为处方，所以一例后有主二三方者。如《金匮》例云：短气有微饮，当从小便去之，苓桂术甘汤主之，肾气丸亦主之。病溢饮者，当发其汗，大青龙汤主之，小青龙汤亦主之；小便不利，蒲灰散主之，滑石白鱼散、茯苓戎盐汤并主之。所谓医不执方，合宜而用者，其斯之谓欤？

一古今治按，如儒者之历科程文，而诸家所辑方书，都未之及，且从古立言，只就一端而论，人之所患，都兼并不一，非详究古人治验，不能识治法之奥。故于诸按中，择其可以为法者，附列论例之末，非若类按之泛引稗官野史，以混耳目。

一论中所用诸方，祖方各归其源，专方各隶本门，更有不专一门，不归一源之方，曾采用于前者，已后但著见于某门，不复叠载。祖方则循序贯列，令知某汤中加某药，即为某方治某病。究其出入增减之意，便获古人用药心法。盖临病制方，原非作意师古，即如善于奕者，下手辄成谱势，与医者之投剂不殊。然古方中有极峻厉、极迅烈、难于轻试者，有顺逆反正配合、寒热补泻互用、深奥难明其理者，有故用相反之性，激其成功者，有奇兵暂用，随手转关者，各于方后发明其义，则极峻厉、极奇奥诸方，皆为常胜之师。庶学者胸中不胶执古方不可治今病之说，斯不愧乎大方！洵非专守药性用药者，可同日而语也。间有古方因病杂合，而制难于取法者，稍为更易，以合本条治例，方下标名改定，不敢混厕以溷先哲也。

一是编证类次第，悉如《准绳》，而所辑方论，更迭出入。肇是甲申，迄今癸酉，岁逾五甲，稿凡十易，勒成一十六卷。而所选不欲太繁，繁则郢书燕说，读者愈滋其惑；又不能太简，简则井蛙鼹鼠，临证罔知所措；务在广搜历览，由博反约。千古名贤至论，统叙一堂；八方风气之疾，汇通一脉。俾后世修性命之学者，昭然共由，而趋世骛名者，歧路攸分，请毋事此。

张氏医通参阅姓字

童又唯_{淮安}　蒋公坦_{高邮寓都门}　李珥臣_{杭州}

徐上扶_{杭州}　董载臣_{石门}　吴世臣_{京口}

胡晨敷_{徽州寓吴门}　程右文_{徽州寓吴门}　黄德侯_{徽州寓吴门}

李修之_{上海}　程心沼_{京口}　丁大年_{吴江}

庞友岩_{吴江}　孙来年_{同川}　赵子声_{同川}

吴殿英_{上兀}　郑月山　陈三农

鞠御侯　俞廷玖　邵三山

沈玉机　尤生洲　吴亦先

周渭文　周令闻　郑仁山

马元仪　吴雨公　汪泰初

汪苓友　吴息园　吴允成

黄永潋　俞绅公　吴修能

汪缵功　侯文壁　潘尔因

盛景垣　吴曰调　范毓春

郑学山　杨寿成　张伦高

王德士　李次九　伍令治

从学

郭友三　施元倩　邹恒友

邹鹤坡　黄采芝　汪舜年

黄二乾　汪楚文　袁觐宸

朱丹臣　丁振公_{诞先门人}　丁绣原_{诞先门人}

王禹九_{飞畴门人}

进《医通》疏

　　江南苏州府长洲县监生臣张以柔谨奏：为恭进臣父遗书事，臣伏见皇上文教覃敷六龙南幸山陬海澨之人所献家藏书籍，尽蒙宸鉴。臣故父臣张璐，自幼读书，旁通医术，年逾八十，纂述成书，所有《医通》一十六卷，《本经逢原》四卷，《诊宗三昧》一卷，《缵论绪论》四卷，俱经雕版行世。伏念圣朝采访遗书，自天文地理，下逮百家杂伎，无不悉备。臣父著书四种，殚精竭力，久而获成。幸遇皇仁广育，寿域同登，臣以柔拜舞道旁，恭呈圣览，乞敕史馆采择，或行医院重勘。臣父子衔恩镂骨，臣无任激切之至。

　　康熙四十年四月　日进呈

　　奉旨：交与御前儒医张睿查看。于四十七年闰三月二十六日具折覆。

　　奏云：此书各卷全是原于《内经》，可比《证治准绳》，奉旨是即，发裕德堂另为装订备览。钦此。

目　　录

卷 一

中 风 门

中　风类中汇入

《灵枢》云：身半以上者，邪中之也；身半以下者，湿中之也。邪之中于人也无有常，中于阴则溜于腑，中于阳则溜于经，中于面则下阳明，中于项则下太阳，中于颊则下少阳。其中于膺背两胁，亦中其经。中于阴者，常从臂胻始。其阴皮薄，其肉淖泽，故俱受于风，独伤其阴。足阳明之筋病，卒口僻，急者目不合，热则筋纵目不开。颊筋有寒则急，引颊移口；有热则筋弛纵，缓不胜收，故僻。治之以马膏摩其急者，以白酒和桂以涂其缓者，以桑钩钩之，即以生桑灰置之坎中，高下以坐等，以膏熨急颊，且饮美酒，啖炙肉。不饮酒者自强也，为之三拊而已。

口颊㖞僻，乃风中血脉也。手足阳明之经络于口，会太阳之经络于目，寒则筋急而僻，热则筋弛而纵，故左中寒，则逼热于右，右中寒，则逼热于左，寒者急而热者缓也。急者皮肤顽痹，营卫凝滞，故用马膏之甘平柔缓，以摩其急，以润其痹，以通其血脉；用桂酒之辛热急束，以涂其缓，以和其营卫，以通其经络。桑能治风痹，通节窍也。病在上者，酒以行之，甘以助之，故饮美酒，啖炙肉，若不饮者，自免强饮之。为之三拊者，再三拊其急处，使气血流动，其病自已也。

《素问》云：风中五脏六腑之俞，亦为脏腑之风，各入其门户，所中则为偏风，故风者，百病之长也，至其变化，乃为他病也。三阳三阴发病，为偏枯痿易，四肢不举。汗出偏沮，使人偏枯。偏枯痿厥，肥贵人膏粱之疾也。胻有大小，髀胻大疲，易偏枯。内夺而厥，则为喑痱。虚邪客于身半，其入深，营卫衰则真气去，邪气内贸，发为偏枯。胃脉沉鼓涩，胃外鼓大，心脉小坚急，皆鬲，偏枯。男子发左，女子发右。不喑舌转可治，三十日起；其从者喑，三岁起；年不满二十者，三岁死。

赵以德曰：胃与脾为表里，胃之阳虚，则内从于脾，从于脾则脾之阴盛，故胃脉沉鼓涩。涩者，少血多气之诊也。胃之阳盛，则脾之阴虚，虚则不得与阳主内，反从其胃越出部分，而鼓大手臂之外。大者，多气少血之候也。心者，元阳君主之宅，生血生脉，今因元阳不足，阴寒乘之，故心脉小坚急。小者阳不足，坚者阴寒之象也。夫心胃之三等脉，见一即为偏枯。心乃天真神机开发之本，胃乃谷气充天真之原，一有相失，则不能制其气而宗气散，故分布不周。不周于经脉则偏枯，不周于五脏则喑，喑者肾与包络内绝也。张景岳曰：胃脉沉鼓涩，阳不足也；胃外鼓大，阴受伤也；心脉小坚急，阴邪胜也；胃气既伤，血脉又病，故心下否鬲，半身偏枯也。

《金匮》云：夫风之为病，当半身不

遂，或但臂不遂者，此为痹，脉微而数，中风使然。

半身不遂者，偏风所中也；但臂不遂者，风遂上受也。风之所客，凝涩营卫，经脉不行，分肉筋骨俱不利，故曰此为痹。今因风著为痹，营遂改微，卫遂改数，故脉见微数，盖微者阳之微，数者风之炽也。此即《内经·风论》所谓各入其门户所中者之一证也。《千金》补《金匮》之不逮，立附子散，治中风手臂不仁，口面㖞僻，专以开痹舒筋为务也。

寸口脉浮而紧，紧则为寒，浮则为虚，寒虚相搏，邪在皮肤。浮者血虚，络脉空虚，贼邪不泻，或左或右，邪气反缓，正气即急，正气引邪，㖞僻不遂。邪在于络，肌肤不仁；邪在于经，即重不胜；邪入于腑，即不识人；邪入于脏，舌即难言，口吐涎。

寒邪之脉紧束，故浮紧并见于寸口。络脉从经脉左右双行，当邪入之时，不治，至邪随络脉流行，缓急牵引，故口眼㖞斜不遂。邪在于络，则不营于肌肤，故不仁；邪在于经，则外不滋于肉，故身重而不胜。所谓入腑入脏者，以胃为六腑之总司，心为五脏之君主，诸腑经络受邪，变极则归于胃，胃得之则热甚，津液壅溢为痰涎，闭塞其神气出入之窍，故不识人也。诸脏受邪，极而变者，亦必归于心，心得邪，则神散而枢机息。舌者心之窍，机息则舌纵廉泉开，舌纵则难以言，廉泉开则口流涎也，主以侯氏黑散，祛之从外而散。取菊花之甘寒杜风，兼牡蛎、矾石之涩，使药积腹中，以助祛风之力也。

寸口脉迟而缓，迟则为寒，缓则为虚。营缓则为亡血，卫缓则为中风。邪气中经，则身痒而瘾疹。心气不足，邪气入中，则胸满而短气。

寸口脉迟，知营气不及而为亡血；寸

口脉缓，知卫虚邪入而为中风。卫不外布于经，则为瘾疹身痒；营不内荣于心，则客邪混郁于胸中，害其宗气之布息，故胸满而短气。治以风引汤，引之从内而泄，故用大黄引领甘寒诸药镇摄虚风，即以石脂、牡蛎填塞复入之路。《灵枢》所谓久塞其空，谓之良工是也。

中风痱，身体不能自收持，口不能言，冒昧不知痛处，或拘急不得转侧，古今录验续命汤。

痱病者，营卫气血不养于内外，故身体不用，机关不利，精神不治。然是证有虚有实，虚者自饮食房劳七情得之，《内经》所谓内夺而厥，则为喑痱是也。实者是风寒暑湿感之。虚不可以实治，治则愈散其气血。此方明言治中风痱，乃营卫之实邪，故用续命。即麻黄汤之变方，加干姜开血受寒痹，石膏解肌受风痹，当归和血，人参益气，芎䓖行血散风，其并治咳逆上气面浮者，亦为风寒而致也。

中风手足拘急，百节疼痛，烦热心乱，恶寒，经日不欲饮食，千金三黄汤。

此六气敛束筋经，阳气不布，内薄于心，则神乱而烦热，以热郁于内，不得达表，所以恶寒，经日而不发热，以邪气内贼，故不欲饮食耳。方以《千金》取名，宝之至也。观《千金方》引用，明注仲景三黄汤，其为《金匮》原名可知。用麻黄为君者，以其能通阳气而开痹也。痹非得汗不开，然内虚当虑，故以大剂黄芪佐之；而虚复有寒热不同，虚热则用黄芩，虚寒则加附子，不易之定法也。

风虚头重眩，苦极，不知食味，暖肌补中益精气，近效白术附子汤。

肾气虚乏之人，外风直入无禁，而挟肾中浊阴之气，厥逆上攻，其头间重眩之苦，至极难耐。兼以胃气亦虚，不知食味，故处方全不用风药，但用附子暖其水脏，白术、甘草暖其土脏，水土一暖，则浊阴之气尽趋于下，而头苦重眩，食不知味之证除矣。

《千金》云：岐伯曰，中风大法有四。一曰偏枯，二曰风痱，三曰风懿，四曰风痹。夫诸急卒病多是风，初得轻微，人所不悟，宜速与续命汤，依俞穴灸之。夫风者百病之长，岐伯所言四者，说其最重也。

偏枯者，身半不随，肌肉偏不用而痛，言不变，志不乱，病在分腠之间。温卧取汗，益其不足，损其有余，乃可复也。《甲乙经》云：温卧取汗，则巨针取之。

风痱者，身无痛，四肢不收，志乱不甚，言微知，则可治；甚则不能言，不可治。

风懿者，奄忽不知人，咽中塞，窒窒然。《巢氏》作噫噫然有声。舌强不能言，病在脏腑，先入阴，后入阳。治之先补于阴，后泻于阳。发其汗，身转软者生；汗不出身直者，七日死。《巢氏》作眼下及鼻人中左右白者，可治；一黑一赤吐沫者，不可治。

风痹者，风寒湿诸痹类风状，风胜则周身走注疼痛，寒胜则骨节掣痛，湿胜则麻木不仁。此言贼风诸痹痛风之大纲也。

石顽曰：《千金》述岐伯中风大法有四，方治颇繁，今每例采一专方，为逐证之纲旨。如偏枯用八风续命汤，风痱用竹沥饮子，风懿用独活汤，风痹用附子散。此大略宗兆，余方不能具载。《千金》所谓变动枝叶，各依端绪以取之。端绪愈纷，则探求愈惑，圆机之士，谅不能固守成则也。

赵养葵云：河间所谓中风瘫痪者，非谓肝木之风实甚而卒中之，亦非外中于风，良由平日饮食起居动静失宜，心火暴甚，肾水虚衰不能制之，则阴虚阳实，而热气怫郁，心神昏冒，筋骨不用而卒倒无知也。亦有因五志有所过极而卒中者。夫五志过极，皆为热甚。俗云风者，言末而忘其本也。观河间之论，则以风为末，而以火为本。世之尊刘氏者，专守主火之说，殊不知火之有余，水之不足也。刘氏原以补肾为本，观其地黄饮子之方可见矣，故中风又当以真阴虚为本。但阴虚有二，有阴中之水虚，有阴中之火虚。火虚者，专以地黄饮子为主；水虚者，又当以六味丸为主。果是水虚，辛热之药，与夫参、芪之品，俱不可加。

东垣云：有中风者，卒然昏愦，不省人事，痰涎壅盛，语言謇涩，六脉沉伏，此非外来风邪，乃本气自病也。凡人年逾四旬，气衰之际，或忧喜忿怒伤其气者，多有此证，壮岁之时无有也。若肥盛者，亦间有之，形盛气衰故也。观东垣之论，当以气虚为主，纵有风邪，亦是乘虚而袭，当此之时，岂寻常药饵，能通达于上下哉？急以三生饮一两，加人参两许煎服。夫三生饮乃行经治痰之剂，斩关夺旗之将，必多用人参驾驭其邪，而补助真气，否则不惟无益，适足取败。观先哲用参、附，其义可见矣。若遗溺手撒口开眼合鼻鼾，为不治证。然用前药，多有得生者。

丹溪云：人有气虚，有血虚，有湿痰。左手脉不足，及左半身不遂者，四物加姜汁、竹沥；右手脉不足，及有半身不遂者，四君子佐姜汁、竹沥；如气血两虚而挟痰盛者，二陈加星、半、竹沥、姜汁之类。观丹溪之论，平正通达，人盛宗之，但持此以治，多不效，或少延而久必毙者，何也？盖半身风废，须察脉辨证，兼痰兼热为是。乃指左为血病，右为气病，教人如此认证，《内经》则无此说也。左半虽血为主，非气以统之则不流；右半虽气为主，非血以丽之则易散，故肝胆居左，其气常行于右，脾脏居右，其气常行于左，往来灌注，周流不息，岂可执著哉！凡治一偏之病，法宜从阴引阳，从阳引阴，从左引右，从右引左。盍观树木之偏枯者，将溉枯者乎？抑灌其未枯者使之荣茂，而因以条畅其枯者乎？至若一味攻击其风痰死血，是相引丧亡而已。

喻嘉言曰：河间指火为训，是火召风入，火为本，风为标矣；东垣指气为训，是气召风入，气为本，风为标矣；丹溪指痰为训，是痰召风入，痰为本，风为标矣。然一人之身，每多兼三者而有之，曷不曰阳虚邪害空窍为本，而风从外入者，必挟身中素有之邪，或火或气或痰而为标耶？治法，风邪从外入者，必驱之使外出。然挟虚者，非补虚则风不出；挟火者，非清热则风不出，挟气者，非开郁则风不出；挟湿者，非导湿则风不出；挟痰者，非豁痰则风不出。王安道谓审其为风，则从《内经》，审其为火、为气、为痰，则从三子，徒较量于彼此之间，得非拘泥而执一耶！

王节斋曰：古人论中风偏枯，麻木酸痛不举诸证，以血虚亡血痰饮为言，是论其致病之根源，至于得病，则必有所感触，或因六淫七情，遂成此病。此血与痰为本，而外邪为标，其病中于皮肤血脉经络肌肉筋骨之间，而未入脏腑，故邪在皮肤肌肉，则不知痛痒，麻木不仁，如有物一重贴于其上，或如虫蚁游行，或洒洒振寒，或肿胀，或自汗，遇热则或痒，遇阴寒则沉重酸痛。邪入血脉筋络，则手足指掌肩背腰膝重硬不遂，难于屈伸举动，或走注疼痛，皆外自皮毛以至筋骨之病。凡脉所经所络，筋所会所结，血气津液所行之处，皆凝滞郁遏，不得流通而致然也，

亦何必一一强度某病属某经，某病属某脏而杂治之哉？

薛文斋云：邪在气，气为是动；邪在血，血为所生病。经云：阳之气，以天地之疾风名之。此非外来风邪，乃本气自病也，故诸方多言皆由气虚体弱，营卫失调，腠理不密，邪气乘虚而入。然左半体者，肝肾所居之地，肝主筋，肾主骨，肝藏血，肾藏精，精血枯槁，不能滋养，故筋骨偏废而不用也。风病多因热甚，惟其血热，故风寒之气一袭之，则外寒束内热而为痛，故有"治风先治血，血行风自灭"之语。其真中风者，当辨其中脏中腑而治之。眼瞀①者中于肝经，舌不能言者中于心经，唇缓便秘者中于脾经，鼻塞者中于肺经，耳聋者中于肾经。此五者病深，多为难治。然五脏虽中风邪，皆其经络受病，若伤其真脏，百无一生矣。中血脉者，外无六经之形证，内无便溺之阻隔，肢不能举，口不能言。中腑者，多兼中脏，如左关脉浮弦，面目青，左胁偏痛，筋脉拘急，目眴头眩，手足不收，坐踞不得，此中胆兼中肝也；如左寸脉浮洪，面赤汗多恶风，心神颠倒，语言蹇涩，舌强口干，怔悸恍惚，此中小肠兼中心也；如右关脉浮缓或浮大，面唇黄，汗多恶风，口歪语涩，身重怠惰嗜卧，肌肤不仁，皮肉瞤动，腹胀不食，此中胃兼中脾也；如右寸脉浮涩而短，鼻流清涕，多喘，胸中冒闷短气，自汗声嘶，四肢痿弱，此中大肠兼中肺也；如左尺脉浮滑，面目黧黑，腰脊痛引小腹，不能俯仰，两耳虚鸣，骨节疼痛，足痿善恐，此中膀胱兼中肾也。识其脏腑经脉之病，可因人随证而施，不必拘其方药也。缪仲淳曰：凡言中风，有真假内外之别。西北土地高

---

① 瞀：（mào）：目眩。

寒，风气刚猛，真气空虚之人，卒为所中，中脏者死，中腑者，饮食便溺艰涩；中经络者，重则成废人，轻可调理而瘥。治之之法，先以解散风邪为急，次则补养气血，此真中外来风邪之候也。若大江以南，天地之风气既殊，人之所禀亦异，其地绝无刚猛之风，而多湿热之气，质多柔脆，往往多热多痰。真阴既亏，内热弥甚，煎熬津液，凝结为痰，壅塞气道，不得通利。热甚生风，亦致卒然僵仆，类中风证，或不省人事，或语言謇涩，或口眼㖞斜，或半身不遂。其将发也，外必先显内热之候，或口干舌苦，或大便闭涩，小便短赤，此其验也。河间所谓此证全是将息失宜，水不制火，丹溪所谓湿热相火中痰中气是也。此即内虚暗风，确系阴阳两虚，而阴虚者为多，与外来风邪迥别。法当清热顺气开痰以治标，次当补养气血以治本。设若误用真中风风燥之剂，则轻者变重，重则必死。故凡内燥生风，及痰中之证，治痰先清火，清火先养阴，最忌燥剂。

张介宾曰：风之为病最多，误治者，在不明其表里耳。盖外风者，八方之所中也；内风者，五脏之本病也。八风自外而入，必先有发热恶寒，头疼身热等证，显然可察也。五风由内而病，则绝无外证，而忽病如风，其由内伤可知也。然既非外感，而经曰"诸暴强直，皆属于风；诸风掉眩，皆属于肝"，何也？盖肝主风而藏血，血病则无以养筋，筋病掉眩强直，诸变百出。此皆肝木之化，故云皆属于风，后世不明此义，不惟类风认为真中，而且以内夺暴厥等证俱认为风，误亦甚矣！夫外感者，邪袭肌表，故多阳实；内伤者，由于七情，故多阴虚。凡脏气受伤，脾病者，病在肢体，或多痰饮；肾病者，或在骨髓，或在二阴；心病者，或在血脉，或在神志；肺病者，或在营卫，或在声音；肝病者，或在筋爪，或在血脉。此五脏之类风，未有不由阴虚而然者。惟东垣独得其义，曰：有中风者，卒然昏愦，不省人事，此非外来风邪，乃本气自病也。人年四十而阴气自半，起居衰矣，故多犯之，岂非阴虚之病乎？夫人生于阳，而根于阴，根本衰，则人必病；根本败，则人必危。所谓根本者，真阴也。人知阴虚惟一，而不知阴虚有二。如阴中之水虚，则病在精血；阴中之火虚，则病在神气。盖阳衰则气去，故神志为之昏乱，非火虚乎？阴亏则形坏，故肢体为之废弛，非水虚乎？今以神离形坏之证，乃不求水火之源，而犹以风治，鲜不危矣。试以天道言之，其象亦然。凡旱则多燥，燥则生风，是风木之化从乎燥，燥则阴虚之候也。故凡治类风者，专宜培补真阴以救根本，则风燥自除矣。然外感者，非曰绝无虚证，气虚则虚也；内伤者，非曰必无实证，有滞则实也。治虚者，当察其在阴在阳而直补之；治实者，但察其因痰因气而暂开之。此于内伤外感，及虚实攻补之间，最当审其有无微甚而酌其治也。甚至有元气素亏，卒然仆倒，上无痰，下失禁，瞑目昏沉，此厥竭之证，尤与风邪无涉，设非大剂参、附，安望其复真气于将绝之顷哉？倘不能察其表里，又不能辨其虚实，但以风之为名，多用风药，不知风药皆燥，燥复伤阴，风药皆散，散复招风，以内伤作外感，以不足为有余，是促人之死也。《景岳全书》曰：凡类中风之多痰者，悉由中虚而然。夫痰即水也，其本在肾，其标在脾。在肾者，以水不归源，水泛为痰也；在脾者，以食饮不化，土不制水也。故治痰而不知实脾堤水，非其治也。余尝闻之俗传云：痰在周身，为病莫测，凡瘫痪瘫痪，半身不遂等证，皆伏痰留滞而然。若此，痰饮岂非邪类，不去痰邪，病何由愈？余曰：汝知痰之所自乎？凡经络之痰，盖即津血之所化也，使果营卫和调，则津自津，血自血，何痰之有？唯是元阳亏损，神机耗败，则水中无气，而津凝血败，皆化为痰耳。此果痰也，果津血也，岂以津血之外，而别有所谓痰者耶？若谓痰在经络，非攻不去，则必并津血而尽去之，庶乎可也。否则安有独攻其痰，而津血自可无动乎？津血复伤，元气愈竭，随去随化，痰必愈甚。此所以治痰者不能尽，而所尽者惟元气也。矧复有本无痰气，而妄指为痰，以误攻之者，又何其昧之甚也！故凡治痰之药，在元气无伤而有壅滞者，乃可暂用分消，岂云无效？若病及元气，而但知治标，则未有日用而不日败者矣。

李士材曰：凡中风须辨血脉腑脏。中血脉则口服歪斜，中腑则肢节废，中脏则性命危，三者之治各不同。中血脉，外有六经之形证，则从小续命加减；中腑，内有便溺之阻隔，宜三华汤通利之。若表里证俱见，先与解表，而后攻里；若外邪已解，内邪已除，而语言謇涩，半身不遂，未能即愈，以六君子加黄芪、桂心、归、芍，久久服之，营卫自和，即古所称大药也。因脾胃虚而四肢不举者，慎不可杂以风药；风热痰盛者，但加姜汁、竹沥；肥人多湿痰，少加制附子行经；病在半表半里，外无六经之形证，内无便溺之阻隔，知为血弱不能养筋，故手足不能运动，舌强不能语言。古法用大秦艽汤，然不若十全大补、大建中、人参养荣选用。肾脏虚热生风，天麻丸。大抵治风之法，初得之便当顺气，及其久也，即当治血。若先不顺气，遽用乌、附，又不活血，徒用羌、防、天麻辈，吾未见其能治也。然顺气之药则可，破气降气之药则不可。若老人虚人，治须少汗，亦宜少下；多汗则虚其卫，多下则损其营，宜治在经，当以大药养之。凡治风须分阴阳。阴中者，面色青，或白或黑，痰喘昏乱，眩晕多汗，甚者手足厥冷；阳中者，面色赤，唇焦，牙关紧急，上视强直，掉眩烦渴。阴中危者多见脱证，宜三生饮倍加人参及竹沥、姜汁灌之。阳中剧者多见闭证，若初中痰涎壅盛，昏愦不省，语言謇涩，瘾痃不遂，一切痰气闭塞，牛黄清心丸。若暴中神昏不语，痰塞心包，口角涎流，烦热气急，一切痰热闭遏，清心牛黄丸。寒热互结，痰气壅塞，局方至宝丹。然中气之证，亦多卒倒昏迷，不省人事，不可误用牛黄丸，宜苏合香丸，姜汤调化灌之。抉口不开，不可进药，以细辛、牙皂为末，吹鼻取嚏即苏，无嚏不治。痰涎壅盛者，宜吐之，用稀涎散三四钱，温水调灌，不大呕吐，但微微令涎自口角流出即苏；或橘红一味，大剂煎汤灌之，即吐。凡中风，或未苏，或已苏，或初病，或久病，忽然吐紫红色者死。卒然中倒，轻者即时苏醒，重者不省人事，慎不可以滴水入喉，入则其涎永系于心络不去，即成废人。俟稍苏醒，察其有表证，小续命汤加减；痰涎壅盛而脉数有热，省风汤；痰逆呕泄而脉沉厥冷，大省风汤；不效，顽痰愈盛，或转增困重，三生饮。肥人多有中病，以其气盛于外，而歉于内也。元气素弱，或遇劳役嗜欲而卒然厥仆，状类中风，手必撒，口必开，非大剂参、芪，岂能回元气于无何有之乡哉？亦有不仆，而但舌强语涩痰壅，口眼㖞斜，肢体不遂者，作中风治必殆，六君子汤加天麻、姜汁、竹沥治之。中后体虚有痰，亦用上法。中而口眼㖞斜，先烧牙皂烟薰之以逐外邪，次烧乳香薰之以顺血脉。若前证多怒，此风动肝气，宜小续命加羚羊角，热渴，去附子加秦艽；恍惚错语，加茯神、远志；不得睡，加熟枣仁；不能言，加竹沥；脉虚无力，去麻黄加茯苓。

口眼㖞斜 耳鼻常静，故风息焉；口目常动，故风生焉；风淫则血液衰耗，无以荣筋，故筋脉拘急，口目为僻。《灵枢》云：足阳明之筋病，颊筋有寒则急，引颊移口；有热则筋弛纵，缓不胜收，故僻。按左寒右热，则左急而右缓；右寒左热，则右急而左缓；盖左中寒，则逼热于右，右中寒，则逼热于左，阳气不得宣行故也。又《金匮》云：极寒伤经，极热伤络。则知经受寒而急，则络必热而缓，即《素问》"大筋软短，小筋弛长"之谓也。凡口之歪，灸地仓；目之斜，灸承泣，苟不效，当灸人中。夫气虚风入则为偏，上不得出，下不得泄，真气为风邪所陷，故宜灸。经曰：陷下者灸之。至于用药，宜润燥，则风自息。古法用大秦艽汤，今改用十全大补，尤妥。又曰：足之阳明手之太阳经急，则口目为僻，眦急不能卒视。又口眼㖞斜，须分左右，盖邪盛则急，正虚则缓。左急者，属血中有邪，舒筋三圣散加姜、枣；病久气虚者，去延胡索加人参，名参归三圣散。易人参者，以正虚不胜耗血之品，故借阳生阴长之力，流动经脉，勿疑左半属血，不当用参以助其气。右急者，属气分受邪，八味顺气散去青皮加羌活。又法，桂枝三两，酒煎浓液，以布渍之，左歪搭右，右歪搭左。若口眼㖞斜而一臂不仁者，千金附子散。

口噤不开 《千金》谓之风懿。经云：足阳明颔颊之脉急，则口噤不能开，肝风乘胃故也，皂荚、乳香、黄芪、防风煎汤薰之。然须大作汤液，如蒸如雾，乃得力耳。风邪乘虚，入其筋则挛，故令口眼㖞斜，牙关急而口噤也，秦艽升麻汤。风寒客于会厌，卒然无音，虚则地黄饮子，痰则涤痰汤，实则凉膈散加犀角、黄连。一法，南星、半夏为末，擦其牙龈，郁金、藜芦搐鼻。

痰涎壅盛 此证宜先吐之以稀涎散，后用星、香、二陈、导痰、涤痰之类，盖治痰以顺气为先也。挟虚者，必用参、芪、竹沥；挟寒者，加桂、附、姜汁；上盛下虚，痰涎壅盛者，六君子加星、香，送黑锡丹。

语言謇涩 经曰：足太阴之脉，连舌本，散舌下，是动则病舌本强；又心之别脉，系舌本。又曰：足少阴之脉，其直者循喉咙，挟舌本。又曰：所谓入中为喑者，阳盛已衰，故为口喑也。内夺而厥，则为喑痱，此肾虚也；少阴不至者，厥也。《千金》云：心脾二脏受风邪，舌强不得语者，独活汤。专治风懿不能言，四肢不收，手足軃①曳。肾虚而肾络与胞络内绝，不通于上则喑，肾脉不上循喉咙挟舌本，则不能言；二络不通于下，则痱厥矣，急宜地黄饮子，庶可挽回一二。如脾土不足，痰涎壅盛而蹇涩者，是痰火壅塞上窍，气虚不能上营，则舌机不转，宜六君子加星、香、菖、远、枳实、竹茹。若口眼㖞斜不能言，遇风寒则四肢拘急，脉浮而紧，此手足阳明经虚风所乘，秦艽升麻汤。若口喑不能言，足痿不能行，属肾气虚弱，名曰痱证也，地黄饮子。卒然晕倒，口眼㖞斜，口角流涎者，气虚挟痰也，六君子加秦艽、天麻、姜汁、竹沥；血弱舌痿不能言，手足不能举，十全大补汤；风热上壅，痰盛不能言，凉膈散加菖蒲、远志、辰砂；惊痰堵塞，舌本强硬，语言不正，正舌散加薄荷；舌麻语涩不能言，省风汤加沉香；脾缓舌强不能言，半身不遂，解语汤；脉虚无力，加参、苓、

---

① 軃（duǒ）：下垂。

白术；心血衰少，惊悸不能言，得之于暴者，祛风定志汤；血衰心失滋养，语言不出，叩之不应，十全大补加菖蒲、远志；痰迷心窍，昏愦口噤不能言，涤痰汤；有热，加芩、连、姜汁、竹沥。舌喑脉洪，口角流涎，喜笑不休者，导痰加白术、芩、连、竹沥、姜汁。肥人舌根强硬，作湿痰治，瘦人舌根强硬，作心火治。虽病久正虚，不可纯用补药，壅滞经络中之痰火。若饮食如常，但失音不语，俗呼哑风，小续命去桂、附，加菖蒲；直中心经，哑不能言，口开面赤者，必死勿治。

左瘫右痪 左半身不遂，或伤血，致目昏耳聩头眩乏力，四物加羌、防、肉桂、红花、桃仁、生姜；病久气虚不应，宜参归三圣散。右半身不遂，四肢无力，痰涎壅盛，或一臂不遂，时复转移一臂，千金附子散。下半体疼重软弱，甄权防风汤，并用针灸法。偏风，其脉沉细，是风与痰饮在上焦，并宜导痰汤加羌活、白术。不应，宜六君子汤加当归。寒，加桂心，热，加竹沥。半身不遂，口眼㖞斜，手足战掉，语言謇涩，明显风从外入，身热无汗恶寒，宜小续命加减。自汗，不宜服。然又有病发左半，口往右歪者，盖大筋短缩，筋属肝，肝病故左半身不遂。舌筋亦短而謇于言，左畔之小筋弛长，故口从左而歪于右，治宜从右引左，大理右半脾胃之气，以运出左半之热痰虚风，当以四君子加羚羊角、柴胡、姜汁、竹沥。冬月稍加炮姜、熟附以从治，夏月须用知母、石膏，此正治也。半身不遂而多汗神昏，痰涎上涌者，大剂参、芪，补中益气、十全大补、人参养营、大建中选用。半身不遂，骨节离解，口面㖞邪，便利无度，麻黄附子汤加桂心、干姜、芎劳。然又有身半以上俱无恙，身半已下软弱麻痹，小便或涩或遗，此足三阴虚证也，当

用地黄饮子补其下元，慎不可用燥湿攻痰药。若果痰盛，星香散、二陈汤；湿盛，薏苡仁汤；兼气虚者，六君子汤；兼血虚者，大秦艽汤，皆为合剂。又酒湿为病作痹证，口眼㖞斜，半身不遂，浑似中风，舌强不正，当泻利湿热，不可作风治而汗之也。

角弓反张 风气乘虚入于诸阳之经，则腰背反折，挛急如角弓之状，宜小续命加减。《千金》治贼风口噤，角弓反张，用仓公当归汤，更参痉证治之。

四肢不举 脉缓大有力，而四肢不举者，土太过也，当泻其湿，胃苓汤；脉细小无力，而四肢不用者，土不及也，当补其气，补中益气汤随证加减；瘦人血枯筋急，土旺风淫者，四物汤加钩藤、秦艽、防风；肥盛色白痰多者，六君子加秦艽、天麻、竹沥、姜汁。

麻瞀不仁 虚风之证，能食麻瞀，牙关引搐，目内蠕眴，升麻胃风汤。麻痹不仁，鼻额间痛，唇口颊车发际皆痛，口不可开，言语饮食妨碍，左额颊上如糊急，手触之则痛，此足阳明经受风，气血凝滞不行，犀角升麻汤。一切风气攻注，四肢骨节疼痛，遍身顽麻，手足瘫痪，言语蹇涩，无汗气实，乌药顺气散。十指并面麻瞀，乃气虚风袭，补中益气去白术、当归、橘皮，加白芍、五味。麻瞀体软，痒起白屑，乃脾气不荣，补中益气加地黄、芍药。风湿相搏，手足麻痹者，千金排风汤。手足麻瞀，膈塞体痛，寒热眩晕，风成为寒热也，千金解风散。

表虚自汗 虚风伤卫而汗出者，黄芪建中汤。阳气虚者，加附子；若兼寒热者，小柴胡汤；气虚，补中益气汤，每夜发热自汗，为血虚，当归补血汤。酒客辈多湿热人，兼房劳汗出中风，下体多汗，不能劳，衣常濡，口干善渴，十全大补加

熟附、防风、黄柏、泽泻。凡中风自汗而小便少者，不可以药利之。既已自汗，则津液外亡，小便应少，若利之，使营卫枯竭，无以制火，烦热愈甚，当俟热退汗止，小便自行，且此证属阳明经，大忌利小便。

神气昏冒　虚火妄动，挟痰气逆冲，心主被障，所以昏不知人，须大剂人参、芎、归兼柴胡、山栀。审系中在心包，而非中腑，闭证而非脱证，牛黄丸；虚人，六君子加星、香、菖、远、竹沥、姜汁；若狂言语乱，精神恍惚，痰涎壅盛，导痰汤加芩、连、竹沥、姜汁。

遗溺不禁　脾虚下陷而膀胱不约者，补中益气汤加益智；肾虚不能摄者，地黄饮子；若卒中有此，兼诸恶证者，为肾绝，不治。

不治诸证　发直吐沫，摇头上撺，鱼口气粗，直视，眼小目瞪，喉声如锯，面赤如妆，汗出如珠，循衣摸床，神昏不语，头面手足爪甲青黑，大吐大泻，吐血下血，其脉坚急躁疾短涩者，皆不治。

石顽曰：中风一门，为杂证开卷首义。其分经络，定腑脏，与伤寒无异，非精达南阳至理，难以语此。如西北为真中风，东南为类中风，又为诸病开一辨别方宜大纲，而伤寒主治，虽无一不具，未当昭揭其旨也。夫水土之刚柔，非特指中风而言，当知西北为真中风一语，原是因东南水土孱弱，虽有卒倒昏迷，皆是元气疏豁，为虚风所袭，不可峻用祛风猛剂而设。其西北为真中风一语，原是对待东南类中而言，以其风气刚暴，得以直犯无禁，则有卒然倒仆之患，未当言西北之人，绝无真气之虚而中之者。《内经》明言阳之气，以天地之疾风名之，即此一语，可证风从内发。但以西北资禀刚暴，风火素盛，加以外风猛厉易袭，所以西北中风，较之东南倍剧也。余尝究心斯道，五十年来，历诊西北之人，中风不少，验其喑痱遗溺，讵非下元之惫，而从事地黄饮、三生饮等治乎？喎僻不遂，讵非血脉之发，而从事建中、十全等治乎？东南类中，岂无六经形证见于外，便溺阻隔见于内，即从事续命、三化等治乎？若通圣、愈风，即西北真中，曾未一试也。读古人书，须要究其纲旨，以意逆之，是谓得之；若胶执其语，反成窒碍，岂先哲立言之过欤？

诸病各有经脉腑脏之分，而卒然倒仆，犹须审谛。尝考先哲论中风，首云中血脉则口眼歪斜，中腑则肢节废。夫肢节废与口眼歪斜，皆属六经形证，若中腑则有便溺阻隔之患矣，中脏则性命危。此亦不过论其大纲，中脏岂绝无可治，而一概委之不救乎？

[诊]　石顽曰：中风之脉，皆真气内亏，风邪得以斩关直入。即南方类中卒倒，虽当分属虚属火属痰，总由肾气衰微，不能主持，是以脉不能沉，随虚风鼓激而见浮缓之象。昔人有云：中风之脉，每见沉伏，亦有脉随气奔指下洪盛者。当知中风之人，皆体肥痰盛，外似有余，中实不足，加以房室内贼，遂致卒倒昏迷。其初中之时，周身之气，闭滞不行，故多沉伏；少顷气还微省，则脉随气奔而见洪盛，皆风火痰湿用事也。大都中风之脉，浮小缓弱者生，坚大急疾者危。盖浮缓为中风之本脉，兼紧则多表邪，兼大则多气虚，兼迟则多虚寒，兼数则多虚热，兼滑则多痰湿，皆为可治之脉，惟兼涩者，为脉不应病，多为危兆。以痰证脉涩，为正气虚衰，经络闭滞，难于搜涤也。所以中风之脉，最忌伏涩不调，尤忌坚大急疾。《素问》云："胃脉沉鼓涩，胃外鼓大，心脉小坚急，皆鬲，偏枯，男子发左，女子

发右，不喑舌转可治。"则知坚急涩伏，皆难治之脉，况见声喑舌机不转，肾气内衰之证乎？

罗谦甫治太尉忠武史公，年近七旬，十月初，侍国师于圣安寺，丈室中有煤炭火一炉在左侧，遂觉左颊微汗。因左颊疏缓，被风寒客之，左颊急而口歪于右。脉得浮紧，按之洪缓。先于左颊上灸地仓一七壮，次灸颊车二七壮，后于左颊上热手熨之，以秦艽升麻汤发散风寒，数服而愈。

赵以德治陈学士敬初，因醮事跪拜间，就倒仆，汗注如雨。诊之脉大而空虚，年当五十，新娶少妇，今又从拜跪之劳役，故阳气暴散。急煎独参汤，连饮半日而汗止，神气稍定，手足俱疭，喑而无声。遂于独参汤中加竹沥，开上涌之痰，次早悲哭，一日不已。因以言慰之，遂笑，复笑五七日无已时。此哭笑为阴火动其精神魂魄之脏，相并故耳。在《内经》所谓五精相并者，心火并于肺则喜，肺火并于肝则悲是也。稍加迷、柏之属泻其人，八日笑止手动，一月能步矣。

李士材治徽商汪华泉，忽然昏仆，遗溺撒手，汗出如珠，口不能言。法在不治，然大进参、附，或救万一。用人参三两，熟附五钱，浓煎灌之。至晚而汗减，再剂身体转动，更用参、附、白术加姜汁、竹沥，数日渐爽，调补半年而康。

石顽治春榜赵明远，平时六脉微弱，己酉九月，患类中风，经岁不痊，邀石顽诊之。其左手三部弦大而坚，知为肾脏阴伤，壮火食气之候。且人迎斜内向寸，又为三阳经满，溢入阳维之脉，是不能无颠仆不仁之虞。右手三部浮缓，而气口以上微滑，乃顽痰涌塞于膈之象。以清阳之位而为痰占据，未免侵渍心主，是以神识不清，语言错误也。或者以其神识不清，语

言错误，口角常有微涎，目睛恒不易转，以为邪滞经络，而用祛风导痰之药，殊不知此本肾气不能上通于心，心脏虚热生风之证，良非风燥药所宜。或者以其小便清利倍常，以为肾虚，而用八味壮火之剂，殊不知此证虽虚，而虚阳伏于肝脏，所以阳事易举，饮食易饥，又非益火消阴药所宜。或者以其向患休息久痢，大便后常有淡红渍沫，而用补中益气，殊不知脾气陷于下焦者，可用升举之法，此阴虚久痢之余疾，有何清气在下可升发乎？若用升、柴升动肝肾虚阳，鼓激膈上痰饮，能保其不为喘胀逆满之患乎？是升举药不宜轻服也。今举河间地黄饮子助其肾，通其心，一举而两得之。但不能薄滋味，远房室，则药虽应病，终无益于治疗也。惟智者善为调摄，为第一义。

又治御前侍卫金汉光如夫人，中风四肢不能举动，喘鸣肩息，声如拽锯，不能著枕，寝食俱废者半月余，方邀治于石顽。诊其脉，右手寸关数大，按久无力，足内愈虚。左手关尺弦数，按之渐小，惟寸口数盛。或时昏眩，或时烦乱。询其先前所用诸药，皆二陈、导痰，杂以秦艽、天麻之类；不应，又与牛黄丸，痰涎愈逆，危殆益甚。因疏六君子，或加胆星、竹沥；或加黄连、当归。甫四剂而喘息顿除，再三剂而饮食渐进，稍堪就枕，再四剂而手足运动。十余剂后，屏帏之内，自可徐行矣。因思从前所用之药，未常不合于治，但以痰涎壅盛，不能担当，峻用参、术、开提胃气；徒与豁痰，中气转伤，是以不能奏功耳。

又治汉川令顾载在夫人，高年气虚痰盛，迩因乃郎翰公远任广西府，以道远抑郁，仲春十四夜，忽然下体堕床，便舌强不语，肢体不遂，以是日曾食湿面。诸医群议消导，消导不应，转增困惫，人事

不省，头项肿胀，事在危急，急邀石顽诊之。六脉皆虚濡无力，诸医尚谓大便六七日不通，拟用攻下。余谓之曰：脉无实结，何可妄攻？裁在乔梓，皆言素有脾约，大便常五七日一行，而艰苦异常，乃令先小试糜饮，以流动肠胃之枢机。日进六君子汤，每服用参二钱，煎成炖热，分三次服。四剂后，自能转侧，一大便自通。再四剂，手足便利，自能起坐。数日之间，情人扶掖徐行，因切嘱其左右谨防，毋使步履有失，以其气虚痰盛，不得不防杜将来耳。

又治松陵沈云步先生，解组归林，以素禀多痰，恒有麻木之患，防微杜渐，不无类中之虞，乃谋治于石顽。为疏六君子汤，服之颇验。而性不喜药，入秋已来，渐觉肢体不遂，复邀诊治。脉软滑中有微结之象，仍以前方除去橘皮，加归、芪、巴戟，平调半月而安。然此证首在节慎起居，方能永保贞固，殊非药力可图万全也。

卷　　二

诸 伤 门

伤　寒

伤寒杂病，世分两途。伤寒以攻邪为务，杂病以调养为先。则知工伤寒者，胸中执一汗下和解之法，别无顾虑正气之念矣，杂病家宁不有攻邪之证耶？只缘胶执己见，不能圆通，以致伤寒一切虚证、坏证，不敢用补；杂病一切表证、实证，不敢用攻。举俗所见皆然，病家亦宁死无怨，良由圣教久湮，邪说横行之故，是不得不以伤寒入门见证定名真诀，一句喝破，令杂病家粗知分经辨腑，不致妄为举措，宁无小补于世哉！姑以阴阳传中、冬温、温热、时行大纲，辨述如下。

阴阳传中　如交霜降节后，有病发热头痛，自汗，脉浮缓者，风伤卫证也。以风为阳邪，故只伤于卫分，卫伤，所以腠理疏，汗自出，身不疼，气不喘，脉亦不紧。如见恶寒发热头疼，骨节痛，无汗而喘，脉浮紧者，寒伤营证也。以寒为阴邪，故直伤于营分，营伤，所以腠理固闭，无汗而喘，身疼骨节痛，而脉不柔和。如见发热恶寒，头痛身疼，汗不得出而烦躁，脉浮紧者，风寒并伤营卫也。以风为阳邪，无窍不入，风性善动，法当有汗；寒为阴邪，万类固闭，寒气敛束，郁遏腠理，所以不得外泄，热势反蒸于里而发烦躁也。上皆太阳经初病见证，有桂枝、麻黄、青龙鼎峙三法。若交阳明之经，则恶寒皆除，但壮热自汗而脉浮数，以阳明内达于胃，多气多血，邪入其经，蒸动水谷之气，故皆有汗。但以能食为阳邪属风，不能食为阴邪属寒辨之。若交少阳之经，则往来寒热，口苦胁痛，以其经居表里之半，邪欲入则寒，正与争则热，所以只宜和解，而有汗、下、利小便三禁。至其传变，虽有次第，本无定矩。有循经而传者，有越经而传者，有传遍六经者，有传至二三经而止者，有犯本者，有入腑者，有邪在太阳不传阳明之经即入阳明之腑者，有阳明经腑相传者，有从少阳经传入阳明腑者。所以仲景有太阳阳明、正阳阳明、少阳阳明之异。或云：少阳无逆传阳明之理。殊不知胃为十二经之总司，经经交贯，且少阳之经在外，而阳明之腑在内，何逆之有？至若传入阴经，亦有转入胃腑而成下证者。太阴脏腑相连，移寒移热最易。少阴亦有下利清水，色纯青，心下痛，口干燥者，厥阴亦有下利谵语者，此皆阴经入腑之证。少阴更有移热膀胱之腑，一身手足尽热，小便血者；厥阴亦有转出少阳呕而发热者，二经接壤故也。又有转出太阳表证者，如下利后，清便自调，身疼痛，此阴尽复阳也。夫所谓犯本者，太阳经邪入膀胱之本。如烦渴引饮，水入即吐，小便不利者，风伤卫之犯本也；如热结膀胱，其人如狂，或下血者，此寒伤营之犯本也。所以仲景有五苓、桃核承气之分。邪热入胃，则当详三阳明之原，而与三承气缓急分治。盖阳明居中，万物所归，无所复传，至此悉宜攻下，但须俟结定，则热邪尽归于胃，然后下之；若结未定而下早，则有结胸、痞硬、挟热利等证，以邪热归并中土未尽，乘机内入而为变矣。故伤寒家有"汗不厌早，下不厌迟，发表不开，不可攻里"之戒。邪在少阳，入犯胆腑，则胸满惊烦，小便不利，一身尽重不可转侧；或入血室，则昼日明了，夜则谵语如见鬼状，皆宜按证求治。但此经之要，全重在于胃气，所以小柴胡中必用人参。仲景云：胃和则愈，胃不和则烦而悸之语，乃一经之要旨也。至传三阴，太阴则腹满时痛；少阴则腹痛自利下重，小便不利，甚则口燥心下痛；厥阴则寒热交错，寒多热少则病进，热多寒少则病退。大抵少阴传经热邪，必从太阴而入，厥阴必从少阴而入，非若阴证有一入太阳不作郁热便入少阴之理。当知伤寒传经之证，皆是热邪，经中邪盛而溢入奇经，故其传皆从阳维而传布三阳，阴维而传布三阴，与十二经脏腑相贯之次第无预也。其邪必从太阳经始，以冬时寒水司令，故无先犯他经之理。但有他经本虚，或为合病，或为越经，或陷此经不复他传，非若感冒非时寒疫之三阳混杂也。大抵寒疫多发于春时，春则少阳司令，风木之邪，必先少阳，而太阳阳明在外，病则三经俱受，以是治感冒之方，若香苏、芎苏、参苏、正气、十神之类，皆三经杂用不分耳。试观夏暑必伤心包，秋燥必伤肺络，总不离于司运之主令也。其有误治而成坏证者，证类多端，未能悉举，即如结胸痞满，良由误下表邪内陷，故脉必有一部见浮。盖寒伤营，营属血，而硬痛者为结胸；风伤卫，卫属气，而不痛者为痞满。然痞满之基，多由其人痰湿内蕴，非若结胸之必因下早而阳邪内陷，

此大小陷胸、五种泻心分司结胸痞满诸治也。至于懊侬诸证，无结可攻，无痞可散，惟栀子豉汤可以开发虚人内陷之表邪，一涌而迅扫无余，即劳复食复，但于方中加枳实一味。其温热时行，亦可取法乎此也。至于阴证，既无热邪气蒸，万无传经之理，即有阴邪，阴主静，断不能传，原其受病，必先少阴；或形寒饮冷伤脾，则入太阴有之。其厥阴之证，无不由少阴而病，所以少阴温经之药，峻用姜、附、四逆；厥阴风木之脏，内伏真火，虽有阴寒，不过萸、桂之属，若当归四逆加吴茱萸换肉桂足矣，不必姜、附也。然仲景厥阴例中，非无四逆等治也。当知厥阴之寒，皆是由少阴虚寒而来，故用姜、附合少阴而温之，所谓肾肝同治也。即太阴未尝不用四逆也，亦是命门火衰，不能生土致病，故必兼温少阴，所谓治病必求其本也。夫治伤寒之法，全在得其纲领。邪在三阳，则当辨其经腑，病入三阴，则当分其传中。盖经属表，宜从外解；腑属里，必须攻下而除。传属热，虽有阳极似阴，厥逆自利等证，但须审先前曾发热头痛，至四五日或数日而见厥利者，皆阳邪亢极，厥深热深之证，急当清理其内，误与温药必死。但清之有方，须知阳极似阴之证，其人根气必虚，即与救热存阴，须防热去寒起，间有发汗太过而成亡阳之候，亦有攻下太过而阴阳俱脱者，不妨稍用温补。然脱止阳回，即当易辙，不可过剂以耗其津。况此证与真阴受病不同。中属寒，虽有阴极似阳，发热躁闷等证，但须审初病不发热无头痛，便呕吐清水，蜷卧足冷，自利腹痛，脉来小弱，至四五日或六七日，反见大热躁乱，欲坐卧泥水中，渴欲饮水而不能下喉，脉虚大不能鼓激者，此阴盛格阳之假热，阳欲脱亡之兆，峻用参、附无疑。有卒暴中寒，厥冷

不省者，此真阳大虚，寒邪斩关直入之候。丹溪所谓一身受邪，难分经络是也，非频进白通、通脉不能挽回。更有少阴中风，虽不发热，亦无自汗厥冷呕吐下利等证，但觉胸中痞满不安，不时心悬若饥，自言腹满，他人按之不满，手足自温，六脉小弱而微浮者，此为阴经阳邪，人罕能识，惟宜黄芪建中稍加人参、熟附温散其邪。若挟饮食，则气口涩滞，亦有模糊不清者，当与枳实理中；手足微冷，加附子。若误与发散，必死；破气宽中，亦死；消克攻下，亦死。若峻用四逆，伤犯真阴，多有咳逆血溢之虞。此证初时不以为意，每每委之庸师，所以犯之百无一生也。

冬温　冬时天气大暖，而见发热咳嗽者，此为冬温。以伏藏之令而反阳气大泄，少阴不藏，非时不正之气，得以入伤少阴之经。阳气发外，所以发热；热邪伤气，所以咳嗽。其经上循喉咙，所以喉肿，下循腹里，所以感之深者，则自利也。冬温本秋燥之余气，故咽干痰结，甚则见血，与伤风之一咳其痰即应不同。咳则颅胀者，火气上道也；咳甚则脏腑引痛者，火气内郁也。其脉或虚缓，或虚大无力，亦有小弱者，热邪伤气故也。若肾气本虚，则尺中微弦，暮则微寒发热。素常气虚，则气口虚大，身热手足微冷；或有先伤冬温，更加暴寒，寒郁热邪，则壮热头痛，自汗喘咳。脉来浮，举则微弦，中候则软滑，重按则少力，虽有风寒，切不可妄用风药升举其邪，轻则热愈甚而咳愈剧，重则变风温灼热而死；亦不可用辛散，多致咽喉不利，唾脓血，痰中见血，甚则血溢血泄，发斑狐惑，往往不救，又不可用耗气药，多至咳剧痛引周身，面热足冷而致危候，惟宜加减葱白香豉汤调之。兼有风寒外袭，则加羌活、紫苏。寒

邪盛极而发烦躁者，但于前药中稍加麻黄五七分、石膏钱许，或葳蕤汤本方主之。缘此证见于冬时，举世医流，莫不以伤寒目之，而与发散，致夭枉者不可枚举。曷知西北二方，患真中风伤寒者最多，患冬温者绝少，间有伤于火炕者，亦有伤于火而复伤于寒者，可与越婢汤、桂枝二越婢一汤。以其地厚质实，可胜攻伐，非若东南之禀气屡弱也。至如大岭以南，阳气常泄之地，但有瘴疠之毒，绝无伤寒之患。即使客游他处，感冒风寒，仅可藿香正气之类，若麻黄、青龙，绝不可犯，误用而发动身中素蕴之瘴湿，则壮热不止，每致殒命，不可不慎。

温病　有冬时触犯邪气，伏于经中，至春分前后，乘阳气发动而为温病，《素问》所谓冬伤于寒，春必病温是也。其证不恶寒，但恶热而大渴，其脉多数盛而浑浑不清。越人所谓温病之脉，行在诸经，不知何经之动，绝不似伤寒浮紧之状，且右尺与气口，必倍于人迎，信非人迎紧盛之比，此证大忌发汗，若误与表散，必躁热无汗，闷乱不宁而死。以其邪伏经中，日久皆从火化而发。其热自内达外，必用辛凉以化在表之热，苦寒以泄在里之热，内气一通，自能作汗。有服承气，大汗淋漓而愈者；有大渴饮水，通身汗出而热顿除者；有浑身壮热，服黄芩汤、葱白香豉汤得汗而解者；有发热自利，服葛根黄芩黄连汤而愈者；有舌干便秘，服凉膈散而安者。故古谚有温热病误下不为大害，误汗为害。

有非时寒疫，间杂其间，不可不审谛明白而为治疗。盖暴感风寒之证，初时畏寒不渴，至二三日，热邪伤耗津液方渴，与温病热病之一病便昏昏不爽、大热烦渴不同。其脉多浮盛而见于左手，与温病之右脉数盛亦异。若兼有脉滑盛，或涩滞模

糊者，必停饮食之故，故治寒疫，当先发散为主，即有宿滞，兼与橘、半、枳、朴，不得滥用里药。倘邪未入里而误与攻下，不无引贼破家之虞，故其治与伏气迥乎不类也。

热病　伏气之发于夏至后者，热病也。其邪乘夏火郁发，从少阴蒸遍三阳，与伤寒之逐经传变不同。亦有兼中暍而发者，其治与中暍无异。暍虽热毒暴中，皆缘热耗肾水，汗伤胃汁，火迫心包，故用白虎之知母以净少阴之源，石膏以化胃腑之热，甘草、粳米护心包而保肺胃之气。与热病之邪伏少阴、热伤胃汁、火迫心包不殊，故可异病同治而热邪皆得涣散也。若热毒亢极不解，腹满气盛者，凉膈、双解、承气、解毒，兼苦燥而攻之，或三黄、石膏、栀子豉汤汗之，用法不峻，投剂不猛，必不应手，非如伤寒，待阳明胃实而后可攻下也。

时行　时行疫疠，非常有之病，或数年一发，或数十年一发，多发于饥馑兵荒之后。发则一方之内，沿门阖境，老幼皆然，此大疫也。亦有一隅偶见数家，或一家只一二人或三五人，病证皆同者，此常疫也。即如痘疹麻斑之类，或越一二年，或三五年一见，非若大疫之盛行，所以人不加察耳。即如软脚瘟证，医者皆以脚气目之；捻颈瘟证，医者皆以喉痹目之；绞肠瘟证，医者皆以臭毒目之；杨梅瘟证，医者皆以丹肿目之；黑骨瘟证，医者皆以中毒目之；瓜瓤瘟证，医者皆以蓄血伤寒目之。惟疙瘩瘟之阖门暴发暴死，大头瘟之骤胀热蒸，秽气遍充，不敢亡加名目也。其常疫之气，皆是湿土之邪郁发，治宜表里分解，随邪气所在而攻之。孙真人云：疫气伤寒，三日以前不解，葱白香豉汤加童便热服汗之，不汗，少顷更服，以汗出热除为度。三服不解而脉浮，尚属表

证，则用白虎，见里证则宜承气、解毒；表里不分，则宜凉膈、双解。汗下后复见表证，再与白虎；复见里证，更与承气；表里势热，则宜三黄石膏、三黄栀子豉汤汗之。有汗下三四次而热除者，有热除后忽复壮热，不妨再汗再下。若见脉证皆虚，法无更攻之理，惟与清热解毒汤、人中黄丸、人中黄散之属调之，非如伤寒有下早变证之虑，亦非温热不可频下之比，大率以热除邪尽力度，不当牵制其虚也。惟下元虚人，非生料六味补其真阴，则不能化其余热，又不可拘于上说也。至于大疫，则一时详一时之证，一方用一方之法，难可预为拟议也。以上所述，不过为杂病家开一辨证法门，其间肯綮不遑繁述。

湖广礼部主事范求先讳克诚，寓金阊之石窝庵，患寒伤营证，恶寒三日不止，先曾用过发散药二剂，第七日躁扰不宁，六脉不至，手足厥逆。其同寓目科方耀珍，邀石顽诊之。独左寸厥厥动摇，知是欲作战汗之候。令勿服药，但与热姜汤助其作汗。若误服药，必热不止。后数日枉驾谢别，询之，果如所言，不药而愈。

一童姓者，伏气发于盛暑，其子跪请求治。诊时大发躁扰，脉皆洪盛而躁。其妇云大渴索水二日，不敢与饮，故发狂乱。因令速与，连进二盏，稍宁。少顷复索，又与一大盏，放盏，通身大汗，安睡热除，不须①汤药而愈。同时有西客二人寓毛家，亦患此证，皆与水而安。

文学范铉甫孙振麟，于大暑中患厥冷自利。六脉弦细芤迟，而按之欲绝。舌色淡白，中心黑润无苔。口鼻气息微冷，阳缩入腹，而精滑如冰。问其所起之由，因卧地昼寝受寒，是夜连走精二度，忽觉颅

① 须：底本作"烦"，据锦章书局本改。

胀如山，坐起晕倒，便四肢厥逆，腹痛自利，胸中兀兀欲吐，口中喃喃妄言，与湿温之证不殊。医者误为停食感冒，而与发散消导药一剂，服后胸前头项汗出如漉，背上愈加畏寒，而下体如冰，一日昏愦数次。此阴寒挟暑，入中手足少阴之候。缘肾中真阳虚极，所以不能发热。遂拟四逆加人参汤。方用人参一两，熟附三钱，炮姜二钱，炙甘草二钱。昼夜兼进，三日中进六剂，厥定。第四日寅刻阳回，是日悉屏姜附，改用保元。方用人参五钱，黄芪三钱，炙甘草二钱，加麦门冬二钱，五味子一钱，清肃膈上之虚阳。四剂食进，改用生料六味加麦冬、五味。每服用熟地八钱，以救下焦将竭之水，使阴平阳秘，精神乃治。

徐君育素禀阴虚多火，且有脾约便血证，十月间患冬温发热咽痛，里医用麻黄、杏仁、半夏、枳、橘之属，遂喘逆倚息不得卧，声飒如哑，头面赤热，手足逆冷，右手寸关虚大微数，此热伤手太阴气分也。与葳蕤、甘草等药不应，为制猪肤汤一瓯，令隔汤炖热，不时挑服，三日声清，终剂而痛如失。

国学郑墨林夫人，素有便红，怀妊七月，正肺气养胎时，而患冬温咳嗽，咽痛如刺，下血如崩，脉较平时反觉小弱而数，此热伤手太阴血分也。与黄连阿胶汤二剂，血止。后去黄连加葳蕤、桔梗、人中黄，四剂而安。

太仓州尊陈鹿屏夫人，素患虚羸骨蒸，经闭少食，偶感风热咳嗽。向来调治之医，误进滋阴清肺药二剂，遂昏热痞闷异常，邀石顽诊之。脉见人迎虚数而气口濡细，寸口瞥瞥而两尺搏指，此肝血与胃气皆虚，复感风热之象，与加减葱白香豉汤。一服热除痞止，但咳则头面微汗，更与小剂保元汤调之而安。

同道王公峻子，于四月间患感冒，昏热喘胀，便秘，腹中雷鸣，服硝、黄不应，始图治于石顽。其脉气口弦滑而按之则芤，其腹胀满而按之则濡，此痰湿挟瘀，浊阴固闭之候，与黄龙汤去芒硝易桂、苓、半夏、木香。下瘀垢甚多，因宿有五更咳嗽，更以小剂异功加细辛调之。大抵腹中奔响之证，虽有内实当下，必无燥结，所以不用芒硝，而用木香、苓、半也。用人参者，借以资助胃气，行其药力，则大黄辈得以振破敌之功，非谓虚而兼补也。当知黄龙汤中用参，则硝、黄之力愈锐，用者不可不慎。

贰尹闵介眉甥媳，素禀气虚多痰，怀妊三月，因腊月举丧受寒，遂恶寒不食，呕逆清血，腹痛下坠，脉得弦细如丝，按之欲绝。与生料干姜人参半夏丸二服，不应，更与附子理中，加苓、半、肉桂调理而康。门人问曰：尝闻桂、附、半夏，孕妇禁服，而此并行无碍，何也？曰：举世皆以黄、白术为安胎圣药，桂、附为陨胎峻剂，孰知反有安胎妙用哉！盖子气之安危，系乎母气之偏胜。若母气多火，得芩、连则安，得桂、附则危；母气多痰，得苓、半则安，得归、地则危；母气多寒，得桂、附则安，得芩、连则危。务在调其偏胜，适其寒温，世未有母气逆而胎得安者，亦未有母气安而胎反堕者。所以《金匮》有怀妊六七月，胎胀腹痛恶寒，少腹如扇用附子汤温其脏者。然认证不果，不得妄行是法，一有差误，祸不旋踵，非比苓、术之误，犹可延引时日也。

馆师吴百川子，年二十余，素有梦交之疾，十月间患伤寒，头疼足冷。医用发散消导，屡汗而昏热不除，反加喘逆。更一医，用麻黄重剂，头面大汗，喘促愈甚。或者以为邪热入里，主用芩、连；或者以为元气大虚，议用冬、地，争持未决，始求治于石顽。诊之六脉瞀瞀，按之欲绝，正阳欲脱亡之兆，急须参、附，庶可望其回阳。遂疏回阳返本汤，加童便以敛阳。一剂稍宁，三啜安卧。改用大剂独参汤加童便，调理数日，频与稀糜而安。

洪德敷女，于壬子初冬，发热头痛，胸满不食，已服过发散消导药四剂，至第六日，周身痛楚，腹中疼痛，不时奔响，屡欲圊而不可得，口鼻上唇，忽起黑色成片，光亮如漆，与玳瑁无异。医者大骇辞去，邀石顽诊之。喘汗脉促，而神气昏愦，虽证脉俱危，喜其黑色四围有红晕鲜泽，若痘疮之根脚，紧附如线。他处内色不变，许以可治。先与葛根黄芩黄连汤，加犀角、连翘、荆、防、紫荆、人中黄，解其肌表毒邪，候其黑色发透，乃以凉膈散加人中黄、紫荆、乌犀。微下二次，又与犀角地黄汤加人中黄之类，调理半月而安。此证书所不载，惟庞安常有玳瑁瘟之名，而治法未备，人罕能识。先是牙行徐顺溪患此，误用发散消克药过多，胃气告匮，辞以不治。又绸铺王允吉侄，患此濒危，始邀予往，其口目鼻孔皆流鲜血，亦不能救。一月间亲厉此证十余人，大抵黑色枯焦不泽，四围无红晕，而灰白色黯者，皆不可救。其黑必先从口鼻至颧目胞两耳及手臂足胫，甚则胸腹俱黑，从未见于额上肩背阳位也。有武员随任家丁黄姓者，患伤寒半月，道经吴门，泊舟求治。询其同伴云，自渡淮露卧受寒，恣饮烧酒发热，在京口服药，行过两次，热势略减，而神昏不语，不时烦扰。见其唇舌赤肿燥裂，以开水与之则咽，不与则不思。察其两寸瞀瞀虚大，关寸小弱，按久六脉皆虚。曰：此热传手少阴心经也。与导赤泻心汤，一啜神识稍宁，泊舟一日夜，又进二贴，便溺自知。次早解维，复延往诊，而脉静神安，但与小剂五苓去桂易门

冬二贴，嘱其频与稀糜，可许收功也。

钱顺所素有内伤，因劳力感寒，发热头痛，医用表散药数服，胸膈痞闷不安，以大黄下之，痞闷益甚。更一医，用消克破气药过伤胃气，遂厥逆昏愦，势渐濒危，邀石顽诊之。六脉萦萦如蜘蛛丝。视其舌上，焦黑燥涸异常。此热伤阴血，不急下之，真阴立槁，救无及矣。因以生地黄黄连汤，去黄芩防风，加人中黄、麦门冬、酒大黄。另以生地黄一两酒浸捣汁和服，夜半下燥矢六七枚，天明复下一次，乃与生脉散二帖。以后竟不服药，日进糜粥调养。而大便数日不行，魄门进迫如火，令用导法通之，更与异功散调理而安。

陈瑞之七月间患时疫似疟，初发独热无寒，或连热二三日，或暂可一日半日。发热时烦渴无汗，热止后则汗出如濋。自言房劳后乘凉所致，服过十味香薷、九味羌活、柴胡枳桔等十余剂，烦渴壮热愈甚，因邀石顽诊之。六脉皆洪盛搏指，舌苔焦枯，唇口剥裂，大便五六日不通。病家虽言病起于阴，而实热邪亢极，胃腑剥腐之象。急与凉膈加黄连、石膏、人中黄，得下三次，热势顿减。明晚复发热烦渴，与白虎加人中黄、黄连，热渴俱止。两日后左颊发颐，一晬时即平，而气急神昏。此元气下陷之故，仍与白虎加人参、犀角、连翘。颐复焮发，与犀角、连翘、升柴、甘、桔、鼠黏、马勃二服。右颐又发一毒，高肿赤亮，另延疡医治其外，调理四十日而瘥。同时患此者颇多，良由时师不明此为湿土之邪，初起失于攻下，概用发散和解，引邪泛滥而发颐毒，多有肿发绵延，以及膺胁肘臂数处如流注溃腐者，纵用攻下解毒，皆不可救，不可以为发颐小证而忽诸。

山阴令景昭侯弟介侯，辽东人。患时

疫寒热不止，舌苔黄润，用大柴胡下之，烦闷神昏。杂进人参白虎、补中益气，热势转剧，频与芩、连、知母不应，因遣使兼程过吴，相邀石顽到署。诊之左脉弦数而劲，右脉再倍于左，而周身俱发红斑，惟中脘斑色皎白。时湖绍诸医群集，莫审胸前斑子独白之由，因谕之曰：良由过服苦寒之剂，中焦阳气失职，所以色白。法当通达其斑，兼通气化、无虑斑色不转也。遂用犀角。连翘、山栀、人中黄，昼夜兼进二服，二便齐行，而斑化热退，神清食进，起坐徐行美。昭侯曦侯，同时俱染其气，并进葱白、香豉、人中黄、连翘、薄荷之类，皆随手而安。

吴介臣伤寒，余热未尽，曲池雍①肿，不溃不消，日发寒热，疡医禁止饮食。两月余，日服清火消毒药，上气形脱，倚息不得卧。渴饮开水一二口，则腹胀满急，大便燥结不通。两月中用蜜导四五次，所去甚难，势大濒危，邀石顽诊之。其脉初按绷急，按之绝无，此中气逮尽之兆，岂能复胜药力耶？乃令续进稀糜，榻前以鸭煮之，香气透达，徐以汁吸之。是夕大便，去结粪甚多，喘胀顿止，饮食渐进，数日后肿亦渐消。此际虽可进保元、独参之类，然力不能支，仅惟谷肉调理而安。近松陵一人过饵消导，胃气告匮，闻人谷气则欲呕，亦用上法，不药而痊。

徽商黄以宽，风湿十余日，壮热神昏，语言难出，自利溏黑，舌苔黑燥，唇焦鼻煤。先前误用发散消导药数剂，烦渴弥甚，恣饮不彻，乃求治于石顽。因谕之曰：此本伏气郁发，更遇于风，遂成风温。风温脉气本浮，以热邪久伏少阴，从火化发出太阳，即是两感，变患最速。今幸年壮质强，已逾三日六日之期，证虽危殆，良由风药性升，鼓激周身元气，皆化

为火，伤耗真阴，少阴之脉不能内藏，所以反浮。考诸南阳先师，原无治法，而少阴例中则有救热存阴承气下之一证，可借此以迅扫久伏之邪。审其鼻息不鼾，知肾水之上源未绝，无虑其直视失溲也。时歙医胡展敷在坐，相与酌用凉膈散加人中黄、生地黄，急救垂绝之阴。服后下溏黑三次，舌苔未润，烦渴不减，此杯水不能救车薪之火也。更与大剂凉膈，大黄加至二两，兼黄连、犀角，三下方得热除，于是专用生津止渴，大剂投之，舌苔方去，而津回渴止。此证之得愈者，全在同人契合，无分彼此，得以挽回。设异论纷纭，徒滋眩惑，安保其有今日哉！

上仁渊祖道台时疫大义。谨按：时疫之邪，皆从温土郁蒸而发，土为受盛之区，平时污秽之物，无所不受。适当岁气并临，则从分野疏豁之隙，蒸腾郁发，不异瘴雾之毒，或发于山川原陆，或发于河井沟渠。人触之者，皆从口鼻流入募原，而至阳明之经，脉必右盛于左。盖湿土之邪，以类相从，而犯于胃，所以右手脉盛也。阳明居太阳之里，少阳之外，为三阳经之中道，故初感一二日间，邪犯募原，但觉背微畏寒，头额晕胀，胸膈痞满，手指酸麻。此为时疫之驱使，与伤寒一感便发热头痛不同。至三日以后，邪乘表虚而外发，则有昏热头汗，或咽肿发斑之患，邪乘里虚而内陷，或挟饮食，则有呕逆痞满，嘈杂失血，自利吐蛔之患。若其人平素津枯，兼有停滞，则有谵语发狂，舌苔黄黑，大便不通之患；平素阴虚，则有头面赤热，足膝逆冷，至夜发热之患。至于发呃发哕，冷汗喘乏，烦扰癍疹等证，皆因误治所致也。大抵伤寒之邪，自表传里，温热之邪，自里达表；疫疠之邪，自

————

① 雍：通"臃"。

阳明中道，随表里虚实而发，不循经络传次也。以邪既伏于中道，不能一发便尽，故有得汗热除，二三日复热如前者；有得下里和，二三日得见表热者；有表和复见里证者，总由邪气内伏，故屡夺屡发，不可归咎于调理失宜，复伤风寒饮食也。外解无如香豉、葱白、连翘、薄荷之属，内清无如滑石、芩、连、山栀、人中黄之属，下夺无如硝、黄之属。如见发热自利，则宜葛根、芩、连；胸膈痞满，则宜枳、桔、香附，呕吐呃逆，则宜藿香、芩、连；衄血下血，则宜犀角、丹皮；发斑咽痛，则宜犀角、牛蒡；烦渴多汗，则宜知母、石膏；愈后食复劳复，则宜枳实栀豉。随证加葳蕤、茯苓、丹皮、芍药之类，皆为合剂；而香豉、人中黄又为时疫之专药，豉乃黑豆所盦①，得湿热之气，酿成败秽之质，故能引领内邪，从巨阳蒸汗而解。人中黄本甘草所制，渍以滓秽，专解脏腑恶毒，从下而泄，同气相求之妙，莫过于此。以其总解温热时行，外内热毒也。当知其证虽有内外之殊，一皆大毒为患，绝无辛温发散之例。每见穷乡无医无药之处，热极恣饮凉水，多有浃然汗出而解者，此非宜寒凉不宜辛热之明验乎？况当庚申金运，北政少阳相火司天之岁，目今又在三气之中，主令客气，俱属相火，一切风燥辛热，皆不可犯。每见时师用羌、独、柴、前、苍、芷、芎、防之类引邪上逆亢热弥甚者，以风燥之药，性皆上升横散，如炉冶得鼓铸之力也；用朴、半、槟榔、青皮、木香等耗气之药胸膈愈加痞满者，揠苗助长之道也。有下证已具，而迟疑不敢攻下，屡用芩、连不应者，此与扬汤止沸不殊也。至于发狂谵语，舌苔焦黑，而大便自利，证实脉虚，不可攻者；及烦热痞闷，冷汗喘乏，四肢逆冷，六脉虚微不受补者，皆难图治也。

时疫变证多端，未能一一曲尽，谨陈大略数则，庶不负先恩之泽及黎庶，垂问乌菟也。

飞畴治郑月山女，寡居二十载，五月间忽壮热多汗，烦渴，耳聋胁痛。月山为女科名宿，谓证属伤寒，委之他医，用柴、葛、桂枝等剂，其热弥甚，汗出不止，胸满昏沉，时时噫气，邀予诊之。右脉数大，左脉少神，舌苔微黑，此伏气自内少阳发出，故耳聋胁痛。法当用白虎清解，反行发表，升越其邪，是以热渴转甚；汗出多，故左脉无神；胃液耗，故昏沉胸满；其噫气者，平素多郁之故。今元气已虚，伏邪未解，与凉膈去硝黄易栝蒌根、丹皮、竹叶。一服热减得睡，但汗不止，倦难转侧，或时欲呕，此虚也，以生脉加枣仁、茯神、白芍，扶元敛阴，兼进粥饮以扶胃气。渴止汗敛，而脉转虚微欲绝，此正气得补，而虚火潜息之真脉也，复与四君、归、地，调补而痊。

暑参《绪论·暑证》看

《素问》云：因于暑，汗烦则喘喝，静则多言。

暑气内扰于营则汗，上迫于肺则烦喘，内干于心则多言，总不离乎热伤心胞，而蒸肺经之证也。

《金匮》云：太阳中暍，发热恶寒，身重而疼痛，其脉弦细芤迟，小便已，洒洒然毛耸，手足逆冷，小有劳，身即热，口前开板齿燥，若发其汗则恶寒甚，加温针则发热甚，数下之则淋甚。

太阳中暍，发热恶寒，身重而疼痛，此因暑而伤风露之邪，手太阳标证也。太阳小肠属火，上应心胞，二经皆能制金烁肺，肺受火刑，所以发热恶寒，似乎足太

———————
① 盦（ān）：古代盛食物的器具。

阳证，其脉或见弦细，或见芤迟。小便已，洒洒然毛耸，此热伤肺胃之气，阳明本证也。发汗则恶寒甚者，气虚重夺其津也。温针则发热甚者，重伤经中之液，转助时火肆虐于外也。数下之则淋甚者，劫其在里之阴，热势乘机内陷也。此段经文，本无方治，东垣特立清暑益气汤，足补仲景之未逮。

太阳中热者，暍是也，汗出恶寒，身热而渴，白虎加人参汤主之。

此无形之热，伤肺胃之气，所以多汗恶寒而渴，故用白虎以化热，人参以益气也。

太阳中暍，身热疼重而脉微弱，此以夏月伤冷水，水行皮中所致也，一物瓜蒂汤主之。

此因冷水灌汗，有形之水，郁遏皮毛，闭其汗湿，所以身热疼重，故用一物瓜蒂汤涌吐，则阳气发越，汗大泄而热愈矣。后人不敢效用，每以五苓散加葱豉，或栀子豉汤并用，探吐皆效。

王节斋曰：夫暑者，相火行令也，夏月人感之，自口齿而入，伤心胞络之经，其脉多虚，或浮大而散，或弦细芤迟。盖热伤气，则气消而脉虚弱。其证身热汗出而喘，烦渴多言，倦怠少气，或下血发黄生斑，甚者火热烁金，致金不能平木，搐搦不省人事。治暑之法，以去湿热清心利小便为主，气伤宜补真气为要。又有恶寒，或四肢逆冷，甚者迷闷不省，而为霍乱吐利，痰滞呕逆，腹满泻利，此非暑伤，乃因暑而自致之病也。若行人或农夫于日中劳役得之，此热伤阳证也，必苦头痛发热汗泄，肌肤大热而渴，乃天热外伤元气也，宜益元散、白虎汤、竹叶石膏汤选用。若避暑热于凉亭水阁得之，此暑伤阴证也，必头痛恶寒，身形拘急，肢节疼痛而烦心，肌肤大热无汗，此为阴寒所

遏，使周身阳气不得伸越，宜消暑十全散。或腹痛水泻者，胃与大肠受之，局方香薷饮；恶心者，胃中有痰饮也，香薷饮下消暑丸；伏暑大热水泻脉数，可用黄连香薷饮。若外既受寒，内复伤冰水生冷，腹痛泄泻，霍乱吐逆，藿香正气散、养胃汤选用。若饮食过多，吐泻腹痛，脉沉微者，大顺散。若真阳虚人，房室不慎，复伤生冷，腹痛极泻利，脉沉弦者，冷香饮子；甚则霍乱吐利，通身冷汗不止，脉伏或脱者，急用浆水散救之，庶可十全一二。暑气攻里，腹内刺痛，小便不通，生料五苓散加木香，小便血者，导赤散加辰砂。伏暑霍乱，腹痛泄泻如水，身热足冷者，五苓散下来复丹。伤气困倦，身有微热，头重吐利，小便赤涩，十味香薷饮。伤暑咳嗽发寒热，盗汗不止，脉数者，热在肺经，清暑益气汤。冷水澡浴，致暑湿相搏，一身尽痛，自汗发热，五苓加羌活；吐泻者，五苓与正气和服。冒暑纵饮，及饮冷酒，引暑入腹，大热而小便如血，五苓减桂加黄连。日间冒暑经营，夜间露卧门窗，此先感暑而后感寒，去衣则凛，著衣则烦，或鼻流清涕，或寒热如疟，六和汤加羌活。无汗，加紫苏；呕吐，加藿香；兼食，加草豆蔻、砂仁。冒暑作劳，乘汗冷浴，身痹如针刺，间有赤肿处，或发水泡者，六和汤加苍术、荆、防，甚则加桂。若身热头痛，躁乱不宁，或身如针刺，此热伤肉分也，白虎汤加苍术。虚，加人参；或咳嗽发寒热，盗汗不止，脉数者，热在肺经，清燥汤；秋暑泻利，消暑丸。疰夏病，属阳虚元气不足，宜补中益气加半夏、茯苓。其人伤湿，因而中暑，名曰湿温，两胫逆冷，胸满头目疼重，妄言多汗，脉阳濡而弱，阴小而急，及烦渴引饮者，切不可汗，汗之必死，苍术白虎汤。

喻嘉言曰：体中多湿之人，外暑蒸动内湿，二气交通，最易中暑。所以肥人湿多，夏月百计避暑，反为暑所中者，不能避身之湿，即不能避天之暑也。益元散驱湿从小便出，夏月服之解暑，体盛湿多则宜之。清癯无湿之人，津液为时火所耗，当用生脉散充其津液。若用益元散妄利小水，竭其下泉，枯槁立至。故凡汗多之人，即不可利其小便也。小半夏茯苓汤，治暑专治其湿也，少加甘草，即名消暑丸，是消暑在消其湿，理明辞正矣。又如益元散加辰砂，则并去其热，五苓散加人参则益虚，加辰砂减桂则去热；白虎汤加人参则益虚，加苍术则胜湿也。中暑必显躁烦热闷，东垣仿仲景竹叶石膏汤制方，名清燥汤，仍以去湿为首务。夫燥与湿，相反者也，而清燥亦务除湿。非东垣具过人之识，不及此矣。古方治暑风，用苏合香丸，大非。今人治暑，概用香薷饮，大谬。按：香薷辛淡，辛能发散，淡能渗泄，乃夏月解表利水之剂，果身热烦躁呕吐，小便不利者，合黄连以解暑，靡不应手获效。若气虚胃弱之人，食少体倦，自当多服参、芪，岂能堪此发泄？苟误用之，是虚其虚也。至于奔走劳役而中热者，用此温散之剂复伤其气，如火益热矣。今人不分虚实当否，夏月少有不快，一概用之，所谓习俗成讹也。

夏月无故卒倒，昏不知人，面垢，冷汗自出，手足微冷搐搦，或吐泻，或喘渴，此君相二火内外相煽，兼之素有痰郁，因火鼓动窒碍心窍故也。宜先以热土熨脐中，或研蒜水灌鼻中，皆取其通窍也。石顽曰：按中寒卒然倒仆如中风者，乃盛寒之气卒犯少阴，而厥逆无脉，此阳气大虚，不胜阴寒厉气也，必口鼻气冷而无痰声，虽盛暑中亦有之，以其人真阳素虚之故，不可拘于时月也。中暑卒然晕倒

如中风者，乃酷暑之气鼓运其痰壅塞心胞。此肾水素亏，不胜时火燔灼也，必喘乏而无痰声。若中风卒倒，则必手足搐引，痰声涌塞于喉中，甚则声如拽锯，为中风之真候，以此辨之，万无差误也。

或问：喝暑用白虎、清暑、香薷等法，何以为辨？石顽曰：中暍用白虎汤，热伤形之治也；用人参白虎汤，兼伤无形之气也。中暑用生脉散，暑伤无形之气也；用清暑益气，暑伤于气兼挟风热乘虚而伤其经也。伤暑用十味香薷，风热湿杂合而伤形气也，偏于表，则变香薷饮为消暑十全；偏于里，则变香薷饮为六和汤。此夏月鼎峙三法也。其用消暑丸者，上盛之湿泛滥而为痞满也；用益元散者，下盛之热阻滞而为溺涩也；用大顺散者，冰果内伤于脾也；用冷香饮者，冷食内伤于肾也；用来复丹者，阴气固结于下也；用五苓散者，阳气遏绝于内也。近世医人，治夏月诸病，不论虚实寒热，概用香薷饮，既开汗孔，复利水道，且克中气，况于方中必除去人参，增入枳壳、槟榔辈重耗其气，而痞满发热烦躁愈剧。此际补之不可，泻之不可，惟栀子豉汤随证加入甘草、生姜等味以和之。夜甚者，导赤散加丹皮、白芍以调之，次以生料六味调之；虚甚躁渴者，合生脉以滋金水之源，此前贤未之及也。当知治暑暍诸证，汗液大泄，中气先伤，虽有膈满潮热，最忌攻下，以无形之热不能随药下散也，即有头额重痛，最忌发汗。凡表药皆能升举痰食浊气支撑膈上也，而肥人湿热素盛，加以暑气相搏，则为湿温。证必自汗足冷漉漉如从水中出，脉虽沉细，而小便必赤涩，不可误认阴寒而与温药，亦不可因其头重身疼而与发汗，误汗身青面色变者，大剂竹叶石膏汤可救之，亦有因其痞满喘胀误与下药者，大剂桂苓丸可疗之。惟误用附

子者，虽有合剂，不能起矣。至于触热劳形，卒然倒仆，方书用道途中热土置当脐，更使聚溺其腹，并捣生蒜汁注鼻孔。其立法最精，惜乎未经阐发，世都不解。殊不知此虽酷烈为患，良由其人真元素亏，加以时火亢极，鼓激命门之虚阳，欻然离根，非藉道途中之热土，往来人之热溺，不能护卫其阳使之归源。用蒜汁注鼻孔者，取蒜以开窍，温散其郁闭之热，所谓热因热用，温能除大热也。若与冷水灌之洗之渍之，则气随焰息，而暴绝不返矣。间有元气不大虚人，真火原未离根，不胜亢暵①而倒者，用水灌渍，亦有得苏者。因是愚夫一见热倒，便以水灌，既灌不苏，虽卢扁不能复圆矣。

[诊]　经云：脉虚身热，得之伤暑，此暑伤元气也。仲景以弦细芤迟为伤暑，以暑伤气而不伤形，所以气消而脉虚也。大抵脉来虚大无力，或小弱，皆本气虚而为暑所中，不足之证也。若得洪盛数疾之脉，皆热气燔灼而为时气所伤，为有余之邪。至若内伤寒冷，及中寒脉沉紧之类，虽当夏月，却与暑证无预。

罗谦甫治一人，夏月胸项多汗，两足逆冷谵语，关前濡，关后急，当作湿温治。经曰：湿温之脉，阳濡而弱，阴小而急。濡弱见于阳部，湿气搏暑也；小急见于阴部，暑气蒸湿也。盖先伤湿而后伤暑，暑湿相搏，是名湿温。先与白虎加参，次换苍术，三日而愈。

又治一蒙古百户，因食酒肉湩乳，得霍乱吐泻，从朝至午，精神愦乏，脉皆浮数无力。知所伤之物已出，即于墙阴掘地约二尺，贮新汲水，搅动一时澄定，用清者一杯，调桂苓白术散，徐徐服之，吐泻遂止。翌日微烦渴，遂与钱氏白术散，时时服之而愈。

滑伯仁治一人，病自汗如雨，目赤身热，口燥心烦，盛暑中帷幕周密，以至亡阳。服术附数剂，脉虚而洪数，舌上苔黄。曰："前药误矣"。令撤幔开窗，以黄连解毒、人参白虎，三进而汗止。渴，用冰水调益元散。七日而愈。

石顽治礼部员外申荻帏，触热过梁溪，归而眩晕麻瞀，发热便闭。服黄连、香薷不应，用凉膈散，便通。或时昏眩不省，或时四肢清冷，而晡时为甚，邀石顽诊之。脉得弦细而芤，此暑伤心包，阳气郁伏，所以有似阴寒也。与生脉合保元，清理肺胃，则包络自宁矣。

湿湿热

经云：诸湿肿满，皆属于脾。地之湿气，感则害人皮肉筋脉。阳受风气，阴受湿气。身半以下者，湿中之也。伤于湿者，下先受之，声如从室中言，是中气之湿也。湿胜则濡泻。因于湿，首如裹。湿热不攘，大筋缩短，小筋弛长。缩短为拘，弛长为痿。因于气为肿，四维相代，阳气乃竭。

首为诸阳之会，其位高，其气清，其体虚，故聪明系焉，却被湿土之浊气薰蒸，清道不通，故沉重不利，似乎有物蒙之，失而不治，湿郁为热，热留不去，热伤血不能养筋，故为拘挛；湿伤筋不能束骨，故为弱痿。素尝气疾，湿热加之，气湿热争，故为肿，诸阳受气于四肢也。今人见膝间关节肿痛，全以风治者，误矣。

风寒暑皆能中人，惟湿气积久，留滞关节，故能中，非如中风寒暑之暴也。外中湿者，或山岚瘴气，或天雨湿蒸，或远行涉水，或久卧湿地，则湿从外中矣。其证关节疼重，头重体疼，腹胀烦闷，昏不

———————
① 暵（hàn）：晒干。

知人；或四肢倦怠，腿膝肿痛，身重浮肿，大便泄泻，小便黄赤，羌活胜湿汤。若一身尽痛，为风湿相搏，除风湿羌活汤。肢体烦疼，头重鼻塞，或见泄利，或下清血，为风木之邪内干湿土，神术汤。湿毒下血，大便泄泻，四肢沉重，升阳除湿防风汤。若腰以下重著，为湿滞经络，渗湿汤。然病有伤中之不同，伤湿者，足太阳膀胱经也；中湿者，足太阴脾经，或足少阴肾经。伤膀胱则烦渴引饮，小便不利而肿胀，五苓散；著脾则四肢浮肿，不能屈伸，大便多溏，此醇酒厚味水湿等物所伤，湿从内中也，除湿汤；著肾则腰疼身重，小便不利，此醉卧湿地，或下体湿衣所伤，湿从外中也，肾著汤。湿盛身疼，小便不利，体重发渴者，五苓散加羌活。治湿在上在外者当微汗，羌活胜湿汤；在下在内者，当利小便，五苓散。东垣云：治湿不利小便，非其治也。然亦不可过治，病去六七，即当改用理脾之剂，如水去其地犹湿，若过用之，肾水受亏矣。

罗谦甫云：春夏之交，病如伤寒，其人汗自出，肢体重痛，转侧难，小便不利，此名风湿，非伤寒也。阴雨之后卑湿，或引饮过多，多有此证，但多服五苓散，小便通利，湿去则愈，切忌转泻发汗，小误必不可救。初虞世云：医者不识，妄作伤风治之，发汗死，下之死，己未京师大疫，正为此。罗得其说，救人甚多。大抵五苓散能分水去湿，胸中有停饮及小儿吐呃欲作痫，五苓散最妙，以中有桂，辛温能散肝脾之结耳。戴复庵云：五苓散，仲景本治太阳汗湿之邪自经犯本，故取治风湿自汗，肢体重痛，渴而小便不利者最宜；若无烦渴、小便不利者，此邪犹在经，宜用羌活胜湿汤，或除风湿羌活汤选用，不必拘于前说也。

戴人曰：夏月人之腠理疏豁，元气不闭，故易于伤风伤湿。如汗出未拭而风闭之，则为风湿，素有热而湿临之，则为湿热，湿久菀亦然也。元气素虚而受湿，则为寒湿，或受于地，或受于天，或受于酒酪潼乳，治者宜分别之。如风湿，小建中加黄芪、白术、羌活、防风；湿热，苓桂术甘汤；寒湿，小青龙加减。阳虚者，去麻黄加熟附、白术，或麻黄加术汤。湿家无汗身烦疼者，麻黄加术汤。伤湿而兼感风，则眩晕呕逆烦热，恶风不欲去衣被，或额上微汗，或身体微肿，汗渍衣湿，当风坐卧，多有此证，麻黄杏仁薏苡甘草汤，或羌活胜湿汤，令微发汗；若大发汗，则风去湿在，已得汗而发热不去者，败毒散加苍术、防己。伤湿又兼感寒，则拳挛掣痛，无汗惨惨烦痛，五积散。风湿脉浮，身重汗出恶风者，防己黄芪汤缓服。风湿相搏，身重烦疼，不能自转侧，不呕不渴，脉浮虚而涩者，桂枝附子汤；若其人大便硬，小便自利者，白术附子汤；骨节烦疼掣痛，不得屈伸，近之则痛剧，汗出短气，小便不利，恶风不欲去衣，或身微肿者，甘草附子汤。

喻嘉言曰：人身阳盛则轻矫，湿盛则重著。乃至身重如山，百脉痛楚，不能转侧，而此不用附子回阳胜湿，更欲何待。在表之湿，其有可汗者，用附子合桂枝汤以驱之外出；在里之湿，其有可下者，用附子合细辛、大黄以驱之下出；在中之湿，则用附子合白术以温中而燥脾。今之用白术，杂入羌、防、枳、朴、栀、橘等药，且无济于事，况用槟榔、滑石、舟车、导水等法乎？湿家不可发汗，以身本多汗，易至亡阳，故湿温之证，误发其汗，名曰重暍，故为深戒。若久冒风凉，以水灌汗，抑郁其阳者，又不得不微汗之。湿家当利小便，此大法也，而真阳素虚之人，汗出小便滴沥，正泉竭而阳欲出亡之象，若以为湿热，恣胆利之，真阳无水维附，顷刻脱离而死矣。

湿热 贾真孙曰：湿为土气，热能生湿，故夏热则万物湿润，秋凉则万物干燥。湿病本不自生，因热而佛郁，不能宣行水道，故停滞而生湿也。况形盛气弱之人，易为感受，岂必水流而后为湿哉！人只知风寒之威严，不知暑湿之炎喧，感于冥冥之中也。《原病式》曰：诸痉项强，皆属于湿。或腑肿体寒而有水气，必小便赤少或渴，是蓄热入里极深，非病寒也。治法，宜理脾清热利小便为上。治湿不利小便，非其治也。湿证有二，湿热证多，湿寒证少，当以脉证明辨之。如脉滑数，小便赤涩，引饮自汗，为湿热证；若小便自利清白，大便泻利，身疼无汗，为寒湿也。湿热身黄如橘子色，而小便不利，腹微满者，茵陈蒿汤，身黄小便不利而渴者，五苓散加茵陈；烦热小便不利而渴者，桂苓甘露饮；湿热相搏者，清热渗湿汤。肩背沉重疼痛，上热胸膈不利，及遍身疼痛者，属外因之湿热，当归拈痛汤。其人平素阴虚多火，加之走精者，湿袭精窍也，虎潜丸，或拈痛加龟板、白术、牡蛎。湿热之属于里者，则水肿小便不利，当与五苓、神芎辈，分轻重以泄之；后用实脾之剂调理，若夫阴水肿胀，另详水肿本门。

石顽曰：昔人有云，湿热一证，古所未详，至丹溪始大发其奥，故后世得以宗之。殊不知其悉从东垣痹证诸方悟出，然其所论，皆治标之法，绝无治本之方，及读仲景书至痞论中，则湿热治本之方具在。盖伤寒误下，则有痞满之变，然亦有不经攻下而痞者，皆由痰气逆满之故。故仲景特立泻心汤诸法，正以祛逆上之湿热也。湿热证类最多，如鼓胀水肿，呕逆吞

酸，黄瘅滞下，腰腿重痛，脚气痹著等候，悉属湿热为患，然皆别有所致而然，咸非湿热之本病也。尝见苍黑肥盛之人，及酒客辈，皆索多湿热，其在无病之时，即宜常服调气利湿之剂，如六君子加黄连、沉香、泽泻之类，夏秋则清燥汤，春夏则春泽汤加姜汁、竹沥，使之日渐消弭，此谓不治已病治未病也。及乎五旬内外，气血向衰，渐至食少体倦，或胸腹痞满，或肢体烦疼，或不时举发，或偶有所触而发，忽然胸高喘胀，烦闷呕逆，甚至上下不通者，须乘初起元气未衰，急投控涎丹十余粒，不下，少顷再服。当此危急之时，不下必死，下之庶或可生。此系专攻湿热痰涎之药，不可与硝、黄辈同视也。世医舍此而用香燥之剂，未有不相引丧亡而已，以与身偕老之固疾，因元气衰惫而骤然僭发，已为九死之候，更兼误治，必无生理。慎勿复药，自贻其咎也。又有素禀湿热而挟阴虚者，在膏粱辈，每多患此，以其平时娇养，未惯驰驱，稍有忧劳，或纵恣酒色，或暑湿气交，即虚火挟痰饮上升。轻则胸胁痞满，四肢乏力；重则周身疼重，痰嗽喘逆。亦有血溢便秘，面赤足寒者，甚则痿厥瘫废不起矣。大抵体肥痰盛之人，则外盛中空，加以阴虚，则上实下虚，所以少壮犯此最多，较之中年以后触发者更剧，而治又与寻常湿热迥殊。若用风药胜湿，虚火易于僭上；淡渗利水，阴津易于脱亡；专于燥湿，必致真阴耗竭；纯用滋阴，反助痰湿上壅。务使润燥合宜，刚柔协济，始克有赖，如清燥汤、虎潜丸等方，皆为合剂。复有阴阳两虚，真元下衰，湿热上盛者，若乘于内，则不时喘满眩晕；溢外，则肢体疼重麻瞀。见此即当从下真寒上假热例治之，否则防有类中之虞。即如痰厥昏仆，舌强语涩，或口角流涎，或口眼㖞斜，或半肢

倾废，非内热招风之患乎？历观昔人治法，惟守真地黄饮子多加竹沥、姜汁，送下黑锡丹，差堪对证，服后半日许，乘其气息稍平，急进大剂人参，入竹沥、姜汁、童便，晬时中，分三次服之。喘满多汗者，生脉散以收摄之。若过此时，药力不逮，火气复升，补气之药，又难突入重围矣。服后元气稍充，喘息稍定，更以济生肾气丸，杂以黑锡丹一分，缓图收功可也。至于但属阳虚，而阴不亏者、断无是理；虽有邪湿干之，亦随寒化，不能为热也，即使更感客邪，自有仲景风湿寒湿治法可推，不似阴虚湿热之动辄扼腕也。其湿热挟外感诸例，另详《绪论》本条。

[诊] 石顽曰：湿脉自缓，得风以播之，则兼浮缓，寒以束之，则兼沉细，此皆外伤于湿之诊也。若湿中三阴，则脉有沉缓、沉细、微缓之分，治有术附、姜附、桂附之异。盖沉缓、沉细，为太少二阴寒湿之本脉，人所易明，独厥阴脉见微缓，世所共昧，今特申之。夫厥阴为风木之脏，内藏生阳，虽有湿著，风气向胜，鼓激其邪，流薄于经络之中，所以脉不能沉，而见阳浮阴缓之象，是知微缓，亦厥阴受邪之本脉。观仲景厥阴例中，可以类推。至于湿袭经中，得人身浊气，蕴酿而为湿热，则脉多软大。若浮取软大，而按之滑者，湿并在胃之痰也；浮取软大，而按之涩者，湿伤营经之血也。湿寒湿热之辨，大略不出乎此。

罗谦甫治中山王知府子，年十三，六月中暴雨水泛，戏水湿衣，至精神昏愦，怠惰嗜卧，次日头痛身热，腿脚重。一医用和解发散，重衾覆之，致苦热不禁，遂发狂言，欲去其食而不得，汗至四更，湿透其衾。明日循衣撮空，又以承气下之，语言不出，四肢不能收持，有时项强，手足瘛疭搐急而挛，目左视而白睛多，口唇

肌肉蠕动。罗视之，具说前由。盖伤湿盛暑之时，过发其汗，更复误下，虚热生风发痓也。与保元汤加升、柴、芍药、五味、甘草，二日语声渐出，四肢柔和，饮食渐进而愈。

丹溪治一人，患湿气，背如负二百斤重。以肾著汤加桂心、猪苓、泽泻、酒芩、木通、苍术，服之而愈。

又治一人，腰似折，胯如冰。用除湿汤加附子、半夏、厚朴、苍术而愈。

石顽治沈汝楫子，夏月两膝胫至脚痛极，僵挺不能屈者十余日，或用敷治之法，不效。其脉软大而数，令拭去敷药，与当归拈痛汤二剂，汗出而愈。

燥

《原病式》云：诸涩枯涸，干劲皴揭，皆属于燥，乃阳明燥金，肺与大肠之气也。盖风热火，同阳也；寒燥湿，同阴也。然燥金虽属秋阴，而异乎寒湿，反同其风热也。故火热胜，则金衰而风生；风热胜，则水竭而为燥也。燥之为病，皆属燥金之化，然能令金燥者，火也。故《系辞》曰：燥万物者，莫熯乎火。夫金为阴之主，为水之源，而受燥气，寒水生化之源竭绝于上，而不能灌溉周身，荣养百骸，色干而无润泽皮肤者，有自来矣，或大病克伐太过，或吐利津液内亡，或养生误饵金石，或房劳致虚。补阳燥剂，辛热太多，皆能偏助狂火而损真阴。阴中伏火，日渐煎熬，血液衰耗，使燥热转甚，而为诸病。在外则皮肤皴揭，在上则咽鼻生干，在中则水液衰少而烦渴，在下则肠胃枯涸，津不润而便难，在手足则痿弱无力，在脉则细涩而微。此皆阴血为火热所伤，法当治以甘寒滋润之剂。甘能生血，寒能胜热，阴阳滋而火杀，液得润而燥除。源泉下降，精血上荣，如是则阴液宣

通，内神茂而外色泽矣。

盛启东云：浚治之法，其理不出乎滋荣润燥，流通血气而已。且人身之中，水一火五，阳实阴虚，皆缘嗜欲无节，以致肾水受伤，虚火为患，燥渴之病生焉。或前后秘结，或痰在咽喉干咯不出。此皆津液不足之故，而火动元伤，肾虚恶燥也。理直补养水中金，使金水相生，出入升降，浚泽流通，何燥之有？

喻嘉言曰：燥之与湿，有霄壤之殊。春月地气动而湿胜，秋月天气肃而燥胜，故春分以后之湿，秋分以后之燥，各司其正。奈何《内经》独遗燥气，详病机诸气膹郁，皆属于肺，诸痿喘呕，皆属于上。二条明指燥病而言。"生气通天论"谓：秋伤于燥，上逆而咳，发为痿厥。燥病之要，可一言而终。只缘《内经》失却"长夏伤于湿"句，致误传秋伤于燥为伤湿，而解者竟指燥病为湿病，宜乎经旨之不明也。戴人有云：休治风兮休治燥，治得火时风燥了。斯治燥之要，亦一言而终也。老人多有大便后寒热，发作有时，颇似外感，实非外感也。大便努挣伤气，故便出则乘于阳而寒，顷之稍定，则阳胜阴而热。若果外感之寒热，何必大便后始然耶？世医遇此证，每谓湿热内蕴，而用滑利之剂以驱之，不知瘦人身中，以湿为宝，有湿则润，无湿则燥，今指燥为湿，是欲出而反闭其户也。

石顽曰：夫燥有脏腑之燥，有血脉之燥。燥在上必乘肺经，故上逆而咳，宜千金五味子汤；若外内合邪者，千金麦门冬汤。风热心烦，脾胃热壅，食不下者，千金地黄煎。积热烦渴，日晡转剧，喘咳面青，能食便秘者，生地黄煎主之。燥于下，必乘大肠，故大便燥结，然须分邪实、津耗、血枯三者为治。邪实则大烦渴，躁闷腹胀，通幽汤、润燥汤、清凉饮、四顺清凉饮、麻仁丸。大肠风秘血燥，润肠丸加郁李仁、防风，名润燥丸，润而下之。能食热盛，可用猪胆导法。津耗者，屡欲便而不可得，圊欲了而不了，便出仍是大块，异功散加二冬、沉香，用麻仁擂水煎服。兼嚼苏子、胡麻之类，外用蜜煎导，或削陈酱瓜导之亦佳。血枯者，呕逆食不下，大便日渐燥结如栗，生料六味丸去山萸，加生何首乌、当归煎服；或生料六味丸加肉苁蓉，桃仁擂水煎服，兼食人乳酥蜜之类。但苁蓉咸腐，服之每令呕吐，不可不知。老人气血俱耗竭者，固本丸作膏服，若至呕逆不食，便如羊矢，不可治矣。燥在血脉，多见风证，本无所畏也。燥本火气之余，故以滋燥养营汤治外，大补地黄汤治内，润燥养阴为第一义。火热亢甚，津液耗竭，不能荣养百骸，手足痿弱，不能收持，反似痹湿之证，养阴药中，必加黄柏以坚之，如虎潜丸之类；若误作风治则殆矣。

[诊]　凡物近火则润，离火则燥，犹金之投入烈火而化为液也，故燥证多有反似痹弱之证者，热伤阴血也。燥有内外诸证，不能尽述。其在皮肤，则毛焦皴揭；在大肠，则脾约便难；在肺经，则干咳痰结；在肺脏，则悲愁欲哭。证虽各异，而脉之微细涩小则一，间有虚大数疾浮芤等状。以意察之，重按无有不涩不细不微者，则知诸燥之证，皆肺金之一气，亦不出肺金之一脉也。

火

经云：壮火之气衰，少火之气壮；壮火食气，气食少火；壮火散气，少火生气，亢则害，承乃制，制则生化。外列盛衰，害则败乱，生化大病。

火在丹田之下者，是为少火，少火则生气。离丹田而上者，是为壮火，壮火则食气。食气之火，是为邪火；生气之火，是为真火。故少火亢极，则为壮火。夫五行之道，亢极则承，亢而过甚，则害乎所胜；而承其下者，必从而制之，此天地自然之理也。六气虽属外因，而火气郁发，未有不因诸内者。《内经》除"亢则害"一说，属诸六气胜复，余皆不离身中偏胜之机也。

丹溪云：火水木金土，各一其性，惟火有二，曰君火、人火也；曰相火，天火也。见于天者，出于龙雷则木之气，出于海则水之气也；具于人者，寄于肝肾，肝属木而肾属水也。胆者肝之腑，膀胱者肾之腑，心包络者肾之配，三焦司肝肾之分，皆阴而属火也。天非此火不能生物，人非此火不能有生。或曰：相火天火所同，何东垣谓为元气之贼？盖相火易起，五性厥阳之火相煽则妄动矣。火起于妄，变化莫测，无时不有，煎熬真阴，阴虚则病，阴绝则死。故曰：相火元气之贼。歧伯历举病机一十九条，而属火者五。《原病式》曰：诸风掉眩，皆属于肝，火之动也；诸气膹郁，皆属于肺，火之升也；诸湿肿满，皆属于脾，火之胜也；诸痛痒疮，皆属于心，火之用也。是火皆出于脏腑者然也。按：心为君火，而又有相火寄于肝肾，即《内经》所谓一水不能胜二火也。五性之火，为物所感而动，即《内经》所谓一水不能胜五火也。又凡动皆属火，故气郁火起于肺，大怒火起于肝，醉饱火起于脾，思虑火起于心，房劳火起于肾，此五脏所动之火也。然而六腑皆然，如牙痛龈宣，腮颊颐肿，此胃火之所伤也；目黄口苦，坐卧不宁，此胆火之所动也；舌苔喉痛，便秘不通，此大肠之火动也，癃闭淋沥，赤白带浊，此小肠之火动也；小腹作痛，小便不利，此膀胱之火动也；头眩体倦，手足心热，此三焦之

火动也。凡人一身，只阴阳二气，阳气生发，阴气皆化为血，阳气不足，阴气皆化为火矣。阴虚火动者难治，如八味丸桂附之类；虚火可补，如保元汤参芪之类；实火可泻，如解毒汤三黄之类；郁火可发，如火郁汤升柴之类。凡火盛者，不可骤用寒凉，必兼辛散，如泻阴火升阳汤、升阳散火汤之类。气壮脉实，火盛颠狂者，可用硝、黄正治；如虚火盛而狂乱，以生姜汤从治之，若投以硝、黄正治，立危。一切壮火狂阳痰气上冲膈膜，流入心包，诸药不效，内外热炽者，和剂紫雪可以平之。积热咽肿，口舌生疮，烦躁妨闷，水浆不下，碧雪主之。好饵丹石，药毒迅发，壮热不已者，千金朴硝煎主之。凡气有余便是火。气从左边起者，肝火也，左金丸、当归龙荟丸；从脐下起者，阴火也，八味丸、黑锡丹。五志过度，喜怒悲思不节，正气亢郁，变而为火者，于郁门求之。此治火之大略也。

赵养葵云：以火言之，有阳火，有阴火，有水中之火，有土中之火，有金中之火，有木中之火。阳火者，天上太阳之火，生于寅而死于酉；阴火者，灯烛之火，生于酉而死于寅，此对待之火也。水中火者，霹雳火也，即龙雷之火，无形而有声，得雨而益炽，见于季春而伏于季夏，原夫龙雷之见也。以五月一阴生，水底冷，上天热，龙为阳物，故随阳而上升；冬至一阳来复，故龙亦随阳下伏，雷亦收声。人身肾中相火，亦犹是也。以平日不能节欲，致命门火衰，肾中阴虚，龙火无藏身之位，故游于上而不归，是以上焦烦热咳嗽等证，善治者以温肾之药，从其性而引之归源，行秋冬阳伏之令，而龙归大海，此至理也。奈何今之治阴虚火者，以黄柏、知母为君，而愈寒其肾，益速其毙，良可悲哉！若夫阴虚火旺者，此

肾水干枯而火偏盛，宜补水以配火，亦不宜苦寒之品以灭火，壮水之主以制阳光，正此谓也。如灯烛火，亦阴火也，须以膏油养之，不得杂一滴寒水，得水则灭矣。独有天上火入于人身，如六气温热之病，及伤热中暍之疾，可以凉水渥之，可以苦寒解之。其余炉中火者，乃灰土中无焰之火，得木则烟，见湿则灭，须以灰培，实以温炉。人身脾土中火，以甘温养其火而火自退。经曰：劳者温之，损者温之，贫能除大热，温能除大热，此之谓也。又空中之火，附于木中，以常有坎水滋养，故火不外见，惟干柴生火燎原，可以止遏，力穷方止。人身肝火内炽，郁闷烦躁，须以辛凉之品发达之。经曰：木郁达之，火郁发之，使之得遂其炎上之性，若以寒药下之，则愈郁矣，热药投之，则愈炽矣。金中火者，凡山中金银之矿，或五金埋瘗①之处，夜必有光，此金郁土中而不得发越，故有光辉于外。人身皮毛窍中，自觉针刺蚊咬，及巅顶如火炎者，此肺金气虚，火乘虚而现，肺主皮毛故也。东方木实，因西方金虚也。补北方之水，即所以泻南方之火，虽曰治金中之火，而通治五行之火，无余蕴矣。脏腑虽皆有火，总不离于君相。盖君火为阳火，可以直折；相火为龙火，仅可温顺，导之归源，又何患乎？今人率以知、柏治相火，殊不知相火寄在肝肾之间，乃水中之火，龙雷之火也，若用苦寒，则龙雷之火愈发矣。龙雷之火，每当浓阴骤雨之时，火焰愈炽，其势诚不可遏，惟太阳一照，火自消灭，此得水则炽，得火则灭之一验也，惟八味丸桂附与火同气，直入肾中，据其窟宅而招之，同气相求，相火安得不引之归源耶？且人身岂可一刻无火，譬之元宵之鳌山走马灯，拜者舞者，飞者走者，无一不具，其中间惟是一火耳。火旺则动速，火微则动缓，火熄则寂然不动，而拜舞飞走之躯壳，未常不存也。是以老人以火为用，而少年惟恐多火，高年惟恐无火。无火则运化艰而易衰，有火则精神健而老。是火者，老人性命之根，未可以水轻折也。昔贤治喉干，谓八味丸为圣药，譬之釜底加薪，则釜中津气上腾，理则然矣。可见下虚者，不但真阴虚，究竟真阳亦虚耳。命门之火，乃水中之火，相依而永不相离也。火之有余，缘真水之不足也，毫不敢去火，只补水以配火，壮水之主以制阳光；火之不足，因见水之有余也，亦不必泻水，就于水中补火，益火之源以消阴翳。

[诊] 石顽曰：按脉法云，浮而洪大为虚火，沉而实大为实火，其说似是而实纰缪。火性燔烈，抑之则空，虽有虚实之分，绝无沉实之脉。详《内经》二火、五火之说，无不本诸三焦。三焦配合心主，代心司化育之令，即谓之君；而命门独操其权，故谓之相。若相火妄临五位，则为五志之火，其实一气之亢，初无彼此，但以洪盛满指者为实火，或炎膈上，即为心肺之火；或迫中宫，即为脾胃之火；或结下焦，即为小肠膀胱之火。分其部位以推之，随其微甚而调之。若弦细而数，按之益坚，为少火气衰，而见肝肾真脉，非火使然。夫下焦之火，龙火也，水盛则蛰藏不见。其脉自平，今弦细且数，乃冰雪阴凌之象，虚劳见此，最为剧候。或反虚大数疾，为食气之火耗竭真阴，虚阳飞越之兆。久病得此，百不一生。惟暴脱元气者，犹可峻补以敛固之。大抵火证之脉，但有虚大，按之必空，断无实大之理。其火郁中焦，恶寒战栗，则有六脉小匿者，此火气郁伏灰烬，不得发光舒焰，反兼寒水胜己之化矣。热结胃口，咳吐结

———
① 瘗（yì）：埋藏。

痰，亦有寸口滑实者；热遗下焦，淋浊溺痛，多有尺内洪滑者，皆胃中湿浊上逆下渗之候，终与火无预也。当知火盛之脉，浮取虽洪盛滑疾，中按则软阔不坚，重按则豁然中空，寻之脉见指傍，举指涩涩然如轻刀刮竹之状，方是无形之火象。若中宫有物阻碍，则关上屈曲而出；膈上有痰凝滞，则寸口屈曲而上，总谓之钩，如无阻碍，则无屈曲之象矣。若洪盛而中按、重按益实，指下累累如循贯珠薏苡子状者，皆有形之湿热，蕴积于经脉之中，不当于火门求治也。

东垣治一人，伤寒目赤而烦渴，脉息七八至，按之不鼓击。经曰：脉至而从，按之不鼓，诸阳皆然。此阴盛格阳于外，非热也，与姜、附之剂，汗出而愈。按：此与海藏治狂言发斑，身热脉沉细阴证例同。

丹溪治一妇，患心中如火烧，一烧便入小肠，急去小便，大便随时亦出，脉滑数。此相火送入小肠，以四物加芩、连、茯香、木通四剂，三年之患顿愈。

石顽治太史张弘，蕴精气下脱，虚火上逆，怔忡失血证。诊其右关气口独显弦象，左尺稍嫌微数，余皆微细搏指，明系阴火内伏之象。诊后，乃尊唯一详述病情。云自去冬劳心太过，精气滑脱，加以怵惕恐惧，怔忡惊悸不宁。都门之医，峻用人参、桂、附，至岁底稍可，交春复剧如前，遂乞假归吴。吴门诸医，咸效用参、附导火归源，固敛精气之药，略无一验。转觉委顿异常，稍稍用心，则心系牵引掣痛，痛连脊骨对心处。或时痛引膺胁，或时巅顶如掀，或时臂股手足指甲皆隐隐作痛。怔忡之状。如碓杵，如牵绳，如簸物，如绷绢，如以竹击空，控引头中，如失脑髓之状，梦中尝自作文，觉时成篇可记，达旦倦极睡去。便欲失精，精去则神魂如飞越之状。观其气色鲜泽，言

谈亹亹①，总属真元下脱，虚阳上扰之候。细推脉证，始先虽属阳气虚脱，而过饵辛温峻补之剂，致阳暴亢而反耗真阴。当此，急宜转关以救垂绝之阴，庶可挽回前过。为疏二方，煎用保元合四君，丸用六味合生脉。服及两月后，请证稍平，但倦怠力微。因自检方书得补中益气汤为夏月当用之剂，于中加入桂、附二味，一吸即喉痛声中，复邀诊候。见其面颜精采，而声音忽喑，莫解其故。询之乃尊，知为升、柴、桂、附升动虚阳所致，即以前方倍生脉服之，半月后，声音渐复，日渐向安，但起居调摄，殊费周折。衣被过暖，便咽干痰结；稍凉则背微畏寒；或啜热饮，则周身大汗，怔忡走精。此皆宿昔过用桂、附，余热内伏而寻出路也。适有石门董载臣，谓其伏火未清，非芩、连不能解散。时值嘉平，不敢轻用苦寒。仲春载臣复至，坐俟进药，可保万全。服数剂，形神爽朗，是后坚心服之。至初夏，反觉精神散乱，气不收摄，乃尽出从前所服之方，就正于予。予谓桂、附阳药，火毒之性，力能上升，得参以濡之，故可久伏下焦，与龙潜水底不异。若究其源，惟滋肾丸一方，为之正治，但既经芩、连折之于上，岂堪复受知、柏侵伐于下乎？从头打算，自春祖夏，不离苦寒，苦先入心，必从火化，何敢兼用肉桂引动虚阳，发其潜伏之性哉？端本澄源，仍不出六味合生脉，经岁常服，不特壮水制阳，兼得金水相生之妙用，何惮桂、附之余毒不化耶！

伤 饮 食

《内经》云：五脏者，藏精气而不泻也，故满而不实；六腑者，传化物而不

---

① 亹亹（wěiwěi）：形容勤勉不倦。

藏，故实而不满也。气口何以独为五脏主？胃者水谷之海，六腑之大源也。五味入口，藏于胃以养五脏气；气口亦太阴也，是以五脏六腑之气味，皆出于胃变见于气口。

经言：水谷之寒热，感则害人六腑。又曰：阴气者，静则神藏，躁则消亡，饮食自倍，肠胃乃伤。此乃混言之也，分之为二：饮也，食也。饮者，水也。因而大饮则气逆，形寒饮冷则伤肺，肺病则为喘咳，为肿满，为水泻。轻则发汗利小便，大下分消其湿；如重而蓄积为满者，利下之。食者，物也。因而饱食，筋脉横解，肠澼为痔。又饱食劳力，伤太阴厥阴，则气口滑大于人迎两倍、三倍，或呕吐痞满，或下利肠澼，当分寒热轻重治之。轻则内消，重则除下，亦有宜吐者，所谓在上者因而越之也，然不可过剂，过则反伤脾胃。盖先饮食自伤，加之药过，脾胃复伤而气不能化，食愈难消也。

赵养葵云：今方家治伤饮食者，以平胃散为主，出入增减，以为脾胃之准绳。平胃者，胃中有高阜，则使平之。一平即止，不可过剂，过剂则平地反成坎矣，而枳术丸尤胜。今人以此丸为补脾药，朝服暮饵，更有益之橘、半、香、砂者，则又甚矣。至若山楂、神曲、麦芽三味，举世所常用者。盖山楂能化肉积，产妇儿枕痛者，用炒黑山楂、砂糖水煎服，儿枕立化。其性消积破血，岂可轻用？曲蘖者，以米与水在瓷缸中，必藉曲以酿成酒，必藉蘖以酿成糖。脾胃在人身，非瓷缸比，原有化食之能，今食不化者，其所能者病也，只补助其能而食自化，何必用此消克之药哉？大凡元气完固之人，多食不伤，过时不饥；若人先因本气不足，致令饮食有伤，前药一用，饮食虽消，但脾胃既已受伤，而复经此一番消化，愈虚其虚矣。

明后日食复不化，犹谓前药已效，药力欠多，汤丸并进，展转相害，赢瘦日增，良可悲哉！

东垣论饮食劳倦，为内伤不足之证，而王安道又分饮食伤为有余，法当消导，东垣自有枳术丸等方，劳倦伤为不足，专立补中益气汤主治。其伤食之证，胸膈痞闷，吐逆咽酸，噫败卵臭，畏食头疼，发热恶寒，病似伤寒，但气口脉大于人迎，身不痛耳。宜豁痰运脾，二陈加枳、术、曲蘖、山楂、香附之类，挟气脉沉，加木香、青皮。停食感冒，芎苏散加消导一二味。食滞中宫，胸膈痞闷嗳气，发热头痛，有类外感，藿香正气散。若七八日不大便，口干烦躁，脐上硬痛，枳实导滞丸。因忧气食湿粘结于中脘，发热，腹皮底微痛，心下痞满，不思饮食，食之不化，常常痞气，木香化滞汤。食积痞满，消瘦发热，保和丸。虚，加白术二两，名大安丸，调理之。食滞心下，初起不可骤用苦寒，必兼辛散，二陈、平胃消导之，及枳实、白术、青皮、陈皮、山楂、曲蘖之类，以食得寒则凝，得热则腐也。日久成积发热者，加姜汁炒川连、连翘之属清利之；若已成糟粕，日久生热，燥结不行，方可用承气辈攻下之。如冷物停滞作吐，二陈加炮姜、白豆蔻、苍术、厚朴、神曲、藿香之类，甚则广茂、巴豆之属。若冷食停蓄，心腹暴痛作胀，当用红丸子、备急丸温下之。痰饮结聚，谷不得入，冷痰宿食在上脘者，用白散涌吐之。痰食已消，中焦未和，不思饮食，或吐或泻，倦怠面黄，按之心下软，脾胃受伤也，六君子加木香、砂仁；燥渴，用七味白术散。老人虚人，易于伤食，或膨胀痞闷，或腹满作泻，当消补兼施，宜九味资生丸常常服之。若口淡思食，而见食不甘，食过则厌，兼恶心、胸膈不快，胃虚挟痰饮也，六君子加枳实、香砂。若不思饮食，食不克化，食后反饱，脾虚不能健运也，枳实理中丸。病后饮食不调，中脘隐隐作痛，有时得食则已，有时得食转加，此胃中火燎作痛，得食以压其势，故痛少安。若饮食稍过，气不能运转其食，故痛转加，连理汤加沉香。

《灵枢》云：大胃满则肠虚，肠满则胃虚，更实更虚，其气乃居。若醉饱过度，或感风寒，或著气恼，以致填塞胸中，胃气不行，忽然厥逆昏迷，口不能言，肢不能举，此名食厥。若误作中风中气治之，必死，宜煎姜盐汤探吐之。风寒者，藿香正气散；气滞者，八味顺气散。吐后别无他证，只以苍术。白术、陈皮、厚朴、甘草之类调之。如遇此卒暴之病，必须审问明白，或方食醉饱，或饮食过伤，但觉胸膈痞闷，痰涎壅塞，气口脉紧盛者，宜作食滞治之。

伤诸肉食，用草果、山楂，挟外感风寒，山楂须用姜汁炒黑，则不酸寒收敛，兼能破血和伤，消导食积更速。伤面食，炒莱菔子。伤麸筋粽子等物，诸药不能消化，俱用本物拌绿矾烧灰，砂糖酒下，二三服效。伤糯米粉食，炒酒药，或酒曲，砂糖调，淡姜汤服。伤索粉，用杏仁炒黑，研如脂，砂糖拌，姜汤服。伤生冷果菜，宜木香、砂仁。炮姜、肉桂。伤蟹腹痛者，丁香、紫苏、生姜。伤蛋满闷，姜汁、蒜泥。伤肉生鱼鲙，必用生姜、草果、炮黑山楂。积久生热，口干噫气，二陈加姜汁炒川连及消导药。

伤酒　经曰：因而大饮则气逆。酒入于胃，则络脉满而经脉虚，脾主为胃行其津液者也。若饱以入房，气聚于脾中不得散，酒气与谷气相搏，热盛于中，故热遍于身，内热而溺赤也。

东垣云：酒者，大热有毒，气味俱

阳，乃无形之物也，若伤之，只当发散，汗出则愈。其次莫如利小便，使上下分消其湿。今之病酒者，或以雄黄、巴豆、蝎梢大热之药下之，或用牵牛、大黄、甘遂大寒之药下之，是无形元气受病，反下有形阴血，则真水愈弱，阳毒太旺，反增阴火，是以元气消烁，折人长命。患此者，不得已用葛花解醒汤，或五苓散加人参、草豆蔻。伤酒食积发热者，曲蘖丸。腹满虚胀，合塌气丸；不应，神保丸、酒癥丸，并加酒炒黄连。胃气虚者，上法俱不可用，惟独参汤助其胃气立苏，神验。

喻嘉言曰：夫酒者，清冽之物，不随浊秽下行，惟喜渗入者也。渗入之区，先从胃入胆。胆为清净之腑，同气相求，然胆之摄受无几。其次从胃入肠，膀胱渗之，化溺为多。逮至化溺，则所存者，酒之余质，其烈性惟胆独当之。每见善饮者，必浅斟缓酌，以俟腹中之渗；苦连飞数觥，则倾囊而出耳。《灵枢》云：怯士之得酒，怒不避勇士者，其气慓悍。入于胃中则胃胀，气上逆满于胸中，肝浮胆横。当是之时，同比于勇士，气衰则悔，名曰酒悖。盖胆之腑，原无输泻，善饮者，胆之热恒移于脑，则为鼻渊。或头间多汗，脑热大泄；或注于肠，则大便时溏。湿热下泄，俱不为大患也。如胆之热汁满而溢出于外，以渐渗于经络，则身目皆黄，为酒瘅之病，以渗而出也，转驱而纳诸膀胱，从溺道而消也。

[诊]　气口脉浮大，按之反涩者，有宿食也；脉数而滑者，有宿食也；脉迟而滑者，宿食作胀也。气口脉紧，寒食停滞胃中，温消而下之。气口脉沉紧而细，冷食伤脾，温补兼消之。两手脉皆模糊不清，此宿食结滞，胃气不行，急下夺之。伤食脉有滑涩之异，脾虚不能鼓运，胃虚不能熟腐，故其脉不滑而涩，涩甚则模糊

不清矣。若人迎紧盛而气口滑者，停食感冒也。

许叔微治一酒客，感冒风寒，倦怠不思饮食，已半月矣。睡后发热，遍身疼如被杖，微恶寒，六脉浮大，按之豁然。作极虚受寒治之，用六君子加黄芪、当归、葛根，大剂与之，五服后遍身汗出如雨，得睡，诸证悉平。

江南仲治一人，冬月覆舟，尽力救货，忍饥行五十里，遇族人纵饮青楼，速发热四肢如火，左胁一点疼痛，小便赤涩，五日不更衣。医作伤食治，不效。脉弦数无力，气口倍于人迎，此醉饱竭力伤肝所致。《内经》所谓数醉饱以入房，气聚于脾中不得散，酒气与谷气相搏，热盛于中，故热遍于身。内热故溺赤，酒气彪悍。肾气日衰，阳气胜，故手足为之热也。与四君子加神曲、枳壳、白芥子。二服热退，调理而愈。

石顽治幼科汪五符，夏月伤食，呕吐发热烦胀，自利黄水，遍体肌肉扪之如刺。六脉模糊，指下寻之似有如无，足胫不温，自认阴寒而服五积散。一服其热愈炽，昏卧不省。第三日自利不止，而时常谵语，至夜尤甚。乃舅叶阳生以为伤暑，而与香薷饮，遂头面汗出如蒸，喘促不宁，足冷下逆。歙医程郊倩以其证大热而脉息模糊，按之殊不可得，以为阳欲脱亡之候，欲猛进人参、附子。云间沈明生以为阴证断无汗出如蒸之理，脉虽虚而证大热，当用人参白虎。争持未决，取证于石顽。诊其六脉虽皆涩弱模糊，而心下按之大痛，舌上灰刺如芒，乃食填中官，不能鼓运其脉，往往多此，当与凉膈散下之。诸医正欲藉此脱手，听余用药，一下而神思大清，脉息顿起，当知伤食之脉，虽当气口滑盛，若屡伤不已，每致涩数模糊，乃脾不消运之兆也。此证设非下夺而与

参、附助其壮热，顷刻立毙。可不详慎，而妄为施治乎?!

又诊叶新宇停食感冒，而两寸关皆涩数模糊，两尺皆沉弦，而按之益坚。虽其人尚能行走，而脉少冲和，此必向有陈气在少腹。询之果患寒疝数年，因缓辞不便用药，是夜即腹暴满而逝。门人问曰：叶子偶抱小恙，何以知其必死而辞之？曰：凡人胃满则肠虚，肠满则胃虚，更实更虚，其气乃居。今胸有蝦而腹有积，上下俱困，能保其不交攻为患乎？当知厥疝入腹，脚气冲心等疾，皆是阴邪搏结，郁积既久，则挟阴火之势而上升，若胸中阳气有权，则阴邪仍归阴位而止；今胸中先为宿食填塞，腹中陈气不逆则已，逆则上下俱满，正气无容身之地，往往有暴绝之虞，所以不便用药，实未知其即死也。故凡诊六部中病脉有不相应处，即当审其有无宿病，不可轻忽，以招诽谤也。

癸卯元夕，周徐二子，过石顽斋头纵饮，次日皆病酒不能起，欲得葛花汤解醒。余曰：东垣葛花解醒汤，虽为伤酒专剂，然人禀气各有不同。周子纵饮，则面热多渴，此酒气皆行阳明肌肉之分。多渴知热伤胃气，岂可重令开泄以耗津液？与四君子汤去甘草加藿香、木香、煨葛根、泽泻，下咽即苏。徐子久患精滑，饮则面色愈青。此素常肝胆用事，肾气并伤，酒气皆行筋骨，所以不上潮于面。葛花胃药，用之何益？与五苓散加人参倍肉桂，服后食顷，溲便如皂角汁而安。

劳　倦

经曰：饮食不节，起居不时，阴受之。阴受之则入六腑，身热不时卧，上为喘呼。阴虚生内热者，有所劳倦，形气衰少，谷气不盛，上焦不行，下脘不通，而胃气热，热气薰胸中，故内热。阳盛则外

热者，因上焦不通，则皮肤致密，腠理闭塞，玄府不通，卫气不得发泄，故外热。劳则喘且汗出，内外皆越，故气耗矣。

东垣云：夫喜怒不节，起居不时，有所劳倦，皆损其气。气衰则火旺。火旺则乘其脾土，脾主四肢，故困热，无气以动，懒于语言，动作喘乏，表热自汗，心烦不安。经言：劳者温之，夫劳之为病，其脉浮大，手足烦热，春夏剧，秋冬差，以黄芪建中汤治之。人受水谷之气以生，所谓清气、营气、运气、卫气、春升之气，皆胃气之别名也。夫胃为水谷之海，脾胃气虚，则下溜肝肾，阴火得以乘其土位，故脾病。始得则气高而喘，身热而烦，脉洪大而头痛，或渴不止，其皮肤不任风寒而生寒热。若阴火上冲，则气高而喘，烦热，为头痛，为渴，而脉洪。脾胃之气下溜，使谷气不得升浮，是春升之气不行，而无阳以护其营卫，使不任风寒，乃生寒热，此皆脾胃之不足所致也。然与外感风寒之证，颇同而实异。内伤脾胃，乃伤其气；外感风寒，乃伤其形。伤其外则有余，有余者泻之；伤其内则不足，不足者补之。汗之、下之、吐之、克之之类，皆泻也；温之、和之、调之、养之之类，皆补也。内伤不足之病，苟误认作有余之证而反泻之，则虚其虚也。惟当以辛甘温剂，补其中而升其阳，甘寒以泻其火则愈矣。以阳气下陷，故用味薄气清之品，若升麻、柴胡之类举而扬之，使地道左旋，升于九天之上。倘阴气不降者，用黄柏、泽泻之类抑而降之，使天道右迁，而入于九地之下。此东垣补中益气，为万世无穷之利，不必降也，清升浊自降矣。血中伏火，日渐煎熬，如气浮心乱，朱砂安神丸镇固之。以手扪之，而肌表热者，表证也，只服补中益气汤一二服，得微汗则已，非正发汗，乃阴阳气和，自然汗出

也。如腹中痛，恶寒而脉弦者，是木来克土也，小建中汤。如脉沉结，腹中痛，理中汤。如脉缓体重节痛，腹胀自利，米谷不化，是湿胜也，平胃散燥克之。胁下缩急，加柴胡；脐下急，加肉桂；身体疼重者，湿也，合五苓散。如风湿相搏，一身尽痛，加羌、防、藁本、升麻、苍术，勿用五苓。所以然者，为风药已能胜湿，别作一服与之。内伤有虚实之分，如饮食失节，劳役所伤，发热自汗，倦怠乏力。乃虚中之证，应补益中和之剂调治，无施解表。若饮食过饱，乃虚中之实，为其所伤饮食，积滞不消，以致心胸痞闷，仍发寒热恶心，恶食，须用消导之剂。俟其消克，心胸舒泰，仍用益脾之药，使无重虚元气。有宿食不消，日晡热气实者下之，亦要详审，无过妄利。故虚人饮食所伤，及外感暴病新愈之后，皆当用六君子理胃为主。内伤劳倦，及久病之后，用补中益气理脾为主。理脾则百病不生，不理脾则诸病续起，久之仍入于胃也。

内外伤辨 人迎脉大于气口为外感，气口脉大于人迎为内伤，外则寒热俱作而无间，内则寒热间作而不齐。外感恶寒，虽近火不除；内伤恶寒，得暖则解。外感恶风，乃不禁一切风寒；内伤恶风，却恶门隙中贼风。外感证显在鼻，故鼻息不利，而气拥有力，虽不能食，而不恶食；内伤证显在口，故口不知味，而腹中不和，怯弱妨食，恶闻食气。外感则邪气有余，发言壮厉，先轻而后重；内伤则元气不足，出言懒怯，先重而后轻。外感头痛，常常而痛，多见于脑后额上，以及遍身肢体腰脊筋骨挛痛；内伤头痛，时作时止，不离两太阳额颅，多兼肩背胸胁腰腿骨节酸疼。外感则手背热而手心不热，内伤则手心热而手背不热。外感小便赤涩而痛，终日难得；内伤小便黄赤，必短而

频。外感燥结，则发热腹中硬痛；内伤秘涩，则虚坐常见些少白脓。外感胸腹结痛，则痛不可按；内伤有时胃脘当心而痛，上支两胁。外感则手足动摇，烦扰不宁，内伤则四肢不收，倦怠嗜卧。东垣辨法如此。然或二者兼病，则其脉必并见而难辨，尤宜细心求之。若内证多者，则内伤重而外感轻，宜补养而兼散邪，补中益气加羌活；若外感多者，则外感重而内伤轻，宜和营而邪自解，黄芪建中加当归。

内伤始为热中　病似外感阳证　头痛大作，气高而喘，身热而烦，上气鼻息不调，四肢困倦不收，无气以动，无气以言，或烦躁闷乱，心烦不安；或渴或不渴。心火上炎克肺经则渴，血脉中有湿则不渴。或表虚不任风寒，目不欲开，口不知味，气口脉大于人迎两三倍，但急大而时见一代，此内显脾气不续之脉也，补中益气汤；若有宿食，则右关独沉而滑，枳术丸。

内伤末传寒中　病似外感阴证　腹胀胃脘当脐痛，四肢与两胁拘急，膈噎不通。或涎唾；或清涕；或多溺，足下痛，不能任身履地，骨乏无力，喜睡，两丸多冷，阴阴作痛；或妄见鬼状，腰背、肩胛、脊膂皆病，不渴不泻，脉盛大以涩，名曰寒中，宜枳实理中加附子、肉桂、益智、草豆蔻。兼肾脏火衰，面黑足寒，小便不利者，八味丸加鹿茸、五味子。

内伤似外感　阳明中热证　有天气大热时，劳役得病，与阳明伤热白虎汤证相似。此脾胃大虚，元气不足之证。因饥困劳役之后，肌热躁闷，烦渴引饮，口鼻气促，目赤面红恶热，昼夜不息，脉大而虚，重按全无。经曰：脉虚则血虚，血虚则发热。误服白虎必危，当归补血汤。

内伤似外感恶风寒证　有因劳役辛苦，肾中阴火沸腾，后因脱衣或沐浴歇息于阴凉处，其阴火不行，还归皮肤，腠理极虚无阳，被风与阴凉所遏。以此表虚不任风寒，与外感恶风相似，其证少气短促，懒于言语，困弱无力，不可同外感治，补中益气加紫苏、羌活，甚者加桂枝最当。

劳倦所伤　虚中有寒　脾胃虚弱，不能运化，致寒物冷痰胶固于中焦，时时痞闷，不觉饥饱。其脉虽弦，而按之不鼓。当温暖以助脾健运，清理中宫，理中丸。若脐下筑者，肾气动也，去术加桂；吐多者，气上壅也，去术加生姜；下多者，气泄而不收也，还用术；悸者，饮聚也，加桂、苓；渴欲饮水者，津液不足也，倍用术；腹中痛者，倍人参；寒多，倍干姜；腹满者，去术加附子。

劳倦所伤　虚中有热　饥饱劳役，损伤脾胃，元气不足之人，其脉多弦，或洪缓，按之无力中时一涩。其证身体沉重，四肢困倦，百节烦疼，胸满短气，隔咽不通，心烦不安，耳聋耳鸣，目热如火，视物昏花，口中沃沫，饮食失味，忽肥忽瘦，怠惰嗜卧，溺色变赤；或清利而数，或上饮下便，或时飧泄，腹中虚痛，不思饮食，调中益气汤。如时显热躁，是下元真火蒸蒸然发也，加生地、黄柏。如大便虚坐不得，或大便了而不了，腹中常逼迫，气血虚涩也，倍归身。如无以上证，只服黄芪、人参、甘草、橘皮、柴胡、升麻、苍术、酒黄柏。饮食不节，劳倦所伤，腹胁满间短气，遇春则口淡无味，遇夏虽热犹有恶寒，饥则常如饱，不喜食冷物，升阳顺气汤。劳倦所伤，寒温不适，身热头疼，自汗恶寒，脉微而弱，黄芪建中汤。饥饱劳役，胃气不足，脾气下溜，气短无力，不时寒热，早饭后转增昏闷，须要眠睡，怠惰嗜卧，四肢不收，懒倦动作，五心烦热，先服升阳补气汤二三剂，后服补中益气汤。脾胃虚弱，喘促少气，衄血吐血，门冬清肺饮。

脾胃之气俱病似痿弱症 脾胃虚则怠惰嗜卧，四肢不收。时值秋燥令行，湿热少退，体重节痛，口干舌燥，饮食无味，不欲食，食不消，大便不调，小便频数。兼肺病，漉漉恶寒，惨惨不乐，而色槁不和，乃阳气不伸故也，升阳益胃汤。王安道曰：经云：阴虚生内热奈何？曰：有所劳倦，形气衰少，谷气不盛，上焦不行，下脘不通，胃气热，热气蒸胸中，故内热。嗟夫！此内伤之说之原乎。夫人身之阴阳，有以表里言者，有以上下之分言者，有以气血言者，有以身前身后言者，有以脏腑言者，有以升降呼吸之气言者，余如动静、语默、起居之类甚多，不必悉举。此所谓阴虚之阴，其所指与数者皆不同。盖劳动太过，则阳气皆亢极而化为火矣，况水谷之气又少人，故阳愈甚而阴愈衰。此阴虚之阴，盖指身中之阴气，与水谷之味耳。或以下焦阴阳为言，或以肾水真阴为言，皆非也。夫有所劳役者，过动属火也；形气衰少者，壮火食气也；谷气不盛者，劳伤元气，则少食而气衰也；上焦不行者，清阳不升也；下脘不通者，浊阴不降也。夫胃受水谷，故清阳升而浊阴降，以传化出入，滋荣一身也。今胃不能纳而谷气衰少，则清无升而浊无降矣。故曰：上焦不行，下脘不通。然非谓绝不行、不通也，但比之平常无病时，则谓之不行、不通耳。上不行，下不通，则郁矣。郁则少火皆成壮火，而胃居上焦、下脘两者之间，故胃气热则上炎，薰胸中而为内热也。东垣所言，正与经旨相合，固宜引此段经文，于内外伤辨以为之主；乃反不引此，却谓火乘土位，此不能无疑者也。又，经曰：劳者温之，温者养也。东垣以为温凉之温，谓用药以补元气而泻火

邪。又改"损者益之"为"损者温之"。又以温能除大热为《内经》所云，而遍考《内经》，并无此语，亦不能无疑者也。然温药之补元气泻火邪者，亦惟气温而味甘者斯可矣。盖温能益气，甘能助脾而缓火，故元气复而火邪息也。夫宜用温药以为内伤不足之治则可，以为劳者温之之注则不可，苟以补之、除之、抑之、举之、散之等说，比类而观，则其义自著矣。

陆丽京曰：内伤之原有三：曰劳役伤脾，曰饥饱伤胃，日负重伤血。三者虚实悬殊。所谓劳役伤脾者，证必发热头痛，恶风畏食，自汗喘乏，脉必气口虚大，平昔未惯劳役人多此，东垣补中益气证也。饥饱伤胃者，证必黄肿痞满，喘嗽恶食，发热身疼，脉必气口粗大，黎藿劳苦人多此，平胃散加枣矾。负重伤血者，在胃口则咳呕血腥，痞满少食，膈间隐隐刺痛，脉必气口见弦，饱食奔驰人多此，犀角地黄汤加酒大黄，稍夺其势，即当因病制宜，余积不攻而去矣。周慎斋云：内伤左脉常细而涩，右脉多浮而大。阳气下陷不能生阴，故血枯而左脉细涩；脾胃亏损，不能生金，故气虚而右脉浮大。内伤寸口大于尺内，此阳盛脉也。保元加归、芍引下。则大脉去而阳气亦内收也，此从阳引阴之法。肝脉细，余脉和缓，补中加枸杞，以枸杞补肝血故也。脉气不足，用四君子；脉气有余，用平胃散。有余则泻，不足则补，五脏皆然。病重药宜轻缓，剂宜减小，只以固中剂三四味，以俟胃气之复。脾气虚而脉弦者，服补中益气汤，后必发疟。脾气虚而湿胜，服补中益气汤，后必患痢。此邪寻出路，仍服前汤自愈。清阳下陷，阴火上升，若用寒药，则阳欲陷，火欲炽。火寻出窍，虚者受之，或目病，或耳聋，或齿痛，从其虚而散也。脾脉豁大，须防作泻，虚阳作泻，遇此脉必

难愈。凡胸前作胀痛者，皆阳气不达于胸，阴气填塞故也，盖阳则气化通达，阴则痰凝气滞。清阳下陷，阴火上升，则为气逆；浊气凝滞，则为痰厥。所谓脾气下溜，乘于肾肝，而成痰厥气逆之渐也。脾气上升则为清阳，下行则为邪气。内伤中虚表热，或潮热自汗，补中正方。表热，加羌、防；腹中满，加附子；中气不和，加青皮、神曲，间用八珍调理；气血俱虚，十全大补；阴虚火动，脉洪大而不作泻，六味丸；恶寒，八味丸；腹痛少食，理中丸；作泻，六味去熟地加远志、沉香、砂仁；不应，加补骨脂、肉豆蔻。倘病颠倒难明，必从脾胃调理。凡用补中，病热已退，升、柴不可用也。若大便燥结，小便不利，或平常见此证，此清气下陷，补中虽数帖无妨。如热甚不去者，甘草少故也。如用补中，汗少肺气不开，加用黄芪；汗多里气不守，加用人参；热不退，加用甘草；脐以下无汗，加酒黄柏三分；浑身拘急作胀，系风寒，宜加羌、防；但作胀不拘急，为内寒，宜加附子。内伤大便闭者，补中加苏子、枳壳、杏仁；小便不利，加牛膝；汗多，加白芍，减升麻；口干，加煨葛根、五味子；无汗，加用升麻。久病而热不退，气短促，用保元、桂、附，烦躁，加当归、白芍、麦冬、五味。大便欲去而不去，或著而不出为气虚；了而不了为血虚，俱宜补中。气虚加用人参；血虚加用当归。里急后重，初起皆属于热，日久作阳气虚陷治之，前汤加用升、柴。内伤久而不愈，潮热微汗咳嗽，不思饮食，补中加干姜、五味自愈，不必理痰治嗽，正气足，则痰嗽自除矣。凡用补中，下体痿软，或虚弱者，不可用，当与八味丸。凡内伤作泻，藏附子于白术中，令其守中以止泻也。表热，藏附子于黄芪中，欲其走表以助阳

也。凡内伤调理脾胃，必用羌活散其肝邪，此为正治。内伤用补中，十余剂而无汗，及汗不至足者，难治，然亦有服至二三十剂而汗出者。若服后遍身疼痛者，亦难治。气虚作胀而脉虚，用补中等和中药，脉反有力者，不治。内伤寒热间作，气血两虚，一不宜头痛，二不宜便秘，三不宜绝谷泻利，三者皆难治。凡内伤误用竹叶石膏，须防失血，过二十日必有反复。误服黄柏、知母等药，须防泄泻呕吐，二三日便见。内伤身无大热，头不甚疼，胸膈饱闷，大便不通，庸医下之而闭，闭而复下，下而不愈，阳已将去，或遍身疼痛，不能转动，腹胀内有积血，虽神气清爽，饮食可进，亦不能治。或问素有病人，遇劳役动作，反觉精神强健，何也？曰：此阴火沸腾，扶助于内，不觉元气之不足也；若静养调适，反觉神倦气弱，此阴火已退，阳无以复，本相透露故也。

[诊]　气口脉大而虚者，为内伤于气。气口脉大而时显一涩者，为内伤于血，气口脉大而涩，人迎及尺弦者，为醉饱入房，肝脾气血俱伤；人迎脉弦而数者，为瘀血。气口脉滑而实者，为宿食也。

汪石山治一人，形长而瘦，色白而脆，年三十余，得奇疾，遍身淫淫如虫行，从左脚腿起，渐次而上至头，复下至右脚，自觉虫行有声之状，医多不识为何病。汪诊其脉，浮小而涩，按之不足，兼察形视色，知其为虚。仲景曰：身如虫行，汗多亡阳也，遂用补中益气倍参、术，加酒炒黄柏五分，服至二十余剂而愈。

虚　损传尸

《素问》云：邪之所凑，其气必虚，

阴虚者阳必凑之。邪气盛则实，精气夺则虚。脉气上虚尺虚，是谓重虚。气虚者，言无常也；尺虚者，行步怔然；脉虚者，不象阴也。此滑则生，涩则死也。形不足者，温之以气，精不足者，补之以味。

《金匮》云：劳之为病，其脉浮大，手足烦，春夏剧，秋冬瘥，阴寒精自出，酸削不能行。

其脉大者，劳伤阳气也。手足烦者，脾主四肢也。春夏阳气升腾而阴火僭逆，故剧；秋冬阴气收藏而虚阳敛遏，故瘥，皆劳伤元气之证。下言阴寒精自出，酸削不能行，此则劳伤精气，肾肝失职之候也。

夫失精家，少腹弦急，阴头寒，目眩发落，脉极虚芤迟，为清谷、亡血、失精。脉得诸芤动微紧，男子失精，女子梦交，桂枝龙骨牡蛎汤主之。

脉虚芤迟者，亡血失精，本虚之脉也。芤动微紧者，本虚中伏有微邪，肝气内动，所以魂梦不宁也。夫亡血失精，皆虚劳内因之证，举世皆用滋补血气之药，而仲景独举桂枝汤，其义何居？盖人身之气血，全赖后天水谷以资生，水谷入胃，其清者为营，浊者为卫。营气不营，则上热而血溢；卫气不卫，则下寒而精亡。是以调和营卫为主，营卫和，则三焦各司其职，而火自归根。热者不热，寒者不寒，水谷之精微输化，而精血之源有赖矣。以其亡脱既惯，恐下焦虚滑不禁，乃加龙骨、牡蛎以固敛之。盖龙骨入肝敛魂，牡蛎入胃固精，皆收敛精魂之品，后世鲜有用之者，每每疑其止涩而非之，殊不知二味入于石脂、钟乳、巴戟、苁蓉、金樱、益智之类，则为劫剂；入于桂枝汤中，则为固蛰封藏之本药也。至于虚劳失精，悸衄腹痛，烦热口燥，则于本方加胶饴为小建中；虚劳里急，为营卫枯槁，更加黄芪

为黄芪建中，此皆后天不足所致，故以调和营卫为主治也。后人专用滋阴降火误治，遗害未至于剧者，用此悉能挽回。若夫先天肾虚致病者，又当八味肾气丸，其虚烦不得眠，主以酸枣汤；内有干血，主以大黄䗪虫丸。以上诸治，除酸枣汤外，后世皆所切禁，非特不敢效用，亦无齿及之者，良可慨夫！

虚劳里急、悸、衄，腹中痛，梦失精，四肢酸疼，手足烦热，咽干口燥，小建中汤主之。虚劳里急诸不足，黄芪建中汤主之。

上条言虚劳失精，而里急腹痛，烦热悸衄，明系阳气内夺之候，故用小建中以和之。下条言虚劳里急诸不足，较上条虚证更剧，故于前方更加黄芪以大补卫中阳气也。按：虚劳而至于亡血失精，消耗津液，枯槁四出，难为力矣。《内经》于针药莫制者，调以甘药。《金匮》遵之，而用小建中汤、黄芪建中汤以急建其中气，俾饮食增而津液旺也。后人乐令建中，并用前胡、细辛以退表热；十四味建中，兼用熟附、苁蓉以补下虚，均失建中之义。

虚劳腰痛，少腹拘急，小便不利者，八味肾气丸主之。

治虚劳腰痛，少腹拘急，纯属肾肝虚寒无疑。而小便不利一证，又似虚中有热，岂桂、附所宜用乎？殊不知肝既失其疏泄之权，肾亦伤其生发之气，水道自难流利，故以八味肾气之桂、附以导火归源。设非辛温蒸其至极之阳，则沉冱①有加无已，乃于补阴药中稍加阳药，使阴阳适均，无偏胜之虞，斯其所以为至治也。

虚劳诸不足，风气百疾，薯蓣丸主之。

按：薯蓣丸专主表邪不解，误用凉

---

① 冱（hù）：冻也。

药，伤犯肺胃自上而下之虚劳。若房劳伤精，郁火伤神，自下而上由中所发之证，咸非所宜。其立方全以桂枝汤和营散邪，合理中丸兼理药误，君以薯蓣大理脾肺，毫不及乎补益肾肝。《医门法律》以为虚劳不足，最易生风生气，殊失《金匮》立方本旨。

虚劳虚烦不得眠，酸枣仁汤主之。

虚烦者，肝虚而火气乘之也。故特取枣仁以安肝胆为主，略加芎劳调血以养肝，茯苓、甘草培土以荣木，知母降火以除烦，此平调土木之剂也。

五劳虚极羸瘦，腹满不能饮食，食伤、忧伤、饮伤、房室伤、饥伤、劳伤、经络营卫气伤，内有干血，肌肤甲错，两目黯黑，缓中补虚，大黄䗪虫丸主之。

举世皆以参、芪、归、地等为补虚，仲景独以大黄、䗪虫等补虚，苟非神圣，不能行是法也。夫五劳七伤，多缘劳动不节，气血凝滞，郁积生热，致伤其阴，世俗所称干血劳是也。所以仲景乘其元气未漓，先用大黄、䗪虫、水蛭、虻虫、蛴螬等蠕动啖血之物，佐以干漆、生地、桃、杏仁行去其血，略兼甘草、芍药以缓中补虚，黄芩以开通热郁，酒服以行药势。待干血行尽，然后纯行缓中补虚收功。其授陈大夫百劳丸一方，亦以大黄、虻虫、水蛭、䗪虫为主，于中除去干漆、蛴螬、桃、杏仁，而加当归、乳香、没药以散血结，即用人参以缓中补虚，兼助药力以攻干血，栀子以开通热郁。服用劳水者，取其行而不滞也。仲景按证用药，不虑其峻，授人方术，已略为降等，犹恐误施，故方下注云：治一切劳瘵积滞疾，不经药坏者宜服。可见慎重之至也。

李士材《病机沙篆》云：古称五劳七伤六极二十三蒸，证状繁多，令人眩惑，但能明先天、后天二种根本之证，无

不痊安。夫人之虚，非气即血，五脏六腑，莫能外焉。而血之源头在乎肾，气之源头在乎脾，脾为肺母，肺为生气之宫，故肺气受伤者，必求助于脾土。肾为肝母，肝为藏血之地，故肝血受伤者，必借资于肾水。补肾补脾，法当并行，然以甘寒补肾，恐妨肾气，以辛温扶脾，恐妨肾水，须辨缓急而为之施治。或补肾而助以沉香、砂仁，或扶脾而杂以山药、五味，机用不可不活也。

虚劳之证，扶脾保肺，多不可缺，然脾性喜温喜燥，而温燥之剂，不利于保肺；肺性喜凉喜润，而凉润之剂，不利于扶脾。两者并列而论，脾有生肺之机，肺无扶脾之力，故曰土旺而生金，勿拘拘于保肺。泻火之亢，以全阴气。壮水之主，以制阳光，法当并行。然泻火之剂，多寒而损阳气；壮水之剂，多平而养阴血。两者并列而论，苦寒过投，将有败胃之忧；甘平恒用，却无伤中之害。故曰：水盛而火自熄，勿汲汲乎寒凉。

治虚邪者，当先顾正气，正气存，则不致于害，且补中自有攻意。盖补阴即所以攻热，补阳即所以攻寒，世未有正气复而邪不退者，亦未有正气竭而命不倾者。如必不得已，亦当酌量缓急，暂从权宜，从少从多，寓战于守，斯可矣。此治虚之道也。治实证者，当去其邪，邪去则身安。但法贵精专，便臻速效，此治实之道也。惟是假虚之证不多见，而假实之证最多也。假寒之证不难治，而假热之治多误也。然实者多热，虚者多寒，如丹溪曰：气有余便是火，故实能受寒。而余续之曰：气不足便是寒，故虚能受热。世有不辨真假本末，而曰知医者，则未敢许也。

凡阴虚多热者，最嫌辛燥，恐助阳邪也，尤忌苦寒，恐伐生气也，惟喜纯甘壮水之剂，补阴以配阳，虚火自降，而阳归

于阴矣。阳虚多寒者，最嫌凉润，恐助阴邪也，尤忌辛散，恐伤阴气也，只宜甘温益火之品补阳以消阴，沉寒自敛，而阴从乎阳矣。不知者，惟知以热治寒，以寒治热，所以阴虚不宜降者，则服寒反热；阳虚不宜耗者，则服热反寒。此无他，皆以专治旺气，故其病反如此。

春夏之令主生长，秋冬之令主肃杀，人知之矣，殊不知药之温者，行天地发育之德；药之寒者，象天地肃杀之刑。如四物汤加黄柏、知母，名坎离丸，举世奉之以为滋阴上剂、降火神丹，不知秋冬之气，非所以生万物者。凉血之药常腻膈，非痰多食少者所宜；凉血之药多滋润，多用必致泄泻。尝见虚劳之死，多死于泄泻，泄泻之因，多因于清润。况黄柏苦寒，苦先入心，久而增气，反能助火，至其败胃，所不待言。川芎上窜，非火炎上气者所宜；知母滑肠，岂元气下陷者可服？丹溪云，实火可泻，虚火可补。试问虚劳之火，属之虚乎？属之实乎？泻之可乎？昔人云：畏知、柏如鸩毒，恐其伐我命根耳。虽然，病初起而相火正隆，苦燥渴，而右尺滑大，暂投亦是无妨，久用断乎不可。故用温补，病不增，即是减，内已受补故也；用寒凉，病不减，即是增，内已受伐故也。盖温暖之药，像阳明君子，苟有过，人皆见之；寒凉之药，类阴柔小人，国祚已危，人犹莫觉其非。虚损之证，皆下寒上热，所谓水火不交者也，其重感于寒者则下焦作痛，不感寒者则不痛，至于上焦燥热则一也。上焦方苦烦热，得寒凉之药则暂快，遂以为药有功，故喜服之，不知寒凉之药，不久下注，则下元愈寒，火为寒逼上行，则上焦之热愈甚，辗转反复，遂至沉锢而不救。是以寒凉补阴，非待无益，而且有损也。

气有余便是火。补虚而用益气之药，能无助火为害乎？夫火与元气，势不两立，一胜则一负，正气旺则邪无所容矣，即血虚而用血药，亦必兼气药为主。经曰：无阳则阴无以生，血脱者益气，为血不自生，须得阳和之药乃生，阳生则阴长也。若单用血药，血无由而生，反有伤犯中州之患矣。东垣云，人参甘温，补肺气，肺气旺，则四脏之气皆旺，精自生而形自盛也。白飞霞云：人参多服，回元气于无何有之乡，凡病后气虚及肺虚喘嗽者，并宜用之。人参补气，功载本草，人所共知。王好古谓肺热还伤肺，王节斋谓虚劳服参、芪必死，以故天下皆称有毒如蝎，殊不知肺家本有火，右寸大而有力。东垣所谓郁热在肺者，诚当勿用，若肺虚而虚火乘之，肺方被难，非人参何以救之？古方治肺寒以温肺汤，肺热以清肺汤，中满以分消汤，血虚以养营汤，皆用人参。自《内经》以至诸贤，谆谆言之，以气药有生血之功，血药无益气之理，可谓深切著明，人亦奈何不悟耶?!

《内经》论风寒暑湿燥火六气之变，皆能失血，各当求责，若不察其所因，概与凉药折之，变乃生矣。服寒凉后，证虽大减，脉反加数者，阳郁也。宜升宜补，大忌寒凉，而执迷不省，复用寒凉不彻者，必死而后已。七情妄动，形体疲劳，阳火相迫，致血错行，脉洪多热，口干便涩，宜行凉药。若使气虚挟寒，阴阳不相为守，血亦妄动，必有虚冷之状，盖阳虚阴必走是也。更验其血之色，必瘀晦不稠，非若火盛迫血妄行之血色，浓厚紫赤也，宜理中加肉桂收摄之。因气而发者，加木香、乌药；或饮食伤胃，逆上吐衄，香、砂、楂、曲。咳嗽有红，用固本丸、集灵膏。脾胃虚而大便不实者，琼玉膏。劳嗽吐红，上热下寒，四味鹿茸丸、济生鹿茸丸选用。肾虚风袭，下体痿弱，骨节疼痛，喘嗽失精，腰腹腿膝胫踝作痛不能起立者，安肾丸。久病虚劳失血，血枯发热及女人经闭血枯者，宜素问四乌鲗骨一蘆茹丸，或四物换生地加桃仁、虻虫，作丸服。吐血成升斗者，花蕊石散；然必阳虚不能制阴，阴气暴逆者为宜。若气盛血随火涌者，误用必殆，宜十灰散。若胃脘蓄血上溢，犀角地黄汤加大黄下逐之。吐血初起，多宜大黄下之。失血以下行为顺，上行为逆。又言亡血虚家禁下，何也？大抵宜行者，行之于蓄妄之初；禁下者，禁之于亡脱之后，不可不明察也。积劳吐血者，血病之余吐血者，吐血多而久不止者，并宜独参汤主之。气虚有热，保元汤加童便、藕汁，即有血亦无碍。一切失血，或血虚烦渴，躁热不宁，五心烦热，圣愈汤。血证既久，古人多以胃药收功，异功散加丹皮、山药、泽泻。咳嗽更加薇葳，此虚家神剂也。凡失血，无论衄血出于经，咳血出于心，嗽血出于肺，吐血出于胃，咯血出于肾，呕血出于肝，唾血出于脾，但以色紫黑者，为瘀积久血，色鲜红者，为暴伤新血；色淡清者，为气虚挟痰。总属炎火沸腾，故治血以降火下行为首务，不可骤用酸寒收敛，使瘀积发热，转增上炎之势。先用瑞金丹，次用童真丸，引血与火下行最速。若血色正赤，吐出即凝，剥起成片如柿皮者，此守藏之血，因真阴受损而脱，虽能食倍常，必骤脱而死。若吐淡红如肉如肺者，谓之咳白血，此肺胃并伤，虽淹岁月，亦终不救。

虚劳精滑无度，或交寅刻梦泄，气少力微，日渐瘦削，目视不明者，因房劳太过，督任不交，不能约制阴火也。阳虚者鹿茸丸、龟鹿二仙膏；阴虚者六味丸加鳔胶、五味，或六味丸杂聚精丸一分合服。饮食减少，难于克运者，纳气丸。阴阳俱虚者，十补丸。脾胃阴阳俱虚者，香茸八味丸，皆兼补先后天药也。男子精未充满，色欲过度，泄出多有半精半血者，此竭力伤肝，肝伤不能藏血也。盖少阴常少血多气，厥阴常多血少气，少阴之精气既竭，则厥阴之血气亦伤，是以并血泄出。肾主闭藏，肝司疏泄，气竭肝伤，中空无主，所以二脏俱辟，其治总不出上法也。若夫思欲不遂，郁火无制，精为火扰而亡脱者，又当清利泻火为主，设与固敛，其滑愈甚矣。

沈朗仲曰：阴虚多火人，偶感客邪，其蒸热咳嗽，虽异平时，然察其脉，不能便显浮紧之象，但较平时必然稍旺，慎勿轻用疏风散表。以风药性皆上升，嗽喘咸非所宜，亦不可妄与清肺止嗽，转伤胃气，为害不浅，当此宜暂停补药，静以养阴，邪自退听。内本多火，腠理必疏，或啜热汤稀饮，汗气随通，邪即解散。先哲有云：阴虚火旺人，元气伤损，虽有客邪，切忌羌、防、柴、葛等升发散表之剂。设不知此，误用风药，则风乘火势，火助风威，以煽动其阴邪，轻则虚阳扰乱不宁，重则气随汗脱而毙。盖邪气方张，如日之初升，虽有合剂，遏之愈逆。不获已而用药，只宜小剂葱白、香豉以解散之。若阴火原不太盛，小建中、黄芪建中，亦无妨碍。误用保肺药，必咳嗽益甚，即于建中汤稍加薇葳、细辛以搜散之，俟其势衰脉虚，确遵赵以德甘寒杜风清热之例，庶无差误。如六味合生脉，去萸肉，倍地黄、人参，加薇葳，大剂作汤，晨夕兼进，合标本而为施治。服后咳嗽稍减，蒸热未除，此虚阳不能敛制也，加牛膝、鳖甲以滋下源，分先后而为处裁，然鳖甲非九肋者，必不能应手也。若因饮食过度者，亦宜暂停补药以观其势，慎勿轻与消导，戕伐其胃，以招虚虚之谤，惟枳实理中、甘草干姜二汤，分别本元及所停多少而裁用可也。因劳役饥饱者，补中益气去升麻加煨葛，提挈脾胃之清阳，则邪火自降，若阴虚火炎，断无升举之理。后人不审，每以升、柴治阴虚火旺，无不蒙其害者。虚劳不足，汗出而闷，脉结心悸，行动如常，不出百日危，炙甘草汤主之，《千金翼》法也。若少年禀气不足，因饮食饥饱所伤，致成虚损，日晡潮热，形体羸弱，腹胀气急，脉来弦数者，白凤膏最当，此葛可久法也。

大约咳嗽发热，始先以泄气为主，若久嗽不止，必然气虚火旺，一切耗气之药，俱不可用。如桔梗、杏仁、橘红、苏子，皆主疏泄，非久嗽所宜。若气耗甚者，又当以保元、生脉收敛之。此新久虚实，不同治也。有郁证发热喘咳，误用寒折，致心火淫肺，肺被火淫，势不得不奔迫大肠而成泄泻，慎不可用温补脾胃药，惟逍遥散随证加减，多服乃效。思虑不遂，心神耗散，日渐发热，肌肉瘦削而成风消，《内经》所谓二阳之病发心脾，以风热胜气，日益消瘦也，宜多服逍遥散，后用归脾汤调理。妇人血既满而失合，男子精未充而思室，多成是证。妇人则经闭血溢，男子则亡血失精，并宜巽顺丸，专调冲任，兼散瘀血。瘀血散，后更与乌骨鸡丸调补之。若误用苦寒凉血药，致脾胃滑脱者，不治。

嫠妇师尼，所欲未遂，阴阳离绝，郁火亢极，不得发泄而成失合证者，较之房劳更甚。始则肝木郁热，继则龙火上煽，致心肺受病而喘嗽烦热，甚则迫血骤亡者有之，经闭不行而吐衄者有之。此证宜开郁降火，增损柴胡汤、加味逍遥散选用。阴火亢极者，可用滋肾丸、玉烛散先泻郁火，后服滋养之药，如乌骨鸡丸之类。若郁火不泄，血气不荣而发痈疽者，去生远矣。

刘默生云：虚劳多起于郁，郁则其热内蒸，内蒸则生虫，虫侵蚀脏则咳。初起早为杜绝，不致蔓延，若迁延日久，咳嗽不止，痰如白沫，声哑喉痛，不可治矣。脾胃泄泻，六脉细数而坚急，久卧床褥，烦躁血多者不治。如六脉平缓，重按有神，饮食不减，大肉未消，二便调适者，可用贝母、麦冬消痰宁嗽，功多开郁；蛤蚧透骨追虫；佐以百部，杀虫独步；兼地骨皮、薄荷以清内热，橘红、甘草调中和营为主。如寒热不止，加青蒿、鳖甲；骨蒸无汗，加牡丹皮；每夜发热不已，加酒浸白芍；血虚有伤，加茜根；气虚少食，加人参；脾虚大便不实，加茯苓；燥结，加杏仁；小便不利，加茯苓、泽泻。但觉脊中热痛不已，或时淫淫作痒者，皆是瘵虫为患，宜用向东南桃头四五十个、生艾一握、雄黄豆大一块、麝香二分，捣烂烘热，擦脊骨膏肓、百劳、肺俞等穴，及四肢关节间，七日一次。亦有用桃叶斤许，同艾叶一二两，分二囊盛，以陈酒三斤煮，乘热熨背脊膏肓、百劳等处，不过二三次，虫从魄门而下，下后以六味丸合生脉散调理。传尸劳瘵亦宜用之。凡骨蒸以多汗为易治，气虚血尚未竭也；若干热无汗为难治，气血内涸，不能外通也。骨蒸劳嗽，而见脉弦细数疾，面赤如妆，面黧色枯，目睛无神，眼眶陷下，汗出如珠，天柱不正，指瘦如笾[1]，声哑咽痛，嗽而加汗，嗽而上喘下泄。嗽而左不得眠，肝胀；嗽而右不得眠，肺胀。肉脱肉瘘而热甚，泄泻无度而畏寒，失血发热而脉数实，咳吐白血，及呕血声散，骨肉相失，阳事不禁，暮热如焚，身热面色夭然白；及下血衃，寒热脱形，脉坚搏者，皆不可

---

[1] 笾（biān）：古代祭祀或宴会时盛果实、干肉等的竹器。

治。如病久否闭，忽得气血冲和，心肾交媾，阳事必举，尤宜切戒房室，犯之必复，愈难调治也。大抵虚劳起于斫丧者，肝肾过劳，多致亡血失精，强中阴竭而死。起于郁结者，内火灼津，多致血结干咳，嗜食发痈而死。起于药误者，脾肺受病居多，多致饮食减少，喘嗽泄泻而死。此证多患于膏粱，不但所禀柔脆，且性喜服药，小病必然变重，辗转戕贼，不至伤残不已。试观贫居村野，有病何尝服药，所以得尽天年，明哲保身，胡不自省，而甘委之庸术哉！

面色不衰，肌肤日瘦，外如无病，内实虚伤，俗名桃花痊。其证必蒸热咳嗽，或多汗，或无汗；或多痰，或无痰；或经闭，或泄精；或吐血，或衄血；或善食，或泄泻。须察其所现何证，何脏受伤而治之。然此皆为阴火煎熬之证，治多不效。室女过时不嫁，男子过时不娶，及少寡者，多犯此证，以阴火虽乘阳位，非但不能消灼阳分之津液，阴分之津液，反竭力上供阳火之消灼，故肢体日削，而面色愈加鲜泽也。轻者嫁娶后渐愈，重者虽暂愈一两月，向后必死，以其躯体柔脆，精气先枯，不能胜其发泄也。惟少寡再醮①者，每多自愈，以其躯体堪任也。郁火既散，津液既通，可不药而愈矣。

传尸　热毒积久，则生恶虫，虫蚀人脏腑，故沉沉嘿嘿，不知所苦，无处不苦，经年累月，渐就羸瘦。其证蒸热咳嗽不止，胸背痛，两目不明，四肢无力，腰膝酸疼，卧而不寐，或面色脱白，或两颊时红，常怀忿怒，梦与鬼交。同气连枝，多遭传染，至于死亡，又传傍人，至于灭门，又传他姓，惨毒之祸，闻者骇心。辨之之法，烧真安息香，病人吸烟嗽不止者，乃传尸也；若嗽不甚者，非也。瘵虫最易传人，能谨戒七情，严避六气，常远房室，慎节饮食，虫不得传也。惟纵欲恣情，精血内耗，邪祟外乘，凡觉元气稍虚，或腹饥馁，勿入劳瘵之家。或女病思男，男病思女，一观其面，随即染伤，不可不知。治疗之法，固本为先，祛虫次之。安息、阿魏、苏合、沉香、冰片、麝香、犀角、龙齿、獭肝、獭爪、朱砂、雄黄，皆有祛邪伐恶之灵，更以天灵盖助之。然各有所宜，若能食便秘面赤者，合用獭肝、獭爪；食少便滑面青者，合用天灵盖。其夫死传妻，妻死传夫，毒邪深入肾肝二脏者，用骨殖中水，以生甘草末收晒九次丸服，服后必大泻数行，则热邪自大便而下也。其苏合香丸、芎归血余散、鳖甲生犀散、传尸丸，皆治疗之专方，若病入膏肓，不能起枯骨也。

慎柔师训云：尝治虚损，脉和缓而五六至，但咳嗽发热，无恶寒咽痛喉哽等证，以为可治，服保元、四君之类十余剂，咳嗽略可，热亦微退。至二十剂外，咳嗽反盛，热复如前，而身反不能转侧，足渐无力，至不能行而蜷，此何也？缘下焦肾气衰惫，无津液滋养百骸，阳气不能四运，脾肺之气不能下输，故足无力而蜷。药虽有效，病虽暂减，终不可治。若初服四君、保元十余剂，而脉细如丝，其数不改，决不可治。如细而不数者，此犹有胃气。无腹痛作泻而饮食如常，可用保元、参、术调理，须二三年方愈。若服药后，数脉渐减，和缓有神，虽曰可治，亦得三月见功，年半方可全愈；又须看年力之衰壮，精神脾胃之强弱断之。若服药后，脉虽和缓，而腿渐无力如前所述，且痰嗽不止，脉虽缓，治之无益。又或如前证，足虽无力，而热退嗽减，饮食如平人，此脾胃尚强，犹可迁延岁月。又有如

————————
① 醮：底校本同，疑为"醮"。再醮，即再嫁。

前证，六脉俱和缓，服前剂热退，而脉渐弦，反作泻下血，此平时火热煎熬，血留经络，得补药气血流通，邪不能留而下，下后半月十日自愈。下血时能食者不死，不能饮食，精神倦怠者，死可立待。吐血后反骤能食者，亦不可治。若见腹痛，理中汤；恶心饮食少，六君子汤；无此二证，用四君、保元服之。盖下血者，邪从下窍而出也。又有变作伤风状者，邪从上窍而散也，当服补肺助脾之药，亦须半月而愈。凡病求汗不得汗者不治，虚损六脉俱数，服滋阴降火之剂，不及四五十剂者，犹可治之；如服至百剂，真元耗尽，脉洪数而无神，虽用补剂，而洪数变为细数，必渐痿困不起而毙矣。又或服寒凉未多，用保元、四君加生姜一二十剂，求汗不出，而洪数之脉不退，亦难救治。或虽无汗而洪脉渐减，病亦渐去，且能饮食，此为可治。如此之脉，大抵秋冬易治，春夏难疗。凡虚损脉六七至，若逢春夏火令，津液枯槁，肾水正行死绝之乡，肺绝脾燥，无有不死者；若秋冬火令已退，金水正旺，脉虽数，可治也。设病者骨立声哑，喉痛寒热，腹疼作泻，而脉细数，亦属不治。凡病延至三四月，服药已多，其不效者，必过用寒凉，五脏愈虚，邪火愈炽，初用补药数帖，邪火一退，反觉头眩恶心，骨疼脚酸，神气昏懒，不思饮食，倘脉不细数而带和缓，急用保元、四君、大剂连服，便安寝半日，睡觉精神顿爽，再服再寝，饮食渐增，则为可治；倘脉细如丝，腹痛昏愦者难治。凡久病人脉，大小浮沉弦滑而三部不匀，或寸浮尺沉，或尺浮寸沉，但见病脉，反属可治。如久病浮中沉，但和缓，细察无神，而体倦甚者必死。再看其面色光润，此精神皆发于外，死期速矣。凡虚损见数脉，为胃气不足，若转缓弱，为胃气生发之兆，乃少阳春升之气也。凡虚损病久，脉虽和缓，未可决其必疗，盖久病之人，元气虚弱，脉反和缓，假气也。遇七八月间，服补剂，病得渐减，此生机也。或延至十一月，一阳初动，阳气渐升，内气空虚，无以助生发之气，则变憎寒壮热，服补剂十余贴，寒热渐退，犹可延捱调理，至二三月不变则生，否则不治。缘春夏木旺，脾肺久虚，气衰不能敌时令耳。凡医新病初时有邪，脉浮数，服按病药数剂，数脉即退，病已向安，再数剂则倦，脉反浮数，此时不可为尚有邪也。盖邪退而神气初转，故浮，只宜保元汤调养元气。浮数之脉，得微汗而退，倘不识此，仍以祛邪之药治之，则变虚劳矣。久病服药后，六脉俱和，偶一日诊，或细或数或虚弱，或变怪异常，即当细问起居之故。或因一夜不睡而变者，或因劳役恼怒，或因感冒风寒，各随其感而治之。久病咳嗽气喘，若脉数者，不可用补药；如服之虚火一退，多令人痿倦不起。须先用独参汤，稍加陈皮以接其气，数日后，脉数渐退，方与调理。

[诊] 石顽曰：《金匮》云，男子平人脉大为劳，极虚亦为劳，脉浮者，里虚也。脉虚浮弦为短气，目暝衄血。脉大者，春夏剧，秋冬瘥。男子脉浮弱而涩者，为无子，精气清冷；虚弱微细者，善盗汗出。脉沉小迟者，溏泄，食不化。脉虚芤迟，及诸芤动微紧，男子失精，女子梦交。紧数之脉，表里俱虚，紧为寒伤营，数为血不足。脉见短数，则无胃气，细数紧数，俱非吉祥。脉洪大按之虚者，须防作泻。凡见数脉难治，病久脉数，尤非所宜。脉忽浮涩而数，忽沉弱而缓，变易不常，虚火之故也。虚损转潮热泄泻，脉短数者不治。虚损脉浮大者，属阳虚；细数者，属阴虚；芤为失血；若两手俱芤，而中有一部独弦者，为有瘀蓄未尽，

当散瘀为先，不可骤补。若见数大者，为火旺，必难治；若见涩脉来至者，亦不可治也。弦数为骨蒸，自上而下者，必寸口浮数；自下而上者，必尺中弦急。若关尺俱弦细而急，如循弦缕者不治。又尺中弦强者，必因房室发热，加之误服寒凉，故脉如是。然虚损之人，虽远房室，其尺脉之弦强，必不能便软，若更犯房室，明日反和，此阴阳得交，故尔暂软，后日诊之，其弦强必愈甚，诊察之际，不可不辨也。

　　石顽治牙行陶震涵子，伤劳咳嗽失血，势如泉涌，服生地汁、墨汁不止。余及门周子，用热童便二升而止，邀石顽诊之。脉得弦大而虚，自汗喘乏，至夜则烦扰不宁，与当归补血汤四贴而热除。时觉左胁刺痛，按之漉漉有声，此少年喜酒负气，尝与人斗狠所致，与泽术麋衔汤，加生藕汁调服，大便即下累累紫黑血块，数日乃尽。后与四乌鲗骨一藘茹为末，分四服，入黄牝鸡腹中煮啖，留药蜜丸，尽剂而血不复来矣。

　　又治颜汝玉女，病虚羸寒热，腹痛里急，自汗喘嗽者三月余。屡更医药不愈，忽然吐血数口，前医转邀石顽同往诊。候其气口虚涩不调，左皆弦微，而尺微尤甚。令与黄芪建中加当归、细辛。前医曰：虚劳失血，曷不用滋阴降火，反行辛燥乎？余曰不然。虚劳之成，未必皆本虚也，大抵多由误药所致，今病欲成劳，乘其根蒂未固，急以辛温之药提出阳分，庶几挽前失。若仍用阴药，则阴愈亢而血愈逆上矣。从古治劳，莫若《金匮》诸法，如虚劳里急诸不足，用黄芪建中，原有所祖，即腹痛悸衄，亦不出此。更兼内补建中之制，加当归以和营血，细辛以利肺气，毋虑辛燥伤血也。遂与数贴，血止。次以桂枝人参汤数服，腹痛寒热顿除。后用六味丸，以枣仁易萸肉，或时间进保元、异功、当归补血之类，随证调理而安。余治虚劳，尝屏绝一切虚劳之药，使病气不陷入阴分，深得《金匮》之力也。门人进问虚损之治，今人恒守肝只是有余，肾只是不足二语，咸以清热平肝为务，吾师每以扶脾益肝建功，其旨云何？石顽答曰：夫嗽虽言肺病，而实本之于胃。《内经·咳论》有云：其本在胃，颇关在肺，其义可见。至于平肝之说，关系非轻。肝为生发之脏，主藏精血，精血内充，证脉俱无由见也。凡虚劳里急，亡血失精，烦热脉弦诸证，良由生气内乏，失其柔和而见乖戾，似乎邪热有余之象，是须甘温调补，以扶生发之气。审系阴亏，则壮水以制阳，阳虚则培土以厚载，使之荣茂而保其贞固，讵可复加削伐而损既病之胃气乎？

　　复问虚损之宜于扶脾益肝，敬闻命矣，先哲治按中，多有三黄、四物等方者，何也？答言风土不同故也。西北之人，恒食煤火，煤为水土之精英，得水益炽，作食食之，能助真火，真火过极，则为壮火，壮火散气。是以西北之人，患中风者多，虚羸者少，即或有之，惟以苦寒清火为务；虽有虚证，无藉辛温也。东南之人，惟食薪火，薪禀水土之慓悍，得水即灭，作食食之，专助龙火；龙火飞腾，则为邪火。是以东南之人，患中风者少，虚羸者多，纵有肝邪，最忌苦寒伤中之剂；虽有木郁，难于升发也。然西北之人，岂无真阳虚剧，宜用姜、附者？东南之人，岂无邪热亢极，宜用芩、连者？当知北人禀赋虽强，以水为事，真阳耗竭，非峻投辛烈，乌能扶元气于无何有之乡；南人禀赋虽薄，恣情自恃，邪火暴逆，非暂用苦寒，何以救真阴于将竭之顷哉？庸师但知辛热有助阳之功，曷知有损阴之患；苦寒有伤中之虑，曷知有救阴之力欤？！

卷 三

寒 热 门

发 热

东垣云：仲景论内外不足，发热自汗之证，大禁发汗。若饮食劳倦，杂病发热，自汗表虚之证，认作有余，误用表药发之，汗大出而表益虚也。身尽热，先太阳也，从外而之内者为外伤。手足不和，两胁俱热如火，先少阳也，从内而之外者为内伤。伤食令人头痛，脉数发热，但左手脉平和，身不疼痛是也。人迎气口俱紧盛，或举按皆实大，发热而恶寒，腹不和而口液，此内外俱伤也。夏月火乘土位，湿热相合，病多烦躁闷乱，四肢发热，或身体沉重，走注疼痛，皆湿热相搏，郁而不伸，故致热也。发热身疼，而身如熏黄者，湿热也。一身尽痛，发热，日晡所剧者，风湿也。汗出而身热者，风热也。身热脉弦数，战栗而不恶寒者，瘅疟也。中脘有痰，令人憎寒发热，恶风自汗，寸口脉浮，胸膈痞满，有类伤寒，但头不疼，项不强为异。虚烦与伤寒相似，身热脉不浮紧，不恶寒，但热而烦，头不痛。脚气为病，大便坚，脚膝两胫肿痛，或枯细者，当其发时，亦发热憎寒呕恶，有似伤寒也。春夏之交，发热而渴，或微恶寒，右手脉来数盛者，温病也。身热头疼，自汗多眠，阳脉浮滑，阴脉濡弱者，风温也。夏月大热而渴，脉盛躁者，热病也。

夏月脉虚，身热而喘乏者，伤暑也。四肢发热，口舌咽干，烦躁闷乱者，心与小肠之火，乘脾土之位，脾主四肢，为诸阳之本，脾热故四肢发热。每日晡时憎寒壮热，脉数盛而有痛处者，痈毒之将发也。

李士材治夏彝仲太夫人，年居八十，因彝仲远仕闽中，忧思成疾，忽发热头疼。医以伤寒发散，禁食。一剂而汗如浴，喘促神昏。其脉大无力，即令进食，而投参、芪、白术、橘红、甘草、煨姜，一剂而喘汗差减，倍用参术至一两，证愈七八，惟食未强，此火衰不能生土，加熟附、干姜，服二月而痊。

热

经云：热至则身热，吐下霍乱，痈疽疮疡，瞀郁注下，𥅈瘛肿胀，呕，衄血头痛，骨节变，肉痛，血溢血泄，淋闭之病生矣。《病机》云：诸风掉眩，皆属于肝；诸寒收引，皆属于肾；诸气膹郁，皆属于肺；诸湿肿满，皆属于脾；诸痛痒疮，皆属于心。五条分属五脏证。诸厥固泄，皆属于下。谓下焦肝肾之病。诸痿喘呕，皆属于上。谓上焦心肺之病。诸热瞀瘛，皆属于火。手少阳三焦经。诸禁鼓栗，如丧神守，皆属于火。手少阴心经。诸痉项强，皆属于湿。足太阳膀胱经。诸逆冲上，皆属于火。手厥阴心胞络经。诸胀腹大，皆属于热。足太阴脾经。诸躁狂越，皆属于火。足阳明胃经。诸暴强直，皆属于风。足厥阴肝经。诸病有声，鼓之如鼓，皆属于热。手太阴肺经。诸病胕肿，疼痠惊骇，皆属于火。手阳明大肠经。诸转反戾，水液浑浊，皆属于热。手太阳小肠经。诸病水液，澄澈清冷，皆属于寒。足少阴肾经。诸呕吐酸，暴注下迫，皆属于热。足少阳胆经。

按：病机十九条，邵元伟分属经脏，前五条各属五脏之病，次二条兼该上下之病，后十二条分隶十二经证。而河间《原病式》从未论及，皆偏言盛气实邪。立言若此，虚者何堪？故楼氏指其治法之偏，诚非过也。观十九条中，除五脏上下外，其间属火者五，属热者四。其外惟风寒湿三气而已，况五脏中之心脏，岂非亦属火乎！今以全节类诸热门，使学者比例而观，庶寒热热盛之机，可了然无惑矣。

盛启东云：治热须辨真假。夫真热则发热恶寒，脉数有力，按之更实，烦躁口渴，大便燥，小便赤涩，或利臭积，发言壮厉，不欲近衣者是也。亲乎表者宜发散，亲乎里者宜通泄。假热亦发热恶寒，而足必不热，脉大而虚，按之微弱，身虽炽热而不躁不渴，或见虚狂躁渴而不能引饮，发过顷之即止，终不及声高詈骂者也。经曰：寒热有真假，治法有逆从，此之谓也。

杂病发热，阴虚于下也。经云：阴虚则发热。夫①阳在外，为阴之卫，阴在内，为阳之守，精神外驰，嗜欲无节，阴气耗散，阳无所附，遂致浮散于肌表间而发热也，实非有热，当作阴虚治，而用补养之法可也。

丹溪论昼夜发热，昼重夜轻，口中无味为阳虚；午后发热，夜半则止，口中知味为阴虚。阳全阴半，阳得以兼阴，阴不得以兼阳也。至于或昼或夜，或作或止，不时而发者，此脾胃气血俱虚，火气不宁之证，不可拘于昼夜之候也。阳虚责在

胃，阴虚责在肾。盖饥饱伤胃，劳役则兼伤脾，阳气虚矣；房劳伤肾，竭力则伤肝，阴血亏矣。

肾虚火不归源，游行于外而发热者，烦渴引饮，面目俱赤，遍舌生刺，两唇黑裂，喉间如烟火上冲，两足心似烙，痰涎壅盛，喘急气促，脉洪大而数疾无伦，按之微弱者是也。法当导火归源，误用寒凉必殆。即或知其本虚而用补益，不辨阴虚阳虚，漫投参、术，则阳愈盛，而阴愈虚，壮热转增。八味桂附之属愈不敢施，不得已用知、柏、芩、连折之，必至燥渴、咽痛、腹痛、泄泻而死。

凡暴热不止，脉滑数，或洪盛，皆为实热，宜随表里孰轻孰重而清理之。或脉虽沉而按之实坚者，为里实，必用苦寒下夺之。若热久不止，脉来虚数无力，服调补药不应，饮食无味，或至夜烦渴，或反加干咳者，此必阴血受伤，当以血药调补其阴，则阳热自化。阴阳虚盛之机，不可不审而急为转关也。

[诊] 脉数为热，浮数表热，沉数里热，无力虚热，有力实热，滑数心下结热，缓而滑为热中，牢为脾胃盛热。若发热而脉反沉细，或数疾无力者，病脉相反也，死。病热有火者生，心脉洪是也。浮而涩，涩而身有热者死。热而脉静者难治，脉盛汗出不解者死，脉虚热不止者死，脉弱四肢厥，不欲见人，食不入，利下不止者死。

潮　热

潮热有作有止，若潮水之来，不失其时，一日一发。若日三五发者，即是发热，非潮热也，有虚有实，惟伤寒日晡发热，乃胃实，别无虚证。其余有潮热者，

———————
① 夫：底本作大，据锦章书局本改。

当审其虚实。若大便坚涩，喜冷畏热，心下愊然，睡卧不着，此皆气盛，所谓实而潮热也，凉膈散、大柴胡辈下之。若胃气消乏，精神憔悴，饮食减少，日渐尪①羸，病虽暂去，而五心常有余热，此属虚证，宜逍遥散、小柴胡等加减。有每遇夜身发微热，病人不觉，早起动作无事，饮食如常，既无别证可疑，只是血虚阴不济阳，朝用加味逍遥散，暮用六味丸；不应，用当归补血汤、加减八味丸。有潮热似疟，胸膈痞塞，背心疼痛，气弱脉弦，服补药不效者，此属饮证，随气而潮，故热亦随饮而潮，于痰饮门求之。气口脉滑，内有宿食，常暮发热，明日复止者，于伤饮食门求之。

恶　寒背恶寒

经云：阳虚则外寒，奈何？曰：阳受气于上焦，以温皮肤分肉之间，今寒气在外，则上焦不通，而寒气独留于外，故寒栗。恶寒者，虽当夏月，若遇风霜，欲得重绵，时觉凛凛战栗如丧神守，此热伏于里，而反觉自冷，实非寒也。或曰：往往见有服热药而愈者，何也？曰：病热之人，其气炎上，郁为痰饮，抑遏清道，阴气不升，病热尤甚，积痰得热，亦为暂退，热势助邪，其病益深。或曰：寒势如此，谁敢以寒凉药与之，非杀何也？曰：古人遇战栗之证，有以大承气汤下燥屎而愈者，恶寒战栗，明是热证，但有虚实之分耳。

有卫气虚衰，不能实表分肉而恶寒者；有上焦之邪隔绝营卫，不能升发出表而恶寒者；有酒热内郁，不得泄而恶寒者。背恶寒是痰饮。仲景云：心下有留饮，其人背恶寒，冷如冰，指迷茯苓丸。身前寒属胃。经云：胃足阳明之脉，气虚则身以前皆寒栗。掌中寒者腹中寒，鱼上

白肉有青血脉者，胃中有寒，理中丸。表虚恶贼风，上焦不通，阳气抑遏，而皮肤分肉无以温之，故寒栗，升阳益胃汤，开发上焦，以升阳明，出外温之也。外感，内伤，伤食，湿痰，火郁，皆有恶寒，非独阳虚也。若脉浮紧，头痛拘急，身疼微恶寒热起，是外感，审时令轻重发散之。脉缓弱，或气口虚大，按之无力，兼见倦怠，手心热，是内伤元气证，补中益气汤加桂、附二三分，以行参、芪之力，且益阳气也。脉弦滑，恶心头痛，饱闷溢酸，是内伤宿食，从伤食治；或脉来涩伏，腹满烦热喘促者，是冷食结滞于内也，当与温消，枳实理中汤，审系肉食，加炮黑山楂一二钱；脉滑或沉，周身疼痛而恶寒者，属湿痰，乃痰在上焦，遏绝阳气而然，肥人多此，宜二陈加二术、羌、防，少佐桂枝，甚者先吐之。恶寒非寒，不战而栗，从火郁治，火郁汤。若郁遏阳气于脾土，令人恶寒者，东垣升阳散火汤。内虚里急，恶寒少气，手足厥冷，少腹挛急，足胫疼酸，此阳不足也，大建中汤。背恶寒，脉浮大而无力者，为气虚。脉弦紧，寒热兼作，乃疮肿之候，须问身中有无肿处。大抵恶寒证，除阳虚外，属表证者多，乃表中阳气不得发越而然，须辛散之。恶寒家不可过覆近火，寒热相搏，脉道沉伏，愈令病人寒不可遏，但去被撤火，兼以和营之药，自然不恶寒矣。妇人恶寒，尤不可近火，寒气入腹，血室结聚，针药所不能治矣。

祝仲宁治一贵妇病恶寒，日夜以重裘覆其首，起跃入沸汤中不觉，医以为寒。祝持之曰：此痰火上腾，所谓阳极似阴也，非大下之则火不杀，下经宿而撤裘，呼水饮之，旬日气平乃愈。

---

① 尪（wāng）：瘦弱。

李士材治吴文邃眩晕三载，虽战栗恶寒而不喜饮热汤，五月向火，数妾拥居帷幔，屡服姜、桂不效。脉浮之细小，沉之搏坚，是郁火内伏，不得宣越也，用金花汤加柴胡、甘草、生姜，乘热饮之。移时而恶寒减，再剂而撤火炉，踰月而起，更以人参汤进六味丸，两月全安。

石顽曰：凡病但恶寒而不发热者，多属火郁之证，举世一以阳虚为治，误人多矣。如墅关谢君宣之病，七月间寒热如疟，因服芩、知、石膏辈，稍间数日。后因小便，精大泄，遂脑痛如破，恶寒振振欲擗地。医用八味、六君，三倍参、附而寒不除，继用大建中，每服人参五钱，熟附二钱，其寒益甚。春王人日，始延治于余。诊之脉仅三至，弦小而两寸俱伏，但举指忽觉流利。审其证，虽五袭重裘，大畏隙风如箭而不喜近火，恶寒虽剧而忽重忽轻，口鼻气息全冷而胸中时觉上冲，小腹坚满而块垒如石，大便坚硬而欲了不了，小便短数而时白时黄，阳道虽痿而缓纵不收，气色虽憔悴而不晦暗。此证起先本属阳虚，因加用参、附阳药过多，壮火不能化阴，遂郁伏土中，反致真阴耗竭，是以二便艰涩，所谓阴虚自致泉竭也，法当升发其阳。先与火郁汤六服，继进升阳散火、补中益气，而恶寒微除，重裘渐解，肢体微汗，口鼻气温，脉复五至，二便调适，小便微和，阳亦渐举。嗣后令服六味丸、生脉散、异功散，调理而康。

背恶寒　背为阳位，背上恶寒，阳受病而阴邪亢逆也。其病有七：一者暴中阴寒，四肢厥冷而背恶寒，脉必沉细，附子汤温散之。一者素禀阳衰而背上常微畏寒，脉来微弱，八味丸温补之。一者热邪内伏，烦渴引饮而背恶寒，脉多沉滑，或伏匿，此火郁于内也，热病初发多此，白虎汤解散之。一者中暑暍热，亦多有背恶寒，人参白虎、清暑益气，按证清解之。一者湿痰内郁，肢体疼重而痞闷头汗，其人必肥盛，其脉或缓滑，或涩滞，滑则指迷茯苓加胆星，涩则苓桂术甘加半夏、广皮分解之。一者瘀血内滞而头汗目黄，小便清利，大便溏黑，小腹偏左或左胁中脘有疼处，脉必关尺弦紧，或带芤状，桃核承气、犀角地黄、随上下虚实清理之。一者无故脉数，而背恶寒疼重寒热者，为发痈疽之兆，膏粱多此，不可疑似而迟延难疗也。

振　寒

经言虚邪之中人也，洒洒动形；正邪之中人也，微见于色，不知其身。又曰：阳明所谓洒洒振寒，阳明者，午也，五月盛阳之阴也。阳盛而阴气加之，故洒洒振寒，当泻阳者也。又云：阳气客于皮肤，阴气盛，阳气虚，故振振寒栗，当补阳者也。如六脉弦细而涩，按之空虚，此大寒证，亦伤精气，当温补者也。泻阳，白虎加人参汤、竹叶石膏汤；补阳，黄芪建中汤。若夫真阳虚证，但寒栗耳，不作振也，或兼风寒则振，桂枝加附子汤。

战　栗

经云：肾之变动为栗。《原病式》曰：战栗动摇，火之象也。阳动阴静，而水火相反，故厥逆禁固，屈伸不便，为病寒也。栗者，寒冷也。或言寒战为脾寒者，未明变化之道也。此由心火热甚，亢极而战，反兼水化制之，故寒栗也。寒栗由火盛似水，实非兼有寒气也，以大承气下之，多有燥屎，下后热退，则寒栗愈矣。若阳虚则但畏寒，阳郁则振寒战栗，有火无火之分也。亦有暴感寒邪，恶寒脉伏而战栗者，麻黄汤发散之。

寒 热 外热内寒 外寒内热 上热下寒 上寒下热

经云：因于露风，乃生寒热。阳胜则热，阴胜则寒，重寒则热，重热则寒。风气客于皮肤之间，内不得通，外不得泄。风者，善行而数变，腠理开则洒然寒，闭则热而闷。其寒也则衰饮食，其热也则消肌肉，故使人怢栗而不能食，名曰寒热。

寒热如疟，表里不和者，小柴胡为主药。至夜转甚者，加丹皮、山栀。日久虚劳，寒热不除者，柴胡四物汤、加味逍遥散。脾病则血气俱不宁，寒热往来，无有休息，故脾病如疟状也。元气虚人，遇劳即发寒热，此元气下陷之故。或劳力而发寒热，腿缝中结核作痛，谓之劳发，俱宜补中益气汤。病寒热间作，腕后有斑三五点，鼻中微血，两脉沉涩，胸膈四肢按之殊无大热，此脾胃气虚而挟微邪，理中汤去人参，加茯苓、煨葛根。郁怒而发寒热，逍遥散。内伤疟疾寒热，各具本门。伤寒寒热，不在此例。

外热内寒 外寒内热 皮寒而燥者，阳不足，皮热而燥者，阴不足；皮寒而寒者，阴盛也；皮热而热者，阳盛也。仲景云：病人身大热反欲得近衣者，热在皮肤寒在骨髓也，黄芪建中汤汗之；病人身大寒反不欲近衣者，寒在皮肤热在骨髓也，越婢汤发之。若杂证外热内寒者，理中汤敛之，外寒内热者，火郁汤散之。

上热下寒 上寒下热 热发于上，阳中之阳邪也；热发于下，阴中之阳邪也。寒起于上，阳中之阴邪也；寒起于下，阴中之阴邪也。《脉经》云：阳乘阴者，腰以下至足热，腰以上寒，栀子豉汤吐以升之；阴气上争，心腹满者死。阴乘阳者，腰以上至头热，腰以下寒，桂苓丸利以导之；阳气上争，得汗者生。若杂证上热下寒，既济汤；兼大便秘，既济解毒汤；火

不归源，八味丸；上寒下热，五苓散送滋肾丸；虚阳下陷者，加减八味丸。

疟

经云：疟先寒而后热者，夏伤于大暑，其汗大出，腠理开发，因遇夏气凄沧之小寒，藏于腠理皮肤之中，秋伤于风，则病成矣。夫寒者阴气也，风者阳气也，先伤于寒而后伤于风，故先寒而后热也，病以时作，名曰寒疟。先热而后寒者，此先伤于风而后伤于寒，故先热而后寒也，亦以时作，名曰温疟。其但热而不寒者，阴气先绝，阳气独发，则少气烦冤，手足热而欲呕，名曰瘅疟。温疟者，得之冬中于风，寒气藏于骨髓之中，至春则阳气大发，邪气不能自出，因遇大暑，脑髓烁，肌肉消，腠理发泄，或有所用力，邪气与汗皆出。此病藏于肾，其气先从内出之于外也。如是者，阴虚而阳盛，阳盛则热矣；衰则气复反入，入则阳虚，阳虚则寒矣，故先热而后寒，名曰温疟。瘅疟者，肺素有热，气盛于身，厥逆上冲，中气实而不外泄，因有所用力，腠理开，风寒舍于皮肤之内分肉之间而发，发则阳气盛，阳气盛而不衰，则病矣。其气不及于阴，故但热而不寒。气内藏于心而外舍于分肉之间，令人消烁肌肉，故命曰瘅疟。足太阳之疟，令人腰痛头重，寒从背起，先寒后热熇熇暍暍然，热止汗出。足少阳之疟，令人身体解㑊，寒不甚，热不甚，恶见人，见人心惕惕然，热多，汗出甚。足阳明之疟，令人先寒洒淅，洒淅寒甚久乃热，热去汗出，喜见日月光火气，乃快然。足太阴之疟，令人不乐，好太息，不嗜食，多寒热汗出，病至则善呕，呕已乃衰。足少阴之疟，令人呕吐甚，多寒热，热多寒少，欲闭户牖而处，其病杂已。足厥阴之疟，令人腰痛，少腹满，小

便不利如癃状，非癃也，数便，意恐惧，气不足，腹中悒悒。凡治疟先发时食顷，乃可以治，过之则失时也。

《金匮》云：师曰，阴气孤绝，阳气独发，则热而少气烦冤，手足热而欲呕，名曰瘅疟。若但热不寒者，邪气内藏于心，外舍分肉之间，令人消烁肌肉。

疟之寒热更作，因阴阳之气互为争并，若阴衰，离绝其阳，而阳亦不并之阴，故阳独发，但热而已。其少气烦冤者，肺主气，肺受火抑故也。手足热者，阳主四肢，阳盛则四肢热也。欲呕者，火邪上冲，胃气逆也。内藏于心者，阳盛则火气内藏，而外舍分肉之间也。消烁肌肉者，火盛则肌肉烁也。此条合后条温疟观之，亦可以白虎汤治瘅疟也。白虎专于退热，其分肉四肢，内属脾胃，非切于所舍者乎？又泻肺火，非救其少气烦冤者乎？设其别有兼证，岂不可推加桂之例而加别药乎？

温疟者，其脉如平，身无寒，但热，骨节烦疼，时呕，白虎加桂枝汤主之。

《内经》言温疟先热后寒，仲景言温疟则但热不寒，有似瘅疟，而实不同也。瘅疟两阳合邪，上薰心肺，所以少气烦冤，消烁肌肉。温疟脉如平人，则邪未合而津未伤，阳受病而阴不病，以其人素有痹气，营卫不通，故疟发于阳不入于阴，所以骨节烦疼，时呕。邪气扦格之状有如此者，惟用白虎汤以治阳邪，而加桂枝以通营卫，斯阴阳和，血脉通，得汗而愈矣。至于伤寒前热未除而复感风寒，脉阴阳俱盛之温疟，与其脉如平者，迥乎不同也。

疟多寒者，名曰牝疟，蜀漆散主之。

邪气内藏于心，则但热而不寒，是为瘅疟。邪气伏藏于肾，故多寒而少热，则为牝疟。以邪气伏结，则阳气不行于外，故外寒。积聚津液以成痰，是以多寒，与《素问》少阴经证之多热少寒不同。方用蜀漆和浆水吐之以发越阳气。龙骨以固敛阴津，云母从至下而举其阳，取山川云雾开霁之意。盖云母即阳起石之根，性温而升，最能祛湿运痰，稍加蜀漆，则可以治太阴之湿疟。方后有云：湿疟，加蜀漆半分，而坊本误作温疟，大谬。此条本以邪伏髓海，谓之牝疟，赵以德不辨亥豕，注为邪在心而为牡，喻嘉言亦仍其误而述之，非智者之一失欤？

疟病发渴者，柴胡去半夏加栝蒌汤，亦治劳疟。

渴者阳明津竭，而所以致阳明津竭者，本少阳木火之势，劫夺胃津而然，故疟邪进退于少阳，则以小柴胡进退而施治也。至于劳疟之由，亦木火盛而津衰致渴，故亦不外是方也。

疟寒多微有热，或但寒不热，柴胡桂姜汤，服一剂如神。

是证虽与牝疟相类，以方药论之则殊。牝疟邪伏少阴气分，而此邪伏少阳营血之分。夫邪气入营，既无外出之势，而营中之邪，亦不出与阳争，所以多寒少热，或但寒无热也。小柴胡汤本阴阳两停之方，可随疟之进退，加桂枝、干姜则进而从阳，若加栝蒌、石膏则退而从阴，可类推矣。

丹溪治六经疟，悉以二陈为主，各加引经药，可见无痰不成疟也。大法，先热后寒者，柴胡桂枝汤；先寒后热者，小柴胡汤；多热但热者，白虎加桂枝汤；多寒但寒者，柴胡桂姜汤；虽多寒但寒，脉洪实者，当作实治，不得便用桂、姜；虽多热但热，脉虚软者，当作虚治，不得便用白虎；寒多热少，或少食易饥，恶心吐痰，人参养胃汤；热多寒少，口苦咽干，小便赤涩，或伤食成疟，清脾饮。劳役所伤，饮食失节成疟，则虚弱自汗，补中益气加半夏。疟疾自汗日甚，不能止，此表虚不能卫护也，人参实卫，加桂枝。风疟，自感风而得，恶风自汗，烦躁头痛。风，阳邪也，故先热后寒，宜半夏、柴胡、羌活、紫苏、细辛、生姜。寒疟，暑月乘凉沐浴，自感寒而得，无汗恶寒，挛痛面惨。寒，阴邪也，故先寒后热，宜羌活、紫苏、桂枝、柴胡、草果、厚朴。暑疟亦名瘅疟，但热不寒，里实不泄，烦渴而呕，肌肉消烁，小柴胡加香薷、黄连、竹叶。盛暑发者，白虎汤；虚者，加人参；秋凉后发者，小柴胡汤。此肺素有热，阴气先绝，阳气独发，故但热不寒也。温疟，由冬受非时之邪，伏藏骨髓之中，至春夏湿热气蒸而发。发则先热后寒，或但热不寒，春用小柴胡，夏用白虎加桂枝。以邪热势盛，故不恶寒而便发热，热发于表之后，正气内虚，反微似畏寒之状，非恶寒也。牝疟，邪伏于肾；湿疟，则久受阴湿而邪伏太阴，皆但寒不热，并宜蜀漆散。邪伏血分而多寒少热，惨惨振振，柴胡桂姜汤。劳疟大渴，柴胡去半夏加栝蒌汤。汗出澡浴，身体重痛，肢节烦疼，寒热而呕逆者，亦属湿疟，胃苓汤加羌活、紫[1]苏。食疟，因饮食不节，中脘生痰，加以风气乘之，故善饥而不能食，食而支满，腹大善呕，实者二陈加枳壳、草果；因饥饱劳役而发，日久不止，脉虚者理中汤加枳实、青皮。素有阴虚劳嗽，或因疟成劳，但于调理本药中，稍加桂枝、姜、枣可也，不可纯用祛风豁痰药。若表邪势盛，可用小建中、黄芪建中为主，后与生料六味丸加桂枝、鳖甲。凡疟发于午前，是阳分受病，易愈；发于午后，阴分受病，难愈。疟发日宴，为邪气下陷于阴分，必用升、柴升发其邪，仍从阳分而发，补中益气加桂枝。疟发日早，为邪气上越于阳分，宜因势利导之，小柴胡加枳、桔。夜疟俗名鬼疟，此邪入血分，宜升散血脉之邪，千金内补建中加升、柴、生首乌。脾胃素虚人，补中益气加首乌、桂枝、芍药。瘴疟，山岚溪涧之毒，须用祛瘴涤痰之药为主。疫疟，夏秋之间，沿门阖境皆是也，其证壮热多汗而渴，宜达原饮。烦热大渴，有表证，桂枝白虎汤。谵妄狂闷，凉膈散加草果，寒热便秘，大柴胡汤。虚人发散后热不止，人参败毒散。有郁证似疟者，寒热与疟无异，但口苦呕吐清水，或苦水，面青胁痛，耳鸣脉涩，逍遥散倍柴胡加吴茱萸、川连。痢后发疟，邪从少阳循经外泄也，小柴胡去黄芩加桂枝，或补中益气倍升、柴升散则愈。

大抵疟初起，宜散邪消导，日久宜养正调中，所谓气虚则恶寒，血虚则发热也。日数虽多，饮食未节者，未可便断为虚，须禁食消导，凭脉下手可也。形盛气虚人多湿痰，发则多恶寒，日久不已，脉软而沉带滑，用补中益气加芩、半，兼用熟附子二三分。疟后不喜食，四肢倦怠，面色痿黄，六君子加山楂、黄连、枳实。久疟不止，元气虚盛者，用人参、常山各五钱，锉碎，微火同炒，去常山，只以人参煎汤，未发前服，屡验。疟发四五遍后，曾经发散者，何首乌散；壮实者，可用七宝饮；至夜热不止而脉实邪盛者，此邪干血分也，常山饮截之。疟发已久，遍治无功，度无外邪，亦无内滞，惟人参一两，生姜一两，加桂枝少许。冬月无汗，稍加麻黄，发前五更时服，温覆取微汗必止。甚者连进三日，无不愈者，愈后亦易康复。如在贫家，人参减半，合白术五钱代之。此方不特虚人久疟，治三日疟更

---

① 紫：底本作柴，据锦章书局本改。

宜。夜发则加当归、首乌，无不应手取效。然发于严冬之时，有屡用此方，及补中益气不效者，必待仲春，仍用前药加桂枝汗之即愈。

丹溪云：痎疟者，三阴疟也，三日一发。发于子午卯酉日者，少阴疟也；发于寅申巳亥日者，厥阴疟也；发于辰戌丑未日者，太阴疟也。更须以脉证参之，然后决其经而与治法。按：《内经》云：时有间二日或至数日而发者，邪气与卫气客于六腑，而有时相失，不能相得，故休数日乃作也。李士材释云：客，犹会也。邪在六腑，则气远会稀，故间二日或休数日也。观此，则丹溪辰戌丑未日为太阴疟，非矣。子午虽曰少阴，而卯酉则阳明矣。巳亥虽曰厥阴，而寅申则少阳矣。丑未虽曰太阴，而辰戌则太阳矣。三日发者，犹可以此为言，数日发者，又将何以辨之？大抵三日疟，初起发于夏秋者，宜用二陈去橘皮，加生术、槟榔、常山，逐去痰癖为先，稍加穿山甲以透经络。至于暑结营分，又当以香薷、鳖甲、茯苓、半夏、甘草、当归、生姜、大枣祛暑为要，而前药为无益也。若元气大虚，只用补正，宜六君加草果、乌梅，名四兽饮，兼本经引使药。若元气下陷，日发渐晏者，补中益气汤大剂参、术、姜、枣为治，如常山、槟榔、山甲、草果，皆为戈戟矣。

疟母者，顽痰挟血食而结为癥瘕，鳖甲煎丸，或小柴胡加鳖甲、蓬术、桃仁，俱用醋制。其鳖甲用栗灰汤煮糜烂入药，尤效，此《金匮》法也。病气俱实者，疟母丸。虚人久疟，时止时发，芎归鳖甲饮，不应，脾虚也，急用补中益气加鳖甲。少食痞闷，胃虚也，四兽饮加鳖甲、当归、蓬术、肉桂。虚人疟母，必用补益。盖缘治之失宜，邪伏肝经，而胁下有块，仍寒热时作，不可以癖积治之，每见

急于攻块者，多致不救。久疟不愈，必有留滞，须加鳖甲消之，如无留滞，只宜补益。

凡寒热有常期者，疟也；无常期者，杂证也。疟证诸经有邪，总不离乎肝胆也。

石顽曰：经言夏暑汗不出者，秋成痎疟。此论固是，然其轻重之殊，今昔迥异，良由天运使然，以北方风气运行于南故也。夫疟疾一证，向来淮泗以北最剧，大江以南甚轻。康熙壬子，吾吴患此者，比户皆然。自夏徂秋，日盛一日，其势不减淮北。证皆痞满呕逆，甚则昏热呓语。脉多浑浑，不显弦象，亦有关尺微弦者，但其热至晨必减，不似热病之昼夜不分也。时医不察，混以伤寒目之，因而误药致毙者，日以继踵。原其寒热之机，又与往岁不同。有一日连发二三次者，有晨昏寒热再见者，有连发数日，中间二三日复发如前者，有先热后寒者，有独寒无热者，有独热无寒者，有今日但寒明日但热者。证虽变易无常，总不越和营散邪等法，但须分虚实寒热轻重治之。历观用刼剂及祝由之法者十无一验，间有寒热止而昏热不休者，又须随所禀形气之偏胜，病气之盛衰而为调适，全在机用灵活，不可专守成则。而举世治疟，必先禁止饮食，概用疏风发散，兼消克痰食宽膈破气之剂，消克不已，继进硝黄，胃气愈伤，浊邪愈逆，正气何由得行，而振祛邪之力乎？余治久疟坏证，每令续进稠饮，继与稀糜，使胃气输运，可行药力，然后施治。如此挽回者，未遑枚举。更有愈而复发，发而复愈，愈而又发者，又须推原所发之由而为清理，若常山、草果、槟榔、厚朴、枳壳、青皮、石膏、知母等伤犯中州之药，咸非所宜。逮至仲秋以后，不特

白虎当禁，纵不犯石膏、知母，邪气骎骎①内陷而变肠澼者甚多。有先疟后痢者，有疟痢齐发者，当遍考昔人治例，惟补中益气一方，虽未能尽合肯綮，然一隅之举，余可类推。庸师不审，但守通因通用之法，致成夭扎者多矣。

[诊] 疟脉自弦，弦数者多热，弦迟者多寒，弦小紧者下之瘥，弦迟者可温之，弦紧者可发汗针灸也，浮大者可吐之。弦数者，风发也，以饮食消息止之。

丹溪治一少年，冬月患疟，自卯足寒，至酉方热，寅初乃休。因思必为接内感寒所致，用人参大补，加附子行经散寒以取汗，数日不得汗。以足跗道远，药力难及，再以苍术、川芎、桃枝煎汤，盛以高桶，扶坐浸足至膝，食顷，以前药服之，汗出通身而愈。

汪石山治一少年，六月因劳病疟，取凉梦遗，遂觉恶寒，连日惨惨不爽，三日后头痛躁闷。家人诊之，惊曰：脉绝矣。认作阴证，欲进附子汤未决。汪曰：阴证无头痛，今病如是，恐风暑乘虚入于阴分，故脉伏耳，非绝也；若进附子汤，是以火济火，安能复生，姑待以观其变。次晚果寒热头痛，躁渴痞闷，呕食自汗，脉皆濡小而数，脾部兼弦，速用清暑益气汤减苍术、升麻，二十余剂而愈。

李士材治陈眉公三日疟，浃岁未瘥。素畏药饵，尤不喜人参。其脉浮之则濡，沉之则弱，营卫俱衰，故延不已。因固请曰：素不服参者，天畀之丰也，今不可缺者，病魔之久也。先服人参钱许，口有津生，腹无烦满，遂以人参一两，何首乌一两煎成，入姜汁钟许。一剂势减七八，再剂而疟遂截。

石顽治广文张安期夫人，先是其女及婿与婢，数日连毙三人。其仆尚传染垂危，安期夫人因送女殓，归亦病疟。杂治罔效，遂成坏病，勉与生姜泻心汤救之。故友李怀兹用郎幼韩触邓氏疫虐之气染患月余不止，且左右乏人，失于调理，以致愈而复发，加以五液注下，疟痢兼并，水谷不入者半月余。当此虽有合剂，也难克应。乃携归斋中，日与补中益气，兼理中、六君、萸、桂之属，将养半月而康。

贰守金令友之室，春榜蒋旷生之妹也。旷生乔梓，见其亢热昏乱，意谓伤寒，同舟邀往，及诊视之，是疟非寒，与柴胡桂枝汤四剂而安。

贰尹吴丹生，湿盛体肥，呕逆痞胀，寒热昏眩，与凉膈散加黄连下之，五日而止。越半月复发，亦五日而止。

贰守汤子端，恶寒发热，面赤足冷，六脉弦细而数。自言不谨后受寒，以为伤寒阴证。余曰：阴证无寒热例。与柴胡桂姜汤二服而瘥。

文学顾若雨之女与甥女，先后并疟，皆先热后寒，并与桂枝白虎汤而瘥。

太学郑墨林夫人，怀孕七月，先疟后痢，而多鲜血，与补中益气加吴茱萸、制川连而愈。每见孕妇病疟，胎陨而致不救者多矣。

乡饮张怡泉，恒服参、附、鹿角胶等阳药而真阴向耗，年七十五，七月下浣②病疟，时医误进常山止截药一剂，遂致人事不省，六脉止歇。按之则二至一止，举指则三五至一止，惟在寒热之际诊之则不止歇，热退则止歇如前。此真气衰微，不能贯通于脉，所以止歇不前。在寒热之时，邪气冲激经脉，所以反得开通，此虚中伏邪之象，为制一方，用常山一钱酒拌，同人参五钱焙干，去常山，但用人

---

① 骎骎（qīnqīn）：马跑得很快的样子，比喻进展很快。

② 下浣（huàn）：每月下旬。

参，以助胸中大气而祛逐之。当知因常山伤犯中气而变剧，故仍用常山为向导耳。昼夜连进二服，遂得安寝。但寒热不止，脉止如前，乃令日进人参一两，分二次进，并与稀糜助其胃气。数日寒热渐止，脉微续而安。

玉峰春榜顾玉书，疟发即昏热呓语，痞胀呕逆。切其气口，独见短滑，乃有宿滞之象。与凉膈散易人中黄，加草果仁，一剂霍然。

督学汪缄庵之女，患前证，以桂枝白虎汤易人中黄，加葱、豉，四服而安。

中翰金淳还乃郎，八月间患疟，发于辰戌丑未。至春，子午卯酉每增小寒热，直至初夏，始延治于石顽。诊其六脉如丝，面青唇白，乃与六君加桂、附，四服不应。每服加用人参至一两，桂、附各三钱，又四服，而辰戌丑未之寒热顿止，子午卯酉之寒热更甚。此中土有权而邪并至阴也。仍与前药四服，而色荣食进，寒热悉除。后与独参汤送八味丸调理而安。

文学顾大来，年逾八旬，初秋患痹疟，昏热谵语，喘乏遗溺。或者以为伤寒谵语，或者以为中风遗溺，危疑莫定，予曰无虑。此三阳合病，谵语遗溺，口不仁而面垢，仲景暑证中原有是例。遂以白虎加人参，三啜而安。同时文学顾次占夫人，朔客祁连山，皆患是证，一者兼风，用白虎加桂枝；一者兼湿，用白虎加苍术，俱随手而瘥。若以中风遗溺例治，则失之矣。是日坐间有同道问及今岁疟脉不弦之故，予谓之曰：疟属少阳经证，其脉当弦，而反不弦如平人者，以邪气与正气混合不分，故绝不显弦象。《金匮》有云：温疟者，其脉如平，身无寒但热，骨节烦疼，时呕，白虎加桂枝汤主之。曷知脉既不弦，便非风木之邪，即不当用柴胡等少阳经药，岂可以常法施治乎？

飞畴治沈子嘉，平昔每至夏间，脐一着扇风则腹痛，且不时作泻，六脉但微数，无他异。此肾脏本寒，闭藏不密，易于招风也。下寒则虚火上僭，故脉数耳，曾与六味去泽泻，加肉桂、肉果、五味、白蒺作丸服，因是脐不畏风，脾胃亦实。明秋患疟，医用白虎、竹叶石膏等，疟寒甚而不甚热，面青足冷，六脉弦细而数，用八味地黄三倍桂、附作汤，更以四君合保元早暮间进。二日疟止，调理而愈。

厥

经云：厥之为病也，足暴清，胸将若裂，肠若以刀切之，烦而不能食，脉大小皆涩。寒热客于五脏，厥逆上泄，阴气竭，阳气未入，故卒然痛死不知人，气复反则生矣。

按："厥论"云：厥之寒热者，何也？阳气衰于下，则为寒厥，阴气衰于下，则为热厥。曰阳厥者，因善怒而得也；曰风厥者，手足搐搦，汗出而烦不解也；曰痿厥者，痿病与厥杂合，而足弱痿无力也；曰痹厥者，痹病与厥病杂合，而脚气顽麻肿痛，世谓脚气冲心者是也；曰厥痹者，卧出而风吹之，血凝于肤者为痹，凝于脉者为泣，凝于足者为厥是也。今人又以忽然昏晕，不省人事，手足冷者为厥。仲景论伤寒，则以阳证传阴，手足寒者为热厥，主以四逆散；阴证恶寒，手足寒者为寒厥，主以四逆汤。《内经·厥论》之义则不然。盖足之三阳，起于足五指之表，三阴起于足五指之里，故阳气胜则足下热，阴气胜则从五指至膝上寒。其寒也不从外，皆从内也。论得寒厥之由，以其人阳气衰，不能渗荣其经络，阳气日损，阴气独在，故手足为之寒也，附子理中汤。论得热厥之由，则谓其人必数醉，若饱以入房，气聚于脾中，肾气日衰，阳气独胜，故手足为之热也，加减八味丸。

经云：阳气者，烦劳则张精绝。张，主也。烦劳则主精绝。辟积于夏，使人煎厥。夏暑伤气而煎厥，气逆也。目盲不可以视，耳闭不可以听，清暑益气汤。阳气者，大怒则形气绝，而血菀于上，使人薄厥，血积胸中不散，气道阻碍不行，故为暴逆。犀角地黄汤。二阳一阴发病，名曰风厥，肝木克胃，风胜其湿，不制肾水，故令上逆。地黄饮子。又骨痛爪枯为骨厥；两手指挛急，屈伸不得，爪甲枯厥为臂厥；身立如椽为骭厥。此皆内虚气逆也，并宜八味丸。喘而惋，狂走登高，为阳明厥，此为邪实，承气汤下之。厥而腹满不知人，卒然闷乱者，皆因邪气乱，阳气逆，是少阴肾脉不至也，名曰尸厥，卒中天地厉气使然，急以二气丹二钱，用陈酒煎。如觉焰硝起，倾放盆内，盖著温服。如人行五里许又进一服，不过三服即醒。若膏粱本虚之人，用附子一枚，人参三两，酒煎分三次服，并灸百会穴四十九壮，气海、丹田三百壮，身温灸止。艾炷只许绿豆大，粗则伤人。暴厥脉伏，不省人事，莫辨阴阳，急用鸡子三枚，煮熟乘热开豆大一孔，衬粗纸一层，亦开孔封当脐，令热气透达于内即苏。然后按脉证疗之，如连换三枚不应，不可救矣。

张介宾曰：厥证之起于足者，厥发之始也。甚至卒倒暴厥，忽不知人，轻则渐苏，重则即死，最为急候。后世不能详察，但以手足寒热为厥，又有以脚气为厥者，谬之甚也。虽仲景有寒厥、热厥之分，亦以手足为言，盖彼自辨伤寒之寒热耳，实非《内经》之所谓厥也。观"大奇论"曰：暴厥者：不知与人言。"调经论"曰：血之与气并走于上，则为大厥，厥则暴死，气复反则生，不反则死。"缪刺论"曰：手足少阴、太阴、足阳明五络俱竭，令人身体皆重，而形无知也，其状若尸，或曰尸厥。若此者，岂止于手足寒热及脚气之谓耶？今人多不知厥证，而皆指为中风也。夫中风者，病多经络之受伤；厥逆者，直因精气之内夺，表里虚实，病情当辨。名义不正，无怪其以风治厥也。医中之害，莫此为甚。

[诊] 脉沉微不数为寒厥，沉伏而数为热厥，沉细为气厥，芤大为血虚，浮滑为痰，弦数为热。浮者外感，脉至如喘，名曰暴厥。寸脉沉而滑，沉为气，滑为实，实气相搏，血气入脏，唇白身冷，死；如身和汗自出，为入腑，此为卒厥。

孙兆治一人，自汗，两足逆冷至膝下，腰痛不省人事，六脉小弱而急，问其所服之药，皆阳药也。此非受病重，药能重病耳，遂以五苓散、白虎汤十余剂而安。凡阴厥胫冷则臂亦冷，今胫冷臂不冷，则非下厥上行，所以知是阳厥也。

汪石山治一人卒厥，暴死不知人。先前因微寒数发热，面色痿黄，六脉沉弦而细，知为中气久郁所致，与人参七气汤一服，药未热而暴绝。汪令一人紧抱，以口接其气，徐以热姜汤灌之，禁止喧闹移动，移动则气绝不返矣。有顷果苏，温养半月而安。不特此证为然，凡中风、中气、中暑、中寒、暴厥，俱不得妄动以断其气。《内经》明言气复返则生，若不谙而扰乱其气，不得复返致夭枉者多矣。

诸 气 门 上

气

《沙篆》曰：经云：诸痛皆因于气，百病皆生于气。子和曰：天地之气，常则安，变则动。人并天地之气，五运迭侵于外，七情交战于中，是以圣人啬气如持至宝，庸人役物而反伤太和。此轩歧所谓诸痛皆因于气，百病皆生于气，遂有九气不同之说。气本一也，因所触而为九，怒喜悲恐寒热惊思劳也。盖怒则气上，怒则气逆，甚则呕血及餐泄，故气上矣。喜则气缓，喜则气和志达，营卫通利，故气缓矣。悲则气消，悲则心系急，肺布叶举，而上焦不通，营卫不散，热气在中，故气消矣。恐则气下，恐则精却，却则上焦闭，闭则气还，还则下焦胀，故气不行矣。寒则气收，寒则腠理闭，气不行，故气收矣。炅气泄矣。炅则腠理开，营卫通，汗大泄，故气泄矣。惊则气乱，惊则心无所依，神无所归，虑无所定，故气乱矣。劳则气耗，劳则喘息汗出，外内皆越，故气耗矣。思则气结，思则心有所存，神有所归，正气留而不行，故气结矣。尝考其为病之详，变化多端，如怒气所至为呕血，为餐泄，为煎厥，为薄厥，为阳厥，为胸满胁痛。怒则气逆而不下，为喘渴烦心，为消瘅，为肥气，为目暴盲，耳暴闭，筋缓，发于外为痈疽。喜气所至，为笑不休，为毛革焦，为内病，为阳气不收，甚则为狂。悲气所至，为阴缩。气并于肺而肝木受邪，金太过则肺亦自病。恐伤肾，肾属水，恐则气并于肾而心火受邪，水太过则肾亦自病。思伤脾，脾属土，思则气并于脾而肾水受邪，土太过则脾亦自病。寒伤形，形属阴，寒胜热则阳受病，寒太过则阴亦自病。热伤气，气属阳，热胜寒则阴受病，热太过则阳亦自病。凡此数者，更相为治。故悲可以治怒，以怆恻苦楚之言感之；喜可以治悲，以谑浪亵狎之言娱之；恐可以治喜，以迫遽死亡之言怖之；怒可以治思，以污辱欺罔之言触之；思可以治恐，以虑彼志此之言夺之。凡此五者，必诡诈谲怪，然后可

以动人耳目，易人视听，若胸中无才识之人，亦不能用此法耳。

丹溪云：冷气、滞气、逆气，皆是肺受火邪，气得炎上之化，有升无降，薰蒸清道，甚则转成剧病。局方类用辛香燥热之剂以火济火，咎将谁执？气无补法，世俗之言也。以其为病，痞满闷塞，似难于补，不思正气虚者不能运行，邪滞著而不出，所以为病。经云：壮者气行则已，怯者则著而成病。苟或气怯，不用补法，气何由行？气属阳，无寒之理，上升之气，觉恶寒者，亢则害，承乃制也。气有余，便是火，自觉冷气从下而上者，非真冷也。盖上升之气，自肝而出，中挟相火，自下而上，肾热为甚，火极似水，阳亢阴微也。

喻嘉言曰：人之体中肌肉丰盛，乃血之荣旺，极为美事。但血旺易致气衰，久而弥觉其偏也。夫气与血，两相维附，何以偏旺耶？盖气为主则血流，血为主则气反不流，非真气之衰也。气不流有似乎衰耳，所以一切补气之药，皆不可用，而耗气之药反有可施。缘气得补而愈锢，不若耗之以助其流动之势，久之血仍归其统握之中耳。

七气所致，《三因方》论最详。喜怒忧思恐惊，谓之七气所伤。有少痰在咽喉间，如绵絮相似，咯不出，咽不下，并宜四七汤为末，炼蜜和姜汁为丸噙化。及局方乌沉汤、诸七气汤，分虚实选用。盛怒成疾，面色青黄，或两胁胀满，沉香降气散、木香调气散，或四七汤加枳壳、木香。虚，加人参、石菖蒲。肥人气滞，必有痰，以二陈苍术、香附，燥以开之。瘦人气滞，必有火且燥，宜苏子、山栀、当归、芍药、丹皮，降以润之。老人胸膈气滞，痞满不舒，或作痛，或不能食，脉虽数实滑大，当作虚治，慎不可用耗气药，

宜理中丸，或六君子加香、砂之类。气不归源，补骨脂为主，白术、沉香佐之。

一切冷气，及妇人血气攻击，心腹撮痛，局方乌沉汤最捷。妇女性执多偏属阴，气易于动，如痞闷胀痛，上凑心胸；或攻筑胁肋，腹中结块，月水不调；或眩晕呕吐，往来寒热，一切气候，先用加味逍遥散，或苏子降气、沉香降气、四磨、六磨选用。气从左边起者，肝火也。气刺痛，皆属火，当降火药中加枳壳。气郁不舒而痛者，木香调气散。忧而痰郁，导痰汤加香附、乌药。因死血而痛者，桃仁、红花、归头。食积寒痰流入胁下背脊刺痛，诸药不效者，神保丸。久患气结，诸药不开者先服沉香化气丸三五服以开其结，后用六君子送降气散调之。暴怒气厥，不省人事者，苏合香丸灌之。诸气为患，须分暴病久病。暴怒伤阴，阳气独亢，气厥不省者，可用辛香破气以通阴闭；若久抱抑郁，气不宣通，营卫不和者，又当辛温散结以调营卫，始为合宜也。

枳壳利肺气，多服损胸中至高之气。青皮泻肝气，多服能损真气。木香调诸经气兼泻肺，能使上焦之气下达，阴火上冲禁用。砂仁醒脾气而能上升，然后滞气得以下通。白豆蔻能温肺气而使下行，然后阳气得以上达。香附快滞气，陈皮泄逆气，乌药、紫苏、川芎俱能散气，使浊气从汗散也。厚朴泻胃气，前胡下气推陈，槟榔泻至高之气，能使浊气下坠，后重有积者宜之。藿香之馨香，上行胃气，沉香升降诸气，脑麝散真气，苏子、杏仁下气润燥，气滞有火者宜之。豆蔻、丁、沉、楂、麝俱辛热，能散郁气，暴郁者宜用，稍久成火者忌之。禀壮气实，气不顺而刺痛，当用枳壳、乌药；不已，加木香。若肥人气刺痛，用二陈加厚朴、枳壳；气虚脉微弱者，即当用异功加枳壳、木香。

石顽曰：举世皆言气无补法，局方三因七气、四磨、六磨等方，其中俱用人参，能无助气为患乎？古人立方用参，非尽为补而设也。如局方七气，原以肉桂、半夏为主，而借人参引入气分以散气，岂用补之谓耶？其三因七气，纯是辛散，即用一味人参，但可随诸药建行气之功，不致伤气足矣，何暇逞其补性乎？至于四磨、六磨，不过赖以资应敌之需，尚恐不及，安能望其补益哉？

[诊] 下手脉沉，便知是气。其或沉滑，气兼痰饮，沉极则伏，涩弱难治。皆由大气郁滞不舒，以故脉头沉伏，大都沉实有力，则宜辛散，沉弱少力，则宜温养。气主煦之，总不离乎辛温散结也。

汪石山治一孀妇，年四十余，患走气遍身疼痛，或背胀痛，或胁插痛，或一月二三发，发则呕尽所食方快，饮食不近，久伏床枕。或用流气饮、二陈汤，益甚。汪诊之，脉皆细微而数，右脉尤弱。曰，此忧思伤脾而气郁也，当补脾散郁。以人参三钱，黄芪二钱，归身一钱半，川芎八分，香附、黄连、甘草、干姜、砂仁各五分，数剂稍缓。再以参、芪、川芎、香附、山栀、甘草、神曲糊丸服而愈。

飞畴治一妇，平昔虚火易于上升，因有怒气不得越，致中满食减，作酸嗳气，头面手足，时冷时热，少腹不时酸痛，经不行者半载余。其脉模糊，驶①而无力。服诸破气降气行血药不效。不知此蕴怒伤肝，肝火乘虚而克脾土，脾受克则胸中之大气不布，随肝火散漫肢体。当知气从湿腾，湿由火燥，惟太阳当空，则阴霾之气自散；真火令行，则郁蒸之气自伏。又釜底得火则能腐熟水谷，水谷运则脾胃有

————
① 驶（kuài）：同"快"。

权，大气得归而诸证可愈矣。因用生料八味倍桂、附，十日而头面手足之冷热除，间用异功而中宽食近。如是出入调理，两月经行而愈。

郁

《金匮》云：妇人咽中如有炙脔，半夏厚朴汤主之。即四七汤。

上焦，阳也，卫气所治，贵通利而恶闭郁，郁则津液不行而积为痰涎。胆以咽为使，胆主决断。气属相火，遇七情至而不决，则火郁而不发，火郁则焰不达，焰不达则气如焰，与痰涎聚结胸中，故若炙脔。《千金》作胸满，心下坚，咽中帖帖如有炙脔，吐之不出，吞之不下，证虽稍异，然亦以郁而致也，用半夏等药，散郁化痰而已。

经云：木郁达之，火郁发之，土郁夺之，金郁泄之，水郁折之，然调其气，过者折之，以其畏也。所谓泻之，夫所谓达者，通畅之也，当以轻扬之剂举而达之。发者，升发之也，当以升发之剂汗而发之。夺者，攻下之也，当以咸寒之剂攻而夺之。泄者，开发之也，当以疏散之剂涌而泄之。折者，制御之也，当以苦寒之剂伐而折之。此皆论六气之郁也。至于五志之郁，又非上法所宜。经云：尝贵后贱，虽不中邪，病从内生，名曰脱营。尝富后贫，名曰失精。及妇人情志不遂，悒郁不舒，而致经闭不调，发热咳嗽，师尼寡妇，种种诸患，各推其源而治之。

赵养葵云：郁者，抑而不通之义。《内经》五法，为因五气所乘而致郁，不必作忧郁之郁。忧乃七情之病，但忧亦在其中。丹溪云：气血冲和，百病不生，一有怫郁，诸病生焉。又制为六郁之论，立越鞠丸以治郁。而以香附、抚芎、苍术开郁利气为主。谓气郁而湿滞，湿滞而成

热，热郁而成痰，痰滞而血不行，血滞而食不化，此六者相因而为病者也。此说出而《内经》之理始晦，《内经》之旨，又因释注之误而复晦，所以郁病之不明于世久矣。盖东方生木，木者生生之气，即火气附于木中，木郁则土郁，土郁则金亦郁，金郁则水亦郁，五行相因，自然之理，惟其相因也。予以一方治其木郁，诸郁皆因而愈，逍遥散是也。甚者，方中加左金丸，以黄连治心火，吴茱萸气臊，肝之气亦臊，同气相求，而佐金以制木，此佐金之所以得名也。

凡寒热往来，似疟非疟，恶寒恶热，呕吐吞酸嘈杂，胸痛肢痛，小腹胀闷，头晕盗汗等证，以逍遥散出入加减。此对证之方，无不获效。倘一服即愈，少顷即发，或半日或一日又发，发之愈频愈甚，此必下寒上热之假证，此方不宜复投，当改用温补之剂。如阳虚，以四君子加温热药；阴虚，以六味地黄丸作汤加温热药，甚者又须寒因热用，少以冷药从之，用热药冷探之法，否则拒格不入，非徒无益而反害之也。

石顽曰：郁证多缘于志虑不伸，而气先受病，故越鞠、四七始立也。郁之既久，火邪耗血，岂苍术、香附辈能久服乎，是逍遥、归脾继而设也。然郁证多患于妇人，《内经》所谓二阳之病发心脾，及思想无穷，所愿不得，皆能致病。为证不一，或发热头痛者有之，喘嗽气乏者有之，经闭不调者有之，狂颠失志者有之，火炎失血者有之，骨蒸劳瘵者有之，蛊疰生虫者有之。治法总不离乎逍遥、归脾、左金、降气、乌沉七气等方，但当参究新久、虚实选用，加减出入可也。

[诊] 郁脉多沉伏，或结或促，或沉或涩，郁在肝肾则见于左，郁在心脾则见于右，气血食积痰饮一有留滞于其间，

脉必因之而止涩矣。但当求其有神，何害之有？所谓神者，胃气也。郁脉虽多沉伏结促，不为患也，所虑在牢革弦强不和耳。盖沉伏结促，有气可散，气通则和；若牢革弦强则正气先伤，无气可散，即从事调补，尚难克效，况复误行耗气之药乎！所以郁证得弦强脉者，往往多成虚损也。

易思兰治一妇，患浑身倦怠，呵欠口干，经月不食，强之不过数粒而已。有以血虚治之者，有以气弱治之者，有知为火而不知火之源者，用药杂乱，愈治愈病。至冬微瘥，次年夏间，诸病复作，肌消骨露，三焦脉洪大侵上，脾肺二脉微沉，余部皆平和，此肺火病也。以栀子仁姜汁浸一宿，炒黑研极细末，用人参、麦冬、乌梅煎汤调下。进二服，即知饥喜食，旬日肢体充实如常。后因久病不孕，众皆以为血虚，而用参、芪之品，半月胸膈饱胀，饮食顿减，至三月余而经始通，下黑秽不堪，或行或止，不得通利，其苦万状。易复以四乌汤换生地，加陈皮、苏梗、黄芩、山栀、青皮、枳壳十数剂，一月内即有孕。

痞 满

丹溪云：痞与否同，不通泰也，由阴伏阳蓄，气与血不运而成。处心下，位中央，膜满痞塞者，皆土之病也。与胀满有轻重之分，痞则内觉痞闷而外无脉①急之形也。有中气久虚，不能运行精微为痞者；有过服消克，不能舒化饮食为痞者；有湿热太甚，痰气上逆阳位为痞者。古方治痞，用黄连、黄芩、枳实之苦以泄之，厚朴、生姜、半夏之辛以散之，人参、白术之甘以补之，茯苓、泽泻之淡以渗之。既痞同湿治，惟宜上下分消其气，如果有内实之证，庶可略与消导。世人痞塞，喜

行利药以求速效，虽暂时快通，痞若再作，危殆滋甚。

天地不交而成痞，此脾之清气不升而下溜，胃之浊气不降而上逆，当用补中益气加猪苓、泽泻。盖升麻、柴胡从九地之下而升其清气，猪苓、泽泻从九天之上而降其浊气，即所以交痞而为泰矣。诸痞塞及噎膈，乃痰为气激而上，气为痰腻而滞，痰与气搏，不得流通，并宜连理汤、干姜黄芩黄连人参汤、黄连汤、诸泻心汤选用。气滞痞胀，用五膈宽中散；不应，丁沉透膈汤。应诸痞塞胀满，胸膈不利，或气上逆，或腹疼痛，并宜指迷七气汤。胃虚，加参、术；气滞，加木香；大便秘，加槟榔；面目浮，加苏叶；四肢肿，加木瓜；虚痞，只用局方七气、局方乌沉二汤最妙。郁怒暴痞，面目浮肿，心腹胁满，二便秘涩，四肢胀大，增损流气饮。膈上诸般冷气，呕逆不食，不问痞塞疼痛，且与姜汁探吐，然后用药，痰饮尤宜。邪气作痞，宜用疏剂；若气不顺，逆上为痞，此乃虚痞，愈疏而痞愈作，宜于收补中微兼疏通之意，不可过用香剂。古人治泻后膈痞，用理中丸，即此意也。痞塞诸药不效，大便不通，脉数实者，小陷胸汤、三黄汤选用，甚则宝鉴木香槟榔丸通利之。若肥人痰痞风闭，大便不通者，御药院木香槟榔丸疏解之。肥人心下痞闷，内有湿痰也，二陈汤加枳实、芩、连，然不若小陷胸汤尤捷。瘦人心下痞闷，乃郁热在中焦，三黄加枳实以导之。心下痞而寒热不除者，小柴胡加枳、桔。如饮食后感冒风寒，饮食不消，或食冷物而作痞闷，宜温中化滞，二陈加缩砂、紫苏、藿香，或平胃加藿香、草豆蔻之类。虚人停滞不散，心下痞，或宽或急，常喜

---

① 脉：底本作脏，据锦章书局本改。

热物者，枳实理中汤。老人虚人，脾胃虚弱，转运不及，饮食不化而作痞者，九味资生丸，饱闷常嚼一圆，或六君子加香、砂、山楂、曲蘖之类。胸中气塞短气，橘皮枳实生姜汤。有酒积杂病，过下伤脾，脾虚不适作痞，养胃兼和血，参、术、归、芍兼升、柴，稍佐陈皮、枳壳之类。大怒之后成痞，或痰中见血，或口中作血腥气，是瘀血，用丹皮、红曲、香附、桔梗、降香、红花、苏木、山楂、麦芽、童便，甚则加大黄、桃仁泥。有痰挟瘀血成窠囊作痞，脉沉涩，日久不愈，多郁人悲哀过度有之，宜从血郁治，桃仁、红花、香附、丹皮、韭汁之类。举世治中满痞胀，不问虚实，咸禁甘草，殊不知古人所谓中满勿食甘者，指实满而言也。若自觉满而外无腹胀之形者，当以甘治之。

［诊］　脉弦急而滑，骤然胸中痞闷，乃肝气与食滞而成，为实。脉弦，或沉弦，或涩，或虚大无力，气口为甚，此日久脾胃受伤，或过服克伐药所致，为虚。胸膈痞闷而寸口脉沉滑，或迟滑者，为有停滞。

罗谦甫治真定赵客，六月间乘凉伤湿面，心下痞满，躁热时作，坐卧不安，宿于寺中。僧以丸药十数丸下之，下十余行，痞稍减。越日困睡，为盗劫其货，心动，遂躁热而渴，饮酒一瓯。是夜脐腹胀痛，僧再以前药复下十余行，病加困笃，四肢无力，躁热身不宁，喜冷水，米谷不化，痢下如烂鱼肠脑，赤水相杂，全不思食，强食则呕，痞甚于前，噫气不绝，足脐冷，小腹不任其痛。诊之，脉浮数七八至，按之空虚。曰：予溯流寻源，盖暑热已伤正气，以热毒之剂下之，一下之后，其所伤之物已去无余，遗巴豆之气，留毒于肠胃间，使呕逆而不能食，胃气转伤而然。及下脓血无度，大肉脱下，皮毛枯

槁，脾气弱而衰矣。舌上赤涩，口燥咽干，下多亡阴之所致也。阴既已亡，火独旺，故心胸躁热，烦乱不宁。经曰：独阳不生，独阴不长，天之由也。遂辞去。易一医，不审脉究源，惟见痞满，以枳壳丸下之，病添喘满，利下不禁而死，《金匮》云：不当下而强下之，令人开肠洞泄，便溺不禁而死，此正此谓也。

石顽治内兄顾九玉，颁诏假道归吴，大暑中患胸痞颅胀。脉得虚大而濡，气口独显滑象，此湿热泛滥于膈上也。与清暑益气二剂，烦胀止而胸痞不除。与半夏泻心汤减炮姜，去大枣，加枳实，一服而愈。

家弟曾余，虽列贤书，最留心于医理。弟妇郑氏，乃世传女科中山之女，昆弟俱为时医。戊申夏患呕逆，不食者月余。服宽膈理气药二十余剂，几至绝粒，而痞胀异常，邀余诊之。脉得虚大而数。按仲景脉法云：大则为虚，数则为虚。此胃中阳气大虚，而浊阴填塞于膈上也。因取连理汤方，用人参三钱服之。四剂而痞止食进，后与异功散调理数日而康。

别驾吴蛟水公祖夫人，患痞眩呕逆。向因下体畏寒，肢肘麻瞀，久服八味、参、附不徹，六脉滑而按之则濡。此中焦素蕴痰湿，阳气不能周于四末之象。得桂、附辛热之力有时虽可暂开，究非真阳之虚，且有地黄之滞，所以痞晕漫无止期，遂疏局方七气汤加沉香。一服豁然，再剂神爽食进而安。

内翰缪钧间尊大人子长老先生，青年罢职，乐志林泉，偶因小愤，遂眩晕痞闷，三月来服豁痰利气药不应，反觉疲倦，饮食日减，下元乏力。至七月下浣，邀石顽诊之。六脉似觉有余，指下略无冲和之气，气口独滞不调，时大时小，两尺俱濡大少力。此素多痰湿，渐渍于水土二

经，复加剥削之剂屡犯中气，疲倦少食，迫所必至。法当先调中气，输运水谷之精微，然后徐图温补下元，为疏六君子汤加当归兼调营血，庶无阳无以化之虞。其如夫人久患崩淋，遍服诸血药罔效，以补中益气加制香附、乌梅，升举其阳兼调其气，所谓病在下取之上，端不出古圣之成则耳。

腹　满

经云：太阴所至为中满。诸湿肿满，皆属于脾；诸胀腹大，皆属于热。清气在下，则生飧泄；浊气在上，则生䐜胀。

《金匮》云：趺阳脉微弦，法当腹满，不满者必便难，两胠疼痛。此虚寒从下上也，当以温药服之。

趺阳以候内因，寸口以候外因。趺阳脾胃之脉而见微弦，为厥阴肝木所侵，侮其阴气，横聚于腹，法当胀满有加；设不满，阴邪必转攻而上，决无轻散之理。盖阴邪既聚，不温必不散，阴邪不散，阴窍必不通。故知其便必难，势必逆攻两胠而痛，较腹满更近一步也。虚寒之气从下而上，由腹而胠，才见一斑，亟以温药服之，使阴邪从阴窍走散而不至上攻则善矣。

病者腹满，按之不痛为虚，痛者为实，可下之。舌黄未下者，下之黄自去。

腹满时减复如故，此为寒，当与温药；腹满不减，减不足言，当须下之，宜大承气汤。

腹满不减，减不足言，当须下之，宜大承气汤一条，已见伤寒阳明腑实证。此腹满时减复如故，为虚寒，当温之。盖腹满虽因中气虚寒，然下焦之真阳未灭，有时而升，则有时而减，然终属虚寒，故复如故，而当与温药也。

按之心下满者，此为实也，当下之，宜大柴胡汤。

邪从胸胁而入于阳位，合用大柴胡两解之，与脐腹硬痛承气证不同。

病者萎黄，躁而不渴，胸中寒实而利不止者死。

寸口脉弦者，即胁下拘急而痛，其人啬啬恶寒也。

此论外因之腹满，故脉辨于寸口也。寸口脉弦而胁下拘痛者，其人表气微虚，不能外御其邪，俾风邪即与水气相合，而为胁下拘痛，表中阳虚，故啬啬恶寒也。

夫瘦人绕脐痛，必因风冷，谷气不行，而反下之，其气必冲；不冲者，心下则痞。

瘦人本无痰湿痹著，而绕脐痛者，为肌肉疏薄，风冷得以直入，干于脾土之阴分，土气伤则不能转运，是以谷气不行；若反下之，徒虚其肠胃，邪气愈逆，因而上冲。经曰：气上冲胸，邪在大肠故也；不冲者，邪在于胃，客气上逆，则心下痞也。

病腹满，发热十日，脉浮而数，饮食如故，厚朴七物汤主之。

腹满者，邪气入于里也；发热者，阳气达于外也。虽病经十日而脉浮数，邪犹未全入里，况能食以证胃气之有权，故用小承气合桂枝去芍药汤，两解表里之法，较之桂枝加大黄汤，多枳、朴而少芍药。以枳、朴专泄壅滞之气，故用之；芍药专收耗散之阴，此腹但满而不痛，与阴血无预，故去之。

腹中寒气，雷鸣切痛，胸腹逆满呕吐，附子粳米汤主之。

腹中寒气奔迫，上攻胸胁，以及于胃，而增呕逆，顷之胃气空虚，邪无所砥，辄入阳位则殆矣，是以除患之机，所重全在胃气。乘其邪初犯胃，尚自能食，而用附子、粳米之法，温饱其胃，胃气温饱，则土厚而邪难上越，胸胁逆满之浊阴，得温无敢留恋，必还从下窍而出矣。

痛而闭者，厚朴三物汤主之。

痛而闭塞，无雷鸣呕逆之证者为实，当下之，即用小承气，倍厚朴。而易其名，以其无亢极之火，故不用承气二字，与理中汤之易名人参汤一义。

东垣曰：经云，诸胀腹大，皆属于热。此八益之邪，有余之证，自外而入；风寒之邪，传入于里，寒变为热，而作胃实。日晡潮热，大渴引饮，谵语胀满者，承气汤下之，下之则胀已是也。五脏六腑俱有胀满，更以胀家寒热多少较之，胃中寒则胀满，浊气在上，则生䐜胀，胃中寒湿菀遏故也。太阴之厥，则腹满䐜胀，后不利，不欲食，食则呕，不得卧。按所云寒胀多如此，亦有膏粱之人，醇酒厚味之湿热不得施化，郁于内而成胀满者，此热胀之谓也。"调经篇"云：因饮食劳倦，损伤脾胃，始受热中，未传寒中，皆由脾胃之气，不能运化精微，致水谷聚而不散，遂成胀满，又有饮食过伤而成䐜胀飧泄者。经云：清气在下，则生飧泄，浊气在上，则生䐜胀，此阴阳反作，病之逆从也。夫饮食不节，起居不时者，阴受之，阴受之则入五脏，入五脏则闭塞不通而成䐜胀矣。此皆饮食自倍，肠胃乃伤所致。治胀务在调其虚实，适其寒温，兼寒热补泻之法于战守之间，从少从多，各从其类，可一言而尽也。

张三锡曰：胀满悉属脾虚，运化不及，浊气填塞所致。初起微佐以消化，舒郁为先，势甚而二便涩滞者，微利之。弱人或稍久，一切病后产后疮疽后，必用参、术、芪、芍大补脾气为主，而佐以消化，厚朴、木香、黄连之类。然王道无近功，必数十贴以渐取效。每见粗工专守下之则胀已一法，用商陆、牵牛等，一泻即消，三日后复起。然真气因泻而下脱，邪气必复聚而成胀，遂致不救，可胜道哉！

腹胀诸证，虽属寒者多，属热者少，然世治胀，喜用辛温散气之药，即使湿热作胀，亦必赖辛温之品以散气。气散则胀满亦宽，但须以去湿热之药为主，而兼辛温为引导则可。然又有火盛阴虚，热乘血分者，其腹虽胀而不甚大，按之益坚，小便黄赤，大便秘涩，至夜则微热，其脉数实而细小，不可误作食积湿热治。盖消导则阴愈伤，去湿则津愈涸矣。宜用极苦极寒之药，如当归龙荟丸，或四物汤加宣胡二连、芦荟，俱用醋制，可一服而效也。有气虚不能裹血，血散作胀，必其人大便不坚，或时结时溏，溏则稍减，结则渐加，小便清利，甚则浑白如泔。其脉缓大而滞，气口益甚，慎不可用辛温耗气之药，宜四君子去白术，加木香、泽泻、当归、芍药，以固其气中之血。有血虚不能敛气，气散作胀，必其人烦热便燥，小便黄数。其脉浮数而弦，人迎尤甚，慎不可用苦寒伤胃之药，宜四物汤去地黄，加黄芪、肉桂、甘草、煨姜，以和其血中之气。外因六气成胀，藿香正气散；内因七情成胀，沉香降气散。忧思过度致伤脾胃，心腹膨胀，喘促烦闷肠鸣，气走漉漉有声，大小便不利，脉虚而涩，局方七气汤。浊气在上，则生䐜胀，生姜泻心汤加木香、厚朴。脾胃不温不能腐熟水谷而胀，附子理中汤。肾脏虚寒不能生化脾土而胀，济生肾气丸。中满腹内坚硬如盘，不能坐卧，大小便涩滞，上气喘促，面色萎黄，通身虚肿者，此寒热错杂，胶固于中，营卫血气凝滞于内也，分消汤、分消丸；详寒热多少，或加减用之，诸七气选用亦可。气口脉紧滑，恶心饱闷，口干内热者，是食积，枳实导滞丸。饱食奔走，或跌扑凝血不散，或妇人血聚而成肿胀，腹上有青紫筋，腹中按之疼，脉来弦涩，当作蓄血治之。怒甚气逆，腹胁胀满，两手脉弦，青皮、陈皮、木香、山栀、柴胡、枳壳、归尾、桃仁、芍药、薄桂。嗜酒之人，病腹胀如斗，前后溲便俱有血，用利药转加，其脉数而涩，此得之湿热伤脾阴，不能统血，胃虽受谷，脾不输运，故成痞胀。当理脾气，祛湿热，兼养血之剂，如枳实、黄连、炮姜、半夏、茯苓、当归、芍药、阿胶、乌梅、砂仁之类。白芍、乌梅收脾阴，黄连、枳实泻胀满，归、胶补营血，苓、半去涎饮，砂仁醒脾气也。倘触动平昔所蓄之湿热，胀满逆上急者多死，下利不止者亦死。

[诊] 脉来缓大者属气虚，弦数者为血热，气口紧盛或滑为停滞，濡滑为湿热，弦细为肝邪乘脾。人迎浮弦为风气内乘，弦细而数为阴邪上逆；若虚大无根，为脾胃气衰，沉细短涩，为肾脏气绝。

石顽治太史钱宫声媳，去秋疟久大虚，饮食大减，经水不调，季冬略行一度，今春时发寒热，腹满不食，服宽胀利水药不应，拟进破血通经之剂，邀石顽相商。其脉左寸厥厥动摇，上关与两尺虽微弦，而重按久按，却滑实流利。惟右寸左关虚濡而数，寻之涩涩少力。此阴中伏阳之象，洵为胎脉无疑，良由中气虚乏，不能转运其胎，故尔作胀。前医曰：自结缡迄今，距十二载，从来未曾受孕，病后元气大虚，安有怀娠之理？石顽曰：向之不孕，必有其故，今病后余热留于血室，因而得妊，亦恒有之。细推病机，每粥食到口，辄欲作呕，惟向晚寒热之际，得热饮入胃，其寒热顿减，岂非胃气虚寒，水精不能四布，留积而为涎液，汪洋心下乎？俗名恶阻是也。其腹满便难之虚实，尤须明辨。《金匮》有云：趺阳脉微弦，法当腹满，不满必便难，乃虚寒从下上也，当

以温药服之。况大便之后，每加胀急，以里气下通，浊阴乘机上扰，与得下暂时宽快迥殊。其治虽当安胎为主，但浊阴之气，非藉辛温不能开导其结。遂疏四君子汤，益入归、芍以收营血之散，稍借肉桂为浊阴之向导，使母气得温中健运之力，胎息无浊阴侵犯之虞。桂不伤胎，庞安常先有明试，余尝屡验之矣。服后寒热渐止，腹胀渐宽，饮食渐进，胎息亦渐形著而运动于脐上。仲夏，因起居不慎，而胎漏下血，前医犹认石瘕而进破积之方，乃明谕脉证，左寸动滑，断属干象，而与扶脾药得安。后产一子，举家称快。设不审而与通经破血，能保子母双全之庆乎？

飞畴治谢元海，因夏月常饮火酒，致善食易饥。半月后，腹渐胀满，大便艰涩，而食亦日减，医用削克清火俱不效。左脉细数，右脉涩滞，此始为火助胃强而善食，继为火灼胃液而艰运，艰运则食滞而胀满，胀满则食减。今宜断食辛烈，乘元气未漓，祛其滞而回其液，日久则费调理也，因用枳实导滞汤去黄连、白术，加葛根。一服大便通利而滞行，又用健脾理气，三日后以小剂生脉加葳蕤、煨葛根，不半月而愈。

水　肿

经云：肺移寒于肾为涌水。涌水者，按腹不坚，水气客于大肠，疾行则鸣濯濯，如囊里浆，水之病也。

水始起也，目窠上微肿，如新卧起之状。其颈脉动，时咳，阴股间寒，足胫肿，腹乃大，其水已成矣，以手按其腹随手而起，如裹水之状，此其候也。

邪气内逆，则气为之闭塞而不行，不行则为水胀。

三阴结，谓之水。

平治权衡，去菀陈莝，微动四极，

温衣，缪刺其处，开鬼门，洁净府，精已时复，五阳已布，故精自生，形自盛，骨肉相保，巨气乃平。

此言土虚不能制水之病。平治权衡者，使阴阳各得其平也。菀者积也，陈者久也，莝者腐也，阴阳平治，水气自去。微动四极者，运动四肢也。温则水气易行，故须温衣。不拘隧穴，名曰缪刺。腠理谓之鬼门，膀胱谓之净府。开者发汗也，洁者渗利也。阳气既和，阴精时复，由是五阳宣布，阴水尽涤，精血自生，形肉自盛，骨肉与衣相保，大气平矣。

《金匮》云：师曰，病有风水，有皮水，有正水，有石水，有黄汗。风水其脉自浮，外证骨节疼痛，恶风。皮水其脉亦浮，外证胕肿，按之没指，不恶风，其腹如鼓，不渴，当发其汗。正水其脉沉迟，外证自喘。石水其脉自沉，外证腹满不喘。黄汗其脉沉迟，身发热，胸满，四肢头面肿，久不愈，必致痈脓。

风水者，肾本属水，因风而水积也。经云：并浮为风水，传为胕肿。又曰：肾风者，面庞然壅，害于言，不能正偃，正偃则咳，名曰风水，其本在肾，其末在肺，皆积水也。上下溢于皮肤，故为胕肿。今只言外证骨节疼痛恶风，不言胕肿，脱文也。肾外合于骨，水则病骨；肝外合于筋，风则筋束关节，故骨节痛。脉浮恶风者，知其风水之在外也。皮水者，皮肤胕肿是也。盖肺主气以行营卫，外合皮毛，皮毛病甚则肺气膹郁，当发其汗，散皮毛之邪，外气通而郁解矣。正水者，肾经之水自病也。经曰：肾者，胃之关也，关门不利，故聚水成病，上下溢于皮肤，胕肿腹大，上为喘呼，不得卧，标本俱病也。石水者，乃水积小腹胞内，坚满如石。经曰：阴阳结邪，阴多阳少名石水。又曰：肾肝并沉为石水，水积胞内，

下从足少阴，故不发喘。黄汗者，病水身黄，汗出如柏汁，由阳明胃热，故见色于外。今之发热胸满，四肢头面肿者，正属足阳明经脉之证也，热久在肌肉，故化痈脓。

风水脉浮，身重汗出恶风者，防己黄芪汤主之，腹痛者加芍药。风水恶风，一身悉肿，脉浮不渴，续自汗出，无大热，越婢汤主之。

水主肾病，肾脉本沉，以其肝木过盛，火热生风，水势乘风涌，所以风水之脉反浮也。《素问》云：肾肝并浮为风水。盖肾肝同处，肾为阴主静，其脉常沉；肝为阳主动，其脉常浮。二脏俱有相火，动于肾者，犹龙火之出于海；动于肝者，犹雷火之出于泽。龙起而水随，风发而波涌，今水从风涌，是以肾肝并浮也。水既从风而脉浮，其病在表也。骨节疼痛，表之虚也。身重，水客分肉也。汗出恶风，卫气虚也。防己疗风肿水肿，通腠理；黄芪温分肉，补卫虚；白术治风主汗；甘草和药益土；姜、枣辛甘发散。腰痛者，肝邪气塞，不得升降，再加芍药以收阴也。若见一身悉肿而脉浮不渴，续自汗出，无大热，此风气鼓搏其水，骎骎向外，当与越婢汤发之。此因势利导之法，且中有石膏化热，而无上逆喘满之虚也。

皮水为病，四肢肿，水气在皮肤中，四肢聂聂者，防己茯苓汤主之。厥而皮水者，蒲灰散主之。

风水脉浮，用防己黄芪汤矣，而皮水即髣髴①用之。前脉论中，同一开鬼门，而标中之本则微有分，风水下郁其土气，则用白术崇土，姜、枣和中。皮水内合于肺，肺病则气病，故又名气水。金郁泄之，水积于皮，以淡渗之，故以茯苓易白

———
① 髣髴（fǎng fú）：同仿佛。

术，加桂枝解肌以散水于外，不用姜、枣和之于中也。况四肢聂聂，风在营卫，触动经络，桂枝安得不用耶？若皮水而见厥逆，知水渍入胃①，胃病不能行阳气于四末，故手足诸阳之本先病也，与《伤寒》"厥而心下悸，当先治水"，药虽异而理则同也。

水之为病，其脉沉小属少阴，浮者为风水，虚胀者为气水，发其汗即已。脉沉者宜麻黄附子汤，浮者宜杏子汤。

此论少阴正水之病，其脉自见沉小，殊无外出之意。若脉见浮者，风发于外也。虚胀者，手太阴气郁不行，而为虚胀也。风气之病，发其汗则已。即脉沉无他证者，当效伤寒少阴例，用麻黄附子甘草，荡动其水救肾邪。若见外证喘满，知水气之在上而不在下，即于前方除去附子，而加杏仁以救肺邪，此治金水二脏之正法也。

里水者，一身面目黄肿，其脉沉，小便不利，故令病水，假令小便自利，此亡津液，故令渴也，越婢加术汤主之，甘草麻黄汤主之。

里水即石水，水积膀胱内胞，而小腹硬满如石也。首条言其脉自沉，外证腹满不喘，肾肝并沉之象。其水潜伏于里，矻然不动，非借风水越婢汤之法，不能激之四汔也。此言一身面目黄肿，脉沉小便不利，虽显阳邪内动，究竟脉沉不鼓，不能破阴邪之坚垒，必需前汤加术以发越脾气，俾阴邪从阳，里邪从表，一发而阴霾迅扫，此《内经》开鬼门法也。夫小便不利而水积为患，理固宜然。设小便自利而水道顺趋，可无病水之虑矣，何至亡津作渴耶？不知《金匮》设以为例，意谓此证皆由小便不利所致，即使溲溺忽利，反加烦渴，此必阳邪内扰，迫其阴津下亡，当非寒去欲解之比，故证虽变而治不殊，总不出越婢加术之范围也。按：正水与石水似同而实异，正水则外证自喘，其本在肾，其末在肺；石水其脉自沉，外证腹满不喘，其水之藏伏于下，积结如石可知，求其如风水皮水之脉浮，殊不可得，非用麻黄、石膏重剂发之，永无解散之期也。甘草麻黄汤即越婢汤之变法，病气本轻，但需开发肺气于上，则膀胱气化行矣。

问曰：黄汗之为病，身体肿一作重，发热汗出而渴，状如风水，汗沾衣色正黄如柏汁，脉自沉，何从得之？师曰：以汗出入水中浴，水从汗孔入得之，宜芪芍桂酒汤主之。温服一升，当心烦，服至六七日乃解。若心烦不止者，以苦酒阻故也。黄汗之病，两胫自冷，假令发热，此属厉节。食已汗出，又身常暮卧盗汗出者，此营气也。若汗出已，反发热者，久久其身必甲错；发热不止者，必生恶疮。若身重汗出已辄轻者，久久必身瞤，瞤即胸中痛，又从腰以上必汗出，下无汗，腰髋弛痛，如有物在皮中状，剧者不能食，身疼重，烦躁，小便不利，此为黄汗，桂枝加黄芪汤主之。须臾，饮热粥一升余以助药力，温覆取微汗，若汗不出，更服。

黄汗皆由营气不和，水气乘虚袭人，所以有发热汗出，身体重痛，皮肤甲错，肌肉瞤动等证。至于胫冷髋弛，腰下无汗，《内经》所谓身半以下，湿中之也，脉沉迟者，水湿之气渗于经脉，而显迟滞不行之状。证虽多歧，观其所治，咸以桂、芍和营救邪，即兼黄芪司开合之权，杜邪气复入之路也。按：仲景于瘀热壅滞之候，每云甲错，即肌若鱼鳞之状，故发热不止则瘀热溃腐而为恶疮，每言身瞤，乃经脉动惕之兆，故发汗不已，则营气内乏，而胸中痛也。

————————

① 胃：锦章书局本作"肾"

气分，心下坚大如盘，边如旋杯，水饮所作，桂枝去芍药加麻辛附子汤主之，当汗出如虫行皮中即愈。心下坚大如盘，边如旋盘，水饮所作，枳术汤主之，腹中软，即当散也。

肺主一身之气而治节行焉，今气分心下坚大如盘，边如旋杯，水饮所作，形容水饮久积胸中不散，伤其氤氲之气，乃至心下坚大如盘，遮蔽大气，不得透达，只从傍边辘转，如旋杯之状，正举空洞之位，水饮占据为言。其用桂枝去芍药加麻黄、附、辛，以通胸中阳气。阳主开，阳盛则有开无塞，而水饮之阴可见睍耳。若胸中之阳不亏，当损其有余，则用枳、术二味，开其痰结，健其脾胃，而阳分之邪，解之自易易耳。人但知枳实太过，而用白术和之，不知痰饮所积，皆由脾不健运之故，苟非白术豁痰利水，则徒用枳实无益耳。

夫水病人，目下有卧蚕，面目鲜泽，脉伏，其人消渴，病水腹大，小便不利，其脉沉绝者，有水，可下之。诸有水者，腰以下肿，当利小便，腰以上肿，当发汗乃愈。

张介宾曰：水本畏土，因土虚不能制水，则寒水侮所不胜，反乘脾土，泛滥为邪。其始起也，必从阴分，渐次而升，按肉如泥，肿有分界。夫水虽制于脾，而实主于肾，肾本水脏，而元气寓焉。若肾中阳虚，则命门火衰，既不能自制阴寒，又不能温养脾土，阴阳不得其正，则化而为邪。夫气即火也，精即水也。气之与水，本为同类，但在化与不化耳，故阳旺则化，而精即是气，阳衰则不化，而水即为邪。凡火盛水亏则病燥，水盛火亏则病湿，故火不能化，则阴不从阳而精气皆化为水，所以水肿之证，多属阳虚。

喻嘉言曰：病机之切于人者，水火而已。水流湿，火就燥；水柔弱、火猛烈；水泛滥于表里，火游行于三焦，拯溺救焚，可无具以应手乎。经谓二阳结谓之消，三阴结谓之水，手足阳明热结而病消渴，火之为害固已。而三阴者，手足太阴脾肺二脏也。胃为水谷之海，水病莫不本之于胃，乃以属之脾肺者何耶？使脾足以转输水精于上，肺足以通调水道而下，则胃无病水之虞矣。惟脾肺二脏之气结而不行，后乃胃中之水日蓄，渐渍表里，无所不到也，是则脾肺之权，可不伸耶？然其权尤重于肾，肾者胃之关也，肾司开合。肾气从阳则开，阳太盛则关门大开，水直下而为消。肾气从阴则合，阴太盛则关门常合，水不通而为肿。经又以肾本肺标，相输俱受为言，然则水病以脾肺肾为三纲矣，于中节目，尤难辨晰。《金匮》分五水之名，及五脏表里主病，彻底言之，后世漫不加察，其治水辄宗霸术，不能行所无事，可谓智乎？治气之源有三：一曰肺气，肺气清，则周身之气下行也；一曰胃气，胃气和，则胸中之气亦易下行也；一曰膀胱之气，膀胱之气旺，则能吸引胸中之气下行也。经曰：膀胱者，州都之官，津液藏焉，气化则能出矣。又云：上焦如雾，言其气之氤氲如雾也。又云：膻中者，臣使之官，言其能分布胸中之气而下传也。夫膻中者，与上焦胸膈同位，膀胱位于腹内，膀胱之气，空洞善容，而膻中之气得以下运。若膀胱之气不化，则腹已先胀，膻中之气安能下达耶？然欲膀胱之气化，其权在于保肾，肾以膀胱为腑也。肾气动，必先注于膀胱，屡动不已，膀胱胀满，势必逆奔于胸膈，其窒塞之状，不可名言。治法，补肾水而致充足，则精气深藏而膀胱之胀自消。膀胱而令气旺，则肾邪不蓄而输化之机自裕，所以然者，以肾不补则不能藏。膀胱不补则不能泻。凡治水肿喘促，以顺肺为主，肺气顺则膀胱之气化，而水自行矣。试以格物之理论之，凡禽畜之类，有肺者有溺，无肺者无溺，故水道不利而成胀满，以清肺为急。此义前人阐发不到，后人以五苓、五皮等方治水者，总之未明此旨。至于车水放塘，种种劫夺膀胱之剂，则杀人之事矣。

水肿有阴阳之辨，阳水者，脉息浮数，遍身肿，烦渴，小便赤涩，大便多秘，急宜疏凿饮、禹功散、浚川散、神芎丸、神佑丸选用。小便不通，危急旦夕者，沉香琥珀丸。阴囊肿胀，二便不通者，三白散；然骤发便剧，元气未衰者，可用上法。若病后脾虚发肿，只宜轻剂投之，如六君、五苓、理苓之类，俱可应用。阴水者，脉沉迟，或细紧，遍身肿，不烦渴，大便自调，或溏泄，小便虽少而不赤涩，实脾散加减。小便频数者，济生肾气丸。小便有时黄赤，有时不赤，晚则微赤，此阴本阳标，未可据用温补，先与五苓散清理其标，次与复元丹。阴阳结邪，多阴少阳为石水，越婢加术汤发之。肾肝并沉为石水，真武汤温之。小便涓滴不通，诸药不应，急用金液丹，灶心赤土煎汤送半钱，误用峻利，小便不通者，理苓汤和之。经云：结阳者肿四肢，四肢为诸阳之本，阳结则不行其阴，故留结为之肢肿，五苓散分利之。水肿暴发，脉浮喘满，咳逆烦热者，小青龙汤。上热戴阳，下虚足冷，小青龙去麻黄换肉桂，加熟附子四五分。面目四肢浮肿属湿热，五皮散。初起脉实气盛，五子五皮饮。面独肿而气急，苏子降气汤，煎成，磨沉香调服。有一身惟面与足肿，早则面甚，晚则足甚，苏子降气合除湿汤各半帖和服。右半边肿甚者，肺胃中有积滞也，导气为先，大忌琥珀、郁金、苏木①、五灵之类。左半边肿甚者，肝肾间有瘀血也，散

血为要，大忌胃苓。非特苍术性燥能阻滞恶血，即白术亦须生用，生则有逐湿散血之功而无壅滞之患。皮水四肢肿而聂聂动者，防己茯苓汤。感湿而肿者，其身虽肿，而腰以下至脚尤重，防己黄芪汤加黑黄牛溺；轻者除湿汤加木瓜、大腹皮。因于气为肿者，脉必沉伏而肿满喘急，增损流气饮。大腹水肿喘胀，大小便秘者，葶苈木香散。不服水土而肿，胃苓汤。病后腰脚浮肿，为有水气，胃苓汤加黄连。因患疮，用干疮药太早而致身肿，上半身甚者，羌活胜湿汤加升麻、白芷、苏叶；下半身甚者，五苓散换茅术，加木瓜、大腹皮。妇人经水先断，后至四肢浮肿，小便不通，通身皆肿，此血化为水，名曰血分。此病乃七情乖违，脾胃亏损，不能统摄而成，最为难治。日用归脾汤下椒仁丸一丸，药虽峻厉，数日当效；畏而不用，有养病害身之患。若先小便不利，后至身面浮肿，经水不通者，血为水败也，名曰水分。用归脾汤送葶苈丸七丸。其经脉不通而化为水，流走四肢，悉皆肿满者，亦曰血分。其证与水肿相类，而实非水也，归脾汤送人参丸十五丸。皆形气不足，邪淫隧道，必用此药以宣导其邪，佐以调补元气，庶药力有所仗而行，则邪自不能容，而真气亦不致于独伤矣。水肿死证，见一即危。伤肝唇黑及肿；伤心缺盆平，掌无纹；伤脾脐突；伤肾足底平；伤肺背平肩耸。如卵缩向上，阴囊无缝，及茎肿腐者死。大便滑泄，水肿不消者死。加以喘满，虽暴病，亦必不治。泄后腹胀而有青筋者死。鼻煽目青，耳焦面黑，破䐃脱肉者，死期迫矣。先起于腹，后散于四肢者可治；先起于四肢，后归于腹者死。如肺气不能下行，两足肿溃而小水全无，腹

① 木：底本作"方"，据光绪本改。

中之痛不可名状，以手揉左则痛攻于右，揉右则痛攻于左，当脐揉熨则满腹俱痛，叫喊不绝，利水敷脐之药俱不效，无可治矣。

开鬼门之剂，麻黄、羌活、防风、柴胡、葱白，及柳枝煎洗。洁净府之剂，泽泻、木通、通草、防己、葶苈、茯苓、猪苓、秋石代盐。去菀陈莝之剂，商陆、大戟、甘遂、芫花、牵牛。宣布五阳之剂，附子、肉桂、干姜、吴茱萸。血肿之剂，琥珀、郁金、刘寄奴、苏木。丹方，治水肿用灶心赤土升许，烧红，乘热以陈三白酒或火酒淋，澄清，空腹食之愈。血肿，红酒淋服；虚人，用伏龙肝煎汤澄清，每日煮粥食之。血肿脉证俱实，大便闭者，生莱菔捣汁半盏，和白蜜少许，隔汤炖热食之。生牛膝捣绞汁服亦通，但精滑人禁用。丹方，治水肿用蛤蟆七只，去头皮足，白酒漂净，同独蒜四五十枚入猪肚中，白酒煮烂，去蛤蟆，食猪肚，食后溲便频，肿即消。又方，活鳢鱼一枚，去肠垢，入独蒜满腹，白酒煮食，食后大小便与矢气齐通，即消。虚人，煅灰分三次砂糖调服，亦消。消后复胀者，过三四日再服一次，三次必尽，后以健脾理气及温肾药调之。水肿小便不通，诸药不应，用车前草叶捣烂，绞自然汁一盏，入烧酒半杯炖热，空心通口服，不过七日效。病久虚极，不胜开泄者，用薏苡四两，汤泡煮数沸，频与热服即通，勿过熟，过熟即不效。赤豆煮汤代茶良。鲤鱼重斤许者，和冬瓜、葱白煮汁食，鲫鱼亦佳。鳢鱼作羹，用醋勿用盐，而《千金》水肿，蒜醋皆忌，以其性味之浊也，而血肿尤忌。绿头鸭，或白鸭，同赤豆煮汁，空腹食之，切忌盐酱，入口病必转甚，以盐能助肾水之邪，豆、麦助湿发热也。不能戒者，用赤豆、大麦面盦成黄，以伏龙肝水澄清，化青盐下之。青盐产砂土，与煮海成盐不同，能清心滋肾而无助水之患也。忌猪羊鸡鹅虾蟹麸面及一切生冷炙煿，尤戒房室忧劳醉饱。

[诊]　脉沉主水，沉而滑，浮而迟，弦而紧，皆水肿。水病腹大，脉实大者生，浮虚者死。水病腹闭，其脉沉实弦者生，沉细虚小者死。水病一身悉肿，泻利厥逆，脉沉实者急温之，虚大者必死，加以喘迫，此为命绝。

李士材治钱赏之遍体肿急，脐突背平，法在不治，举家坚请用药，以金匮肾气丸料大剂煎服，兼进理中汤。五日不效，乃以人参一两，生附三钱，牛膝、茯苓各五钱，小便忽通进食。计服人参四斤，附子、姜、桂各斤余而安。

刘默生治汪去尘脾虚水逆伤肺，喘嗽不食，小水不通。脉虚不胜补泻，用茯苓五钱，泽泻、橘红各一钱五分，防风、肉桂、熟附各五分。二服水去，后加人参调理而安。

石顽治王庸若呕逆水肿，溲便涓滴不通，或用五苓、八正不应，六脉沉细如丝，因与金液丹十五丸，溺如泉涌而势顿平，后以济生肾气培养而安。

鼓　胀

《灵枢·胀论》云，其脉大坚以涩者，胀也。"水胀"云：肤胀者，寒气客于皮肤之间，鼜鼜然不坚，腹大，身尽肿，皮厚，按其腹，窅而不起，腹色不变，此其候也。腹胀身皆大，大与肤胀等，色苍黄，腹筋起，此其候也。夫胀者，皆在于脏腑之外，排脏腑而郭胸胁，胀皮肤，故命曰胀，五脏六腑，各有畔界，其病各有形状。营气循脉，卫气逆为脉胀，卫气并脉循分为肤胀。三里而泻，近者一下，远者三下，无问虚实，工在疾泻。夫心胀者，烦心短气，卧不安。肺胀者，虚满而喘咳。肝胀者，胁下满而痛引小腹。脾胀者，善哕，四肢烦悗，体重不能胜衣，卧不安。肾胀者，腹满引背，央央然腰髀痛。胃胀者，腹满胃脘痛，鼻闻焦臭，妨于食，大便难。大肠胀者，肠鸣而痛濯濯，冬日重感于寒则飧泄不化。小肠胀者，少腹䐜胀，引腰而痛。膀胱胀者，小腹满而气癃。三焦胀者，气满于皮肤中，轻轻然而不坚。胆胀者，胁下痛胀，口中苦，善太息。凡此诸胀，其道在一。明知逆顺，针数不失，补虚泻实，神归其室，久塞其空，谓之良工。

按：诸胀统言无间虚实，工在疾泻，次云补虚泻实，神归其室，二说相左，其义何居？原夫诸胀之因，良由卫气僭逆，故宜疾泻以下其气，气下则胀消矣。卫为水谷之悍气，常行脉外，不能入于脉，今以僭逆过甚，乃并居营分而入于脉，则为脉胀。卫气并脉，循分肉间，则为肤胀。故昭揭于脏腑诸胀之前，且言凡此诸胀，其道在一，故其治，总不越针三里以疾泻之也。明知逆顺者，知胃逆之甚与不甚也；针数不失者，随近远之一下三下也。

《素问》云：有病心腹满，旦食则不能暮食，名为鼓胀，治之以鸡矢醴，一剂知，二剂已。其有时复发者，何也？此饮食不节，故时有病气聚于腹也。胃脉实则胀。脾气实则腹胀，泾溲不利。浊气在上，则生䐜胀。中满者，泻之于内，下之则胀已。论实证。饮食起居失节，入五脏则腹满闭塞。论虚证。腹满䐜胀，支膈胠胁，下厥上冒，过在足太阴阳明。太阴之厥，则腹满䐜胀，后不利，不欲食，食则呕，不得卧。胃中寒则胀满。脏寒生满病。胃风䐜塞不通，腹善满，失衣则䐜胀。论寒证。热胜则肿。诸胀腹大，皆属于热，诸病有声，鼓之如鼓，皆属于热。论热证。

丹溪曰：单腹胀，乃脾虚之甚，必用大剂参、术，佐陈皮、茯苓、苍术、厚朴之类。或曰，腹已胀矣，反用参、术，何耶？曰：乃《内经》塞因塞用之法。正气虚而不能运行，浊气滞塞于中，今扶助正气，使之自然健运，邪无所留，而胀消矣。

盛启东云：凡下气虚乏，中焦气壅，欲散满则恐虚其下，欲补下则满甚于中，况少服则资壅，多服则宣通，当以启峻汤峻补其下，疏启其中，故气既得峻补，则上行而启其中。中焦运行之令，使之疏通，则中满自消，下虚自实，乃塞因塞用也。补脾药必佐姜制厚朴，以其温能益气，辛能宽胀也。

张介宾曰：按五脏六腑，虽皆有胀，然无不本于脾肺肾三脏。脾属土主运化，肺属金主五气，肾属水主五液，故五气所化之液，咸本于肾；五液所行之气，咸本于肺；转输于金水二家，以制水而生金者，咸本于脾。是以肿胀之病，无不由此三者，但阴阳虚实，治法各殊耳。大抵阳证必热，热者多实；阴证必寒，寒者多虚。先胀于内后胀于外者多实，先胀于外后胀于内者多虚。小便黄赤大便秘结者多实，小水清白大便稀溏者多虚。脉滑数有力者多实，脉细微无力者多虚。形色红黄气息粗大者多实，容颜枯槁音声喘促者多虚。胀起于经年累月，由食少多泻而致者，虚也，当补中为主。胀起于旬日之间，忽因七情六气而成者，实也，当疏利为主。朝宽暮急，血虚；暮宽朝急，气虚；朝暮皆急，气血俱虚。余与胀满，察其实者，直清阳明，反掌收功；若涉虚者，温补脾肾，渐次康复。其有不大实亦不大虚者，先以清利见功，继以补中调摄。又有标实而本虚，泻之不可，补之无功，极为危险。在病名有鼓胀与蛊胀之殊。鼓胀者，中空无物，腹皮绷急，多属于气也。蛊胀者，中实有物，腹形充大，非蛊即血也。在治法有理脾理肺之殊，先喘而后胀者治在肺，先胀而后喘者治在脾。然胀则必喘，喘则必胀，二者相因也。脾不运而浊火上炎，肺不得清则喘；肺气被郁，喘而不得下降则胀。治分新久虚实。初起脉实大，二陈、苏子、葶苈泄之。二便通畅，喘胀俱减，其功易易也。喻嘉言曰：从来肿胀，遍身头面俱肿，尚易治，若只单单腹胀，则难治。遍身俱肿胀者，五脏六腑各有见证，故泻肝泻脾，泻膀胱大小肠，间有取效之时，单单腹胀久窒，而清者不升，浊者不降，互相结聚，牢不可破，实因脾胃之衰微所致，而泻脾之药，安敢漫用乎？且肿胀之可泻者，但可施之于壮盛，及田野之流，岂膏粱老弱所能受？设为肿病，为大满大实，必从乎泻，则久病后肿与产后肿，将亦泻之耶？后人不察，概从攻泻，其始非不遄消，其后攻之不消矣，其后再攻之如针石矣。不知者见之，方谓何物邪气，若此之盛；自明者观之，不过为猛药所攻，即此身之元气，转与身为难，有如驱良民为盗贼之比。明乎此，则有培养一法，补益元气是也；则有招纳一法，宣布五阳是也；则有解散一法，开鬼门洁净府是也。三法是不言泻，而泻在其中矣。

夫胀皆脾胃之气虚弱，不能运化精微，致水谷聚而不散，故成胀满。饮食不节，不能调养，则清气下降，浊气填满，胸腹湿热相蒸，遂成此证。小便短涩，其病胶固，难以治疗，用半补半泻之法，健脾顺水宽中为主，不可过用猛烈，反伤脾胃，病再复胀，不可治也，宜分消汤、分消丸，随寒热虚实加减治之。胀满得之未久，或胀或消，腹皮稍软，不泄不喘，随

治随愈，若脐心凸起，利后胀复急，久病羸乏，喘急不得安者，名曰脾肾俱败，无有愈期；至咳嗽失音，青筋横绊腹上，及爪甲青，卒肿，头面苍黑，呕吐头重，上喘下泄者，皆不治。蓄血成胀，腹上青紫筋见，或手足有红缕赤痕，小水利，大便黑，金匮下瘀血汤；不应，抵当丸去水蛭，加樗鸡作丸，空腹日进梧子大三丸，血下止后服，轻则散血消胀汤。肥白人腹胀，多是湿痰，二陈、六君、平胃、五苓参酌。瘦人腹满是热，用炒川连、厚朴、白芍、香附。妇人血肿，烦躁漱水不欲咽，神昏善忘，小便多，大便黑，散血消胀汤。虚人血蛊，琥珀人参丸。或因产崩血虚，或瘀血不散，亦成肿胀，其人必脉涩面黑，不可作水湿治之。腹胀便血，其脉大，时绝者死。腹大胀，四末清，形脱泄甚，上气喘息者死。腹胀误用攻药暂宽，复胀者皆不治。先胀于内，后胀于外，小便赤涩，大便秘结，气色红亮声音高爽者，实也，木香、沉香、砂仁、枳实、厚朴、苍术、大腹皮，以治脾也；桑皮、葶苈、蔻壳、苏子、桔梗、枳、橘，以治肺也；木通、防己、茯苓、车前、泽泻、猪苓，以利小便也；麻黄、防风、羌活、葛根，以发汗也。如气壮能食，年少新病者，大黄，芒硝皆可应用。先胀于外，后甚于内，小便淡黄，大便不实，气色枯白，语言低怯者，虚也，参、苓、白术、陈皮、甘草，以补脾也；人参、黄芪、桔梗、苡仁，以补肺也；沉香、枳壳、木香，以理气也；桂、苓、泽泻、猪苓、白术，以利小便；升麻、柴胡以开鬼门。如虚甚多寒，桂、附、姜、萸，俱宜取用。金匮肾气丸，益火消阴，脉沉者，诚为切要之药，然必小腹胀极，而后旁及于上者为宜。试观冰盘冷气，必从下渗，冰坛胀满，则从上而裂矣。小建中汤，于

土中泻木，必脉浮而弦强者，乃为合剂，亦须胁下胀急而后旁及于中者，方可投之。盖风木之邪起于东方，土败木贼，然后中央受因耳。胀而本虚证实，攻补两难者，丹方，用陈香橼去穰，入溺白垩①煅过。水肿用通草汤，气肿用砂仁汤，血肿浓煎土牛膝汤，虚极用人参汤，每日空腹服二钱。此方能散积滞而不大伤元气也。胀而虚实莫辨，宜用火酒热饮，觉辣喉者，属实热，当进苦寒燥湿攻坚之剂；若饮热火酒如啜冷水者，属虚寒，参、术、姜、桂须大剂频投，方可救援。金蟾散，治一切实胀。用大蛤蟆一只，以砂仁堆满腹中，盐泥固济，煅令红透，烟尽去泥研末，陈酒下三钱，并治小儿疳积腹胀，米汤下一钱。肿胀服药，最忌盐、酱、糟物。愈久欲食，须用开盐酱法。用大鳢鱼一个破开，入五苓散，放瓦上封合，上下俱用火炙黄焦存性，为末，加麝香少许，空心姜、枣汤服之。水肿亦然，惟火胀不忌盐、酱，如面色枯槁，肢体消瘦，单腹胀急而块垒不平者，皆属火胀，此非水肿，无虑助肾水之邪也。若脉弦细涩，虽能饮食，终亦必亡。火肿误服金匮肾气等药，急投连、柏、金铃、白芍之类，仍用桂、附少许，为热因热用之向导，庶可挽回，若喘泻肢枯，脉无胃气者不救。

[诊] 脉弦为肝克脾胃，脉实则胀，此属实；关上脉虚即胀满，此属虚。洪数为热胀，迟弱为阴寒，浮为虚满，紧为中实。虚数者不可治，实大浮洪者易治，沉微细小者难瘳。盛而紧大，坚以涩，迟而滑，皆胀满多热；脉浮大，腹胀为逆，发热不体，或寒热如疟，皆不可治。腹大胀，四肢冷，泄泻，不及一时而死；腹胀便血，脉大时绝为逆，胀而上则喘咳，下则泄泻，脉浮大沉细，皆不治。

项彦章治一女。腹胀如鼓，四体骨立，众医或以为妊为蛊为瘵。诊其脉，告曰：此气搏血室。其父曰：服芎、归辈积岁月，非血药乎？曰：失于顺气也。夫气道也，血水也。气一息不运，则血一息不行。经曰：气血同出而异名，故治血必先顺气，俾经隧得通，而后血可行，乃以苏合香丸投之，三日而腰作痛。曰：血欲行矣。急以芒硝、大黄峻逐之，下污血累累如瓜者数十枚而愈。缘其六脉弦滑而数，弦为气结，滑为血聚，实邪也，故行气而血大下。又一女病同而诊异，项曰：此不治，法当数月死。向者脉滑为实邪，今脉虚，元气夺矣。又一女病亦同，而六脉俱弦，项曰：真脏脉见，法当逾月死，后皆如之。

喻嘉言治一血蛊，服药百日后，大腹全消，左胁始露病根一条，如小枕状。以法激之，呕出黑污血斗许，余从大便泄去始消。每思蛊胀不论气血水痰，总必自开一字。如寇贼蟠据，必依山傍险，方可久聚。《内经》论五脏之积，皆有定所，何独于六腑之积久为患，如鼓胀等类者，进谓漫无根柢区界乎？

石顽治文学顾若雨，鼓胀喘满，昼夜不得寝食者二十余日。吾吴名医，用大黄三下不除，技穷辞去。更一医先与发散，次用消克破气二十余剂，少腹至心下，遂坚满如石，腰胁与胁中，皆疼痛如折，亦无措指而退。彼戚王墨公邀余往诊。脉得弦大而革，按之渐小，举指复大，询其二便，则大便八九日不通，小便虽少而清白如常。此因克削太过，中气受伤，浊阴乘虚，僭据清阳之位然也。以其浊气上遂，不便行益气之剂，先与生料六味丸加肉桂三钱，沉香三分，下黑锡丹二

———

① 垩：同垢。

钱，导其浊阴。是夜即胀减六七，胸中觉饥，清晨便进米粥，但腰胯疼软，如失两肾之状。再剂胸腹全宽，少腹反觉微硬，不时攻动，此大便欲行，津液耗竭，不能即去故也。诊其脉仅存一丝，改用独参汤加当归、枳壳，大便略去结块，腰痛稍可，少腹遂和，又与六味地黄仍加肉桂、沉香，调理而安。

积　聚

经云：寒气客于小肠膜原之间，络血之中，血涩不得注于大经，血气稽留不得行，故宿昔而成积矣。有身体髀股胻皆肿，环脐而痛，名曰伏梁，此风根也。其气溢于大肠而着于肓，肓之原在脐下，故环脐而痛也，不可动之，动之为水、溺涩之病。

病胁下满气逆，二三岁不已，名曰息积。此不妨于食，不可灸刺，积为导引服药，药不能独治也。

按：息积乃气息痞于胁下，不在脏腑营卫之间，积久成形，气不干胃，故不妨于食。

妇人重身，大积大聚，毒可犯也，衰其大半而止，过乃死。

肠覃，寒气客于肠外，与卫气相搏，气不得营，因有所系，癖而内着，恶气乃起，息肉乃生。其始生也，大如鸡卵，稍以益大，至其成如怀子之状。久者离岁，按之则坚，推之则移，月事以时下，此其候也。

石瘕，生于胞中，寒气客于子门，子门闭塞，气不得通，恶血当泻不泻，衃以留止，日以益大，状如怀子，月事不以时下，皆生于女子，可导而下。

《金匮》云：奔豚病，从少腹起上冲咽喉，发作欲死，复还止，皆从惊恐得之。

惊则伤心，恐则伤肾，心伤气虚，而肾邪乘之。从少腹起上冲咽喉，肾脉所循之处也，其水邪逆上凌心，故发作欲死，少顷邪退还止也。

奔豚，气上冲胸，腹痛，往来寒热，奔豚汤主之。

气上冲胸腹痛者，阴邪上逆也；往来寒热者，邪正交争也。奔豚虽曰肾积，而实冲脉为患。冲主血，故以芎、归、芍、草、苓、半、生姜散其坚积之瘀，葛根以通津液，李根以降逆气，并未尝用少阴药也；设泥奔豚为肾积而用伐肾之剂则谬矣。即使果有水气凌心，不过桂、苓之类，《千金》成法可师，不必如东垣奔豚丸之用巴豆、乌、附等耗水伤津药也。

心胸中大寒，痛呕不能饮食，腹中寒，上冲皮起，出见有头足，上下痛而不可触近，大建中汤主之。

大寒填塞于胸膈之间，不能出纳，是以痛呕不能饮食也。腹中有寒，则汁沫溢于肠胃之外，是以上冲皮起，出见有头足，痛不可触，乃有形之积，聚于空郭之间，故当大建其中，使邪不敢内干于脏也。干姜、人参、胶饴大温补其中土，蜀椒补心气而散胸中之寒，又能消皮肤中之阴聚，总取其辛散耳。

胁下偏痛发热，其脉紧弦，此寒也，以温药下之，宜大黄附子汤。

胁下偏痛发热，其脉紧弦，寒在厥阴少阴之分也，邪在下当从下解，然寒邪之在阴分，故当以温药下之。附子驱少阴之寒，细辛达厥阴之气，用大黄通泄其积，此寒热并施之妙用也。

寒气厥逆，赤丸主之。

寒气逆于上下，则阴阳之气不相顺接，是以厥逆而不知也。乌头驱上逆之寒，茯苓导心气下降，细辛发肾气上升，半夏散寒饮结聚，真朱为色，有坎离相生之义，世俗以乌、半相反，殊失此方之奥。

《难经》云：气之所积名曰积，气之所聚名曰聚。故积者五脏所生，其始发有常处，其痛不离其部，上下有所终给，左右有所穷处；聚者六腑所成，其始发无根本，上下无所留止，其痛无常处。肝之积，名曰肥气，在左胁下；心之积，名曰伏梁，在脐上，上至心下；脾之积，名曰痞气，在胃脘；肺之积，名曰息贲，在右胁下；肾之积，名曰贲豚，发于少腹上至心下，若豚状，或上或下无时。癥者，按之应手，亦如五积之不移。瘕者，假物成形，如血鳖石瘕之类。痃者，皮厚也，在肌肉之间而可见者也。癖者，僻也，内结于隐僻，外不得见者也。

李士材曰：按积之成也，正气不足，而后邪气踞之，然攻之太急，正气转伤，初、中、末之三法，不可不讲也。初者病邪初起，正气尚强，邪气尚浅，则任受攻；中者受病渐久，邪气较深，正气较弱，任受且攻且补；末者病根经久，邪气侵凌，正气消残，则任受补。盖积之为义，日积月累，非朝伊夕，所以去之亦当有渐，太急则伤正气，正伤则不能运化，而邪反固矣。余尝用阴阳攻积丸通治阴阳二积，药品虽峻，用之有度，补中数日，然后攻伐，不间其积去多少，又与补中，待其神壮而复攻之，屡攻屡补，以平为期。经曰：大积大聚，毒可犯也，衰其大半而止，过者死。故去积及半，纯与甘温调养，使脾土健运，则破残之余积，不攻自走，必欲攻之无余，其不遗人夭殃者鲜矣。经曰：壮者气行则已，怯者则著而成病。洁古云：壮人无积，惟虚人则有之，皆由脾胃怯弱，气血两衰，四气有感，皆能成积。若遽以磨坚破积之药治之，疾似去而人已衰，药过则依然。气愈消，痞愈

大，竟何益哉？善治者，当先补虚，使血气壮，积自消也，不问何脏，先调其中，使能饮食，是其本也。虽然，此为轻浅者言耳，若夫大积大聚，不搜而逐之，日进补养，无益也。审知何经受病，何物成积，见之既确，发直入之兵以讨之，何患其不愈？兵法曰：善攻者，敌不知其所守，是亦医中之良将也夫。

五积六聚，随气上下，发作有时，心腹疗痛，上气窒塞，小腹满大，小便不利，大七气汤用铁洛饮煎服，形羸气弱者禁用。有饮癖结成块，在胁腹之间，病类积聚，用破块药多不效，此当行其饮，六君子合五苓散最妙，更加旋覆、前胡、枳实、白芍，即海藏五饮汤；若在膜外者，宜导痰汤主之。何以知其饮？其人先曾病差，口吐涎沫清水，或素多痰者是也。又多饮人，结成酒癖，肚腹积块，胀急疼痛，或全身肿满，肌黄食少，宜大七气汤红酒煎服。腹中似积瘕癖，随气上下，未有定处，二陈加当归、杏仁、桂心、槟榔，名散聚汤。若气作痛，游走心腹间，攻刺上下如雷鸣，或已成积，或未成积，宜木香通气散。肉积妨碍饮食，四味阿魏丸。石瘕，利血通经汤，不应，见睍丸；虚人，十全大补汤送下。肠覃，阿魏麝香散。伏梁环脐而痛，金匮三物大建中汤加桂、苓。息积气逆而不妨于食，内服三因化气散，外用良方阿魏膏，此膏熨贴一切痞积并效。食鱼鳖成痞，鸬鹚丸。疟痞寒热，阿魏化痞散。乔氏阴阳攻积丸，可代东垣五积诸方。局方，治七种癖块，五种癫病，十种疰忤，七种飞尸，十二种蛊毒，五种黄病，十二种疟疾，十种水病，八种大风，十二种癀痹，及五脏滞气壅闭，心腹胀满，诸蛊积聚，时定时发，十年二十年不瘥者，千金耆婆万病丸悉主之。好食茶叶成癖，面黄少力者，用椒红

二两，茶叶一两为末，飞罗面炒香，打糊为丸，茶清送下三十丸。又方，苦草二两，加茶叶一两，如好食米谷土炭纸布之类，即以其物加入，并用其物煮汤送下。疟痞丹方，用明净雄黄，醋煮研细，神曲为丸，空心温酒送下四五分，勿令间断，消尽乃止。血积，桃仁、穿山甲、干漆、大黄、虻虫、瘀血，蓬术、瓦垄子。痰积，半夏、南星、白术、枳实、礞石、硝石、风化硝、白芥子。老痰，海石、蛤粉。水积，大戟、甘遂、莞花、芫花。酒积，干葛、神曲、砂仁、豆蔻、黄连、干姜、甘遂、牵牛。茶积，姜黄、茱萸、椒、姜。癖积，三棱、蓬术、巴霜、大黄。肉积，山楂、阿魏、硝石。蛊积，雄黄、锡灰、槟榔、雷丸、芜荑、使君子、鹤虱。疝积，桃仁、鳖甲、草果。

[诊] 脉来细而附骨者，积也，积脉坚强者生，虚弱者死。沉而有力为积，沉紧者为寒积，脉弦而牢积聚。弦而伏者，腹中有癥，不可转也，不治；小沉而实者，胃中有积聚，不下食，食即吐；脉沉重而中散者，因寒食成癥。脉左转而沉重者，气癥结在胸中；右转出不至寸口者，内有肉癥也。

喻嘉言治一人，少腹脐傍三块，坚硬如石，以手拊之痛不可忍，其脉只两尺洪盛，余俱微细。此由见块医块，不究其源而误治也。初起时块必不坚，以峻猛之药攻之，致真元内乱，转助邪为害，故进紧不散，其实全是空气聚成，非如女子月经，凝而不行，即成血块之比。观两尺脉洪盛，明是肾气传于膀胱，姑用补中药一剂，以通中下之气，后用大剂药，内收肾气，外散膀胱。先以理中汤加附子五分，块减十之三；再用桂、附大剂，腹中奔气响甚，三块一时顿没；更用补肾药加桂、附调理而愈。

顾晋封夫人患痞在胁下，或令用膏药，加阿魏一分，麝香半分贴之，五六日间，遂下鲜血血块甚多，二三日方止，是后每岁当贴膏时，必发，近邻姬亦用阿魏膏贴痞，下血如前。世以阿魏、麝香为痞块必用之药，外用为患若此，况服食乎？因为拈出，以为虚人漫用攻击之戒。

卷 四

诸气门下

痰 饮 唾

《金匮》云：问曰，夫饮有四，何谓也？师曰：有痰饮，有悬饮，有溢饮，有支饮。问曰：四饮何以为异？师曰：其人素盛今瘦，水走肠间，沥沥有声，谓之痰饮。饮后水流在胁下，咳唾引痛，谓之悬饮。饮水流行，归于四肢，当汗出而不汗出，身体疼重，谓之溢饮。咳逆倚息，短气不得卧，其形如肿，谓之支饮。

痰饮为患，十人居其七八，《金匮》论之甚详，分别而各立其名。后世以其名之多也，徒狗其末而忘其本，曾不思圣人立法，皆从一源而出，无多歧也。盖胃为水谷之海，五脏六腑之大源，饮入于胃，游溢精气，上输于脾，脾气散精，上归于肺，通调水道，下输膀胱，水精四布，五经并行，以为常人。《金匮》即从水精不四布、五经不并行之处以言其患，随证分别浅深，诲人因名以求其义。浅者在于躯壳之内，脏腑之外，其饮有四：一由胃而下流于肠，一由胃而傍流于胁，一由胃而外出于四肢，一由胃而上入于胸膈。始先不觉，日积月累，水之精华，转为混浊，于是遂成痰饮，必先团聚于呼吸大气难到之处，故由肠而胁，而四肢，至渐溃于胸膈，其势愈逆，则痰饮之患，未有不从胃起见者矣。夫五脏藏神之地也，积水泛为

痰饮，包裹其外，讵非人身之大患乎？凡水饮蓄而不散者，皆名留饮。留者，留而不去也。留饮去而不尽者，皆名伏饮。伏者，伏而不出也。随其痰饮之或留或伏，而用法以治之，始为精义。今试言之，由胃而上胸胁心肺之分者，驱其还胃，或下从肠出，或上从呕出，而不至于伏匿。若由胸膈而外出肌肤，其清者，或从汗出；其浊者，无可出矣，必有伏匿肌肤，而不胜驱者。若由胸膈而深藏于背，背为胸之府，更无出路，岂但驱之不胜驱，且有挟背间之狂阳壮火，发为痈毒者，伏饮之艰于下出，易于酿祸，其谁能辨之，谁能出之耶？

水在心，心下坚筑短气，恶水不欲饮。水在肺，吐涎沫，欲饮水。水在脾，少气身重。水在肝，胁下支满，嚏而痛。水在肾，心下悸。夫心下有留饮，其人背恶寒，冷如掌大。留饮者，胁下痛引缺盆，咳嗽则辄已一作转甚。胸中有留饮，其人短气而渴，四肢历节痛，脉沉者有留饮。膈上病痰，满喘咳吐，发则寒热，背痛腰疼，目泣自出，其人振振身瞤而剧，必有伏饮。夫病人饮水多，必暴喘满，凡食少饮多，水停心下，甚者则悸，微者短气。脉双弦者，寒也，皆大下后善虚。脉偏弦者，饮也。肺饮不弦，但苦喘短气。支饮亦喘而不能卧，加短气，其脉平也。病痰饮者，当以温药和之。心下有痰饮，胸胁支满，目眩，苓桂术甘汤主之，小便则利。

《灵枢》曰：包络是动，则病胸胁支满，痰饮积其处而为病也。心下有痰，水精不上注于目，故眩。茯苓治痰水，伐肾邪；桂枝通阳气，开经络；白术治痰水，除胀满。然中满勿食甘，反用甘草，何也？盖桂枝之辛，得甘则佐其发散，和其热，而使不僭上；甘草有茯苓，则不支满而反渗泄，甘能下气除满也。

夫短气有微饮，当从小便去之，苓桂术甘汤主之，肾气丸亦主之。

微饮而短气，由肾虚水邪停蓄，致三焦之气升降呼吸不前也。二方各有所主，苓桂术甘汤主饮在阳，呼气之短；肾气丸主饮在阴，吸气之短。盖呼者出心肺，吸者入肾肝。茯苓入手太阴，桂枝入手少阴，皆轻清之剂，治其阳也。地黄入足少阴，山萸入足厥阴，皆重浊之剂，治其阴也。必视其人形体之偏阴偏阳而为施治，一证二方，岂无故哉！

病者脉伏，其人欲自利，利反快，虽利，心下续坚满，此为留饮欲去故也，甘遂半夏汤主之。

留饮堵塞窍隧，胃气不得转输，故脉伏不显。若留饮既下，胃气受伤，必欲自利，自利而反快者，中焦所塞暂通也。通而复积，故续坚满，必更用药尽逐。然欲直达其积饮，莫若甘遂快利用之为君；欲和脾胃，除心下坚，又必以半夏佐之。然芍药停湿，何留饮用之？甘草与甘遂相反，何一方并用？盖甘草缓甘遂之性，使不急速，徘徊逐其所留，芍药治木郁土中而成坚满，又佐半夏以和胃消坚也。

脉沉而弦者，悬饮内痛。病悬饮者，十枣汤主之。

悬饮结内作痛，故脉见沉弦，用芫花之辛以散饮，甘遂、大戟之苦以泄水，大枣之甘入脾而胜水也。

病溢饮者，当发其汗，大青龙汤主之。取微似汗，汗多者温粉粉之，小青龙汤亦主之。

水饮溢出于表，营卫尽为不利，犹伤寒之营卫两伤，故必发汗以散水而后营卫经脉始行，四肢之水亦得消矣。

表郁实热者，用大青龙以发之；内蓄寒饮者，用小青龙以发之。虽皆表散之法，而微有不同，不可不辨。

膈间支饮，其人喘满，心下痞坚，面色黧黑，其脉沉紧，得之数十日，医吐下之不愈，木防己汤主之。虚者即愈，实者三日复发，复与不愈者，木防己汤去石膏加茯苓芒硝汤主之，微利则愈。

支饮在膈间，气血皆不通利，气不利，则与水同逆于肺而发喘满；血不利，则与水杂揉结于心下而为痞坚。肾气上应水饮，肾水之色黑，血凝之色亦黑，故黧黑之色而见于面也。脉沉为水，紧为寒，非别有寒邪，即水气之寒也。医虽以吐下之法治，然药不切于病，故不愈，用木防己以散留饮结气。石膏主心肺逆气，人参以助胃祛水，桂枝以和营开结，且支饮得温则行。若邪客之浅在气分多而虚者，服之即愈；若邪客之深在血分多而实者，则愈后必再发。以石膏为气分药，故去之；芒硝为血分药，能治痰软坚；茯苓伐肾利水，而为芒硝之佐，故加之。

心下有支饮，其人苦冒眩，泽泻汤主之。

支饮阻其阳之升降，郁久化火，火动风生而冒眩也。故用泽泻开关利水以泄支饮，白术和中燥湿，则阳自升而火自息矣。

支饮胸满者，厚朴大黄汤主之。

此即小承气，以大黄多，遂名厚朴大黄汤；若厚朴多，则名厚朴三物汤。此支饮胸满者，必缘其人素多湿热，浊饮上逆所致，故用荡涤中焦药治之。

支饮不得息，葶苈大枣泻肺汤主之。

支饮留结，气塞胸中，故不得息。葶苈破结和饮，大枣通肺和中，以其气壅则液聚，液聚则热结，所以与肺痈同治也。

呕家本渴，渴者为欲解，今反不渴，心下有支饮故也，小半夏汤主之。卒呕吐，心下痞，膈间有水，眩悸者，小半夏加茯苓汤主之。

呕本有痰，呕尽痰去而渴者为欲解，与《伤寒》服小青龙汤已渴者，寒去欲解同义。今反不渴，是积饮尚留，去之未尽，故用半夏散结胜湿，生姜散气止呕，《千金》方更加茯苓佐之，即与治卒呕吐，心下痞，膈间有水眩悸者同法也。

腹满口舌干燥，此肠胃间有水气，己椒苈黄丸主之。口中有津液渴者，加芒硝半两。

水积肠间，则肺气不宣，膹郁成热，而为腹满，津液遂不上行，而口舌干燥，用防己、椒目、葶苈利水散结气。而葶苈尤能利肠，然肠胃受水谷之气者，邪实腹满，非轻剂所能治，必加大黄以泻之。若口中有津液而仍作渴者，此痰饮聚于血分，必加芒硝以祛逐之。

先渴后呕，为水停心下，此属饮家，小半夏茯苓汤主之。

先渴者，因痰饮占据中宫，津液不得灌注于上，肺失其润而然；后呕者，胃中所积之饮，随气逆而上泛也，故用姜、半以涤饮，茯苓以渗湿，湿去则呕止津通而渴自已。此与《伤寒》"心下有水气，咳而微喘，发热不渴，服小青龙汤已而渴"之义悬殊。彼以津液耗损而渴，此以痰气积阻而渴，渴之先后变见，可以推饮之盛衰也。世以半夏性燥，渴家禁用，曷知其有主渴之妙用哉！

假令瘦人脐下有悸，吐涎沫而巅眩，此水也，五苓散主之。

瘦人本无痰湿，今巅眩吐涎，明是水积脐下而悸，故用五苓，藉桂之辛温以散之。

久咳数岁，其脉弱者可治，实大数者死。其脉虚者必苦冒，其人本有支饮在胸中故也，治属饮家。

下半条专补心下支饮冒眩之脉法，冒属风虚，必无脉实之理，治属饮家，不特泽泻汤一方也。

丹溪曰：痰之源不一，有因痰而生热者，有因热而生痰者，有因气而生者，有因风而生者，有因惊而生者，有积饮而生者，有多食而成者，有因暑而生者，有伤冷物而成者，有脾虚而成者，有嗜酒而成者。其为病也，惊痰则成心包痛、颠疾，热痰则成烦躁惊悸，风痰成瘫痪、大风眩晕，饮痰成呕吐胁痛、四肢不举，食痰成疟痢口臭、痞块满闷，暑痰成呕逆眩冒，冷痰成骨痹气刺痛、四肢不举，酒痰多成胁痛臂痛，饮酒不消，但得酒次日又吐。脾虚生痰，食不美，反胃呕吐。湿痰多倦怠软弱。气痰攻注走刺不定。妇人于惊痰最多，结成块者为惊痰，必有一块在腹，发则如身孕，转动跳跃，痛不可忍。又有老痰凝结胶固，非借温药引导，必有拒格之患。庞安常有言：人身无倒上之痰，天下无逆流之水，故善治痰者，不治痰而治气，气顺则一身之津液，亦随气而顺矣。痰属湿热，乃津液所化，因风寒湿热之感，或七情饮食所伤，以致气逆液浊，变为痰饮，或吐咯上出，或凝滞胸膈，或留聚肠胃，或客于经络四肢，随气升降，遍身上下无处不到。其为病也，为喘为咳，为恶心呕吐，为痞膈壅塞，关格异病，为泄为眩晕，为嘈杂怔忡惊悸，为颠狂，为寒热，为痛肿。或胸间漉漉有声，或背心一点常如冰冷，或四肢麻痹不仁，皆痰所致。百病中皆有兼痰者，世所不知也。痰有新久轻重之殊，新而轻者，形色清白，气味亦淡，久而重者，黄浊稠粘，咳之虽出，渐来恶味，酸辣腥臊咸苦，甚至带血而出。治法，痰生于脾胃，宜实脾燥湿；又随气而升，宜顺气为先，分导次之，又气升属火，顺气在于降火。热痰则清之，湿痰则燥之，风痰则散之，郁痰则开之，顽痰则软之，食痰则消之，在上者吐之，在下者下之。又中气虚者，宜固中气以运痰，若攻之太重，则胃气虚而痰愈甚矣。

喻嘉言曰：《内经》云，诸气膹郁，皆属于肺。盖肺郁则成热，热盛则生痰，痰挟瘀血，遂成窠囊，膈间胀满痞闷，虽夏月，痰饮积处无汗，而冷痰清饮，积满窠囊，必大呕逆。此盈科而进也，多由厚味积热，肠胃枯涸，又加怫郁，胃脘之血为痰浊所滞，日积月累，渐成噎膈反胃之次第。若用燥剂，其结转甚，惟竹沥、姜汁、韭汁可以治之，日饮三五杯，必胸中烦躁不宁乃妙，后用养血健脾润燥药。治痰之法，曰驱，曰导，曰涤，曰化，曰涌，曰理脾，曰降火，曰行气，前人之法不为不详，至于窠囊之痰，如蜂子之穴于房中，如莲实之嵌于蓬内，生长则易，剥落则难，其外窄中宽，任行驱导涤涌之药，徒伤他脏，此实闭拒而不纳耳。夫人身之气，经盛则注于络，络盛则注于经，窠囊之来，始于痰聚胃口，呕时数动胃气，胃气动则半从上出于喉，半从内入于络，胃之络贯膈者也。其气奔入之急，则冲透膈膜，而痰得以居之。痰入即久，则阻碍气道，而气之奔入者，复结一囊也。然痰饮结聚于膈膜而成窠囊，清气入之，浑然不觉，每随浊气而动，乃至寒之亦发，热之亦发，伤酒伤食亦发，动怒动欲亦发，总由动其浊气，浊气随火而升，转使清气逼处不安也。故治窠囊之痰甚难，必先凝神入气，以静自调，薄滋味以去胃

中之痰，使胃经之气，不急奔于络转虚其胃，以听络中之气返还于胃，逐渐以药开导其囊，而涤去其痰，则自愈矣。后世治痰饮有四法：曰实脾，燥湿，降火，行气。实脾燥湿，二陈汤加苍白二术，最为相宜，若阴虚则反忌之矣。降火之法，须分虚实，实用苦寒，虚用甘寒，庶乎可也。若夫行气之药，诸方漫然，全无着落，谨再明之。风寒之邪，从外入内，裹其痰饮，惟宜小青龙汤，分其邪从外出而痰饮从下出也。浊阴之气，从下入上，裹其痰饮，金匮半夏厚朴汤即四七汤，分其浊气下出而痰饮从上出也。若多欲之人，则肾气上逆，直透膜原，结垒万千，膜胀重坠，不可以仰，用桂苓丸引气下趋，痰饮始豁也。又虚寒痰饮，少壮者十中间见一二，老人小儿十中常见四五。若果脾胃虚寒，饮食不思，阴气痞塞，呕吐涎沫者，宜温其中；真阳虚者，更补其下，清上诸药不可用也。再按：痰饮总为一证，而因则有二：痰因于火，有热无寒；饮因于湿，有热有寒，即有温泉无寒火之理也。痰饮胶结于胸中，为饱为闷，为频咳而痰不应，总为脾失其健，不为胃行其津液，而饮食即以生痰，渐渍充满肺窍，咳不易出，虽以治痰为急，然治痰之药，大率耗气动虚，恐痰未出而风先入也。惟是确以甘寒之药，杜风消热，润燥补虚豁痰，乃为合法。惊痰堵塞窍隧，肝肺心胞络间无处不有，三部脉虚软无力，邪盛正衰，不易开散，欲用涌剂正如兵家劫营之法，安危反掌；欲导之下行，窍隧之痰，万不能导，徒伤脾气，计惟理脾为先。脾气者，人身健运之阳气，如天之有日。阴凝四塞者，日失其所；痰迷不醒者，脾失其权。理脾则如烈日当空，片云纤翳，能掩之乎？其理脾之法，须药饵与饮食相参，不但滑腻杂食当禁，即饭食粥饮亦须

少减，则脾气不用以消谷，转用之消痰，较药力万万耳。膏粱过厚之人，每多味痰，尤宜清理脾胃为主。夫五味入口而藏于胃，胃为水谷之海，五脏六腑之总司。人之食饮太过而结为痰涎者，每随脾气之健运而渗灌于经隧，其间往返之机，如海潮然，脾气行则潮去，脾气止则潮回，所以治沈锢之法，但取辛热微动寒凝，以后止而不用，恐痰得热而妄行，为害不浅也。不但痰得热而妄行，即脾得热亦过动不息。如潮之有去无回，其痰病之决裂，可胜道哉。从来服峻利之药者，深夜亦欲饮食，人皆不知其故，反以能食为庆，曾不思爱惜脾气，令其昼运夜息，乃可有常。况人身之痰，即由胃以流于经隧，则经隧之痰，亦必返之于胃，然后可从口而上越，从肠而下达，此惟脾气静息之时，其痰可返。故凡有痰证者，早食午食而外，但宜休养脾气不动，使经隧之痰，得以返之于胃，而从胃气之上下，不从脾气之四迄，乃为善也。试观痰病轻者，夜间安卧，次早即能呕出泄出；痰病重者，昏迷复醒，反能呕出泄出者，岂非未尝得食，脾气静息，而与痰以出路耶？世之喜用热药峻攻者，能知此乎？噫！天下之服辛热而转能夜食者多矣，能因此而三覆否？

李士材云：先哲论脾为生痰之源，肺为贮痰之器。又曰：治痰不理脾胃，非其治也。以脾土虚，则清者难升，浊者难降，留中滞膈，淤而成痰，故治痰先补脾，脾复健运之常，而痰自化矣。析而言之，痰有五，饮亦有五，治法因之而变。在脾经者，名曰湿痰，脉缓面黄，肢体沉重，嗜卧不收，腹胀食滞，其痰滑而易出，二陈加枳、术。挟虚者，六君子汤；酒伤者，加白豆蔻、干葛。在肺经者，名曰燥痰，又名气痰，脉涩面白，气上喘促，洒淅寒热，悲愁不乐，其痰涩而难出，利金汤去枳壳加蒌葳，姜用蜜煎。在肝经者，名曰风痰，脉弦面青，肢胁满闷，便溺秘涩，时有躁怒，其痰清而多泡，十味导痰汤，用浆水煎服，甚则千缗[①]汤加川芎、大黄。在心经者，名曰热痰，脉洪面赤，烦热心痛，口干唇燥，时多喜笑，其痰坚而成块，凉膈散加苓、半下之。在肾经者，名曰寒痰，脉沉面黑，小便急痛，足寒而逆，心多恐怖，其痰有黑点而多稀，桂苓丸加泽泻、车前。肾虚水泛为痰，八味丸。其人素盛今瘦，水走肠间，漉漉有声，名曰痰饮，心下冷极，苓桂术甘汤和之。饮后水流在胁下，咳唾引痛，名曰悬饮，十枣汤下之。饮水流于四肢，当汗不汗，身体疼重，名曰溢饮，《内经》所谓溢饮者，渴，暴多饮，而溢入肌皮肠胃之外也，小青龙汤汗之。咳逆倚息，短气不得卧，其形如肿，名曰支饮，五苓散、泽泻汤利之。膈满呕吐，喘咳寒热，腰背痛，目泪出，其人振振恶寒，身瞤惕者，名曰伏饮，倍术丸加茯苓、半夏。更有一种非痰非饮，时吐白沫不甚稠粘者，此脾虚不能约束津液，故涎沫自出，宜用六君子汤加炮姜、益智仁以摄之。嗟乎！五痰五饮，证各不同，治法迥别。至于脾肺二家之痰，尤不可混。脾为湿土，喜温燥而恶寒润，故白术、半夏、茯苓为要药。肺为燥金，喜凉润而恶温燥，故门冬、贝母、桔梗为要药。二者误治，鲜不危困。每见世俗畏半夏之燥，喜贝母之润，一见有痰，便以贝母投之；若是脾痰，则土气益伤，饮食渐减矣。即使肺痰，毋过于凉润以伤中州，稍用脾药以生肺金，方为善治。故曰：治痰不理脾胃，非其治也，信夫！

———————

① 缗（mín）：古代穿铜钱用的绳。

凡人身中有块，不痒不痛，或作麻木，名败痰失道，宜随处用药消之。如忽患手足胸背头项腰膝疼痛不可忍，及连筋骨牵引吊痛，坐卧不安，走易不定，头疼困倦，手足重坠痹冷，脉伏，此乃涎饮顽痰，伏在心胸上下。发为此疾，非风非毒，导痰汤加羌、防、白芷、姜汁、竹沥。痰火相煽于膈上，胸中时觉痞满眩晕，或目齿疼，饮食后稍觉快爽，少间复加迷闷，大便或结或泻，小便或赤或清，此皆痰饮或开或聚之故，治宜健脾以运痰，清肺以润燥，六君子加苏子、瓜蒌、姜汁、竹沥之类。老痰积于胸膈作痞，或流滞于经络四肢者，青礞石丸。壮实体厚之人，可用姜汁、竹沥下滚痰丸，然后用理脾行气药调理。湿痰积于胁下，隐隐作痛，天阴疼软更甚，轻则二陈汤加白芥子，重则控涎丹缓攻之。痰挟死血，随气攻注，流走刺痛，有时得热则止，有时得热转剧，此本寒痰阻塞，故得热则止。若痛久火邪伤血，则得热转剧，控涎丹加胡椒、蝎尾、木香、鲮鲤甲；痛定时，局方七气汤与六君子，并加竹沥，相间服之。痰在胁下，非白芥子不能达。痰在四肢及在皮里膜外，非竹沥、姜汁不行，二味治阴虚有痰，大有奇验，但食少脾胃不实者，不可轻用，以其寒滑能走大便也。枳实治痰，能冲墙倒壁；黄芩、花粉，大降膈上热痰，然能郁遏火邪，伤损中气，脾胃虚寒及有外感者切忌。痰在膈间，使人颠狂健忘，四肢偏枯，及类中风痰，俱用竹沥。痰在肠胃，可下而愈，枳实、大黄、芒硝之类。膈上痰热痞闷，小陷胸汤加枳实、茯苓、姜汁、竹沥。中脘留伏痰饮，臂痛难举，手足不能转移，背上凛凛畏寒者，指迷茯苓丸。痰饮流入四肢，令人肩背酸痛，两手软痹，若误以为风，则非其治，导痰汤加姜黄、木香；不应，加

桂枝以和营气。眼黑而行步呻吟，举动艰难者，痰入骨也，非用萆薢、苦参不除。其病遍体骨节疼痛，审气血加化痰药。湿痰痞塞，胸中不快，气不宣通，及痰火吐痰不见血者，沉香化痰丸。肥盛多湿热人，痰湿胶固于中外，动则喘满眩晕者，运痰丸。老痰不化，喉中常觉哽塞，咯之不出者，消痰饼子。喉中有物，咯不出，咽不下，或作刺痛，此是郁痰，四七汤；脉涩者，卒难得开，必费调理。多思虑人，胃中虚寒，饮聚食减者，局方七气汤、深师消饮丸选用。心胸中有寒痰宿水，自吐出水后，心胸间虚，气满不能食，外台茯苓丸。寒涎沃胆，时吐痰水，不得眠，或时眩晕，温胆汤；多惊，加蝎尾。痰火盛于上焦，气盛喘促，有时能食，有时不能食，或周身走痛，饱闷痞胀者，用滚痰丸，西北人倒仓法最妙。病人久虚，内有宿积痰饮，用参、术补之，久乃吐出臭痰，或绿色痰者难治。盖积之既久，而脾胃虚热不运，且有积热，故郁臭耳，急用二陈加枳、术、黄连、竹沥，庶可十全一二。若肺痈吐臭痰脓血，不在此例。脾肺气虚，不能运化而有痰者，六君子加木香。肺胃气虚，不能清化而有痰者，六君子加桔梗。脾气虚，不能运化而生痰者，理中丸加半夏、茯苓。脾中气滞，而痰中有血者，加味归脾汤去木香、远志，加牡丹皮、砂仁。肝经血热，而痰中有血者，加味逍遥散去柴胡、煨姜，加童便、藕汁。肝肾阴虚，而痰中有血者，六味丸加乌鲗骨、茜根。若过服寒凉，唾痰有血者，异功散加炮姜。痰饮结聚腹胁之间，有类积聚，但按之不甚坚，而时时口吐涎沫者，六君子合五苓加枳实。平居无事，但有痰数口，或清或坚，宜小半夏茯苓汤；不应，加人参以健胃气，则痰自不生矣。阴血不足，相火上炎，肺受火

乘，不得下行化令，由是津液凝滞，生痰不生血，当用润剂，如二冬膏、六味丸之类滋其阴，使上逆之火得返其宅而息，则痰自消；投以二陈等汤，立见其殆，瘦人多此。肾虚不能纳气归源，出而不纳，则为积滞，积滞不散，则痰生，八味丸，肥人多此。老人肾虚水泛为痰上涌者，八味丸以摄之；不应，用真武汤。凡尺脉浮大，按之则涩，气短有痰，小便赤涩，足跟作痛，皆肾虚不能行浊气，凝聚而为痰也，肾气丸。脉来细滑或缓，痰涎清薄，身体倦怠，手足痿软，此脾虚挟湿，六君子加炮姜，或补中益气加半夏、茯苓。然痰病须辨有火无火，无火者纯是清水，有火者中有重浊白沫耳。内伤中气，虚而有痰，必用参、术，佐以姜汁传送，甚者加竹沥。脾气虚，宜清中气以运痰，使之下行，六君加枳、术，兼用升、柴以提清气。脉濡缓，身体倦怠，体厚人属湿痰，二陈加生术、羌活；气虚，佐参、术。脉沉滞或滑，证兼恶心，心下饱闷，属郁痰，宜开郁行气。脉滑见于右关，时常恶心吐清水，痞塞，就吐中以鹅翎探之。盖热痰在膈上，泻亦不去，必用吐，胶固稠浊，非吐不开。浮滑宜吐，脉涩年高虚人不可吐，痰在经络中，非吐不可。吐中犹有发散之意，须先升提其气乃吐，如瓜蒂、防风、川芎、桔梗、芽茶、齑汁之类，晴明时于不通风处以布紧勒其肚，乃吐。肾虚水泛为痰，有用肾气丸屡未得效，因思痰本阴类，复用地黄助阴，良非所宜。当于方中减熟地黄、山茱萸，加菖蒲、沉香开通其气，自效。大抵阴虚痰燥，切忌二陈、六君辈香燥益气药；阳虚饮泛，切戒四物、六味滋阴腻膈药。此歧路攸分，不可不辨。大凡痰饮变生诸证，不当为诸证牵掣作名，且以治饮为先，饮消诸证自愈。如头风眉棱骨痛，累用风药

不效，投以痰剂收功。如患眼赤羞明而痛，与凉药弗瘳，畀以痰剂获效。凡此之类，不一而足，散在各门，不复繁引。

[诊] 脉沉者有留饮，双弦者寒也，偏弦者饮也。肺饮不弦，但苦喘满短气。支饮亦喘不得卧，短气，其脉平也。病人一臂不遂，时复移在一臂，其脉沉细，非风也，必有饮在上焦，痰得涩脉难愈。陈无择云：饮脉皆弦细沉滑，左右关脉浮大而实者，膈上有稠痰也，宜吐之。病人百药不效，关上脉伏而滑者，痰也；眼胞上下如煤黑者，亦痰也。

唾　唾者，坐处不时多唾，此胃中寒也。以胃气虚寒不运，故病后多有是证，理中汤或六君子汤加益智仁摄之。虞恒德治一妇，因多食青梅得痰病，日间胸膈痛如刀锥，至晚胸中痛止，而膝髌大痛，此痰饮随气升降故也。服丁、沉、姜、挂、乌、附诸药皆不效，乃以莱菔子研汁与半碗，吐痰半升，至夜痛尤甚而厥，此引动其猖狂之势耳。次日，用参芦一两，逆流水煎服，不吐。又次日，苦参煎汤服，亦不吐。又与附子尖、桔梗芦，皆不吐。后一日清晨，用藜芦末一钱，麝香少许，酸浆水调服，始得大吐稠痰升许，其痛如失，调理脾胃而安。

钱仲立治一人，素患痰火，外貌虽瘦，禀气则实，医者误认虚火而用补中益气，气喘上升，几殆。遂用二陈探吐，出痰碗许，始得安寝。仍用二陈去半夏，加硝、黄，下结粪无数，其热始退，调理脾胃而安。

王中阳治江东富商，自奉颇厚，忽患心惊，如畏人捕，闻脂粉气，即便遗泄，坐卧欲人拥护，遍身红晕紫斑，两腿连足淫湿损烂，脓下不绝，饮食倍常，酬应不倦，屡以惊悸虚脱风疮治皆不效。王诊得六脉俱长，三部有力，此系太过之脉，心

肾不交，而上悸下脱，皆痰饮留积所致。风疮亦是痰饮流入经隧，内湿招风之故。先以滚痰丸逐去痰毒，三日一次，然后用豁痰药，加减调理而安。

薛立斋治一人，背肿一块，按之则软，肉色如故，饮食如常，劳则吐痰，此脾虚而痰滞，用补中益气加茯苓、半夏、羌活，外以香附末、姜汁调饼，灸之而散。后因劳役头眩作呕，仍以前药减羌活，加蔓荆子而愈。

李士材治秦景明，素有痰饮，每岁必四五发，发即呕吐不能食。此病久结成窠囊，非大涌之弗愈也。须先进补中益气，十日后以瓜蒂散频投，涌如赤豆沙者数升，已而复得水晶色者升许。如是者七补之，七涌之，百日而窠囊始尽，专服六君子、八味丸经年不辍。

又治朱文哉，遍体如虫螫，口舌糜烂，寅卯必见异物，其脉两关弦滑且大，定为痰钦之疴，投滚痰丸一服，微有所下；更以控涎丹下痰及积，身痛减半；更以参、术煎汤送控涎丹，复下数行而愈。

石顽治周又韬张使，本燕人，体肥痰盛，善肉善饭，而患痰鸣喘嗽数年。食伤恒发，则六脉迟滑，时见歇止，声如拽锯，遍地皆痰。每岁或一二发，或三五发，深秋初冬尤甚，遂用倒仓法，自言肢体皆轻，前证遂不复作。二年后因不禁牛肉，复发，然其势较前不过十一，是亦不慎口腹所致耳。

咳　嗽

《素问》云：肺之令人咳，何也？五脏六腑，皆令人咳，非独肺也。皮毛者，肺之合也。皮毛先受邪气，邪气以从其合也。其寒饮食入胃，从肺脉上至于肺则肺寒，肺寒则外内合邪，因而客之，则为肺咳。肺咳之状，咳则喘息有音，甚则唾

血。心咳之状，咳则心痛，喉中介介如梗状，甚则咽肿喉痹。肝咳之状，咳则两胁下痛，甚则不可以转，转则两胠下满。脾咳之状，咳则右胁下痛，阴阴引肩背，甚则不可以动，动则咳剧。肾咳之状，咳则腰背相引而痛，甚则咳涎。五脏之久咳，乃移于六腑。脾咳不已，则胃受之，胃咳之状，咳而呕，呕甚则长虫出。肝咳不已，则胆受之，胆咳之状，咳呕胆汁。肺咳不已，则大肠受之，大肠咳状，咳而遗矢。心咳不已，则小肠受之，小肠咳状，咳而失气，气与咳俱失。肾咳不已，则膀胱受之，膀胱咳状，咳而遗溺。久咳不已，则三焦受之，三焦咳状，咳而腹满，不欲食饮。此皆聚于胃，关于肺，使人多涕唾而面浮肿气逆也。

岐伯虽言五脏六腑皆令人咳，其所重全在肺胃，而尤重在外内合邪四字。人身有外邪，有内邪，有外内合邪，此云五脏之久咳乃移于六腑，是指内邪郁发而言。若外邪入伤肺合而咳，原无脏腑相移之例也。

《金匮》云：咳逆倚息不得卧，小青龙汤主之。青龙汤下已，多唾口燥，寸脉沉，尺脉微，手足厥逆，气从小腹上冲胸咽，手足痹，其面翕热如醉状，因复下流阴股，小便难，时复冒者，与桂苓五味甘草汤治其冲气。冲气即低，而反更咳胸满者，用桂苓五味甘草汤去桂，加干姜、细辛，以治其咳满。咳满即止，而更复渴，冲气复发者，以细辛、干姜为热药也，服之当遂渴，而渴反止者，为支饮也。支饮者，法当冒，冒者必呕。呕者，复内半夏以去其水。水去呕止，其人形肿者，加杏仁主之。其证应内麻黄，以其人遂痹，故不内之；若逆而内之者必厥，所以然者，以其人血虚，麻黄发其阳故也。若面热如醉，此为胃热上冲熏其面，加大黄以利

之。

按：《金匮》治咳，叙之痰饮之下，以咳必因之痰饮，而五饮之中，独膈上支饮，最为咳嗽根底，外邪入而合之因嗽。即无外邪，而支饮渍入肺中，自足令人咳不已，况支饮久蓄膈上，其下焦之气，逆冲而上，尤易上下合邪也。夫以支饮之故，而令外邪可内，下邪可上，不去支饮，则咳终无宁宇矣。其曰：咳逆倚息不得卧，小青龙汤主之。明外内合邪之证，惟小青龙汤为的对耳。然用小青龙汤，其中颇有精义，须防冲气自下而上，重增浊乱，其咳不能堪矣。《伤寒》用小青龙汤，无少阴证者可服。杂证用小青龙汤，亦恐少阴肾气素虚，冲任之火易于逆上，冲任火上，无咳且增烦咳，况久咳不已，顾可动其冲气耶？盖冲任二脉，与肾络同出胞中，肾虚不能固守于下，则二脉相挟从少腹逆冲而上也。盖肾气本虚之人，即素无痰饮，才感外邪，则冲任之火便乘势上凌膈上，迫协津液而为痰饮，支塞清道，必至咳逆倚息不得卧也。倚息者，倚伏而喘息。阴火内应外邪，为证最急，不得不以小青龙为务也。只缘真元素亏，纵有合剂，不能逞迅扫之力，所以余邪得以久待，致有如下变证也。多唾，饮上溢也；口燥，津液伤也；寸脉沉，尺脉微，手足逆冷，卫中阳气耗也；气从少腹上冲胸咽，阴火逆也；手足痹，营血虚也，其面翕热如醉状，阳明胃热也；因复下流阴股，小便难，阴火下流膀胱也；时复冒，太阳余邪未散也。然证虽屡变，皆为冲气逆上之故。且有时复昏冒一证，即定太阳表证，确守冒家汗出自愈之例，故反复出入，不离小青龙加减。所以用桂苓五味甘草汤先治冲气，冲气即低，而反更咳胸满，因水在膈间不散。再变前方，去桂加干姜、细辛以治其咳满，咳满即止。第三变，而更复渴冲气复发者，以细辛、干姜为热药也，服之当遂渴，而渴反止者，为支饮也。支饮者，法当冒，冒者必呕。呕者，复内半夏以去其水，水去呕止。第四变，其人形肿者，以水尚在表也，加杏仁主之。其证应内麻黄，以其人遂痹，故不内之。若逆而内之必厥，所以然者，以其人血虚，麻黄发其阳故也。第五变，若面热如醉，此为胃热上冲熏其面，加大黄以利之。前四变，随证加减施治，犹未离本来绳墨。至第五变，其证颇似戴阳，而能独断阳明胃热，乃加大黄以利之。按：阳明病面合赤色，不可攻之，为其肾虚阳气不藏，故以攻下为戒；而此平昔阴亏血虚，反用大黄利之者，以其证变叠见，虽有面热如醉，脉见寸沉尺微，洵非表邪怫郁，而为胃中热蕴无疑，竟行涤饮攻热，恬不以阴虚为虑而致扼腕也。嗟夫！仲景治咳，全不从咳起见，治其支饮，下其逆气冲气，法中之法，游刃有余矣。

咳而上气，喉中水鸡声，射干麻黄汤主之。咳而脉浮者，厚朴麻黄汤主之。咳面脉沉者，泽漆汤主之。

上气而作水鸡声，乃是痰碍其气，气触其痰，风寒入肺之一验耳。发表、下气、润燥、开痰四法，萃于一方，用以分解其邪。若咳而脉浮，则外形居多，全以散邪为主，用法即于小青龙汤中除去桂枝、芍药、甘草，加厚朴、石膏、小麦，仍从肺病起见。以桂枝之热，芍药之收，甘草之缓，概示不用，而加厚朴以下气，石膏以清热，小麦以引入胃中，助其升发之气也。若咳而脉沉，为邪在营分，即肺之里也。热过于营，吸而不出，其血必结，血结则痰气必外裹，故用泽漆之破血为君，加入开痰下气，清热和营诸药，俾垒一空，元气不损，制方之妙若此。

火逆上气，咽喉不利者，止逆下气，

麦门冬汤主之。

此胃中津液干枯，虚火上炎之证。凡肺病有胃气则生，无胃气则死。胃气者，肺之母气也。故于竹叶石膏汤中，偏除方名二味，而用麦冬数倍为君，兼参、草、粳米以滋肺母，使水谷之精微，皆得上注于肺，自然沃泽无虞。当知火逆上气，皆是胃中痰气不清，上溢肺隧，占据津液流行之道而然，是以倍用半夏，更加大枣，通津涤饮为先，奥义全在乎此。若浊饮不除，津液不致，虽日用润肺生津之剂，乌能建止逆下气之勋哉？俗以半夏性燥不用，殊失仲景立方之旨。

戴人云：肺为诸咳之门户，每为六气所乘。如风乘肺者，日夜无度，汗出头痛，痰涎不利；热乘肺者，喘急而嗽，面赤潮热，甚者热甚于中，手足反寒，热移于下，便泄无度；火乘肺者，咳喘上壅出血，甚者七窍血溢；燥乘肺者，气壅不利，百节内痛，头面汗出，寒热往来，皮肤干枯燥痒，大便秘，痰胶血腥；寒乘肺者，嗽急而喘，恶寒无汗，鼻塞身疼，发热烦躁；湿乘肺者，痰涎不利，面肿喘急，至于湿痰内动为咳，又必因风因火因热因寒，所挟各不相同，至于乘肺则一也。咳嗽外感，六气郁而成火，必六淫相合；内伤五脏相胜，必五邪相并。有此不同，而中间又有敛散二法。敛者，谓收敛肺气也；散者，谓解散寒邪也。宜散而敛，则肺受寒邪，一时敛住，为害非轻；宜敛而散，则肺气怯弱，一时发散而走泄正气，害亦非小。且如感风咳嗽，已经散后，其表虚，复感寒邪，虚邪相乘又为喘嗽。若欲散风则愈虚其肺，收敛则愈滞其邪，当先轻解，渐收敛之，肺不致虚，邪不致滞，咳嗽自止矣。

经言脏腑皆有咳嗽，嗽属肺，何为脏腑皆有之？盖咳嗽为病，有自外而入者，有自内而发者，风寒暑湿，先自皮毛而入。皮毛者肺之合，故虽外邪欲传脏，亦必先从其合而为嗽，此自外而入者也。七情郁结，五脏不和，则邪火逆上，肺为气出入之道，故五脏之邪上蒸于肺而为咳，此自内而发者也。然风寒暑湿有不为嗽者，盖所感者重，竟伤脏腑，不留于皮毛。七情亦有不为嗽者，盖病尚浅，止在本脏，未即上攻，所以《伤寒》以有嗽为轻，而七情郁结之嗽久而后见。治法，当审脉证三因，若外因邪气，只当发散，又须原其虚实冷热；若内因七情，与气口脉相应，当以顺气为先，下痰次之。

戴复庵云：咳嗽因风寒者，鼻塞声重恶寒者是也。火者，有声痰少面赤者是也；劳者，盗汗出；兼痰者，多作寒热；肺胀者，动则喘满，气急息重；痰者，嗽动便有痰声，痰出嗽止。五者大概耳，亦当明其是否也。

赵养葵曰：咳谓无痰而有声，肺受火烁也；嗽是有声而有痰，脾受湿伤也。虽分五脏六腑之殊，而其要皆主于肺。盖肺为清虚之府，一物不容，毫毛必咳；又肺为娇脏，畏热畏寒，火刑金烁故嗽，水冷金寒亦嗽。故咳嗽者，必责之肺，而治法不在于肺而在于脾，不专在脾而反归重于肾。盖脾者肺之母，肾者金之子，故虚则补其母，虚则补其子也。

劳嗽见血，有劳伤元气，内火妄动而伤肺者；亦有劳伤肾水，阴火上炎而伤肺者。有因过服天冬、生地黄等寒药，损伤脾胃，不能生肺气而不愈者；有因误服知、柏之类，损伤阳气，不能生阴精而不愈者。凡此皆脾肺亏损而肾水不足，以致虚火上炎真脏为患也。须用异功散加门冬、五味补脾土而生肺金，用六味丸滋肾水而生阴精，否则不救。

凡阴虚火盛，干咳少痰，及痰咯难出

之嗽，妄用二陈汤，转劫其阴，而生大患矣。

张介宾云：大法，咳嗽治表邪者，药不宜静，静则留连不解，变生他病，故忌寒凉收敛，经所谓肺欲辛者是也。治里证者，药不宜动，动则虚火不宁，燥痒愈甚，故忌辛香燥热，所谓辛走气，气病无多食辛是也。然治表者，虽宜动以散邪，若形病俱虚者，又当补中气而佐以和解，倘专于发散，则肺气益弱，腠理益疏，邪乘虚人，病反增剧也；治内者，虽当静以养阴，若命门火衰不能归元，则参、姜、桂、附在所必用，否则气不化水，终无济于阴也。至若因于火者宜清，因于湿者宜利，因痰者降其痰，因气者理其气，随其所见之证而兼以调之。大抵风邪胃火，此实热为患，易治。惟肺肾亏损，此真脏为患，最难治。在老人虚人，皆宜温养脾肺，稍兼治标为当。

石顽曰：经云：劳风法在肺下，其为病也，使人强上冥视，唾出若涕，恶风而振寒，此为劳风之病。治之以救俯仰，巨阳引，句精者三日，中年者五日，不精者七日。咳出青黄涕，其状如脓，大如弹丸，从口中若鼻中出，不出则伤肺，伤肺则死也。此段奥义，从无正释，今特明之。夫人劳力则肺气胀满，俞穴大开而汗泄，斯时感冒，风邪乘其俞穴之开，直入肺下，少顷俞穴仍闭，其邪有入无出，郁闭不通，而生痰聚饮，流入膺胸肩背经络窍遂之中，故使人强上冥视。强上者，身半以上为风所中，而胸背强戾，但可仰卧而不能俯，非若肾风之不能正偃也。冥视者，邪害空窍，所以目睛反戾，半开不动，不能视物也。唾出若涕者，痰饮上溢之征也。恶风振寒者，肺气受困，木邪反肆为虐也。风寒之邪，必由巨阳而寻出路，今邪在肺下，逼近胃口，既不能从表

而解，又非实热燥结，可攻下而除，势必借资膀胱阳气，上吸胸中，使阴噎郁闭之邪，庶得从上解散。本乎天者亲上，故涕从口鼻而出。其色青黄，其状如脓者，风邪挟肝胆而乘脾胃之候也。大如弹丸者，乃久已支塞肺窍之结痰，见邪蓄之盛也，设不急治，则伤肺而死矣。故治此证者，当急使巨阳之上引，则肺气清肃下行，而风邪痰涕方得上出，胸中既空洞无余，自然俯仰无碍矣。又须知此证邪气入深，即使治得其当，虽精壮之人，亦必服药三日，始得见效。若治中年者，及不精壮者，更须五日七日为期。设遇羸者困惫之人，胃气寝衰，不能行其药力，何能计日取效哉！治此者，惟金匮桂苓五味甘草汤加姜汁、竹沥，差堪对证。盖桂枝上散肺下邪风，下通膀胱阳气；茯苓先升后降，专祛肺下浊饮；五味约束桂枝辛散，使津液不随气外泄，而为巨阳之向导；甘草之甘缓，使三味缓留膈上，共成匡济之功。若痰逆势甚者，又当用桂枝二越婢一汤、小青龙加石膏汤。禀气素虚者，炙甘草汤。皆为合剂，奈何守真宣明论，特举苈枳丸，专治此证，未审何所见而云然，是予不敢附会也。凡咳嗽，饮水一二口而暂止者，热嗽也；呷热汤而暂停者，冷嗽也。治热嗽，以小柴胡加桔梗；冷嗽，理中汤加五味。

感风者，鼻塞声重；伤冷者，凄清怯寒。挟热为焦烦，受湿为缠绵，瘀血则膈间腥闷，停水则心下怔忡，或实或虚，痰之黄白，唾之稠粘，从可知也。感风而嗽者，脉浮恶风自汗，或身体发热鼻塞，或鼻流清涕，欲语未竟而咳，宜桂枝汤加香豉、细辛。然火嗽亦有鼻流清涕，语未竟而咳者，但风则一嗽便多稠痰，火则顿咳无痰，为明辨耳。感寒而嗽者，脉紧恶寒，发热无汗鼻塞，遇寒则咳，内有郁热

痰结也，华盖散；兼喘，九宝汤。暴感风寒，二气相兼而咳嗽，鼻塞声重者，芎苏散。肺感风寒咳嗽，倚息不得卧，背寒则嗽甚，小青龙汤、桂苓五味甘草汤，各随方下变证加减。客邪伤肺，久嗽不止，宁嗽化痰汤。形寒饮冷咳嗽，兼腹痛脉弦者，小建中汤加桔梗以提肺气之陷，寒热自汗，加黄芪。冬月嗽而发寒热，谓之寒嗽，小青龙汤加杏仁。冷热嗽，因增减衣裳，寒热俱感，遇乍寒乍热亦嗽，饮热饮冷亦嗽，脉浮，风重，金沸草散；脉数或涩，热重，葳蕤汤去川芎，加香豉三钱。入房汗出中风，嗽而面赤，《内经》谓之内风，脉浮紧，小青龙；脉沉紧，真武汤。饮酒中风，多汗而嗽，谓之漏风，桂枝汤加泽泻、术、麻黄根。水肿脉浮自汗，喘嗽便秘，小青龙加葶苈、木香。喘嗽脉沉畏寒，生料济生肾气丸煎服。有先伤风，咳嗽未除，更伤于热而咳嗽声嘶者，为热包寒，葳蕤汤加减。有素咳嗽人，更感于寒，而咳嗽声哑者，为寒包热，金沸草散去芍药加石膏；不应，用越婢汤。热嗽失音，多服寒剂，声愈不出者，古今录验续命汤发之。轻则消风散去僵蚕、蝉蜕，加桔梗、薄荷，以生姜汁调服，冷热嗽失音尤宜。夏月嗽而发热者，小柴胡加石膏、知母；但手足心热而不发热者，泻白散加橘红、桔梗；不应，凉膈散去硝、黄，加葳蕤、蜂蜜。伤热而嗽者，脉数烦渴引饮，咽喉干痛，鼻出热气，喉声不清，咳唾稠粘，其痰屡咳而难出，色黄且浓，或带血缕，或出血腥臭，或坚如蚬肉，不若风寒之嗽，痰清而白也，葳蕤汤；风热相兼，加减葱白香豉汤。凡咳嗽面赤，胸腹胁常热，惟手足乍有凉时，其脉洪者，热痰在膈上也，小陷胸汤。感湿嗽者，脉细而缓，身体重著。骨节烦疼，或自汗，或小便不利，麻黄加

术汤。有一嗽痰即出者，脾湿胜而痰滑也。有连嗽十数声，痰不即出者，肺燥胜而痰涩也。咳而无痰者，以甘寒润其肺。痰多致嗽者，以辛平燥其脾。形盛自汗，脉缓体重嗜卧之人咳者，脾湿胜也，二陈加防己、黄芪、白术之类。兼食积痰垢壅塞不利者，千缗汤荡涤之；兼食积痰气蕴酿火邪者，二陈加枳、术、黄连消导之。秋深伤热咳嗽而洒淅恶寒发热者，千金麦门冬汤；但嗽无寒热，痰不得出，极力咯之乃得一丝粘痰者，千金五味子汤。咳而无声者，肺气伤而不清，乃痰郁火邪在中不能上出，此肺燥也，桔梗汤加贝母、葳蕤、蜜炙枇杷叶。洁古云：咳而无痰者，以辛甘润其肺，蜜煎姜、橘，蜜烧连皮胡桃。虚人当用人参同蜜烧胡桃，不时细嚼，或二味煎服最妙，即观音应梦散。久嗽声飒者，古法用酥蜜膏，今改用生地黄煎，取辛以润之。咳嗽声哑，气促满闷，语声不出者，心包火盛而　气受伤也，古法用通声膏，今改用千金地黄煎，取润以泄之。盖声飒虽云金实不鸣，久嗽多缘肺气枯槁，是当清润为主，实则二陈、桔、薄、葳蕤、蜜煎姜、桔之类；枯则生脉、二冬、款冬、竹茹，亦加蜜煎姜、橘。又当详形气之肥瘠，时令之寒暄而为施治。声哑须分暴久，暴多寒郁热邪而肺络壅塞，久多热伤肺痿而真气受伤。壅则麻杏甘石、苓、半、姜、橘等，随微甚以搜涤之；伤则异功、生脉、保元，参脉证以培养之。若风热心烦，咳喘便秘，脾胃热壅，食不下者，千金地黄煎主之，不可拘于成则而废活法也。若喘咳失血，声飒音哑，食少便泄之金破不鸣，歧彭不能图治也。其生姜治咳嗽声哑，惟暴嗽寒郁，肺气不通者为宜，若久嗽热伤肺气而暗者，虽二冬、二母、二地、黄芩、花粉等，寒凉敛肺，为之禁剂；而麻、杏、辛、桂辛

散耗气，亦为戈戟；其诃子、五味酸涩固气，尤须慎详。壅嗽声重痰稠，或咳有血，以薄荷、生胡麻各一撮细嚼，煎苏子降气汤送下。七情饥饱嗽，动传脏腑正气，致邪上逆，结成痰涎，肺道不利，四七汤加杏仁、五味、人参、阿胶、麦冬。劳心思虑，心血耗散，人每有思虑，则心火上乘，必发干咳，此为神伤，虽服药亦难取效，以归脾汤加麦冬、五味，作膏蜜收。其木香或减半，或换砂仁，另为细末，离火加入，不时滋养方妙。大抵干咳，乃燥气乘肺，属火郁证，乃痰郁火邪在肺，先用逍遥散加苦桔以开之，后用六味丸加五味以补之；不已，则成劳。此证不得志者有之。咳嗽痛引肩背，虽久不已，不可误认为虚，此属三焦郁火，加味逍遥散；浊痰，加味导痰汤。如咳而胁痛，宜疏肝气，枳壳煮散，或去川芎加青皮、柴胡、香附、姜汁之属。肥盛气实者，二陈汤加白芥子。火热咳嗽，喉哑痰浓，或大便秘结者，凉膈散加桔梗。凡内伤气虚不能上输于肺，而时嗽时止，其人黄白少神，脉亦虚微少力，补中益气去升麻，加煨葛根、麦冬、五味，或兼肾水不足，前汤送下都气丸。咳嗽痰中见血而脉细者，此火邪伤血分也，归脾汤；若痰中微有少血，或血丝，此肝血伤也，补中益气去升麻，加白芍、丹皮。前后心胀，喉中有血腥气，气口脉涩，此膈间有蓄血也。试法，呷热姜汤作呃者，瘀血也，犀角地黄汤加童便、桃仁、大黄攻散之，或平胃合越鞠，加韭汁、童便消伐之。气竭肝伤而咳嗽血腥者，四乌鲗骨一藘茹丸。内伤瘀积在胃，不时吐血者，其人面色槁而滞，脉多弦涩，当先与百劳丸去瘀，后用异功、六君调补。有兼停饮食而咳，须用消化之方，不可用乌梅、粟壳酸涩药。其寒邪未除，宜用发散之剂，不可便用补

药。咳嗽而面白，悲噫，或咳白痰白沫，属肺胃虚寒。若胸胁逆满，牵引背痛，心腹冷痛，饮食即吐者，温肺汤。口甘涎沫流，脉沉弦细迟，属中寒。口出清水，心下汪洋作嘈杂，胸胁胀痛不食，属冷饮停于胃中，攻肺则咳，半夏温肺汤，兼芦吸散亦妙。嗽而声喑气乏，寒从背起，口中如含冰雪，甚则吐血，此肺气不足，胃气虚寒也，千金补肺汤。嗽而声哑，脉细者属寒，宜半夏、生姜、细辛以辛散之。

如饮冷热酒，伤肺致嗽，谓之凑肺；或兼煎煿伤胃，咳嗽咽痒，痰多唾血，喘急胁痛，不得安卧，改定紫菀茸汤。咳嗽呕吐并作，为肺胃俱病，先安胃气，二陈加芦根、姜汁、姜制枇杷叶。虚者，六君子加桔梗。有咳嗽吐痰与食俱出者，此饮食失节，脾气不利，清浊相干，二陈加枳、术、杏仁、细辛。有食积痰嗽发热，其人面青白黄色不常，面上有黄白纹痕者，二陈加香附、枳壳、曲蘖；食积发热，加姜汁炒川连；停寒食作嗽，加炮姜。嗽而得食即缓者，脾虚也，异功散；有痰，六君子。外感咳嗽与阴虚咳嗽，尤宜辨晰。外感咳嗽则声盛而浊，先缓后急，日夜无度，痰涎稠粘而喘急；阴虚劳嗽则声怯而槁，先急后缓，或早甚，或暮甚，清痰少气而喘乏也。阴虚脉弦而数，或细数，或涩证兼盗汗，下午作寒热，面色纯白，两颊赤，多清痰干咳者，劳也，属阴虚火盛，夜服六味丸，晨服异功散。久嗽之人，发散清肺俱不应，胸膈不利，咳唾脓血。坐卧不宁，语言不出者，将成肺痿之候也，紫菀散；肺热顿嗽，肌肤灼热，面赤如醉者，紫菀膏微利之。治嗽须分新久虚实，如久嗽脉弱，或虽洪大按之不鼓，属肺虚，宜门冬、五味子、款冬、紫菀之类敛而补之。酒色过度，虚劳少血，津液内耗，心火自炎，致令燥热乘

肺，咯唾脓血，上气涎潮，其嗽连续不已，加以邪客皮毛，入伤于肺，而自背得之尤速，当与炙甘草汤，或黄芪建中加丹皮。盖丹皮辛香，调和营气，治无汗骨蒸，故阴虚人解表，以丹皮为向导。好色之人元气素弱，咳嗽不愈，喉中血腥，肠中隐痛，琼玉膏；不应，加减八味丸，久服乃效。有暴嗽，诸药不效，服生料鹿茸丸，即愈。此乃肾虚所致，不可以暴嗽而疑遽补之非。有便溺如常，饮食不妨而咳嗽不安；或兼血腥，年久不愈者，此肺胃虚热也，异功散加丹皮、山药。有肺胃虚弱，咳嗽喘促，或时吐血衄血，自汗盗汗者，门冬清肺饮。劳嗽，即火郁嗽，因火伤迫，遂成郁遏胀满，一边不得眠者难治。咳嗽吐粉红痰，谓之吐白血，仅可绵延岁月；若血色正赤如朱，浓厚如漆，为守藏血，不治。有经年累月久嗽，服药不差，余无他证，此是风寒客邪，久伏肺胃也，与劳嗽不同，三拗汤佐以千缗汤，瘦人多火禁用。若饥时胸中大痛，唇面上有白点如粞①，咽喉或痒或痛，而咳不可忍，脉极数，或忽大忽小，此必肺中有寸白虫，饥则虫上求食，痛嗽不宁也，一味百部熬膏，略加槟榔、乌梅。上半日嗽多，属胃中有火，竹叶石膏汤降泄之。胃气虚者，补中益气或五味异功，并加山栀；午后嗽多，属阴虚，六味丸加麦冬、五味以敛之；黄昏嗽者，火浮于肺，不宜用凉药，都气丸敛而降之；五更嗽甚者，胃中有食积也，二陈汤加枳实、川连以消导之；虚者，六君子加姜汁炒川连。增补《素问》五脏六腑咳治例。肺咳，千金五味子汤去续断、地黄、赤小豆，加麦门冬、葳蕤、细辛。心咳，凉膈散去硝、黄，加黄连、竹叶。肝咳，枳壳煮散去芎、防，加肉桂、橘红、苏子。脾咳，六君子汤加枳壳、桔梗。肾咳，都气丸加麦门冬、人参。胃咳，异功散加蜀椒、黄连、乌梅。胆咳，小柴胡汤加芦根汁。大肠咳，补中益气汤去升麻加桔梗。小肠咳，桔梗汤加人参、茯苓、橘红、五味。膀胱咳，五苓散加人参。三焦咳，局方七气汤加黄连、枳实。久嗽服药不应，可用熏法。款冬花将蜜拌润，焙干，入有嘴壶中烧，吸烟咽之。若胸中闷，举起头，以指掩定烟，稍间再吸。杏仁散肺中风热，然肺实有火，因风寒者为宜。桑皮泻肺气，然性不纯良，虚寒者当戒。补肺多用生姜，以其辛能发散也。栝蒌仁甘能润肺，寒能降火，治热嗽之要药，阴虚血虚者勿用，以其能作呕作泻也。咳而吐痰，膺乳痛，当看痰色如何，若浓浊如脓，或血丝而臭，当从肺痈例治之。

〔诊〕　咳嗽之脉，浮为风，紧为寒，洪数为热，濡细为湿。寸关涩难而尺内弦紧，为房劳阴虚；右关濡大，为饮食伤脾；左关弦数，为疲极肝伤；右寸浮短为伤肺，迟涩肺寒。咳嗽洪滑为多痰，弦涩为少血。肺脉微急，咳而唾血，脉或沉或浮，声不损者，易治；脉来洪数，形瘦面赤，肾脏气衰，不能上循于喉而声哑者难疗。亦有肺络支塞而声哑者，不在此例。暴病咳嗽，睡卧不下，为肺胀，可治；久病喘嗽，左侧不能卧者，为肝伤，若精力未衰者可治。右边不能卧者，为肺损，无问新久，皆不可治。久嗽脉弱者生，实大数者死。咳而脱形身热，脉小坚急以疾为逆，不出十五日死。咳脱形，身热脉疾，不过五日死。咳溲血，形肉脱，脉搏者死。咳呕腹胀，且飧泄，其脉绝，不及一时而死。咳嗽形羸，脉形坚大者死，沉紧及伏匿者死，浮直者可治，浮软者易治。咳而呕，腹满泄泻，脉弦急欲绝者死。久

① 粞（xī）：碎米。

嗽数岁，其脉弱者可治，实大数者死。其脉虚者必苦冒，其人本有支饮在胸中故也，治属饮家。

石顽疗吴江邑侯华野郭公，仲秋喘嗽气逆。诊之两尺左关弦数，两寸右关涩数。弦者肾之虚，涩者肺之燥，夏暑内伏肺络，遇秋燥收之令，而发为咳嗽也。诊后公详述病情，言每岁交秋则咳，连发四载，屡咳痰不得出则喘，至夜坐不得卧，咳剧则大便枯燥有血。先曾服令高徒施元倩越婢汤，嗽即稍可，数日间堂事劳心，复咳如前。时元倩归苕，松陵诸医，治之罔效，因求洞垣之鉴，起我沉疴。答曰：公本东鲁，肾气素强，因水亏火旺，阴火上烁肺金，金燥不能生水，所以至秋则咳。咳剧则便燥有血，肺移热于大肠之明验也。合用千金麦门冬汤，除去半夏、生姜之辛燥，易以蒌蕤、白蜜之甘润，籍麻黄以鼓舞麦冬、生地之力，与越婢汤中麻黄、石膏分解互结之燥热同一义也。郭公曰：松陵诸医，咸诋麻黄为发汗之重剂，不可轻试，仅用杏仁、苏子、甘、桔、前胡等药，服之其咳转甚何也？答言：麻黄虽云主表，今在麦门冬汤中，不过借以开发肺气，原非发汗之谓。麻黄在大青龙汤、麻黄汤、麻杏甘石汤方，其力便峻，以其中皆有杏仁也。杏仁虽举世视为治嗽之通药，不问虚实浑用，然辛温走肺，最不纯良，耗气动血莫此为甚，熬黑入大陷胸丸，佐甘遂等搜逐结垢，性味可知。公首肯以为然。连进二剂，是夜便得安寝，次早复诊，其脉之弦虽未退，而按之稍软，气口则虚濡乏力，因与六味、生脉，加蒌蕤、白蜜作汤四服，其嗽顿减。郭公复云：向闻元倩有言，六味、八味丸中，不可杂用参、术，而先生居之不疑，用之辄应，其义云何？答曰：六味为填补真阴药，与人参同用，原非正理。此兼麦冬、

五味，缘合肺肾金水相生，当无留中恋膈之虑。善后之策，即以此方制丸，三时恒服不彻，至秋庶无复嗽之虞。先是公子柔痉，予用桂枝汤，及六味作汤，咸加蝎尾，服之而瘥，其后夫人素有败痰失道，左右两胁俱有结块，大如覆盂，发则咳嗽喘逆，腹胁掣痛，六脉止促而按之少力。余用六君子加胆星、枳实、香附、沉香二剂，服之，大吐稠痰结垢一二升。因呕势太甚，甲夜渡湖速往，黎明至署候之，呕止嗽宁，脉息调匀，不必更进他药矣。

江右督学何涵斋媳，内翰范秋涛女，素常咳嗽不已，痰中间有血点，恒服童真丸不彻。秋涛殁后，哀痛迫切，咳逆倍常，而痰中杂见鲜血，因与瑞金丹四服，仍以童真丸、乌骨鸡丸调补而安。

又治通政劳书绅太夫人，年五十余，素秉气虚多痰。数日来患风热咳逆，咳甚则厄厄欲吐，且宿有崩淋，近幸向安。法当先治其咳，因以桔梗汤加葳蕤、白薇、丹皮、橘皮、蜜煎生姜四剂撤其标证，次与六君子加葳蕤以安其胃气，继进乌骨鸡丸方疗其固疾。而夫人以久不茹腥，不忍伤残物命，改用大温经汤加鹿茸、角䚡作丸，药虽异而功则一也。

肺痿 肺胀

《金匮》云：问曰：热在上焦者，因咳为肺痿，肺痿之病，从何得之？师曰：或从汗出，或从呕吐，或从消渴小便利数，或从便难又被快药下利，重亡津液，故得之。曰：寸口脉数，其人咳，口中反有浊唾涎沫者何？师曰：为肺痿之病。若口中辟辟燥，咳即胸中隐隐痛，脉反滑数，此为肺痈咳唾脓血。脉数虚者为肺痿，数实者为肺痈。

两手寸口，原为手太阴肺脉，此云寸

口脉数，云滑数，云数虚，云数实，皆左右三部统言也。其人咳，口中反有浊唾涎沫，顷之遍地者为肺痿。言咳者口中不干燥也，若咳而口中辟辟燥，则是肺已结痈，火热之毒出见于口，咳声上下触动其痈，胸中即隐隐而痛，其脉必见滑数有力，邪气方盛之征也。数虚、数实之脉，以之分别肺痿肺痈，是则肺痿当补，肺痈当泻，隐然言表。

肺痿吐涎沫而不咳者，其人不渴，必遗溺，小便数，所以然者，以上虚不能制下故也。此为肺中冷，必眩，多涎唾，甘草干姜汤以温之；若服汤已渴者，属消渴。

肺热则膀胱之气亦热，小便必赤涩而不能多；若但吐涎沫而不咳，复不渴，反遗溺而小便数者，明非热在上焦之肺痿，亦非重亡津液之所致，必系上焦虚冷，不能制下，以故小便无所收摄耳。此为肺中冷，阴气上逆侮其阳气，故必眩；阴寒之气凝滞津液，故多涎唾，宜与甘草干姜汤之甘辛以温其脾肺也。若始先不渴，服温药即转渴者，明是消渴饮一溲二之证。消渴又与痈疽同类，更当消息之矣。

喻嘉言曰：肺痿其积渐，已非一日，其热不止一端，总由胃中津液不输于肺，肺失所养，转枯转燥，然后成之。于是肺火日炽，肺热日深，肺中小管日窒，咳声以渐不扬，胸中脂膜日干，咳痰艰于上出，行动数武，气即喘鸣，冲击连声，痰始一应。《金匮》治法非不彰明，但混在肺痈一门，况难解其精意。大要缓而图之，生胃津，润肺燥，下逆气，开积痰，止浊唾，补真气，以通肺之小管，散火热，以复肺之清肃。如半身痿废，及手足痿软，治之得法，亦能复起，虽云肺病，近在胸中，呼吸所关，可不置力乎。然肺痈属在有形之血，血结宜骤攻；肺痿属在无形之气，气伤宜徐理，兼润肺燥。然肺虽燥而多不渴，勿以其不渴而用燥热之药，此辨证用药之大法也。

肺痿涎唾多，心中温温液液者，炙甘草汤主之，此《外台》法也。肺痿虚寒，羸瘦缓弱战掉，嘘吸胸满，千金生姜温中汤。肺痿咳唾，涎沫不止，咽燥而渴，千金生姜甘草汤。肺痿咳嗽有痰，午后热，并声嘶者，古法用人参养肺汤，今改用紫菀散加丹皮、姜、枣。心火克肺，传为肺痿，咳嗽喘呕，痰涎壅盛，胸膈痞满，咽喉不利者，古法用人参平肺汤，今改用紫菀散加葳蕤、橘红、姜、枣。肺痿咳嗽不已，往来寒热，自汗烦渴者，古法用知母茯苓汤，今改用紫菀散加知母、银州柴胡、姜、枣。盖咳嗽声嘶，咽喉不利，皆是火郁痰滞。必用生姜之辛以散之，然须蜜制，藉甘以润之，此标本兼该之义也。刘默生言：痿本虚燥，总不离壮水清金，滋补气血津液，消痰止嗽，宜天冬、麦冬、生地、熟地、知母、人参、葳蕤，紫菀为主。痞结，去天冬、生地，加橘红、苏子；泄泻，去天冬、生地、知母，加山药、茯苓，并用固本丸，不时噙化。肺痿咳嗽，痰中有红丝，盗汗发热，热过即冷，饮食减少者，劫劳散。虚劳肺痿失音，咳唾腥血稀痰，或面上生疮，人参蛤蚧散。丹方治肺痿，每日用人参细末一钱，入猪肺管内，砂锅中煮烂，加葱酒服效。肺痿咳唾，咽燥欲饮水者自愈，张口短气者危。咳而口中自有津液，否白苦滑，此为肺寒，甘草干姜汤。肺痿属热，如咳久肺瘤，喉哑声嘶咯血，此属阴虚，多不可治。肺痿六脉沉涩而急，或细数无神，脉口皮肤枯干，而气高息粗者死。

《金匮》云：上气喘而躁者，属肺胀，欲作风水，发汗则愈。

肺胀而发其汗者，即《内经》开鬼门

之法。一汗而令风邪外泄于肌表，水无风战，自顺趋而从下出也。

咳而上气，此为肺胀，其人喘，目如脱状，脉浮大者，越婢加半夏汤主之。肺胀咳而上气，烦躁而喘，脉浮者心下有水气，小青龙加石膏汤主之。

按：二方分治肺胀，皆以其脉浮，当从汗解之例。越婢方中有石膏无半夏，小青龙方中有半夏无石膏。观二方所加之意，全重在半夏、石膏二味协力建功。石膏清热，藉辛温亦能豁痰；半夏豁痰，藉辛凉亦能清热也。观麦门冬汤方中，下气止逆，全藉半夏入生津药中，此二方又藉半夏入清热药中，仲景加减成方，无非生心化裁，后学所当神往矣。

上气面浮肿，肩息，其脉浮大，不治；又加利，尤甚。

上气之候，而至面目浮肿，喘息动肩，是肺气壅逼，上而不下，加以脉浮大，气方外出，无法可令内还而下趋，故云不治也。加利则上下交争，更何以堪？

肺胀而咳，左右不得卧，此痰挟瘀血碍气而胀，当归、丹皮、赤芍、桃仁、枳壳、桔梗、半夏、甘草、竹沥、姜汁；如外邪去后，宜半夏、海石、香附、瓜蒌、甘草为末，姜汁蜜调噙之。

喻嘉言治施眉苍，肺痿喘嗽吐清痰，肢体痿软，不能举动，脉来虚数，以蛤蚧二十枚，酒浸酥炙，人参、黑参各十两，蜜丸，时噙化，不终剂而痊。

石顽治陆去非，肺痿声飒吐痰，午后发热自汗，左脉细数，右脉虚濡，平昔劳心耽色所致。先与生脉散合保元汤，次与异功散加黄芪，并加姜、枣，与都气丸晨夕兼进，调补半月而热除痰止，月余方得声清。

又治孙起柏肺胀，服耗气药过多，脉浮大而重按豁然，饮食不入，幸得溺清便

坚，与局方七气，每剂用人参三钱，肉桂、半夏曲、炙甘草各一钱，生姜四片，四剂霍然。盖肺胀实证居多，此脉虚大，不当以导常论也。

又治一尼肺胀，喘鸣肩息，服下气止嗽药不应，渐至胸腹胀满，脉得气口弦细而涩，此必劳力气上，误饮冷水伤肺，肺气不能收敛所致也。遂与越婢汤减麻黄，加细辛、葶苈大泻肺气而安。

又治一酒客，严冬醉卧，渴饮冷茶，肺胀喘嗽，脉得气口沉紧搏指，与小青龙去芍药，加葶苈、半夏，一剂而痊。则知肺胀喘满，当以葶苈为向导也。

肺痈

《金匮》云：问曰：病咳逆，脉之何以知为肺痈？当有脓血，吐之则死。其脉何类？师曰：寸口脉微而数，微则为风，数则为热，微则汗出，数则恶寒。风中于卫，呼气不入，热过于营，吸而不出。风伤皮毛，热伤血脉。风舍于肺，其人则咳，口干喘满，咽燥不渴，多唾浊沫，时时振寒，热之所过，血为之凝滞，蓄结痈脓，吐如米粥，始萌可救，脓成则死。

肺痈之脉，既云滑数，此复云微数者，非脉之有不同也，滑数者已成之脉，微数者初起之因也。初起以左右三部脉微，知卫中于风而自汗；左右三部脉数，为营吸其热而畏寒。然风入卫，尚随呼气而出，不能深入，所伤者不过在于皮毛，以渐舍肺俞，而咳唾振寒。兹时从外入者，从外出之易易也，若夫热过于营，即随吸气深入不出而伤其血脉矣。卫中于风，得营中之热留恋，固结于肺叶之间，乃致血为凝滞，以渐结为痈脓，是则有形之败浊，必从泻肺之法而下驱之，安在始萌不救，听其脓成，而致肺叶腐败耶？

咳逆上气，时时唾浊，坐不得眠，皂

荚丸主之。

火热之毒，结聚于肺，表之里之，清之温之，曾不少应。坚而不可攻，惟此无坚不入，聿成荡涤之功，不可以药之微贱而忽诸。若因外感所触而成，当取用千金桂枝去芍药加皂荚汤最佳，足可补仲景之未迨也。

咳而胸满振寒，脉数，咽干不渴，时吐浊唾腥臭，久久吐脓如米粥者，为肺痈，桔梗汤主之。

此上提之法也。痈结肺中，所以浊唾腥臭，乘其新造未固，提而出之。如其势已入里，又当引之从胃入肠，此法殊不中用矣。所以宋人附以十六味桔梗汤，兼合葶苈泻肺之意，外内合邪之治也。

肺痈喘不得卧，葶苈大枣泻肺汤主之。

此治肺痈吃紧之方也。肺中生痈不泻其肺，更欲何待？然日久痈脓已成，泻之无益；日久肺气已索，泻之转伤。惟血结而脓未成，当亟以泻肺之法夺之。若一身面目浮肿，鼻塞清涕出，为表证未罢，当先与小青龙汤一剂，后乃服之。

石顽曰，肺痈危证，乘初起时，极力攻之，庶可救疗。《金匮》特立二方，各有主见。如患人平昔善饮嗜啖，痰湿渐渍于肺，宜皂荚丸；肥盛喘满多痰，宜葶苈大枣泻肺汤。《千金》补所不足，复立桂枝去芍药加皂荚汤以治风寒客邪感触发热之证，苇茎汤以治心脾过劳，肺气不化，水道不利之疾，功效最速。宋人又有十六味桔梗汤，虽未尽善，亦可以备诸治之采用。若畏其峻，而守王道之方，真养痈以待毙耳，明眼者辨治宜早也。

凡咳嗽吐臭稠痰，胸中隐痛，鼻息不闻香臭，项强不能转侧，咳则遗溺，自汗喘急，呼吸不利，饮食减少，脉数盛而芤，恶风毛耸，便是肺痈之候。盖由感受风寒，未经发越，停留肺中，蕴发为热，或挟湿热痰涎垢腻，蒸淫肺窍，皆能致此。慎不可用温补保肺药，尤忌发汗伤其肺气，往往不救。金匮皂荚丸、葶苈大枣泻肺汤、千金桂枝去芍药加皂荚汤、苇茎汤，宋人十六味桔梗汤，俱肺痈专药。初起用苇茎汤，此方大疏肺气，服之使湿瘀悉趋溺孔而去，一二服即应。脉浮表热，加葱白、香豉；气口脉盛，加犀角、竹茹；痰多加贝母、蒌仁、蛤粉；引痛，加紫菀、白蜜。初起咳逆不利，二味桔梗汤加贝母、紫菀；多汗，加防己、黄芪。溃后唾浓血不止，葶苈薏苡泻肺汤随证加减。咳有微热烦满，胸中块垒甲错者，《千金》用合欢皮一味，日取掌大一块煎汤服。平昔劳心思虑多郁火人，唾臭痰鲜血，此属阴火，但与生料六味丸加麦冬、紫菀之类；若误投参芪补气补火，臭痰转甚者，急宜上法加童便，服之自清。初起疑似未真，生大豆绞浆饮之，不觉腥气，便为真候。大抵声音清朗，浓痰稀泽，或间有鲜血，饮食知味，胸胁不疼，或咳则微痛，痛在右畔肺之长叶，而坐卧得宁，形色如常，便溺自调者可治。若溃后大热不止，时时恶寒，胸中隐痛，痛在左畔肺之短叶，此金气浅薄，溃后最难平复；而喘汗面赤，坐卧不安，饮食无味，浓痰腥秽不已者难治。若喘鸣不休，唇反，咯吐脓血，色如败卤，瀹臭异常，正气大败，而不知痛，坐不得卧，饮食难进，爪甲紫而带弯，手掌如枯树皮，面𩎛①颧红，声哑鼻煽者不治。肺痈初起，脉不宜数大，溃后最忌短涩。脉缓滑面白者生，脉弦急面赤者死。肺痈已破入风者不治，即浓煎葱白香豉汤频服之，然多不救。

肺痈丹方，初起唾臭痰沫，用陈年芥

---

① 𩎛（fú）：形容生气。

蔺汁，温服灌吐最妙。一方，用荷叶浓煎，稍入白蜜，不时服之，不问已溃未溃皆效。又方，以猪肺去心，竹刀剖去垢沫，取接骨木二两，缶器中煮熟淡食，日服无间，五七日当效。溃后排脓，用金鲤汤。以小活鲤鱼去肠垢，入贝母末三钱，隔水童便煮，和汁食之，日服一枚，皆屡验；然不若薏苡根捣汁，炖热服之，其效最捷。下咽其臭即解，有虫者虫即死出。薏苡为肺痈专药，然性燥气滞，服之未免上壅，不及根汁之立能下夺，已溃未溃，皆可挽回，诸方皆不及也。肺痈溃后，脓痰渐稀，气息渐减，忽然臭痰复甚，此余毒未尽，内气复发，必然之理，不可归就于调理服食失宜也。但虽屡发，而势渐轻可，可许收功；若屡发而痰秽转甚，脉形转疾者，终成不起也。

喑

经云：邪入于阴则喑，人卒然无音者，寒气客于厌，则厌不能发，发不能下，至其开合不致，故无音。

失音大都不越于肺，然须以暴病得之，为邪郁气逆；久病得之，为津枯血槁。盖暴喑总是寒包热邪，或本内热而后受寒，或先外感而食寒物，并宜辛凉和解，稍兼辛温散之，消风散用姜汁调服，缓缓进之，或只一味生姜汁亦可，冷热嗽后失音尤宜。若咽破声嘶而痛，是火邪遏闭伤肺，昔人所谓"金实不鸣，金破亦不鸣"也。古法用清咽宁肺汤，今改用生脉散合六味丸作汤，所谓壮水之主以制阳光也。肥人痰湿壅滞，气道不通而声喑者，二陈导痰开涤之，一切滋补皆为禁剂。至若久病失音，必是气虚挟痰之故，宜滋肺肾之化源，非生脉散下都气丸不可。凡咽干声槁者，润肺为主，生脉散合异功散；若膈内作痛，破瘀为先，代抵当

丸最妥。更有舌喑不能言者，亦当分别新久。新病舌喑不能言，必是风痰为患，类中风例治之。若肥人舌短不能言，或舌根强硬，导痰汤为主。若久病后或大失血后，舌萎不能言，大虚挟寒例治之。要在临证审察病因无误，然中风暴病失音多缘少阴真气久虚而得，更兼遗溺五绝证见，不可治矣。若冬月咳嗽，寒痰结于咽喉，语声不出者，此寒气客于会厌，故卒然而喑也，麻杏甘石汤，或古今录验续命汤选用。若失音不语，已经发散润肺而不应者，生脉散并童真丸嚼化之。若咳喘气促而胸中满闷，声喑不出者，肺胃气燥，不能祛散余邪也，紫菀散主之。亦有叫骂声嘶而喉破失音者，十全大补汤。若肺气虚寒，为厉风所伤，喘咳声嘶，或先伤热，而寒郁热邪声喑不出者，千金酥蜜膏。又咽痛起于四五日间，或因咳剧而得，或多稠痰结痰而咽喉上腭肿痛，其声虽哑而尚有音破浊，脉大缓而右寸尤甚，此热结于肺也，宜用辛凉之剂，如桔梗汤加葱白、香豉、荆芥、薄荷。兼有风寒客邪，更须桂枝、芍药、姜、枣、胶饴之类，并以姜蜜制黄柏嚼之，慎不可骤用敛降之药。若暴哑声不出，咽痛异常，卒然而起，或欲咳而不能咳；或无痰；或清痰上溢，脉多弦紧；或数疾无伦，此大寒犯肾也，麻黄附子细辛汤温之，并以蜜制附子嚼之，慎不可轻用寒凉之剂。二证寒热天渊，不可不辨也。胎前产后失音，另详本门。

石顽治西客王如嵩，触寒来苏，忽然喘逆声喑，咽喉疼肿。察其形体丰盛而饮啖如常，切其脉象浮软而按之益劲。此必寒包热邪，伤犯肺络也。进以麻杏甘石汤加半夏、细辛，大剂葳蕤，二服喘止声出，但呼吸尚有微疼[1]，更与二陈、枳、

---

[1] 疼：底本作"喑"，据光绪本改。

桔、葳蕤之类调理而安。

王惟一数年前虽有血证，而年壮力强，四月间忽患咳嗽，服发散药后，痰中见血数口，继服滋阴药过多，遂声飒而哑，时觉胸中气塞，迁延月余。乃兄勤中鼎中，邀余往诊。脉虽沉涩，而按之益力，举之应指，且体丰色泽，绝非阴虚之候。因谕之曰：台翁之声哑，是金实不鸣，良非金破不鸣之比。因疏导痰汤加人中黄、泽泻方，专一涤痰为务。四剂后，痰中见紫黑血数块，其声渐出，而飒未除。更以秋石兼人中黄，枣肉丸服，经月而声音清朗，始终未尝用清理肺气，调养营血药也。

飞畴治郭代工，午日少食角黍，倦怠作泻，曾用消克不效。因围时跌仆，即昏迷不省，数日后邀予诊视。六脉虚微欲脱，右臂不能转动，声喑无闻。时有用大黄消克之剂者，予急止之。此脾肺虚惫，安能任此，今纵有合剂，恐胃气告匮，乌能行其药力？惟粥饮参汤，庶为合宜。所谓浆粥入胃，则虚者活。遂确遵予言以调之，泻止神宁，声音渐出而苏。能食后，亦惟独参汤调养，不药而愈。

喘 短气 少气 逆气 哮

经曰：诸病喘满，皆属于热。寒则息迟气微，热则息数气粗。咳嗽上气，厥在胸中，过在手阳明、太阴。气有余则喘咳，上气不足则息利少气。肺气虚，则鼻塞不利。少气，实则喘喝，胸盈仰息。秋脉不及，则令人喘，呼吸少气。劳则喘息汗出。邪入六腑，则身热不得卧，上为喘呼。夜行则喘出于肾；淫气病肺有所坠恐，喘出于肝；淫气害脾，有所惊恐，喘出于肺；淫气伤心，渡水跌仆，喘出于肾与骨。肝脉若搏，因血在胁下，令人喘逆。喘咳者，是水气并阳明也。不得卧，卧则喘者，是

水气之客也。起居如故而息有音者，此肺之络脉逆也。二阳之病发心脾，其传为息贲者，死不治。二阳阳明也。上不能生金，而心火复刑之则肺伤，故息上奔而喘。乳子中风热，喘鸣肩息者，脉实大而缓则生，急则死。乳子，言产后以乳哺子时，非婴儿也。

戴复庵云：有痰喘，有气急喘，有胃气虚喘，有火炎上喘。痰喘者，凡喘便有痰声；气急喘者，呼吸急促而无痰声；胃气虚喘者，抬肩撷项，喘而不休；火炎上喘者，乍进乍退，得食则减，食已则喘。大概胃中有实火，膈上有稠痰，得食入咽，坠下稠痰，喘即暂止；稍久食已入胃，助其湿火，痰再升上，喘反作。俗不知此，作胃虚治，治以燥热之药者，是以火济火也。

赵养葵曰：喘与短气分，则短气是虚，喘是实。然喘多有不足者，短气间有有余者，新病亦有本虚者，不可执论也。如实喘者，气实脉盛，呼吸不利，肺窍壅塞，左寸沉实，宜泻肺。虚喘者，先觉呼气短，两胁胀满，右尺大而虚，宜补肾。此肾虚证，非新病虚者乎。邪喘者，由寒邪伏于肺中，关窍不通，呼吸不利，若寸沉而紧，此外感也；亦有六部俱伏者；宜发散，则身热退而喘定脉出。此郁证，人所难知，非短气中之有余者乎？又一等似火非火，似喘非喘者，诸阳气浮，无所依归，故上气而喘也。其人平日若无病，但觉气喘，非气喘也，乃气不归源也。不知者以其有火也，误以凉药清之；以其喘急难禁也，又用四磨之类宽之，下咽之后，似觉稍宽，少顷依然。岂知宽一分，更耗一分矣，惟大剂参、芪补剂，加补骨脂、阿胶等以镇于下，后以八味丸加五味、鹿茸，不时服之。又一等火郁之证，六脉俱涩，甚至沉伏，四肢悉寒，甚至厥逆，拂拂气促而喘，却似有余，而脉不紧数，欲

作阴虚，而按尺鼓指，此为蓄郁已久，阳气拂遏，不能营运于表，以致身冷脉微，而闷乱喘急。当此之时，不可以寒药下之，又不可以热药投之，惟逍遥散合左金丸之类宣通蓄热，得汗而愈，后仍以六味丸养阴和阳可也。

喻嘉言曰：喘病无不本于肺，惟兼三阴者为最剧，而三阴又以肾为最剧，有此证者，首重在节欲，收摄肾气，不使上攻可也。故喘病兼少阴肾者为最剧，肾火动则水气升；其次则太阴脾，脾火动则湿气升，又次则厥阴肝，肝火动则风升，是故治喘以治火为先也。然浊气既随火而升，火降而气不降者何耶？以浊气虽剧于下，而肺之窠囊，可以侨寓其中，转使清气逼处不安。是虽以治火为先，然治火而不治痰无益也。治痰而不治窠囊之痰，虽治与不治等也，惟姜汁、竹沥，可以透窠囊耳。

李士材曰：《内经》论喘，其因众多，究不越于火逆上而气不降也。虽然，火则一，而虚实攸分。每见世俗一遇喘家，纯行破气，于太过者当矣，于不及者可乎？余尝论证，因虚而死者十九，因实而死者十一。治实者攻之即效，无所难也；治虚者补之，未必即效。须悠久成功，其间转折进退，良非易也。故辨证不可不急，而辨喘尤为急也。巢氏严氏，只言实喘，独王海藏云：肺气果盛，则清肃下行，岂复为喘，皆以火烁真气，气衰则喘，所谓盛者非肺气也，肺中之火也。斯言高出前古，惜乎但举其端，未能缕悉，请得其详而言之。气虚而火入于肺者，补气为先，生脉散；有痰，六君子汤。阴虚而火乘金不得卧者，壮水为急，六味丸；虚则合生脉散。风寒者解其邪，华盖散；湿气胜者利其水，渗湿汤；暑邪者涤其烦，白虎汤；痰壅者消其痰，二陈汤；气郁者疏其

郁，四七汤。肺胀者散其邪，脉浮大者，越婢加半夏汤；脉浮者，小青龙加石膏汤。肾虚火不归源，八味丸，肾虚水邪泛滥，济生肾气丸。此治喘之大法也。

喘嗽气从脐下冲上，而尺脉洪盛或数，兼见盗汗潮热，属阴虚，六味丸作汤，加补骨脂、五味子，送下灵砂丹，误用四磨必死，若作痰治亦危。有因气而喘者，遇恼便发，脉必沉弦，此气滞其痰也，苏子降气汤；若但喘不嗽，不分远近，前汤吞灵砂丹。秋冬感寒，每夜连嗽不绝，大喘至天明方缓，胁动痞闷者，麻黄苍术汤。肺虚受寒而喘，参苏温肺汤。寒郁热邪，而喘中有积痰，遇冷即发，麻黄定喘汤。远年咳逆上气，胸满痞塞，声不出者，人参定喘汤。虚冷上气，劳嗽喘乏，《千金》用半夏一升，人参、生姜、桂心、甘草各一两，水煎，分三次服。喘咳上气不得卧，生姜、橘红、人参、紫苏各一钱，五味数粒，煎服。肾与肺胃俱虚，喘嗽乏力，人参一钱，核桃肉三枚连皮蜜炙，煎服，神验。肾气上逆而喘，用连皮核桃肉三枚，生姜三片，临卧细嚼即安。七情郁结，上气喘急，四磨汤、四七汤选用。肥盛多痰，喘不得休，不能卧，人扶而坐数日者，千缗汤一服即安，或千缗汤合导痰汤尤妙；然惟元气未衰者宜之，虚人未可轻试也。喘而诸药不效，腹坚脉实者，神保丸，大便溏者勿用。气实人误服参、芪而喘者，三拗汤泻之；但伏不得卧，咳逆上气，面目浮肿者，古今录验续命汤，气盛有余，脉来滑实者勿用。经年喘嗽，遇寒更甚者，九宝汤、宁嗽化痰汤选用。一切喘证，属有余者，治之即愈；若属虚证，误与泄气，祸不旋踵，即暴喘腹胀，大便实者，方可用药，加以溏泄，必死勿治。此阴火暴逆于手足太阴，所以喘胀；肾气失守，所以便溏，其人虽

强，不久当呕血而死。

[诊] 脉宜浮迟，不宜急疾。喘逆上气，脉数有热，不得卧者难治。上气面浮肿，肩息脉浮大者危。上气喘息低昂，脉滑手足温者生，脉涩手足寒者死。右寸沉而紧，为肺感邪，亦有六部俱伏者，宜发散。大抵喘属肺中火盛，脉浮滑者可治，若沉滑为肾虚阴火上逆难治。

短气 短气者，一属支饮，脉必弦滑，平人无寒热，冒眩，短气不足出息者，实也。《金匮》云：短气有微饮，当从小便去之，苓桂术甘汤主之，肾气丸亦主之。仲景并出二方，分呼吸之短而治，妙义益彰。呼气之短，用苓桂术甘汤以通其阳，阳气化，则小便能出矣；吸气之短，用肾气丸以通其阴，肾气通，则小便之关门利矣。又云：咳逆倚息，不得卧，小青龙汤；胀满者，厚朴大黄汤即小承气汤。一属气虚，东垣云：短气者，肺主诸气，五脏之气皆不足，而阳道不行也。气短小便利者，四君子去茯苓加黄芪；如腹中气不转者，倍甘草；肺气短促或不足者，倍参加白芍，使肝胆之邪不敢犯之。若失血后阴火上乘而短气不足以息，或肾虚发热唾痰者，生脉散加归、芪、生地。病后产后，一切疮疽溃后，气虚不能接续，及年高病久，正气耗散之人，虽有痰火，不可作有余治；误用耗气之药，祸不旋踵，须大剂生脉散为君，少佐陈皮，扶接元气为主。

少气 少气者，气少不足以言也。经曰：怯然少气者，是水道不行，形气消索也。又云：言而微，终日乃复言者，此夺气也。又云：气虚者，言无常也。又云：脾脉搏坚而长，其色黄，当病少气，其治法不离独参汤、生脉散、保元汤、异功散之类。

逆气 经曰：人有逆气，不得卧而息

有音者，是阳明之逆也。足三阳下行，今逆而上行，故息有音也。阳明者胃脉也，胃者六腑之海，其气亦下行，阳明逆不得从其道，故不得卧而息有音也。夫起居如故而息有音者，是肺之络脉逆也，络脉不得随经上下，故留经而不行。络脉之病人也微，故起居如故而息有音也。夫不得卧，卧则喘者，是水气之客也。夫水者，循津液而流也。肾者水脏，主津液，主卧与喘也。若四磨汤、七气汤，皆治阳明之气逆，杏子汤、小青龙汤、越婢汤、苏子降气汤，皆治肺络之气逆，麻黄附子细辛汤、肾气丸、灵砂丹，皆治肾气之逆。

哮 哮证多属寒包热邪，所以遇寒即发，喉中水鸡声，有积痰在肺络中，必用吐法以提散之，不可纯用寒凉，常须兼带辛散，小青龙汤探吐最妙，年高气弱人忌吐。凡喘未发时，以扶正气为主；既发时，以散邪为主。哮喘遇冷则发，其法有二：一属中外皆寒，温肺汤、钟乳丸、冷哮丸选用，并以三建膏护肺俞穴最妙；一属寒包热，越婢加半夏汤、麻黄定喘汤，表散其邪，平时用芦吸散亦妙。古人治寒包热邪，预于八九月未寒之时，用滚痰丸下其热痰，后至冬无热可包，则不发矣。丹方治冷哮痰喘，用胡椒四十九粒，入活虾蟆腹中，盐泥煅存性。卧时，分三次醇酒服之，羸者凉分五七服，用之辄效。若有伏热者误用，喘逆倍剧，不可不辨。冷哮灸肺俞、膏肓、天突，有应有不应，夏月三伏中，用白芥子涂法，往往获效。方用白芥子净末一两，延胡索一两，甘遂、细辛各半两，共为细末，入麝香半钱，杵匀，姜汁调涂肺俞、膏肓、百劳等穴。涂后麻瞀疼痛，切勿便去，候三炷香足，方可去之。十日后涂一次，如此三次，病根去矣。遇厚味则发者，用莱菔子炒研一两，猪牙皂荚（烧存性）三钱，共为细

末，姜汁调蒸饼为丸，绿豆大，每服五十丸，沸汤或枳实汤下，名清金丹，消其食积，则肺胃自清，仍当薄滋味以清肺胃之气。伤咸冷饮食而喘者，用白面二钱，砂糖二钱，饴糖饼化汁，捻作饼子，炉内炸熟，划出，加轻粉四钱，令患人食尽，吐出病根即愈。年幼体虚者，分三四次服之。盖咸哮肺胃受伤，白面、砂糖、胶饴甘温恋膈，使之留连病所，引领轻粉搜涤淤积之痰上涌，三涌三补，屡建奇功。补用五味异功稍加细辛服之。醋呛而嗽，甘草二两，中半劈开，用猪胆汁五枚，浸五日，火炙为末，蜜丸，茶清吞二钱，临卧服之。凡哮证见胸凸背驼者，此肺络败，为痼疾，不治。

飞畴治韩顺溪内子，患喘证月余，服破气宽胸、豁痰清火等药，不效；发表利水亦不应，其疾转急，稍动则喘难休息。诊之，六脉细数，而面赤戴阳。用大剂六味地黄作汤，加青铅两许，一服而缓，二服而止。

诸呕逆门

噎膈

《灵枢》云：气为上膈者，食饮入而还出，虫为下膈，下膈者食晬时乃出。

食饮入而还出，气壅膈上，谓之上膈。然有虚实之分，若实而气壅，则食无所容；虚而气塞，则食不得化，皆令人食入即出也。至若食晬时乃出，虫寒积聚而谓下膈，不过言膈证中有此一证耳。然有命门火衰不能生土，脾胃虚寒，多致食晬时乃出者，岂非下膈之证乎？读者不可专以虫为下膈而胶执也。

《素问》云：三阳结谓之膈。

三阳结者，大肠小肠膀胱结热也。小肠结热，则血脉燥；大肠结热，则后不圊；膀胱结热，则津液涸；三阳俱结，前后秘涩，下既不通，必反上逆。此所以噎食不下，从下而逆于上也。

饮食不下，膈塞不通，邪在胃脘。

不通者，浊气在上，肾肝吸入之阴气，不得下而反在上也，病在于胃，故饮食不下。

膈塞闭绝，上下不通，则暴忧之病也。

此言噎膈皆起于郁结不舒，胃气不能敷布所致，张鸡峰所谓神思间病是也。

薛立斋曰：内膈呕逆，食不得入，是有火也；病久而吐，食入反出，是无火也。若脾胃气虚而胸膈不利者，六君子加丁、沉二香壮脾土以生元气；若用辛热之剂而呕吐噎膈者，异功散加当归、川斛益土以抑阴火；胃火内膈而饮食不入者，四君子加酒炒芩、连清火养胃；若脾胃虚寒，饮食不入，或食入反出者，六君子加木香、炮姜温中补脾，如过服润剂养血有伤于中州者，治法亦无越此；若内有实积，指迷七气汤；污血在胃者，局方七气汤加桃仁，与干漆同炒，去漆用之；若误服耗气之药，血无所生，噎膈而大便燥结者，四君子加当归、芍药补脾生血；若火逆冲上，食不得入者，四君子加山楂、川连清火养血；若痰饮阻滞而食不得入者，六君子加木香、山栀，补脾化痰。若不慎房劳，不节厚味，不戒气怒者，不治。年高无血亦不治。噎而白沫大出，粪如羊矢，不治。胸腹嘈痛如刀割者，死期迫矣。

李士材云：噎膈反胃，总是血液枯槁，二证皆名为膈，《内经》总有"三阳结谓之膈"一语。洁古分吐证为三端；上焦吐者，皆从于气，食则暴吐；中焦吐者，皆从于积，或先吐而痛，或先痛而吐；下焦吐者，皆从于寒，朝食暮吐，暮食朝吐。大抵气血亏损，复因忧思悲恚，则脾胃受伤，血液渐耗，郁气生痰，痰则塞而不通，气则上而不下，如碍道路，饮食难进，噎塞所由成也。脾胃虚伤，运行失职，不能熟腐五谷，变化精微，食虽可入，良久复出，反胃所由成也。二者皆膈间受病，故通名为膈也。噎塞之吐，即洁古之上焦吐；反胃之吐，即下焦吐也。王太仆云：食不得入，是有火也；食入反出，是无火也。噎膈大都属热，反胃大都属寒，然亦不可拘也。脉大有力，呕吐酸臭，当作热治；脉小无力，呕吐清水，当作寒医。色之黄白而枯者为虚寒，红赤而泽者为实热，能合色脉，庶乎无误。此证之所以疑难者，方欲健脾理痰，恐燥剂有妨于津液；方欲养血生津，恐润剂有碍于中州。审其阴伤火旺者，当以养血为先；脾伤气虚者，当以温补为主。此皆虚实阴阳之辨，临证之权衡也。冬三月，阴气在外，阳气内藏，外助阳气，不得发汗，内消阳火，勿令泻泄，此固闭密之大要也。夏三月，阳气在外，阴气在内，噎病值此时，天助正气而剉其邪气，不治自愈；或不愈者，阴气热盛，正气不升耳，四君子汤送开关利膈丸。每饮食入胃，便吐涎沫如鸡子白，盖脾为涎，脾虚不能约束津液，故涎沫自出，非人参、白术、诃子、益智仁不能摄也。古人指噎膈为津液干枯，故水液可行，干物梗塞，为槁在上焦，愚窃疑之。若果津枯，何以食才下咽，涎随上涌乎？故知膈咽之间，交通之气不得降者，皆冲脉上行，逆气所作也。惟气逆，故水液不能居润下之常，随气逆从耳。若以津枯而用润下之剂，岂不反益其邪乎？宜六君子加减。挟寒脉迟细者，加肉桂、附子，挟热脉滑数者，加枳实、黄连；若噎而声不出者，加五味子、竹

茹；喉中有一块，食物不下者，痰气也，加海石、诃子；膈间作痛，多是瘀血，归尾、桃仁、韭汁、童便，甚者加大黄微利之。《千金方》治胸中久寒，呕逆气上，饮食不下，结气不消，用五噎丸。若饮食不得下，手足冷，上气咳逆，用五膈丸。血槁者，地黄、麦冬煎膏，入藕汁、人乳、童便、芦根汁、桃仁泥和匀细细呷之。因火逆而噎，梨汁、藕汁等分熬膏蜜收，不时噙热咽之；有痰，加竹沥。因七气致病，而中挟冷热食积，胃气不和而噎膈者，诸七气汤选用。食物下咽，屈曲自膈而下，梗塞作微痛，此污血在胃口也，用四物加韭汁、姜汁、竹沥、童便、驴溺、牛羊乳、蜂蜜煎膏润利之，后以代抵当丸下之。若火盛作嘈痛者忌姜汁，胃虚欲呕吐者忌韭汁，犯之必转剧。有冷积结滞者，用理中加川乌头、蜀椒、川连、巴豆霜、皂荚末蜜丸，凉水送下十五丸，暂服五七服，后以四君子加黄芪、橘红、砂仁调理。如大便燥结，不时进开关利膈丸二三十丸以微导之。丹方，治噎膈吐逆不食，用啄木鸟，去毛熬膏，和骨捣烂，入麝香一钱，蜜收，磁罐盛好，昼夜不时嗅之，嗅过即盖，勿令散气，以其性善入木，专泄肝郁。然在初起时，用之辄应；若病久元气槁竭，虽服峻补，尚难为力，况外治乎？

[诊] 脉紧而芤，紧则为寒，芤则为虚，虚寒相搏，脉为阴结而迟，其人则噎；然多有至死脉不变者，以胃中痰饮湿热胶固，脉常和软，然细察之，必兼弦象也。

易思兰治一人膈满，其证胸胁胃脘饱闷，脐下空虚如饥不可忍，腰腿痠疼，坐立战摇，大便燥结，每日进清粥一二钟，食下即呕酸吐水，服药二年不效。诊之，左右寸关俱沉大有力，两尺自浮至沉，三

候俱紧，按之摇摆之状，此气膈病也。须开导其上，滋补其下，兼而行之。遂与越鞠去山栀，加连翘、桔梗、木香，侵晨令服八味丸百粒，服至半月，动履如常。

喻嘉言治一妇，病膈二十余日，饮粒全不入口，尺脉已绝不至。询其二便，自病起至今，从未一通。一味痰沫上涌，恹恹待尽。诊得上部有脉，下部无脉，是吐则未必死也，但得天气下降，则地道自通。然妇人尺脉全无，莫可验其受孕，万一伤之，呼吸立断。用六君子加旋覆花，煎调赤石脂末，服下呕即稍定。三日后渐渐不呕，又三日后粥饮渐加，举家欣快。但病者全不大便，刻刻以通利为嘱。曰：脏气久结，食饮入胃不多，积之既久，自然通透，若以归、地润肠，恐滞膈而作呕；硝、黄通肠，恐伤胎而殒命。姑弗其请，坚持三五日，气下肠通，腹中之孕果渐形著，而病全瘳矣。

又治一人患膈气，粒米不入，始吐清水，次吐绿水，次吐黑水，次吐臭水，呼吸将绝，一昼夜先服理中汤六剂，不令其绝，来早转方，一剂而安。《金匮》有云：噫气不除者，旋覆代赭石汤主之。吾于此病分别用之者有二道：一者以黑水为胃底之水，此水且出，则胃中之津久已不存，不敢用半夏以燥其胃也；一者以将绝之气只存一系，以代赭坠之，恐其立断，必先以理中分理阴阳，使气易于降下，然后代赭得以建奇奏功，乃用旋覆花一味煎汤，调代赭石末二匙与之，才入口，即觉其转入丹田矣，但困倦之极，服补药二十剂，将息二月而愈。

李士材治张孟端失人，忧愤交乘，食下辄噫，胸中隐隐痛，阳脉滑而阴脉搏，痰血互凝之象，以二陈汤加归尾、桃仁、郁金、五灵脂，四剂未效。因思人参与五灵脂同用，善于浚血，即以前剂入人参三

钱，倍用五灵脂，再剂血从大便而出，十剂噫止，弥月而愈。

又治金元之之内患噎，胸腹奇痛，经阻，医认瘀血。察其脉细为气衰，沉为寒痼，况自下及上，处处皆痛，明非血矣。用参、芪、白术、木香、姜、桂，煎成，和醇酒进之。甫入口便快，服理中汤半月而痛止。

石顽治朱彦真酒膈，呕逆不食，每日惟痛饮热酒一二觥，少顷即作酸呕出，膈间大痛，杂治经年不效，良由平昔好饮热酒所致。此即丹溪所谓好饮热酒，死血留胃口之候，授以人参散。方用人参一两，煎成，加麝香半分，冰片三厘，三剂便能进食，盖麝片善散胃口之痰与瘀血耳。十剂后改服柏子仁汤，半月而安。二方出自《云歧》，人多未知，每以予为尚异，何可为之辨耶？

又治沈锡蕃，平昔大便燥结，近患噎膈，不能安谷者月余。虽素禀丰腴，近来面色皎白，大非往昔，时方谷雨，正此证危殆之际，始求治于石顽。诊得六脉沉涩，按久则衰，幸举指即应，为疏六君子汤，下一味狗宝作散调服。甫十剂而呕止食进，再十剂而谷肉渐安，更十剂起居如故。惟是大便尚觉艰难，乃以六味丸去泽泻，加归、芍、首乌作汤，服至月余，便溺自如，秋深更服八味丸三月而康。大抵噎膈之人，体肥痰逆者可治，枯瘤津衰者多不可治。同时有同道王公峻患此，禀气病气，与沈相类，误信方士，专力委之而致不起。顾人月亦患此证，自谓脉急不当用参，日服仙人对坐草而毙。郭孝闻八月间噎食艰进，六脉弦劲搏指，延至来春三月告殂。然瘦人间有可疗者，昔秦伯源噎膈呕逆，而形神枯槁，神志郁抑，且不能胜汤药之费，予门人邹恒友，令其用啄木鸟入麝熬膏，时嗅其气以通其结，内服逍

遥散加香、砂以散其郁，不数剂所患顿除。厥后海货行陈君用噎膈，亦用此法而愈。两君至今色力尚强。又一农人，噎膈不食，时呕清涎如赤豆沙水，此属血淤于内可知，庸师不审，误用消克破气药，而致绝粒不食，殆所必至。其邻里怜其贫窭①，乃述其病苦，求救于予。遥拟一方，用桂苓饮加当归、桃仁、丹皮、牛膝，用熬枯黑糖，和䗪虫浆调服，下溏黑如污泥者甚多。当知农人戮力受伤，血郁于内而致呕逆，但当攻其积血，呕逆自已，孰谓治病不求其本，而可轻议其药哉？

反　胃

《金匮》云：问曰，病人脉数，数为热，当消谷引食，而反吐者，何也？师曰：以发其汗，令阳微膈气虚，脉乃数。数为客热，不能消谷，胃中虚冷故也。脉弦者，虚也。胃气无余，朝食暮吐，变为胃反，寒在于上，医反下之，今脉反弦，故名曰虚。

凡脉阳盛则数，阴盛则迟，其人阳气既微，何得脉反数？脉既数，何得胃反冷？此不可不求其故也。盖脉之数，由于误用辛温发散而遗客热；胃之冷，由于阳气不足而生内寒。医不达权通变，见其脉数，反以寒剂泻其无辜，致上下之阳俱损，其脉遂从阴而变为弦也。上之阳不足，日中以前，所食亦不消化；下之阳不足，日暮以后，阳亦不入于阴，而糟粕不输于大小肠。从口入者，惟有从口出而已。故曰胃气无余，言胃中之阳气，所存无几，所以反胃而朝食暮吐也。

寸口脉微而数，微则无气，无气则营虚，营虚则血不足，血不足则胸中冷。

上条以汗下之故，而致病脉若此。此条以上焦营卫不逮，亦致反胃之证，故不

复叙，唯言脉之阴阳本象。今微而数，微乃失阳之象，数乃失阴之体，奚只客热而已？胸中者，营卫之海，营卫虚，不统于胸中，故胸中冷矣。夫营卫之气，出入脏腑，健运周身，本生于谷，复消磨其谷。营卫非谷不充，谷非营卫不化。所以胸中冷者，亦必致胃不纳谷也。虽然，当以正气不足论之，若以热治寒，不惟反助客热，且复耗其气，损其阴矣。世人治是病，非丁、附则姜、桂，孰知正气为何如哉！

趺阳脉浮而涩，浮则为虚，涩则伤脾，脾伤则不磨，朝食暮吐，暮食朝吐，宿谷不化，名曰胃反，脉紧而涩，其病难治。

脾气运动，则脉不涩；胃气坚固，则脉不浮。今脉浮是胃气虚不能腐熟水谷，脉涩是脾血伤不能消磨水谷，所以阳时食入阴时反出，阴时食入阳时反出，盖两虚不相参合，故莫由转输，下入大小肠也。河间谓趺阳脉紧，内燥盛而中气衰，故为难治，可见浮脉病成，必变紧脉也。况紧而见涩，明是亡血之象。上脘亡血，膈间干涩，食不得入；下脘亡血，必并大小肠皆枯，食不得下，故难治也。

呕而脉弱，小便复利，身有微热，见厥者难治，四逆汤主之。

谷入于胃，长气于阳，脉道乃行，今胃不安于谷而成呕；呕则阴气不资于脉，故脉弱；弱则阳气虚不能充于内外。下焦虚，则小便自利；上焦虚，则浊气上升，逼迫其浮阳于外。外虽假热，内实真寒，证成厥逆，顷刻决离而不返矣，治之诚难，非四逆汤不能挽回也。

诸呕吐，谷不得下者，小半夏汤主之。

---

① 窭（lǜ）：贫穷

诸呕吐，谷不得下，指暴病呕吐而言，故以半夏、生姜涤除胃中痰饮，水谷自无阻碍矣。

胃反呕吐者，大半夏汤主之。

胃反呕吐，为脾胃气虚而饮积，故用半夏之燥湿，即兼人参以补胃气也。蜜者性滞滋湿，用之何哉？以胃之上脘燥，故食难入，虽食亦不得下中脘，用之以润胃燥，扬之水者，佐蜜以润上脘之燥也。

胃反吐而渴，欲饮水者，茯苓泽泻汤主之。

胃反吐，津液竭而渴也，欲饮水以润之，无小便不利而用泽泻，何哉？观《外台》以此治消渴脉绝，胃反呕食，则知水虽入而不散于脉，脉之阴体绝矣。泽泻者，不惟利膀胱之溺，亦能引桂、姜之辛入膀胱，行布水精于五经，故凡渴欲饮水者，多用行水之剂，岂独防其水停而已哉？正欲行水布散经脉，滋润表里，解其热郁耳。茯苓之淡行其上，泽泻之咸行其下，白术、甘草之甘布其中，桂、姜之辛开其道，通其气，导其水，以令四布而和营卫也。

反胃系真火式微，胃寒脾弱不能消谷，朝食暮吐，暮食朝吐，或一两时而吐，或积至一日一夜，腹中胀闷，不可忍而复吐，虽曰脾胃虚寒，然致病之由，必有积滞于内。《千金》治反胃初起，用金匮茯苓泽泻汤，去白术换干姜，加人参、橘皮、大黄、青竹茹；得利，去大黄，为胃虚反食，下喉便吐之主方。若吐出原物，酸臭不化，此饮食入胃，既抵胃之下脘，复返而出也，宜理中汤为主，甚则加丁、附、川连。若脉数而邪热不杀谷，乃火性上炎，多升少降，应与异功散加沉香、川连、归、芍、生地。食物之后，冷涩不已，随即反出，或心腹觉疼，藿香安胃散，或六君子加丁香、藿香。咽喉阻塞，胸膈满闷，暂用香、砂、枳、朴以开其结滞。然破气药过多，中气因而不运，异功散加香、砂，使气旺自能运化。气滞痞塞实痛，平胃散加藿香、砂仁。胃虚中气不运而噎塞者，四君子加黄芪、橘红、砂仁。反胃而渴欲饮水，金匮茯苓泽泻汤，《千金》去白术、生姜加半夏。小便不利，桂苓丸加半夏、泽泻、甘草、生姜作汤服。虚人反胃多渴，七味白术散。反胃食入一日半日，吐出如故，乃胃气虚弱而有痰，不能消化，随气逆上也，二陈加丁香、藿香、鸡内金；虚，加白术、炮姜。

大便燥结，久闭不通，似属血热，不可顿攻，只可清热润燥，小制汤丸，渐次加之，关扃自透，开关利膈丸。然服通利之剂过多，血液耗竭，转加闭结者，宜用人参固本丸料煎膏，时时服之。胃反上气，食即吐出，属热者，《千金》用芦根、茅根等分煎服；不应，加竹茹、生姜。反胃倦怠无力，垂死者，以人参一二两浓煎，加姜汁顿服；属寒者，加桂附少许。下焦虚寒，不能生土，食久反出，用附子一枚，切去尖上一片，镂成一孔，入丁香四十九粒，仍将切下者掩上扎定，捣取生姜自然汁煮熟焙干为末，每用一匙置舌上，徐徐以津唾送下，若烦渴则频与糜粥，忌油腻生冷。此孙兆秘传，累效。虚甚者，加人参一两驾驭之。郁悒失意人，或孤寡，初起自当舒郁，逍遥散；久之必兼补养，归脾汤。命门火衰，不能生土，食久反出，其脉沉迟，八味丸加丁、沉，间进黑锡丹。精衰不能蒸腾于上，咽喉闭塞，水谷艰进，强食则吐者，六味丸加肉桂、五味，不应，加沉香、砂仁。有阳虚不能统运，呕逆便秘，用人参、大黄、附子攻之即通；然真气竭者，终不可救。瘀血在膈，阻滞气道而成者，代抵当丸作芥子大，服二钱，去枕仰卧，细细咽之；但饮热汤及椒、姜辄呃者，即瘀血也。反胃而胸中嘈杂不宁，或作或止，其人懊恼，面上有白点者，作虫积治之。丹方，治噎膈反胃，用虎膘酥炙为末，每服二钱，独参汤送下；或猫胞一具，炙脆为末，稍加脑、麝、陈酒服之。虎啖生人，猫食生鼠，其性则一，故可代用。若胃中寒痰，不能纳食者，狗宝为末，每服五七分至一钱，陈酒服之。以上三方，轻者一服，重者三服，剧者不过七服，后以理中、四君、八味等调之。又方，用陈香橼一枚，去瓤，入生姜汁拌生附子末一两，外以姜滓、湿纸裹煨，软透焙燥为末，每服五七分至一钱，浓煎独参汤服之，此孙兆变法也。反胃初愈，切不可与粥饮，每日与独参汤，少加炒陈米，不时煎服，旬日后方可小试稀糜，往往即食饭者，多致复病而危。凡反胃而致大吐白沫如鸡子清者，是肺胃俱虚，矢如羊粪，则大肠血槁，即大补气血，终亦必亡而已。

[诊]　胃反脉数无力为血虚，脉缓无力为气虚，数而有力为有热，数而滑疾为有痰。紧而滑者，寒饮上逆；小弱而涩，血虚胃反；寸紧尺涩，其人胸满，不能食而吐。吐止者为下之，故不能食，设言未止者，此为胃反，故脉微涩。

滑伯仁治一妇反胃，每隔夜食，至明晚皆吐出不消，其脉沉而弱，他医以暖胃药罔效，滑迟疑未决。一日读东垣书，谓反胃有三，气、积、寒也。上焦吐者从于气，中焦吐者从于积，下焦吐者从于寒。脉沉而迟，朝食暮吐，暮食朝吐，小溲利，大便秘，为下焦吐也，法当通其秘，温其寒，复以中焦药和之。滑得此说，遂以萸、茴、丁、桂、半夏，二十余剂而安，所谓寒淫所胜，平以辛热也。

石顽治汤伯干子，年及三旬，患呕吐经年，每食后半日许，吐出原物，全不秽腐。大便二三日一行，仍不燥结，渴不喜饮，小便时白时黄，屡用六君子、附子理中、六味丸，皆罔效，日濒于危，遂后延余诊之。其两关尺弦细而沉，两寸皆涩而大，此肾脏真阳大亏，不能温养脾土之故，遂以崔氏八味丸与之。或谓附子已经服过二枚，六味亦曾服过，恐八味亦未能克效也，余曰不然。此证本属肾虚，反以姜、附、白术伐其肾水，转耗真阴；至于六味，虽曰补肾，而阴药性滞，无阳则阴无以生，必于水中补火，斯为合法，服之，不终剂而愈。

呕吐哕

干呕　漏气　走哺　呕苦　中酸　吐酸　呕水　吐沫　吐蛔

经云：诸逆冲上，皆属于火；诸呕吐酸，皆属于热。胃热则呕。寒气客于肠胃，厥逆上出，故痛而呕也。人之哕者，谷入于胃，胃气上注于肺，今有故寒气与新谷气，俱还入于胃，新故相乱，真邪相攻，气并相逆，复出于胃，故为哕。病深者其声哕。

《金匮》云：病人欲吐者，不可下之。

欲吐者，阴邪在上也，若下之，不惟逆其阳气，反伤无故之阴，变害莫测，岂独反胃而已？

呕而胸满者，吴茱萸汤主之。

《伤寒论》用是方，治食谷欲呕之阳明证，以中焦有寒也。茱萸能治内寒，降逆气；人参补中益阳，大枣缓脾，生姜发胃气，且散逆止呕。逆气降，胃之阳行，则胸满消矣。此脾脏阴盛逆胃，与夫肝肾下焦之寒上逆于中焦而致者，即用以治之，故于呕吐涎沫头痛，亦不出是方也。

呕而肠鸣，心下痞者，半夏泻心汤主之。

是证由阴阳不分,塞而不通,留结心下为痞,于是胃中空虚,客气上逆为呕,下走为肠鸣,故用是汤分解阴阳,水升火降,则留者散,虚者实也。

呕吐而病在膈上,后思水者解,急与之。思水者,猪苓散主之。

呕而思水者,水饮逆于胸中也,故用猪苓之味淡,从膈上渗其所积之饮,更以白术利水生津,使水精四布,而呕自除矣。

呕而发热者,小柴胡汤主之。

呕而发热,邪在半表半里,逆攻而上也,虽非伤寒之邪,而病势则一,故即以小柴胡汤和之。

食已即吐者,大黄甘草汤主之。

胃素有热,食复入之,两热相冲,不得停留,用大黄下热,甘草和胃。按:仲景既云,欲吐者不可下,又用大黄甘草汤,治食已即吐,何也?曰:欲吐者,病在上,因而越之可也;逆之使下,则必溃乱而益甚。既吐矣,吐而不已,有升无降,当逆折之,使其下行,故用大黄。丹溪云:凡病吐者,切不可下,近于困矣。

吐后渴欲得水,而贪饮者,文蛤汤主之,汗出即愈,兼主微风脉紧头痛。

是方即大青龙汤,无桂枝有文蛤。大青龙主发散风寒两感,今是证初不言外邪,而用取汗,何哉?盖因阳明经中有实热,所以贪饮,故用麻黄、杏仁开发腠理,甘草、姜、枣调和营卫,石膏解利郁热,文蛤直入少阴,散水止渴,为太阳、少阴二经散邪涤饮之圣药,故又主微风脉紧头痛之疾。

干呕哕,若手足厥者,橘皮汤主之。

干呕而哕,手足厥逆,乃胃中阳气为痰饮阻塞,不得流布四末,故用橘皮、生姜之辛以开痰利气也。

哕逆者,橘皮竹茹汤主之。

中焦气虚,则下焦之风木得以上乘,谷气因之不宣,变为哕逆。用橘皮升降中气,人参、甘草补益中焦,生姜、大枣宣散逆气,竹茹以降胆木之风热耳。

干呕吐逆吐涎沫,半夏干姜汤主之。

干呕吐逆吐涎沫者,由客邪逆于肝脾,寒主收引,津液不化,遂聚为涎沫。用半夏、干姜之辛温中燥湿,浆水之酸收而行之,以下其逆也。

蛔虫之为病,令人吐涎心痛,发作有时,毒药不止,甘草粉蜜汤主之。

徐忠可云:此论蛔病之不因寒者也,故其证独心痛吐涎而不吐蛔。然其痛发作有时,谓不恒吐也,则与虚寒之绵绵而痛者远矣。毒药不止,则必治气治血攻寒逐积之药,俱不应矣,故以甘草粉蜜主之。白粉杀虫,蜜与甘草,既以和胃,又以诱虫也。

呕吐哕,皆属于胃,但有气血多少之异。呕属阳明,多血多气,故有声有物,气血俱病也,气逆者散之,所以生姜为主。吐属太阳,多血少气,故有物无声,乃血病也,以橘红主之。哕属少阳,多气少血,故有声无物,乃气病也,以半夏主之。三者皆因脾虚,或寒气客胃,饮食所伤,致上逆而食不得下也。

治呕吐,以二陈汤为主,如气滞者,加白豆蔻、砂仁;热吐,加黄连;冷涎吐,加丁香;气升呕,加沉香;气不和,加木香,入姜汁少许。食顷即吐者,半夏、生姜煎服;食入即呕,橘皮、生姜煎服,食已则吐,橘皮、半夏、生姜煎服。食久而吐为反胃,脉沉无力,理中汤,或三物大建中汤去干姜,加白术、桂心、橘皮。脉滑而实,且食暮吐,暮食朝吐,此下焦实,半夏、大黄等分为末,姜汁和丸,微利之。呕吐谷不得下,小半夏汤。逆气心中烦闷,气满呕吐,千金半夏汤,即金匮小半夏汤加桂心；少气，加甘草。夫半夏、生姜之辛，但治上焦气壅表实，若胃虚者，惟宜益胃，推扬谷气而已，忌用辛泻，故服小半夏汤不愈者，服大半夏汤立愈。久寒胸膈逆满不能食，吴茱萸汤加桂心、半夏、甘草、小麦，酒煎服。寒吐者，喜热恶寒，肢冷，脉细而滑，用理中汤加枳实；或二陈加丁香、炮姜，并须微温与服。热吐者，喜冷恶热，烦渴小便赤涩，脉洪而数，二陈加栀、连、竹茹、枇杷叶、葛根、姜汁、芦根汁。怒中饮食呕吐，胸满膈胀，关格不通，二陈加青皮、木香；未效，丁、沉、木香、砂仁、厚朴、神曲；更不效，有瘀血也，当从蓄血例治。中脘素有痰积，遇寒即发，俗名冷涎泛，宜丁香、豆蔻、砂仁、干姜、陈皮、半夏、生姜、白芥子。呕痰而致厥者，乃寒痰逆闷，谓之痰厥，姜附汤加术、半、细辛。痰满胸喉，粥药到口即吐，先用生姜汤下黑锡丹以镇附之，候药可进，则以二陈加枳、术、砂仁、厚朴、姜汁；虚，加人参。有一等肝火逆证，亦呕而不食，但所呕者，或酸水，或苦水，或青蓝水，惟大小便不秘，亦能作心痛，此是火郁木郁之候。木郁达之，火郁发之，须用萸、连浓煎，细细呷之，再服逍遥散。脾胃本虚，机关不利，不能运化，而水到咽管辄便呕出者，六君子加砂仁、炮姜，使中央之枢轴转，机关利，自不呕矣。丹溪云：凡呕家禁服瓜蒌实、桃仁、莱菔子、山栀。一切有油之物，皆犯胃作吐，凡药中带香药，行散方效。

哕者，胃中虚冷，或停水饮之故。胃虚宜温胃，理中为主。停水，宜橘皮半夏汤；小便不利，加桂心、茯苓；胃虚不食，加人参；肺胃有水，喘咳上气，小青龙加减。亦有失于攻下，胃中实热而哕者，证必腹满。仲景云：哕而腹满，视其

前后，知何部不利，利之则愈，承气汤是也。哕逆属虚热，橘皮竹茹汤；哕而虚寒，橘皮干姜汤；寒甚，去通草，加丁香、附子；寒热错杂者，去甘草，加丁香、柿蒂。伤寒后胃热呕哕，千金通草橘皮汤。伤寒后呕哕反胃，干呕食不下，千金芦根饮子。春夏时行伤寒，寒伤于胃，胃冷变哕者，《千金》用橘皮、桂心、葛根各二两，白茅根一升，水煎服；有热，去桂心。哕声频密相连为实，攻热为主；若半时哕一声者为虚，温补为主；如腹满不溺，脉散头汗，目瞪而哕者，死在旦夕。

《千金》云：凡服汤呕逆不入腹者，先以甘草一两水煎服之，得吐，消息定，然后服余汤，便不吐也。凡呕者，多食生姜，此是呕家圣药。

[诊]　上部有脉，下部无脉，其人当吐，不吐者死。脉阳紧阴数为吐，阳浮而数亦吐。寸紧尺涩，胸满而吐。寸口脉数者吐，紧而涩者难治，紧而滑者吐逆。脉弱而呕，小便复利，身有微热，见厥者难治，病人欲呕吐者，不可下之，呕吐大痛，吐出色如青菜色者危。

干呕　干呕者，有声无痰，然不似哕声之浊恶而长也，宜橘红煎汤，入姜汁、白蜜少许，细细呷之。胃虚，加人参；胃寒，加炮姜。胃虚浊气上逆，吴茱萸汤；干呕发热者，黄芩汤；干呕而利者，黄芩加半夏生姜汤。

漏气　身背热，肘臂牵痛，其气不续，膈间厌闷，食入则先呕而后泻，名曰漏气。此风热闭其腠理，上焦之气，慓悍滑疾，遇开即出，经气失道，邪气内著，故有此证，千金麦冬理中汤主之；肥盛多痰者，泽泻汤主之。

走哺　下焦实热，其气内结，不下泌糟粕，而淤浊反蒸于胃，故二便不通，气

逆不续，呕逆不禁，名曰走哺，人参汤主之。食已暴吐，脉浮而洪，此上焦火逆也，宜橘、半、枳、桔、厚朴、槟榔、茯苓、白术，气降则火自清，吐渐止，乃以人参、芍药补之。下闭上呕，亦因火在上焦，宜枳、桔、陈皮、厚朴、槟榔、大黄、木香微利之。

呕苦　邪在胆经，木善上乘于胃，吐则逆而胆汁上溢，所以呕苦也，宜吴茱萸、黄连、茯苓、泽泻、生姜。邪在胆，逆在胃，胆液泄则口苦，小柴胡汤；胃气逆则呕苦，吴茱萸汤。

中酸　湿热郁积于肝，肝火逆上，伏于肺胃之间，饮食入胃，被湿郁遏，不得传化，故作中酸，所谓曲直作酸是也，佐金丸。薛立斋云：吞酸嗳腐，多属脾虚木旺，证多面色萎黄，胸膈不利，举世好用清气化痰之药，多致大便不实，食少体倦而危，当用六君子加炮姜、木香、吴茱萸。脾肾俱虚，六君子加肉豆蔻、补骨脂。中气虚弱者，理中汤加吴茱萸。郁火，连理汤；不应，补中益气加木香、炮姜，送左金丸。中气虚寒，必加附子，或附子理中汤，无有不愈。凡中酸不宜食粘滑油腻者，谓气不通畅也，宜食疏淡诸物，使气通利。

吐酸　《内经》以诸呕吐酸，皆属于热，东垣又以为寒者，何也？若胃中湿气郁而成积，则湿中生热，从木化而为吐酸，久而不化，肝木日肆，胃土日衰，当平肝扶胃，逍遥散服左金丸。若宿食滞于中脘，平胃散加白豆蔻、藿香、砂仁、神曲。

呕水　渴欲饮水，水入即吐者，名曰水逆，五苓散。气虚，四君去甘草，加枳、橘、生姜；不应，六君子换赤茯苓，用伏龙肝煮汤，澄清代水煎药。

吐沫　胃中虚寒不能约束津液，故吐涎沫，宜六君子加益智、生姜，或理中汤加益智以收摄之。

吐蛔音回　吐蛔有寒有热，有寒热交错，寒则手足厥逆，吐出之蛔色淡白者，理中汤加乌梅、黄连、蜀椒，甚则蛔死而形扁者危矣；热则蛔色赤而多，且跳动不已，安蛔丸主之；寒热交错，则病者静而复时烦，得食而呕，蛔闻食臭出，其人当自吐蛔，乌梅丸主之。大抵吐蛔，寒热交错者多，方中都用川椒、黄连、乌梅之类，盖蛔闻酸则静，得苦则安，遇辣则伏而不动也。若误服消克及攻虫谱药，不应，甘草粉蜜汤主之。

石顽曰：夫病有不见经论之异证，则其治亦必有不由绳墨之异法。如王御九仲君，因惊恐受病，时方晚膳，即兀兀欲吐而不得出，遂绝粒不食，而起居自如，半月以来，医祷不灵，举家无措。向后醇酒膏粱，略无阻碍，惟是谷气毫不可犯，犯之辄呕。吴中名师从未有一识其为何病者，然各逞臆见，补泻杂陈，丹方迭进，牛黄、狗实、虎膍、猫胞，总无交涉。两三月来，湿面亦得相安，但完谷一试，虽极糜烂，立时返出。延及八月，莫可谁何，偶遇一人谓言，此病非药可除，今用生鹅血，乘热饮之，一服便安。此虽未见于方书，揆之于理，谅无妨碍。一阳之夜，遂宰一鹅，取血热饮，下咽汩汩有声，忍之再三，少顷呕出瘀血升许，中有血块数枚，是夜小试稀糜，竟不吐出，其后渐能用饭，从少至多，无藉汤药而安。常思此病之不可解者，胃既不安稼穑，何反胜任血肉之味？今饮鹅血，呕出宿瘀顿愈。因考本草言：鹅性凉，利五脏。《千金方》云：射工毒虫，鹅能食之，可知其有祛风杀虫，解毒散血之功也，今用其血以开其结，确有至理。逆推受病之源，原因惊恐所致，惊则气乱，载血上逆，而无兀欲吐，若彼时吐出，却无菀积于中，胃气阻逆之患矣。胃气阻逆，谷神得不困惫乎？其血肉可啖者，正赖脂膏，以攸利脏腑之气，然脏腑之气，非谷不安，而安谷全赖乎血。血者，神气也，故取善消谷气之血，乘其生气未离，是可直透关钥引领宿积之瘀，一涌而胸次荡然，虽属寻常食品，而凉利五脏之功，迥不寻常。先是有人患此，绝粒三载，得此顿愈，其后中翰金淳还公郎，太史戟慕庐东坦，咸赖此霍然。远近相传，凡噎膈呕逆，用之辄效。当知噎膈呕逆，虽属胃中血枯，若中无瘀结，何致捍格不入？故取同气相感之力，一涌而荡散无余，真补中寓泻之良法。详鹅血可以激发胃中宿滞，则生鸭血未为不可，生黄牛血亦未为不可，总取以血攻血，而无峻攻伤胃之虞。昔乔三余治一总戎，患噎膈，百药不应，乔以法激之，呕出瘀积数升而安。喻嘉言治一血虫，用法激之上涌，然后用药，法皆秘而不宣，由是类推，可以默识其旨。此与劳伤吐血之日宰鸭血，冲热酒服，同源异派，深得《肘后经》奥旨，足补夏子益奇方之未逮。

虞恒德治一中年妇，产后伤食，致脾虚不纳谷，四十余日，闻谷气则恶心，闻药气则呕逆。用异功散加藿香、砂仁、神曲、陈仓米，先以顺流水煎沸，调伏龙肝，搅浑澄清取二盏，加姜、枣煎服。遂不吐，别以陈仓米煎汤，时咽之，服前药二三剂渐安。

薛立斋治一妇年三十余，忽不进饮食，日饮清茶三五碗，少用水果，经三年矣，经水过期而少。此思虑伤脾，脾气郁结所致，用归脾汤加吴茱萸，不数剂而饮食如故。

又治一妇，因肝脾郁滞，而不饮食二年。面部微黄浮肿，仍能步履，但肢体倦怠，肝脾二脉浮弦，按之微而结滞。用六君子加吴茱萸，下痰积甚多，饮食顿进，形体始瘦，卧床月余，仍以六君子加减调理而安。

周慎斋治一人，饮食如常，每遇子时即吐，大便秘。询其人必有苦虑忧思，脾气郁结，故幽门不通。宜扶脾开窍为主，用人参、白术，以苍术（拌炒）、茯苓各一钱，炙甘草五分，附子（煮）、乌药三分，水煎服愈。

石顽疗吴江署篆张公，年壮体丰，恒有呕逆痰涎之恙，六脉每带濡滑，惟二陈加枳、术、石斛辈，服之应手。良由政务繁冗，心力俱劳所致耳。

霍　乱　干霍乱　吐利

经云：清气在阴，浊气在阳，营气顺行，冲气逆行，清浊相干，乱于肠胃，则为霍乱。厥气上逆则霍乱。

伤寒吐利，由邪气所伤；霍乱吐利，由饮食所伤；其有兼伤寒之邪，内外不和，加之头痛发热而吐利者，是伤寒霍乱也。原仲景之意，岂非在饮食？如为是病，彼以寒邪传入下焦，胃气因之不和，阴阳痞膈者，安得不有以致之乎；不然，何以用理中、四逆治之耶？此病多发于夏秋之交，在寒月亦间有之，昔人云多由伏暑所致，然亦未必皆尔。大抵湿土为风木所克则为是证，故呕吐泻泄者，湿土之变也；转筋者，风木之变也，合诸论而求之始为活法。然多有郁结伤脾，饮食停滞，一时停塞，气不升降而然。夏月霍乱吐泻作渴，胃苓汤加半夏、麝香；面赤口干，加炒川连。春夏秋三时，饮食后触冒暴寒成此证者，藿香正气散。若吐利转筋，为风木行脾，平胃散加木瓜。夏秋感冒，吐泻霍乱，六和汤为要药。身热烦渴，气粗喘闷，或吐泻厥逆躁扰者，此伤暑霍乱，宜香薷饮沉冷服；甚则手足厥逆少气，唇面爪甲皆青，六脉俱伏，而吐出酸秽，泻下臭恶，便溺黄赤者，此火伏于厥阴也，为热极似阴之候，急作地浆，煎竹叶石膏汤，误作寒治必死。夏秋霍乱，多食冷水瓜果所致，宜木香、藿香、陈皮、厚朴、苏叶、生姜。四肢重著，骨节烦疼，此兼湿也，二术、二苓、厚朴、陈皮、泽泻；七情郁结，宜乌药、香附、木香、厚朴、枳壳、陈皮、紫苏。夏秋之交，伤暑霍乱，大忌术、附、姜、桂种种燥热之药，误服必死。凡夏秋霍乱，有一毫口渴，即是伏热，不可用温理脾胃药；如燥渴小便不利，五苓散为主。本方中肉桂亦宜酌用。惟泄泻不渴，二便清利，不甚臭秽者，方可用理中温之。吐泻不止，元气耗散，病势危笃，或水粒不入；或口渴喜冷；或恶寒战栗，手足逆冷；或发热烦躁，揭去衣被。此内虚阴盛，不可以其喜冷去被为热，宜理中汤，甚则四逆汤，加食盐少许。若暴泻如水，周身汗出尽冷，脉弱不能言语，急投浆水散，并须冷服。若冒暑伏热，腹痛作泻，或利或呕者，木瓜、吴茱萸、食盐同炒，煎汤温服。胎前产后霍乱，另详本门。凡霍乱新定，周时内慎勿便与谷气，多致杀人，以胃气反逆，不能平复也。如吐泻已多，元气耗极，审无邪者，方与米饮补养。

举世治霍乱吐利，不问虚实寒热，概用藿香正气，不知此方专主胃气不和，阴阳错乱；或夏秋寒热交加，饮食冷热并进，及水土不伏之吐利霍乱，固为合剂。如见厥逆冷汗，虚烦喘哕，面赤戴阳，脉来虚微，弦细无力，此脾肾俱虚，火衰不能生土，虚阳失守之候，在严冬见之，尤为最剧，猛进理中、四逆、尚恐不救，况堪从事藿香正气等耗气之剂乎？

[诊] 脉伏或微涩者霍乱，脉长为阳明本病。霍乱脉洪大吉，虚微迟细兼喘者凶。气口脉滑，乃膈间有宿食，虽吐犹当以盐汤探吐之，吐尽，用和中药。吐泻脉见结促代伏，皆不可便断为死。霍乱之后，阳气已脱，或遗溺不知，或气怯不语，或膏汗如珠，如躁欲入水，或四肢不收，舌卷囊缩，皆为死候。

干霍乱 心腹胀痛，欲吐不吐，欲泻不泻，烦躁闷乱，俗名搅肠痧，此土郁不能发泄，火热内炽，阴阳不交之故。或问方论皆言宿食与寒气相搏，何以独指为火耶？曰：昏乱躁闷，非诸躁狂越之属火者乎？每致急死，非暴病暴死之属火者乎？但攻之太过则脾愈虚，温之太过则火愈炽，寒之太过则反捍格，须反佐以治，然后火可散耳。古法有盐煎童便，非但用之降火，且兼取其行血，不可废也。一法，以盐汤探吐，并用盐填脐中，以艾灸二七壮屡效。

吐利 吐利者，言呕吐而利是也。上吐下利，烦扰躁乱，乃谓之霍乱，与但称吐利者有异。盖暴于旦夕者为霍乱，可延至数日者为吐利耳。有吐泻及痢疾，进汤药太骤，以致呕逆，二陈加豆蔻、砂仁，甚则加沉香；有热，加姜汁炒川连。干呕而利者，黄芩加半夏生姜汤。上吐下泻不止，当渴而反不渴，脉微细而弱者，理中汤；或渴不能饮，脉细数，连理汤。夏月泄泻，或呕吐，生姜汁调天水散。有痰积泄利不止，甚则呕而欲吐，利下不能饮食，由风痰羁绊脾胃之间，导痰汤加羌、防。泻属脾，宜升胃，补中益气汤；吐属胃，宜醒脾，六君子加香、砂；吐泻并作，宜升胃醒脾，二汤各半和服。

关 格

《灵枢》云：阴气太盛，则阳气不能营也，故曰关；阳气太盛，则阴气弗能营也，故曰格；阴阳俱盛，不得相营，故曰关格。关格者，不得尽期而死也。

阴阳易位，病名关格，多不可治；若邪气留著而致者，犹可治之。舌上苔白而水浆不下曰格，格则吐逆；热在丹田，小便不通曰关，关则不得小便，必用吐以提其气之捍格，不必在出痰也。盐汤探吐，并以牙皂汤浴其小腹及阴，或以盐熨脐中俱妙。有痰宜吐者，二陈汤探吐之，吐中便有升降。有中气虚不运者，补气药中升降，先以四君子换参芦探吐，后用人参散、柏子仁汤调理。脉沉细，手足厥冷者，既济丸。劳役后气虚不运者，补中益气汤加木香、槟榔。心脾疼后，小便不通，皆是痰隔于中焦，气滞于下焦，二陈加木通、枳壳，服后探吐之。寒在上，热在下，黄连汤，桂枝易肉桂。热在上，寒在下，生料八味丸，加牛膝、车前。关格不通，不得溺，头无汗者可治，有汗者死。

石顽曰：按《内经》所言，人迎与寸口俱盛四倍以上为关格，是以阳经取决于人迎，阴经取决于寸口也。越人云：遂上鱼为溢，为外关内格；遂入尺为覆，为内关外格。仲景亦谓在尺为关，在寸为格；关则不得小便，格则吐逆，皆以阳分取决于寸口，阴分取决于尺内也。所以《难经》又言上部有脉，下部无脉，其人当吐，不吐者死。仲景又有趺阳脉伏而涩，伏则吐逆，水谷不化；涩则食不得入，名曰关格，则知关格之脉证不一也。而马仲化释《内经》，谓"关格"之义，非隔食癃闭之证。而张介宾《类经》，直将越人、仲景之言，一既非之，独执人迎在颈，为阳明之表脉，遂诋东垣、丹溪，皆仍叔和《脉经》，左为人迎，右为气口之谬。呜呼！《内经》固为圣经，确宜遵从，而越人、仲景之书，未常不为圣经也。盖人迎气口，所以分表里之阴阳；寸口尺内，所以分上下之阴阳也。人一身表里上下之气化，皆肺所司，血脉皆心所主，故凡气血之盛衰，靡不变见于气口，气口实为肺经之一脉，不过分其部位，以候他脏之气耳。即如仲景所指，趺阳少阴虽主于足，然未尝不于关尺推之，则《内经》所言人迎气口，候之左右，亦无不可也。医道贵乎圆通，若执中无权，犹执一也。故释《内经》之关格，但当言是表里阴阳否绝之候，不当与上吐下闭之关格混同立论则可；若言上吐下闭，当称隔食癃闭，不得名为关格则不可。或言关格之证，其脉未必皆然则可；若言关格之脉，必无在尺在寸之分则不可。试观仲景趺阳脉伏而涩，亦主关格，又有上微头小者，则汗出；下微本大者，则为关格，不通等例，其义自明。

呃　逆　噫气　诸逆冲上

刘宗厚曰：呃逆有虚有实，有火有痰有水气，不可专作寒论。盖伤寒发汗吐下后，与泻利日久，及大病后，妇人产后有此证，皆属脾胃大虚；若因痰水停积心下，或因暴怒气逆痰厥，或伤寒热病失下，则皆属热也。夫水性润下，火性炎上，今其气自下冲上，非火而何？大抵治法，虚则补之；虚中须分寒热。如因汗吐下后，误服寒凉过多，当温补之；如脾胃阴虚，火逆上冲，当平补之；挟热者，当凉补之；若实者，如伤寒失下，地道不通，因而呃逆，当寒下之。如痰饮停蓄，或暴怒气逆痰厥，此等必形气俱实，别无恶候，随其邪之所在，涌之泄之，清之利之。胃虚木挟相火，直冲清道而上者，异功散加肉桂，甚则加黄柏、附子，送六味丸。吐利后，胃气虚寒者，理中汤加附子、丁香、柿蒂。吐利后，胃虚热者，橘皮竹茹汤。呃逆呕吐多者，属胃虚有痰，半夏、茯苓、生姜；兼食结痰积则膈间饱闷，枳、术、半夏、生姜。平人饮热汤及食椒、姜即呃者，此胃中有寒痰死血也。死血，用韭汁、童便下越鞠丸；虚人，用理中汤加蓬术、桃仁；痰，加茯苓、半夏。盖呃逆皆是寒热错乱，二气相搏使然，故治亦多用寒热相兼之剂，如丁香、柿蒂并投之类。试观平人冷呃，令其思想则止，思则脾火所乘，而胃气和矣。呃逆虽多有属火者，然病后久虚发呃，皆属于寒，且用半夏一两，生姜一两，水煎热服；或用丁香数十粒，柿蒂十枚，滚水泡服；或理中汤加枳壳、茯苓、半夏，不应，加箸蒂、丁香。若胃中寒甚，呃逆不已，或复呕吐，丁香煮散；或附子粳米汤加炒川椒、丁香。暴怒呃逆，神昏吐涎，此肝火逆上，防有血积隔间，若按之痛者，藕汁、麻油，服少顷，即探吐之；不痛者，陈皮二两，煎汤探吐之。产后呃逆，最为恶候，急灸期门左穴，艾炷如小豆大。宜服四逆加人参汤、羌活附子散，或桂心五钱，姜汁三合，和水煎服。

石顽曰：呃逆在辨寒热，寒热不辨，用药立毙。凡声之有力而连续者，虽有手足厥逆，大便必坚，定属火热，下之则愈，万举万全。若胃中无实火，何以激搏其声逆上而冲乎？其声低怯而不能上达于咽喉，或时郑声，虽无厥逆，定属虚寒，苟非丁、附，必无生理。若胃中稍有阳气，何致音声馁怯不前也。盖胃中有火则有声，无火则无声，误以柿蒂、芦根辈治之，仓扁不能复图矣。又有始热终寒者，始本热邪，因过用苦寒，寒郁其热，遂至呃逆，急宜连理汤加姜、半主之；五六日大便不通者，削陈酱姜导之。若真阳素虚人，误用苦寒通其大便，必致热去寒起，多成不救。复有饮热饮冷而呃，背微恶寒，目睛微黄，手足微冷，大便溏黑者，属瘀血；若饮热则安，饮冷则呃，虽有背恶寒，手足冷，大便溏等证，此属湿痰。肥人多此，须推瘀血痰饮例治之。

噫气　《灵枢》云：寒气客于胃，厥逆从下上散，复出于胃，故为噫。《保命集》云：噫者，胸中气不交也。仲景云：噫气不除者，旋覆代赭石汤主之。则知噫气为中气不治，土不制水，水饮上泛，故用旋覆、半夏以散痰饮，人参、甘草、姜、枣以温胃气，代赭以镇坠逆气而引参力下行也。若老人噫气，乃胃中虚寒痰逆而然，只宜理中丸温助胃气为主，或加枳实、香附、砂仁之类助其消化；虽然，真气已衰，即使调理得宜，终不能过五年矣。

诸逆冲上　气逆冲上，火气炎上故也。经云：逆气象阳，凡气逆，必证象阳盛，面赤脉洪，当以法降其逆乃愈；若以气象阳盛，而用寒药攻之，则不救矣。气上冲咽不得息，喘息有声不得卧，调中益气汤加吴茱萸，观厥气多少用之。如夏月有此证为大热也，宜以酒炒川连、知、柏，少加肉桂为末，酒丸服二钱，仍多饮汤，少时以美馔厌之，使直至下焦，以泻冲脉之逆也。盖逆者，寒热之气逆而不顺也，当随四时寒热温凉以制之。厥阴气上冲心，咽不得息，治法见《伤寒》厥阴病条。戴复庵云：虚炎之证，阴阳不升降，下虚上盛，气促喘急，宜苏子降气汤下黑锡丹。

胃脘痈

《内经·病能论》云：人病胃脘痈，当候胃脉，其脉当沉细，沉细者气逆，逆者人迎甚盛，甚盛则热。人迎者，胃脉也，逆而盛，则热聚于胃口而不行，故胃脘为痈也。

马仲化云：胃为水谷之海，其经多气

多血。脉见右关，本宜洪盛，今反沉细，则是胃气已逆。人迎者，胃经穴名，在结喉两傍，动脉应手，其脉见于左手，今右关脉沉细，人迎甚盛，则是热聚胃口而不行耳。《灵枢·经脉篇》谓：人迎大三倍于寸口，则胃经为实。即此验之，而知胃脘痈之脉也。

仲景云：呕家有痈脓者，不可治呕，脓尽自愈。此不言痈之所在，而言呕脓者，以其但呕而不咳，知非肺痈，而为胃脘痈明矣。《内经》曰：热聚于胃口而不行，胃脘为痈。胃脘属阳明，阳明气逆，故脓不自咳出，而从呕出。脓亦不似肺痈之如米粥者，此出自胃脘，从湿化而聚结成脓，有结痰如蚬肉也。谓不可治呕，言不得用辛香温胃止呕之剂，以脓之瘀浊，薰蒸谷气，故呕，若脓出则呕自愈。夫痈之在胃脘之上者则然，若过乎中，在膈之下，则脓从大便而出，轻则金匮排脓汤，重则大黄牡丹汤、凉膈散选用。若脓自上而吐，轻则金匮排脓散，重则射干汤，或犀角地黄汤加忍冬、连翘，皆因势利导之法也。脓稀呕止，后用太乙膏作丸，虚人，宜八珍加黄芪、忍冬、连翘之类调补之。凡舌苔经久不退，色黑垢腻，口中作甜，其气秽浊，即是胃脘发痈之候，明眼辨之，毋候痈成而致莫救也。

石顽治谈仲安，体肥善饮，初夏患壮热呕逆，胸膈左畔隐痛，手不可拊，便溺涩数，舌上苔滑，食后痛呕稠痰，渐见血水，脉来涩涩不调，与凉膈散加石斛、连翘，下稠腻颇多，先是疡医作肺痈治不效。予曰：肺痈必咳嗽吐腥秽痰，此但呕不嗽，洵为胃病无疑。下后四五日复呕如前，再以小剂调之，三下而势甫平。后以保元、苓、橘平调二十日而瘥。先时有李姓者患此，专以清热豁痰解毒为务，直至膈畔溃腐，脓水淋漓，缠绵匝月而毙，良因见机不早，直至败坏，悔无及矣。

卷　　五

诸　血　门

诸 见 血 证

经云：太阳厥逆僵仆，呕血善衄。阳明厥逆，喘咳身热，善惊衄呕吐。血气者，喜温而恶寒，寒则泣不能流，温则消而去之。夫血之于气，异名同类。营卫者，精气也；血者，神气也；故夺血者无汗。夺血者不可复发其汗，夺汗者不可复取其血。脾移热于肝，则为惊衄。脉至而搏，血衄身热者死。脉来悬钩浮为常脉。言脉来虚浮，按之傍指屈曲而出，形容芤脉之象也，大怒则形气绝，而血菀于上。菀，积也。悲哀太甚则胞络绝，胞绝则阳气内动，发则心下崩，数溲血也。胞移热于膀胱，则癃、溺血。

《金匮》云：师曰：尺脉浮，目睛晕黄，衄未止，晕黄去，目睛慧了，知衄今止。

尺以候肾，肾虚则相火扰其阴血，从膀胱而升，故脉浮也。肾之精，上营瞳子，膀胱之脉下额中，二经中有不归经之血，故晕黄，黄退则血亦散，所以知衄止也。《明理论》云：伤寒衄血，责邪在表；杂病衄血，责邪在里，此曰尺浮，不言寸浮，知为肾虚血逆，非外邪也。

病人面无色，无寒热，脉沉弦者衄。浮弱手按之绝者下血。烦渴者必吐血。一作病人面无血色。

面者血之华，血统则华鲜，若有寒热，为伤其血而致，今无寒热，则是因血脱而然矣。夫脉浮以候阳，沉以候阴；若但见沉弦，轻取绝无者，是无阳也。无阳知血之上脱，若止见浮弱，重按绝无者，是无阴也。无阴知血之下脱，而烦渴呕血者，以火气扰乱则神烦，火动于膈则咳逆，咳则涌血而上越也。然则沉之无浮，浮之无沉，何便见为脱血乎？以其面无血色而脉弦弱也。

男子脉虚沉弦，无寒热，短气里急，小便不利，面色白，时目瞑兼衄，小腹满，此为劳使之然。

脉虚沉弦者，以按之则少神，且无寒热，明非外感之邪也。其短气里急，少腹满，小便不利，而面色白，皆内伤于气之候，故虽时目瞑而衄，洵为劳役所致而然也。

男子面色薄者，主渴及亡血。卒喘悸，脉虚者，里虚也。

心主血，心虚则脉虚。上句以面色薄，而主心血不荣于外，下句以喘悸脉浮，而主心气不充于里，皆由心神耗散，血亡津伤所致也。

夫吐血咳逆上气，其脉数而有热，不得卧者死。

此金水二脏不足故也。水不足，则火独光，而金伤矣。夫阴血之安养内外者，皆肾水主之也。肾水虚，则不能安静，而血被火逼，遂溢出。血出则五脏内外之阳皆失其配，失配之阳，无根之狂阳也，有升无降，炎烁肺金而为咳逆上气，肺肾之阴，有绝无复耳。脉数身热，阳独胜也。

不能卧，阴已绝也。阴绝则阳不能独生，故曰死。

夫酒客咳者，必致吐血，此因极饮过度所致也。

酒性大热伤胃，胃气不守，乱于胸中，中焦之血，不布于经络，因热射肺而为咳逆，随气溢出也，此即《千金》所谓由伤胃吐血也。

吐血不止者，柏叶汤主之。

夫水者，遇寒则坚冰潜于地中，遇风则汹涌起于平陆，人之吐血，皆风火使然。柏叶禀西方金气，可制肝木之逆，则血有所藏。艾叶之温，可使火反归阴而宿藏于下。用马通以降血逆，尤属相宜。家秘多阿胶三钱。时珍《纲目》有阿胶无艾。总取辛温之力以和苦寒之性，不独治吐血不止，而下血者亦可用之。

病人胸满，唇痿舌青口燥，但欲漱水不欲咽，无寒热，脉微大来迟，腹不满，其人言我满，为有瘀血。

凡内外诸邪，有血相搏，积而不行者，即为瘀血。血积则津液不布，是以唇痿舌青口燥，但欲漱水以润其燥。血为阴邪，且内无热，故不欲咽也。脉大为热，迟为寒，今无寒热之病而微大者，乃气并于上，故胸满也。迟者，血积膈下也。积在阴经之隧道，不似气积于阳之肓膜，然阳道显，阴道隐，气在肓膜者，则壅胀显于外，血积隧道，惟闭塞而已，故腹不满。因闭塞自觉其满，所以知瘀血使然也。

病者如热状，烦满，口干燥而渴，其脉反无热，此为阴伏，是瘀血也，当下之。

血阴也，配于阳，气得之以和，神得之以安，咽得之以润，经脉得之以行，身形之中，不可斯须离也。今因血积，神无以养则烦，气无以和则满，口无以润则燥，胃无以泽则渴，是皆阳失所配，营卫不布，津液不化，而为是证也，非阳之自强而生热比，故曰如热状。脉反无热，阴邪不能鼓激其脉，故为阴伏。

下血先便后血，此远血也，黄土汤主之，亦止吐血衄血。

经言：大肠小肠皆属于胃。又云：阴络伤则血内溢。今因胃中寒邪，并伤阴络，致清阳失守，迫血下溢二肠，遂成本寒标热之患，因取白术附子汤之温胃助阳祛散阴络之寒。其间但去姜、枣之辛散，而加阿胶、地黄以固护阴血，其妙尤在黄芩佐地黄分解血室之标热；灶土领附子直温中土之本寒，使无格拒之虞。然必血色瘀晦不鲜者为宜，若紫赤浓厚光泽者，用之必殆，斯皆审证不明之误，岂立方之故软？《千金》用续断止血汤，方用续断、当归、桂心、蒲黄、阿胶、甘草、干姜、生地黄八味，附此以备按证取用。

下血先血后便，此近血也，赤小豆当归散主之。

此方在狐惑例中，治脉数无热微烦，默默但欲卧，汗出，初得之三四日，目赤如鸠眼，七八日目四眦黑，全是湿热伤血，菀化为脓之候。此先血后便，乃小肠热毒流于大肠，为火克金之象，故亦主此方。以赤小豆之清热利水为君，且浸令芽出以发越蕴积之毒，使丙丁之火，疾趋水道而降，佐以当归司统握之权，使血有所归，而不致于散漫也。《千金》用伏龙肝汤，即治先便后血之黄土汤中除去术、附，加干姜、牛膝、地榆、发灰，与《金匮》主治则有寒热之殊，不可不辨。可见治血，但使归经，不必论其远近也。

心气不足，吐血衄血，泻心汤主之。

心气不足，言阴津不足，非心火之不足也，故以大黄导蕴结之火，芩、连泻心下之热，而血自安矣。

赵养葵曰：凡肾经吐血者，俱是下寒

上热，阴盛于下，逼阳于上之假证，世人不识，而为所误者多矣。吾独窥其微，而以假寒治之。盖真阴失守，命门火衰，火不归源，阴邪逼其浮游之火于上，上焦咳嗽气喘，恶热面红，呕吐痰涎出血，此系假阳之证，须用八味丸引火归源，水探冷服，下嗌之后，冷性既除。热性始发，因而呕哕皆除，即仲景人溺猪胆汁加于白通汤中以通格拒之意也。倘一服寒凉，顷刻立化，慎之哉！

人有偏阴偏阳者，此气禀也。太阳之人，虽冬月身不须绵，口常饮水，色欲无度，大便数日一行，芩、连、知、柏、硝、黄，恬不知怪。太阴之人，虽暑月不离复衣，食饮稍凉，便觉腹痛泄泻，参、术、姜、桂，时不绝口，一有欲事，呻吟不已。此两等人，各禀阴阳之一偏者也。与之谈医，各执其性之一偏，面目为全体。今之为医者，不鉴其偏之弊，而制为不寒不热之方，举世宗之，以为王道，岂知人之受病，以偏得之，感于寒则偏于寒，感于热则偏于热，以不寒不热之剂投之，何以补其偏而救其弊哉？故以寒治热，以热治寒，此方士之绳墨也。然苦寒频进而积热弥炽，辛热比年而沉寒益滋者何耶？此不知阴阳之属也。凡治血证前后调理，须按心脾肝三经用药。心主血，脾裹血，肝藏血。归脾汤一方，三经之药也。远志、枣仁补肝以生心火，茯神补心以生脾土，参、芪、甘草补脾以固肺气，木香者香先入脾，总欲使血归于脾，故曰归脾。凡有郁怒伤肝，思虑伤脾者尤宜。火旺者，加山栀、丹皮；火衰者，加肉桂、丹皮。又有八味丸以培先天之根，治无余法矣。血溢血泻，诸蓄妄证，其始也，宜以行血破瘀之剂折其脱气，而后区别治之。或问失血复下，虚何以当？答曰：血既妄行，迷失故道，不去蓄利瘀，

则以妄为常，曷以御之？且去者自去，生者自生，何虚之有？失血家须用下剂破血，盖施之于蓄妄之初；亡血虚家不可下，盖戒之于亡失之后也。

或问人身阳气，为阴血之引导，阴血为阳气之依归，何为清浊相干，乱于中外，而致血不归经，则有上溢下脱之患。其血或从吐出，或从呕出，或从咯出，或从鼻出，或从眼耳齿舌出，或从津唾而出，或从肌肤而出，或从二便而出，复有蓄积不行者，为患各有不同，愿一一显示至理，条分脏腑经络之源，以启学人蒙昧。石顽答曰：经言血之与气，异名同类，虽有阴阳清浊之分，总由水谷精微所化，其始也混然一区，未分清浊，得脾气之鼓运，如雾上蒸于肺而为气；气不耗，归精于肾而为精；精不泄，归精于肝而化清血；血不泻，归精于心，得离火之化，而为真血，以养脾脏，以司运动，以奉生身，莫贵乎此。虽经有上注于肺，乃化为血之说，而实不离五行之气化，转注如环也。如上所云，不过统论营卫血气之大端，乃节文耳。夫营卫者精气也，血者神气也，气主煦之，血主濡之，虽气禀阳和，血禀阴质，而阴中有阳，阳中有阴，不能截然两分。其至清至纯者，得君主之令，以和调五脏，藏而不失乃养脏之血也。其清中之浊者，秉输运之权，以洒陈六腑，实而不满，则灌注之血也。其清中之清者，会营周之度，流行百脉，满而不泄，此营经之血也。其源则一，析而为三，各有司属，若各守其乡，则阴平阳秘，安有上溢下脱之患乎？盖缘人之禀赋，不无偏胜，劳役不无偏伤，其血则从偏衰偏伤之处而渗漏焉。夫人禀赋既偏，则水谷多从偏胜之气化，而胜者愈胜，弱者愈弱。阳胜则阴衰，阴衰则火旺，火旺则血随之而上溢。阴胜则阳微，阳微则火

衰，火衰则火失其统而下脱。其上溢之血，非一于火盛也；下脱之血，非一于阳衰也，但以色之鲜紫浓厚则为火盛，色之晦淡无光即为阳衰。究其所脱之源，或缘脏气之逆，或缘腑气之乖，皆能致病。从上溢者，势必假道肺胃；从下脱者，势必由于二肠及从膀胱下达耳。盖出于肺者，或缘龙雷亢逆，或缘咳逆上奔，血必从之上溢。多带痰沫及粉红色者，其出于心包，亦必上溢，色必正赤如原朱漆光泽。若吐出便凝，摸之不粘指者，为守藏之血，见之必死。出于脾者，或从胃脘上溢，或从小肠下脱，亦必鲜紫浓厚，但不若心包血之光泽也。出于肝者，或从上呕，或从下脱，血必青紫稠浓，或带血缕，或有结块。出于肾者，或从咳逆，或从咯吐，或稀痰中杂出如珠，血虽无几，色虽不鲜，其患最剧。间有从精窍而出者，若气化受伤，则从膀胱溺孔而出，总皆关乎脏气也。其出于胃者，多兼水液痰涎，吐则成盘成盏，汪洋满地，以其多气多血，虽药力易到，不若藏血之笃，然为五脏之本，亦不可忽。其衄血种种，各有所从，不独出于鼻者为衄也。鼻衄皆火乘肺金，亦有阴盛迫其虚阳而脱者。虽经有脏腑诸衄不同，然不离手太阴之经，所以治有从阴从阳，顺治逆治之辨别，证有久衄暴衄，宜补宜泻之悬殊。其齿衄，有阳明少阴及风热之辨。但从板齿出者为牙宣，属阳明；齿动摇者为骨病，属少阴；龈肿上壅者，少阳风热也。耳衄则有肝肾二经之殊，但以常有不多不肿不疼者，为少阴之虚；暴出疼肿者，则厥阴经火也。眼衄亦属厥阴，但以卒视无所见者为实火，常流血泪者，素患之风热也。其有诸窍一齐涌出，多缘颠扑骤伤，或药毒所致。若因肝肾疲极，五脏内崩，多不可活。舌衄皆手厥阴心包之火旺，但以舌尖破碎者为虚火，脉大满口者，挟龙雷之势而上侮君主也。涎中见血为唾衄，足太阴经气不约也。汗孔有血为肌衄，足阳明经气不固也。如上诸衄，皆缘营气之逆满，卫气之疏豁，不能固护而行清道，总无关乎脏气也。其下行之血，见于魄门者，则以便前便后分远近，近则大肠，远则小肠也；以溅洒点滴分风湿，溅则风淫，滴则湿著也；以鲜紫清晦分阴阳，鲜则阳盛，晦则阳衰也。与肠游之血，痔漏之血，妇人经癸胎产之血无异，虽由二肠，颇关经络，是以随经下趋，各有不同。至于崩淋下脱，倒经上溢，虽上下之歧路攸分，然皆冲脉为病，而崩淋皆脾气下陷，倒经则肝血上逆，以脾为身之津梁，冲为肝之血海，是皆关乎脏气。更有肝脾受伤，血虽不下，而气色痿黄，大便稠黑，乃蓄血之征验。为患种种，难以悉陈。如内伤发黄，鼓胀喘满，腹大青筋，及产后败血流于经络，皆蓄血致病，但证有虚中挟实，治有补中寓泻，从少从多之活法，贵乎临病处裁。大抵血气喜温而恶寒，寒则泣不能流，温则消而去之，此轩岐密旨。但世之名于医者，一见血海，每以寒凉济阴为务，其始非不应手，而取效于一时，屡发屡折，而既病之虚阳愈衰，必致呕逆喘乏，夺食泄泻；尚以为药力未逮，猛进苦寒，在阴不济阳而上溢者尚为戈戟，况阳不统阴而亡脱者，尤为砒鸩。盖因阳药性暴，稍有不顺，下咽立见其害，不若阴柔之性，至死不知其误，而免旁人讥谤也。噫！医之弊，谨为知己道，难为世俗言也。

衄血

大衄　舌衄　齿衄　耳衄　眼衄　肌衄

衄者，血从经络中渗出而行于清道

也。伤寒衄血，责热在表，有麻黄、越婢等法。杂病衄血，责热在里，经络热甚，阳气壅重，迫血妄行而出于鼻，从无发散之理。若因七情喜怒，劳役过伤而致者，无论是何经络，并宜茅花煎汤，调止衄散，或四物加犀角、丹皮、沉香。六脉弦细而涩，按之空虚，色白不泽者，脱血也，此大寒证，理中汤加黄芪。六脉俱大，按之空虚，心动面赤，善惊上热，乃手少阴心火旺，而上薰于肺脉也，三黄补血汤。实热衄血，脉实大便秘者，犀角地黄汤加木香、大黄。衄血过多，屡服犀角地黄汤不止，此内虚寒而外假热也，千金当归汤，兼标本而治之。若至夜发，此因多汗，卫气大虚，不能固其营血也，当归补血汤；不效，加木香；更不效，必是血虚火旺，大剂保元汤。若误用凉血药，致瘀热内结，胸中作痛者，一味木香酒磨，顿服钱许立效。内伤劳役之人，喘嗽面赤，发热头痛而衄，此肺气虚，失护卫之职，致心包火炎，经脉热甚，故行清道，当归补血汤加薄荷、荆芥；不应，补中益气倍黄芪，慎不可用辛热之药；兼有风寒，小建中加葱、豉。清道闭塞，流入胃脘，吐出清血，或衄血不尽，瘀积停留，致面目萎黄，大便黑色者，犀角地黄汤。撷扑而衄不止，小乌沉汤调黑神散。伏暑而衄，五苓散加茅花。久衄不止，热在下焦血分，六味丸加五味子作汤，不效，加童便。有先因衄血，衄止而变生诸证，或寒热间作，或喘急无寐，病状不一，渐成劳瘵，当于虚损诸证详之。曾病衄，后血因旧路，或一月三四衄，又有洗面即衄，日以为常，并宜止衄散，茅花煎汤调下。大衄不止，面浮肿者，苏子降气汤，使血随气下，得力全在肉桂一味。久衄不已，须加气药，如木香、香附之类，盖血无气引，则血不归经也。有头风才发，则衄不止，用童便浸川芎一两，童便制香附二两，炙甘草半两，共为末，每服三钱，清茶调下，间用搐鼻法。

[诊] 衄血脉浮大数者，为邪伏于经，宜发汗；大而虚者，为脾虚不能统摄，宜补气；小而数者，为阴虚火乘，宜摄火；弦涩为有瘀积，宜行滞。凡衄血之脉，数实或坚劲，或急疾不调，皆难治。久衄脉虚大，头额痛甚，鼻流淡黄水者死。

大衄 大衄血者，口鼻俱出也。此积劳伤脾所致，补中益气倍黄芪、当归；不应，归脾汤加童便、藕节。

舌衄 舌上忽出血如线，先用蒲黄煎汤漱之，次用槐花炒研掺之，黄芪六一汤合生脉散服之。热壅舌上出血如泉，用文蛤一味为散掺之。虚热舌胀大，出血不止，生干姜末、蒲黄末掺之。

齿衄 血从齿缝中或齿龈中出者，曰齿衄，又谓牙宣。有风壅，有肾虚，有胃火。风壅者，或齿龈微肿，或牵引作痛，消风散加犀角、连翘，外擦青盐、藁本末。肾虚者，口不臭，齿浮动，齿缝中点滴而出，若隐隐作痛者，虚风袭入肾经，肾主骨，齿乃骨之余也，宜盐汤下小安肾丸；不痛，肾虚而有火也，六味丸加骨碎补，外用青盐炒香附末擦之。胃热者，牙疼而龈间出血如涌，齿不动摇，其人必好饮，或多啖炙煿所致，口臭不可近，宜清胃散，甚者服调胃承气汤。

耳衄 耳中出血为耳衄。两关弦数，饮酒多怒人属肝火，柴胡清肝散。尺脉弱或躁，属阴虚，生料六味丸加五味子，更以龙骨烧灰，吹入即止。

眼衄 血从目出。乃积热伤肝，或误药扰动阴血所致。暴病发热见此，栀子豉汤加犀角、秦皮、丹皮、赤芍。误药成坏病见之，虽用独参、保元、生料六味，皆不可救。

肌衄　血从毛孔出者为肌衄。脉数，当归补血汤。脉浮，黄芪建中汤。脉弱，保元汤。脉盛，当归六黄汤。

滑伯仁治一妇，体肥气盛，因无子，常服暖子宫药，积久火盛迫血，上行为衄，衄必升余，医者独以为上实下虚，用丹剂镇坠之。经云：上者下之。今血气俱盛，溢而上行，法当下导，奈何实实耶？即与桃核承气三四下，瘀积既去，继服既济汤二十余剂而愈。

一膏粱过饮致衄，医曰：诸见血为热，以清凉饮子投之即止。越数日其疾复作，又曰：药不胜病故也，遂投黄连解毒汤，或止或作。易数医，皆用苦寒之剂，向后饮食起居，渐不及初，肌寒而躁，言语无声，口气秽臭，其衄之余波未绝。或曰：诸见血为热，热而寒，正理也，今不愈而反害之，何耶？盖医惟知见血为热，而以苦寒攻之，不知苦寒专泻脾土，脾土为人之本，火病而泻其土，火未除而土已病，病则胃虚，虚则营气不能滋荣百脉，元气不循天度，气随阴化，故声不扬而肌寒也，惟当甘温大补脾土，斯可向安矣。

石顽治朱圣卿，鼻衄如崩，三日不止，较之向来所发之势最剧，服犀角、地黄、芩、连、知、柏、石膏、山栀之属转盛，第四日邀余诊之。脉弦急如循刀刃，此阴火上乘，载血于上，得寒凉之药，转伤胃中清阳之气，所以脉变弦紧。与生料六味加五味子作汤，另用肉桂末三钱，飞罗面糊，分三丸，用煎药调下。甫入喉，其血顿止，少顷，口鼻去血块数枚而愈，自此数年之患，绝不再发。

吐　血

呕血　唾血　咳血　咯血　血溢　九窍出血

缪仲淳曰：吐血有三诀：宜行血，不宜止血。血不循经络者，气逆上壅也，行血则循经络，不止自止，止之则血凝，血凝则发热恶食，病日痼矣。宜补肝，不宜伐肝。经曰：五脏者，藏精气而不泻者也。肝主藏血，吐血者，肝失其职也，养肝则肝气平而血有所归，伐肝则肝虚不能藏血，血愈不止矣。宜降气，不宜降火。气有余便是火，气降则火降，火降则气不上升，血随气行，无溢出上窍之患矣；降火必用寒凉之剂，反伤胃气，胃气伤，则脾不能统血，血愈不能归经矣。今之疗吐血者，大患有二：一则专用寒凉之味，如芩、连、山栀、四物、知、柏之类，往往伤脾作泻，以致不救；一则专用人参，肺热还伤肺，咳嗽愈甚。亦有用参而愈者，此是气虚喘嗽，气属阳，不由阴虚火炽所致，然亦百中一二也。刘默生曰：吐血一证，人惟知气逆血溢，火升血泛，不知血在脏腑，另有膈膜隔定，其血不能渗溢。夫膈膜者，极薄极脆，凡有所伤则破，破则血溢于上矣，故有阳经伤则血上溢，阴络伤则血下渗。已伤之膜，若有复伤，其吐必多，膈膜虽伤，伤处有瘀血凝定，血来则缓。若阴火骤冲破瘀积之血，血来如潮之上涌，自觉沥沥有声，彼时喘息不定，面赤如醉，烦躁不宁，心神昏乱，一皆龙雷之势，脉亦急疾难凭，少顷火退神清，面白气平，血亦渐止，方可诊切。用药须乘此时，瘀积荡尽，缓缓清理，徐徐调补，然不可骤壅，亦不可用耗气之药，悉知此义，治血有本矣。吐血者，一吐则倾盆盈碗，或鲜散中兼紫黑大块，吐后不即凝结。盖吐血出于胃，胃为水谷之海，多气多血，所以吐多而不即凝，以中杂水谷之气也。皆劳力内伤中气而得，亦有醉饱接内而致者。治法，不可骤止，止则使败血留积，为瘀血之根，不时举发，为害非轻；亦不宜峻攻，复伤其血，只宜清理胃气以安其血，如犀角地黄汤，随证加桃仁、茜根、橘红、木香、大黄、童便之属。吐久不止，内虚寒而外假热，千金当归汤，不应，用十灰散遏之。若血色瘀晦如污泥，为阳不制阴，宜花蕊石散温以散之。吐血初起，脉俱洪数者，属外因，须用参苏饮加归身倍茯苓，盖茯苓能守五脏真气，泻肾中伏火，去脾胃中湿。二三剂后，脉数退而洪不退者，用六味地黄丸加沉香以纳气归元；若洪退弱极，用四君子加橘红以补脾生肺，慎不可用凉药，盖火载上行，逆也，复用凉药强为降下，岂非逆而又逆乎？不若发散之为愈也。上膈壅热，胸腹满痛，吐血，脉洪大弦长，按之有力，精神不倦，或觉胸中满痛，或血是紫黑块者，用当归、丹皮、荆芥、阿胶、滑石、酒大黄、玄明粉、桃仁泥之属从大便导之，此釜底抽薪之法；不知此，而从事于芩、连、知、柏之属辅四物而行之；使气血俱伤，脾胃多败，百不一生也。吐血在暑天，病人口渴面垢，头晕干呕，五苓散；或桂苓甘露饮，并加麦冬、五味、藕节汁。酒后闷呕，血从吐后出者，新定紫菀茸汤。饮酒过多，伤胃吐血，六君子加香砂、干葛。伤胃吐血，因饮食太过不能消化，烦闷强呕，因伤胃口吐血，腹中绞痛自汗，其脉紧而数者难治，枳实理中汤加丹皮、扁豆灰。诸失血后，倦怠昏愦，面失色，懒于言语，浓煎独参汤加橘皮，所谓血脱益气也。劳心太过，吐血不止，归脾汤去木香，加门冬、阿胶。妇人倒经，血溢于上，蒸热咳嗽不除，及男子精未充而御女，而成虚劳失血，并宜乌骨鸡丸、巽顺丸选用。若血色晦淡不鲜，无论上吐下失，俱当用温热之剂，如甘草干姜温理中气，切禁寒凉；若至衃①血血水，难已。胃中热甚，迫血妄行，犀角地黄汤加大黄灰、木香、桃仁。吐血势不可遏，胸中觉气塞滞，吐紫黑血者，桃仁承气加茜根。《千金翼》治吐血，用生地汁半升，煎三两沸，调生大黄末一方寸匕，分三服，治热毒吐血有效。有时吐血两口，随即无事，数日又发，经年累月不愈者，小乌沉汤送黑神散，不时常服。吐甚不止者，柏叶、干姜等分，加艾少许，入童便服。失血后，头晕发热者，往往有之，此是虚火上炎外扰之故，不可误认外感而用风药。吐血发渴，名曰血渴，十全大补汤，或生脉散加黄芪、煨葛根、枇杷叶，量胃气虚实用之。暴吐血新止后，丹方用燕窝菜、冰糖各四钱，同煮服之，连服五七日，永不复发。吐血脉以微细为顺，洪大为逆，血若暴涌如潮，喉中汩汩不止，脉见虚大，此火势未敛，不可便与汤药，急以热童便，或藕汁灌之，俟半日许，脉势稍缓，可进调养之剂。倘寸关虽弱而尺中微弦，为阴虚，以防午后阴火上升，上午宜服独参、保元以统其血，午后与六味丸加童便、牛膝以济其阴。服后脉渐调和，饮食渐进，肢体轻捷，面色不赤，足膝不冷，身不灼热，额无冷汗，溲便如常，虽有紫黑血块，时欲略出而无鲜血上行，方许可治。血虽止而脉大不减，或虽小而弦细数疾，或弦硬不和，慎勿轻许可治。亦有他部柔和而左手关尺弦强者，为阴虚火旺，最为危兆，其变有三：一则阴火引血复上而暴脱，一则虚阳发露而发热，一则火上逼肺而喘咳，此终不救。脱血用大剂人参益气以固血，惟血色鲜明或略兼紫块者宜之。若见晦淡者为血寒而不得归经，须兼炮黑干姜，或大剂理中温之。尺部脉弦，大剂生料六味加肉桂引之，亦有用肉桂为末，和独参汤服者。若血色如朱，光亮如漆，吐出即干，以指

————————

① 衃（pēi）：凝聚的血。

甲剔之成片面起者，虽能食不倦，后必暴脱而死。若血中见似肉似肺，如烂鱼肠，此胃中脂膜为邪火所烁，凝结而成，方书咸谓必死，然吐后凝结既去，而不发热，能进饮食，令服小剂异功、保元，大剂六味、都气，多有得生者，不可尽委之于无救也。此证宜与前虚损门参看。

呕血　呕血者，血从腹胁而上，大呕而出。乃肝火内旺，鼓激胃中之血上涌，犹龙奋于泽而波涛为之沸腾也。呕血证治有三：一属暴怒火逆伤肝，其证胸胁痛甚则厥逆，柴胡疏肝散加酒大黄；一属极劳奔驰伤肝，其证遍身疼痛，或时发热，犀角地黄汤加当归、肉桂、桃仁泥；一属竭力房劳伤肝，其证面赤足冷，烦躁口渴，生脉散合加减八味丸。阳衰不能内守而呕者，异功散研服八味丸，然不戒房室思虑劳役，终不救也。房室劳惫，气竭伤肝而有干血者，四乌鲗骨一藘茹丸，兼童便、藕汁之类。

唾血　平时津唾中有血如丝，或浮散者，此属思虑伤脾，脾虚不能统血也。有兼心兼肾兼胃之不同：兼心，加味归脾汤；兼肾，六味丸加五味子、肉桂；兼胃，四君子汤加黄芪、山药、粟米，名七珍散。食少痰清者，异功散加枇杷叶、白扁豆灰；胃中痰食不清吐血，加半夏、生姜，即白扁豆散。

咳血　咳血者，因咳嗽而见血，或干咳，或痰中见红丝血点一两口，气急喘促，此虽肺体自燥，亦为火逆，咳伤血膜而血随痰出也。其脉微弱平缓易治；弦数急实，气促声嘶，咽痛者不治。得此证者，若能静养，庶有生理，治宜六味丸加门冬、五味清金壮水为主，略兼阿胶、贝母、百合、款冬、紫菀润肺止咳之剂。血止后胃虚少食，气息不续者，劫劳散去半夏加紫菀茸及琼玉膏调理之。咳血久而成劳，或劳而咳血，肌肉消瘦，四肢倦怠，五心烦热，咽干颜赤，心中潮热，盗汗减食，异功散加阿胶，或四君子加黄芪、鳖甲、麦冬、五味。阴虚火动而咳血，或痰中有血星如珠者，生料六味丸加茜根、乌贼骨、童便。咳血不止，至夜发热吐痰，或带血丝者，六味丸加蛤粉、童便，临卧服。肥盛酒客辈，痰中有血，滚痰丸搜涤之。咳唾脓血，咳即胸中隐隐痛，脉反滑数，或数实者，此为肺痈，更于本门求之。

咯血　咯血者，不嗽而喉中咯出小块或血点是也。其证最重，而势甚微，常咯两三日即止。盖缘房劳伤肾，阴火载血而上。亦有兼痰而出者，肾虚水泛为痰也。阴虚多火，黑瘦之人，最忌犯此。初起宜紫菀、麦冬、茯苓、枣仁、山药、白芍、丹皮、童便以清手足少阳厥阴诸经游散之火，后以六味丸加牛膝，滋补肾阴，以安其血，慎不可用攻血药也。滑伯仁曰：咯血为病最重，以肺为清肃之脏，金为阴火所制，水亏火旺，迫而上行，以为咯血，逆之甚矣。经谓上气见血，下闻病音者，言喘出于肾，而咯出于肺也。余尝用生料六味丸加麦冬、五味，下灵砂丹治之，是得《内经》之旨也。然多有兼挟风寒饮食而发者，不可误认本病而与前药。若兼风寒，则人迎浮盛，或见弦紧；饮食则气口短滑，或反伏涩。风寒则黄芪建中，饮食则枳实理中，不可妄用他药。

喻嘉言曰：夫血病有新久微甚，无不本之于火，然火有阴阳不同，治法因之迥异。经云：暴病非阳，则其为火也。即非阳火甚明，阳火者五行之火，何暴之有？设其暴也，复可以五行之水折之。惟夫龙雷之火，潜伏阴中，方其未动，不知其为火也，及一发，暴不可御，以故载阴血而上溢。故凡用凉血清火之药，未有不转助其虐者，大法惟宜温补其阳，以制阴火之僭。经谓咯血者属肾，明乎阴火发于阴中，其血咯之成块而出，不比咳嗽痰中带血为阳火也。此义从前未有发明，惟仲景云：误发少阴汗，动其经血者，下厥上竭，为难治。后人随文读去，总置不讲，不知下厥者，阴气逆于下也；上竭者，阴血竭于上也。盖气与血，两相维附，气不得血，则散而无统；血不得气，则凝而不流，故阴火动而阴气不得不上奔，阴气上奔而阴血不得不从之上溢而竭矣。血既上溢，其随血之气，散于胸中，不得复返于本位，则下厥矣。阴既逆于下，势必龙雷之火应之，血不尽竭不止也。仲景所以断为难治者，非直不治也。吾为大辟其扃，则以健脾中之阳气为第一义。健脾之阳，一举有三善：一者脾中之阳气旺，而龙雷之火潜伏也；一者脾中之阳气旺，而胸中窒塞，如太空不留纤翳也；一者脾中之阳气旺，而饮食运化精微，复生其已竭之血也。今方书妄引久嗽成劳，痰中带血之阳证，不敢用健脾增咳为例，不思咯血即有咳嗽，不过气逆，气下则不咳矣，况原无咳嗽者乎。古方治龙雷之火，每用桂、附引火归元之法，然施之于暴血之证，可暂不可常，盖已亏之血，恐不能制其悍，而未动之血，恐不可滋之扰耳。此以崇土为先，土为厚则浊阴不升，而血患自息也。

血溢 《原病式》云：血溢者，上出也。心主血，热甚则血随火而妄行。或谓呕吐紫凝血为寒者，误也。此非冷凝，由热甚销烁而为稠浊，热甚则水化制之，故赤兼黑而为紫也，泻心汤。盖火性急速，故至溢脱，从未见有属阴寒者耳。或偶触破伤，血遂泉涌不止，惟用十全大补汤，频频多服，外用杏仁研细，拌白面水调涂之。

九窍出血 是证非中毒，即跌扑受伤。中毒者，用生羊血等法。受伤者，观其人不发热，尚能饮食者，频灌热童便。无故发热，九窍出血者，肝肾疲极，五脏内崩也，多不可治，若见血水必死。若因劳伤者，补中益气倍参、芪，或胎发灰、大蓟汁，人参汤调服；或血余灰，每服二钱，以茅根、车前草煎汤调下。

气有余便是火，血随气上，补水则火自降，顺气则血不逆。阿胶、牛膝、丹皮，补水之药也；苏子、橘红、沉香，顺气之药也。童便者，引血归下窍，兼有行瘀之能；藕汁者，达血使无滞，而有止涩之力。脉来沉实，腹中满痛，或吐血块，或为瘀血蓄血，当归、桃仁、赤芍、延胡索、蓬术、大黄之属。怒伤肝木，则血菀于上，使人薄厥，沉香、木香、青皮、芍药、丹皮之属。劳心，莲肉、枣仁、薯蓣、茯神、紫菀、柏仁、丹参之属。房劳，熟地、枸杞、牛膝、杜仲、鹿茸、人参之属。血热，地骨、丹皮、犀角。血寒，桂心、附子。血热不止，山栀灰、黄连灰。血瘀，发灰、大黄灰、干漆灰。血寒，干姜灰。血滑，棕榈灰、莲房灰。血虚，地黄灰。三七、郁金行血中之气，侧柏凉血中之热，大小蓟行血中之滞，茅根导之使下行也。

[诊] 经曰：安卧脉盛，谓之脱血。失血脉数大为阳盛；涩细为少血；细数为阴火郁于血中；芤为失血，血虚气不归附也；弦紧胁痛为瘀结，诸血皆属于肝也。脉来寸口大，尺内微，为肺中伏火；尺中盛而寸口虚大，为肾虚阴火；尺滑而疾，为血虚有热。右手虚大，为脾胃之火；左手数盛，为肝胆之火。大抵失血，脉微弱细小而和缓者易治；洪数实大弦急，或虽小，按之如引葛，如循刀，及衄血身热，脉至而搏，呕血胸满引背，脉小而疾者，皆不治。

汪石山治一中年人，面色苍白，平素内外过劳，或为食伤，则咯硬痰而带血丝。因服寒凉清肺消痰药，至五十余剂，声渐不清，而至于哑，夜卧不寐，醒来口苦舌干，而常白苔，或时喉中梗痛，或胸膈痛，或嗳气，夜食难化，或手靠物，久则麻木，常畏寒，不怕热，前有癫疝，后有内痔，遇劳即发。初诊，左脉沉弱而缓，右脉浮软无力。续后三五日一诊，或时心肺二部浮虚，按不应指，或时脾脉轻按格指，重按不足，又时或数或缓，或浮或沉，或大或小，变动无常。夫脉无常，血气虚而随火用事也，譬之虚伪之人，朝更夕改，全无定准。以脉参证，其虚无疑。盖劳则气耗而伤肺，肺伤则声哑；又劳则伤脾，脾伤则食易积；前疝后痔，遇劳则发者，皆因劳耗其气，气虚下陷，不能升降故也。且脾喜温恶寒，而肺亦恶寒，故曰：形寒饮冷则伤肺。以既伤之脾肺，复伤于药之寒凉，则声安得不哑，舌安得不苔。苔者，仲景谓之胃中有寒，丹田有热也，夜不寐者，由子盗母气，心虚而神不安也。痰中血丝者，由脾伤不能固血也。胸痛嗳气者，气虚不能健运，食郁于中而嗳气，或滞于上则胸痛，遂以参、芪各四钱，麦冬、当归、贝母一钱，远志、枣仁、丹皮、茯神各八分，菖蒲、甘草各五分，有食则加山楂、麦芽，随病出入，服年余而渐愈。此病属于燥热，故白术尚不敢用，况他燥剂乎。

又诊一人，年二十余，形瘦色脆，病咳血，医用滋阴降火清燥之药，延及三年不减。又一医用参苏饮去人参，服之病益剧。延汪诊之，脉虽五至而细，其证皆逆不可治也。或曰：五至平和之脉，何不可治？汪曰：五脏已衰，六腑已竭，九候虽调，犹死也，视其形证，皆属死候。经曰：肉脱热甚死，嗽而下泄上喘者死。嗽

而左不得眠，肝胀；右不得眠，肺胀，俱为死证。今皆犯之，虽能饮食，不为肌肤，去死近矣，越五日果死。凡患虚劳，犯前数证，又或嗽而声哑，喉痛不能药食，或嗽而肛门发瘘者，皆在不救，医者不可不知。

喻嘉言治一人，素有失血病，晨起陡暴一日，倾血一盆，喉间气壅，神思飘荡，壮热如蒸，颈筋粗劲，诊其脉尺中甚乱。曰：此昨晚大犯房劳也。因出验血色，如太阳之红，再至寝所谓曰：少阴之脉系舌本，少阴者肾也，今肾家之血，汹涌而出，舌本已硬，无法可以救急，不得已用丸药一服，镇安元气，若得气转丹田，尚可缓图。因浓煎人参汤下黑锡丹三十粒，喉间汨汨有声，渐入少腹，顷之舌柔能言。但声不出，急用润下之剂以继前药，遂与阿胶一两溶化，分三次热服，半日服尽，身热渐退，颈筋渐消，进粥，与补肾药，多加秋石，服之遂愈。

石顽治刑部汤元洲，八十二，而痰中见血，服诸宁嗽止血药不应，脉得气口𡲽大，两尺微紧，面色槁白，屡咳痰不得出，咳甚方有黄色结痰，此精气神三者并亏，兼伤于热，耗其津液，而咳动肺胃之血也。因其平时多火，不受温补，遂以六味丸合生脉散加蒌葳，煎膏服之，取金水相生，源流俱泽，而咳血自除，不必用痰血药也。

又治钱曙昭，久咳吐血，四五日不止，不时烘热面赤，或时成盆成碗，或时吐粉红色痰，至夜则发热自汗，一夕吐出一团，与鱼肠无异，杂于鲜血之中，薄暮骤涌不已，神气昏昏欲脱，灌童子小便亦不止。同道相商无策，因思瘀结之物既去，正宜峻补之时，遂猛进独参汤，稍定，缘脉数疾无力，略加肉桂、炮姜、童便少许，因势利导，以敛虚阳之逆。一夜

中尽参二两，明晨其势稍定，血亦不来，而糜粥渐进，脉息渐和，改用六味丸作汤，调补真阴，半月而安。同时有胡又曾，亦患虚劳吐血，一夕吐出如守宫状者一条，头足宛然，色如樱桃，不崇朝而毙。

陆晦庵曰：昔余患吐血，暴涌如潮，七八日不已，吾吴诸名家，莫能救止。有云间沈四雅寓吴中，延请调治，慨然担当，求其定方，用人参三两，附子一两，肉桂一钱，举家惶惑，未敢轻用，越二日，其血益甚，更请诊视，求其改用稍缓之方。彼云：病势较前更剧，前方正欲改定，始克有济，更加人参至五两，附子至二两，亲戚见之愈惊。彼曰：喘呕脱血，数日不止，且头面烘热，下体厥冷，正阳欲脱亡之兆，命在呼吸，若今日不进，来日不可为矣。子侄辈恳其稍裁参、附，彼坚持不允，力谕放胆煎服，仆当坐候成功。亲友见予势急，且见其肯坐候进药，料可无虞，遂依方求服，彼欣出熟附二十余块授咀，面称二两，同人参五两，煎成入童便、地黄汁一大碗，调肉桂末冷服。服后少顷，下体至足微汗，便得熟睡，睡觉血止喘定，周身柔和，渐可转侧，因馈十二金，求其收功，不受；加至二十金始受。愈后，盛见垣先生见其一剂而效，心甚疑骇，询其居常无病时，恒服人参两许无间，今虽五两峻补，止煎数沸，其味未尽，犹可当之。至于血证，用附子二两，从古未闻，因密贻其制药者，云惯用附子汁收入甘草，其附已经煎过十余次，虽用二两，不抵未煎者二三钱，始知方士之术如此。

飞畴治苏天若乃郎宾旭，新婚后，于五月中暴吐血数升，昏夜邀视，汤药不及，命煎人参五钱，入童便与服。明晨诸医咸集，以为人参补截瘀血，难以轻用，议进生地、山栀、牛膝等味。予曰：六脉虚微而数，无瘀可知，血脱益气，先圣成法，若谓人参补瘀，独不思血得寒则凝，反无后患耶？今神魂莫主，转侧昏晕，非峻用人参，何以固其元气之脱乎？遂进参一两，二服顿安，次与四君、保元、六味等间服，后以乌骨鸡丸调理而痊。

溲血

经云：胞移热于膀胱，则癃溺血。可知溺血之由，无不本诸热者。多欲之人，肾阴亏损，下焦结热，血随溺出，脉必洪数无力，治当壮水以制阳光，六味加生牛膝，溺血不止，牛膝一味煎膏，不时服之。有气虚不能摄血者，玉屑膏最妙，方用人参、黄芪等分为末，以白莱菔切片蜜炙，不时蘸末食之，岂非虚火宜补宜缓之意欤？然痛属火盛，盛则谓之血淋，不痛属虚，谓之溲血，二者不可不辨。溲血，先与导赤散加桂、苓作汤。若服药不效，此属阴虚，五苓散加胶、艾，下四味鹿茸丸。小便自利后有血数点者，五苓散加桃仁、赤芍。暴病脉滑实者，加大黄、滑石、甘草、延胡索下之。溲血日久，元神大虚而挟虚热，所下如砂石而色红，有如石淋之痛，神砂妙香散加泽泻、肉桂；病久滑脱者，去黄芪、山药、桔梗、木香，加煅飞龙骨、益智仁，即王荆公妙香散；虚寒，以此汤吞四味鹿茸丸。老人溲血，多是阴虚，亦有过服助阳药而致者，多难治，惟大剂六味丸加紫菀茸作汤服之。咳而溲血脱形，脉小劲而搏，逆也。溲血日久，形枯色瘁，癃闭如淋，二便引痛，喘急虚眩，行步不能者，与死为邻矣。

石顽治中翰徐艺初夫人，溺血两月不止，平时劳心善怒，有时恼怒，则膈塞气壅，鹿门诸医，难治罔效。遍邀吴门娄东松陵诸名家，因而下及于余，余至，方进香薷饮一服。及诊切之，两手关尺皆弦细少力，两寸稍大而虚，遂疏异功散方，令其久服，可保无虞。若有恼怒，间进沉香降气散，一切凉血滋阴，咸宜远之，以之治病，徒滋伤胃之患，而无阳生之力也。观列坐诸医，诪谀万状，各欲献技以逞其能，惭余疏迈，不谙趋附于时，况余圆俵孙寿民，又为刑部健庵之倩，与艺初郎舅至戚，不便久留，因谓之曰：东南名公云集，无藉刍荛，明晨进扁舟解维。后闻诸治不效，更延他医，究不出参、术收功耳。

又治内弟顾元叔溺血，溺孔不时疼痠，溺则周身麻木，头旋眼黑，而手足心经脉绌急，痠麻尤甚，脉来弦细而数，两尺搏坚，与生料六味，或加牛膝，或加门冬，服之辄效，但不时举发，复以六味合生脉，用河车熬膏代蜜，丸服而痊。

一徽商夏月过饮烧酒，溺血，或用辰砂益元散不效，服六味汤亦不效，予用导赤散，三啜而愈。

有文学宋孝先，年七十余，溺血点滴涩痛，诸药不效，服生料六味亦不效，云是壮岁鳏居，绝欲太早之故，或令以绿豆浸湿，捣绞取汁，微温日服一碗而众，煮熟即不应也。

下　血

血之在身，有阴有阳。阳者顺气而行，循流脉中，调和五脏，洒陈六腑，如是者谓之营血也。阴者居于络脉，专守脏腑，滋养神气，濡润筋骨。若是脏感内外之邪伤，则循经之阳血，至其伤处，为邪气所阻，漏泄经外；或居络之阴血，因着留之邪擗裂而出，则皆渗入肠胃而泄矣。世俗每见下血，率以肠风名之，不知风乃六淫中之一耳，或有风从肠胃经脉而入客者，或外淫风木之邪内乘于肠胃者，则可谓之肠风。若其他不因风邪，而肠胃受火热二淫，与寒热燥湿，怫郁其气，及饮食不节，用力过度，伤其阴络之血者，亦谓之肠风可乎？盖肠风所下之血，清而色鲜，四射如溅，乃风性使然，《素问》所谓久风入中，则为肠风飧泄是也，先与泻青丸一二剂，后与逍遥散，加酒煮黄连、羌、防、乌梅；虚人，人参胃风汤最捷，人所不知；若肛门射血细线，或点滴不已者，乃五痔之血，当详本门治之。血浊而色黯者为脏毒，蕴积毒气，久而始见也，宜小乌沉汤下黑神散。脉实便秘势盛者，脏连丸。肠风挟湿毒者，下如豆汁兼紫黑瘀血，此醇酒厚味所酿之湿，由足阳明随经入胃，淫溢而下也。脉细有寒者，升阳除湿防风汤。脉数有热者，去二术加黄连、当归、甘草。肠风下血，以刘寄奴半两，芽茶一两，墨灰三钱为散，分三服，乌梅汤送下，其血立止，后宜多服归脾汤调理。肠风下血，其血另作一派溅出，远射四散如筛，肠中作痛，乃阳明气冲热毒所作也，人参败毒散；不应，用升阳除湿和血汤。宿有血证，因时热下紫黑血，乃湿毒肠癖，阳明少阳经证也，升阳益胃汤。下血久而不已，面色萎黄，下元虚惫者，四君子加黄芪、归、芍，下断红丸；虚甚，十全大补汤去茯苓加防风。洁古云：下血，防风为上使，黄连为中使，地榆为下使。《千金》云：先见血后见便为远血，宜服黄土汤；先见便后见血为近血，宜服赤小豆当归散用。《金匮》以先便后血为远血，先血后便为近血，传写之误。因胃中受冷不能统血，失其营运而下，故宜黄土汤温之。若大肠受热不能摄血，营行过疾而下，故宜赤小豆当归散清之。色鲜紫者为热伤阴络，槐花炒研，米汤服之，槐角煎膏尤妙；色稀淡者为脾虚，一味白术，米汤丸服；色瘀晦者为积血，以乱发二两，红花四两，入炀成罐中煅过，去红花灰，只用发灰，研细分三服，空心炒黑地榆煎汤送下，三日必效。下血虽曰大肠积热，亦当分虚实，不可纯用寒凉，必加辛散为主；久之不愈，宜理胃气，兼升举药，故大便下血，多以胃药收功，不可徒用苦寒也。戴复庵曰：色鲜红为热，色瘀淡为寒。寒血因肠胃受冷，营行失度而下，四物加炮姜、炙甘草；热血因热毒之气，蕴于肠胃，或饮酒过度，及啖炙煿所致，四物加茜根、槐花、酒黄连、炒黑山栀之类。因冷饮中寒，或杂食生冷，血为寒凝而下，必腹痛色晦淡，宜附子理中倍炮姜加酒连。阴结便血者，厥阴肝血内结，不得阳气统运，渗入肠间而下，非谓阴寒内结也，补中益气倍黄芪加炮姜。上二证，诸家悉采宝鉴平胃地榆汤、结阴丹，从无言及其非者，敢力正之。内伤瘀血，胸胁小腹急痛，桃仁承气汤、代抵当汤，随痛之高下选用。大黄俱宜童便浸透，更用韭汁制，虚人，可略加桂、附二三分；若瘀滞色晦不鲜者，久当用温血药，始得奏效。血枯大便燥结而下鲜紫血者，此大肠燥结而下也，一味槐角膏凉润之。又方，真麻油冲入腐花，空腹食之，三日即愈。肠风便血，一味旱莲花，浓煎葱白汤过口，一服立效。又方，治肠风便血，刘寄奴半两，松萝茶一钱，乌梅肉一枚，煎服效。中蛊脏腑败坏，下血如鸡肝，如烂肉，心腹绞痛者是也，治用马兰根末，水服方寸匙，随吐而出。

李士材治一人，患肠风下血，久用四物、芩、连、槐花之属，屡发不止，面色萎黄，诊其脉惟脾部浮而缓，此土虚而风湿交乘也，遂用苍术三钱，茯苓、人参、黄芪、升麻、柴、胡、防风各一钱，四剂而血止，改用十全大补汤，调理而愈。

石顽治吴兴韩晋度春捷锦旋，患腹痛泄泻下血，或用香连丸，遂饮食艰进，少腹急结，虽小便癃闭，而不喜汤饮，面色萎黄，昼夜去血五十余度，邀余诊之。气口脉得沉细而紧，询其所下之血，瘀晦如苋汁，与理中加肉桂二钱，一剂溺通，小腹即宽，再剂血减食进，四剂泄泻止，三四次，去后微有白脓，与补中益气加炮姜，四剂而康。

蓄 血

夫人饮食起居，一失其节，皆能使血瘀滞不行也。衄者，血蓄上焦，犀角地黄汤。心下手不可近者，血蓄中焦，桃核承气汤。脐腹下肿大便黑者，血蓄下焦也，抵当汤丸、下瘀血汤及代抵当汤，随轻重选用。三焦蓄血，俱见左脉，以肝主诸血故也。登高坠下，重物撞打，箭簇刃伤，胸腹积血不散，以童便同酒煎大黄，随轻重下之，或香壳散加童便。腰胁滞痛，复元通气散去牵牛，加枳壳、柴胡、牡丹皮。恶血留于腹胁，痛不可忍，复元活血汤。挟血如见祟状，当归活血汤。醉饱入房，竭力伤肝，蓄血在胃口者，韭汁、童便下越鞠丸，不应，合平胃散去苍术加桃仁、丹皮相和服；虚人，理中、越鞠相和服。在少腹，代抵当丸加熟附子三分；虚者，必加人参钱许以助药力。身有寒热发黄，脉弦细而伏，服补泻诸药不应，《千金》用大黄、芒硝、归尾、桃仁、人参、桂心为散，酒服二方寸匙，藉参、桂之力以攻之。膏粱肥盛，多味痰湿热，血蓄胃口，或兼胁满，或少腹结痛，朝用浚血丸，兼培胃气，夕用变通抵当丸，专散蓄血，方得峻药缓攻之妙。

虚人虽有瘀血，其脉亦芤，必有一部带弦，宜兼补以去其血，桃核承气加人参五钱，分三服缓攻之，可救之二三。又中气虚人，胃脘有死血，每食姜汤必呃，宜人参、云术各二两为末，桃仁一两，同干漆炒，去漆研细，蜜丸弹子大，早晚细嚼一丸，醇酒下。

石顽曰：蓄血下黑如漆，最为危殆，但下后神气稍宁，脉无变异，即为可疗；若下后神气昏愦，脉见虚脱，加以厥冷呃逆，多不可救。如针工戚文郁，停食感冒后，大便下黑如漆，烦扰不宁，脉来弦劲而数，此瘀垢未尽，与归、丹、苓、桂、牛膝、鲮鲤之属，复下瘀黑升许而瘥。严文式泰山失记姓氏积劳发热，七八日间，亦下黑如漆，两日后神识稍安，脉来濡弱，知瘀黑已尽，与独参汤、童便，调补而瘥。目科邹泰甫，怒气伤肝，呕逆不食，五六日后下血如漆，脉得弦小而疾，按之则衰，此瘀去而肝气未平也，沉香降气散疏之愈。礼科姜如农，气竭肝伤，而下瘀血，光亮如漆，三四日连绵不已，神识昏迷，时加微呃，脉来弦大而芤，此正气告溃，脉随虚阳鼓激而见虚大也，虽仓扁复生，奚益哉？

李士材治张鸣之，吐血两年，面色萎黄，潮热咳嗽，膈有微痛，脉数而沉且搏，其痛不可按，而甚于夜分，是坚血蓄积，非大下之不可。又以久病未敢峻攻，用郁金、降真、归、地、山甲、蓬术、人参，下血如漆者数次，而痛减。月余复痛，此病重而药轻也，乃以大黄、干漆、蓬术、郁金、山甲、肉桂、归尾、桃仁、虻虫为丸，每日服参、芪之剂，午后服丸药钱许，十日，血积大下，数次而安。

卢不远治来熙庵廉宪乃侄，身体丰硕，伤寒已二十八日，人事不省，不能言语，手足扬掷，腹胀如鼓而热烙手，目赤气粗，齿槁舌黑，参、附、石膏、硝、黄、芩、连，无不遍服，诸名公已言旋矣。诊之，脉浊鼓指。用大黄一两，佐以血药一剂，下黑臭血一二斗少苏，四剂始清。夫治病用药，譬之饮酒，沧海之量，与之涓滴，则喉唇转燥矣，顾若大躯体，病邪甚深，不十倍其药，何能克效哉！

诸　痛　门

诸　痛

《素问》云：寒伤形，热伤气，气伤痛，形伤肿，故先痛而后肿者，气伤形也，先肿而后痛者，形伤气也。

寒气客于脉外则脉寒，脉寒则缩蜷，缩蜷则脉细急，脉细急则外引小络，故卒然而痛，得炅则痛立止，因重中于寒则痛久矣。寒气客于经脉之中，与炅气相搏则脉满，满则痛而不可按也，寒气稽留，炅气从上，则脉充大而血气乱，故痛甚不可按也。寒气客于肠胃之间，膜原之下，血不得散，小络急引故痛，按之则血气散，故按之痛止。寒气客于夹脊之脉则深，按之不能及，故按之无益也。寒气客于冲脉，冲脉起于关元，随腹直上，寒气客则脉不通，脉不通则气因之，故喘动应手矣。寒气客于背俞之脉，则血脉涩，脉涩则血虚，血虚则痛，其俞注于心，故相引而痛，按之则热气至，热气至则痛止矣。寒气客于厥阴之脉，厥阴之脉者，络阴器，系于肝，寒气客于脉中，则血涩脉急，故胁肋与少腹相引痛矣。厥气客于阴股，寒气上及少腹，血涩在下相引，故腹痛引阴股。寒气客于小肠膜原之间，络血之中，血涩不得注于大经，血气稽留不得行，故宿昔而成积矣。寒气客于五脏，厥逆上泄，阴气竭，阳气未入，故卒然痛死不知人，气复返则生矣。寒气客于肠胃，厥逆上出，故痛而呕也。寒气客于小肠，小肠不得成聚，故后泄腹痛矣。热气客于小肠，肠中痛，瘅热焦渴，则坚干不得出，故痛而闭不通矣。

岐伯历举卒痛一十三条，属热者只一条，余皆属寒。辨之之法，当知按之痛缓者为纯寒，痛甚不可按者为寒伏火邪，以能闭塞阳气最甚也。

张介宾曰：后世治痛之法，有曰诸痛属实，痛无补法者；有曰通则不痛，痛则不通者，有曰痛随利减者，互相传授，皆以为不易之定法，不知形实病实，便闭不通者，乃为相宜，或形虚脉弱，食少便泄者，岂容混治。观王荆公解"痛利"二字曰：治法云，诸痛为实，痛随利减，世俗以利为下也。假令痛在表者，实也，痛在里者，实也；痛在血气者，亦实也。故在表者，汗之则愈；在里者，下之则愈。在气血者，散之行之则愈。岂可以利为下乎？宜作通字训则可。此说甚善，已得治实之治矣。然痛证亦有虚实，治法亦有补泻，辨之不可不详。须知痛而胀闭者，多实；不胀不闭者，多虚。拒按者，为实；可按者，为虚。喜寒者，多实；爱热者，多虚。饱则甚者，多实；饥则甚者，多虚。脉实气粗者，多实；脉虚气少者，多虚。新病年壮者，多实；久病年衰者，多虚。补而不效者，多实；攻而愈剧者，多虚。痛在经者，脉多弦大；痛在脏者，脉多沉微。故表虚而痛者，阳不足也，非温经不可；里虚而痛者，阴不足也，非养营不可。上虚而痛者，心脾伤也，非补中不可；下虚而痛者，肝肾败也，非温补命门不可，亦泥痛无补法，则杀人矣。

头痛

头风　雷头风　眉棱骨痛　真头痛　头重
头摇　颈项强痛　天白蚁

经云：风气循风府而上，则为脑风。新沐中风，则为首风。首风之状，头面多汗恶风，当先风一日则病甚，头痛不可以出内，至其风日则病少愈。头痛数岁不已，当有所犯大寒，内至骨髓，髓者以脑为主，脑逆，故令头痛齿亦痛，名曰厥逆。头病巅疾，下虚上实，过在足少阴巨阳，甚则入肾。心烦头痛，病在膈中，过在手巨阳少阴。头痛耳鸣，九窍不利，肠胃之所生也。真头痛，头痛甚则脑尽痛，手足寒至节，死不治。《难经》曰：手三阳之脉受风寒，伏留而不去，则名厥头痛，入连在脑者，名真头痛。

按：头者，天之象，阳之分也。六腑清阳之气，五脏精华之血，皆朝会于高巅。天气所发，六淫之邪，人气所变，五贼之运，皆能犯上而为灾害。或蔽覆其清明，或坠遏其经隧，与正气相搏，郁而成热，则脉满而痛，若邪气稽留，亦脉满而痛，是皆为实也。若寒湿所侵，虽正气衰微，不与相搏而成热，然邪袭于外，则血凝而脉缩，收引小络而痛，得温则痛减，是为虚也。因风而痛者，抽掣恶风，或汗自出；因暑而痛者，或有汗，或无汗，皆恶热而耳前与额胀痛；因湿而痛者，头必重，遇阴天尤甚；因痰饮而痛者，亦昏重而痛，愦愦欲吐；因寒而痛者，绌急恶寒，因气虚而痛者，遇劳则甚，其脉大，因血虚而痛者，痛连鱼尾，善惊惕，其脉芤，或沉数。头痛自有多因，而古方每用风药者，盖高巅之上，惟风可到，味之薄者，阴中之阳，自地升天者也。在风寒湿者，固为正用，即虚与热者，亦假引经耳。

薛立斋云：按头痛除风寒外，多主于痰。痛甚者，乃风毒上攻。有血虚者，有气虚者，有诸经气滞者，有六气外伤，有劳役内伤，有可吐者，有可下者，当分虚实寒热兼变而治之。痰多，加味导痰汤；风毒，消风散；血虚，芎归汤加葱、豉、全蝎；气虚，六君子加葱、豉；气滞，苏子降气汤。痰多宜吐者，稀涎散，或栀子豉汤加葱白；火郁宜下者，凉膈散加清酒；痰火俱盛者，滚痰丸。头痛诸药不效，其痛更甚者，此督脉为病也，宜茸朱丹。上热头痛目赤，下寒足跗为甚，大便微秘，即济解毒汤。大寒犯脑，内至骨髓，则头痛齿亦痛，羌活附子汤。头痛干呕吐涎沫，吴茱萸汤。风气循风府而上，则为脑风，项背恶寒①，脑户极冷，当归四逆汤。因发散太过，头痛转剧，小建中加当归、童便。风火相煽，额与眉棱俱痛，选奇汤加葱、豉。徇蒙招尤，目瞑耳聋，肝虚风动也，六君子加钩藤、羌、防、芎、归、甘菊。头痛耳鸣，九窍不利，肠胃之所生，或劳役动作则痛，此气虚火动也，补中益气加川芎、蔓荆子。胃热火炎，动作则痛，烦渴引饮，面赤便秘者，川芎茶调散加酒炒芩、连、栀子、石膏。势盛脉实者，酒炒大黄末五钱，浓茶调服。血虚痛连鱼尾，四物加人参、细辛、蔓荆。有霉疮毒发头痛，颐下左右如蚯蚓徐行入耳，顶上起疙瘩块，冷则痛甚者，山牛汤，不应，作结毒治之。头与腹俱痛有五：臭毒头痛，则与腹俱痛，一味香附，煎成放凉服。伤酒伤湿，亦有头腹俱痛，但伤酒食，则兼呕逆眩晕，外台茯苓饮加煨葛根；伤湿则腹隐隐痛，头重不能举，羌活胜湿汤，外用瓜蒂散搐鼻。有不伏水土头腹痛者，藿香正气散。有疮毒入腹，头与腹俱痛者，黄连解毒汤加腊茶。有头痛止则腹痛，腹痛止则头痛，此属脾阴血虚，胃中有火，随气辄上辄下而然，草、归、芍药、黄连、木香；不应，加童便、香附、葱白。

[诊]　寸口脉中手短者曰头痛。寸口紧急，或短或弦或浮皆头痛。浮滑为风痰，易治；短涩为虚，难治。浮弦为风，浮洪为火，沉细或缓为湿。寸弦曰头痛；寸口脉浮，中风发热头痛。

头风　薛立斋云：偏正头风，久而不愈，乃挟痰涩风火，郁遏经络，气血壅滞，甚则目昏紧小，二便秘涩，宜砭其血以开郁解表，逍遥散。偏左，加黄芩、葱、豉；偏右，加石膏、葱、豉；郁甚，合越鞠，兼湿，瓜蒂散搐鼻；兼风火而发，选奇汤加石膏、葱、豉、芽茶；夜甚，加酒白芍，或川芎茶调散加细辛、石膏、甘菊。凡怒则太阳作痛者，先用小柴胡加茯苓、山栀，后用六味丸，常服以滋肾降火，永不再发。凡头痛必吐清水，不拘冬夏，食姜即止者，此中气虚寒，六君子加当归、黄芪、木香、炮姜。烦劳则头痛，此阳虚不能上升，补中益气加蔓荆子。头风宜热药者多，间有挟热而不胜热剂者，消风散，或川芎茶调散加酒黄芩；轻者只用姜汁收入，陈茶叶内煎服，汗出即愈。此屡验者，凡风热头痛，并宜用之，与选奇汤不殊。头风多汗，当先风一日则痛甚，至其风日则病少愈者，半夏苍术汤。湿热头风，遇风即发，选奇汤加川芎、柴胡、黄连，名清空膏，不拘偏正并用。偏正头风作痛，痛连鱼尾，常如牵引之状，发则目不可开，眩晕不能抬举，芎辛汤，每服加全蝎五个；觉上膈有热，川芎茶调散加片芩。有痰湿头痛，其人呕吐痰多，发作无时，停痰上攻所致，导痰汤加减，或合芎辛汤尤妙；寒痰厥逆头痛，三因芎辛汤。一切偏正头风攻注，属虚寒者，大追风散。肾气厥逆头痛，四肢逆冷，胸膈痞闷多痰者，玉真丸。有肾脏阳虚之人，素有头风，发动则挟湿热上攻，头面肿胀，项后两向筋紧作痛，甚则牵引腰脊，其脉虚细而数，千金大三五七散，

---

① 寒：底本作"塞"，据锦章书局本改。

并用金匮头风摩散，慎不可用清热败毒等药。有风痰头痛，发时面颊青黄晕眩，目不欲开，懒言身体重，兀兀欲吐，此欲成头风也，二陈汤加胆星、天麻、蝎尾。痰厥头痛，两寸脉滑而弦，眼重头旋，恶心烦乱，吐清水，气短促，心神不安，语言颠倒，目不敢开，如在风露中，头疼如裂，身重如山，胸满呕逆，四肢厥冷，半夏白术天麻汤。有肥白气虚多痰人，卒然头痛，脉沉细。四肢厥逆，痰响吐涎，星香汤加生附子。热厥头痛，数年不愈，虽当严冬，犹喜风寒，其痛便止；略近温暖，稍见烟火，其痛便甚，或为灸火，或为热药所致，宜选奇汤加川芎、柴胡、黄连、生地、当归、黄柏、知母、荆芥、芽茶。风热伏于血分，加以寒邪外郁，即痛剧热甚，宝鉴石膏散。湿热头痛，脉数而濡，或两寸脉沉伏而数，身重肢节痛，或四肢面目浮肿，此证多见于酒客，宜散湿解热，二陈、二术、酒芩、羌、防之类；不已，用透顶散搐鼻取涎，随左右搐之，涎出即安。丹方，治头风用蛇蜕炙脆为末，每服一钱，葱、豉煎数沸，和滓热服，不拘偏正皆效，后发渐轻，再发再服，或加蜈蚣末三分，或加全蝎末三分，皆取截风之力也，每发轻者一服，重不过二服也。

偏头风者，其人平素先有湿痰，加以邪风袭之，久而郁热为火，总属少阳厥阴二经。有左痛忽移于右，右痛忽移于左者，风火击动其痰湿之气，所以互换也。痛久不已，令人丧目，目者肝之窍，肝风内动，则害空窍也。盖木邪亢盛，则生风生火，鼓动胸中之痰积，皆随火上逆为患耳，先以川芎茶调散吐之，吐讫，可服川芎、薄荷等辛凉清上搜风之剂。偏头风，亦先风一日即发，湿痰与火伏头中，虽夏月常欲包裹，越婢加减。湿，加泔苍术、

黑豆制川乌；火，加姜汁炒山栀；左，加酒黄芩；右，加姜汁、煅石膏；湿热甚，连目肿者，加酒大黄；有邪风，加细辛、川芎、防风之类。妇人头风，兼白带甚者，用白蜀葵花七朵去蒂，川芎、当归各一钱，蕲艾八分，水酒各半煎成，乘热先熏后服。头风兼呕涎者，白槿树花，阴干焙脆为末，每服三钱，热酒调服，或用荷叶蒂七枚，生姜七片，陈芽茶一撮，水酒各半煎服，覆汗瘥。头风脑中空痛，用当归、川芎各三钱，黄牛脑子一个，和匀分三次，热酒送下，尽醉卧醒即愈。头风诸药不效，用大附子一只切片，同绿豆一升煮熟，去附子，但服绿豆及汁即愈。偏头风，左属风者则浮肿，荆芥、薄荷；左属血者则疼热，川芎、当归。右属痰者必体肥，苍术、半夏；左属热者必形瘦，黄芩、石膏。产后须倍用芎、归。遇寒即痛者，属寒伏于脑，用金匮头风摩散。一法，用川乌末，醋调涂痛处。又法，荜茇、细辛为末，猪胆汁调搐鼻中。蓖麻子五钱去皮，大枣十五个擘，共捣烂，涂纸上，用箸卷之，去箸纳鼻中，良久取下清涕即止，或牙皂吹鼻中取嚏。又法，以红娘子七枚，茴香七瓣，研为细末，同葱白头七个，连须研烂，涂痛处，痛止，永不再发，不拘偏正皆效。又外用诸方，如搐鼻瓜蒂散、透顶散、蓖麻贴法、一字散、一滴金、火筒散等，皆应用之药，然不若用蒸法最效。方用川芎半两，晚蚕沙二两，僵蚕如患者年岁之数，以水五碗，煎至三碗，就砂锅中以厚纸糊满，中开钱大一孔，取药气熏蒸痛处，每日一次，虽年久者，不过三五次，永不再发。平时置新鲜木瓜于枕边，取香气透达，引散肝风，亦良法也。

雷头风　头痛而起核块者，雷头风也。或头中如雷之鸣，为风客所致，清震

汤，肿块宜刺出血。亦有因痰热生风者，半夏用牙皂、姜汁制，取净一两，大黄酒浸透纸包煨，再浸再煨，熟极为度，净二两，白僵蚕、连翘、橘红、桔梗、天麻各五钱，片芩七钱，薄荷三钱，硝煅青礞石、白芷、炙甘草各一钱，蒸饼丸绿豆大，临卧茶吞二钱。

眉棱骨痛 此证多属阳明风热，有虚实二途。虚而痛者，见光明即发，选奇汤加归、芍，实则眼不可开，昼静夜剧，选奇汤加葱、豉。风盛，加葛根；火盛，加石膏。按戴复庵云：二证皆属于肝火，虚则地黄丸，实则导痰汤。大抵此证清火散风不应，即当滋阴，若泛用风药，则火热上升，其痛愈甚矣。痛久成头风，发则眉棱骨痛者，选奇汤加川芎、白芷、荆芥、柴胡。

真头痛 天门真痛，上引泥丸，旦发夕死，夕发旦死。脑为髓海，真气所聚，卒不受邪，受邪则不可治。古法，用黑锡丹，灸百会穴，猛进参、附，可救十中之一；然天柱折，手足寒至节，必死不治。

头重 湿热上攻，所以头重，秋冬春俱宜羌活胜湿汤，夏暑苍术白虎汤，并瓜蒂搐鼻。若时行疫疠之时，患头重者，败毒散加苍术、藁本。内伤元气，头重气乏，补中益气加苍术、蔓荆子。

头摇 头摇有二证：风火相煽，卒然头摇，项背强痛，少阳经证也，小柴胡去参加防风；里实腹痛，不大便而头摇者，阳明腑证也，凉膈散、大柴胡选用。若老人及病后辛苦人，因气血虚，火犯上面鼓动者，十全大补汤、大建中汤并加羌活。

颈项强痛 邪客于三阳则痛，寒搏则筋急，葛根汤；风搏则筋弛，桂枝汤加葛根。然多有挟痰，难以回顾者，乃痰客太阳，二陈加酒芩、羌活、红花。

天白蚁 头内如虫蛀响者，名天白蚁。多属于火，亦有因痰湿在上者。丹溪云：瘦人皆属于火，宜薄荷、栀子、茯苓、甘草、细辛、川芎、黄芩、石膏、芽茶之类；肥人皆属湿痰，半夏、茯苓、枳实、黄连、天麻、胆星、苍术、黄柏、芽茶之类。戴复庵云：头中鸣响，有虚有实。实者用凉膈散、礞石丸下夺之；虚者非独参、保元、六味、八味、茸朱丹、鹿茸丸等药调补不应也。丹方，用茶子为细末，吹鼻中。盖响属火，茶子轻清，行清道，散遏伏之火故也。凡头风药中必用茶引，即此可悟。

程文彬治一妇患头风，虽盛暑必以帕蒙首，稍见风寒，痛不可忍，百药不效。盖因脑受风寒，气血两虚，气不能升，故药不效。令病人口含冷水仰卧，以姜汁灌入鼻中，痛立止，与补中益气如细辛、川芎、蔓荆、白芍，数服而愈。用姜汁滴鼻中，开久郁之风寒也；若寒湿郁痛，用独颗葱汁滴之；火郁头痛，以白莱菔汁滴之。左患滴右鼻，右患滴左鼻良。

李士材治顾淡之，劳神之后，躁热甚，头角掣痛，时作时止，医禁其食而解表，四日议攻里。诊之脉不浮紧，安得表邪；又不沉实，安得里邪？只手太阴大而无力，为神劳太过，乃虚烦类伤寒也，先饮糜粥，用大剂归脾汤而愈。

面 痛

面为阳明部分，而阳维起于诸阳之会，皆在于面，故面痛皆因于火。而有虚实之殊，暴痛多实，久痛多虚。高者抑之，郁者开之，血热者凉之，气虚者补之，不可专以苦寒降火为事。许学士治鼻额间痛，或麻痹不仁，如是数年，忽一日连日唇颊车发际皆痛，不能开口言语，饮食皆妨，在额与颊上常如糊，手触之则痛。此足阳明经络受风毒，传人经络，血凝滞而不行，故有此证，或以续命与之不效，以犀角升麻汤与之，数日愈。夫足阳明胃也，胃中腥膻五味，无所不纳，其腐熟水谷之毒，皆聚于胃，故方以犀角为主，升麻佐之，专解饮食之毒，余皆涤除风热之药也。有老人过劳，饥则面痛，补中益气加芩、栀、连翘、鼠黏、黑参。因郁结积成胃热，遂患面痛，越鞠丸加山栀、连翘、贝母、橘红之类。

心痛胃脘痛 心疝 心瘕

《灵枢》云：邪在心则心痛，喜悲，时眩仆。此言胞络邪，在腑不在脏也。手少阴之脉动，则病嗌干心痛，渴而欲饮。此别络受邪，在络不在经也。厥心痛，与背相控，善瘛，如从后触其心，伛偻者，肾心痛也。腹胀胸满，心痛尤甚，胃心痛也。如以锥针刺其心，心痛甚者，脾心痛也。色苍苍如死状，终日不得太息，肝心痛也。卧若徒居，心痛间，动作痛益甚，色不变，肺心痛也。真心痛，手足青至节，心痛甚，旦发夕死，夕发旦死。

五脏之滞，皆为心痛肾心痛者，多由阴火上冲之故。胃心痛者，多由停滞；脾心痛者，多由寒逆中焦；肝心痛者，多由木火之郁，病在血分；肺心痛者，多由上焦不清，病在气分。若知其在气则顺之，在血则行之，郁则开之，滞则通之。火多实，则或散或清之。寒多虚，则或温或补之。必真心痛者，乃不可治，否则但得其本，则必随手而应也。

《金匮》云：九痛丸治九种心痛；兼治卒中恶腹胀痛，口不能言；又治连年积冷，流注心胸痛，并冷冲上气，落马坠车，血疾等皆主之。忌口如常法。

仲景于胸痹后附此方，治九种心痛，以其久著之邪不同暴病，故药则加峻，而汤改为丸，取缓攻不取急荡也。九种心

痛，乃久客之剧证，即肾水乘心，脚气攻心等别名也。痛久血瘀，阴邪团结，故用参、附温气散邪，药中加生狼牙、巴豆、吴茱萸驱之使从阴窍而出，以其邪据胃中，结成坚垒，非直捣其巢，终不去也。后人心痛分为九种，曰饮，曰食，曰气，曰血，曰冷，曰热，曰悸，曰虫，曰疰，虽祖此义，而实未详《内经》、《金匮》之旨也。

论曰：诸心痛者，皆手少阴厥气上冲也。有热厥心痛者，身热足寒，痛甚则烦躁而吐，额上自汗，其脉洪大，知为热也，先宜越婢汤汗之，次用金铃子散清之。有火实心痛者，因受时气，卒然发痛，大便或秘，久而注闷，心腹高起，接之愈痛，不能饮食，急以凉膈散利之；不应，为食积痰饮留结也，煮黄丸、水煮金花丸选用。有寒厥心痛者，手足逆而通身冷汗出，或大便利而不渴，气力微弱，其脉沉细，急以术附汤温之。寒厥暴病非久病也，朝发夕死，当急救之。久痛非寒，暴痛非热，不可不察。凡言心痛，都属胃脘。丹溪云：外受寒者，当温散；内受寒者，当温利。病久属郁，郁则热，用山栀为热药之向导，必佐以生姜汁，多用台芎开之，或二陈加川芎、苍术，倍加姜汁炒山栀。如痛甚者，加炮姜，为从治之法也。外吸凉风，内伤冷物，寒客于胃，则卒然而痛，二陈加草豆蔻、干姜、吴茱萸；日久发热，加姜汁炒川连、山栀。心腹绞痛如刺，两胁胀满，千金高良姜汤。脉实坚，按之心下满痛者为实，大柴胡汤。脉弦数者，是木克土也，治之以小建中汤，取芍药味酸，于土中泻木；如脉沉细，是水来侮土，治以理中汤，取干姜味辛，于土中泻水。大寒客于心胸作痛，则呕逆不能食，腹中寒气上冲，痛不可按者，金匮三物大建中汤，上散浊饮寒气，

下安太阴。寒气作痛，绵绵不绝，无增无减，术附汤加草豆蔻、厚朴。风冷邪气，入乘心络，或腑脏暴感寒气，上乘于心，卒然心痛，或引背膂，经久不差，崔氏乌头丸。凡心痛脉沉而迟者易治，坚大而实，浮大而长滑数者难治。因冷积痰气而痛者，理中汤去人参，加苓、半、丁香、白豆蔻，或四七汤加木香、肉桂；痛而气上急者，苏子降气汤去前胡加木香；痰涎壅盛而痛，小半夏茯苓汤加枳实，间进半硫丸。郁痰作痛，或因恚怒劳力酒食而发，发则自下逆冲而上，后必作寒热，以郁必从少阳而发出于外，其脉必数，其热与痛忽重忽轻，其证多渴而大便秘，治宜清中蠲痛汤。痰积作痛，脉滑而实，恶心烦满，时吐酸水，此因气滞，碍其道路，不得运行而作痛，清中汤加香附、苍术、南星、滑石、木香、海石之类；如痰甚者，导痰汤加白螺蛳壳煅过一钱。停饮恶心烦闷，时吐黄水，腹中辘辘有声而痛，胃苓汤。胸痛短气者，水气在脏腑也，轻者五苓散，重者用子和法取之；有痰，二陈汤加姜汁。气郁脉沉伏，或结或弦，胸中气壅，攻刺胀痛，沉香降气散。中气虚，按之则痛定，二陈加炮姜，不应，理中汤；病久服耗气药太过，脉大或数无力，亦为中气虚，六君子加炮姜。心膈大痛，发厥呕逆，诸药不纳者，趁势以鹅翎探吐，痰尽而痛愈。凡按之痛减者为虚，宜酸收，不宜辛散。心痛属火，不时举发者，山栀姜汁炒黑，少加炮姜、甘草，一服立止。平日好饮热酒，致死血留于胃口作痛，脉必涩或芤，饮下作呃，口中作血腥气，手拈散加桔梗开提其气；胃气虚人，不能行其药力者，加人参二三钱，用相反之味，激其性以搜血也；壮盛者，代抵当丸加干漆灰；虚弱人，四物汤加桃仁、穿山甲、桂心、蓬术、赤降香煎服。

卒中恶心痛，用苦参一两，酢煮顿服，老弱者，分二三服。若脉微欲绝，手足逆冷，肉桂一两，水煮分三服效。虫痛，鹤虱一味为末，蜜丸，蜜汤下四五十丸，慎酒肉，取有形滓以入虫口也。胃脘痛吐虫，曾服打积药不愈，是中气伤，当调中气为主。虫痛面有白斑，唇红能食，或口中沫出，当以祛虫法治之。因蛔作痛，痛有休止，令火吐蛔，蛔动故也，用川椒、乌梅、黄连、槟榔煎服。膈上隐隐作痛，坐不得卧，而吐臭秽痰涎，当作肺痈治之。膈间肿痛，不能进食，但喜饮水，或咽肿，人迎盛而气口紧者，当作胃痈治之。

心疝　肾气逆上攻痛，必从脐下上升，小便难，此名心疝。生韭汁和五苓散，以茴香煎汤下。或有疝气冲心而痛者，当于疝门求治。亦有脚气攻心而痛者，则于脚气门求治可也。

心瘅　因胃口热，食易消，故瘅。《素问》谓之食瘅，为痰火鼓动所致，亦类中消，小半夏茯苓汤加枳实。胃中火蕴而瘅，二陈加川连，或五苓散加辰砂。亦有病瘅，呷姜汤数口，或进干姜温剂而愈，此膈上停寒，中有伏饮，见辛热则消也。

[诊]　心脉微急为痛，短而数心痛，涩则心痛，脉浮大弦长者死，沉细者生。胃脉微滑为痰饮，滑实为宿食，沉紧为冷积，沉涩为气滞，数为火，浮为风，弦为血，忽大忽小者，为虫也。

东垣治一妊妇，冬至因恸哭，口吸风寒，忽病心痛不可忍，浑身冷气欲绝。曰：此乃客寒犯胃，故胃脘当心而痛，急与草豆蔻、半夏、生姜、炙甘草、益智仁之类。或曰：半夏有毒，重妊服之可乎？曰：乃有故而用也。岐伯曰：有故无陨也。服之遂愈。

滑伯仁治一妇，盛暑洞泄，厥逆恶寒，胃脘当心而痛，引腹引胁，转为滞下，呕哕不食，医以中暑霍乱治之益剧，脉三部俱微短沉弱，不应呼吸。曰：此阴寒极矣，不及温之，则无生理。《内经》虽曰用热远热，又曰有假其气，则无禁也。于是以姜、附温剂三四进，间与来复丹，脉稍有力，厥逆渐退，更与姜、附七日，诸证悉去，遂以丸药除其滞下而安。

江应宿治一人，心脾痛，积十年矣，时发则连日呻吟减食，遍试诸方罔效。诊之，六脉弦数。曰：此火郁耳。投姜汁炒川连、山栀泻火为君，川芎、香附、橘皮、枳壳开郁理气为臣，反佐炮姜从治为使，一服而愈。再与平胃散加姜汁炒川连、山栀，神曲糊丸，以刈其根，不复举矣。

李士材治张侗初，善怒善郁，且酬应繁剧，胸中痛甚，夜不成寐，医用菖蒲、枳、朴、木香、豆蔻。殊不知此证属虚，虚则浊阴不降，神气失守，故痛且瘄也。遂以归脾汤，倍用人参、当归，不十剂而胸次快然安寝。

又治宋敬夫心腹大痛，伛偻不能仰，日服行气和血药罔效。其脉左滑而急，其气不能以息，偶一咳攒眉欲绝，为心疝无疑，以生姜饮粥，取小茴香、川楝子、青木香、广木香、吴茱萸、木通、延胡索、归身、青皮，一服而痛减，五日而安。

胸　痹

《金匮》云：师曰：夫脉当取太过不及，阳微阴弦，即胸痹而痛，所以然者，责其极虚也。今阳虚知在上焦，所以胸痹心痛者，以其阴弦也。

阳微在胸中气分上看，故曰阳微知在上焦；阴弦在阴脉上看，如阴寒之脉，上于胸中气分，则为胸痹。如阴脉上乘于心，则为心痛也。

平人无寒热，短气不足以息者，实也。

上条是言不及，此则言太过也。平人，盖言无内因虚劳，外因感冒，而患短气不足以息者，当是胸中邪气窒塞，肾中阳气不得上通于胸中，故为实也。

胸痹之病，喘息咳唾，胸背痛，短气寸口脉沉而迟，关上小紧数，栝蒌薤白白酒汤主之。

寸口脉沉迟者，阳气衰微也。关上小紧者，胃以上有阴寒结聚，所以胸中喘息咳唾，胸背痛而短气。栝蒌性润，专以涤垢腻之痰，薤白臭秽，用以通移浊之气，同气相求也。白酒熟谷之液，色白上通于胸中，使佐药力上行极而下耳。

胸痹不得卧，心痛彻背者，栝蒌薤白半夏汤主之。

心痛彻背者，胸中痰垢积满，循脉而溢于背，背者胸之府，故于前药但加半夏，以祛痰积之痹逆也。

胸痹心中痞痛，气结在胸，胸满，胁下逆抢心，枳实薤白桂枝汤主之，人参汤亦主之。

痰气结聚于胸中，胸满溢于经脉，故从胁下逆上以抢心也。二汤一以治胸中实痰外溢，用薤白桂枝以解散之，一以治胸中虚痰内结，即用人参理中以清理之。一病二治，因人素禀而施，两不移易之法也。

胸痹胸中气塞，短气，茯苓杏仁甘草汤主之，橘皮枳实生姜汤亦主之。

夫短气不足以息者，实也，故二方皆利气之剂，一以疏利肺气，一以疏利胃气也。

胸痹缓急者，薏苡附子散主之。

胸中为阳气所居之位，今胸中之阳，

痹而不舒，其经脉所过，非缓即急，失其常度，总由阳气不运故也。用薏苡舒其经脉，附子复其胸中之阳，则大气一转，阴浊不留，胸际旷然若太空矣。

心中痞，诸逆心悬痛，桂枝生姜枳实汤主之。

心中痞者，心气逆于上也，上气逆则中下亦逆，气逆则经脉亦逆，故为诸逆也上下气逆，脉不交通，心主孤悬于上，不得营气以和之，故心悬痛也。桂枝行心气以散痞，姜、枣疏中焦以通经也。

心痛彻背，背痛彻心，乌头赤石脂丸主之。

心痛彻背，背痛彻心，乃阴邪厥逆，而上干胸背经脉之间，牵连痛楚，乱其血气，紊其疆界，此而用气分之药，则转益其痛，势必危殆。仲景用蜀椒、乌头一派辛辣，以温散其阴邪，然恐胸背既乱之气难安，即于温药队中，取用干姜、赤脂之涩，以填塞厥气攻冲之经隧，俾胸之气自行于胸，背之气自行于背，各不相犯，其患乃除。今人但知有温气补气行气散气诸法，不知有填塞邪气攻冲之窦也。

《千金》治胸痹达背痛，用细辛散。胸中逆气，心痛彻背，少气不食，用前胡汤。胸中愊愊如满，噎塞习习如痒，喉中涩燥唾沫，服橘皮枳实生姜汤，不应，用治中汤。胸痹腹背闭满，上气喘息，用下气汤；胸背疼痛，用熨背散，足补《金匮》之未逮。

病人胸中似喘不喘，似呕不呕，似哕不哕，彻心中愦愦然无奈者，生姜半夏汤主之。《千金》加橘皮、吴茱萸，名通气散，治胸满短气而哕。

此即胸痹一门之证，必编者之差误，入于呕吐哕中，今并论于此。盖阳受气于胸中，以布气息，今阴乘阳位，阻其阳气布息，呼吸往来之道，若喘若呕若哕，心

舍神者也。聚饮停痰，则炎炽不宁，彻心愦乱，无可奈何。故用半夏、生姜之辛温，以燥饮散寒，则阳得以布，气得以调，而胸际始旷也，其用橘皮、吴茱萸及加竹茹、人参，皆此例也。喻嘉言曰：按胸痹之证，人所通患，《金匮》出十方论治，然未明言其故。盖胸中如太空，其阳气所过，如离照当空，旷然无外，设地气一上，则窒塞有加，故知胸痹者，阳气不用，阴气在上之候也。然有微甚不同，微者但通其上焦不足之阳，甚者必驱其下焦厥逆之气。通胸中之阳，以薤白、白酒或栝蒌、半夏、桂枝、枳实、厚朴、干姜、白术、人参、甘草、茯苓、杏仁、橘皮，择用对证三四味，即成一方，不但苦寒不入，即清凉尽屏，盖以阳通阳，阴分之药，所以不得预也。甚者，则用附子、乌头、蜀椒大辛热，以驱下焦之阴，而复上焦之阳。补天浴日，在医之手眼，奈何后世总不知胸痹为何病耳。

腹痛

小腹痛　腹中窄狭　当脐痛

东垣云：腹中诸痛，皆由劳役过甚，饮食失节，中气受伤，寒邪乘虚入客，阳气不通所致，故卒然而痛。经云：得炅则痛立止，中脘痛属太阴，理中汤；脐腹痛属少阴，真武汤；小腹痛属厥阴，当归四逆汤加吴茱萸。若夫热病腹痛，热则芍药甘草汤、黄芩汤；寒则理中汤。若脾胃素虚人，饮食不有消克者，六君子加香、砂；若兼外感宿食者，藿香正气散。若但少腹硬满而痛，小便利者，即是蓄血之证，桃核承气汤；小便不利者，即是溺涩之证，五苓散。有心腹大痛，欲吐不得吐，欲泻不得泻，是名霍乱，急以盐汤灌之。其或清痰留滞于胸膈之间，食积郁结

于肠胃之内，皆能令人腹痛，痰则控涎丹，食积枳实导滞丸。

凡治腹痛，必用温散，如台芎、苍术、香附之类。白芍能治血虚腹痛，惟脉弦发热者为宜。其性酸寒收敛，无温散之功，若气虚者服之，反伤脾胃也。绵绵而痛无增减，欲得热手按，及喜热饮食，脉沉迟者，寒也，理中汤加肉桂、香、砂。

腹痛用温药不效，痛愈甚，大便秘者，微利之，平胃散加藿香、半夏、紫苏、木香、大黄；虚人，人参养胃汤。时痛时止，热手按而不减，脉洪数者，热也，二陈汤加厚朴、枳实、芩、连、山栀。腹中水鸣，乃火击动其水也，二陈加芩、连、木香、枳实、木通；虚人，六君子加香、砂、猪苓、泽泻。感暑而痛，或泻利并作，脉必虚豁，十味香薷饮。感湿而痛，小便不利，大便溏泄，胃苓汤。如腹中常有热而痛，此为积热，调胃承气汤下之。因客寒作痛者，脉必弦缓，小建中加炮姜；兼气郁脉沉者，更加台芎、苍术、香附。因热作痛，脉必数疾，二陈汤加芩、连、芍药；痛甚，稍加炮姜从治之。若时痛时止，口干恶心头眩，或泻黄沫者，火也，前药勿用炮姜，加大黄微利之。脉沉结或伏，必腹痛，痛引两胁及肩背，皆不得俯仰者，气滞也，二陈加川芎、木香、枳壳、香附；不应，有血也，加蓬术、穿山甲。七情内结，心腹绞痛，不能饮食，时作时发，发即欲死，七气汤选用。酒积作痛，曲糵丸。食积作痛，保和丸。虫痛者，懊憹作痛，上下不定，痛有休止，或有块梗起，痛则呕吐清水，当从虫积治之。因疝致病者，必引睾丸，或小腹有一条梗起，宜从疝治。因触秽致痛，得热汤饮转剧者，是臭毒攻逆也，另详本门。

小腹痛 小腹痛满有三，皆为内有留著，非虚气也。小腹正中为少阴任冲之分野。两旁为厥阴肝经之分野。一属燥结大肠，其证五六日大便不通，按之坚满，绕脐攻痛，小便虽利而黄赤，其脉数实有力，为腑邪实结而痛满，大承气下之；若因津血枯涩而结者，其脉虽数而不甚旺，麻仁丸、通幽汤之类；无故而大便不通，少腹微满，尺脉虽数，而必微弱者，蜜煎导之，夏月可用猪胆导，慎不可用攻里之药，攻之胃气受伤，必生他患也。一属热结膀胱，其证溺闭不通，按之虽满而不甚坚，弹之有声激指，其脉数盛有力，而烦渴引饮者，昼甚五苓散，夜剧猪苓汤。一属血结膀胱而腹满，其证善忘如狂，或渴欲漱水而不能饮，或喜热饮仍不能多，小便清利，或反倍于平时，或数欠而不清。大抵邪结膀胱阳分，热邪伤血，虽有蓄血，其人真阴不虚，则小便自清，尺脉必盛，代抵当丸。若反倍于常时者，为邪据下焦，真阳外亡之候，本方去硝减黄倍桂加熟附六七分救之。若缘醉饱入房，强力忍精而致少阴与任督受伤，血结阴分者，此真阴亏损，必致小便涩数，胀满如淋也，生料济生肾气丸，红酒煎服。有妇人经行之时，交合受伤，时时不净而少腹满痛者，此冲脉受伤也，十全大补汤倍用肉桂。若有块绞痛，喜热按，此气血虚而有瘀积也，当归生姜羊肉汤加肉桂、吴茱萸、茯苓、芍药；不应，加人参。又有本来下元虚人，勉力劳役而致受伤，蓄血小腹满痛者，此肝经受伤，其满必偏见于左旁也，调肝散、代抵当丸，审微甚选用可也。然亦有右旁偏满者，此必饱食奔驰，脾阴下溜，食积痰腻留结也，当于积滞门求之，其臭毒腹痛呕逆，另详杂门。

[诊] 阴弦腹痛，细小紧急，皆为腹痛，软滑为痰饮，弦为冷食。阴弦或紧宜温，沉弦滑实可下。沉伏者，为气滞，

细小紧急腹中刺痛。尺脉紧脐下痛，弦急小腹痛。尺脉伏癥瘕痛，细小而迟者易治，坚大疾者，数而紧者，浮大而长者，为病不应脉皆难治。痛甚而喘，脐下急大痛，人中黑者死。

腹中窄狭 肥人乃是湿痰留滞，气不升降，当行气燥湿，越鞠、平胃为主；瘦人乃是阴虚火旺，薰蒸脏腑，逍遥、佐金降火开郁为主。肥人腹中辘辘有声，须作痰治，二陈、二术为主；气虚者，加人参。

当脐痛 当脐痛为肾虚任脉为病，六味丸加龟板灰。伤寒阳脉涩，阴脉弦，法当腹中急痛，此为本虚受寒，小建中汤和之。

虞恒德治一壮年，寒月入水网鱼，饥甚遇凉，粥食入腹大痛，二昼夜不止，医以大黄丸不通，又以承气下粪水而痛愈甚。诊其六脉沉伏而实，面色青黑，此大寒证，而下焦又有燥屎作痛，先与治中汤加丁、附一贴，又灸气海二十一壮，痛减半，继以巴豆、沉香、木香作丸，如绿豆大，生姜汤下五七丸，下五七次而愈。

又治一人，六月投渊取鱼，至深秋雨凉，半夜小腹痛甚大汗，脉沉弦细实，重取如循刀责责然。夫腹痛脉沉弦细实，如循刀责责然，阴邪固结之象，便不当有汗，今大汗出，此必瘀血留结，营气不能内守而渗泄于外也。且弦脉亦肝血受伤之候，与大承气加桂二服，微利痛减。连日于未申时，复坚硬不可近，与前药加桃仁泥，下紫血升余痛止。脉虽稍减而责责然犹在，又以前药加川附子，下大便四五行，有紫黑血如破絮者二升而愈。

汪石山治一老妇病腹痛，初从右手指冷起，渐上至头，如冷水浇灌，而腹大痛，痛则遍身大热，热退则痛止，或过食或不食皆痛，每年发一二次，近来二二日一发，远不过三五日，用四物、四君、二陈、七气，皆不应。汪诊之，脉皆微弱，似有似无，或二三至一止，或四五至一止，乃阳气大虚也，用独参五钱，入陈皮七分煎服，十数贴而愈。夫四肢者诸阳之本，头者诸阳之会。经曰：阳虚则恶寒。今指梢冷，逆上至头，则阳虚阴盛可知。阳虚不能健运而痛大作，痛作而复热者，物极则反也；及其阴阳气衰，两不相争，则热歇而痛亦息矣。故以独参汤补之，数年之病送愈。

胁　痛 <small>季胁痛 腋下肿痛</small>

经云：肝病者，两胁下痛引小腹，令人善怒。肝病内舍胸胁。邪在肝，则两胁下痛。肝热病者，胁满痛。胆动，病人心胁痛，不可反侧。肝所生病，腋下肿胁痛，肺病传肝，胁痛出食。

肝舍于胠胁，故胁痛多属于肝。然经筋所过挟邪而痛者，自有多端，不可执一，且左右者，阴阳之道路，故肝主阴血而属于左胁，脾主阳气而隶于右胁，左胁多怒伤或留血作痛，右胁多痰积或气郁作痛。其间七情六郁之犯，饮食劳动之伤，皆足以致痰凝气聚，血蓄成积。虽然，痰气亦有流于左胁者，然必与血相持而痛，血积亦有伤于右胁者，然必因脾气衰而致，其间虚实治法，可默悟矣。

伤寒少阳胁痛，用小柴胡汤；硬满，加薄桂，不大便，加枳壳；兼胸胁满痛，加枳、桔。若不因伤寒而胁痛，身体微热，枳壳煮散，盖枳壳为治胁痛专药，诸方皆用之。寒气引胁下痛，枳实理中汤。戴复庵云：腹内诸般冷痛，枳实理中汤加减，作无限用。胁痛而气喘，分气紫苏饮、增损流气饮选用。有胁痛而吐血者，此热伤肝也，小柴胡去半夏、黄芩，加丹皮、鳖甲。两胁肿痛，或腹痛，或小便涩滞者，属湿热，龙胆泻肝汤。脉弦痛在左属肝火，宜柴胡、山栀、当归、青皮、芍药；不已，加吴茱萸炒川连，甚则加酒炒龙胆草，如果肝气实，当归龙荟丸。因怒伤肝，肝气郁甚，柴胡疏肝散。气滞作痛，两手脉沉伏或弦，痛引胸胁，不得俯仰屈伸，二陈加枳壳、香附、木香。左胁痛者，木气实也，抑青丸；火盛者，左金丸从治之；有蓄血偏著右胁而痛者，复元活血汤。右胁痛，乃悲伤肺气所致，推气散加桔梗，或只用川芎、枳壳二味作汤服之。胁下偏痛发热，其脉紧弦，此寒也，以温药下之，宜金匮大黄附子汤。两胁走痛，脉沉弦而滑，乃湿痰流注在胁下，导痰汤加白芥子、枳壳、香附、木香，甚则控涎丹导而下之。食积寒痰，流于胁下，痛苦锥刺，手不可近，诸药不效者，神保丸。食积胁痛发寒热，痛引心下，恶心恶食，必有一条扛起，有脉必滑，二陈加香、砂、枳、术、曲、朴、楂、芽，甚则加吴茱萸制川连。结积痰癖冷痛，煮黄丸。气弱人胁下痛，脉弦细或紧，多从劳役怒气得之，六君子加木香、芎、归、桂心。肥白人气虚发热而胁痛，用参、芪、柴胡、黄芩、枳壳、木香之类，甚则加桂。瘦弱人阴虚寒热，胁下痛多怒，必有瘀血，宜桃仁、红花、柴胡、青皮、丹皮、鳖甲之类，甚则加大黄。咳嗽引胁下痛，为水饮停蓄，小青龙汤。胁下硬满引痛，干呕短气，汗出不恶寒，有时头痛心下痞者，十枣汤。干咳引胁下痛，发寒热，为郁结所致，逍遥散；若胁下有块痛，乃过饱劳力所致，逍遥散加木香、丹皮、青皮。死血作痛，日轻夜重，或午后热，脉短涩，桃核承气汤，易肉桂，加穿山甲、鳖甲、青皮。不应，加熟附子一片；如跌扑胁痛，亦宜上方。凡内伤胁痛不止者，生香油一盏，生蜜一杯，和匀

服，一二次即止。房劳肾虚之人，胸膈胁肋多隐隐微痛，乃肾虚不能纳气，气虚不能生血之故，宜补骨脂、杜仲、牛膝补肾，当归、熟地和血，及七味丸调理。

季胁痛 经云：冬脉不及，则令人心悬如病饥，䏚①中清，脊中痛，少腹满，小便变。又足少阳之筋，引胁外转筋，膝不可屈伸，腘筋急，前引髀后引尻，即上乘䏚，季胁痛。按季胁痛，无不因肾虚者，加减八味丸、肾气丸选用。

腋下肿痛 少阳湿热留搏，则腋下肿痛，小柴胡加抚芎、枳壳。实人，去参加草龙胆。体肥痰盛，加白芥子。有痰饮搏聚而痛者，加味导痰汤加柴胡为向导。

[诊] 脉双弦者，肝气有余，两胁作痛。弦数有力，为肝盛有余；弦数无力，为肝虚有火。弦小而细为饮，脉沉为气，浮弦为风，弦小而弱者为阳虚，沉细为阴虚。

刘默生治诸葛子立，胁痛连腰脊不能转侧，服六味丸加杜仲、续断，不效。或者以为不能转侧，必因闪挫，与推气散转剧。刘诊之曰：脉得弦细乏力，虚寒可知。与生料八味加茴香，四剂而安。

腰　　痛 腰疼 腰软 腰胯痛

经云：腰者肾之府，转摇不能，肾将惫矣。巨阳虚则头项腰背痛。此二条言证之虚。膀胱之脉，挟脊抵腰，故挟脊痛，腰似折。此一条言邪之实。

按《内经》言太阳腰痛者，外感六气也；言肾经腰痛者，内伤房劳也。假令肾脏真气布护，六气焉能为害？惟肾脏虚伤，膀胱之腑安能独足？又有膏粱之人，久服热剂，醉以入房，损其真气，则肾脏

---

① 䏚（miǎo）：指腹部两侧，第十二肋软骨下方，髂骨上方的软组织部分。

热，腰脊痛，久则髓减骨枯，发为骨痿，此为本病。其有风寒湿热闪挫瘀血滞气痰积，皆为标病，而肾虚则其本也。风痛者，脉浮，或左或右，痛无定处，牵引两足，小续命加减。寒痛者，其腰如冰，其脉必紧，得热则减，得寒则增，干姜附子汤加肉桂、杜仲，外用摩腰膏；兼风寒者，五积散热服微汗之。内蓄风热痛者，脉必洪数，口渴便闭，小柴胡去半夏，加羌活、续断、黑豆；若大便闭者，先用大柴胡微利之。湿痛者，如坐水中，肾属水，久坐水湿，或著雨露，以致腰下冷痛，脉必弦缓，小便自利，饮食如故，天阴头必重，体必沉重，渗湿汤。肾虚由卧湿地，流入腰脚，偏枯冷痹疼重，千金独活寄生汤；兼风湿者，改定三痹汤；如挟寒湿，并用摩腰膏；虚寒甚而挟湿者，术附汤；挟湿热者，羌活胜湿汤合二妙散。肾气虚寒而受寒湿，腰疼不得立，用烧羊肾主之，此《千金》法也。闪挫痛者，跌扑损伤，肝脉搏坚而长，两尺实，忽然不可俯仰，复元通气散；不效，必有恶血，复元活血汤。气滞而痛，脉沉弦或结伏，初起乌药顺气散；不应，八味顺气散。痰注而痛，脉滑或沉伏，动作便有痰，或一块作痛，导痰汤加香附、乌药、枳壳；脉实，加大黄。肝气不条达，睡至黎明，觉则腰痛，频欲转侧，晓起则止，宜柴胡疏肝散，或二妙散加柴胡、防风，即东垣苍术汤。腰痛如以带束引痛，此属带脉为病，用辛味横行而散带脉之结，甘味舒缓带脉之急，调肝散。腰痛牵引足膝，青娥丸加蝎尾最妙，以补肾兼补肝也。两腰偻废，乃热邪深入，血脉久闭之故，桃核承气多用肉桂，少加熟附行经，但痛者可治，偻废而不痛者，不可治也。诸般腰痛，皆由肾虚，若兼六淫，须除其邪。如无他证而腰肢痿弱，隐隐作痛，身

体疲倦，脚膝痿软者，总属肾虚，然须分寒热主治。脉细而软，或虚浮，力怯短气，小便清利，属阳虚火衰，肾气丸加肉苁蓉、补骨脂、巴戟、鹿茸之类；脉大而软，或细数，小便黄，属阴虚火炎，六味丸加龟板、当归、杜仲、续断之类。

腰痿　腰痛尚有寒湿伤扬之异，腰痿悉属房劳肾虚，惟有峻补。男子用青娥丸，或八味丸加补骨脂、杜仲；有热，去附子加五味；走精，用六味丸去泽泻，加鳔胶、沙苑蒺藜、五味子；大便不实，加肉果、补骨脂，山药粉糊代蜜。妇人用六味加杜仲、续断；有带，去熟地加艾、附；经候不调，加当归、阿胶。

腰软　湿气袭于少阳经络之中，则为肾著，《金匮》用甘姜苓术汤，后世更名为肾著汤，或渗湿汤选用。斫丧太过者，八味丸。肾虚风袭，腰背软痛，安肾丸。

腰胯痛　寒湿流注于足少阳之经络，则为腰胯痛。盖腰乃胆经之所过，因受寒湿，结滞于骨节而痛，渗湿汤去橘红加肉桂；有痰滞经络，导痰汤加减。若肾肝伏热，用姜汁炒黄柏、酒防己，少加肉桂。若腰胯连脚膝，晓夜疼痛者，肾虚风毒乘之也，用虎骨散加补骨脂。老人肾虚腰痛连膝痛者，二至丸。

[诊]　脉大为肝肾阴虚，尺沉为肾脏阳虚，浮缓为虚风，弦细为寒湿，或弦或涩为瘀血，或滑或伏为痰饮，沉弦而紧为寒，沉弦而细为湿，沉弦而实为闪肭。若肾惫及盛怒伤志，则腰失强，不能转摇者死。

石顽治沈云步媳，常有腰疼带下之疾，或时劳动，日晡便有微热，诊其两尺皆弦，而右寸关虚濡少力，此手足太阴气衰，敷化之令不及也。合用异功散加当归、丹皮调补胃中营气，兼杜仲以壮关节，泽泻以利州都，则腰疼带下受其益

矣。

江苏总藩张公，严冬腰腹疼重，甲夜延石顽诊候，脉得沉滑而駚，遂取导痰兼五苓之制，一剂而腹痛止，三啜而腰臍弛纵自如，未尝用腰腹痛之药也。

脊痛脊强 尻痛

脊者，督脉之经，与膀胱之经，皆取道于脊也。故项脊常热而痛者，阴虚也，六味丸加麋茸；常寒而痛者，阳虚也，八味丸加鹿茸。有肾气攻背，而项筋痛连脊髀，不可转移者，此地气从背而上入也，椒附散。太阳经脊痛项强，腰似折，项似拔，羌活胜湿汤；脉浮紧为伤寒，麻黄汤；沉缓为风湿，五苓散换苍术、桂枝，加羌活。打扑伤损，从高坠下，恶血在太阳经中，腰脊痛不可忍，地龙汤。

尻痛　尻乃足少阴与督脉所过之处，兼属厥阴。若肾虚者，六味丸加肉桂；不愈，加鹿茸。肥人属湿痰，二陈合二妙，有因死血作痛者，当归、赤芍、牡丹、桃仁、延胡索、生牛膝、穿山甲、肉桂之类清理之；不应，加地龙、生附子。

肩背痛

经云：背者胸中之府，背曲肩随，府将坏矣。肺病者，喘咳逆气，肩背痛汗出。肺盛有余，则肩背痛，风寒汗出中风，小便数而欠，气虚则肩背寒，少气不足以息，溺色变。邪在肾，则肩背痛，是肾气上逆也。

东垣云：肩背痛不可回顾，此手太阳气郁不行也，以风药散之，通气防风汤；若面白脱色，短气者勿服，宜逍遥散加人参；火郁热盛，东垣升阳散火汤；形气虚甚，十全大补汤。肩背痛，脊强，腰似折，项似拔，此足太阳经气不行也，羌活胜湿汤。风寒汗出中风，肩背痛，小便数

而欠者，风热乘其肺而肺气郁甚也，当泻风热，消风散去僵蚕、蝉蜕加枳、桔。寒热少气不足以息而肩痛，小便遗失者，补中益气加门冬、五味。湿热相搏，肩背沉重而痛，当归拈痛汤。当肩背一片冷痛，背膂疼痛，古方用神保丸愈者，此有寒积也；有因寒饮伏结者，近效白术附子汤；亦有因痰气留伏者，指迷茯苓丸。素有痰饮流注，肩背作痛，导痰汤。有肾气不循故道，气逆挟脊而上，致肩背痛，沉香、肉桂、茯苓、牛膝、茴香、川椒、青盐。或观书对弈久坐而致脊背痛者，补中益气加羌、防。肥人喜捶而痛快者属痰，宜除湿化痰，兼补脾胃，六君子加木香。瘦人多是血少气虚，宜养血清火，圣愈汤。背痛须加羌、防引经，肥人少佐附子，瘦人须佐芩、连、丹皮。有素虚人及病后房劳后，妇人产后，经行后，心膈间痛，或牵引乳胁，或走注肩背痛，并宜十全大补随证加减。

[诊]　寸口脉促上击者，肩背痛，洪大为热，浮大为风。沉而滑者背膂痛，必有寒饮伏结也。

丹溪治一人，忽患肩胛缝有一线疼起，上循肩至胸前侧胁而止，昼夜不息。其脉弦而数，重按豁大，左大于右。夫胛小肠经也，胸胁胆经也，此因谋事不遂，思虑烦心，心不病而小肠之火乘胆所致。以人参四钱，木通二钱煎汤，下龙荟丸，数服而愈。

李士材治俞元济，背心一点痛，久而渐大，服行气和血药不效。其脉濡滑，遇天阴痛辄甚，其为湿痰无疑，以胃苓汤加半夏三钱，数剂而痛消。

臂痛 手痛 手气

东垣云：臂痛者，有六道经络，各加引经药乃验。以两手伸直垂下，大指居

前，小指居后而定之，臂臑之前廉痛者属阳明，升麻、白芷、干葛为引经；后廉属太阳，藁本、羌活；外廉属少阳，柴胡、连翘；内廉属厥阴，柴胡、当归；内前廉属太阴，升麻、白芷、葱白；内后廉属少阴，细辛、当归。

臂痛为风寒湿所搏，或因饮液流入，或因提挈重物，皆致臂痛，有肿者，有不肿者，除饮证外，其余诸痛，并宜五积散、蠲痹汤选用，虚人必加人参以助药力。若坐卧为风湿所搏，或睡后手出被外，为寒所袭而痛者，五积散；审知是湿痹经络，血凝气滞作痛，蠲痹汤。挈重伤筋，以致臂痛，宜和气调血，十全大补汤。痰饮流入四肢，肩背痠疼，两臂软痹，导痰加木香、片子姜黄、姜制白术，若作风治误矣。中脘留伏痰饮，臂痛难举，手足不能转移，指迷茯苓丸。丹溪治臂痛，以二陈汤加酒炒黄芩、苍术、羌活。

手痛 经云：手屈不伸者其病在筋，薏苡仁汤；伸而不屈者其病在骨，近效白术附子汤、十味锉散选用。

手气 手肿痛曰手气，或指掌连臂膊痛，悉属风热挟痰，蠲痹汤。薄桂味辛淡，能横行手臂，引调气血，药至痛处；片子姜黄，能引至手臂，惟湿痛最妙。又有肿痛时常脱骱者，此属湿痰，倍用苍术乃效。

石顽治礼科姜如农次媳，春初患发热头疼腹痛，咳逆无痰，十指皆紫黑而痛，或用发表顺气不效，延余诊之。脉来弦细而数，右大于左。曰：此怀抱不舒，肝火郁于脾土而发热，热蒸于肺故咳。因肺本燥，故无痰；脾受木克，故腹痛；阳气不得发越，故头疼。四肢为诸阳之本，阳气不行，气凝血滞，故十指疼紫。其脉弦者肝也，数者火也，细者火郁于血分也，遂

以加味逍遥散加桂枝，于土中达木，三剂而诸证霍然，十指亦不疼紫矣。

腿　痛　大股痛

腿痛亦属六经。前廉为阳明，白芷、升麻、干葛为引经；后廉太阳，羌活、防风；外廉少阳，柴胡、羌活；内廉厥阴，青皮、吴茱萸；内前廉太阴，苍术、白芍；内后廉少阴，独活、泽泻。痛有血虚血寒，寒湿风湿，湿热流注，阴虚阳虚，肾虚风袭之殊。血虚者，足不任地，行则振掉，脉细弱，六味丸加巴戟、续断、杜仲、鹿茸。血寒者，经急，脉沉，喜汤火，严冬尤甚，舒筋三圣散。湿者两腿隐隐痛，或麻瞀作肿，身沉重，肢节疼痛，恶风不欲去衣，脉浮涩，或浮细，除风湿羌活汤；脉沉，白术附子汤；肥人，导痰汤加减。湿热者，痛自腰胯以至足胫，或上或下，或红或肿，小便赤涩，脉濡大而数，当归拈痛汤。流注者，郁痰留于腰胁有块，互换作痛，恶心头眩，脉沉滑或弦，二陈汤加羌活、白术。阴虚者，肌体羸瘦，足心及胫热痛，左尺细数，或两尺数盛，虎潜丸去橘皮加肉桂。阳虚者，两足浮肿无力，大便泻，小便短少，痛不能动，左尺虚大，或两尺浮迟，脾与命门俱虚，先用补中益气加桂、附，后用八味丸。肾虚风袭，则下体痿弱，骨节疼痛，喘咳失精，腰腹腿胫俱痛，尺中浮大而数，安肾丸。

大股痛 痛而喜按者，肝肾虚寒而湿气痹著也，四斤丸二方选用；痛不可按者，败血也，川芎肉桂汤，或舒筋三圣散，酒调服。妇人产后多有此证，宜加穿山甲、桃仁。虚人，十全大补汤加附子、穿山甲。有湿热者，痛处必肿，而沉重不能转侧，二妙散加羌、防、升、柴、术、草之类，或除湿汤、渗湿汤选用。寒热而

肿痛者，须防发痉。

膝 痛 足跟痛 足心痛

经云：膝者筋之府，屈伸不能，行则偻俯，筋将惫矣。故膝痛无有不因肝肾虚者，虚则风寒湿气袭之。又曰：身半以下者，湿中之也。故治膝胫之痛，又须以去湿为主。大抵痛在筋者，多挟风热，则屈不伸而肿，二妙散加羌、防、升、柴；兼阴虚者则热而不肿，虎潜丸，或二妙加牛膝、肉桂；因卧湿地，流入脚膝，痹弱疼重，千金独活寄生汤。夏月湿热沉重而痛，当归拈痛汤。痛在骨者，多兼寒饮，重而屈伸不利，常若拭不干状，附子丸、川芎肉桂汤、活络丹、铁弹丸选用。虚寒挟风湿而痛，虎骨四斤丸。如肝肾虚热，筋骨痿弱，颤掉而痛，鹿茸四斤丸。若痛在冲阳及肉者，属足阳明经；痛在委中腨肠者，属足太阳经；在外廉者，属少阳；在内廉者，属三阴；随其经而取之。

足跟痛 肾脏阴虚者，则足胫时热而足跟痛，六味丸加龟板、肉桂。阳虚者，则不能久立而足跟痛，八味丸。挟湿者，必重著而肿，换骨丹、史国公药酒。肥人湿痰流注，导痰汤加木瓜、萆薢、防己。虚人，用补中益气、十全大补汤，并少加附子为引。凡下部痛，多用药酒；殊不知病甚于冬者，为寒湿，故宜用酒，若春夏甚而秋冬减者，此属湿热，若用药酒，是反助其湿也。

足心痛 足心及踝骨热疼者，为肾虚湿著，命门火不归经，肾著汤，下八味丸。肥人多湿痰流注，足心作痛，但久坐卧，起则痛甚，行动则缓，宜肾著汤合二妙散，慎不可用补肾药及血药助阴，愈增其剧。

戴人治一人，两膝膑屈伸有声剥剥然，此筋湿也，湿则筋急。有独缓者不

鸣，急者鸣也，乃一涌一泄，上下去其水，水去则自然无声矣。

身 体 痛

体痛为一身尽痛，伤寒霍乱，中暑阴毒，湿痹痛痹，皆有体痛，但看兼证，及问因诊脉而别之，治法分见各门。其流连难已者，于此求之。寒而身痛，痛处常冷，或如湿状，甘草附子汤。内伤劳倦，兼风湿相搏，一身尽痛，补中益气加羌、防、藁本、苍术。湿热相搏，肩背沉重，疼痛上热，胸膈不利，遍身上下沉重疼痛，当归拈痛汤。风湿相搏，一身尽痛，阴湿中汗出，懒语，四肢困倦乏力，走注疼痛，乃下焦伏火不得泄，而躁热常微汗出，而热不解，麻黄复煎汤。身体拘急，皆属虚寒，与寒湿风湿，小续命随证加减。发寒热而周身作痛，胸胁痞闷不舒，肝血虚而郁火用事也，逍遥散加羌活、桂枝；小便不利，加山栀、丹皮。天暑衣厚，则腠理开汗出，邪留于分肉之间，聚沫则为痛，六和汤加羌活。遍身皆痛如劳证者，十全大补去白术、熟地，加羌活、附子。下体痛，宜分利小便，五苓、二妙为主。下体肿痛，脉浮自汗，恶风者，防己黄芪汤，温覆微汗之；痛而大便不通者，厚朴七物汤，微利之。丹溪曰：因湿痰浊血流注为痛，若在下焦，道路深远，非乌、附不能下达，少加引经用之；若以为主治，非徒无益，而反害之也。善治者，必行气流湿，疏风导滞，滋养新血，升降阴阳，治有先后，须分肿与不肿可也。肢节肿痛，痛属火，肿属湿，盖为风寒所郁，而发动于经络之中，湿热流注于肢节之间而无已也，先宜微汗以散之，故羌活、桂枝为肢节痛之要药。身体疼痛及重者，湿也，五苓散汗之；如风湿相搏，一身尽痛，加羌、防、升、柴、藁本、苍

术，风能胜湿故也。痛家不可食厚味与肉，大能助火。若食肉厚味痛愈盛者，并鱼腥面酱酒醋，皆断去之。丹溪曰：环跳穴痛不已，防生附骨痈，掘地成坑，以火煅赤，沃以小便，赤体坐其上，以被围绕下体，便热蒸腠理开，血气畅则愈。

[诊]　伤寒六脉俱紧，为太阳表证。身如被杖，脉沉紧，为阴毒。发汗后脉弦迟，身体痛，为气血不和。一身关节尽痛，而脉沉弦，为中湿。肢体重痛，微肿，汗出恶风，关节不利，不可转侧，而脉缓，为风湿。遍身疼痛，脉弦小，或豁大，为气血虚损。

卷　六

痿痹门

痹

经云：风寒湿三气杂至，合而为痹。风气胜者为行痹，寒气胜者为痛痹，湿气胜者为著痹。以冬遇此者为骨痹，以春遇此者为筋痹，以夏遇此者为脉痹，以至阴遇此者为肌痹，以秋遇此者为皮痹。

行痹者，病处行而不定，走注历节疼痛之类，当散风为主，御寒利气，仍不可废，更须参以补血之剂，盖治风先治血，血行风自灭也。痛痹者，寒气凝结，阳气不行，故痛有定处，俗名痛风是也。治当散寒为主，疏风燥湿，仍不可缺，更须参以补火之剂，非大辛大温，不能释其凝寒之害也。著痹者，肢体重著不移，疼痛麻木是也。盖气虚则麻，血虚则木，治当利湿为主，祛风解寒，亦不可缺，更须参以理脾补气之剂，盖土强自能胜湿，而气旺自无顽麻也。骨痹者，即寒痹痛痹也，其证痛苦攻心，四肢挛急，关节浮肿，筋痹者，即风痹行痹也，其证游行不定，与血气相搏，聚于关节，筋脉弛纵，或赤或肿。脉痹者，即热痹也，脏腑移热，复遏外邪客搏经络，留而不行，其证肌肉热极，皮肤如鼠走，唇口反裂，皮肤色变。肌痹者，即著痹湿痹也，留而不移，汗出四肢痿弱，皮肤麻木不仁，精神昏塞。皮痹者，即寒痹也，邪在皮毛，瘾疹风疮，搔之不痛，初起皮中如虫行状。以上诸证，又以所遇之时而命名，非行痹痛痹著痹外，又有皮脉筋肌骨之痹也。

故骨痹不已，复感于邪，内含于肾；筋痹不已，复感于邪，内舍于肝；脉痹不已，复感于邪，内含于心；肌痹不已，复感于邪，内含于脾；皮痹不已，复感于邪，内含于肺。所谓痹者，各以其时重感于风寒湿之气也。肺痹者，烦满喘而呕；心痹者，脉不通，烦则心下鼓，暴上气而喘，嗌干善噫，厥气上则恐；肝痹者，夜卧则惊，多饮数小便，上为引如怀；肾痹者，善胀，尻以代踵，脊以代头；脾痹者，四肢懈惰，发咳呕汁，上为大塞。

肺痹则肺气不清，胃热上逆，故烦喘而呕。心痹则脉道不通，心火内衰，湿气凌心，故恐。肝痹则血液阻滞，水饮客之，故上为引急，如有所怀也。肾痹则胃之关门不利，故善胀。浊阴湿邪伤其阳气，所以脚挛不能伸，身偻不能直也。脾痹则阳气不远，故四肢懈惰，上焦痞塞也。

肠痹者，数饮而出不得，中气喘争，时发飧泄。

肠者，兼大小肠而言，肠间病痹，则下焦之气不化，故虽数饮，而小便不得出，则本末受病，故与中气喘争，盖其清浊不分，故时发飧泄也。

胞痹者，少腹膀胱按之内痛，若沃以汤，涩于小便，上为清涕。

胞者，膀胱之脬也，膀胱气闭，则水

道不行，故按之内痛。若以热汤沃之，小便得外热之助，方得稍通，而犹滞涩不利，则治宜温助气化，可知膀胱之脉，从巅入络脑，故上为清涕。以太阳经气不固而精气上脱，又须温补无疑。盖缘精泄之后，寒气乘虚入于膀胱之内，而致小便淋沥不通，茎中痛引谷道，甚则脐腹胀痛，此属津液枯竭之故，误与利水药，必致喘逆胀急而死。老人阴虚泉竭，多有此证，曾见膀胱胀破，淋沥无度，时虽暂宽，不久即毙。

诸痹不已，亦益内也。其风气胜者，其人易已也，其入脏者死，其留连筋骨间者疼久，其留皮肤间者易已。凡痹之类，逢寒则急，逢热则纵。

寒从中生者，是人多痹气也，阳气少，阴气多，故身寒如从水中出。

人有身寒，汤火不能热，厚衣不能温，然不能冻栗，是人素肾气胜，以水为事，太阳气衰，肾脂枯不长，一水不能胜两火。肾者水也，而生于骨，肾不生，则髓不能满，故寒甚至骨也。所以不能冻栗者，肝一阳也，心二阳也，肾孤脏也，一水不能胜二火，故不能冻栗，病名骨痹，是人当挛节也。

素肾气胜，言禀气本充也。以水为事，言嗜欲无节，伤其真阳，无阳则阴无以生，故肾脂枯不长。无阴则阳无以化，故寒甚至骨也。

病在阳者，命曰风。病在阴者，命曰痹。阴阳俱病，命曰风痹。

阳受风气，故在阳者命曰风；阴受湿气，故入阴则命曰痹。

风痹淫泺，病不可已者，足如履冰，时如入汤中；股胫淫泺，烦心，头痛时呕时悗同闷。眩已汗出，久则目眩，悲以喜恐，短气不乐，不出三年死也。

寒痹之为病也，留而不去，时痛而皮肤不仁，刺布衣者，以火焠之。刺大人者，以药熨之。以醇酒二十斤，蜀椒一升，干姜一斤，桂心一斤，凡四种，皆口父咀，渍酒中，用绵絮一斤，细布四丈，并内酒中，置酒马矢煴中，盖封涂，勿使泄，五日五夜，出布绵絮曝干之，干复渍，以尽其汁，每渍必淬其日，乃出干，干并用渍与绵絮，复布为复巾，长六七尺，为六七巾，则用之。生桑炭炙巾，以熨寒痹所刺之处，令热入至于病所。寒，复炙巾以熨之，三十遍而止。汗出以巾试身，亦三十遍止。起步内中，无见风。每刺必熨，如此病已矣。此所谓内热也。

内，同纳。谓温其经，使热气内入，血脉流通也。布衣血气涩浊，故当以火焠之，即近世针挑①艾熨之类。

周痹者，在于血脉之中，随脉以上，随脉以下，不能左右，各当其所。风寒湿气客于分肉之间，迫切而为沫；沫得寒则聚，聚则排分肉而分裂也；分裂则痛，痛则神归之；神归之则热，热则痛解；痛解则厥，厥则他痹发，发则如是。此内不在脏，而外未发于皮，独居分肉之间，真气不能周，故命曰周痹。

《金匮》云：问曰：血痹病，从何得之？师回：夫尊荣人骨弱肌肤盛，重因疲劳，汗出，卧不时动摇，加被微风，遂得之，但以脉自微涩在寸口。关上小紧，宜针引阳气，令脉和，紧去则愈。

血痹，阴阳俱微，寸口关上微，尺中小紧，外证身体不仁，如风痹状，黄芪桂枝五物汤主之。

血痹者，寒湿之邪，痹著于血分也。辛苦劳动之人，皮腠致密，筋骨坚强，虽有风寒湿邪，莫之能客。惟尊荣奉养之人，肌肉丰满，筋骨柔脆，素常不胜疲

---

① 挑：底本作"桃"，据锦章书局本改。

劳,行卧动摇,或遇微风,则能痹著为患,不必风寒湿之气杂至而为病也。上条言脉自微涩,而关寸小紧,为湿痹血分,所以阳气不能外行,故宜针引阳气以和阴血。下条言阴阳俱微,而尺中小紧,为营卫俱虚,所以身体不仁,故宜药通营卫,行散其痹,则紧去人安而愈矣。夫血痹者,即《内经》所谓在脉则血凝不疏,仲景直发其所以不流之故,言血既痹,脉自微涩,然或寸或关或尺,其脉见小急之处,即风入之处也,故其针药所施,皆引风外出之法也。

肾著之病,其人身体重,腰中冷如坐水中,形如水状,反不渴,小便自利,饮食如故,病属下焦,身劳汗出,衣里冷湿,久久得之,腰以下冷痛,腹重如带五千钱,甘姜苓术汤主之。

此证乃湿邪中肾之外廓,与肾脏无预也,虽腰中冷如坐水中,实非肾脏之真气冷也。今邪著下焦,饮食如故,不渴,小便自利,且与肠胃之腑无预,况肾脏乎?此不过身劳汗出,衣里冷湿,久久得之,但用甘草、干姜、茯苓、白术,甘湿淡渗行湿足矣,又何取暖肾壮阳哉?

诸肢节疼痛,身体尪羸,脚肿如脱,头眩短气,温温欲吐,桂枝芍药知母汤主之。

此即总治三焦痹之法。头眩短气,上焦痹也;温温欲吐,中焦痹也;脚肿如脱,下焦痹也;肢节疼痛,身体尪羸,筋骨痹也。由是观之,当是风寒湿痹其营卫筋骨三焦之病,然湿多则肿,寒多则痛,风多则动。用桂枝治风,麻黄治寒,白术治湿。防风佐桂枝,附子佐麻黄、白术,其芍药、生姜、甘草,亦如桂枝汤之和其营卫也,知母治脚肿,引诸药下行。附子以行药势,开痹之大剂也。

戴人云:痹病以湿热为源,风寒为

兼,三气合而为痹,其脉沉涩。奈何治此者,不问经络,不分脏腑,不分表里,便作寒湿脚气,乌之附之,乳之没之,种种燥热攻之,中脘灸之,脐下烧之,三里火之,蒸之熨之,汤之炕之,以致便溺涩滞,前后俱闭,虚躁转甚,肌肤日削,饮食不下,虽遇扁华,亦难措手。若此者何哉?胸膈间有寒痰故也。痹病本不死,死于医之误也。

《景岳全书》云:观"痹论"曰:风寒湿三气杂至,合而为痹。而"寿夭刚柔论"又曰:在阴者命曰风,在阳者命曰痹。何也?盖三气之合,乃专言痹证之所因也;曰在阳为风,在阴为痹,又分言表里之有殊也。如风之与痹,本皆由感邪所致,但外有表证之见,而见发热头疼等证,或得汗即解者,是皆有形之谓,此以阳邪在阳分,是即伤寒中风之属也,故病在阳者命曰风。若既受寒邪,而初无发热头疼,又无变证,或有汗,或无汗,而筋骨之痛如故,乃延绵久不能愈.而外无表证之见者,是皆无形之谓,此以阴邪直走阴分,即诸痹之属也,故病在阴者命曰痹。其或既有表证,而疼痛又不能愈,此即半表半里,阴阳俱病之证,故阴阳俱病者命曰风痹,此所以风病在阳而痹病在阴也。然则诸痹者,皆在阴分,亦总由真阴衰弱,精血亏损,故三气得以乘之,而为此诸证,经曰邪入于阴则痹,正谓此也。是以治痹之法,最宜峻补真阴,使血气流行,则寒邪随去。若过用风湿痰滞药,而再伤阴气,必反增其病矣。

行痹者,走注无定,风之用也。经言病在阳者命曰风,在阴者命曰痹,阴阳俱病,命曰风痹,越婢加术附汤,轻则羌、防、归、芄、葛、桂、赤茯、甘草、威灵仙、苍术、黄柏;若病久大虚,非大补气血不可;如日从事乎散风清火,则脾肺必败，终致不起。痛痹者，痛有定处，乃湿气伤肾，肾不生肝，肝风挟湿，流走四肢，肩髃疼痛，拘急浮肿，金匮乌头汤加羌活、官桂，服后啜热稀粥助其作汗乃解；身体痛如欲折，肉如锥刺刀割，千金附子汤。著痹者，痹著不仁。经曰：营气虚则不仁，卫气虚则不用，营卫俱虚，则不仁且不用。《灵枢》云：卫气不行，则为麻木。东垣治麻痹，必补卫气而行之。浑身麻木不仁，或左或右，半身麻木，或面或头，或手臂或脚腿，麻木不仁，并宜神效黄芪汤。皮肤间麻木，此肺气不行也，本方去蔓荆倍黄芪加防风。如肌肉麻，营气不行也，去蔓荆加桂枝、羌、防。手足麻痹，臂痛不能举、多眠昏冒者，支饮也，气口脉滑，指迷茯苓丸，脉浮者，二陈汤加桂枝、枳、桔。若手麻乃是气虚，十指麻乃是湿痰死血，手指麻木是气不行，有顽痰死血也，导痰汤加乌药、苍术。风吹手足痠疼而肿，是寒湿，桂枝附子汤。因于风者，百节走痛，乌药顺气散加羌活、南星、苍术。因于湿者，天阴即发，身体沉重痠疼，除湿蠲痛汤；在上痛者，加桂枝、桔梗，在下痛者，加防己、木通；多汗，加黄芪、防风；自汗身重，防己黄芪汤。寒湿不可屈伸者，乌头汤、活络丹选用，并外用摩风膏。因火者，五苓散加酒芩、黄柏、竹沥、姜汁。因湿热者，肢节疼痛，肩背沉重，胸膈不利，下注足胫痛肿，当归拈痛汤。热毒流入肢节疼痛，患处必热，千金犀角散。血瘀者，芎、归、桃仁、红花、威灵仙，煎成入麝少许。血痹者，邪入于阴也。经云：人卧则血归于肝，汗出而风吹之，血凝于肤者为痹是也，黄芪桂枝五物汤，昼轻夜重加当归。痹而身寒如从水中出者，属寒湿，附子丸。血气凝滞，手足拘挛疼重，风寒湿三气杂至者，改定三痹汤。周

痹者，真气不能周于身，故周身痹痛，用蠲痹汤。行痹上半身甚，用乌药顺气散；下半身甚，用虎骨散。痛痹，用乌头汤。著痹，用除湿蠲痛汤；不应，用补中益气加熟附子、羌活、苍术、黄柏。有痹遍身走痛无定，二陈汤加羌活、风化硝，姜汁糊丸服。痹在骨，安肾丸。痹在筋，羚羊角散。痹在脉，人参丸。痹在肌肉，神效黄芪汤。痹在皮，越婢汤加羌活、细辛、白蒺藜。痹在肠，吴茱萸散。痹在胞，肾沥汤，虚寒，茯苓丸；虚寒甚者，巴戟丸。热痹，千金犀角散。冷痹，巴戟天汤。寒痹，宜以蜀椒、干姜、桂心各四两，醇酒五斤，絮四两，布五尺，马矢火煨一伏时，将絮布曝干收尽，炙热熨之。著痹不移，䐃肉破，身热脉涩者，不治。

凡治痹证，不明其理，以风门诸通套药施之者，医之过也。夫痹证非不有风，然风入在阴分与寒湿互结，扰乱其血脉，致身中之阳不通于阴，故致痹也。古方多有用麻黄、白芷者，以麻黄能通阳气，白芷能行营卫，然已入在四物、四君子等药之内，非专发表明矣。至于攻里之法，则从无有用之者，以攻里之药皆属苦寒，用之则阳愈不通，其痹转入诸腑而成死证多矣，可无明辨而深戒欤！

[诊]　脉大而涩为痹，脉急亦为痹。肺脉微为肺痹，心脉微为心痹。右寸沉而迟涩为皮痹，左寸结而流利为血痹，右关脉举按皆无力而涩为肉痹，左关弦紧而浮沉有力为筋痹。

痛　风历节

《灵枢》云：贼风邪气之伤人也，令人病焉，今有不离屏蔽，不出室穴之中，卒然病者，不离贼风邪气，其故何也？曰：此皆尝有所伤于湿气，藏于血脉之中，分肉之间，久留而不去，若有所堕

坠，恶血在内而不去，卒然喜怒不节，饮食不适，寒温不时，腠理闭而不通，其开而通风寒，则血气凝结，与故邪相袭，则为寒痹。其有热则汗出，汗出则受风，虽不遇贼风邪气，必有因加而发焉。其毋所通邪气，又毋怵惕之所志，卒然而病者，其故何也？惟有因鬼神之事乎？曰：此亦有故邪留而未发，因而志有所恶，及有所慕，血气内乱，两气相搏，其所从来者微，视之不见，听而不闻，故似鬼神。

《金匮》云：寸口脉沉而弱，沉即主骨，弱即主筋，沉即为肾，弱即为肝，汗出入水中，如水伤心，历节黄汗出，故曰历节。

盛人脉涩小，短气，自汗出，历节疼，不可屈伸，此皆饮酒汗出当风所致。

病历节不可屈伸疼痛，乌头汤主之，并治脚气疼不可屈伸。

乌头汤治历节不可屈伸疼痛，复治脚气疼痛不可屈伸，二者之病，皆是风寒伤于筋。麻黄开汗孔，通腠理，散寒邪，解风痹。芍药以理血痹。甘草通经脉以和药。黄芪益卫气，气壮则邪退。乌头善走，入肝逐风寒。故筋脉之急者，必以乌头治之，然以蜜煎，取缓其性，使之留连筋骨，以利其屈伸；且蜜之润又可益血养筋，兼制乌头燥热之毒。

丹溪云：痛风者，大率因血受热，已自沸腾，其后或涉冷水，或立湿地，或扇取凉，或卧当风，寒外搏热，血得风寒，汗浊凝涩，所以作痛，夜则痛甚，行于阴也。治法，以辛热之剂疏散寒湿，开发腠理，其血得行，与气相和，其病自安。然有数种，治法稍异。痛风而痛有常处，其痛上赤肿灼热，或浑身壮热，此欲成风毒，宜败毒散。如肢节痛，须用羌活，去风湿亦宜之。肥人肢节痛，多是风湿痰饮流注，宜导痰汤。瘦人肢节痛，是血

枯，宜四物加羌、防。老人性急作劳，患两腿痛，动则痛甚，或血痢用涩药，恶血流入经络隧道而变痛风，并宜四物加桃仁、陈皮、牛膝、生甘草，煎入生姜，研潜行散。有瘀积者，加酒热服，并刺委中出血，然非二三十贴不效。壮年人性躁，兼嗜厚味，患痛风挛缩，此挟痰与气证，导痰汤加牛膝、枳壳、通草、桃仁，煎入生姜，研潜行散热服，亦须多服乃效。按湿热痰火死血郁于经络，四肢麻痹，或痛或痒，轻而新者，可以缓治，久而重者，必加乌、附驱逐痰湿壮气行经，大便阻滞必用大黄，昧者畏其峻攻，多致狐疑，不知邪毒流满经络，非乌、附岂能散结，燥热结滞肠胃，非硝、黄岂能润燥，要在合宜耳。

历节　《景岳全书》曰：历节风痛，以其痛无定所，即行痹之属也。《病源》云：历节风痛是气血本虚，或因饮酒腠理开，汗出当风所致，或因劳倦，调护不谨，以致三气之邪，偏历关节，与气血相搏，而疼痛非常，或如虎之咬，故又有白虎历节之名。《中藏经》曰：历节疼痛者，因醉犯房而得之，此其概也。大都痛痹之证，多有昼轻而夜重者，正阴邪之在阴分也。其有遇风雨阴晦而甚者，此正阴邪侮阳之证也。或得暖遇热而甚者，此湿热伤阴之火证也。有火者宜从清凉，有寒者宜从温热。若筋脉拘滞，伸缩不利者，此血虚血燥证也，非养血养气不可。遍身骨节疼痛，肢节如槌，昼静夜剧，如虎啮之状，乃痛风之甚者也，必饮酒当风，汗出入水，遂成斯疾。寒则仓公当归汤、千金大枣汤、防己汤选用，热则千金犀角汤、当归拈痛汤加姜汁炒黄柏。掣者为寒，肿者为湿，汗者为风，三气杂至，伤于血脉之中，营卫涩滞不行，故痛，用虎骨、犀角、沉香、青木香、当归、羌活、桂枝、

秦艽、牛膝、骨碎补、桃仁、甘草，水煎入麝少许。历节风毒攻注，骨节疼痛，发作不定．乌药顺气散，不应，五积散。四肢历节疼，其人短气脉沉，为留饮，导痰汤加减。身体肿痛，一味木通，用二两煎服，身必发出红丹，汗出至足，顷时即愈，外治之法，以蕲艾斤许，先以一半焙干，摊痛处，外铺灯心草一层，以指甲在痛旁，不时攒之，冷则更递，焙用，三次少歇，又顷如前再用，自四五度效，不可抚摩，抚摩则七窍闭郁也。又法，好陈醋五大碗，煎沸，入葱白一斤，将葱裹痛处熨之，著即麻木也。

石顽曰：按痛风一证，《灵枢》谓之贼风，《素问》谓之痹，《金匮》名曰历节，后世更名白虎历节，多由风寒湿气，乘虚袭于经络，气血凝滞所致。近世邪说盛行，而名之曰箭风。风毒肿溃，乃谓之曰箭袋，禁绝一切汤药，恣行艾熨针挑，此虽《灵枢》刺布衣之法，而药熨之方，世绝不闻，使既病之肌肉，复受无辜之痛楚，奈何懵懂无知，甘受其惑，良可慨夫！

麻　木 与痹证参看

营卫滞而不行则麻木，如坐久倚著，压住一处，麻不能举，理可见矣。麻则属痰属虚，木则全属湿痰死血，一块不知痛痒，若木然是也。脉沉滑，体厚人属痰与湿，二术、二陈，先少佐羌、独、桂枝等风药一二味，次兼参、芪补气。脉微弱，或弦大无力，病久体羸者，属气虚，补中益气加熟附子一片，夏月对生脉散，或清燥汤。一块不知痛痒，阴寒益甚，或日轻夜重，脉涩而芤或弦，属痰挟死血，宜活血行气．二陈加芎、归、桃仁泥、红花、牛膝、韭汁之类。大便见黑而不作泻者，小剂桃核承气汤微利之。十指麻木，属胃中湿痰死血，二陈加二术、桃仁、红花，少加附子行经。湿热下流，两脚麻木，或如火燎者，二妙加牛膝作丸，不应，少加肉桂。东垣治闭眼则浑身麻木，开眼则渐退，久而方止，昼减夜甚，为阳气衰而湿伏阴分也，三痹汤去乌头，加苍术、黄柏。又合眼则麻，开眼即不麻，近火则头旋眩晕者，风气下陷于血分，不得升越而作也，三痹汤去乌头，加羌活、麻黄。凡妇人素有郁悒者，当舒郁，逍遥散加补气行湿药。

薛立斋治刘孟春有痰，两臂作麻，两目流泪，服祛风化痰药，痰愈甚，臂反痛不能伸，手指俱挛。薛曰：麻属气虚，因前药而复伤肝，火盛而筋挛耳；况风自火出，当补脾肺滋水则风自退，痰自清。遂用六味丸。补中益气汤，三月而愈。

石顽治洋客巴慈明妇，产后眩晕心悸，神魂离散，若失脏腑之状，开眼则遍体麻木，如在云雾之中，必紧闭其目，似觉稍可，昼日烦躁，夜则安静。专事女科者，用四物等血药，则呕逆不食；更一医用姜、附等热药，则躁扰不宁。其脉虚大而数，按之则散，举之应指，此心火浮散之象，因艰产受惊，痰饮乘虚袭入心包络中，留伏膈上，有入无出，所以绵延不已。盖目开则诸窍皆开，痰火堵塞心窍，所以神识无主；目闭则诸窍俱闭，痰火潜伏不行，故得稍安，与东垣所言，合眼则阳气不行之麻木迥殊。况昼甚夜轻，明是上焦阳位之病，与理痰清火之列，诸证渐宁。然或因惊恚，或因饮食，不时举发，此伏匿膈上之痰，无从搜涤也。乘发时，用独参汤下紫雪开通膈膜，仍与前药，调补半载而康。

痿 痿厥

《素问》云：肺热叶焦，则皮毛虚弱

急薄。著则生脉躄也。心气热，则下脉厥而上，上则下脉虚，虚则生脉痿，枢折挈胫纵而不任地也。肝气热，则胆泄口苦，筋膜干，筋膜干则筋急而挛，发为筋痿。脾气热，则胃干而渴，肌肉不仁，发为肉痿。肾气热，则腰脊不举，骨枯而髓减，发为骨痿。

戴人云：痿之为状，两足痿弱不能行，皆由肾水不能胜心火，心火上烁肺金，肺受火制，六叶皆焦。皮毛虚弱，急而薄者，则生痿躄，躄者，足不能伸而行步尫然也。肾乃肺金之子，今肾水衰少，随火上炎，肾水既衰，则骨髓衰竭，由使内太过所致，直断曰：痿病无寒，故痿之作也，五六七月，皆其时也，故病痿之人，其脉浮软，今之行药者，凡见脚膝痿弱难于行步，或一足不伸，便作寒湿脚气治之，骤用乌、附、乳、没、威灵仙之类，燔针艾火，汤蒸袋蒸，痿弱转加，如此而死，岂非天乎！夫治痿与治痹颇异，风寒湿痹，犹可蒸汤灸燔，时或一效，惟痿用之转甚者，何也？盖痿以肺热叶焦而成，以此传于五脏，岂有寒欤？若痿作寒治，是杀之也。夫痿病不死，死者皆药之误也。

石顽曰：痿证脏腑病因，虽曰不一，大都起于阳明湿热内蕴不清，则肺受热乘而日槁，脾受湿淫而日溢，遂成上枯下湿之候，举世靡不以肾虚为事，阳明湿热，从无齿及之者。或云：痿病既属湿热，何古方多用附子辛热而愈者？殊不知湿热沉滞既久，非借辛热之力，不能开通经隧，原非为肾脏虚寒而设；若真阳未衰，概行温补，而不知清热渗湿，宁无反助湿热之患耶。

凡人自觉两足热如火炙，自足踝下上冲膝腿，且痿弱软痛，能行而不能久立，脉濡而数，乃阴虚而挟湿热也，虎潜丸；

不应，少加附子；骨痿不能起于床者，金刚丸。经言骨痿者，生于大热也，有所远行劳倦，逢大热而渴，渴则阳气内伐，内伐则热舍于肾。肾者水脏也，今水不胜火，则骨枯而水虚，足不任身，发为骨痿。此湿热成痿，多发于夏，令人骨乏无力，故治痿独取阳明，东垣独得其秘，而用清燥之剂，主以清暑益气汤。属湿痰者，手足软弱，脉沉滑；兼腰膝麻木，或肿，二陈汤加二术、羌活、黄柏、竹沥、姜汁；黑瘦人脉涩弱，或左脉大而无力，行步艰难，或兼盗汗阴虚等证者，是血虚有火，四物加牛膝、肉桂、黄柏、苍术。阴血衰弱，不能养筋，筋缓不能自收持，故痿弱无力，补血荣筋丸；气虚痿弱无力，四君子加苍术、黄柏、肉桂、黄芪。肥白人脉沉缓，或滑，恶心，胸膈不利，属气虚有痰，六君子加苍术、黄柏、竹沥、姜汁。兼食积，即气口弦滑，腹胀恶食，是食积妨碍，脾气不得运于四肢，导痰汤加楂、曲、木瓜、防己；挟死血者，脉沉涩或弦，而按之则芤，为恶血流于腰膝；或因产后，或跌扑伤损而得者，不可作虚治。

痿厥　足痿弱不收为痿厥，有二：一属肾与膀胱。经云：恐惧不解则伤精，精伤则骨痠痿厥，精时自下，是肾伤精脱也，都气丸；审系阳虚，用八味丸。又云：三阳为病发寒热，下为痈肿，及为痿厥腨痟，是膀胱在下发病也，五苓散。一属脾湿伤肾。经云：凡治痿厥发逆，肥贵人膏粱之疾也，肾著汤加萆薢。又云：秋伤于湿，上逆而咳，发为痿厥，小青龙汤去麻黄加羌活。肾虚之人，六七月之间，湿令大行，湿热相合，痿厥之病大作，脉沉濡而数，小水赤涩，或作肿痛，腰以下痿软不能动，行走不正，两足欹侧，清燥汤。伸不能屈，屈不能伸，腰膝腿脚肿痛，行步艰难，安肾丸。目中流火，视物昏花，耳鸣耳聋，困倦乏力，寝汗憎风，行步不正，两脚欹侧，卧而多惊，腰膝无力，腰以下消瘦，加味虎潜丸。凡老人痿厥，累用虎潜丸不愈，即于本方加附子立愈，盖附子有反佐之力也。又有脚膝痿弱，下尻臀皆冷，阴汗臊臭，精滑不固，脉沉数有力，此为膏粱厚味所致，火郁于内，逼阳向外，即阳盛拒阴，滋肾丸苦寒下之。肥盛苍黑人，足膝痿软，皆属湿热，潜行散、二妙散，误用温补必殆。

子和云：风痹痿厥四证，本自不同，而近世不能为辨，一概作风冷治之，下虚补之，此所以旷日弥年而不愈者也。夫四末之疾，动而或劲者为风，不仁或痛者为痹，弱而不用者为痿，逆而寒热者为厥，其状未尝同也，故其本源又复大异。风者必风热相兼，痹者必风寒湿相合，痿者必火乘金，厥者或寒或热，皆从下起。今治之者，不察其源，见于手足蝉曳，便谓之风，左传虽谓风淫末疾，不知风暑燥湿火寒六气，皆能为四末之疾也。

祝仲宁治一人，病腰膝痹痛，皆以为寒，率用乌、附、蛇酒药，盛暑犹著绵，如是者三载。祝诊之曰：此湿热相搏而成，经所谓诸痿生于肺热也，即令褫其绵，与清燥汤饮之。曰：疲已深，又为热药所误，非百帖不效。服三月余而瘥。李士材治兵尊高玄圃，患两足痿软，神气不足，向服安神壮骨之药不效，改服滋肾牛膝、薏苡、二妙散之属；又不效，纯用血药，脾胃不实。诊之，脉皆冲和，按之亦不甚虚，惟脾部重取之，涩而无力。此土虚下陷，不能制水，则湿气坠于下焦，故膝胫为患耳，进补中益气倍用升、柴，数日即愈。夫脾虚下陷之证，若误用牛膝等下行之剂，则愈陷，此前药之所以无功也。

百　合

《金匮》云：论曰：百合病者，百脉一宗，悉致其病也。意欲食，复不能食，常默默，欲卧不能卧，欲行不能行，饮食或有美时，或有不欲闻食臭时，如寒无寒，如热无热，口苦小便赤，诸药不能治，得药则剧吐利，如有神灵者。身形如和，其脉微数，每溺时头痛者，六十日乃愈。若溺时头不痛，淅淅然者，四十日愈，若溺时快然，但头眩者，二十日愈。其证或未病而预见，或病四五日而出，或病二十日，或一月微见者，各随证治之。

百合病发汗后者，百合知母汤主之。百合病下之后者，滑石代赭汤主之。百合病吐之后者，百合鸡子汤主之。百合病不经吐下发汗，病形如初者，百合地黄汤主之。百合病一月不解，变成渴者，百合洗方主之。百合病渴不差者，栝蒌牡蛎散主之。百合病变发热者，百合滑石散主之。百合病见于阴者，以阳法救之，见于阳者，以阴法救之，见阳攻阴，复发其汗，此为逆；见阴攻阳，乃复下之，此亦为逆。

所谓百脉一宗，言周身之血，尽归于心主也。心主血脉，又主火，若火淫则热蓄不散，流于血脉，故百脉一宗，悉致其病也。人身气阳而血阴，若气盛则热，气衰则寒，今病在血，不干于气，所以如寒无寒，如热无热，欲食不食，欲卧不卧，欲行不行，皆阳火烁阴，无可奈何之状也。又上热则为口苦，下热则为便赤，亦阳火烁阴之患也，药虽治病，然必藉胃气以行之。若毒血在脾胃，经脉闭塞，药虽入而胃弱不能行，故得药转剧而吐利也。病不在皮肉筋骨，则身形如和，惟热在血，故脉微数也。脉数血热，则心火上炎，不下交于肾，而膀胱之经亦不得引精于上，上虚则溺时淅然头眩，甚则为头痛，以此微甚，可卜其愈日之远近也。其治法咸用百合为君，以安心补神，能去血中之热，利大小便，导涤瘀积，然必鲜者，始克有济。若汗之而失者，佐知母以调其上焦之津液；下之而失者，佐滑石、代赭以理其下焦之痹结；吐之而失者，佐鸡子黄以补其中焦之荣血。若不经吐下发汗，但佐生地黄汁以凉血，血凉则热毒解而蕴积自行，故大便出如黑漆矣。其一月不解，百脉壅塞，津液不化而成渴者，故用百合洗之，则一身之脉皆得通畅，而津液行，渴自止。勿食盐豉者，以味咸而凝血也。若洗后渴不瘥，是中无津液，则以栝蒌、牡蛎主之。若变发热，乃脉郁而成热，佐滑石以通利之。百合病皆持两端，不表不里，为其热行血脉之中，非如伤寒可行汗下等法，所以每多误治之失，往往有绵延经岁不已者，愈期不复可拘也。至于误行汗下，变证救治，大略不逾上法，但当随所禀虚实偏胜而调之，切勿误认下元虚弱而用温补之法也。按百合病，即痿证之暴者，伤寒后得此为百合，肺病日久而得者，为痿。

石顽治内翰孟端士尊堂太夫人，因端士职任兰合，久疏定省，兼闻稍有违和，虚火不时上升，自汗不止，心神恍惚，欲食不能食，欲卧不能卧，口苦小便难，溺则洒淅头晕，自去岁迄今，历更诸医，每用一药，辄增一病。用白术则窒塞胀满，用橘皮则喘息怔忡，用远志则烦扰烘热，用木香则腹热咽干，用黄芪则迷闷不食，用枳壳则喘咳气乏，用门冬则小便不禁，用肉桂则颅胀咳逆，用补骨脂则后重燥结，用知、柏则小腹枯瘪，用芩、栀则脐下引急，用香薷则耳鸣目眩，时时欲人扶掖而走，用大黄则脐下筑筑，少腹愈觉收引，遂致畏药如蝎，惟日用人参钱许，入

粥饮和服，聊藉支撑。交春虚火倍剧，火气一升则周身大汗，神气骎骎欲脱，惟倦极少寐，则汗不出而神思稍宁。觉后少顷，火气复升，汗亦随至，较之盗汗迥殊，直至仲春中浣，邀石顽诊之。其脉微数，而左尺与左寸倍于他部，气口按之，似有似无。诊后，款述从前所患，并用药转剧之由，曾遍询吴下诸名医，无一能识其为何病者。石顽曰：此本平时思虑伤脾，脾阴受困，而厥阳之火，尽归于心，扰其百脉致病，病名百合，此证惟仲景《金匮要略》言之甚详。本文原云：诸药不能治，所以每服一药，辄增一病，惟百合地黄汤为之专药，奈病久中气亏乏殆尽，复经药误而成坏病，姑先用生脉散加百合、茯神、龙齿以安其神，稍兼萸、连以折其势，数剂稍安，即令勿药，以养胃气，但令日用鲜百合煮汤服之，交秋天气下降，火气渐伏，可保无虞。迨后仲秋，端士请假归省，欣然勿药而康，后因劳心思虑，其火复有升动之意，或令服左金丸而安。嗣后稍觉火炎，即服前丸，第苦燥之性，苦先科心，兼之辛燥入肝，久服不无反从火化之虞，平治权衡之要，可不预为顾虑乎？

脚　气

《千金》论云何以得之于脚　问曰：风毒中人，随处皆得作病，何偏著于脚也？答曰：夫人有五脏，心肺二脏经络，所起在手十指，肝肾与脾三脏经络，所起在足十趾。夫风毒之气，皆起于地，地之寒暑风湿，皆作蒸气，足常履之，所以风毒之中人也，必先中脚，久而不瘥，遍及四肢腹背头项也。微时不觉，痼滞乃知。经云：次传间传是也。

论得已便令人觉否　凡脚气病皆由感风毒所致，得此病，多不令人即觉，会因

他病一度，乃始发动，或奄然大闷，经三两日不起，方乃觉之。诸小庸医，皆不识此疾，漫作余病治之，莫不尽毙，故此病多不令人识也。始起甚微，食饮嬉戏，气力如故，惟卒起脚屈弱不能动，有此为异耳。黄帝云：缓风湿痹是也。

论风毒相貌　夫有脚未觉异，而头项臂膊已有所苦，有诸处皆悉未知，而心腹五内已有所困。又风毒之中人也，或见食呕吐，憎闻食臭；或腹痛下痢；或大小便秘涩不通；或胸中冲悸，不欲见光明；或精神昏愦；或喜迷妄，语言错乱；或壮热头痛；或身体酷冷疼烦，或觉转筋，或肿不肿，或胜腿顽痹；或时缓纵不随；或复百节挛急；或小腹不仁，此皆脚气状貌也，亦云风毒脚气之候也。其候难知，当须细意察之，不尔必失其机要，一朝病成，难可以理，妇人亦尔。又有妇人产后，春夏取凉，多中此毒，深宜慎之。其热闷掣疭，惊悸心烦，呕吐气上，皆其候也。又但觉脐下冷痹，愊愊①然不快，兼小便淋沥，不同生平，即是脚气之候，顽弱名缓风，疼痛为湿痹。

论得之所由　凡四时之中，皆不得久立久坐湿冷之地，亦不得因酒醉汗出，脱衣靴袜，当风取凉，皆令脚气。若暑月久坐久立湿地者，则热湿之气蒸入经络，病发必热，四脚痠疼烦闷。若寒月久坐久立湿冷地者，即冷湿之气上入经络，病发则四体酷冷转筋。若当风取凉得之者，病发则皮肉顽痹，诸处瞤动，渐渐向头。凡常之日，忽然暴热，人皆不能忍得者，当于此时，必得顿取于寒以快意也；卒有暴寒，复不得受之，皆生病也。世有勤功力学之士，一心注意于事，久坐行立于湿地，不时动转，冷风来击入于经络，不觉成病，故风毒中人，或先中手足十指，因汗毛孔开，腠理疏通，风如急箭，或先中

足心，或先中足跗，或先中膝以下腨胫表里者，若人初觉，即灸所患处二三十壮即愈，不复发也。黄帝云：当风取凉，醉已入房，能成此疾。

论冷热不同　问曰：何故得者？有冷有热？答曰：足有三阴三阳，寒中三阳，所患必冷；暑中三阴，所患必热，故有表里冷热不同。热者治以冷药，冷者疗以热药，以意消息之。脾受阳毒即热顽，肾受阴湿即寒痹。

论须疗缓急　凡小觉病候有异，即须大怖畏，决意急治之，勿缓。气上入腹，或肿或不肿，胸胁逆满，气上肩息，急者死不旋踵，宽者数日必死，不可不急疗也。但看心下急，气喘不停，或自汗数出，或乍寒乍热，其脉促短而数，呕吐不止者皆死。

论虚实可服药不可服药　凡脚气之疾，皆由气实而死，终无一人以服药致虚而殂，故脚气之人，皆不得大补，亦不可大泻，终不得畏虚，故预止汤不服也，如此者皆死不治。

论脉候法　凡脚气虽殊，诊候不异，而三部之脉，要须不违四时者为吉，其逆四时者勿治，余如《脉经》所说，此中不复具载。其人本黑瘦者易治，肥大肉厚赤白者难愈。黑人耐风湿，赤白不耐风冷。瘦人肉硬，肥人肉软，肉软则受疾至深，难愈也。

论肿不肿　凡人久患脚气，不自知别，于后因有他疾发动，治之得瘥，后直患呕吐而复脚弱，余为诊之，乃告为脚气。病者曰：某平生不患脚肿，何因名为脚气？不肯服汤。余医以为石发，狐疑之间，不过一旬而死。故脚气不得一向以肿为候，亦有肿者，有不肿者，其以小腹顽

———————
① 愊愊（bìbì）：烦闷的样子。

痹不仁者，脚多不肿。小腹顽后，不过三五日，即令人呕吐者，名脚气入心，如此者死在旦夕。凡患脚气到心难治，以其肾水克心火故也。

论须慎不慎 凡脚气之病，极须慎房室，羊肉牛肉，鱼蒜菽菜，菘菜蔓青，瓠子酒面，酥油乳糜，猪鸡鹅鸭，有方用鲤鱼头，此等并切禁，不得犯之，并忌大怒。惟得食粳粱粟米，酱豉葱韭薤，椒姜橘皮。又不得食诸生果子，酸酢之食，犯者皆不可瘥。又大宜生牛乳、生粟子。

论灸法 凡脚气初得脚弱，便速灸之，并服竹沥汤，灸讫可服八风散，无不瘥者，惟急速治之。若人但灸而不能服散，服散而不灸，如此者半瘥半死，虽得瘥者，或至一二年复更发动，觉得，便依此须速灸之及服散者，治十十愈。此病轻者，虽不即死，治之不当，根源不除，久久期于杀人，不可不精以为意。初风市穴灸百壮，重者五六百壮，勿令顿灸，三报之。次伏兔穴灸百壮，亦可五十壮。次犊鼻穴灸五十壮至百壮。次膝眼穴灸百壮。次三里穴灸百壮。次上廉穴灸百壮。次下廉穴灸百壮。次绝骨穴灸百壮。凡此诸穴灸，不必一顿灸尽壮数，可日日报灸之，三日之中灸令尽壮数为佳。凡病一脚则灸一脚，病两脚则灸两脚，凡脚弱病，皆多两脚。又一方云：如觉脚恶，便灸三里及绝骨各一处。两脚恶者，合四处灸之，多少随病轻重，大要虽轻，不可减百壮，不瘥速以次灸之。

论服汤药色目 风毒之气，入人体中，脉有三品，内外证候相似，但脉有异耳。若脉浮大而缓，宜服续命汤，两剂应瘥。若风盛，直作越婢汤加白术四两。胡洽云：若恶风者，更加附子一枚；若脉浮大紧转驶，宜作竹沥汤；若病人脉微而弱，宜服风引汤。此脉多是因虚而得之，

若大虚短气力乏，其间可作补汤，随病冷热而用之；若未愈，更服竹沥汤。若病人脉浮大而紧驶，此是三品之中最恶脉也；或沉细而驶者，此脉正与浮大而紧者同是恶脉。浮大者病在外，沉细者病在内，治当消息以意逆之，虽其形尚可，而手脚未至弱极，数日之中，气上，即便命终。如此之脉，往往有人得之，无一存者，急服竹沥汤，日服一剂，切要汤势常令相及，勿令半日之中空无汤也，此汤竹汁多服之。若不极热，辄停在胸心，更为人患，每服当使极热，若服竹沥汤得下者，必佳也。续命汤治风毒病初得，似时行毒病而脉浮缓，终不变驶，此不治，或数日而死，或十日而死，或得便不识人，或发黄，或发斑，或目赤，或下部穿烂者，此最急，得之即先服续命汤一剂，须服葛根、麻黄汤下之；若此不折，更与续命汤两三剂必瘥。夫脚气之病，先起岭南，稍来江东，得之无渐，或微觉疼痹，或两胫肿满，或行起涩弱，或上入腹不仁，或时冷热，小便秘涩，喘息气冲喉，气急欲死，食呕不下，气上逆者，皆其候也。若觉此证，先与犀角旋覆花汤，宜久服之，以气下小便利为度。

按东垣云：脚气实由水湿，然有二焉。南方卑湿，清湿袭虚，则病起于下，此是外感；北方常食膻乳，又饮酒太过，脾胃有伤，不能运化，水湿下流，此因内而至外者也。脚气两胫肿，是为壅疾，皆当疏下，然太过则损脾，不及则病不去。南方多见两足粗大，与疾偕老者，初起治宜槟榔汤，或四七汤、香苏散，并加槟榔、橘皮以宣通其气，不使其壅，壅即成者，砭去恶血，然后服药。经云：蓄则肿热，砭石之也。

脚气之病，初起甚微，饮食如故，人多不觉，惟卒然脚膝屈弱，或肿，或不

肿，或顽痹，或缓纵，或挛急，皆是湿邪为患。其肿者为湿脚气，不肿者为干脚气。脚气之发，必身痛发热，大类伤寒，不可妄用伤寒等药。若卒起脚弱，或少腹不仁，或转筋呕逆，或腹痛下利，或二便秘涩，或惊悸妄错，但两胫肿赤，便作脚气治。风胜者，自汗走注，脉浮弦，越婢加术汤。寒胜者，无汗挛急掣痛，脉迟涩，酒浸牛膝丸。湿胜者，肿痛重著，脉迟细，除湿汤。冷痹恶风者，非术、附、麻黄并用，必不能开，越婢加术附汤汗之，或麻黄附子细辛汤加桂枝、白术亦妙。脚痹冷痛，或时烘热，不可屈伸者，千金独活汤。风冷脚痹疼痛，挛弱不可屈伸，千金乌头汤。暑胜者，烦渴身热，或成水泡疮，脉洪，清燥汤。脚气头疼身热，肢节疼痛，或一脚偏患软弱掸曳，状如偏风者，小续命加木瓜。三阳经受热，毒气流脚踝上，燉赤肿痛，寒热如虐，自汗恶风，或无汗恶寒，败毒散加苍术。三阴受寒，湿著于脚膝上，枯瘦色淡，少腹不仁，腹急疼痛，上气喘急，八味丸加沉香。脚气上入腹，腹急上冲胸，气欲绝，千金半夏汤；脚气冲心，疼痛肿满，大小便秘，沉香导气汤；脚气遍身肿痛，喘促烦闷者，木通散。因脚气而服补剂太过小便不通者，姜汁炒黑山栀、木通、赤芍、赤茯苓、当归、生甘草梢，不时煎服。脚气初发，一身尽疼，或肢节肿，便溺阻隔，此属湿热，先以羌活导滞汤导之，后以当归拈痛汤除之。脚气上入少腹不仁，崔氏八味九。脚气入腹，喘急腹胀，苏子降气汤，佐以养正丹，下气甚捷。脚气迫肺，令人喘嗽，小青龙汤加槟榔。脚气呕逆，恶心畏食，生料平胃散加木香；大便秘，加煨大黄。脚气风毒，生疮肿痛，心神烦热，犀角散。脚气冲心，火气逆上也，金铃子散加茴香、酒黄柏；

另以附子末，津调敷涌泉穴。脚气初发，从足起至膝胫骨肿疼者，千金蓖麻叶裹法。脚气注踝成孔，至下半日疼甚者，此脚气流成漏也，以人中白火炙，敷疮口良。脚气冲心，矾石一两，酸浆水一斗五升，煎三五沸，浸脚良。《活人书》云：凡脚气服补药，及用汤药渫洗，逼邪入于经络，皆医之大禁也。大抵脚气肿痛，并属湿热，或兼风兼暑，当详春夏病因六淫治之。至于枯瘦而热者，属阴虚；瘦弱面寒者，属阳虚，当作本证治之。

[诊]　脉浮弦起于风，濡弱起于湿，洪数起于热，退涩起于寒。沉面伏，毒在筋骨也，指下涩涩不调，毒在血分也。夏暑肢膝冷痛，其脉阳濡阴弱，湿温也，脚气多从暑湿得之。

石顽治文学褚延嘉精脱气伤，喘汗蒸热如沐，六脉浮芤，按之乏力，势不得不从事温补，遂猛进黄芪建中，易桂心加人参，数贴而安。因有脚气痼疾，恒服肾气丸不彻，六七年来，宿患未除，坚恳石顽铲绝病根。乃汇取术附、桂附、芪附、参附等法，兼采八风散中菊花，鳖甲汤中鳖甲、贝齿、羚羊、犀角，风引汤中独话、防己，竹沥汤中姜汁、竹沥为丸，共裹祛风逐湿之功，服后必蒸蒸汗出，不终剂而数年之疾顿愈。非深达法存千金妙义，乌能及此？

鹤　膝　风

鹤膝风者，胫细而膝肿是也。经云：膝者筋之府，屈伸不能，行则偻俯，筋将惫矣。治宜祛风顺气，活血壮筋，十全大补加杜仲、牛膝、羌活，或五积散加松节。血少虚寒而痛者，四物加荆芥、牛膝，送活络丹；气血流动，更服八味丸加鹿茸、牛膝调理，正气旺而患自除矣。兼风湿者，换骨丹。下利后膝肿痛，风邪乘虚入三阴经也，大防风汤。服药不能应手者，外用雷火针法，每日焠之，不必著伤肌肉也。方用蕲艾五钱，丁香五分，麝香三分，合研匀，入纸筒中，痛处衬粗纸三五层，点火焠之，以筋脉活动为度，数日自效。又鹤膝风初起，漫肿不红，屈伸不便者，乘未溃时，用陈年芥菜子研细，以姜汁、葱涕和白蜜，调涂一伏时，患处起疱，疱干脱皮自愈。上二法，若脓成者，不可用也。

妇人鹤膝风证，因胎产经行失调，或郁怒亏损肝脾，而为外感所伤；或先肢体筋挛，继而膝渐大，腿渐细，如鹤膝之状，若肿高赤痛者易治，漫肿不赤痛者难治，二三月溃而脓稠者易治，半载后溃而脓清者难治。误用攻伐，复伤元气，尤为难治也。大要当固元气为主，若食少体倦者，六君子汤；晡热内热，寒热往来者，逍遥散；发热恶寒者，十全大补汤；少寐惊悸者，归脾汤；月经过期者，补中益气汤；月经先期者，加味逍遥散；肾水虚弱者，六味地黄丸；肾虚风袭者，安肾丸、肾气丸参用。见溃后当大补脾胃，若脓出反痛，或寒热烦渴等证，皆属气血亏损，一于培补，庶保终吉。

喻嘉言曰：鹤膝风者，即风寒湿之痹于膝者也，如膝骨日大，上下肌肉日枯，且未可治其膝，先养血气，使肌肉渐荣，后治其膝可也。此与治偏枯之证，大同小异，急溉其未枯者，使气血流行而复荣，倘不知此，但用麻黄、防风等散风之药，鲜有不全枯者。故治鹤膝风而急攻其痹，必并其足痿而不用矣。古方治小儿鹤膝风，用六味地黄丸加鹿茸、牛膝，不治其风，其义最善。盖小儿非必为风寒湿所痹，多因先天所禀肾气衰薄，阴寒凝聚于腰膝，故以六味丸补肾中之水，以鹿茸补肾中之火，以牛膝引至骨节而壮其裹撷之

筋，此治本不治标之良法也。

诸风门

疠风

经云：疠者，营气热胕，其气不清，故使鼻柱坏而色败，皮肤疡溃。风寒客于脉而不去，名曰疠风。风气与太阳俱入，行诸脉俞，散于分肉之间，与卫相干，其道不利，故使肌肉𪒟䐃而有疡，卫气有所得而不行，故其肉有不仁也。病骨节重，须眉落，名曰大风。脉风成为疠。疠风者，数刺其肿上已，刺以锐针针其处，按出其恶气，肿尽乃止，常食方食，毋食他食。观《内经》之论，当分营卫为治。古方虽多，但混泻其风热于营卫，又无先后之分，至东垣丹溪始分之。《活法机要》云：先桦皮散，从少至多服五七日，灸承浆穴七壮，灸疮愈再灸，三灸之后，服再造散，祛血分之风热，戒房室三年病愈。此先治其卫，后治其营也。丹溪云：疠风须分在上在下，看其疙瘩，先见在上体多者，气受之也，以醉仙散取臭毒恶血于齿缝中出；先见在下体多者，血受之也，以再造散取恶物虫积于谷道中出。所以虽有上下道路之异，然皆不外于阳明一经而已。若上下同得者，气血俱受也，用必胜散上下兼取。阳明主胃与大肠，无物不受故也。夫气为阳为卫，血为阴为营，身半以上阳先受之，身半以下阴先受之，故再造散治其病在阴者，用皂角刺出风毒于营血中。肝主血，恶血留止，其属肝也，虫亦生于厥阴风木所化，必用是法治其脏气，杀虫为主，以赤槟榔出营分毒邪，白牵牛出卫分毒邪，大黄引入肠胃，利出瘀血恶物。醉仙散治病在阳者，用鼠黏子出风毒遍身恶疮；亚麻逐风，滋肺润皮肤；

蒺藜主恶血身体风痒，通鼻气；防风为诸风之引导；栝蒌根治瘀血，消热胕肿；枸杞和血，消风热，散疮毒；蔓荆子主贼风；苦参治热毒风。皮肤肌肉烦躁生疮，赤癞眉脱，八味药治功固至，然必银粉为使，银粉乃下膈通大肠之要剂，用以驱诸药入阳明经，开其风热怫郁，逐出恶风臭秽之毒，杀所生之虫，循经上行，至牙齿软薄之分，而出其臭毒之涎水。服此药，若有伤于齿，则以黄连末揩之。丹溪取二方，为破敌之先锋。必胜散，则兼二方之妙用，但须慎口味，戒房室，服之必效。治疠风五法：一出汗，用麻黄、荆、防、羌、独、皂角、苦参、全蝎之类，热服覆汗。二薰浴，先用黄柏、黄连、薄荷为末，水调涂眼四围，次用荆芥、苦参、风藤、枳壳、苍耳、羌活、桑槐桃柳枝、连根葱，煎汤薰浴，浴起，用木通、石菖蒲、大黄为末，加麝少许，擦患上。三敷擦，用白矾、川槿皮、五倍子、全蝎为末，加磐蝥少许，香油调敷，狼油尤妙，燥痒用大枫肉、番木鳖、乌柏仁、黑芝麻、黑豆、杏仁、木棉子，共捣一处，入炀成罐内，以铁盏盖上，铁线轧定，铁钉旋紧，糠火中爆一夜，取其同调后药。预用胡椒、川椒各二两，枯矾、轻粉各六钱，为细末，入前药油，调匀擦患处，数日如蛇蜕脱下，再擦二次效。肥人用川乌、草乌、细辛、杏仁、白附子、雄黄、白芥子为末，加麝少许，生姜蘸擦。顽厚者，加斑蝥、白砒，不时擦之。擦时须觅空房，用纸糊好，勿见风，七日后，又换别静房居之，以前房便溺臭秽不堪也。七日后，日擦一次，至病痊为度。如有一处不知痛痒，即是病根，如前但擦其处，日三五次。四汤液，用凉膈、双解、消风散之类。五丸散，用九龙丸、漆黄丸、豨莶丸、白花蛇丸、鹅翎散、蜈蚣散选用。疠风诸药不效，千金耆婆万病丸，极有神验。疠风面目蠕动，升麻胃风汤，并用桃柳槐桑枝煎汤薰洗；面肿，服消风、凉膈之类，外用硫黄、雄黄、乳香、没药、血竭、轻粉、枯矾、麝香、乌贼骨为散，香油调敷肿处，七日不得洗面，效。疠风脚底穿，用番木鳖酥炙三钱，苎麻一斤，烧灰存性为散，空心酒下一钱，重者，不过一月效，如过服恶寒作呕者，胡椒汤服之即止。疠风眉毛脱落，用鹿角锉炒存性六钱，皂角煅灰存性一两，姜蘸擦眉上，日三五次。又方，用骨碎补去毛炙干，生半夏为末等分，生姜蘸擦，日五七次，内服一味皂角刺，炒脆为末，食后白酒酿或茶清服二钱。白癜风者，血虚不能濡润经络，毒邪伤犯肺经气分也，《圣惠方》用桑枝十斤，茺蔚草穗三斤，煎膏温酒调服，外用雄黄、硫黄、黄丹、南星、枯矾、密陀僧等分，姜蘸擦之，擦后渐黑，再擦则愈。一方，无黄丹、南星，用白茄子，切去一头蘸擦。紫云风，气滞不能统运血脉，毒邪蕴结肝经血分也，服用豨莶叶一斤，漆叶半斤，俱蜜润丸制，丸如弹子大，白汤调服。又方，用苦参、何首乌、大胡麻、白蒺藜、菖蒲、赤茎豨莶、薄荷、漆叶煎服，外用硫黄、官粉、鸡子清调搽。鹅掌风，用核桃壳、鸽粪，煎汤频洗效。又方，用生桐油涂指上，以蕲艾烧烟熏之，七日不可下水效。疠疡砭刺一法，子和谓一汗抵千针，盖以砭血不如发汗之周遍也。然夺汗者无血，夺血者无汗，二者一律，若恶血凝滞肌表经络者，宜刺宜汗。汗用一味浮萍，曝干为末，每服三钱，以黑豆淋酒，食远临卧调服，温覆取汗，禁食动风发毒之物，强者连日服之，元气稍弱者须服一日间二三日，与地黄丸间服，以病退七八为度。疠风初起，麻木不仁，用万灵丹汗之，以散凝滞风毒，此与豆淋酒下浮萍之意不殊也。恶血蕴结于脏，非荡涤其内则不能瘥。若毒在外者，非砭刺遍身患处及两臂腰尻，两手足指缝及委中，各出血，其毒必不能散。若表里俱受毒者，非外砭内泄，其毒决不能退。如有寒热头疼等证，当须大补气血。服轻粉之剂，若腹痛去后，兼有脓秽之物，不可用药止之。若口舌肿痛，秽水时流作渴，发热喜冷，此为上焦热毒，泻黄散。若寒热往来，小柴胡加知母。若口缝出血，发热而大便秘结，此为热毒内淫，黄连解毒汤加犀角、连翘。若大便调和，犀角地黄汤。若疠风气，下焦脚弱，或腠理开汗大泄者，越婢加术汤。若秽水虽尽，口舌不愈，或发热大渴而不能饮冷，此为虚热也，七味白术散。

丹方，治疠风赤肿，属血病者，以鲮鲤甲，随患先起处，取甲涂生漆于里面，砂内炙脆为末，清晨陈酒调服七八分，三服效，七日愈，随处取甲治之。

薛立斋曰：疠风多由劳伤气血，腠理不密，或醉后房劳沐浴，或登山涉水，外邪所乘，卫气相搏，湿热相并，血随火化而致。眉毛先落者，毒在肺。面发紫泡者，毒在肝。脚底先痛或穿者，毒在肾。遍身如癣者，毒在脾。目先损者，毒在心。此五脏受病之重者也。一曰皮死麻木不仁，二曰肉死针刺不痛，三曰血死烂溃，四曰筋死指脱，五曰骨死鼻柱坏，此五脏受伤不可治也。大抵风自头面起者为顺，自足心起者为逆。若声哑目盲，尤为难治，治当辨本证兼证变证类证，阴阳虚实而斟酌焉，若妄投燥热之剂，脓水淋漓，而肝血愈燥，风热愈炽，肾水愈枯，相火愈旺，反为坏证矣。口㖞目斜，若手足牵搐，或眉棱瞤动，或面发紫泡，或成块，属肝经血虚风热，用加味逍遥散、六味地黄丸以生肝血，滋肾水。若寒热往来，或耳聋胁痛，属肝木炽盛，用柴胡四物汤以清肝火，生肝血。若筋挛骨痛，不能动履，用六味丸、补中益气以滋化源。身上虚痒，此血不营于腠理，所以痒也，四物加酒芩煎服，调紫背浮萍末；痒甚，加荆芥、蝉蜕。夏秋湿热行令，若饮食不甘，头目眩晕，遍体痿软，而两腿麻木，口干自汗，气促身热，小便黄数，大便稀溏，湿热伤元气也，清燥汤。身起疙瘩，搔破脓水淋漓，若寒热往来者，肝经气血虚而有火也，加味逍遥散。著肌腠搔如帛隔者，气血不能外营也，人参养胃汤。若面部搔之麻痒者，气血不能上营也，补中益气汤。口舌生疮，或咽喉作痛，或饮食喜冷，大便秘结者，实热也，四顺清凉饮。肌热恶热，烦渴引饮者，血虚也，当归补血汤。牙齿作痛，或牙龈溃烂，若喜寒恶热，属胃火，清胃散为主。舌赤裂，作渴引饮，或小便频数，不时发热，或热无定处，或足心热起者，乃肾水干枯，心火亢盛，用加减八味丸，若误用寒凉，必变虚寒而死。

[诊]　脉两寸浮而紧，浮而洪，阳脉浮弦，阴脉实大，浮缓者易治，洪大而数或沉实者难愈。脉沉而病在上，脉浮而病在下，及无汗者，皆为不治之证也。

胃　风

经云：胃风之状，颈多汗恶风，食饮不下，鬲塞不通，腹善满，失衣则䐜胀，食寒则泄，诊形瘦而腹大。

胃风者，头面肿起，右关脉弦缓带浮，多因饮食后乘凉所致。喻嘉言曰：胃风变证有五：一曰风成为寒热。以风入于胃，必左投肝木而从其类，风气通于肝也。肝木盛则侮脾土，故生寒热，庸医认为外感者此也，宜小柴胡汤；一曰瘅成为消中。瘅者热也，热积胃中，善食而易饥，火之害也，宜白虎加人参；一曰厥成为巅疾。厥者逆也，谓胃气逆而上行，成巅顶之疾，如眩晕之类是也，宜芎辛汤；一曰久风为飧泄。言胃中风炽，飧已即泄，不留停也，若风气入血分，则下鲜血，挟湿热，则下如豆汁，人参胃风汤，有血，加防风；一曰脉风成为疠。言胃中之风，酝酿既久，则营气热胕，其气不清，故使其鼻柱坏而色败，肌肉之间，渐至溃烂，轻则肌体麻木，目𥆧动，牙关紧，面肿能食，升麻胃风汤。此五者，总为胃风之病也。

破 伤 风

破伤风证，因击破皮肉，风邪袭入，而发热肿胀，治法与感冒不异。又诸疮溃后，风邪乘虚内袭，其候最急，往往视为寻常，致变种种，多有不可救疗者。亦有疮热郁结，多著白痂，疮口闭塞，气难宣通，而热甚生风者。或有用汤淋洗，湿气从疮口中入，其人昏迷沉重者。或用艾灸火烘，火气逼入而烦躁发热者。但须辨疮口平无汁者，破伤风也；疮口边出黄水者，破伤湿也；疮口焮肿赤色，破伤火也。其汤火之毒，亦与破伤风无异，其为证也，皆能传播经络，燔烁真气，是以寒热间作，甚则口噤目斜，身体强直，如角弓反张之状，死在旦夕，当同伤寒处治，有在表在里，半表半里之不同。河间曰：太阳在表者汗之，阳明在里者下之，少阳在表里之半者和解之。但患处复加肿赤，神昏少食，不分经络者，穿山甲一钱匙，蜈蚣末半钱匙，麝香一字，浓煎葱白香豉汤服之，患上用葱涕调炒飞面涂之。其但言三阳而不及三阴者，意谓风邪在三阳之经，便宜接法早治而愈；若待传入三阴，其证已危，惟天灵盖煅一钱匙，穿山甲半钱匙，麝香一字为散，浓煎葱白香豉汤服

之。或腹满自利，或口燥咽干，舌卷囊缩，额上汗珠不流，身上汗出如油，眼小目瞪，肢体痛剧而不在伤处者，皆死证也。破伤风邪在表者，九味羌活汤；半表半里者，小柴胡汤。大汗不止，筋挛搐搦，升麻汤加黄芪；若服蜈蚣等风药过多，有自汗者，白术、黄芪、防风、生甘草作汤温服。大便秘结，小便赤涩，或用热药自汗不休，宜速下之，先用芎黄汤二三服，后以大芎黄汤下之，若不愈，反作痉状，用羌独活、防风、杏仁、地榆水煎频服，名蠲痉汤。大便闭者，用胆导蜜导法；病久衰弱，当养血，以四物加藁本、防风、细辛、白芷。疮疡破伤风邪，身体疼痛，风邪攻注挛急，皮肤搔痒，麻木不仁，头昏牙紧，以防风、藁本、羌活、地骨皮、荆芥穗为末，酒调服。疮痂壅塞，内热生风者，九味羌活汤。伤湿而疮口常有稀脓者，先服除湿汤二三剂，后用一味白术膏，或浸酒亦可。伤火焮肿赤色，时头痛发热，甚则烦躁者，芎黄汤加薄荷、荆、防；不应，加酒黄连四五分，黑山栀二钱；兼小便不利，合导赤散。牙关紧急不开，用蜈蚣一条，焙干研细末，擦牙，吐涎立苏，或服左龙丸亦得。破伤焮肿不能透脓，用朱砂、南星、独活、穿山甲、人指甲，炒研为末，酒调服二三次，外用南星、防风为末，姜汁调敷患处。

石顽曰：破伤一证，金疮跌扑，与溃疡迥殊。金疮跌扑受伤，则寒热头痛，面目浮肿，胸膈痞闷，六脉浮弦，或模糊不清，其传经与伤寒不异，其势较伤寒更剧，故可用疏表之法，然亦不可峻用风药，以其经中之血，先以受伤，所谓夺血者无汗是也。若溃疡破伤，则患处忽复肿胀，按之不知疼痛，周身肌肉不仁，缓急引痛，胸膈痞满，神思不清，六脉弦细，或虚大模糊，虽风引毒气攻注周身，切不

可用攻表药，汗之必肉瞤筋惕，甚则发痉，所谓疮家不可发汗，发汗必致痉也。轻者葱白香豉汤加鲮鲤甲、白芷、蜈蚣之属，重则葱白香豉汤加黄芪、肉桂、远志、防风、鲮鲤甲、犀角之类；甚则万灵丹，葱豉煎汤调服。呕逆不食者，此风引邪毒攻心也，急与护心散，外用葱熨法分解其邪，如大便不通者，切不可用芎黄汤，惟宜蜜煎导之。其势稍退，便当用保元，仍加远志、肉桂、犀角、鲮鲤甲等解散余毒，兼使参、芪无壅滞之患。其间泻补，各随其人所禀之偏以为权衡，贵在临证之活法耳。

[诊] 脉浮而无力太阳也，脉长有力阳明也，浮而弦者少阳也。洪数者伤火也，沉细者伤湿也，虚细脉涩皆不治。

虞恒德治一人，因劝斗殴，眉棱骨被打破，得破伤风，头面大肿发热，以九味羌活汤取汗，外用杏仁研烂，入白面少许，新汲水调敷疮上，肿消热退而愈，后屡试屡验。

跌 扑

经云：人有堕坠，恶血留内，腹中胀满，不得前后，先饮利药。《金匮》治马坠及一切筋骨损方，大黄一两，另用酒一大盏浸，及桃仁、蒲黄、甘草、发灰。以童子小便煎成，内大黄，去滓，分温三服。先以败蒲席煎汤浴之，浴后服药，以衣被盖覆，斯须通利数行，痛楚立差。伤损气血凝滞则肿，或紫或青，痛不可忍，宜活血行气，最忌恶血攻心与破伤二证。凡血上逆者，即以逐瘀为急。口噤牙关紧，即是胃风，依破伤治之。伤损著寒，痛不可忍，用葱杵烂炒热罨上，其痛立止，冷则温之。恶血上攻，韭汁和童便饮半杯，即下。从高堕下，腹中瘀血满痛不得出，短气，二便不通，千金桃仁汤。挫

闪气血不顺，腰胁疼痛，或发寒热，香壳散加桃仁、苏木；胁痛，加柴胡、川芎。跌扑闪挫，瘀结腹胁，大便不通，调营活络饮。跌扑损伤，瘀蓄大便不通，红肿青紫，疼痛昏闷，内壅欲死者，当归导气散。跌扑闪挫，腰胁气滞，牵引掣痛，复元通气散。从高坠下，恶血流于胁中，痛不可忍，复元活血汤。被打伤破，内有瘀血腹胀，蒲黄生者筛取一升，当归、肉桂各二两，酒服方寸匙，日三服。丹方，治折臂断筋损骨，生地、大黄捣汁，和酒服一月即接连，仍以淬炒热贴之。䗪虫擂酒服亦可，焙干为末，每服一钱，入麝少许，温酒调服，接骨神效。跌折或金刃伤骨，用老鸦眼睛藤，和根叶细捣，封贴伤处，令患者痛饮至醇，此续骨法也。若筋断取筋相对，用旋花根即缠枝牡丹杵汁滴伤处，将查封疮上，半月筋自续，此续筋法也。又方，治筋绝取生蟹肉及黄，捣涂伤处，筋即续。亦治骨断。以蟹生捣和酒痛饮，并以淬罯，干即再涂，骨连筋续乃止。诸伤损瘀血凝聚，痛不可忍，以大黄一两切，杏仁三十粒，研细，酒煎服，瘀血即下。若恐气绝，取药不及，先以热小便灌之，外用大黄末，姜汁调涂，一夜青紫即变。瘀积日久，青黑痛极，以附子一枚咬咀，猪脂煎数沸，去滓取脂，和醋涂之。堕坠重伤，危在旦夕，用乌鸡连毛捣烂，和醋烘热，隔布熨之，甚则破牛马腹纳入，浸热血中救之。金伤肠出，以猪脂抹手，推入，急用桑皮线缝合，即以热鸡血涂之，次入浇人屎拌涂尤妙。从高坠下，或行车走马，跌折筋骨，骨伤，自然铜散；筋伤，乳香定痛散。金刃出血不止者，紫金丹敷之。跌扑致衄，或吐血不止，浓煎苏木汤去滓，煎小乌神汤，下黑神散。促筋脱骱，用槿树皮捣烂，拌腊糟焙热涂扎。损伤一证，专从血论，但须

分有瘀血停积与亡血过多之证，盖打扑堕坠，皮不破而内损者，必有瘀血，若金刃伤皮出血或致亡血过多，二者不可同法而治。有瘀血者宜攻利之，若亡血者兼补调之，须察其所伤上下轻重浅深之异，经络气血多少之殊，惟宜先逐瘀血，通经络，和血止痛，然后调气养血，补益胃气，无不效也。

［诊］　金疮出血太多，其脉虚细小者生，数实而浮大者死。砍疮血不止，脉来或大或止者死，细滑者生。从高颠仆，内有血，腹胀满，脉坚强者生，小弱者死。

痉　与《缵》《绪》二论痉例参看

经云：诸痉项强，皆属于湿。肺移热于肾，传为柔痉。《金匮》云：太阳之病，发热无汗，反恶寒者，名曰刚痉。太阳病发热汗出，而不恶寒者，名曰柔痉。太阳病，发热脉沉而细者，名曰痉，为难治。太阳病，发汗太多，因致痉。风病下之则痉，复发汗，必拘急。疮家虽身疼痛，不可发汗，汗出则痉。病者身热足寒，颈项强急，恶寒，时头热，面赤目赤，独头动摇，卒口噤，背反张者，痉病也，若发其汗者，寒湿相搏，其表益虚，即恶寒甚，发其汗已，其脉如蛇。暴腹胀大者，为欲解，脉如故，反复弦者痉。夫痉脉按之紧如弦，直上下行。《脉经》云：痉家脉伏，直上下行。痉家有灸疮者难治。太阳病，其证备，身体强几几音殊然，脉反沉迟，此为痉，栝蒌桂枝汤主之。太阳病，无汗而小便反少，气上冲胸，口噤不得语，欲作刚痉，葛根汤主之。痉为病，胸满口噤，卧不著席，脚挛急，必齘齿，可与大承气汤。合上十一条推之，则痉病之属表者，宜用桂枝、葛根。属里者，可用承气，是为邪实者设也。若首二条之葛根、

桂枝，所不待言。第三条无汗，麻黄附子细辛汤；有汗，桂枝附子汤。四条，真武汤。五条，附子汤。六条，芍药甘草附子汤。七条，未发汗前，桂枝加附子汤；发其汗已，其脉如蛇，甘草附子汤。八条，干姜附子汤。九条是统言痉病之脉，无证可验，不得拟方。第十条言痉病之不宜用灸，灸则艾火助虐。一切辛烈，概不可施，所以难治。惟腹胀便秘者，庶可行下夺一法。虚者可用炙甘草汤。其脉经云一条与第九条不异，演文无疑。按痉病与《金匮》开卷第一证治，论证最详，而方治最略，以其证最危逆，难于造次也。观其论中，惟出太阳阳明邪实三方，不及三阴虚证之治者，以痉病之脉，皆弦劲伏匿，证多反张厥逆，是难议攻发，易于温散也，若不通篇体会，乌知先圣立言之旨。

陈无择曰：夫人之筋，各随经络结束于身，血气内虚，外为风寒湿热之所中则痉。盖风散气，故有汗而不恶寒，曰柔痉；寒泣血，故无汗而恶寒，曰刚痉。原其所因，多由亡血，筋无所营，故邪得以袭之。所以伤寒汗下过多，与夫病疮人，及产后致斯疾者，概可见矣。诊其脉，皆沉伏弦紧，但阳缓阴急，则久久拘挛；阴缓阳急，则反张强直，二证各异，不可不别。

张景岳曰：痉之为病，强直反张病也。其病在筋脉，筋脉拘急，所以反张；其病在血液，血液枯燥，所以筋挛。观仲景曰：太阳病，发汗太多，因致痉。风病下之则成痉。疮家不可发汗，汗之亦成痉。只此数言，可见病痉者，多由误治之坏证，其虚其实可了然矣。自仲景之后，惟陈无择能知所因，曰多由亡血，筋无所营，因而成痉，则尽之矣。但惜其言之既善，而复未有善者。曰：气血内虚，外为

风寒湿热所中则痉。斯言不无有误，若其所云，则仍是风湿为邪，而虚反次之，不知风随汗散，而既汗之后，何复言风？湿随下行，而既下之后，何反致湿？盖误汗者必伤血液，误下者必伤真阴，阴血受伤则血燥，血燥则筋失所滋，筋失所滋则为拘为挛，而反张强直之病，势所必至，又何待风寒湿热之相袭而后为痉耶？且仲景所言，言不当汗而汗也，不当下而下也，汗下既误，即因误治而成痉矣，岂误治之外，必再受邪而后成痉，无邪则无痉哉？此陈氏之言，不惟失仲景之意，而反致后人疑惑，用持两端。故凡今人之治此者，未有不以散风去湿为事，亦焉知血燥阴虚之证，尚能堪此散削否。此千古不明之疑窦，不可不为辨察，故列陈子之论于前，以资后学之印证。痉证甚多，而人多不识者，在不明其故，而鲜有察之者耳。盖凡以暴病而见反张戴眼，口噤拘急之类，皆痉病也。观仲景以汗下为言，谓其误治亡阴，所以然也，予因类推，则常见有不因误治，而凡属阴虚血少之辈，不能营养筋脉，以致搐挛僵仆者，皆是此证。如中风之有此者，必以年力衰残，阴之败也。产妇之有此者，必以去血过多，冲任竭也。疮家之有此者，必以血随脓出，营气涸也。小儿之有此者，或以风热伤阴，遂为急惊；或以汗泻亡阴，遂为慢惊。凡此之类，总属阴虚之证。盖精血不亏，则虽有邪干，亦断无筋脉拘急之病，而病至坚强，其枯可知。故治此者，必当先以气血为主，而邪甚者，或兼治邪，若邪微者，通不必治邪。盖此证之所急者在元气，元气复而血脉行，则微邪自不能留，何足虑哉？奈何今人但见此证，必各分门类，而悉从风治，不知外感之风，客邪证也，治宜解散；内生之风，血燥证也，只宜滋补。矧此数者，总由内证，本无外邪，既

以伤精败血枯燥而成，而再治风痰，难乎免矣。故予详笔于此，以明痉证之要。仲景云：痉止属太阳，而不及他经者，何也？盖痉必反张，其病在背，背之经络，惟太阳督脉耳。言太阳则督在其中矣，此其义也。然仲景只言其表，而未详其里。考《内经》之"经脉篇"曰：足少阴之脉，贯脊属肾，其直者，从肾上贯肝膈。"经筋篇"曰：足少阴之筋，从脊内挟膂上至项，结于枕骨，与足太阳之筋合。又曰：足太阳之筋病，脊反折，项筋急。足少阴之筋病，主痫瘛及痉。阳病者腰反折不能俯，阴病者不能仰。由此观之，则痉之为病，乃太阳少阴之病也。盖肾与膀胱为表里，膀胱为津液之腑，而肾为藏精之脏，病在二经，水亏可知，故治此者，最常以真阴为主。

薛立斋曰：痉以有汗无汗辨刚柔，又以厥逆不厥逆辨阴阳，仲景虽曰痉皆身热足寒，然阳证不厥逆，其厥逆者，皆阴也。刚痉无汗恶寒，项背强，脚挛急，手足搐搦，口噤咬牙，仰面开眼，甚则角弓反张，卧不著席，脉来弦长劲急，葛根汤。柔痉自汗恶风，四肢不收，闭眼合面，或时搐搦，脉来迟濡弦细，桂枝汤加栝蒌。血虚之人发痉，或反张，或只手足搐搦，或但左手足动摇，十全大补汤加钩藤、蝎尾。风热痰壅，发痉不省，或只手足搐溺，或只右手足动摇，宜祛风导痰汤。痉病胸满，口噤咬牙，脚挛急，卧不著席，大便硬者，可与大承气汤。若一边牵搐，一眼㖞斜者，属少阳，及汗后不解，乍静乍乱，直视口噤，往来寒热，小柴胡加桂枝、白芍。足三阴痉，俱手足厥冷，筋脉拘急，汗出不止，项强脉沉。厥阴则头摇口噤，芪附汤加当归、肉桂；太阴则四肢不收，术附汤加甘草、生姜；少阴则闭目合面，参附汤加甘草、干姜。古

法，用附子散通治三阴诸痉，多汗，去川芎、独活，加黄芪、当归。贼风口噤，角弓反张成痉，仓公当归汤。产后发痉，详妇人本门。

[诊] 太阳病发热，脉沉而细者，名曰痉，为难治。痉脉伏，按之紧如弦，直上下行，痉病发其汗已，其脉如蛇，暴腹胀大者为欲解，脉如故，反伏弦者痉。

瘈疭

瘈者，筋脉拘急也，疭者，筋脉弛纵也，俗谓之搐。小儿吐泻之后，脾胃亏损，津液耗散，故筋急而搐，为慢惊也。俗不知风乃虚象，因名误实，反投牛黄、抱龙等祛风药致夭枉者，不知其几。大抵发汗后、失血后、产后、痈疽溃后，气血津液过伤，不能养筋而然，与筋惕肉𥆧颤振相类，分气血缓急，兼补养为治，庶有生理，若妄加灼艾，或饮以发表之剂，死不旋踵矣。

瘈疭之证，多属心脾肝三经，若自汗少气，脉急按之则减小者，此心气之虚也，辰砂妙香散。若气盛神昏，筋挛，脉满大，此心火之旺也，导赤散，加芩、连、山栀、茯神、犀角。若体倦神昏不语，脉迟缓，四肢欠温者，脾虚生风也，归脾汤加钩藤、羌活。若寒热往来，目上视摇头，脉弦急者，肝热生风也，加味逍遥散加桂枝。热伤元气，四肢困倦，手指麻木，时时瘈疭，补中益气汤去白术加白芍、五味。暑风搐搦，如小儿惊风状，缘先伤于暑，毛孔开而风乘之，局方香薷饮加羌、防、芪、芍。风虚昏愦，不自知觉，手足瘈疭，口眼㖞动，或渴或自汗，续命煮散。痈疽脓水过多，金疮出血过多，及呕血衄血下血后，或虚弱人误汗误下，气血津液受亏而致此者，大剂保元汤加芎、归、钩藤，兼生阴血，则阳火自

退；不应，六君子加芎、归、钩藤，以补脾土。故小儿吐泻之后，脾胃亏损，亦多患之，乃虚象也，无风可逐，无痰可消，当大补脾土为急。若阳气脱陷者，补中益气加姜、桂；阳气虚败者，十全大补汤加姜、附，亦有得生者。然筋搐颤掉，肢体恶寒，脉微细，人皆知为虚也，是为真象。至于脉大无力，发热烦渴，是为假象，惟当固本为善。若无力抽搐，戴眼反折，汗出如珠，俱不治。产后阴血去多，多有瘈疭，详妇人本门。

[诊] 瘈疭之脉，虚微缓弱者可治，弦紧急疾者难愈。在暴病得之，为风痰及肝火袭于经脉之象；即久病见之，亦属痰火乘虚肆虐之兆；凡新病得之，脉满大数实者，搜涤风痰，最为要著。久病得之，补中寓搜，在所必需。设久病而脉实满，暴病而脉虚微，法无可疗之机也。

颤振

经云：寒气客于皮肤，阴气盛，阳气虚，故为振寒寒栗。深师曰：振乃阴气争胜，故为战；栗则阳气不复，故为颤。骨者髓之府，不能久立，行则振掉，骨将惫矣。颤振与瘈疭相类，瘈疭则手足牵引，而或伸或屈；颤振则但振动而不屈也，亦有头动而手不动者，盖木盛则生风生火，上冲于头，故头为颤振，若散于四末，则手足动而头不动也。经曰：诸风掉眩，皆属于肝。若肝木实热，泻青丸；肝木虚热，六味丸；肝木虚弱，逍遥散加参、术①、钩藤。挟痰，导痰汤加竹沥。脾胃虚弱，六君子汤加芎、归、钩藤。卫虚多汗恶寒，加黄芪二钱，附子五分。脾虚，补中益气加钩藤。心血虚少而振，平补正心丹。心气虚热而振，本方去肉桂、山

————————
① 术：底本作"木"，据锦章书局本改。

药、麦冬、五味，加琥珀、牛黄、黄连，名琥珀养心丹。心虚挟痰而振，本方去龙齿、肉桂、山药、麦冬、五味，加琥珀、川芎、胆星、麝香、甘草，为秘方补心丹。心虚挟血而振，龙齿清魂散。肾虚而行步振掉者，八味丸、十补丸选用。实热积滞，可用汗吐下法。戴人治马叟，手足振掉，若线提傀儡，用涌法，出痰数升而愈。此必痰证痰脉，而壮盛气实者，不可不知。

［诊］ 颤振之脉，小弱缓滑者可治，虚大急疾者不治，间有沉伏涩难者，必痰湿结滞于中之象。凡久病脉虚，宜于温补；暴病脉实，宜于峻攻。若久病而脉反实大，暴病而脉反虚弱，决无收功之理也。

痉

《内经》言：痉皆属肝，肝主筋故也，有热有寒，有虚有实。热痉者，经所谓肝气热则筋膜干，筋膜干则筋急而痉，六味丸加牛膝、当归之类。因于湿，首如裹，湿热不攘，大筋缓短，小筋弛长，缓短为拘，弛长为痿，先搐瓜蒂散，次与羌活胜湿汤。虚邪搏筋，则筋急，五积散。血虚则筋急，增损四物汤。剧劳筋脉拘急，疼痛少眠者，黄芪丸，更于暖室中近火按摩为佳。虚风袭于经脉，手足拘挛，屈伸短缩，腹痛，爪甲唇俱青，转筋，不思饮食，甚则舌卷囊缩，木瓜散。拘挛瘫痪，口目㖞斜，骨节疼痠，行步不正者，舒筋三圣散。痹湿筋挛骨痛者，续断丸。误汗漏风，筋挛缩急，或方士用木鳖发汗，见风筋脉拘挛者，并宜桂枝汤倍桂加归、附。病初起者，分表里治。如戴人用甘遂末三钱，獖猪肾一枚，细批破，少用盐椒淹透，掺药末在内，荷叶包裹煨熟，温酒细嚼，则上吐下泻而愈。

石顽曰：痉证人悉知为寒，不知亦有属血枯而热者，盖寒则胫逆而瘫，热则胫热而枯，至于湿热下流，又为实证，则疼肿便秘。以此辨之，虚实寒热，可判然胸臆矣。

［诊］ 痉者拘挛，浮缓属风，沉细为湿，洪缓湿热，涩细寒湿，虚大气衰，小弱血虚，尺中弦弱，肾虚精竭，若久病而脉反实强，乍病而见虚涩，虽有合剂，难于图治也。

石顽治包山劳俊卿，年高痉废，山中诸医用木瓜、独活、防己、豨莶、威灵仙之类，将半年余，乃致跬步不能动移；或令服八味丸，亦不应。诊其脉，尺中微浮而细，时当九夏，自膝至足，皆寒冷如从水中出，知为肾虚风雨所犯而成是疾，遂授安肾丸方，终剂而能步履，连服二料，终无痿弱之状矣。

眩晕

经曰：因于风，欲如运枢，起居如惊，神气乃浮。《内经》论眩，皆属于木，属上虚。仲景论眩，以痰饮为先。丹溪论眩，兼于补虚治痰降火。

戴复庵云：有头风证，耳内常鸣，头上如有鸟雀啾啾之声，切不可全谓耳鸣为虚，此头脑挟风所致。有眩晕之甚，抬头则屋转，眼常黑花，观见常如有物飞动，或见物为两，宜三五七散，或秘旨正元散加鹿茸，兼进养正丹；不效，一味鹿茸，每服半两，酒煎去滓，入麝少许，缘鹿茸生于头，头晕而主以鹿茸，盖以类相从也。曾有服头痛药不愈，服茸朱丹而效，此为虚寒也，若实者用之，殆矣。故丹溪曰：眩晕不可当者，大黄三次酒炒干为末，茶调下，每服一钱至二钱。刘宗厚曰：眩晕乃上实下虚所致，所谓虚者，血与气也，所谓实者，痰涎风火也。经云：上虚则眩。又云：徇蒙招尤，目瞑耳聋，下实上虚。则与刘氏所称，无乃冰炭乎？盖邪之所凑，其气必虚，留而不去，其病为实，亦何冰炭之有。然当以脉法辨之，寸口大而按之即散者为上虚，以鹿茸法治之；寸口滑而按之益坚者为上实，以酒大黄法治之。

外感六淫，内伤七情，皆能眩晕，然无不因痰火而作。谚云：无火不动痰，无痰不作晕。须以清火豁痰为主，而兼治六淫之邪，无不愈者。风寒在脑，或感邪湿，头眩重痛欲倒，呕逆不定，三因芎辛汤。冒雨或中湿眩晕呕逆，头重不食，本方去细辛、芽茶加半夏、茯苓。恶风眩晕，头旋眼黑恶心，见风即复作者，半夏苍术汤。风虚眩晕多痰，导痰汤加天麻。肾气素虚而逆者，沉香降气下养正丹，不应，八味丸。风热眩晕眼掉，川芎茶调散。痰厥眩晕，半夏白术天麻汤。痰火眩晕者，二陈汤加白术、川芎、天麻；有热，更加山栀、黄芩。七情郁而生痰，亦令头眩，但见于郁悒之人，及妇女辈，二陈加木香、丁香、白术、砂仁。早起眩晕，须臾自定，乃胃中老痰使然，古方用黑锡丹却之，不若青礞石丸镇坠，后用理中丸调理。痰结胸中，眩晕恶心，牙皂末和盐汤探吐，吐定，服导痰汤。劳役过度，眩晕发热者，补中益气汤加天麻；兼呕逆，六君子汤；气虚而喘，加黄芪；阴虚火炎痰盛，少加熟附子，煎成加姜汁、竹沥。因虚致眩，虽定后，而常欲向火，欲得暖手按者，阳气不足故也，附子理中汤。淫欲过度，肾与督脉皆虚，不能纳气归源，使诸逆奔上而眩晕，六味丸加沉香、鹿茸，名香茸八味丸。肥白人眩晕，清火降痰为先，而兼补气药。黑瘦人眩晕，滋阴降火为要，而带抑肝之剂。胸中有死血，作痛而眩，饮韭汁酒良。产后血晕，见妇人本门。

[诊]　左手脉数热多，脉涩有死血，浮弦为肝风。右手滑实痰积，脉大是久病，虚大是气虚。

石顽治司业董方南夫人，体虽不盛，而恒有瞀晕之疾，诊其六脉皆带微弦，而气口尤甚。盖缘性多郁怒，怒则饮食不思，恒服消导之味，则中土愈困，饮食皆化为痰，痰从火化而为眩晕矣，岂平常肥盛多湿之痰可比例乎？为疏六君子方，水泛为丸，服之以培中土，中土健运，当无敷化不及，留结为痰而成眩晕之虑，所谓治病必求其本也。

朔客梁姓者，初至吴会，相邀石顽往诊。时当夏月，裸坐盘餐，倍于常人，而形伟气壮，热汗淋漓于头项间，诊时不言所以，切其六脉沉实，不似有病之脉，惟两寸略显微数之象，但切其左，则以右掌抵额；切其右，则易左掌抵额，知其肥盛多湿，而夏暑久在舟中，时火鼓激其痰，而为眩晕也。询之果然。因与导痰汤加黄柏、泽泻、茅术、厚朴，二服而安。

又治松陵贡士吴友良，年逾古稀，头目眩晕，乃弟周维，素擅岐黄，与补中益气数服，始用人参一钱，加至三钱，遂痞满不食，坐不得卧三昼夜，喃喃不休。仲君孝廉谦六，相延石顽往候。见其面赤，进退不常，左颊聂聂眴动。诊其六脉皆促，或七八至一歇，或三四至一歇，询其平昔起居，云是知命之年，便绝欲自保，饮啖自强，此壮火灼阴而兼肝风上扰之兆。与生料六味除去萸黄，易入钩藤，大剂煎服，是夜即得酣寝。其后或加鳖甲，或加龙齿，或加枣仁。有时妄动怒火，达旦不宁，连宵不已，则以秋石汤送灵砂丹，应如桴鼓。盛夏酷暑，则以小剂生脉散代茶，后与六味全料调理，至秋而安。

神 志 门

癫

经曰：人生而病癫疾者，名为胎病。此得之在母腹中时，其母有所惊，气上而不下，精气并居，故令子发为癫疾也。病初发，岁一发，不治；月一发，不治；月四五发，名曰癫。癫疾脉搏大滑，久自已；脉小坚急，死不治。癫疾之脉，虚则可治，实则死。搏阴则为癫疾。

癫虽为阴，若得搏大滑脉，故自已；若得小坚急，为阴脉之极也，故不治。虚则邪气未盛，故可治；实则纯乎邪矣，故死。

《难经》曰：重阴者癫。癫病始发，意不乐，直视僵仆，其脉三部阴阳俱盛是也。

《脉经》曰：阴附阳则狂，阳附阴则癫。阳附阴者，腰以下至足热，腰上寒也；阴附阳者，腰以上至头热，腰下寒也。

癫之为证，多因郁抑不遂，侘傺无聊所致。精神恍惚，语言错乱，或歌或笑，或悲或泣，如醉如狂，言语有头无尾，秽洁不知，经年不愈，皆由郁痰鼓塞心包，神不守舍，俗名痰迷心窍。安神豁痰为主，先以控涎丹涌出痰涎，后用安神之剂。怒动肝火，风痰上盛而发癫狂，导痰汤加芩、连、菖、远，煎成入朱砂、沉香磨汁调服。言语失伦，常常戏笑，不发狂者，心虚也，定志汤加姜汁、竹沥；膈间微痛者，兼有瘀血，加琥珀、郁金。如无郁金，蓬术代之。因思虑而得者，先与稀涎散，后用归脾汤加辰砂末调补之。心经蓄热，或时发躁，眼鼻觉热者，定志丸加芩、连、麦冬、牛黄；实者，凉膈散加川连、麦冬、菖蒲。癫病语言错乱，神气昏惑者，千金防己地黄汤。因思虑妄想不遂，致神不守舍而妄言妄见，若神祟所凭，初起用半夏茯神散，数服自愈；若日久为汤药所汩，神出舍空，非大剂独参加姜汁、竹沥填补其神，不能克应。有病癫人，专服四七汤而愈，盖气结为痰，痰饮郁闭其神识也。癫疾既久，动辄生疑，面色萎黄，或时吐沫，默默欲眠，此虫积为患，妙功丸。若癫哭呻吟，为邪所凭，非狂也，烧蚕纸酒水下方寸匙。

李士材治张少椿女，以丧子悲伤，忽当雷雨交作，大恐，苦无所避，旦日或泣或笑，或自语，或骂詈，如中鬼祟。诊其心脉浮滑，余皆沉细，此气血两亏，忧恐伤心，心伤则热，热积生风也，以滚痰丸，用桔梗、延胡索、陈皮、杏仁煎汤送下，出痰积甚多而愈。

狂

经云：狂始生，先自悲也。喜忘苦怒善恐者，得之忧饥。狂始发，少卧不饥，自高贤也，自辩智也，自尊贵也，善骂詈，日夜不休，狂言，惊善笑，好歌乐，妄行不休者，得之大恐。狂，目妄见，耳妄闻，善呼者，少气之所生也。狂者，多食善见鬼神。善笑而不发于外者，得之有所大喜。足阳明之脉病，恶人与火，闻木音则惕然而惊，病甚则弃衣而定，登高而歌，甚至不食数日，逾垣上屋。四肢者诸阳之本也，阳盛则四脚实，实则能登高也。热盛于身，故弃衣欲走也。阳盛则妄言，骂詈不避亲疏，而不欲食，不欲食故妄走也。有怒狂者，生于阳也，阳者因暴折而难决，故善怒也，病名阳厥。阳明者常动，巨阳少阳不动，不动而动大疾，此其候也。夺其食则已，夫食入于阴，长气于阳，故夺其食则已；使之服以生铁落为饮，夫生铁落者，下气疾也。

此阳气怫郁，不得疏越，少阳胆木挟三焦相火，太阳阴火上逆，故使人易怒如狂。夺其食者，不使火助邪也。饮以生铁洛者，金以制木，木平则火降，故曰下气疾也。

狂之为病，皆由阻物过极，故猖狂刚暴，若有邪附，妄为不避水火，骂詈不避亲疏，或言未尝见之事，非力所能，病反能也。上焦实者，从高抑之，生铁落饮。阳明实则脉伏，大承气汤去厚朴加当归、铁洛饮，以大利为度。在上者，因而越之，来苏膏，或戴人三圣散涌吐，其病立安，后用洗心散、凉膈散调之。形证脉气俱实，当涌吐兼利，胜金丹一服神效，虽数年狂痴，无不克应，但不可误施于癫痫之证。经云：悲哀动中，则伤魂，魂伤则狂妄不精，不精则不正，当以喜胜之，以温药补魂之阳，龙齿清魂散。经云：喜乐无极则伤魄，魄伤则狂，狂者意不存，当以恐胜之。以凉药补魄之阴，清神汤；肺虚喘乏，加沙参；胃虚少食，加人参；肝虚惊恐，加羚羊角。热入血室，发狂不识人，小柴胡加犀角、生地黄；挟血如见祟状，当归活血汤加酒大黄微下之；肝盛多怒狂亡者，针大敦，在足大指上，屡验。

一妇人狂言叫骂，歌笑非常，似祟凭依，一边眼与口角吊起，或作痫治，成作心风治，皆不效。乃是旧有头风之疾，风痰作之使然，用芎辛汤加防风，数服顿愈。

妇科郑青山，因治病不顺，沉思辄夜，兼受他医讽言，心甚怀愤，天明病者霍然，愤喜交集，病家设酌酬之，而讽者已遁，愤无从泄，忽然大叫发狂，同道诸名家治之罔效。一日，目科王道来往候，索已服未服等方视之，一并毁弃。曰：此神不中舍之虚证，岂豁痰理气清火药所能克效哉？遂令觅上好人参二两，一味煎汤服之顿安。三啜而病如失，更与归脾汤调理而康。

痫

《脉经》云：前部左右弹者，阳跷也，动则苦腰痛癫痫，恶风偏枯，僵仆羊鸣，身强皮痹。从少阳斜至太阳者，阳维也，动则苦癫痫，僵仆羊鸣，手足相引，甚者失音不能言。从少阴斜至厥阴者，阴维也，动则苦癫痫，尺寸俱浮，直上直下，此为督脉，腰背强痛，不得俯仰，大人癫病，小儿风痫。脉来中央浮，直上直下者，督脉也，动则苦腰背膝寒。夫癫，小儿痫也。巢氏妄立五痫之说，曰阳痫，曰阴痫，曰风痫，曰湿痫，曰马痫，证治杂出，殊不知癫痫之发，皆由肝肾龙雷上冲所致也。

痫病与卒中痉病相似，但痫病发时昏不知人，卒然眩仆倒地，甚则瘛疭抽搐，目上视，或口眼㖞斜，或口作六畜声，将醒时吐涎沫，醒后又复发，有连日发者，有一日三五次发者。若中风中寒中暑中热，则仆时无声，醒时无涎沫，醒后不复发也。刚痉柔痉亦屡发，然身体强直，角弓反张，不似痫之身软，或为六畜声也。痫证之发，由肾中龙火上升，而肝家雷火相从挟助也。惟有肝风，故作搐搦，搐搦则通身之脂液逼迫而上，随逆气而吐出于口也。阴气虚，不能宁谧于内，则附阳而上升，故上热而下寒。阳气虚，不能固卫于身，则随阴而下陷，故下热而上寒。

丹溪主痰与热，以星、半、芩、连为主。热多者，凉膈散加川连、麦冬以泄之。痰多者，戴人三圣散以吐之。如惊者，东垣安神丸以平之。可下，以承气汤下之，然后用安神平肝之剂，归、地、牛黄、朱砂、青黛、柴胡、川芎之类。心热痰迷心窍者,清神汤。病久而成窠囊,窠囊日久,必至生虫,妙功丸神效。既与行痰涤热,痫证已愈,然须防其再发,宜十全大补加枣仁、远志、麦冬。禀气素虚者,鹿角胶经年常服,六味丸加远志、沉香,亦不可缺。风痫骤发,项强直视,不省人事,此肝经有热也,或有咬牙者,泻青丸合导赤散治之;如病发者,可用轻粉、白矾、代赭石,发过米饮调下,重剂以镇之也。若起于郁者,四七汤加木香、南星。发时用前药下灵砂丹;不得卧,用养正丹;多呕,下黑锡丹;痰多者,导痰汤加木香、竹沥。痫病昼发,灸阳跷,宜补中益气加益智;夜发,灸阴跷,宜六味丸加鹿角胶。丹矾丸治五痫诸证,方用黄丹一两,白矾二两,银罐中煅通红为末,入腊茶一两,不落水猪心血为丸,绿豆大,朱砂为衣,每服三十丸,茶清送下,久服其涎自便出,服一月后,更以安神药调之。久患气虚,痰气壅塞,须防卒变,不可妄许以治也。凡见目中瞪如愚者不治,治之亦必无功。

石顽曰:痫证往往生于郁闷之人,多缘病后本虚,或复感六淫,气虚痰积之故。盖以肾水本虚不能制火,火气上乘,痰壅脏腑,经脉闭遏,故卒然倒仆,手足搐搦,口目牵掣,乃是热盛生风之候。斯时阴阳相搏,气不得越,故进作诸声,证状非一,古人虽分五痫,治法要以补肾为本,豁痰为标,随经见证用药。但其脉急实及虚散者不治,细缓者虽久剧可治。

[诊] 脉浮滑洪数为风痫,细弦微缓为虚痫,浮为阳痫,沉为阴痫,虚弦为惊,沉数为实热,沉实弦急者不治。

烦躁 与《绪论》参看

经云:气乱于心则烦。盖热客于肺则烦,入于肾则躁,大抵心火旺,则水亏金烁,惟火独炽,故肺肾合而为烦躁也。烦躁俱作,有属热者,有属寒者,先哲治独烦不躁者多属热,惟悸而烦者为虚寒;治独躁不烦者多属寒,惟火旺脉实者为热。盖烦者胸中烦,为内热也。躁者身体手足躁扰,或裸体不欲近衣,或欲投井中,为无根之外热,急以附子、理中、四逆、姜附辈热药治之;若误认为热,投以凉药,则周身之火,得水则升走,顷刻喘汗,外脱而死也。凡表证不得汗,内外皆热而躁乱不宁,取汗则定。里实热郁,大便不通,无论伤寒杂证,心神不安,脉数实有力者,下之则定。火客心包,或酒客膏粱,上焦不清,令人烦躁,宜芩、连、山栀等凉药为君,稍用炮姜为使,甚则凉膈散下之。汗下后热不止而发狂烦躁,面赤咽痛者,此热乘少阴之经也,葶苈苦酒汤探吐之。

虚烦 与《绪论》参看

经云:夏脉者,心也,其不及者,令人烦心。肝虚肾虚脾虚,皆令人体重烦冤,是知烦多生于虚也。大法,津液去多,五内枯燥而烦者,八珍汤加竹叶、枣仁、麦冬。营血不足,阳盛阴微而烦者,当归补血汤下朱砂安神丸,或生脉散加归、地、枣仁、竹茹之属。肾水下竭,心火上炎而烦者,大剂生料六味丸,少用肉桂为引导。肥人虚烦,不眠不饮,温胆汤。大病后有余热,呕吐咳逆,虚烦不安,竹叶石膏汤。五心烦热,口干唇燥,胸中热闷,千金竹叶汤。虚烦懊憹,颠倒不安,栀子豉汤;不应,加犀角、黑参。久病余热不止,虚烦不安,卧寐不宁,六味丸加枣仁。烦而小便不利,五苓散加辰砂、滑石。烦而呕,不喜食,金匮橘皮竹茹汤。胎前产后诸烦见妇人本门。

谵　妄

谵，多言也，言为心声，由火燔而鸣，故心热则多言，犹醉而心热，故多言也。或寐而多言者，俗云睡语，热之证也。若热甚虽寤而神昏不清，则谵语也。妄，虚妄也。火为阳，故外清明而内浊昧，其主动乱，故神志失常，如见鬼神也。夫血气者，身之神也，神既衰乏，痰客中焦，妨碍升降，不得运用，以致十二官各失其职，视听言动，皆有虚妄。盖虚病痰病，有似鬼祟，宜清神汤；或平补镇心丹去肉桂、山药、五味，加琥珀、胆星、麝香。大便不通，心腹胀满刺痛，口噤气急者，此为实，凉膈、承气选用。若作邪祟，治之以金石，必死。产后谵妄，见妇人本门。

石顽治文学黄眦洁讳振藻，谵妄颠仆，数月以来，或六七日一发，或二三日一发，或一日二三发，发则大吐涎水血沫，或一日半日而苏，成二三时而苏，医祷不灵，近于邪祟，昼夜恒见亡婢仆妇，或时昏愦不省，或时妄言妄见，精气不时下脱，不能收摄。服二冬、二地、连、柏、金樱、石莲之属无算，反加作泻不食，后延石顽诊之。脉来寸盛尺微，前大后小，按之忽无，举之忽有，知为神气浮散之候。因与六君子加龙齿、菖蒲、远志，送养正丹，间续而进，前后共六七服，自后谵妄颠仆，绝不复发，邪祟亦不复见。惟梦泄为平时固疾，不能霍然，更与平补镇心丹，两月而安，其尊人及昆弟亲戚，咸谓金石之药，能镇鬼神，曷知从前谵妄，皆神气浮散之故，得养正镇摄之功，当无神魂飞越之患矣。因识此，以破杯影弓蛇之惑。

循衣摸床

循衣撮空摸床，多是大虚之候，不问杂病伤寒，以大补之剂投之，多有得生者。许学士谓肝热风淫末疾，故手为之循衣撮空，其人必谵语妄言，经谓肺入火为谵妄是也。海藏云：妇人血风证，因大脱血崩漏，或前后失血，因而枯燥，其热不除，循衣撮空摸床，闭目不醒，扬手掷足，摇动不宁，错语失神，脉弦浮而虚，内躁之极也，生地黄黄连汤主之。热极神昏，十余日不大便，腹胀喘满，气粗鼻干不润，上下通燥，脉沉实而滑，此地道阻塞不通之故，急宜凉膈、承气下之。若热乘肺金，气虚不能主持，叉手冒心，循衣撮空，谵语昏沉，不省人事，节庵升阳散火汤，小便利者可治，不利者不治。按凉膈、承气，气药也，自外而入内者用之；生地黄黄连汤，血药也，自内而至外者用之；升阳散火汤，气虚火乘药也，内外合邪者用之，三方俱治不大便者。病人手循衣缝，谵语者，不可治。病人阴阳俱绝，掣衣摸空妄言者死。撮空，服承气，下之后，脉弦者生，涩者死。

喜 笑 不 休

经云：神有余则笑不休。精气并于心则喜。心主手厥阴之脉，是动则病目黄，喜笑不休。

河间云：喜笑者，皆心火之盛也，五行之中，惟火有笑。昔治人笑不休，口流涎，用黄连解毒汤加半夏、姜汁、竹沥、而笑止。

戴人治一妇，病喜笑不休，已半年矣，以盐块二两，烧令通赤，放冷研细，河水煎服，探吐出热痰五升，次服降火之剂，不数日而笑定。《内经》曰：神有余则笑不休。此所谓神者，火是也，火得风而成焰，笑之象也。

倪惟德治一妇，病气厥，笑哭不常，人以为鬼祟所凭。诊之，六脉俱沉，胃脘必有积，遂以二陈汤导之，吐痰升许而愈，此积痰类祟也。

怒

经云：暴怒伤阴。怒则气逆。阴出之阳则怒。血并于上，气并于下，心烦冤善怒。

怒属肝胆。经云：在脏为肝，在志为怒。又云：肝藏血，血有余则怒是也。生铁洛饮、大小柴胡、柴胡疏肝、四七、四磨、越鞠、七气、沉香降气等，皆治善怒致病之药。丹溪治怒方，香附末六两，甘草末一两，和匀，白汤调下二钱，日再服。

悲

经云：精气并于肺则悲。在脏为肺，在志为悲。悲，肺之志也。金本燥，能令燥者，火也，心火主于热，善痛，故悲痛苦恼者，心神烦热躁乱而非清净也。所以悲哭而五液俱出者，火热亢极，而反兼水化制之也。

《金匮》云：妇人脏躁，善悲伤欲哭，有如神灵所作，数欠伸，甘麦大枣汤主之。

脏躁者，火盛烁津，肺失其润，心系了戾而然，故用甘草缓心系之急而润肺燥，大枣行脾胃之津，小麦降肝火之逆，火降则肺不燥而悲自已也。

戴人云：少阳相火，凌烁肺金，金受屈制，无所投告，肺主悲，故但欲痛哭为快耳。

石顽曰：凡肺燥悲愁欲哭，宜润肺气降心火为主，余尝用生脉散、二冬膏，并加姜、枣治之，未尝不随手而效；若作颠疾，用金石药则误矣。

惊

经云：东方青色，入通于肝，开窍于目，其病发惊骇。诸病胕肿，疼瘦惊骇，皆属于火。足阳明之脉病，恶人与火，闻木音则惕然而惊，惊则心无所归，虑无所定，故气乱矣。身体日减，气虚无精，病虚无气，洒洒然如惊。惊者平之。

夫惊虽主于心，而肝胆脾胃皆有之。惊是火热烁动其心，心动而神乱也。若因内气先虚，故触事易惊。或卒然闻响大声，目击异物，遇险临危，皆使人有惕之状也。惊则气乱，郁而生火生涎，涎与气搏，变生诸证，或短气，或自汗，或眠多异梦，随即惊觉，并宜温胆汤加熟枣仁，如远志丸、妙香散、平补正心丹、龙齿清魂散皆可选用。卧多惊魇，口中有声，温胆汤下远志丸。卧多惊魇遗溲者，补胆防风汤加羌活、桂枝，此下焦风寒，宜风药行经也。若气郁生痰而惊悸不眠者，四七汤加茯神、远志、石菖蒲。大抵惊则神出于舍，舍空则痰饮乘虚袭入，其神不得归焉，亦有肝虚风袭之者。《本事方》治卧则魂梦飞扬，惊悸多魇，通夕不寐，先用独活汤数剂，后用珍珠母丸神效。盖因肝脏本虚，虚风内袭，所以魂游无定。肝藏魂者也，风气水饮，乘虚袭入于肝，是以魂不宁而飞扬，若离体状，若作心血虚治必殆。此症最易愠怒，小怒则惊悸转剧，虚火不时上升，岂非肝脏受困之验欤？二方非深明木盛生风，木槁生火之理，不能识其奥妙，不能用以建功也。

[诊] 寸口脉动为惊，惊者其脉止而复来，其人目睛不转，不能呼气。

石顽治河南督学汪缄庵媳，产后病虚无气，洒洒然如惊，常时咳青黑结痰，欲咳则心中饹饹大动，咳则浑身麻木，心神不知所之，偶闻一声响，则头面哄热微汗，神魂如飞越状，专事妇科者屡用补养心血之剂罔效，虚羸转剧，邀石顽诊之。脉浮微弦而芤，独左寸厥厥动摇，此必胎前先伤风热，坐草时进力过甚，痰血随气上逆，冲过膈膜而流入心包也。朝用异功散加童便煅淬蛤粉，以清理痰气，夕用大剂独参汤下来复丹，以搜涤瘀积，盖痰在膈膜之上，非焰硝无以透之，血在膈膜之上，非五灵无以浚之，然非藉人参相反之性，不能激之使出也。服数日，神识渐宁，形神渐旺，改用归脾汤加龙齿、沉香，调理而康。

又治吴昭如室，年壮体丰，而素有呕血腹胀脾约便难之恙，两遭回禄，忧患频承。近于失血之后，忽然神气愦乱，口噤目瞠，乃尊周渭文秉烛相邀，诊其气口数盛而促，人迎弦大而芤，形神不能自主，似有撮空之状，渭老以为证犯条款，不出五日当毙，予谓不然。若是撮空，必然手势散漫，今拈著衣被，尽力扯摘，定为挟惊挟怒无疑。爪者筋之余，非惊怒而何？况脉来见促，当是痰气中结，殊非代脉之比。询其病因，惊怒俱有，遂勒一方，用钩藤钩一两，煎成入竹沥半盏，姜汁五匕，连夜制服，明日复延往候，云服药后，即得安寐。六脉亦已稍平，但促未退，仍用前方减半，调牛黄末一分，其夕大解三度，共去结粪五六十枚，腹胀顿减，脉静人安，稀糜渐进，数日之间，平复如常。

悸

《金匮》云：寸口脉动而弱，动则为惊，弱则为悸。

惊自外邪触入而动，故属阳，阳变则脉动，悸自内恐而生，故属阴，阴耗则脉弱。

心下悸者，半夏麻黄丸主之。

此形寒饮冷，经脉不利，水停心下而致动悸，故用麻黄以散营中寒，半夏以散心下水，与伤寒水停心下用小青龙汤无异。首论以脉弱为悸，而此汤用麻黄、半夏散寒治水，知其脉必不弱，非弦即紧，盖脉弱为心气不足，岂此药所宜用乎？用丸不用汤者，取缓散水，不取急汗也。

卒呕吐，心下痞，膈间有水，眩悸者，半夏茯苓汤主之。呕逆痰饮为胸中阳气不得宣散，眩亦上焦阳气不能升发所致，故半夏、生姜并治之。悸则心受水凌，非半夏可独治，必加茯苓以去水，水去则神安而悸愈矣。

瘦人脐下有悸，吐涎沫而颠眩，此水也是，五苓散主之。

瘦人火水之盛，为水邪抑郁，在阴分不得升发，故于脐下作悸；及至郁发，转入于阳，与正气相击，在头为眩，在顶为颠，肾液上逆为吐涎沫，故用五苓以伐肾邪，利水道，水去火自安矣。

悸即怔忡之谓，心下惕惕然跳，筑筑然动。怔怔忡忡，本无所惊，自心动而不宁，即所谓悸也。心虚而停水，则胸中渗漉，水既上乘，心火恶之，心不自安，使人有怏怏之状，常筑筑然动，是则为悸。盖水衰火动则为烦，水乘火位则为悸。《原病式》曰：水衰火旺，必烦渴引饮，水停心下而为悸也。心下悸有气虚血虚，属饮属火之殊。夫气虚者，由阳气内微，心下空虚，内动为悸，心气不定，五脏不足；甚者，忧愁悲伤不乐，忽忽喜忘，惊悸狂眩，千金定志丸、千金茯神汤，或六君子加菖蒲、远志。血虚者，由阴气内虚，虚火妄动，归脾汤加丹参、麦冬。停饮者，水停心下，侮其所胜，心主畏水，不能自安，故惕惕而动，半夏茯苓汤、茯苓甘草汤，或二陈汤加白术、猪苓、泽泻；有表邪挟饮，半夏麻黄丸、小青龙汤选用。火旺者，因水不能制火，故时悸时烦，跳动不宁，天王补心丹；不应，六味丸加五味、麦冬、远志。有邪气攻击而悸者，宜审其何邪而后治之。有营卫涸流，脉来结代者，必补气益血生精，炙甘草汤。因痰饮而悸，导痰汤加枣仁。有时作时止者，痰因火动也，温胆汤加川连。其脐下悸动，肾气上凌也，五苓散加辰砂。有所求不遂，或过误自悔，侬懊嗟吁，独语书空，若有所失，温胆汤加人参、柏子仁。胸中痞塞，不能饮食，心中常有歉，爱居暗处，或倚门后，见人则惊避无地，此卑慄之病，藿香正气散；虚者，人参养荣汤。有真心跳，乃血少，非惊悸也；又或梦中如堕岩崖，或睡中忽自身体跳动，此心气不足也，归脾汤下朱砂安神丸。肥人多属痰饮，瘦人多属血虚与阴火上冲。夫悸之证状不齐，总不外于心伤而火动，火郁而生涎也。若夫虚实之分，气血之辨，痰与饮，寒与热，外感六淫，内伤七情，在临证辨之。

〔诊〕 沉细属饮。结代者，虚而有饮。虚弱者，属气虚。沉数者，为血热。尺中弦紧，为肾气凌心。寸口脉动而弱，动则为惊，弱则为悸。

石顽治老僧悟庵，心悸善恐，遍服补养心血之药，不应。天王补心丹服过数斤，悸恐转增，面目四肢，微有浮肿之状，乃求治于石顽。察其形，肥白不坚；诊其脉，濡弱而滑。此气虚痰饮侵渍于膈上也，遂以导痰汤稍加参、桂通其阳气，数服而悸恐悉除，更以六君子加桂，水泛作丸，调补中气而安。

恐

经曰：心怵惕思虑则伤神，神伤则恐惧自失。神伤则心怯，火伤则畏水。胆病者惊惕，心下憺憺，恐人将捕之。肝病者，如人将捕之。肾病善怒，心惕惕如人将捕之。心胞络是动，心中憺憺大动。精气并于肾则恐。胃为恐。土邪伤水故也。恐则精却，却则上焦闭，闭则气还，还则下焦胀，故气不行矣。恐则热伤其肾故精虚志不足也。

恐者，似惊悸而实非，忽然心中恐惧，如人将捕之状，属肾本脏，而傍及于他脏，治法则有别焉。治肾伤者，宜补精髓，六味丸加枸杞、远志。治肝虚者，宜养阴血，六味丸加枣仁、龙齿。治阳明者，壮其气，四君子加木香。治心包者，镇其神，远志丸加朱砂、琥珀、犀角。头眩而恐，脉弦无力，属胆虚，六君子加柴胡、防风、当归，兼进加减八味丸。胆虚目暗，喉痛数唾，眩冒五色所障，梦见争讼，恐惧面色变者，补胆防风汤。劳心思虑伤魂者，羸瘦善恐，梦寐不宁，一味鹿角胶，酒溶多服效。肾脏阳虚善恐，八味丸。

健 忘

经云：上气不足，下气有余，肠胃实而心肺虚，虚则营卫留于下，久之不以时上，故善忘也。

按《内经》之原健忘者，俱责之心肾不交，心不下交于肾，浊火乱其神明；肾不上交于心，精气伏而不灵。火居上，则因而为痰，水居下，则因而生躁，躁扰不宁，是以健忘也。治法，心气不足，妄有见闻，心悸跳动，恍惚不定，千金茯神汤。思虑过度，病在心脾者，归脾汤。挟虚痰者，加姜汁、竹沥。精神短少，人参养荣汤送远志丸。痰迷心窍者，导痰汤加木香。上虚下热，天王补心丹。心火不降，肾水不升，神明不定而健忘，六味丸加五味、远志。心气不定，恍惚多忘，四君子去白术加菖蒲、远志、朱砂，等分，蜜丸服。心气不足，精神恍惚，少睡，夜多盗汗，怔仲健忘，辰砂妙香散。瘀积于内而善忘如狂，代抵当丸。

石顽曰：因病而健忘者，精血亏少，或为痰饮瘀血所致，是可以药治之。若生平健忘，乃心大窍疏之故，岂药石所能疗乎？故凡开凿混沌之方，悉行裁汰。

入 魔 走 火

人天境内，三教同源，入圣超凡，趋舍各异，医司苍生之命，体法王之心，凡三教九流，疾厄之苦，如萃一身，皆当贯彻其旨，庶无自欺之弊。尝闻师尼寡妇之治，与常人有别，岂衲子参堂打七之入魔，炼士坐功运气之走火，与常人无异耶？余虽不敏，业尝究心斯道，遍考方书，从无及此，每见呆修行人见性不真，往往入于魔境，或丧志如木偶，或笑啼癫妄，若神祟所凭，良由役心太甚，神必舍空，痰火乘凌所致。详推治例，与不得志人郁悒侘傺之候，不甚相远，但其间多挟五志之火，虽有虚证虚脉，一切温补助阳涩精药，概不可施。多有涤痰安神不应，服大剂独参汤而愈者；有安神补气不应，服六味地黄兼滋肾丸而愈者，有涤痰降火不应，后服天王补心丹经岁不缀而愈者。然此皆下根人，执迷不省，随其所著而流入识神矣。更有业种魔根，诡遇名师，为藏身侮过之地，始焉非不勇猛，善知识见其略有见地，稍加策厉，安知其进锐者其退速，未几本性炽然，恣行贪著，集成异端，嗔痴暴戾，淫杀盗妄，靡所不至。此宿世定业，虽诸佛不能化导，岂药石能治乎？至于修真炼气之士，不求自然之旨，刻以吐纳为务，乃至气乱于中，火炽于外，而为怔仲痞逆，躁扰不宁等患，慎不可妄行耗气散表之药，为害莫测。况有不

能秘精啬神，真气不能外廓内充，为风寒所侵，水谷所犯，惟黄芪建中、枳实理中为正治。其余七情六气，以意逆之。或有过剂伤中，虚火为患者，大剂独参汤以敛之。即有得其术者，真气初调之时，一身阴气赶散，腹痛肠鸣不已，虫垢悉从魄门而出，自后真气方得内守，可以结胎，可以辟谷，当此切勿误认为病而饵汤药以耗真气，不特前功尽废，且有性命之虑。亦有居处失宜，不能调制其火，胎息不安者，独参汤送养正丹，取丹砂、铅汞之同气相求，自然胎息安和。医师不谙，见其灼热燔蒸，误认客邪散表，势必昆仑飞焰，玉石俱焚矣。不特发表当禁，一切辛散走气，苦寒伤阳，沉降助阴药，咸宜远之。大抵炼气之道，以阳为宝，纯阳为仙，纯阴则鬼，此理之最显者，用药不可不知。近世医术浅陋，药石无功，多有沿袭坐功却病之法，不过欲断除妄念，勘破关头，昧者不能果决，每致壮火飞腾，头面赤热，膈塞心忡，喘逆蒸汗而成上脱之候。亦有阴气消亡，强阳不制，精髓不固，二便引急而成下脱之候。急乘欲脱未脱时，峻投保元汤下灵砂丹，以救上脱；数进生料六味下黑锡丹，以固下脱，屡奏奇功于反掌间。当知精津血液，总藉神气之统摄也。曷观世俗三教所习，趋舍虽异，而致病之由，皆不离于色相，苟能静究其理，妄希图治，而曰无贼于人，吾未敢信以为然。

养 性 论

养性之道，从古医林未之及也，惟孙真人《千金方》后，述之颇详。近予衍释其义，三复读之，要非予心所谓养性之旨也。夫所谓养性者，务竭己灵，以开天下后世学道人之心眼，则吾性常留宇宙间，庶得养之之道。若从事乎炼形食气，徒资

一己之私，乌得谓之道耶！嗟予素禀蒙昧，不逢名师之点勘，赖有先哲遗言，得以焕发性灵，以资利济之用，因于《千金方》中检得二方，一为耆婆大士万病丸，一为西岳真人灵飞散，迥出意表。其万病丸方，业经收入《局方》，虽有癫症蛊毒，黄肿水病，瘰疬疟痢，种种诸治，详其方下，首治七种癖块，因以隶诸积聚门中，予尝以疗历年不愈，诸治不效，荫入骨髓诸病，靡不随手取应，不特方下诸治也。至灵飞散方，仅见《云笈七笺》，方书曾未采录。方中云母，功专扶阳，力能辟除三尸，荡练五赃；佐以钟乳之补填阳，人参之安五脏，茯苓之守正气，桂心之利关节，柏仁之益聪明，菊花之清神气，续断之续筋骨，地黄之填骨髓，天门冬之滋津液，与云母同，为杀三虫伏尸之专药。考诸《本经》，一皆轻身延年之仙品，洵为修身养性静功服食之首推。孙子饵之尸解，良由云母性善灵飞使然，较之彭祖麋角丸，专取血肉之味，培理血肉之躯，宗旨悬殊，趋舍各别。第以石药性悍，服之恐有未安，不无遗误将来之虑，于是力行修制，亲为尝试，但初服两三月间，或时稍有头旋眼黑，服及半载，渐觉步履轻捷，足膝不能自主，此药力僭上，无以统摄其下也。服至年余，视听斯聪，应酬无倦，即有六淫外侵，五味内泊，得此温养之力，力能自散，无取他药攻发也。予初服此，见者莫不以之为诞，迄今三易星霜，而筋力犹然与往昔无异，是以亲属交知，互相效尤。间有服食之初，鼻中微衄二三次而止者，亦有腹中微痛，圊下虫血而安者，此灵药攻逐三尸积荫之故。积荫蠲除，真阳日长，色力日增，灵根日固，触境遇缘，无非至道，道在日用常行，又何必离隔阴阳，炼形食气，方为至道哉！

卷　七

大 小 腑 门

泄　泻

《灵枢》云：夫中热消瘅则便寒，寒中之属则便热。胃中热则消谷，令人悬心善饥，脐以上皮热。肠中热则出黄如糜，脐以下皮寒。胃中热则腹胀。肠中寒则肠鸣飧泄。胃中寒肠中热，则胀而且泄。胃中热肠中寒，则疾饥，小腹痛胀。

世医治病，但知热以寒治，寒以热治，外此总不讲也。设病中热消瘅而见悬心善饥，洵为热证无疑，然必审其脐以上皮热，方是胃中热气蕴隆；若出黄如糜，不但胃中有热，而肠中亦为热邪奔迫可知。倘脐以下皮寒而见腹胀，有似乎实热固结，实为胃中虚寒之候。或见肠鸣飧泄，非特胃中有寒，且移寒于二肠矣。盖热泄则肠垢黄赤，寒泄则鹜溏清冷，此病机之最显著者，可以明辨。况有胀而泄利黄赤，此胀为胃寒阳气不布之胀，泄为肠热便垢之泄。复有消谷易饥小腹胀痛之病，岂非胃中有热肠中有寒之一验乎。若此种种，苟未明仲景三泻心汤、黄连汤、干姜黄芩黄连人参汤、厚朴生姜半夏甘草人参汤、干姜人参半夏丸等法，必不可以语至治也。

经云：春伤于风，夏生飧泄。风木之邪内乘湿土也，邪气留连，乃为洞泄。邪气留连既久。则中气失职而为洞泄无度矣。清气在下，则生飧泄。下焦虚寒，火不生土，则中气不治而为飧泄食不化也。大肠小肠，皆属于胃，胃脉虚则泄。脉者气血之先，脉虚则胃虚，二肠失其上源而为泄泻矣。湿胜则濡泄。脾恶湿，湿胜则绵绵而泻无止期矣。诸厥固泄，皆属于下。脾肾俱虚则阳气不能运于四末，故厥冷沉固而泄泻清冷也。暴注下迫，皆属于热。暴泄而肛门迸迫，此属火化。若暴泄而肛门不禁，即属阴寒。久泄而肛门不禁，又属阳虚。所谓暴泄非阳，久泄非阴是也。诸病水液，澄澈清冷，皆属于寒。火气炎上，寒性润下，加以澄澈清冷，安得不为寒乎？

《原病式》曰：泻白为寒，青为风，黄赤黑皆为热也。大抵泻利，小便清白不涩，谷不化而色不变者，寒也。谷虽不化而色变黄赤，烦渴小便赤涩者，热证也。寒泄而消化者，未之有也。或火性急速，传化失常，谷虽不化，而暴泄臭秽色黄者有之。仲景云：邪热不杀谷，以热得湿，则飧泄也。

东垣云：夏间淫雨阴晦，时行泻利，予一日体重肢痛，泄利而小便闭涩，思其治法，必用淡渗以利之。今受寒湿之邪，若从淡渗，非暮年所宜。行年五十以上，降气多而升气少，得淡渗之剂，是降之又降，阳气愈弱，精神愈短矣。合用风药，以羌、独、升、柴、甘、防同煎，所谓湿寒之生，以风平之。又曰：下者举之，是因曲而为之直也，若不达升降之理而一概施治，安得愈乎？李士材云：《内经》之论泄泻，或言风，或言湿，或言热，或言寒，此明四气皆能为泄也。又言清气在下，则生飧泄，此名脾虚下陷之泄也。统而论之，脾土强者，自能胜湿，无湿则不泄，故曰湿多成五泄。若土虚不能制湿，则风寒与热，皆得干之而为病。治法有九：一曰淡渗，使湿从小便而去，如农夫治涝，导其下流，虽处卑监，不忧巨浸。经云：治湿不利小便，非其治也。又云：在下者引而竭之是也。一曰升提，气属于阳，性本上升，胃气注迫，辄尔下陷，升、柴、羌、葛之类，鼓舞胃气上腾，则注下自止又如地土淖泽，风之即干，故风药多燥，且湿为土病，风能胜湿，所谓下者举之是也。一曰清凉，热淫所至，暴注下迫，苦寒诸剂，用涤燔蒸，犹当溽暑郁蒸之时，而商飙飒然倏动，则炎熇如失矣，所谓热者清之是也。一曰疏利，痰凝气滞，食积水停，皆令人泻，随证祛逐，勿使稽留。经云：实者泻之。又云：通因通用是也。一曰甘缓，泻利不已，急而下趋，愈趋愈下，泄何由止。甘能缓中，善禁急速，且稼穑作甘，甘为土味，所谓急者缓之是也。一曰酸收，泻下有日，则气散而不收，无能统摄，注泄何时而已。酸之一味，能助收摄之权。经云：散者收之是也。一曰燥脾，土德无惭，水邪不滥，故泻皆成于土湿，湿皆本于脾虚，仓廪得职，水谷善分，虚而不培，湿淫转甚。经云：虚者补之是也。一曰温肾，肾主二便，封藏之本，虽属水，而真阳寓焉。少火生气，火为土母，此火一衰，何以运行三焦，熟腐水谷乎？故肾虚者必挟寒，脾虚者必补母。经云：寒者温之是也。一曰固涩，注泄日久，幽门道滑，虽投温补，未克奏攻，须行涩剂，则变化不愆，揆度合节，所谓滑者涩之是也。已上九治，治

泻之大法，至于先后缓急之权，岂能豫设，须临证之顷，圆机灵变耳。

戴复庵云：泻水而腹不痛者，湿也，升阳除湿汤或胃苓汤。饮食入胃，辄后便完谷者，气虚也，香砂六君子或枳实理中汤。腹痛泻水肠鸣，痛一阵，泻一阵者，火也，黄芩芍药汤。痰留于肺，大肠不固，或时泻，或时不泻，或多或少者，痰也，脉必弦滑，其人神色不瘁，二陈加苍术、木香，或探吐之更佳。腹痛甚而不泄，泄后痛减者，食积也，保和丸消导之。飧泄者，《史记》名迥风，水谷不化，湿兼风也，风邪干胃，木来贼土，清气在下，升阳除湿汤。若饮食下嗌而辄出不留者死。溏泄者，污积粘垢，湿兼热也，黄芩芍药汤加香、连。鹜溏者，中寒糟粕不化，色如鸭粪，所以澄澈清冷，小便清白，湿兼寒也，附子理中汤。洞泄者，即名濡泄，体重软弱，泻下多水，湿自盛也，胃苓汤。水液去多，甚而转经血枯，故筋急也，升阳除湿汤。滑泄者，久下不能禁，湿胜气脱也，四柱饮，不应，用六柱饮。热泻，粪色赤黄，弹响作疼，粪门焦痛，粪出谷道，犹如汤热，烦渴小便不利，五苓散，泻水多者亦必用之；若去桂，即不效。寒泻，腹胀泄注，食即呕吐，理中汤加肉桂、诃子、升麻。食久窘迫，大便色白，肠鸣切痛，脉沉迟，身冷不渴，溲清，或绵绵腹痛，附子理中汤加肉果。夏暑暴泻如水，周身疼痛汗出，脉弱少气，甚者加吐，此名紧病，浆水散。盛暑逼于外，阴冷伏于其中，非连理汤不可。气虚而泻，四君子加升、柴、肉果、诃子。伤食泄泻，必嗳气如败卵臭，保和丸；虚者，治中汤加减。积滞泄泻，腹必绞痛方泄者是也，平胃散加磨积药。伤酒泻，葛花解酲汤。痰泻，则头晕恶心，胸腹迷闷，或时泻甚，或时不泻，二陈汤加

海石、香附、星、香、芩、连，姜汁调，神曲糊丸服。有人患早起泄泻，或时有血，午后仍便结粪，能食善饮，此是酒积作泻，二陈加炮姜、酒炒川连、红曲，陈酒曲糊丸，乌梅汤下；有血，去半夏加麝少许，晨夕各一服。日间无事，将晡腹膨，一夜肠鸣不得宽泰，次早洞泄，此名顿泻，是脾虚湿盛也，胃苓汤加木香、砂仁；虚者，理苓汤加木香。气泄，肠鸣失气，胸膈痞闷，腹急而痛，泻则腹下稍安，须臾又急，亦有腹急气塞而不通者，此由中脘停滞，气不流转，水谷不分所致，木香调气散。水渍入胃，名为溢饮滑泄，渴能饮水，水下复泄，泄而大渴，茯苓甘草汤、五苓散，并灸大椎三五壮立已，乃督脉之病也。泄而口渴引饮，小便短涩，此为津液内亡，钱氏白术散。肾水不足之人患泄，或过服分利之剂而渴者，加减八味丸；失治，必致小便不利，水肿胀满等证成矣。凡大便泄，服理中汤，小便不利，大便反泄，不知气化之故，本肺不传化，以纯热之药治之，是以转泄，少服则不止，多服则愈，热所以不分，五苓散加人参、炙甘草，名春泽汤。经云：膀胱者，州都之官，津液藏焉，气化则能出矣。泻而腹热，脉滑坚者，属实，当与消导；不应，是食积发热也，加香、连；更不应，加大黄微下之。泻而经年不止者，属寒积，备急丸神效。泄泻恶心欲吐，或水土不伏，或感山岚瘴气而泻，藿香正气散。脾胃虚弱，内挟风冷，泄泻注下，水谷不化，脐下疞痛，腹中雷鸣，乃积寒久利，肠滑不禁，木香散；若药与食入口即泻下者，名直肠泻，难治，本方加人参、白术，用伏龙肝汤煎服。忧思太过，脾气结而不能升举，陷入下焦而成泄泻者，逍遥散去归加升麻、木香，或越鞠、枳术相和服；不应，用补中益气加木香。久泻谷

道不合，或脱肛，乃元气下陷，大肠不行收令而然，补中益气加诃子、肉果、五味，乌梅肉为丸，或四君子加防风、升麻。老人消运不及，而膨胀作泻，九味资生丸加木香；善饮者，加泽泻、肉桂。凡泻多因于湿，分利小水为上。若老人气虚下陷，又宜风药以胜之，如补中益气加羌、防之类，或升阳除湿汤升举脾胃，所谓下者举之，湿寒之胜，以风平之是也。大泻气脱而不知人，口眼俱闭，呼吸欲绝，急灸气海穴，大进参、附辈温补之，稍迟即不可救。

五更泻，是肾虚失其闭藏之职也。经曰：肾司开阖，肾开窍于二阴。可见肾不但治小便，而且大便之开阖，皆肾操权也。今肾既衰，则命门之火熄而水独治，故令人水泻不止。其泻每在五更，天将明时，必洞泄二三次，以肾旺于亥子五更之时，故特甚也，惟八味丸以补其阴，则肾中之水火既济，而开阖之权得宜。况命门之火旺，则能生土，而脾亦强矣。有用六味丸加沉香、砂仁，以山药末打糊，代蜜为丸，以摄火归源而愈者；有用六味丸加远志、益智，兼调脾肾而愈者；有用六味丸七分，杂二神丸三分，服之而愈者；有用五味子煎汤送四神丸者；有用二神丸加五味子、山茱萸、肉桂、茴香，陈米饮糊为丸服者。亦有属酒积食积者，盖一日进取之物，至此时皆下大腑而急奔也，但食积之泻，其腹必胀满，泻后则顿减，泻下皆是稀粪；酒积泻下，都是稀沫，或有兼血积者，与肾泻之纯清水液，迥乎不同也。审系何积，即以何积治之。

石顽曰：泄泻诸治法颇详，何独不及虚损之泄泻也？盖肾脏真阴虚，则火邪胜，火邪上升，必伤肺而为咳逆；真阳虚则水邪胜，水气内溢，必溃脾而为泄泻。既嗽且泄，上下俱病，先后天之气并伤，

故虚损关捩，全系乎此。余尝用理中丸加五味子以治下泄，异功散加细辛以治上咳，每每获效。若服之作胀发热者，终难挽回，不可以其咳泻俱缓，轻许其治也。

[诊] 《内经》云：脉细，皮寒气少，泄利前后，饮食不入，是谓五虚，死；其浆粥入胃，泄注止，则虚者活。泄而脉大者难治。大便赤瓣，飧泄脉小者，手足寒难已；飧泄脉小，手足温者易已。《脉经》云：泄注脉缓，时小结者生，浮大数者死。又洞泄食不化，脉微小留连者生，紧急者死。脉滑按之虚者，必下利，肾脉小甚为洞泄，脾脉小为泄泻。仲景云：下利日十余行，脉反实者死；腹鸣而满，四肢清，诊其脉，洪大者死；腹大胀，四肢清，脱形，泄甚，不及一时而死；下则泄泻，上则吐痰，皆不已，为上下俱脱，死。

滑伯仁治一人，年老色苍，夏月与人争辨，冒雨劳役受饥，且犯房事，夜半忽病发热恶寒，上吐下泻，昏冒烦躁，头身俱痛，因自发汗，汗遂不止，脉皆洪数。盖吐泻内虚，汗多表虚，兼之脉不为汗衰泻减，法在不治，姑以大剂参、芪，兼白术、干姜、甘草、茯苓、陈皮，水煎不时服。至七剂见面赤，四肢发出红斑。凡斑证自吐泻者吉，谓邪从上下出也。但伤寒发斑，胃热所致。今之发斑，由胃虚而无根之火游行于外，可补不可泄，可温不可凉，若用化斑、升麻、黑参之类，则死生反掌矣，仍服前方十余剂而愈。

又治一人，每日早起大泻，或时腹痛，或不痛，空心服热药不效，令至晚食前服即效，以暖药一夜在腹，可胜阴气也，与酒客湿泄，服汤药不效，服丸散即效同意。

石顽治总戎陈孟庸，泻利腹胀作痛，服黄芩、白芍之类，胀急愈甚，其脉洪盛而数，按之则濡，气口大三倍于人迎。此湿热伤脾胃之气也，与厚朴生姜甘草半夏人参汤二剂，痛止胀减，而泻利未已，与干姜黄连人参汤二剂，泻利止而饮食不思，与半夏泻心汤二剂而安。

痢

《内经》云：贼风虚邪者，阳受之；饮食不节，起居不时者，阴受之。阳受之则入六腑，阴受之则入五脏。入六腑，则身热不时卧，上为喘呼；入五脏则腹满闭塞，下为飧泄，久为肠澼。

贼风不云实邪，而言虚邪者，以邪之所凑，其气必虚也。设阳气充盛，虽有贼邪，莫能为害也。起居不时者，非特劳役失宜，而饮食失节，亦在其中矣。阳受之则入六腑者，言六腑之经气受邪于外则营卫气塞。而身热不时卧，上为喘呼者，邪并于气之象也。阴受之则入五脏者，言五脏之神气受伤于内则水谷不能克运，留于肠胃而腹满飧泄也。久为肠澼者，言脏气久滞，不能统运津液，乃至移于二肠而为澼积崩迫，此则阴气受伤所致也。

肠澼便血，身热则死，寒则生。

肠澼为肠胃受病，不当更见表热，表热则内外俱困，阳无所依，故云热则死，寒则生耳。

肠澼下白沫，脉沉则生，浮则死。

肠澼下白沫，为里气不守，反见脉浮，中官无主，安得不死。

肠澼下脓血，脉悬绝则死，滑大者生。肠澼之属，身不热，脉不悬绝，滑大者生，弦涩者死，以脏期之。

悬绝弦涩，皆气血殆尽之脉，故主死。滑大为邪实可攻之象，故主生。

脾脉外鼓沉，为肠澼，久自已。肝脉小缓，为肠澼，易治。

脾脉外鼓沉，言气口脉盛，而按之有

力，虽久可治。肝脉小缓，谓人迎缓而不大，无客邪乘脾之候，故易治。

肾脉小搏沉，为肠澼下血，血温身热者死。心肝澼亦下血，二脏同病者可治。其脉小沉涩，为肠澼，其身热者死，热见七日死。

肾脉小搏沉而乏阳和之气，且见血温身热，为真阴下脱，故死。心肝澼亦下血，即前外鼓沉及小缓之脉证，以脾为心之子，心为肝之子，故二脏同病者可治。若见脉小沉涩，为营血内竭，加以血温身热，不出七日必死也。

肾移热于脾，传为虚，肠澼，死，不可治。

土衰不能制水，先后天脾肾俱败也。

阴阳虚，肠澼，死。

阴虚则血温身热，阳虚则肢冷不食。

泄而脱血，脉实，皆曰难治。

下脱而见脉实，脉证相反，纯属邪气用事，故为难治。

仲景云：夫六腑气绝于外者，手足寒，上气脚缩；五脏气绝于内者，利不禁，下甚者，手足不仁。下痢脉沉弦者，下重，脉大者为未止，脉微弱数者，为欲自止，虽发热不死。下利手足厥冷，无脉者，灸之不温，若脉不还，反微喘者死，少阴负趺阳者为顺也。下痢有微热而渴，脉弱者令自愈。下痢脉数，有微热，汗出令自愈，设脉紧为未解。下痢脉数而渴者，令自愈，设不差，必清脓血，以有热故也。下痢脉反弦，发热身汗者自愈。下痢气者，当利其小便。下痢寸脉反浮数，尺中自涩者，必清脓血。下痢清谷，不可攻其表，汗出必胀满。下痢脉沉而迟，其人面少赤，身有微热，下痢清谷者，必郁冒汗出而解，病人必微厥，所以然者，其面戴阳，下虚故也。下痢后脉绝，手足厥冷，晬时脉还，手足温者生，脉不还者死。下痢腹胀满，身体疼痛者，先温其里，乃攻其表。以上《金匮要略》。下痢脉滑而数，有宿食，当下之。下痢不欲食者，有宿食，当下之。下痢而腹痛满，为寒实，当下之。下痢腹中坚者，当下之。下痢脉迟紧，为痛未欲止，当温之，得冷者，满而便肠垢。下痢身躯疼痛，急救里，诸温之属，可与理中、四逆、附子汤，热药急投之美。下痢大孔痛者，当温之。下痢脉大浮弦，下当已。下痢舌黄，燥而不渴，胸中实，下不止者死。下痢已瘥，至其年月日时复发者，此为下不尽，更下之愈；风寒重者不可下，下之后，心下坚痛脉迟，此为寒，但当温之，脉沉紧，下之亦然；脉大浮弦，下之当已。下痢脉浮大，此为虚，以强温之故也，设脉浮革者，因尔肠鸣，当温之。以上《千金》参补。下痢三部脉皆平，按之心下坚者，急下之，宜大承气汤。下痢脉迟而滑者，实也，痢未欲止，急下之，宜大承气汤。下痢脉反滑者，当有所去，下乃愈，宜大承气汤。下痢谵语者，有燥屎也，小承气汤主之。下痢便脓血者，桃花汤主之。热痢下重者，白头翁汤主之。下痢后更烦，按之心下濡者，为虚烦也，栀子豉汤主之。下痢清谷，里寒外热，汗出而厥者，通脉四逆汤主之。下痢肺痛，紫参汤主之。气痢，诃黎勒散主之。《保命集》云：脓血相杂而脉浮大，慎不可以大黄下之，下之必死，谓气下竭，而阳无所附也。凡阴阳不和，惟当分利阴阳。经云：暴泄非阳，久泄非阴，大便完谷下，有寒有热。热者，脉疾，身多动，音声响亮，暴注下迫，此阳也。寒者，脉沉而细，身不动作，目睛不了了，饮食不下，鼻准息微者，姜附汤；若身重四肢不举，术附汤证也。

东垣云：饮食一伤，起居不时，损其

胃气，则上升清阳之气，反下降而为飧泄，久则太阴传少阴而为肠澼。寒冷之物伤于中，䐜满而胀，传为飧泄，宜温热以消导之。湿热之物伤于中而下脓血者，宜苦寒以疏利之。风邪下陷者升举之。湿气内盛者分利之。里急者下之。后重者调之。腹痛者和之。洞泄肠鸣，脉细微者，温之收之。脓血稠粘，数至圊而不能便，脉洪大有力者，下之寒之。此治痢之大法也。

张介宾曰：肠澼一证，即今之所谓痢疾也。其所下者，或赤或白，或脓或血，有痛者，有不痛者，有里急后重者，有呕恶胀满者，有噤口不食者，有寒热往来者，虽其变态多端，然总不外乎表里寒热，而于虚实之辨，尤为切要。凡邪因表者，必有表证，但兼其表而行散之，表邪解则痢自愈。如无表证，则必由口腹，悉属内伤。但伤于内者极多，因于表者，则间或有之，此内外之不可不辨也。以寒热言，则古以赤者为热，白者为寒，至刘河间而非之曰：如赤白相兼者，岂寒热俱甚于肠胃而同为痢乎？至丹溪则因之曰：赤痢乃是小肠来，白痢乃是大肠来，皆湿热为本。自二子之言出，则后世莫敢违之者，愚见则有不然。夫痢起夏秋，湿蒸热郁，本乎天也。因热求凉，过吞生冷，由于人也。气壮而伤于天者，郁热居多；气弱而伤于人者，阴寒为甚。须知寒者必虚，热者必实，更以虚实细详之，而寒热愈明矣。如头疼身热，筋骨痠痛者，实也；胀满恶食，急痛拒按者，实也；烦渴引饮，喜冷畏热者，热也，脉强而实者，实也；脉数而滑者，热也。此外则靡非虚寒矣。而相似之际，尤当审察，如以口渴为实热似矣，不知凡系泻痢，必亡津液，液亡于下，则津涸于上，安得不渴？更当以喜热喜冷别虚实也。以腹痛为实热似

矣，不知痢出于内，肠胃必伤，脓血稠粘，安能不痛？更当以痛之缓急，按之可否，脏之阴阳，腹之胀与不胀，脉之有力无力，分虚实也。以小便之黄赤短少为实热似矣，不知水从痢去，溲必不长，溲以阴亡，尿因色变，更当以便之热与不热，液之涸与不涸，色之泽与不泽，分虚实也。以里急后重为实热似矣，不知气陷则仓廪不藏，阴亡则门户不闭，更当以病之新久，质之强弱，脉之盛衰，分虚实也。至于治法，须求何邪所伤，何脏受病。如因于湿热者，去其湿热；因于积滞者，去其积滞；因于气者，调之；因于血者，和之；新感而实者，可通因通用；久病而虚者，可塞因塞用，皆是常法。独怪世之病痢者，十有九虚，而医之治痢，百无一补，气本下陷，而再行其气，后重不益甚乎？中本虚寒，而复攻其积，元气不愈竭乎？湿热伤血者，自宜调血，若过欲推荡，血不转伤乎？津亡作渴者，自宜止泄，若但与渗利，津不转耗乎？世有庸工专守痛无补法，且曰直待痛止，方可补耳，不知因虚而痛者，愈攻则愈虚愈痛矣。脉来微弱者可补，形色虚弱者可补，口腹素慎者可补，胸膈宽快者可补，病后而痢者可补，因攻而剧者可补。后重之可补者，陷则升而补之，热则凉而补之。腹痛之可补者，滑泄则涩而补之，虚寒则温而补之。然而尤有至要者，则在脾肾二脏，如泻而后痢，脾传肾为贼邪，难疗；痢而后泻，肾传脾为微邪，易医。是知肾为胃关，开窍于二阴，未有久痢而肾不损者，故治痢不知补肾，非其治也。凡四君子、补中益气，皆补脾虚，若病在火乘土位侮母，设非桂、附大补命门，以复肾中之阳，以救脾家之母，则饮食何由而进，门户何由而固，真元何因而复耶？若畏热不前，仅以参、术补土，多致不起，大可

伤已！

喻嘉言曰：《内经》云：下痢发热者死。此论其常也。仲景云：下痢手足不逆冷，反发热者不死。此论其暴也。盖暴病有阳则生，无阳则死，故虚寒下痢，手足不逆冷，反发热者，或其人脏中真阳未漓，或得温补药后，真阳随返，皆是美征。此但可收拾其阳，协和其阴，若虑其发热，反如常法，行清解之药，鲜有不杀人者矣。《金匮》申下痢发汗之禁，谓下痢清谷，不可攻表，汗出必胀满，盖以下痢伤其津液，发汗再伤其津液，津液去则胃气空，而下出之浊气，随势上入胃中，遂成胀满，求其下痢，且不可得，宁非大戒乎！伤寒厥痢发热，与下痢发热，迥然不同。伤寒厥而且痢，为虚寒之极，所以反能食者则死，反发热者不死；若痢证则能食者不死，发热者多死也。

周慎斋曰：凡生病处，皆为阴为火，为阳气不到，若阳气所到之处，断无生病之理。痢疾不发于夏，而发于秋者，盖夏时阳气尽发于表，太阴主里，湿土用事，纯阴无阳；或过食生冷，积而不化，积久成热，痢之所由起也。不发于夏者，无阳则阴不运；发于秋者，阳气入里，攻之使然也。治法，宜以苦寒之药，燥湿涤热，佐以辛热助阳，开郁达气。故曰：行血则便红自愈，调气则后重自除。虽然，亦有虚实之辨，浅深之别，未可以概治也。心者，血之主也。肺者，气之主也。凝滞则伤气，郁热则伤血，气既病，则心肺亦病矣。而小肠者，心之合也；大肠者，肺之合也。二经皆出纳水谷，转输糟粕之官也，而胃又为大小肠之总司。肺移病于大肠，则气凝涩而白痢。心移病于小肠，则血凝涩而成赤痢。大小俱病，则赤白互下。胃土传湿热于大小肠者，痢色兼黄。如胃中先伤冷物，以致胃寒不能游溢精气

上输于脾，脾即不能散精以上归于肺，则津液留滞于胃，即为胃家之积。其证呕逆恶心，其状色如桃胶而不臭，右关脉沉细而紧，宜用厚朴、木香、干姜、肉桂、吴茱萸等；虚人可用附子理中汤，非大小肠积之可比也。至于色之黑者，分为二种。如焦黑之黑者，此热极反兼胜己之化也，黄芩芍药汤下香连丸；如漆黑之光者，此瘀血凝久而然也，桃核承气汤。丹溪谓仲景可下者，悉以承气下之，大黄之寒，其性善走，佐以厚朴之温，善行滞气，缓以甘草之甘，饮以汤液，荡涤肠胃，滋润轻快，积行则止。《局方》例用热药为主，涩药为臣，用之于下痢清白者犹可；其里急后重者，皆属于火，又加以温热之药，非杀而何？大凡热痢，仲景虽有用大承气者，然皆指伤寒热邪传里致病，非滞下之谓。盖大黄专攻湿热，在所必需，芒硝专攻燥结。滞下总有里急后重，其积滞已是下注，故无复用芒硝之理，若系寒积，又须姜、桂、吴茱萸以温之，以寒积多属于虚也。至于通因通用，原有两法，有酒蒸大黄，有蜡丸巴豆，分析甚明。况滞下多因寒滞郁热而成，世俗恒用姜茶煎，赤倍芽茶，白倍生姜，往往获效，岂可偏执为热哉！积有新旧之分，旧积者，气血食痰所化也，新积者，旧积已去，未几而复生也，然旧积宜下，新积禁下，其故何也？盖肠胃之熟腐水谷，转输糟粕者，皆营卫洒陈于六腑之功，今肠胃有邪，则营卫运行之度，为之阻滞，不能施化，故卫气郁而不舒，营血涩而不行，于是饮食结痰停于胃，糟粕留于肠，与气郁血涩之积，相挟而成滞下矣，必当下之以通其壅塞。既下之后，升降仍不行，清浊仍不分，则卫气复郁，营血复涩，又成新积，乌可复下乎？理卫气，和营血，以调顺阴阳，则升降合节，积亦不滞而自化矣。然旧积亦有

不可下者，或先因脾胃之虚，不能转输其食积，必当调补脾胃，兼行气之药，俾虚回而痢自止。世俗治痢，只守清热破气攻积凉血利水等法，虽朝夕更医，出入增减，不过如此。已濒于危，犹曰血色依然；腹痛未减，谁敢温补，死无后悔，伤哉！痢初起时，便见脓血者，宜调气和血，气分药必不可少。若但见白脓，宜调气消积，不可用血药，引邪入于血分，必变脓血也。白痢初起，里急后重，频欲登圊，及去而所下无多，才起而腹中复急，皆湿热凝滞所致，胃苓汤加木香、砂仁。血痢初起，腹痛逼迫，或脉数大，身有微热者，先与小建中汤和之。中有肉桂，伐肝和营最捷。脓血稠粘，势甚不可遏者，黄芩、芍药、延胡索、木香、砂仁；腹痛，少加肉桂以和之；血积稠厚，可用黄连；若略见少血，或稀淡者，不可便用苦寒，戕犯胃气，为害不浅也。凡血色紫黯，屡服凉药，而所下愈多，作冷痢治，故血色如猪肝，如紫草，如苋菜汁者，非炮姜不治，理中汤去参，加肉桂、木香、肉果、乌梅。纯下血而色鲜浓厚者，此心脾伏热也，大黄黄连泻心汤；有食积，枳术丸加厚朴、黄连、木香、延胡索；赤痢初起，宜加延胡，最散血积；小儿八岁已内者，作食积治。风入肠胃，纯下清血，或湿毒下血，胃风汤加枳壳、荆、防。风入肠胃，下痢青绿杂色，神术汤。下痢腹痛异常，脉沉而紧，无热证者，先以姜、桂之类温之，后理积滞。里急而至圊反不能即出者，气滞也，疏通为主，重则小承气，轻则黄芩芍药汤。里急而颇见污衣者，气脱也，补中益气去当归加木香。湿热下痢后重，升阳除湿汤。虚滑而后重者，圊后不减，以得解愈虚故也，养脏汤。白痢初起，但腹痛后重，不能食，小便却清利者，为虚寒，二陈汤加炮姜、焦

术、厚朴、木香、砂仁，能涤除痰积，宜加用之。后重本因邪压大肠坠下，是以用大黄、槟榔辈，此实也；若久痢后重不除，此脾气不陷之故，宜升、柴以升提之，槟榔、枳壳皆当禁用；若肺气郁在大肠，腹痛后坠，理气药中须加桔梗以开之；亦有积已去，而过食厚味生冷复重者，健脾兼消导为主。痢如胶冻，或如鼻涕，或如鱼脑，此为冷痢，先用木香、焦术、豆蔻、砂仁、厚朴，次用理中汤加木香；不应，更加诃子、粟壳。下痢脉迟紧，腹痛未欲止，当温消之，枳实理中汤。下痢清白，手足厥冷，腹痛不已，附子理中汤。积久冷痢，少腹酸痛，结滞不爽，及下久连年不止，千金温脾汤；冷痢，去甘草，加桂心，倍香附、人参；热痢，去桂心，加大黄一钱，姜、附、人参各减一钱。久痢不瘥，虽所下渐减，而津血枯槁，肛门涩滞者，千金羊脂煎润以导之。羊脂，《本经》专主下痢脱肛，腹中绞痛，而世罕知用，惜哉！暴下积日久不止，千金附子汤。久痢虚冷滑脱，脉细，皮寒少气，畏食不能言，或时发虚热者，附子理中汤加肉桂、肉果、诃子。下痢脐下搅痛，桃花丸；下痢久脱，虚冷白滞，大桃花汤；热痢二三年不止者，厚朴汤；久痢，所食之物皆不化，四肢沉重，肌肉消尽，椒艾丸。下痢发热，自汗脉弦者，是伏邪所发，法当从表解散，仓廪汤。有一方长幼相染者，谓之时疫痢，亦宜仓廪汤。一种阴虚痢疾，切戒攻积之药。凡见痢下五色，脓血稠粘，滑泄无度，发热烦渴，脐下急痛，至夜转剧而恶食，或下鲜血者，便属阴虚，急宜救热存阴为主，如驻车丸、阿胶丸、归连丸、阿胶梅连丸、千金黄连汤、黄连阿胶汤、白头翁加甘草阿胶汤等方选用。下痢至夜发热，烦渴引饮，为津液受伤，内水亏竭，燎原之火自

焚，不得不引外水以济急，切不可用香燥药，钱氏白术散加乌梅。下痢失气者，当利小便，阴气前通，阳气自化矣，五苓散加木香，痢仍不止，以诃子、厚朴、橘皮等分，丸服。下痢大孔痛，宜温之，黄芪建中加木香、当归。痢后大便秘涩，里急后重，数至圊而不能便，或少有白脓，此为气虚下陷，慎勿利之，但举其阳，则阴自降矣，补中益气汤加防风。下痢后里急后重不除，风邪伤卫，卫气不行也，非三奇散不愈。蛊注毒痢，血发鸡肝，心烦腹痛者，茜根丸；虚人，理中汤加黄连、乌梅，不应，用乌梅丸。下利后遍身浮肿，五苓散，用生术、肉桂，加升柴。利后虚浮，六君子加木香、肉桂。初利脓血稠粘，势甚宜下者，一味大黄，酒蒸为丸。赤多，用温酒下百丸；白多，用淡姜汤下七十丸，以夺其势，然后调理则易愈。冷热不调，下利赤白，兼冷食食积者，连理汤加枳实、砂仁。下利干呕者，胃虚而寒热错杂也，外台黄芩汤。先前白利，后变脓血者，戊己丸；先前白利，后变鲜血者，四物汤去地黄，加炮姜、炙甘草、木香；先前脓血，后变赤白青黑，腹痛倍常者，驻车丸；先前脓血，后变白沫白脓者，补中益气加炮姜、赤石脂。下利日百度，精神萎顿，反不痛者，此邪气胜，正气微，不能鼓激也，难治。有患利昼夜不及数度，而反发热，心下痞闷，不能食而呕，其有昼夜不止百度，反脉静身凉而能食，何也？曰：利之邪客于下焦，由横连竟传大肠，原无反热之理，以中焦无病，虽下利无度，不碍饮食，惟邪发于中焦，由横连入胃，以胃受病，自不欲食也。凡风寒伤于营卫之中，则为疟；饮食伤于肠胃之内，则为痢，而世有疟后痢，痢后疟者，此则表气不固，邪气内犯而致也。若疟邪发泄已尽，必无复为痢疾，皆由元气

下陷，脾气不能升举，故风寒暑湿，得以袭人而为痢耳。又有痢后似疟非疟，乃阴阳两虚，阳虚则恶寒，阴虚则发热，故寒热交战似疟也。又有疟痢齐发。疟止而痢甚者，皆是脾胃之气虚陷所致。并宜先与黄芪建中，加木香、厚朴之类，次与补中益气加姜、桂。若服后痢减而疟作，此阳气得补而与阴争也，再与补中益气少加桂、附，助阳祛阴则愈。凡久痢年高，与产后病后，诸疮疽及泻后作痢，慎不可用攻伐之剂，急宜醒脾崇土，补中益气加炮姜、木香，有血加乌梅、芍药。下痢六七日，经尽，当有结粪，若至十三日再经，结粪不出者，此胃气告匮也，慎不可更与攻克之剂，惟培养正气，庶有生机。下痢以胃气为本，胃失生长，故恶物而不欲食，但得思食，无分何物，与之遂获愈者，此胃气胜故也。凡痢下如鱼脑，或如猪肝，皆半死半生；下如尘腐色，大孔开如竹筒不收者，或如屋漏水，或纯下鲜血，及如赤豆汁，唇如朱红者，皆不可治。

石顽曰：肠澼之证，《内经》原有下血，下白沫，下脓血之异。推详脉证，大抵以白沫属寒，其脉应沉；脓血属热，脉应滑大。若见白沫而脉反浮，见脓血而脉反弦涩悬绝，为脉不应病，故皆主死。其扼要尤在身热则死，寒则生，为大关捩，以肠胃受病，不当更见表热，表热则外内俱困，将何所恃而与攻救邪，更详脏腑诸痢，咸以脉沉小为可治，血温身热主死。《内经》大义如此。再推仲景论痢，以身热手足温，为阳回可治；厥逆不返，为阳绝主死。此盖指伤寒阴证而言，不可与夏秋肠澼并列而论也。然下痢岂无身热得生者？凡挟邪之痢，与时行疫痢，皆有身热，但当先撤表邪，自然身凉痢止，当知《内经》所言血温身热，乃阴虚之本证，

此则兼并客邪耳。及观先辈论痢，并以白沫隶之虚寒，脓血隶之湿热。至守真乃有赤白相兼者，岂寒热俱甚于肠胃，而同为痢之说。丹溪从而和之，遂有赤痢从小肠来，白痢从大肠来，皆湿热为患。此论一出，后世咸为痢皆属热，恣用苦寒攻之，蒙害至今未已。即东垣之圣于脾胃者，犹言湿热之物，伤于中而下脓血，宜苦寒以疏利之；脓血稠粘，数至圊而不能便，脉洪大有力者下之，亦认定脓血为热。曷知血色鲜紫浓厚者，信乎属热，若瘀晦稀淡，或如玛瑙色者，为阳虚不能制阴而下，非温理其气，则血不清，理气如炉冶分金，最为捷法。设不知此，概行疏利之法，使五液尽随寒降而下，安望其有宁止之日哉！尝见屡服黄连，虚阳迫外，而反发热发斑者；亦有虚阳内扰，忽发除中，反骤能食者；有频用大黄，开肠洞泄，甚至发呃吐蛔者；有大黄下咽，反胀闭不通，阴气上逆，而变中满鼓胀水肿者。凡此之类，未遑枚举。夫天气之热，四时之正令也，因热而恣伤冰水瓜果，是逆其正气，腑脏为寒物所伤而为患也，以逆正气之病，又以逆病情之药治之，何怪变证百出乎！虽是岁之热，较他岁倍常，是以患肠澼者，较他岁亦倍常，其间总轻重不同，所见之积，一皆五色，良由五脏之气化并伤，是以五色兼见。按五色痢，古人皆为肾病，以肾为藏精之室，所居之位，最下最深，深者既病，其浅而上者，安有不病之理；精室既伤，安能任蛰藏之令乎？仲景所谓五液注下，脐筑湫痛，命将难全者也。夫以精室受伤，五液不守之患，不知益火消阴，实脾堤水，兼分理其气，使失于气化之积随之而下，未失气化之津统之而安，即口噤不食者，亦不出乎此法。盖肠澼之属，皆缘传化失职，津液受伤，而致奔迫无度，岂要恣行攻伐，以

为不易之定法乎？历观时师治痢，无高下贤愚，必用橘皮、枳壳、厚朴、槟榔之属，稍有赤沫，即用芩、连、芍药；水道不利，便与木通、车前；口噤不食，不出黄连、石莲。况世所谓石莲者，皆粤中草实伪充，大苦大寒，与本草所言莲子堕淤泥中，经岁取出者迥异也。凡遇五色噤口，及瘀晦清血诸痢，每用甘草、干姜，专理脾胃，肉桂、茯苓专伐肾邪，其效如鼓应桴。初起腹痛后重者，则兼木香、槟、朴以泄之；饮食艰进者，则兼枳实、焦术以运之；阴气上逆，干呕不食者，则兼丁香、吴茱萸以温之；呕吐涎水者，则兼橘、半、生姜以豁之。脓血稠粘者，则兼茜根、乌梅以理之；水道不通者，则兼升、柴以举之；身热不除者，则兼桂枝、芍药、姜、枣以和之；阴虚至夜发热痛剧者，则兼熟地、黄芪、阿胶、归、芍以济之；若数日不已而腹痛后重转甚者，必须参、术、升、柴兼补而升之。久痢噤口不食，此胃气告匮，最为危候。较之初起口噤，尚有浊气可破，积沫可驱，迥乎不同，非大剂参、术，佐以茯苓、甘草、藿香、木香、煨葛根之属，大补胃气，兼行津液，不能开之。但得胃气一转，饮食稍进，便宜独参汤略加橘皮或制香附，缓缓调补，兼疏滞气，最为合剂。如茯苓之淡渗，木香之耗气，葛根之行津，皆当屏除，即如久痢后重用三奇散，取黄芪、防风以致开阖，枳壳以破滞气，以为卓识不群，然后重稍减，便当改用补中益气，转关妙用，全在乎此；若厚朴、枳、橘、砂仁等耗气之药、皆戈戟也。凡脉见弦细小弱，或六部沉小，皆当准此。间有脉来滑大数实者，方可用芩、连、芍药、泽泻之属。挟热后重烦渴者，当与白头翁、秦皮、黄连、白芍之类，误用大黄，变成肿胀。若其人元气未愆，大剂人参、桂、附

散其浊阴，尚可救其一二。洞泄不止，服大剂参、术，不应，用养脏汤，亦不应，惟附子理中汤调赤石脂末。间有得生者。即发呃吐蛔，尚有四逆、参附、吴茱萸汤、干姜黄芩黄连人参汤、乌梅丸等法，然非平日相信之真，纵有生机，亦勿许治。若至发斑发躁，久痢有食，忽发除中，从无救治之法也。尝见痢久虚脱，六脉弦细，厥逆冷汗，烦渴躁扰，呃逆不宁，峻用理中、四逆、白通、通脉之类，虽日进人参二三两，服之非不暂安，脉来微续，手足渐温，稀糜稍进，去后亦稀，三四日后必然骤变，此根气已绝，灯尽复明之兆，切勿因其暂安，轻许以治，徒为识者鄙笑耳。至于妇人临产下痢，最为危殆，郑氏有胎前下痢，产后不止，七日必死之例。予尝用甘草干姜汤加厚朴、茯苓、木香治妊娠白痢，千金三物胶艾汤治妊娠血痢，连理汤加胶、艾治赤白相兼之利。驻车丸、千金黄连汤、白头翁加甘草阿胶汤，胎前产后五色诸痢，皆可选用。若胎前下痢，产后不止，势莫挽回者，用伏龙肝汤丸，随证加减，未尝不随手获效也。世医治痢，专守通因通用，痛无补法之例，不知因气病而肠中切痛，非温理其气则痛不止；因气陷而浊气下坠，非升举其气则后重不除；因气伤而津液崩脱，非调补其气则积不已；因阴虚而至夜微热腹痛，非峻补其阴则痢痛不息。世人见余用参、术、姜、桂温补气血之药，以为可骇；更有用黄芪、地黄滋阴腻滞之药，益怪甚矣；且有用石脂、干姜温涩固脱之药，以为劫剂，而大诽之。不知《内经》中原有涩因涩用之法，盖里急后重，数至圊而不能便，非涩而何？况因涩而过用利气，乃致滑脱不收，安得不用涩以固之耶？更有不知调气，但见下痢日久，便行止涩，轻以粟壳、诃子投之，闭其滞气，

迫痛愈加，愈劫愈甚，此与杀之无异也。

痢不纳食，俗名噤口，如因邪留胃中，胃气伏而不宣，脾气因而涩滞者，香、连、枳、朴、橘红、茯苓之属；热毒冲心，头疼心烦，呕而不食，手足温暖者，甘草泻心汤去大枣易生姜。此证胃口有热，不可用温药，若阳气不足，宿食未消，噫而不食，枳实理中加砂仁、陈皮、木香、豆蔻，或山楂、曲蘖之类。肝乘脾者，戊己丸加木香、肉桂。有水饮停聚者，心下必悸动不宁，五苓散加姜汁。有火炎气冲者，黄连解毒汤去黄柏加枳壳、木香。有胃虚挟热而呕逆者，连理汤。有积秽太多，恶气熏蒸者，大黄黄连泻心汤加木香，丹溪用人参、川连、石莲子、粳米、姜汁，煎汤细细呷之神效；如吐，再作服之，但得一呷下咽便开。石莲子真者绝无，余常以藕汁煮熟，稍加糖霜频服，兼进多年陈米稀糜，调其胃气必效，此即石莲之意也。治噤口痢，多有用黄连者，此正治湿热之药，苦而且降，不能开提，况非胃虚所宜，不可轻用，大抵初痢噤口，为湿瘀胃口，故宜苦燥治之，若久痢口噤，则胃气虚败，即大剂独参、理中，恐难为力也。久痢不止，诸药不应，贫人无力服参者，乌梅、大枣各数枚，煎服屡效。

休息痢　此证多因兜涩太早，积热未尽，加以调摄失宜，不能节食戒欲，所以时止时作，补中益气加肉果、木香，吞驻车丸。亦有阴虚多火，不能胜任升、柴、木香、白术者，只用驻车丸加人参、肉桂、乌梅之类；有积，可加枳实、炮黑楂肉。有服补中益气数服，不应，反下鲜紫血块者，此久风成飧泄，风气通于肝，肝伤不能藏血也，三奇汤倍防风加羌、葛、升、柴。其一切利水破气药，皆为切禁。

蛲虫痢　其证腹大，皮肤黄粗，循循

戚戚然，得之于寒湿。寒湿之气，菀笃不发，化为虫，此九虫之一，其形极细。胃弱肠虚，则蛲虫乘之，或痒，或从谷道中溢出，仓公以芫花一撮主之，乌梅丸、黄连犀角散亦主之。然虫尽之后，即用六君子加犀角、黄连、乌梅肉丸服，以补脾胃，兼清湿热，庶不再发。若一味攻虫，愈攻愈盛，漫无止期也。

痢后风　因痢后不善调摄，或多行，或房劳，或感风寒，或受湿气，致两脚痿软肿痛，用大防风汤。痢后变成痛风，皆调摄失宜所致，补中益气加羌活、续断、虎骨。

痢后呃哕　此乃胃气虚寒之极，最为恶候，急宜橘皮干姜汤主之。下痢而渴，误食冷物水果而哕者，理中汤加丁香十五粒，柿蒂五枚，水煎热服；兼寒热往来者，小柴胡加丁香；血痢呕哕而渴，心烦不得眠，小便不通者，猪苓汤；白痢呕哕，用五苓散，以中有肉桂可通逆气也。

［诊］　下痢白沫，初起脉小滑，能食者易治，洪大急疾，四肢厥冷者难治。久痢脉微弱小细者即愈，数实或虚大无根者危。下痢脓血，初起脉小滑，或弦软，身不热者易治；数实滑大而身热者，势虽甚，犹或可治；若先不热，五六日后，反发热脉大者必死；久则脉宜芤迟虚细，不宜数盛滑实，或身热不止，口噤不食者皆死；久痢脉结代，反骤能食，为除中者必死。大抵下利之脉，初起虽实大不妨，六七日后最忌强盛。凡下痢脉浮身热，作风治；脉沉身重，作湿治。下痢为肠胃病，虽频进而能食则吉。若噤口痢，初起脉数实可治；久痢而反不能食，脉见有余者死；惟小弱流利者，当作胃虚治之。

海藏治杨师，屡大醉后渴饮冷水冰茶，后病大便鲜血甚多，先以吴茱萸温药，次与胃苓汤，血止后白痢，又与温下药四服乃止。或曰：何不用黄连之类以解毒，反用温热之剂？曰：血为寒所凝，渍入肠间而便下，得温乃行，若用寒凉，即变证难疗矣。

汪石山治一妇，病痢半载余，服四物、香连愈剧，腹痛后重，咳嗽烦热，脉皆细弱而数，以补中益气去归，加茯苓、芍药为散，日用米饮调下，三次而安。

吴茭山治一妇，长夏患痢，痛迫，下黄黑，曾服香薷、枳壳、黄连愈剧，其脉两尺紧涩，此寒伤血也。问其由，乃行经时渴饮冷水一碗，遂得此证。与桃仁承气加延胡索一服，次早下黑血升许痛止，次用调脾活血之剂而痊。此盖经凝作痢，不可不察也。

李士材治屯田孙侍御夫人，久痢不止，口干发热，饮食不进，犹服香、连等药，完谷不化，尚谓邪热不杀谷，欲进芩、连，数日不食，热甚危迫。诊之，脉大而数，按之极微，询之小便仍利，腹痛而喜手按。此火衰不能生土，内真寒而外假热也。小便利则无热可知，腹喜按则虚寒立辨，急进附子理中汤，待冷与服，一剂而痛止，连进二十余剂，兼进八味丸而康。

石顽治春榜项鸣先尊堂，下痢血色如苋汁，服消克苦寒芩、连、大黄之类愈甚，不时发热痞闷，六脉瞥瞥虚大，右关独显弦象，然按之则芤。此气虚不能统血之候，与补中益气加炮姜、肉桂，四剂而安。

又治郭然明之室，患五色痢，昼夜数十次，兼带下如崩，误服大黄、黄连之属十余剂，遂隔塞不通，口噤不食者半月余，至夜必大发热躁渴，六脉弦细而疾。此足三阴俱虚之候，与理中加桂、苓、木香、乌梅以调其胃，次与加减八味作汤，导其阴火而痊。

刑部郎中申勖庵高年久痢，色如苋汁，服芩、连、芍药之类二十余剂，渐加呃逆，乃甥王勤中，邀石顽往诊。六脉弦细如丝，惟急进辛温峻补，庶合病情，遂疏理中加丁香、肉桂方。诸医咸谓血痢无用姜、桂、人参之理，迟疑不敢服，仍啜芩、连、芍药，迁延五日，病愈甚而骤然索粥，举家及诸医，皆以能食为庆，复邀石顽相商。而脉至如循刀刃，此中气告竭，求救于食，除中证也。世人但知下痢能食为向愈，曷知其有除中之例乎？因表出以为后学之鉴。

褚某水尊堂，深秋久痢，口噤不食者半月余，但饮开水及瓜瓢汁，啜后必呕胀肠鸣，绞痛不已，烦渴闷乱，至夜转剧，所下皆脓血，昼夜百余次，小水涓滴不通，诸医束手告辞，始邀石顽。切其六脉，皆弦细乏力；验其积沫，皆瘀淡色晦。询其所服，皆芩、连、槟、朴之类，因谓之曰：所见诸证俱逆，幸久痢脉弱，尚宜温补，姑勒一方，用理中加桂、芩、紫菀调之。服后小便即通，便得稍瘥，三四日间糜粥渐进，痢亦渐减，更与理中倍参，伏龙肝汤泛丸，调理而痊。

又治同川春榜陈颖雍，触热锦旋抵家，即患河鱼腹疾，半月已来，攻克不效，遂噤口，粒米不入，且因都门久食煤火，肩背发疽，不赤不疼，陷伏不起，发呃神昏，势日濒危，内外医科，互相推诿，因命楫相邀石顽，就榻诊之。六脉弦细欲绝，面有戴阳之色，所下之物，瘀晦如烂鱼肠脑。证虽危殆，幸脉无旺气，气无喘促，体无躁扰，可进温补，但得补而痈肿焮发，便可无虞。遂疏保元汤，每服人参三钱，生黄芪二钱，甘草、肉桂各一钱，伏龙肝汤代水煎服，一啜而稀糜稍进，再啜而后重稍轻，三啜而痈毒贲起，另延疡医敷治其外，确守前方，服十余服

而安，前后未尝更易一味也。

一大兵船上妇胎前下痢，产后三日不止，恶露不行，发热喘胀，法在不救，有同道误许可治，与药一服，次早反加呃逆，计无所施，乃同兵丁，托言货船，拉石顽往诊。其脉三至一代，直以难治辞之，彼则留住前医，不使上涯，方知其意原欲巧卸，恐余不往，故不明言其故，当此急迫之际，不与解围，必致大伤体面，因谓之曰：此证虽危，尚有一线生机，必从长计议，庶可图治。彼闻是言，始放其医抵家，而求药于余。遂与盏一枚，钱数文，令买砂糖熬枯，白汤调服，既可治痢，又能下瘀，且不伤犯元气，急与服之。彼欣然而去，其医得脱，闭户挈家而遁，直至数日，大兵去后宁家，即过我而谢曰：若非金蝉脱壳，不免为螳臂所执也。

飞畴治朱元臣子，患五色痢，二十余日，胸膈胀满，而粥饮不进，服药罔效，别延两医诊视，一用大黄，一用人参，元臣不能自主，因执治于予。予曰：用大黄者，因其脉满脉大也，用人参者，因其痢久不食也。痢久不食，大黄断断难施，肠满作胀，人参亦难遽投，今拟伏龙肝为君，专温土脏，用以浓煎代水，煎焦术、茯苓、甘草、广藿、木香、炒乌梅。一剂痢减食进，再剂而止，遂不药调理而起。

大小便不通

经曰：脉盛，皮热，腹胀，前后不通，瞀闷，此谓五实。夫脾胃气滞不能转输，加以痰饮食积阻碍清道，大小便秘涩不快，二陈汤加升、柴、二术，数服，能令大便润而小便长。湿热痰火结滞，脉洪盛，大小便秘赤，肢节烦疼，凉膈散、小承气汤选用。阴囊肿胀，二便不通，三白散。大小便俱不通，小腹膨胀，乃膀胱尿

满，支撑回肠，故并大便不得出，用二陈倍茯苓加泽泻、木通先利小便，回肠得通，而大便随出矣。风闭，用烧皂肉灰为末，粥清调下，或烧汤蒸下部良。冷闭，用连根葱一二茎，带土生姜一块，淡豆豉二十一粒，盐二匙，同研烂作饼，烘热掩脐中，以帛扎定，良久于饼上灸之。热闭，用田螺捣烂，加麝香一分，冰片半分，入脐中，以帛束之，如人行十里即通。

石顽曰：肥人素多痰饮湿热结聚，因病每致大小便不通，腹满不食，气逆喘急，势盛不得不下。有屡下不得通利者，有再三下而始通者，有下之利不止者，大抵湿热素盛之人，大便不行，日数虽多，结粪甚少，所下不过溏粪垢腻，甚至骤下不可遏者，多有热去寒起，正气随脱，即变呃逆之证。以此本属湿热，温补仍助本病，苦寒徒乏胃气，每至不可救药。若始先知其湿热痰积，用导痰汤多加姜汁、竹沥，下滚痰丸，甚则下控涎丹，方为合法。若迟则湿热上涌势剧，胃中津液尽变浊秽，虽有合剂，不能取效也。凡大便不通而腹中雷鸣者，下之必无结粪，盖肥人下后，多有脱泄不止之虞，瘦人汗后，每多干热不止之患，不可不知。

丹溪治一老人，因内伤挟外感，自误发汗，脉浮数。年高误汗，必有虚证，乃与参、术、归、芪、寸草、陈皮等。自言从病不曾更衣，今虚进痛不堪，欲用利药，朱谓非实秘，气因误汗而虚，不得充腹，无力可努，仍用前药。间与肉汁及锁阳粥，浓煎葱椒汤浸下体，下软块五六枚，脉大未敛，血气未复，又与前药，二日，小便不通，小腹满闷烦苦，仰卧则点滴而出，朱曰：补药未至，倍参、术。服二日，小便通，半月而愈。

又治一妇人脾疼，后患大小便不通，此是痰膈中脘，气聚上焦，二陈加木通，初服探吐，再服而愈。

汪石山治一妇，因忧惧劳倦，小腹胀满，大小便秘结不通，医以硝、黄三下之，随用随秘，反增胸腹胃脘胀痛，自汗食少。汪诊之，脉皆濡细而数，曰：此劳倦忧惧伤脾也，盖脾失健运之职，故气滞不行，前药但利血而不能利气，遂用人参二钱，归身钱半，陈皮、枳壳、黄芩各七分，煎服而愈。

喻嘉言治一人，大小便俱不通，因新秋病疟，三五发后，用药截住，遂觉胸腹间胀满日增，不旬日外，腹大胸高，上气喘急，二便全无，食饮不入，能坐不能卧，能俯不能仰，屡服下药不应，商用大黄二两作一剂。喻曰：此名何病，而敢放胆杀人耶？医曰：伤寒肠结，下而不通，惟有大下一法，何谓放胆？曰：世间有不发热之伤寒乎？伤寒发热，津液枯槁，肠胃干结，故用下药以开其结，然有不转矢气者不可攻之戒，正恐误治太阴之腹胀也。此因腹中之气，散乱不收，津水随气横决四溢而作胀，全是太阴脾气不能统摄所致，一散一结，相去天渊，再用大黄猛剂大散其气，若不胀死，定然腹破。遂以理中汤少加黄连，疾势略减。次日用五苓散本方，药才入喉，病者即索秽捅，小便先去，大便随之。腹中原是大黄推荡之泄粪，其所以不出者，以膀胱胀大，腹内难容，将大肠撑紧，无隙可出耳。

石顽治杨松龄，夏月感冒，曾服发散药十余剂，大小便俱闭涩不通，更一医，用硝、黄下之，少腹左畔遂胀起如墩，不赤不热，有时哔哔作声。复延疡医，以敷药治其外，以解毒利水药治其内，药未进而躁扰不宁，因延石顽诊之。六脉紧细而駚駚，此过汗津液大伤，又与苦寒攻里，致阴邪内结，膀胱不化，尿积不通，法在不救，幸胃气有权，形神未槁，尚能稍进糜饮，姑许以治。因与济生肾气大剂，煎成入有嘴壶，托起其项，徐徐仰灌升许，顷令转侧，以鹅翎探吐，即时溲便如注，少腹顿平，更与十全大补调理而安。此证前后患者四五人，或小便淋沥，或遗尿不止，或形羸气脱，皆立辞不治。

大便不通

经曰：北方黑色，入通于肾，开窍于二阴。可知大便闭结专责之少阴，证状虽殊，总由津液枯竭也。肾苦燥，急食辛以润之。当归、肉苁蓉之类。

肾主五液，津液盛则大便如常，房欲过度，精血耗竭，多致秘结。或饥饱劳役，损伤胃气；或辛热厚味，渐渍助火，伏于血中，耗散真阴，津液亏少，致令大便结燥。高年血不充，每患是疾，故古人有胃实脾虚、风秘、气秘、痰秘、冷秘、热秘、虚秘、实秘之分，临证所当细察详问也。胃实而秘，善饮食，小便赤涩，麻仁丸。脾虚不能运化，倦怠懒于言动，补中益气倍升、柴、当归，煎成调生蜜、麻油，清气一升，浊气自降，有脾虚下秘者，以此汤下麻仁丸。风秘者，风入大肠，传化失职、羌、防、苏子、枳壳、麻仁、杏仁、皂角灰，煎服润肠丸。气秘者，气不升降，谷气不升，其人多噫，枳壳、沉香、苏子、槟榔、乌药、陈皮，煎服降气散，或四磨、六磨选用。痰秘者，痰饮湿热阻碍，气不升降，头汗喘满，胸胁痞闷，眩晕腹鸣，半夏、茯苓、木香、槟榔、枳实、橘红、香附、白芥子、姜汁、竹沥，不应，加大黄、黄连，甚则控涎丹下之。冷秘者，六脉沉迟，面白或黑，凝阴固结，胃气闭塞，肠内气攻，腹中喜热恶冷，藿香、厚朴、姜、桂、枳壳、陈皮、生姜，煎服半硫丸。热药多

秘，惟硫黄性缓而通；冷药多泄，惟黄连厚肠止泄。如阴寒秘结，当与阳药冰冷服之，然数服中，间与清润药一服，不令结秘；若病本虚寒，标显躁热，亦宜助阳药中少加苦寒以去热躁，躁止勿加。热秘者，六脉数实，面赤口干，身热肠胃胀闷，时欲得冷，或口舌生疮，二肠热结，苏子、黄芩、生地、芍药、杏仁、枳壳、煎服润肠丸，或四顺清凉饮。虚秘者，不能饮食，小便清白，或年高，或病久，或脾虚津枯血少，归身、熟地、苁蓉、参、芪、沉香、松子仁、桃仁、麻仁、蜂蜜，或麻仁、枳壳、当归、人参，蜜丸服之。瘦人血枯火秘，通幽汤煎成，入蜜服之。老人津枯，妇人产后去血过多，及发汗利小便，病后血气未复，虚劳骨蒸，皆能作秘，惟当益气补水养血，不可用硝、黄利药，巴豆、牵牛尤在所禁。有一种大便不通，腹中胀闷，求通不得，频频登厕，努力太过，虚气被挣下注，肛门里急后重，时不可忍，气逆呕恶，渴而索水，饮食不能，呻吟不绝，欲与通利，则气以下脱，欲与升提，则气以上逆，呕恶难堪，人参、枳壳、当归煎服，加陈香橼皮尤效。肾藏血虚，大肠风秘，生何首乌捣自然汁一盏，和白蜜，炖热服之，六味丸加蜜调服亦通，固本丸作膏常服亦妙。古方治老人燥结，多用苁蓉，不知胃气虚者，下口即作呕吐，肥人胃中多有痰湿，尤非所宜，惟命门火衰，开合失职者，方为合剂，然须丸服，若作汤，亦必作吐，以其味咸气浊也。丹方，治肾肝风秘，至夜微发寒热者，用生何首乌两许顿煎，服之神应；若暴病热邪固结，及中有留滞者禁用，以其纯阴味涩，无养正祛邪之力也。失血后烦渴，大便不通，一味生地黄捣汁服之。大病后不得寐，大便不通，一味熟

枣仁，擂①水去滓，煮粥频食；血枯燥结，恒用熟地黄蜜煎常服，或熬膏亦佳。又老人血枯便闭，用生地黄、当归身、鲜首乌各四两，广皮一两，熬膏炖热服半小杯，不通，三五次效。实秘者，能饮食，小便赤涩，枳实、槟榔、木香、砂仁、蓬术、大黄、皂肉灰之属；气滞腹急，大便秘涩，六磨汤加大黄。诸秘服药不通，或虚人畏服利药者，宜蜜煎导、削酱姜导，分寒热选用。其猪胆导，非伤寒邪热，不可轻试，病人胃气虚者，用之往往有呃逆之虞，不可不慎。

或问干结之甚，硝、黄亦可暂用否？曰：承气汤用硝、黄，乃伤寒邪热入里，胃液干枯，肾水涸竭，故宜急下以救阴津为务。若老人虚人，及病后肾水本亏，以致燥结，再用硝、黄下之，是虚其虚，目下取快一时，来日复秘愈甚，欲再下之，虽铁石不能通矣。倘遇此证，当勤慰之，缓图奏效，切勿性急，自贻其咎也。

[诊] 阳结脉沉数或促，阴结脉迟伏或结，老人虚人便秘，脉多沉伏而结促不匀，若见雀啄者不治。

小便不通 闭癃

经云：三焦者，决渎之官，水道出焉。膀胱者，州都之官，津液藏焉，气化则能出矣。下焦者，别回肠，注于膀胱而渗入焉，故水谷者，常并居于胃中，成糟粕，俱下于大肠，而成下焦，渗而俱下，济泌别汁，循下焦而渗入膀胱焉。膀胱之胞薄以懦，得酸则缩蜷，约而不通，水道不行，故癃。阴者，积筋之所终也，故酸入而走筋矣。饮食入胃，游溢精气，上输于脾，脾气散精，上归于肺，通调水道，下输膀胱。

经云：至阴虚，天气绝；至阳盛，地气不足，夫肾肝在下，地道也。心肺在上，天道也。脾胃居中，气交之分也。故天之阳绝而不安于地者，则白露不下。在上之阳不交于阴，则在下之阴无以为化，水道其能出乎？此上焦之气化也。仲景曰：卫气行，则小便宣通。又曰：脾病则九窍不通，此中焦之气化也。东垣云：在下之阴虚，在上之阳盛，致肾气不化，必宜其阳而举之，则阴可得而平也。故丹溪云：以吐法通小便，上窍通而下窍之水出焉。然升提只可施于涓滴不通者，若尿涩短少，或淋漓作痛者，非所宜也。由经言及诸论观之，未有不主于气化者，不审乎此，转行疏利之剂求功，多见其不知量也。

东垣云：小便不通，皆邪热为病，分在气在血而治之，以渴与不渴而辨之。渴而不利，或黄或涩者，热在上焦气分也。小便者，膀胱所主，若肺热不能生水，是绝其寒水生化之源，宜清肺而滋化源，故当从肺分助其秋令，宜茯苓、泽泻、车前、木通之类淡味渗泄之药，水自生焉。如不渴而小便不通者，热在下焦血分，肾与膀胱受热，闭塞其流，须知、柏之类苦寒气味俱阴之药以除其热，稍兼肉桂辛温散结之阳药以泄其闭，若服淡渗之味，则阳无以化，而阴愈闭塞不通矣。气分热，渴而小便闭，或黄或涩者，黄芩清肺饮。血分热，小便闭而不渴者，滋肾丸；不应，并中焦亦有热也，加连、柏、甘草，等分煎服。阴虚血热人，渴而小便不通，或涩痛淋沥者，切禁五苓燥剂，宜导赤散。津液偏渗于大肠，大便泄泻，小便涩少，或水停心下，不能下输膀胱者，五苓散渗泄之。若六腑客热转于下焦而不通者，用益元散以清之。若气迫闭塞，升降不通者，二陈汤去半夏，加木通、滑石、

---

① 擂：研碎。

柴胡、升麻以提之。汗出过多，小便赤涩，此五内枯燥，慎勿用利水之剂，生脉散加黄芪、当归。若右寸独数大，小便点滴而下者，此金燥不能生水，气化不及州都，生脉散去五味子，易大剂紫菀，可一服而愈。小便不通，腹下痛闷难忍如覆碗者为实，亦分在气在血。气壅于下者，四磨、六磨选用；血污于下者，代抵当丸。有火虚者，非与温补之剂则水不能行，如金匮肾气丸；元气下陷而水道不通者，补中益气汤加木通、车前，升清以降浊也。小便不利，审是气虚，独参汤少加广皮如神。凡小便不通，用独蒜涂脐法。以独蒜一枚，栀子三枚，盐少许，捣烂，摊纸贴脐，良久即通，未通，涂阴囊上立效，或用食盐半斤，炒热布包熨之。天行热病，小便不通，用蚯蚓泥升许，以水浸澄清，渴即与饮，不应，用地龙数枚，同芦根，捣汁饮之。

闭癃　闭癃者，尿闭不通，淋沥点滴也，惟肝与督脉三焦膀胱主之。经云，膀胱之胞薄以懦，得酸则缩蜷，约而不通，水道不行，故癃。又云：膀胱不利为癃，不约为遗尿。盖实则闭癃，虚则遗尿，遗尿则补之，闭癃则泻之。然遗尿闭癃，不取膀胱俞者，盖膀胱但藏尿，其主出尿者，皆从三焦及肝与督脉也。闭癃者，合而言之，一病也，分而言之，有暴久之殊。盖闭者，暴病，为尿点滴不出，俗名小便不通是也，可用疏通利窍之剂，甚则用吐法以提其气自通，若补中益气、二陈、五苓，俱可探吐也。癃者，久病，为尿癃淋沥，点滴而出，一日数十次，名淋病是也，惟宜滋养真阴，兼资气化，如六味、生脉之类，亦可合用，若疏泄利气之药，皆为戈戟矣。夏秋热伤癃闭，以滑石调水饮之即通，但阴虚泉竭者禁用。

淋

《金匮》云：淋之为病，小便如粟状，小腹弦急，痛引脐中，趺阳脉数，胃中有热，即消谷引食，大便必坚，小便即数。小便不利者，有水气，其人苦渴，栝蒌瞿麦圆主之。小便不利，蒲灰散主之，滑石白鱼散、茯苓戎盐汤并主之。渴欲饮水，口干舌燥者，白虎加人参汤主之。脉浮发热，渴欲饮水，小便不利者，猪苓汤主之。淋家不可发汗，发汗则便血。

《金匮》论淋证四条：一曰小便如粟状，小腹弦急，痛引脐中，此肝移热于膀胱，因肝热甚，失其疏泄之令而然也；一曰胃中有热，消谷引食，大便坚，小便数，此因胃热炽甚，消烁津液，肠胃膀胱之源俱涸也；一曰有水气，其人苦渴，此膀胱气化不行，水积胞中为患也；一曰小便不利，用蒲灰散等治，此因膀胱血病，血属阴，阴病则阳亦不能施化也。其用栝蒌瞿麦圆者，盖缘肺气不化，膀胱不通，致水渍则津液不行，而胃中燥渴，故用栝蒌根以生津，薯蓣以补肺，茯苓疏肺气下行，瞿麦逐膀胱癃结；然欲散下焦之结，又需阳药始得开通，故少加附子为使，必水积而腹中冷者，方可用之。若虽有水气而腹中不冷，即当效五苓之法，以桂易附；或因积热闭癃，又当改附子为知、柏也。其蒲灰散等三方，悉治膀胱血滞气不化而小便不利之证。蒲灰滑石者，蒲灰治瘀血，滑石利窍也。乱发滑石白鱼者，发灰消瘀血，白鱼去水气也。茯苓戎盐者，咸润走血，佐茯苓淡渗利小水，白术兼利腰脐间血也。三方亦有轻重，乱发为重，蒲灰次之，戎盐又次之。至于渴欲饮水，口干舌燥，明系热在上焦，故用白虎以荡涤膈上之热，加人参以救津液也。渴欲饮水，小便不利，乃热结膀胱，津液固结之候，而见脉浮发热，太阳热邪循经发外也，故用猪苓汤以导热滋燥，慎勿因其发热而与发汗，重伤其阴，必致便血，故为切戒。

诸淋所发，皆肾虚而膀胱生热也，水火不交，心肾气郁，遂使阴阳乖舛，清浊相干，蓄在下焦，故膀胱里急，膏血砂石，从水道出焉，于是有淋沥不断之状，甚者窒塞其间，令人闷绝。凡小肠有气则小便胀，小肠有血则小便涩，小肠有热则小便痛，制剂之法，并宜流行滞气，疏利小水，清解热邪。其于平调心火，又三者之纲领焉，心清则小便自利，血不妄行，最不可用补气之药，气得补而愈胀，血得补而愈涩，热得补而愈盛，水窦不行，加之谷道闭遏，未见其有能生者也。虽然，肾气虚弱，囊中受寒而成淋涩者有之，其证先寒栗而后溲血，盖冷气与正气交急故也。又有胞系转戾不通者，其证脐下急痛，小便不通，凡强忍小便，疾行走马，或忍尿入房，使水气逆上，气迫于胞，故屈戾而不得舒张也，胞落则殂。

石淋者，脐腹隐痛，小便难，痛不可忍，溲如砂石，或黄赤，或浑浊，色泽不定，正如汤瓶久受煎熬，底结白碱，宜清其积热，涤其砂石，如麦冬、葶苈、木通、葵子、滑石、车前、连翘、瞿麦、知母；涩痛甚者，为膀胱蓄血，加琥珀、肉桂、大黄辛温以散之；加味葵子茯苓散，专治石淋之圣药，紫雪亦佳。劳淋者，遇劳即发，小便淋沥不绝，如水滴沥而不断，有脾劳肾劳之分。劳于脾者，补中益气加车前、泽泻；劳于肾者，六味丸加麦冬、五味。血淋者，虽主实主血而与小肠为表里，然须看血色分冷热。色鲜紫者，为小肠实热，小肠热甚而血渗胞中，与溲俱下，大剂生牛膝为主，兼车前、山栀、生地、紫菀、犀角、桃仁、芦根汁、生藕

节汁，血虚而热，用生地黄三两，黄芩、阿胶各半两，柏叶少许，水煎服之，此《千金》法也。若色瘀淡者，属肾与膀胱虚冷，生料六味丸加肉桂，芦根捣水煎，候冷服；若两尺脉沉弦而数，必有瘀血停蓄，犀角地黄汤加紫菀、牛膝，若琥珀、麝香、当归、川芎、萆薢、木通、白术、木香、香燥破血利水耗气之类切禁。气淋者，气化不及州都，胞中气胀，小腹满坚，尿有余沥，宜沉香、肉桂、茯苓、泽泻，佐以木通、瞿麦、葵子、山栀、石韦之类；实则气滞不通，脐下妨闷，加香附、木香，不应，加硝、黄；尿后疼痛，去石韦、木通、瞿麦、葵子、山栀，加秋石、生甘草梢、藕汁。气淋服利水药不能通者，沉香降气、四磨汤选用。膏淋者，俨若脂膏，或便中有如蜒蚰之状，此名肉淋，乃精尿俱出，精塞尿道，故便欲出不能而痛，宜茯苓、秋石、沉香、海金沙、泽泻、滑石；如不甚痛者，须固涩其精，慎勿误与通利，鹿角霜、肉苁蓉、菟丝子、莲须、芡实、山药之类，或桑螵蛸、菟丝子等分，泽泻减半，蜜丸服，后以六味丸合聚精丸调补之。冷淋者，寒气客于下焦，水道不宣，满于胞内，淋涩而白，先发寒栗，而后便数成淋，宜金匮肾气丸加鹿茸、沉香。戴氏云：进冷剂愈甚者，此是冷淋，牛膝半两煎汤，加麝少许，下八味丸。冷淋小便闭涩，数起不通，窍中苦痛、憎寒凛凛，或因烦渴饮水过多，水积胞中不行，生附子散，不应，用栝蒌瞿麦汤。热淋者，心肺蕴热，不能滋其化源，小便赤涩如血而少，烦渴引饮者，导赤散加黄芩；躁热不渴者，滋肾丸，或淡竹叶煎汤调辰砂益元散。凡人服金石大毒，以助入房，败精流入胞中，及饮食痰积渗入者，则皆成淋，或忍精不泄，停凝作痛而致淋者，木通、车前、牛膝、泽

泻、茯苓、滑石、甘草，或汤或丸俱效。有膏粱太过，食积成痰，流注为淋，宜尿浸山楂、川连、丹皮、海石、玄明粉之类。小便艰涩如淋，短而不作痛者，虚也，六味丸加鹿茸、肉苁蓉；如茎中不痛而痒者，此属精虚，八味丸。小便淋沥，茎中痛不可忍，相引胁下痛，参苓琥珀散。有服五苓散不效，用生料鹿茸丸却愈，此皆下元虚冷之故。胞痹小便淋沥涩痛，肾虚膀胱积热也，肾沥汤。胞痹不得小便，小腹痛，若沃以汤，则小便虽涩而略通者，此膀胱虚寒也，茯苓丸；虚寒甚者，巴戟丸。老人精气已衰，犹不绝欲，小便淋沥，小腹胀闭而牵引谷道，或尿血梗痛，肾气丸加牛膝。热极成淋，茎中痛，五苓散减桂大半，加滑石、木通、生甘草梢。口苦咽干，小便赤涩，或欲成淋，清心莲子饮。伏暑成淋，五苓和益元散；虚人，生脉散，不时服之。小便自清，后有几点血者，五苓散加牛膝、熟地、紫菀。有因怒而致淋者，非青皮、沉香、山栀、木通不能已也。有因思虑成淋者，归脾汤和五苓散并进。汗多而小便痛，暑月常有之，盛暑冷饮既多，上停为饮，外发为汗，津液不通，小肠闭塞，五苓散加人参、甘草，名春泽汤，最为合剂。老人气虚下陷成淋者，补中益气加木通、泽泻，以升麻、柴胡升九地之阴，木通、泽泻降九天之阳，服之殊验。心脾血虚，归脾汤、辰砂妙香散选用。淡秋石治血淋茎中热痛，降火最捷，但元气下陷，小便多者禁用。血淋服诸药不效，一味薏苡根捣汁服之。血淋每日用黄茧丝二两，煮汤饮之，七日必效，留丝煅灰存性，蜜丸服之，并主妇人血崩；又生鸡子黄，每日清晨沸汤调服二枚，其血自清。牛膝三两，煮成，入麝少许顿服，名地髓汤，此治血淋要剂，但淋久不止，元气下陷者，

又为切禁；且虚人能损胃气，及崩淋下血不止者，皆不宜服，以其滑精故也。朴硝雪白者，治痛淋殊效，每服二钱；血淋，用冷水下；气淋，木通汤下；石淋，炒研用温水下。石膏火煅，同琥珀、滑石，乃石淋之要药，然须质壮初起者宜之。老人绝欲太早成淋，生绿豆水浸，擂汁服之，然不若淡秋石擂水饮之，其效如神。一切淋浊属实热者，应手获效，稍涉阴虚，甚于砒鸩，不可不慎。

[诊]　少阴脉数，妇人则阴中生疮，男子则气淋，盛大而实者生，虚小而涩者死。

薛立斋治一人，素膏粱，小便赤数，口干，吐痰稠粘，右寸关数而有力，此脾肺积热移于膀胱，先用黄芩清肺饮清理脾肺，次用滋肾丸、六味丸以滋肾水而安。

又治一儒者，发热饮水不绝，每如厕，小便涩痛，大便牵痛，此精竭复耗所致，用补中益气送都气丸而安。

石顽治内阁文湛持，夏月热淋，医用香薷饮、益元散，五日不应，淋涩转甚，反加心烦不寐，乃弟广文彦可，相邀往诊。见其唇赤齿燥，多汗喘促，不时引饮，脉见左手微细，右手虚数，知为热伤元气之候，遂疏生脉散方，频进代茶，至夜稍安。明日复苦溲便涩数，然其脉已向和，仍用前方不时煎服，调理五日而痊。

又治太史沈韩倬，患膏淋，小便频数，昼夜百余次，昼则滴沥不通，时如欲解，痛如火烧，夜虽频进，而所解倍常。溲中如脂如涕者甚多，先曾服清热利水药半月余，其势转剧，面色痿黄，饮食艰进，延石顽诊之。脉得弦细而数，两尺按之益坚，而右关涩大少力，此肾水素亏，加以劳心思虑，肝木乘脾所致，法当先实中土，使能堤水，则阴火不致下溜，清阳得以上升，气化通而疼涩瘳矣。或云：邪

火亢极，反用参、芪补之，得无助长之患乎？曷知阴火乘虚下陷，非开提清阳不应。譬诸水注，塞其上孔，倾之涓滴不出，所谓病在下，取之上；若用清热利水，则气愈陷，精愈脱，而尿愈不通矣。遂疏补中益气方，用人参三钱，服二剂，痛虽稍减，而病者求其速效，或进四苓散加知母、门冬、沙参、花粉，甫一服，彻夜痛楚倍甚，于是专服补中益气，兼六味丸，用紫河车熬膏代蜜调理，补中原方，服至五十剂，参尽斤余而安。

小便不禁　<small>小便频数　遗尿</small>

王节斋曰：小便不禁，或频数，古方多以为寒，而用温涩之药，殊不知阴虚属热者多，盖火邪妄动，水不得宁，故不能禁而频数也。是以老年人多频数者，是膀胱血少，阳火偏旺也，治法宜滋肾水真阴，补膀胱津液为主，而佐以收涩之剂，六味丸加麦冬、五味之类，不可用温药也。

戴氏云：小便多者，乃下元虚冷，肾不摄水，以致渗泄，宜八味丸、生料鹿茸丸。若小便常急偏数，虽多而所出常少，放了复急，不涩痛，却非淋证；亦有小便毕，少顷将谓已尽，忽再出些少者，多因从忍尿行房事而然，宜生料五苓散加阿胶，吞加减八味丸。小便不禁而淋沥涩痛者，此真阳不固而下渗也。固脬丸，不应，用加减桑螵蛸散；昼甚者，为阳虚，补中益气加熟附子；夜甚者，为阴虚，八味丸。脬气不足，小便频数，昼甚于夜者，缩泉丸。或时清利过多，或时频数赤涩者，旧用草薢分清饮，多不应，改用加减八味丸效；若夜起小便多者，八味丸加五味子。数而少为实热，宜渗之，五苓减桂加滑石、甘草；数而色黄，虚热也，宜滋阴六味丸；数而多，色白体羸，为真阳

虚，升气少而降气多，须补右肾相火，八味丸加补骨脂、鹿茸。病后服苦寒泄利药太过，小水不禁，或如稠泔色者，加减八味丸。小便频数，劳而益甚者，属脾气虚弱，补中益气汤加山药、五味。若小便涩滞，补之益甚者，乃膀胱热结也，赤芍、赤茯苓、黑山栀、生甘草、木通、滑石、淡竹叶。目白睛黄加茵陈，有血加当归、延胡索，脉滑数盛加大黄二钱、芒硝一钱，大便通，小便亦利也。其脾肺气燥不能化生者，黄芩清肺饮；膀胱阴虚阳无以生者，滋肾丸；肾与膀胱俱虚，或肺气不化，水泉涩数者，六味丸加麦冬、五味。若小便涩滞，或茎中痛，属肝肾湿热，龙胆泻肝汤。

遗尿　经云：督脉生病为遗尿，肝所生病为遗尿，膀胱不约为遗尿。仲景云：下焦不归则遗尿，天寒则腠理闭，气湿不行，水下流于膀胱，则为尿与气，故多尿而寒也。至于不禁，虚寒之甚，非八味丸、固脬丸、加减桑螵蛸散，不效，然亦有热客肾部而遗尿者。经曰：淫气遗尿，痹聚在肾。此系热证，其证发热作渴，或时闭涩，或时自遗，或阴挺不能约制，午前小剂补中益气加黑山栀，午后大剂生料六味丸加五味子，常服自效。夏月暑病遗尿者，白虎加人参汤，一服即应。有先因病淋，服利药太多，致尿不禁者，补中益气少佐熟附子。有所伤损，污血蓄于胞中，亦令遗失，鹿角屑炙黄为末，和桃仁泥等分，酒调三钱。咳而遗尿属膀胱，茯苓甘草汤，不应，五苓散。小儿胎中受冷遗尿，一味补骨脂炒研，临卧红酒调服，即不遗。孕妇及产后遗尿，见妇人门。

石顽治吴兴闵少江，年高体丰，患胞痹一十三年，历治罔效。一日偶述其证于张涵高，涵高曰：此病隐曲难明，非请正于石顽张子，不能测识也。少江素忝交

知，因是延余，备陈所患。凡遇劳心嗔恚，或饮食失宜，则小便频数，滴沥涩痛不已，至夜略得交睫，尿即渗溇而遗，觉则阻滞如前。十三年来，服人参、鹿茸、紫河车无算，然皆平稳无碍，独犯牡丹、白术，即胀痛不禁，五犯五剧，究竟此属何疾？余曰：病名胞痹，惟见之于《内经》，其他方书不载，是以医不加察，并未闻其病名。此皆膏粱积热于上，作强伤精于下，湿热乘虚，结聚于膀胱之内胞也。《素问》云：胞痹者，小腹膀胱按之内痛，若沃以汤，涩于小便，上为清涕。详此节经文，则知膀胱虚滞，不能上吸肺气，肺气不清，不能下通水道，所以涩滞不利，得汤热之助，则小便涩涩微通；其气循经蒸发，肺气暂开，则清涕得以上泄也。因举肾沥汤方，服之其效颇捷。但原其不得宁寝，寝则遗尿，知肝虚火扰，而致魂梦不宁，疏泄失职，所以服牡丹疏肝之药则胀者，不胜其气之窜，以击动阴火也；服白术补脾之药亦胀者，不胜其味之浊，以壅滞湿热也；服人参、鹿茸、河车温补之药，平稳无碍者，虚能受热，但补而不切于治也。更拟加减桑螵蛸散，用羊肾汤泛丸服，庶有合于病情。然八秩年高，犹恃体丰，不远房室，药虽中窾，难保前证不复也。

又治徽友黄元吉，年六十余，因丧明蓄妾，而患小便淋涩。春间因颠仆昏愦遗尿，此后进不时遗尿，或发或止。至一阳后，其证大剧，昼日苦于尿涩不通，非坐于热汤，则涓滴不出，交睫便遗之不禁，因求治于石顽。其脉或时虚大，或时细数，而左关尺必显弦象，此肾气大亏，而为下脱之兆也，乃与地黄饮子数服，尿涩稍可，遗亦少间，后与八味丸去丹皮、泽泻，加鹿茸、五味、巴戟、远志，调理而痊。

又治陕客亢仁轩，年壮色苍，体丰善啖，患胞痹十余年，诸省名医，俱药之不应，亦未有识其病名者，癸丑夏，泊吴求治。其脉软大而涩涩不调，不时蹲踞于地，以手揉其茎囊则溲从谷道点滴而渗，必以热汤沃之始得稍通，寐则有时而遗。其最苦者，中有结块如橘核之状，外裹红丝，内包黄水，杂于脂腻之中，与向所治高参议田孟先无异。此因恣饮不禁，酒湿乘虚袭人髓窍，故有是患，因令坚戒烟草火酒，湿面椒蒜，糟醋鸡豕，炙煿等味，与半夏、茯苓、猪苓、泽泻、萆薢、犀角、竹茹作汤，四剂不应省其故，以西北人惯食等味，不能戒口，所以不效。乃令其坚守勿犯，方与调治，仍用前药四剂，势减二三，次与肾沥汤加萆薢数服，水道遂通，溲亦不痛，但觉食不甘美，后以补中益气加车前、木通，调之而安。此与高参议田孟先证虽同而治稍异，高则因远游，恣乐妓馆致病，故用肾沥汤、加减八味丸收功；因由阴虚多火，故用肾沥汤、生脉散合六味丸收功，若萆薢分清渗水伤精之味，成为切禁。此则肥盛多湿，故先与清胃豁痰之药，然后理肾调脾，为治不得不异耳。

又治御前侍卫金汉光，年逾花甲，初夏误饮新酒致病，前有淋沥涩痛，后有四痔肿突。此阴虚热陷膀胱也，先与导赤散，次进补中益气，势渐向安，惟庭孔涩痛未除，或令服益元散三服，遂致遗尿不能自主。投剂不应，直至新秋，脉渐软弱，因采肾沥之义，以羖羊肾制补骨脂，羊胲制菟丝子，浓煎桑根皮汁制螵蛸，甫进三日，得终夜安寝，涓滴靡遗矣。

小便黄赤

《内经》曰：诸病水液浑浊，皆属于热。夫小便黄赤有四：一属肝热，经曰：

肝热病者，小便先黄是也；二属胃热，经曰：胃足阳明之脉，气盛则身以前皆热，消谷善饥，尿色黄是也；三属肺虚，经曰：肺手太阴之脉，气虚则肩背痛，寒则少气不足以息，尿色变是也；四属肾虚，经曰：冬脉者肾也，冬脉不及，则令人眇中清，脊中痛，少腹满，小便变是也。汗多而小便赤涩，夏月多有此证，盛暑汗既多，膀胱闭涩，则水不运下，四君子合五苓散，或五苓合生脉，或生脉合保元，或消暑丸、清燥汤选用。有小便赤短，体倦食少，缺盆痛，此脾肺肾俱虚也，补中益气下六味丸，滋其化源自愈，误用渗利必危；已经分利，或病后有此，属脾肺气虚，不能施化，补中益气加麦冬、五味。尺脉数大，阴火上炎，而小便赤少者，六味丸加麦冬、五味。肝热者，频欲解而赤涩梗痛，时觉凛凛，或发寒热，六味丸多加牛膝；脉盛气实者，龙荟丸。胃热者，口中干淡引饮，肌肤壮热，竹叶石膏汤。膀胱热甚者，滋肾丸。

遗　精

经曰：怵惕思虑则伤神，神伤则恐惧流淫而不止。肾者，主蛰封藏之本，精之处也。

五脏主藏精者也，伤则失守。谓一脏之真不得其正，则一脏之病作矣。厥气客于阴器，则梦接内，厥阴主筋，故诸筋统系于肝也。肾为阴，主藏精，肝为阳，主疏泄，故肾之阴虚，则精不藏，肝之阳强，则气不固，若遇阴邪客于其窍，与所强之阳相感，则精脱而成梦矣。所谓阳强者，乃肝脏所寄之相火强耳，故治以肾肝为主。亦有不在肾肝，而在心肺脾胃之不足者，然必传于肾肝而后精方走也。治法若从他脏而起，则以初感病者为本，肾肝聚病者为标；若由肾肝二脏自得者，独治

肾肝。阴阳离决，水火不交通者，则既济之；阴阳不相抱负者，则调和之。阳虚者补其气，阴虚者补其血，阳强者泻其火。有正治反治，从少从多，随其攸利。梦与人交接为梦遗，相火之强为患；不因梦感而自遗者，为精滑，心肾之伤居多。因思想无穷，所愿不得而为白淫者，治法有五：神气浮游，宜补中益气汤加菖蒲，下朱砂安神丸；思久成痰，迷于心窍，宜先服四七汤以豁其痰，后用猪苓丸、威喜丸调之；思想伤阴，八味丸去附子，加酒黄柏以滋养之；用心太过，心不摄肾以致失精者，远志丸；因思欲不遂，则耳闻目见，其精即出，名曰白淫，辰砂妙香散。色欲过度，下元虚惫，滑泄不禁，六味丸加鹿茸、五味、龙骨。失精梦泄，亦有因郁火而得，故壮年火盛，多有流溢者，若以虚冷用热剂，则精愈失，滋肾丸加生地、茯神、枣仁、菖蒲。梦遗为肝热胆寒，以肝热则火淫于外，魂不内守，故多淫梦失精，或时心悸，肥人多此，宜清肝，不必补肾，温胆汤加人参、茯神、枣仁、莲肉。遗精腰疼，六味丸加杜仲、五味、菟丝、苁蓉；中年已后，还少丹。精气不足，吸吸短气，遗精盗汗，济生鹿茸丸。斫丧太过，滑泄不禁，兼心脾气虚，饮食少进者，金锁玉关丸加参、芪。脾肾俱虚，败精失道，精滑不固者，九龙丹去当归，加萆薢、五味，然不若萃仙丸尤妙。所谓败精失道者，非败精不泄而有所蓄滞也，以精窍屡开，不能闭密，失其常度而流溢不止，故宜止涩之剂。小便过多，而便后常有滑精者，补中益气汤下缩泉丸；痛而小便频数者，禁用缩泉，以益智壮火，乌药耗气，非阴虚多火人所宜。遗精茎中痒而水道不禁，是阳虚有火，加减八味丸。脾虚不能堤水，水亏不能制火者，聚精丸加参、术、芡实、莲须、五

味，常服有效。大抵梦遗多是阴虚火气用事，苟非确系阳虚，桂、附、鹿茸等助阳之药，镇勿轻用；非确系气虚，参、术、远志辈益气之味，不可漫施。试观梦遗，必在黎明阳气发动之时，其为阴虚阳扰可知矣。凡身有热而脉洪滑，皆因于热，犀角、山栀、麦冬、茯神、竹叶、木通、猪苓、生地、莲肉。凡属郁滞积热等证，贵在疏泄，医者不知，但用固涩，反增其疾矣，宜滋肾丸、猪苓丸清利之。肥盛之人遗浊，滚痰丸下之最妙。脾胃湿热之人，及饮食厚味太过，与酒客辈痰火为殃，多致不梦而遗泄，宜二陈、二术，加厚朴、黄柏、升、柴，使清升浊降，脾胃健，而遗滑止矣。仲景治失精梦交，少腹弦急，脉虚迟，或芤动微紧，用桂枝龙骨牡蛎汤；及手足烦热，咽干口燥，或悸或衄，此阳上升而不降，阴独居内而为梦，用小建中汤和之，此世俗所昧也。

陆丽京曰：遗精之源有三：有斫丧太过，肾气不藏，无梦而遗者，当益精以壮火，如鹿茸丸、安肾丸、聚精丸、九龙丹、金锁玉关丸之类；有劳心太过，心肾不交，酣卧而遗者，当实上以堤水，如归脾汤、妙香散、远志丸，补中益气汤、朱砂安神丸之类；有思想无穷，所愿不得，妄梦而遗者，当泻火以宁水，如滋肾丸、威喜丸、本事猪苓丸、清心莲子饮之类。三者其源各异，若当清利而反补涩，滋患愈甚；当补涩而反清利，阳气愈微；当升补而反滋阴，元气愈陷。不可不求其故，而为施治也。

丹溪治一人二十余岁，攻举子业，四鼓犹未就枕，于卧间，玉茎但著被与股便梦交接脱精，饮食日减，倦怠少气。此用心太过，二火俱起，夜不得睡，血不归肝，肾水不足，火乘阴虚，入客下焦，鼓其精房，则精不得聚藏而欲走，因玉茎著

物，犹厥气客之，故作接内之梦。于是上则补心安神，中则调理脾胃，升举其阳，下则益精生阴固阳，不三月而瘥。

沈朗仲治王雨泉，壮年气弱，尿后精水淋漓不断，服六味丸不应，易八味丸，反加涩痛，两尺脉数而气口虚大，此土虚不能堤水也，与补中益气加麦冬、五味，十剂而瘥。

宗伯学士韩慕庐三公郎祖昭，素禀清癯，宿有精滑不禁之恙，邀石顽诊之。脉得微弦而数，尺中略有不续之象。此不但肾气不充，抑且气秘不调，愈不能司封藏之令耳，为疏六味丸去泽泻加鳔胶、五味，略兼沉香于补中寓宣，法虽如此，但久滑窍疏，难期速应，毋怪药之不力也。

赤浊白浊　白淫　筋疝

浊之为证，茎中热痛，如火灼刀割，溲尿自清，惟窍端时流秽浊如脓，淋沥不断，初与溲尿不相混滥，时医不知其故，多以利水之剂，杂投不已，因而增剧者，往往有之。盖由败积瘀腐者十中六七，由湿热下注与脾虚下陷者十常三四，必先补中气，兼升举之，而后分其脏腑气血，赤白虚实以治，与夫他邪所伤者，固在泻热补虚。设肾气虚甚，或火热亢极者，则不宜纯用寒凉，必反佐治之，在达人观变耳。色白如泔，或如腐花腐浆，而马口不干结者为湿，色黄赤而马口干靥者为火，此皆为浊，胃中湿热下流也。又浊而清者为湿，痛者湿兼热也。有尿时结块阻滞作痛，块中内蓄水泡者，此必醉酒，使内酒湿乘虚袭人精窍也。粘腻如胶，或心动辄遗，或尿后遗下者，皆精病，与浊无干。肥人白浊白带，多是胃中湿热，浊痰下流，渗入膀胱，谓之便浊，与肾绝不相干，虽尿后便出浊块，却不粘腻，用二陈加川萆薢、泽泻、姜汁炒黄柏；浊物中有

水泡者，二陈倍半夏加猪苓、泽泻、滑石、麝香、赤小豆、竹沥、姜汁之类；赤者，去半夏加琥珀、延胡索、赤芍药、椿根皮。若肾虚淫火易动，精离其位而成精浊者，其精粘腻如膏，虽不便溺，亦常有之，用九龙丹收摄之。若忍精不泄，流入窍隧而患白浊，用五苓散；赤浊，用猪苓汤，并加麝少许；小便频数茎中痛，调下益元散，赤者少加朱砂。昼甚者属上焦燥热，气化不行，益智、乌药，皆不可用，宜清心莲子饮，虚者妙香散二方选用。心经伏暑而赤浊者，五苓散减桂合生脉散。肥人湿痰成浊，二陈加二术、黄柏、神曲。黑瘦人脉洪数，五心烦热，颊赤唇干，小便赤浊，龙胆泻肝汤。曾见白浊人，服凉药不效，一味生白果即愈者，以其专祛湿浊污垢故也。脾虚下陷者，补中益气加半夏、茯苓。有小便如常，放流浊物，两尺脉沉弱，足膝痿弱，白浊频数，凝白如油，光彩不定，漩脚澄下如膏糊，六味丸加萆薢、麦冬。茎中大痛，便赤口渴，脉来滑数者，宜与清热利水，津液自行，四苓散加生地、麦冬、芩、栀、知、柏之类。丹方，治白浊，用枸杞一钱五分，菟丝、车前、韭子各一钱，莲子去心二十一粒，入猳猪尿脬内，煮一伏时，加葱酒啜汁，并食猪脬、莲子，连服二三次效。

白淫者，一时流放白水，火郁故也，加味逍遥散。小腹急痛，便溺失精，溲出白液，桂枝加龙骨牡蛎汤。脾风传肾，小腹痛，冤热出白液，名曰蛊，《左传》以丧志名为蛊病，乃真元不守也，当归内补建中汤加黄芪。

筋疝者，茎中作痛，筋急缩，或作痒，或肿，或筋缓不收，白物如精，随尿而下，此肾不虚，而肝经湿热火旺也，龙胆泻肝汤。

[诊] 浊证脉大而涩，按之无力，或微细，或沉紧而涩为虚，动滑为实，尺脉虚浮急疾者，皆难治，迟者易治。

前 阴 诸 疾

阴缩 阴纵 阴痿 阴冷 阴肿痛 阴中痒

前阴所过之脉有二，一曰肝脉，二曰督脉。经云：足厥阴之脉，入毛中，过阴器，抵少腹，是肝脉之所过也。又云：督脉者，起于少腹以下骨中央，女子人系廷孔，循阴器，男子循茎下至篡，与女子等，是督脉之所过也。

阴缩 阴纵 经曰：足厥阴之筋，伤于寒则阴缩入，伤于热则挺纵不收，治在行水清阴器。阴缩，谓前阴受寒入腹内也，本虚，四逆汤加人参、肉桂；挟表邪发热，黄芪建中加熟附三五分；挟食，枳实理中汤加熟附五七分；发热面赤戴阳，稍加黄连三四分。阴纵者，谓前阴受热，挺纵不收也，小柴胡汤加酒黄柏；湿热，龙胆泻肝汤。强中有肝火盛强，有金石性发，其证茎盛不衰，精出不止，多发消渴痈疽。若因下焦伏火，宜用知母、生地、麦冬、黄芩、黑参、甜桔梗、黄连、栝蒌根、地骨皮、石膏、生甘草、大豆、猪肾之类，以解毒为主；若因肾虚肝热，宜用熟地、龟板、丹皮、茯苓、黑参、沙参、天冬、麦冬、泽泻、五味之类，以补阴为主；夏子由奇方，治玉茎长硬不痿，精出，捏之则脆痒如刺针，方用补骨脂、家韭子各一两为末，每服三钱，水煎日三。

阴痿 当责之精衰，斫丧太过所致，经云：足厥阴之经，伤于内则不起是也，仲景八味丸特妙；甚者，加人参、鹿茸，或加巴戟、苁蓉、锁阳、枸杞。然亦有郁火甚而致痿者，经云：壮火食气。譬人在夏暑而倦怠，遇冬寒而坚强。予尝治肾经郁火，令服滋肾丸而效，故须审察，不可偏认火衰也。薛立斋云：按阴茎属肝之经络，若因肝经湿热而患者，用龙胆泻肝汤，以清肝火，导湿热；若因肝经燥热而患者，用六味丸，以滋肾水，养肝血，而痿自起。阴痿弱而两丸冷，阴汗如水，小便后有余滴臊气，尻臀并前阴冷，恶寒而喜热，膝亦冷，此肝经湿热，宜龙胆泻肝汤、柴胡胜湿汤选用。肾脉强盛，右尺尤甚，此相火盛而反痿，宜滋肾丸、六味丸。

妇人阴冷　肥盛者，多是湿痰下流所致，二陈加二术、羌、防。男子外肾冷，两髀枢阴汗，前阴痿弱，阴囊湿痒臊气，柴胡胜湿汤。

阴肿痛　乃风热客于阴经，肾虚不能宣散而肿，发歇疼痛，宜桂枝汤加羌、防、荆芥、当归、细辛、通草；但肿而不痛者，是湿热，防己茯苓汤加羌活、泽泻；但痛而不肿者，瘀积火滞，舒筋三圣散加归尾、赤芍、生甘草梢。妇人产后受风，多有此证，芎、归、羌、防、荆芥、乳香、没药，煎汤熏洗之。

阴中痒　亦是肝家湿热，小柴胡汤下滋肾丸。瘦人燥痒属阴虚，六味丸三钱，滋肾丸一钱和服，外用蛇床子煎汤洗之。丹方，治妇人阴痒，甘蔗渣烧灰，入冰片擦之立止。尺脉数，妇人阴中生疮，下部蟨，久之有虫，用猪肝煮熟，切长条，蘸鹤虱末即天名精子，纳阴中，引虫出，乃杀虫要药。妇人瘕聚，阴中肿痛不可忍，有物如茄突出，与男子之疝无异，因湿热者，柴胡清肝散、龙胆泻肝汤选用，外以枳实切碎炒热，帛包熨之，冷再易，但是阴痛俱效。

疝

经云：任脉为病，男子内结七疝，女子带下瘕聚。从少腹上冲心而痛，不得前后为冲疝。邪客原阴之络，则卒疝。厥阴之阴盛，脉胀不通，为㿗癃疝。肝所生病为狐疝。肾脉大急沉，肝脉大急沉，皆为疝。心疝，心痛而引少腹。上下无定，溲便难者，取厥阴。

《金匮》云：腹痛，脉弦而紧，弦则卫气不行，即恶寒，紧则不欲食，邪正相搏，即为寒疝，寒疝绕脐痛，若发则自汗，手足厥冷，其脉沉紧者，大乌头煎主之。

寒疝绕脐痛，其脉阳弦阴紧，阳弦，故卫气不行而恶寒；阴紧，故胃中寒盛不杀谷。今寒入营中，与卫相搏，则绕脐腹痛，自汗出，手足厥冷，阳微阴盛，其候危矣。故用乌头之温，合蜜之甘，入胃以建其中，而缓其痛，使营中之阳旺，则卫中之邪自不能留，亦不使虚寒自下上之微旨也。

寒疝，腹中痛，及胁痛里急者，当归生姜羊肉汤主之。

寒积迫于厥阴冲脉，故用当归以通冲脉之急，生姜以散中外之寒，羊肉以补精血之虚也。

寒疝，腹中痛，逆冷，手足不仁，若身疼痛，灸刺诸药不能治，抵当乌头桂枝汤主之。

腹中痛，乃少阴与任脉寒证。逆冷手足不仁，身疼痛，营卫之气亦不调矣。灸刺诸药不效者，邪不在经而在肾与任脉也，故用乌头蜜煎以温少阴任脉之经，合桂枝以调营卫之气。方后有云，知者如醉状，营卫得温而气行也，得吐者为中病，阳气内复，则阴邪无容息之地而上出矣。

巢氏所叙厥疝、癥疝、寒疝、气疝、盘疝、胕疝、狼疝，戴人又立寒疝、水疝、筋疝、血疝、气疝、狐疝、癫疝之名，各七，然皆谬立多名，殊非切要。大抵疝之为证，受热则缓纵不收，受寒则牵引作痛，受湿则肿胀累垂，虚者亦然。三者之间，分其孰多孰少，而为施治。在血分者不移，在气分者多动，往往有左丸偏胀而移于右丸者，亦有右丸偏胀而移于左丸者，皆是气分之病；若积年痛发，不胀大而不能动移者，方是血分之病。屡发屡更其处者，当是厥阴风木为患。肿极而不甚痛者，当是太阴湿土为患。又上引者，宜用桂枝、吴茱萸、茴香等辛热治之。下坠者，宜用川楝、黄柏、苍术、香附苦燥治之。又痛处热而不欲人按者，湿热也。痛处寒而喜人按摩者，寒积也。以此明辨，万无差误矣。丹溪云：睾丸连小腹急痛，或有形，或无形，或有声，或无声，皆以为经络有寒，收引则痛，不知始于湿热壅遏在经。又感外寒，湿热被郁，不得疏散，故作痛，若只作寒论，恐为未备。盖大劳则火起于筋，醉饱火起于胃，房劳火起于肾，大怒火起于肝，火郁之久，湿气便盛，浊液凝聚，并人血隧，流入厥阴，肝性急速，为寒所束，宜其痛甚，当用枳实、桃仁、山栀、吴茱萸、山楂、生姜；湿胜成癫疝，加荔枝核；痛甚，加盐炒大茴香；痛处可按者，加桂。此亦前人未备之旨也。古方治疝，多用温剂，丹溪独用凉剂、然更有寒热兼者，如乌头栀子汤治疝瘕少腹缓急，痛处按之则减，因其人素有湿热，外束寒邪，故用黑山栀、川乌头等分为末，姜汁糊丸，川乌治外束之寒，栀子治内郁之热，殊有奇效；元气衰弱者，加人参、白术，佐以木香、砂仁。脐下撮急，周身皆痛，小便数而清，诸脉洪缓，独肾脉弦急无力，此邪客于肾，名曰肾疝，酒煮当归丸。凡疝气带下，皆厥阴风木之病，全蝎治风之要药，川楝、茴香皆入小肠，当归、延胡活血止痛。疝气带下皆寒邪积聚于小肠，总郁化为热，非附子不能开之，丁香、木香为引导也。若

有瘀血结滞作痛，又当以桃仁、赤芍导之。

冲疝者，气上冲心下，二便不通，乃寒湿之邪，固结于内，郁积为热，加以客寒触之而发，天台乌药散加铁锈水调服，甚则禹功散加炮姜、枳实、青皮之下。冲疝岁久不除，渐成冲心疝气，证与蛊胀无异，误用攻伐，胀必转剧，惟辛温健运，庶为合宜，然亦取效良难，至于调理，尤宜详慎。每见食填中脘，浊阴之气上逆，顷刻告变，业尝见之，此与冲心脚气不殊也。

狐疝者，卧则入腹，立则出腹。仲景云：阴狐疝气，偏有大小，时时上下，蜘蛛散主之。若寒束热邪，疝瘕攻痛，酒煮当归丸。

癫疝者，少腹控卵，肿急绞痛，《灵枢·刺节篇》所谓去爪是也。睾囊肿大，如斗如栲栳[1]，甚者与身齐等，而不作痛，中藏秽液甚多，此湿邪也，最为难治；但觉微痛者可治，桂苓丸加苍术、厚朴、黄柏、川乌。

水疝，肾囊肿痛，阴汗如流，囊如水晶，小腹内按之作声，得之饮酒使内，更感风寒，湿留囊中所致，五苓散换苍术，加楝实、柏皮。

木肾，则阴丸肿大作痛，顽痹结硬，皆嗜欲内戕，肾经虚惫，湿热凝滞其间，故顽痹结硬，肿大作痛，二妙散加肉桂、吴茱萸、半夏、枳实、生姜。荆芥穗一两，朴硝、萝卜各二两，葱七茎煎汤淋洗。

厥疝者，厥气上冲心腹，肝经素有火邪，加以寒气外郁，宝鉴当归四逆汤。若阴疝牵引小腹痛，房劳痛不可忍者，此肝

———————
[1] 栲栳（kǎolǎo）：用柳条编成的容器，形状像斗。也叫笆斗。

经素虚挟热，而外挟风寒也，乌头栀子汤，加葱白二三茎，煎成入红酒调服，痛定，用八味丸加茴香。

㿗疝，脾传之肾，少腹冤热而痛出白，即巢氏之癫疝，子和之筋疝也。丹溪所谓内郁湿热者，与此疝相似，龙胆泻肝汤去生地，加橘核、桃仁、吴茱萸。

偏坠初起，香橘散加穿山甲，或穿山甲、茴香二味为末，酒调下。干物压之。患久，药之不效，或一核缩入少腹，痛不可忍，用手按捺，方得还旧者，木香楝子散，外用牡蛎灰、良姜等分为末，唾津调涂肿大一边，须臾如火热，痛即安。阴虚偏坠，一味败龟板为末，茴香汤或温酒调服；不应，风入厥阴也，加醋炒蝎梢三分。小肠气者，小肠经为病，小腹引睾丸连腰脊而痛。盖小肠虚则风冷乘间而入，厥而上冲肝脉，控引睾丸，上而不下，痛冲心肺，病名控睾，天台乌药散。小肠气，及肾虚腰痛者，喝起丸。著湿热内郁，小便不通，为膀胱实热，加味通心散。

膀胱气者，膀肌经为病，小腹肿痛，不得小便是也，宜五苓散加川楝子、葱白、茴香，煎成入盐少许，热服。疝因食积为患者，必因饮食而发，痛处有块梗起，宜立效散。疝因瘀血为患者，必因奔驰受寒而发，痛处手不可拊，按之刺痛如锥，宜酒煮当归丸去丁香加桃仁。疝因风与湿热而发者，必连阴囊肿痛，九味蟠葱散。疝急作痛者，用黄柏酒炒为君，醋炒青皮、延胡索、益智、桃仁为臣，苍术、香附、茴香俱盐水炒为佐，附子、甘草为使，研末作汤，服后一痛过，更不再作。七疝痛不可忍，灸大敦穴，穴在足大拇指聚毛处，去甲一韭叶，灸七壮，属厥阴井也，须用厚蒜瓣衬，不可贴肉，贴肉则伤指甲。一种因肺气不化，膀胱为热邪所滞，而小便不通，小腹与睾胀痛，一味沙参，大剂煎服，肺气化而小便通，一服即愈，但小便不闭者不可服。寒疝用茴香一斤，生姜二斤，捣绞自然汁浸一夜，收尽，入青盐二两，炒燥为末，酒丸，空心酒或葱汤下二钱；小肠疝气，用四制香附、盐炒茴香等分为末，空心酒下三钱；妇人阴肿坚硬，青橘皮一斤，炒燥为末，分二分，绢包焙热熨，频频易之。寒疝引急，痛连小腹，及睾丸偏缩者，以胡椒十余粒为细末，掺黑膏上烘热，贴阴囊片时，其痛即止；若睾丸偏缩者，贴偏小半边，盖缩即寒，而坠则热也。患疝之人，每浴时忍小便不去，入汤揉令肠中和畅，出浴即去小便，使所郁寒湿，乘热发泄。又有疝气入汤，致逼上升者，此奔豚证也，人常有之，而俗医不能辨耳。小儿啼哭不止，动于阴器，结聚不散，则阴核肿大而成疝，用桂枝汤加细辛、当归、木香、蝎尾。小儿啼哭，阴囊肿大，丹方用全蝎一分，连皮核桃肉十分，蜜丸弹子大，日服一丸，米汤化下屡效。石顽曰：疝证多用辛散苦降，以解寒热错综之邪，然厥阴一经，内藏龙火，稍涉辛温，如乌头、桂枝、肉桂、茴香之类，每致湿热郁发而为囊痈肿溃者多矣，因此拈出，以警将来。

[诊] 脉数而弦者，当下其寒。脉紧大而迟者，必心下坚。脉大而紧，阳中有阴也，可下之。脉弦急搏皆疝，弦数宜清热，弦紧宜温经，兼浮宜兼汗，兼实宜兼下，弦细为寒湿，弦濡为湿热也。

交　肠

交肠之病，大小便易位而出，或因醉饱，或因大怒，遂致脏气乖乱，不循故道，法当宣吐以升提其气，宜五苓散加木香以探之。肥盛多痰者，二陈汤加枳实、木香以探之，使阑门清利，得司泌别之职则愈矣。

石顽曰：交肠证，虽见于方书，而世罕见。绿石山詹石匠之妇，产后五六日，恶露不行，腹胀喘满，大便从前阴而出，省其故，缘平昔酷嗜烟酒，所产之儿，身软无骨，因而惊骇，遂患此证。余以芎归汤加莪术、肉桂、炒黑山楂一服，恶露通而二便如常。又陆圣祥之女，方四岁，新秋患血痢，而稀粪出于前阴，作冷热不调食积治，与五苓散服香连丸，二剂而愈。又钱吉甫女，年十三，体肥痰盛，因邻居被盗，发热头痛，呕逆面青，六脉弦促，而便溺易位。此因惊气乱，痰袭窍端所致也，与四七汤下礞石滚痰丸，开通痰气而安。

肠 鸣

《内经》肠鸣有五：一曰脾虚，经云：脾虚则腹满肠鸣，飧泄食不化，枳实理中汤加木香；二曰中气不足，肠为之苦鸣，六君子汤加木香；三曰邪在大肠，经云：肠中雷鸣，气上冲胸，邪在大肠，半夏泻心汤；四曰土郁，经云：土郁之发，肠鸣而为数后是也，平胃散加半夏、木香、茯苓；五曰热胜，经云：少阴在泉，热淫所胜，病腹中肠鸣，气上冲胸，葶苈木香散。《金匮》云：腹中寒气，雷鸣切痛，胸腹逆满呕吐，附子粳米汤。东垣云：如胃寒泄泻肠鸣，于升阳除湿汤中加益智、半夏各五分，生姜、大枣和煎。丹溪云：腹中鸣者，病本于胃，乃火激动其水也，二陈加芩、连、山栀，不应，用胃苓汤加减。肺移寒于肾，为涌水。涌水者，按腹不坚，水气客于大肠，疾行则鸣濯濯，如囊裹浆，水之病也，葶苈丸加木香。

肠 痈

《金匮》云：肠痈之为病，其身甲错，腹支急，按之濡如肿状，腹无积聚，身无热，此为肠内有痈脓，薏苡附子败酱散主之。

详肠痈始发，证未昭著，但以腹之支急，按之如肿，或身有块垒，便为真候，若腹无积聚，身无热，洵为沉寒固结，虽下无济，故用薏苡附子败酱散，专以破散沉寒为务也。周禹载云：附子辛散以破结，败酱苦寒以排脓，务令脓化，仍从水道而出，将血病解而气亦开矣。

肠痈者，少腹肿痞，按之则痛如淋，小便自调，时时发热，自汗出，复恶寒，其脉迟紧者，脓未成，可下之，当有血；脉洪数者，脓已成，不可下也，大黄牡丹汤主之。

详上条用薏苡附子败酱散，是主寒沫初搏于肠，未郁为热，腹濡满而脉不洪数，身无热而甲错如鳞，故当用辛热以散其结，即《内经》肾移寒于脾，则为痈脓是也，若痈已成，又非此方所宜。观次条言脉迟紧，脓未成，可下之，当有血，则知脓未成时，其脉尚带迟紧，便当下而不可温矣，下法，用桃核承气，可不言而喻。至于脉洪数者，脓已成，不可下也，大黄牡丹汤主之。夫既曰不可下，而仍用大黄者，何也？盖痈脓既成于内，不下，毒从何泄？以意逆之，非谓概不可下也，必得排脓破瘀之剂，始为合宜，但戒泛用下药耳。

病者脉数无热，微烦默默，但欲卧，汗出，初得之三四日，目赤如鸠眼；七八日，目四眦黑，若能食者，脓已成也，赤小豆当归散主之。

脉数而烦热，邪之征也，何反无热耶？《脉法》有云：无故脉数，必生痈疽。

今痈发于内、故无热；瘀蓄于内，故汗出。初得三四日，毒邪内盛，势必上蒸，故目赤如鸠眼。至七八日，脓成而滞，未得下泄，故四眦黑。毒势方张，故默默不欲食。毒邪将化，故渐能食。方用赤小豆令芽出，以通营分之热毒；当归以散肠胃之积血；用散不用汤者，取有质之物，以迅扫在下之脓血也。《金匮》此条，在狐惑例中，并治肠痈便毒，及下部恶血诸疾。

《千金》云：卒得肠痈，而不晓其病候，愚医治之错则杀人。肠痈之为病，小腹重而强，抑之则痛，小便数似淋，时时汗出，复恶寒，其身皮皆甲错，腹皮急如肿状。其脉数者，已有脓也，其脉迟紧者，未有脓也。甚者腹胀大，转侧闻水声，或绕脐生疮，或脓从脐中出，或大便出脓血。一羽军官妇病，医脉之，知肠中有脓，下之即愈，何以知之？曰：寸口脉滑而数，滑则为实，数则为热，滑则为营，数则为卫，卫数下降，营滑上升，营卫相干，血为浊败，小腹痞坚，小便或涩，或复汗出，或复恶寒，脓为已成。设脉迟紧，即为瘀血，血下即愈。

肠痈下血，腹中疞痛，其始发热恶寒，欲验其证，必小腹满痛，小便淋涩，反侧不便，即肠痈之确候，无论已成未成，俱用大黄牡丹汤加犀角急服之。小腹痛，若肿满不食，小便不利，脓壅滞也，用薏苡、丹皮、桃仁、蒌仁，煎服以排之。若至反侧作水声，此脓已成熟也，千金托里散下太乙膏。若脓从大便出者，为直肠痈，可治；若从脐中出者，为盘肠痈，多不治。经云：肠痈为病不可惊，惊则肠断而死。

脱　肛　谷道痒痛

《难经》云：出者为虚。肛门之脱，

非虚而何？况大肠与肺为表里，肺脏蕴热则闭，虚则脱，须升举而补之，慎不可用坠气之药。产育及久痢用力过多，小儿气血未壮，老人气血已衰，故多患此疾，是气虚不能约束禁固也，大剂补中益气汤为主，升麻须用醋煮。泻痢后大肠气虚，肛门脱出，不肿不痛，属气血虚，补中益气加伏龙肝；赤肿有痛，宜兼凉血祛风，加羌、防、芍药；里急下重有脓血，加木香、乌梅。大肠热甚而脱，升麻汤加羌、防、芩、连；肠风下血而脱，人参胃风汤。老人虚人，用力过度而脱者，十全大补汤。肠胃燥涩，大便秘结，努挣太过，因而脱肛者，人参固本丸加槐角凉补以润之。有肠头作痒，即腹中有虫，丈夫因酒色过度所致，大肠者传导之官，肾者作强之官，盖肾虚则泄母气，肺热则大肠不收，故成脱肛。治法，内服黄连犀角散，外用朴硝煎汤洗之。大肠虚而挟热，肛门红肿，槐花、槐角等分，羊血拌，炙熟为末，以酒送下。大肠受热则赤肿，受寒则白滑，皆能脱出，当审其因证，寒者以香附、荆芥、胡葱煎汤洗之，热者，以五倍子、朴硝、白矾煎汤洗之；风热，以荆芥、薄荷、朴硝煎汤洗之。绯赤肿痛，不可用热汤熏洗，尤忌五倍子等酸涩收敛，汤气蒸发，则愈肿愈痛，宜熊胆磨水点之，或田螺去掩，入冰片少许，埋地一宿，化水点之。病劳人脱肛，骨肉相失，声散呕血，阳事不禁，梦寐交侵，呼吸不相从，昼凉夜热者死，唾脓血者亦死，其脉不数而有根蒂及颊不赤者生。小儿脱肛，鳖头烧灰涂之。

谷道痒痛，多因湿热生虫，欲成痔瘘，宜以雄黄入艾绵烧烟薰之。治谷道虫，赤肿，或痒或痛，用杏仁捣作膏敷之，或炒令黄，以绵蘸，涂谷道中。《外台》治下部虫啮，杵桃叶一斛蒸之，令极热，内小口器中，坐定薰之，虫立死。治肛门肿痛，用木鳖子肉四五枚，研极细，沸汤泡洗，另用少许涂患处。

痔 漏

《内经》曰：因而饱食，筋脉横解，肠澼为痔。又曰：督脉生病，癃痔。或醉饱入房，精气脱舍，其脉空虚，酒毒乘之，流注于脉；或淫极而强忍不泄，前阴之气，归于大肠而痔；或以药固精，停留不化，流着篡间，从其所过肛门而为痔也。其证有七：肛边发露肉珠，状如鼠乳，时出脓血，妨于更衣者，曰牡痔；肛边肿痛，生疮突出，肿五六日自溃，出脓血者，曰牝痔；肛边生疮，颗颗发瘰，痒而复痛，更衣出清血者，曰脉痔；肠内结核，痛而有血，寒热往来，登溷①脱肛者，曰肠痔；因便而清血随下不止者，曰血痔；每遇饮酒发动，疮痛流血，曰酒痔；忧恐郁怒，立见肿痛，大便艰难，强力肛出而不收，曰气痔。名色种种，各当审其因而治之。其形有如莲花、鸡冠、核桃，或如牛乳、鸡心、鼠乳、樱桃之状，或藏肛门之内，或突出于外，久而不瘥，变为瘘也。溃有血脓，都为热甚，至若溃出黄水，则为湿热矣。久而不愈，血气衰弱，以致穿穴成漏，又无痔而肛门左右，别有一窍，流出脓血者，俱当戒酒远色，少劳茹淡方妙。立斋云：焮痛二便秘，宜清热凉血润燥疏风；若寒凉损中者，调养脾胃，滋补阴精；若漏而穿臀穿肠者，宜养元气，补阴精；大便秘者，润燥养血；肛门坠下作痛，泻火除湿，或作痒者，祛风胜湿；肿痛小便不涩，泻肝导湿、若疝与痔俱患，用六味丸、补中益气并进。痔证之方不一，东垣虽分湿热风燥四治，大都不离荡涤瘀热之药，如猬皮、皂角、槟榔、大黄、桃仁之类在所必用；兼风毒则加羌、防、升、柴，甚则麻黄、藁本汗之；兼燥气则加秦艽、当归、黄芪；湿胜则加苍术、黄柏、泽泻、茯苓；兼热甚则加芩、连、郁李、生地；脓血则加甲片、归尾；酒痔则加葛根、赤小豆、地、芍、芩、半；气痔则加枳、橘、木香、紫苏；食积则加黄连、枳实、曲、蘖；痛极则加乳、没；血多则加发灰；气虚则加参、芪；血虚则加胶、艾。不必拘执古方也，惟血痔诸药不应，石煤、槐花，空心乌梅汤服神效。陈毓仁云：诸痔欲断其根，必须枯药，当实其窍，必戒房劳百日方妙。凡治内痔，先用通利药，荡涤脏腑，后以唤痔散填入肛门，其痔即出。欲用枯痔散，先以护痔膏围护四边好肉，然后上之。上枯药后，色黑坚硬裂缝，则以落痔汤洗之。脱落后孔窍不收者，以生肌散掺之。至于穿肠久漏者，另有胡连追毒丸、黄连闭管丸主之。诸痔及五瘿六瘤，凡蒂小而头大者，俱用煮线方治之。洗痔法，用生蚌劈开取水点，即用煮汤薰洗效。痔焮赤肿痛，以真熊胆研水点之，肿痛自消。点痔，用大蛳螺一个挑去靥，入麝香、冰片少许，过一宿，化水点之。又法，用大蜗牛一个去壳，生银杏肉一枚，同研烂，入冰片半分研匀，点上即收。

漏 经云：陷脉为瘘，留连肉腠。因疮穿脓汁不尽，复感七情四气而成，近则常淡红，或微肿，或小核，久则上而槁白，内而黑烂，淫虫恶臭生焉。治法宜补气生血，外以黑附子为末，唾津和作饼如钱厚，以艾灸之，随漏大小作炷，但灸微热，不可使痛，干则易，困倦则止，来日再灸，直至内平为效，仍须补药常服。丹方治痔漏，以积年琉璃洗净油腻，火煅研细，以红酒服四钱，不过七日，其管自

---

① 溷（hùn）：厕所。

去。丹方，以鳔胶一味，炒研为散，日用一钱匙，砂糖调服，服久痔自枯落。一法，以降药纸条捻进，黑膏掩之自脱，以干漆灰捻进亦脱，或生漆涂入亦脱，以漆能破瘀血也。大抵漏疮，孔中多有恶秽之物，以露蜂房、白芷、苦参煎汤无风处薰洗，日三次良。有痔漏人，每日侵晨食狗肉，勿令间断，取其性温益肾，肾主二便，百日中管自消，不药而愈。又法，外用土墼烧赤，放罐中，以乱发烧烟，日薰二三次，无论新久痔漏，日渐管脱焦枯而愈。

卷 八

七窍门上

目疾统论

《内经》曰：五脏六腑之精气，皆上注于目，而为之睛，睛之窠为眼，骨之精为瞳子，筋之精为黑眼，血之精为络其窠，气之精为白眼，肌肉之精为约束，裹撷筋骨，血气之精而与脉并为系，上属于脑，后出于项中，后世五输八廓盖本诸此是故瞳子黑眼法于阴，白眼赤脉法于阳，阴阳合传而精明也。东方青色，入通于肝，开窍于目，藏精于肝。人卧则血归于肝，肝受血而能视。心合脉，诸脉皆属于目。目者宗筋之所聚，上液之道也，泣不止，则液竭，液竭则精不灌，精不灌，则目无所见矣。气脱者，目不明。目眦外决于面者，为锐眦，属少阳。近鼻上为内眦，上为外眦，属太阳下为内眦，属阳明。赤脉从上下者太阳病，从下上者阳明病，从外走内者少阳病。邪客阳跷之脉，令人目痛，从内眦始。

东垣曰：经云：诸脉皆属于目，目得血而能视。又云：心事烦冗，饮食失节，劳役过度，故脾胃虚弱，心火大盛，则百脉沸腾，血脉逆行，邪害空窍。夫五脏六腑之精气，皆禀受于脾土，而上贯于目。目者血之宗也，故脾虚则五脏之精气皆失所司，不能归明于目。心者君火也，主人之神，宜静而安，相火代行其令。相火者，胞络也，主百脉，皆荣于目，既劳役运动，势乃妄行，及因邪气所并，而损其血脉，故诸病生焉。凡医者不理脾胃，及养血安神，治标不治本，不明正理也。子和云：目不因火则不病，如气轮变赤，火乘肺也；肉轮赤肿，火乘脾也；黑水神光被翳，火乘肝与肾也；赤脉贯目，火自甚也，能治火者，一句可了。故《内经》云：热胜则肿。治火之法，在药则咸寒，吐之下之；在针则神庭、上星、囟会、前顶、百会，血之翳者可使立退，痛者可使立已，昧者可使立明，肿者可使立消。催小儿不可刺囟会，为肉分浅薄，恐伤其骨。然小儿水在上，火在下，故目明；老人火在上，水不足，故目昏。《内经》云：血实者宜决之。又云：虚者补之，实者泻之。如雀目不能夜视，及内障，暴怒大忧之所致也，皆禁出血，只宜补肝养肾。目暴肿，隐涩难开者，以三棱针刺前顶、百会穴，出血大妙，宜浅勿深，深则伤骨。惟后顶、强间、脑户、风府四穴，不可轻用针灸，以多忌犯故也。目忽盲不见物，此相火也，太阳阳明气血俱盛，乃刺其鼻中攒竹穴与顶前五穴，大出血立明。他经出血，其病转剧，故曰：刺太阳阳明则目愈明，刺少阳阳明则目愈昏。近世有以光明草于上下胞打出血丝，往往获效。即三棱针刺血之法，惟可施之于有余暴发耳。

外障属风热上壅，上下胞胬肉，蓓蕾磨荡其睛，久之生翳蔽其睛明，当消风散热，外用点药退之。

内障属虚挟气郁，黑水神光昏翳，外似好眼而不能照物，不痛不痒，惟不能睹，须分气血脾胃治。

《银海精微》曰，夫眼者，乃五脏之精华，如日月丽天，昭明而不可掩者也。其首尾赤眥属心，其满眼白睛属肺，其乌睛裹撷属肝，其上下肉胞属脾，而中间一点黑瞳如漆者，肾实主之。是随五脏各有证应，然论所主，则瞳子之关系重焉，何以言之？目者肝之外候也，肝取木，肾取水，水能生木，子肝母肾，焉有子母而能相离者哉？故肝肾之气充，则精彩光明，肝肾之气乏，则昏矇眩晕。乌轮赤晕，刺痛浮浆，此肝热也。眼生新泪，枯黄绕睛，此肝虚也。瞳神开大，淡白偏斜，此肾虚也。瞳神紧小，或带微黄，此肾热也。一虚一实，以此验之。凡热冲发于眼，皆当清心补肝，又不可拘执其水生木之说。析而论之，则拘急牵飕，瞳胞白痒而清泪，不赤不痛，是谓风眼；乌轮突起，胞硬红肿，眵泪湿浆，里热刺痛，是谓热眼；眼昏而泪，胞肿而软，上壅朦胧，酸涩微赤，是谓气眼。其或风与热并，则痒而浮赤，风与气搏，则痒而昏沉。血热交聚，故生淫肤粟肉红缕偷针之类；气血不至，故有眇视胞垂雀目盲障之形；淡紫而隐红者，为虚火；鲜红而焮赤者，为实热；两眥逞露，生胬肉者，此心热血旺；白膜红膜如拘轮者，此气滞血凝。热证瞳神肉壅，白睛带湿，色浮而赤者也；冷证瞳神青绿，白睛枯槁，气沉而浊也。眼热经久，复有风冷所乘，则赤烂；眼中不赤，但为痰饮所注，则作痛；肝气不顺而挟热，所以羞明；肝热蓄聚而伤胞，所以胞合。此外证之大概。然而五脏不可缺一，脾与肺独无须，何也？曰：白睛带赤，或红筋者，其热在肺。上胞下脸，或目胞间如疥点者，其热在脾。脾主

味也，五味营养诸中，则精神发于外；肺主气也，水火升降，营卫流转，非气孰能使之。前所云五脏各有证应，于此又可推矣。虽然，眼之为患，多生于热，其间用药，大抵以清心凉肝，调血顺气为先。有如肾家恶燥，设遇虚证，亦不过以当归、地黄辈润养之，轻用温药不可也。至于退翳一节，尤关利害。凡翳起肺，肺家受热，轻则朦胧，重则生翳，如珍珠，如碎米者易散，翳状如梅花者难消。虽翳自热生，然治法先退翳而退热，若谓热极生翳，先去赤热，则血为之冰，而翳不能去矣。其有赤眼，凉药与之过多，又且涤之以水，不反掌而水凝矣。眼特一团水，且水性澄清，尤不可拘拘于点洗。喜怒失节，嗜欲过度，穷役眼力，泣涕过多，凌寒冲风，当暑触热，不避烟火，饮啖热多，此皆患生于脏腑者也，专事点洗可乎？有能静坐澄神，爱护目力，放怀息虑，心逸目休，调和饮食以养之，斟酌药饵以平之，明察秋毫，断可必矣。

五轮八廓所属，五轮者，肝属木，曰风轮，在眼为黑睛；心属火，曰血轮，在目为二眥；脾属土，曰肉轮，在目为上下胞，其上属脾，而下属胃；肺属金，曰气轮，在目为白仁；肾属水，曰水轮，在目为瞳神，此为眼目之根本，又藉血为之胞络也。迨夫八廓，有名无位，胆之府为山廓，又名清净廓；大肠之府为天廓，又名传送廓；膀胱之府为泽廓，又名津液廓；肝之府为风廓，又名养化廓；肾之府为水廓，又名会阴廓；命门之府为火廓，又名抱阳廓；脾胃之府为地廓，又名水谷廓；小肠之府为雷廓，又名关前廓。此虽眼目之源沠，而实无关于治疗也。五脏或蕴积风热，或有七情之气，郁结不散，上攻眼目，各随五脏所属而见，或肿而痛，羞涩多泪，或生冷翳障膜，昏暗失明。治之须

究其源，风则散之，热则清凉之，气结则调顺之，切不可轻用针刀钩割，偶得其愈，出乎侥幸，倘或不然，终身之害。又目不可过用寒凉，恐冰其血，凝而不流，亦成痼疾，当量人之老少，气体虚实用药。又有肾虚者，亦令人眼目无光，或生冷翳，当暖肾经。北方之人患眼，皆是目冒飞沙，夜卧热炕，二气交蒸，治宜多用凉药，禀气与南方不同也。又痘疹之后，毒气郁于肝，气不能泻，发于眼目，伤于瞳神者，素无治法也。

开 导 说

开导之法，盖由阴虚火盛，经络郁滞，不得通畅而设。其处有五，谓迎香，内眦，上星，耳际左右，两太阳穴也。内眦，正队之冲锋也，其功虽迟，渐收而平顺。两太阳，击其左右翼也，其功次之。上星穴，绝其饷道也。内迎香，抵贼之巢穴也，成功虽速，乘险而征。耳际，击其游骑耳，道远功卑，智者不取，此实极危之良术，挫敌之要机，与其闭门捕贼，不若开门逐之为良法也。若病浅而邪不胜正者，固内治而邪自退矣；倘或六阳炎炽，不若开导通之，纵使其虚，虽有所伤，以药内治，而补其所亏，庶免瘀滞至极，而有溃烂枯凸之患。

点 服 药 说

病有内外，治各不同，内疾已成，外证若无，点之何益？外有红丝赤脉，若初发乃微邪，退后乃余贼，点亦可消，服之犹愈。内病始盛而不内治，只泥外点者，不惟徒点无功，且有激发之患。内病既成，外病已见，必须内外夹攻，点服并行。奈何人多愚拗，有喜服而畏点者，有喜点而畏服者，不知内证既发，非服不除，外疾既成，非点不退。外障服而不点

者，病初发，浮嫩未定者亦退；既已结成者，服虽不发不长，所结不除，当内外夹攻，方尽其妙。

钩割针烙说

钩割针烙四者，犹斩刈之刑，剪戮凶顽之法也。如钩，先须识定何处，皮肉筋脉浮浅，而手力亦随病轻重行之。如针，先须识定内障证候可针，岁月已足，气血宁定者，方与之针，庶无差误。针后当照证内治其本，或补或泻，各随其证之所宜；若只治其标，不治其本，则气不定，不久复为害矣。割，如在气血肉三轮者可割，而大眦一块红肉，乃血之英，心之华也，若误割之，则目盲，伤重者死。有割伤因而惹风，则为燥为溃烂，为漏为目枯。凡障若掩及风轮之重厚者可割，如攀睛努肉，鸡冠蚬肉，鱼子石榴，赤脉虬筋，肉眦粘轮等证可割。凡钩割见血，及针犯血络，须以绵渍黑水浥① 之。余病及在风轮之浅者误割之，则珠破面目损矣。烙能治残风溃眩，疮烂湿热，久不愈者，轻则不须烙而能自愈，若红障血分之病割去者，必须烙定，否则不久复生。在气分之白者，不须用烙。凡针烙皆不可犯及乌珠，虽有恶障厚者，钩割亦宜轻轻浅浅，披去外边，其内边障底，只点药缓伐，久自潜消。若劂割风毒流毒瘀血等证，当以活法审视，不可拘于一定。针瞳神发白，一切内障，在心融手巧，轻重得宜，须口传目见，非笔下可形容也。

金针开内障论 造金针法

张飞畴曰：内障一证，皆由本虚邪入，肝气冲上，不得外越，凝结而成，故多患于躁急善怒之辈。初起之时，不痛不

————————

① 浥：湿润。

痒，视物微昏，或朦胧如轻烟薄雾，次则空中常见黑花，或如蝇飞蚁垂，睹一成二，瞳神渐渐变色，而至失明。初时一眼先患，次则相牵俱损。能睹三光者可治，若三光已绝，虽龙树复出，亦难挽回。古人虽立多名，终不越有水无水之辨。若有水而光泽莹彻者易明，无水而色不鲜明者难治。忽大忽小，收放如气蒸动者，针之立明。若久视定而不动者为死翳，纵水未枯，治之亦难全复。翳色白或带青，或如炉灰色，糙米色者易明；若真绿正黄色者不治。凡翳不拘何色，但有棱角，拨即难落，翳状破散，及中心浓重者，非拨可除。若犹能视物者，其翳尚嫩，不可便针，俟翳老，然后针之。又一种翳色虽正，水纵不枯，目珠软塌者，此必不治，不可轻用金针。如一眼先暗，而三光已绝，其后眼续患，亦难针治。若夫瞳神散大，或紧小，或浑黑，或变色而无障翳，至不睹三光者，此内水亏乏，不在证治。倪仲贤所云：圆翳冰翳，滑翳涩翳，散翳浮翳，沉翳横翳，枣花翳，白翳黄心，黑水凝翳，惊振内障等证，金针拨之，俱可复明；但针后数日中，宜服磁朱消翳等药，后则常服补贤调养气血之剂，以助其光。其翳状《龙木论》中已悉，不暇再述，姑以针时手法言之，若江西流派，先用冷水洗眼，使翳凝定，以开锋针先刺一穴，续进圆针拨翳，或有开孔拨翳。俱用鸭舌针者，云虽龙树真传，但针粗穴大，每至痛极欲晕，余所用毫针，细而尖锐，取穴轻捷，全无痛楚，然必择吉日，避风雨阴晦日，酷暑严寒日，令病人先食糜粥，不可过饱，少停向明端坐，一人扶定其首，禁止傍人喧杂，医者凝神澄虑，慎勿胆怯手颤，以左手大次二指，按开眼胞，使其转睛向鼻，睁目如努出状，右手大次中三指，捻正金针镶处之上，看准穴道，从外眦一边，离黑殊约半米长许，平对瞳神，下针最便。必须手准力完，一针即进，切勿挠动，使之畏忍，所以开单瞽，须遮蔽好眼，方可进针，进针之后，以下唇略抵针柄，轻轻移手于针柄尽处，徐徐捻进，第一宜轻，稍重则痛，俟针进约可拨至瞳神时，以名指曲附大指次节，承其针柄，虚虚拈着，向上斜回针锋至瞳神内夹道中，贴翳内面往下拨之，翳即随落；若不落，再如前手法，从上往下拨之。倘三五拨不下，须定稳念头，轻轻拨去自落，惟死翳拨之不动者忌拨。有拨落而复起者当再拨之，其翳随针捺于黑珠之下，略顿起针，缓缓捻出。但元气虚人，针后每多作呕，以托养神膏者属胃气也，须预备乌梅之类，勿使其呕为妙。呕则防翳复上，上则一两月后复针，翳既尽，不可贪功多拨，多拨则有伤损神膏，呕动胃气之害。凡翳嫩如浆，不沾针首，面不能拨下，或拨下而复泛上满珠者，服补养兼消翳药自明，先与千金磁朱丸七服，次与皂荚丸，生熟地黄丸并进，否则俟凝定再针，不可限以时日。有种翳虽拨落，圆滑而捺下复滚上者。必略缩针头，穿破其翳，捺之自下，不下，亦如前用药自消。或有目珠难于转内者，针内眦亦得，此名过梁针。取穴较外眦稍远一线，针法与外眦无异，但略觉拗手，然鼻梁高者，难于转针，不可强也。若针右眼外眦，下针之后，换左手转针拨翳，手法亦须平日演熟，庶无失误。出针之后，令病者垂垂闭目，用绵纸五七重，量纸厚薄，及天时寒暖封固，更以软帛裹黑豆数粒，以线系定镇眼，使目珠不能动移，动则恐翳复上，是以咳嗽之人不宜用针，亦是此意。又肝虚人时有泪出，勿用黑豆，宜以决明子代之，则无胀压珠痛之患，然觉紧则宜稍松，觉宽则宜稍收，以平适为主。封后静坐时许，然后轻扶，高枕仰卧，不须饮食，若饥则不妨少与，周时后以糜粥养之。戒食震牙之物，及劳动多言，不可扳动露风，露风则疼痛，疼痛则复暗，不可不慎。过七日方可开封看物，切勿劳视。亦有针时见物，开封时反不见者，本虚故也，保元汤、六味丸，补养自明。针后微有咳嗽，难用黄芪者，以生脉散代之。若形白气虚者，大剂人参以补之。肥盛多痰湿者，六君子加归、芍以调之。一月之内，宜美味调摄，毒物禁食，不得高声叫唤，及洗面劳神。百日之中，禁犯房劳恼怒。周年勿食五辛酒面等物。若犯前所禁诸条，致重丧明者，不可归罪于医也。其有进针时，手法迟慢，目珠旋转，针尖划损白珠外膜之络而见血，及伤酒客辈，目中红丝血缕者，虽为小过，切勿惊恐，如法针之，所谓见血莫惊休住手是也。又进针后触著黄仁，而血灌瞳神，急当出针，而服散血之药，所谓见血莫针须住手是也。法虽若此，医者能无咎乎？又年高卫气不固，针时神膏微出者，即与保元汤调补之。开封时白睛红色，勿讶，以封固气闭，势使然也。其用针未熟者，量针穴与瞳神，相去几许，以墨点针上，庶指下无过浅过深之惑。凡初习针时，不得以人目轻拭，宜针羊眼，久久成熟，方可治人。谚云：羊头初试，得其轻重之宜。正初习金针之要法，不可以其鄙而忽诸。

　　造金针法　用上赤不脆金，抽作金丝粗如底针，约长三寸，敲作针形，以小光铁槌，在镦上缓缓磋之，令尖圆若绣针状；亦不可太细，细则易曲易断。如觉柔软，再磋令坚，不可锉击，恐脆则有伤，断入目中，为害不浅。缘金银之性，经火则柔，磋击则坚，务令刚柔得宜。以坚细中空慈竹三寸作柄，则轻便易转，且不滑指。柄中以蜡入满，嵌入大半，留锋寸

余。针根用银镶好，无使动摇。针锋以银管护之，先用木贼草擦令圆锐，更以羊肝石磨令滑泽，穿肤不疼，则入目不痛，方可用之。造成后，亦宜先针羊眼，试其柔脆，庶几无失。

　　飞畴治画师吴文玉母，年五十四，失明数年，诸治罔效。余偶见之曰：此内障眼，可以复明，何弃之也？曰：向来力能给药，治而不灵，今纵有仙术可回，力莫支也。予曰，无汝费，但右眼之翳尚嫩，迟半载可拨。遂先与针左眼，针入拨时，其翳下而珠尚不清，封后因与磁朱丸七日，开封视物模糊，又与皂荚丸服而渐明。其后自执鄙见，谓一眼复明，已出望外，若命犯带疾而全疗之，于寿有阻，遂不欲更治右眼，虽是知足，诚亦愚矣。

　　又治孙轺，年七十，茹素五十余年，内障失明四载，余用金针，先针左眼，进针时外膜有血，针入微有膏出，观者骇然。余于膏血中进针，拨去翳障，次针右眼，出针两眼俱明，递与封固，用黑豆包系镇眼。因向来肝虚多泪，是夕泪湿豆胀，不敢宽放，致右眼痛而作呕，明晨告予，令稍宽其系，先以乌梅止其呕，用六味丸调服，以补其肝，遂痛止安谷。至七日开封，其右眼因呕而翳复上，侵掩瞳神之半，视物已灼然矣，许其来春复拨，以收十全之功，但针时有神膏漏出，稠而不粘，知寿源城几为惜耳。

　　又治徐天锡，内障十五年，三载前曾有医针之，其翳拨下复上，如是数次，翳不能下，委之不治。乃甥周公来，见余针吴之寰内障，两眼俱一拨而明，因详述其故。予曰：此圆翳也。遂同往与针，其翳拨下，果复滚上，即缩针穿破其翳，有白浆灌满风轮，因谓之曰：过七日其浆自澄，设不澄，当俟结定再针，则翳不复圆也。过七日开封，已能见物，但瞳神之色

不清，其视未能了了，令多服补肾药，将三月而视清。

又沈倩若，年二十五，患内障年余，翳状白润而正，能辨三光，许其可疗，临时见其黑珠不定，针下觉软，遂止针不进，曰：风轮动，是肝虚有风；目珠软，是神水不固，辞以不治。病者恻然曰：予得遇龙树，许可复明，今辞不治，则终为长夜之人也。免慰之曰：汝姑服药，俟元气充足，方可用针。后闻一医不辨而与针治，翳初不能拨下，终属无功，胡似不针之为上也。

又治楚商马化龙，患内障三月，色含淡绿，白珠红赤而头痛，究其根，是舟中露卧，脑受风邪而成。因其翳色低，不欲与针，复思木风而致，青绿有之，且证未久，犹为可治。遂先与疏风，次与清肝，头痛止目赤退，然后针之，其翳难落，稍用力始开，内泛黄绿沙于风轮，似属难愈，服补肾养正药两月，翳色变正，再拨而明。

又陈彦锡夫人内障，何宇昭内障，李能九内障，陈顺源内障，俱年远一拨即明，但服磁朱消翳药，后之调治各异。彦锡夫人多郁不舒，散结养神为主。宇昭肥白多痰，理脾渗湿养神为主。能九劳心沉默，宣达补血养神为主。顺源善饮性暴，开封时风轮红紫，瞳神散阔，视物反不若针时明了，此火盛燔灼，瞳神散漫，平肝降火敛神为主。凡此不能枚举，总在临证变通，非执成见之获全功也。

又治赵妪内障，进针一拨，浆泛风轮全白，两目皆然，服消翳药，一月后能视。此属包浆内障，与圆翳似同而别，并识以晓未经历者。

目　痛

目痛有二，一谓目眦白眼病，一谓目珠黑眼痛。盖目眦白眼痛属阳，故昼则疼甚，点苦寒药则效，经所谓白眼赤脉法于阳是也。目珠黑眼痛属阴，故夜则疼甚，点苦寒药反剧，经所谓瞳子黑眼法于阴故也。

楼全善云：夏枯草散，治目珠痛，至夜则疼甚者神效。血热，本方加当归、芍药。虚人，四物汤换生地加羌活、香附，下咽则疼减。风热瞳痛甚，泻青丸、洗肝散选用。

白眼痛多有赤脉，若恶寒脉浮为在表，选奇汤。脉实有力，大府闭为在里，泻青丸加薄荷、甘草。亦有不肿不红，但沙涩昏痛者，乃脾肺气分隐伏之湿热。秋天多有此患，故俗谓之稻芒赤，泻青丸加黄芪、甘草。

天行赤热证　目赤痛，或脾肿头重，怕热羞明，涕泪交流，里巷老幼相传，治法前后不可剻洗，只用童子小便煎黄连温洗，日三五遍，更用宣胡二连、白矾、雄黄，共研细调，姜汁点大眦，通其恶泪，其痛立止，先服洗心散一剂，次用洗肝散一二服。此证只气候瘴毒之染，全属外因，虽有赤丝乱脉，赤肿痛甚，终不伤损瞳神也，二七日不愈，必犯本虚之故，防变他证。

暴露赤眼证　此证与天行赤热眼同，而天行能传染，此但患一人，而无传染。天行虽痛肿而无翳，此则痛而生翳，为不同耳。切不可剻洗，亦不可用补。先宜酒煎散发散，次与大黄当归散疏通血气，洗以黄连、当归、赤芍滚汤泡，乘热熏洗，冷即再温，日三五次。

暴风客热证　卒然而发，其证白仁壅起，包小乌睛，疼痛难开，此肺经受毒风不散，热攻眼中，致令白睛浮肿，虽有肿胀，治亦易退，非若肿胀如杯之比，宜服泻肺汤。肿湿甚者，稍加麻黄三四分。赤肿甚者，加黄连半钱，生地黄一钱。

火胀大头证　目赤痛而头目浮肿。夏月多有此患。有湿热风热，湿热多泪而睥烂，风热多胀痛而憎寒，普济消毒饮随证加减。若失治则血滞于内，虽得肿消，而目必变也。

羞明怕热证　热亮之处，则目痛涩，畏避不能开，火郁于上也。病在心肝脾三经，火燥血热，偏在阳分。盖己之精光弱而不能敌彼之光者，生料六味丸换生地去山萸，加决明、羌活、芩、连。若风气攻注，眵泪羞明，密蒙花散。风痛日久，渐变作火而羞明畏热，头目胀痛，若以风药与之则火愈炽，此风火相煽，选奇汤倍加葱白。怕热皆有余证，羞明有不足证。患久不已，此风从火化也，还睛丸。若目不赤痛而羞明者，乃血不足，胆汁少也，神效黄芪汤。今人皆称怕日羞明，俗传音近之误。

睑硬睛疼证　不论有障无障，但或头痛者尤急，乃风热痰火，及头风夹攻，血滞于睥内所致。先用香油调姜粉擦之，稍软翻睥开导。若坚硬之甚，其胀日高，虽治不退不软，此头风欲成毒也，石膏散加羌活、全蝎，不应，用通肝散。若有障膜，绛雪膏、石燕丹选用。

赤热如邪证　眼不赤不疼，乍痛如神祟者，阴阳升降不和，气血偏胜相攻使然。或有血虚者，下午痛，大黄当归散。或有气虚火旺者，上昼痛甚，助阳和血汤。

气眼痛　才怒气则目疼，肝火过旺也，石决明、草决明、楮实、香附、木贼、甘草、川芎、蝉蜕等为末，清茶调下。

珠痛如针证　病属心经实火，若蓦然一二处如针刺，目虽不赤，亦是心经流火，宜洗心散。然此证多有体疲目劳，营

气不上潮于目而如针刺之痛者，宜养其营，若降火则殆矣。

热结膀胱证　目病小便不通利而头疼寒热者方是，若小便清利者非也，宜先利其水，后治其目，五苓散加车前、滑石之类；血热，导赤散合益元散。

肝风目暗证　肝肾虚热，生风疼痛，举发无时，眼睛坠疼，颇有赤涩泪出，眼前多花发，一物如见两般，白蒺藜散、还睛丸选用。

大小雷头风证　不论偏正，但头痛倏疾而来，疼至极而不可忍，身热头旋，恶心呕吐，目痛便秘，若失治，祸变不测，目必损坏，轻则粞凸，重则结白如珠而变内障，清震汤。

左右偏头风证　久则左发损左目，右发损右目。有左损反攻右，右损反攻左而二目俱损者。若外有赤痛泪热等病，则外证生；若内有昏眇眩晕等病，则内证生矣。痛从内起止于脑，则攻害迟；痛从脑起止于内，则攻害速。若痛从中发，及眉梁内上星中发者，两目俱豁也，从头风例治之。

阳邪风证　额板眉棱骨痛也，发则多于六阳用事之时，元气弱者，则有内证之患；若兼火者，则有证外之病，选奇汤、清空膏、还睛丸选用。

阴邪风证　脑后枕骨痛也，多发于六阴用事之时，发则虚晕耳鸣，久而不治，内障成矣，三因芎辛汤。

巅顶风证　顶骨内痛极如锤如钻也，夹痰湿者，每痛多眩晕。若痛连及目珠而胀急瘀赤者，外证之恶候。若昏眇则内证成矣。外证，用羌活胜风汤；内证，冲和养胃汤；痰湿，礞石滚痰丸。

辛脑风证　太阳内如槌似钻而痛也。若痛及目珠，珠外有赤脂纵贯及瘀滞者，外证之恶候也。若珠不赤痛，自觉视如云

遮雾障渐渐昏眇者，内证成矣。治法如巅顶风证，急早治之，以免后虑。

游风证 头风痛无常位，一饭之顷，游易数遍。若痛缓而珠赤，必变外障。痛甚而肿胀紧急者，必有瘀滞之患。久而失治，不赤痛而昏眇者，内证成矣。

邪风证 人素有头风，因而目病，《内经》所谓风入系头则为目风眼寒是也。发则头痛目亦病，目病头亦痛，轻则一年数发，重则连绵不已，先用羌活胜风汤，次与还睛丸。目中常若风吹状者，此火气内伏，阳气不行于外也，大追风散。若无赤痛而只内胀昏眇者，内证成矣。

目　赤

目赤有三，一曰风助火郁于上，二曰火盛，三曰燥邪伤肝。戴复庵云：赤眼有三，有气毒，有热壅，有时眼，无非血壅肝经所致，属表者羌活胜风汤，属里者泻肝散等药，赤久生翳膜者，春雪膏、蕤仁膏选用，并用碧云散吹鼻。目赤肿，足寒者，必用时时温洗其足，并详赤脉处属何经治之。王节斋云：眼赤肿痛，古方用药，内外不同，在内汤散，用苦寒辛凉之药以泻火；在外点洗，用辛热辛凉之药以散邪。故点药莫要于冰片，而冰片大辛大热，因其性辛甚，故借以拔出火邪而散其热气。世俗不知冰片为劫药，误认为寒，常用点药，遂致积热入目，昏暗障翳；又不知忌寒凉而妄将寒凉冷药揾洗，常致昏暗者，比比皆是。赤眼肿痛，脾虚不能饮食，肝脉盛，脾脉弱，用凉药治肝则脾愈虚，暖药暖脾则肝益甚，惟于平和药中，倍加肉桂杀肝而益脾，一举两得。经云：木得桂而枯，更以芍药制之，散热存阴之捷法也。人乳点眼，久病昏暗极效，以乳与血液同源，目得血而能视也。凡赤而肿痛者，当散湿热；赤而干痛者，当散火毒；赤而多泪者，当散风邪；赤而不痛者，当利小便。先左赤而传右者，为风热挟火，散风为主，勿兼凉药，凉能郁火也。先右赤而传左者，痰湿挟热，泻火药中，必兼风药，风能胜湿也。凡赤甚肿痛，于上睥开出恶血，则不伤珠。

瘀血灌睛证 此证为病最毒，若人偏执己见，不用开镰者，其目必坏。初起不过红赤，次后紫胀，及后则白珠皆胀起，在睥则肿胀如杯，在珠则白轮涌起，失治必有青黄牒出粖凸之祸。凡见白珠赤紫，睥肿虬筋紫胀，传点不退，必有瘀滞在内，可翻睥内视之，若睥内色晕，泛浮椒疮，或粟疮者，皆用导之，导后服宣明丸。

血灌瞳神证 因毒血灌入金井瞳神水内也，清浊相混，时痛涩，红光满目，蒙蒙如隔绢，看物若烟雾中。此证有三：若肝肾血热灌入瞳神者，多一眼先患，后相牵俱损，最难得退；有撞损血灌入者，虽甚而退速；有针内障，失手拨著黄仁，瘀血灌入者。三证治法颇同，用大黄当归散，有翳退翳，活法治之。

赤脉贯睛证 不论粗细多少，但贯到风轮，经过瞳外接连气轮者，最不易治。细者稍轻，粗者尤重。贯过者有变证，丝粗及有傍丝虬乱者有变证。凡各障外有此等脉罩者，虽在易退之证，亦退迟也。贯虽未连，而侵入风轮，皆不易退。起于大眦者，心之实火也，宜洗心散。筋脉大者，用小锋针挑拨。起于小眦者，心之虚火也，宜导赤散，不必挑。又有暴横嗜酒之人，赤脉灌睛，乃生相也，不在此例。

赤丝乱脉证 病生在气轮白珠上，有丝脉纵横，或稀密粗细不等，有痛不痛，有泪无泪，羞明不羞明，但常常如是，久而不愈也。非若天行客风暴壅，赤脉贯睛之比，当验其大脉从何部分而来，或穿连其位，即别其所患在何经络以治之。治外者，细脉易退，大脉虬紫者退迟，必须耐久去尽，庶无再来之患，不然，他日犯禁，其病复发。凡丝脉沿到风轮上者，病最重而能变。凡见丝脉虬紫，内服外点，点时细缩，不点即胀，久久亦然。及因而激动病变者，珠虽不紫，睥虽不肿，亦有积滞在络中幽深之处，揭开上睥深处看之，其内必有不平之色在焉，略略导之，不可过，过则有伤真血，水亏膏涩，目力昏弱之患，点以石燕丹，服用大黄当归散、酒煎散之类。

白睛黄赤证　人有白睛渐渐黄赤者，皆为酒毒，脾经湿伤，肝胆邪火上溢肺经故也，五苓散加茵陈，甚则黄连解毒加山栀、胆草。

目　青

目之白睛变青蓝色者，病在至急，盖气轮本白，被郁邪蒸逼，走散珠中膏汁，游出在气轮之内，故色变青蓝，瞳神必有大小之患，羌活除翳汤去麻黄、川椒、薄荷、荆芥，加升麻、川连、甘草、桔梗。然当各因其病而治其本，如头风者风邪也，因毒者毒气所攻也。余仿此。

目　肿　胀

肿胀如杯证　水火之邪，传脾土而为炎燥之病，其珠必疼，而睥方急硬。若暴风客邪作肿者，必然泪多而珠疼稍缓，然风热外感，治之易愈。若水火内自攻击，重则疼滞闭塞，血灌睛中，而变证不测矣，轻则敷治而退，重则必须开导。敷治不退，开导不消，消而复发，痛连头脑，而肿愈高睥愈实者，此风热欲成毒也，洗肝散、龙胆饮选用。胀有胞胀珠胀不同，胞胀多属湿胜，治其湿热为主；珠胀多属火淫，治当去火为先。故治珠胀，虽挟风

邪，不宜轻用麻黄、木贼之类，恐有乌珠胀裂之患，不可不慎。

形如虾座证　有半边胀起者，有通珠俱被胀起盖定乌珠者，又有大眦内近鼻柱处，胀出一片，如皮如肉，状似袋者，乃血胀从额中落来，不可割，为血英，在此处误割者，为漏为瞽，不可不辨，急宜开导，血渐去而皮渐缩小，眦胀出如袋者亦然。在肺部最重，久则移传于肝，而风轮有害也，宜明丸。

状如鱼胞证　气轮努胀，不紫不赤，状如鱼胞，乃气分之证，金火相搏所致，不用蠲导，惟以清凉自消，泻肺汤。若有微红及赤脉者，略略于上睥开之。若头痛泪热，及内燥而赤脉多者，防有变证，宜早导之，庶无后患。

鹘眼凝睛证　此骤然而起，五脏皆受热毒，致五轮壅起，头疼面赤，目胀不能转动，若鹘之睛，乃三焦阳邪亢极之害。先用香油调姜粉汁，于额脸项上摩擦，急服酒煎散，覆盖出汗，其眼即活动，而用灯火烧断风路，其迎香太阳两睥上星等要隘处，并举而劫治之。此证多是小儿急惊，大人少有此患。

因风成毒证　初发时乃头风湿热，瘀血灌睛，睑硬睛疼等病。失于早治，或治不得其法，遂至邪盛，搏夹成毒，睥与珠胀出如拳，连珠带脑，痛不可当，先从乌珠烂起，后烂气轮，有烂沿上下睑并脑，及颧上肉尽空而死。若患头疼肿胀珠凸等证，治退复发，再治再发，痛胀如前者，即成此患。若已成者，虽治之胀少退，痛少止，决又发，发时再治，至于数四，终当一发，不复退矣。惟初起时，急用石膏散加羌活、细辛、川芎、薄荷、赤芍，若至珠烂，治无及矣。

旋胪泛起证　气轮自平，水轮自明，惟风轮泛起也，或半边泛起者，亦因半边

火盛，火郁风轮，故随火胀起，服用凉膈散，点用石燕丹，非旋螺突起，已成证而顶尖俱凸，不可医治之比也。

旋螺突起证　乌珠高而绽起如螺，为肝热盛，必有瘀血，急宜石燕丹、绛雪膏点之，或调鳝血点尖处。若年久须用锋针，对瞳神量浅深横入，放出恶水，纸封避风，忌口数日，先服守真双解散，后以六味丸加知、柏急救少阴伏匿之邪。若初起失于正治之法，则瘀虽退而气定，膏不复平矣。

神珠自胀证　此阴峻利害之证，因五脏毒风所蕴，热极充眼，与旋螺突起不同，初起麻木疼痛泪出，其势莫测，急投大黄当归散，宜退五脏热毒，捣葱、艾熨五轮之突起，洗以白芷、细辛、麻黄、防风、羌活，未可与点。或突起高寸许者，须锋针针出恶水，疼方得止。

珠突出眶证　此乌珠忽然突出眶也，与鹊眼证因滞而漫漫胀出者不同。有因精华衰败，痒极揩擦而出者，其人不久必死；有酒醉怒甚，及呕吐极而绽出者；有因患火证热盛，关格亢极而胀出者；有因打扑而出者。凡此虽离两睑而脉皮未断者，乘热捺入，虽入，脉络损动，终是光损，须用清凉膏。若突出阁在睑中而含者易入，光不损；若离睑，脉络皮俱断者不救。

目　痒

目痒因风寒者，姜粉和白蜜点之。风热，四生散，或黄芪、防风、蒺藜、羌活、蝉蜕、黄芩、甘草之类。因火者，于赤痛条求降火之剂。因血虚而痒者，四物汤加羌、防、蒺藜、黄芪。

痒若虫行证　乃痒不可忍，非若常时之小痒也。为病不一，如有障无障，皆有痒极之患，病源非一。有风邪之痒，有血虚气动之痒，有虚火入络邪气行动之痒，有邪退火息气血得行脉络通畅而痒。大凡有病之目不治，不治而自作痒者，痒一番则病重一番；若医治后而作痒，病必去速。若痒极难当自觉低陷者，命亦不久，急宜温补，庶或可图。若痒而泪多者，血虚夹火。大抵痒属虚火，治宜姜粉、枯矾、硼砂，津唾调如米大，时将一丸纳大眦，及盐汤蒸洗，不应，于大小眦旁去一韭叶许，各灸七壮，其痒立止。如蟹睛黑翳如珠等证作痒，俱可用灸，但痛甚者，皆属实火，不可误用艾灼，反增其剧也。

外　障

外障在睛外遮暗。凡赤脉翳，初起从上而下者属太阳，以太阳主表，其病必连脑项痛，治宜温之散之。赤脉翳初从下而上，或从内眦出外者，皆属阳明，以阳明主里，其证多热，或便实是也，治宜寒之下之。赤脉翳初从外眦入内者属少阳，以少阳主半表半里，治宜和之解之。翳膜者，风热重则有之，或斑入眼，此肝气盛而发在表也，翳膜已生，在表明矣，宜发散而去之；若反疏利，则邪气内陷，为翳益深。邪气未定，谓之热翳而浮；邪气已定，谓之冰翳而沉；邪气牢而深者，谓之陷翳，当以焮发之物，使其邪气再动，翳膜乃浮，佐之以退翳之药自去。病久者不能速效，以岁月除之。新翳，东垣羌活除翳汤。有热，万应蝉花散加犀角、白蒺藜、木贼。焮发陷翳，用保命集羚羊角散。翳尽，至其年月日期复发者，有留积也，皂荚丸。

倪仲贤云：风热不制之病曰翳，如云雾，如丝缕，如秤星，或一二点，多至数十点，如螺盖，为病久不去，治不如法，服寒凉药过多，脾胃受伤，生气不能上升，以渐而致也，羌活胜风汤专主风热去翳。自内眦而出者加蔓荆，自锐眦而入者加胆草、藁本，自上而下者加黄连倍柴胡，自下而上者加木通。热甚者，兼用治湿热之药，搐鼻碧云散，大抵如开锅法，搐之随效，然力少而锐，宜不时用之。去星，用阿魏搐鼻法。又论奇经客邪之病，经曰：邪客于足阳跷之脉，令人目疼从内眦始，故阳跷受邪者，内眦即赤，生脉如缕缕，俗呼攀睛是也，拨云退翳丸、万应蝉花散选用。外用点药，如春雪膏、蕤仁膏专祛风热暴翳。如去老翳，则以石燕丹、绛雪膏、熊胆膏选用。若宿翳冰凝者，当以照水丹，蝎附散助之。

石顽曰：外障诸证虽殊，究其本，不出风火湿热内蕴，故必以涤热消翳为务。然初起者，但于除风热药中，略兼消翳，其翳自去。若去宿障，自当专力攻翳，但必兼助脾胃行其药力，始克有济。谛观外障内治之药虽多，咸以神消散、皂荚丸二方为主，外治之药不一，莫如石燕丹为最，今之专于此者，能识斯意，守是法而行之，亦可以为中工矣。

血翳包睛证 此乃心经发热，肝虚受邪，致令眼赤肿痛泪出，常时举发，久则赤筋结厚，遮满乌睛，服泻心火破血凉肝之剂，痛时用破血药，兼硝、黄下之。

红霞映日证 眼赤涩肿痛年深，有红翳于乌睛上，浓泪如红霞映日之状，乃肝膈风热上攻所致，治宜去风散血清凉之剂。

黄膜上冲证 在风轮下际，神膏之内，有翳色黄。与凝脂翳同一气脉，但凝脂翳，在轮外生，点药可去，此在膏内邪热蒸起，点药所不能除。若漫及瞳神，其珠必损，此经络阻塞极甚，三焦关格，火土邪实，放大便秘，小便涩，而热蒸膏内作脓也。失治者，有粿凸之患，神消散、皂荚丸选用。诸外障，俱可用石燕丹吹

之，绛雪膏点之，碧云散搐之。

黄膜下垂证 此脾胃热结，血凝气滞，膏脂窒塞，故生是证，发歇无时，痛涩泪出，渐生黄膜下垂，发则膜长遮满瞳神，甚至满目皆黄，不辨人物，治宜蝉花散加石膏、胆草、大黄，点以石燕丹，有泪者退易，无泪者退迟，厚者宜挑剪。

赤膜下垂证 初起甚薄，次后甚大，有赤脉贯白轮而下，乌珠上半边近白际起障一片。仍有赤丝牵绊，障大丝粗，虬赤泪涩，珠疼头痛者，病急而有变。丝细少，色微赤，珠不疼，头不痛者，缓而未变。或于障边丝下，仍起星数点，此星亦是凝脂之类。皆火内滞之患，其病尚轻。盖无形之火，潜入膏内，故作是疾，非比有形血热之重也。若障上有丝，及星生于丝梢，皆是退迟之病。翳薄细，丝赤不甚者，只用善逐之，甚者不得已而开导之。若贯过瞳神者，不问粗细联断皆退迟，此湿热在脑，幽隐之火深潜在络，一有触动，则其患进发，轻者消散，重者开导，此定法也。内服神消散去二蜕，加皂荚、石决明，外点绛雪膏，次用皂荚丸。

凝脂翳 在风轮上，有点初起如星色白，中有粿如针刺伤，后渐长大，变为黄色，粿亦渐大为窟者。有初起便带鹅黄色，或初起便成一片如障，又于障内变出一块如黄脂者，或先有痕粿后变出凝脂一片者，所变不一，祸则一端，大法不问星障，但起时能大色黄，善变速长者，即此证也。甚则为窟为漏，为蟹睛，内溃精膏，外为枯凸，或气极有声，爆出稠水而破者，此皆郁遏之极，蒸烁肝胆二络，不过旬日，损及瞳神。若四围见有瘀滞者，因血阻道路，清汁不得升运之故。若四围不见瘀赤者，其内络深处，必有阻滞之故。此证当急用神消散、皂荚丸，晓夜治之，若迟待长大蔽满乌珠，虽救得珠完，

珠上必有白障，终身不得脱。凡有此证，但是头疼珠痛，二便燥涩，即是急之极甚，若二便通畅，祸为稍缓。

花翳白陷证　因火燥络内，而膏液蒸伤，凝脂从白轮之际生来，四围高，中间低，此金克木之祸也，或就于脂内下边起一片黄膜，此二证夹攻尤急。亦有上下生起，名顺逆障，此火土郁之祸也。亦有细条如翳或细颗如星，四散生起，长大牵连，此木火祸也。以上三者，必有所滞，轻则清凉之，重则开导之。若漫及瞳神，不甚厚重者，速救亦可挽回，但终不得如旧，只可救其粝凸而已，龙胆饮去黄连，加赤芍药。

蟹睛证　真珠膏损，凝脂翳破坏风轮，神膏绽出，黑颗小如蟹睛，大则如黑豆，甚则损及瞳神，至极则青黄凸出者。此证与黑翳如珠，状类而治不同。夫黑翳如珠，源从膏内生起，此因破而出，中挟虚火，所以时时奇痒，或时掣痛酸涩。古法用小锋针，针出恶水，流尽即平，以炉甘石散，不用脑、麝点之，内服防风泻肝散，次用六味丸加蒺藜、车前调之，然终未免瘢靥之患。

斑脂翳证　其色白中带青黑，或焦黄微细。有细细赤丝绊者，则有病发之患，结在风轮边傍，大则掩及瞳神，虽有神手，不能除去。治者但可定其不垂不发，亦须神消散、皂荚丸、石燕丹、绛雪膏内外夹攻，得气血定久，瘢结牢固，庶不再发。若治不固，或即纵犯，则斑迹发出细水泡，时起时隐，甚则发出大泡，起而不隐，又甚则于本处作痛，或随丝生障，或蟹睛再出矣。

黄油证　生于气轮，状如脂而淡黄浮嫩，乃金受土之湿热也。有肿不疼，目亦不昏，故人不求治，略有目疾发作，则为他病之端。揭开上睥，气轮上有黄油者，

是湿热从脑而下，先宜开导上睥，即与神消散、皂荚丸之类。有头风证者，石膏散兼皂荚丸。若疠风目上有此者最重，当从疠风证治。

状如悬胆证　有翳从上而下，贯及瞳神，色青或斑，上尖下大，薄而圆长，状如悬胆，盖胆有瘀热，肝胆膏损，变证急来之候。若眼带细细赤脉紫胀者最急，头疼者尤恶，内必有滞，急向四围寻其滞而导之，庶免损坏之患，服用石膏散、皂荚丸，点以石燕丹。

玉粒分经　生于气轮者，燥热为重；生于睥者，湿热为重。其形圆小而颗坚，淡黄如白肉色，初起不疼，治亦易退，亦有轻而自愈者。若恣酒色，嗜辛热，多忿怒，及久而不治因而积久者，则变坚大而疼，或变大而低溃。如烂疮相似者尚轻，宜神消散去二蜕，加皂荚、石决明；燥热，去苍术加当归、杏仁。若复不知禁忌，且犯戒者，则烂深而变为漏矣，不可误认为粟疮。

银星独见　乌珠上有星，独自生也。盖人之患星者，由火在阴分而生，故不能大，若能长大者，必是各障之初起也。即如凝脂一证，初起白颗，小而圆嫩，俨然一星，不出一二日间，渐渐长大，因而触犯，遂至损目，若误认为星，则谬矣。大凡见珠上有星一二颗，散而各自生，至二三日，看之不大者方是。若七日而退者，火数尽也。若连萃贯串相生，及能大者，皆非是也。凡星见青色者为风，其人必头痛，蝉花散去苍术，加白蒺藜、谷精草，并用碧云散，祛风为主。星久不退，恐其成翳，阿魏搐鼻法，每夜搐之。星见陷下者，或小点乱生者，为肾虚，其人必因梦泄，或房劳之故，宜生料六味丸加谷精草、白蒺藜、车前子。凡去星之药，非谷精不应也。

聚开障证 其障或圆或缺，或厚或薄，或如云似月，或数点如星，痛则见之，不痛则隐，聚散不一，来去无时，或月数发，或年数发，乃脑有湿热之故。大约治法，不出镇心火，散瘀血，消痰饮，逐湿热而已。

聚星障证 乌珠上有细颗，或白色，或微黄，或聊缀，或围聚，或散漫，或顿起，或渐生。初起者易治，生定者退迟。白者轻，黄者重。聚生而能大作一块者，有凝脂之变。聊缀四散，傍风轮白际而起，变大而接连者，花翳白陷也。若兼赤脉绊者，或星翳生于丝尽头者退迟。此证多由痰火之患，能保养者庶几，所丧犯戒者，变证生焉。先服羚羊角散，后服补肾丸。

垂帘障证 生于风轮，从上而下，证有数般，缓急各异。一努肉初生，一偃月侵睛，一赤膜下垂，治各不同。此只白障漫生，自上而下，为混障，间有微红，因其触犯，搏动其火，方有变证。其病从上而下，本当言顺，何以逆称？盖指火而言，火本炎上，今反下垂，是谓逆矣。生熟地黄丸、羚羊角汤选用；虚者，兼进补肾丸。

涌波翳证 障从轮外自下而上，故曰涌波，非黄膜上冲，从内向上急甚之比。白缓赤急，亦有激犯变出黄膜，宜凉膈散先去上冲，后以四物换生地、赤芍，加犀角、甘草、丹皮治之。

逆顺障证 色赤而胀，及丝脉赤乱，见于风轮际处，由白珠而来，粗细不等，周围侵入黑睛，障起昏涩者，即此证。必有瘀滞在内，滞于左则从左而来，滞于右则从右而来，宜先导去恶血，后用皂荚丸、生熟地黄丸，点用石燕丹。若色浮嫩能大，或微黄者，乃花翳白陷也。若燥涩甚者，则下起一片，变为黄膜上冲。若头疼珠痛胀急者，病尤重而急。

阴阳翳证 乌珠上生二翳，俱白色，一中虚，一中实，两翳连串，如阴阳之图。若白中略带焦黄色，或有细细红丝绊者，皆不能尽去。内服蝉花散、皂荚丸，外点石燕丹、熊胆膏。此证非心坚耐久，不能得效。

玛瑙内伤证 其障如玛瑙之杂色，是虽生轮外，实是内伤，肝胆真气清液受伤，结成此翳，皂荚丸、绛雪膏。久久耐心医治，方得减薄，终不能除尽也。

连珠外翳证 与聚星相似，盖聚星在可治之时，此则凝定之证，虽妙手久治，难免迹滞如冰瑕之患。

冰瑕翳证 或片或点，生于风轮之上，色白而薄，如冰上之瑕，时常泪出，眵满蒙蔽瞳神，发歇往来，风轮有痕粗，如凝脂聚星等证，初发点服不得尽去，或点片脑过多，皆为此证。与鱼鳞障不殊，虽治不能速去，内与六味丸加菟丝子、白蒺藜，外点石燕丹，必须坚守，久而方退。

圆翳外障证 薄而色白，大小不同，间有厚者，亦非堆积之比。又名遮睛障，以其光滑深沉，病最难治，治与冰瑕翳证不殊，虽坚心久治，亦难免终身之患。

水晶障证 清莹见内，但高厚满珠者，看虽易治，得效最迟，乃初起膏伤时，内服寒凉太过，外点冰片太多，致精液凝滞，结为此病。若傍斜细看，则白透睛瞳内，阴处与日中看，其形不同。治法须分新久，若有进退，红肿有泪，发歇未定，用石燕丹则眼泪带药流出，此翳必能渐退。若发年久，无进退红肿，纵有拨云坠翳圣药，终不能取效也。服药与冰瑕同。

风轮钉翳证 乃劳伤肝经所致，其证赤涩难开，病牵头脑，泪出羞明，钉翳日深，接引黄仁，根深不移。治宜退热去风散血，头痛熨以葱、艾，外以琥珀、龙脑、朱砂、玄明粉点之。避风戒房室。不痛者不治。

鱼鳞障证　色虽白色而不光亮，状带欹斜，故号鱼鳞。乃气滞膏凝，结如凝脂，病已甚，不得已大用寒凉及多用冰片点者，往往结为此也。用青盐黄泥固济，煨熟研细，以羽毛蘸点，一日一次，内服退翳之药。

马蝗积证　两头尖薄，中间高厚，肉红色，若马蝗状，横卧于中，乃血分之病，久久方成，难去易来，风疾人每多此患，必先用钩割，十去五六，方用杀伐之药则有功。然割须用烙其根处，不尔，则朝去暮生，枉受痛楚，多有激邪之祸。外虽劫治，内须平治，不然，外虽平而内必发也。

胬肉攀睛证　多起于大眦，如膜如肉，渐侵风轮，甚则掩过瞳神。初起可点而退，久则坚韧难消，必用钩割，以针从上边胬肉中道，挑起穿过，先揭起风轮边，后揭至大眦边，钩定，沿眦割去，留则复长，过则伤眦，适当为妥。若血出，用软纸蘸墨�103之则止。胬肉四沿虽粘，中则浮也。有用线穿挂割，亦能去之，但延缓为累。去后用点药消其根，内服和血清火之剂。

肺瘀证　由大眦而起，贯过气轮，如皮筋横带风轮，甚则掩及瞳神，初起如薄薄黄脂，或赤脉数条，后渐大厚。赤者少，白者多。虽赤者，亦是白者所致。盖先有白而不忌火毒辛热，故伤血而赤。必须杀伐，用杀伐之法，一割即烙，免其再发。大抵眼科钩割一法，惟此最为得效。

鸡冠蚬肉二证　形色相类，经络相同，治亦一法。多生睥眦之间，然后害及气轮，而遮掩于目。治须用割，亦用烙定

方好。宜三黄丸加芒硝噙化，外用绛雪膏去麝加阿魏点之。其目大眦内有红肉一块，如鸡冠蚬肉者，乃心经血部之英华，若误割者，轻则损目，重则丧命，慎之。

鱼子石榴二证　经络不异，治法亦同。其状生肉一片，如榴子绽露于房，障满神珠，血部瘀实，目疾之恶证，治用割。割后见三光者可治，服用皂荚丸，点以绛雪膏；若三光瞑黑者，内必瞳神有损，不治。

轮上一颗如赤豆证　气轮有赤脉灌注，风轮上有颗积色红，内有瘀血之故，急宜开导，血渐通，颗亦渐消，然至此十有九损。若白殊上独有颗鲜血者，亦是瘀滞。上下无丝脉接贯者，吹点自消；若有贯接者，必络中有血灌来，向所来之处寻看，量轻重导之。

睛中一点似银星证　白点一颗，如星光滑，当睛中盖定，虽久不大，傍视瞳神在内，乃目痛时不忌房事，及服渗泄下焦寒凉之药过多，火虽退而肾络受伤所致，终身之患也。

五花障证　生于神珠之上，斑斑杂杂，盖五脏经络间之气俱伤，结为此疾。其色斒斓①驳杂不一。若中有一点黑色者，乃肾络气伤，虽治不能尽去。此状与斑脂翳、玛瑙内伤，形略相似。斑脂翳乃破而结成瘢痕不能去者，玛瑙内伤乃小而薄未掩瞳神之轻者，此则高厚显大，生在膏外可退，故不同耳。宜神消散、皂荚丸，并用点药。

混睛障证　有赤白二种，赤者畏赤脉外绊，白者畏光滑如苔。一种白睛光赤而后痒痛迎风有泪，闭塞难开，或时无事，不久亦发，年深则睛变成碧色，满目如凝脂赤露，如横赤丝，此毒风积热所致也。

---

① 斒斓（bānlán）：同"斑斓"。

宜服补肝调血之剂，血行则风自息，外用吹点则翳渐退。

黑翳如珠证 非蟹睛木疳之比，蟹睛因破流出，此则肝气有余，欲泛起之患，故从风轮际处发起，黑泡如珠，多寡不一。其火实盛者痛，虚缓者不痛。治法用小锋针，逐个横穿破其黑翳，中有恶水，流出即平。挑后用炉甘石散去脑、麝点之，先服羚羊角饮子去五味加赤芍药，次用六味丸，后服补肾丸。设若不谙此法，服凉剂点凉药，鲜能奏效也。

内障

内障在睛里昏暗，与不患之眼相似，惟瞳神里有隐隐青白者。楼全善曰；内障先患一眼，次第相引，两目俱损者，皆有翳在黑睛内遮瞳子而然。今详通黑睛之脉者目系也，目系属足厥阴足太阴手少阴三经，盖此三经，脏腑中虚，则邪乘虚入，经中郁结，从目系入黑睛内为翳。《龙木论》所谓脑脂流下作翳者，即足太阳之邪也；所谓肝气冲上成翳者，即足厥阴之邪也。治法，以针言之，则当取三经之俞穴；以药言之，则当补中，狮通此三经郁结，使邪不入目系而愈。

倪仲贤云：心者五脏之专精，目者其窍也，又为肝之窍，肾主骨，骨之精为神水，故肝木不平，内挟心火，乘势妄行，火炎不制，神水受伤，上为内障，此五脏病也。膀胱、小肠、三焦、胆脉，俱上循于目，四腑一衰，则精气尽败，邪火乘之，上为内障，此六腑病也。初起时视觉微昏，常见空中有黑花，神水淡绿，次则视歧，睹一成二，神水淡白，可与冲和养胃汤、益气聪明汤，有热，兼服黄连羊肝丸。久则不睹，神水纯白，永为废疾也。

内障小眦青白翳，大眦亦微显白翳，脑痛，瞳子散大，上热恶热，大便涩难，

遇热暖处，头疼睛胀，日没后天阴暗则昏，六味丸加麦冬、五味。

石顽曰：内障诸证，其翳皆生于乌珠里面，故宜金针拨之。拨后用滋养之剂以助其光，如六味丸、磁朱丸之类。气虚者佐以八珍汤、神效黄芪汤。若翳嫩不可拨者，只与用药。治法纵各不同，大意不出乎皂荚丸、生熟地黄丸。其间虚实寒热，轻重随证出入，活法在心，非笔可尽。有肝肾阴虚，绝无翳膜者，惟宜滋养真阴，切勿误与消翳等药也。有偏正头风，久而生翳，以蛇蜕炙脆为末，每服一钱，黑豆炒香淋酒一盏，入葱白三茎，同煎去葱，和滓日服效。

青风内障证 视瞳神内有气色昏蒙，如晴山笼淡烟也，然自视尚见，但比平时光华则昏蒙日进，急宜治之，免变绿色，变绿色则病甚而光没矣。阴虚血少之人，及竭劳心思，忧郁忿恚，用意太过者，每有此患，然无头风痰气夹攻者，则无此证。病至此危在旦夕，急用羚羊角汤。

绿风内障证 瞳神浊而不清，其色如黄云之笼翠岫，似蓝靛之合藤黄，乃青风变重之证，久则变为黄风，虽曰头风所致，亦由痰湿所攻，火郁忧思忿怒之故。此病初患，则头旋两额角相牵，瞳神连鼻内皆痛，或时红白花起，或先后而发，或两眼同发。肝受热则先左，肺受热则先右，肝肺同病则齐发，羚羊角散。

黑风内障证 与绿风相似，但时时黑花起，乃肾受风邪，热攻于眼，宜先与去风热药三四剂，如荆、防、羌活、木贼、蒺藜、甘菊之类，后用补肾磁石丸。

黄风内障证 瞳神已大，而色昏浊为黄也，病至此十无一人可救。

银风内障证 瞳神大成一片，雪白如银，其病头风、痰火人偏于气，忿怒郁不得舒而伤真气，此乃痼疾，金丹不能返光

也。

丝风内障证　视瞳神内隐隐然，若有一丝横经，或斜经于内，自视全物亦如有碎路者，乃络为风攻，郁遏真气，故视亦光华有损。宜六味丸加细辛、白蒺藜，间与皂荚丸。延久变重，内证笃矣。

乌风内障证　色昏浊晕滞气，如暮雨中之浓烟重雾，风痰人嗜欲太多，败血伤精，肾络损而胆汁亏，真气耗而神光坠矣。

偃月内障证　瞳神内上半边，有隐隐白气一湾，如新月覆垂而下，乃内障欲成之候，成则为如银翳，脑漏人及脑有风寒，阴气怫郁者患之，先与芎辛汤，后与消内障丸剂。此与偃月侵睛，在轮膜中来者不同。

仰月内障证　瞳神下半边，有白气隐隐一湾，如新月仰而从下向上也，久而变满，为如银内障。乃水不足，木失培养，金反有余，故津液亏，乃火气郁滞于络而为病也，补肾丸、补肾磁石丸等选用。

如银内障证　瞳神内白色如银，轻则一点白亮如星，重则瞳神皆白。一名圆翳，有仰月偃月变重为圆者，有一点从中起而渐变大失明者。乃湿冷在脑，郁滞伤气，故阳光为其闭塞而不得发现也，非银风内障已散大而不可复收之比。血气未衰者拨治之，先服羚羊补肝散，次用补肾丸，庶有复明之理。

如金内障证　瞳神不大不小，只是黄而明莹，乃湿热伤元气，因而痰湿阴火攻激，故色变易，非若黄风之散大不可治者，神消散、皂荚丸、羚羊角补肝散主之。

绿映瞳神证　瞳神乍看无异，久之专精熟视，乃见其深处隐隐绿色，自视亦渐觉昏眇，病甚始觉深绿，盖痰火湿热害及清纯之气也，先服黄连羊肝丸，后与补肾磁石丸、皂荚丸之类。久而不治，为如金青盲等证，其目映红光处，看瞳神有绿色，而彼自视不昏者，乃红光弥于瞳神，照映之故，不可误认为绿风，此但觉昏眇而瞳神绿色，明处暗处，看之皆同，气浊不清者，是此证也。

云雾移睛证　自见如蝇飞花堕，旌旌条环，空中撩乱，或青黄黑白，仰视则上，俯则下也。乃络间津液耗涩，郁滞清纯之气而然，其原皆属胆肾。黑者胆肾自病，补肾磁石丸。或白或黄者，因痰火伤肺脾清纯之气也，皂荚丸。

圆翳内障证　黑睛上一点圆，初患之时，但见蝇飞蚁垂，薄烟轻雾，先患一眼，次第相牵，若油点浮水中，日中看之差小，阴处看之则大，或明或暗，视物不明，医者不晓，以冷药治之转见黑花。此因肝肾俱虚而得，先与皂荚丸合生熟地黄丸，次与羚羊补肝散、补肾丸。

冰翳内障证　如冰冻坚实，旁观透于瞳神内，阴处及日中看之，其形一同，疼而泪出，此因胆热攻脑而然也，皂荚丸合生熟地黄丸。

滑翳内障证　有如水银珠子，但微含黄色，不疼不痛无泪，遮绕瞳神，皂荚丸、生熟地黄丸。

涩翳内障证　微如赤色，或聚或开，而傍微光，瞳神上有凝脂色，时复涩痛而无泪出，皂荚丸、生熟地黄丸。

散翳内障证　形如鳞点，乍青乍白，或睑下起粟子而烂，日夜痛楚，瞳神最疼，常下热泪，或生散翳，形如烂绵，皂荚丸、生熟地黄丸。

浮翳内障证　上如冰光，白色环绕瞳神，初生目小眦头至黑珠上，细看方见，不痒不疼，无血色相混，皂荚丸、生熟地黄丸。

沉翳内障证　白翳在黑水下，向日细视方见，或两眼相传疼痛，则早轻夜重，间或出泪，皂荚丸、生熟地黄丸。

上圆翳以下七证，虽有治法，然皆难于奏效，惟金针拨之为善。

偃月侵睛证　风轮上半，气轮交际，隐隐白片，薄薄盖下，其色粉青，从膜中而来，为害最迟，每每忽之，乃脑有风湿郁滞，火激脑脂滴下而成，羚羊补肝散。

剑脊翳证　亦名横翳，色白或如糙米色者，或微带焦黄色者，但状如剑脊，中高边薄，有似锋芒，横于风轮之外，厚薄不等。厚者虽露上下风轮，而瞳神被掩，视亦不见。薄者瞳神终是被掩，视亦昏眊①，纵色嫩根浮者，亦有瘢痕。若微微红丝罩绊者，尤为难退，非需之岁月，必无功耳，皂荚丸、生熟地黄丸。

枣花障证　薄甚而白，起于风轮，从白膜之内，四围环布而来，虽有枣花锯齿之说，实无正形。初患时，微有头旋眼黑，时时痒痛。凡性躁急及患痰火伤酒湿热之人，多有此证。久则始有目急干涩，昏花不爽之病。犯而不戒，则瞳神细小，火入血分，昏泪赤痛者，亦在变证例，宜皂荚丸、生熟地黄丸。

白翳黄心证　四边皆白，中心一点黄，大小翳头微赤，时下涩泪，团团在黑珠上，乃脾肺相传，停留风热，皂荚丸合生熟地黄丸。

黑花翳证　又名黑水凝翳。初患时头旋眼涩见花黄黑不定，其翳凝结青色，大小眦头涩，频频下泪，口苦不喜饮食，盖肝受风寒所致，羚羊角散、皂荚丸、生熟地黄丸。

五风变成内障证　初患时，头旋偏肿，痛甚，或一目先患，或因呕吐双目并暗，瞳神结白如霜，却无泪出，乃毒风脑热所致，先与除风汤，次用皂荚丸、生熟地黄丸。

瞳神散大

瞳神散大者，风热所为也。火性散，挟风益炽，神光怯弱不能支，亦随而散漫，犹风起而水波也。亦有过服辛散而致者。治宜苦宜酸宜凉，如四物去川芎，加芩、连、甘草、五味，或六味丸加五味、石决明。大忌辛热，当泻木火之邪，饮食中常知此理。尤忌食冷水大寒之物，能损胃气也。药中不可用茺蔚、青葙、川芎、蔓荆之类，以味辛反助火也。当归味亦辛甘，而不去者，以其和血之圣药也。又有瞳神散大而风轮反窄，甚则一周如线者，乃邪热郁蒸，风湿攻激，以致神膏走散。若初起收放不常者易敛，缓则气定膏散，不可复收。未起内障，只是散大者，直收瞳神，而光自生。散大而有内障起者，于收瞳神药内量加攻内障药，如补肾磁石丸、补肾丸、千金磁朱丸之类。大抵瞳神散大，因头风攻痛者多，乃水中伏火之发，最难收敛。如他证伤寒、疟疾、痰火等热邪，蒸坏神膏，内障来迟，而收亦易敛。若风攻则内障即来，且难收敛，而光亦损耳。亦有常人因劳役，或触热而偶然瞳神觉大者，勿误呼为散大也。

瞳神紧小

瞳神渐渐细小如簪脚，或如芥子，又有神水外围，相类虫蚀，渐觉眊矂羞涩，视尚有光，极难调理，早治可以挽住，经久则难。因病目不忌淫欲，相火强搏肾水，肝肾俱伤，元气衰弱，不能升运精汁，以滋于胆，胆中之精有亏，所输亦乏，故瞳神亦日渐耗损，甚则陷没俱无，而终身疾矣。治当抑阳缓阴，先与黄连羊肝丸数服，次与六味地黄丸换生地加二

————————

① 眊：眼睛错花。

冬，兼进滋肾丸，不应，加熊胆。亦有头风热证攻走，蒸干津液而细小者，皆宜乘初早救，以免噬脐之悔也。

瞳神欹侧

瞳神欹侧，谓瞳神歪斜，或如杏仁桃核，三角半月，此肝肾灼烁，水槁火炎而耗损瞳神，宜六味丸加蒺藜、当归及清火药。若轮破损，神膏流绽而欹侧者，瞳神将尽矣，急宜补肾。若轮外有蟹睛者，蟹睛虽平，瞳神不得复圆，外有脂翳，终身不脱。

目 昏

经曰：肝虚则目䀮䀮无所见。又曰：肾足少阴之脉，是动则病坐而欲起，目䀮䀮无所见。又曰：少阴所谓起则目䀮䀮无所见者，阴内夺，故目䀮䀮无所见也，此目疾而犯房劳所致，大率于房劳后尤甚，夜光椒红丸。倪仲贤云：经曰：足厥阴肝主目，在志为怒，怒甚伤肝，伤脾胃则气不聚，伤肝则神水散，神水亦气聚也。其证无眵泪，痛痒羞明紧涩，初但昏如云雾中行，渐觉空中有黑花，又渐则睹物成二体，久则光不收，遂为废疾，盖其神水渐散，散而又散，终则尽散也。此病勿作痰治，但当养肝肾阴血，然必积以岁月，无饥饱劳役，七情五贼，庶几易效。若久病光不收者，不可治也。一证因为暴怒，神水随散，光遂不收，永不复治。又一证为物所击，神水散，如暴怒之证，亦不复治。俗名为青盲者也，病者始不经意，及成，医亦不识，直曰热致，竟以凉药收之，殊不知凉为秋为金，又伤肝木，往往致废而后已。

睛黄视眇证 风轮黄亮如金色，而视亦微眇，为湿热重而浊气薰蒸，清阳之气升入轮中，故轮亦色变。好酒嗜食，湿热燥腻之人，每有此疾。治其湿痰则愈，五苓散加茵陈、胆草，甚则栀子柏皮汤之类。

暴 盲

暴盲者，倏然盲而不见也。致病有三，曰阳寡，曰阴孤，曰神离。乃痞塞关格之病。病于阳伤者，缘忿怒暴悖，恣酒嗜辣，久病热病痰火人得之，则烦躁秘渴。病于阴伤者，多嗜色欲，或悲伤哭泣之故，患则类中风中寒之起。伤于神者，因思虑太过，用心罔极，忧伤至甚，惊恐无措者得之，患则其人如痴骏[1]病发之状。屡见阴虚水少之人，因头风痰火眩晕发后，醒则不见，能保养者，亦有不治自愈。气大虚者，急服大剂人参膏。血虚者，大剂黄芪、当归煎汤，调服人参膏。患湿者，白术为君，黄芪、茯苓、陈皮为臣，附子为佐。三者治目暴盲，皆为气病，故用参、术；即血虚者，亦须人参，方有阳生阴长之功，经谓气脱者目不明，即其证也。最忌金石镇坠之药，以其神气浮散于上，犯之必死。

青 盲

青盲有二，须询其为病之源。若伤于七情，则伤于神，独参汤，或保元汤加神、砂、麝香、门冬、归身。若伤于精血，则损于胆，六味丸加枣仁、柴胡。皆不易治，而失神者尤难取效，能保其真者，屡有不治而愈。若年高及病后，或心肾不充者，虽治不愈，世人但见目盲，便呼为青盲者，谬甚！夫青盲者，瞳神不大不小，无缺无损，仔细视之，与好眼一般，只是自看不见，方为此证。若瞳神有何气色，即是内障，非青盲也。

---

[1] 骏（ái）：傻。

雀　盲

雀盲，俗称也，亦曰鸡盲，《本科》曰高风内障，至晚不见，至晓复明也。方书以为木生于亥，旺于卯而绝于申，至酉戌之时，木气衰甚，故不能睹，至日出于卯之时，木气稍盛，故复明，蛤粉丸、煮肝散、决明夜灵散，效后常服六味丸加当归、沙参，永保终吉。按《内经》云：目得血而能视，血虚肝失所养，则不能视。夜属阴，人之血属阴，阴主静而恶躁扰，阴虚则火必盛，弱阴不能胜强火，故夜转剧，昏暗而不能睹；天明以阳用事，阳主动，火邪暂开，故稍明。治以补气养血为主，食以牛猪之肝即愈，益见其元气弱而阴不足也。

真睛膏损

真睛膏损，乃热伤其水，以致神膏缺损，其状风轮有证，或痕或粿，长短大小不一，或粿小如针刺伤者，或粿大如簪脚刺伤者，或痕如指甲刻伤者，或风轮周匝有痕长甚者，凡有此等，皆肝胆络分有郁滞，热蒸之甚，烁坏神膏之故，并宜六味丸加当归、石决明、白蒺藜及八珍、补中之类，急须早治，勿使深陷为窟，为蟹睛突出，为翳满如冰瑕等患。必久服峻补之剂，方得水清膏复，若治间怠，则白晕终身难免。

膏伤珠陷

膏伤珠陷，谓珠觉低陷而不鲜绽也，非若青黄凸出诸漏之比。所致不一，有恣色而竭肾水者，有嗜辛燥而伤津液者，有因风痰湿热久郁而蒸损睛膏者，有不当出血而误伤经络及出血太多以致膏液不得滋润涵养者，有哭损液汁而致者，大抵皆元气弱而膏液不足也。治当温养血气为主，

慎不可用清凉之剂。凡人目无故而自低陷者，死期至矣。若外有恶证，内损睛膏者不治。

神水将枯

神水将枯，视珠外神水干涩不润，如蜒蚰之光，乃火气郁蒸，膏泽内竭之候，凡见此证，必成内障，若失调理，久久瞳神紧小，内结云翳，渐成瞽疾。盖瞳神小者，肝热肾虚，瞳神大者，肝虚肾热，此为肝热肾虚。初起珠头坠痛，大眦微红，犹见三光者，六味地黄丸加麦冬、五味，切忌吹点。若小儿素有疳证，粪如鸭溏而目疾，神将枯者死。热结膀胱证，神水将枯者，盖下水热蒸不清，故上亦不清，澄其源而流自清矣。

辘轳转关

目病六气不和，或有风邪所击，脑筋如拽神珠，不待转运而自蓦然察上，蓦然察下，下之不能上，上之不能下，或左或右，倏易无时，轻则气定脉偏而珠歪，如神珠将反之状，甚则翻转而瞳神反背矣。治用姜汁调香油，摩擦目睥，及迎香、上星、风池、风府、太阳等穴。若暴起者，宜用里药，兼升补即愈，如神效黄芪汤、补中益气汤并加羌活，风热势盛，通肝散。

神珠将反

神珠将反者，谓目珠不正，虽欲转而不能转，乃风热攻脑，筋络牵急，吊偏神珠，是以不能运转，甚则其中自闻聒聒有声如响，石膏散、通肝散选用。血分有滞者，目赤肿痛，酒煎散加五灵脂。失治，有反背之患。

瞳神反背

瞳神反背者，因风热搏击其珠，而斜翻转侧，通肝散加全蝎、钩藤，或黄芪建中加羌活、归身、蝎梢，虚则神效黄芪、补中益气皆可取用。或云即是瞳神发白，北人声韵相似也，盖发白即是内障，故宜金针拨之。若前所言，即神珠将反之暴者，非真反背也，安有目系内击而能反背之理？医者审之。

青黄凸出

青黄凸出者，风轮破碎，内中膏汁绽出也。有自破而胀出不收者，有因外障，以寒凉逐退内火，外失乎治而凸起者，纵有妙手，不复可救，但用皂荚丸入硼砂少许，免其粿凸而已。

珠中气动

气动者，视瞳神深处，有气一道，隐隐袅袅而动，状若明镜远照一缕清烟也。患头风、痰火人，郁久火胜，则搏击其络中之气，游散飘忽，宜以头风例治之。动而定后光冥者，内证成矣。

倒睫拳毛

倒睫拳毛者，由目紧皮缩所致也，久则赤烂，神水不清，以致障结涩碍泪出之苦。人有拔去剪去者，有医以竹板夹起上睑，七日连皮脱下者，得效虽速，殊不知内病未除，未几复倒，譬之草木枯槁，则枝叶萎垂，即朝摘黄叶，暮去枯枝，徒伤其本，不若培益水土，则黄者翠而垂者耸矣。此证内伏火热而阴气外行，当泻其热，眼皮缓则毛自出，翳膜亦退。用手法扳出内睑向外，速以三棱针出血，以左手爪甲迎其锋立愈。又目眶赤烂，亦当以三棱针刺目眶泻其湿热，后服防风饮子，搐

鼻，碧云散，亦宜兼用。起倒睫法，以木鳖一枚为末，绵裹塞鼻中，左塞右，右塞左，一夜其毛自直。若内边另出一层短毛撩于珠上者，镊去，以虱血涂，则不复生矣。

睥急紧小

睥急紧小，谓眼楞紧缩，乃倒睫拳毛之渐也。若不因治而渐自缩小者，乃膏血津液涩耗，筋脉紧急之故。若因治而急小者，多因睥宽倒睫，屡次夹去上睥。失于内治，或不当割导而频数开导，致血液耗而紧小者，当乘时滋养，神效黄芪汤。小角偏紧，去陈皮，加连翘、生地、当归。若络定气滞，虽治不复愈矣。楼全善云：阳虚则眼楞紧急，阴虚则瞳子散大。故东垣治眼楞紧急，用参、芪补气为君，佐以辛味疏散之，而忌芍药、五味之类，酸收故也。治瞳子散大，用地黄补血为君，佐以酸味收敛之，而忌茺蔚子、青葙子之类，辛散故也。

睥肉粘轮　目内睥之肉与气轮相粘不开，宜服泻湿热药，如防风、细辛、胆草、苦参、蝎梢、牛蒡子之类，以风药能于土中泻水故也。

胞肉胶粘证　两睥粘闭，夜卧尤甚，必得润而后可开。其病重在睥肺湿热，当以清凉滋润为主，虽有障在珠，亦是湿热内滞之故，非障之愆。久而不治，则有疮烂之变。

睥翻粘睑证　乃睥翻转贴在外睑之上，此气滞血壅于内，皮急系吊于外，故不能复转，皆由风湿之滞所致，故风疾人患此者多，宜用劀剔开导之法。

风牵出睑证　乃脾胃受风毒之证。睑受风而皮紧，睥受风而肉壅，泪出水渍于睑而湿烂，此土陷不能堤水也。治法，先用香油调姜汁粉摩散风邪，翻转睑皮，烙

三五度。若眼有红筋贯上，黑睛有翳膜者，吹以丹药。歪斜者，灸颊车耳门，开口取之，太阳、人中、承浆，歪右灸左，歪左灸右。近患者易退，年久者难愈，又大风人面部所牵，多受是病，难以调治。

血瘀睥泛 谓睥内之肉，紫瘀浮泛，甚则如细泡无数，相连成片，盖睥络血滞又不忌火毒燥腻，致积而不散，或碎睥出血冒风所致，宜活血为主，并用开导。

睥虚如毬① 谓目睥浮肿如毬也。以两手掌擦热拭之，少平，顷复如故，可见其血不足，而虚火壅于气分也，补中益气汤去升麻加葛根、木通、泽泻。

风沿烂眼

风沿眼系，上膈有积热，自饮食中挟怒气而成，顽痰痞塞，浊气不降，清气不升，由是火益炽而水益降，积而久也。眼沿因脓积而肿，于中生细小虫丝，遂年久不愈，而多痒者是也。服柴胡饮子，点蕤仁膏。

迎风赤烂证 目不论何风，见之则赤烂，无风则否，盖赤者木中火证，烂者土之湿证。此专言见风赤烂之患，与后见风泪出诸证不同，川芎茶调散。

眦赤烂证 谓目烂惟眦有之，目无别病也。赤胜烂者多火，乃劳心忧郁忿悖，无形之火所伤。烂胜赤者湿多，乃恣燥嗜酒，风热熏蒸，有形之湿所伤。病属心络，甚则火盛水不清，而生疮于眦边也。洗肝散加麻黄、蒺藜、川连，并用赤芍、防风、五倍子、川连煎汤，入盐、轻粉少许洗之，点用炉甘石散，及晚蚕沙香油浸月余，重绵滤过点之。

目泪不止

经云：风气与阳明入胃，循脉而上至目内眦，其人肥则风气不得外泄，则为热中而目黄；人瘦，则外泄而寒，则为寒中而泣出。其目黄属热，泪出属寒也明矣。

东垣云：水乘木势，上为眼涩为眵为冷泪，此皆由肺金之虚，而肝木寡于畏也。凡目见西北二风，则涩痛泪出，乃肝虚受克之病，止泪补肝散，并灸睛明二穴；见东南二风，则涩痛泪出，乃肝自病，菊花散；若不论何风，见则流冷泪者，乃肝肾经中有伏饮，血液不足，窍虚风入，因邪引邪之患，夜光椒红丸，或四物换赤芍、生地，加防风、肉桂、羌活、木贼；又不论何风，见则流热泪，乃肝肾经中有伏火，虚窍不密，因风引出其泪，川芎茶调散、菊花散选用。

庞安常云：头风冷泪，用菊花、决明、白术、白芷、细辛、羌活、荆芥煎服并洗。若目不赤不痛，别无病苦，不因见风，亦时常流出冷泪，甚则视而昏眇，乃肝胆气弱，肾水不足，八味丸用椒制地黄加芎、归。产后悲泣太过者，十全大补加川椒、细辛。若热泪不时常流，乃内火激动其水，因肝肾精血耗竭，阳火易动而伤其液也，六味丸加川椒、制熟地，倍丹皮。哭泣太伤者，八珍汤加川椒、五味。又肺脏久冷，不时冷泪积于泪堂，此泪通于肺，难治，久流令人目昏。又有睥内如痰，白稠腻甚，拭之即有者，是痰火上壅，睥肺湿热所致，故好酒嗜燥停郁者，每患此疾，逍遥散去柴胡、陈皮，加羌、防、菊花。若觉睥肿及有丝脉虬赤者，必滞入血分，防瘀血灌睛等变。

目疮疣

实热生疮，有痛痒轻重不同，重则堆积高厚，紫血脓烂，而腥臭如瘀滞之证，膏涸水浊，每每流于睥眦成疮，血散而疮

---

① 毬：同"球"。

自除，别无痛肿证者，轻而无妨，若火盛疮生，堆重带肿痛者，又当急治，恐浊气沿入而病及于珠也，治宜泻心火，解热毒，有疮处仍用开导洗点。椒疮生于睥内，累累如椒，红而坚者是也，有则砂擦难开，多泪而痛，今人皆呼为粟疮误矣，粟疮亦生在睥，但色黄软而易散，此则坚而难散，医者卒以龙须出血取效，甚则累累连片，疙瘩不平，不得已而导，中病即止；若退而复来者，乃内有瘀滞，必须再导，更服祛风热药以治其内。粟疮生于两睥，细颗黄而软，若目病头疼者，必有变证，是湿热郁于土分，须服退湿热药。若睥生痰核者，乃痰因火滞而结，生于上睥者多，屡有不治自愈；有恣嗜辛辣热毒，酒色斫丧之人，久而变为瘿漏重疾者有之。

五疳证

木疳证　生于风轮者多，其色蓝绿青碧，有虚实之别。虚者大而昏花，实者小而涩痛，非比蟹睛因破而出，乃自然生者，大小不一，随其变长也。实者泻青丸，虚者通肝散。

火疳证　生于睥眦及气轮，在气轮者，火邪克金，为害尤急。初起如椒疮瘤子一颗，小而圆如小赤豆，次后渐大，痛者多，不痛者少，不可误认作轮上一颗如赤豆，为易消之证，此则从内而生也，三黄汤、导赤散，分虚实治之。

土疳证　谓睥上生毒，欲呼偷针眼，有一目生又一目者，有只生一目者，有邪微不出脓血而愈者，有犯辛热燥腻，风沙烟火，为漏为吊者，泻黄散。初起以骔入大眦内边泪堂窍中捻之，泪出即消，无不立愈。

金疳证　初起与玉粒相似，生于睥内，必碍珠涩痛，以生障翳。生于气轮

者，则有珠痛泪流之苦，子后午前，阳分气升之时则重，午后入阴分，则病略宁，久而失治，违戒反触者，有变漏之患，泻肺汤。

水疳证　忽然一珠，生于睥眦气轮之间者多，若在风轮，目必破损。有虚实大小之殊，实者小而痛甚，虚者大而痛缓。状如黑豆，亦有横长而圆者。头风人多有此患。清空膏、神芎丸选用。此证与木疳相似，但部位稍异，色亦不同，黑者属水，青绿蓝碧者属木。久而失治，必变为漏，以风郁久胜，精膏走散，随其所伤之络，结滞为疳，湿热相搏而为漏矣。

漏　睛

漏睛者，眦头结聚生疮，流出脓汁，或如涎水粘睛，上下不痛，仍无翳膜，此因风湿停留睑中所致。久而不治，致有乌珠坠落之患。

大眦漏证　大眦之间生一漏，时流血水，紫晕肿胀而痛，病在心火实毒，金花丸加羌活、蝎尾。

小眦漏证　小眦间生一漏，时流血色鲜红，病由心胞络而来，相火横行之候，导赤散加透风清热药。

阴漏证　不论何部生漏，但从黄昏至天晓，则痛胀流水，作青黑色，或腥臭不可闻，日间则稍可，乃幽阴中有伏火为患，四物加细辛、香附、连翘之类。

阳漏证　不论何部生漏，但日间胀痛流水，其色黄赤，遇夜则稍可，乃阳络中有湿热留著所致，人参漏芦散去当归，加羌、防、生甘草。

正漏证　生于风轮，或正中，或略偏，为肝肾风热伏陷所致。若初发破浅，则流出如痰白膏，日久而深，则流出育黑膏汁，瞳神已损，急用泻肝药，如龙胆、羌活、生地、大黄之类下夺之。

偏漏证 生于气轮，痰湿流于肺经而成，较正漏为害稍迟，其流如稠粘白水，重则流脓，急用泻肺药，如贝母、桔梗、桑皮、生甘草、黄芩、山栀之类凉解之。久而失治，水泄膏枯，目亦损矣。

外漏证 生于两眦之外，或流稠脓，或流臭水，胀痛则流出，不胀则略止，先与人参漏芦散，后用千金托里散加葱白。

窍漏证 乃目傍窍中流出薄稠水，如脓腥臭，拭之即有，久则目亦模糊也。嗜燥耽酒，痰火湿热者，每多患此。竹叶泻经汤、千金托里散，先后收功。久不治，亦有暗伤神水，耗损神膏之患。

不能近视

东垣云：能远视不能近视者，阳气有余，阴气不足，少年穷役眼神所致也。海藏云：目能远视，知其有火，不能近视，责其无水，法当补肾，加减地芝丸，或六味丸加减。《秘要》云：阴精不足，阳光有余，病于水者，故光华发见，散乱而不能收敛近视，治之在心肾。若贪淫恣欲，饥饱失节，形体甚劳，过于悲泣，皆斫丧阴精，精亏则阳火盛，火性炎而发见，阴精不能制伏挽回，故越于外而远照不收。治之而反触激者，有内障之患。

不能远视

东垣云：能近视不能远视者，阳气不足，阴气有余，此老人桑榆之象也。海藏云：目能近视，知其有水，不能远视，责其无火，治当补心，加味定志丸、八味丸，早暮间服。《秘要》云：此证非谓禀受生成近觑之病，乃平昔无病，素能远视而忽然不能者也，盖阳不足阴有余，病于火者，故光华不能发越于外，而偎敛近视耳，治之在胆肾。若耽酒嗜燥，头风痰火，忿怒暴悖者，必伤损神气，阴阳偏胜，而光华不能发达矣。

目 妄 见

《素问》云：夫精明者，所以视万物，别黑白，审长短。以长为短，以白为黑，如是则精衰矣。人之目者，心之使也，心者神之舍也，故精神乱而不转，卒然见非常处，精神魂魄，散不相得，故曰惑也。如神光自见，则每如电闪；黑夜精明，则晦冥之中，倏忽见物；视正反邪，则物本正而目见为邪；视定反动，则物本定而目见为动；视物颠倒，则观物皆振动倒植；视一为二，则一物而目视为二；视胆有色，则常见萤星云雾及大片青绿蓝碧之色；视赤如白，则视物却非本色，或视粉墙如红如碧，或看黄纸似绿似蓝之类；光华晕大，则视日与灯烛皆生红晕而大。此阴精亏损，阳光飞越之候，总以补养为主，如加减驻景丸、益气聪明汤之类。久而不治，不无内障之虞。

报国澄和尚患眼疾二年，服祛风清热药过多，致耳鸣嘈嘈不止，大便常苦燥结。近来左眼上有微翳，见灯火则大如斗，视月光则小如萤，尝询诸方家，俱莫能解，因以质之石顽。石顽曰：此水亏而阴火用事也。试以格物之理参之，如西洋玻璃眼镜，人但知宜于老人，不知原为望气者而设，其最精者，咸以十二镜编十二支为一套，无论老少，其间必有一者，能察秋毫，则知人眼有十二种偏胜，故造眼镜者，亦以十二等铅料配之，取铅以助阴精，料以助阳气也。少年气血本旺，原无藉此，若铅料之轻重，与眼之偏胜不相当，则得之反加障碍矣。老人气血皆衰，但借此以笼住其光，不使散漫，不必论其铅料之孰重孰轻也。即如所言视月甚小者，月乃至阴之精，真水内涸，不能泛滥其光，所以视之甚小，设加之以铅重者，则视月必大矣。见灯火甚大者，灯本燃膏之焰，专扰乎阴，不能胜其灼烁，所以见之甚大，设加之以料重者，灯火必愈大矣。合脉参证，知为平昔劳伤心脾，火土二脏过燥，并伤肾水真阴也，遂疏天王补心丹与之。他如中翰徐燕及，见日光则昏眯如蒙，见灯火则精彩倍常，此平昔恒劳心肾，上盛下虚所致。盖上盛则五志聚于心包，暗侮其君，如权党在位，蒙蔽九重，下虚则相火失职，不能司明察之令，得灯烛相助其力，是以精彩胜于常时。此与婴儿胎寒夜啼，见火则止之义不殊，未识专事眼科者，能悉此义否？

目闭不开

足太阳之筋，为目上纲，足阳明之筋，为目下纲，热则筋纵目不开，助阳和血汤。然又有湿热所遏者，则自胞微肿，升阳除湿防风汤。真阳不能上升者，则喜暖怕亮，补中益气汤。肝虚者则闭目不欲见人，金匮肾气丸，各求其本而治之。

目为物所伤

被物撞损者，或打跌撞破伤胞睑也，积血紫青，撞破白仁，伤其硬壳，此不为害，惟撞破黄仁风轮，血灌瞳神，与水轮混杂，最为利害。或虽不破，而泪多苦如柏汁者难治。急宜酒煎散去防己、牛蒡，加羌活、木贼，熨以葱、艾，护以清凉膏，或专以生地黄捣烂作饼，烘热贴太阳穴及眼胞上，一日一换，以散其血。如无生地黄，用芙蓉叶捣烂烘贴，干者用鸡子清调之。若眼眶青黑，捣生莱菔护贴，切宜避风忌口。痛甚，酒煎散加没药。渐生翳障者，犀角地黄汤换赤芍，加大黄、当归、柴胡、连翘、甘草。若至血散，变生白翳不痛，为不治也。

惊振外障证　目被物撞触而结为外障也，与伤在膏上急者不同。初撞目时，亦有珠疼涩胀之苦，为其伤轻，而瘀自潜消，故痛虽止而不戒禁，有所触发其火，致水不清，气滞络涩而生外障者，神消散去苍术，加石决明，兼皂荚丸。凡外障结而珠疼，致头疼及肿胀者，皆是恶证，防变，急宜治之。

惊振内障证　因病目再被撞打，变成内障，日夜疼痛，淹淹障生，赤膜绕目不能视三光，亦如久病内障，皂荚丸合生熟地黄丸。

物损真睛证　谓被物触打在风轮。伤有大小，色有黄白，黄者害速，白者稍迟，若触膏及破者，必有膏汁，或青黑，或白如痰者流出，为患最急，纵然急治，瞳神虽在，亦难免敧侧之患。如草木刺、金石屑、苗叶尖、针尖，触在风轮，必晓夜疼痛难当，急宜取出，迟则结成黄白颗，如粟疮银星之状，缘膏水结滞而障生，先去物而治障。若伤在气轮皮内，取迟者必有瘀血灌睛，取去物而先导之，后治余证。若视昏者，瞳神有大小敧侧之患。久而失治，目必枯凸。大凡此病，不论大小黄白，但有泪流赤胀等证者，急而有变，珠疼头重者尤急。素有风热痰火斫丧之人，病已内积，因外伤激动其邪，乘此为害，痛甚便涩者最凶。

飞丝入目证　谓风飏游丝，偶然触入目中而作痛也。若野蚕、蜘蛛、木虫之丝患尚迟，若遇金蚕老颧丝，其目不出三日迸裂。治飞丝入目方，用头垢点入眼中。柘树浆点过，绵裹箸头，蘸水于眼上缴拭涎毒。火麻子一合，杵碎，井水一碗浸搅，却将舌浸水中，涎沫自出神效。一方，用茄子叶碎杵，如麻子法亦妙。飞丝入目，目胀如眯，痛涩不开，鼻流清涕，用京墨浓磨，以新笔徐入目中，闭少时以手张开，其丝自成一块，看在眼白上，用绵轻轻卷下，未尽再涂。

物偶入睛证 谓偶然被物落在目中而痛也。切不可乘躁便擦，须按住性，待泪来满而擦，则物润而易出。如物性重，及有芒刺而不能出者，急令人取出，不可揉擦，擦则物愈深入而难取。至若入深，轻翻上睥取之，不取则转运阻碍，气滞血凝而病变。芒刺金石棱角之物，失取碍久，及擦重者，则坏损轮膏。如痕粆凝脂等病，轻则血瘀水滞，为痛为障等病。有终不得出而结于睥内者，必须翻之寻看，因其证而治之。

眯目飞扬证 因出行间，风吹沙土入目，频多揩拭，以致气血凝滞而为病。初起泪出急涩，渐重结为障翳，当辨形证施治。初起将绵卷簪脚，捻拨出尘物。久者翻转睥睑，看有积处，劂洗至平，不须吹点。物落眼中，用新笔蘸缴出。治稻麦芒入眼，取蛴螬以新布覆目上，待蛴螬从布上摩之，其芒出著布上。又法，以鸭倒悬，取涎滴入目中，其芒自出。

伤寒愈后之病

伤寒病愈后，或有目复大病者，以其清阳之气不升，余邪上走空窍也。其病瘾涩赤胀，生翳羞明，头脑骨痛，当助清阳上出则愈，最忌大黄、芒硝，苦寒通利，犯之不可复治。

经逆赤肿

女人逆经，血灌瞳神，满眼赤涩者，乃血热经闭，过期不行，则血逆行于上，如有努肉，切不可钩割，只用四物加行气破血通经药，经行则血翳自退。势甚，必加酒大黄下夺其势。去火所以存阴，正为肝虚血少，不得不以退火为急务，火不下夺，则凌烁真阴，阳愈亢而阴愈竭矣。人但知四物之补血，孰知大黄为补血哉？若

因其虚而用补药，非徒无益，真是抱薪救焚矣！

妊娠目病

妊娠目病，须分气分血分。气分则有旋胪泛起，瞳神散大等证；血分则有瘀血凝脂等病。盖其阴阳涩滞，与常人不同，内伐恐伤胎泄气，不伐则病又不除，然必善施内护外劫之法，则百发百中矣。

产后目病

产则百脉皆动，邪易以乘，肝部发生之气甚弱，而胆失滋养，精汁不盛，则目中膏液，皆失化源，所以目病者多皆内不足所致。大抵产后，病宜早治，莫待其久，久则气血定而病深，治亦不易。其外证易知者，人皆知害而早治。其内证害缓者，人多忽之，比其成也，悔无及矣。

痘疹余毒证

痘疮入眼，其痘疹初生，眼闭不开，眼上即有痘疮，点在黑睛上者，急取益母草煎汤熏洗，日三度，更以鳝血点之，忌口及夜啼，乳母亦忌口，须痘疮痊可，其眼渐开，眼中之痘亦愈矣。初起痘疮入眼，决明散、密蒙散；痘疮入眼成翳者，谷精散、神功散选用。丹方，用望月砂末，生鸡肝研烂，饭上蒸熟，每日空心食之效。大抵治之早，则易退而无变，迟则退迟，今人但见痘后目疾，便谓不治，不知但瞳神不损者，纵久远，亦有可治之理，惟久而血定精凝，障翳沉滑涩损者为不治耳。倪仲贤云：斑疹余毒所害者，与风热不制之病，稍同而异，总以羚羊散主之。便不硬者，减硝、黄；未满二十一日而病者，当消毒化斑为主；斑后风热翳膜，气晕遮睛，泻青丸泻之大效。痘疹疮痂落尽，肌体肥壮，眼中忽然红色，乃余

毒郁结而发出，此证最剧，失治多能害目，只用车前草擂水，频频灌之，涤却肝经之热毒，洗以益母草，点以鳝鱼血。

胎风赤烂证　此证有三：一为血露入眼，洗不干净而赤烂，生莱菔捣汁点之；一为在母腹中时，其母多食壅毒辛热，生后百日而赤烂，犀角地黄汤加黄连，母子俱服；一为乳母壮盛，乳头胀满，乳汁洒射儿眼中而赤烂，黄连汤拭净，一味煅过炉甘石吹点。

小儿疳眼证　皆由过食伤脾腹胀，午后发热，至夜方退，日久发稀作泻，泻甚则渴，食积发热既久，则肝胆受伤，白仁红色，渐生翳膜，遮满黑珠，突起如黑豆如香菰之状，决明鸡肝散，或羊肝蘸夜明砂食；或绿矾一两，馒头去馅裹煨，外黑尽，内通红，取出用密陀僧煅，夜明砂等分为末，煮枣肉捣丸黍米大，每眼二三十丸，量儿大小，空心米汤下，切宜忌口。膜用人乳频点自去。若至声哑口干，脚手俱肿，十难救一。

因 风 证

因风者，谓患风人病目也。风在五行为木，在脏为肝，在窍为目，本乎一气，故患风人，未有目不病者，然必因其故而发。有日浅而郁未深，为偏喎歪斜者；有入脾而脾反湿胜赤烂者；有血虚筋弱而振搐者；有不禁而反伤精神，及恣燥嗜热，蕴郁而为内障者；有风盛血滞，结为外障，如胬肉等证者，各因其证而伐其本。内外治法不同，大抵风病目者，当去风为先，风不去，目病终无不发之理。

因 毒 证

因毒者，谓人生疮疡肿毒累及目病也。若病目在病毒之时，治毒愈而目愈，若毒愈而目不愈者，乃邪入至高至深处，难以自退，当浚其本，澄其源，因而触激甚者，有瘀滞之变。

因 他 证

因他证而害及目，所致不同，如伤寒阳证热郁，蒸损瞳神，内证也；热盛血滞，赤痛泪涩者，外证也；阴证脱阳目盲，内证也；服姜、附温热之剂多而火燥赤涩者，外证也；疟疾之热损瞳神，内证也；火滞于血而赤涩，外证也；泻利后昏眇，为谷气乏，气伤不能发生，内证也；山岚瘴气目昏者，邪气蒙蔽正气，外证也；蛊胀中满赤痛者，阴虚难制阳邪，内证也。气证多郁，弱证多昏花，皆内证也；痰证之腻沫，火证之赤涩，皆外证也。当寻其源而治之。

时 复 证

目病不治，忍待自愈，或失其宜，有犯禁戒，伤其脉络，遂至深入，又不治之，致搏夹不得发散，至其年月如期而发，当验其形证丝脉，别何部分，然后治之。

七 窍 门 下

耳

耳鸣　耳肿痛　耳疳　耳中痒
耳脓　聤耳　虫入耳中

经云：肾气通于耳，肾和则耳能闻五音矣。狗蒙招尤，目冥耳聋，下虚上实，过在足少阳厥阴，甚则入肝。所谓耳鸣者，阳气万物盛上而跃，故耳鸣也。所谓浮为聋者，皆在气也。赵以德曰：耳者肾之窍，足少阴经之所主，然心亦寄窍于耳，在十二经脉中，除足太阳，手厥阴外，其余十经脉络，皆入于耳中。盖肾治内之阴，心治外之阳，合天地之道，精气无不变通，故清净精明之气上走空窍，耳受之而听斯聪矣。《灵枢》云：肾气通于耳，肾和则耳闻五音矣。五脏不和，则七窍不通，故凡一经一络，有虚实之气入于耳中者，皆足以乱主窍之精明，而兼至聋聩。此言暴病者也。若夫久聋者，于肾亦有虚实之异，左肾为阴，主精，右肾为阳，主气，精不足，气有余，则聋为虚，其人瘦而色黑；筋骨健壮，此精气俱有余，固藏闭塞，是聋为实，乃高寿之兆也。此皆禀赋使然，不须治之。又有乍聋者，经云：不知调阴阳七损八益之道，早丧之节也，其年五十体重，耳目不聪明矣。此亦无治也。惟暴聋之病，与阴阳隔绝之未甚，经脉欲行而未通，冲击其中，鼓动听户，随其气之微甚而作嘈嘈风雨诸声者，则可随其邪以为治。外此又有耳触风邪，与气相击，其声嘈嘈，眼如见火，谓之虚鸣。热气乘虚，随脉入耳，聚热不散，脓汁出焉，谓之脓耳。人耳间有津液，轻则不能为害，若风热搏之，津液结硬，成核塞耳，亦令暴聋，谓之耵耳。前是数者，肾脉可推，风则浮而盛，热则洪而实，虚则涩而濡，风为之疏散，热为之疏利，虚为之调养，邪气并退，然后以通脉调气安肾之剂治之。

罗谦甫云：夫暴聋者，由肾虚风邪所乘，搏于经络，随其血脉上入耳，正气与邪气相搏，故卒聋也。风虚耳聋，排风汤、桂辛散。肾脏风虚，黄芪丸；兼气虚，去附子加肉桂、人参。肝肾虚火，姜蝎散。风热耳聋，犀角饮子。厥聋，经云：暴厥而聋，偏闭塞不通，内气暴搏也，复元通气散去白牵牛，加全蝎、石菖蒲、川芎、生姜、葱白，吞养正丹。凡治耳聋，皆当调气，肝气逆则头痛耳聋颊肿，四物汤加肉桂吞龙荟丸降火，及复元

通气散调气。耳聋有湿痰者，滚痰丸下之。耳聋面颊黑者，为精脱肾虚，烧肾散。耳聋多恐者，为肝虚，温胆汤下养正丹。外治，用通神散、蓖麻丸。一方，用地龙三枚，盐少许，同入葱管内，化水滴耳中，三五日效。一法，用磁石豆大一块，鲮鲤甲三片，烧存性，绵裹塞耳中，口衔生铁少许，觉耳中如风雨声即愈。

耳鸣　经云：耳者，宗脉之所聚也。故胃中空则宗脉虚，虚则下溜，脉有所竭，故耳鸣。又云：液脱者，脑髓消，筋痿，耳数鸣。凡此皆耳鸣之属虚者也。经云：太阳所谓耳鸣者，阳气万物，盛上而跃，故耳鸣也。又云：厥阴之脉，耳鸣头眩。又云：少阳所至为耳鸣，治以凉寒，凡此皆耳鸣之属实者也。王汝明曰：耳鸣如蝉，或左或右，或时闭塞，世人多作肾虚治不效，殊不知此是痰火上升，郁于耳中而鸣，郁甚则闭塞矣，若平昔饮酒厚味，上焦素有痰火，清痰降火为主。大抵此证先因痰火在上，又感恼怒而得，怒则气上，少阳之火客于耳也。若肾虚而鸣者，其鸣不甚，其人多欲，当见虚劳等证。喻嘉言曰：凡治高年肾气逆上而耳鸣，当以磁石为主，以其重能达下，但性主下吸，不能制肝木之上吸，更以地黄、龟胶群阴之药辅之，五味、山萸之酸以收之，令阴气自旺于本宫，不上触于阳窍，由是空旷无碍，岂更艰于远听哉！丹溪取通圣散治饮酒过度而耳鸣，亦无确见，惟滚痰丸一方，少壮用之多效，以黄芩、大黄、沉香之苦最能下气，礞石之重坠，大约与磁石相仿也。薛立斋云：若血虚有火，用四物加山栀、柴胡；若中气虚弱，补中益气加山栀、丹皮；若因怒便聋，而或耳鸣，属肝胆气实，小柴胡加芎、归、山栀；若午前甚者，阳气实热也，小柴胡加黄连、山栀；午后甚者，阴血虚也，四

物加白术、茯苓；若肾虚火动，耳中哄哄然，是无阴也，加减八味丸。肾虚耳中潮声蝉声，无休止时，妨害听闻者，当坠气补肾，正元散下黑锡丹，间进安肾丸。肾脏虚风耳鸣，夜间睡著如擂战鼓，四肢掣痛，耳内觉有风吹奇痒，黄芪丸、四生散选用。

耳肿痛　属少阳相火，犀角饮子加脑、麝为丸。经云：少阳之胜耳痛，治以辛寒是也。耳内痛生疮，用鼠黏子、连翘、归、芍、芩、连、甘、桔、生地、桃仁、黄芪、柴胡、草龙胆之类。耳湿肿痛，用凉膈散加羌、防、荆芥，外用龙骨、黄丹等分，枯矾减半，加麝少许吹入，或龙骨、黄丹、干胭脂为末亦佳，或用五倍子烧灰，同枯矾吹之。

耳疹　耳疹属少阳三焦，或足厥阴肝经血虚风热，或怒动肝火而致。若发热焮痛，属三焦厥阴风热，用柴胡清肝散、栀子清肝散之类，慎不可专治其外，复伤气血也。有因肾虚风热作痒，㧓[1]伤成疮者，六味丸加白蒺藜。

耳中痒　肾家有风，四生散，每作时服二三剂即瘥。

耳脓　耳脓者，湿热聚于耳中也，复元通气散如前加减，外以五倍子、全蝎、枯矾为末，入麝少许吹入，或橘皮烧灰存性，入麝少许，先以绵拭耳内，脓净吹之。如壮盛之人，积热上攻，耳中出脓水不瘥，凉膈散泻之。

耳中聍聹　耳鸣耳聋，内有污血，外用莱菔捣汁，研麝少许滴入，余法与耳聋相参治之。

虫入耳中　将生姜擦猫鼻，其尿即出，取尿滴耳中，虫即出。或用炒芝麻枕之，虫亦出。耳中有物不可出，以弓弦或钱串绳，剪令头散蘸好胶著耳中，使其物粘之，徐徐引出效。

薛立斋治一男子，每交接，耳中痒痛或水出，以银簪探之，甚喜阴凉，此肾经虚火，用加减八味丸而愈。

又治一妇因怒发，每经行，两耳出脓，两太阳作痛，以手按之痛稍止，怒则胸胁乳房胀痛，或寒热往来，小便频数，或小腹胀闷，皆属肝火血虚，加味逍遥散十剂，诸证悉退，以补中益气加五味而痊。

鼻

鼻痒　鼻衄　鼻渊　鼻瘜肉　鼻疮　鼻疳蚀　鼻痛
鼻赤　鼻紫黑

经曰：肺开窍于鼻，肺气通于鼻，肺和则鼻能知臭香矣。五气入鼻，藏于心肺，心肺有病，而鼻为之不利也。西方白色，入通于肺，开窍于鼻，藏精于肺。肺主臭，在脏为肺，在窍为鼻。阳明之脉，挟鼻络目。胆移热于脑，则辛頞[2]鼻渊。

经云：其宗气走于鼻而为臭。夫宗气者，胃中生发之气也，因饥饱劳役损其脾胃则营运之气不能上升，邪塞孔窍，故鼻不利而不闻香臭也，丽泽通气汤。时值寒月，必须发散，或加麻黄、细辛之类于升麻汤内。春夏可用葱白、白芷之属，佐以枯芩、苏叶，多加桔梗为舟楫，庶或成功。已经发散，未得全开，脉洪有力，口干鼻燥者，君以辛凉清之，酒芩、栀子、薄荷之属，仍佐荆、防、升、芷，不可骤用寒凉也。丹溪云：鼻为肺窍，肺家有病，而鼻为之不利也，有寒有热，暴起为寒，久郁成热。寒伤皮毛，气不得利而壅塞；热壅清道，气不宣通。先以葱白、白芷、香豉、羌、防、紫苏、细辛、辛荑之

---

① 㧓（wā）：同"挖"。
② 頞：鼻梁。

属表散，后以酒炒芩、连、姜汁炒黑山栀、生甘草、石膏、薄荷、川椒之属清火自愈。近世以辛荑仁治鼻塞不闻香臭，无问新久寒热，一概用之，殊不知肺胃阳气虚衰，不能上透于脑，致浊阴之气上干清阳之位而窒塞者，固宜辛荑之辛温香窜以通达之。若湿热上蒸，蕴酿为火而窒塞者，非山栀仁之轻浮清燥不能开发也。至于风寒暴窒，重则丽泽通气，轻则葱白、香豉、细辛、羌活、薄荷、荆芥之属，随寒热轻重而施，可不审权度而混治哉。王汝言曰：鼻塞不闻香臭，或遇冬月多塞，或略感风寒便塞，不时举发者，世俗皆以为肺寒，而用解表通利辛温之药不效，殊不知此是肺经素有火邪，火郁甚，故遇寒便塞，遇感便发也，治当清肺降火为主，而佐以通利之剂；若如常鼻塞不闻香臭者，再审其平素，只作肺热治之，清金泻火消痰，或丸药噙化，或末药轻调，缓服久服，无不效也。若其平素原无鼻塞旧证，一时偶感风寒而致窒塞声重，或流清涕者，作风寒治。薛立斋云：前证若因饥饱劳役所伤，脾胃生发之气不能上升，邪害孔窍，故不利而不闻香臭，宜养脾胃，使阳气上行，则鼻通矣，补中益气加辛荑、山栀。

鼻齆① 肺气注于鼻，上荣头面，若风寒客于头脑，则气不通，久而郁热，搏于津液，浓涕结聚，则鼻不闻香臭，遂成齆，芎劳散。外用千金搐鼻法，或瓜蒂、黄连、赤小豆为散，入龙脑少许，吹鼻中，水出郁火即通；不应，非火也，乃湿也，瓜蒂、藜芦、皂荚为散，入麝、脑少许，吹鼻中去水以散其湿。

鼻鼽 鼻出清涕也。风寒伤皮毛，则腠理郁闭，宜疏风清肺，香苏散加川芎、蜀椒、细辛、辣桂、诃子，不应，非风也，乃寒也，辛荑散去木通、防风、升麻、藁本，加桂、附、蔓荆、诃子、白术。如血与涕俱出，谓之衄齆，宜和营降火，当归内补建中汤加香豉、童便最捷，后以六味合生脉调之。鼻塞脑冷清涕出，千金通草辛荑搐鼻法。齆鼻鼻中瘜肉不得息，用矾石藜芦散吹之。

鼻渊 鼻出浊涕，即今之脑漏是也。经云：胆移热于脑，则辛颃鼻渊，传为衄衊瞑目，要皆阳明伏火所致，宜风药散之，辛荑散加苍耳、薄荷，夏月加黄芩、石膏，不应，非火也，膈上有浊痰、湿热也，双解散加辛荑。鼻渊鼻衄，当分寒热，若涕浓而臭者为渊，属热，清凉之药散之；若涕清而不臭者为鼽，属虚寒，辛温之剂调之。鼻中时时流臭黄水，甚者脑亦时痛，俗名控脑砂，用丝瓜藤近根三五尺许，烧存性，为细末，酒调服即愈。鼻渊脑漏，用生附子为末，煨葱涎，和如泥，夜间涂涌泉穴。一方，以老少年阴干，有嘴壶内烧烟，以壶嘴向鼻熏之，左漏熏右，右漏熏左。一方以石首鱼脑煅过，和生白矾、脑、麝搐之。一法，用白鲞头一枚，炙燥为末，放火在有嘴壶内，盖好，以嘴向鼻，吸烟熏之，分七日熏，烧完即愈。

鼻瘜肉 上焦积热郁久而生，有诸中而形诸外，必内服清火利膈药，宜凉膈散加减，须断酒厚味。韩氏云：富贵人鼻中肉赘，臭不可近，痛不可摇，束手待毙者，但以白矾末，加阿魏、脑、麝少许，吹其上，顷之，化水而消，内服胜湿泻肺之药。此厚味壅热，蒸于肺门，如雨霁之地，突生芝菌也。瘜肉与鼻痔大同小异，痛极而不下垂者为瘜肉，此血热胜也，阿魏为血积之向导，白矾为涤垢之专药，兼脑、麝以开结利窍也。鼻痔则有物下垂而

---

① 齆（wèng）：因鼻孔堵塞而发音不清。

不痛，乃湿热胜也。胃中有食积热痰流注，内服星、半、苍术、酒洗芩、连、神曲、辛荑、细辛、白芷、甘草，消痰积之药，外用胆矾、枯矾、辛荑仁、细辛、杏仁为散，入脑、麝少许，雄黑狗胆，或猪脂和研，绵裹内鼻中，频换自消。鼻中生疮，用雄黄、白矾、瓜蒂、细辛为散搐鼻，若鼻中窒塞不通，用苦丁香、母丁香、赤小豆为散，吹鼻中，皆外治良法也。

鼻疮　内服甘露饮加犀角、胡连、柴胡，虚加人参。外用黄柏、苦参、槟榔为末，猪脂调敷，或青黛、槐花、杏仁、轻粉、枯矾研敷。

鼻痔蚀　内用椿根、葱白、豆豉、川椒，以清泔水三升，和醋一杯煎成，入盐少许服，有恶物下即效。外用草乌烧灰，麝香等分，研极细，以少许敷疮上。

鼻干无涕，宜犀角、黄芪、木通、杏仁、麦冬、炙甘草、升麻、葛根、桑皮、石膏、朱砂；积热，加牙硝、大黄。

鼻痛　风火郁于上则痛，初宜升麻、葛根、葱白、白芷散之。有气道壅塞而痛，宜川芎、葛根、甘草、桔梗、山栀、薄荷、姜、枣、葱白。痛久服药不应，时痛剧，时向安，或兼两颧紫赤，此为湿热瘀滞，宜犀角、玄参、连翘、山栀、丹皮、赤芍、生甘草之类。肺受风，面枯色，颊时赤，皮肤干燥，鼻塞干痛，此为虚风，白鲜皮、麦冬、茯苓、杏仁、桑皮、白芷、细辛、石膏煎服。卒食物从鼻中缩入，脑中介介痛不出，以牛脂或羊脂，如指大，纳鼻中，以鼻吸取脂入，须臾脂消，则物随脂俱出也。

鼻赤　俗名酒齇[1]鼻，乃血热入鼻也。多饮酒人，邪热熏蒸肺窍，伏留不散，故见于鼻，或肺素有风热，虽不饮酒，其鼻亦赤也。宜用枇杷叶拭去毛，生

煎浓汤，候冷调消风散，食后临卧服。或服泻青丸，或同姜汁炒黑山栀、杏仁泥等分，蜜丸服之。并用白盐时时擦之。外治，以生白矾、硫黄、玄明粉等分为散，入麝少许擦之；或用硫黄、轻粉、杏仁为散，临卧时以津唾调涂鼻上；或用硫黄入大菜头内，煨碾涂之；或用生矾研末，每洗面时，置掌中滴酒擦患处，数日即白；或用硫黄一两，轻粉、白矾各五分，为末，用烧酒一碗，入酒壶，将药盛绢囊中，悬空壶内，热汤浸壶，慢火炖一二时，取出放冷，日用烧酒涂，夜用沉底药末敷。

鼻紫黑　诸阳皆聚于头，则面为阳中之阳，鼻居面之中央，而阳明起于頞中，为至清至精之分。多酒之人，酒气熏蒸，面鼻得酒，血为极热，热血得冷，为阴所搏，结滞不行，故先紫后黑，当用山栀仁姜汁浸炒黑二两，入干姜炮黑二钱，连翘仁一两，为末蜜丸，临卧灯心汤服二钱半，以清肺家血中之热也。

江应宿治一人，鼻塞气不通利，浊涕稠粘，屡药不效，已经三年。其脉两寸浮数。曰：此火郁也。患者曰：向作脑寒主治，子何悬绝？经云：诸气膹郁，皆属于肺。越人云：肺热甚则出涕，乃热郁滞气壅塞不通也。投以升阳散火汤，数剂而病如失。

口

口者，脾之所主，胃与大肠脉之所挟。经云：脾气通于口，脾和则口能知五味矣。此脾之主于口也。又云：胃足阳明之脉，挟口，下交承浆。又云：大肠手阳明之脉，挟口交人中。此胃与大肠之脉挟于口也。脾热则口甘，肝热则口酸，心热

---

[1] 齇（zhā）：鼻子上的红斑，同酒渣鼻的渣。

则口苦，肺热则口辛，肾热则口咸，胃热则口淡。口甘，经云：有病口甘者，此五脏之溢也，名曰脾瘅，治之以兰，除陈气也，兰香饮子。若脉弦滑，兼嘈杂，属痰火，滚痰丸，此指实火而言。平人口甘欲渴，或小便亦甜而浊，俱属土中湿热，脾津上乘，久之必发痈疽，须断厚味气恼，服三黄汤加兰叶、白芍、生地；燥渴甚者，为肾虚，日服加减八味丸，可保无虞。中消，脾液上乘口甘者，兰香饮子。老人虚人，脾胃虚热不能收敛津液而口甘者，当滋补脾气，补中益气去升、柴，加兰香、煨葛根。口苦，经云，有病口苦，名曰胆瘅。夫胆者，中精之府，五脏取决于胆，咽为之使，此人数谋虑不决，故胆虚气上溢而口为之苦也，龙胆泻肝汤，或小柴胡加麦冬、枣仁，不应，本方加川连、胆草。口酸，肝胆实热也，左金丸加神曲、草龙胆。口辛，肺气上溢也，生脉散加桑皮、地骨皮、黄芩。口咸，肾液上乘也，六味地黄丸加五味、乌贼骨。口淡为胃热，而有虚实，实则甘露饮加广藿香，病后胃虚口淡，六君子加黄芪、当归。口涩，肝邪逆于肺，气虚火旺也，黄芩、葛根、防风、薄荷、栝蒌、茯苓。口疮，经云：膀胱遗热于小肠，膈肠不便，上为口糜。盖小肠者，心之腑也，此举邪热之一端耳。心属君火，主五脏六腑之火，故诸经之热，皆应于心。心脉布舌上，脾脉布舌下，二经之火为病，皆当用寒凉施治，但有涩者，兼取其涩。若元脏虚冷，上攻头热，足冷口疮，用附子理中汤、连理汤，并用当归、附子蜜煎含咽，有用生附子末涂脚心者，若此之类，皆是治龙火之法。阴邪上迫，心肺之阳不得降，故用温热主治，或散于上，或散于下，随其攸利。胃中有热，脉洪大而实者，服凉膈散、金花丸，并用黄柏一味蜜

炙含之，忌犯酒醋，犯之难愈。又好饮酒人，多有此证，易老用五苓散、导赤散，相和治之。服凉药不愈者，此酒色过度，劳役不睡，舌上光滑而无皮，或因忧思损伤中气，虚火泛上无制，必用理中汤，甚者加附子，并用蜜煎附子噙之。口疮以甘草半寸，白矾钱许，含化咽津。口疮久不愈，以五倍子末掺之。或煎汤漱，或煎汤泡白矾漱，盖酸能收敛也。口疮甚者，含焰硝、硼砂，勿开口，并用南星末，醋调贴足心涌泉穴以引热下行。又方，五倍子一两，蜜炙黄柏、滑石各半两，铜绿三钱，麝香少许，为末掺之。舌疮口破疼痛，以巴豆半枚，生研，和米饮一豆大，杵和，贴印堂对额间，约半刻许，觉红就去，不可泡起，小儿减半，随即痊愈。戴复庵云：下虚上盛，致口舌生疮，宜用镇坠之药，以苏子降气汤，或盐汤下养正丹。口臭，年高水弱，奉养太过，厚味，及服食补阳药，口糜臭不可近，甘露饮加犀角、茵陈，及浓煎香薷汁含之，徐徐咽下。口中如胶而臭，知母、地骨皮、桑皮、山栀、麦冬、甘草、食盐，煎汤噙下。壮盛之人，凉膈散甚佳。痰壅气浊而臭，宜盐汤探吐之。

子和治一男子，二十余岁，病口中气出，臭如登厕。夫肺金本主腥，金为火所乘，火主臭，应使如是也。久则成腐，腐者肾也。此亢极反兼水化也，病在上，宜涌之，以瓜蒂散涌而去其七分，夜以神祐丸、浚川散下五七行，比旦而臭断，但药性犷悍，不宜轻用。

齿 龋蛀 骨槽风

齿统属足少阴肾经，分上下龈，上龈属足阳明胃经，下龈属手阳明大肠经。男子八岁肾气实，发长齿更，三八真牙生，五八齿槁，八八则齿发去。女子以七为

数。盖肾主骨，齿乃骨之余，髓之所养，故随天癸之盛衰也。东垣云：齿者肾之标，口者脾之窍，诸经多有会于口者，下龈乃手阳明大肠脉之所过，恶热饮而喜寒，上龈乃足阳明胃脉之所贯，喜热饮而恶寒。牙者肾之标，实则坚牢，虚则浮动，热则祖动，作痛不已。其痛不一，有恶热而作痛者，有恶寒而作痛者，有恶寒又恶热而作痛者，有牙齿动摇而作痛者，有齿祖而作痛者，有齿龈为疳所蚀缺少血出而作痛者，有齿龈肿起而作痛者，有脾胃中有风邪，但觉风而作痛者，有胃中气少，不耐于寒，祖露其齿而作痛者，有为虫蚀色变而作痛者，有牙齿疼痛而臭秽之气不可近者，痛既各异，岂可一药而尽之哉？

薛立斋云：湿热甚而痛者，承气汤下之；上下牙痛不可忍，牵引入脑，或喜寒恶热，脉洪数有力者，凉膈散倍酒蒸大黄泻之；大肠热而齿龈肿痛，清胃散；火郁而痛者，越鞠丸解之；肾经虚而痛者，六味丸加骨碎补；肾经虚寒而病者，八味丸加细辛；其属风热者，羌、独、荆、防、芎、辛、薄荷、生地之类，水煎漱咽，不愈，茵陈散；风毒及热壅上攻牙龈痛，或龈缝有红肉胬出，消风散，临卧半漱半服；风寒入脑者，羌活附子汤。牙痛用清凉药更甚者，从治之，荜拨、川椒、薄荷、细辛、龙脑、青盐，为末擦之。得热而痛，得凉则止者，小承气汤加甘草、川连。凡齿痛，遇劳即发，或午后甚者，皆脾胃虚热，补中益气下六味丸。若齿龈肿痛，焮赤腮颊，此胃经风热，犀角升麻汤。若善饮者，齿痛腮颊焮肿，此胃经湿热，清胃散加葛根。固服补胃热药，致上下牙疼痛不可忍，牵引头脑，满面发热大痛，乃手阳明经中热甚而作，其齿喜冷恶热，清胃散加兰香；寒热皆痛，当归龙胆散；上边痛，倍升麻，下边痛，倍白芷。

胃中实热太甚，口臭不可近，牙根疳蚀血出，乃恣食肥甘美酒所致，清胃散加茵陈、香薷，少佐白豆蔻，先以熟大黄泻一二次，使胃中湿热去，而齿自安矣。肾虚牙浮而痛，甚则憎寒壮热，如欲脱之状，下安肾丸、还少丹，间进黑锡丹。有房劳恼怒，牙即动摇长出，服补肾清胃药俱不效者，此肾经火邪盛也，宜酒黄柏三钱，青盐、升麻各一钱，且漱且咽以摄之。或生地黄两许，骨碎补三钱，同细辛一分，秦椒七粒、酒水浸捣，略煎入青盐少许，如上且漱且咽服之良。牙疳肿腐作痛，人中白、青黛、冰片、玄明粉为散掺之。小儿好食糖霜生疳，治之不愈者，以石蜜不时嚼之，糖因煎炼而助湿热，石蜜不经火熬，其性本寒，故能化疳，专取同气之相感也。

龋蛀 龋蛀数年不愈，当作阳明蓄血治，桃核承气为细末，烂蜜丸如桐子大服之，好饮者多此，屡服有效。局方引涎止痛方，川椒、露蜂房微炙，等分为末，水煎入盐少许，乘热频漱，冷即吐出。或用蟾酥、银朱掺和为丸，如莱菔子大，每用一丸搽患处，便不疼，至三丸，吐浓涎数口即愈。又用不蛀皂角一荚，去皮子，于皂子处安巴豆一粒，盐泥固济，烧灰研细末，用剜耳子抄少许，填入蛀孔内，白芷、细辛煎漱，或温米醋，漱出虫自愈。或用食盐之滴卤漱二二次，以摄其虚阳，其痛即止，但可暂用，以其能损齿也。

牙齿动摇，还少丹常服，或六味丸加骨碎补。阴虚内热者，甘露饮，外用五倍子散、乌金散、长春牢牙散。齿间肉壅，口不能开，水浆难入，以牙硝煎汤漱之。一法，用皂白二矾汤漱之；一法，用五倍子煎汤漱之；一法，以热醋漱之。

骨槽风 生于耳前腮颊，痛引筋骨，寒热如疟，牙关紧闭，不能进食，不待腐溃而齿便脱落，此风毒窜入骨槽所致。初则坚硬难消，急宜艾灸其外，针刺齿龈以泄其毒，用冰、硼、玄明粉，为散吹搽，内服降火化痰消肿之剂。久则疮口难合，非参、芪、归、芍补托，兼肉桂、冬、味之类，不能破结敛肌，其治法，《外科正宗》颇详，疡医宜参究之。若腐肿不消，虚热不退，形焦体削者不治。

髭　发

经云：肾者，封藏之本，精之处也，其华在发。多食甘则骨痛而发落。髭须黄者，多热多气；白者，少血多气；黑色者，多血少气。美眉者，太阳多血；通髯极须者，少阴多血；美须者，阳明多血。发黄白，七宝美髯丹。发白须黄，发落不生，脉弦，皮毛枯槁，是营卫气衰，黄芪建中下六味丸；发脱落，及脐下痛，是脾肾气衰，不能生长真阴，四君子加熟地。染须，用乌金散、乌金丹、赤金散，皆不伤髭而极效。一法，拣上好茄棵，留初生第一枚茄子，傍蒂上面挖去一块，嵌入水银三分，仍以挖下者掩上，拴好，余花摘去，勿令结子，久之茄中悉化为水，取贮铅罐中，以水浸罐之半，勿令干，须梢一沾，全须尽黑。

唇

唇属足太阴阳明脾胃，又属手少阴太阴。心脉挟口，统属冲任二脉。上唇挟口，属足阳明。下唇挟口，属手阳明。唇燥则干，热则裂，风则𥆧，寒则揭。若唇肿起白皮，皱裂如蚕茧者，名曰茧唇。有唇肿如茧如瘤者，或因七情火动伤血，或因心火传脾，或因厚味积热伤脾，大要审本证，察兼证，清胃气，生脾津，或兼滋肾，则燥自润，火自降，风自息，肿自消。若患者忽略，治者不察，妄用消热清毒之药，或用药线结去，反为翻花败证矣。肾虚唇茧，时出血水，内热口干，吐痰体瘦，六味丸去黄加麦冬，不应，用加减八味丸。肝经怒火，风热传脾，唇肿裂，或患茧唇，柴胡清肝散。胃火血燥，唇裂为茧，或牙龈溃烂作痛，清胃散。风客于脾经，唇燥裂无色，犀角升麻汤去白附子，加枳壳、石斛。妇人郁怒，肝脾受伤，多有此证，逍遥、归脾、小柴胡选用。唇燥口干，生疮年久不愈，外用橄榄烧灰研末，猪脂调涂。治唇紧裂生疮，青皮烧灰敷之。唇者肉之分也，唇反者，肉先死，唇青者，为筋死。

石顽曰：唇青有二，若唇与爪甲俱青而烦渴引饮者，为热伏厥阴，竹叶石膏汤；若唇青厥冷而畏寒，振振欲擗地者，为寒犯少阴，真武汤。唇淡为脱血，宜十全大补辈。唇赤中带黄色，为脾热，黄芩芍药汤。唇赤而肿厚，漯漯然者，虽曰心火亢盛，实脾胃中有湿热，当从清胃散加减治之。

舌

张三锡曰：心开窍于舌，心火盛则舌干或破，脉洪实有力者，黄连泻心汤加减。右脉虚大，四肢倦怠，而舌疮破不愈，属劳役过度，虚火上炎为患，补中益气汤。口舌唇疼有疮，皆心火炎盛，凉膈散。舌疮风热，口中干燥，舌裂生疮，甘露饮。酒客膏粱，积热内盛，上焦痰实，舌胀肿，凉膈散泻之，须脉实有力，气壮乃可。舌强硬如猪脬，以针刺舌两边大脉血出即消，勿刺中央，令人血不止，此病人多不识，失治则死。凡舌肿，舌下必有如虫形，有头有尾，可烧钉烙头即消。上焦痰热壅遏，势挟相火，则病速而危，毒气结于舌下，复生一小舌，名子舌胀。但胀大而强无小舌者，名木舌胀。大都痰火为患，缓者用辛凉利气化痰药，重者砭去其血即平。劳神不睡，口舌破者，自当安神养心，作心虚治。心之本脉，系于舌根，脾之络脉，系于舌傍，肝脉络于舌本，少阴脉系舌本，风寒伤于心脾，憎寒壮热，齿浮舌肿痛，金沸草散漱口，吞一半，吐一半。经验方：治舌胀大，塞口不能饮食，用真蒲黄一味，频刷舌上，甚则加干姜末从治之；若能服药，即以川连一味，煎浓汁呷之，以泻心火，甚者，加干姜从治。舌上有窍，出血不止，炒槐花末掺之。病热极者，多舌出血，有病愈而血不止者，煅人中白，和冰片，掺舌即止。舌暴胀大出外，蓖麻子油，蘸作捻，烧烟熏之即消。七情所郁，则舌胀满不得息，宜舒郁清上焦，外用川乌、南星、干姜末，贴手足心。心热则裂而疮，木舌重舌，宜三黄丸，及生蒲黄掺之。舌出不收，心经热甚，及伤寒热毒攻心，与伤寒后不调摄，往往有之，宜珍珠末、冰片、火煅人中白敷之；舌暴肿出口，用巴豆霜，以纸卷内鼻中，舌自收，此取辛烈开窍散火，引毒流散之意，与小儿口疳贴囟同法。平人舌上稠黑苔垢，拭之不净，经久不退，且口甜气秽，便是胃脘发痈之候，与伤寒暴病，腑邪内实迥异，急宜凉膈散下之。

面

《灵枢》云：十二经脉三百六十五络，其血气皆上于面而走空窍，其精阳气，上走于目而为睛，其别气走于耳而为听，其宗气出于鼻而为臭，其浊气出于胃走唇舌而为味。其气之津液，皆上熏于面，而皮又厚，其肉坚，故天气甚寒，不能胜之也。风邪入皮肤，痰饮积腑脏，则面黯黯。脾肺二经风湿，搏而为热湿，故面生疮。面肿曰风，两颊赤肿，其状如痹，酒调消风散，食后服之，或用羌活、防风、升麻、白芷、牛蒡子之属，甚则凉膈散、生姜、葱豉汗之，外杵杏仁如膏，加玄明粉、硫黄敷之。风热面肿而痛，升麻汤加犀角、黄连、白芷、川芎、薄荷、荆芥。风热面肿痛，或咽喉不利者，犀角升麻汤。虚风证，能食麻瞀，牙关急搐，目内眴动，胃中有风，故面独肿，升麻胃风汤。

面热面寒 饮食不节则胃病，胃病则气短精神少而生大热，有时火上行而独燎其面。《针经》云：面热者足阳明病，调胃承气汤加犀角、川连。脉数实有力，精神茂泽，升麻汤加川连，甚者，凉膈散。咳逆倚息不得卧，面热如醉，此为胃热上冲熏其面，桂苓五味甘草汤加大黄利之。左半边面及耳热耳鸣，觉从少腹左胁冲上者，属肝火，实则当归龙荟丸，虚则加减八味丸，虚甚地黄饮子。面寒为阳虚，阴寒郁遏所致，升麻汤加熟附子，甚者，附子理中汤。阳明经虚，面热而赤者，补中益气加熟附子二三分。面赤为邪气怫郁在经，宜表不宜下。面戴阳，下虚也，伤寒用四逆汤，杂证用地黄饮子。面白善嚏，脉紧者寒也，羌活、防风、甘草、藁本四味，泻足太阳，少加附子以通其脉；悲恐者，更加桂、附。面目浮肿，或紫黑，或风刺瘾疹，消风散加减。面上风痒，或如火丹，鼠黏子散；不应，加人参一钱，数服即效。面部生疮，或鼻脸赤，风刺粉刺，百药不效，及面上细疮，常出黄水者，并宜硫黄膏涂之。上焦风热。则面生小疮，通圣散；脾胃虚，或吐泻后面目浮肿者，脉必缓弱，或气口虚大，六君子汤加减。面青肝虚，面白肺虚，面黄脾虚，两颊红阴虚。面如漆柴，手足少阴气俱绝，为血先死，若面黑而不至于枯者，六味丸。面尘脱色，为肝木失荣，人参养荣汤。面色忽黑，乃因臭气所冲而成，或头痛，或腹痛，或呕吐，或腹胀，一味香附末，淡盐汤下三钱。面土豆痕，或斑𪒟𪒟，密陀僧细末，夜以人乳调敷。面上雀斑，白丁香、鹰屎白、密陀僧，唾调搽之。面上赤斑癣，鹿角灰猪脂调涂。指爪破面，轻粉研细，生姜汁调敷，无瘢痕。腮肿属风热，干葛、甘、桔、升麻、薄荷；湿热脉洪大者，羌活胜湿汤加甘、桔、黄芩。痄腮，赤小豆末，鸡子清调敷，井底泥亦得。《三因方》：凡伸欠颊车蹉，但开不能合，以酒饮之令大醉，睡中吹皂角末搐鼻，嚏透即愈，正后以补中益气加骨碎补调之。

咽　喉 嗌

经云：咽喉者，水谷之道也。喉咙者，气之所以上下者也。会厌者，音声之户也。悬雍者，音声之关也。咽与喉，会厌与舌，此四者同在一门，而其用各异。喉以纳气，故喉气通于天。咽以纳食，故咽气通于地。会厌管于其上，以司开合，掩其厌则食下，不掩其喉必错，以舌抵上腭，则会厌能闭其喉矣。四者交相为用，缺一则饮食废而死矣。凡经言喉痹者，谓喉中呼吸不通，言语不出，而天地闭塞也。云咽塞，云嗌痛者，谓咽喉不能纳唾与食，而地气闭塞也。云喉痹咽嗌痛者，谓咽喉俱病，天地之气并闭塞也。咽喉二窍，同出一脘，异途施化。喉在前主出，咽在后主吞。喉系坚空，连接肺本，为气息之路，主出而不纳；咽系柔空，下接胃本，为饮食之路，主纳而不出。当食语言，则水谷乘气送入喉脘，遂呛而咳矣。

经云：足少阴所生病者，口渴舌干，咽肿上气，咽干及痛，其证内热口干面赤，痰涎涌上，尺脉必数而无力，盖缘肾水亏

损，相火无制而然，须用六味丸加麦冬、五味，大剂作汤服之。又有色欲过度，元阳亏损，无根之火游行无制，客于咽喉者，须八味肾气丸，大剂煎成，冰冷与饮，引火归源，庶几可救。乳蛾缠喉，二种不同。肿于喉两傍者为双蛾。肿于一边者为单蛾。治法，用鹅翎蘸米醋搅喉中，去尽痰涎，后以鹅翎探吐之，令著实一咯，咯破喉中，紫血即溃，或玉枢丹磨服；毒甚不散者，上以小刀刺出紫血即愈，古法有刺少商穴甚好。刀针刺血，急则用之，然但肿不痛者，切不宜用，盖有形而无痛者，阳之类也，当峻补其阴，若刺之，反伤阴血必死。缠喉风证，先两日头目眩晕，胸膈紧塞，气息短促，蓦然咽喉肿痛，手足厥冷，气闭不通，饮食不下，痰毒壅盛为缠喉风，其证最急。又有两块结于喉傍，甚则大如鸡卵，气塞不通，痰鸣不止者，为锁喉风，其证更剧。慎勿砭破，急用土牛膝，选粗者两许，勿经水，勿犯铁，折断捣汁，和米醋半盏，鸡翅毛蘸搅喉中。如牙关紧闭者，蘸搅两腮自开，开后喉中频搅以通其气。若喉两傍有块者，涎出自消，后以人中白煅过，入冰片少许吹喉中，日吹一次，不过三四日愈。或硼砂丹涌去顽痰；或荔枝草捣汁，和醋含漱；或天名精捣自然汁，鹅翎扫入去痰；或用马鞭草捣汁灌漱。倘肿塞不得下者，灌鼻取吐，以夺其势，然不若土牛膝汁最捷。若两块凑合，喉中痰鸣，悬雍上缩不见，气塞不通，神丹不可救矣。用土牛膝醋搅后，以拇指捺其脊上七节两傍，知疼痛者易已。甚者以膝垫其当背，以手抄两胁下，向上扳两缺盆，令胸前凸起，则气伸而得上泄。若出涎后，涕泪稠粘者，风热也；无涕泪者，风寒也。胸中有结块者，宿食也。随证治之。此证虽系时毒邪气，多有因跌扑饮食停滞而起

者，宜用荆、防、甘、桔、连翘、牛蒡、薄荷、黑参、山楂内解其毒。盖山楂能消食散血，破结块中火，与消风散中厚朴同意。又有喉疼忽愈，毒攻胸胁，痛不可忍，气促身热，不能卧者，牛蒡子、贝母、醋炒升麻、黄药子、干浮萍、黑参、生甘草，蜜丸噙化。七日以后，毒深喘甚，手足指甲紫者，难治，吹药用紫口蛤蜊七枚，橄榄核七枚，文火煅过，研细入枯矾一钱，以大青鱼脑一枚，置钟内晒干，再加胆汁，三胆为度，加冰片吹之，然须戒茶百日，后无复发之虞。一切喉痹肿痛及重舌木舌等症，乌龙膏，急者惟针刺血，最为上策。咽喉肿痛，作渴饮冷，大便秘结，六脉俱实，凉膈散下之。喉痹脉浮，恶寒发热，多是暴寒折热，表邪势盛，非但寒凉药食能凝闭毒邪，即硼砂、白矾、白梅等酸收之品，及胆矾点喉，俱不可犯。惟当轻扬开发其表以泄火毒，急砭患处，并刺少商出血，最为要诀。走马喉风，若有头痛发热，先与一味香豉浓煎，加葱涕探吐，后用荆、防、牛蒡、甘、桔、连翘、薄荷、犀角之类；如口不开者，以牙皂末吹鼻取嚏，方可下药。锁喉风证，有用牙皂煎汤涌吐顽痰，每至皮毛脱落，大伤胃气，甚至激动其痰，锁住不能吐出，顷刻立毙者。其走马喉痹，有用巴豆绵裹塞鼻，每至炀发其毒，不可不慎。乳蛾，用硼砂、白梅，应手获效，然性最辛烈，虽假酸收，终是以火济火，每令不时举发，人皆未省其故也。时气咽肿，普济消毒饮去芩、连苦寒之味，热服以散表为先。喉痹传染是疫疠，荆防败毒散，随证加减。阴虚咳嗽，久之喉中痛者，必有肺花疮，难治，桔梗汤送都气丸，切勿用冰片吹点；证剧不胜汤药者，日用鸡子生调米饮冲服，稍缓其疼，亦必亡而已。脾肺有热，虚火上壅，咽喉生

疮，本事利膈汤。咽痛服凉药反甚者，宜用姜汁。咽中如有炙脔，或如梗状，痰火客于上焦也，半夏厚朴汤。即四七汤。悬壅肿痛，不可饮食，黑参、升麻、大黄、射干、甘草煎服。咽痛，诸药不效者，此非咽痛，乃鼻中生红丝如发，悬黑泡如樱珠，垂挂咽门，致饮食不入。杜牛膝根洗净，入好醋三五滴，同研汁，就鼻孔滴入，丝断珠破即安。悬壅痛不下食，即会厌垂长，而悬壅塞，妨碍饮食者，烧盐箸蘸点之。乳蛾红肿不消，杜牛膝根研烂，用乳点纳鼻。诸哽在喉，当审何物，以所胜能制者治之。如鸬鹚橄榄治鱼哽，狗涎治骨哽，鹅涎治稻芒哽，鸭涎治螺蛳哽，磁石治铁哽，水银灰治金银哽，要在变通。诸物哽塞，苎麻根杵烂，丸如弹子大，将所哽物煎汤吞下。吞钉铁金银铜钱等物，用烊银罐中炭，为末，银匠油糟内油调服即出，并多食肥肉，助其润下。钱哽，荸荠生嚼多效，或加茨菇汁；不应，用羊胫骨，煅存性，荸荠汁调服自化。诸哽，用薤白煮半熟，以绵缚定，手执线头，少嚼薤白咽，度薤至哽处，便牵引，哽即随出。又法，用丝绵一小团，如上法亦妙。误吞鱼钩，以薏串咽下拽之。有线在外者，以绵纸剪数百层穿线上，徐徐咽下，少顷引之上出。

　　罗谦甫治征南元帅，七旬，至楚上，因过饮腹痛，肠鸣自利，日夜约五十行，咽嗌肿痛，耳前后肿，舌本强，涎唾稠粘，欲吐不能，以手拽之方出，言语艰难，反侧闷乱，夜不得卧，其脉浮数，按之沉细而弦。先以砭刺肿上，出紫黑血，顷时肿势稍减，遂用桔梗、甘草、连翘、鼠黏子、酒黄芩、升麻、防风，水煎令热漱，冷即吐出勿咽，恐伤脾胃也。再漱而涎清肿散，语声自出。后以辛热丸剂，以治中寒化宿食而燥脾胃，取丸之下即施

行，而不犯其上热，至其病所而后化，乃治以缓也。不数服利止痛定，后胸中闭塞，作阵而痛。复以异功散加升麻温养脾胃，升顺正气而愈。

卷　九

疮　疡　门

痈　疽

肿疡　溃疡　作痛不止　作呕不止　出血不止
肌肉不生　发热不止　大便不通　小便不通
作渴不止　自汗不止　下痢不止　敷寒凉药
用刀针法

痈疽一科，自有专擅其术者，以是手辑医通，独略此门，然有兼患内证，疡医不能措指者，因取《灵》《素》《金匮》明之新甫等数条，列之本门。诸凡治例，未遑遍述，庶免瘠环同类之诮云。

《灵枢》云：夫血脉营卫，周流不休，上应星宿，下应经数，寒邪客于经络之中则血泣，血泣则不通，不通则卫气归之，不得复反，故痈肿。寒气化为热，热胜则肉腐，肉腐则为脓，脓不泻则烂筋，筋烂则伤骨，骨伤则髓消，不当骨空，不得泄泻，血枯空虚，则筋骨肌肉不相荣，经脉败漏，熏于五脏，脏伤则死矣。痈发于嗌中，名曰猛疽。猛疽不治化为脓，脓不泻，塞咽半日死；其化为脓者，泻则合豕膏冷食，三日而已。发于颈，名曰夭疽，其痈大以赤黑，不急治则热气下入渊液，前伤任脉，内熏肝肺，十余日而死矣。阳气大发，消脑留项，名曰脑烁，其色不乐，项痛，如刺以针，烦心者死。发于肩及臑，名曰疵痈，其状赤黑，急治之，此令人汗出至足，不害五脏。痈发四五日逞

焫之，发于腋下赤坚者，名曰米疽，治之以砭石，欲细而长，疏砭之，涂以豕膏，六日已，勿裹之。其痈坚而不溃者，为马刀挟瘿，急治之。发于胸，名曰井疽，其状如大豆，三四日起，不早治，下入腹，不治，七日死。发于膺，名曰甘疽，色青，其状如谷实、栝蒌，常苦寒热，急治之，去其寒热，半岁死，死后出脓。发于胁，名曰败疵，败疵者女子之病也，灸之。其状大痈脓，治之，其中乃有生肉，大如赤小豆，锉䔖、翘草根各一升，零陵、连翘根各一升也。以水一斗六升，煮之竭，为取三升，则强厚衣，坐于釜上，令汗出至足已。发于股胫，名曰股胫疽，其状不甚变，而痈脓傅骨，不急治，三十日死。发于尻，名曰锐疽，其状赤坚大，急治之，不治，三十日死。发于股阴，名曰赤疽，不急治，六十日死；在两股内，不治，十日当死。发于膝，名曰疵痈，其状大痈，色不变，寒热，如坚石，勿石，石之者死，须其柔乃石之者生。诸痈疽之发于节而相应者，不可治也。发于阳者百日死，发于阴者三十日死。发于胫，名曰兔啮，其状赤至骨，急治之，不治害人也。发于内踝，名曰走缓，其状痈也，色不变，数石其输，而止其寒热不死。发于足上下，名曰四淫，其状大痈，不急治，百日死。发于足傍者，名曰厉痈，其状不大，初如小指，发急治之，去其黑者，不消辄益，不治，百日死。发于足指，名脱痈，一名脱疽，其状赤黑，死不治；不赤黑

不死，不衰，急斩之，不则死矣。

营气稽留于经脉之中，则血泣而不行，不行则卫气从之而不通，壅遏而不得行，故热。大热不止，热胜则肉腐，肉腐则为脓，然不能陷，骨髓不为焦枯，五脏不为伤，故命曰痈。热气深甚，下陷肌肤，筋骨枯，内连五脏，血气竭，当其痈下筋骨良肉皆无余，故命曰疽。疽者，上之皮夭以坚，上如牛领之皮；痈者，其皮上薄以泽，此其候也。病有形而不痛者，阳之类也；无形而痛者，阴之类也。无形而痛者，其阳完而阴伤之也，急治其阴，无攻其阳；有形而不痛者，其阴完而阳伤之也，急治其阳，无攻其阴。阴阳俱动，乍有形，乍无形，加以心烦，命曰阴胜其阳，此为不表不里，其形不久。身有五部，伏兔一；腓二，腓者腨也；背三；五脏之俞四；项五。此五部有痈疽者死。喜怒不测，饮食不节，阴气不足，阳气有余，营气不行，乃发为痈，阴阳不相通，两热相持，乃化为脓。其白眼青，黑眼小，是一逆也；内药而呕，是二逆也；腹痛渴甚，是三逆也；肩项中不便，是四逆也；音嘶色脱，是五逆也。除此五者为顺矣。

《素问》云：膏粱之变，足生大丁，受如持虚。汗出见湿，乃生痤疿。营气不从，逆于肉理，乃生痈肿。气伤痛，形伤肿，先痛而后肿者，气伤形也；先肿而后痛者，形伤气也。

《金匮》云：诸浮数脉，应当发热，而反洒淅恶寒，若有痛处，当发其痈。师曰：诸痈肿，欲知有脓无脓，以手掩肿上，热者为有脓，不热者为无脓。

发热而脉见浮数，证脉相应也。脉见浮数而反洒淅恶寒，是火郁不得发越。若有痛处而饮食如常，必发痈肿之候。肿热未甚，尤可消散，肿热已剧，痈脓已成。

后世用湿纸贴肿上，候其痛肿之头，亦不出乎此意。

浸淫疮，从口流向四肢者可治，从四肢流来入口者不可治。浸淫疮，黄连粉主之，方缺。

《病机机要》云：瘰疬者结核是也，或在耳后，或在耳前，或在耳下连及颐颌，或在颈下连缺盆，皆谓瘰疬。或在胸之侧，或在两胁，皆谓之马刀，手足少阳主之。此本膏粱丹毒火热之变，因虚劳气郁所致，只宜补形气，调经脉，其疮当自消，盖不待汗之下之而已也。其不详脉证经络受病之异者，下之先犯病禁经禁，故致失手，且有兼痰兼气兼血兼阴虚等证者，病本不同，治当求责。疮疡者火之属，须分内外以治其本。内之外者，其脉沉实，发热烦躁，外无焮赤，痛深于内，其邪气深矣，故疏通脏腑以绝其源。外之内者，其脉数，焮肿在外，形证外显，恐气极而犯内，故先托里也。内外之中者，外无焮恶之气，内亦脏腑宣通，知其在经，当和营卫也。用此三法之后，虽未愈，必无变证，亦可使邪气峻减而易愈。

《外科精要》云：热发于皮肤之间，浮肿根小，至大不过二三寸者为疖。六腑积热，腾出于肌肉之间，其发暴盛肿，皮肉光软，根脚广大为痈。五脏风毒积热，攻焮肉骨，风毒猛暴，初生一如蓓蕾，形自焦枯，触之应者乃疽也。夫五善七恶者，动息自宁，饮食知味，一善也；便利调匀，二善也；脓稠肿消不臭，三善也；神采精明，语声清爽，四善也；体气平和，五善也。烦躁时嗽，腹痛渴甚，或泄利无度，小便如淋，一恶也；脓血大泄，肿焮尤甚，脓色败臭，痛不可近者，二恶也；喘粗短气，恍惚嗜卧，三恶也；目视不正，黑睛紧小，白睛青赤，瞳子上视者，四恶也；肩背不便，四肢沉重，五恶也；饮食不下，服药而呕，食不知味，六恶也；声嘶色败，唇鼻青，面目四肢浮肿，七恶也。五善见三则瘥，七恶见四则危。然则病有源同七恶者，乃皮紧急而知善也；病有源同五善者，乃皮缓虚而知恶也。是岂凡医所知哉？

凡人初见发背，欲结未结，赤热肿痛，先以湿纸覆其上，立视候之，其纸先干处，即是结痈头也。取大蒜切成片，如三日二日，十灸十活；三日四日，六七活；五六日，三四活；过七日则不可灸矣。若有十数头作一处生者，即用大蒜研成膏，作薄饼铺头上，聚艾于蒜饼上烧之，亦能活也。若背上初发赤肿一片，中间有一片黄粟米头子，便用独蒜切去两头，取中间切三钱厚，正安疮上，著艾灸十四壮，多至四十九壮。此谓痈疽初发，宜灸之也。然诸疮患久成漏者，常有脓水不绝，其脓不臭，内无反肉，尤宜用附子浸透，切作大片，厚三二分，于疮著艾灸之，仍服内托之药，隔二三日再灸之，不五七次，自然肌肉长满矣。至有脓水恶物，渐溃根深者，郭氏用白面、硫黄、大蒜三物一处捣烂，看疮大小捻作饼子，厚约三分，安疮上，用艾灸二十一壮，一灸一易，灸后四五日，方用挺子纤入疮内，歹肉尽去，好肉长平，然后贴收敛之药，内服应病之剂，调理即瘥矣。盖不止宜灸于疮之始发也，惟发于头脑者，皆不可灸，头为诸阳之会，灸之反助其火毒耳。

肿疡　薛立斋曰：肿疡者，以疮疡未溃而言也。经云：形伤痛，气伤肿。又云：营气不从，逆于肉理乃生痈肿，皆因膏粱厚味，七情阴火，或炙煿甘美积毒，气血不和所致。当分其经络所属，五脏相胜，与元禀亏损，预为审用攻补调和之剂，速令散溃。尤当审其势之肿漫，色之赤白，与痛有微甚，毒有表里。若肿高焮

痛，便利调和，邪在表也，宜表散之；肿硬痛深，大便秘涩，邪在内也，宜下之。外无拘急，内则便利调和者，邪在经络也，宜调营卫。肿焮大痛，或麻木不痛，邪气凝滞也，外用隔蒜灸，内服活命饮，或归芪饮尤效。无问何部分，但赤肿者必消，若烦躁饮冷，赤痛发热，二便不通者，火热内炽也，用四味清凉饮，或活命饮加大黄尤善。若微肿微痛或不痛，阳气虚弱也，参芪内托散。微黯微赤或不赤，或恶寒而不作脓，或脓熟而不溃者，阳气虚寒也，并用千金托里散。如此则未成者自能消，已成者自能溃。尤当别其属阴属阳，或半阴半阳而治之，若泥于肿疡禁用辛热之说，不分受证之因，兼证之经，概行败毒，泛扰诸经，诛伐无过，以致不能起发，或不能溃腐收敛，变证莫能枚举。《痈疽论》云：肿疡内外皆壅，宜以托里表散为主，但见肿痛，参之脉证虚弱，便与兼补，气血无亏，可保终吉；若肿疡之际，治失其法，必致溃疡之变证。此推《内经》之微旨，而生平之征验者，尤当触类而长，愚奚庸赘。

溃疡　溃疡者，以疮疡脓溃而言也。脓溃而肿消痛止者为顺。若脓溃肿痛，或发寒热者，气血虚也，十全大补汤；脓溃欲呕少食，脾胃虚弱也，六君子加炮姜；手足并冷者，脾气虚寒也，六君子加姜、桂，不应，急加附子；脓溃而仍痛，或二便秘涩者，热毒未解也，清热消毒汤；热退而渴不退，津液不足也，八珍加黄芪、麦冬、山茱萸；热止而小便频数，肾虚也，加减八味丸；若热不止，或肿痛反甚，虚热内作也，保元汤加清心凉血之剂；或热退而肌肉不生者，气血俱虚也，十全大补汤；疮色夭白，或陷下不敛，寒气所袭也，五味异功散，佐以豆豉饼；脓血过多，烦躁不安，乃亡阳也，急用独参

汤尤当。审其肿之软硬，饮食冷热，与脓之稠稀多少，肉之赤色青黯，及疮口之收敛迟速，而投托里消毒调补之剂，庶无变证。《痈疽论》云：溃疡内外皆虚，宜以托里补接为主，盖溃疡之变证，由于肿疡之际，治失其宜，亏损元气所致，治者可不慎欤！

作痛不止　疮疡作痛，当审邪之所在，证之所因。如寒热而痛，邪在表也，人参败毒散。便秘而痛，邪在里也，清热消毒汤加白蜜。肿焮而痛，血凝滞也，活命饮。作脓而痛者，托里消毒散，排脓胀而痛者针之，脓溃而痛者补之；气虚而痛，四君子加归、芪；血虚而痛，四物汤加参、芪。大抵形伤痛，气伤肿，不知此数者，徒以乳香、没药为止痛之方，则非所以为法矣。仍审五脏相胜相兼之证而治之，后仿此。

作呕不止　丹溪云：肿疡时呕，当作毒气攻心治之；溃疡时呕，当作阴虚补之。此论其常耳。如肿赤焮痛而呕者，热毒甚也，活命饮，作脓而呕者，血气虚也，六君子加归、芪；便秘而呕者，热在脏也，清热消毒汤去生地、金银花加槟榔、木香；寒药服多而呕者，胃气伤也，六君子加桔梗、柴胡；有肝气乘脾而呕者，有目虚停痰而呕者，有郁结伤脾而呕者，皆由脾胃虚弱，毒气蓄聚，治宜调补中气，则正气复而邪气去矣。

出血不止　疮口出血，有因五脏相胜，阴阳不调，而血不止者；有因六淫七情之气不平，而血妄行者。若因肝火内动，四物加山栀、丹皮；肝经血虚，六味丸；心虚不能统血，四物加参、术、丹皮、酸枣仁；脾虚不能统血，四君子加山栀、丹皮；脾虚郁滞，归脾汤；脾肺气虚，补中益气汤；气血俱虚，十全大补汤；肾气不足而肝火内动，六味丸、栀子

清肝散加五味。大凡失血过多而见烦热发渴等证，勿论其脉，不问其证，急用独参汤以补其气。经云：血生于气，苟非参、芪、归、术甘温之药，决不能愈，若发热脉大者多不治。

肌肉不生　肌肉乃脾胃所生，收敛皆气血所主，二者相济以成者也。若肌肉不生而色赤，血热也，四物加山栀、丹皮；晡热内热，血虚也，四君子加归、地、丹皮；脓水清稀，气血虚也，十全大补汤；食少体倦，脾气虚也，补中益气汤；烦热作渴，起居如常者，胃热也，竹叶黄芪汤；烦热作渴，小便频数者，肾虚也，六味丸；肉腐而不溃者，乌金膏；若肉溃而不敛者，六君子汤，外用珍珠散敷之；臭秽脉洪大而作渴，乃真气虚而邪气实也，此为难治。大凡疮疡久而不愈者，皆元气不足，或加邪气凝滞于患处，苟能调补脾胃，则元气自足，元气既足，则邪气自消，死肉自溃，新肉自生，而疮自敛矣；若不保其本，而概敷生肌之剂，是反助其邪，后更溃烂耳。

发热不止　疮疡发热，初患乃毒气所焮，已成乃内焮作脓，已溃乃血气亏损，不可概行败毒，以伤元气。盖未成者，当分邪之在表在里；将成者，当分邪之可攻可补；已成者，当分脓之作与未作；脓已成者，当分脓之浅深高漫；脓已溃者，当分痛之止与不止。若作痛而发热者，活命饮；作脓而发热者，托里消毒散；脓出而发热者，八珍加黄芪；午前发热者，阳气虚也，补中益气汤；发热作渴，小便频数者，肾气虚弱也，加减八味丸；脓血多而热者，阳无所附也，十全大补汤；日将晡而热者，气血虚也，八珍汤；若无寐而热者，内补黄芪汤；烦躁者，血脱也，当归补血汤；自汗而热者，胃气虚也，四君子汤；恶寒发热者，肺气虚也，补中益气

汤，或四君子加黄芪、当归。亦有五脏相胜，夹食夹寒，六淫七情所致者，不能备述，临证详之。

大便不通 疮疡大便不通，初起则审所致之因，所见之证，而行内疏外表之法；已溃则分气血虚实传变之证，而用托里滋补之法。不可泛用苦寒疏导之剂，恐复伤真气，则肿者不能消散成脓，溃者不能生肌收敛。故丹溪云：肿疡内外皆壅，宜托里表散为主；溃疡内外皆虚，宜托里补接为主。治者审之。

小便不通 疮疡小便不通，其因不一，当分经络虚实而药之。若溃而恶寒发热，气血虚也，八珍汤；手足并冷，阳气虚寒也，四君子加炮姜、升麻；手足不冷，乃脾气虚弱也，四君子加升、柴、半夏；寒热往来，气血虚也，十全大补汤；大便了而不了，脾气虚而下陷也，补中益气汤。切不可轻用疏导之剂，复伤元气，致肿者不能复起发腐溃，溃者不能生肌收敛，须临证制宜而治，庶无误矣。

作渴不止 疮疡作渴，当分经络所属，及血气虚实而治。若焮痛发热，便利调和者，邪在表也，清热消毒汤；肿痛发热，大便秘涩者，邪在里也，凉膈散；焮痛炽盛，邪在经络也，活命饮。右关脉洪数有力，胃火消烁津液也，竹叶石膏汤；右关脉数无力，胃虚津液短少也，补中益气汤；饮食失度，胃气内伤而亡津液者，参苓白术散；脓血出多而气血虚弱者，八珍汤加五味；禀肾不足而津液短少者，加减八味丸。余当临证制宜。

自汗不止 疮疡溃后多汗，卫虚元气外泄，大非所宜。其禀质肥盛者，湿热外泄，独无大患；若形槁色枯，胸中多气，血液衰少者，乃火热亢极，为害弥甚。故治肥盛之人，溃疡多汗，则宜托里消毒散加减，气虚形盛者，则宜六君子为主，酒

客则加藁衔、泽泻之属。形瘦之人，溃疡多汗，则宜保元汤加归、芍，或生料六味加枣仁救其津液，庶免火气内燔，咽躁噎塞，烦扰喘咳之患。大抵溃疡多汗，一切苦寒伤胃，腻滑夺食，辛热耗气之药，皆当切禁。

下痢不止 痈疽溃久，疮口不收，脓水清稀，而见泄利鹜溏，皆为脾气衰弱之候，理中、补中、四柱、六柱、二神、四神，并可选用。如下痢白沫，此脾气不陷，补中益气加姜、桂、吴萸、木香之类；若见脓血下滞，须详血色之鲜晦，鲜者则宜连理汤之姜、连并进以和其中，晦者则宜理中汤稍加桂、附以温其下。赤白兼下，如玛瑙色者，亦宜上法。倘数服不应，又当补中益气加辛温之品兼升举其阳；若下痢清血，则加茜根、乌鲗骨、乌梅、白芍。苟非夏秋湿热下注，则黄连、厚朴、枳壳、槟榔、泽泻等药，皆为戈戟也。

敷寒凉药 疮疡敷药，当分阴阳虚实而用内治之法，不可概敷寒凉之药。若肿痛热渴，脉滑数有力，其证纯阳，宜内服解毒之剂，外敷寒凉之药，则热毒自消，瘀滞自散；若似肿非肿，似痛非痛，似赤非赤，似溃非溃，脉洪数无力者，证属半阴半阳，宜内服助胃托里，兼行解毒，外敷寒凉药中兼辛热药一分，则营逆自从，血郁自散；若微肿微痛，色黯坚硬，肉色如故，久而不溃，脉按之沉细，举指虚浮者，其证属阴，宜内服回阳之剂，外敷辛热之药，则阴毒自解，阳气自复。凡阳气虚寒，不能消散腐溃，或溃而肿不消，口不敛者，必内服温补药，外用生附子掺疮口，则歹肉自去，新肉方生；若阴寒之证而用寒凉之药，则腠理闭塞，气血凝滞，毒气益深，良肉反死，疮口不敛，恶证蜂起，不可复救矣。盖治病必求其本，假如

肿痛热渴，大便秘结者，邪在内也，疏利之；肿焮作痛，寒热头疼者，邪在表也，发散之；焮肿痛甚者，邪在经络也，和解之；漫肿微痛而不溃者，血气虚弱也，急补托之；色黯微痛而不溃，或溃而不敛者，阳气虚寒也，温补之。如是则五脏自和，六腑自调，气血自生，疮毒自解矣。

用刀针法 疮疡用针，当审经络表里之虚实，部分肌肉之厚薄而施之。夫肿高而软者，发于血脉也；肿硬而坚者，发于肌肉也；肉色不变者，发于骨也。疮未成者，解散以消其毒；已成者，托里以速其脓；脓已成者，当验其生熟浅深而后针之。以指轻按便痛者，脓浅也；重按方痛者，脓深也。按之不起者，脓未成也；按之即痛者，脓已成也。若脓初生而即针，则腐溃益深而不能收敛。若疮深而针浅，则内溃不出，外血反伤；若疮浅而针深，则其脓虽出，良肉亦伤。盖疮之证，气血已伤，肌肉已坏，当随决其毒，不可拘泥人神部分，其脓一出，诸证自退；若脓出反痛，或烦躁呕逆者，皆胃气亏损，急宜托里调补。凡脓已成者，急刺去，以纸捻蘸油纳疮内，以膏药贴之。如疮反复未痊，多是厚味七情火动而然，当审所因而调治。亦有脓清不敛，乃胃气虚弱之故，又当兼饮食调补之。若小儿患疮肿，药中加漏芦，令母服之，乳中药过，儿疮自愈。

陈毓仁曰：肿疡初起，顶高根活，色赤发热，焮肿疼痛，日渐高肿者顺；已成焮肿，皮薄光亮，饮食如常，二便调匀，身温和者顺；已溃脓稠，色鲜不臭，腐肉自脱，焮肿易消，身轻者顺；溃后脓厚稠黄，新肉易生，疮口易敛，食饮渐进者顺；初起顶平根散，色黯漫肿，不热不疼，身体倦怠者逆；已成，肿坚色紫，不作脓，不腐溃，口干多烦躁者逆；已溃皮烂肉坚，不腐肿，仍不消，痛仍不减，心烦者逆；溃后脓水清稀，腐肉虽脱。新肉不生，疮口如冻，色败臭秽者死。治法，初起毋论阴阳表里，知痛不知痛，起发不起发，但未成脓者，俱宜灸之，既灸不知病者，再灸之；焮赤发热疼痛，有时脉来浮数，无便秘者，宜药托之；身体拘急，脉紧恶寒，饮食就暖者，邪在表也，宜汗之；肿硬痛深，口干便秘，身热脉实者，邪在里也，宜下之；焮痛势甚，烦躁饮冷，舌干口燥者，火在上也，宜清之；肿痛坚硬，背如负石，恶心干呕，邪毒在内，宜解拔之；肿痛日深，内脓不出，瘀肉窒塞疮口者，急开导之；软漫不作脓，不腐溃，及溃后疮口散大，不生肌肉者，阳气虚也，壮脾助胃以温补之；身凉自汗，手足并冷，六脉虚细，便泄阳脱者急温之，迟则不效。西航曰：凡痛肿须观禀质气血调治，惟霉疮结毒，非专方不应，但验病人身上有块，不时掣痛者，即为霉毒无疑，当与三白丹疏涤之；元气虚寒者，加味三白丹最妙；虚甚不胜三白丹者，五宝丹亦能疗之，肿处用精猪肉贴之。若更发热头疼，或手足颤振，筋脉缩急者，此复感风寒，触发经中郁毒也，先与万灵丹三服汗之，次用调和血气之剂，俟胃气稍复，然后用三白、五宝治之。有用三白丹后，余毒未尽者，此胃虚不能行其药力也，仍与调和气血之剂，俟能饮食起居，更与五宝丹，无不愈者。此因银粉劫剂，致成结毒，非仍用水银不能拔去病根也。用精猪肉贴者，猪为水兽，取其通达肾气，而无瘢痕之患。

[诊] 身重脉缓为湿胜；身热脉大，心躁时热，乍来乍去，当逐热；诸痛眩晕动摇，脉弦，宜祛风；气涩气滞，干燥亡津液，脉涩，须调气补血；寒胜则浮，食不得入，便溺多，恶寒，脉紧细，应于水

中补火。凡痈疽初起，𤴯肿赤硬，脉浮数者易治；洪大急疾者难治；弦紧沉细者危。脓成脉洪滑者易治，虚大涩滞者难治；弦小沉涩者不治。已溃脓水未尽，脉缓滑者易治，数盛弦硬者难治，涩数不调，及虚大者危。脓尽后，脉小弱缓滑者易治；迟涩虚细者难治；反洪盛或弦急者不治。溃久不敛，有歹肉干脓，脉缓滑流利者易治；弦细小弱者难治；反数盛急疾，或虚大涩者不治。

杂　门

汗

汗出不治　盗汗　头汗　手足汗　阴汗　半身汗出

经云：阳气有余，为身热无汗；阴气有余，为多汗身寒。饮食饱甚，汗出于胃；惊而夺精，汗出于心；持重远行，汗出于肾；疾走恐惧，汗出于肝；摇体劳苦，汗出于脾。肾病者，寝汗出，憎风。津脱者，汗大泄。汗出偏沮，使人偏枯。饮酒中风，则为漏风；入房汗出中风，则为内风。

《景岳全书》曰：汗出一证，有自汗者，有盗汗者。自汗者，濈濈然无时，而动作则益甚。盗汗者，寐中通身汗出，觉来渐收。诸古法云：自汗者属阳虚，腠理不固，卫气之所司也，人以卫固其表，卫气不固，则表虚自汗，而津液为之发泄也，治宜实表补阳。盗汗者，属阴虚，阴虚者阳必凑之，故阳蒸阴分则血热，血热则液泄而为盗汗也，治宜清火补阴。此其大法。然自汗亦有阴虚，盗汗亦多阳虚者。如遇烦劳大热之类，最多自汗。如饮食之火起于胃，劳倦之火起于脾，酒色之火起于肾，皆能令人自汗，若此者，非阳

盛阴衰而何？又若人之寤寐，总由卫气之出入。卫气者，阳气也，人于寐时，则卫气入于阴分，此其时非阳虚于表而何？然则阴阳有异，何以辩之？曰：但察其有火无火，则或阴或阳，自可见矣。盖火盛而汗出者，以火烁阴，阴虚可知也；无火而汗出者，以表气不固，阳虚可知也。知斯二者，则汗出之要，无余义矣。汗由血液，本乎阴也。经曰：阳之汗，以天地之雨名之。其义可知，然汗发于阴而出于阳，此其根本则由阴中之营气，而其启闭则由阳中之卫气。故凡欲疏汗而不知营卫之盛衰，欲禁汗而不知橐籥①之牝牡，吾知其不败不已也。汗证有阴阳，阳汗者热汗也，阴汗者冷汗也，人但知热能致汗，而不知寒亦致汗。所谓寒者，非曰外寒，正以阳气内虚，则寒生于中，而阴中无阳。阴中无阳，则阴无所主，而汗随气泄，故凡大惊大恐大惧，皆能令人汗出，是皆阳气顿消，真元失守之兆。至其甚者，则如病后产后，或大吐大泻失血之后，必多有汗出者，是岂非气怯而然乎？故经曰：阴胜则身寒，汗出身常清，数栗而寒，寒则厥，厥则腹满死。仲景曰：极寒反汗出，身必冷如冰，是皆阴汗之谓也。故凡治阴汗者，但当察气虚之微甚。微虚者，略扶正气，其汗自收；甚虚者，非甘、姜、桂、附，速救元气不可。

自汗虽由卫气不固，胃中之津液外泄，而实关乎脏腑蒸发使然。心之阳不能卫外而为固，则自汗出，包络之火郁发也；肾之阴不能退藏于密，则盗汗出，阴火乘虚蒸发也；肺气衰则表不能卫而自汗出，必喘乏少气；胃虚水谷气脱散者汗自出，必气虚少食。阴虚者，阳必凑，故发热自汗，当归六黄汤；阳虚者，阴必乘，

---

① 籥（yuè）：古代一种乐器，形状像笛。

故发厥自汗，黄芪建中汤，甚者少加附子；营血不足自汗，黄芪建中加当归，甚者加熟地；卫外之阳不固而自汗，芪附汤；脾中之阳衰微而自汗，术附汤；肾中之阳浮游而自汗，参附汤。身冷自汗阴躁，欲坐泥水中，脉浮而数，按之如无。经云：脉至而从，按之不鼓，诸阳皆然，此阴盛格阳，真武汤冷服。肺气虚者，固其皮毛，玉屏风散。脾虚者，壮其中气，补中益气汤。心虚者，益其血脉，当归补血汤。肝虚者，理其疏泄，逍遥散。肾虚者，助其封藏，都气丸。火气炎上，胃中之湿亦能作汗，可用凉膈散。脾胃不和，外挟风湿，身重汗出，羌活胜湿汤。风湿相搏，时自汗出，防己黄芪汤。恶风自汗，桂枝汤。又有漏风证，一名酒风，不论冬夏，额上常有汗出，此醉后当风所致。经曰：有病身热懈惰，汗出如浴，恶风少气，病名酒风，治之以泽泻、术各十分，麋衔五分，合以三指撮为后饭。又曰：饮酒中风，则为漏风，漏风之状，多汗，常不可以单衣，食则汗出，甚则身汗喘急，恶风，衣常濡，口干善渴，不能劳事，先宜五苓散热服取汗，后与黄芪建中加白术、泽泻。汗出日久，用参、芪、术、附等药不效，汗干仍热，此风邪伏于经络，暂与参苏饮，病已止服，此反治也。汗出不止，名曰亡阳，以附子理中加黄芪，外用温粉扑之。痰证汗自出，痰消汗自止，二陈加桂枝、枳、桔、香附、贝母。多汗恶风，食则汗出如油，久不治，必成消渴，玉屏风散，少加煅牡蛎。病余气血俱虚而汗，服诸止汗药不应，用十全大补汤半剂，加熟枣仁五钱；若胸膈烦闷，不能胜阴药者，生脉散加黄芪二钱，当归六分，熟枣仁三钱，一服即验。别处无汗，独心胸一片有汗，此思伤心也，其病在心，名曰心汗，归脾汤倍黄芪，或生

脉散加当归、枣仁，猪心汤煎服。

汗出不治证 汗出而喘甚者不治。汗出而脉脱者不治。汗出而身痛甚者不治。汗出发润至巅者不治。汗出如油者不治。汗出如珠者不治。汗出如胶，胶粘如珠之凝，及淋漓如雨，揩拭不迫者，皆不可治。

盗汗 《金匮》云：男子平人脉虚弱微细者，善盗汗出。盖平人脉虚弱微细，同卫虚不能鼓其脉气于外，所以不能约束津液，当卫气行阴，目瞑之时，血气无以固其表，腠理开则汗，醒则行阳之气复散于表，则汗止矣，名曰盗汗，亦名寝汗。此属本虚，与伤寒邪在半表不同，先与当归补血汤加炒枣仁半两，数服后与都气丸调补之。酒客睡中多汗，此湿热外蒸也，二妙散加白术、防风、牡蛎。血热盗汗，当归六黄汤为专药；虚人，多加参、芪，减芩、连；身热，加地骨皮；肝虚，加枣仁；肝实，加龙胆草；烦心，加竹叶、辰砂、麦冬；脾虚，去芩、连，加白术、芍药。伤寒阳明少阳证盗汗，柴胡、葛根随证主治；温热三阳合病，目合则汗，白虎汤。

头汗 头为诸阳之会，额上多汗而他处无者，湿热上蒸使然，或蓄血结于胃口，迫其津液上逆所致。蓄血头汗出，齐颈而还，犀角地黄汤。头汗小便不利，而渴不能饮，此瘀蓄膀胱也，桃核承气汤。胃热上蒸，额汗发黄，小水不利者，五苓散加茵陈，甚则茵陈蒿汤微利之。伤寒胁痛耳聋，寒热口苦，头上汗出，齐颈而还，属少阳，小柴胡加桂枝、芩、术和之。凡头汗，服和营卫逐湿豁痰理气散瘀药，或发寒热，下体得汗者，为营卫气通，日渐向愈之机也，食滞中宫，热气上炎，亦令头汗，生料保和丸，倍用姜汁炒川连。病后产后，悉属阳虚，误治必死；

伤湿额上汗出，下之微喘者死；下后小便不利者亦死。伤寒阴毒等证额汗，见《绪论》。

手足汗 脾胃湿蒸，傍达于四肢，则手足多汗；热者，二陈汤加川连、白芍；冷者，理中汤加乌梅；弱者，十全大补去芎加五味子。

阴汗 阴间有汗，属下焦湿热，龙胆泻肝汤加风药一二味，风能胜湿也，或当归龙荟丸，及二妙散俱效。阴囊湿者，以炉甘石煅过扑之，密陀僧末亦佳。

半身汗出 夏月只半身出汗，皆气血不充，内挟寒饮所致，偏枯及夭之兆也，大剂十全大补、人参养荣、大建中辈加行经豁痰药治之；若元气稍充，即间用小续命汤一剂以开发其表，或防己黄芪汤加川乌以散其湿。此证虽属血虚，慎不可用四物阴药，以其闭滞经络故也。

石顽曰：汗之源不一，有因于卫气疏者，有因于营气热者，有因于营卫不和者，盖风邪干卫，则腠理疏，营气乘表虚而外泄，则自汗，治当散邪为急，宜从仲景桂枝汤、小建中辈；迟则营气外亡，邪气内入，必变腑实潮热矣，又宜三承气汤选用。此皆外感自汗也。若郁热内蒸，亦必从空窍发泄，或从肠胃下奔，或从皮毛外达，则郁热得散，然外泄轻于下奔，蒸热胜于干热，以此验营卫之枯与不枯也，当从内伤虚损例治之。至于邪正交加，非汗不解，故少阳挟热，或为盗汗，或腋汗胁汗，须知从阴阳交互时，及阴阳交互处发泄者，皆阴阳不和，半表半里证，小柴胡、逍遥散，皆合剂也。及乎挟风邪痰湿之类，亦多有之。至如头汗，或为湿热上攻，或为瘀血内结，亦属阴阳不和。其于阴汗股汗，又为肝家湿热下渗之征验，岂可一概施治乎？

[诊] 汗家腠理疏豁，其脉必缓，

兼浮则为风，兼滑则为痰，兼大则为热，兼弱为卫虚，兼芤为失血，兼迟为气虚，兼细为阴虚。经云：肺脉软而散者，当病灌汗，肺脉缓甚为多汗，尺涩脉滑，谓之多汗。病风人脉紧数，浮沉有力，汗出不止，呼吸有声者死；不然，则主病气。

东垣治一人，二月阴雨寒湿，又因劳役所伤，病解之后，汗出不止，沾濡数日，恶寒重添厚衣，心胸间时烦热，头目昏愦，上壅食少，此乃胃中阴火炽盛，与外天雨之湿气相合，而汗出不休，遂用羌活胜湿汤，以风药去其湿，甘寒泻其热，一服而愈。

滑伯仁治一妇，暑月自汗，口干烦躁，欲坐水中，脉浮而数，按之豁然虚散，得之食生冷乘凉所致，以真武汤，一进汗止，再进躁退，三进全安。

飞畴治陈子厚媳，八月间因产不顺，去血过多，产后恶露稀少，服益母草汤不行，身热汗出，产科用发散行血更剧，自用焦糖酒一碗，遂周身络脉箠[①]楚难堪，恶露大下，昏沉戴眼，汗出如浴，但言心痛不可名状，此血去过多，心失其养，故痛。肝主筋，为藏血之地，肝失其荣，故络脉箠楚不堪。且汗为产后之大禁，若非急用人参，恐难保其朝夕也，用四君合保元加白芍、五味，一剂汗止。因其语言如祟，疑为瘀血未尽，更欲通利，予曰：声怯无神，此属郑声，且腹不疼痛，瘀何从有？此神气散乱不收之故，前方加入枣仁、龙齿，诸证渐平，后服独参汤，至弥月而安。

不得卧 多卧 嗜卧

《灵枢》云，卫气不得入于阴，当留于阳，留于阳，则阳气满，阳气满，则阳

———————————
① 箠：同棰。

跷盛；不得入于阴，则阴气虚，故目不瞑。卫气行阳则寤，行阴则寐，此其常也，失其常则不得静而藏魂，所以目不得瞑也。壮者之气血盛，其肌肉滑，气道通，营卫之行不失其常，故昼精而夜瞑。老者之气血衰，其肌肉枯，气道涩，五脏之气相搏，其营气衰少，而卫气内伐，故昼不精，夜不瞑。《素问》云：阴虚故目不瞑。补其不足，泻其有余，调其虚实，以通其道，而去其邪，饮以半夏汤一剂，阴阳已通，其卧立至。病新发者，覆杯则卧，汗出则已矣，久者三饮而已也。胃不和，则卧不安也，卧则喘者，是水气之客也。

不寐有二：有病后虚弱，有年高人血衰不寐，有痰在胆经，神不归舍，亦令人不寐。虚者，六君子加枣仁；痰者，灵枢半夏汤。虚劳烦热不得眠，酸枣汤，或酸枣仁一两炒研，水煎绞取汁，下米二合煮糜，以生地五钱捣汁入，更煮过，时时服之。大病后虚烦不得眠，竹叶石膏汤。水停心下不得眠，茯苓甘草汤。妇人肥盛多郁不得眠者吐之，从郁结痰火治。大抵胆气宜静，浊气痰火扰之则不眠，温胆汤，用猪胆汁炒半夏曲加柴胡三钱，酸枣仁一钱五分，立效。盖惊悸健忘失志心风不寐，皆是痰涎沃心，以致心气不足；若凉心太过，则心火愈微，痰涎愈盛，惟以理痰顺气为第一义，导痰汤加石菖蒲。有寐中觉魂魄飞荡惊悸，通夕不得安眠，是肝虚受邪也。其人易怒，魂不归肝，是以飞扬，独活汤、珍珠母丸，次第服之。喘不得卧，以喘法治之，苏子、橘红、甘草、桔梗、竹茹。厥不得卧，以脚气法治之，牛膝、丹皮、木通、沉香、观桂。虚劳咳嗽，形脱不得卧，不可治。烦不得卧，诸药不效者，栀子豉汤下朱砂安神丸；不应，用益元散加牛黄；更不应，虚火用事

也，补中益气汤下朱砂安神丸，间进六味丸，恒服方效。有病久余热不止，久不得卧者，六味丸滋真阴，自然热止安卧矣。脉数滑有力不眠者，中有宿滞痰火，此为胃不和，则卧不安也；心下硬闷，属宿滞，半夏、白术、茯苓、川连、枳实。病后及汗下后，与溃疡不得眠，属胆虚，人参、茯苓、炒枣仁、陈皮、麦冬、圆眼肉为主；有火，脉数口干，加知母、川连、竹茹；心烦，用炒黑栀。

石顽曰：平人不得卧，多起于劳心思虑，喜怒惊恐，是以举世用补心安神药，鲜克有效，曷知五志不伸，往往生痰聚饮，饮聚于胆，则胆寒肝热，故魂不归肝而不得卧，是以《内经》用半夏汤涤其痰饮，则阴阳自通，其卧立至。一少年因恐虑两月不卧，服安神补心药无算，余与温胆汤倍半夏、柴胡，一剂顿卧两昼夜，竟尔霍然。复有一人遗精烦扰不得卧，与六味丸料加枣仁，数服而安寝如常。更有一人，溃疡久不收敛而不得卧，疡医不能疗，令用大剂十全大补而安。大抵因病不得卧，当详所因，亦不专主胆病也。

多卧　经云：卒然多卧者，邪气客于上焦，上焦闭而不通。已食若饮汤，卫气久留于阴而不行，故卒然多卧焉。胆虚不眠，寒也，酸枣仁一两炒为末，醇酒调服；胆实多卧、热也，酸枣仁一两生为末，茶清调服。

嗜卧　东垣云：脉缓怠惰，四肢不收，或大便泄泻，此湿胜，从胃苓汤。食入则困倦，精神昏冒而欲睡者，脾虚也，六君子加曲蘖、山楂。时值秋燥，怠惰嗜卧，兼见肺病，沥淅恶寒，不嗜食者，此阳气不伸也，升阳益胃汤。

不能食 恶食饥不能食

经云：人之善饥而不嗜食者，精气并

于脾，热气留于胃，胃热则消谷，故善饥；胃气逆上，则胃脘寒，故不嗜食也。东垣云：太阴所谓恶闻食臭，胃无气，故恶食臭也；胃中元气盛，则能食而不伤，过时而不饥；脾胃俱旺，则能食而肥；脾胃俱虚，则不能食而瘦，故不能食，皆作虚论。若伤食恶食，自有本门，不在此例。病人脉缓，怠惰，四肢重著，或大便泄泻不食，此湿胜也，胃苓汤。病人脉弦，气弱自汗，四肢发热，或大便泄泻不食，皮毛枯槁发脱，黄芪建中汤加减。病人脉滑，气口盛于人迎，或涩滞不调，其人痞满，呕逆不食，此有宿食，保和丸、枳术丸消导之。病人脉虚气弱，脾胃不和，或兼恶心不食，六君子、枳实理中选用；有痰，用导痰汤。虚而有痰，用人参四两，半夏一两、姜汁浸一宿，晒为末，面糊丸，食后生姜汤下。

许学士云：有人全不进食，服补脾药皆不效，授以二神丸服之，顿能进食，五更肾泻尤宜。此病不可全作脾气治，盖肾气怯弱，真元衰削，是以不能消化饮食，譬之釜底无薪，水谷不能腐化也。

恶食　恶食有虚实之分，实则心下闷痛，恶心口苦，二陈加黄连、枳、术；虚则倦怠，色萎黄，心下软，异功散加砂仁、木香；有痰恶心，六君子加香、砂。

饥不能食　此证有二：一属胃中虚热，六君子加姜汁炒川连；一属阴火乘胃，六味丸加赤桂、五味。又热病后余热未尽，脉虚洪不实者，人参白虎汤。

石顽曰：胃主出纳，脾司运化，故不食皆为中土受病。然胃之土，体阳而用阴，脾之土，体阴而用阳，胃实则痞满气胀，胃虚则饮食不甘，胃热则饥不能食，胃寒则胀满不食，胃津不布则口淡无味，胃中火盛则消渴易饥，有痰则恶心呕涎，脾虚则食后反饱，脾津不藏则口甘畏食，

脾挟肝热则吞酸吐酸，此皆中土受病也。至于肾脏阳虚，不能腐熟水谷，又当归重于命门，火为土母故也。

喻嘉言治一人，病后胃中隐隐作痛，有时得食则已，有时得食转加，大便甚难，小水不畅，盖因脾中津液为邪火所烁，津液未充，火势内蕴，易于上燎，所以得食以压其火则安，若食饮稍过，则气不能转运其食，而痛亦增。是火不除，则气不复，气不复，则胃中清浊混乱，不肯下行，而痛终不免也，于是为订降火生津，下气止痛方，为常用之药，务先收摄肾气不使外出，然后浊气之源清，而膀胱得吸引，上中二焦之气以下行矣。

石顽治孝廉徐侯斋尊阃，不得寐，不能食，心神恍惚，四肢微寒，手心热汗，至晚则喉间热结有痰，两耳时如充塞，遍服安神清火药罔效，邀石顽诊之。六脉萦萦如蜘蛛丝，而微显弦数之象。此中气久郁不舒，虚火上炎之候也。盖缘侯斋索居涧上，自鼎革三十年来，茧足杜门，饘粥不继，乃阃克相夫志，力竭神劳所致。本当用归脾汤以补心脾之虚，奈素有虚痰阴火，不胜芪、圆之滞，木香之燥，遂以五味异功，略加归、芍、肉桂以和其阴，导其火，不数服而食进寝宁，诸证释然矣。

不 能 语

人有一生不能言者，此肺窍窒塞，肾气不能上通于咽，如管钥之固闭其窍，不能通呼吸之气也。若因病而不能语者，惟中风伤寒暴病有之。近有顾允祥之妇，暴怒伤食，喘胀呕逆不止，医者误认风邪，而与表药，遂昏愦目瞪不语，呼之不省，乃求救于石顽。其脉六部涩伏，知为痰因气闭所致，本当因势利导，探吐以通其窍，缘病家畏其吐剧，遂与导痰汤加菖

蒲、远志，一啜便能语言，更与前药加槟榔、铁落，得下而安。门人问曰：此病既当探吐，何下之亦能取效？因谓之曰，治病贵乎圆活，但得开通经络，管钥自空，设用橘皮浓煎，亦可探吐；参芦浓煎，亦可灌吐；姜汁、竹沥，亦可取吐；在丰稔之家，局方至宝丹、牛黄丸、苏合香丸，皆可取用，莫必拘于何药方为合剂耶？

消 瘅

经云：二阳结，谓之消。二阳者阳明也，手阳明大肠主津，病消则目黄口干，是津不足也。足阳明日主血，热则消谷善饥，血中伏火，乃血不足也，结者津液不足，结而不润，皆燥热为病。瘅成为消中。心移热于肺，传为膈消。鬲上烦渴，饮水多而善消，肺气不化，小便反少也。心移寒于肺，肺消，肺消者饮一溲二，死不治。君火失政，则阴火乘之，故肺金虽有客热消水，而下焦真阳失守，溲便反多，故死不治。大肠移热于胃，善食而瘦，谓之食㑊。食㑊谓食移易而过，胃热不生肌肉，津液内烁而消见于外也，若胃移热于胆而食㑊，则有烦热口苦之患矣。肾热病者，先腰痛胻痠，苦渴数饮身热。有口甘者，病名脾瘅，五味入口，藏于胃，脾为之行其精气，津液在脾，故令人口甘也，此人必数食甘美而多肥，肥者令人内热，甘者令人中满，故其气上溢，转为消渴，治之以兰，除陈气也。热中消中，不可服膏粱芳草石药，石药发癫，芳草发狂，芳草之气美，百药之气悍，二者其气急疾坚劲，非缓心和人，不可以服。热气留于小肠，肠中痛，瘅热焦渴，则坚干不得出，故痛而闭不通矣。消瘅脉实大，病久可治，脉悬小坚，病久不可治。

《金匮》云：男子消渴，小便反多，以饮一斗，小便一斗，肾气丸主之。

肾主藏精以施化，若精泄无度，火动不已，则肺气伤燥而思水，水入于胃，不得肺气之化，不复上归下输，肾病则气不约束调布，岂不饮一斗而出一斗乎！故用肾气丸，全赖桂、附之辛温，蒸发津气，以润脏腑百骸，岂云专补其肾哉？

脉浮小便不利，微热消渴者，宜利小便发汗，五苓散主之。

此言水气不化之渴，与渴欲饮水，水入即吐，名曰水逆之渴，证虽稍异，而水气阻碍津液则一，故并宜五苓以输散之，水散则津液灌溉，而渴自已耳。

渴欲饮水不止者，文蛤散主之。

文蛤治伤寒冷水噀灌，意欲饮水，反不渴者，是治表之水寒，今治里热而渴饮水不止者，亦取其咸寒退火，有益水润燥之功，一味而两得之；若治心移热于肺，传为膈消者尤宜。

赵养葵云：上消者，舌上赤裂，大渴引饮，"逆调论"谓心移热于肺，传为膈消者是也，以白虎加人参汤治之；中消者，善食而瘦，自汗，大便硬，小便数，瘅成为消中者是也，以调胃承气汤治之；下消者，烦躁引饮，耳轮焦干，小便如膏，此肾消也，六味丸治之。古人治三消之法，详别如此，余又有一说焉。人之水火得其平，气血得其养，何消之有？其间调摄失宜，水火偏胜，津液枯槁，以致龙雷之火上炎，熬煎既久，肠胃合消，五脏干燥，令人四肢瘦削，精神倦怠，故治消之法，无分上中下，先治肾为急，惟六味、八味、加减八味，随证而服，降其心火，滋其肾水，则渴自止矣，白虎与承气，非其所治也。总之是下焦命门火不归元，游于肺则为上消，游于胃即为中消，以八味肾气丸引火归元，使火在釜底，水火既济，气上熏蒸，肺受湿润，而渴疾愈矣。或曰：人有服地黄汤而渴仍不止者，何也？曰：心肺位近，宜制小其服，肾肝位远，宜制大其服；如上消中消，可以用前丸缓治；若下消已极，大渴大燥，须加减八味丸料一斤，肉桂一两，水煎六七碗，恣意冰冷服之，熟睡而渴病如失矣。处方之制，存乎人之变通耳。有等渴欲引饮，但饮水不过一三口即厌，少顷复渴。饮亦不过若此，但不若消渴者之饮水无厌也，此是中气虚寒，寒水泛上，逼其浮游之火于咽喉口舌之间，故上焦一段，欲得水救，若到中焦，以水见水，正其所恶也。治法，如面红烦躁者，理中汤送八味丸。

喻嘉言曰：消渴之患，常始于微而成于著，始于胃而极于肺肾。始如以水沃焦，水人犹能消之，既而以水投石，水去而石自若。至于饮一溲一，饮一溲二，则燥火劫其真阴，操立尽之势而成��矣。《内经》有其论，无其治，《金匮》有论有治也。而集书者，采《伤寒论》厥阴经消渴之文凑入，后人不能决择，斯亦不适于用也，盖伤寒传经热邪，至厥阴而尽，热势入深，故渴而消水，及热解则不渴，且不消矣，岂杂证积渐为患之比乎？谨从《内经》拟议言之。经谓治消瘅仆击，偏枯痿厥，气满发逆，肥贵人则膏粱之疾也，此中消之所由来也。肥而不贵，食弗给于鲜；贵而不肥，餐[1]弗过于饕；肥而且贵，醇酒厚味，孰为限量哉，久之食饮酿成内热，津液干涸，求济于水，然水入尚能消之也，愈消愈渴，其膏粱愈无已，而中消之病成矣。夫既瘅成为消中，随其或上或下，火热炽盛之区，以次传入矣。上消者，胃以其热上输于肺，而子受母累，心复以其热移之于肺，而金受火刑，金者，生水而出高源者也。饮入胃中，游溢精气而上，则肺通调水道而下，今火热入之，高源之水，为暴虐所逼，合

外饮之水，建瓴[2]而下，饮一溲二，不但不能消外水，且并素酝水精，竭绝而尽输于下，较大府之暴注暴泄，尤为甚矣，故死不治也。至于胃以其热由关门下传于肾，肾或以石药耗其真，女劳竭其精者，阳强于外，阴不内守，而小溲浑浊如膏，饮一溲二，肾消之病成矣。故肾者胃之关也，关门不开，则水无输泄而为肿满，关门不闭。则无底止而为消渴。消渴属肾一证，《金匮》原文未脱，其曰饮一斗溲一斗者，肾气丸主之。于此蒸动精水，上承君火，而止其下入之阳光，此正通天手眼，张子和辄敢诋之，既诋仲景，复谀河间，谓其神芎丸，以黄芩味苦入心，牵牛、大黄驱火气而下，以滑石引入肾经，将离入坎，真得黄庭之秘，颠倒其说，阿私所好，识趣卑陋若此，又何足以入仲景之门哉！何柏斋《消渴论》中已辨其非，吾观戴人吐下诸按中，从无有治消渴一案者，然以承气治壮火之理，施之消渴，又无其事矣。故以下消之火，水中之火也，下之则愈燔；中消之火，竭泽之火也，下之则愈伤；上消之火，燎原之火也，水从天降可减，徒攻肠胃，无益反损。夫地气上为云，然后天气下为雨，是故雨出地气，地气不上，天能雨乎？故亟升地气以慰三农，与亟蒸肾水以溉三焦，皆事理之必然者耳。《内经》曰：心移热于肺，传为膈消。戴人谓膈消犹未及于肺，至心移寒于肺，乃为肺消。如此泥文害意，非能读《内经》者也。要识心肺同居膈上，肺为娇脏，移寒移热，总之易人，但寒邪入而外束，热邪入而内传，均一肺消，而治则有分矣。

肾消之病，古曰强中，又谓内消，多

---

[1] 餐：底本作"飡"，据光绪本改。
[2] 瓴：底本作瓶，据锦章书局本改。

因恣意色欲，或饵金石，肾气既衰，石气独在，精髓失养，故常发虚阳，不交精出，小便无度，唇口干焦，加减八味丸，用生脉散下。《千金》云：有人苦热不已，皆由服石所致，种种服饵，不能制止，惟朴硝煎，可以定之。男子消渴，饮一斗，溲一斗者，肾气丸；饮一溲二者难治。渴家误作火治，凉药乱投，促人生命、宜多服生脉散滋养之。上焦蕴热消渴，小便赤涩，清心莲子饮。心膈有热，久则引饮为消渴，名曰膈消，胃满烦心，津液短少，宜明麦门冬饮子。老弱之人大渴，易老门冬饮。消中能食而瘦，口舌干枯，大渴引饮自汗，大便秘燥，小便频数，兰香饮子；烦热大渴，引饮不止，脉大滑实，甘露饮子。胃热口臭，烦渴引饮，面赤唇干，气口脉短滑者，泻黄散。食已如饥，胃热消谷，阳明脉盛，心火上行，面黄肌瘦，胸满胁胀，小便赤涩，七味白术散。心膈有热消渴，咽干面赤，生料固本丸加黄芪、甘草、石斛、泽泻、枇杷叶。脉浮小便不利，微热消渴，或渴饮水多，停蓄不散，心下辘辘有声，小便不利者，并宜五苓散；若热渴不止、加人参。三消久而小便不臭，反作甜气，此脾气下脱，为病最重，七味白术散；有尿桶中浮在面上如猪脂溅在桶边，或如柏油者，此肾虚不能约制，脾胃之膏液下流，用白术散、肾气丸，可救十之一二。脾消之证，饮食入腹，如汤沃雪，随小便而出，出于阑僻沟渠，皆旋结如白，肌肤日消，用热药则愈甚，用凉药则愈虚，不能起止，精神恍惚，口舌焦干，或阳强兴盛，不交而泄，不久当毙。孙真人云：消渴之人，愈与未愈，常须思虑有大痈，何者？消渴之人，必于大骨间发痈疽而卒，所以专虑发大痈也。

[诊]　石顽曰：经言消瘅脉实大，病久可治，脉悬小坚，病久不可治。见消证脉显实大，为证脉相符，虽久可治。若见悬小而坚，不但脉不应病，且真脏发露，其可疗乎？设消证脉小，而不至于虚悬坚劲，又当从仲景肾气丸正治矣。然历诊消瘅之脉，无有不带数象者，但须察浮数沉数，在左在右，尺甚寸甚，及有余不足，兼见何脉，而为审治。又须详南北风土之强弱，病人禀气之厚薄，合脉象而推之，庶几无虚虚之误矣。大抵北人消瘦，脉多沉石滑数，以北方寒水司权，且素食煤火，肾气多厚，故用刘张寒泻之法，往往获效。然间有恃力作强，以水为事，乃致虚阳不守，封藏不固，而见右尺数大，为下消者；亦有真阴耗竭，肾气不升，肺脏枯燥，而见寸口数盛，为上消者；又有竭力房室，服食慓悍，火土太强，恣意饮啖，而见气口动滑，为中消者。又不可限以风土，急须导火壮水，除陈气等法。若大江以南，木气始生之界，患消瘅者，从无沉石之脉，即有滑数，按之必濡，多有尺内见弦，及气口命门大数，或两寸浮滑者，以东南水土屡薄，虚阳易动，肾水易亏，当确遵《金匮》、东垣、养葵，犹恐不及，况可效用刘张之法乎。至若庾岭而南，消瘅之脉，亦绝无沉石之候，多见浮大数盛，外示有余，中实不足，以其阳气泄而不藏，肾气溢而不满，故其治仅可用辛凉以清其热，甘寒以滋其阴，若辛热导火，苦寒泻气等药，总无干预也。至于临病审察、又当随左右尺寸之太过不及，而为决断，太过见于寸口，多为气病；不及见于尺内，多为肾虚。又在左偏弦，为精髓受伤；在右偏旺，为虚阳发露。然其邪皆自内发，故表证表脉绝少，即金匮五苓散一条，亦是水气不化，津液不行而渴，故显脉浮，小便不利。微热消渴之证，见消瘅虽有浮脉，亦是客邪为患，非此证之

本脉，故特表而出之。

石顽治太学赵雪访，消中善食，日进膏粱数次，不能敌其饥势，丙夜必进二餐，食过即昏昏嗜卧，或时作酸作甜，或时梦交精泄，或时经日不饮，或时引饮不彻，自言省试劳心所致。询其先前所服之药，屡用安神补心，滋阴清火，俱不应，延至麦秋，其证愈剧，始求治于石顽。察其声音，浊而多滞，其形虽肥盛色苍，而肌肉绵软，其脉六部皆洪滑而数，惟右关特甚，其两尺亦洪滑，而按之少神，此肾气不充，痰湿挟阴火泛溢于中之象，遂与加味导痰加兰香，数服，其势大减，次以六君子合左金，枳实汤泛丸服，后以六味丸去地黄，加鳔胶、蒺藜，平调两月而康。

又治朔客白小楼，中消善食，脾约便艰。察其形，瘦而质坚；诊其脉，数而有力。时喜饮冷气酒。此酒之湿热内蕴为患，遂以调胃承气三下，破其蕴热，次与滋肾丸数服，涤其余火而安。

又治粤客李之藩，上消引饮，时当三伏，触热到吴，初时自汗发热，烦渴引饮，渐至溲便频数，饮即气喘，饮过即渴，察其脉象，惟右寸浮数动滑，知为热伤肺气之候，因以小剂白虎加人参，三服，其势顿减，次与生脉散，调理数日而痊。

又治薛廉夫子，强中下消，饮一溲二。因新娶继室，其阴灼烁，虚阳用事，阳强不倒，恣肆益甚，乃至气息不能相续，精滑不能自收，背曲肩随，腰胯疼软，足膝痿弱，寸步艰难，糜粥到口即厌，惟喜膏粱方物。其脉或时数大少力，或时弦细数疾，此阴阳离决，中空不能主持，而随虚火辄内辄外也，峻与八味、肾气、保元、独参，调补经年，更与六味地黄，久服而瘥。

又牙行邵渭宾，仲夏与一婢通，因客至惊恐，精气大脱，即凛凛畏寒，翕翕发热，畏食畏饮，小便淋沥不禁，邀石顽诊之六脉弦细如丝，责责如循刀刃，此肾中真阳大亏之兆。令服生料六味，稍加桂、附以通阳气。其左右亲戚，咸谓夏暑不宜桂、附，另延一医，峻用人参、附子月余，饮食大进，犹谓参、附得力，恣饵不彻，遂至日食豚蹄鸡鸭七八餐，至夜预治熟食，听其饱餐二次，如此又两月余，形体丰满备常，但苦时时嘈杂易饥，常见青衣群鬼，围绕其侧，偏祷不云，复邀石顽诊治。其脉皆滑数有力，而右倍于左。察其形色多滞，且多言多笑，而语多不次。此为痰壅塞于中，复加辛热助其淫火，始本阴虚，末传中消之患也，不急祛涤，必为狂痴之病。为制涌吐之剂，迟疑不进，未岁，忽然大叫发狂，妄言妄见，始信余言之非谬也。

痰 火

石顽曰：痰火一证，方书罕及，近惟郢中梁仁甫《国医宗旨》，专为立言，然皆泛引肤辞，且所用方药，专事降泄，略无切于病情，殊非指南之谓。夫所谓痰火者，精髓枯涸于下，痰火凭陵于上，有形之痰，无形之火，交固于中，良由劳思伤神，嗜欲伤精，加以饮食不节，血肉之味，蕴酿为痰为火，变动为咳为喘。其在平居无恙之时，贮积窠囊之中，或时有所触发，则冲服透膜，与潮宗之泛滥无异。观其外显之状，颇有似乎哮喘，察其内发之因，反有类乎消中。消中由阴邪上僭，摄之可以渐瘳，哮喘由表邪内陷，温之可以暂安，此则外内合邪，两难分解，温之燥之升之摄之，咸非所宜，况乎触发多端，治非一律，何怪时师之茫无统绪乎？予由是而因病制宜，特立玉竹饮子一方，为是证之专药，临证以意增减，庶几款洽病情。其有兼挟客邪者，又须先彻标证，然后从本而施，自然信手合辙。如因感风寒而发，则香苏散为至当，略加细辛以开肺气，香豉以通肾邪，散标最捷，盖香、苏性降，可无升举浊垢之虞。他如麻黄、桂枝、柴、防、升、葛、羌、独、川芎等味，能鼓动痰气，薄荷、荆芥、橘皮、苏子等味，能耗散真气，芩、连、知、柏、赤白芍、栝蒌根、石膏等味，能敛闭邪气，皆宜远之。因饮食而发，只宜金匮枳术汤，随所伤之物面为参用。谷伤曲蘖，酒伤煨葛，肉伤炮楂，麸面伤加草果，鸡鸭卵伤加杏仁，痰食交结则加橘、半，食积发热必加黄连。黄连与枳实同用，善消痞满。半夏与白术同用，专运痰湿，然须生用力能豁痰，痰去则津液流通，热渴自解，非苍术、南星燥烈伤律之比。因恼怒而发，沉香降气散和滓煎服，不但理气化痰，亦可消运食滞，其或兼冒微风，另煎香苏散以协济之。原其触发之因，不出风食气三者为甚，然皆人所共知，惟是触感风热而发者，世所共昧。盖寒伤形而不伤气，气本乎肺，肺气受伤，咳嗽喘满，势所必致；而寒客皮毛，皮毛为肺之合，邪从皮毛而入伤于肺，咳嗽喘满，亦势所必致。何怪举世医师，一见喘咳，概以表散为务，良由不辨内因外因之故耳！易知外因从表而伤有形之津，证属有余，故一咳其痰即应，而痰沫清稀；内因从肺而伤无形之气，证属不足，故屡咳而痰不得出，咳剧则呕，此不但肺病而胃亦病矣，是予玉竹饮子，方中茯苓、甘草专为胃家预立地步也。至于标证散后，余火未清，人参未亦遽用，玉竹饮子尤为合剂；病势向衰，即当滋养肺胃，异功散加蒌蕤，取橘皮为宣通气化之报使；气虚不能宣发其痰，又需局方七气汤，借肉桂为热因热

用之向导。若其人形体虽肥，面色白气虚，则以六君子汤加竹沥、姜汁，即有半夏，亦无妨一碍；食少便溏者，竹沥又为切禁，宜用伏龙肝汤代水煎服，脾气安和，津液自固，可无伤耗之虑矣，瘦人阴虚多火，六味地黄去泽泻合生脉散，使金水相生，自然火息痰降，去泽泻者，以其利水伤津也；若命门脉弱，真火式微，或不时上冲，头面烘热，又须六味地黄加肉桂、五味子以摄火归阴，阴平阳秘，精神乃治。须知治痰先治火，治火先养阴，此为治痰治火之的诀。然后有真气浮散之极，草根木实，无济于用，又须金石以镇固之。予尝借服食方中灵飞散，取云母以摄虚阳，钟乳以通肺窍，菊花以清旺气，兼天冬、地黄、人参之三才，以固精气神之根本，即修内丹，不外乎此。所谓知其要者，一言而终，不知其要，流散无穷，敢以此言质之梁子。

梁仁甫云：病痰火者，或吐血，或衄血，或喉疼身热尿黄，皆热证也，庸医妄投苦寒泻火之剂，不知苦寒能泻脾胃。脾胃土也，乃人身之本也，今火病而泻其土，火未尝除而土已病矣，土病则胃虚，因而饮食减少，甚至泄泻肌肉消瘦，不可救药矣。世俗谓病痰火者，服童便最好，余治痰火，每禁服童便，盖童便降火虽速，而损胃多矣，故治火病，以理脾为主，此真诀也。

[诊] 痰脉沉弦细滑，大小不匀，皆痰气为病。左右手关前脉浮大而实者，膈上有稠痰也，关上脉伏而大者，清痰也。丹溪云：人得涩脉，痰饮胶固，脉道阻滞，卒难得开，必费调理。

黄 瘅 目黄

经云：身痛而色微黄，齿垢黄，爪甲上黄，黄瘅也。安卧小便黄赤，脉小而涩

者，不嗜食。尿黄赤安卧者，曰黄瘅。食已如饥者，曰胃瘅。目黄曰黄瘅。

《金匮》云：诸病黄家，但利其小便，假令脉浮，当以汗解之，宜桂枝加黄芪汤主之。

黄家一证，大率从水湿得之，治湿之法，当利小便为第一义。然脉浮者，知湿不在里而在表，又当以汗解之。设表湿乘虚入里而作癃闭，又当利其小便也，故下条云：黄瘅病，茵陈五苓散主之。活法在心，可拘执乎？

黄瘅病，茵陈五苓散主之。

夫病酒黄瘅，必小便不利，其候心中热，足下热，是其证也。

酒黄瘅者，或无热，靖言了了，腹满欲吐，鼻燥，其脉浮者，先吐之；沉弦者，先下之。酒瘅心中热，欲吐者吐之愈。

酒黄瘅，心中懊侬，或热痛，栀子大黄汤主之。

此即枳实栀子豉汤之变名也。大病后劳复发热，服枳实、栀子、豉三味，覆令微汗，使余热从外而解，若有宿食，则加大黄从内而解。此治酒瘅之脉沉弦者，用此方以下之；其脉浮当先吐者，则用栀子豉汤，可不言而喻矣。盖酒瘅伤胃发黄，无形之湿热，故宜栀子豉涌之，与谷瘅之当用茵陈蒿者，泾渭自殊，即此汤亦自治酒食并伤之湿郁，故可用下。观枳实栀子豉汤之加大黄，亦是因宿食而用也。更有栀子柏皮汤治身黄发热一证，又以苦燥利其渗道也。合此比例而推，治黄之法，无余蕴矣。

酒瘅下之，久久为黑瘅，目黄面黑，心中如啖蒜薤状，大便正黑，皮肤爪之不仁，其脉浮弱，虽黑微黄，故知之。

《金匮》治酒瘅，用或吐或下之法，言虽错出，义实一贯。盖酒之积热，入膀胱则气体不行，必小便不利，积于上焦则心中热，积于下焦则足下热，其无心中、足下热者，则靖言了了而不神昏，但见腹满、欲吐、鼻燥三证，可知其膈上与腹中，阴阳交病，须分先后治之，当辨脉之浮沉，以定吐下之先后。若但心中热欲呕吐，则病全在上焦，吐之即愈，何取下为哉。其酒热内结，心神昏乱，而作懊侬及痛楚者，则不可不下，故以栀子、香豉，皆治其心中懊侬。大黄荡涤实热，枳实破结，逐去宿垢也。但以此劫病之法，不可久用，久久下之，必脾肺之阳气尽伤，不能统领其阴血，其血有日趋于败而变黑耳。然酒瘅之黑，非女劳瘅之黑也，女劳瘅之黑，为肾气所发，酒瘅之黑，为败血之色，因酒之湿热伤脾胃，脾胃不和，阳气不化，阴血不运，若更下之，久久则运化之用愈耗矣。气耗血积，败腐瘀浊，色越肌面为黑，味变于心，咽作嘈杂，心辣如啖蒜薤状，营血衰而不行。痹于皮肤，爪之不仁。输于大肠，便如漆黑，其目黄与脉浮弱，皆病血也。仲景于一酒瘅，胪列先后次第，以尽其治，其精而且详如此。

谷瘅之为病，寒热不食，食即头眩，心胸不安，久久发黄为谷瘅，茵陈蒿汤主之。

额上黑，微汗出，手足中热，薄暮即发，膀胱急，小便自利，名曰女劳瘅，腹如水状，不治。

女劳之瘅，惟言额上黑，不言身黄，简文也。然黑为北方阴晦之色，乃加于南方离明之位。以女劳无度，而脾中之浊阴，下趋入肾，水土互显之色，乃至微汗亦随火而出于额，心之液且外亡矣。手足心热，内伤皆然。日暮阳明用事，阳明主合，收敛一身之湿热，疾趋而下膀胱，其小便自利，大便黑时溏，又是膀胱蓄血之验。腹如水状，实非水也，正指蓄血而言，故为不治。

黄家日晡所发热，而反恶寒，此为女劳得之，膀胱急，少腹满，身尽黄，额上黑，足下热，因作黑疸。其腹胀如水状，大便必黑时溏，此女劳之病，非水也，腹满者难治，硝石矾石散主之。

此治女劳疸之急方也。夫男子精动，则一身之血俱动，以女劳而倾其精，血必继之，故因女劳而尿血者，其血尚行，犹易治也；因女劳而成疸者，血瘀不行，非急去膀胱少腹之淤血，万无生路。乃取皂矾以涤除瘀垢，硝石以破积散坚，二味相得，锐而不猛，此方之妙用也。

黄疸腹满，小便不利面赤，自汗出，此为表和里实，当下之，大黄硝石汤。

黄疸最难得汗，自汗则表从汗解，故曰：此为表和里实，方用大黄、硝石解散在里血结，黄柏专祛下焦湿热，栀子轻浮，能使里热从渗道而泄也。

诸黄，猪膏发煎主之。

详此治瘀血发黄之缓剂。以诸黄虽多湿热，然经脉久病，不无瘀血阻滞也。《肘后方》以此治女劳疸，身目尽黄，发热恶寒，少腹满，小便难，以大热大寒女劳，交接入水所致，用发灰专散瘀血，和猪膏煎之，以润经络肠胃之燥，较硝石矾石散，虽缓急轻重悬殊，散瘀之旨则一也。

疸而渴者，其疸难治，疸而不渴者，其疸可治。发于阴部，其人必呕；阳部，其人振寒而发热也。

疸为湿热固结，阻其津液往来之道，故以渴与不渴，证津液之通与不通也。呕为肠胃受病，振寒发热为经络受伤，于此可证其表里阴阳而治也。

黄疸者，色如熏黄，一身尽痛，乃湿病也；色如橘子黄，身不痛，乃疸病也。

疸分为五，黄汗、黄疸、谷疸、酒疸、女劳疸。黄汗者，其证两股自冷，从腰以上必汗出，下无汗，腰髋弛痛，如有物在皮中状。剧者不能食，身疼重，烦躁小便不利，此为黄汗，宜芪芍桂酒汤，昼热加防风，夜热加当归，食少加白术、茯苓。黄疸有干有湿，干黄者，肺燥也，小便自利，四肢不沉重，渴而引饮，栀子柏皮汤；湿黄者，脾湿也，小便不利，四肢沉重，似渴不欲饮者，麻黄连翘赤小豆汤。身黄如橘子色，小便不利，腹微满者，茵陈蒿汤；渴者，茵陈五苓散。谷疸者，食毕即头眩，少中怫郁不安，遍身发黄是也，小柴胡去参加白术、炮姜、胆草、枳实；二便秘者，茵陈蒿汤。胃疸食已如饥，胃热消谷，面黄瘦，胸满胁胀，小便秘赤，补中益气加猪胆汁炒川连、酒黄柏、泽泻。酒疸者，身目发黄，腹如水状，心下懊憹而热，不能食，时时欲吐，足胫肿，小便黄，面发赤斑，此因饥中饮酒，大醉当风入水所致，栀子大黄汤。酒疸下之，久久为黑疸者，前方去大黄合犀角、地黄，不应，去地黄加桂心、桃仁、穿山甲。色疸者，身黄额上微黑，小便利，大便黑，此因房事过伤，血蓄小腹而发黄，故小腹连腰下痛，大黄附子汤去细辛加肉桂，若神思困倦，头目昏重，脾气不运，大便不实者，四君子汤下硝石矾石丸。阴黄者，厥冷脉沉，或服寒凉过多，变为阴黄，或因过食寒物而成，四肢皮肤皆冷，心下痞硬，眼涩不欲开，自利倦卧，茵陈附子干姜汤，或茵陈四逆汤加白术；冷食不化，腹中结痛，去甘草加枳实、白术、草豆蔻，小便不利，加桂、苓、泽泻。有瘀血发黄，大便必黑，腹胁有块或胀，脉沉或弦，大便不利，脉稍实而不甚弱者，桃核承气汤，下尽黑物则退。失血后崩后，一切病后，脾胃肺元气大伤，面色萎黄，或淡白色，悉属虚，从内伤治，不可误认作瘅。食劳疳黄，俗名黄胖。夫黄瘅者，暴病也，疳黄者，宿病也，至有久不愈者，温中丸、枣矾丸，然此仅可治实人，及田家力作之辈，若膏粱柔脆之人，未可轻试也。戴氏云：食积发黄，量其虚实而下之，其余但利小便，小便清利，则黄自退。喻嘉言曰：夏月天气之热，与地气之湿交蒸，人受二气，内结不散，发为黄瘅，与盦酱无异，必从外感汗吐下之法去其湿热。然夏月阳外阴内，非若冬月伤寒人气伏藏难动之比，其谷瘅、酒瘅、女劳瘅则纯是内伤，与外感无涉，仲景补《内经》之阙，曲尽其微。至于阴瘅一证，仲景之方论已亡，千古之下，惟罗谦甫茵陈四逆汤一方，治过用寒凉阳瘅变阴之证，有合往辙，此外无有也。今人但云阳瘅色明，阴瘅色晦，此不过气血之分，辨之不清，转足误人。如酒瘅变黑，女劳瘅额上黑，岂以其黑遂谓阴瘅，可用附子、干姜乎？夫女劳瘅者，真阳为血所壅闭，尚未大损，瘀血一行，阳气即通矣。阴瘅则真阳衰微不振，一任湿热与浊气败血团聚不散，必复其阳，固结始开，倘非离照当空，幽隐何由毕达耶。黄瘅得之外感者，误用补法，是谓实实；得之内伤者，误用攻法，是谓虚虚。阴瘅误从阳治，袭用苦寒者，皆医杀之也。在半阴半阳之证，其始必先退阴复阳，阴退乃从阳治，若以附子、黄连合用，况且有害，奈何纯阴无阳，辄用苦寒耶？

石顽曰：黄瘅证中，惟黑瘅最剧，良由酒后不禁，酒湿流人髓脏所致，土败水崩之兆。始病形神未槁者，尚有湿热可攻，为祛瘅之向导，若病久肌肉消烁，此真元告匮，不能回荣于竭泽也。中翰汪先于病瘅，服茵陈五苓不应，八月间，邀石顽诊之，弦大而芤，肾伤挟瘀，结积不散所致，急乘元气尚可攻击时，用金匮硝石矾石散兼桂苓丸之制，以洗涤之，迟则难为力矣。汪氏有业医者，以为药力太峻，不便轻用，旋值公郎乡荐，继以公车，未免萦心，不及调治，迨至新正二日，复邀石顽相商。脉转弦劲而革，真元竭尽无余。半月以来，日服人参数钱，如水投石，延至正月下浣，遣内使窃问，予谓之曰：捱至今日小主场事，可无碍矣。其后安公联捷，不及殿试而返，信予言之不谬也。同时有伶人黑瘅，投以硝石矾石散作丸，晨夕各进五丸，服至四日，少腹攻绞，小便先下瘀水，大便继下溏黑。至十一日瘀尽，次与桂、苓、归、芍之类，调理半月而安。或问近世治瘅，多用草头单方，在穷乡绝域，犹之可也，城郭愚民，亦多效尤，仁人鉴此，岂不痛欤！尝见有服商陆根、苦瓠酒、过山龙、雪里青、鹿葱等汁，吐利脱元而死者，指不胜屈。曾有孕妇病黄，误用瓜蒂搐鼻，呕逆喘满，致胎息上冲，惨痛叫号而毙。设当此际，得何法以救之耶？答言：是皆与飞蛾触火无异。欲救之者，惟广行刊布，垂诫将来，勿蹈前辙，庶不失仁人之用心，若欲手挽既覆之车，吾未如之何也。

目黄 目黄曰黄瘅，亦有目黄而身不黄者。经云：风气与阳明入胃，循脉而上至目内眦，其人肥，则风气不得外泄，则为热中而目黄，烦渴引饮，《宣明》用青龙散，殊失经旨，合用越婢加术汤、桂枝二越婢一汤选用。病久属虚者，理苓汤倍用桂、苓。凡黄瘅目黄不除，或头重，以瓜蒂散搐鼻，后用茵陈五苓散清利之。

[诊] 脉沉渴欲饮水，小便不利者，皆发黄。脉洪大，大便利而渴者死，脉微小，小便利不渴者生。凡黄家，候其寸口近掌无脉，口鼻气冷，并不可治；瘅毒入腹，喘满者危。凡年壮气实，脉滑便坚者

易愈；年衰气弱，脉虚涩而便利者难痊。

嘈杂 嗳气 馤

嘈杂与吞酸一类，皆由肝气不舒，木挟相火乘其脾胃，则谷之精微不行，浊液攒聚，为痰为饮，其痰亦从木气化酸，肝木摇动中土，故中土扰扰不宁，而嘈杂如饥状，每求食以自救，苟得少食，则嘈杂少止，止则复作。盖土虚不禁木所摇，故治法必当补脾运痰，土厚载物，则风木自安，不必用伐肝之剂，六君子汤为专药，火盛作酸加吴茱萸、川黄连。若不开郁补土，务攻其痰，久久而虚，必变反胃泄泻，痞满眩晕等病矣。嘈杂或食后，腐化酸臭，心中烦杂者，保和丸。湿痰气滞，不喜饮食者，保和丸二钱，越鞠丸一钱和服。脉洪大者火多，二陈加姜汁炒山栀、川连；滑大者痰多，导痰加芩、连、山栀。脉弦细身倦怠者，六君子加抚芎、苍术、姜汁炒山栀，不应，合左金丸。又有用消克药过多，饥不能食，精神渐减，四君子加白芍、陈皮、姜汁炒川连。心悬悬如饥状，欲食之时，勿与饮食，常以枳术丸三分，抑青丸一分和服。中脘有饮则嘈，有宿食则酸，故常嗳宿腐气逆咽酸水；亦有每晨吐酸水数口，日间无事，膈常如酸热者，皆中宫不清所致，越鞠丸合左金丸服最妙。妇人恺郁，多有此证，逍遥散下左金丸。肾肝阴虚，不能纳气归元而作嘈杂、嗳气、痞满，脉必涩弱，服补中、二陈诸药不效者，临卧用四神丸加川连，侵晨用六味丸加沉香。

嗳气 嗳气皆属胃中窒塞，气不宣通，上迫而出也。然有饮食太过，嗳出如败卵气者，则当审所伤何物而消导之。亦有胃弱不能克化而然者，此宜兼补兼消，不可纯用克伐也。

馤 胃中津气枯槁则馤，若平时饮食常馤者，为反胃之渐，不可不知。

欠 嚏

经云：肾为欠为嚏。气郁于胃，故欠生焉。胃足阳明之脉，是动，则病振寒，善伸数欠。二阳一阴发病，主惊骇，背痛，善噫善欠。

胃为二阳，肾为一阴，以胃虚气郁于中则为噫，肾虚经郁于下则为欠。《内经》虽以欠隶诸胃，然必由少阴经气下郁，不能上定阳明，胃气因之不舒而频呼数欠，以泄其气，舒其经；若少阴气不下应，胃气虽虚，郁上泄，则但呼而不欠也。

人之嚏者，阳气和利，满于心，出于鼻，故为嚏。

《金匮》云：夫中寒家善欠，其人清涕出，发热色和者善嚏。中寒，其人下利，以里虚也；欲嚏不能，此人肚中寒。

中气虚寒，不能上温肺气，则善呼，不能下引肾气，则善欠。故呼欠，虽主胃气不舒，实缘肾气郁伏所致。若中寒而加火迫津气，或风激水液，皆清涕出，纵由土虚不能御邪之故。设兼邪发热，而色和善嚏者，此表气尚强，逼邪上走空窍也。亦有里虚不能拒邪而为下利者，知其人必有陈寒，无阳气以发越其邪，故欲嚏而不能也。

河间曰：嚏者鼻中因痒，而气喷作于声也。鼻为肺窍，痒为火化，外风欲入而内火拒格，故发为嚏。有嚏则风邪随气而散，不能入伤于经，是以伤风有嚏为轻。

石顽曰：《内经》、《金匮》，虽有嚏欠之因，却无方药主治。守真以伤风有嚏为轻者，其人阳气和利，虽有风邪，自能随气鼓散，可无藉于汤药也。于此有人素蕴湿热，加以客邪，鼻塞不闻香臭，服细辛、辛夷等药百余剂，每当微风，即嚏不已，三嚏之后，清涕如注，脑户隐隐掣痛,诸治罔效。因思《金匮》中寒家清涕善嚏之说,遂取钟乳专温肺气之品,助以人参温中,黄芪实卫,鹿茸固髓,黄牛脑和丸,空腹服三十丸,饵及两月,数年之病,随手而愈。

身　重_{解㑊}

经曰:肝虚肾虚脾虚,皆令人体重烦冤。

身重多属于湿,宜用健脾行湿之剂,如除湿汤、渗湿汤、胃苓汤之类,虚人补中益气加羌、防、茯苓、泽泻,随其攸利。仲景云:风湿脉浮身重,汗出恶风者,防己黄芪汤。夏月中风湿,身重如山,不能转侧,消暑十全散加羌活、苍术。肾著身体重,甘姜苓术汤。

石顽曰:身重无非湿证,湿证多归重于脾土,为脾病是矣。又肾为水脏,肾虚则邪水用事,故又主肾虚。至于肝虚,亦令人体重烦冤者,何也?盖肝虚则不能胜土,土无风气,亦必郁热上蒸而为病矣。然肝则重于烦冤,脾则重于肿重,肾则重于痿弱,不可不辨。

解㑊　尺脉缓涩,谓之解㑊。又云:肾脉太过,则令人解㑊。肾气郁热,精不运而懈惰,烦热气乏不欲言,此肾经虚热有余也,河间用利肾汤,大谬,宜虎潜丸、清燥汤之类。肥人夏月多此,皆湿热为患也。

脱营失精

石顽曰:尝读《内经》有脱营失精之病,方家罕言。近惟陈毓仁《痈疽图形》,仅见失营之名,究无方论主治,故粗工通此,靡不妄言作名,为害不浅。夫脱营者,营气内夺,五志之火煎迫为患,所以动辄烦冤喘促,五火交煽于内,经久始发于外,发则坚硬如石。毓仁所谓初如痰核,久则渐大如石,破后无脓,惟流血水,乃百死一生之证,是以不立方论,良有以也。其形著也,或发膺乳腋胁,或发肘腕胫膝,各随阴阳偏阻而瑕聚其处,久而不已,五气留连,病有所并,则上下连属,如流注然,不可泥于毓仁之耳前后及项间,方目之为失营也。以始发之时,不赤不痛,见证甚微,是以病者略不介意,逮至肿大硬痛,蟠根错节已极,岂待破后无脓,方为百死一生之证哉!原夫脱营之病,靡不本之于郁,若郁于脏腑,则为噎膈等证,此不在脏腑,病从内生,与流注结核乳岩,同源异派。推其主治,在始萌可救之际,一以和营开结为务,而开结全赖胃气有权,方能运行药力,如益气养营之制,专心久服,庶可望其向安,设以攻坚解毒清火消痰为事,必至肿破流水,津复外渗,至此日进参、芪,徒资淋沥,其破败之状,有如榴子之裂于皮外,莲实之嵌于房中,与翻花疮形像无异,非若流注结核之溃后,尚可图治,亦不似失精之筋脉痿躄也。详脱营失精,经虽并举,而死生轻重悬殊。脱营由于尝贵后贱,虽不中邪,精华日脱,营既内亡,瑕复外聚,攻补皆为扼腕,良工无以易其情志也。失精由于先富后贫,虽不伤邪,身体日减,内虽菀结,外无瑕聚,投剂略无妨碍,医师得以施其令泽也。然二者之病,总关情志,每每交加,而有同舟敌国,两难分解之势,故毓仁以失营二字括之,借乎但启其端,而肯綮示人之术,则隐而不发,何怪粗工谬言为道,妄用砭石,宁免五过四失之咎欤!

脱

喻嘉言曰:夫人之身,阴阳相抱而不相离,是以百年有常。故阳欲上脱,阴下吸之,不能脱也;阴欲下脱,阳上吸之,不能脱也。即病因非一，阴阳时有亢战，旋必两协其平，惟大醉大劳，乱其常度，使魂魄不能自主，精神上下离决矣。盖上脱者，皆是思虑伤神，其人多汗，面如渥丹，妄见妄闻，如有神灵，闭目转盼，觉身非已有，恍若离魂者然；下脱者，多缘房劳伤精，其人翕翕少气，不能饮食，大便滑泄无度，小便清利倍常，或梦寐走泄，昼夜遗精，或精血并脱，不能自主；复有上下俱脱者，良由上盛下虚，精华外脱，其人必嗜肥甘，好酒色，而体肥痰盛，往往有类中之虞。尝见有壮岁无病，一笑而逝者，此上脱也。少年交合，一注而倾者，此下脱也。颠仆遗尿，喘鸣大汗者，此上下俱脱也。治法，要在未脱之先，寻其罅漏缄固之。若不识病因，而搏搜以冀弋获，虽日服人参，徒竭重资，究鲜实益，总不解阴阳离决之机，何脏使然？若能洞鉴隔垣，随上下援救，使阴平阳秘，精神乃治，乌有暴脱之患乎？

石顽曰：脱之一证，《内经》虽有精脱者耳聋，气脱者目不明，《难经》又有脱阳者见鬼，脱阴者目盲等说，咸非喻子所言之暴脱也。夫暴脱之患，每尝见于膏粱充饫之家，藜藿艰虞之辈未之有也。其于百艺之中，惟鸣于医者，殚心竭力，以博虚声，非他伎术，但劳形而神气无伤之比，昔沈朗仲先生，抱病赴高澹游之招，归即喘汗而脱。儿科赵蕙田，轻舟应鸣先项公之请，比及到崖，舟子呼之不应，脱然而逝。吴羽仁先生，先予而候如农姜公，适予踵至，时方瘀血大下，气乱脉喘，难以议药，始待平旦气清之时诊决，庶无差误，握手言别，切切嘱予，归当谨察病机，毋失气宜，订期明晨早至，共图竭厥之治。诸朝坐候，吴子不至，调之姜使，云是昨暮复过半塘，坐脱肩舆之中，因思所嘱之言，乃知仁人之用心，直至形

离神散而不自觉，又安能于未脱之先，寻罅漏而为缄固耶？嗟予朽落，一息仅存，尚不能谢此烦劳，因书以为前车之鉴，并为同人保生之劝。

过饥胃竭

人赖水谷以生，水谷敷布则五脏安和，水谷阻逆则百病丛生，水谷废绝则性命倾危。以胃为水谷之海，五脏之本也，惟是病邪斜结于胃，不能行出纳之令者，切勿强与，以益病邪。以胃中邪热蕴隆，痰食阻滞，故虽一旬一气不食，不足为虑，非若无病之人，脾气时时消磨，不可旦晚缺食也，故越人有平人不食水谷七日则死之说。而最为切禁者，伤寒之无汗脉紧，为寒伤营证，及汗不得出而烦躁之营卫俱病，其胃中营气为寒邪所伤，既郁遏而为热矣，若不夺其饮食，必转助邪为虐，为害不浅。更有挥霍撩乱胃气反戾之证，误进谷气，祸不旋踵。至于自汗脉缓之风伤卫证，虽同感客邪，只传经络，不传胃府，便无禁食之例。观仲景桂枝汤后云，啜热稀粥以助药力，于此可见，不当概为禁止也。非特桂枝汤用热稀粥以助药力也，即寒伤营之尺中微弱者，用小建中，取胶饴之稼穑作甘，引桂枝之辛温，留恋中焦，以助胃祛邪，即是热稀粥之变法。且酿去渣滓，无质滞著，则不助邪热，故寒伤营亦得用之，较热稀粥之法，更进一层矣。仲景为伤寒立法之祖，必无诞妄之言，欺误后世之理，只缘圣法久湮，故近世医流，凡遇发热头痛，有似外感之类，此论病之虚实，证之表里、热之真假，概以伤寒目之，必先禁止饮食，混与通套疏风消克之药，在质壮气实人得之虽未中窾，稍借行表之势，便可热退身凉，安知胃气有权者，感邪不深，虽不服药，自能蒸发正汗，所谓壮者气行则已

也；苟元气虚人，胃中津液本少，且复夺其饮食，药虽中病，尚难作汗，况堪恣行表药，重伤本虚之胃气乎？曷知脾胃之气，全赖水谷资其转连，与车轮戽水不异，今以既病垂绝之胃，尚欲俟其胸膈开爽，始进谷气，犹埋轮旱麓，待水涨而后戽之，则苗之不槁也几希矣，纵侥幸不死，元气削伐殆尽。少年者日渐尫羸，多成虚损，高年者暗损元神，促其天年，皆由习俗好用攻克，不顾正气所致。盖病之有发热头痛者，未必尽为伤寒，假如内伤劳倦，阴虚火炎，概以伤寒法治之，是速其夭扎也，予业擅伤寒专科，六十年来，目击误夺饮食，至剧致毙者，未遑枚举。尝见饿久之人，脾气不运，虽经旬累月，愈不思食，庸工不知，以为尚有宿食，猛进宽胸破气之药，每每激其虚阳上浮外泛，而致头面不时烘热，医者复认表邪未尽，重与发散，硝、黄、柴、葛、枳、橘之属，恣无忌惮，不死不已。亦有肠胃久绝谷气，大便枯竭不行，而欲妄议攻下者，此胃气虚极，无论攻伐之药不能胜任，即调补药亦难胜任，但当频与粥汤，微助胃气，以俟津回，庶或可救。而饿久之人，粥食到口，虽极甘美，然多有食下作呕者，或食下少顷作酸者，或膈间迷迷不爽者，或腹中隐隐作痛者，或肠中声响不已者，此皆三脘闭约，痰气阻碍之故。病家不明此理，往往惑于师巫及亲朋左右之言，犹豫不敢进食，因循日久，终成不救者多矣。曷知胃气久虚之人，即有不时烘热，非助以谷气，则虚火不除，则有胸膈痞满，非助以谷气，则大气不运，即有大便枯约，非助以谷气，则津液不回。盖新谷气运，则宿滞始能下通，若能认定关头，频与稀糜，俟胃气稍复，渐以独参、保元、四君、异功之类调之，如此而获保全者，亦颇不少，但不可猛进强进，及添

水复热者，搪塞一时，重伤衰竭之胃气，反归咎于调治也。经云：浆粥入胃，则虚者活。所以往往令其勿药，以收十全之功耳。

飞畴治一妇，呕恶胸满身热，六脉弦数无力，形色倦怠，渴不甚饮。云自游虎丘晕船吐后，汗出发热头痛，服发散四剂，头痛虽缓，但胀晕不禁。复用消导三四剂，胸膈愈膨，闻谷气则呕眩，因热不退，医禁粥食已半月，惟日饮清茶三四瓯，今周身骨肉楚痛，转侧眩晕呕哕。予曰：当风呕汗，外感有之，已经发散矣。吐则饮食已去，胃气从逆，消克则更伤脾气，脾虚故胀甚。余无外感可散，无饮食可消，脾绝谷气则呕，二土受水克则晕，即使用药，亦无胃气行其药力，惟与米饮，继进稀糜，使脾胃有主，更议补益可也。因确守予言，竟不药而愈。

药蛊

药之治病，不得已也。古人以不服药为中医，厥有旨哉！尝闻古圣垂诲，靡不反复详慎，至立方之下，每云中病即止，不必尽剂，其郑重有如此者。近世丰裕之家，略有小病，即从事于医药，元气坚固者，无论治之中窾与否，但得开通病气，元神自复，若禀质素弱，及病后产后，亡血脱泻之后，不能即愈，日以汤药为务，多致轻者重而重者剧，病气日增，饮食日减，以致寒热咳嗽，吐痰吐血，诸证百出，而犹以为药力未逮，邪热未除，日以清火消痰为务，遂成药蛊之病矣。夫人之胃气，全赖水谷滋养，胃气旺，则诸病不生，纵有贼邪侵犯，气复自已，原无急于调治也。尝见世人不得尽其天年者，大都皆医药之误耳。今既病之胃，转为药力所侵，不至四大分崩不已，末流之挽，虽日事参、苓、芪、术，如以漏器承浆，漫无

盈满之期，况堪克任偏胜性味乎？凡虚羸之疾，治之不能即应，当暂为休息，以俟胃气之复，不恃药蛊为然也。其药蛊之患有三：一者胃气为药所汩，饮食不为肌肤，而骨不支床；一者药毒流于坎陷，少火不能内藏，而烦蒸髓极；一者脾伤不能收精，脏气固结不舒而羸瘦腹大。虽有脾胃①之分，所重全在胃气，胃为五脏之本也。此惟膏粱豢养者有之，在藜藿劳勤之人，未之见也。其治药蛊之病，当屏绝一切苦寒降泄，辛热升发，气味浓烈之药，只宜小剂参、芪，甘温养胃之品，庶为合宜，如独参、保元之类，以图阳生阴长之功。若虚火僭逆，稍加秋石以引参、芪之力入于阴分，为止逆下气之首药，无寒凉伤胃，夺食作泻之虞。若晡热自汗不止，当归补血、六味地黄，少少与之。一为血虚发热，一为阴虚发热之专剂，勿以迂缓而忽诸。若贪功而妄行杂治，则与抱薪救焚不殊也。况有中气久为药惫，畏食泄泻，或下利脓血，无论寒热补泻，即独参、理中，下咽必增烦剧，即宜屏除药石，但与稀糜养其胃气，次以饷核助其气血，五谷为养，五肉为助，未尝不为轩歧要旨也。当知药蛊伤胃，则胃之畏药，所不待言，惟使谷神敷布，日渐向安。经云：安谷者昌。安谷者过期，未闻服药得以长生也。操司命之权者，何不思之甚耶？

臭　　毒

臭毒，俗名发沙，皆由中气素亏之故。盖脾胃之所喜者香燥，所恶者臭湿，今脾胃真气有亏，或素多湿郁，所以不能主持，故臭恶之气，得以直犯无禁，发则腹痛，不能饮食，或上连头额俱痛，或下连腿及委中俱痛，甚至有欲吐不吐，欲泻不泻，或四肢厥逆，面青脉伏，或遍体壮热，面紫脉坚，此平昔火衰火盛之别也。有痛死不知人，少间复苏者，有腹痛不时上攻，水浆不入，数日不已者。欲试真否，但与生黄豆嚼之，觉香甜者，即是臭毒，觉腥者非也。举世有用水搭肩背及臀者，有以苎麻水湿刮之者，有以磁碗油润刮之者，有以磁锋针刺委中出血者，有以油纸点照，视背上有红点处皆烙之者，总欲使腠理开通之意。又有以冷水咽椒数十粒者，有以白矾生研冷水，调服二三钱者，然椒性辛散，误饵无妨，矾性酸涩，苟非臭毒，为祸不浅。多有误认食积，屡攻不愈，绵延十日半月而死者。常见有大饮冷水，而变下痢者；亦有饮水停于肺中，而变水肿者；有误服矾水，呃逆呕哕不止者；有刺委中去血过多，移时而死者；亦有伤寒阴证腹痛，误刺委中，及饮冷水，而致不救者；又有内伤冷食腹痛，误刺委中，而致转剧者，诚可悯也！按此腹痛，乃阴邪秽气，郁遏脾胃中伏火，两邪相击而致，每苦时常举发，药之不应。古法，有初得病时，饮以艾汤试吐，即是此证。有以蚕退纸泡汤饮之，温覆取汗，盖蚕性豁痰祛风利窍，其纸已经盐过而顺下最速也。余尝谓此证既属中土气衰，秽气内贼，便当用利气药以散秽浊之气，合用一味香附，童便浸晒为末，停汤顿服四五钱立效，或越鞠丸、沉香降气散亦佳。又脾虚挟火，兼犯秽气，则心腹扰痛，上下不通，俗谓之干霍乱，近世谓之绞肠痧。以秽气在外，固结不散，火邪在内，攻击不开，故为证最急，急以盐置刀头烧红，淬水中，搅匀灌吐，以升提郁闭之气，然后以藿香正气散，放温与之。曾见有热服汤药而毙者，有服玉枢丹、苏合香丸而愈者，然不若盐汤和童便为最，点眼

---

① 胃：锦章书局本作"肾"。

砂亦佳。但凡臭恶腹痛，脉或伏，或细小紧涩，或坚劲搏指中而带促结，皆是阴逆阳伏之象，不可误认阴寒而投热药，致动其火，为害不可胜言。非但热药当禁，即砂仁辛温香窜，生姜辛辣上升气，酒辛烈助火，皆当忌之，热汤亦切勿与，热浴尤为大忌，热则上冲莫制也。若见面青唇黑，脉劲搏指，厥逆喘促者，多不可救也。

番　沙

尝考方书，从无沙证之名，惟触犯臭秽，而腹痛呕逆，世俗以磁器蘸油刮其脊上，随发红斑者，谓之曰沙。甚则欲吐不吐，欲泻不泻，干呕绞痛者，曰绞肠沙。近时有感恶毒异气而骤发黑沙，俗名番沙，卒然昏倒腹痛，面色黑胀，不呼不叫，如不急治，两三时即毙。有微发寒热，腹痛麻瞀，呕恶神昏者，或濈濈汗出，或隐隐发斑，此毒邪燉发于表也。亦有发即泻利厥逆，腹胀无脉者，此毒邪内伏，不能外发也，所患最暴，多有不及见斑而殂者，经谓大气入于脏腑，虽不病而卒死是也。初觉先将纸捻点淬头额，即以荞麦焙燥，去壳，取末三钱，温汤调服；重者，少顷再服即安。盖荞麦能炼肠胃滓秽，降气宽胸而治浊滞，为沙毒之专药；但服过荞麦者，后患别病，药中有绿矾者，切勿犯之。其毒甚面黑者，急于两膝后委中穴，砭出黑血，以泄毒邪，盖骤发之病，勿虚其虚，非此急夺，束手待毙。以此病起于漠北，流入中原，故以番沙目之。原夫此病与瘴疠相似，瘴则触冒山岚瘴气，此则触冒恶毒异气，与时行疫疠不殊，但时行则沿门阖境传染，此则一人骤感，死于一日半日之间，不似时行之可以迁延数日也。又此病与伤寒之伏气相似，伏气发温，热毒自里达表，此则一身骤感

异气，无分表里脏腑。亦不似中寒暍暑，本虚不胜寒暑之暴也。又此病与挥霍撩乱相似，霍乱是客邪与水谷之气相并，此则正气暴逆，不能与邪相亢也。又此病与关格相似，关格是上下不通，病纯属里，此则兼有斑沙表证也。大略与臭毒相类，然臭毒所触秽气，此则触冒恶毒。较之痧疫尤剧，初起昏愦不省，脉多沉匿不显，或浑浑不清，勿以腹痛足冷而与温药。倘荞麦一时难得，或服之不应，即宜理气为先，如香苏散加薄荷、荆芥，辛凉透表。次则辟邪为要，栀子豉汤加牛蒡、生甘草，解毒安中。表热势甚，清热为急，黄芩汤加连翘、木通，分利阴阳。如见烦扰腹胀，脉来数疾，急投凉膈散，如《局方》以竹叶易生姜，则毒从下夺。热剧神昏，虽合三黄，多不可救。烦渴引饮遗尿，速清阳明，白虎汤加葱、豉，使毒从表化。以上诸法，在未经误药，庶可挽回一二，若病家疑信未真，慎毋轻治，脱或变生反掌，取咎未便。曾见一商，初到吴会，畅饮醋歌，席间霎时不安，索生姜汤一啜而逝。又有朔客到枫，觅混澡浴，忽然眩晕呕逆，到舟即毙。继有医者，饭后寒热腹痛，手足逆冷，不终夕而告殂。更有文学，乡居到郡作吊，归即腹痛，坐立不宁，语言不次，然见客犹能勉力作揖，诊之，六脉模糊，是夜即便捐馆。述来卒患腹痛死者，比比皆然，虽无斑现，靡不谓之番沙。近有年少新婚，陡然腹痛麻瞀，或令饮火酒半瓯，而腹痛转剧，旋增颅胀，身发红点，与芦根汁得吐乃解，复有鼻衄口燥，胸腹略见红斑，啜童子小便稍宁，医与葱白、香豉浓煎，仍入童便，续续与之，得大吐汗出而痊。若斑点深赤，毒在血分者，浓煎荒蔚，少投生蜜，放温恣服，取效最捷，以其专下恶血也，或加生莱菔汁半杯，总取散血之功。且有

误认伤寒而与发散，周身焮紫如云而死者。亦有误认麻疹而与桂柳、樱桃核汤，咽痛失音而死者。况有停食感冒，误认痧沙，而与寒凉解毒，反减去衣被，不慎风寒，烦热躁扰而死者。以其卒犯恶毒异气，无以脉诊，故辨治尤难。是以近世多用火淬砭刺之法，须知因感恶毒异气而致者，此属外因，火淬为当；因触臭毒秽气而致者，属不内外因，非砭刺不足以夺其势，然刺之无血，不可救也。

岭南瘴毒

岭南炎方濒海，地卑土薄，故阳气常泄，阴气常亏，四时放花，冬无霜雪，一岁之间，暑热过半，穷腊久晴，或至摇扇，人居其间，气多上壅，肤多汗出，腠理不密，盖阳不返本而然也。阳燠既泄，则使人本气不坚，阳不下降，常浮而上，气浮而不坚，则汗府开疏，津液易泄，故内寒外热，上热下寒之证，所由生也。治当固阳气，实腠理为主，若多用表散之药，则阳气愈虚，风邪益盛，鲜有不误者矣。确系外邪为患，则当苍术芩连汤解散之。春秋时月，人感山岚瘴雾之气发寒热，胸膈饱闷，不思饮食，此毒气从鼻口入内也，治当清上焦，解内毒，行气降痰，不宜发汗，苍术芩连汤；头痛甚者，去木通、黄连，加藁本、葱、豉。若寒温失节，汗身坦露，感冒风寒之气，气闭发热头痛，此则伤寒类也。但岭南气温易汗，故多类疟。南方气升，得此病者，卒皆胸满，痰涎壅塞，饮食不进，与北方伤寒只伤表，而里自和者不同，治当解表清热，降气行痰，苍术羌活汤；若内停饮食，外感风寒者，藿香正气散；若脾气虚弱而寒热作呕，平胃散加半夏、木香，名不换金正气散。瘴疟寒热往来者，苍术柴胡汤；疟久者，加人参、当归；汗多者，

去苍术易白术加白芍。大凡病久而气虚血弱者必发热，须用四君之类调补脾胃，脾胃一健，气血自生，若认为血虚而用四物沉阴之剂，则脾土复伤，诸脏皆病，虚证蜂起，反为难治，甚至不救。疟后变成痢，宜从虚治，补中益气汤；有热，加芩、连；有食，加木香、砂仁。若温暑之月，民病天行瘟疫热病，治宜清热解毒之剂，苍术白虎汤加人中黄。若时气发热，变为黄病，所谓瘟黄也，治宜清热利湿，茵陈五苓加人中黄、连、柏。若中气虚寒，四肢厥冷，或浮肿黑黄者，用理中汤加茵陈、桂、苓。

飞畴曰：粤西方交趾一带，猪鸡之属，俱煮汤泼去，更煮食之，其米亦然，且不能多食，稍过则胀闷，总由瘴毒渐毓所致，其日出时，有气如兰香，日中时有气如茉莉香，日没时有气如炊新米香，如此每日三气，急掩口鼻勿语言以避之。其触之者，寒热如疟，三四日死，元气稍旺者数日死，当此急服藿香正气、苍术羌活汤，犹可救之。予戚官其地，不三月而只存一口，乃元气充裕者，然亦病几于危，故仕任及客游其处者，切须知之，否则无不蒙其害者矣。

中雾气者，心内烦闷少气，头痛项急，起则头眩，或身微寒，战掉不安，时复憎寒，心中欲吐，干呕无物，此清阳之位，受浊阴之邪气也，不可耗气伤津，栀子豉汤加葱白涌散之；头痛甚，加藁本；烦闷，加木香、藿香之类。缪仲淳《经疏》只用藁本、木香水煎服，大抵蒸发之邪，必中在上在表，故宜涌之，总无关于脏腑也。

虫

虫由少阳风本，湿热郁蒸而成。观日

中有雨，则禾节生虫。人患虫积，多因饥饱失宜，中脘气虚，湿热失运，故生诸虫。小儿最多，大人间有。其候心嘈腹痛，呕吐涎沫，面色痿黄，眼眶鼻下有黑，嗜食米纸茶叶泥炭之类，沉沉默默欲眠，微有寒热，治宜随证用方。如心腹中痛，上下往来，发作有休时，喜涎出者，虫也，乌梅丸；胃脘咬痛，发歇有时，痛发则吐涎沫，金匮九痛丸；狐疑善惑者，妙功丸；噎膈呕吐者，剪红丸；肚腹常热者，化虫丸；四肢常冷者，集效丸；腹中虫积，万应丸；膈上痰湿虫积，遇仙丹；谷道生疮，虫蚀痒痛，胶艾茴归汤，外用雄黄兑法。随证取用，无不克应也。《千金方》用猪胆一枚，苦酒半升和之，火煎令沸，三上三下，药成放温，空腹饮三满口，虫死便愈，治蛔攻心痛神应。

仁斋云：血入于酒则为酒鳖，血凝于气则为气鳖，败血杂痰则为血痰，掉头掉尾，上侵胃脘，食人脂膜，或附胁背。或隐胸腹，惟芜荑炒煎服之，然必兼养胃益血理中，乃可杀之，若徒用雷丸、锡灰，不能去也。

治虫之药，必在夏月龙蛇起陆之时，服之方易奏功，若在万类蛰藏之际，虽有合剂，不能取效也。丹溪以上半月，虫头向上，易治，当以上半日为是，先以糖蜜、肉汁、香甜物引起，后用杀虫药，然须为散，以渣滓可入虫口也。痔漏中虫蚀下部，肛尽穿肠者，取虾蟆青背者一枚，入芦荟一钱，用生雄鸡胫骨二茎，入满雌黄并用盐泥固济，烧存性，合和为散，入脑、麝、硼砂各少许，再研极细，先以猪蹄甲三枚，胡葱七茎，煎汤日洗，纸捻裹干，吹下部孔内，令深入，外以黑膏盖之，日吹一次，以管尽为度。如或希奇怪病，除痰血外，百治不效者，即是虫为患，视其经络虚实，参脉证消息治之。虫

在肝，令人恐怖，眼中赤壅；在心，心烦发躁；在脾，劳热，四肢肿急；在肺，咳嗽气喘。医者不察，谬指凡动属火属痰，寒凉转伤脾胃，卒至夭枉，自非垣视一方者，乌能辨哉！妇人阴蚀之虫，详妇人本门。

石顽曰：虫之怪证多端，遇之卒不能辨，昔人治例，有雷丸治应声虫之说。近有女子咳逆腹痛后，忽喜呼叫，初时呀呷连声，渐至呷唔不已，变易不常，或如母鸡声，或如水蛙鸣，或如舟人打号，每作数十声，日发十余次，忍之则胸中闷闷不安，此为叫虫，即应声虫之类也。复有一人患发热痞满后，常兀兀欲吐，吐中必有虫数枚，状如虾形，跳跃不已，诸治不应，或令服铜绿涌之，不过二三度，遂绝不复见矣。

蛊毒 射工溪毒 诸中毒

南粤蛊毒有数种，曰蛇毒，蜥蜴毒，虾蟆毒，蜣螂草毒，金蚕等毒，皆是变乱元气，人有过造作之者，即谓之蛊也。多于饮食内行之，与人祸患，祸患于他，则蛊主吉利，所以人蓄事之，中其毒者，心腹绞痛，如有物啮，或吐下血，皆如烂肉；或好卧暗室，不欲光明；或心性反常，乍嗔乍喜；或四肢沉重，百节酸疼；或乍寒乍热，身体习习而痹，胸中满闷；或头目痛；或吐逆不定；或面目青黄，甚者十指俱黑。诊其脉，缓大而散，皆其候也。然其毒有缓有急，急者仓卒，或数日便死；缓者延引岁月，游走肠内，蚀五脏尽则死。其死时皆从九孔中，或于胁下肉中出。所以出门，须带雄黄、麝香、丹砂辟恶之药，即百蛊狐狸老物精魅不敢著人。彼处之人，亦有灸法，初中蛊毒，即于心下捺定，便大炷艾灸百壮，又于足小指尖上灸三壮，当有物出，即愈。欲验之

法，当令病人唾水，沉者是蛊，不沉者非蛊也。初觉中蛊，急服玉枢丹，或吐或利，随服便痊。南方有毒蛊之乡，于他人家饮食，即以犀角搅之，白沫起即为有毒，无沫者即无毒也。凡岭南蛊毒之乡，卒患血痢，或赤或黑，无问多少，皆是蛊毒。或偏身肿满，四肢如故，小便不甚涩滞，粗医不察，误作痢治水治，日复增加，奄至殒殁，以败鼓皮烧作末，饮服方寸匙，令其解散自愈。又有以蛇涎合作蛊药，饮食中使人得此瘕疾，生大豆末，酒渍绞汁服半斤。凡初中毒，在膈者，归魂散吐之；以下膈者，雄朱丸下之。一切蛊毒心腹胀满，不得喘息，或下利脓血，太乙追命丹、耆婆万病丸救之。吐利后，惟觉后心刺痛拘急，咽中如矛刺者，此是取利后气乏故也，更不须再服吐利药，但用一味苦梗为散。每服三钱，米饮调下，日三服，多服自然平复，使毒日渐消散，不致再发。

丹方，用猬皮烧灰，桃根皮煎汤，服方寸匙，蛊便出。又方，用苦瓢一枚，苦酒二升，或水煮一升，服之当下蛊毒，及一切虾蟆蝌蚪之状，一月后乃尽。

射工溪毒　孙真人曰，南方有射工毒虫，一名短狐溪毒，一名蜮，形如甲虫，无目利耳，有一长角在口前如弩，以气为矢，因水势以射人，人或闻其水中铋铋作声，要须得水没其口，便以口中毒射人。此虫畏鹅，鹅能食之。其初见证，有似伤寒，先恶寒，寒热筋急，亦如中风，便口噤不能语，朝苏暮剧，寒热闷乱，是其证也。如得三四日，急以五香散治之，稍迟者七日死。射著人影者，不即作疮，先病寒热，自非其地之人，不知其证，便谓伤寒，每多误治。中人头面尤急，腰以上去人心近多死，腰以下稍缓，不治亦死。

孙真人云：凡山水有毒虫，人涉水之时中人，似射工而无物，其初得之，恶寒微头痛，目眶疼，心中烦懊，四肢振焮，腰背百节皆强，两膝痛，或翕翕而热，但欲眠睡，旦醒暮剧，手足逆冷至肘膝，二三日腹中生虫，蚀人下部，肛中有疮，不痛不痒，令人不觉，不急治之，过六七日，下部出脓，虫上蚀人五脏，热盛毒烦，下痢不禁，八九日，良医不能治矣。其毒有阴阳之异，觉得之，急视其下部，若有疮正赤如截肉者，为阳毒最急；疮如鲤鱼齿者，为阴毒稍缓，要皆杀人，不过二十日也。欲知是水毒与非者，当以小蒜五升，投汤中浴之。是水毒，身体必发赤斑，急服解水毒饮子，多磨生犀汁调服。东南郡县，山谷溪源，有水毒病，亦名溪瘟，亦有阴阳之辨，脉洪大而数者为阳，先宜发汗及浴；脉沉细而迟者为阴，急当攻里。凡解洞水毒，生犀角磨水，调雄黄末二三钱，频以麻油灌之，稍久则用牵牛、大黄、雄黄、蜈蚣、蝎梢末，宰生羯羊血调灌之。欲审是中水毒者，手足指必冷，若不冷者非也。

诸中毒　一切毒中，虽各因气味而归诸脏腑，然必胃先受之，而后流及其脏也。《金匮》云：凡煮药饮汁以解毒者，虽云救急，不可热饮，诸毒病得热更甚，宜冷饮之。食自死六畜肉中毒，烧大屎，酒服方寸匙，或大豆煮汁饮数升，或水浸豆豉绞汁旋饮之。食马肝中毒，以雄鼠屎二七粒为末，水和日再服。食马肉中毒，血洞下欲死，以香豉、杏仁为散服之，或煮芦根汁饮之。食牛肉中毒，狼牙烧灰取方寸匙水服之。食犬肉不消，坚满腹胀，大渴如狂，以杏仁一升，合皮研煮，分温三服，利下肉片大验。食漏脯中毒，捣生韭汁服之，生大豆汁亦得。凡肉在器中，密盖不泄气者，谓之郁肉，食之伤人，烧狗屎末方寸匙，水调服之。食毒箭射死鸟兽中毒，以大豆煮汁及盐服之。食鱼中毒，面肿，烦乱，橘皮煮汁，停冷服之。食鲙多不消，结为癥病，厚朴、大黄煮汁服之，或马鞭草二味捣汁饮之，或姜捣汁饮之。食鳝鳣中毒，以芦根煮汁服之。食蟹中毒，以冬瓜汁服之，或紫苏煮饮之。食诸果中毒，以猪骨烧灰服之。食诸菌中毒，及食枫树上菌而笑不止，人粪汁饮之，土浆亦可，或嚼生大豆吐之。钩吻与芹菜相似，误食杀人，以荠苨煮汁服之。又甘草煮汁饮之，通除诸毒药。中石药毒，白鸭屎、人乳解之，中雄黄毒，防己解之。中砒毒者，烦躁如狂，心腹搅痛，欲吐不吐，羊血不拘多少灌之，或清油、粪清亦可，切戒与酒，火酒尤忌。中巴豆毒者，其人大泻，或吐烦渴，急以黄连煎汤，或甘草汤冷饮，仓卒权饮冷水亦好，忌食热物，并热性药物。中斑螯、芫青毒者，吐逆不止，急煎绿豆汤，或黑豆汤温服，猪膏、地浆、葵子汁并解之。中大黄毒者，泄泻不止，腹中寒痛，先用姜汤热饮，次以理中汤理胃祛寒。中大戟毒，菖蒲解之。中甘遂毒，大豆煮汁服之。中半夏、南星毒者，其人喉间麻痹，急用姜汁细呷，并饮甘草汤。中踯躅毒，栀子煮汁服之。中野芋毒，地浆、人粪汁解之。中杏仁毒，蓝汁解之。中芫花毒，防己、防风、甘草、桂汁解之。中野葛毒，地浆解之。中藜芦毒，葱汤下咽便愈。中射罔毒，蓝汁、大小豆汁、生羊血并解之。中蜀椒毒，人尿、地浆、冷水并解之。中茛菪毒，甘草、蓝汁解之。中川乌、附子毒者，必烦闷，唇裂血流，头重如斗，急与生莱菔汁解之，童便亦可，次煎绿豆、黑豆汤，二三沸即与冷服，然不若甘草汤入腹即定。误服伏火丹砂中毒，则毒归心脏，其舌灰黑胀大，急宜童子小便饮之，次以金汁及人中黄解之，或浓煮黑豆汁解

之，或捣生绿豆汁解之，或生羊血，或磨犀角水并解之。服风药多汗，闷乱不醒，先以醋汤灌之，次煎甘草汤，同姜汁顿服。夏秋间误食停宿之物，中有蜈蚣、蛇虫等毒，则心腹膨闷，雄黄磨水细饮，玉枢丹磨服亦效。蜀椒闭口者有毒，误食戟人咽喉，气欲绝，急以地浆水解之。六畜肝脏常有毒，驴马更甚，自死者尤毒，用豆豉以水浸，绞取汁旋饮之。马啮人，及蹴人，毒肿热痛作疮，马鞭梢、鼠屎烧灰，猪膏涂之。马啮人阴，卵脱出，急令推入，桑皮线缝，研生乌鸡肝涂上，欲小便忍之。牛马啮人，及马骨刺伤人，灶灰淋汁热渍，数易汁勿令疮烂。马血入疮中，妇人月水，或人粪涂之。剥死马骨伤人，毒攻欲死，便取马肠中屎涂之。中河豚鱼毒，急取芦根捣汁服之，轻则清油多灌，使毒物尽吐出，亦须周时而愈，或橄榄捣自然汁，甚则粪清灌之。食鳖中毒，干姜、山楂煮汁饮之。误食蛇穴中蟹鳖，令人头旋目眩，腹痛而死，急磨玉枢丹救之。凡蟹重一斤外者大毒，食之杀人。误吞蜈蚣，胸腹绞痛，先饮生鸡血，须臾以清油灌吐，其蜈蚣滚在血中同出，继以雄黄细研，水调服。误吞水蛭，生鸡血调黄土丸服自下，或以盐梅水灌之则化。中漆毒，生蟹捣汁涂之。治诸食中毒，磨犀角汁饮之，无不治也，或苦参酒煮服之，解一切药毒，不问草石，始觉便以葱、豉、生麦门冬，煮取汁服之。

药对解法

凡药相对者误服，以防解救诸法，附列于下。

钟乳对术，其治主肺，上通头脑。术动钟乳，胸塞短气；钟乳动术，头痛目疼。又钟乳虽不对海蛤，海蛤能动钟乳。然钟乳与术为患，不过此也。发动之始，

体中有异，与上患相应，速宜服葱白、香豉、甘草、吴茱萸汤解之。才服便令人按摩摇动，口中嚼物，然后仰卧覆汗，汗出去覆，服汤热歇，即用冷淘饭压之。若服不解，复用前汤去萸加桂；若已解，肺家尚有余热，第二方加麦门冬。

硫黄对防风，又对细辛，其治主脾肾，通主腰。防风动硫黄，烦热脚疼腰痛，或嚏忿无常，或下痢不禁。防风、细辛能动硫黄，硫黄不能动彼。始觉发，便宜服杜仲、枳实、甘草、香豉、栀子、李核仁，服如上法；不解，复服大麦奴、甘草、人参、芒硝、桂心、麦门冬。若服此已解，犹有余热气，或冷，复服人参、干姜、附子、甘草、当归。

白石英对附子，其治主胃，通主脾肾。附子动白石英，烦热腹胀；白石英动附子，呕逆不得食，或口噤不开，或手足疼痛。始觉宜服麦门冬、甘草、麻黄、香豉；不解，再服大黄、香豉、栀子、甘草，服如上法，频服汤，下便止，不下再服。若热势未除而渴，复服栝蒌根、大麦奴、甘草、葱、豉；若已解，胃中有余热，服芒硝、桂心、通草、甘草、白术、大枣、李核仁。

紫石英对人参，其治主心肝，通主腰脚。人参动紫石英，心急而痛，或惊悸不得眠卧，恍惚忘惧，失性发狂，乍寒乍热，耳聋目暗。始觉宜服人参、白术、甘草、桂心、细辛、香豉，服如上法。若嚏盛，加大黄、黄芩、栀子。若忘误狂发未除，复服葱白、香豉、麦门冬、甘草、人参，服如上法，温覆，使身稍汗便解。若有余热，更服人参、防风、桂心、白术、生姜。

赤石脂对桔梗，其治主心，通主胸背。桔梗动石脂，心痛寒噤，手足逆冷，心中烦闷；赤石脂动桔梗，头痛目赤，身体壮热。始觉发，便宜温酒饮之、须酒势行则解；或大麦炒令汗出，勿焦，捣筛细末，冷水和服。

矾石无所偏对，其治主胃，发则令人心急口噤，骨节强痛生疮。始觉发，即服葱白、香豉、甘草汤。若发身体即便生疮，宜服麦门冬、人参、甘草、桂心、葱白、香豉。

附子对白石英，亦对赤石脂。附子发则呕逆脚疼体强，骨节痛面肿。发则饮酒服热面自愈，与白石英同解。

赤石脂、紫石英发，宜饮酒，得酒则解。凡药发，或有宜饮热酒，不可一概也。

以上解救发对八则，出《千金方》。

金太傅孙古修，误服伏火丹砂，中毒，恳治于石顽。察其本元素亏，近因虚火上炎，舌下肿胀，延及两颐，医用苦寒清热太过，神思不宁，药中每服加丹砂五钱。甫进一剂，觉胸中有物触者数次，次早请政于医，复出丹砂视之，色黑而晦，丹炉中伏火砂也。医令易砂，更服四剂，昼夜烦躁不宁，背时洒淅恶寒，头面烘热大汗，胫膝逆冷如冰，忽忽气逆欲绝，医目瞪无措，乃延石顽诊之。六脉涩数模糊，次验唇舌，俱色如污泥，而肿厚湿滑。若系热极似阴，必无湿滑之理；若系寒犯三阴，必无反厚之理，惟酒食内蕴，霉酱色现有之。审其二便调适，胸腹柔和，决无实停胃府之理。证虽危疑，而恳致最切，以脉合证，洵为阴受热郁，今所最急者，恐其喘汗欲脱，不获已以生脉、六味合剂，庶几金水相生以救肺肾之垂绝。进一服，神思稍安，自汗稍敛，再一服人事稍知，稀糜稍进，方能略述从前所患之病，出从前所用方，犹未言及伏火砂也。见其舌沿稍转微红，而气微足冷如故，于前方中益入桂心五分、五味数粒，服后足稍温和，气稍接续，语稍有次，方详述伏火丹砂之误。因以前方减去地黄、桂心、五味，易入枣仁、秋石、人中黄，专解丹砂之毒，三服舌转微红，虽未鲜洁，而伏毒渐解。缘两尺弦细，乃去人中黄，仍用地黄以填补下元，数日之间，或去人中黄而用地黄，或去地黄而用人中黄，随脉证而更送出入，二味不兼用者，恐人中黄味甘恋膈，载地黄之腻，不能速达下焦也。下元虽亏，调补药中，宁用鹿茸、河车，不敢用桂、附者，虑其鼓舞丹砂之余烈也。

急救治例

自缢 凡救自缢死者，急须按定其心，勿截绳，抱起，徐徐解之，心下尚温者，令人以口接气入其腹内，无令气泄，再令两人吹其两耳，半日许，缢者嚏，嚏即勿吹也。

热暍 取道上热土壅心中，少冷即易，气通止，切勿与水，得冷即死。余见暑门。

溺水 以灶灰布地，令厚半尺许，以甑或木凳，将溺死人伏卧其上，使头小垂下，炒盐二方寸匙，内竹管中，吹下孔中，当吐水，水下，去甑。下溺死者，著暖灰壅身，使出鼻口即活，如灰湿，暖灰易之。又法，但埋溺死者于暖灰中，头足俱掩，惟开七孔。又法，屈两脚，著生人肩上，以背向背，负持走行，吐出水便活。又冬月溺水冻死，以暖灰囊薄心上，冷即易之。心暖气通，目转口开，可与温饮稍稍吞之，若不先温其心，便持火烘，冷气与火急即死。

冻死 令人以热体偎卧，暖被覆之，勿著火，烘即死。卒中寒肢体厥冷，四逆理中救之。

火烧 凡火烧损，慎勿以冷水洗之，得冷火毒更深入骨。初被火伤，急向火更灸，虽大痛忍之，须臾乃止。火烧闷绝不识人，以尿乘热饮之，和蜜亦佳。口噤挖开与之，后用栀子、白英、黄芩各五两，以水五升，油一合，煎去滓，待微温，令渍伤处去火毒，则肌得宽。或急以火酒浸之，其痛立止，醇酒亦佳。一切火烧汤泼，用鳖甲烧灰，研极细，罗净香油调傅，其痛亦止。或用水中溺死鼠一枚，以腊月猪膏煎令消尽傅之，干即再傅，与油浸小鼠无异。或柏白皮细切，以猪膏煎四五沸，色变去滓傅之。若已成烂疮者，末杨梅皮掺之即瘥。汤火所损，昼夜啼呼不止，用松脂细研，和蜡溶化，再加猪膏、羊脂涂之。

金疮箭头在肉中，用白蔹、生半夏为散，酒下方寸匙，日三服，疮浅十日出，疮深二十日出，外以蝼蛄生捣涂患上。如无蝼蛄，以栝蒌捣涂箭簇上即出，不出，捣鼠肝涂之。中射罔箭毒、昏迷肿疼，取蓝子五合，升麻、王不留行、甘草各三两，为散，水服三方寸匙，日三夜二服，又以水和涂疮，干即易之。针折肉中，以吸铁石生捣细末，厚著针处即出，或刮象牙屑为细末，水和，涂折针上亦出。

漆疮 以柳叶捣烂，煮汁，适寒温洗之。

蛇虫毒 乘凉睡熟，蛇入人口，并七孔者，割猪尾血，以器盛血，傍蛇泻入口中出之。卒为蛇绕不解，以热汤淋之，急迫无汤，令人以尿溺之。蛇蝎螫痛，小蒜捣烂绞汁，服之，以滓薄伤处。又方，以雄黄为末敷上，日一易之。又方，捣生豆叶绞汁服之，以滓涂之良。入山辟众蛇，干姜、麝香、雄黄为末，以小绛囊盛带之。蛇螫以蜜和涂伤处，又常烧羖羊角使烟出即去，虎狼皆去，如无羖羊角，烧水羊角亦可。蠼螋虫尿著人，便起瘭瘟作聚，四边中央，有白脓如黍粟，初得之，磨犀角水涂之，或羊须烧灰，腊月猪脂和封之，或酥和胡粉涂之。

猘[1]犬伤　凡猘犬咬人，七日辄应一发，三七日不应，腹中不作小犬吠声，则无害，要过百日，乃得免，终身禁食犬肉、蚕蛹，食此则发。疮未愈时，禁食生鱼及诸肥腻冷食，又不宜饮酒，禁一年乃佳。治法，先以热童便洗去恶血牙垢，便解被伤发，看有红者拔去之，即以发灰、猬皮灰，水和服之，并以韭捣绞汁饮一升，日三。疮愈止，外以杏仁五合熬令黑，研烂成膏敷之。

---

① 猘（zhì）：（狗）疯狂。

卷 十

妇人门上

经 候

崩漏 失血心痛 经闭不行 带下 淫浊 淋沥 淋辨 泄泻 小便血 师尼寡妇寒热 子嗣 胎教

经曰：女子手少阴脉动甚者妊子。

妇人以血为主，故手少阴动甚为怀身之象。胎禀在下，反以上部动甚，为胎脉之验者。盖阳神气旺，与尺内阴搏阳别，同一胎脉，而有左右上下阴阳男女之辨，是以《内经》特为昭揭。

二阳之病发心脾，有不得隐曲，女子不月，其传为风消，其传为息贲者，死不治。

手足阳明，皆曰二阳，不得隐曲，言情欲不遂，而病发心脾。风消者，发热消瘦，胃主肌肉也。息贲者，喘息上奔，胃气上逆也。此节虽言病发心脾，而实重在胃气，心为胃之母，胃为脾之腑，且与大肠一气贯通，焉有母伤而子独安，脏病而腑不病之理？

有病胸胁支满者，妨于食，病至则先闻腥臊臭，出清液，先唾血，四支清，目眩，时时前后血，病名血枯。此得之年少时，有所大脱血，若醉入房中，气竭肝伤，故月事衰少不来也。治之以四乌鲗骨一蔍茹，二物并合之。丸以雀卵，大如小豆，以五丸为后饭，饮以鲍鱼汁，利肠中，及伤肝也。

此段经文，全重在"气竭肝伤"四字，为通节之纲旨。胸胁，肝部也；支满，肝病也；妨于食，木邪凌土也，病则先闻腥臊臭。脾喜芳香，今脾土为木邪凌虐，病则先闻腥臊，臊乃肝之旺气也。出清液，脾虚不能敷化水精也。先唾血，脾伤不能统运营血也。四肢清，阳衰不能傍达四末也。目眩，阳不充而水上溢于经也。前后血，阴受伤而血内溢于络也。血枯，内有干血，血不归经而结胞门也。良由年少不禁，气竭肝伤，而致月事衰少，或不来也。治以乌鲗骨四分，取其味咸走肾，性温达肝，配以蔍茹一分，取其辛散内风，温去恶血。二物并合，功专破宿生新。丸以雀卵，取其温补助阳，能调子脏精血。以五丸为后饭者，先药后饭，使药徐行下焦，力贵专攻，五丸不为少也。饮以鲍鱼汁，利肠垢，和肝伤，取其臭秽之味，佐乌鲗骨而辟宿积之血也。乌贼血黑如墨，用之书契，则有贼人之害，故又名乌贼，入肾走血，而不伤伐真元，功在虻、蛭之上。考诸本草，蔍茹即是茜根，功专散血，不可误认蔍茹。蔍茹辛寒有毒，功专外科，现《本经》主治可知。

《金匮》云：妇人之病，因虚积冷结气，为诸经水断绝，至有历年血寒，积结胞门，寒伤经络；凝坚在上，呕吐涎唾，久成肺痈，形体损分；在中盘结，绕脐寒疝，或两胁疼痛，与脏相连，或结热中，痛在关元，脉数无疮，肌若鱼鳞，时著男子，非止女身。在下未多，经候不匀，令阴掣痛，少腹恶寒；或引腰脊，下根气街，气冲急痛，膝腔疼烦，奄忽眩冒，状如厥癫，或有忧惨，悲伤多嗔。此皆带下，非有鬼神，久则羸瘦，脉虚多寒，审脉阴阳，虚实紧弦，行其针药，治危得安，其虽同病，脉各异源。

妇人经闭诸病，无不由虚寒而成。经闭虽属虚寒，则崩漏之属虚热，从可矣。夫经水历年断绝，则瘀积结于胞门，寒气凝于经络。盖下焦寒积结聚，则中上二焦，皆不得通畅，所以在上则寒沫结聚而为咳，咳久热结而为肺痈；在中则寒饮结聚而为疝，疝久热结，亦为内痈。大抵内痈皆起于结血，故申之以脉数无疮，肌若鱼鳞，昭揭病形，然此不但妇人也，男子亦有是证，总由经络郁闭，寒从火化所致。至于在下，则经候虽不调，而不至断绝，所瘀亦为不多，其证虽久，但少腹气街，引急寒痛也。其或膝胫疼烦者，以四肢为诸阳之本，寒结于内，则在下之阳，不能上入，故膝胫反热而痛也。至如奄忽状如厥癫，或时忧惨悲嗔，有若鬼神所凭，此皆阳神虚寒，不能统摄浊阴，发为带下之候，故以久则羸瘦，脉虚多寒证之。然多寒，言属寒者多，非绝无属热者。假如羸瘦而脉数，又为阴虚多热矣，设形盛而脉虚，岂不为气虚多寒乎？形盛而脉濡，宁不为湿热固结乎？斯其所以为同脉异源也。

寸口脉弦而大，弦则为减，大则为芤，减则为寒，芤则为虚，寒虚相搏，此名为革，妇人则半产漏下，旋覆花汤主之。

脉弦而大，按之减小而芤者，为表里失血之候。以其脉弦大无力而少徐缓冲和之气，故谓之革，言胃气近于革除也。盖弦为阳气少，芤为阴血虚，妇人得之，主半产漏下，以旋覆花汤主之。本草谓旋覆花主结气，葱白主寒热，新绛乃丝帛之染绯者，主活血。三味入肝理血，除邪散结，岂非以气少无阳则寒，血虚无阴则热，两虚相搏，以害其肝之生化欤？若不明其相搏，只谓之虚，何以用旋覆花、葱白皆解客热之邪者，而不用温补其虚乎？

妇人陷经漏下，黑不解，胶姜汤主之。

气畅而血从，则百脉流动，以候天癸，苟有邪以阻之，则血不从其气，而自陷于血海。血海者，肾主之。肾者，寒水也，其色黑，是以漏下黑矣，犹《内经》所谓结阴下血也。林亿云：臣亿等，较诸本无胶姜汤方，当是妊娠中胶艾汤。

妇人少腹满如敦状，小便微难而不渴，生后者，此为水与血俱结在血室也，大黄甘遂汤主之，其血当下。

水有清浊，清则入经化血，浊则为尿为唾。苟因气化之乱，浊者入之，则不能化血，而为血害也。水性惟能润下，下流不通，入与血居，必停于脉，随其所止。止于肌表者，作身肿；止于筋骨者，作肢节肿。此止于血室，故作少腹如敦状，然血室虽与膀胱异道，膀胱是行水之腑，水蓄血室，气有相感，故膀胱之气亦不化，而小便微难。水与血皆阴类，虽有留积，不能发热，故不渴；若渴，则为膀胱结热而非水血矣。若小便自如，而少腹之如敦者，亦不谓之水并，当是他邪血积可知矣。生后者，言曾生育过之妇，则有此患，非指产后而言，若室女则无是疾也。用甘遂取其直达水停之处，大黄荡涤瘀血，阿胶为血室之向导也。

妇人经水不利下，抵当汤主之，亦治男子膀胱满急，有瘀血者。

伤寒阳明证，其人喜忘者，必有瘀血，大便色黑，抵当汤主之。发热下之不解，六七日不大便者，有瘀血，亦抵当汤主之。伤寒有热，少腹满，应小便不利，今反利者，为有血也，宜抵当丸。三者有病证，而后立方，今只云经水不利，然经水不利，岂尽血蓄不通，而无虚损者哉？此必有蓄血形状，而出是方也。

妇人经水闭不利，脏坚癖不止，中有干血，下白物，矾石丸主之。

子宫血积，不与气和，故新血不至，造成干血坚癖，外连子户，津液不行，化为白物。是用绿矾消坚癖，破干血；杏仁利气开闭，润脏之燥；蜜以佐之。内子户而药气可直达于子宫矣。设干血在冲任之海者，必服药下之，内之不能去也。

妇人腹中诸疾痛，当归芍药散主之。

此腹痛者，由中气虚，脾土不能升运阴阳，致二气乖离，肝木乘克而作痛，故用是汤，补中伐木，通行阴阳也。

妇人腹中痛，小建中汤主之。

小建中专主风木胜脾之腹痛，而妇人善怒，易动肝火，木邪乘土，多有腹痛经水妄行之疾，故以此汤主之。

带下经水不利，少腹满痛，经一月再见者，土瓜根散主之，阴癫肿亦主之。

此亦因瘀血而病者，经水虽不利，但一有再见之不同，皆冲任脉瘀血之病。土瓜根消水饮，芍药开血痹，桂枝通血脉，䗪虫破血积，更需以酒行之；至于癫肿，非惟男子之睾丸，妇人之阴户亦有之，多在产时，瘀血流入作痛，下坠出户也。

问曰：妇人年五十，所病下利数十日不止，暮即发热，少腹里急，腹满，手掌烦热，唇口干燥，何也？师曰：此病属带下。何以故？曾经半产，瘀血在少腹不去。何以知之？其证唇口干燥，故知之。当以温经汤主之，亦主妇人少腹寒，久不受胎。兼治崩中去血，或月水来过多，及至期不来。

问下利不止，答属带下，何也？妇人年已五十，经绝胞门闭塞，冲任不复输泻之时，所积血自胞门化为带下，无所从出，大便属阴，故就大便为下利，是即以带下例治之。

王节斋曰：妇人女子，经脉不行，有脾胃损伤而致者，不可便认作经闭血死，轻用通经破血之药。遇有此证，便须审其脾胃何如。若因饮食劳倦损伤脾胃，少食恶食，泄泻疼痛，或因误服汗下攻伐药，伤其中气，以致血少而不行者，只宜补养脾胃，用白术为君，茯苓、芍药为臣，佐以黄芪、甘草、陈皮、肉桂、川芎、归身、柴胡等药。脾旺则能生血，而经自行矣。又有饮食积滞，致损脾胃者，亦宜消积补脾。若脾胃无病，按其少腹，果有血块凝结，方宜香附、蕲艾、桂心、桃仁行血通经等剂。

经云：饮食入胃，游溢精气，上输于脾；脾气散精，上归于肺；通调水道，下输膀胱，水精四布，五经并行，故心脾和平，则经候如常。苟或七情内伤，六淫外侵，饮食失节，起居失宜，脾胃虚损，则月经不调矣。若先期而至者，有因肝脾血燥，有因脾经郁滞，有因肝经怒火，有因血分有热，有因劳役火动。其过期而至者，有因脾经血虚，有因肝经血少，有因气虚血弱。治法，因肝脾血燥者，加味逍遥散；脾经郁滞者，归脾汤；肝经怒火者，小柴胡加生地；血分有热者，四物汤加白术、茯苓、柴胡、丹皮；劳役火动者，补中益气汤；脾经血虚者，十全大补汤；肝经血少者，六味丸；气虚血弱者，八珍汤。经候不调，无他证而不受胎，六味丸全料减泽泻一两，加童便制香附四两，醋煮蕲艾一两，调理最妙。若有别证兼见，随证制汤送下。妇人劳伤气血，冲任虚损，月水过多，淋漓不断；或过期不来，崩中下血；或白带白淋，四物汤加丁香、胶、艾。若曾伤胎，瘀血停留，小腹急痛，五心烦热者，大温经汤。月水不调，阴虚潮热，或寒热如疟，盗汗痰嗽，渐成骨蒸者，血热相搏也，加味逍遥散。月水准信不受孕者，其故有三。肥白腹不痛者，闭子宫也。因痰，导痰汤，甚则间一二日，送滚痰丸二三服。腹多痛者，必食生冷过多，且又多气，宜温热药，七气汤。如咳嗽形瘦，色赤多火，阴血虚者不宜服，只以四物加陈皮、香附、肉桂作丸。亦有血少不能摄精者，十全大补汤；兼寒，金匮温经汤。或曰：经正而子宫寒者非也，若子宫寒，其经必过期矣，岂有准信而曰寒乎？黑瘦多火人，经少，色深紫而不受孕者，为胞血枯而精被烁也，四物换生地加芩、连。瘦弱而不能受孕，子宫无血，精气不聚故也，十全大补之类。经水不准，必不受胎，然参前受胎者有之，此是血热，抑有参前落后互兼者，将为寒热并乎。大抵妇人受气则气乱，经期亦乱，故调经以理气为先，归附丸。气盛者，宜抑气以行血，血盛则气行矣。经不调而血淡如水，宜补气血，保元汤加芎、归、肉桂、香附。腹痛，加胶、艾、延胡；虚，加姜、附。经水有先期而来者，多属热，其证有二。血热者腹多不痛，身多热，此火也，其色必紫，脉必洪数，四物汤中川芎减半，易生地加条芩、丹皮、香附。虚热者，四物合保元，不应，加炮姜、宣连炒黑、香附；干嗽者，逍遥散；气多血虚者，腹必疼，藿香正气散加芎、归、香附，慎用凉药。若妇人年四十余，经水每月二三至者，此少年恣意太过，后必崩淋。经水后期来者，多属寒，其证有三。血虚腹多不痛，微微身热，间亦有痛者，乃空痛也，脉必大而无力，或浮涩濡细，宜调气生血，八物加香附；虚则四物加参、术、黄芪、升麻、陈皮。气滞血虚

者，四物加丹皮、香附；肥盛多痰，去地黄再加橘、半、茯苓。血寒脉必沉迟弦紧，归附丸。过期色淡者，痰多也，二陈加柴胡、香附、肉桂；若过期兼白带者，艾煎丸加香附；若咳，忌香附，逍遥散加丹皮；嗽而泻者，养胃汤。血涩滞者，胸饱腰腹痛，醋煎散，或七气汤加减。冲任虚损，少腹有寒，月水过期不能受孕者，温经汤。年老无病，而月水如期不断者，气血有余也；若反多，或一月两至者，气虚不能统血，欲成崩淋也。既绝复来者，气病也，或伤损，或瘀血，皆以胁腹急痛为辨，并宜四乌汤用赤芍。若其势可止，宜大剂八物汤；能食者，加芩、连；不能食者，加炮姜止之。服药得效者，十有二三，虚甚者，多不能效。经水将来，腰疼腹痛，乃郁滞有瘀血，四物加红花、丹皮、蓬术、延胡索、香附、木香。实热，加黄连；发热，加柴、芩。将来小腹先痛，气血涩滞也，四乌汤加茂、桃仁。经前先腹痛，脉浮弦者，小建中加丹皮、桃仁。经候欲行，身体先痛，气血不足也，桂枝汤加芎、归，稍用熟附二三分。经后痛者，虽曰虚寒当补，然气散亦能作痛，须视其受补否，不受补，四物加炮姜、艾、附；受补者，八物加炮姜、艾、附。泻者先治泻。久有经行四五日腹中绵绵作痛者，此经行时因气滞而止，未尽故也，四乌汤加木香、蓬术、砂仁。每遇经行，辄头疼气满，心下怔忡，饮食减少，肌肤不泽，此痰湿为患也，二陈加当归、炮姜、肉桂。经水愆期，胸胁腰腹刺痛，虚浮寒战，此冲任衰弱，脏气虚冷故也，温经汤加减。一切气上凑心，心腹攻筑，胁肋刺痛，月水不调者，用香附三钱，乌药一钱，陈皮、苏叶各六分，干姜四五分煎服。经水有紫黑色，腹痛者，乃气血相并也；腹不痛者，血热也；淡红色者，血虚

也，其来必皆不准。腹痛者，四乌汤加蓬术、川连；不痛者，但加川连；色淡者，增损四物汤。色如黄浆水，心胸嘈杂汪洋，乃胃中有湿痰也，六君子加肉桂、木香、苍术。曾经下利，若汗出小便利者，为亡津液，故经水反少，补脾和胃，血自生矣。经行之际，禁用苦寒辛散之药，饮食亦然。经水不止，如左尺按之空虚，是气血俱脱，轻手其脉数疾，举之弦紧或涩，此是阳脱阴亡；或见热证于口眼鼻，或渴，是名阴躁，阳欲先去也，急用大建中汤，或十全大补送肾气丸以补命门之下脱。痰多占住血海，因而下多者，目必渐昏，肥人多此，南星、苍术、川芎、香附作丸服。肥人不及日数而多者，痰多血虚有热，亦用前丸更加黄连、白术。肥盛饮食过度而经水不调者，乃是湿痰，宜苍术、半夏、茯苓、白术、香附、泽泻、芎、归。躯脂满而经闭者，以导痰汤加川连、川芎，不可服四物，以地黄泥膈故也。血枯经闭，四物加参、芪、肉桂，切禁桃仁、红花；因郁火者，逍遥、归脾间服。

阴虚经脉不通，小便涩，身体疼痛，以四物倍芍药，加肉桂、丹皮、香附、甘草。经行之际，与产后一般，将理失宜，为病不浅，若被惊则血气错乱，渐止不行，或逆于上而从口鼻中出，或逆于身而与血分劳瘵。若其时劳力太过，则生虚热，亦为疼痛之根；若郁怒则气逆，气逆则血滞于腰腿心腹背胁之间，遇经行时则痛而重，经过则安；若怒极而伤于肝，则又有目晕呕吐之证，加以血不循经，遂成淋漓不止。凡此之类。感风则病风，感冷则病冷，久而不治，崩漏带下，七癥八瘕，皆从此而成矣。

薛立斋治一妇，腹内一块不时上攻，或痛作声，吞酸痞闷，月经不调，小便不利，面色青黄相兼，已二年余。此肝脾气滞，以六君子加芎、归、柴胡、炒川连、木香、吴茱萸二剂，次与归脾汤下芦荟丸。月余，肝脾和而诸证退，又与补中益气加茯苓、丹皮，中气健而经自调。

又治一中年妇，素性急，先因饮食难化，月经不调，服理气化痰药，反肚膨胀，大便泄泻；又加乌药、蓬术，肚腹愈胀，小便不利；加猪苓、泽泻，痰喘气急，手足厥冷，头面肢体肿胀，指按沉而屈，脉沉细，右寸为甚。此脾肺之气虚寒，不能通调水道，下输膀胱，渗泄之令不行，生化之气不运。东垣所云：水饮留积，若土之在雨中，则为泥矣，得和风暖日，水湿去而阳化，自然万物生长。喜其证脉相应，遂与加减肾气丸，小便即通。数剂肿满消半，四肢渐温，自能转侧，又与六君子加木香、肉桂、炮姜而愈。

崩漏　经云：阴虚阳搏谓之崩。又云：阴络伤则血内溢。又云：脾统血，肝藏血，崩之为患，或脾胃虚损，不能摄血；或肝经有火，血热妄行；或怒动肝火，血热沸腾；或脾经郁结，血不归经；或悲伤胞络，血崩下脱。治疗之法，脾胃虚弱者，六君子加芎、归、柴胡；脾胃虚陷者，补中益气加酒炒白芍；肝经血热者，四物汤加柴胡、山栀、丹皮；肝经怒火，小柴胡加山栀、芍药、丹皮；脾经郁火，归脾汤加山栀。故先哲云：凡下血证，须用四君子收功。斯言厥有旨哉！若大脱血后，毋以脉诊，急用独参汤加当归救之。其发热潮热，咳嗽脉数，乃是元气虚弱，假热之脉也，尤当加用人参。此等证候，无不由脾胃先损而患，故脉洪大。察其中有胃气，受补可救，误投寒凉之药，复伤脾胃生气，使血反不归源也。暴崩下血不止者，乃血不归经，阴血随阳盛之势，妄行下漏也。身热不痛者，逍遥散加熟地、川芎；不应，此血热沸腾也，四物加芩、连、肉桂。按：东垣云：经漏不止有二，皆由脾胃有亏，下陷于肾，与相火相合，湿热下迫，经漏不止，其色紫黑，如夏月腐肉之臭。中有白带者，脉必弦细，寒伏于中也；有赤带者，其脉洪数，病热明矣，必腰痛，或脐下痛。临经欲行，先寒热往来，两胁急缩，兼脾胃证见，或四肢困热，烦不得眠，心中急，补中益气中茯苓、芍药，大补脾胃而升降气血，可一服而愈。或先贵后贱，先富后贫，心气不足，其火大炽，旺于血脉之中，形质肌肉颜色似不病者，此心病也。经水不时而下，或适来适断，暴下不止，治当先说恶死之言劝谕，令惧死而心不动，以补中益气下安神丸，补养脾胃，镇坠心火，更以人参养荣，补阴制阳，经自止矣。暴崩下血腹痛有二，有瘀血，有空痛。瘀血者，体必作寒，脉必弦；如空痛者，不寒，少腹上喜热按，脉微弱。但瘀血当去，空痛当补。有因内伤，若少腹不痛，八物汤加芩、连；如痛者，四乌汤加茋茂；年高而崩者，法在不治，治亦无功。经候不调，血气成块，崩中下漏者，此是血海虚寒，外乘风冷，搏结不散，醋煎散加麝香。血虚气损，或凝积块，七癥八瘕，上则气逆呕吐，下则泄下五色，金匮温经汤加姜、桂，以艾煎酒温服。血崩之人，有服前药不效者，火也，三补丸，即三黄丸去大黄用黄柏。风入胞门，忽时崩下鲜血者，一味防风丸，金匮旋覆花汤送下。风热入肝经，崩下发热，手心灼热者，一味子芩丸，小建中汤送下。崩漏淋沥，冲任衰弱，脏腑虚冷故也，千金茯苓补心汤。如小腹急痛，兼下赤白带者，艾煎丸。若下血过多，血气不足，四肢倦怠乏力，增损四物汤。有去血虽多，间有崩漏水下，时有鲜血者，四物加丁香、胶、艾、香附、丹皮。失血血崩白淋及经事来多者，四物加参、茋、胶、艾、椿根皮。去血过多，虚劳发热有痰者，补中益气加芩、半；有热，少加芩、连，加乌药、桂心；口干，去升麻加煨葛根。东垣论崩漏并不言热，其主在寒，即使有热证，亦是虚热，若以寒药治之，即瘀血愈凝结，经血愈不止矣，四物加炮姜调理；因劳者，用参、茋带升补药。血崩甚而腹痛，人多疑恶血未尽，及见血色瘀晦，愈信恶血之说，不敢便止。大凡血之为患，欲出未出之际，停在腹中，即成瘀色，未必尽为瘀热，又曷知瘀之不为虚冷乎？若必待瘀血净后止之，恐并其人而不存矣。且腹痛更有说，积而腹痛，血通则痛止；崩而腹痛，血住则痛止。《千金》治崩淋带下，五崩热病下血，寒热下血，经行犯房室下血，经来举重伤任脉下血，产后脏开经利下血，外实内虚之病，用小牛角鰓散。若崩中去血不断，本方去禹余粮、干姜、乌鰂骨、龙骨、赤小豆，加甘草、地榆、小蓟根、丹参、干地黄、芎藭、赤石脂、龟甲、柏子仁，名角鰓鹿茸散。积冷崩中去血不止，腰背痛，四肢沉重虚极，小牛角鰓散去鹿茸、阿胶、乌鰂骨、赤小豆，加干地黄、桑耳、白术、赤石脂、矾石、附子、人参、蒲黄、防风，名大牛角鰓散。崩中去赤白，或如豆汁，千金伏龙肝汤。膀胱虚伤，不能摄血，而崩下不止者，单方用新丝绵烧灰为末，空心酒调一钱，或鸡子黄蘸食，数日必效。崩血经年不止者，用香附二两炒黑，莲房五枚烧存性，为细末，空心陈酒调下二钱；或用陈棕榈烧灰存性，黑糖调，酒下一钱，即止，此劫法也。崩漏过多，服补泻药皆不效者，用黄牛角鰓煅存性，空心酒服二三钱，虚寒血色稀淡者，同鹿茸煅服尤效。盖牛属坤土益脾，角鰓走肝主血。《神农本经》

云：下闭血瘀血，补女人带下血崩，燔之酒服。宗奭曰：烧灰主妇人血崩，大便下血，血痢虚人，独参、保元皆可送下，此血脱益气之良法也。古方有用白马蹄烧灰存性酒服方寸匙者，有用桑树上耳烧灰酒服者，皆《千金》法也。又用五灵脂生炒各半酒服者，此大伤中气，虽藜藿亦难轻试。崩证多用醋炒荆芥、升麻，醋能收敛故也。血崩日久，纯下臭黄水，或带紫黑筋块腥秽不堪者不治；腹满不能饮食，不受参、术补益者不治；服大剂补中，人参每日服至两许不应，反加寒热口燥，面目足胫浮肿者不治；瘀污崩脱，少腹不疼，后变阴户肿突，痛如刀割者，死期迫矣。

[诊]　漏下赤白，日下血数升，脉急疾者死，迟者生。漏下赤白不止，脉小虚滑者生，数盛者死，漏下脉弦劲者死。涩涩不调，按之不来者死。下血脉虚者，脉浮者，俱不治。然峻实其下，亦有得生者。寸口脉迟，为寒在上焦，则吐血衄血；尺脉微迟，为寒在下焦，则崩血便血。大抵数小为顺，洪大为逆。大法，当调补脾胃为主。

薛立斋治一妇，久患血崩，肢体消瘦，饮食到口，但闻腥臊，口出津液，强食少许，腹中作胀。此血枯之证，用八珍汤，四乌鲗骨一藘茹丸兼服，两月经行而愈。

一妇老年患崩，诸药罔效，身热肢痛，头晕涕出，吐痰少食，众作火治，转致绝粒数日，仅存呼吸。诊之，乃脾肾虚寒。用生料八味丸一剂，翌早遂索粥，再剂热减痛止，服八味丸。愈后因劳役忧怒，至夏崩复作，胸饱发热脊痛，腰不可转，神气怫郁，脉洪无伦，按之微弱。此无根之火，内真寒而外假热也，以十全大补加附子，一剂晕止，崩血渐减，日服八

味丸而愈。

汪石山治一妇，年逾四十，形色苍紫，忽病血崩，医者或用凉血，或用止涩，俱罔效。诊之六脉皆沉涩而缓，按之无力，乃胃病非血病也。当用甘温之剂健脾理胃，使胃气上腾，血循经络，则无复崩矣，遂用补中益气多加参、芪，兼服参苓白术散而愈。

失血心痛　妇人血崩而心痛甚，名曰失血心痛。心主血，心脾血虚，无以荣养，故痛如刀刺，崩甚则痛甚，崩缓则痛缓。若小产去血过多而心痛甚者亦然。若小腹喜按而下淡色血水，为阴血耗散，先用乌鲗骨炒为末，醋汤调下收敛之，次与补中益气汤升举之。若小腹中有块而按之作痛，血色红紫，中有结块，为瘀血不散，先用失笑散，后与十全大补峻补之。若心脾血弱，或郁结伤血，用归脾汤调补之。

经闭不行　经水阴血也，属冲任二脉，上为乳汁，下为血水。其为患，有因脾盛不能生血，或郁结伤脾而血损者；有因冒火而血烁者；有因劳伤心神而血耗者；有因积怒伤肝而血闭者；有因肾水不能生肝而血少者；有因肺气虚伤，不能统血而经不行者。治疗之法，损其肺者，益其气；损其心者，调其营卫；损其脾胃者，调其饮食，适其寒温；损其肝者，缓其中；损其肾者，益其精。审而治之，庶无误矣。室女妇人诸病，以调经为先，调经以理气为要，盖气不和则血不流，故经闭；然其证不一，小腹疼痛，血海虚寒也，或潮热头目昏沉，肢体劳倦，五心烦热，怔忡面赤，口燥唇裂，盗汗身疼者，血气虚损也，并宜温经汤。腹中结块，腰腿重痛，及少腹痛如锥刺者，瘀血凝滞也，四物加肉桂、蓬术。貌本壮实，饮食减少者，胃气不调也。盖胃气不和，亦令

经水不调，逍遥散下归附丸。经水三月不至，其脉右浮大而左反弱，其经当下，此为居经，非妊也，当抑气养血。又经水绝后，一朝而圊血，二三日不止者，不须治，当自止。经水常五日至者五日愈。下利而经断者，利止自来，盖下利则亡津液，故经绝，利止津液复，经当自下。若脉微涩者，虽二三月不行，非胎，当养血，经自行，以脉涩故知非胎也。经水不通而逆行者，或吐血，或衄血，或唾血，或血腥，通宜四物加韭汁、童便，甚则从虚劳例，用巽顺丸、乌骨鸡丸治之。室女经水既来而复不通，其说有三：面色不黄，饮食如故，身不热者，名歇，非病也，不须药；面黄肌瘦身热，为虚劳，诊其肝脉，弦出寸口鱼际，非药所能治，急与婚配，自然经行而愈，药则加味逍遥散。干咳，用蜜制白术、橘皮、生姜。又有气血不足，面黄肌瘦，身热不甚者，不可用桃仁、红花通血药，宜六味丸去山茱萸加麦门冬，兼进异功散调补之。妇人经闭不通，视其脉不足，当补气血，四物汤加参、芪、术、草之类；脉有余而气相并者，四乌汤加肉桂、橘皮之类。妇人经候渐少，以致不通，手足骨肉烦疼，日渐羸瘦而生潮热，其脉微数，此阴虚血弱，阳往乘之，当养血益阴，慎勿以毒药攻之。女人虚羸。有鬼胎癥块，经候不通等证，当随证辨治。丹方有服芫花下黑物而效者，苟非实证，未可轻试也。妇人月经不利，脐下气胀，上攻欲呕不得睡，加减四物汤；或用当归身一两，穿山甲炒、蒲黄各五钱，辰砂一钱，麝香少许，共为细末，食前热酒调下二钱。妇女骨蒸痰嗽，诊其脉七八至，或细而数，视其肌肉消瘦之极，面反娇赤者，此必死候；更加泄泻喘逆，不能右卧者，死期尤促。若室女经水不调，尤当开郁为主。室女年及笄，天

癸不至而色不黄，饮食如故，此名石女，不在经闭论，亦有至十七八而经自来者。妇人经闭，肥白者多痰，去痰经自行，二陈加芎、归、川连、南星、枳实、生姜、竹沥；禀厚恣于酒食者，平胃散加姜汁炒川连、归尾、半夏、姜汁；黑瘦者多血枯，四物加参、芪、香附、丹皮。经闭脉沉弱，少腹痛，属寒结，四乌汤，芍药用桂酒制，乌药用附子制。寡妇尼姑经闭，郁也，加味逍遥散加无灰酒、竹沥。娼妓本无经闭之理，间或有之，劳也，十全大补中肉桂可用二三钱。血枯一证，与血隔相似，皆经闭不通之候，然而枯之与隔，则相反有如冰炭。夫枯者，枯竭之谓，血虚之极也；隔者，阻隔之谓，血本不虚，而或气或寒或积，有所逆也，病发于暂，其证或痛或实，通之则血行而愈，可攻者也。枯者其来也渐，冲任内竭，其证无形，必不可通者也。尝见今人之于此证，听其言，则明曰血枯经闭；察其治，则每用四物、桃仁、红花，甚至硝、朴、棱、莪之类，无所不至。夫血既枯矣，只当补养阴气，使其血充，则弗招自至，奚俟通也；若勉强逼之，则枯之愈枯，不死何待？或问一妇哮喘发后，必便血二三日，其喘方止，每岁常十余发，无不皆然。经闭数年不通，而不成虚劳之病，何也？答曰：此肺移热于大肠，热得下泄，故喘嗽止，经血从大便间道而出，虽闭而无留结之患，故不成劳。

［诊］　凡经闭不调与胎产之病，其脉要滑实重按有力，崩漏不止与产后之病，其脉要虚濡小弱留连。调经及安胎，虽以顺气为主，又须补脾为要；治崩及产后，虽以散血为先，又当扶虚为本。

喻嘉言治杨季登女，经闭年余，发热少食，肌削多汗而成劳怯。医见汗多，误为虚也，投以参、术，其血愈锢。诊时见

汗出如蒸笼气水。谓曰：此证可疗处，全在有汗。盖经血内闭，只有从皮毛间透出一路，以汗即血之液也，设无汗而血不流，则皮毛槁而死矣。宜用极苦之药，敛血入内而下通于冲脉，则热退经行而汗自止，非补药所能效也。于是以龙荟丸日进三次，月余经血略至，汗热稍轻，姑减前丸，只日进一次。又一月经血大行，淋漓五日，而诸证全瘳矣。

带下　带下之证，起于风气寒热所伤，入于胞宫，从带脉而下，故名为带。有五色，不只赤白。白带者属气虚，甚则腰痛，如虚不甚则不通，若气郁甚，则腰痛头疼眼花，此虚证也，千金内补当归建中汤加醋制香附，或萆薢分清饮，量肥瘠选用。赤带多腰痛，艾煎丸加续断、杜仲；若肥盛苍黑而肌肉腘坚者，为湿热下注，平胃散加姜制星、半、酒炒芩、连。赤白带下，艾煎丸，随证加气血药治之。五色带下，十全大补汤加熟附、龙骨、赤石脂、禹余粮，酒丸服。或因六淫七情，或因醉饱房劳，或因膏粱厚味，或服燥剂所致，脾胃亏损，阳气下陷，或湿痰下注，蕴积而成，皆当壮脾胃升阳气为主，佐以各经见证之药。阳气下陷，补中益气汤；湿热下注，加芩、半、苍术、黄柏；气虚痰饮下注，局方七气汤送肾气丸。丹溪云：带下赤白，属于大肠小肠之分，赤属血，白属气，主治燥湿为先。漏与带俱是胃中痰积流下，渗入膀胱，无人知此，只宜升提，甚者必用吐以升提其气，次用二陈汤加二术、升、柴丸服。肥人多是湿痰，越鞠丸加滑石、海石、蛤粉、星、半、茯苓、椿皮，作丸服。瘦人多是热，以大补丸加滑石、海石、椿皮、龟板灰，作丸服，必须断厚味。带下脉浮恶寒，腥臭不可近者，难治。

淫浊　小便白淫白浊，皆由劳伤于肾，故心肾不交泰，水火不升降。肾主水，开窍在阴，阴为便溲之道，胞冷肾损，故有淫浊之证。白淫者，或一时放白水，孀尼多有此疾，乃郁火也，逍遥散加炒黑山栀、酒炒黄柏。白浊者，浑浊如脓，此膀胱经热，失治当生痈疽，清心莲子饮加萆薢。

淋沥　经水淋沥不断，其故有三。有因月戒来而行房，致伤胞络，先服活血药，小腹痛者，四物加香附、乌药；不痛，四物加胶、艾、黄芪；气虚下陷，小腹喜温按者，四物加参、术、黄芪、升麻、陈皮。有多气所致者，甚则胸膈饱闷，肚腹疼痛，用正气散；若肚腹不疼者，逍遥散加熟地，当脐痛者，尤宜；饮食少者，增损四物汤加焦白术，禁用芩、连。若劳伤气血，冲任虚损，四物加丁香、胶、艾。小腹急痛，温经汤；月水至老不断，必成淋证，补中益气，或八珍并加香附、细辛，仍须戒气，方可治疗，否则崩淋难治也。

淋辨　淋证皆由肾虚膀胱积热所致，肾虚则小便数，膀胱热则小便涩，适遇经行时候，或涩数淋漓，腹中时痛，其脉沉细，皆因寒热邪气客于胞中，故冲任不调而成此证，宜服归附丸。白淋者，起于郁，多属虚寒，小腹不疼，与去血过多空痛者，俱宜人参养荣汤，香附不可缺，或补中益气汤下归附丸；如痛者，四乌汤。白淋变为黄水，将成血淋，八物汤加减。血淋者，月事三五日一至，积数月不愈者是也。腹痛则四乌汤加莪芪、木香，甚则醋煎散，尚恐有瘀血未尽也。去多不痛，善饮食者，八物汤加芩、连，或补中益气加黄柏。如饮食少进者，芩、连、黄柏禁用；若少腹痛而脾胃不实，或痛而欲得按者，八珍汤加胶、艾，或逍遥散加熟地、胶、艾；如泻者，先实脾胃，大抵治淋先治脾胃为上。此证多腰痛，虽属血亦因气所致也。沙淋者，淋下则沉积如沙一层，有赤白二种，白属气，赤属血，不可依书用芩、连，多不克效。当知妇人之疾，虽有湿热，只宜调经，不可与苦寒之药，以其月事时下，多虚少实，故养荣汤治白淋而效，以有桂也；艾煎丸亦然，以有艾也。惟赤淋不可服热药，艾煎丸亦禁用，宜八珍加芩、连、香附；误用温补，必致躁渴引饮。加以水饮停蓄而成肿胀者，加味逍遥散加芩、连、枳、朴、泽泻、橘皮，先治其胀，然后徐徐治本，慎勿骤补，骤补则气壅腹胀也。年老患血崩淋证，不拘痛与不痛，脾胃实与不实，皆以八珍加胶、艾、黄芪、泽泻，若遽用芩、连以伤脾胃，更何恃以祛病乎？

泄泻　经行时先泄泻者，此脾虚也。脾统血而恶湿，经水将动，脾血先注血海，然后下流为经。脾血既亏，不能运行其湿，所以必先作泻，补中益气加炮姜；有热，兼黄连；若饮食减少，六君、理中选用。

石顽治一薛姓妇，每遇经行，必先作泻二三日。其脉左手关尺弦细如丝，右手关上小驶而滑，服姜、桂、萸、附，则大渴腹痛，泄泻转剧；服芩、泽、车前之属，则目暗如盲。此肝血虚寒，而脾胃有伏火也。俟经将行作泻时，朝用理中加黄连，作汤服五六剂，暮与加减八味加紫石英，作丸常服，不终剂而数年之疾顿除。

小便血　妇人尿血，或因膏粱炙煿，或因醉饱入房，或因饮食劳役，或因六淫七情，以致元气亏损，不能收摄归源，若因怒动肝火者，加味逍遥散调送发灰；肝经风热者，送一味子芩丸；久而血虚者，八珍汤送发灰；膏粱积热者，清胃散加槐花、甘草；房劳所伤者，六君子加升、柴；风热所伤者，四君子加防风。凡久而亏损元气者，补中益气为主；郁结伤脾者，归脾汤为主。

师尼寡妇寒热　疗师尼寡妇，宜别制方药，谓独阴无阳，致血气交争，寒热如疟，或腰背作痛，而寒热经闭白淫，痞闷咳逆，面黯瘦削，久则成劳。其肝脉弦，出寸口上鱼际，是其证也。若室女出嫁愆期而寒热，或既嫁不得于夫者亦然。盖男子精盛则思室，女子血盛以怀胎，此天地自然之理也。治宜开郁理气，其经自调，逍遥散加无灰酒、竹沥，名酒沥汤，专主尼寡寒热；肥人用越鞠合二陈最宜。若兼怒动肝火而发热，佐以小柴胡加减；若兼郁结伤脾而寒热，佐以归脾汤。此证多兼经候不调，当审缓急治之。妇人形瘦肉脱，胸中常想着一事而百计不解者，勿与医治，后必成癫。凡妇人郁怒发寒热，逍遥散加丹皮、香附。脾气不运，痰气留著，结为痰癖，发则其块上升，气逆喘促，呕吐酸水。初起元气未伤者，四七汤加枳实、黄连；虚人，香砂六君加柴胡、白芍，下左金丸。大抵郁证皆虚火用事，故多骨蒸寒热，经闭不调，喘咳失音等证，当详虚损例治，但须兼调郁气；亦有阴血亏损，不胜香燥者，惟降火滋阴为首务耳。

《千金》云：凡人无子，当为夫妻俱有五劳七伤，虚羸百病所致，故有绝嗣之患。夫治之之法，男服七子散，女服紫石门冬圆，无不有子也。若丈夫阳气不足，不能施化，庆云散主之。妇人立身以来全不产，及断乳后，十年二十年不产，此胞门不净，中有瘀积结滞也，朴硝荡胞汤主之。妇人月水不利，闭塞绝产者，白薇圆主之。

子嗣　子嗣一门，古方悉用辛热壮火之剂，若施之于气虚精寒之人，固所宜然，设概用于火旺精伤者，得不愈伐其阴乎？窃谓男子之艰于嗣者，一如妇人经病调理，然有不生不育之不同，大意在于补偏救弊，往往有体肥质实，偏生无子者，岂可一概归于虚寒耶？盖湿胜则气滞，气滞则精虽至而不能冲透子宫，故尔不能成孕。惟宜行湿耗气，助其流动之势，如二陈、二妙、七气、平胃之属，皆可选用。甚则控涎丹先行向导，最为要决，慎勿拘于世俗温补壮阳之说也。且人之所禀不同，勇怯各异，有因男子真火式微者，有因湿热伤精者，有因妇人胞门浊腻者，有因血海虚寒者，有因子宫枯燥者。至如生而不育，亦自不同，有金石药毒伏于髓中者，有酒客湿热混于髓内者，有欲勤精薄者，有得胎后不戒房室频泄母气者，有妊娠不慎起居而致胎病不育者，有男子精髓虽冲，而督脉气衰，阳气不振，但生女不生男者，此岂一法所可治乎？历检古方中，惟葆真丸、千金种子丹、五子衍宗丸等方，治男子阳道不振，精气寒薄，与夫斫丧太过及年老无子者，咸为得宜。若精髓稀薄，阳气不固，聚精丸最佳；阳衰，更加人参、鹿茸尤妙。生女不生男者，当大补督脉益阳气，鹿茸四具，人参一斤，远志四两，醇酒丸服。其有膏粱富贵，饱饫肥甘，恣情房室，气竭精伤，不能生子者，但服炼真丹，匆令断绝，虽在耄耋之年，每多生育；然非素享醴厚，形体丰盛人，服之无预也。至于妇人子宫诸证，当详经带例治，俟经正无病，随其虚实寒热调理，自然生育。大率妇人肥盛者，多不能孕，以中有脂膜闭塞子宫也，虽经事不调，当与越鞠、二陈抑气养胃之类；有热，随证加黄连、枳实。瘦弱不能孕者，以子宫无血，精气不聚故也，当与四君、六味加蕲艾、香附调之。子户虚寒不摄精者，秦桂丸最当。妇人多有气郁不调，兼子脏不净者，加味香附丸，男服聚精丸。

若因瘀积胞门，子宫不净，或经闭不通，或崩中不止，寒热体虚而不孕者，局方皱血丸为专药。若带下少腹不和，或时作痛者，千金大黄丸荡涤之。子户虚热，虽结而不能成实者，四物换生地加芩、连。然此皆由气血偏沮，是可以药奏功；若夫禀赋阴阳偏绝，虽日用参、术峻补，终无回天之力也。丹溪曰：无子之因，多起于父气之不足，岂可独归罪于母血之虚寒，况母之血病，奚只虚与寒而已哉？然古方治妇人无子，惟秦桂丸一方，其性热，其辞确，今欲得子者，率皆服之无疑。夫求子于阴血，何至轻用热剂耶？今得此丸，经血必转紫黑，渐成衰少，或先或后，始则饮食骤进，久则口苦舌干，阴阳不平，血气不和，焉能成胎；纵使有成，子亦多病，以其能损真阴也。按东垣云：李和叔中年得一子，至一岁，身生红丝瘤而死。后三四子，至三岁，皆病瘤而死，乃肾中伏火，精气中多有红线，以气相傅，生子故有此疾，俗名胎瘤是也。遂以滋肾丸数服，以泻肾中火邪，补真阴不足，忌酒辛热之物。其妻用六味地黄丸以养阴血，受胎五月之后，以黄芩、白术二味作散服，后生于三岁，前证不复作矣。

胎教　胎教之说，世都未谙，妊娠能遵而行之，不特无产难之虞，且生子鲜胎毒殇夭之患，诚为广嗣要旨，姑以大概陈之。妇人经后四十余日不转，即谨房室，慎起居，薄滋味，养性情，刻刻存心，与执待宝玉无异，举趾必徐，行立勿仰，坐不实其前阴，卧不久偏一侧，不得耽坐嗜卧，使气血凝滞为第一义。虽不可负重作劳，然须时时小役四体，则经络流动，胎息易于动运。腰腹渐粗，饮食不宜过饱，茶汤更须节省，大热大凉，总非所宜，犬羊鳖蟹等一切有毒之物，固宜切禁，即椒姜常用之品，亦须少尝。其豕肉醇酒湿面之类，纵不能屏绝不食，亦不可恣啖。归精于胎，过于蕃长，致母临蓐难产，而子在胞中，禀质肥脆，褓襁必多羸困，即如沃壤之草木，移植堵土，枝叶得不凋萎乎？甫交三月，即当满裹其腹，胎气渐长，仅可微松其束，切勿因其气急满闷而顿放之。在夏澡洗，须避热汤，冬时瘄痹，勿迫炉炭，其最甚者，尤在不节交合，淫火尽归其子，以酿痘疹疥癞之毒。然须妊娠禀性安静，不假强为，方遵实济，若强制以违其性，则郁火弥炽。此与恣情无禁者，虽截然两途，而热归胎息则一。尝见有切于求嗣者，得孕即分处房帏，而子仍殁于痘，岂非强制其火弥炽之明验乎？盖人之志欲匪一，苟未能超出寻常，又须曲体母情，适其自然之性，使子气安和，是即所谓胎教也。当知胎教原非一端，若怀子受惊，则子多胎惊；怀子抱郁，则子多结核流注；怀子恐惧，则子多癫痫；怀子常起贪妄之念，则子多贪吝；怀子常挟愤怒之心，则子多暴狠，怀子常造绮语诡行，则子诈伪。非但怀子之后，当检束身心，而轻净交感，慎毋恣肆，以遗胎息之患。若大醉后媾精，精中多著酒湿，则子多不育；大怒后媾精，精中多挟怒火，即子多乖戾；大劳后媾精，精中不满真气，则子多屡弱；若夫热药助战，作意秘精，精中流行毒悍，则子多异疾；至于风雨雷电媾精，感触震气，则多怪类。以此言之，则三元五腊，宜确遵禁戒，诞育自是不凡，宗祧重务，安得视为嬉戏哉！

胎　前

脉辨　验胎　养胎　恶阻　胎动　漏胎下血　惊胎僵仆　胎上逼　安胎　半产　胎不长养　过期不产　咳嗽　子烦　类中风　伤风　伤寒　疟　痢　子淋　遗尿　诸血　吐衄　诸痛　子肿　不语　谵语　子悬　子痫　乳泣　腹啼　鬼胎　下私胎法　断子法

经云：何以知怀子之且生，身有病而无邪脉也？人有重身，九月而喑，此胞络之脉绝也。胞络者，系于肾，少阴之脉贯肾，系舌本，故不能言，无治也，当十月复。妇人重身，毒之何如？曰：有故无殒，亦无殒也。

言有是病而用是药，药虽峻克，可无伤于胎息也。

《金匮》云：师曰：妇人得平脉，阴脉小弱，其人渴，不能食，无寒热，名妊娠，桂枝汤主之。于法，六十日当有此证，设有医治逆者，却一月，加吐下者，则绝之。

平脉者，言其无病之脉也，惟阴脉小弱，以其营气不足耳。凡感邪而营气不足者，则必恶寒发热，妨于食，是知妊娠矣。妊娠血聚气搏，经水不行，至六十始凝成胎，斯时营气并于胎元，而胃气不足，津液少布，故其人渴不能食，宜桂枝汤和营益胃。设有医以他治，反加吐下者，此为恶阻，则绝之。谓绝止医治，候其自安，不可用药更伤其胃气也。楼全善云：尝治一妇恶阻病吐，愈治愈逆，因思仲景绝之之旨，遂停药月余自安。

妇人宿有癥病，经断未及三月，而得漏下不止，胎动在脐上者，为癥痼害。妊娠六月动者，前三月经水利时，胎也；下血者，后断三月，衃也；所以血不止者，其癥不去故也。当下其癥，桂心茯苓丸主之。

宿有癥痼，谓妇人行经时遇冷，则余血留而为癥。然癥病妇人恒有之，或不碍子宫，则仍行经而受孕，虽得血聚成胎，胎成三月而经始断，断未三月而癥病复动，遂漏下不止。癥在下，迫其胎，故曰癥痼害。胎以脐上升动不安，洵为真胎无疑；若是鬼胎，即属阴气结聚，断无动于阳位之理。今动在于脐上，是胎已六月，知前三月经水虽利，而胎已成，后三月经断，而血积成瘕，是以血下不止，故用桂心、茯苓、丹皮、桃仁以散其瘕，芍药以护其营，则血方止而胎得安。世本作桂枝茯苓丸，乃传写之误。详桂枝气味俱薄，仅堪走表，必取肉桂之心，方有去癥之功。安常所谓桂不伤胎，勿疑有碍于妊，观下条子脏开用附子汤，转胞用肾气丸，俱用桂、附，《内经》所谓有故无殒是也。

妇人怀妊六七月，脉弦发热，其胎愈胀，腹痛恶寒者，少腹如扇，所以然者，子脏开故也，当以附子汤温其脏。

妊娠脉弦为虚寒，虚阳散外，故发热；阴寒内逆，故胎胀。腹痛恶寒者，其内无阳，子脏不能司闭藏之令，故阴中觉寒气习习如扇也，用附子汤以温其脏，则胎自安。世人皆以附子为堕胎百药长，仲景独用以为安胎圣药，非神而明之，莫敢轻试也。

师曰：妇人有漏下者；有半产后，因续下血，都不绝者；有妊娠下血者，假令妊娠腹中痛，为胞阻，胶艾汤主之。

行经与结胎，皆属冲任，冲任虽持乎阴阳交合，为肝肾之用事，然长养成胎，皆坤土所资。盖阴阳抱负则不泄，坤土堤防则不漏，若宿有瘀浊客于冲任，则阴自结，不得与阳交合，故有时漏下半产不绝也。凡妊娠胎气，阳精内成，阴血外养，今阴血自结，与胎阻隔，不得相和，独阴在内，作腹中痛下血，皆阴阳失于抱负，坤土失于堤防，此方皆治之。芎、归宣通其阳血，芍、地宣通其阴血，阿胶血肉之质，同类者以养之，甘草缓中解急。此方调经止漏，安胎养血，然加减又必从宜。若脉迟缓，阴胜于阳，则加干姜；或见数大，阳胜于阴，则加黄芩，可不言而喻矣。

妇人怀娠，腹中㽲痛，当归芍药散主之。

此与胞阻痛者不同，因脾土为木邪所克，谷气不举，湿淫下流以滞阴血而痛，故君以芍药，泻肝利滞，佐以芎、归补血止痛，苓、泽渗湿益脾，则知内外六淫，皆能伤胎成痛，不独湿也。

妊娠呕吐不止，干姜人参半夏丸主之。

此即后世所谓恶阻病也。先因脾胃虚弱，津液留停蓄为痰饮，至妊二月之后，浊阴上冲，中焦不胜其逆，痰饮遂涌，中寒乃起，故用干姜止寒，人参补虚，半夏、生姜治痰散逆也。

妊娠小便难，饮食如故，当归贝母苦参丸主之。

此小便难者，膀胱热郁；气结成燥，病在下焦，所以饮食如故。用当归以和血润燥，贝母以清肺开郁，苦参以利窍逐水，并入膀胱以除热结也。

妊娠有水气，身重，小便不利，洒淅恶寒，起即头眩，葵子茯苓散主之，小便利则愈。

膀胱者内为胞室，主藏津液，气化出尿，外利经脉，上行至头，为诸阳之表。今膀胱气不化，水尿不得出外，不利经脉，所以身重洒淅恶寒，起则头弦。但利小便，则水去，而经气行，表病自愈。用葵子直入膀胱，以利癃闭，佐茯苓以渗水道也。

妇人妊娠，宜常服当归散主之。常服即易产，胎无疾苦，产后百病悉主之。

《内经》曰：阴搏阳别，谓之有子。尺脉搏击者，由子宫之气血相搏，而形于脉也。故妊娠之血，不可以静，静则凝泣，亏少则虚，皆不能与化胎之火相合。要其胎孕生化，必先和其阴阳，利其气血，常服养胎之药，非惟安胎易产，且免胎后诸患。芎、归、芍药之安胎补血，白术之补胃养胎，其胎外之血，因寒湿滞者皆解之。黄芩化壮火而生气，故为常服之剂，然当以脉证虚实加减，有病则服，否则不必也。

妊娠养胎，白术散主之。但苦痛，加芍药；心下毒痛，倍加芎䓖；心烦吐痛，不能食饮，加细辛一两，半夏大者二十枚。服之后，更以醋浆水服之。若呕，以醋浆水服之，复不解者，小麦汁服之。以后渴者，大麦粥服之，病虽愈，服之勿置。

本方四味，本草皆谓能去恶血，而养胎用之何也？盖血聚而后成胎，少遇邪，则所聚之血，将宿而不运，反类恶血，必开陈，然后胎可安也。养胎不惟在血，而胎系于肾，养之又在于胃，所以补肾调胃，以固精和中。用白术调胃，秦椒开痹，痹开则阳精至；牡蛎治崩，崩止则阴精固。川芎下入血海，运动胎血，破旧生新。或阴血不利，肝木为害，在内抑屈而痛者，泻以芍药之酸寒以通其阴；设直冲过而痛者，散以芎䓖之辛温以通其阳。或挟瘀恶之气，上逆于胃，而胃中吐烦不能食者，用细辛温中去痰下气，半夏治心下急痛，和胃进食，止吐逆；若呕而不止者，由肝木妄动，用小麦饮养其本气以安之，大麦主消渴益气调中，故中气不足而渴者用之。

问曰：妇人病，饮食如故，烦热不得卧，而反倚息者，何也？师曰：此名转胞，不得溺也，以胞系了戾，故致此病，但利小便则愈，宜肾气丸主之。

此方在虚劳中，治腰痛小腹拘急，小便不利。此治肾虚转胞不得尿，皆用此利小便也。转胞之病，为胞居膀胱之室内，因下焦气衰，水湿在中，不得气化而出，遂致鼓急其胞，因转筋不止，了戾其尿之系，水既不出，经气遂逆，上冲于肺，故烦热不得卧而倚息也。用此补肾，则气化水行，湿去而胞不转，胎自安矣。虽然，转胞之病，岂尽由下焦肾虚所致耶？或中焦气虚，土湿下干害其胞，与上焦肺气壅塞，不化于下焦；或胎重压其胞，或忍尿入房者，皆足以成此病，必各求其所因以治之。

脉辨 妇人经水二三月不来，诊其脉微滑而数，略无间断于其间，虽身有病而无邪脉，不涩不伏，不弦劲，即胎脉也。辨男女法，古人咸以左大为男，右大为女，然多有素禀偏大偏小者，惟寸口滑实为男，尺中滑实为女，最为要诀。如两寸俱滑实为双男，两尺俱滑实为二女，尺右左寸俱滑实为一男一女，此屡验者。若脉沉细，腹重而不时微痛，虽有形如抱瓮状，满腹不动，但当脐下翕翕动，按之冰冷，又两尺乍大乍小，乍有乍无，或浮或沉，或动或止，早暮不同者，乃鬼胎也，须连视三四日乃见，宜补气活血。若脉来急如风雨，少停复来如初者，夜叉胎也。亦有关部微似雀啄之形者，又有大小不匀，而指下弦劲不和者，皆夜叉之兆也。若脉来沉细，腰腹痛，胎伏不动，或反觉上抢心闷绝，按之冰冷，即非好胎，更察舌纹青色，此胎已死也。若并唇亦青，连母都不可救，但伏而不动者，亦有好胎，宜服顺气和血之药。

验胎 妇人经候不行已三月，欲验有胎否，生川芎二钱为末，空心浓煎，艾汤调下，腹内微动则胎也。

养胎 妇人受孕一月，足厥阴脉养，其阴阳新合，名曰始胚。《大集经》云：胎成七日，初不增减，二七日如薄酪，三七日如生酪，四七日如熟酪是也。二月足少阳脉养，阴阳居经，名曰始膏。经谓五七日如生酥，六七日如息肉，七七日如段肉，八七日其坚如坏①是也。三月手心主脉养，初有定形，名曰始胞。经谓九七日变五泡，两肘两髀及头，十七日续生五泡，两手腕两足及颈，十一七日复生二十六泡，十手指，十足指，及眼耳口鼻，十二七日泡相成就是也。四月手少阳脉养，始受水精以成血脉，而形体成，经谓十三七日现腹相，十四七日生五脏，十五七日生大肠，十六七日生小肠是也。五月足太阴脉养，始受火精以成其气，而肢节充，经谓十七七日有脾处，十八七日生三脘，十九七日生手掌足跗臂节，二十七日生阴脐颐乳是也。六月足阳明脉养，始受金精以成其筋，而骨干立，经谓二十一七日有三百柔软骨，如初生瓠，二十二七日如未熟瓠，二十三七日坚如胡桃，二十四七日生一百筋是也。七月手太阴脉养，始受木精以成其骨，而毛发生，经谓二十五七日生七千脉，尚未具成，二十六七日成如藕丝，二十七七日有三百六十三筋，二十八七日始生肌肤是也。八月手阳明脉养，始受土精以成肤革，而脏腑具，经谓二十九七日肌肤稍厚，三十七日方有皮像，三十一七日皮转厚坚，三十二七日皮革转成是也。九月足少阴脉养，始受石精以成皮毛，而谷气入胃，石禀五气之余，脏腑百骸俱实，故谓之石。经谓三十三七日耳鼻唇指膝节成，三十四七日生九十九万毛发孔，犹尚未成，三十五七日毛孔具足，三十六七日爪甲成就是也。十月五脏俱备，六腑齐通，纳天地之气于丹田，经谓三十七七日母腹中有风起，通其七窍，三十八七日随其宿世善恶，分香臭二种风，以定容貌骨节贵贱。上《千金》述徐之才养胎法，与《大集经》吻合，求其细，则受胎在母腹，七日一变，展转相成。然多有不足月产，而能长育长年者，此各经荣养与七日之变，皆不及期，而养胎之气仍周遍也；若经脉荣养未周，总属半产，非正产也。

恶阻 经候不行两三月，精神如故，喜酸恶食，或嗜一物，或大吐，或时吐痰与清水，肢体沉重，头目昏眩，此名恶阻，不可作病，四君子加乌药、香附、橘皮。咳而渴者，加橘红、五味、生姜；若胸中愦闷，四肢沉重，怠惰不能转舒，恶闻食气，喜咸酸，胎动不安，呕逆不食者，理中汤加茯苓、木香、半夏；若中脘停痰，二陈加枳壳；若饮食停滞，香砂六君子加枳壳；若脾胃虚弱，异功散，兼气恼，加枳壳、砂仁；若饮食少思，六君子加紫苏、桔梗；头晕体倦，六君子汤；若呕吐不食，倍苓、半。盖半夏乃健脾气化痰湿之主药也，今人以半夏有动胎之性，鲜有用之者，以胎初结，虑其辛散也。楼全善云：余治妊娠阻病，累用半夏，未尝动胎也。《千金》用半夏茯苓汤二剂，次用茯苓丸。怀妊爱酸，乃肝脏之虚，不能荣养其肝，肝虚故爱酸物。戴氏云：恶阻者，谓妇人有妊恶心，阻其饮食也。肥者有痰，二陈加枳、术；瘦者有火，异功加芩、连。

胎动 怀胎数动，此胎气热，所以逆上而作喘急也，急用条芩、香附、白术之类。腹中满痛叉心，不得饮食，《千金》用黄芩、白术、芍药煎服，令微下水则易生，月饮一剂为善。因恼怒而胎动不安者，沉香降气散，或四制香附一味为君，加归、艾为散，盐酒煎，和滓服。虚者，八珍去茯苓加黄芩、紫苏、陈皮，名安胎饮；又气虚少食，四君子加紫苏、陈皮；血虚多热，四物加黄芩、白术；胎气郁滞，紫苏饮；脾气虚弱，六君子；郁结伤脾，归脾汤；郁怒伤肝脾者，四七汤加

---

① 坏：底校本同，疑为"㾦"之误。

芎、归；怒动肝火者，小柴胡加术。安胎之法有二：有因母病以致胎动者，但治母病，其胎自安，八珍汤加胶、艾、黄芪；气滞者，去茯苓加苏、橘、黄芩。因胎动而致母病者，安胎而病自愈，紫苏饮加茯苓、白术、阿胶、砂仁。《千金》治妊娠二三月至七八月胎动不安，腰痛已有所见者，用胶艾汤服之则安；身有微热，去艾叶、甘草加续断、葱白，以葱能散客邪，兼安胎也。郑虚庵曰：治胎前下血不止，用大剂参、术以安胎，芎、归、熟地、黄芩、白芍、阿胶以止血，砂仁行气以止痛，不可行动，但安卧养胎自愈。若伤动胎气而下血不止，急用紫苏饮；若胎未损，服之可安，已损，服之可下；若纯用四物汤阴药，不得阳生阴长之功，非但胎不能安，每致腹痛少食，脾胃愈虚而愈不安矣。

漏胎下血　妊娠经水，壅之以养胎，蓄之以为乳，若经水时下，此冲任气虚，不能约制而然。《千金》云：妊娠血下不止，名白漏胞，血尽则死，宜服干姜地黄散。气虚乏力少食者，宜益气固胎，切勿泛用养血之剂，四君子去茯苓加胶、艾、芎、归、黄芪、砂仁，若漏血腹痛者，芎、归、人参、阿胶、大枣煎服；若因郁怒发热内热，加味逍遥散；若血虚至夜发热，当归补血汤；劳动脾火，加味归脾汤；若因房事下血过多作痛，八珍汤加胶、艾；脾胃虚陷，补中益气倍升、柴；风热，加防风、黄芩。月数将满而漏血者，此必不守禁忌所致，亦有瘀血凝滞，不能转运而下者，气血先伤，后必难产，宜服紫苏饮，或用益母草熬膏。肥人，砂仁汤调下；虚人，人参汤调下。妊娠三月，其经月来三五次，但不多，饮食精神如故，此血气有余，儿大自不来矣，若作漏胎治之，其胎必堕。胎漏黄浆，或如豆

汁，若肝脾湿热，用升阳除湿汤；肝脾风热，加味逍遥散；肝脾郁结，加味归脾汤；脾胃气虚，七味白术散；脾气下陷，补中益气汤；肝经风热，防风、黄芩作丸服；风入肠胃，胃风汤。《大全》方治妊娠忽然下黄汁如膏，或如豆汁，胎动腹痛，用黄芪一两，川芎一钱，糯米一合煎服。暴下水者，其胎必下；若徐徐而下者，可用补气安胎药主之。

惊胎僵仆　妊娠负重跌扑，凝血作痛，欲服活血药则恐伤胎，不服则伤血不去，治之当辨胎之死生，如无别证，只用黑糖熬枯，入红酒童便调服，细嚼连皮胡桃肉过口，死者当下，生者其痛即止。如余伤未尽，痛未止，四乌汤加延胡、木香；伤去而胎气未安，紫苏饮加童便、砂仁；伤重者，香壳散加熟地、当归以护胎；势剧者，下瘀血汤加芎、归酒煎以去血，血去则胎自安。然须详慎，若昏睡语言如狂，此血迫心包，当归活血汤；如腹中重坠，按之冰冷，此胎气已伤，急用香桂散加酒大黄、生附子下之；若口中觉秽气者，急用平胃散加芒硝，下逐之。若因怒跌仆，或手足抽搐者，紫苏饮加钩藤钩子；去血过多，八珍汤去茯苓加胶、艾、黄芪。

胎上逼　妊娠胎动气逆，皆由调养失宜，致胎逆上，紫苏饮为必用之药。饮食不甘，兼四君子；有热，加芩、栀、归、芍。若恼怒伤肝，致胎逆上，加味逍遥散；因郁结伤脾，胎气不安，加味归脾汤。大抵胎气逆上，皆属火旺，急用芩、术、香附之类，不可服大寒之药，反致他变。妊娠遍身痛，或冲心欲死，不能饮食，缘胎有水致痛也，千金鲤鱼汤，或用白术五钱、黄芩二钱、白芍四钱，入活鲤鱼约重半斤外一尾，煮汤代水煎服。妊娠胎动，昼夜呼叫，口噤唇搴，及下重痢不

息者，用艾叶五两，以好酒五升，同煮三升，去滓更煎，取一升服。口闭者，开口灌之，药下即瘥。临月胎上逼心，呕哕欲死，急用童子小便灌之即下；或乌梅肉十枚，研烂人生姜三片，煎汤灌之亦下，取酸以降敛之，兼辛以散火气之逆也。

陈良甫治一妇，孕七月，忽然胎上冲心而痛，坐卧不安，医治不效；又作死胎治，而用蓖麻、麝香研贴脐中，命在垂亡。陈诊之，两尺脉皆绝，他脉和平。曰：此子悬也。若是胎死，必面赤舌青，今面不赤，舌不青，其子未死，是胎上逼心，以紫苏饮治之，十服而胎安矣。

安胎 妇人半产，多在三个月及五月、七月，除跌扑损伤外，因内热而虚者为多。曰热曰虚，当分轻重，若前次三个月而堕，则下次必如期复然，盖先于此时受伤，故复至期必应，乘其虚也。遇有半产者，须多服养气血固胎息之药，以补其虚损，下次有胎，先于两个月后，即用固胎药十数服，以防三月之堕。其有连堕数次，胎滑甚者，服药须多，久则可留，八珍加陈皮、胶、艾、条芩。多气，加香附、砂仁；肥盛有痰，加半夏；若瘦而多渴者禁用。怀妊三四月，肥盛色白气虚者，用白术一倍，人参、续断、山药、香附各半倍，枳实汤泛为丸，朝暮砂仁汤下三钱；肥盛色苍气实者，不须服药，至七八个月，但服砂仁汤或紫苏汤足矣；瘦而色白虚弱者，白术二倍，人参一倍，山药、续断、芎、归各半倍，陈米饮和丸，朝暮沸汤下三钱；瘦而色苍血热者，酒煮条芩，四制香附各一倍，四物各半倍，蜜丸，朝暮沸汤下四钱，至八九月；肥盛色苍者，必用枳壳、苏梗以顺其气，慎不可用补气之药，非但参、术当禁，厚味亦宜节省；肥白气虚者，则人参、白术必当加用，但补气药中，必兼香附、砂仁以流动

其气；若色白怯弱者，全以补养气血为主，非但枳壳、苏梗辈不可用，即砂仁亦不宜也，误耗其气，必致难产；若色苍形瘦者，此气血流薄，当无难产之患，或久抱郁结之气，间或有之，多服逍遥散可也。有误服行胎毒药胎动不安者，古法用生甘草、黑豆、淡竹叶煎服；若发热，用香豉，然不若频与热童便尤良，以其能解药毒也。血下不止，或上溢而为吐衄者，四物换生地加阿胶、山栀、炒黑蒲黄；若胎伤不安者，消息缓急虚实治之。凡妊娠脉宜滑利数实，大忌迟涩浮缓。

半产 半产俗名小产，盖由冲任气虚，不能摄养；或跌扑闪坠，致气血损动；或因热病温疟之类。薛立斋云：半产重于大产，盖大产如果熟自脱，小产如生采，破其皮壳，断其根蒂，岂不重于大产？但人轻忽致死者多。治法，宜补形气，生新血，去瘀血。若未足月，痛而欲产，八珍去茯苓、熟地，加胶、艾、芪、草。若胎下而血不止，参、芪、术、草、胶、艾、归、芍之类，有热，加炮姜、茯苓。半产而心腹痛，或发寒热，以手按之愈痛者，宜散瘀血，芎、归、延胡、桃仁、香附、丹皮、泽兰、童便之属；若按之则痛缓，是血虚，八珍去芍加炮姜；若痛而呕吐作泻，是胃虚，六君子加炮姜。凡胎气弱欲小产者，八珍汤固之；若出血过多而发热，圣愈汤；汗不止，急用保元汤；发热烦躁肉瞤筋惕，十全大补汤；大渴面赤，脉洪而虚，当归补血汤；身热面赤，脉沉而微，四君子加姜、附。

东垣云：妇人分娩，及半产漏下，昏冒不省，瞑目无所知觉，盖因血暴亡，则心神无所养，心包络火上炽，故令昏冒。火胜其肺，故令瞑目不省人事，慎不可用寒凉泻火之药。盖瞑目之病，悉属于阴，即如伤寒郁冒，得汗而解，必当补而升举

之，古法用全生活血汤，其间风药庞杂，而无阳生阴长之功，宜补中益气加门冬、五味，或大剂独参汤尤妥。血若暴下，是秋冬之令太旺，今举而升之，助其阳则目张而神不昏矣。

石顽治一妇，怀孕六月，因丧子悲哭动胎，医用黄芩、白术辈安胎药二服不应，改用枳壳、香附、紫苏、砂仁理气，一服胎遂上逼心下，胀闷喘急，口鼻出血，第三日午后来请石顽，薄暮往诊。其脉急疾如狂风骤雨，十余至则不至，顷之复至如前，因谕之曰：此孕本非好胎，安之无益，不若去之，以存母命。因思此胎，必感震气所结，震属木，惟金可制，令以铁斧烈火烧红，醋淬，乘热调芒硝末一两灌之。明日复来请云，夜半果下异胎，下后脉息微和，神思恍惚，所去恶露甚多，又与安神调血之剂，数服而安。

胎不长养　石顽曰：胎之长养，皆赖母之脾土输气于其子也。脾为一身之津梁，主周身之运化，在脏为土，长养万物，莫不由此。故胎之生发，虽主肾肝，而长养实关乎脾，所以治胎气不长，必用八珍、十全、归脾、补中之类，助其母气，其胎自长。多有延至十二三月而产者，观瘠薄之土，虽蓺①不获，得沃泽灌溉，便能成实，义可见矣。亦有妊母气血自旺而胎不长者，此必父气之屡弱，又当大剂保元专补其气，不得杂一味血药助母，则子气方得受益。复有胎气因妊母举动失措，致儿内失荣养，不能长发，仍不陨坠者，此与果实干萎在枝无异，以妊娠气血无恙，但子不得禀母气耳，非若妊娠有疾，枝伤果坠之比也。

过期不产　月数过期而不产者属气虚，亦有因胎漏而产迟者。尝见妊娠下血，胎虽不坠，其气血亦亏，多致逾年不产，或十四五月而产者，俱是气血不足，

胚胎难长故耳。凡十月之后不生者，当大补气血，庶分娩无忧。又过期不产而脉沉细，但当脐下悸动，此为瘀积化水，当作鬼胎治之。

许裕卿治邵涵贞内子，孕十七月不产，不敢执意凭脉，问诸情况，果孕非病。但云孕五月以后不动，心窃讶之。为主丹参一味，令日服七钱，两旬余胎下，已死而枯。其胎之死，料在五月不动时，经十三月在腹，不腐而枯。如果实在树，败者必腐，然亦有不腐者，则枯胎之理可推也。石顽曰：余昔治马云生妇，孕十三月不产，脉来微结，为处十全大补汤，服至二十余剂而下，胎枯色白，所治虽异，而胎枯则一也。

咳嗽　妊妇咳嗽，悉以安胎为主，风邪伤肺，香苏散；寒邪伤肺，小建中汤；若肺胃气虚，异功散；脾肺气虚，六君子加当归。久嗽不愈者，多因脾肺气虚，腠理不密，复感外邪，或因肺虚阴火上炎所致。有外邪者，内补当归建中汤加细辛；阴火炎者，六味丸加麦冬、五味。

子烦　妊娠苦烦闷，头目昏重，是心肺虚热，或痰积于胸，吐涎恶食，千金竹沥汤。若吐甚则胎动不安，烦闷口干；不得眠者，加味竹叶汤；气虚者，倍人参；气滞，紫苏饮；痰滞，二陈加白术、黄芩、枳壳；胁满寒热，小柴胡，脾胃虚弱，六君子加紫苏、山栀。

类中风　此证若不早治，必致堕胎，宜服紫苏饮。若口噤不能言，用白术三钱，荆芥穗二钱，黑豆三合，炒淋酒煎服，得汗即愈；口噤者，拗口灌之，可服三四剂；至有目昏黑而厥者，胎前绝少，但一有此证，即是儿晕，属气与痰，故目昏黑发厥，只服紫苏饮，慎不可服苏合香

————
① 蓺（yì）：种植。

丸，及乌药顺气散等。

伤风　妊娠伤风，香苏散去香附加葱、豉；咳嗽多痰，加桔梗，或紫苏饮加葱、豉，安胎为妙。嗽兼泻，气口脉滑实有力，中有宿食者，胃苓汤去苍术，俟脾胃实而治嗽，总不如浓煎葱头汤为上。盖风药皆能堕胎，故嗽喘胎寒，多用连须葱汤，大能安胎散气，胎始无虞，或加香豉尤妙；若不喘者，紫苏饮加砂仁、童便。

伤寒　冬时为寒所伤，轻者渐渐恶寒，翕翕发热，微嗽鼻塞，数日乃止，重者头疼作痛，先寒后热，久则伤胎，药多避忌，不与常妇概治，但服葱白香豉汤，汗出则愈。《千金》治妊娠伤寒，用葱白十茎，生姜二两，水煎热服，取汗即安。治妊娠热病，用葱白五茎，香豉一升，如前服法取汗；若胎伤未死，但用葱一把，水煮食之，汗出即安；若胎已死，须臾自出，不应，加生姜、苏叶，不可轻用发表药，若用发表，岂但堕胎，母命难保，惟葱白香豉汤、香苏散，可解邪气，又可安胎。妊娠温热时行及伤寒邪气内犯，热毒迫胎，并宜千金石膏大青汤急救，庶可保全，迟则不救。凡胎前疫证，与伤寒阳明腑证，内实便秘，须急通大便，方不损胎，若大便自利者，真气下泄，胎必难保，催大小便如常，知里无热，则不伤胎气。

疟　妊娠痁疟，无论胎息月数多少，总以安胎为主，而举世安胎，无过黄芩、白术。原夫胎息之安与不安，全在母气之调与不调，故安胎先安母气，安有母气乖戾，胎气独安之理？当知黄芩之安胎，惟治热盛胎动不宁，白术惟主脾虚不能保胎，设气虚胎气下坠，误用黄芩，气滞胎不转运；误用白术，滋害何可胜言。所谓先安母气者，随其形体之肥瘦，气血之偏胜也。若妊娠形盛色苍，肌肉腘坚者，必

多湿多痰，无论何疾，必显湿热本病，脉多滑实有力，绝无虚寒脉弱之候，可峻用豁痰理气药治其本质，然后兼客邪见证而为制剂，治宜二陈汤随经加透表药，或合小柴胡用之，盖柴胡为疟证之向导，故多用之。然有自汗过多，尺中微弱，或热盛手足清者，始终不用柴胡，而用建中、桂、芍收功者；或见烦渴脉实，大便六七日不通，阳明腑实，又宜凉膈去硝黄加鲜首乌调之。须知禀质坚固者，其气多滞，内外壅遏，但有湿热，绝无虚寒之患。如元气本弱，或病后得之，必需理脾行气，惟六君子汤为合剂；有痰食结滞，则加枳实、草果；内有寒，则加炮姜；外有风，即加桂枝；胎动上逆不安，则加子芩；胎下坠，则加柴胡倍人参，以人参为举胎圣药也。间有不应者，又需补中益气，大剂人参以升举之。中有留滞，则枳实理中加柴胡、桂枝，合表里而治之。若夫日作间作，日晏日早，昼发夜发，寒多热多，及审饮食便溺动静安危之法，则与常疟无异也。大抵病邪初发，元气未耗，疏风涤痰，消导饮食，在所必用，然须大剂白术培护中土，以脾胃为一身之津梁，土厚自能载物也。其最可虑处，尤在三四发至六七发，其势最剧，若过半月，虽淹缠不止，邪热渐衰，可无胎殒之虞矣。或有疟久气血虚败而小产者，此皆失于调治也。若六七发后不止，即当和营健脾。若禀质柔脆者，虽有风邪，不得纯用表药，以风药性升，能使胎气上逆，而为呕逆喘胀。膈塞痞满之患，虽有实滞，不得过用降泄之味，能引邪气下陷，致胎坠不安，而为泄利不食，小腹疼重之患矣。若疫疟毒盛势剧，急与凉膈、承气、黄连解毒救之，瘟疟悃悃不爽，烦热大渴，或壮热无寒，或先热后寒者，当与桂枝白虎、人参白虎撤其在里之热，不可与夏秋痁疟比例而推

也。盖有是证而用是药，有故无殒，亦无殒也。惟在速祛邪气以救胎息之燔灼。若迟疑未决，下手稍软，救无及矣。

痢　妊娠痢下，有三禁五审。一禁荡涤肠胃，二禁渗利膀胱，三禁兜涩滞气，盖荡涤则阳气下陷，胎气愈坠；渗利则阴津脱亡，胎失荣养；兜涩则浊气愈滞，后重转加。故善治妊娠之痢者，惟以调气为先，盖调气之法，如炉冶分金，已败之积沫，则随气而下，未伤之津液，则统之而安；不善治痢者，惟守通因通用，痛无补法之说，峻用苦寒荡涤，使未伤之津液，溷厕败秽之中，建瓴而下，而胃气有权者，尚可胜其药力，譬诸引汲灌渠，一决而荡无余滓，陈腐去而食廪自修，津气自复也。若肾气不固之人，秘藏不密，五液尽随转利药注下，使既病之津液，更加猛利峻攻，不致精神离散，血液告竭不已，况能保其胎息乎？夫调气之药有三善：一使胃气有常，水谷输运；二使腹满腹痛后重渐除；三使浊气开发，不致侵犯胎元。此治妊娠下痢之大端也。所谓五审者，一审饮食之进与不进。夫下利乃肠胃受病，若痢势虽甚，饮食无妨者易已，故痢以噤口为最剧，在初起浊邪全盛之时，不足为虑，但要清理积滞，饮食自进矣。若七日以后，尚不能食，脉反数盛，此必初时失于清理之故，急需调气理中，则积沫渐下，饮食渐进矣；或初时能食，至一旬一气后，反不能食，脉息不振，此必荡涤太过，胃气伤所致。亦有过用芩、连、槟、朴，苦寒破气，而致呃逆呕哕者，胃气大败，最危之兆，惟峻与温补，庶可挽回。若脉见数疾无伦，或翕奄虚大，或歇止不前，或弦细搏指者，皆胃气告匮，百不一生矣。二审溲之通与不通。下痢清浊不分，若痢虽频，而水道顺利者，胎必无虞。若月数将满，胎压膀胱，

每多溲便频数，转胞胀闷之患，切禁利水伤津，急与开提自通。但须察其脉无过旺过硬之形，便宜补中益气，稍加泽泻、车前以升清降浊，投之无不辄应，非特妊娠为然，即平人久痢，津液大伤而溲涩不通者，亦宜上法也。三审腹之痛与不痛。下痢腹痛，必然之理，然间有浊湿下趋，而无郁沸之火者，则不痛也，但此多见于肥白人之白痢；若血痢与瘦人多火者，罕见也，治宜调气运积，不用清火明矣。原其腹痛有寒热之分，痛有止歇，痛则奔迫下坠，至圊不及者，火也；痛自下而攻击于上者，火也；痛而胀满，不胜摩按，热饮愈甚者，火也、实也；痛无止歇，常时痛而无绞刺者，寒也；痛自上而奔注于下者，寒也；痛而不满，时喜温手摩按，饮热暂缓，欲至圊而可忍须臾者，虚也，寒也。大约初痢胀痛，为热为实，久利疠痛，为虚为寒，即初因火注切痛，痢久气伤，亦必变为虚寒也。故久痢腹痛之脉，无论大小迟数，但以按之渐渐小者，并属虚寒，急须温补，慎勿利气，惟急痛脉实，久按不衰者，可稍用炮黑姜、连和之。四审后之重与不重。下痢后重，浊气壅滞也。夫开通壅滞，必以调气为本，在妊娠尤为切要。调气则后重自除，而胎息自安矣。但初痢后重，首宜开发其滞，若久痢后重，又当升举其阳，阳气升则胃气运，胃气运则周身中外之气皆调达，而无壅滞之患矣。故治孕妇之后重，无问胎之大小，但脉见有余，则宜调气，脉见不足，便与升提，虽血痢亦宜阳药，一切滋腻血药，总无干预，以气有统血之功，则血无妄行之虑也。五审身之热与不热。下痢为里气受病，若见身热，表里惧困，元神将何所恃而得振祛邪之力哉？惟人迎之脉浮数，可先用和营透表之法分解其势，然后徐行清理。若初痢不发热，数日半月

后发热，脉来渐小，或虚大少力者，此真阴内亡，虚阳发露于外，在平人或可用辛温峻补，敛之以归其源，若妊娠则桂、附又难轻用，惟藉参、术、姜、黄、胶、艾之属，非大剂浓煎峻投，难望其转日回天之勋也。或痢久卫虚，起居不慎，而感冒虚风发热者，但当察其左手三部，必显浮缓之象，又需理中汤加桂枝，合表里而治之，以内气久虚之邪，不得参、术助其中气，则客邪不得解散也。五审既明，三禁勿犯，又当审察其积之稠与不稠，色之鲜与不鲜，则元气之厚薄，病患之寒热，可晓然无惑矣。如赤白寒热之辨，昔人拟议纷纭，要非正论，以大略言，气分之病其色白，血分之病其色赤，气血紊乱，则赤白兼并。盖气属阳，阳伤则受冷居多，即有火注下迫，皆阳气郁遏，本寒标热之证，不可纯归于热，但当验其积之稠粘如糊，色白如脂，方可暂与清热治标。若汁沫如水，色晦如尘，急须温理其气，即有热证，皆假象无疑也。血属阴，阴伤则受热居多，然多有气伤阳不统阴之血，又不得不从事于辛温也，故治血痢，尤当以色之显晦，验其虚实寒热，此义前人未发也。故凡积之瘀晦不鲜，清稀不稠者，皆系虚寒之候，即前所云阳不统阴之血，急投人参、姜、艾，庶或保全，倘不审而误饵芩、连，是速其毙也。惟积之稠粘紫赤而光泽者，合用苦燥以坚肠胃之滑脱，又必佐以调气之药，则阴邪得以解释，非若白痢之不可杂以芩、连、芍药等味，引领滞秽，袭伤阴血也。况有病后疟后，或本质虚羸之人，及秋冬天令寒冷时下痢，加以胎孕扼腕，可与平人夏秋之痢同日而语哉！予尝用厚朴汤去干姜，治妊娠能食，腹胀后重，积秽稠粘之白痢；甘草干姜汤、理中汤，治妊娠腹痛少食，积沫清稀之白痢；厚朴生姜甘草半夏人参汤，治妊娠腹胀后重，赤白相兼之痢；黄芩芍药汤送香连丸，治妊娠能食后重，积秽稠粘之血痢；连理汤合千金三物胶艾汤，治妊娠少腹疼重，瘀晦不鲜，或间有鲜血之痢；驻车丸，治妊娠发热后重，阴虚畏食之血痢；白头翁加甘草阿胶汤，治妊娠热毒内攻，噤口不食，腹胀后重，脓血稠粘之痢；千金胶艾榴皮汤，治妊娠脓血清稀，胎动不安，久泄不止之痢；补中益气汤治妊娠先疟后痢，及疟痢齐作，元气下陷，胎气下坠，小便频数，或转胞不得尿之痢。以上诸方，并加砂仁以调其气，乌梅以调其血，未常不随手辄效也。

石顽治郝失记其字媳，怀孕九月，患疟三四发后，即呕恶畏食。诊其脉，气口涩数不调，左关尺弦数微滑，此中脘有冷物阻滞之候。以小柴胡去黄芩加炮姜、山楂，四服稍安思食，但性不嗜粥，连食肺鸭之类，遂疟痢兼并，胎气下坠不安。以补中益气去黄芪加香、砂、乌梅，五服而产，产后疟痢俱不复作矣。其仆妇产后数日，亦忽下痢脓血，至夜微发寒热，小腹胀痛，与千金三物胶艾汤去榴皮加炮黑山楂，六服而瘳。

子淋　妊娠小便淋者，乃肾与膀胱虚热，不能制水；然妊娠胞系于肾，肾间虚热移于膀胱而成斯证，若小便涩少淋沥，生料六味丸加麦冬、五味、肉桂、车前。若膀胱阳虚，阴无以化，肾气丸；肺气虚而频数短少，生脉散加山药、泽泻。若小肠热，小便赤涩，导赤散。若肺虚膀胱热而气化不行，生脉合导赤散。若因肺经蕴热，黄芩清肺饮；肝经湿热，加味逍遥散；膏粱厚味，加味清胃散。若因劳役所伤，或食煎煿，小便带血，此血得热而流于脬中，补中益气加丹皮、栀子。若因脾胃气虚，胎压尿脬而胎胀腹痛，八珍汤倍茯苓加橘、半，空心服，服后探吐，药出气定，又服又吐，数次必安。

遗尿　妊妇遗尿不觉，胎满故也，千金白薇散。薛氏云：若脬中有热，加味逍遥散；脾肺气虚，补中益气汤加益智仁；肝肾阴虚，六味丸。孕后有水从阴户出不止者，千金鲤鱼汤加肉桂、人参。

诸血　妊妇尿血，热乘血分，以致流渗于脬，名子淋，导赤散。若因怒动肝火，小柴胡加山栀；若脾气下陷，及劳动脾火，补中益气加茯苓、车前；若因厚味积热，加味清胃散；若因肝脾血热，加味逍遥散。

妊娠吐衄　由七情脏腑所伤，气逆于上，致血上溢不止，心闷甚者多死，或堕胎也。若肝经怒火，加味逍遥散；膏粱积热，加味清胃散；郁结伤脾，加味归脾汤；肺经有火，黄芩清肺饮。因气郁滞，紫苏饮；气不摄血，补中益气去升麻加煨葛根；肾经虚火，六味丸加麦冬、五味。咳嗽咯衄，胎前皆不宜见，面赤声哑，不治。咯血吐血，多致堕胎，胎赖血养，不宜漏溢，紫苏饮加条芩。如产后吐衄咯血者，皆难治。漏极如同月水，胞干胎死，母亦难保。肠风脏毒，肠胃不调，胀满下血者，平胃散去苍术加槐角、防风、当归、乌梅。

诸痛　宿有偏正头风，川芎茶调散，宿有冷痞痰饮结聚，或新触风寒，邪正相击，上冲于心则心痛，下击于腹则腹痛，痛不已则胎动不安，此病多寒多食。间有属热者，并宜正气散；寒，加木香、炮姜；食积发热，加芩、连、炮姜；气，加砂仁、香附；痰，加橘皮、生姜。若因错杂之邪，当审其因而治。胎前产后心痛，用川楝、茴香炒各三钱，盐炒艾叶钱半，水煎服之。腹痛，或发或止，名曰痛胎，属血少，四物加香附为末，紫苏汤送下；气滞者，紫苏饮。胃口痛，禁用指迷，但

宜养胃汤。妊娠腹中满痛叉心，不得饮食，千金芩术芍药汤。胁痛，其故有三：哭泣也，内伤也，恼怒也。有胎不宜服行伤破气药，只宜童便和酒服之，或紫苏饮去参用白芍、当归，加砂仁、童便，虽曰伤重，勿服伤药，且须安胎为要。背痛，气滞也，紫苏饮。腰腹背痛，是因劳伤损动，痛不止，多动胎气，补中益气加续断、杜仲。有因淋证作痛者居多，当审治之。走注痛者，败血入经之证，四乌汤加薄桂、杜仲、续断。肥盛人多湿热，腰痛重坠，或下白物者，二妙散加柴胡、防风、茯苓、半夏。气血郁滞，遍身拘急不舒而痛，眼生黑花，夜不能卧，紫苏饮加枳壳、桔梗。腰痛甚者，肾虚极也，其胎必堕，急服八珍汤加胶、艾、黄芪，或紫苏饮加减。脐下冷痛，腹胀虚疼，小便频数，大便虚滑，皆食生冷所致，小建中加炮姜、木香；不应，更加茴香、良姜。小腹痛，由胞络虚热相搏所致，紫苏饮加生姜；虚寒，用胶艾汤，不应，寒甚也，加桂、附温之。内伤甚者，胎下无疑，若服不效，须视小腹近下处，若肿胀浮薄发光者，孕痈也，千金托里散，或薏苡仁煎汁饮；若心腹急痛，烦闷面青，冷汗气绝，血下不止，其胎上冲者，不治。

子肿　妊妇四肢浮肿，或腹大者，其证有二：有水肿，有胎气肿。然胎前水肿者少，只是胎气，谓之子肿，乃气病也。盖因脏腑本虚，脾土不能制水，血散四肢，遂腹胀，手足面目皆浮，甚则通身肿满，心腹急胀，悉宜紫苏饮。小便不利者，其胎气兼水气也，紫苏饮加泽泻、白术、茯苓、木通。若发浮气喘腹胀，服药后肿退皮宽，六君子调理。若面目虚浮，肢体如水气肿胀，全生白术散；不应，六君子加腹皮、车前；下部肿甚，补中益气加茯苓。或因饮食失宜，呕吐泄泻，此是

脾胃亏损，六君子加炮姜、木香、香附。若足指发肿，渐至腿膝喘闷不安，或足指缝水出，名子气。乃妇人素有风气，或冲任有血挟风水，不可妄投汤药，二陈加乌药、香附、木通；脾胃虚弱，更加参、术，兼进逍遥散，不应，紫苏饮。凡妊娠经血壅闭，忽然虚肿，乃胞中挟水，水血相搏，脾胃主肌肉而恶湿。湿渍气弱，则肌肉虚；水气流溢，则身肿满。或因泄泻下痢，脏腑虚滑，耗损脾胃；或因寒热烦渴，引饮太过，湿渍脾胃，皆能使手足头面浮肿。然水渍于胞，儿未成形，则胎多损坏，及其临产，胫脚微肿，乃胞脏血少水多，水出于外，故现微肿，则易生也。妊娠通身浮肿，胸胁不分，或心腹急胀，名曰胎水，千金鲤鱼汤。有妊娠腹胀，服前汤三五剂，大小便皆下恶水，肿消胀去，遂下死胎。此证盖因怀娠腹大，终不知胎水之患也。郑虚庵曰：身半以上肿者，发汗；身半以下肿者，利小便；上下俱肿，汗利分其湿；若唇黑，缺盆平，背平，脐突，足底平，皆不治。

不语 不语者，多为痰闭心窍，亦有哑胎，不须服药。岐伯曰：人有重身九月而喑，此胞络之脉绝也。胞络者，系于肾，少阴之脉，贯肾系舌本，故不能言，无治也，当十月复。凡患此者，浓煎生脉散空心服地黄丸，助肺肾之气以养胎；若与通声开发之药，误矣。

谵语 妊娠谵语，为脏腑热极之候，急宜童便时时灌之；不应，用生地黄黄连散清其血中之火，庶胎得安。脉实者，加酒大黄下之，下迟则伤胎也。亦有伤胎下血，心神无主而谵语，虽用峻补，亦难得效。若舌青者，子死腹中，急当下之。若双胎一生一死者，必腹中半边冷，半边热，因母患热证，脏腑热甚蒸其胎，儿因致死，但服黑神散加生蒲黄以暖其胎，胎即出矣；胎未死，井泥涂脐以护胎气，多有保全者。

子悬 胎气凑泊上心，忽然昏晕，人事不省，谓之子悬。必妊娠素多郁闷，痰气壅塞，致胎不安，乘其郁火升迫心下，喘胀腹痛，甚则忽然仆地，急宜童便灌之，次以紫苏饮加钩藤、茯苓、姜汁、童便。将产时昏眩，亦宜紫苏饮；若误作中风，治之必殆。

子痫 妊娠体虚受风，则口噤背强，冒闷不识人，须臾自苏，良久复作，谓之风痉，亦名子痫。甚则角弓反张，逍遥散加羌活、羚羊角、枣仁、钩藤，豆淋酒煎服。郑守恒云：子痫一证，人不易识，或眩晕，或冷麻，重至仆地不省人事，验其平日眼目昏沉，或认白为黑，认黑为白，是其渐也。

乳泣腹啼 未产乳汁先下，此名乳泣，生子多不育。又有儿在腹中啼哭者，因妊妇登高举臂，脱出儿口中血乳，以此作声，令妊妇曲腰就地，如拾物状，或令扫地，仍入儿口即止。亦有胎热不安而啼者，以黄连浓煎汁，妊妇时时呷之。

鬼胎 古人论鬼胎之说，皆由其人阳气不足，或肝气郁结，不能生发，致阴血不化而为患也。有因经行时饮冷，停经而成者；有郁痰惊痰湿热，凝滞而成者；有因恚怒气食，瘀积互结而成者。故见鬼胎之脉，必沉细弦涩，或有时虚浮，有时沉紧，皆阳气不充之验。其腹虽渐大，而漫起重坠，终与好胎不同，当脐或脐下左旁虽微动，亦与真胎迥别，治宜理气行血为主。如因于郁者，逍遥散加莪茂、乌药、香附、麝香；因于寒者，理中加乌头、蓬术、香附；因于痰者，导痰加香附、乌药、干漆、炒桃仁；因于惊者，四七汤加茯神、辰砂、桂心、麝香；因于气食者，大七气加酒曲；因于湿热者，当归龙荟丸加蓬术、苏木、香附；因血结者，代抵当去芒硝、大黄，加焰硝、硫黄、五灵脂；虚人，只用十全大补加桂、附，是可缓图收功，不可峻用巴豆、芫花、莽草、鬼臼等毒药急追取咎也。尝见得孕经止，尺脉或涩或微弱，而无他病，此子宫真气不全，精血虽凝而阴不能化，终不成形，每至产时而下血块血胞，若此必大剂温补预调，而后方能成孕也。

下私胎法 妊娠诸病，以安胎为主，慎勿妄下，夭伤人命，造孽非小。有生育多，畏产而欲下者，当与安胎之品，惟私胎方可下之，香桂散加乌头尖一钱立效。若本元虚寒者，得辛温之药，愈助其生发之气，宜土牛膝一两，归尾三钱，川芎一钱，苏木三钱，桃仁泥三钱，穿山甲一钱，三四服必下，煎成加麝香尤速。或曲四两，酒三大盏，煎取一盏五分，绵滤，分温三服立下。又方，大曲五升，清酒一斗，煮二沸，去滓，分五服，隔宿勿食，但再服，其子如糜，母无疾苦。又方，麦蘖一升为末，和水煮二升，服之立下。又方，以附子二枚为末，醇酒和涂右足，去之大良。然不若以牛膝粗者取五七寸，候著子宫，将二指夹著送进，捻入三寸许以线系定，用帛兜束腰中，不使退出，毋论月数多少，一夕即下，无不应者。

断子法 用酒曲一升，无灰酒五升，煮至二升半，滤去滓，分三服。经候至前一日，晚进一服，次早五更一服，天明二服，月经即行，终身无妊矣。此《千金》下死胎法也。若妇人四十余，欲其经断，以前方加牛膝、紫葳各一两，经行后，如前法服之即断。又木耳煅灰存性，熬枯黑糖调，经行后，或产后月内服之，即不孕；孕妇服，其胎即下。又头蚕子三钱，煅灰存性，产后三五七朝内，陈酒调服，则终身不孕，虽虚人亦无妨碍。

临 蓐

扶持 妊娠九个月，宜服达生散数服，若肥盛气实者，用枳壳二两，香附、甘草各一两，为散，沸汤下二钱，早暮各一服。血实色苍者，枳壳二两，当归一两，为末炼蜜丸，空心酒服五十丸。然元气虚弱者，惟大剂紫苏饮鼓舞其气，生产必易，若误服前药，反耗其气，多致难产。

伤胎 临月胞水不破，血先下者，此是伤胎，非产也，大剂保元汤加当归、童便，最为得力。因临产行动，已伤其胎，而发热者多危，紫苏饮倍人参。

胞干 临蓐胞水恶露破尽，致儿干阁艰涩，达生散去术倍人参。若胞衣破久，其血已涸，元气困惫，急用上好人参两许，当归二钱煎饮，尽则再煎，助其气血，最为得力，舍此而遍用催生耗气诸药，总无一效也。

难产 难产者，腹痛久而未产也。若恶露少者，虽久不妨，此胞水未破，俟胞水行时自产，若连腰痛甚者，将产也，盖肾候于腰，胎系于肾故也。如胞水先破，恶露行尽，累日不能下者，当补养气血，慎不可用破血耗气之药，急用佛手散加人参二三钱，入热童便调服。此取纯阳生气，切不可停冷，冷则生气去而无益于治也，或用前药送兔脑丸亦妙。难产须择精细稳婆，最为切要。惟胎气逆上，全在医治之功，如气滞逆上，频以热溲便灌之，但得白色者即佳，不必拘用童子之便也。气虚不能驾驭其胎而上逆者，独参汤加溲便服之。甚至昏晕吐沫，撞掷谵语者，急控顶发，抉开牙齿，以溲便灌之，稍迟则不救矣。丹溪云：世之难产者，往往多见于郁闷安逸之人，富贵奉养之家，若辛苦贫贱，鲜有之也。古方止有瘦胎饮一论，其方为湖阳公主而作，恐非至当之言。余族妹苦于难产，遇胎则触而去之，予甚悯焉。视其形弱，而勤于女工，知其气虚。久坐气不运而愈弱，儿在胞胎，因母气虚，不能自运耳，当补其母之气，则儿运易产，令其有孕。至六月来告，遂以紫苏饮加补气药与数十贴，得男甚快，因以此方随母之性禀与时会加减，服者无不应验。临蓐时，去川芎、生姜加白术、黄杨脑，则腹不觉痛，母亦无病，因名方为达生散云。难产及胞衣不下，急于产母右脚小指尖头上灸三壮，炷如小麦大，火去即产。凡难产儿下，多有不哭者，切勿烧其脐肠，后必不育。凡脐带粗大，或青色，断多鲜血者，及落下过早过迟者，皆不育，诚验。

石顽曰：难产之患，多缘妇人禀性执拗，怀孕之日，不检束身心，任意作为，以致气血乖违，胎孕偏著，临产之际，虽遍用催生方药，略无一验。以数月失和之胎息，一时岂能克应，况有坐草多日，血气大亏者，惟大剂独参汤峻补其气，方能进力送产，独怪世之稳婆用生产家左右之人，皆坚持产中禁用人参之说，坐视其死者多矣。安知产中误用人参为害者，皆是力作劳勤躯体坚韧之人，虽有疾病，袪之则安，奚俟补为，设强与服之，心胆先裂，是不能无助火发热，凝滞恶露之患矣。若夫膏粱逸豫，豢养柔脆之家，平时惯服，服之泰然，何助火滞气之有？余室人素禀羸弱而多沉郁，每产必用人参一二两，浓煎时呷以助其气，听其自产，虽二三日无恙。儿媳亦患气滞难产，稳婆难阻服参，至第四日，子殒腹中，不得已煎大

剂参汤灌之。产后方云未服参在以前，耳聩目盲，惟见满室红光，继而渐渐紫黑，及服参后，开眼即能辨物，神气亦能主持，腹中便有痛阵，始信服参之验。近日同道王公峻室人难产，竟日不下，自煎人参七钱，顿服便产，其助力之效，非他催生药可比，因详述以破世俗之惑。

产变　儿未生先露手臂，谓之横生，盖因产母用力太早之故，当令安然仰卧，使稳婆推入尽上，以中指抵其肩，渐扳儿耳而正之。令服大补气血药，如独参加当归、童便之类，切勿惊怖产母，使气血凝滞，关窍转闭也。候儿身正，门路皆顺，然后用力。胎气不足，关键甚牢，用力太早，儿不能自顺，只一直下先露其足，谓之倒生，亦如前法用力即下矣。儿方回转，未能全正，却被产母用力，致儿头偏左偏右，虽近门路，不能即下者，谓之偏产，亦如前法。儿方出胞，气力不续，身未转运，却被产母用力一进，则儿臀先露，谓之坐臀生，亦如前法。令服补气和血之药，安卧静养，候其力完转运，然后用力。儿出胞转身时，偶然脐肠盘于项上，牵击不能即下者，俗名背包生，亦宜推入，轻轻拨去，然后用力。儿出胞时，头必转向产门，自然正产，若无力转运，脚踏胞衣，脐肠先出，谓浪脐生，急令稳婆理清推入，稍俟气平，乘势就其脚下，不可推转久延，久则脐肠复下，复难收拾矣。人之二肠，俱有脂膜联络，间有生成无膜联络者，则产时其肠随儿而下，谓之盘肠产，须用漆器，温汤涤净，务令温暖湿润，盛其所下之肠，切勿稍沾尘垢，及著干物，即不肯上而粘住断绝矣，全在稳婆精细为妙。天气严寒，经血凝滞，致儿不能下，凡遇此际，切不可就脱寒衣，并不可坐卧冷处，房中须宜火暖，肩背须裹绵衣，使血得热则流，儿易生矣。若遇春

秋偶寒，亦如前法。暑月当令产母在无风清凉处，不可多人看，恐人多热气遍袭，盖血得热则散溢上蒸，致令产母头痛面赤，不省人事，谓之血晕。若夏月风凉阴雨，亦不可任意取凉，恐生大病，慎之！慎之！

摩揣　临蓐腹痛，切不可使稳婆摩揣探候，虽水破痛极，尤当忍之。令人扶掖缓行，则儿自顺正，岂有横逆之患？若胞水破，儿未下，谓之试水。此产甚迟，有隔二三日产者，宜服八珍、胶、艾，水止痛定；至五六日产者甚多，但觉腹中运动，切不可容稳婆动手，及产母用力。盖儿出胞时，用尽其力，不能即转，多有过数日方得力续转运，自然身正而下。举世之难产者。虽由平日居处失宜，往往皆是稳婆轻易动手，摩揣所至。所以田野村妇，艰于产者绝罕，惟富贵之家，不习勤劳，任意眠坐，经络凝滞，恣情饮啖，儿得肥甘，长养倍常，更多不禁房室，颇泄母气，自不能如勤劳村朴之天生天化也。况乎临月，一有腹痛。即唤稳婆探候，惊动胎气，伤其先天气血之源，多致子母俱伤，亦有产后致变者，皆产时脏腑受伤所致也，即子之夭枉，多缘先天之气，不得其全耳。

卧法　临蓐卧宜仰而正，不可偏侧。坐蓐不可太早，盖男胎向内，女胎向外，皆首居上，足居下，临产时必倒转顺出，须再三缓缓扶掖走动，使得其旋转，不然，恐有横逆之患。

催生　坐蓐时，用达生散去芍药，加枳壳、黄杨脑、童便。然必待胞水破，腰痛甚，方与热服，不可太早，早则先行恶露，反致难产也。凡十月未足，临产腹痛，或作或止，或痛不甚者，名曰弄胎。或腹虽痛甚，而腰不甚痛者，或胎高未陷者，或谷道未挺进者，或水浆未破者，或

浆水虽出而腹不痛者，皆属气虚，并非正产之候，惟宜独参汤助之，慎勿妄投药饵，致产母惊恐，而妄乱用力，直待子逼门户，腰重痛极，眼中如火。谷道挺进时，方可用力，兼服催生药，如《千金方》用阿胶三两，滑石一两，车前子二两，为末，饮服方寸匙，不下，少顷再服，此药临时服之，不可先服。

饮食宜忌　临蓐饮食宜调，不可不食受饥，使母无力；尤不可过食太饱，使儿气不能运，多致子母受伤。及乎产后发热泄泻，中脘结痛，皆缘饮食所伤，即汤水亦宜少用。往往有膀胱破损，良由引饮过多，尿脬胀满所致。种种危候，皆产前不慎之故。尤忌饮酒，每致血逆奔上，急与热童便压之，然多有不救者。至于猪肾、鸡子之类，皆难克化之物，非但产后当忌，临产亦不可食。

备法　产妇或不顺理，用蓖麻子十四粒，朱砂、雄黄各五分，蛇蜕一尺烧灰，麝香一字为末，将水和作一丸，先用川椒汤洗脐中，置药于内，再用纸数重覆盖，以帛系之即下，下即去药。横生逆生，手足先出者，以盐擦儿手足心。盘肠生而肠不收者，用新汲水入醋噀面，当自收上。一法用蓖麻子十四粒，捣烂，贴产母顶心，其肠收上，即去之。一法，以半夏末搐鼻中，肠自上。一方，以蓖麻油润纸捻，点灯吹灭将烟熏鼻中，其肠即上。

下死胎法　子死腹中者，或热病伤胎，或颠仆高坠，或惊动太早，或触犯禁忌，或胎肥气滞，恶露已尽，致胎干子死，身冷不能自出，须验产母面赤舌青，腹中阴冷重坠，是其候也；然不若见紫黑血块血缕，尤为确候。至若爪甲与舌俱青，腹胀气喘，口中臭气者危矣。急令稳婆动手，以法下之，迟则不救。古法虽有童便调朴硝半两，及平胃散水酒煎调朴

硝，虚寒用理中汤倍参煎调芒硝等法。然有时辄应，有时不应，良由产母元气盛衰不同，能行药力与不能行药故耳。亦有产难有两儿一死一生者，《千金》用蟹爪一升，甘草二钱，阿胶二两，以流水先煮蟹爪、甘草，去滓内阿胶烊化服之。血凝不下，加桂心三钱，药入，死者即出，生者即安，神验，此《千金》法。取蟹能散血，而爪触之易脱，物类相感之应也。又有子死腹中，用黄牛屎涂母腹上立出者；又有取灶心黄土为散，酒服二钱匙立出者；又有以夫尿煮沸服之者；又有以冬葵子即向日葵子半升，阿胶三两煎服者；又有用甘草、筒桂、蒲黄、香豉煎成，入鸡子一枚调服者。若冬月胎死坚硬，腹中觉冷，用香桂散加乌头，及黑神散、黑龙丹，皆可应用；内外有邪者，五积散最宜。若死胎及胎衣恶血上逆，搐呕昏晕，用小便乘热灌之，但得一口下咽即止。若面赤舌青，子死母活；面青舌赤，母死子活；唇青吐沫，或面舌俱青，子母俱亡。

陆斗岩治一妇，有胎四月，坠下逾旬，腹胀发热，气喘面赤，口鼻舌青黑，诊之其脉洪盛。曰：胎未坠也。面赤者，心火盛而血干也。舌青口鼻黑，肝气绝而胎死矣。内外皆曰，胎坠久矣。复诊，色脉如前，以蛇蜕煎汤，下平胃散加芒硝、归尾。服之须臾，腹鸣如雷，腰腹阵痛，复下一死胎而愈。

胎衣不出　脐肠坠断，恶露入胞，胀大不能出者，二味参苏饮童便和服；壮实人，失笑散以消瘀血，甚则平胃散加朴硝下之。胞衣不下，古法用蛇蜕一条，香油灯上烧研，入麝香为末，童便调服；或加

蕲艾、阿胶、苏木各一钱，麦芽末打糊为丸，名乌金丸。难产及死胎不出，俱童便服之。亦有单用蛇蜕酥炙为末，童便下一钱匙者，《千金》治胞衣不出，胞烂喘急欲死，用牛膝汤服之即下。妊娠肥盛多痰，阻逆气道而致产难，及子死胎干，或子下而胎衣不出，半夏为散，尿服方寸匙，连进三服，并用吹鼻取嚏，以激动关窍，大妙。常见下死胎胞衣用朴硝等法，非惟不效，即使得下，胃气大伤，往往不能收功，丹方用蓖麻子肉，研涂母右脚心，胞下急洗去，缓则肠亦出矣。今人以产妇头发，入口作呕，胎衣自出，其法甚效，如不出，反逆上者必死。

交骨不开　阴门不闭　子宫不收　三者皆元气不足。交骨不开者，加味佛手散，助其血气，补而开之。古法用加味芎归汤，即佛手散加龟板灰、血余。每见服此药者，恶血凝滞，反成不救，惟大剂人参、童便入芎、归剂中，助其血气，开阖之功立致也。若见咬牙昏晕，急以热小便灌之，稍迟则无济矣。若元气不虚者，只用佛手散、小便服之，单用小便亦得，人参不必也。阴门不闭者，十全大补倍参、桂补敛之。若初产肿胀，或㽷痛而不闭者，当用逍遥散加荆芥、牡丹皮，切忌寒凉。子宫不收者，补中益气加酒炒白芍一钱，肉桂五分，补而举之，或助以外治之法，如蓖麻子贴顶心之类。

薛立斋治一妇，子宫胀大，二日方入，损落一片如猪肝，已而面黄体倦，饮食无味，内热晡热，自汗盗汗，用十全大补二十余剂而愈，仍复生育。

卷 十 一

妇人门下

产 后

诸禁 血晕 三冲 三急 三审 呕吐 呃逆 饱闷
谵语 如见鬼神 不语 发痉 发热 寒热 中风
咳嗽 发喘 癥瘕 颤振 伤风 伤寒 疟 痢 蓐
劳 虚烦 惊悸 多汗 麻木 大小便诸证 诸痛
泄泻 浮肿 诸血 月水不通 诸淋 乳汁

经曰：乳子而病热，脉悬小，手足温
则生，寒则死。

乳子中风热，喘鸣肩息者，脉实大而
缓则生，急则死。

上条言产后以乳哺子之时而患热病，
其脉只宜悬小，不宜实大者，以产后新虚
故也。设脉虽悬小，而见手足逆冷，又为
脾气衰绝，阴气暴逆之候，亦主死也。下
条言产后中风热，而至喘鸣肩息，以风热
逆于阳位，其脉必不能悬小，但须实大之
中，而往来和缓，则脾胃之气在其中矣。
设见急疾，胃气已绝，安得不死？后世以
乳子二字误认为小儿，如张介宾之明，亦
不加察，且因此而谓小儿不当视虎口三
关，即宜诊两手六部，非智者之一失欤？
《金匮》云：问曰：新产妇人有三病，
一者病痉，二者病郁冒，三者大便难，何
谓也？师曰：新产血虚多汗出，善中风，
故令病痉；亡血复汗，寒多，故令郁冒；
亡津液，胃燥，故大便难。产妇郁冒，其
脉微弱，呕不能食，大便反坚，但头汗
出，所以然者，血虚而厥，厥而必冒，冒

家欲解，必大汗出。以血虚下厥，孤阳上
出，故头汗出，所以产妇善汗出者，亡阴
血虚，阳气独盛，故当汗出，阴阳乃复，
大便坚，呕不能食，小柴胡汤主之。

病解能食，七八日更发热者，此为胃
实。大承气汤主之。

产后气血俱虚，汗下皆禁，独此一证
用大承气者，乃证治之变，不当以寻常例
测也。以其病解之后，尚有余热在胃，所
以能食，食入既多，至七八日更加发热
者，此必复伤饮食之故，故知胃有实结。
恐其煎迫津液，故以急下救阴为务。然必
年体强旺，脉证俱实，且时日既久，与新
产大便难不同，是可议下。设遇胃虚之
人，虽能食而所食不多，即有发热便秘，
亦属血虚，急宜调养气血，断非承气所
宜，不可恣行攻击也。

产后腹中疞痛，当归生姜羊肉汤主
之，并治腹中寒疝，虚劳不足。若寒多
者，加生姜成一斤；痛多而呕者，加橘皮
一两，白术一两。

产后腹中疞痛，乃寒积厥阴冲脉，故
用辛温以散血中之寒，助以血肉之性，大
补精血，较诸补剂，功效悬殊。若腹痛兼
呕，而所呕皆是稀痰，是知脾虚浊气上
逆，故加橘皮以宣散其气，白术以固护其
脾。倘见血逆而呕，所呕浑是清水，腹胀
满急，则加桃仁、肉桂，具见言外矣。至
于寒疝虚劳，少腹结痛，总是下焦寒结，
亦不越是方也。

产后腹痛，烦满不得卧，枳实芍药散

主之，并主痈脓，以麦粥下之。

仲景凡治腹痛，多用芍药，以其能收阴气之散也，以其能除血痹之痛也，以其能缓中而止急痛也。《本草》谓主邪气腹痛，故多用之。盖五气之邪，莫如厥阴肝木之性急暴，一有不平，则曲直作痛也。此方治疠痛，用芍药为主，佐以枳实炒黑，入血破积聚，收阴缓中，逐陈致新，麦粥补血下气，而壮血脉也。

师曰：产妇腹痛，法当以枳实芍药散，假令不愈者，此为腹中有干血著脐下，宜下瘀血汤主之；亦主经水不利，顿服之，新血下如豚肝。

血之燥干凝著者，非芍药、枳实可能治，须用大黄、桃仁、䗪虫，下其血闭，更加蜜以缓大黄之急也。

产后七八日，无太阳证，少腹坚痛，此恶露未尽，不大便，烦躁发热，切脉微实再倍，发热日晡时，烦躁者不食，食则谵语，至夜即愈，宜大承气汤主之。热在于里，结在膀胱也。

太阳为表，膀胱为里，七八日表证入里，故曰无太阳证。恶露已为病气所郁，不能尽去，热因入里，与恶露相搏，结在膀胱，而作少腹坚痛，下焦热极①，故不大便；烦躁发热，更切其脉微实再倍，其发热在日晡时，而烦躁不食，热邪又攻于胃，胃热则不食，食入则谷气之热更助，两热相并，故谵语；至夜即愈者，产后血虚，热邪易入血室，入血室则夜如见鬼状，言此以明其热不在血室，而在膀胱与胃，故用大承气汤也。

产后风，续之数十日不解，头微痛恶寒，时时有热，心下闷，干呕，汗出虽久，阳旦证续在者，可与阳旦汤。

举此与上文承气汤，为表里之例。

产后中风发热，面正赤，喘而头痛，竹叶汤主之，温覆使汗出。颈项强，用大

附子一枚，破之如豆大，入前药扬去沫；呕者，加半夏半升，洗。

此证太阳上行至头表，阳明脉过膈上循于面，二经合病，多加葛根，以葛根为阳明解肌药也。防风佐桂枝，去二经之风；竹叶、桔梗主气上喘；参、草和中气；姜、枣行营卫，谷气行，则上下交济而汗出解矣。附子恐是方后所加，治颈项强者，以邪在太阳禁固其筋脉，不得屈伸，故用附子温经散寒；扬去沫者，不使辛热上浮之气，助其虚阳上逆也。若邪在胸而呕，加半夏治之。上言破之如豆入前药，旧本作如豆大，今如徐忠可驳正。

妇人乳中虚，烦乱呕逆，安中益气，竹皮大丸主之。有热者，倍白薇；烦喘者，加柏实一分。

乳中虚，言乳哺而乳汁去多，则阴血乏而胃中亦虚，阴乏则火挠而神昏乱，胃虚则呕逆，用甘草泻心火。石膏疗烦乱，竹皮主呕逆，桂枝和营气，又宣导诸药，使无扦格之逆。烦喘者，为心虚火动，故加柏实以安之。

产后下利虚极，白头翁加甘草阿胶汤主之。

伤寒厥阴证，热利下重者，用白头翁汤，苦寒治热，以坚肠胃。此产后气血两虚，故加阿胶、甘草，然下利血滞也，古人云：血行则利自止，此方岂独治产后哉？

妇人在草蓐，自发露得风，四肢苦烦热，头痛者，与小柴胡汤；头不痛但烦者，千金三物黄芩汤。

自发露，谓自发衣露体得风，非邪外伤者，故不为自汗风病。盖产时天机开发，虽微风亦得入之，外感之风，内应之火合化，淫于四末，而作四肢苦烦热，上

---

① 极：校本作"证"。

至于头作头痛，病在表里之间，故用小柴胡汤，主治少阳；若头不痛是无表也。惟肝胆风热内动，上膈作烦，故用黄芩退热，苦参养肝，熟地补血而益肾水，则肝胆之火宁矣。

妇人产后虚羸不足，腹中刺痛不止，吸吸少气，或苦少腹中急，摩痛引腰背，不能食饮，千金内补当归建中汤。产后一月，日得服四五剂为善，令人强壮。若大虚，加饴糖六两，汤成内之，于火上暖令饴消；若去血过多，崩伤内衄不止，加地黄六两，阿胶二两合八味，汤成内阿胶。

产后血去，营卫俱虚，内不充于五脏，肝木妄动，作腹中刺痛，上不充于膻中，遂吸吸少气；下不济于肾，故少腹急引；外连腰脊，六腑不和，则不能食，用此以益营卫，伐肝邪，补中和内。按：此即黄芪建中之变法。彼用黄芪以助外卫之阳，此用当归以调内营之血，然助外则用桂枝，调中则宜肉桂，两不移易之定法也。千金二字义见中风门方千金三黄汤下。

诸禁 一禁卧，二禁酒，三禁浴，四禁寒，五禁汗，六禁下，七禁利小便，八禁寒凉药，九禁起动作劳。盖初产血气未定，遽卧则恶血上升，故分娩之后，须高卧仰倚，切不可即卧。三朝始可稍去其垫，尚宜高枕，七日后，如无他病，方可安枕，多有半月后，未能贴席者。酒能助火乱经，误用不无动血之虞。至如鸡子猪肾，一切滞气坚韧难化物，及生冷腻滑，皆不可食。即砂仁汤亦能动血，咸在禁例。浴能升动恶露，虽当夏月，亦须禁之。曾有产数日后，因浴瘀血上冲而毙者；亦有因浴动血，误用寒凉，瘀结不行，血化为水，喘满肿胀而死者，不可不慎也。新产骤虚，最忌著寒，寒则血气凝滞，诸变冗生，每至饮食不化，腹痛作泻，祸患莫测。欲去其瘀，则正气并脱；欲止其泻，则瘀结不行，惟姜、桂、参、术辛温峻补，庶几血行泻止。故冬月一产，即宜重绵兜护其腹，在夏月亦当复巾裹之。《机要》云：胎产之病，从厥阴，无犯胃气及上中二焦，为之三禁：不可汗，不可下，不可利小便。制剂之法，能不犯三禁，则营卫自和，而寒热止矣。故产后虽有表证，一切风药，皆不可用，以其性升，不特载血上行，令人发晕，抑且①令人亡阳，多致汗脱而死。不特风药当禁，即佛手散中芎劳皆为散用，恐汤能发汗也。至于下药，尤为切禁，非特硝、黄难于轻试，即溲便数难者，只宜调养元气，若车前、泽泻之类，咸非所宜。以产后百脉空疏，自里至表，无一不虚，虚则诸寒皆禁，即芍药亦难轻用，以其酸寒伐生发之气也；地黄皆当慎用，以纯阴之味，能令作泻也。黄芩能凝滞瘀血，令人恶露不行，为害不浅，然皆产后常禁。设有表里客邪，又不当拘于上说也。试观《金匮》产后例中，阳旦汤之用芩、芍，以其中有桂也。薛按：八珍、十全之用熟地、芍药，以其中有参、术及桂也，岂复拘于此例哉？况乎大承气、小柴胡、三物黄芩、下瘀血等方，皆产后治例，此圣人临证如日，大转回天之手②，非寻常下士，可得而测识也。迨夫早起作劳，不避风寒，不禁饮食，往往致成大病者，皆自作之孽耳。凡产后之脉，寸口洪疾不调者死，沉微附骨不绝者生；缓滑沉小者吉，实大弦急者危，牢革结代及涩滞不调者不治。

血晕 产后元气亏损，恶露乘虚上攻，眼花头晕，或心下满闷，神昏口噤，

① 且：底本作"旦"，据锦章书局本改。
② 手：锦章书局本作"力"。

或痰涎壅盛者，急用热童便主之。若血下多而晕，或神昏烦乱者，芎归汤加人参三五钱，泽兰叶一握，童便半盏，兼补而散之；痰，合二陈加乌梅、姜汁，并用铁秤锤烧令赤以醋沃之，或烧漆器并乱发以烟薰之。产后因虚火载血上行而晕，用鹿茸灰为细末，好酒童便灌下，一呷即醒，行血极快。产后昏晕呕逆，不能饮食，此胃虚挟痰所致，以抵圣散去赤芍加炮姜、茯苓，慎不可用芎、归血药腻膈，其呕逆愈不能止矣。初产血晕，速与扶起勿卧，用韭叶一握，切碎，入有嘴磁瓶中，将醋煎滚，浇入瓶内，急盖瓶口，以嘴向妇鼻孔，令气透入鼻中即苏。若恶露未尽，忽昏闷不省人事，须问先因感气而下胎者，以二陈加芎、归、香附、桃仁、山楂、姜汁，切不可作中风治。产后口眼㖞斜等证，当大补气血，十全大补下黑龙丹，肥人佐以痰药，如星、半、木香之类。若作中风治，而用小续命必殆；若腹中刺痛者，严氏清魂散。血晕语言颠倒，健忘失志，此血入心包，宜失笑散加郁金；或用血竭、没药等分为末，热酒和童便调下二钱，良久再服，恶血自下。

三冲　败血上冲有三，或歌舞谈笑，或怒骂坐卧，甚者逾墙上屋，口咬拳打，山腔野调，号佛名神，此败血冲心，多死。方书用龙齿清魂散，然用之多不应，不若花蕊石散最捷，琥珀黑龙丹亦效；如虽闷乱，不致颠狂者，失笑散加郁金。若饱闷呕恶，腹满胀痛者曰冲胃，古法用五积散，余尝用平胃加姜、桂，往往获效。不应，送来复丹；呕逆腹胀血化为水者，金匮下瘀血汤。若面赤呕逆欲死曰冲肺，二味参苏饮，甚则加芒硝荡涤之。大抵冲心者，十难救一；冲胃者，五死五生；冲肺者，十全一二。产后，口鼻起黑色而鼻衄者，是胃气虚败而血滞也，急用二味参苏饮，稍迟不救。

三急　产后诸病，惟呕吐盗汗泄泻为急，三者并见必危。痰闭心窍，抵圣散去芍药加炮姜、茯苓；多汗，加乌梅。慎不可用浮麦伤胃耗气，枣仁腻滑作泻，芍药、五味酸收，皆能阻滞恶露也。

三审　凡诊新产妇，先审少腹痛与不痛，以征恶露之有无；次审大便通与不通，以征津液之盛衰；再审乳汁行与不行及乎饮食多少，以征胃气之充馁。必先审此三者，以脉参证，以证合脉，脉证相符，虽异寻常，治之必愈；脉证相反，纵无危候，必多变端。即如产后恶露，常以弥月为期，然间有六七朝即净者，又未可以[①]概论也。此虽产母禀质不同，而胎之所禀亦异。如胎息壮盛，则气血尽归其子，瘀血自少；胎息孱弱，则气血涵养有余，瘀血必多。亦有产时去多，产后必少，产时少，产后必多，势使然也。曾见一妇，艰产异常，三朝下一血块，大小形色，与茄无异。此后绝无瘀血，惟小便如皂荚汁，其少腹略无痛楚，良由艰产过伤子宫，关闸废弛，不能收敛，故其块得下，世俗名儿枕者是也。大抵常产之妇，开合有权，既产之后，子宫即闭，儿枕随气攻注，碎作小块，续续而下，所以绵延日期。此则全块顿出，自无淋沥之患，即有余血，尽归溲便矣。此后屡见数妇，证虽大异寻常，以意逆之，其理自若也。产后血脱津伤，大便自应艰涩，每至五七日始通，无足怪也。其有发热谵语，脉滑实者，又当急攻以救津液。若兼少腹硬痛，又当破瘀为先。产后三朝，每有寒热蒸乳，寒热后，乳汁大行，此胃气孚化，虽有余病，必无他虑；如无寒热而乳汁充然者，血气本旺也；若不寒热，无乳汁，此

———
① 以：锦章书局本作"一"。

营卫不调，总无所苦，急宜当归内补建中汤，频与调之，否则弥月后渐见寒热骨蒸，而为蓐劳之患矣。

　　呕吐　呕吐恶露不行，二陈加当归、蓬术、肉桂、干姜；胸腹胀满，多是伤食，二陈加丁香，不应，加人参、炮姜、泽兰、藿香，或抵圣散亦佳；如寒，理中汤加藿香。

　　呃逆　呃逆者，胃寒所生，产后气血俱虚，风冷搏气而逆上，乃胃气虚寒之极，最为恶候，理中加丁香。古方以丁香、豆蔻、伏龙肝为末，用桃仁、吴茱萸煎汤，调下一钱匙，如人行五里再服；未应，急投参、附，迟则不救。

　　饱闷　产后饱闷，恶露不行，多因血逆，宜行瘀血为主。如有块上升，饱闷欲吐者，二陈汤加姜、桂、香附、炮楂、蓬术，块不散，积久愈坚，琥珀黑龙丹。若恶露已净而饱闷，受气也，沉香降气散。若败血伤于脾胃而腹胀呕吐者，抵圣散加鲮鲤甲、肉桂。孕妇服安胎药过多，或正产，或半产后，经一两月，恶露未净，此非败血之比，宜导气行血，若用止截，误矣。饮食停滞，六君子加木香、厚朴。大凡伤其脾胃者，当节饮食为主。

　　谵语　谵语多有血滞，亦有血虚著风而痰郁者，不可专以痰断，亦不可认为血逆。其发谵语，必脉大有力，始与证合，然又与产后不宜，故多难治。去血少者，血滞也，实则桃仁承气、下瘀血汤，虚则龙齿清魂散，或四乌汤用赤芍、归尾加桃仁、姜汁。去血多者，血虚也，盖血虚则心神失守，故谵语，必先养血，不可用参、术峻补，当归内补建中汤、当归芍药散、胶艾汤选用。若风兼痰郁者，心经虚，故风痰客之，导痰汤加钩藤钩、薄荷。又方，益母草为末，薄荷汤为丸，童便服之，专治产后谵语。

　　如见鬼神　产后伤耗血脉，心气虚则败血停积，上干于心，遂至心中烦躁，卧起不安，如见鬼神，言语颠错，误作风治必殆。虚则四物汤换生地加桂心、炮姜、生蒲黄、石菖蒲，实则四乌汤加川连，煎成入龙脑一捻，服后得睡即安。心悸恍惚，语言错乱者，千金远志汤。如内虚败血攻心，狂言乱语者，龙齿清魂散。瘀积不行，腹胀喘急者，急用下瘀血汤攻之，庶或可救，稍迟必难挽回。此证多有心脾血少者，宜八珍加炮姜，则痰清神自安矣。

　　不语　产后不语，多因停积败血，闭于心窍，神志不能明了，严氏清魂加苏木、丹参。若因心肾气虚而不能通于舌，则舌强不语，辰砂七珍散，或人参、石菖蒲等分，不时煎服。肾虚风热，地黄饮子；肝木太过，柴胡清肝散，或小柴胡加钩藤；脾受木侮，六君子加升麻、钩藤；气血俱虚，八珍汤加菖蒲、远志，不应，独参汤加附子一片，峻补其气，而血自生，若竟用血药，则误矣。

　　发痉　产后发痉，因去血过多，元气亏极，或外邪相搏，或阴火内动所致，故伤寒汗下过多，溃疡脓血大泄，多患此证，须大补气血，或保无虞，若攻风邪必死。其证牙关紧急，腰背反张，四肢抽搐，两目连劄，十全大补。有汗，加炮姜；多汗，加附子，不应，并加姜、附倍人参，多服始应。尝治大虚之证，服参、芪数斤，附子数枚方应，若汗拭不及，两手摸空者不治。

　　发热　妇人产后血虚，阳无所依而浮散于外，故多发热。治宜四物补阴，而以炮姜之苦温从治，收其浮散，使归于阴。若气血俱虚，恶寒发热，烦躁作渴，十全大补汤；若热愈甚，急加桂、附；若血虚至夜发热，小腹腰胁作痛，四物加黄芪五钱，肉桂一钱；若作渴面赤，当归补血汤，若误认为火证，投以凉药，祸在反掌。然产后脾胃多虚，有过于饮食伤滞而发热者，慎勿误作血虚治。但遇产后发热，若胸膈饱闷，嗳气恶食泄泻等证，只作伤食治之。若发热而饮食自调者，方用补血正法。产后大发热，必用炮姜同茯苓淡渗其热，一应苦寒并发表之药，皆不可用。凡产后发热恶寒，皆属血虚。此热非有余之热，乃阴虚生内热耳，故以补阴药加炮姜，大剂服之。且炮姜能入肺胃，散虚热，入肝脾，引血药生血，然不可多用独用，必与补阴药同用，此造化自然之妙也。恶寒发热腹痛者，当去恶血。产后脉洪数，胎前脉涩弱多死。怀孕者脉宜滑数，已产而滑数不改者，虽未必死，多费调理。

寒热 产后因气血虚弱，脾胃亏损而发寒热，皆不足证。经云：阳虚则恶寒，阴虚则恶热。若兼大便不通，尤属气血枯槁，切禁发表降火。若寸口脉微为阳气不足，阴气上入阳中而恶寒，补中益气汤加姜、枣发越之；尺部脉弦，为阴气不足，阳气下陷阴中而发热，六味丸加肉桂以收摄之。若肌热大渴引饮，目赤面红，此血虚发热，当归补血汤，不可误认客邪而用表散药。下血过多，寒热而小腹不痛者，此营卫亏损，阴阳不和，属虚，增损四物汤；若恶露未净，伤滞胞络，寒热而小腹痛者，属实，轻则四乌汤，重则醋煎散。产后卧不如法，败血流入经络骨节间，寒热腰股肿热，痛不可扪，局方调经散。有食消食，头痛骨疼寒热者，外感风寒也，参苏饮、增损柴胡汤、柴胡四物汤选用；或兼泻及吐者，五积散。胸膈饱闷，前后心痛寒热者，伤气与食也，指迷七气汤；虚人，局方七气合沉香降气散；如饱满寒热兼腹痛腰疼者，四乌汤。热而不寒，胸

烦自汗，与大病后虚烦相似，此去血过多，血虚生热也，逍遥散；若脐下热，非熟地不能治；如大热，必用炮姜；日晡转甚者，非柴胡不能治，不应，必用肉桂。新产蒸乳发热，不必服药。

中风 产后类中风证，大多血虚，非真中也，或挟风，或挟痰，或挟气，证虽不一，治法莫要于行血，芎归汤加荆芥穗，淋黑豆酒煎服。亦治角弓反张，手足瘛疭，脉来虚浮者。血晕四肢强直，芎归汤加童便，或用荆芥穗微焙为末，豆淋酒调下二钱，或童便服之。口噤则抉齿灌之，龈噤则灌入鼻中即苏；手足瘫痪，败血入经络也，用五积散；又有形盛气虚，产后痿废不起者，但当补气药中兼行气为主，朝用香砂六君子，暮用越鞠丸，久服自效。

咳嗽 产后咳嗽，多因腠理不密，外邪所感而致，若因风寒所感，桔梗汤加葱白、香豉、生姜，或小建中汤；虚，用异功散去术加山药、细辛、桂枝。阴虚兼感客邪者，六味丸去萸加桂枝、细辛；阴虚水不制火而嗽，六味丸加麦冬、五味；干咳内热不寒，桔梗汤加葳蕤、麦冬、丹皮、蜜煎姜、橘之类。盖干咳一证，有小儿食乳易治，无则成劳。

发喘 喘而痰声大作，此痰犯肺金也，豁其痰，喘自定。风则金匮旋覆花汤加甘草、桔梗；恶露未净，加炮姜、丹参；有食，加厚朴、陈皮；不嗽而喘，此肺为火迫，乃真喘也，难治；若肺虚热，生脉散为主药；肺胃气虚，异功散加桔梗，兼外邪，加细辛；中气虚寒，前方加炮姜、肉桂；阳气虚脱，更加附子。肾虚不能纳气归元，都气丸作汤送灵砂丹；兼气虚者，与异功散兼进。大抵产后发喘，加以脉之虚大急疾，皆不可治。

瘛疭 产后阴血去多，阳火炽盛，筋

失营养，虚极生风而成此证。若见唇青肉冷，汗出目眩神昏，命在须臾，四君子加芎、归、丹皮、钩藤。盖血生于至阴，至阴者，脾土也。若肝经血虚，逍遥散加钩藤；阳气虚败，十全大补加姜、附、钩藤钩。经云：脾之荣在唇，心之液为汗，若心脾二脏虚极，而唇白多汗，急用参、附救之；若无力抽搐，戴眼反折，汗出如珠不流者，皆不可治。

颤振　产后颤振，乃气血亏损，虚火益盛而生风也，切不可以风为治，急用十全大补，温补气血为主。如小产后半身肉颤，半身汗出，亦宜上法。若产后不省人事，口吐涎沫而颤振，或瘈疭者，当归补血汤加荆芥穗，豆淋酒煎服。妇人胎前产后颤振瘈疭，逍遥、归脾、小柴胡、补中皆可选用。

伤风　产后伤风，须问恶露净否，而后用药。若未净而小腹疼痛者，以行血理气为先，金匮旋覆花汤、四乌汤选用。若恶露已净，小腹不疼，但头痛身热足冷，自汗咳嗽，黄芪建中汤；头重，香苏散。若风寒并伤，营卫俱病，遍体痛无汗，败毒散；虚甚著风者，不可发散，逍遥去术加桂枝，得效虽迟无失。

伤寒　产后伤寒，不可遽用小柴胡，盖有黄芩在内，停滞恶血也，宜小建中汤、增损柴胡汤。时疫，柴胡四物汤、香苏散；伏气发温，葱白香豉汤；感冒气食，香苏散。产后得热病，四肢暖而脉息和平者生，四肢冷而脉沉涩，烦热甚而脉洪盛者，皆死证也。

疟　产后痁疟，在初产时绝少，即胎前久疟淹缠，产后里气通达，无不霍然。间有微寒发热不止者，此卫气向虚，营血骤伤之故，但与内补当归建中汤。热多，倍芍药；寒多，加黄芪；夜发，一倍当归，三倍黄芪，不应，加生何首乌；虚热

不止，大便不实，加炮姜、茯苓；恶露不行，小腹结痛，另用炮黑山楂，熬枯黑糖，伏龙肝汤煎服。或有产后一月半月，感犯风暑而疟，小柴胡、补中益气选用。风，加羌活、紫苏；暑，加香薷、厚朴。随证裁酌，但黄芩苦寒，无论恶露净与未净，皆非所宜。

痢　产后下痢有三：一者因胎前患痢，产后不止，昔人以为七日必死之候，若元气未败，脉有胃气，可进粥食者，伏龙肝汤丸随证加减，多有得生者。一者因产后脐腹受冷，饮食不化，腹痛恶露不行，理中汤为主。白，加吴萸、木香；赤，加桂心、茯苓。一者在产后误食生冷，或临产饮食过度，产后泄泻下痢，亦宜理中汤。白，加枳实、茯苓、厚朴、木香；赤，加香附、炮楂熬糖；虚，加人参、肉桂。间有热痢下重，白头翁加甘草阿胶汤清理之；恶露已净，痢久不止，腹痛后重，补中益气升举之。大抵产后下痢，惟宜顾虑元神，调和血气，则积滞自下，恶露自行，非若妊娠之有胎息，难于照顾也。

蓐劳　蓐劳者，因产理不顺，疲极筋力，忧劳心虑；或将养失宜，虚风客之，致令虚羸喘乏，寒热如疟，百节烦疼，头痛自汗，肢体倦怠，咳嗽痰逆，腹中绞刺，当扶正气为主，六君子加当归。若脾肺气虚，咳嗽口干，异功散加麦冬、五味；气虚头晕，补中益气倍用归、芪；肝经血虚，肢体作痛，四物加参、苓、术桂；肝肾虚弱，自汗盗汗，往来寒热，六味丸加五味子；脾虚血弱腹痛，月经不调，归脾汤倍木香；血虚有热，增损柴胡汤，骨蒸劳热，嗽痰有红者，异功散去术加山药、丹皮、五味、阿胶、童便；热而无痰干咳，逍遥散用蜜煎姜、橘，蜜蒸白术；产后虚损，不时寒热，或经一二载，

元神不复，月事不转，先与千金当归芍药汤，后与乌骨鸡丸调补。大抵此证多因脾胃虚弱，饮食减少，以致疲惫而成，当补脾胃，进饮食，则诸脏有所倚赖，病自愈矣。

虚烦　产后虚烦，皆气血亏损，虚火上泛所致。《千金》治产后内虚烦热短气，用甘竹茹汤；产后乍寒乍热，手足身温，心胸烦满，用知母汤；产后虚烦头痛短气，闷乱不解，用淡竹茹汤；产后烦满不安，用人参当归汤，俱孙真人法也。

惊悸　产后心悸，皆心虚所致。《千金》治产后冲悸，志意恍惚，言语错乱，用茯神汤。虚热口燥，加麦门冬；虚，加人参；善忘，加远志、麦门冬。产后大虚心悸，志意不安，恍惚恐畏，虚烦不眠少气，人参丸；吸吸乏气善忘，本方去薯蓣加远志，亦孙真人法也。

多汗　产后血虚，身热自汗，逍遥散加熟枣仁、乌梅，不可用补气药。古方用麦煎散治产后盗汗自汗，为害不可胜数。因外感而汗者，黄芪建中汤；气血俱虚，十全大补汤，不应，加附子；若汗多不止，必发柔痉，尤当前药；若头汗者，或因湿热，或因瘀血，当审虚实治之；半身汗出，昔人用二陈合四物，治多不效，以血药助阴，闭滞经络也，此属气血不充，而有寒痰留滞，非大补气血、兼行经豁痰不效，宜十全大补、人参养荣加星、半、川乌。肥人多加豁痰行气药，瘦人气血本枯，夭之征也。

麻木　产后麻瞀，宜生血补气，十全大补汤。去血过多，手足发麻，小腹大痛，则遍体麻晕欲死，此非恶露凝滞，乃虚中挟痰，六君子加炮姜、香附、当归。曾治一妇，产后右半身麻瞀而昏晕，不省人事，发即胸膈痞闷，下体重著，或时心神荡摇，若无心肺之状，顷则周身冷汗如

漉，大吐痰涎而苏。此产后经脉空虚，痰饮乘虚袭人之故，因与六君子加归、芪、肉桂，随手而效。复有一妇，产后左半身麻瞀昏晕，不省人事，发则周身大痛，筋脉瘈疭，肌肉瞤动，或时头面赤热，或时腿上振振动摇，顷则蒸蒸汗出而苏。此产后营血大亏，虚风袭人之故，用十全大补汤治之，诸证悉平，但麻瞀不止，后与地黄饮子而安。

大小便诸证　产后去血过多，大肠干涸，每至三五日后，甚至五七日而大便始通者，皆其常也。或血虚火燥，不可计其日期，必待腹满觉胀，欲自去而不能者，乃结在直肠，宜用导法，蜜煎导，或削酱姜酱瓜，皆可为导，惟猪胆汁导禁用，以其苦寒，误用每致发呃也。若用苦寒药攻通，反伤中焦元气，或愈结难通，或通泻不止，必成败证。若属血虚火燥，四物加鲜何首乌润下之。气血俱虚之人，虽数日不通，饮食如常，腹中如故者，八珍加桃仁、苏子、熟蜜；若多日不解，躁闷异常，不得已，用人参、当归、枳壳煎服，亦权宜之术耳。古人用玉烛散治之，反致危殆者多矣。至治产后日久，病外感热结，有实邪燥屎者，急用承气、大柴胡下之，又不当拘于此例也。小便不通，腹胀如鼓，用炒盐加麝半字填脐中，外用葱白十余茎作一束，切如半指厚，置盐、麝上，将艾灸之，觉热气入腹，难忍方止，小便即通。此惟气闭者宜之，若气虚源涸，与夫热结膀胱者，皆不可用。产母但觉小水少，此即是病，便宜调治。如大小便俱秘，恶露不行，先通恶露，四乌汤加蓬术、山楂；如恶露不行，大便泄，小便难，五苓散倍肉桂加桃仁，不可服胃苓汤，以苍术能止血也。产后小便数，乃气虚不能制水，补中益气加车前、茯苓；若膀胱阴虚而小便淋沥，生料六味合生脉

散，滋其化源，须大剂煎成，隔汤炖热，续续进之。产后遗尿不知，乃气虚不能统血也，补中益气汤。若新产廷孔未敛，溺出不知，此恒有之，至六七朝自止，不必治也。妇人产后，水道中出肉线一条，长三四尺，动之则痛欲绝，先服失笑散数服，次用带皮姜三斤研烂，入清油二斤，煎油干为度，用绢兜起肉线，屈曲于水道边，以前姜熏之，冷则熨之，一日夜即缩，二日即尽，再服芎归汤调理，如肉线断，则不可救矣。产妇尿胞损破，致病淋沥者，当与峻补。丹溪云：难产多是气虚，产后气血尤虚，当以参、芪为君，芎、归为臣，桃仁、陈皮为佐，同猪羊脬煎汤，时时饮之，勿令间断，使气血骤长，匝月其脬自完，若稍缓则难成功矣。产间伤动脬破，终日不小便，但淋湿不干，用天然黄丝二两，不用染者，牡丹皮、白及、人参各一钱，水煎至丝烂如饧服，服勿作声，作声则泄气无效，名补胞饮，经月常服有效。产后损尿胞而淋沥，参、芪、术、草熬膏，猪羊胞煎汤，饥时调服，月余胞长淋止。产后阴户著风痛，四物汤加藁本、防风，不应，有瘀伤也，加血余、龟板灰、肉桂。阴㿉脱下，气血俱虚，不能收敛者，八珍加升麻、黄芪。阴户肿痛，湿热也，用枯矾、荆芥、白芷、当归、桃仁、细辛、川椒、五倍子等分，入葱三茎，煎汤熏洗即愈。

诸痛 产后遍身疼痛，气虚百节开张，恶露乘虚流入经络骨节之间，谓之败血流经。或流于腰胯，或流入髀股，痛不可拊，痛处热肿，流注日深，渐致身面浮肿，局方调经散最当，琥珀地黄丸亦宜。若因虚风所侵，以致肢体沉重不利，筋脉引急，发热头痛，《局方》用五积散去苍术加鲮鲤甲，用生漆涂煅尤良，或四神散加桂枝、姜、枣，和营止痛最捷；若误作

伤寒发汗，致经脉抽搐，手足厥冷而变为痉，又当十全大补为主。若以手按而痛甚者，是瘀滞也，四乌加鲮鲤甲、桂枝、姜、枣以散之；按而痛稍缓者，此血虚也，四物加香附、炮姜、人参、白术、甘草以养之。如皮肉痛者，外感也；如月内恶露未净者，香苏散加肉桂、鲮鲤甲。产后五脏皆虚，胃气亏损，饮食不充，则令虚热；阳气不守，上凑于头，则令头痛，补中益气加川芎、香附子，不应，加附子一片。若血虚，四物加参、术。有产后败血上冲头痛，非琥珀黑龙丹不效。又方，治产后败血作梗头痛，诸药不效，用大附子一枚，蘸醋一碗，用火四畔炙透，蘸醋令尽，去皮脐，加川芎等分，并为末，每服钱半，或二钱，茶清调下。偏正头风作痛，川芎茶调散去白芷加细辛，黑豆淋酒煎，乘热熏患处，候温服之。如左半边恶寒，脑后掣痛者，本方去白芷加归、芍；右半边畏寒，两太阳引痛者，本方去白芷加参、芪。《千金》治产后中风头痛，手臂逆冷，白术三两，附子一枚，独活一两，生姜三两，豆淋酒煎服。妇人患头风者，常居其半，每发必掉眩，如在车船上，皆因血虚，风邪运动其痰，二陈加当归、黄芩、羌活、防风，不应，加乌头、石膏；挟气虚者，必加黄芪。然崩伤产后，吐血衄血，并令人眩晕，当随所因而治。感气而胃口作痛，养胃汤，因气而心腹痛，降气散；感寒而痛，甘草干姜汤加焦白术、桂枝；有食，积实理中加炮黑山楂。产后恶血上攻心痛，为阴血亏损，随火上冲心络，名心胞络痛，宜理中加当归。产后恶露未净，胸腹作痛，或小便不利，琥珀地黄丸温散之。产后心痛，大寒呕逆不食，千金蜀椒汤。产后心痛，干呕吐涎沫，大岩蜜汤。若真心痛，旦发夕死，夕发旦死，瘀血上冲，用失笑散一

钱，童便调下即定。血既散而仍痛，增损四物汤调补之。胁痛宜分左右，盖左属血，血藏于肝，肝伤有死血，故痛，小柴胡去芩加丹皮、香附、薄桂、当归、童便；右属脾，脾有痰积于胁则痛，补中益气去升麻加葛根、半夏、茯苓、枳壳、生姜；左右俱痛者属虚，补中益气加桂，下六味丸。腹痛恶露已净者，下焦虚寒也，六味丸加桂；如痛定于一边及小腹者，此是侧卧，败血留滞所致，四乌汤加蓬术。有产后腹痛，服上药不应而喜温喜按者，属虚属寒，寒则理中加肉桂、当归，虚则金匮当归生姜羊肉汤，随证加减，神验。产后三日腹痛，补中益脏，强力消血，羊肉生地黄汤。若腹中疠痛，畏寒少食，大剂人参、阿胶、生姜煎服效，此即仲景当归生姜羊肉汤之变法也。若痛而恶心，或欲作呕，六君子加炮姜；有瘀，加茋茂、桃仁、炮黑山楂。若泄泻腹痛后重，补中益气加木香、炮姜。若胸膈饱胀，或恶食吞酸，或停恶露，至夜发热，谵语腹痛，手不可按，此是饮食所致，当用二陈加枳、术、楂肉；虚人，枳实理中加肉桂、炮楂。发热腹痛，按之痛甚，不恶食，不吞酸，此是瘀血停滞，四乌汤加蓬术、肉桂；若只是发热头痛，或兼腹痛，按之却不痛，此是血虚，四物加艾、附、芪、桂。若腹痛胁胀，此气寒不能温养肝血，当归、干姜、香附、肉桂、丹皮、茯苓，入盐少许热服。产后下血不尽，腹内坚痛不可忍者，甘草、干姜、当归、芍药、桂心、桃仁、山楂煎服。产后少腹作痛，俗名儿枕块，古法用失笑散及四物加茋茂、山楂。产后崩中去血，赤白相兼，或如豆汁，千金伏龙肝汤，能温脾胃，凉肝血，其效如神；若恶露既去而仍痛，四神散调补之；小腹痛当视去血多少，如败血凝滞，有块而痛者，醋煎散，无块者，四乌

汤，须看人虚实酌用。产后脐腹作痛，冷气乘虚也，内补当归建中汤。产后腰痛者，因产劳伤肾所致，十全大补汤加附子。产后恶露渐少，忽然不来，腰中重痛，下注两股，痛如锥刺入骨，此由败血流滞经络，不即通之，必发痈疽，局方调经散加鲮鲤甲，水煎日三服，以痛止为度，琥珀地黄丸亦宜，下瘀血汤、代抵当丸，皆可取用，切勿误用五积散等辛温之药，丹溪云：局方五积散，治产后瘀血作痛，以苍术为君，麻黄为臣，厚朴、枳壳为使，虽有归、芍之补血，仅及苍术三分之一。不思产后之妇，有何寒邪？血气未充，似难发汗，不过借药性温和，可以推陈致新，岂可用麻黄之悍，苍术、厚朴之燥乎？虚而又虚，祸不旋踵矣。

泄泻　产后泄泻，其因有五：一者因胎前泄利未止，产后尤甚；一者因临产过伤饮食，产后滑脱；一者因新产骤食肥腥，不能克运；一者因新产烦渴恣饮，水谷混乱；一者因新产失护，脐腹脏腑受冷。其致泻之由虽异，一皆中气虚寒，传化失职之患，并宜理中汤为主。食，加枳实、山楂；水，加桂心、茯苓；虚，加桂、附倍参，寒，加桂、附倍姜；久泻肾虚，加桂心、熟附，瘀结不行，加炮楂、归身。若见完谷不化，色白如糜，此脾胃大虚，元气虚脱之候，十有九死，惟猛进温补之剂，庶可挽回。即有烦躁发热面赤，脉来数大，皆虚火上炎之故，当并进桂、附、人参、甘、姜、苓、术之类，伏龙肝煮汤代水煎服，仍得收功。若小便混浊如泔，大便中有白沫如肠垢者，乃元气下陷之故，并宜补中益气加桂、苓、炮姜升举之；或臭水不止，加蕲艾、香附、吴茱萸；若兼瘀结不通，腹胀喘急，神丹不能复图也。

浮肿　肿胀腹大筋青，小便不利，必

食生冷伤滞瘀血也，若用利水药，病必转剧，理中汤加木香、肉桂、蓬术。身肿或腹大如鼓，四七汤加木香；嗽者，忌木香用炮姜灰。面肿下不肿，属风，宜发散，紫苏饮加防风；下肿上不肿，属湿，宜利小便，紫苏饮加木通；四肢与头面肿甚，气食也，紫苏饮加消导药，有血，兼破血药。停血不散，腹肿喘满，夜甚于昼，四乌汤加蓬术。若足忽肿者，乃湿热注病，恐成脚气，当归拈痛汤；若红肿而痛，恐生肿毒，则以肤热与不热为辨。产后败血乘虚停积，循经流入腿胁，留滞日深，故令面目四肢浮肿，宜调血为主，医者不识，便作水气，治以导水之药必危。夫产后既虚，又以药虚之，是谓重虚，往往多致夭枉；但多服局方调经散，或四神散加蓬术、桃仁、肉桂、穿山甲，血行肿消则愈。陈无择云：若风邪乘于气分，皮肤肿而浮虚，乃邪气有余也；若皮肤肿，其形色如熟李者，乃水也。水肿者宜利小便，气肿者宜发汗。

诸血　产后鼻衄，乃气血逆行所致，紫苏饮入童便、荆芥灰，如口鼻黑气起而衄者难治。初产时，口中血溢出暴，或吐血嗽血，名血气冲心，四物加延胡、木香、炮姜。产久恶露已净，吐咯咳血者，治与平人同。产后血崩，因经脉未复，而劳碌恼怒，或犯房事，多成此候。若小腹满痛，肝经已伤，最为难治。若血滞小腹胀满，四乌汤加蓬术、肉桂；血少小腹空痛，四物加丁香、胶、艾。肝火迫血妄行，加味逍遥散；脾郁不能统血，加味归脾汤；脾虚不能摄血，补中益气汤；厚味积热伤血，清胃散加炮楂；风热相搏伤血，四君子加防风、枳壳；恶寒呕吐，大便频泻，六君子加炮姜；下焦虚寒，不能统血，漏下色晦，及瘀淡不止，千金芎劳汤、鹿茸散选用。

月水不通　乳子周岁而乳母经行，是其常也，若儿半岁而母经行，有血盛血热之分，血热者宜凉血，四物加续断、条芩，不乳者不在此例；若儿二三岁，其母经不行而无疾，不必服药；若肢体倦怠，食少内热，是血少也，宜逍遥散加参、芪以健脾胃；若以药通之则误矣。若脾胃虚弱，六君子汤加当归；若兼郁火伤脾，归脾汤加丹皮、山栀；若怒火伤血，柴胡四物汤；气血俱虚，八珍汤加丹皮。

诸淋　淋因热客于脬，虚则频数，热则涩痛，气血兼热。血入胞中，则血随小便出而为血淋也。若膀胱虚热，六味丸；若阴虚而阳无以化，肾气丸，盖土生金，金生水，当滋化源；若少壮元气实强者，用滑石、通草、车前、葵子、瞿麦、蒲黄，浆水煎服。

乳汁　产后三朝，五更发寒热，名曰蒸乳。若产后乳虽肿而臖作者，须服清利之药，则乳自行，仍以美臛引之。产后乳汁自出不止，乃胃气虚，宜服五味异功散加黄芪、五味以摄之；若乳多满急痛者，用温帛熨之。新产儿未能吮乳，乳汁蓄结，与血气相搏，而壮热大渴，通乳胀硬掣痛，名曰妒乳，当以手搏去宿乳，或吮去尤妙，并以贝母、栝蒌实、甘草节、木通煎服。初产因子不育，蒸乳而发寒热作痛者，俗名乳膨，用断乳法，以四乌汤加炒麦芽一两即止；不然，恐内结成痈，多致溃脓，亦有乳囊溃而成危候者，不可不知。若有子而乳不下者，通草八钱，煮猪蹄汤饮之，白虾汁亦妙。乳母气血虚而不能蒸乳，八珍汤加黄芪、麦冬；肺胃虚寒而乳不通者，千金钟乳汤。寒热不均，气道阻逆而乳不通者，麦门冬散。有热，去钟乳加漏芦；因怒火者，逍遥散加参、芪、麦冬之类。凡产不蒸乳者，后必有变，须预言之，元气壮实者，不在此例。

吹乳肿痛，速用栝蒌实一枚，连瓤捣烂，甘草节一寸，乳香一钱，煎成加温酒服，服后侧卧于床，令药气行，外以天南星生末醋调敷，以手揉之自散。

疮疡

瘰疬　结核　流注　乳痈乳岩　阴疮

《金匮》云，少阴脉滑而数者，阴中生疮，阴中蚀疮烂者，狼牙汤洗之。

少阴脉滑而数，热结下部也，治用狼牙煮汤。缠箸如茧，浸汤沥阴中，日四遍，以解毒杀虫，但用一味，以取专功。盖此证多患于婺寡，证必咳逆经闭，骨蒸寒热。凡见颊赤，中有白斑，下唇红中白点，皆阴蚀之候，虽用上法，及服降火滋阴药，终归必亡。此情志之病，非药可治，故仲景但用外法，绝不及于汤药，厥有旨哉！

胃气下泄，阴吹而正喧，此谷气之实也，猪膏发煎导之。

导之者，服之使病从小便而出，非外用导引之谓。详阴吹正喧，妇人恒有之疾，然多隐忍不言，以故方书不载，医不加察。《金匮》明言胃气不清，谷气之实，所以腹中喧响，则气从前阴吹出，如矢气之状。第用猪膏发煎之治，难于推测。余治一仆人之妇，经闭三月，少腹痛贯彻心，而见前证不已，与失笑散一服，瘀血大下，遂不复作。又治一贵显之媳，小产后寒热腹痛，亦有前证，与炮黑楂肉、熬焦黑糖为丸，用伏龙肝煮水澄清，煎独参汤送三钱，一服结粪大下，再进瘀血续行，而前证顿止。始悟猪膏发煎，皆为逐瘀而设，虽皆未用其方，而实不离《金匮》之法也。

瘰疬　妇人瘰疬，多因忧思郁怒，伤损肝脾，累累然如贯珠，多生于耳之前

后，项侧胸胁间。若寒热肿痛，乃肝经气郁而为病，不可峻用痰药，加味逍遥散。若寒热既止而核不消，乃肝经之血亦病，四物汤加白术、茯苓、柴胡、丹皮。若饮食减少，经事不调，为脾胃亏损，六君子加香附、丹皮、柴胡、当归。若初生如豆粒，附著于筋肉，色不变，而后渐大肿痛。内热口干，精神倦怠，久不消溃，乃肝脾亏损，逍遥散、归脾汤，健脾土，培肝木，切不可轻用散坚追毒之剂，误下之，必犯病禁经禁。若久溃脉浮大，邪火盛也；面色皎白，金克木也，皆难治。凡风木之病，但壮脾土，则木自不能克矣；若行伐肝，则脾胃先伤，而木反来侮土矣。

结核　妇人结核，皆因郁怒亏损肝脾，触动肝火所致。非但妇人多郁患此，则小儿胎中受母气之郁，生后至七八岁外，往往有之，多结于项侧耳前后，或发寒热，属胆经风热怒火，柴胡清肝散加钩藤、山栀以清肝火；若结于肉里，其色不变，晡热内热，属肝火血虚，加味逍遥散；或结于肢节，或累累如贯珠，其色不变，亦肝火血燥而筋挛急，小柴胡加钩藤，佐以六味丸；若时消时作，此气滞而痰结也，用归脾、六君二汤以调和脾胃之气，外用一味香附末，唾调作饼艾灸，干即易之，勿令伤肉，常灸自消。丹方治痰核，用贝母、全蝎、连皮胡桃肉各百枚，同捣蜜丸，空心日服弹子大二三丸效。又方，用羖羊角磁片刮下为末，或旧明角琉璃刮下为末尤良。每斤入贝母四两，全蝎二两，蜜丸空腹服三钱，外用皂荚肉，入鲫鱼腹中煅灰存性，蜜和醋调涂大效。若溃而肉不腐，或肉不生，或脓水清稀，肌寒肉冷，自汗盗汗，寒热内热，面色萎黄，食少体倦，便利不调者，五脏皆虚也，但用补中、六君、益气养营等汤，调

补脾胃，则各证自退。故经云，气伤痛，形伤肿。慎不可轻用行气破血之剂。

流注　妇人流注，多因忧思郁怒，亏损肝脾，以致营气不从，逆于肉里；或因腠理不密，外邪客之；或湿痰流注；或跌扑血滞；或产后恶露凝积。盖气流而注，血注而凝，或生于四肢关节，或留于胸腹腰臀，或结块，或漫肿，皆属郁火，急用葱熨法，内服益气养营汤，未成自消，已成自溃，须久服无间，自然收功。若久而肿起作痛，肢体倦怠，病气有余，形气不足，尚可调治，若漫肿微痛，属形气病气俱不足，最为难治。或不作脓，或脓成不溃，气血虚也，人参养荣汤；憎寒畏寒，阳气虚也，十全大补汤；晡热内热，阴血虚也，四物加参、术；作呕欲呕，胃气虚也，六君子加炮姜；食少体倦，脾气虚也，补中益气加茯苓、半夏；四肢逆冷，小便频数，命门火衰也，八味丸；小便频数，痰盛作渴，肾水亏损也，六味丸加麦门冬；月经过期，多日不止，肝脾虚也，八珍加柴胡、丹皮。凡溃而气血虚弱不敛者，十全大补煎膏服之；久溃而寒邪凝滞不敛者，豆豉饼祛散之；其溃而内有脓管不敛者，用药腐化之。若不补气血，不节饮食，不慎起居，不戒七情，或用寒凉克伐，俱不治。

乳痈乳岩　妇人乳痈，有内吹外吹，上逆下顺之异，总属胆胃二经热毒，气血凝滞。故初起肿痛，发于肌表，肉色焮赤，其人表热发热，或发寒热，或憎寒头痛，烦渴引饮，加味逍遥散加栝蒌霜。若至数日之间，脓成满窍，稠脓涌出，脓尽自愈。若气血虚弱，或误用败毒，久不收敛，脓清脉大，非大剂开郁理气、温补气血不能收功。丹方治乳痈初起，用蒲公英草捣汁，和陈酒服，以滓敷肿处即消；然此施于藜藿之人辄效，若膏粱七情内郁所致者，良非所宜，当用鹿角，磁锋刮屑，加麝香温酒调服。若肥盛多痰郁滞者，用橘皮摘碎如豆大，汤泡净，以飞罗面拌炒，去面为末，黑糖调二钱，醇酒服之。又方，用蟹壳煅存性，醇酒服三钱。又乳房焮，贝母、栝蒌实、甘草节各三钱煎服效；已溃，加忍冬一两佳。乳岩属肝脾二脏久郁，气血亏损，故初起小核结于乳内，肉色如故，其人内热夜热，五心烦热，肢体倦瘦，月经不调，益气养营汤、加味逍遥散，多服渐散。气虚必大剂人参，专心久服，其核渐消；服攻坚解毒，伤其正气，必致溃败，多有数年不溃者最危，溃则不治。周季芝云：乳癖乳岩结硬未溃，以活鲫鱼同生山药捣烂，入麝香少许，涂块上，觉痒极，勿搔动，隔衣轻轻揉之。七日一涂，旋涂渐消。若荏苒岁月，以致溃腐，渐大类巉岩，色赤出水，深洞臭秽，用归脾汤等药，可延岁月，若误用攻伐，危殆迫矣。曾见一妇乳房结核如杯，数年诸治不效，因血崩后，日服人参两许，月余参尽二斤，乳核霍然。

阴疮　妇人阴疮，乃七情郁火伤损肝脾，湿热下注。其外证，有阴中舒出如蛇，俗呼阴挺；有翻突如饼，俗呼阴菌；亦有如鸡冠，如鼠乳，亦有生诸虫，肿痛湿痒，溃烂出水，胀闷脱坠者。其内证，口干内热体倦，经候不调，饮食无味，晡热发热，胸膈不利，胁腹不调，小腹痞胀，赤白带下，小水淋沥。其治法，肿痛者，四物加柴胡、山栀、丹皮、胆草；湿痒者，归脾汤加山栀、柴胡、丹皮；淋沥者，龙胆泻肝汤加白术、丹皮；溃腐者，加味逍遥散；肿闷脱坠者，补中益气加山栀、丹皮，佐以外治之法可也。若阴中有虫痒痛，乃肝经湿热，此惟独阴无阳，郁火内蕴所致。患此者，必骨蒸潮热，经水不调，干咳吐红，面赤声哑，虽日用开郁降火之药，多不能愈。大抵五志之病，非药可医，而失合证治尤难。外治之法，以桃仁研膏和雄黄末、轻粉，涂猪肝纳阴中，并用肥汤煎苦参洗涤，或以鲫鱼胆涂之。然旋治旋发，如菌蒂生虫，不腐不止，又有交接时辄出血作痛，此肝伤而不能藏血，脾伤而不能摄血也，多用加味逍遥散加肉桂，或归脾汤下加减八味丸自愈。

婴 儿 门 上

脉 法

小儿三岁以内，看虎口食指寅卯辰三关，以验其病。脉纹从寅关起，不至卯关者易已；若连卯关者难愈；若寅侵卯，卯侵过辰者最剧。其脉纹见五色，如因惊必青，热则赤，风热泻利色紫，当以类推之。又纹色显而有萦纡者，为有胃气，易治；纹色细淡而直如刀刃者，乃正气之虚，难治；纹上另有一点如流珠者，为宿食；纹傍另有一条如丝缕者，为风痰；纹斜向内者易已，斜向指甲者难愈。三岁后则以一指转侧辨其脉，五六岁后脉六七至为平脉，浮为风，浮大而数为风热，沉细为寒，沉涩为伤食，伏结为物聚，微细为疳积、为腹痛。浮而洪为有热，浮而迟为有寒，弦急为气不和，促结为虚惊，脉乱不治。此论脉之大端也。

面 目 证

左腮属肝，右腮属肺，额上属心，鼻属脾，颐属肾。青主惊积不散，红主痰积惊热，黄者食积癥癖，白主泄泻水谷，黑主肾气受伤。目内赤者心实热，淡红者心虚热；青者肝实热，淡青者肝虚热；黄者脾实热；白而混者肺实热。目无精光者肾

虚也，若目无大眦者，五脏皆不满，儿多不育。

五脏虚实寒热

心主惊，实则叫哭，发热饮水而搐，虚则困卧而悸。心热则合面睡，或上窜咬牙。心气实则喜仰卧。肝主风，实则面青目直，叫哭壮热，项急顿闷，虚则咬牙呵欠。肝热则手循衣领，及乱捻物，壮热饮水喘闷。肝有风则目连劄，得心热则发搐，或筋脉牵紧而直视。肝热则目赤，兼青则发搐，风甚则身反张强直。脾主困，实则身热引饮，虚则吐泻生风。若面白腹痛，口中气冷，不思饮食，或吐清水者，脾胃虚寒也；呵欠多睡者，脾气虚而欲发惊也。肺主喘，实则闷乱气急喘促饮水，虚则哽气出息。肺热则手掐眉目鼻面。肺盛复感风寒，则胸满气急，喘嗽上气。肺脏怯则唇白，若闷乱气粗，喘促哽气者，肺虚而邪实也。肾主虚，皆胎禀虚怯，神气不足，目无精光，面白颅解，此皆难育，虽育不寿。或目畏明下窜者，盖骨重则身缩也，咬牙者，肾水虚而不能制心火也。惟痘疮有实则黑陷证，乃邪火亢盛，非正气之实也。

变 蒸

小儿变蒸，变者变其情智，蒸者蒸其血脉，大抵三十二日为一变，每经变异，则情智异常。《全婴方论》云：变蒸者，以长气血也。变者上气，蒸者发热，轻则体热虚惊，耳冷髋冷，微汗，唇生白泡，三日可愈；重者寒热，脉乱，腹疼啼叫，不能乳食，食即吐，五七日方愈。变蒸之时，不欲惊动，当其时有热微惊，慎不可治及灸刺，但熟视之，若良久不已，少与紫丸微下，热歇便止。若于变蒸之中，加以时行温病，或非变蒸而得时行病者，其

证皆相似，惟耳及尻通热，口上无白泡，当先服黑散以发其汗，汗出温粉粉之，热歇便瘥，若犹不除，乃与紫丸微下之。小儿禀虚，在所不免，勿药可也。尝见小儿变蒸发热有痰，投以抱龙丸，卒至不救。若不热不蒸，略无证候而暗变者，禀气壮实故也。

胎　证

小儿胎证，谓胎热、胎寒、胎黄、胎肥、胎弱是也。胎热者，生下有血色，旬日之间，目闭面赤，眼胞肿，啼叫惊烦，壮热尿黄，大便色黄，急欲食乳，此在胎中受热，及膏粱内蕴，宜用清胃散之类。胎寒者，初生面色㿠白，啼声低小，或手足挛屈，或口噤不开，此母气虚寒，或在胎时，母过食生冷，或感寒气，宜用五味异功散之类。胎黄者，体目俱黄，小便秘涩，不乳啼叫，或腹膨泄泻，此在胎时，母过食炙煿辛辣，致生湿热，宜用泻黄散之类。胎肥者，肌肉禀厚，目睛粉红，弥月后渐瘦，五心烦热，大便不利，口吻流涎，此受母之胃热所致也，乳母服大连翘汤，儿亦饮少许以疏利之。胎弱者，面无精光，肌体瘦薄，身无血色，大便白水，时时哽气及哕，因父气不足者，六味地黄丸；因母气不足者，八珍汤，母子并服。近世初生小儿，概与化毒丹，及黄连、犀角、贝母、甘草、朱砂之属，殊不知此惟身面皆赤，胎禀多热毒者为宜；若身面皆白，胎禀虚寒，本来少毒者服之，反伐其始生之气，多致夭枉，当用连皮胡桃肉三枚研极烂，橄榄三枚烧存性，明雄黄研细水飞净三分，甘草煎浓汁，和生白蜜数匙，研匀搅去滓，时时温服引出肾脏之毒。尝见服此者，多不出痘，即出亦稀，而无苦寒伤胃之患，可不辨虚实寒热，而漫投化毒之剂乎？

胎　毒

小儿初生，其身如有汤泼火伤者，皆母过食膏粱所致。母服清胃散、逍遥散，清其气血，儿亦常饮数滴。有身无皮肤而嫩赤发热者，皆由产母胃中火盛也，用熟石膏末，加珍珠粉扑之；亦有因父遗毒所致，当从霉疮毒治，夏月以儿卧蕉叶上尤良。有身无皮肤而不嫩赤者，皆由产母脾肺不足也，以参、芪末加珍珠粉扑之。脾主肌肉，肺主皮毛，故知病脾肺也，子母俱服保元汤。如脑额生疮者，火土相合，湿热攻击髓海也，难治。脚上有疮者，阴虚火盛也，不满五岁而死。如未满月而撮口握拳腰软者，此肝肾中邪胜正弱也，三日内见者必不治；如男指向里，女指向外，尚可治，钩藤散主之。

噤风　撮口　脐风

小儿初生噤风者，胎中受热，毒流心脾，生下复为风邪所搏，致眼闭口噤，啼声不出，舌上如粟，口吐白沫，七日内见者，百无一生。撮口者，因胎热，兼风，自脐而入心脾，致面目黄赤，气息喘急，声不出，舌强唇青，口撮腹胀，急于囟门灸七壮，灸之不哭，吊肠吐沫者不救。脐风者，因断脐之后，为水湿风邪入于心脾，致腹胀脐肿，四肢厥直，啼不吮乳，甚则撮口发搐，七日内患者最危，宜用麝香、蝎尾、铜绿、轻粉、辰砂为散，姜汤调服。若脐边青黑，握拳口噤，是为内搐，不治；若齿龈有泡如粟，挑破即开，不必用药。

急　欲　乳

急欲乳，不能食者，此风邪由脐而蕴心脾，致舌干唇燥，不能吮乳也。因外邪而唇口撮紧者，名脐风，多不可救。若心脾有热，舌尖痛不能吮乳者，以柳华散敷之。目闭口噤，啼声不出，吮乳不得而吐沫者，辰砂膏涂乳，令儿吮之。若舌下肿如小舌者，或舌络牵痛，或齿龈患白星，俱用线针刺出毒血，亦敷柳华散。凡针重舌，以针向外横挑底尖细脉，不可伤其本络，轻则言语不清，重则血出而死。若暴病发热，作渴饮冷，口舌生疮，大便秘结，泻黄散。若病后发热，口渴饮汤，大便不实，异功散。或口角流涎，或痰气壅盛，脾不能摄也，六君子汤。若儿自食甘肥，或母食酒面，致儿口舌生疮，清胃散。

弄舌

脾脏虚热，令舌络牵紧，时时微露而即收者，名弄舌，属心脾亏损，温脾散；有热，人参安胃散。舌舒长而良久不收者，名吐舌，乃心脾积热，或兼口舌生疮，作渴饮冷，属胃经实热，并用泻黄散。若饮水者，脾胃虚而津液少也，兼面黄肌瘦，五心烦热者，疳瘦也，胡黄连丸。大病未已而弄舌者凶。

游风 猴疳

丹瘤之证，俗名游风，因胎毒客于腠理，搏于气血，发于皮肤，其赤晕游走者，乃血随风热也，若发于胸胁，游走四肢者轻，发于头面四肢，延及胸背胁腹者重。《千金》云：赤游风肿，若偏身入心腹者，即能杀人，伏龙肝为细末，鸡子白和傅，勿令干，或加发灰、猪膏傅之。古人云：从四肢起入腹囊者皆不治，当令人用力，于各患处遍吮毒血，各聚于一处，急砭出之，内服小剂活命饮，惟百日内禁砭。若肚腹膨胀，二便不通，毒入内也，用大连翘汤，亦有生者；或用雄黄二分，朱砂一分，水飞，生蜜水调匀，隔汤温

热，常服数匙，得泻其毒便解。在小腹胁上阴囊等处，忽红肿如霞，流行不定，不止一处者，用白壳胡桃七个连壳槌碎，大川连一钱五分，生甘草节去皮二钱，水煎炖热，陆续勤服。乡村不便医药者，以生莱菔捣汁涂之，亦可灌服数匙，更以莱菔滓绢包烘暖，浥红肿处。猴疳者，状如圆癣，色红，从臀而起，渐及遍身，四围皮脱，中露赤肉。臀疳若猴之状，乃胎中毒邪，蓄于肾脏而发，不急治必死。用大川连、生甘草各六分，乳香、没药并炙，雄黄水飞各四分，青黛研净，朱砂水飞各分半，西牛黄一分，各为细末和匀，每服分半，蜜调，灯心汤下，日三夜二服。外用净青黛二钱，黄柏末微炒闭口，连翘炒黑，人中白火煅醋淬，各一钱，土贝母去心炒褐色五钱，为末和匀，临用入西牛黄、冰片各半钱，麻油调傅神效。

胎惊

小儿胎惊者，因妊娠饮酒，忿怒惊跌，或外挟风邪，内伤于胎儿，生下即病也。若月内壮热，翻眼握拳，噤口出涎，腰强搐掣，惊怖啼叫，腮缩囟开，颊赤面青眼合者，当疏风利惊，化痰调气，及贴囟法。若面青拳搐，用钩藤散，切不可误作脾风，妄用温药。若眉间色赤，或虎口指纹曲里者可治，钩藤散加全蝎；若眉间青黑者不治。大抵小儿脏腑脆弱，不可辄用银粉镇坠之剂，反伤真气，多致不救也。

目睛瞤动

目者肝之窍也，肝胆属风木二经，兼为相火，肝血不足，则风火内生，故目睛为之瞤动。经曰：曲直动摇，风之象也。宜四物汤滋其血，柴胡、山栀清其肝，阴血内营，则虚风自息，兼用六味丸以滋其

源。若愈后惊悸不寐，或寐中发搐咬牙，目睛瞤动者，血虚不能荣筋脉也，补中益气倍归、芪。凡病气有余，皆属元气不足，况此证兼属肝脾，多为慢惊之渐，尤当审之。

唇口蠕动

唇为脾之华，阳明之脉，环唇而交人中，是以脾胃虚者，多有此证，不独病后而已。夫脾主涎，脾虚则不能收摄，多兼流涎，或误认为痰而用祛逐之药，则津液益枯，不能滋养筋脉，遂致四肢抽搐，病势愈甚。原其治法与慢脾风相同，当大补脾胃，六君子加升、柴，切禁青皮、龙胆草伐肝之药。若兼四肢微搐，或潮热往来，或泄泻呕吐，面色痿黄，皆脾胃有伤也，加黄芪、当归、白芍；若脾气下陷而肝木侮之者，补中益气以升其阳，加苓、半、芍药制肝补脾，切不可用疏风治惊之药。

发搐

惊痫发搐，多因乳母郁怒传儿，胎中受患，或生后乳伤惊恐致病。证多吐乳面青，若痰实壅积，则壮热面红，当兼调治其母，切不可损其元气。验其顺逆，男则握拳，拇指叉入食指中为顺，于外为逆；女则叉入食指为逆，于外为顺。凡小儿忽然惊搐目直者，皆肝经风热。着肝虚生风，则目连劄而不搐，及多呵欠咬牙。若肝经风实，则目直大叫，呵欠项急顿闷，若肝经有热，则目直视不搐，得心热则搐，其证手循衣领，及乱捻物，宜泻肝热为主。凡病之新久，皆能引动肝风，风内动则上入于目，故目为之连劄；若热入于目，牵其筋脉，两眦俱紧，不能转视，故目直也。亦有饮食停滞中焦，致清阳不升，浊阴不降，肝木生发之气不得升，致

生虚风者；若胸满腹痛，呕吐恶食，轻则消导化痰，重则探吐攻积，更须审其所伤寒物热物。亦有因感冒吐泻，致土败水侮而生虚风者，不可遽服惊药，若辄用之，反成其风而益其病矣。洁古云：伤风发搐，当辨有汗无汗，用大青膏、小续命分治。薛按前证，若口中气热，搐而有力，属形病俱实，宜大青膏以散风邪；若口气不热，搐而无力，属形病俱虚，宜异功散以补脾土，六味丸以滋肝木，钩藤饮以清肝火。因风邪郁而变诸证，当理肺经，清风邪；若外邪既解，而诸证不愈者，当实脾土补肺金；若竟治其风，恐脾气复伤，诸证蜂起矣。若伤食后发搐，身温多睡，或吐不思食，宜先定搐，搐止白饼子下之，后与秘旨安神丸。若饮食停滞，呕吐不食，腹胀便秘者，属实热，白饼子下之；若下后搐热益甚，呕吐不食者，属虚热，异功散补之。若脾胃既伤，肝火所胜，六君子加钩藤钩，以健脾气，平肝木。大凡饮食既消而不愈者，但调补脾胃，则诸邪自退。百日内发搐，真者不过两三次必死，假者频发不死；真者内生惊痫，假者外伤风冷。血气未实，不能胜任，故发搐也。口中气热，大青膏及涂囟法，并用大青膏加白矾，取三钱，入桃枝一握，煎水浴之，勿浴儿背，此即浴体法也。前证多因胎中受患，或乳母郁怒传儿，或儿脾伤自病，当固元气为主。凡搐频者，风在表易治，宜发散，搐稀者风在脏，难治，宜补脾。

癫痫

钱仲阳云：小儿发痫，因气血未充，神气未实，或为风邪所伤，或为惊怪所触，亦有因乳母七情惊怖所致。若眼直目牵，口噤流涎，腹膨搐搦，背项反张，腰脊强劲，形如死状，或一时二时醒，若反

折上窜，其声如鸡，属肝，抽搐有力，为实邪，柴胡清肝散；大便不通者，泻青丸；阴虚，地黄丸。若目瞪吐舌，其声如马，属心，发热饮冷为实热，朱砂安神丸；发热饮汤为虚热，辰砂妙香散。若目直腹痛，其声如牛，属脾，若发热抽掣，仰卧，面色光泽，脉浮病在腑为阳，易治，加味导痰汤；身冷不搐，覆卧面色黯黑，脉沉病在脏为阴，难治，六君子加木香、柴胡。若惊跳反折手纵，其声如羊，属肺，面色痿黄者，土不能生金也，五味异功散：面色赤者，阴火上冲于肺也，地黄丸。若肢体如尸，口吐涎沫，其声如猪，属肾，地黄丸用紫河车膏代蜜丸服。肾无泻法，故悉从虚治。凡有此证，先宜看耳后高骨间，有青紫纹，抓破出血，可免其患。此皆元气不足证，须常用六味丸加鹿角胶，或八味丸用鲜河车膏代蜜以助先天，更以六君子补中益气以助后天；设若泛行克伐，复伤元气，则必不时举发，久而危殆，多致不救。凡癫痫虎口脉乱，乃气不和也，脉纹见有五色，由其病甚，色能加变，至于纯黑者，不可治也。

睡 中 惊 动

小儿睡中惊动，由心肾不足所致，盖脏腑脆弱，易为惊恐。夫人之神气，寤则行于目，寐则栖于肾，今心肾既虚，则不能宁摄精神，故睡中惊动也，治宜清心安神。亦有惊吓而作者，因击动其肝，故魂不安也，宜抱龙丸以豁痰镇惊。若食郁生痰，惊动不安者，用四君子以健脾，加神曲、半夏以化痰，山栀、柴胡以清热。

目 动 咬 牙

小儿惊后，目微动咬牙者，皆病后亡津液，不能荣其筋脉也，亦有肝经虚热生风者，宜审其气血有余不足而治之。其日中发热饮冷而动者，气有余也，泻青丸；夜间盗汗及睡不宁而动者，血不足而肝肾有热也，地黄丸。或因肝经风邪传于脾肾者，亦令咬牙，先用柴胡清肝散，次用五味异功散、六味地黄丸。若因肝胃虚热，补中益气加芍药、山栀；实热，泻黄散，以牙龈属手足阳明故也。

摇 头 便 血

经曰：诸风掉眩，皆属于肝。肝属木，木得风则摇动，乃肝经火盛而生虚风也。便血者，风木摇动，则土受凌虐而不能统血也。或因乳母恚怒，风热炽盛，肝木伤脾，使清阳不升，亦有风邪侵入大肠者。治法，若因风热，柴胡清肝散；若因怒火者，小柴胡汤加白芍、丹皮；若清气不升，脾气下陷者，补中益气汤；肝经血热妄行者，六味地黄丸；脾土不能培肝木者，六君子加柴胡、钩藤钩。

偏 风 口 噤

小儿偏风者，少阳厥阴肝胆二经证也；口噤者，由风木太甚而乘于脾，则筋燥而急，然燥令主于收敛劲切，或左或右，其因一也。若足阳明胃经气虚，风邪所乘，其筋脉偏急者属内因；若脾肺虚弱，腠理不密，外邪所乘，或吐泻后，内亡津液，不能养肝，致口眼㖞斜，皆属肝血不足，内火生风，宜滋肾水养肝血壮脾土。治法，脾胃虚而动风者，异功散加柴胡、钩藤钩；肝肺虚而外邪所乘者，钩藤饮。若兼目紧上视，寒热往来，小便淋沥，面青胁胀，皆肝经本病也；或唇口歪斜，腹痛少食，目胞浮肿，面色青黄，肢体倦怠，皆肝木乘脾证也，当审五脏相胜而主之。设执其见证，概投风药，反成坏证矣。

角弓反张

角弓反张，即是痉病。经脉空疏，虚风袭入，而致筋脉拘急，或因惊骇停食，肝脾受困，内动虚风，皆能致此。若身反张强直，发热不搐者，风伤太阳也，人参败毒散、小续命汤；因惊骇目直，呵欠项强顿闷者，为木风内病，钩藤散；因暴怒击动肝火者，泻青丸。若服前剂，其证益甚者，此邪气已去而脾气亏也，异功散加芎、归补之。若气血素弱，或服攻伐之剂，而手循衣领，咬牙呵欠者，肺经虚甚也，兼进六君子、地黄丸补之。

急 惊

钱氏云：小儿急惊，因闻大声或惊而发搐，搐止如故，此热生于心，身热面赤引饮，口中气热，二便黄赤，甚则发搐，盖热盛生风，阳盛而阴虚也。经曰：热则生风，风则痰动。痰热客于心膈间，风火相搏，故抽搐发动，当用抱龙丸、泻青丸除其痰热，不可用巴豆之药。楼全善云：急惊属木火土实，木实则搐有力及目上视，火实则动劄频睫；土实则身热面赤而不吐泻，偃睡合睛。治法，宜凉宜泻，用利惊丸等。亦有因惊而发者，牙关紧急，壮热涎潮，窜视反张，搐搦颤动，唇口眉毛眨引，口中热气，颊赤唇红，二便秘结，脉浮洪数紧，此内有实热，外挟风邪，当截风定搐。若痰热尚作，仍微下之；痰热既泄，急宜调养脾气。此肝胆血虚，火动生风，盖风生则阴血愈散，阴火愈炽，若屡服祛风化痰泻火辛散之剂不愈，便宜认作脾虚血损，急以六君子汤补其脾胃，否则必变慢惊也。急惊而见目睛翻转，足摆跳搐，忽大叫吐逆，药不得入，搐鼻无嚏者不治。

慢 惊

钱氏云：小儿慢惊，因病后，或吐泻，或药饵伤损脾胃，肢体逆冷，口鼻气微，手足瘛疭，昏睡露睛，此脾虚生风无阳之证也。因吐泻脾肺俱虚，肝木所乘；或急惊屡用泻热，则脾损阴消，遂变慢惊而致瘛疭微搐。楼全善所谓木虚则搐而无力，火虚则身寒，口中气冷，土虚则吐泻，睡而露睛，治宜温补脾胃，六君子姜、桂、蝎尾。或兼夹热夹食夹痰，与外感证相似者，当审其因而治之。大率吐泻痰鸣气喘，眼开神缓，昏睡露睛，惊跳，乍发乍静，或身热肢冷，面淡唇青，其脉沉迟微缓者是也，当温补脾气为主，佐以安心制肝药。若禀赋不足，或久病脾虚，及常服克伐之药者，多致此证。若因土虚不能生金，金不能平木，木来侮土，致成慢惊者，五味异功散加当归、枣仁、钩藤以补土平木。若脾土虚寒者，六君子加乌头、蝎尾；泄泻，加炮姜、木香；不应，急加附子以回阳气。凡元气亏损而致昏愦者，急灸百会穴，若待下痰不愈而后灸之，则元气脱散而不救矣。此乃脏腑传变已极，总归虚处，惟脾受之，无风可逐，无惊可疗。因脾虚不能摄涎，故津液妄泛而似痰者，当依前法自效；若不审其因，泛用祛风化痰之剂，反促其危也。每见小儿脾胃弱者，一病即成慢惊，不可泥为久病，误药而后始成也。《内经》谓之慢脾风，意可见矣。慢惊而见目不转睛，痰鸣如拽锯声，项软身冷粘汗，手足一边牵引者不治。喻嘉言曰：小儿初生，以及童幼，肌肉筋骨、脏腑血脉，俱未充长，阳则有余，阴则不足，故易于生热，热甚则生痰生风生惊，亦所恒有。设当日直以四字立名，曰热痰风惊，则后人不眩，因四字不便立名，乃节去二字，后人不解，遂以为奇特之病，且谓此病有八候，以其头摇手劲也，而立抽掣之名；以其卒口噤脚挛急也，而立目邪心乱搐搦之名；以其脊强背反也，而立角弓反张之名。相传既久，不知其妄造，遇此等证，无不以为奇特，而不知小儿之腠理未密，易于感冒风寒，病则筋脉牵强，因筋脉牵强，生出抽掣搐搦、角弓反张种种不通名目，而用金石药镇坠，外邪深入脏腑，千中千死。间有体坚证轻得愈者，又诧为再造奇功，遂至各守专门，虽日杀数儿，不自知其罪矣。如方书中有云：小儿八岁以前无伤寒。此等胡言，竟出自高明，偏足为惊风之说树帜。曾不思小儿不耐伤寒，初传太阳一经，早已身强多汗，筋脉牵动，人事昏沉，势已极于本经，汤药乱投，死亡接踵，何由见其传经解散耶？此所以误言小儿无伤寒也。不知小儿易于外感，易于发热，伤寒为独多，世所妄称为惊风者，即此也。小儿伤寒，要在三日内即愈为贵，若待经尽方解，必不能耐矣。又刚痉无汗，柔痉有汗，小儿肌腠不密，故刚痉少，柔痉多。世医见其汗出不止，神昏不醒，往往以慢惊风证为名，而用参、芪、术、附等药闭其腠理，热邪不得外越，亦为大害，但比金石药为差减耳。所以凡治小儿之热，但撤其出表，不当固其入里也，仲景原有桂枝汤法，若舍而不用，从事东垣内伤为治，毫厘千里矣。

天钓 内钓

天钓者发时头目仰视，惊悸壮热，两目反张，泪出不流，手足搐掣，不时悲哭，如鬼祟所附，甚者爪甲皆青，盖由乳母厚味积毒在胃，致儿心肺生热，热痰郁滞为患，加以外挟风邪而发，法当解利其邪，钩藤饮。面色皎白，气虚喘促者，四君子汤加蝎尾。内钓者，腹痛多喘，唇黑囊肿，伛偻反张，眼尾赤色。若内脏抽掣，作痛狂叫，或泄泻缩脚，内证一作，则外证亦然，极难调理。内证，乌蝎六君子丸；外证，钩藤饮，进乳食者可治。若因乳母醇酒厚味，积毒在胃，加味清胃散；若因乳母郁怒，积热在肝，加味逍遥散，稍加漏芦，母子俱服。

盘 肠 气 痛

小儿盘肠气者，痛则曲腰干啼，额上有汗，皆由肝经风邪所搏也。肝肾居下，故痛则曲腰。干啼者，风燥其液，故无泪也。额上有汗者，风水助心火也。口闭足冷者，脾气不荣也。下利清粪者，肝木乘脾也，丁香楝实丸。曲腰干啼者，盐汤送下；额上有汗者，葱豉汤下；口闭足冷者，人参汤下。若面赤唇焦，小便不通，小腹胀痛者，小肠热也，加味通心散；若痛不止，煎葱汤淋揉其腹，就以热葱熨脐腹间，良久尿出痛止。若因乳母饮食停滞者，保和丸；怒动肝火者，加味逍遥散，子母俱服。

伤 风

小儿伤风，鼻塞发热，或痰壅发搐，多因乳母鼻吹囟门，但服惺惺散，或用葱头七茎，生姜一片，细切擂烂，摊纸上置掌中合，待温贴于囟门，其邪即解；乃去其葱，却用绢缎寸余，涂以面糊，仍贴囟门，永无伤风之患，其余用药发散，与大人不异。但脾胃怯弱，所以多手足寒冷之证，故治法以照顾脾胃为主。

诸经发热潮热

小儿之热，有五脏之不同，虚实之各异，实则面赤气粗，口燥唇肿，作渴饮冷，大小便难，或掀衣露体，烦啼暴叫，伸体而卧，睡不露睛，手足指热，宜用汗下；虚则面色青白，恍惚神缓，口中虚冷，嘘气软弱，喜热恶寒，泄泻多尿，或乍凉乍温，怫郁惊惕，上热下泄，夜则虚汗，屈体而卧，睡而露睛，手足指冷，宜用调补。壮热者，肢体大热，热不已则发惊痫。若身热而口中气热，乃风寒外感也，轻则惺惺散，重则羌活之类。发热而搐搦上窜，拗哭昏睡者，惊热也，实则泻青、抱龙丸，虚则钩藤散。肝火内热者，龙胆泻肝汤；阴盛格阳而热者，理中汤；发热而不欲饮水者，胃气虚热也，白术散；发热而饮水作渴，喜冷饮食者，胃气实热也，泻黄散。小儿诸热，其因外证而作者，当从外证治之，或乳母七情厚味，饮食停积，遗热于儿，或儿嗜食甘肥，衣裳过暖，或频浴热汤，积热于内为患者，当详其因而治之。潮热者，时间发热即退，来日依时而至，有风寒痰积食癖之分，表里阴阳虚实之异。如汗出身热，呵欠面赤，风热也；伤寒时疫，阴阳相胜，外感热也；肌瘦口干，骨蒸盗汗，疳热也；大小便秘涩，汗下不解，积热也；腹背先热，夜发旦止，食热也；涎嗽饮水，乳食不消，癖积也。又有烦热者，气粗喘促，心烦不安，颊赤口疮，兼发痫证；疮疹热者，耳鼻尖冷；心热者，巳午间发，至夜则凉；虚热者，困倦少力。大凡壮热饮水，大便秘结，属实热，泻黄散加黄芪、犀角；热渴饮汤，大便如常，属阴虚，六味丸。若见惊搐等证，肝经血虚生风也，四物加天麻、钩藤钩；颊赤口干，小便赤色，大便焦黄，表里俱实热也，清凉饮；如大便已利，或热未止，表邪未解也，惺惺散微汗之。阳气下溜于阴中而发热者，补中益气；若食乳婴儿，当兼治其母。小儿潮热，或壮热不退，多是变蒸及五脏相胜，不必用药；又多食积郁热，由中发外，见于肌表，只理其中，清阳明之

热而表热自除，不可认作外感，用解表攻里等药重伤其内；又潮热不退，恐是出痘，亦当审察，勿便下药。大抵发热饮水者，热在内，不饮水者；热在外，宜详辨之。

伤寒夹惊夹食

钱仲阳云：小儿正伤寒者，谓感冒寒邪，壮热头痛，鼻塞流涕，畏寒拘急是也。夹惊者，因惊而又感寒邪，或因伤寒，热极生风，是热乘于心，心神易动，故发搐也，羌活散解之，不可便用抱龙丸，以有朱砂能镇固其邪也。夹食者，或先伤风寒后复停滞饮食，或先停滞饮食而后伤风寒，以致发热气粗，嗳气壮热，头疼腹胀作痛，大便酸臭，先用解散，次与消导，不解者，大柴胡汤。周岁以前，伤寒热轻者，惺惺散；周岁以后，须解表微汗，若五六日不除，邪入经络，传变多端，不可枚举，大略参以六经例治之。

咳 嗽

儿因腠理不密，外邪内蕴，或因乳母七情厚味郁热，若风邪外伤，鼻流清涕，头痛身重者，参苏饮。小儿伤寒发热，咳嗽头面热，《千金》用麻黄汤加石膏、黄芩、芍药、生姜。小儿发热喘咳，喉中水鸡声，千金射干汤；若嗽而吐青绿水者，六君子加柴胡、桔梗；若嗽而吐痰乳者，但加桔梗，勿用柴胡；嗽而呕苦水者，胆汁溢上也，二陈汤加黄芩；嗽而喉中作梗，心火刑金也，桔梗汤加山栀；有痰加半夏、茯苓；风热加葳蕤、薄荷。小儿嗽久不止，服发散之药不应，至夜微热，急当改用小剂六味地黄以济其阴；若面目浮肿者，五味异功以益其气，其嗽立止，切禁升发及助气药；若痰中有血，或嗽则鼻衄，须加紫菀；因风热痰结，屡嗽痰不得

出者，必用葳蕤、白蜜以润之。百日内嗽者，名乳嗽，甚难调理，桔梗汤，随证加薄荷、紫苏、羌活、前胡、蓝白、香豉之类，更须禁其吮乳，但与粥汤乃效。风邪外感者，惺惺散；痰热既去，而气粗痰盛，或流涎者，脾肺气虚也，异功散加桔梗；口疮眼热，五心烦热，腹满气粗，大便坚实者，凉膈散。若因乳母食五辛厚味，致儿为患者，母眼清胃散。仍参所见诸证治之。

喘

喘急之证，有因暴惊触心者，有因风寒之邪壅盛者，有因膏粱积热熏蒸清道者，有因过眼消导脾胃气虚者。然喘与气急，有轻重之别，喘则欲言不能，隘于胸膛；气急则但息短心神迷闷耳。治法，因惊者，抱龙丸；风寒伤肺气者，小青龙汤，或三拗汤加减；热伤肺气者，当凉肺定喘；痰声如锯者，小剂金匮麦门冬汤加牙硝；脾肺气虚者，面色青白，四肢不温，大便不实，五味异功散。薛云：前证因脾肺气虚，腠理不密，外邪所乘，真气虚而邪气实者为多。若已发之际，散邪为主，未发之先，补脾为主。设概攻其邪，则损真气；径补其肺，则壅其邪，谁在临证之活法耳。凡喘嗽小便不利，则必生胀，胀则必生喘，当分先后标本治之。

吐　泻

小儿脾胃俱伤，则呕泄并作，伤辛热停滞，则呕吐出酸秽，或黄色乳，或腹痛下利者，泻黄散、保和丸选用。胃虚食不化而发热者，六君子加黄连、吴茱萸、木香；若停滞已去，泄泻不已，理中汤去参加茯苓、木香；胃气不能化食，益黄散；若伤生冷腹痛，泻利青白，六君子加砂仁、木香、炮姜；若伤鱼肉等物，六君子加山楂、砂仁；若泻红黄赤黑，肠胃俱热也，养胃汤加木香、黄连；若夏秋伤热，吐泻色黄者，玉露散；若夏秋霍乱吐泻，手足心热，口干唇燥，喜饮冷水者，五苓散。凡霍乱吐泻，手足逆冷，喜饮热汤者，理中汤；若泻利青白，乳食不化，额上微汗，脉沉迟而或哕逆者，由胃气虚甚，过服克伐，使清气不升浊气不降，以致气不宣通而作也。若泻而嗳臭吞酸，胸腹满痛，按之益甚者，虽作泻而所伤之物未消也，保和丸消导之；腹痛按之不哭者，乳食已消也，异功散加木香。惊泻者，肝主惊，木盛必传克于脾，脾土既衰，则乳食不化，水道不调，故泄泻色青，或兼发搐也。亦有因乳母脾虚受惊，及怒动肝火，致儿吐泻色青，异功、六君加柴胡、钩藤钩、蝎梢之属，实脾以宁肝胆之气，慎勿用峻攻之药。脾气益虚，肝邪弥甚，甚至抽搐反张也，若母食厚味而乳热者，清胃散；若母饮烧酒而乳热，或子母身赤，或昏愦吐泻，丹方用锡掇盛滚水，盖良久，取盖上蒸气水服即解，同气相求之义也。吐痰涎及绿水者，胃虚受冷也，吴茱萸汤。小儿衣甚薄，则腹中乳食不消，不消则大便酸臭，此欲为癖之渐也，便将紫丸微消之，乳哺自当如常。若儿不受食哺，而但欲乳者，此是有癖，当下之，不下必致寒热吐利，失下之故也。凡小儿屎黄而臭甚，此腹中有伏热，龙胆汤微下之；若白而酸臭者，此宿食不消也，当与紫丸。微者少与药令内消，甚者稍增药令小下。节乳哺数日，令胃气平和，若不节乳哺，则病易复，复下之则令腹胀满必发痫，此为食痫，轻则下之，重则难疗。大凡吐乳泻青色，手足乍冷乍热者，属惊，法当平肝补脾。若吐泻青白色而不甚臭，手足指冷，或昏睡露睛者，属虚，法当温补脾土。若吐泻黄赤色而臭秽异常，或喜冷饮而睡不露睛，手足指热者，属实，法当消导清理脾胃，此验虚实补泻法也。

魃病

海藏云：魃病者，因母有妊，儿饮其乳所致，他孕相迫，亦能致此。其状微利，寒热往来，或发热形瘦腹大，毛发鬌鬈，情思不悦。令儿断乳，先与龙胆泻肝汤加扁蓄，及白饼子下之，后与异功散、益黄散补之。禀气素虚不胜攻击者，理中加黄连、茯苓、扁蓄，或一味扁蓄浓煎日服，以其能利小便也。

疟

小儿疟疾，不越风食、乳癖、食积、痰积、挟惊、挟暑，与脾虚胃弱不同。盖风则多寒，食则多热，乳癖则泄泻多哭，痰积则呕吐喘鸣，食积则腹胀下血，挟惊则发搐指冷，挟暑则昏睡壮热，脾虚则倦怠肢冷，胃虚则多渴少食。治法，不离疏风消导豁痰，如小柴胡随证加减。多寒，则加羌活、桂枝；多热，则加橘皮、枳实；泄泻，则加厚朴、神曲；呕吐，则加橘皮、枳实；下血，则加枳实、黄连；发搐，则加钩藤、羌活；睡，则加茯苓、泽泻；脾虚，则补中益气加桂枝；胃虚，则六君子加草果；夜发，则加当归；日晏，则加升麻。若痢后疟，疟后痢，与夫三日疟，及久疟不止，俱补中益气为主；疟母，以小柴胡加鳖甲、桃仁丸服。大抵小儿肌腠疏薄无汗者绝少，即便无汗，稍加桂枝，有汗并加芍药，不必用知母、石膏、紫苏、羌活辈也。至于劳疟瘴疟之类，小儿本无，不复赘及。其有因乳母七情六淫所致者，又当以小柴胡、逍遥散之类，兼治乳母为当。

痢

钱仲阳云：泻利黄赤黑，皆热也；泻利清白，米谷不化，皆冷也。东垣云：白者湿热伤于气分，赤者湿热伤于血分，赤白相杂，气血相乱也。罗谦甫云：小儿下利色白，大都受寒，下利脓血，大都受热与食积。薛云：手足指热，饮冷者为实热，香连丸；手足指冷，饮热者为虚寒，理苓汤；若兼体重肢痛，湿热伤脾也，升阳益胃汤；小便不利，阴阳不分也，五苓散。若湿热退而久痢不愈者，脾气下陷也，补中益气汤倍升、柴。泻利兼呕，或腹中作痛者，脾胃虚寒也，异功散加炮姜、木香；或变而为疟者，六君子加升、柴。若积滞已去，利仍不止者，脾气虚也，四君子加肉果；有寒，加吴茱萸、炮姜；有热，加炒黑宣连，丸服尤妙。

脱肛

实热则大便秘结，虚寒则肛门脱出。因吐泻脾虚，肺无所养，故大肠气虚下脱也；补中益气为主。若脱出绯赤，或作痛者，血虚有热也，本方加丹皮、芍药，甚则加川连，外用槐角煎汤薰洗。若色淡不肿不痛，无血，此属气虚，只用补中益气以升举之，或加乌梅以收敛之。大凡手足指热，属胃热；手足指寒，属胃寒。若小儿肛痒或嗜甘肥，大肠湿热壅滞，或湿毒生虫而啮蚀肛门者，内服肥儿丸，外以雄黄、铜绿为散纳肛门。若因病不食，虫无养而蚀肛者为狐惑，黄连犀角散，若蚀肛透内者不治。

便血

热入大肠则便血，补中益气加黄连、柴胡。热入小肠则尿血，六味丸。小儿多因胎中受热，或乳母六淫七情厚味积热，或儿自食甘肥积热，或六淫外侵而成，粪前见血者，清胃散加槐米；粪后见血者，清胃散加犀角、连翘。若婴儿则以治母为主，余当临证制宜。

大 便 不 通

小儿大便不通，肺与大肠有热也，清凉丸。若饮食夹惊，及积滞不通者，泻青丸。此皆治实热例也。若因乳母膏粱积热，及六淫七情郁火传儿为患者，清胃散加蜂蜜，清邪解郁；若儿禀赋怯弱，五心烦热，作渴引饮而大便难者，六味丸加二冬滋补肺肾，若用大黄、麻仁辈，是速其咎也。

小 便 不 利

小便不利，有在气在血之分。上焦气分有火，则必渴；下焦血分有湿，则不渴。若津液偏渗于肠胃，大便泻利，而小便涩少者，五苓散加半夏、人参。若脾胃气滞，不能通调水道者，补中益气加木通、泽泻。心神烦热，脐腹胀闷，而小便不通者，栀子仁散。脾肺燥热，阴无以化而赤涩者，黄芩清肺饮。膀胱阴虚，阳无以生而淋沥者，滋肾丸。若膀胱阴虚，阳无以化而淋沥者，六味丸。若因乳母厚味酒面积热者，清胃散。

遗 尿

膀胱者，州都之官，津液藏焉。卧则阳气内收，肾与膀胱之气，虚寒不能约制，故睡中遗尿，一味补骨脂酒炒为散，醇酒或益智仁煎汤送下。脾肺气虚者，补中益气加补骨脂、山茱萸。

疳

杨氏云：疳者，腑脏虫疳也，其名甚多，姑举其要。虫疳者其虫如丝，出于头项胸背之间，黄白赤者可治，青黑者难疗。蛔疳者，皱眉多啼，呕吐清沫，中脘作痛，腹胀青筋，唇口紫黑，头摇齿痒。脊疳者，身热羸瘦，烦渴下利，拍背有声，脊骨如锯齿，十指皆疮，频啮爪甲。脑疳者，头皮光急，满头俱疮，脑热如火，发结如穗，遍身多汗，腮肿囟高。疳渴者，日则烦渴，饮水不食，夜则渴止。疳泻者，毛焦唇白，额上青纹，肚胀肠鸣，泻下糟粕。疳痢者，停积宿滞，水谷不聚，泻下恶物。疳肿者，胃中有积，肚腹紧胀，脾复受湿，则头面手足虚浮。疳劳者，潮热往来，五心烦热，盗汗骨蒸，嗽喘枯悴，渴泻饮水，肛硬如石，面色如银。无辜疳者，脑后项边，有核如弹丸，按之转动，软而不疼，壮热羸瘦，头露骨高，乃乏乳所致。丁奚疳者，手足极细，项小骨高，尻削体痿，腹大脐突，号哭胸陷。哺露疳者，虚热往来，头骨分开，翻食吐虫，烦渴呕哕。走马疳者，疳热上攻，速如走马，或痘毒上攻，则牙齿蚀烂。盖齿属肾，肾虚受热，疳火上炎，致口臭齿黑，轻则牙龈腐烂，唇吻肿痛可治，重则牙龈蚀落，腮颊透烂不治，其证虽多，要不出于五脏。治法，肝疳，则颊左生疮，眼目赤烂，肢体似癣，两耳前后项侧缺盆两股结核；或小腹内股，茎囊睾丸肿溃，便溺癃闭；或出白津；或咬指甲，摇头侧目，白膜遮睛，羞明畏日，肚大青筋，口干下血，用芦荟丸以杀虫，地黄丸以滋肾。心疳，则口舌蚀烂，身体壮热，面黄颊赤，或作肿痛，腹满膈闷，或掌热咽干，饮水便出盗汗，啮齿虚惊，用胡黄连丸以治心，异功散以补脾。脾疳，则体黄而瘦，皮肤干涩，头不生发，或生疮痂，或人中口吻赤烂，吐逆乳食，嗜土，腹大脐突，泻下酸臭，小便浊白，或合目昏睡，恶闻水音，用肥儿丸治疳，五味异功散或益黄散以生土。肺疳，则鼻外生疮，咽喉不利，颈肿齿痛，喘嗽气促，寒热少气，皮肤皴揭，鼻痒出涕，衄血目黄，小便混浊而频数，用加味陷胸丸以治肺，补中益气汤以生金。肾疳，则脑热吐痰，手足逆冷，肢体瘦削，夜则微寒发热，滑泄腹痛，口臭作渴，齿龈溃烂，爪黑而黧，尻耳生疮，或耳出水，用蟾蜍丸以去疳，地黄丸以补肾。其无辜疳，用保元汤、蟾蜍丸；丁奚哺露，用六味丸、蟾蜍丸。走马疳，敷马鸣散，服蟾蜍丸。若作渴泻利，肿胀劳瘵等类，详参方论而治之。盖疳者干也，因脾胃津液干涸而患，在小儿为五疳，在大人为五劳，总以调补脾胃为主。凡小儿疳在内，目肿腹胀，脐突尿稠，泻利青白，体渐瘦弱；甘在外，鼻下赤烂，频揉鼻耳，或肢体生疮。鼻疮，兰香散；诸疮，白粉散。热疳，如圣丸；冷疳，木香丸；冷热交错，元气久亏，温脾丸最宜。疳病害眼者，用芜荑仁、青葙子细末，各一钱，不经水骟鸡肝一具，研烂入白酒酿，饭上蒸熟食之，不过五七服必愈。

二便色白

《秘旨》云：小儿便如米泔，或尿停少顷，变作泔浊者，此脾胃湿热也。若大便泔白色，或如鱼冻，或带红黄黑者，此湿热积滞也，宜理脾消滞，去湿热，节饮食。若忽然变青，即变蒸也，不必用药；若久不愈，用补脾制肝药，若母因七情，致儿小便如泔，肥儿丸；大便色青，日久不复，或兼泄泻色白，或腹痛者，六君子加木香，仍审乳母饮食七情主之。

食　积

小儿食积者，因脾胃虚寒，乳食不化，久而成积，其证至夜发热，天明后凉，腹痛膨胀，呕吐吞酸，足冷壮热，喜睡神昏，大便酸臭，甚则下血是也。若兼寒热者，为食积发热。若食在胃者消之；腹痛痞胀，按之益痛者下之；下后仍痛，按之则止者补之；夹食伤寒者，先散之，参苏饮；热甚便秘者，先利之，大柴胡汤；如无外感，但只伤食，不至于甚，保和丸调之。盖脾为至阴之脏，故凡脾病者，至夜必热，热而兼寒，则又见所胜者侮所不胜矣。食未消者消之，则寒热止；食既消者补之，则寒热瘥。若手足并冷，喜热饮食，此中州虚寒也，宜温之；大便欲去不去，脾气下陷也，宜升之。若夜间或侵晨泄泻者，脾肾俱虚也，四神丸；手足并热，作渴饮水者，脾胃实热也，泻黄散；大便秘结，大柴胡汤；手足虽热，口不作渴，大便不实者，白术散；大便下血者，理中汤去参加枳实、黄连、红曲。

腹痛　腹胀

小儿腹痛体瘦，面色㿠白，目无精光，手足指寒，口中气冷，不思饮食，或呕利撮口，此脾土虚而寒水所侮也，益黄散，或理中丸去参加茯苓。若口中气温，手足心热，面色黄白，目充精光，或多睡，恶食，或大便酸臭，此积痛也，消积丸；甚者，白饼子下之，后以白术散调补脾胃。若腹胀而闷乱喘满者，白饼子；若不闷乱喘满者，脾虚也，白术散调补之。误下而致目胞腮面四肢浮肿，肚腹愈胀，脾虚欲发惊痫者，塌气丸温理之。若腹中有癖不食，饮乳则吐，按之则啼，当暂用白饼子下之。盖小儿病此，良由乳食不消，伏于腹中，乍冷乍热，饮水过多，脾胃虚弱，不能传化水谷，以致四肢羸瘦，肚腹渐大而成疳矣，六君子加干蟾。若痛连两胁，肝木乘脾也，四君子加柴胡、芍药。若腹痛重坠，脾气下陷也，补中益气汤加枳实。若手足指冷，或呃逆泄泻，寒水侮土也，六君子加炮姜、肉桂，不应，急加附子。若服克削之药，致腹作痛，按之痛止者，脾气复伤也，五味异功散。至于腹胀喘满，亦皆脾虚邪乘所致，东垣所谓寒胀多而热胀少。热者，六君子加芩、连、枳、朴；寒者，六君子加姜、桂、吴茱萸。亦有寒热错杂者，泻心汤，芩、连、炮姜并用。若治实胀，用二陈加积、朴、木香；有热，加芩、连可也。

烦　渴

小儿唇红如丹即发渴，红甚焦黑则危笃。若三焦烦热作渴，导赤散；风热，泻青丸；虚烦懊恼，栀子豉汤；虚烦不得眠，酸枣仁汤，夜甚者，当归补血汤；伤寒后唇口焦者，竹叶石膏汤，泻利作渴，五苓散；暑伤心脾，烦渴引饮者，人参白虎汤；下利脾虚作渴，七味白术散，热结膀胱，小便秘渴，五苓散；上焦虚热，四君子汤；膏粱积热，清胃散；脾虚积热，泻黄散；中气虚热，异功散；肾水虚热，六味丸，慎勿误用寒凉降火，脾胃复伤，则腹胀而为败证矣。

汗

小儿腠理疏薄，常时微汗，但不宜过多，亦不可衣被过厚，使汗大出。若睡中出汗名盗汗，止汗散；遍身多汗烦热为胃热，三补丸；胃虚汗者，上至项下至脐也，益黄散；六阳虚汗者，上至头下至项，乃禀赋不足，保元汤加防风、白术。小儿元气未充，腠理不密，或饮食停滞，或厚衣温暖，热郁心包而津液妄泄也，导赤散；血虚，用人参、当归等分煎服，名团参汤。其盗汗属胃经虚热者，五味异功；肾经虚热者，六味丸；若寒水侮土，益黄散。设泛行施治，误损脾胃，多成疳瘵。大凡汗多亡阳，必至角弓反张，颈项痉强，用十全大补，多有生者。

黄　瘅

夫人身之神，贵于藏而默用，见于外则内虚也。其证皆由脾气有亏，运化失职，湿热留于肌肤，发而为瘅。钱仲阳所谓身痛背强，二便涩滞，遍身面目爪甲皆黄，小便褐色是也。治法，宜固脾为先，如专用克伐宽中淡泄利水之药，则鲜有不致危者。若初生及百日之中，半旬之内，不因病而身黄者，胃热胎黄也。腹大食土，为脾疳，兼作渴冷饮，泻黄散；小便不利，五苓散加茵陈；大便秘，茵陈蒿汤。病后发黄，肢体浮肿，白术散。清便自调，肢冷嗜卧，益黄散。身淡黄白，理中丸加茵陈；身热膈满，肌肤面目皆黄，泻黄散加枳壳、生姜。若闭目壮热，多哭不已，大小便赤涩，口中热气，乃妊母厚味遗毒也，母子并服清胃散、生料地黄丸，忌酒面五辛热物。倘误伤脾土，急则惊风吐泻，缓则肢体浮肿，小便不利，眼目障闭，多成疳疾矣。又有脾虚发黄者，当于脾胃中求之。

蛔

曹氏云：蛔者九虫之一，因脏腑虚弱及伤甘肥生冷，致蛔不安，动则腹中攻痛，或作或止，口吐涎水，贯心则死。钱仲阳云：吐水不心痛者胃冷也，吐沫心痛者虫痛也，与痫相似，但目不斜，手不搐耳，化虫丸。田氏云：虫痛啼哭，俯仰坐卧不安，自按心痛，时时大叫，面色青黄，唇色兼白，目无精光，口吐涎沫也。若因胃冷即吐，理中汤加炒川椒、乌梅，或送乌梅丸尤妙。若中气虚而虫不安者，但补脾胃自安。冬月吐虫，多是胃气虚寒，白术散加丁香、乌梅。

疝

小儿阴肿疝气，多属肝肾气虚，为风邪所伤，血气相搏而成，六味丸加茴香、川楝子。若坐卧湿地所致者，五苓散换苍术加蝎尾、柴胡、山栀、车前；不时寒热者，小柴胡去参加桂、苓、川楝、蝎尾；若因啼哭不止，动于阴器，结聚不散，而睾丸肿大者，桂枝汤加细辛、当归、木香、蝎尾；啼叫气逆，水道不行而致者，沉香降气散加青皮、蝎梢、柴胡；小腹作痛，小便涩滞者，龙胆泻肝汤加延胡索、肉桂。

目

五脏六腑之精气，皆上注于目，而黑睛为肝之窍，瞳神又为肾之精华，小儿目无精光，及白睛多黑精少者，肝肾俱不足也，地黄丸加鹿茸。昼视通明，夜视罔见者，所禀阳气衰弱，遇夜阴盛则阳愈衰，故不能视也，冲和养胃汤、煮肝散。疳眼者，因肝火湿热上冲，脾气有亏不能上升清气，故生白翳，睫闭不开，眵泪如糊，久而脓流，遂至损目，益气聪明汤、决明鸡肝散。目闭不开者，因乳食失节，或过服寒凉之药，使阳气下陷，不能升举，补中益气汤。眼连劄者，肝经风热也，柴胡清肝散。若目劄面青，食少体倦，肝木克脾土也，五味异功散加白芍、柴胡、生姜；实者，去参换赤芍加羌活、蝎梢。若生下目黄壮热，大小便秘结，乳食不思，面赤眼闭者，皆由在胎时，感母热毒所致，儿服泻黄散，母服地黄丸。若乳母膏粱积热，致儿目黄者，母服清胃散。若肢体面目爪甲皆黄，小便如屋尘色者，难治。余参眼目本门治之。小儿误跌，或打著头脑受惊，肝系受风，致瞳神不正，名曰通睛，宜石南散吹鼻，内服牛黄平肝镇惊药。

耳

耳者心肾之窍，肝肾之经也。心肾主内证精血不足，肝胆主外证风热有余。或聋聩或虚鸣者，禀赋虚也；或胀痛或脓痒者，邪气客也。禀赋不足，地黄丸；肝经风热，柴胡清肝散。若因血燥，栀子清肝散，不应，佐以六味丸。若因肾肝疳热，朝用六味丸，夕用芦荟丸。若因乳母膏粱积热而致者，子母并服加味清胃散。

鼻塞　鼻衄

曹氏云：鼻乃肺之窍，皮毛腠理，乃肺所主。因风邪客于肺，而鼻塞不利者，内服消风散，外用葱白七茎，入腻粉少许，擂摊帛上，掌中护温贴囟门。小儿鼻衄，多因惊仆气散，血无所羁而随气上脱，先用小乌沉汤，次用止衄散，或异功散加柴胡、山栀；久不愈，用麦冬、黄芪、当归、生地、人参、五味煎服。若衄久血脱，但出淡红水，或带黄黑色者难已。

解　颅

解颅者，生下囟门不合也。长必多愁少笑，目白睛多，面色㿠白，肢体消瘦，皆属肾虚。按：肾主髓，脑为髓海。因父母精血不足，不能敛固也，地黄丸加五味、鹿茸，更用天南星微炮为末，醋调摊绯帛，烘热贴囟门。虚寒，用细辛、桂心、干姜为末，乳汁和傅上，干复傅之，儿面赤即愈。又方，半夏、生姜、芎䓖、细辛、桂心、乌头，苦酒煮去滓，以帛浸药汁中，适寒温以熨囟上，冷更温之，复熨如前。朝暮各三四熨乃止，二十日可愈。有至七八岁，或十四五岁，气血既盛而自合；若纵恣色欲，戕贼真阴，终焉不寿。此证若在乳下，当兼补其母，更以软帛束紧儿首，使其易合。亦有囟陷囟填，俱属赋禀不足，或五疳久病，元气亏损，泻利气虚，脾气不能上充所致者，补中益气及十补丸。若手足并冷，前汤加姜、桂；不应，虚寒之甚也，急加附子，缓则不救。

龟胸背

龟背者，由儿生下，风客于脊，入于骨髓，小续命去附加防风。龟胸者，因肺受湿热，攻于胸膈，龟胸丸，并用龟尿点其骨节，多有得愈者。盖小儿腠理不密，风邪乘之，或痰饮蕴热于肺，风热交攻而致，或坐早风入骨髓，治用上法。若禀受肝肾虚热，六味丸；肾气不足，八味丸；背，加鹿茸；胸，加龟甲。治之贵早，迟则不验。

虚羸

小儿虚羸，因脾胃不和，不能乳食，使肌肤瘦弱，或大病后脾气尚弱，不能传化谷气所致。若冷者，时时下利，唇口清白，热者，身温壮热，肌体微黄，更当审形色，察见证。如面赤多啼，心之虚羸也；面青目劄，肝之虚羸也；耳前后或耳下结核，肝经虚火也；颈间肉里结核，食积虚热也；面黄痞满，脾之虚羸也；面白气喘，肺之虚羸也；目睛多白，肾之虚羸也，仍参相胜治之。

五迟 五硬 五软

五迟者，立迟、行迟、齿迟、发迟、语迟是也。盖肾主骨，齿者骨之余，发者肾之荣。若齿久不生，生而不固，发久不生，生则不黑，皆胎弱也。良由父母精血不足，肾气虚弱，不能荣养而然。若长不可立，立而骨软，大不能行，行则筋软，皆肝肾气血不充，筋骨痿弱之故。有肝血虚而筋不荣膝，膝盖不成，手足拳挛者；有胃气虚而髓不温骨，骨不能用，而足胫无力者，并用地黄丸为主。齿迟，加骨碎补、补骨脂；发迟，加龟板、鹿茸、何首乌；立迟，加鹿茸、桂、附；行迟，加牛膝、鹿茸、五加皮。语迟之因不一，有因妊母卒然惊动，邪乘儿心不能言者；有禀父肾气不足而言迟者；有乳母五火遗热，闭塞气道者；有病后津液内亡，会厌干涸者；亦有脾胃虚弱，清气不升而言迟者。邪乘儿心，菖蒲丸；肾气不足，地黄丸加远志；闭塞气道，加味逍遥散；津液内亡，七味白术散；脾胃虚弱，补中益气汤。若病久或五疳所致者，但调补脾胃为主。五硬者，仰头哽气，手脚心坚，口紧肉硬，此阳气不荣于四末，独阳无阴之候。若腹筋青急者，木乘土位也，六味丸加麦冬、五味；若系风邪，小续命去附子。五软者，头项手足口肉皆软，胎禀脾肾气弱也。若口软不能啮物，肉软不能辅骨，必先用补中益气以补中州；若项软天柱不正，手软持物无力，足软不能立地，皆当六味丸加鹿茸、五味，兼补中益气。二药久服，仍令壮年乳母乳哺，为第一义。

失音

舌者音声之机也，喉者音声之关也。小儿率然无音者，乃寒气客于会厌，则厌不能发，发不能下，开合不致，故无音也。若咽喉声音如故，而舌不能转运言语，则为舌暗，此乃风冷之邪客于脾络，或中舌下廉泉穴所致。若舌本不能转运言语而喉中声嘶者，则为喉暗，此亦风痰阻塞，使气道不通，故声不得发，而喉无音也。大抵此证多有禀赋不足，不能言者；有乳母五志之火遗儿，薰闭清道，不能言者；有惊风中风不能言者。若遗热与津液耗者，七味白术散；清气不升者，补中益气汤；禀赋不足与虚火伤肺者，地黄丸。若仰首咳嗽，肢体羸瘦，目白睛多，或兼解颅呵欠咬牙等证，悉属肾虚，非地黄丸加鹿茸、远志不能治也。若吐泻后，或大病后，虽有声而不能言，又能咽物者，非失音，乃胃气不能上升，地黄丸与补中益气汤兼服。

咬　牙

　　小儿瘛疭，不时咬牙及啮乳者，虽多属惊，然所致各有不同。惟啮乳惊搐者，抱龙丸；若发热饮水，叫哭而搐者，心经实热也，泻心汤；睡困惊悸，合目而卧者，心经虚热也，导赤散，面青目劄，呵欠项强烦闷者，肝经实热也，柴胡清肝散；手循衣领，及乱捻物者，肝经虚热也，发搐目青面赤，肝经风热也，并宜六味丸。

夜啼　惊啼

　　夜啼有二：曰脾寒，曰心热。夜属阴，阴胜则脾脏之寒愈盛。脾为至阴，喜温而恶寒，寒则腹中作痛，故曲腰而啼。得灯火，其啼便止，其候面青白，手腹俱冷，不思乳食，亦曰胎寒，益黄散加钩藤。若见灯愈啼者，心热也，心属火，见灯则烦热内生，两阳相搏，故仰身而啼，其候面赤，手腹俱暖，口中气热，导赤散加黄连、麦冬；若面色白而黑睛少，属肾气不足，至夜阴虚而啼也，宜用六味丸；因惊者，参客忤惊啼治之。惊啼者，邪气乘心也，哭而多泪，是惊也，啼而无泪，是痛也。若因心火不足而惊啼者，《秘旨》安神丸；心火炽盛，导赤散；木火相搏，加柴胡、栀子；肝血不足，六味丸。

喜笑不休

　　经曰：神有余则笑不休。又曰：在脏为心，在声为笑，在志为喜，又火太过为赫曦，赫曦之纪，其病笑谑狂妄。又云：少阴所主为喜笑。又云：精气并于心则喜。此数者皆言属心火也。先用泻心汤治其心火，次与六味丸滋其肾水，太仆所谓壮水之主，以制阳光也。扁鹊云：其人唇口赤色者可治，青黑者死。若肾水亏涸，不胜心火，而喜笑不休。寻作不安之态者，六味地黄丸；肝木过盛，上挟心火，而喜笑不休者，柴胡清肝散，余兼别证各从其类而参治之。

循衣撮空

　　循衣撮空，皆由肝热筋脉血枯而风引之，故手指为之撮敛也，宜确服六味丸，间有回生之功；亦有脾虚肝乘者，六君子加钩藤、蝎梢，若肝经实热，泻青丸。盖循衣撮空，皆病之败证，求其实热，十无一二。许叔微云：循衣撮空，皆神虚无主，非大剂独参、保元，不能挽回。虚寒，则十全大补、人参养荣、大建中温补之。然亦有心包热极所致者，王海藏治血脱，循衣撮空摸床，扬手摇头，错语失神，脉弦浮而虚，血脱内燥，热之极也，气粗鼻干，此为难治，生地黄黄连汤。

寿　夭

　　孙真人曰：儿初生，叫声连延相属者寿，声绝而复扬急者不寿。啼声散，不成人。啼声深，不成人。脐中无血者好，脐小者，不成人。通身软弱如无骨者不寿，鲜白长大者寿。生下目自开者，不成人；目视不正数动者，大非佳。汗血者，多危不寿；汗不流，不成人。小便凝如脂膏，不成人。头四破，不成人。常摇手足者，不成人。额上有旋毛者早贵，妨父母。儿生枕骨不成者，能言而死；尻骨不成者，能踞而死；掌骨不成者，能匍匐而死；踵骨不成者，能行而死；膑骨不成者，能立而死。身不收者死，鱼目者死。股间无生肉者死，颐下破者死，阴不起者死，阴囊下白者死，赤者死，卵缝通达黑者寿。儿小时，识悟通敏过人者，多夭，大则项橐颜回之流也。小儿骨法，成就威仪，回转迟舒，稍费人精神雕琢者寿，其预知人意，回旋敏速者夭，大则杨修孔融之徒也。

张介宾曰：小儿之寿夭，其因有二：一则由于禀赋，一则由于抚养。夫禀赋为胎元之本，气之受于父母者也；抚养为居处寒温，饮食饥饱之得失者也。凡少年之子多有羸弱，欲勤精薄也；老年之子多强壮者，欲少精全也。多饮者子多不育，盖以酒湿乱精，则精半非真而湿热胜也。多欲者子多不育，以孕后不节，则泄母阴，夺养胎之气也。此外如饥饱劳逸，五情六气，无不各有所关，是皆所谓禀赋也。至于抚养之法，则俗传有云；若要儿安，须带饥寒。此言殊为未审。夫欲其带饥者，恐饮食之过耳，过则伤脾而病生，宁使略饥，其犹庶几，至若寒之一字，则大有关系。小儿以未成之血气，嫩薄之肌肤，较之大人，相去百倍，顾可令其带寒耶！尝见新产之儿，多生惊搐，此为稳婆不慎，则风寒袭之，多致不救者此也；及其稍长，每多发热，轻则为鼻塞咳嗽，重则为小儿伤寒，幼科不识，一概呼为变蒸，投药致毙者此也；或寒气伤脏，则为吐泻，或因寒生热，则为惊为疳。种种变生，多由外感，虽禀体强盛不畏风寒者，亦所常有，但强者三之一，弱者三之二，伤热者十之三，伤寒者十之七，况膏粱贫贱，气质本是不同，医家不能察，但知见热攻热，婴儿不能言，病家不能辨，徒付之命，诚可叹也！又有谓小儿纯阳之体，故多宜清凉治之，此说尤为误人。而王节斋又曰：小儿无补肾。谓男至十六而肾始充满，既满之后，妄用亏损，则可用药补之；若受胎之时，禀之不足，则无可补，禀之原足，又何待补？呜呼！此何说耶？夫小儿谓纯阳者，以其阴气未成，即肾虚也，或父母多欲而所禀水亏，亦肾虚也。阴既不足，而不知补之，阴绝则孤阳亦绝矣，何谓无可补耶？殊不知钱氏六味地黄丸，专治小儿肾虚解颅，以其纯阳无阴，故取崔氏八味丸，裁去桂、附，以独补肾水也。此义惟薛立斋得之，惜乎世医，多所未悟也。

卷 十 二

婴 儿 门 下

夫人习尚不同，趋舍各异，痘疹一门，向得涵高兄采辑诸家方论，备列医通，其间方药多有以意参易者，惜乎笔削未竣，完璧难求，志儿心折其学，因命续貂，系以麻疹诸例，庶不失先哲二者并名之义云。

钱氏痘疹论

小儿在胎时，食母五脏血秽，生后其毒当出，故痘疹所发，皆五脏之液。肝水泡，其色青小；肺脓泡，色白而大；心为斑，其色赤小；脾为疹，其色赤黄。疮疹欲出，五脏证具，惟肾无候，但耳凉尻冷是也。疮疹出时，辨视轻重，一发便出尽者，必重也；疮夹疹者，半轻半重也；出稀者轻，里外微红者轻；外黑里赤者，微重也；外白里黑者，大重也；疮端里黑点如针孔者，势甚也；青干紫陷，昏睡汗出不止，烦躁热渴，腹胀啼喘，大小便不通者，困极也。凡疮疹当令乳母慎口，不可令饥，及受风冷，致归肾变黑难治也。有大热当利小便，有小热宜解毒，若黑紫干陷者，百样丸下之，不黑者慎勿下。更看时月轻重，大抵痘疹属阳，出则春夏为顺，秋冬为逆；又当辨春脓泡，夏黑陷，秋斑，冬疹，亦不顺也。黑者，无问何时，十难救一。其候寒战噤牙，或身黄肿紫，急宜百祥丸下之。复恶寒不已，身冷汗出，耳尻反热者死，肾气大旺，脾虚不能制故也。下后身热气温，欲饮水者可治，脾旺胜肾，寒去而温热也。治之宜解毒，不可妄下，下则内虚，多归于肾。若能食而痂头焦起，或未焦而喘，实者，四顺清凉饮下之。若身热烦渴，腹满而喘，大小便涩，面赤闷乱大吐，此当利小便，不瘥者，宜风散下之。若五六日痂不焦，是内发热，热湿蒸于皮中，故痂不得焦，宜在风散导之，用生犀磨汁解之，便热退痂脱矣。疮疹欲出，先欠呵顿闷，肝也；时发惊悸，心也；乍凉乍热，手足冷多睡，脾也；面腮颊赤，咳嗽喷嚏，肺也。此四脏证俱见，惟黑属肾也。疮疹乃五脏之毒，内一脏受秽多者，出则归其脏矣。

丹溪参补陈氏痘疹论

小儿疮疹，大抵与伤寒相似，发热烦躁，脸赤唇红，身痛头疼，乍寒乍热，喷嚏呵欠，嗽喘痰涎，始发之时，有因伤风伤寒而得，有因时气传染而得，有因伤食呕吐而得，有因跌扑惊恐瘀血而得，或为窜眼惊搐如风状，或口舌咽喉肚腹疼痛，或烦躁狂闷，昏睡自汗，或下利，或潮热，证候多端，卒未易辨，须以耳冷尻冷足冷验之。盖疮疹属阳，肾脏无证，耳与尻足俱属肾，故独冷，又不若视其耳后有红脉赤缕为真候。调护之法，首尾俱不可汗下，但温凉之剂，兼而济之，解毒和中，安表而已。虚者益之，实者损之，冷者温之，热者平之，是为权度。如庖人笼蒸之法，但欲其松耳。盖毒发于表，如苟妄汗，则营卫一虚，开泄疮烂，由是风邪乘间变证者有之；毒根于里，如苟妄下，内气益虚，毒不能出而反入焉，由是土不胜水，变黑归肾，身作振寒，耳尻反热，腹胀黑陷，十无一生。汗下二说，古人深戒，以此视之，疮疹证状，虽与伤寒相似，而治法实不同，伤寒从表入里，疮疹从里出表故也。如欲解肌，葛根、紫苏可也；其或气实烦躁，热炽便秘，则犀角地黄汤，或紫草饮，多服亦能利之。故虽云大便不通少与大黄，尤宜斟酌，若小便赤少者，分利小便，则热气有所渗出。凡热不可骤遏，但宜轻解，若无热，又不能起发也。疮疹分人清浊，就形气上取勇怯，凡已发未发，但觉身热，证似伤寒，疑似未明，先与惺惺散、参苏饮，热甚，则升麻汤、人参败毒散。张涵高曰：上方俱难应用，当以轻剂透表为妥。一见红点，便忌葛根，恐发则表虚也。凡痘疮初欲出时，身热鼻尖冷，呵欠咳嗽面赤，便宜升麻汤加山楂、大力子，则疮稀疏易愈。凡痘疮热时，法以恶实子为末，蜜调贴囟门，免有患眼之疾。凡初出之际，须看胸前，稠密，急宜消毒饮加楂肉、黄芩、紫草；减食，禁加人参。初出之时色白者，便大补气血，参、芪、术、草、桂、芍、芎、归；若大便泻，加木香、肉豆蔻，初起时自汗不妨，盖湿热熏蒸而然。有初起烦躁谵语，狂渴引饮，若饮水则后来靥不齐，急以凉药解其标，如益元散之类。凡疮已出，可频与化毒汤，当去升麻。出不快者，加味四圣散，或紫草饮、紫草木通汤，及快斑汤；出太甚者，人参败毒散；色赤，犀角地黄汤。疏则无毒密则毒盛，宜多服凉药解之，庶无害眼之患。炉灰色白静者作寒看，齐涌者燥者焮发者作热治。黑属血热，凉血为主，白属气虚，补气为先，中黑陷而外白，起得迟者，则相兼而治。凡痘疮分表里虚实，吐泻少食为里虚，不吐泻能食为里实，里实而补则结痈毒，陷伏倒靥灰白者为表虚，红活绽起为表实，表实而复补表，则溃烂不结痂。痘疮分气血虚实，虚则黄芪养营活血之剂，佐以风药；实则芍药、黄芩为君，佐以白芷、连翘之类。调解之法，活血调气，安表和中，轻清消毒，兼而治之。温如当归、黄芪，凉如前胡、葛根，佐以川芎、白芍、枳壳、桔梗、羌活、木通、紫草之属，则可以调适矣。黑陷二种，因气虚而毒不能尽出者，酒炒黄芪、紫草、人参辈。黑陷甚者，用烧人矢，蜜水调服；痒塌者，于形色脉上分虚实，实则脉有力，气壮红紫；虚则脉无力，色淡平塌。虚痒，以参、芪实表之剂加凉血药；实痒，如大便不通，少与大黄寒凉之药下其结粪。气怯轻者，用淡蜜水调滑石末，以羽润疮上，疮干宜退火，只用轻剂，荆芥、防风、牛蒡之类。上引用升麻、葛根，下引用槟榔、牛膝，佐以贝母、忍冬、白芷、栝蒌之类。若咽喉痛者，鼠黏子汤、如圣饮选用；喘满气壅者，麻黄汤加黄芩、白芍、石膏；烦渴泻利者，乌梅与绿豆、黑豆作汤，时温服之；泻利呕逆者，理中汤加木香；将欲成就却色淡者，宜助血气，芎、归、芍药、红花之类；将欲成就却色紫者，宜凉血解毒，生地、芩、连、连翘之类，甚者，犀角大解痘毒；淡白色将靥时如豆壳者，盖因初起时饮水多，其靥不齐，欲呼为倒靥，但服实表之剂，消息二便，如大便秘，通大便，小便秘，通小便。小便赤涩，大连翘汤、甘露饮；大便秘结，内烦外热者、小柴胡加枳壳最当，或少与四顺清凉饮。疮疹用药，固有权度，大小二便不可不通。其大便自下黄黑，则毒已成，不必多与汤剂，但稍与化毒汤，不用亦可，二便一或闭焉，则肠胃壅遏，脉络凝滞，毒无从泄，眼闭声哑，不旋踵而告变矣。陷入者，加味四圣散，更以胡荽酒薄敷其身，厚敷其足，喷其衣被，并厚盖之。若犹未也，独圣散入木香煎汤；若其疮已黑，乃可用钱氏宣风散加青皮。钱氏云：黑陷青紫者，百祥丸下之，不黑者慎勿下，知其所下者，泻膀胱之邪也。又云：下后身热，气温欲饮水者可治，寒战者为逆，知其脾强，土可以制水也。百样丸太峻，宜以宣风散代之，泻后温脾，当用人参、茯苓、白术等分，厚朴、木香减半为妙。盖疮发肌肉，阳明为主，脾土一温，胃气随畅，何惮不消弭已泄之肾水乎！此钱氏不刊之秘旨也。其坏疮者，一曰内虚泄泻，二曰外伤风冷，三曰变黑归肾。近时痘疹，多宗陈文中木香散、异功散，殊不知彼时立方之时，为严冬大寒郁遏，痘疮不得红绽，故用辛热之剂发之，今人不分时令寒热，一概施治，误人多矣。夫渴者用温药，痒塌者用补药，自陈氏发之，迥出前辈，然其立方多用燥热，或未适中，恐其立方之际，必有挟寒而虚者设也。痘疹多是毒气盛，便先宜解毒，然恐气血周贯不定，故随后亦宜兼补，以助成脓血也。

薛立斋痘疹大要

痘疹大要，与痈疽治法无异，宜辨表里虚实寒热。盖表虚而用发表之剂，轻则斑烂，重则不能起发而死。里实而用托里之剂，轻则患痘毒，重则喘急腹胀而死；里虚而用疏导之剂，轻则难以灌脓结痂，重则不能结靥落靥而死，治法可不慎哉！若臀赤发热疼痛作渴，能食便秘，此形气病气俱实也，虽在严冬，必用四顺清凉饮，以救其阴。若黑陷不食，呕吐泄泻，寒战咬牙，手足逆冷，此脾土虚败，寒水

所侮也，虽在盛暑，必用六君、姜附，或陈氏异功散，以回其阳。此《内经》舍时从证之法也。若起发迟不红活，不作脓，不结痂，或发热作渴，饮食少思，此脾胃虚弱也，参芪四圣散补之。若虽起而色白，虽灌脓而不满，虽结痂而不落，或痒塌作渴饮汤，腹痛不食，呕吐泄泻，此脾胃虚寒也，陈氏木香散以温之。其在四五日之间死者，毒气盛，真气虚而不能起发也；六七日之间死者，元气虚而不能灌脓也；旬日之外死者，邪气去，脾胃败而元气内脱也。治者但能决其死，而不知其死必本于血气亏损，苟能逆推其因而预为调补，岂断无生理哉！盖起发、灌脓、结痂三者，皆由脾胃荣养，不可妄投克伐之剂以致其夭枉也。至于大人患此，治法迥异。昔丹溪尝治一老人，初患痘，昏愦不知，亟用大补四十余剂，出痘而愈，观此可见。

魏桂岩逆顺险三法论

夫痘分逆顺险法，古无有也，愚妄立之，何则？顺者吉之象，逆者凶之象，险者悔吝之象，治痘而执此三法，以观形色，验吉凶，将无施而不当也。盖痘发热三日，放标三日，起长三日，灌浆三日，收靥三日，始于见形，终于结痂，凡十四五日之间而已。是故吉不必治，治则反凶，凶不可治，治之无益，至如险者治之，则可以转危就安。夫气血盛，斯毒易解；气血损，则毒难愈。惟气血弱者，虽毒不能顿解，故必加补益扶持，使生意固乎其中，无不平矣。余尝苦心究讨，定立法式，观者幸毋以余为僭。

一二日，初出如粟，血点淡红润色，于口鼻年寿之间，先发两三点，顺之兆也。形如蚕种，紫黑干枯，于天庭、司空、印堂、方广、太阳等处先见者，逆之

兆也，虽稠红润泽成箇者，亦险也。圆晕成形，干红少润，险之兆也。险者毒虽犯上，其气未离，候其气血交会，保元汤加桂。

二三日，根窠圆混，气满血附，长发饱满，光洁为顺。根窠无晕，气失血散，枯死不长为逆。根窠虽圆而顶不满为险，保元汤加芎、桂。

四五日，大圆光泽，大小不一，气和血就为顺。绵密如蚕种，黑陷干红紫泡者为逆。根窠虽起，色不光洁为险，保元汤加桂、糯米。

五六日，气会血附，红活鲜明为顺。气虽旺而血不归附，灰陷紫陷，或发水泡，痒塌为逆。气弱血微，光白不荣为险，保元汤加木香、芎、归。

六七日，气化浆行，光洁饱满为顺。浆毒不行，神去色枯为逆。气血不足，不能成浆为险，急以保元汤加桂、米。

七八日，气旺血附，神全色润为顺。毒不化浆，色枯干紫为逆，发痈者可治，外剥者必死。气血少缓，毒虽化而浆不满为险，保元汤加桂、米。

八九日，浆足根化，而无他证为顺。浆不足而成外剥者为逆。浆不充满，血附线红气弱者为险，保元汤加姜、米。

十一二日，血尽毒解，气调浆足而敛为顺。气弱血凝，枯朽剥尽为逆。血尽浆足，湿润不敛，内虚为险，保元汤加苓、术。

十三四日，气血归本，浆老结痂为顺。毒未解而脱形，诸邪并作，虽结痂为逆。浆老结痂之际，或有杂证相并，不可峻用大寒大热之剂，保元汤随证加减。

十四五日，气血收功，痂落瘢明为顺。痂未易落，寒战咬牙，谵语狂烦，疔肿作者为逆。痂落潮热，唇红口渴，不能食者为险，四君子加黄连、山楂、陈皮，

不解，大连翘汤加减。

论曰：保元汤即东垣所制黄芪汤也，不越人参、黄芪、甘草，性味甘温，专补中气，而能补火，故虚火非此不去。人参固内，黄芪固表，甘草解毒，借以治痘，令其内固外护，扶阳助气，使气生血附，藉此载领，有回生起死之功。或云：气血与毒同途，何专理气而不理血，殊不知气旺自能载领其血也。或曰：桂者辛物，痘出已热，而更用之何也？盖取其辛甘发散，助参、芪之力而成伟功也，今更采入痘科诸方，协助保元汤以收图治，是以升麻汤、和解汤、四顺清凉饮等，有开济之功，故用于三日七日保元之前；解毒汤、大连翘汤、参苏饮等，有平治之能，故用于十四日前后；四君子汤、生脉散、桔梗汤、参苓白术散、四苓散等，故用于保元之间，有赞相之能。不拘日数，白螺散治痘之不收，金华散治痘后肥甘疥癣，生肌散治痘疮蚀不敛。以上诸方，不过翊运保元，以济阴阳亏盈之变。治痘用药之要，始出之前，宜开和解之门；既出之后，当塞走泄之路；痂落以后，清凉渐进；毒去已尽，补益宜疏。其他虽有奇方，不合中和之道，悉皆不录。

翁仲仁痘疹论

夫痘由中以达外，用药因期而变通，以常言之，发热三日而后见标，出齐三日而后起胀，蒸长三日而后灌脓，浆满三日而后收靥，故发热三日，当托里解毒，使其易出。亦有气弱而不能出者，当微补其气，气和则出快，切不可轻用黄芪，恐腠理一密，则痘难出也。四五六日起发之时，宜清热解毒，清热则无血热枯燥之患，解毒则无壅滞黑陷之虞，七八九日灌脓之时，宜温补气血，气血流行，而成浆自易也。十日至十一二日收靥之时，宜调

和气血，补脾利水，自然结靥矣。此特语其常也，盖常者可必，而变幻无期，当随候参详。见红点之时，如痘轻少，不可过表，在后恐成斑烂，如干红紫色，急宜疏利。不然，在后必成黑陷，四五日之内，痘出足下为齐，苟未尽出，于解毒中宜兼发散，若专于清凉，则痘反凝滞，不能起发也。七八日之间，毒未尽解，于温补之中，宜兼解毒；若偏于温燥，则毒反蕴蓄，不能化浆也。十一二日之间，浆未满足，虽当大补气血，然须兼解余毒，不然，恐有痈毒疱疤之患也。夫痘疮之发也，身热和缓，达于外者必轻，闷乱烦躁；彰于外者必重，其颜色贵润泽而嫌昏暗，贵光彩而嫌枯涩，贵淡红而嫌黑滞，贵鲜洁而嫌娇嫩，贵圆净而嫌琐碎，贵高耸而嫌平塌。其皮肤贵坚实而嫌虚薄，贵匀净而嫌冗杂。其根窠贵收紧而嫌散润。痘根阴阳见点，最忌浮肿，出要参差，血宜归附，耳后头项心胸，少于他处为吉，眉棱两颧额前先后润而不滞为佳。夫色之红者，毒始出也；白者，毒未解也；黄者，毒将解也；干黄者，毒尽解也；灰白者，血衰而气滞也；焦褐者，气滞而血枯也；黑者，毒滞而血干也。如红变白，白变黄者吉；红变紫，紫变黑者，死之兆也。

痘疹握机论

张安世曰：医学贵乎专精，崇古分科习业，各擅所长，庶几夺权造化。痘疹一门，为婴孺始基第一关隘，予尝历考钱、陈、朱、魏诸家之论，各执一端。缘其立言之义，有就证而论者，有究本而论者，有因时而论者。观费氏《大运论》云：尝稽痘证，有独取于辛热，有得意于寒凉，有扼要于保元，是皆治痘名家，何不见有逐年先后之别？要知天运使然，非三者之偏僻也，而费氏明指文中、仲阳、桂岩三子而言，独不及济川者，以济川实得一本万殊之妙，兼该三子之长，其论可法，后学可宗。有言于神宗丁巳至癸亥，尚多气虚，由甲子而血热者渐多矣，其毒亦渐深矣，向补宜从重者变而宜轻，泻宜从轻者变而宜重。逮及丁卯，所宜重泻者，虽极清极解而亦弗灵矣，势必荡涤而元枭之势始杀，然犹放标起胀时之权宜也。至壬申后，荡涤之法向施于成浆前者，竟有首尾而难免者矣，其黄氏《痘疹或问》亦云：予自万历辛巳始行其道，所历之痘，多属虚寒，至癸卯岁，忽然气候大变，自后当温补者，十无一二；虚中挟火挟痰者，十常八九。痘色亦常变异，良由运气使然，握司命之机者，可不达权通变而固守成则欤？于是会参诸家宗旨，综其大端，不出血热毒盛，毒盛气虚，气虚不振之三纲，顺险逆之三要，顺则无庸治，逆则治何益，惟险者在急治而尚变通，其机不暇少缓，不可泥于首尾而拘于绳墨也。至于病有寒热，证有真假，毒有浅深，药有轻重，治有缓急，时有寒暑，人有贵贱，禀有强弱，安可概论？若夫膏粱之治，与贫贱之治，迥乎不侔。夫膏粱之家，素嗜肥甘，肌体柔脆，譬之阴地草木，未经风日，奚堪胜任？况一有微疴，即日历数医，虽具法眼，亦难独出己见，稍用一有关之品，即众口诐诐，功未见而咎有归，此亦世道使然，无足憾也。而贫贱之家，日甘粗粝，风霜切体，纵有疾苦，力能胜受，即或从事医药，则专任于一，虽证剧可危，尚堪重剂推扳，功成反掌。第贫家之痘，一涉危疑，医者往往忽略而委之不救，弃以待毙，因得土气滋化而复苏者，亦恒有之。达权之士，务在见机于始萌之际，变通于未发之先，如毒因表邪而发者疏解之，由里邪而发者宣畅之，热剧者凉润之，毒闭者开泄之，挟惊者清理之，挟痰者驱导之，虚者益之，实者损之，寒者温之，热者清之。此数者乃治痘之大纲，必须明烛其机而毅与之，慎毋疑似而混用升发。标证一退，其痘自起，盖治病必求其中，审系血热而用凉解，即是升发；审系气虚而用补托，即是升发，以故新甫有见点忌升麻之说，丹溪复有一见红点便忌葛根之诫。夫今之以痘疹名世者，或称家秘，或尚师传，下手不辨气血之虚实，热毒之浅深，禀赋之强弱，兼证之有无，概以通套升发为务，直待点齐而验以凶吉，不知延过三日，则毒已归经，加之兼证交攻，种种变端，莫不由此。此皆识见未真，习俗之谬耳。费子所谓识见不真，先迷向往之路；胆力不雄，同归废弛之地；理障未捐，难神变化之用，是必胆与识俱，心随理运者，而后可以语此。尝有痘虽初放，功不在于升发，时虽起胀，宁有事乎清凉，寓补于泻，何嫌灌浆而解利，用热为收，何病结痂而疏发。至若临证之机，必细察其形，熟验其色，复于神情而绎之，兼内证以参之，庶乎似虚寒而反实热，似有余而反不足，似平易而实危殆，似必毙而实可生，了然于心目间。其有素禀气虚，而证见血热者，当于发热之初，乘毒未归经，元气犹堪，宜先理其标，峻投凉血以化热毒，后固其本，任用温养以助成浆。设先不为清理，至四五日间，欲行凉解，则痘必难起灌，欲行补托，又碍热毒未清，至此攻补两难，而致夭枉者比比。且有闷痘一证，方书但言白闷、紫闷、紧闷，从无辨救之法。因思闷者，痘缘毒邪壅蔽，闷而不发，其证最急，是为逆中之逆，虽有神丹，莫可救也。然有似闷而非真闷，即属闷而缓者，是为险中之逆，此闭证也，世多例之闷痘，弃而不救，可概委之于数

乎？若能明究其故而开其闭，庶可转危就安，犹之鸡鸣度关，此关一过，前途别有料理。但闭证之由种种，有因火毒炽盛而闭者，有因痰垢凝塞而闭者，有因虫蜃内攻而闭者，有因挟食挟血而闭者，有因真元亏极而闭者，略举一二言之。如一发热即报点如丹，身热如烙，渐干焦紫黑，烦躁闷乱，唇焦口臭，或唇口肿满，是属火也，虽冬月亦须大剂白虎化斑汤，石膏非数两不应。或发热时，便头项不举，痰喘气急，或目闭神昏，眩晕颠仆，闷乱搐搦，是属痰也，亟当猛进金匮大黄甘草汤，使上吐下泄以救之。或一发热即烦闷呕吐，舌下常流清水，或时沉默喜睡，或时躁扰不宁，或腹痛狐疑，或频频叫喊，验其舌下筋青，或下唇有黑白细点，是属虫也，宜先与椒梅丸，诱入虫口，即以紫草承气汤下之。或初发时便壮热神昏，腹痛谵语，舌刺如芒，或气粗便闭，狂叫闷乱，是属食也，急投大承气汤，及三承气选用。或因跌扑内伤，瘀血阻滞，谵语神昏，喘胀衄血者，桃核承气汤。或有身无大热，见点细白如痞，气怯无力，目闭无神，面色及唇反鲜泽娇艳，光彩倍常，是气虚无阳，肺胃之精花涣散于外也，然此亦不多见，惟娇养柔脆者间或有之。若非峻用人参二三两，生芪两许，佐以升麻、五味，续续灌下，乌能回元气于无何有之乡而振起之耶？其证之属实而闭者，竭力图之，可全十之半；属虚而闭者，则与秦越人起虢太子不异，可知造化枢机在掌握间，岂可拘于寻常例治哉？

辨　证六则

初发悠悠身热，最宜气息和平，饮食甘而便溺如常，手足温而面容不改，兼之睡卧安宁，便见证来之顺。四肢清而面色㿠白，饮食少而精神倦怠，此证当作虚

看，痘出决然不振。再见便溏呃乳，急当补气为宜，若还热甚气粗，定须解毒何疑。谵语狂言烦躁，均为内热；喘满气粗便秘，须知毒壅。毒盛则头面赤热，气虚则手足寒清。呕吐为火气上炎，溏泻为毒气下迫。腹胀口张喘急，啼声不绝嘎频，须防失血。面青劄眼摇头，狂乱忽生吐乳，发惊先兆。是以热盛者，只宜清凉发散，不可峻用苦寒，发散则毒外出而热自解，苦寒则毒反伏而出愈难。故发散之剂，轻则升、葛以疏其热，而烦躁壮实者，非此何以定其标？重则麻黄以开其壅，而喘急胀满者，非此何以救其危？未萌先泻，有热证，莫作虚看；已泄而渴，无热证，便从虚治。止热泄以清凉，重加发散。治虚溏以温补，仍用开提。内虚误用寒凉，助其作泻，实热妄投补剂，转增烦剧。安静能食，勿谓便实可下；泄泻烦渴，休言热证宜凉。气弱而少食者，不任其毒；神强而能食者，不失其常。

尝谓痘初见点，便观颜色荣枯，一来便觉粗肥，稀疏可必。始发若还琐屑，繁密堪知。带热敷疮，陆续出来犹可救，一齐涌出。娇红皮薄总难生，细细白头如背痱痦，干枯必作内攻形，稠稠红点似丹朱，不久定成焦萎势。粗肥漫顶，点子不红终白陷；头尖皮薄，茱萸纹起定空疮。白嫩则皮薄娇红，黄瘦则痘成褐色。若人苍黑皮粗，疮色必然惨暗。婴儿肌肉不同，未可一例而断，只宜绽凸有神，不喜娇红平塌。色泽神安，见点如珠如粟，毛焦皮燥，敷疮或紫或焦，带热出来，最恐密似针头，纵然续出，尤忌形如蚕种，如麸如痦，如疹如疥，根窠不立，脚地俱无，犯此数端，总皆不救。夹斑如同蚊咬，最为恶烈，乃或螺蛳云电，差为可治。未热先敷数点，俗名报痘。若还热久不敷，便作疔看。先发块而后发疮，块为风毒所发；先发疮而后发块，块名鬼肿难医。避痘避于隐僻，眼胞唇内多凶。闷痘闷于要处，喉舌胸背皆危。顺不憎多，逆嫌一点，冷疔先见，诸疮何敢彰形，贼痘若生，诸痘焉能灌汁，辨认若真，急须挑破。里证未平，痘虽出而毒犹在里，解毒为务；便调人静，身虽热而毒已透表，安表为先。设使内外证平，此际不须过治，再看精神勇怯，审详表里如何。

三日四日，痘出当齐。点至足心，势方安定，犹是陆续不齐，尚隐皮肤之内，若非风寒壅遏，定属气虚不振。是以四日以前，痘毒方出，身表宜凉；四日以后，毒出已定，身表宜温。凉则气血和平，痘色必然润泽；温则腠理开通，其势易以成浆。故至此而身不微热，色不鲜泽，虽不至于冰伏，痘疮断乎不长。五六日来，血包已成，候当肥大而粗，顶宜发光而白，故根红而顶白者，已具行浆之势。若还赤色过头，虽见娇红可爱，绵延六日依然，到头空谷虚花，皮薄而光亮如灯，内含似水，顶尖而根脚不红，行浆不实。热毒盛而未解，则为紫为黑；壅而不起，则为陷为塌，滞而不荣，则为干枯为青灰，怯而不振，则为不快为停浆。或有肉先肿而痘反不起者，浆则滞而不行；面已浮而痘反退伏者，毒则壅而不通。故身不热而痘不起，已成冰硬之形，赤色若还不变，温之可兴；气血弱而疮不振，遂成不快之状，红润依然如旧，补之可生；紫色干枯，切忌温中滞补，只宜活血松肌。毒势壅滞，烈药虽然可发，透肌尤是良方，溏泄惟于温补，泻甚佐以升提。

六日七日之期，气血敷化之际，顺候浆行半足，虚疮才发微光。毒重而壅遏者，顶滞干红；气盛而娇发者，饱满光泽。头面行浆而四肢未起，切莫慌张；腿膝发泡而脸额焦枯，且休欢喜。既以惧其发呛，且又虑其喘急；饮食不多，恐致脏虚而内陷；水浆频进，须防泄泻而变危；热盛烦渴，到此休为实论；再加溏泄，此时只作虚看；黑紫干枯，急须攻发其热；气虚塌陷，便当温补其虚。发呛愁其失声，喘急恐其腹胀。疮或白而少神，根虽红而难治，尖不起而离根，脚虽赤而无济，色淡白而塌阔，此内必无浆汁，皮薄泽而娇红，有浆亦是清稀。犯此四端，总属气虚，八九日间，必然发痒，若还壮热燎人，不痒定行干燥，紫色干枯，不须著眼，中凝血迹，或可幸成，浆既行而半足，时则未当收敛，忽尔一齐紫黑，倒黡①莫认结痂。若还攻发得宜，傍生血点再行浆，如见气急腹胀，不久失音死在迩。

痘出八九日来，已结干红痂疕音被，如或少生不顺，至此方得灌浆，若遇身重发热，停浆不易结痂，此则阳亢阴虚，应以清凉收敛。浆足气促，恐因痰涌而然，忽而发惊，毋乃二便秘结，再见气虚塌陷，必然倒黡黑焦。一则温补可兴，一则攻发可活。泄泻安宁，大虚少毒。脾寒则下白脓，脏毒必然便血。唑喉声哑，浆行饱满亦无妨；塌痒咬牙，便实声清犹可活。黡来痂硬，变证终无，疕脱如麸，须愁余毒。蒸发或致太过，则溃烂难收，身热若见燎人，则燎浆发泡。空遗痘壳不成痂，只为浆清热重；腹胀喘呼而塌陷，皆因毒入内攻。出来不灌黄浆，痂疕犹如血赤，若曾解毒于先，此证断之极美。胃气绝则唇口肿硬，肝热盛则目睛吊白。喘急发于泻后，总属气虚；便泻继以烦渴，谅非实热。泄泻而烦渴不止，理必升提，好饮而发渴愈甚，势难救援。气虚寒战，痘疮无恙即温经；浆足难收，便实热蒸须解利。进清凉以助结痂，叱补法而防过益。

痘成痂疕，八九功成，余毒变迁，终

非吉兆，是故眼合腹胀，犹蹈危机，虚浮不退，尚罹凶咎。痂虽成而反致失声，犹为黑黡；肿未退而眼已先开，恐毒内攻。阳气极而狂叫喘呼，肠胃伤而便溺脓血。热毒逗留不化，结痂而壮热憎寒；经络余毒未尽，日晡则往来寒热。发在午前为实证，烦渴腮红，申后方热是阴虚，便调形瘦。他如撮唇弄舌，心经蓄热无疑，摵肚抬胸，肺胃毒冲有准。身热便秘，恐成暴急惊风；潮热便溏，防变慢脾风搐。验失明于眼合羞明，辨口疳于唇焦龈黑。实热结于大肠，必然便秘；虚寒客于胃府，乃成泄泻。喘渴须分虚实，泄泻当辨寒热。欲观痂落之余，再审瘢痕之色，桃红光泽，营卫俱安；灰紫干焦，尚留风热；粉白为气血之虚；皮点为脾胃之疾，遍体赤斑，乃是失于解利；浑身青紫，恐为风寒所客。余毒未消，不特为疽为疖，见风太早，须防发疮发痖。匪人切勿胡传，此本先贤真诀。

表里虚实论

凡痘灰白不红绽，不起发，出不快，昏暗顶陷，皆表寒而虚；二便清，身凉，手足口气俱冷，不渴少食，唇白涕清，饮食不化，皆里虚而寒。此表里虚寒之证，急宜温脾胃补气血，当用参、芪、归、术、木香、肉桂等药，以助灌脓收黡。夫表虚者，以补气为主，补血次之；里虚者，于补血之中须兼补气，使胃气条畅，脾气壮实，在后必无陷伏之忧。苟能补气，则血亦周流，送毒出尽，不致凝滞，在后必无痒塌之患。凡红紫干滞，黑陷焦枯者，皆表热而实；大便秘结，小便赤涩，身热鼻干，唇燥烦渴者，皆里热而实。此表里实热之证，急宜凉血解毒，当

---

① 黡（yǎn）：黑色的痣。

用紫草、红花、连翘、鼠黏、木通、蝉蜕、荆芥，甚则芩、连之类。如表热者，则宜清凉解表而分利次之；里热者，重于解毒而兼清凉。如二三日之前，热毒盛者，以硝、黄微下之。盖凉血不至于干紫，解毒则免于黑陷，如表虚不补，则成外剥；里虚不补，则成内攻；表实过补，则不结痂；里实过补，则发痈毒，所以痘证变迁不常，若色一转，又当变通，不可拘于一定也。

气血虚实论

夫气有生血之功，血无益气之理，故气不可亏，亏则阳位不及，而痘之圆晕之形不成，血不可盈，盈则阴乘阳位，而痘之倒黡之祸立至，是以治虚证，必当补气为先。盖气有神而无形，补之则易充，血有形而无神，补养难收速效。况气阳而血阴，阴从阳，血从气，理也。故补气不补血，使气盛而充，血亦随之而盛矣。何谓气血虚实？且如气过热则泡，血过热则斑；气不及则顶陷不起，血不及则浆毒不附。凡痘色淡白，顶不坚实，不碍手，不起胀，皆属气虚，宜保元汤倍黄芪加肉桂、丁香，人乳与酒酿同服。根窠不红不紧束，或红而散阔，以手摸过即转白，毫毛竖起，枯槁不活者，皆血虚也，保元汤加芎、归、红花及山楂以行参、芪之滞，木香以散滞气，而血自活也。凡用黄芪，当在痘出尽之后；凡用热药，当看毒尽解之时，更察气血之虚实偏胜而治之，则药无不效矣。凡补血，首尾用地黄，防滞血必用姜制；用芍药恐酸寒伐胃，必用酒炒以抑其润下之性，借酒力而行之达表也。

虚证防变论

初发身热悠悠，乍热乍凉，肌松神倦，面青㿠白，饮食减少，手足时冷时热，呕吐便溏，痘点方见，隐隐不振，淡红皮薄，三四日陆续不齐，不易长发，五六日不易成浆，少食气馁，伤食易泄；七八日塌陷，灰白不起，自汗微渴，或腹胀喘渴，泄泻塌痒闷乱，咬牙寒战，头温足冷，势所必致，皆缘气虚之故。故治虚痘，初发不宜轻投透表之剂，即参苏饮、人参败毒散等亦不宜用，况升麻汤等纯行升发之药乎！至于黄连、紫草，皆为切禁，惟宜保元汤为主。若气粗皮燥无润色者亦当忌之，只以四君子少加桔梗、川芎，补益之中略佐升提之法，候点子出齐，重用参、芪峻补其气，助其成浆。至八九日间无他凶证，十全大补汤倍桂。塌陷灰白，腹胀泄泻，木香散；塌痒闷乱，腹胀渴泻喘嗽，头温足冷，寒战咬牙者，急进异功散，迟则不救。

虚证变实论

气虚痘疹，调理得宜，使元气充实，腠理坚固，脾胃强健，二便调适，仍可转祸为祥。若补益太过，浆足之后，重用参、芪，多有腹胀喘急之患，用枳壳汤；误用五苓、木香散，多有大便秘结之患，用宽中散。便实而渴，用麦门冬汤；过用丁、桂辛热之剂，则有咽喉肿痛，烦躁闭渴之患，用润燥汤。盖喘急腹胀，大便秘坚，烦渴咽痛，皆类实证，然而气虚变实，非真实也，是病浅而用药过深之失也，只宜斟酌，不宜疏通，若误行疏利，则方生之气复虚，而脱证将至矣。

虚证似实论

气虚痘疹，或为饮食生冷，调理失宜，致伤脾胃，遂成泄泻。津液下陷，虚火上盛必发而为渴；元气下陷，虚阳上壅，下气不续，必发而为喘。夫渴与喘，实证也，起于泄泻之后，斯为津液暴亡而渴，阴气暴逆而喘，故治渴则宜钱氏白术散，渴泻不止，则用钱氏异功散；治喘则宜独参汤，不应，亦用钱氏异功散。大便实者，少与生脉散调之；喘渴而泄，陈氏木香散、异功散选用；若至闷乱腹胀，毒气内攻，眼合自语者，此名失志，庸医不察，谬认为实，而与耗气之剂，速其毙也。安有实热而渴，气壅而喘，生于泄泻之后哉！

实证似虚论

身发壮热，毛直皮燥，睡卧不宁，腮红睛赤，烦渴腹胀，便秘喘急，皆实热证，而复见呕吐者，此热毒在内，不得伸越，或为寒冷所搏，乳食不节，冷热相拒，则上逆而为呕吐，病机所谓诸逆冲上，皆属于火者是也。治当升提发散，兼辛以散之，如升麻汤加生姜、橘皮之类。吐逆势甚者，更加猪苓、泽泻引之下行可也。又有泄泻兼见，似乎虚证，然因热毒郁盛，薰灸脾胃，不得外达，则毒从下陷，寻窍而出，亦当升提发散，热毒外解，内泄自止，有食则兼消导，如枳壳、山楂之类。又复有不思饮食，似乎内虚，不知郁热在内，不得伸越，二便秘结，腠理阻塞，热毒壅遏，腹胀满急，不思饮食，必然之势，亦当升提发散，引毒达表，有热则兼清热，如山栀、黄连之类，则热气有所升越，而脏腑和平，饮食自进矣。若误用丁、桂、半夏等热药于呕吐泄泻之证，用参、芪、白术等补药于腹胀不思饮食之证，立能杀人，他如龙骨、豆蔻、曲蘖、缩砂，皆热泻之戈戟也。

热证变虚论

血热痘疹，只宜清凉发散，不宜峻用苦寒，过投芩、连之属，必致内伤脾胃，外闭肌肉，脾胃伤，则饮食减而泄泻，重则洞泄无度，遂致虚寒。肌肉闭则热蒸之气不行，腠理涩滞则痘不起发，不行浆，遂成伏陷，此热证变虚之验。虚证既形，便从虚治，不可胶执而畏参、芪、丁、桂也。六七日后见之，则木香、异功皆可应用，但中病即止，不可过剂，以招竭泽之祸也。

毒盛变虚论

毒盛壅遏，固宜升提发散，而佐以清凉，使热毒得平而止，若发散太过，必致肌表空虚，元气耗散，内灌清浆，或虚肿空壳，或痒塌外剥，或溃烂不收，百变皆至，而内气亦不能自守，略伤饮食，则成泄泻，泄泻不止，遂变虚寒，而气脱烦渴闷乱，寒战咬牙，无所不至矣。夫始出之时，虽为血热壅遏，至三四日后，身反不热，痘疮不长，焉得不进温和之剂，如观桂、川芎、干姜之类，使内气一暖，则外气自和。泄泻之后，其内必虚，虽有腹胀烦渴喘急，焉得复为实热，不过内虚伏陷毒气内攻而然。故实热之证，七八九日曾经泄泻，皆从虚治，有木香异功证，便进木香、异功；如无冰硬之证，非泄泻之后，切勿误投温剂。盖塌陷倒黡干枯，而无冰硬泄泻之患者，多因热毒内攻而然，又当用百祥丸、猪尾膏等方治之，误投温热，卢扁不能复图也。

气虚血热毒盛三法治例

凡气虚之证，初发身热，手足厥冷，乍凉乍热，精神倦怠，肌肉皖白，饮食减少，睡卧安宁，清便自调，此皆虚证无疑，未见点前，用保元汤加紫苏、防风、白芷以发散之；见点后，以保元汤加川芎、桔梗以开提之；见点四五日后，仍用保元汤随证加减处治；七八日浆足之后，宜四君子加归、芍、山药以调养之。大便实者，加熟地以兼补其阴，若证见虚寒，不妨加肉桂倍参、芪以温补之；如见塌陷黑靥，多用陈氏木香、异功收功。凡血热之证，初发壮热，腮红脸赤，毛焦色枯，烦躁，渴欲饮水，日夜啼哭，睡卧不宁，好睡冷处，小便赤涩，此皆热证无疑，未出之前，升麻汤加生地、芍、归、红花、鼠黏、连翘，以凉血解毒；见点三四日后，热证渐平，将欲灌浆，紫草木通汤加生地、川芎、桔梗、红花、山楂之类；八九日浆足之后，亦宜四君子加养血药调理之。若七八日根脚红晕不化，或紫黑干枯，及青灰干黑陷者，皆由血热之故，急宜清热凉血为主，切勿误用补气之药，则营血愈虚愈热矣。惟泄泻之后，变黑陷干红者，则从小剂木香、异功治之。凡热毒壅遏之证，初发身热面赤，气粗喘满，腹胀烦躁，谵语狂言，睡中惊妄，二便秘涩，面浮眼胀，多啼多怒，此皆热甚无疑，未见标时，先须升麻汤一服，随加羌、防、荆芥、川芎、连翘、紫草、白芷、桔梗、鼠黏子，以清热透表；至见点三日之内，诸证向宁，势将行浆，紫草木通汤加川芎、桔梗、山楂、蝉蜕、鼠黏子之类；浆足之后，亦宜四君子加养血药调理之。若六七日外，根窠连肉通红，或紫黑干枯及青灰干白陷者，此皆气虚血燥，毒邪壅盛之故，急宜凉血解毒，兼调中气为主，切不可轻用温补；惟曾泄泻。内气暴虚而陷，则当小剂木香、异功救之。

汗下论

钱氏论痘疮，发散利下皆不可妄，又曰：非微汗则表不解，非微下则里不解。言表热方炽，痘点未见之先，或外感寒邪，约束腠理，痘因出不快，此当微汗之，令阴阳和，营卫通，俾痘易出，而毒易解；若原无闭塞不快而妄汗之，则成表

虚痒塌斑烂之患也。如痘出时，烦热谵语，喘胀便秘，此毒蓄于肠胃之间，当微下之，但脏腑疏通，陈莝涤去，气血和平，而毒易升发。若原无里实壅热而妄下之，则元气下陷，致变灰白虚脱之证矣。张涵高曰：余治血热毒壅便结之证，每用凉膈散下之，百不失一。

所感轻重论

或问时气之盛衰，而痘出之轻重者，何也？盖痘之出，必假天行时气而发，天时疫气，有盛而有衰，人之生禀，有强而有弱。疫气盛行，虽轻亦能变重，禀弱者当之，必致于危；厉气已衰，虽重亦能变轻；禀强者当之，益见其轻。故贫贱家儿，多历辛苦风寒，更无厚味伤脾，即有重证，亦能抵当；富贵家儿，暖衣厚味，少见风日，脾胃脆弱，不经劳苦，凡遇小疾，亦为大病，譬之阴地草木，岂能御冰霜烈日乎？临证之际，可不辨人之强弱贵贱，参时气之盛衰，而为施治哉？

死而复苏论

痘有死而复生者，非气血相离也，乃毒火弥炽，气血壅遏不行，故肢体俱冷而气绝。本不终绝，虽绝必通，毒火有时而少解，则正气渐复而苏。尝见痘儿气绝，转卧于地，良久复生者，得土气以化毒热，而正气复矣。然虽气绝而死，其心胸必温暖，若胸冷气绝复生者，未之有也。

原 委

尝读炎黄扁鹊仲景书，从无痘疮一证，相传谓是伏波定交趾归，中原始有此患，则知皆是炎方火毒，蒸发先天淫火毒邪而成。盖得于有生之先，发于既生之后，或感风寒惊食，或当岁气并临，则蕴发为痘。今之所见者，不问何脏所主，但

发热之后，一二日间，红点成水泡，水泡成脓泡，脓泡后结痂脱靥，总谓之痘。此则胎毒也，其或隐现于肌肉，不脓不痂，谓之瘾疹；一见红色，而后没复现者，谓之肤疹，北人谓之瘄疹；遍身红斑如锦纹云霞者，谓之麻疹，吴人谓痧，越人谓瘄①。其或初发红点，有似痘疮，不三日而灌浆红润，见浆即焦者谓之水痘，南人谓赤痘。以上诸证，乃脾肺蓄热，或外感风热，或伤寒发斑之候，不可尽归胎毒。方书所谓痘毒之发，传于心为斑，传于肝为水痘，传于肺为疹，传于脾为痘，其沿街里巷一概出痘者，此则岁气并临，疫疠传染，岂可概为胎毒哉！

发　热

痘疮将出，必先发热，然其热有风痰食惊变蒸之异，及时气传染，俱能出痘。疑似之间，即当审其所触，随证清理，以观其势。更察其耳冷尻冷足冷，中指梢冷，耳后红丝赤缕现，呵欠喷嚏，六脉洪数，身微洒淅颤动，白睛微红，目光如水，颧间有花纹见者，乃为真候。如温温微热，乍凉乍热，咳嗽嚏呕，欠呵顿闷，而微红者，此必痘稀毒少，身凉后出尤轻也。其或骤发壮热，如火薰炙，头面俱赤，闷乱昏眩，狂躁不定，一热便见红点，此必稠密毒盛，急投柴胡饮，甚则凉膈散下夺之。发热时肢体骨节俱痛者，六淫之邪也，宜表散兼透毒之剂。发热时遍身作痒，此表虚客冒风寒，毒不能出，故痒，桂枝汤加黄芪、防风、白芷、蝉蜕。发热时恶寒，身振振动摇，此气血弱，不能逼邪快出，邪正交争，故振，升麻汤加人参、穿山甲、桂枝、防风。发热时腹痛攻搅躁渴，此毒势壅遏，热气内蒸，急以蜜调元明粉四五钱，不下再服，甚则凉膈散，大便一利，其痛即减，疮亦随发，勿

泥首尾不可下也。若虚寒脉弱而腹痛者，小建中加升麻；若腰胁痛者，此毒在肝肾，最为恶候，急以石膏六七钱，人参一钱，茶一撮，煎好入元明粉三五钱，加生白蜜热服，或可十全一二；若唇口上下紫黑，燥裂疼痛者，此毒攻脾脏，难治，急投犀角消毒饮，加石膏、黑参以救之。发热时或吐或泻，此毒邪奔越，精神不减者，为吉兆，毒气上下分泄也；若见点后，犹吐泻不止，四零散加积、橘、山楂。虚者，钱氏异功散加藿香、木通。发热时如惊者，为热乘心包，亦是吉兆，导赤散加蝉蜕、紫草。形实便秘者，泻青丸微下之。如见点后，惊搐不止者危。发热时交牙窜视，此心经热甚也，导赤散加黄连、赤芍；若咬牙闷瞀，为肝经风热，羌活汤加青皮、柴胡。发热时声音遂变者，宜清肺气，消毒饮加连翘、桔梗；面赤，加紫草。发热及见点时两目红肿者，风热上攻也，导赤散加荆、防、蝉蜕。若热至五六日，或腹胀喘急，便秘狂烦，痘不见点，而热甚于背者，风寒留滞于经，羌活汤，不应，加麻黄；热甚于腹者，实热亢盛于里，大承气汤。其或谵语循衣，昏睡不省者，皆毒气内攻，导赤散加连翘、犀角，使小便流利，神爽发出为吉。若大便四五日不通而谵语者，紫草承气汤下之。昏迷累次，谵语不休者，不治。发热二三日痘隐隐不透，壮热谵语，喘胀便秘者，夹食感寒而发，先以升麻汤加麻黄汗之，次以大柴胡利之。发热时小便黄赤短涩者，热毒不透，渗入膀胱也，导赤散加荆芥、连翘、鼠黏子。自汗者，邪从汗散也，不须更与升发之剂；衄血者，邪从衄解也，衄久不止，犀角地黄汤去丹皮加木通、荆芥穗。发热时遍身皆热，手足独冷

———————

① 瘄（cù）：麻疹。

者，此脾胃虚弱，急宜补中益气汤，三四服仍厥冷者难治。发热时以火照之，若皮肉里有鲜红成片者凶也，若遍身如蚊迹蚤斑者不治。发热时壮热谵语，喘胀，寻视腰背有一二点如蚊迹者，闷痘也，不治。发热时腰痛如折，不能坐立者，折腰痘也，四五日当口鼻出血而死。痘出三四日，身犹有热者，尚欲添痘也，出尽则热自止；若五六日后，痘出尽复热者，必有余毒未尽，当轻剂以解其毒，不可骤遏；至八九日复发热者，名曰煎浆，将欲收靥结痂故耳。凡痘疹发热，不可误认外感，过投解散之剂，则表之阳虚，不推不能长发，且有痒塌之患；亦不可误认内伤，过投消导，则里之阴亏，不惟不能灌浆，倒陷之祸立至矣。

见　点

痘家以看法为要，初见点时，用纸捻蘸清油点照，遍观其色，熟视其形，须以火在内，向外平照，则隐于肌肉间者，悉皆显现。以手指摩面颊，如红色随手转白，白随转红，谓之血活，生意在矣；如揩之不白，举之不红，是为血枯，纵疏难治。又看目睛光彩了然，口唇尖上红活如常，无燥白紫滞之色，乃为吉兆，又须知灯火之下红，纸窗之下白，不可不审。先哲看痘有四：曰根，曰窠，曰脚，曰地。根欲其活，窠欲其起，脚欲其固，地欲其宽，四者俱顺，虽密无虑。近世看法，但言盘顶，盖盘即根也，顶即窠也，所谓脚地，则本乎根窠之圆混，痘点之稀密也。凡见顶起盘深，红晕透在肉里，方是正痘；若无盘顶，红色浮在皮肤，即是水痘，非正痘也，否则必是气虚毒盛之故，始虽长发，后必浆清脚阔，十期十一朝，必变痒塌而死。若根脚阔散，不成红晕，后必难于收敛，十二三朝必有变也。盖痘

疹须辨血气之盛衰，形色之轻重，大抵形属气，色属血，故形色为气血之根本，最为切要。其起先专看根脚紧束，紧束则热聚，易长易灌；若灌浆后，专要根脚溶化，溶化则毒解，易收易脱。若发热三四日，身凉而出，初见淡红，三四日方齐，微觉明亮，磊落如珠，大小不等，颗颗如黍米，摸之碍手，四五日间，明亮光泽，根窠红活，二三次出，头面胸腹腰背项下稀少，大小便如常者为吉。若一热便出，疮多稠密者，当详视其根窠分与不分，颜色红润不红润。若其中有先起虚大色黄如金者，名贼痘，大而黑者为痘疔；若报点青色，箸头大一块不起凸者，此冷疔也。若根窠分，色红润，或一盘三四顶中有黑疔者，当以银针挑破，口含清水，吸去秽血，用紫草膏、油胭脂，加血余灰、真珠末填入疮内，或珍珠散并与三仙散，或犀角消毒饮加紫花地丁，以解其毒。挑后痛不止者，隔蒜灸之。若无根窠，色紫黑疔多，小弱者不治，苦头面一片光润，如胭脂涂抹，隐隐于皮肤中者，是血涩不流，气凝不运，为痰阻滞，不得通贯也。先以升均汤大吐其痰，次以犀角地黄汤去丹皮加木通、紫草、蝉蜕、连翘；但两颧琐碎成攒，红晕不分颗粒者，急投羚羊解毒汤以分之。若虽分根窠，身热枯紫者，后必发躁，导赤散以利小便，更用凉血解毒药，入烧人矢一钱，迟则变黑而危矣。若身不热，只干焦者热也，导赤散。若虽红活，太觉娇嫩，此元气不实，毒入气分，保元汤加连翘、忍冬。若色淡皮宽者，此元气至虚，参芪内托散。若虽高起色红，但干燥口渴，此火盛血少，四物汤换生地加荆芥、紫草、连翘、木通，最忌参、术。若带淫淫湿气者，此脾胃气弱，四君子加苍术、荆、防、川芎，切戒黄芪，着色虽光润，捺之即破，此气不足，大剂参

芪内托散，或保元汤。若色如麸壳无水气者，此气血俱虚，急用十全大补加烧人矢治之，能变红润含水者可治，否则危矣。以上俱有痒塌之变，均险证也。若遍身有细如芥子者，夹疹也；有皮肉鲜红成片者，夹斑也。皆毒火太盛，故一齐涌出，并宜化斑汤发之。热剧势甚，加石膏。若初见点，簇簇于皮中，不现不起者，非风寒壅遏。必气虚不振。风寒壅遏，必烦扰色晦，羌活汤加升、葛；气虚不振，必气微色谈，保元汤加芎、桂。有痘出身凉而口燥渴者，此热毒内盛，其痘必密而重，急宜内解热毒，禁用升麻。痘初出而肢体作痒，爬搔不宁者，此风寒滞于皮肤也，解毒饮子加穿山甲。痘出隐隐不起，而发狂便闭尿涩者，此毒火郁结于阳明也，凉膈散下之。痘本磊落，而变干焦紫黑，厥冷脉伏者，此必饮食所伤，不能运化，致气血凝滞，故形如死状，但按其胸腹必热，枳实栀子豉汤加大黄。痘出将半，遍身作痛者，此热毒郁滞而未尽外出也，荆防解毒饮；亦有六淫所滞而作痛者，审时令寒喧而调适之。痘出壮热烦渴，痰喘便秘者，肺胃二经实热壅遏也，凉膈散加前胡、枳壳。痘未出齐而烦躁壮热色赤，用凉剂转躁热者，此毒得寒而凝滞也，仍用前药，稍加辛温之味以开发之。凡痘出未尽，毒犹在内，慎不可与大寒大热之剂，寒则凝滞其毒，热则转助其火，惟宜平和疏透之品，随表里虚实寒热调之。痘未出齐而痢下赤白，此血热毒盛，兼有积滞也，黄芩汤去枣加楂、蘗、防风。若痘隐不振，形色淡白者，非保元汤加桂、附不救。痘出而手足摇动者，由脉不能约束其毒，热甚生风之象也，荆防解毒饮加全蝎。痘出未齐而头面浮肿者，风热上攻也，解毒饮子。痘出而两目赤肿，色见干红，大小便秘，睡卧不宁者，此血热毒盛

不解，上攻于目也，犀角地黄汤去丹皮加连翘、黑参、牛蒡、荆芥。有未见点时，身热和缓，见点后，身反大热不休，烦躁昏沉便秘，或吐泻者，逆证也。痘报形起胀时身热，四肢冷者，后天脾胃衰弱也，蜷卧不伸者，先天肾气本亏也，俱不可治。有初出便见水泡，二三日即头戴白浆，不久即干，此火毒盛剧不治。若丛杂细密如蚕种，平塌如胖蚕、如冷粥结面；或大者平塌，小者稠密，皮薄而软，邪视若无，皮肉眼胞面唇先肿，则五七日出血而危。若皮肤如寒风粟起，如疹如暗，或隐或现，此不待长发，当啼叫而危。若正面胸背手足肿硬，或成块青紫，或紫如瘤状，当黑陷破烂而危。若红紫黑斑如蚤啮蚊迹，洒朱点黑泼青，与皮肤一平，头面一片如胭脂者，三五朝即危矣。

部　位

痘疮见点之时，先察部位，即可知吉凶轻重矣。痘为阳，故随阳而先见于面，凡口鼻两傍，人中上下，腮耳年寿之间，出见者吉；若见于天庭、司空、印堂、方广、太阳等处，俱非佳兆。大抵见点于眉以下颐以上，正中阳明部分皆吉；若见点于眉心，上至发际太阳部分多凶。其见点于腮颊耳傍少阳部分俱险。朱济川曰：余初业时，亦据前论，每每不应，究心三十余年，从正额间两颧先见者多顺，人中口鼻先见者多险；或口唇目胞，预为浮肿者，此脾胃受毒尤险。太阳颐颊腮耳先见者多逆，其不能先见于上而反于下部见者，亦元气之不振耳。其起浆收靥亦同，凡初见点于正面吉部，相去一二寸一颗，尖细淡淡桃红色者，必稀而轻也；若初见点于正面凶部，二三相并，五六成丛，或赤或白，顶平而少神者，必密而重也。张洁古云：一发稠密如针头者，形热重也，

轻则表而凉其内，连翘升麻汤；然稠密之处，各有经络部分所属，额主心，面主胃，腹与四肢主脾，胁主肝，两腋主肺，腰足主肾，肩背主膀胱，当随见证治之。若面色黄，大便黑，烦躁喘渴，或腹胀者，瘀血在内也，犀角地黄汤，或磨生犀汁。但根窠分明肥满者无妨，其头面最要稀少匀朗，绽凸红泽，肢体虽密，治之可生；若头面稠密平塌，肢体虽稀，未可轻议其吉。故头额多者为蒙头，颈项多者为锁项，胸前多者为瞒胸，两颊两颐，多致成片，或如涂朱，则肝盛克脾，八九日当作泻不食而为险候，惟四肢虽多不妨，痘出稠密，虽为险候，若面痘易起易灌，目封能食者可治，若身痘虽好，面痘浆清平塌者难治。若诸处痘不起，惟面部及臀上痘有浆起绽者可治；有面痘好，惟鼻上无痘，或有痘不起绽行浆者，皆不治。四肢有痘，身面无者难治。一身有痘浆足，惟面上不行浆者死。一身痘色红活，惟面部焦枯者死。遍身痘好，惟两足膝下全无者凶。冬寒不出，胡荽酒热洗多次，内服温解透肌之药加木瓜、薏苡以引之，延至五日，治无及矣。若面部浆足收靥，肢体尚不行浆，神清能食，可治。有面上左有右无，右有左无，此气血乖离，必难浆难绽，多不可治。痘出而面半以下稠密灰白，面半以上匀朗红润者，补中益气汤。若面半以上稠密灰滞，而面半以下匀朗绽泽者，名云掩天庭，不治。痘出左半身稠密红润，右半身间有数点者，此毒发于阳为顺，补中益气汤。若右半身稠密，灰滞平塌，左半身间有数点者，此毒发于阴为逆，浆虽行不能收敛，九日死。痘出齐而诸处俱匀朗红润，而腰转稠密灰滞作痛者，名缠腰。此毒滞于阴，不能成浆，九日死，迟则不过十一朝也。痘出齐而遍身稠密，头面全无者，此阴毒不能升于阳

位，不治。以上诸证，除不治外，俱要疏通营卫，健脾生津，使无干枯焦黑之患，紫草消毒之味，似不可少。若热甚者，芩、连、地骨皮；渴者，花粉、煨葛根；气虚者，参、芪、木香；大便秘者，枳壳；小便涩者，木通；食少者，山楂、枳、术；痒者，白芷、蝉脱；胀者，木香、厚朴；腹痛者，芍药、丁香。然亦看人之大小虚实，大而实者，犹或可治，小而虚者，多不可救。谚云：树小花多难结果，小船重载定倾危。可为善喻者矣。

形　色

形乃气之充，色乃血之华。气旺则顶尖圆，血旺则根盘紧。形贵尖圆起发，疮皮坚厚，若见平塌皮薄为凶；色贵光明润泽，根窠红活，若见惨淡昏黑为危。然形有起发而致变者，由色不明润，根不红活故耳。若痘色光泽，根窠红活，虽塌可治，但以红活为贵，而又有圈红喫红铺红之别。圈红者、一线淡红，紧附根下而不散，吉兆也。喫红者，血虽似附，根脚隐隐出部，险兆也。铺红者，痘色与肉不分，平铺散漫，凶兆也。根者血之晕，脓者血之腐，故六日以前，专看根窠，六日以后，专看脓色；若无根窠，必不灌浆，若无脓色，必难收靥，此必然之势也。然间有色不明润而根脚好者，仍得收功，以根为痘之本也。若根脚不圆，颜色虽好，须防七朝有变，不可以色好而转许无事也。有初出色白不红活，若尖圆易起，分颗润泽者，此气血未会，至三四日色转红活，不宜妄补，反生变端。若色白枯燥，稠密脚散，目微红，唇肿燥，热剧无神，二便秘涩，或作吐泻，此火盛无血，多致内攻，死在五六日间矣。王肯堂曰：痘疹之中，惟黑者最难识。若初出时，隐隐有黑点见于头面，自三四朝至六七朝，黑色

如故，不见红色，形如圆珠而有光泽，行浆充满，渐渐黄赤者，名曰黑痘，今人皆以变黑归肾者，指为肾经之痘，不知血热毒盛之痘，初必于红青紫，至六七日后倒靥变黑，与初出便见黑润不同，与一热腰下便见黑点如蚤咬者迥异。此肾气充实之黑，岂可与寻常痘疹同例而论哉？

起　胀

痘疮既出之后，二三日间足心齐见，渐渐长发，肥润光泽，面目渐肿，灌浆为吉。若三四日内隐于肌肤长发者，此元气虚也，快斑汤、透肌散催之；色不红活，紫草快斑汤。若身面俱起，手足四肢不能长发者，桂枝汤加防风、黄芪。若见吐泻口渴，手足指清而不长发者，此内虚寒也，陈氏木香散，并鸡冠血和酒酿灌之，外以胡荽酒微喷衣被。若四五日虽见长起，颜色淡白陷顶者，此气虚也，参芪内托散加糯米。虽不白亦不红活，陷顶者，此血虚也，四物汤合保元；若色赤而兼痒者，血虚有热也，四物汤换生地加犀角、连翘。若气虚有热，保元汤加连翘、木通、桔梗、忍冬。若痘顶色白，连肉红肿，而痘反不肿，口燥唇焦者，九日死，急以化毒汤加生地、川芎，调二宝散救之。若色红根散不长发者，此血热而气不相依，大鼠黏子汤加紫草。若色虽红而焦，口干不起发，紫草饮加红花、酒芩、连翘、芍药。若大便秘结，内有实热不发者，消毒饮加犀角，或四圣散加枳壳、黄芩、山楂、穿山甲。若大便利，口渴不发者，此内虚热，七味白术散。若自利不渴者，此内虚寒，理中汤加木香。若出迟而小便涩滞，咳嗽有痰，生圣散；起迟而小便赤涩，四圣散去黄芪加连翘、升麻；虚则紫草木通汤。若夏月暑气熏炙，烦渴不发，四苓散加门冬、竹叶。冬月冷气所

侵，寒凛不发者，陈氏木香散。寒颤渴泻，饮沸汤口不知热，陈氏异功散；作渴，饮冰水口不知寒，实则四顺饮，虚则地黄丸。手足不冷，饮汤温和者，钱氏异功散。若鼻塞声重，咳嗽不发者，此风寒所侵，人参败毒散加荆、防。若血气虚弱，偶为外秽所触，伏陷不发，内服参芪内托散，外烧胡荽、乳香避之；触犯风寒邪秽，黑陷不起，夺命丹。至如长发之际，头面多者，自然肿胀日闭，然不要目胞光亮。若应肿闭不肿闭，此毒郁于内，不得起越，急用托里快斑汤。肿者吉，否者凶。肿后忽然平塌目开，此为气泄，急用黄芪内托散加穿山甲、糯米。浆满后无别变证而不回者，参芪内托散加白芍、连翘。复肿吉，否者凶。又有头面太多，浆起发时头先肿大者，此天行大头病，急宜羌活救苦汤。解者吉，否者凶。此证易肿易消，六七日变为痒塌，呛水错喉，声哑痰喘倒陷，百无一生矣。若六七日不起发，颜色不正，虽能灌浆，亦难保十一二朝之变也。痘不起发，皮粗色晦而隐于肉下者，此脾肺俱虚也，须防七日之变，八日之喘。陈文宿云：痘疮出不快，误言毒气壅盛，用药宣利解散，致脏腑受冷，营卫涩滞，则气不能充贯，其疮不起发，不光泽，不充满，不结实，不能成痂，多致痒塌烦躁喘渴而死。翁仲仁云：起胀发顶虽起，而四围淡白枯涩者，属血虚；有四围虽收，起晕而顶陷者，属气虚；顶陷色白，气血俱虚，保元汤加芎、归、肉桂之类。起胀时痘上有小孔而色淡者，此腠理不密，元气开泄也，保元汤加桂；若色黑者，为火毒炽盛，又当凉血解毒，痘起其孔自密。海藏云：痘疮身后出不快者，足太阳经也；身前出不快者，足阳明经也；身侧出不快者，足少阳经也。若便利调和而出不快者，热在表也。又有上中下三

部，先上部，次中部，后下部，出齐自
愈。又有作三次出者，钱氏云：三日不快
不出，用消毒之药仍不出，脉平静者本稀
也，不必服药，大凡五六日，当解毒补
托；七八日间，毒气不能尽出而反入于
内，必用药祛出之，此大法也。

灌 浆

痘疮出齐长足，至六七日红润灌浆，
九日十一日收靥为吉。盖成实之令，肺金
用事，必藉脾胃强，则气血充实，中陷者
尽起，顶平者尽峻，饱满光荣。先长者，
先作浆；次长者，次作浆，循循有序为
顺。若脾胃弱，则气衰微，不能助痘成
浆，为险；若脾胃损，则气血浇漓，不能
灌汁，必喘胀闷乱，痒塌倒靥，呕哕泄泻
为逆。其或唇上有痘先黄者，此毒攻脾，
当十一二日不食而危。若稠密焦紫，不起
顶者，此血热毒盛，当视其人皮之厚薄，
厚者化毒汤加连翘、黑参；若皮薄如水泡
者，虽灌不满，必有痒塌黑陷之变。若头
面稠密，身上稀少，色白不能起顶灌浆
者，此血气虚少，参芪内托散，药力在
上。先头面浆满，四肢不灌，前药加糯
米、芍药，以牛膝下引至足。着五六日浆
虽灌，而不稠浓，不圆满，或陷顶者，此
为气弱不能统血，保元汤合四物加官桂。
若虽饱满，色见㿠白者，此气盛血弱也，
四物汤加木香、糯米。若六七日内灌浆不
满，中有不灌者，此气血不和，必变虚寒
痒塌，保元汤加芎、归、芍药、白芷、糯
米。若虽见长满，摸则皮皱，此血虚而气
不相依，必难收靥，参芪内托散加糯米。
若气虚之证，用内托补药，暂起灌浆，不
满而复平塌者，更用大剂保元汤加芎、
归、木香、升、桂、糯米。痘养浆时，浆
不易充，面色淡白，食少便溏，此气虚
也，保元汤加当归、肉桂。若根赤烦渴便

秘者，此血热也，犀角地黄汤；误用参、
芪托浆而热愈甚者，四顺清凉饮。养浆时
干空无水，此气虚伏陷也，若人事清爽，
饮食如常，痘无损处，补中益气汤；若喘
胀哕泻，烦闷外剥者不治。痘本稠密色
淡，养浆时昏睡妄言者，此血虚神无所依
也，保元汤加枣仁、茯神、归、地、门
冬。养浆时喜笑不止者，此心包热甚也，
保元汤加人中黄、黄连；养浆时呕哕不
止，而浆不充者，土败木侮，不治之证
也；灌浆时痘色朗绽，而两臂肿痛如瓜
者，此手三阳气虚而毒凝滞不散也，保元
汤加桂枝、羌、防、当归、忍冬、犀角、
连翘；养浆时能食便溏，诸痘俱灌，惟正
面平塌无浆，此足阳明气虚也，保元汤加
观桂、芍药；有灌浆时忽然倒靥，或血热
毒盛，不能起长，伏陷喘胀便秘，诸药不
效者，攻毒汤；有浆虽灌，而清稀不能充
满者，后来必有余毒，能食便坚者，用嫩
黄雌鸡，入黄芪一两煮汁，少和酒酿饮
之。若浆清顶不足，而不犯条款，自能饮
食者，当发痘毒，方可收功；若有变，及
不能饮食者必危。以上诸证，年大能食
者，十全五六，年小不能食者难治。浆虽
灌而色太红，根脚散者，此血热未解，九
朝十一朝内必发痒，急宜化毒汤去升麻加
芎、归、白芷、连翘、忍冬，勿令抓破，
如破处鲜血淋漓，则气血流通，外用陈年
屋茅研细掺之，或以松花掩之；若因发痒
而擦破清水无血，必无生理。破后随灌随
干，痂色青白，堆垛如鸡矢者，终必咬牙
寒颤，发渴作喘，二十日外必危，但抓破
处如剥光鱼皮汤火泡者不治。若八九朝灌
浆之时，身发壮热，渴欲饮水者，此疮多
毒盛，表里气血俱虚之故，加味四圣散去
木香加归、芍；亦有浆半足而热甚，烦渴
引饮不已，此津液外布而肺胃枯涸也，大
剂保元汤合生脉散频进，浆满而渴自止

也。若壮热烦渴，舌干唇裂，痘色于紫者，血热毒盛，或重裘暖炕所致，不可误与前药，犀角地黄汤去丹皮加芩、连。若行浆时，感冒风寒痰喘者难治，略与疏散，不效者死。痘浆充而腹满泄泻，此停食所致，保和丸消导之。若灌浆时痛不止者，气滞也，保元汤加山楂、木香以行其滞，则痛自止；有塌痒不止者，此血热也，四圣散加生地黄、干首乌以凉其血，其痒自止。若浆足而痒不妨，若灌浆之时，十朝之外，身体倦怠，烦闷嗜卧，口有气息，此必胃中蕴热，喉舌生疮之故，急用黄连解毒汤，或消毒饮加防风，迟则疮虽收靥脱痂，延至二十日外，牙龈虫蚀出血而成牙宣，呼吸息出而成息露，或为走马崩砂狐惑齿落唇烂，为不治矣。

收　靥

痘疮至八九朝至十一二朝，灌浆满足，脓汁渐干，先从人中上下口鼻两边，收至项下额上，遍身手足一齐俱收，痂厚色黑，渐渐脱落，饮食便溺如常为吉。若额上先收者，孤阳不生；脚上先收者，独阴不长，为大逆兆。若浆不稠浓，顶未满足，面肿忽退，目闭忽开，疮脚放润，色白干皱，痂薄如纸，此津液枯竭，血少毒存，急用四君子汤加麦冬、牛蒡、荆芥、连翘救之。今人每见此证，认作结痂无事，致成不救者多矣。或有将靥之时，热不止而脉滑数者，痘未尽也，托里快斑汤发之。服后复出赠痘，其热自除，有将靥时，痘内复出赠痘者吉；若浆足难靥，色转黑者凶，亦有能食神清者可治。有收靥时，咳嗽咽喉不利者，此肺胃余火不清也，桔梗汤加牛蒡、连翘、黑参。痘浆清而忽然干黑，谓之倒靥。若浆足而次第收靥，痂厚色苍，忽然喘急腹胀者，此伤食所致，保和丸消导之。若收靥如期而身热

喘逆者，此客冒风寒也，当随轻重以汗之。其或当靥之时，身热闷乱不宁，哽气腹胀泄泻寒颤咬牙，急用钱氏异功散加木香、当归，助其收靥。若目开肿退，色白不收，反腹胀燥渴，闷乱哽气者，此必曾经泄泻，或过用凉药，脾胃亏损所致，陈氏木香散，否则倒靥而危矣。薛氏云：若手足并冷，属脾胃虚寒，陈氏异功散；手足微冷，属脾胃虚弱，钱氏异功散加木香。若手足热，大便秘，作渴引饮，属脾胃实热，四顺清凉饮，救其阴以抑其阳。又有当靥之时，溃烂淋漓者，毒当发而发散迟，则毒蓄肌肉，未当发散而发散早，则毒邪暴出，肌肉亏损，薰灼腐烂，甚至内气并虚，滑泄自利，闷乱呻吟而死，急用陈氏木香散，或钱氏白术散治里，豆蔻丸以止泻，外以白螺散，或墙上败草为末掺之；或用黄牛粪烧存性，入麝少许掺之；或蚕茧烧灰，加枯矾少许掺之；或用荞麦面、猪胆调涂烂处，并用荞麦面衬身下以收其毒。夏月盛暑，用芒硝、猪胆汁调涂。若手臂臀胯之间，久著床席，展擦破损，急难成痂，或破烂成片，焦干黧黑，如火烧汤泼，亦难治也。又或当靥之时，发热恶寒，身疼面青，疮不收靥者，此必风寒侵袭，故发身疼，桂枝汤加荆、防、淡豉，虚则参苏饮；如或夏月居处过热，热与毒相凝而痛，益元散加枳、橘、连翘、白芍，痛去热退，疮自靥矣。倘痘疔失于挑拔，收靥时作痛，急宜挑治以泄其毒。又或顶破脓出，结聚如碎松香者，此因多用温补之药，邪气得补，反伤正气，急磨生犀水饮之，及益元散利小便，当归丸导大便，自然收靥；亦有浆虽灌而未得满足，不能收靥者，犀角消毒饮散其毒，方得收靥。又有曾用凉解之药及饮冷水，致腹中滑泄，气短体倦而不靥者，以胃苓汤和胃安脾，亦能收靥。其或疮头有

孔，脓水流出，或清水无脓，卒然自破，水出于黑，是名漏疮，不治。又有迟延日久，溃烂淋漓，皮脱腥臭，若先曾成脓而后溃烂，能饮食，无他证者，当和脾胃，避风寒，多用干黄土末掺之，自能平复；若先未成脓而溃烂者，不治。又有先因皮薄破损，多用补药，重复灌浆而发热不靥者，此正气得补，驱邪为脓，然正气终为邪克，不能逼邪成痂，十全大补汤。又有虽重灌浆，脓血浸淫面目，加味消毒饮，更加犀角多服，若元气本实可愈，如或脓血不止，变成痁蚀难治也。又有结痂干厚，忽然战栗，干哕烦渴者，此正气将复，不能禁持之故，生脉散。又遍身俱收，惟头与足不收者，此气血不调，四物汤去地黄加升麻、牛膝、牛蒡、红花、荆芥。陈文宿云：痘疮收靥之后，浑身壮热，经日不除，别无他证，柴胡、麦冬、人参、甘草、黑参、胆草主之。翁仲仁云：痘疮灌浆已满，热毒已解，至收靥时，有数日不焦者，只看痘色如初，此亦无妨，乃表虚不能收敛之故，八珍汤加木通、牛蒡，补脾利水，痘自靥矣。朱济川曰：表虚则易出而难靥，表实则难出而易靥。于此可见其表里虚实矣。

脱痂

痘疮灌浆满足，干靥结痂，数日之间脱尽，疤色红润如桃花色者为吉。若痂厚色苍，当落不落，乃火盛之故，宜清余热，或有半月二旬，痂皮粘著不脱，此名丁疮。或脱去痂薄，疤痕凹陷。干枯色白，或潮热发痒者，皆表虚无力收敛，发表太过所致，人参固肌汤。痂疤半粘半脱。疤色红紫，嫩肿痒痛，重复作脓者，此名翻疤，为风热余毒，急宜凉血，犀角地黄汤。若发痒剥去痂皮，或出血，或无血，仍复灌浆如疮疥者，此血热气虚，十全大补汤去桂加红花、紫草、牛蒡子；不愈，名痁蚀疮；出血不收者，名阳疮，俱危。痂落不光，淡白全无血色，疤平不满者，名蓑衣痘，元气虚寒之故，当大补脾胃，补中益气汤加桂。若痂不落，反见昏沉不省人事者，此脾胃虚也，归脾汤。若抓破被风侵袭作痛，屡愈屡破，为血风疮。虽多用养血消毒之剂，亦难速效。若结痂干燥，深入肌肉不落，即以真酥或蜜水润之，迟延日久，则成瘢痕矣。脱后疤痕凸起，紫赤作痛者，余毒不解也，解毒防风汤。瘢下湿者，密陀僧、滑石、白芷为散，干则蜜水调敷，湿则干掺，须避风日，可免瘢痕也。痘收靥干黑，粘著皮肉不脱，而身热烦渴，夜卧不宁者，热毒不化也，犀角地黄汤加连翘、牛蒡。若妄言谵语，四物汤合生脉散加枣仁。若痂薄如麸，昏睡少食者，此脾胃虚也，大剂保元汤补中益气，并加穿甲，预防发痈之患。有收靥后，身热咳嗽，声哑吐痰而衄者，此毒火乘金，越出上窍也，犀角地黄汤加芩、连、门冬、牛蒡子。有脱痂后自汗不止，疤痕色淡而手足清者，气虚也，十全大补汤。若身热手足自汗不止而疤痕紫赤者，胃中余热傍达四末也，犀角地黄汤；夏暑，人参白虎汤。脱痂后能食便秘，身热口渴者，此胃中积热上蒸，须防口疮齿蜃之患，清胃散。有脱痂后午后潮热脸赤，烦闷错语昏沉者，此火从虚发也，保元汤加归、芍。有收靥后复发斑疹紫色者，此余毒炽盛也，犀角地黄汤加荆、防、连翘、牛蒡、人中黄；若服药后反加溏泻，或喘胀者不治。凡痘疤色白，急当调补中气为主，若服药而渐红活为吉，色不转者危，虽二三年后，多患泻痢而死，若妄投攻伐，祸在反掌。

陷　伏

发生聚散而彰于外者，阳之德也；灌溉滋润而守于内者，阴之德也。阴不足则阳不长，而枯萎之变出焉；阳不足则阴不主，而陷伏之变出焉。痘疮正当长发灌浆之时，平塌不起，谓之伏；出而复没，谓之陷，有紫黑白三者不同，虚实寒热之异。今人乃谓变黑归肾，欲用钱氏宣风散、百祥丸下之，不知牵牛、大戟，峻利之药，有伤元气，非质坚便实者，不可轻用。大抵血热之证，初必深红，失于解散，必变紫变黑，甚至干焦，自然之理。治者当于干红之时，急用解毒凉血，顶虽平陷，断不可以气虚例治，而用参、芪补剂，则气盛而血愈涸矣。丹溪曰：疮干宜退火，只用轻剂，荆、防、牛蒡之类。若其人能食便秘尿赤者，当用解毒防风汤发散其毒；有黑疔，挑出恶血，内服犀角消毒饮，外以珍珠散涂之。触犯寒邪，肌表固闭，毒气伏而不发，致黑陷者，神应夺命丹发之。热毒内攻，神昏闷乱，寒战咬牙而黑陷者，神授散救之。便秘气实，四顺清凉饮；小便不利，导赤散；减食气弱，加味四圣散，兼扶脾以胜肾水自愈。阎孝忠不达钱氏本意，妄言黑陷为寒，及云斑疮终始不可服凉泻之药，后人因之，反致热甚黑陷而死者多矣。观斑疮之陷者，无不腹满喘急，小便赤涩不通，岂非热极所致耶？间有胃气虚寒而陷伏不起，则用至宝丹；毒邪伤胃，无价散；毒邪窜入肾经，人牙散；毒邪伏于心肾，珍珠人牙散，但人牙发痘最猛，用之不当，则有痘顶迸裂之虞，不可不慎。若因虚热毒盛而陷，急用桑虫浆、地龙酒、鸡冠血等方选用。盖气虚白陷，用桑虫；血热黑陷，用地龙；疮干紫陷，用鸡冠血，不可混也。朱济川曰：毒壅心肺二经，用鸡冠血

以发之；毒壅脾经，用桑虫浆以醉之；毒壅肝经，用紫草茸以松之；毒壅肾经，用人牙散以攻之；毒滞经络，用川山甲以透之。叶子蕃云：毒壅于肺，则用桑虫；毒壅于肝，则用鸡冠血；毒壅脾胃，则用地龙；毒壅心肾，无药可治；惟寒闭毒邪于肾，则用人牙，与济川稍异。古方牛李膏、宣风散、枣变百样丸、独圣散、周天散，皆治毒盛黑陷之药，咸可取用。如外触秽气，当用胡荽酒喷其衣被，并烧红枣、乳香辟之。若瘙痒者，茵陈蒿为末，枣膏和，晒干烧烟薰之，在大江以北，则用水杨汤浴之。凡见灰白陷者，此必不能食乳，或先因吐泻，脾胃虚弱，毒匿不起，而变虚寒白陷者，白花蛇散最捷，盖气虚则为痒为陷，血热则为痛为燥。痘色白者，必至于灰惨，灰惨者，必至于痒塌，此皆气虚而不能起胀，血虚而不能华色也。参芪内托散加归、芍，使血活气行，白者可变为红矣，若虚寒甚者，陈氏异功散加养血药救之；若单行补气，则气燥血虚，必致发痒抓破灰惨倒塌，为不治矣。

倒　黡

痘疮能依期灌浆结痂如螺黡为吉，若脓未满足，忽然干黡；或脓成之后，不痂破烂；或收黡之时，泄泻脓血；或空泡干枯；或发热昏愦；或咬牙寒战；或手足并冷，饮沸汤而不知热，是名倒黡。由中气不足，毒从内入之故，宜参芪内托散、补中益气汤、保元汤选用，使破者重复灌浆，无处更出赠痘，则正气得补，复祛出毒邪也。若服补药不出赠痘，破处不复肿灌，更下脓血者不治。若将黡之时忽然黑黡，或浆未充而忽然收黡，或浆虽充而一齐结疤干紫，此气虚血热，因火迫则收之太速也，犀角地黄汤加紫草茸，或四圣散

加人参、当归。然其形证，又当推辨，如身痛四肢微厥，疮色青紫者，此则外感寒邪，腠理闭拒而倒黡，人参败毒散，并用胡荽酒喷之。忽然倒黡而心神不宁者，猪尾膏。若心烦狂躁，谵语便秘，口渴饮水能食者，此则外触秽气而倒黡，内服夺命丹，外烧薰秽散辟之。尸气所触而黡。辟秽香解之。有浆未满足，忽然目眶深陷，乃气脱倒陷，若作昏沉痰喘者死。丹溪云：痘疮倒黡，因真阳虚而毒气不能出者，保元汤加紫草之类；若将成就之际，却淡色者属血虚，芎、归之类，或加红花、紫草；属热，升麻、芩、连、桔梗之类，甚者用犀角。薛氏云：若热毒方出，忽被风寒闭塞肌窍，血脉不行，身体作痛，或四肢微厥，斑点不长，或变青紫黑色者，此为倒黡。若胃气虚弱，不能补接营卫，出而复没者，谓之陷伏，误用解毒之药，必致陷塌。若喜热饮食，手足并冷者，乃脾胃虚弱之证，宜用辛热之剂补之。喜冷饮食，手足并热，乃阳气壮热之证，宜用苦寒之剂泻之。外感风寒者温散之，毒气入腹者分利之，阳气虚者温补之，外寒触犯者薰解之。陈文宿用异功散，以预保脾胃于未败先，实发前人之未发，开万世之矇瞆也。

夹　斑

痘疮夹斑疹而发，是脏腑热毒交盛，故一齐涌出。予尝洗心体会痘证，但有夹麻，而夹斑之说未果。斑乃伤寒之热毒内蕴而发，安有与痘齐出之理？即前见点例中所言，皮肉鲜红成片者为夹斑，实麻疹也；细如芥子者为夹疹，则瘾疹也。然斑则多见于胸腹肢体，头面绝少，于此可以明辨，而举世通谓夹斑，若一齐众楚，大不合时矣。观先辈治例，首推升麻葛根汤，先散表邪，俟斑退痘起，然后随证施治，遍考方书，无不皆然。张涵高曰：斑痘齐出，方书俱言先撤斑热，往往痘随斑陷，惟发其痘，则热聚于痘，痘起其斑自退。两说似乎相左，其实并行不悖，当知斑痘齐发，总由热毒势盛，绝无挟虚之候。得其旨，则撤斑无非清凉化毒，起痘亦无非清凉化毒，化斑汤一方随证加增，允为斑痘夹出之金钤。如斑色紫赤，加大剂石膏以化之；大便秘结，稍加大黄以利之。设不知此，而误认真斑，专事寒凉，则痘随斑陷；若不化斑，专力升发，则斑随痘起，丛杂不分头粒，两难分解也。黄五芝云：风寒夹斑，当先表散，则痘自起。大便秘者，宜速下之，大便利者，凉血透肌解毒为主。次言先痘后麻者轻，麻出以分痘之势也，先麻后痘者重，麻发于肺，表气先虚，失其起灌之力也；麻痘齐出者险，两毒并发，但看麻之形色，痘之稀密，斟酌而为处治。若斑见紫黑，痘见浆清，证见喘急，皆不可治。大抵斑痘齐发，总由热毒势盛，不可误用参、芪。若元气本虚，痘色淡白，小剂保元亦不禁也。如六七日内，热毒未尽，而误与之，必身复壮热，痰喘不食而死，否则痈毒口疳目疾之害，所不免焉。

板　黄

痘疮根窠薄劣，浆汁板滞不活，而枯黄色晦者曰板黄。若方广天庭板黄而余者润活，痈毒必结于脑项。若腮脸板黄而四肢润美，痈毒必发于肩胛。若肚腹板黄，痈毒必发于曲池、三里。若背脊板黄，痈毒必结于两轴尻骨。如遍身板黄，颈项前后板黄，头面板黄，眼眶唇上板黄，两胁茎囊板黄，皆死证也。愚按：板黄皆由胃热能食，食滞蕴积于中，胃气不得宣通而致，非痘之根气本然也。治者能达斯意，急与苦寒消导，大便秘者当微利之，热滞去而内外宣通，乌有痈毒之患哉！

焮赤

闻人规云：痘疮焮赤，大便不通，小便如血，或结痈毒，身痘破裂出血，乃内火炽盛，失于解利，急用犀角地黄、小柴胡加生地黄、及四顺饮之类。薛氏云：若心脾热甚，犀角地黄汤；心肝热甚，小柴胡加生地黄；若大便不通，先用四顺饮，次用犀角地黄汤；若色赤焮痛，二便不通，急用活命饮加硝、黄，若色赤焮痛，恶寒发热，活命饮加麻黄；若因乳母怒火，加味逍遥散。

斑烂

闻人规云：痘疮斑烂之证，因当发散而不发散，则毒气闭塞，以致喘促闷乱；不当发散而误发散，则毒随阳气暴出于外，遍身皮肉溃烂，治宜调脾胃，进饮食，大便调和，脾胃健旺，毒气自解，而无目赤咽痛吐衄等证。若发表过甚，大便自利，急用理中丸、豆蔻丸以救其里。亦有痘疮如蚊所啮，面色黑，乃危证也，若小便秘结烦躁，导赤散加山栀、犀角、赤芍；自利不食者，不可用，盖毒发于表而妄汗之，腠理开泄，营卫益虚，转增斑烂，由是风邪乘虚变证者有之。若毒蕴于里而妄下之，则内气益虚，毒不能出，而反入焉，由是土不胜水，变黑归肾，身体振寒，两耳尻冷，眼合腹胀，其疮黑陷，十无一生，医者审之。

饮食

痘疮既出，全藉脾胃安和，进纳饮食，则易浆易靥。自四五日以至痂落之后，饮食不减，二便如常，虽不起发不红绽，或陷塌，用药得宜，可保无虞。若乳食减少，兼之泄泻，则元气日衰，虽无前

证，日后必至有变，药亦难效，岂能保其无事哉？若胸前稠密，毒气伤脾减食者，消毒饮加黄芩、山楂、紫草、人参；有伤食腹胀不食者，枳术丸；有痘出太多，中气暴虚不食者，四君子加糯米；有痘已痂起而不能食，身无热者，调补脾胃为主。凡四五日前不食而便秘者，此毒盛于里，犹为可治，至六七日后，反不能食，则变证百出，纵药何益？有禀受壮实而发于五岁之外者，又不可一例而论也。又有痘起之后，能食易饥者，此胃大热，不久而变生焉。大便秘者，四顺饮加连翘、牛蒡微利之；不秘者，芍药汤加茯苓、木通、牛蒡子以和之。又有饥欲食而不能者，必喉舌有痘，难于吞嚼也。

吐泻

凡痘疹发热，有呕吐者，有泄泻者，有吐利兼作者，有干呕而哕者，有不食者，皆毒火所致，不可骤止。吐利中有疏通之义，治宜平和疏透，引毒达表，则吐泻自止。如不止，兼调脾胃；如干呕而哕，为胃虚火逆最危之兆，宜橘皮茱连散，以安胃气清火毒。有不嗜食者，此脾受热毒，当升提发散，俾毒得外出，饮食自进。若误认呕吐泄泻不食为里寒而用丁、桂、姜、附，转增烦剧也；误认呕吐泄泻不食为里虚而用参、芪、苓、术，反增壅遏也。此专为痘疹初出未透者而言。若浆正行时而吐利不食者，乃脾胃虚弱，多有内虚倒靥喘胀之患。凡长发起顶灌浆时，泄泻俱为险候，急用白术、茯苓以渗泄健脾，人参、黄芪以助元托里，诃子、肉果以止泻，佐以升提之药，使无壅遏之患；若不升发，难免倒靥之虞。如见心烦干呕而哕，此脏败毒攻，最为凶候，二陈加黄连、木通、灯心、竹叶。夏月，四苓散以利小便，利而不通者危，至如泄泻而

手足热面赤者，热也。弱者，白术散加竹叶、陈皮；强者，泻黄散。若下午泻甚，上午泻稀，此伤食，平胃散加山楂、麦芽；厥冷，加干姜，或益黄散补之。泻利而呕逆厥冷，理中汤加木香。上午泻甚，下午不泻者，脾虚也，朝用白术散，夕用豆蔻丸。泻出腥臭秽滞者，肠胃热也，葛根黄芩黄连汤。泻而失气者，气下泄也，白术散加升麻、防风提之。若受寒邪，或食冷物，而泄泻清冷，痘色灰白顶陷，或手足厥而寒颤咬牙者，陈氏木香散、异功散。疮虽正而吐泻，或下血，俱为逆候，若但吐不泻，无痰，益黄散；有痰，二陈汤。吐而身热烦渴，腹满气促，大小便涩而赤者，当利小便。若先吐而后出痘，足蜷不伸，声哑热蒸者，虽有清浆不治。陈文宿云：痘疮泻水谷，或白色，或淡黄者，陈氏木香散送豆蔻丸，不愈，异功散救之。

腹　痛

痘疮腹痛者，皆毒郁三阴。如腹痛面青手足冷，此脾胃虚寒，理中汤、益黄散选用；若腹痛痞满气滞，手足厥逆，而大便不通者，此毒壅不透也，桂枝大黄汤，合表里而开泄之；若腹痛面赤作渴手足热，此脾胃实热，消毒饮加山楂、枳壳、黄芩、木通；若气粗身发颤动而痛，口臭唇舌白苔者，此毒攻脏腑，肠胃内溃，不治。楼全善云：腹痛多是热毒为患，当临证消息之。薛氏云：若痘未出而发热烦躁，作渴饮冷，大便坚实而痛，此热毒壅滞也，急调元明粉通利之。若痘不出而烦热，渴不能饮冷，大便不实，此元气虚也，白术散温补之。若嗳腐吞酸，大便秽臭，乳食停滞也，保和丸消导之。凡腹痛作渴饮冷，手足并热者，属实热；若作渴饮汤，手足并冷者，属虚寒也。翁仲仁

云：痘疹腹痛，当升发以解利痘毒，兼分利小便，使上下分消，则痛随利减，俗医恒用厚朴以行滞气，不行升发解利者，非其治矣。亦有乳食停滞而腹胀痛者，当于升发解利药中加消导之剂，兼审所伤何物而为之清理。又有数日不大便者，大便行而痛自止，亦未可骤用硝、黄也。然有实邪固结，按之硬满而痛，又须峻攻，不可胶于上说耳。

腹　胀

痘出腹胀，皆毒郁肠胃所致。若胃中伏热，心气不降，小便赤涩而腹胀者，导赤散加滑石、紫草。若痘干紫而腹胀，不大便者，为血热毒盛，紫草承气汤。若瘀血在里，面黄烦躁，小便利，大便黑，犀角地黄汤加穿山甲。若气促体倦，大便利，小便秘，手足冷者，脾虚也，五苓散加木通、木香。若腹胀肠鸣，气喘厥逆，疮白躁渴者，急用陈氏木香散救之，迟则陷伏难治矣。若谵语便秘，躁渴疮紫焦者，此内实热，小承气汤。若长发时，倒靥腹胀者，不治。

腰　痛

经曰，腰者肾之府，痘疮见腰痛，或痛连背脊，转侧不能，皆因肾郭空虚，邪火亢盛，真阴不能胜邪之故，急宜四顺清凉饮，救热存阴为务。若痘未出而骤热腰痛，面色紫赤，痘必干枯紫黑，此肾脏火毒盛剧，急用百祥丸，或水调元明粉以下夺其势，后用消毒饮加防风、紫草、连翘、木通。若腰下见紫黑成片如蚤啮者，不出七朝必死。

二便秘涩

痘疹要小便清而长，大便疏而润，谓之里气和。一有艰阻，则毒邪内蓄，肠胃

壅遏不能传化，便宜清解，得大便通，尿自利矣，三黄丸、四顺饮、前胡枳壳汤之类。此专为痘始发时而言。若痘正养浆时而二便秘者，宜审虚实治之，中病即止，不可过剂。若饮食如常，二便如昔，内证平和，不可温补、亦不可妄施攻击也。

大 便 秘

痘疮出后，灌浆之时，虽要大府坚实为顺，若痘出五六日不大便，此毒火内乘，津液外耗，肠胃干枯而秘也，四顺饮。若色白少神不食，呕吐清水者，虚秘也，钱氏异功散加归、芍。若血热口干，烦躁便秘，四顺饮加紫草，使其便利二三度，热毒自解，烦躁自宁。若有风寒，先宜解散，然后可下，若不先解，恐表邪乘虚入里，痘反伏而不发，发亦不齐，遂成塌陷焦枯，势所必至。如六七日灌脓之时，壮热脉盛而大便不通，加味消毒饮，及蜜煎导以润下之，否则腹胀喘满矣。有过利小便，津液内耗而秘者，生脉散加当归。又气血俱化成浆，而四五日不大便者，只宜清凉活血，浆足自行，不须治之。薛氏云：痘疹大便不通，当分辨虚实，以手足冷热，及饮水饮汤验之。

尿 涩

痘疮解毒，以利小便为要，小便不利，乃热毒结于下焦，连翘防风汤；赤涩有血者，犀角地黄汤加木通；茎中痛者，合益元散。延久则身热躁闷，喘渴焦紫，或生痈破裂，或口疮咽肿，或内作脓血，变证不测。大抵未出之先，热甚而小便不利，恐欲起惊，导赤散微解之。初出不快，小便赤涩者，生圣散。长发灌浆时尿涩者，五苓散加木通。收靥之后，小便不利，烦热而渴，猪苓汤。若肺热气化不行，小水不通，五苓散探吐之。元气虚弱，不能清理传道者，补中益气加门冬、车前。肺虚不能滋其化源，生脉散加黄芪、甘草；膀胱不能吸引肺气，钱氏异功散加麦冬、五味；胃热小便赤涩不通，生圣散；肝热小便癃闭，龙胆泻肝汤；肾热水道不行，导赤散；肾虚肝热，小便枯约，生料六味去萸加麦冬。

痢

痘疮未出之先，先曾下痢，此元气已亏，起灌最难满足，升发剂中必兼实脾为要，又须辨其寒热赤白。如痘色紫赤，口燥咽干，小水短涩，痢下鲜赤，此风能动血也，三奇散、四苓散参用。若痘色淡白，四肢清冷，小水清利，痢下晦淡，此水液清冷也，补中益气汤、陈氏异功散参用；有食积而腹急胀痛者，平胃散加山楂、木通。若至二七内外而泻痢脓血，为余毒未尽，热移大肠，兼之湿热相并，红白交作，四苓散加芩、连、山楂、木通、连翘。大抵痘后利脓血，为五液注下，最危之兆，若以痢治而峻用苦寒，不旋踵而告变矣。

惊 搐

古人谓先发惊而后发痘者，是热在痘而不在心，为顺；先发痘而后发惊，是热在心而不在痘，为逆。然有因风邪所激而发者，有因脾气虚弱而发者，不可不辨。若正当灌浆之时，忽手足摇动惊搐者，肝热生风，风火相搏生痰也，治当平肝木利小便为要。泻肝则风去，利小便则热除，先与导赤散、泻青丸，次以四圣散加人参、钩藤。若手足瘛疭，口眼㖞斜，涎盛语涩，腰项强急，口张舌强者，此火盛耗金，木无所制而风生，消风散加蝎尾、钩藤，痰盛，加元明粉；若浑身冰冷，不知人事者，不治。若发搐至口噤流涎，此脾胃受虚风，或误服凉惊之药所致，谓之痘风，急当清火养血，卒多莫救。若痘初出时无惊搐，收靥时忽然发搐，如角弓反张，直视流涎者，此毒火传心，移热于肝，木来乘土，气血但虚，最凶之兆，惟痘疹将出，先发惊搐者多吉，然发一二次即止而见点者，其痘必稀，发十数次而报点者必密。报痘一二日而惊搐不止多重，虽曰痘前搐者吉，若发之不止，为毒伏于里，未可以言吉也。安世曰：大抵痘前发搐，责在热盛，痘后发搐，责在正虚。昔余治一五岁儿，放标时忽发惊搐，痰涎壅盛，壮热不省，忝在同道，不忍坐视，先与西黄厘许，点舌上，遂用硝、黄、芩、连，佐以荆、翘、大力之类下之。一服神清热缓，痘亦随起，反掌收功。近于都门疗正黄旗四川道监察御史讳粹然李公之孙，年四岁，痂后忽发惊搐，诸方皆谓莫救，亟邀予往。诊其六脉虚数无力，手足时发拘挛，口眼㖞僻，唇燥囊缩，溲便涩难，证虽危殆，以举家恳救甚切，因思痘后发搐，多缘气血两亏，土衰木贼，虚风内动所致，法当温养肝脾，峻补气血，使正气有权，虚风得以自息，若治其惊，是速其毙也。为疏一方，以十全大补桂用枝，日进二服，搐遂稍定。又二服，二便自通，囊亦少纵，目睛转动，诸证向安，但头发毒数处，其色亦不甚赤，于前方中去芍、地加白芷、忍冬、贝母，三日后毒亦消散，声音清朗，饮食如常，惟左臂与左足不能举动，更于原方加牛膝倍当归，四剂便能步履。独手腕无力，仍以牛膝易桂枝，先后不逾一方，调理而痊。孰谓证见危逆而悉委之不救哉？痘疹盛行时，如见惊搐，切不可作惊治，一切朱砂、牛黄、脑、麝、轻粉等，皆痘所忌，不可不慎。

咳　喘

咳嗽痰喘，虽属肺热，然有气虚腠理不固，风邪侵肺，而嗽吐稀痰者，参苏饮；头痛身热，鼻塞喘嗽者，风寒也，芎苏散。若咳嗽不已，无表证者，此肺虚为痘毒所乘，补肺汤。喘胀便秘者，肺热也，黄芩泻肺汤。有汤水入口即咳而吐出者，肺胃热痰胶固也，先与栀子豉汤加葱白、桔梗探吐，后服如圣饮。面白手足冷喘促者，此虚寒也，白术散。亦有肺脘有痘，淫淫作痒，习习如梗，阻滞气道而为咳嗽，痘收自愈。有不咳嗽但喘者，若初出喷嚏，鼻流清水而喘，风寒客肺也，参苏饮。痘点干红，腹胀便秘而喘，毒盛不舒畅也，宜清火解毒。有气虚不能逐邪外出，毒伏于内而喘胀者，乃闷痘证，不治。有泻后喘者，脾气下陷，虚火上拥，下气不续也，补中益气汤。有吐后喘者，胃虚不能制伏相火也，六君子汤。痘四五日，伏陷喘胀，必再攻发，复起可治，痘浆半足而倒靥喘胀者，宜补兼攻发，复肿灌为吉。有误服参、芪腹胀而喘，枳壳汤；有痘密以致鼻塞，而口中气促似乎喘者，非喘也，以喘治之误矣。

涕　唾

痘疮要涕唾稠粘，则热毒容易蒸发，若涕唾稠粘，身热鼻塞，大便如常，小便黄赤，芎苏散加减；如痰盛壮热，胸中烦闷，大便坚实，卧则喘急，前胡枳壳汤微利之，庶元气不伤，痘疮易出。

咽　喉

痘出最要咽喉清利，若毒火上薰，咽喉先受，以致肿塞窄狭，呼吸不能，饮食不入，疼痛哑呛等证，如圣饮、甘露饮、射干鼠黏子汤选用，血热咽痛者，紫草消毒饮最当。若咽痛发热，手指初捻似热，捻久则冷者，此脾气虚也，钱氏异功散。若咽痛发热，作渴引饮，手足并热者，脾气热也，泻黄散。若大便溏泄，饮食不进者，白术散，慎勿用凉药，致损脾胃，而变吐泻痒塌也。若咽痛足热，小便赤涩而频数，此三阴虚，无根之火循经上至咽喉也，生料六味加麦冬、五味。

呛　水

呛水者，咽门为毒所壅，则饮不得入而溢于气喉，故气逆喷而呛也。若呛水在六七日前见，痘色红紫者，乃热毒上壅。若痘色灰白不起，乃气血虚弱，肺胃受伤，大为危兆，急宜解毒开胃，色赤兼凉血，色淡兼补气。若七日后，外痘蒸长光润而见此证，乃内痘起发而呛，只须助其灌浆，外痘结痂而呛自愈矣。

失　音

失音之证，大抵肺热气病，咽喉有痘也。若于七日前见者，毒气薰蒸，肺窍闭塞，内疮糜烂，呼吸俱废者，为难治。若七日后呛水失音，乃内疮先热而瘖，射干鼠黏子汤，或有内本无疮，多服热药所致者，急用消毒饮去荆芥加桔梗、门冬；嫩赤热甚，更加犀角、黑参，或凉膈散去硝、黄。若毒火上薰于肺，肺受火郁而窍塞声哑者，导赤散加桔梗、牛蒡。若声哑而烦热嫩痛，呻吟作渴，欲饮冷水，大便不通者，此心脾实热，急与清凉解毒，夏月盛暑之时，稍与冷水救之。洁古云：痘疹已出而声音如故者，形气俱不病也；痘疹未出而声不出者，形未病而气先病也；痘疹出而声音不出，形气俱病也，其治法可领悟矣。凡痘疮黑陷干枯，咳嗽失音，吐泻烦渴，发热肢冷，昏睡少食，痰多气促，寒颤咬牙，黑陷燥痒者，皆为不治，

惟猛进温养之剂，间有得生者。

寒　颤　咬　牙

痘疹咬牙寒颤，有先后之序。痘正出时，为寒邪所袭，则肌腠闭塞，不能宣达，而发寒颤，宜疏解之。若养浆时寒颤，乃阴凝于阳，阳分虚，则阴入气道而作颤，保元汤加丁、桂以温阳分；若系表虚风寒所乘，则宜保元汤加羌、防、荆芥、连翘、木香之类。痘未透而咬牙者，阳明胃热，宜清解之。若养浆时咬牙，乃阳陷于阴，阴分虚则阳入血道，故咬牙也，保元汤加芎、归以益阴分；若系肝盛木邪乘土，则宜泻青丸合导赤散作汤。二证并作于吐泻后者，邪正交攻，气血俱虚之候，十全大补汤。单见且凶，况并见乎？若痘色红紫，大小便秘，烦渴欲饮水者，表里俱热之证。而不寒但颤者，疮痛而摇也；咬牙者，忍痛也，乍作乍止，四顺清凉饮。若溃烂灰白，泄泻不止，此脾胃虚寒，纯阴无阳之证，急用陈氏木香、异功。若瘙痒闷乱，腹胀足冷者，倒靥也，不治。若痘焦紫陷伏，闷乱昏睡，或躁扰不宁，声哑气急，而寒颤咬牙者，为热毒内攻，法在不治，急投神授散以救之。若青干紫陷，二便不通，大渴不止者，此纯阳无阴，百祥丸、宣风散，急下以救阴津，下后身安手足温者，方许可治。若腹胀气喘谵语，手足冷者伏陷也，不治。大抵二证并见最为危候，又当以痘色辨其吉凶。或单寒颤者，当补气之中兼补其血；单咬牙者，于补血之中兼助其气。然此二证，多发于痘后，其人属虚无疑，虽有少热，亦余毒耳，在养浆收靥之时，最忌见此，故于七日前见者可治，在七日后见者为逆。

发 泡

发泡为气盛血虚之候。盖肺火动而皮毛伤,遂聚而为泡,小者如水珠,大者如葡萄。色白面空,或有清水者,气虚有火也,治之当补脾肺,顺水道而虚自实矣,钱氏异功散加车前、泽泻之类;紫而空者,血虚有热也,清肺汤加当归、芍药、茯苓、车前,使小便下行,则气平血和,其泡自敛。若薄如竹膜燎浆泡者,必待浆臭而后可治,泡碎则亡矣。

发 痒

气虚则陷伏,血虚则痒塌。痘初出而遍身作痒者,此邪欲出,因风寒闭其腠理,其火游移往来故痒,宜疏散而泻肝木,邪气得泄,痘出面痒自止。痘收敛而作痒者,脓成毒解,火气渐微,本无毒蕴也,芍药汤;若大便秘结,犀角消毒饮。痘养浆时,淡白平塌,少食便溏,浆清而痒,爬搔不宁者,此脾胃虚弱,气血俱虚,虚火扰攘所致,参芪内托散,甚则陈氏木香散佐之,药不应者凶。痘色红紫干滞,二便秘,口渴烦躁,浆充而痒,抓破血流者,此气盛血热也,四物汤加连翘、赤芍、白芷、蝉蜕,甚则四顺饮下之。如作痒人事清爽,自知其误抓破,或言其痒,欲人扪之吉;如痒而闷乱烦躁,语禁不止,摇头手足舞乱,破损无血,眼�... 目开凶也。若他处破损虽多,脓血稠粘,正面不破者,其脏腑精华不散,正气未亏,尽可收功。有面痘虽痒甚,擦破即痂,能食神清者,可治;昏乱者死。若破无脓血,不结靥,如无肤之状,寒颤咬牙,便泄哕呛者,不治。

发 渴

痘前渴者,宜清金利水;痘后渴者,当大补元气。若痘疮稠密而渴,为津液外泄,生脉散;在藜藿,生津葛根汤。如烦躁谵语身热者,白虎汤加麦冬、竹叶。若大便黑小便利,面黄小腹胀,喘急而渴者,内有瘀血,犀角地黄加归尾、桃仁、红花、穿山甲。若夏暑窗牖闭塞烦渴,四苓散加麦冬、黄连。薛氏云:若发热作渴,大便秘结,手足并热,善饮冷水,此阳盛也,四顺饮。若烦渴泄泻,手足俱冷,饮沸汤而不知热,或陷伏黑靥者,此属虚寒,钱氏白术散,或陈氏异功散选用。若烦热作渴,面赤睛白,此为肾经虚热,生料六味丸,煎与恣饮,以救肾家将竭之水。燕都小儿出痘作渴,恣与冷水饮之,如期而愈,亦无痘毒之患。盖北方人卧火炕,饮火酒,有热与水相构而然也。按陈文宿云:痘疮发热,口渴烦躁,切不可与冷水、蜂蜜、柿子、西瓜等物,恐内损脾胃,致腹胀喘满,寒颤咬牙,则难治也。盖方宜各有不同,不可一例而论。张涵高曰:痘出三四朝,便秘尿涩,烦渴壮热,痘色干红焦紫,必用凉膈散下之,后用凉血解毒调理。如八九朝,元气虚弱而痘平塌,浆色清稀,保元汤补之。有火证发渴,始终不可温补,但与凉血解毒,则浆行结疵而愈。

烦 躁

凡痘未出而烦躁者,毒火内郁,或风寒壅遏不能即出,宜发散为主。痘未尽出而烦躁者,亦毒火盛也,消毒饮加连翘、黑参。痘尽出而烦躁者,乃血热毒盛,犀角地黄汤解之。痘长养时烦躁者,当辨虚实,若痘顶平,淡白少神,浆不易充者,此气血不足,保元汤加归、芍、门冬;虚烦懊憹者,栀子豉汤加解毒之药。若绽凸紫滞,便秘尿涩,乃正气实而毒盛不解,凉膈散、四顺饮、三黄丸解利之;小便赤涩，益元散、导赤散分利之。若痘倒靥喘胀而烦躁闷乱，乃气虚毒盛，难治。

昏 沉

痘疮成浆之时，精神倦怠，神思昏沉，不省人事，呼之不应，自语呢喃，如邪祟状，此痘出太过，心脏空虚，神无所依也，人参酸枣汤。气虚，大剂独参，或保元加枣仁、茯神；若烦热气壮，痰涎涌盛者，改定清心丸；如服药后不宁，反加闷乱者死，浆清不食者，不治。

汗 出

痘疮多汗，则津液外泄，或未浆，或既靥，并宜保元汤加养血药。然又有面赤发渴，汗出不及腰者，皆胃热肾虚，四君子汤去术易麦冬，下六味丸。若面赤作渴，手足心热，大便坚者，肠胃实热也，泻黄散。若初起发热时，自汗不妨，乃湿热薰蒸而然，切不可便用芪、术之类以实腠理，亦不可妄用升、葛之类以泄肌肉。盖自汗则痘热已轻，恐发泄太甚，则津液内耗，阴随阳散，难以收靥，即靥后自汗，亦宜详审而治。若血虚自汗，则至夜烦热作渴，当归补血汤。气虚不能自固而汗，则动作喘息，力微身热，四肢不温，四君子加归、芪。有痘出平塌，淡白少神，身凉而汗者，保元汤加肉桂、当归。有重帏暖坑，厚衣重衾而多汗者，宜渐减以清适之。

失 血

痘疹失血，俱为危候。若气血旺，毒火盛而失血者，乃邪从血解，不可妄投止血之剂，惟宜清血解毒，若治之不止者凶。有气血虚而毒盛失血者，不治。有闷痘五窍流血者，不治。有痘倒靥而鼻流血水者，不治。有热证误投热剂而失血者，

宜清凉解毒。痘未尽出而用寒凉，毒为凉激伤脾，不能运动其血，致逆于脏腑之中，内毒搏滞于胸膈之上，积成衃血，妄行而暴吐衃昏晕，痘色淡白陷伏者，理中汤、独参汤并加肉桂，温补为主，所谓血脱益气，阳生阴长是也。若痘尖绽紫滞而衃者，乃毒火刑金，犀角地黄汤加炒黑山栀。有靥后余毒乘脾，脾气受伤，不能统血而衃，小剂参苓白术散加炒黑连、芍。若躁热闷乱，口干渴甚而衃，手足并热者，犀角地黄去丹皮加黄连、山栀、炮姜。亦有中气虚而不时烘热，手足时冷时热而衃，此清阳之气不能上升，无根之火倏往倏来也，补中益气加芍药、肉桂。有毒盛壅炽，肺金受制，流注大肠而便血者，四物汤换生地加芩、连。若下血不止，昏睡不醒者危。凡痘中失血，惟从鼻出者，可治；从口中及口鼻齐出者，多不治，亦有从痘疮出者，则为走泄，走泄多则分肉空虚，毒无定位，是皆有犯于里，为难治也。

身 痛

经曰：诸寒为痛。又曰：甚热则痛。又曰：诸痛为实。三说不同，各有其理，当热作之时，毒始运行，忽遇暴寒折之，毒邪壅于皮肤之间，不能宣发，此因寒而痛也，宜透肌运表。如烦躁渴甚，狂言谵语，便秘尿赤，更值春暄夏炎之令，痘见干红焦紫，就火热而痛甚，就阴凉而痛衰，此因热而痛也，宜清凉化毒。若身不壮热，口不烦渴，饮食如常，二便清调，痘见尖绽红泽，至七八日浆极充满，惟觉根窠胀痛，此诸痛为实，宜平和疏养。若初出而身痛者，为发未尽，升麻汤，冬月加蜜炙麻黄二三分，既出稠密而身痛，为毒盛瘀血也，犀角消毒饮倍连翘加紫草；兼腰背痛者，肝盛血凝也，泻青丸减大黄

加甘草、防风；便秘腹胀，四肢厥冷，腰痛疮色紫黑者，难治，百祥丸。若遍身如啮而色紫者，瘀毒壅滞，最危之兆。若二便秘结，喘急烦躁，栀子仁散，自利不食者，不治。若身后痛属太阳经，用羌活、防风、甘草；身前痛属阳明经，用升麻、葛根、紫草；身侧痛属少阳经，用连翘、柴胡、防风；四肢痛属脾经，用防风、芍药、甘草急止之。盖恐叫号伤气，忍痛伤血，而致变证也。若食杂鱼酒物而致者，清胃散加生犀汁。大凡痘疮，切不可食毒物，恐作痛致伤元气，轻者反重，重者难治，然有专取毒物以攻其毒，如猪尾膏、鸡冠血、攻毒汤等方之义，不可以此碍彼也。

头　面

朱济川曰：痘未起发而头面先肿者，此阳火亢盛，阴血不能归附，气血相离之象，若痘疮起发，头面以渐而肿者，此毒气发越，聚于三阳，欲作脓血，故宜肿也。设当起发而头面不肿者，必痘本磊落，毒势轻浅，所以不肿。如痘本稠密，起发应肿不肿，此毒伏于内，不能发越，治宜助正为主；如痘稀疏，起发不应肿而肿者，此感疫毒之邪，须兼疫气而治；如应肿而平塌如饧饼，或痘肉齐平，或干焦紫滞者，此毒盛气虚，不治之证也。大凡应肿者，直至浆满结疤，毒化而肿消目开为吉，若浆未充足而肿消目开者，此正气不足，不能化毒成浆，名为倒靥，乃凶兆也。闻人氏云：痘疹属火，面色赤者为顺，赤甚为热，若肝木克脾，面色青者，是为逆也，急用四君子或附子理中并加升麻，调补脾胃，色正方许可治。有痘毒遇风寒相搏，凝滞于肌肉，遍身皮肤色青，急用夺命丹发之，然多不救。

正　额

朱济川曰：额乃心之部分，若痘出遍处平黯，而正额匀朗，绽凸红润，调理无虞，遍处中匀红绽，而正额平塌，灰滞无神者，此元气不足。不能成功于上，凶也；正额虽平塌，而间有数点尖绽者，险也，又须两颧颊来助，若颧颊不起发，无润泽，为气血不足，终不可治也。若眉心密簇如钱，而色灰滞，虽遍身朗绽，八九日浆行俱满，眉心必空壳无水，后必痒塌倒靥喘胀而死。

手　足

朱济川曰：四肢之痘，应出不出，应起不起，应浆而清水，应收疤而不痂，应脱靥而粘著不脱者，皆脾胃虚，不能旁达四肢也，治宜调理脾胃为主。然四肢始终贵乎温暖，若痘出手足冷者，脾弱也；痘出而手足作痛者，乃毒火乘脾，疏解为上；若遍身浆满，而四肢尚空壳，多有不治者。临病之际，可不抚按手足之温冷哉？又有自言手足冷，及按之热而夜卧不宁者，此脾弱而虚阳发露于外也，当补脾调血为主。痘出而两足常动摇不休，此热毒流于阴分，不治；若出七八日足不伸者，不治。

唇　舌

痘出始终以唇舌红润为吉，若唇口肿胀，紫黑干裂，或有痘先黄，或唇色皎白，或有白泡，或肿烂流脓者，皆毒火乘脾，极为危候，当先升解以化其毒，次补益以培其本，庶可无虞。若痘出稠密，唇口疮相粘干黑者，死证也。若臭烂延及牙龈，腮颊肿破，而成走马崩砂，牙宣息露狐惑等证，皆不易治，即用化靥丸、马鸣散，亦难取效。若初见舌白唇紫，即知实热，急投凉膈散及马鸣散吹之，庶可急夺其势；若见痰喘作渴者，不治。若气虚火盛，津液不能上行而舌干口燥者，补益为主。若毒火盛而舌干口燥者，解利为主。若舌上燥黑芒刺者，此热毒内蕴，急用硝黄下之，或可十救一二。又舒舌者脾之热，弄舌者心之热，有因唇燥而舒舌者，亦脾之热也。若痘稠密浆清，唇口摇动，昏沉寒颤者，不治；唇口眴动，目眶内陷，足常动摇者，不治。若下唇有白屑如芝麻，或翻转如葵花，或有紫泡出血，及唇燥裂而见面色枯槁，烦渴不止，及腰足痛者，皆不可治。

眼　目

痘疹初发热时，目赤肿者，风热上攻也；四五日间目赤者。火毒盛而上薰也。痘后目赤肿者，余毒郁于心脾也。痘疹出多，至灌浆时，自然眼闭，然干靥之后，又当开眼，若仍闭不开者，此毒气上攻于目，急宜清解余毒，甚则凉膈散加荆芥、牛蒡子、蝉蜕。大抵过期不开，即当以舌舐润，去其眵污自开。痘疮害目，不在于初，而在收靥之后，皆由头面痘密，脓血胶固，或破烂而复肿灌，毒火郁蒸，内攻于目；又或痘出太盛，成就迟缓，过服辛热，失于清解；或逼受火气，或衣衾过厚，或客冒风寒，或忽食诸卵，皆能害目。治当活血解毒，得血活其毒即解，切不可概用凉剂，恐冰凝血脉，终成痼疾也；亦不可点香窜之药，谷精散、决明散、密蒙散、神功散、羚羊散等方选用。初见点时有痘丛生目中，急须移痘丹移之，庶无害眼之患。方虽似涎，而功效特奇，不可因其异而忽诸。若三日后根气已定，不可移也，轻者以象牙磨水，点入移之。

余　毒

痘疮平塌倒靥破烂之证，用药得以收靥者，余毒发泄未尽，必循经络而出，发为痈毒，看何经络而用药，俱以托里解毒为主。如未溃肿硬者，排毒散，随元气虚实加减，外用生黄豆嚼烂罨之；或大黄酒煮，入真绿豆粉敷之；或蛇蜕蘸生豆浆贴之。若溃肿而脓未透，解毒内托散加白芷、鲮鲤甲，外用海石细研蜜调敷之；如已溃脓尽者，十宣散加连翘、忍冬。凡痘后余毒发痈，根赤而作痒者，气虚也，四君子加当归、芍药，色赤而肿痛者，血热也，四物汤换生地加犀角、鲮鲤甲、连翘、忍冬；肿而不溃者，气血两虚也，托里消毒散；溃而不愈者，脾气虚弱也，六君子加归、芪、忍冬。若发于皮肤之外，或大片小片如涂朱，或作核肿痛，不可摸者，此名紫丹瘤，内脏毒盛，虽用解毒药，亦难消散，从上发者，过心即死，从下发者，过肾则死，急以磁锋砭去恶血，毒肿未平，再与砭之，更须内夺其毒，得以开泄也。若皮肤发出隐隐红斑搔痒，或红块者，俗名盖痘痧，消毒饮加防风。若收靥安好，忽然手足厥冷，此脾气虚弱，不可认作寒证，参芪内托散加桂枝。若手足忽然拘挛，不能屈伸者，此外感风寒湿三气，勿用发散耗血之药，十全大补汤，用桂枝、苍术；骨节痛，加羌、防。有痘疮收靥后，忽然下痢脓血者，此毒气流入大肠，须二三日间，听其下尽，然后清热利小便，再后补脾健胃，不可用止涩之剂。若热毒蕴蓄于肺，闭塞咽喉，则口张不食，欲吐不吐，干呕声嘶，此胃中有疮腐烂，最凶之兆，急用消毒饮加甘、桔、黑参、牛蒡、竹叶，并磨犀角水救之，迟则咽烂而死。若腹痛胀满，烦躁气急者，此毒入于脾，当用枳实导滞汤利之，否则喘急厥冷，难治矣。若痘后胜常饮食，日渐羸瘦，此气血两亏，胃中虚火也，钱氏异功散、四物汤，并加黄连，相间服之，更节饮食为要。若大便秘结，毒盛血枯也，消毒饮加生地黄、麻仁、杏仁以润之；因多服热药燥结者，消毒饮加麻仁、芍药、山栀。若口舌生疮，赤者为心脾蕴热，宜凉膈散；白者为心肺有热，宜清肺汤，外以青布蘸水拭净，用马鸣散掺之。收靥时，口舌生疮，及患齿疳者，皆由余毒不解，乘于阳明，而熏逼上焦也，宜清胃化毒，甘露饮加犀角、连翘；咽痛者，亦由余毒留于管籥，肺受火淫而为肿痛也，如圣饮。若收靥之后，目闭不开，或生翳膜，疼痛昏暗者，俱宜凉血解毒，清心泻肝，随证治之。若收靥未齐，忽发余毒，而身面目睛俱赤者，难治。翁仲仁云：痘疮既靥之后，或成痈肿，人固知为余毒矣，不知气高而喘息作声，撷背抬肚者，余毒之在肺也；痰涎稠粘，咬牙戛齿，泄泻不止而口臭者，余毒之在脾胃也；盗汗出于胸前，向午则热而渴者，余毒之在心包也；睡中多惊，身常发热，余毒之在肝也；耳轮与尻常热，余毒之在肾也；眼合不开，身肿不消，壮热不清，郁郁不乐，诸经皆有余毒也。又须知发于巅顶及胸者，为心经之毒；发于臂肘及背者，肺经之毒；发于胁膝及筋聚处者，肝经之毒；发于七节之傍及尻上者，肾经之毒；发于正面及咽者，胃经之毒。肝肺及胃之毒多易治，心毒多危，肾毒不必治也。大抵血热毒盛而发者，其毒必焮肿色赤，能食便秘，并宜消毒饮加解毒凉血药；胃气实者，排毒散微下之。若气虚毒盛而发，其毒必漫肿色淡，食少便滑，虽用参、芪内托，多不可治；若用犀角、芩、连、地黄之属，是速其毙也。如遍身流注清水，延绵不已者，不治。

妇　人

女人天癸既至，阴常不足，痘疮以气为主，血为捕，一有不足，则变易生。如发热之时，正遇经来，此热从血解，疮自发出，最为吉兆；若四五日不止，则热入血室，血必妄行内动，中虚之证也，小柴胡加芎、归。若非经行之期，于发热时而经忽至者，此毒火内炽，逼血妄行，必疮多毒盛，急以犀角地黄汤加紫草、蝉蜕、牛蒡、连翘，使热清毒解，痘出经止，方无变患，迟则内虚疮陷矣。又如起发灌浆之时，适遇经行，三四日不止，必难起发灌浆，或平塌，或灰色，或黑陷，急用十全大补汤加熟附，使起发灌浆，或出赠痘为吉，若寒颤咬牙喘满者为内脱，不治。又如起发灌浆之时，经水适来，或口暗不能语者，乃血去心虚，不能上荣于舌，与保元汤加归、地、门冬、茯神、枣仁，待其能言，后以十全大补汤加猪心血调服。又经不断之时，适逢出痘，发热神昏，言语狂妄，循衣撮空，如祟状者，此经后血室空虚，邪热乘虚而犯冲脉也，四物汤合导赤散加麦冬。又如崩漏不止，气血俱虚之后出痘，此必不能胜任，虽十全大补，多不可救。又如向来经闭不通，血海干涸，适逢出痘，毒气怫郁冲任之间，二阳之证并发，攻之则妄行不止，宜归脾汤调其心脾，使毒得发泄，庶或可救。至如孕妇出痘，最为可虑，不问轻重，悉以安胎为主。胎动不安者，四物汤加参、术、砂仁，有热证当用黄芩，必须酒炒，胎安痘出稠密，参芪内托散加紫草、归、芍。至如痘疮正在起发灌浆时，忽遇分娩，气血俱虚，十全大补倍参、芪加熟附子，以补气血，甚则大剂保元汤，更加胶、艾、姜、附，续续灌之。若小腹急痛，瘀血未尽，须加肉桂；胎下之后，绝无瘀血，按之急痛者，必瘀积小腹，加炮黑山楂，以伏龙肝煎汤代水煎药，临服再加熬枯黑糖半两最妙。若咬牙寒颤，腹痛作渴，手足冷身热者，此脾胃内虚，而显假热于外也，十全大补汤加熟附，服后止者吉，不止者凶。如产后半月十日之间，适遇出痘，此气血新虚，必以大补气血为主。大抵男妇婚嫁之后出痘，其顶必不能高耸，其形多大而扁阔，其色多淡而不黄，不可拘小儿元气未发泄之例也。

痘　形

痘疮从颧骨上起者，曰当颧痘，朗朗不妨，稠密者危。在口两角出者，曰监门痘，后必成水泡及泻。下颐先出，曰脱须痘，浆虽充灌，终属危候。痘出红活光泽，粗细一匀者，曰石痘，吉。手足四肢皆有，惟身少者，曰四腕痘，凶吉相半，若身面皆无者不治。通身皆有，足心无者，曰无根痘，须看周身多少，少者吉，多者凶。上身少，下身多者，曰逆痘，凶。上身多，下身少者，曰顺痘，吉。上下有而中间少，或两胁多而腹上无，腿上不起者，曰两节痘，危，此证当从虚治。胸前独多，曰瞒心痘，多凶，加渴泻者不治。两腰每边一个紫大者，或皆紫黑如蚤咬者，及未出先见腰痛者，曰折腰痘，五日死。初报点五七粒成丛，数十处皆然者，曰梅花痘，起肿必连成一片平塌，若有赠痘光泽如珠者，吉；赠痘亦平塌枯滞者，凶。报点周时即痂，复又报点，如是数番，名九焦痘，可治；若当额地角颧骨心胸背手耳后，有一二个黑陷者，亦曰九焦，不治。痘粗肥而娇红色艳，不能结实，名晃痘，不可因其好看而妄断为吉，急宜调补脾气，否则为溏泻痒塌之患。痘出而顶有皱纹者，曰椒皮痘，或纹如茱萸者，皆不治。痘出红润而中心少有黑点

者，曰茱萸痘，为血热，可治。中黑陷而四围灰白者，曰陷顶痘，九日死。初出状如蚊蚤所啮，三日后反不见者，曰反关痘，五日死。痘起黑陷，或紫黑中有血疔者，曰紫疔痘，七日死。痘疮中有紫黑疔，生于颏上，太阳当心者，曰黑疔痘，三日死。痘黑而光泽者，曰贼痘，有背部与当颧监门，及拘腮锁口，俱用银针挑破，以珍珠散涂之。初起疮色淡紫成片，曰紫云痘，十日死。痘未出时先惊搐，曰先惊痘，不必治惊，痘出自愈，若出而复没，虽少而不起发者，难治；若已出而发惊者，曰逆惊痘，不治。痘起稠密无缝，紫黑成片而发搐者，曰惊搐痘，不出六日死。痘出虽有逢，粒密而色昏者，曰数奕痘，不治。痘出不圆不起，顶红根白者，曰顶红痘，不治。痘空处有云头红色者，名夹斑痘，治之而斑退痘起者吉，否则凶。痘空处细密有头粒者，曰夹疹痘，痘稀而疹先退者轻，痘密而疹不退者重。痘出大便秘结，而痘疮朗朗红活者，曰关门痘，不妨。痘疮不成脓，而内泻痢者，曰伏阴痘，治宜温里。痘疮红润，而引饮渴不止，及狂言谵妄者，曰向阳痘，治当凉解。痘疮正出，而胸膈高肿，内不宽者，曰结胸痘，下之生，迟则死。周身皆收靥脱痂，巅顶一粒紫大不收者，曰鹤顶痘，二十日外，必发惊而死；亦有周身痂脱，正额一粒溃而不敛，至月余作痒，破出臭脓，声哑闷乱而死者；有周身痂脱，头上一粒不敛，至四七日忽痒甚出蛆，声哑闷乱而死，皆鹤顶之类也。有收靥脱痂之后，忽身发火热，旧靥愈处，重出一番，痘辣囊聚，肿痛愈加者，曰梼杌痘，此毒蓄营卫，急宜凉血解毒，当慎风寒，节饮食，否则，必毒邪攻迫，腹胀溃烂，阴阳不分而死。痘皮薄破烂者，曰湿痘，大剂补脾燥湿，间有生者，切禁黄芪，以其反

助表湿也。痘一出如豆壳水泡，兼腹泻不止，曰水患痘，不治。痘起胀而与肉齐平，虽有黄浆，根血紫滞者，曰板黄痘，亦名延日痘，虽痂尽脱，而日渐枯涸，延至月余多死。痘四围平塌阔薄，中间一点色白而点者，曰蟢窠痘，必死。痘出数粒成丛，平塌不起者，曰蛛蟟痘，治之起发分颗者吉，否则凶。初起发时，疮头便带白浆者，曰疫痘，不治。痘点见于下颐，或耳下眉心，若白头如痦，渐干枯倒陷者，曰白闷痘，三四日死；若报点如丹，渐干焦紫黑者，曰紫闷痘，五六日死。若喘胀衄血便血者，曰紧闷痘，二三日死。痘周身皆白，内空壳一联者，曰蛇壳痘，难治；若变臭者可治。痘疮至浆来而溃烂，臭不可闻者，曰臭痘，无妨；臭而裂者，为外剥，不治。痘稠密不能起发灌浆，六七日间，忽泻脓血者，曰泻浆痘，此证多有生者，虽危不妨。痘初起时光泽，至四五日反不起而伏陷，将发虚寒者，曰伏陷痘，急当扶里为主。痘虽起发灌浆，浆未足而忽然干靥者，曰倒靥痘，多危。痘出既红，忽然变白，更加寒颤咬牙者，曰寒颤痘，急当助表养血，亦须防过十二十四朝，方可无事。若先出红泽，适遇妇人经事所触，而变灰白色者，曰血厌痘，急觅月月红花或茎叶，煎汤调紫草茸末一钱匙，入酒酿服之，缓则难救。

异　痘

夫痘有似凶而吉者，似吉而凶者，不可不辨。如诸痘不起，而天庭晓星起灌者吉；诸痘壮起，而天庭晓星不起者凶。

诸痘不起，而太阳独起者吉；诸痘壮起，而太阳不起者凶。诸痘不起，而耳边方圆寸许独起者，肾经旺也，吉。诸痘壮起，而耳边方圆寸许不起者，为肾经败也，不治。遍身俱起灌，惟左耳下外面，

有两三粒不灌者，肝肾毒盛，定作唇裂齿干，宜急救之。凡头面四肢密者为险，若得地角有数粒如殊者，为顺。诸痘俱好，地角独伏陷干枯，或灰白不起者，为逆。痘遍身俱陷，惟尻骨饱满如珠，此肾脏有权，补托灌浆即愈。面部俱稀，而鼻梁左右密如蚕种者，毒聚于胃也，危。面部俱稀，而口角有黑痘一粒独大，或两边有两粒者，为拦门疔，初起可救，五六日不治。痘出遍身稀疏，惟项下稠密一片至颐者，名锁项托颐，不治；若喉颈太多者，急用山豆根、牛蒡子、黑参、木通、甘、桔、芎、归、生地、荆芥辈治之，迟则毒结咽喉，不救矣。初见标时，胸上脐下俱有，中间一截无者，此脾胃虚，急用参、芪、归、芷、厚朴、紫草、木通、防风辈救之，七日之外难矣。痘出遍身斑斑成片，如打伤痕者，不治。痘标既完，手足胸背俱多，而头面无者，气血不能上升也，急用升麻、芎、归、甘、桔、防、芷、苏叶、前胡，加姜服之，五日后不治，曲池生痈而死。若遍身稀者，不在此例。初出便如绿豆，两三日大如棋子，其痘根顶全无血色，比众独大，按之虚软，曰贼痘，四五日出血而死。痘出数十粒成块，肌肉结硬，中有一大者，曰痘母，此血凝毒盛，急须挑破，内服真人解毒汤，外用绵胭脂煮热熨之，熨之肉不柔和者不治。头面无空，平塌色白，俗名蛇皮，此干枯不能作浆，至十一二日必危，若得发臭而不剥裂者，可治。初标红润，至四五日忽变伏陷，此为药患，急扶表里。痘虽肥满，而内实干无血水者死。痘中有凹，四边凸起，明亮坚硬，浆板不化，形如石曰者，不治。痘疮生虫，皆湿热所化，毒流皮肤也，虽冬月亦有之，以柳叶铺下，令儿卧上，则虫自死。无柳叶时，预收干者为末，香油调敷亦效。初出血点，其色

红紫，遍身如点朱者，六日死。血泡协热，而浆肥满，刺泡血红，急以犀角地黄汤加白芍治之，血黑不治，痘本稀少，四五日起发，六七日收靥，痂干而赤，九日而痂落，此气血充足毒少，故随出随痂，不及作脓也，最佳。疮虽起发，四畔又出小痘，攒簇如粟米，不待长养灌浆，必加搔痒而死。疮头有孔，脓水漏出，堆聚干结，或清水自破，水去干黑者不治。痘发浆泡，而人中平满唇翻，腹胀气急者不治。痘发燎浆泡，切忌损破，浆臭后犹或可治，破则不治。其形如豆壳，灰白全无血色，擦破血出无脓不治。痘已出齐，紫色不起不浆，如浮萍贴于肉上者不治；如微微高起，爬出有血，急以凉血解毒之剂救之。黑痘多属血热，本为恶候，然形状多端，宜随证解救。紫黑点子隐于皮肤间者，用人牙烧灰、猪尾血，酒酿调五七分，量人大小与之。初出便见黑点，急用紫草茸三钱酒煎服，或形如痣，或如牵牛子，或如煤炭，或青紫成块，皆为寒闭热毒，宜化毒凉血，荆、防、蝉蜕、紫草、黑参、木通、连翘辈救之，热甚加黄连。黑而软大者，气弱毒盛也，保元汤加紫草。以上诸证，竭力图成，或可十全一二也。近看如水蓼花，远望如胭脂色，清水不能成浆者不治。先见标一二点于面部，或口唇上下，周身俱无，如常起胀灌浆收靥，此为报痘，不知者以为本痘稀少，以火照之，红点隐隐藏于肌肉之内，急宜托里解毒，其痘齐出，否则颐下发痈毒而成不救。

逆　　证

痘疮不治之证，总勉强用药，终无生理。初出时从天庭、司空、太阳、印堂、方广等处发出，或如蚕种，或如鱼膘，或如点朱洒墨泼青，成青黑紫斑，或肌肉有成块处，或有青疙瘩，成紫黑干枯，或温身有瘰疹，或如玳瑁，或头面一片如胭脂，或初出红点带紫，或夹斑如锦纹者，俱危于四五朝，迟则不过六七朝也。若见青斑者，顷刻危矣。若遍身不起，俱发紫黑斑点，或初起顶陷，连肉通红；或如沸无缝；或薄如竹膜，摸之便破；或如蛇壳，如鱼皮，顶陷如羊眼，赤亮如汤泡火烧；或腰腹作痛，上下出血；或如糍糕，成片连贯，眼合无浆者，俱危于七八朝，迟则不过十朝也。若四五日间，面目浮肿而疮不肿，其痘黑陷紫陷，或灰白，或发紫泡水泡痒塌者，危于十一二朝。其泡刺破，出黑血黄水者不治。若四五日诸痘未灌浆，唇上有疮先黄，失于针挑者不治。若五六日内，痘白而肿，光亮如水，根脚不红，或声哑气急，或鼻陷啮齿，或目闭忽开，露白无神，不省人事者不治。若六七日不能灌浆，但空壳干枯，全无血水，搔破无脓血而痒塌者，十二日死，有脓血者不死。二三日根窠不分，红肿如瓜，或如冷粥结面，或如胖蚕之形，或如油光黍米，内有红紫，或顶陷，有眼如针孔，色紫黑者，俱不治。若两颊两颐，多致成片，如涂朱者，此肝乘脾，当十二三朝不食而危。若七八日间，伏焦紫干枯，不能灌浆，或咬牙寒颤，谵语狂躁烦闷，呛水错喉，在七日前见者难治。或目闭，口中臭烂成疳，延及内外者不治。或七八日后，腹胀气喘，有痰如拽锯，啼哭者不止者，可治，无啼哭者，不治。或嫩薄易破，抓塌成饼，堆垛如鸡屎，泄泻不止者不治。或泻下如豆汁，或便脓血，或乳食不化痘烂，或曰臭唇焦，或目闭反开者，不治。或不时哽气，如欲大便状，或胸高突起，神昏闷乱；或舌卷囊缩，咽肿不食；或蜷脚不伸；或憎寒四肢逆冷；或目闭腹胀，厥冷过膝；或先痘后惊，连发搐不止，及痘后慢惊。目无神而色青者，皆不可治。当靥痒塌无脓，皮如血壳者，必发寒颤咬牙口噤而死。妇人经水不止，或堕胎下血，身大热不退者，并不可治。凡发热时，头温足冷，昏闷如痴，渴饮不止者，其痘必危。凡腰下见点，腰上不出者不治。凡斜视之，脸如橘皮，不分肉地者死。起胀时色白如饭，平塌不起者死，若此者，乃毒盛血枯，不可认以为虚寒之候。至如可畏之证，附列于后，如不食，或多渴寒颤困倦，脾虚也。戛齿噤牙，肾经热甚也。烦躁体热摇头，肝热生风也。吐逆泄泻，乳食不化，便脓血者，脾胃虚寒，毒入大肠也。疮作黑坑，内无脓血者，肾热脾虚也。大小便涩，口渴者，心肺热也。喘急痰盛者，肺热甚也。以上可畏之证，内犯一二，用药得效者生，不效者死，若犯三四证，必无生理也。

诸　证

头疼可治。目闭，初起不治，八九日无事，十三四日凶。咳嗽无事。气急，初起无事，八九日凶。摇头，初起虽凶，可治，八九日后，不治。声哑，初起难治，七八日可治，痂落后凶，兼喘急不治，或哭泣声哑，色泽者可治，色晦者不治。喉痛，初起可治，痂落后凶。谵语，初起重，痂落后凶。心胸痛不治。腹疼，初起无事，痂落后凶。腰痛，初起及痘中凶，十四日后无事。项不能举，天柱折，虽结痂干靥，二十日外必凶。十指冷，脾虚者可治，毒盛者不治。手足摇不治。手足痛，初起凶，八九日无事。足冷过膝不治。眼耳出血不治。鼻衄无事。吐血，鲜红可治，紫黑不治。尿血不治。大便血可治。吐黄水，腹不疼无事，腹疼者凶。吐清水无事。吐浓痰无事。吐臭痰不治。错喉，初热凶，灌浆时不妨。寒颤，初起不

治，七八日后亦不可治。咬牙，初起不治，起长时凶，七八日后可治。泄泻清白，寒也，可治。泄泻黑水，脏腑坏也，不治。吐蛔，初起吐一二条无事，多则凶，十四五日吐出即死，便出多者亦凶。燥渴，结痂后凶。不食，结痂后凶，余毒盛也。

看　法

朱济川曰：医以认证为要，凡一入门，必先知其家贫富何如，时月炎冷何如，儿之禀赋何如，形色善恶何如，脉诊微盛何如，肌肤老嫩何如，痘出稀密何如，部位顺逆何如，气血虚实何如，表里寒热何如，声音清浊何如，口舌燥润何如，睡卧安否何如，举止动静何如，饮食多少何如，二便坚利何如。又有凶中藏吉，吉中藏凶，不可不辨。审此数者，随宜而治可也。

用　药

痘疮者，血蕴也，治宜活血为主，故紫草、红花不可少，红甚便滑则忌；山楂散血消积，胃虚不能食则忌；甘草解毒和中，中满则忌；陈皮健脾行气，自汗则忌；大腹皮利水治胀，发散则忌；牛蒡子疏风润色，滑窍通肌，泄泻则忌；木通疏利膀胱，尿多则忌；诃子、乌梅止泻渴敛汗，便实则忌；参、术扶元益胃，血燥毒盛则忌；升麻、葛根升发开提，痘密汗多，毒盛里实则忌；羌活、白芷败毒追脓，气虚则忌；归、芎活血补血，血热黑烂则忌；芍药、地黄凉血助阴，血寒不发则忌；辰砂定神除热却烦，灰白不发则忌；糯米暖胃实脾，气滞则忌；防风散风解热，气喘则忌；木香调气散寒，止腹痛泻青，斑黑燥渴则忌；厚朴温胃治胀，烦渴则忌；细辛发散上行通肺，燥热则忌，

柴胡发表透热，气升则忌；前胡除痰治嗽，便泄则忌；半夏消痰止嗽，燥渴则忌；麻黄、紫苏散表逐寒，表虚则忌；姜、桂助血温中，血热妄行，干红焦紫则忌；附子回阳补元，治虚寒厥冷，烦乱则忌；大黄荡涤实热，胃虚食少则忌；人牙起发肾邪陷伏，血热毒陷则忌；山栀降火下行，气虚便溏则忌；犀角凉血止衄，时值行浆则忌；牡丹皮行血归经，痘前多汗则忌；肉豆蔻健脾止泻，便实则忌；桔梗开郁发导，用下则忌；蝉蜕驱风散毒，表虚汗脱则忌；枳壳宽胸下气，气虚下陷则忌；胡荽、乳香时焚开窍，血热毒盛，烦渴衄汗则忌；黄柏、绿豆、生甘草等分煎膏，预先涂目眶，或胭脂涂眼眶耳前，使痘不侵目，出后则忌。一发热起，便以丝瓜近蒂三寸，连子烧灰存性，加辰砂酒服，可使痘稀，见点则忌，每年端午日服之，服久可使不出也。

禁　忌

痘疮自初出至收靥时，脏腑俱虚，外邪易触，饮食易伤。必须避风寒，调饮食，日用胡荽、红枣、大黄、乳香焚之。若血热毒盛，禁烧胡荽、红枣之属，恐变烦渴焦痒之患。如煎油炒豆杀牲腥血，硫黄、脑麝诸香，葱、蒜粪秽之气及孕妇月经，房事淫气，僧尼孝服生人，及锣钹金器之声，俱宜避之。勿令洗面，恐生水损眼故也。眼鼻勿动其痂。则无眼吊鼻䶪之患，行坐勿令太早，免致腰酸脚痛之虞。能食者，与鲫鱼、白鲞之类，切不可与生冷瓜、柿、梨、橘，韭、蒜、醋、酱、糍粽、鸡、鹅、椒、姜辛辣等物。鸡子害目，亦不可食。近世多用鲜笋、鲜鱼发痘，若脾胃虚寒者，误与，每致泄泻不食。如天大寒，盖覆常宜温暖，恐毒气为寒所滞，则痘不能生发也；如天太热，勿

使客热与毒相并，致增烦躁溃烂也。其麻疹比之出痘固轻，然调治失宜，风寒不避，祸不旋踵。一切辛辣厚味，助火酸收之物，咸须禁食，如酸醋、胡椒、猪肉、核桃及梅、杏、樱桃、梨、柿、荸荠等类，若误犯之，则有伏瘜焦紫，喘胀声喑而难救也。误食鸡则终身肌肤粟起，误食糖霜，多发疳蚀，必俟两月后，方无禁忌也。

麻疹总论

麻疹者，手足太阴阳明二经蕴热所发，小儿居多，大人亦时有之，是亦时气传染之类，其发热时多咳嗽多嚏多呕，眼中如泪，面浮肋赤，多泻多痰，多热多渴，多烦闷，甚则躁乱咽痛，唇焦神昏，通身红赤，起而成粒，匀净而小。斜目视之，隐隐皮肤之下，以手摸之，磊磊肌肉之间。其形若疥，其色若丹，以其阳气从上，故头面愈多者为顺，法当清凉发散为主，药用辛散以升发之，凉润以清解之，切忌酸收。凡动气燥悍及一切温补之药，慎不可犯，误用祸不旋踵。辛散如荆芥、薄荷、前胡、葛根、麻黄、石膏、鼠黏子，凉润如黑参、栝蒌根、葳蕤、麦冬、生甘草、芩、连、贝母、连翘、竹叶，皆应用之药。又当随所发月时，量儿大小，及见证轻重而为制剂，若渐出渐收者，其势虽轻而热尚未平，须防喘急，若连绵三四日者。其势虽盛，而热已发泄，必无他变，宜大青汤，或消毒饮加黑参、石膏、麦冬、竹叶。若发热时遍身汗出，或衄血者，此毒解也，勿遽止之；若汗出太多，血流不止，当以清肺汤去款冬、杏仁加麻黄根以敛汗，犀角地黄汤以止血，迟则气虚神耗，为难治也。若发热时，或呕吐，或自利者，此火邪内逼，毒气上下行也，俱宜清热解毒利小便，切勿止涩。大凡疹

证发热时，未有不渴者，但当与绿豆灯心汤，勿与冷饮，致成水蓄，多生变幻也，即荤腥酒面生冷水果，咸须禁之。麻疹多有热痰在肺，初发时必咳嗽，宜清热透表，不得止嗽。麻后咳嗽，切忌辛温酸涩，但用清咽滋肺汤以清余热，痰壅自愈。多喘者，热邪壅肺也，切勿定喘，惟应大剂竹叶石膏汤去半夏加贝母、黑参、薄荷；如冬天寒甚，麻毒为寒郁于内，不得透出而喘，加蜜酒炒麻黄，一剂立止；夏月热势甚者，即用白虎汤加竹叶，忌用升麻，误服必喘。然喘为肺气壅遏，故喘必兼嗽，而张口抬肩者，肺窍不通，不治也，故谚有"喘而咳嗽者可疗，喘而不嗽者难医"之语。又其证多泄泻，慎勿止涩，惟宜芩、连、葛根，则泻自止。疹家不忌泻，泻则阳明之邪热得解，是亦表里分消之义，又有疹收之后，饮食如常，卒然心腹绞痛，遍身冷汗如冰者，此元气虚弱而中恶气也，朝发夕死，勿妄治之。凡麻疹以鲜明似锦为吉，黑晦如煤最凶；头面不出者重，红紫黯惨者重；咽喉肿痛不食者重。黑黯干枯，一出即没者不治，鼻扇张目无神者不治，鼻青粪黑者不治，牙疳臭烂者不治。疹之牙疳，最为难治，外用无比散吹之，内加味清胃散更加荆芥、石膏，缓则不救。疹中诸患，不宜依证施治，惟当治本。本者，手太阴足阳明二经之邪热也，解其邪热，则诸证自退矣。有夹痘而出者，此毒气太盛，故一齐涌出，不必治疹，但当托痘为主，然治痘宜温，治疹宜凉，此又不可不审。大人男妇出疹，当与外感并治，惟清凉解表，随天时寒暑施治。凡麻痘并作，脏腑风热交患也。麻乃风邪外感，痘为胎毒内发，二者相杂，赤晕发焮，多有误认痘出太密而委之不救。殊不知其为疹夹痘也，当与化斑汤续续频进，麻毒解而痘自起矣。有种

行浆疹子，极似痘，最难看，然痘则必有顶盘，疹虽有浆，而头粒必不坚，根盘必无红晕也。疹后痘不结痂，乃元气亏损，当大补脾胃为主，不可误认邪热未尽，复与清热退火之药。

例　治四十则

麻疹俗名痧子，浙人呼为瘄子。麻病风热，人或未知，痧之与瘄，字学不收，皆土音习俗之讹耳。原其证之轻重，今昔悬殊，吾吴水土濡弱之乡，生气最易萌动，故麻疹之发，自始至终，不过二三日即安，从古迄今，靡不皆然。迩来风气变迁，有似北方气候，即寻常麻疹，必六七日乃化消。若热势未尽，或触风寒，或犯饮食，变证百出，其危有甚于痘者。因遍考方书，从无麻疹专学，间有一二及此，无非附见痘疹之末，一皆简略不详，何怪儿科之莫能举措，且以痘方混治。易知麻属阳，阳从阴化，故外出内没而不浆；痘属阴，阴从阳化，当外疏内托以助脓。二者相去天渊，乌可不辨，然皆为婴孺说也。但今不特婴孺，少壮每多患此，虽当参详诊切，仍不能舍此绳墨，而临证之机，活法在乎心手，绳墨又不可拘也。予闻扁鹊入咸阳，秦人爱小儿，即为小儿医，予由是随时兼爱，曲尽一贯之道，为麻疹特开生面云。

发热　麻痘之初，必由发热，但痘热不过二三日即出，麻热有六七日，或半月乃出，或乍凉乍热，或壮热经日不退。始热之际，必见面赤眼肿，多涕泪，咳嗽连声，是其候也。热甚经日不退曰壮热，惟正出时为正候。若初发壮热，至已出而热不少衰者，其证必重，清热透肌汤；出尽而壮热不退者，竹叶石膏汤去半夏加荆芥、黑参；没后而壮热不退者危，急需凉解为主。其有热数日止而复作者，有早热

而暮退者，在初发时为热邪未透，葛根解肌汤；正出之际而烦热转甚，乃邪热未解而复内攻也，清热退肌汤；没后见者，为余邪未尽，四物汤换生地、赤芍加连翘、黑参；亦有麻退身凉，越六七日而复热者，非余热未清，即复感风邪，当以意消息，或因大病之后，中气虚而然者，治本为要，临病之机，不可不审也。

部位　麻属腑候，发则先动阳分，而后归阴经，一身之中，阳部宜多，阴部宜少，阳部宜透，阴部即不透，亦可无虑。若阴部多而阳部反少不透者，为险，防有他变。阳部者，头面背四肢向外者，皆为阳；阴部者，胸腹腰四肢向内者，皆为阴也。凡发自头至足为齐，头面多者为顺；先从胸腹暖处起，渐发四肢者顺，如从手足起，渐发胸腹背者逆。

形色　色贵红润，形贵尖耸，若色虽红润而不起，二便艰涩者，清热透肌汤。如色淡不起，二便如常，此属本虚，当兼培养气血。亦有色黯不起，大便秘结，唇舌燥赤者，为火邪内郁，白虎汤加黑参、荆芥。其有色白不分肉地，惟点粒高耸，晬时即没者，邪热本轻也；然有表气本虚而色白者，调护温暖，越一二日自变红活也。若正出时为风寒所遏，而色白如肤，必毛窍辣栗，葛根解肌汤；或麻出成片，一被风寒，便变为白，身不发热而反内攻，烦躁腹痛，痰喘气急者危。如毒攻于胃，则呕吐清水；攻于脾，则腹胀不食；攻于肺，则鼻塞喘促；攻于心包，则唇舌焦燥，不省人事，摇头掣手；攻于肾肝，则变黑而不救。若色紫赤而黯，是火毒炽盛，顶粒起者可治，宜凉血饮子；谵语烦躁者，黄连解毒汤调益元散，枯燥不起者难治。若顶粒焦者，无论红淡，皆为热剧之候，并宜白虎汤，重用石膏。干燥无汗，加麻黄以汗之；大便秘者，凉膈散下

之。亦有麻发如云头大片，其形有二，一者大片焮赤，一者大片之上复有小红点粒，皆火邪炽盛所致，白虎汤加黑参、竹叶。若麻出斑烂如锦纹，或出脓血，腥臭不干，心胸烦闷，呕吐清水，身温热者，白虎汤加黄芩、茅术。若初发时有似斑屑者，乃风寒在表，而成瘾疹，只宜疏解，俟麻一透，其疹自退，切勿误认为斑而与苦寒之剂，致麻内陷而难救也。

咳嗽　麻疹干咳连声不断，是火邪凌烁肺金所致，然咳则毛窍开而麻易出，故未出之先，最喜咳甚，发透其咳自已。若出尽及没后而咳仍不止者，清咽滋肺汤；咳嗽多痰，去麦冬加橘皮、茯苓。其有感触风寒，咳嗽烦闷，呕逆清水，眼赤咽痛，口舌生疮者，甘桔汤加芩、连；没后见者，人参白虎汤去知母易麦冬，以滋化之。

汗　麻发之际，常宜微汗，微汗则肌腠疏豁，而邪易透，不可复用升发，升发恐汗大泄，不无亡阳之虑。其有隐陷不透之坏证，用权升发，得大汗而解者，此特语其变也；若壮热无汗，而皮肤干燥者，必风寒壅滞难出，多成内攻之候，或腹胀痛，或发喘促，宜与葛根解肌汤，冬月越婢、三拗选用，但不可过剂。亦有因热极火郁，皮肤干燥而难出者，必致唇舌燥裂，二便秘涩，壮热昏沉，或身体胀痛，喘促痰鸣，无论何时，急宜白虎汤加黑参、牛蒡、芩、栀、竹叶之类。大抵麻证当以微汗为顺，若始终无汗，虽没后不无余咎，其治总不逾上法也。

嚏　麻疹初起而多嚏者，是内火因风邪激搏而然。正出时有嚏者，其候必轻，如没后尚有嚏者，邪热尽解，可无余患矣；如嚏而多涕者，浊壅得泄，肺气自清，最为吉兆；若无嚏而鼻塞不通，必有风邪留滞，宜辛凉之剂以透达之。

呕吐 麻之初起，吐泻交作者顺，干霍乱者逆，欲吐不吐者危。呕吐是胃中热邪不得发泄而作，葛根解肌汤；正出及正没时见者，消毒饮加枳实、黄连；多痰者，更加贝母、栝蒌根。若没后而呕者，脾胃虚而热滞也，石斛清胃散。其有呕而吐蛔者，胃中痰热胶固，虫无所养而上窜也，能食即定，如蛔出多而不能食，为胃败，不治。

泄泻 泄泻为麻疹之常候，热邪得以开泄也。发热时泻而黄赤稠粘，小水短涩者属热，四苓散加木通、滑石；已出，人参白虎汤去知母易麦冬，其证必多发渴，渴甚不止，热甚不退，虽数剂无妨。如泻下清稀白沫，腹疼喜得温按者属寒，胃苓汤去苍术加煨姜；泻利窘迫而腹痛胀满，或暖气如败卵者，为饮食停滞，枳壳汤加楂、柏、木通。大抵麻疹泄泻，属热者多，属寒者少，辨治宜早，不可令其泻久，泻久则正气下陷，或成肿满，或变下利，并宜枳实理中之类，以理脾胃为主。麻后泻利不止，口渴目闭，四肢不温者，不治；呕吐不食，洞泄不知者，不治。

目 麻疹发热之时，眼光如水，而多眵泪，或白睛微红，此正候也。若没后犹见红赤，为肺经风热未尽，泻白散加荆芥、薄荷、黑参、牛蒡；闭不欲开，更加连翘、木通；赤而肿痛者，风热上壅也，导赤散加荆、蒡、黑参。若为风热所侵而眼眶赤烂者，柴胡饮子，急须治之，否则为终身痼疾。

发不出 初起发热咳嗽，浑身胀痛，有似伤寒之候，惟干咳连声，目赤多泪，呕恶便溏，确为麻疹之验。若将发之际，或为风寒暴袭，或因肢体坦露，寒郁热邪，不能外出，此全盛之势未萌，与出后没早不同。如气粗喘促，腹中胀痛，烦扰不宁而不得出，急与麻杏甘石汤，或越婢汤去枣重用石膏，轻则升麻汤以升发之。若因触犯雾露风寒，隐现不能发出，以新猪矢冲汤，隔箪蒸之，冷则更添滚者，并取猪矢烧灰，葱白汤下二三钱，乃痘疮黑陷用烧人矢之变法，即烧人矢亦能发之，发之仍不出者，神丹不能复图矣。按：古方麻疹升发剂中，多用升麻，曷知升麻性升，能升动阳气，每致邪热上浮而作喘逆，当以紫苏、葱白代用，非特升麻当慎，即桔梗初起亦须酌用，恐其载引浊气于上也。盖麻疹宜凉宜润，一切辛燥之味，咸为禁剂，用药之机，可不为之慎重乎！

透表 麻疹无问尖大细小，必得透表，可无后患。其有一种區阔焮赤成块，块上复有小粒平塌不起者；亦有一片如风毒，偏高红肿，但头粒不尖。二者虽透，其中必有热邪留伏，防有他变，并宜竹叶石膏汤去半夏以滋化之，纵有余热，从此涣散矣。

不透表 麻出面皮肤干燥，毛窍竦栗不能透表者，风寒郁遏也，越婢汤、葛根解肌汤，随轻重取用。其有表虚不胜疏透者，一味葱白浓煎，时时与之，但得微汗即解。若头粒隐隐红紫一片而不透表者，火毒炽盛也，白虎汤加荆芥、黑参；如肌肤不燥，唇色淡白，二便如常而不透者，中气本虚也，消毒饮加连翘、木通、车前、茯苓，虽有蕴热，不可轻用寒凉，即用峻剂升发，亦必不能复透，但当解利，使之内化为主；亦有胸背腰腹暖处起发而红，头面手足乍有乍无，此证必缠绵难已，且有没后五七日，复发如前，两三次而愈者，此气候之异，当非不透之比，只宜辛凉透表，渐次向安，欲求速效，转增危殆。

没早 麻出未经三日，或为风寒外郁，或热邪内陷，或误食酸收之物，一日半日即没，周身暖处绝无红影，终变危候。若虽没早，肌肤暖处尚未全没，急需透表，发之不起，即当审其所触而与内解。如外为风寒所遏，邪反内攻而没早者，消毒饮加葱头热服，复透者吉，甚则加麻黄、穿山甲，或越婢、三拗选用，若不急治，必喘胀而死。亦有遍身青紫热肿喘胀气急，此毒滞血凝，半匿肌表，急投凉膈散去芒硝加麻黄、石膏以发越之。若腹胀喘促，尿涩脐突者，凉膈散加葶苈，庶或可救一二。若内挟痰热，火毒亢剧而伏匿烦躁，或腹胀喘急，不省人事者，白虎汤加黑参、竹叶。若误食酸醋收敛之物，伏匿壮热，喘咳烦闷，以猪胆汁制甘草煎成，续续与之，得吐微汗为效；或苦瓠、生甘草煎汤灌之，亦能取吐，吐中便有发越之义。误食豕肉，喘胀气急，枳壳汤加山楂、芒硝以下夺之。误食核桃，喘咳声喑，消毒饮加石膏、马兜铃，若得热退身安，气息渐调者，方可无虑。或大病之后，或洞泄不止，中气本虚，不能发越而没早，惟当健运中气，略兼解表清热。若没后遍身搔痒者，露风早也，消风散以疏解之。

难没　西北水土刚劲，禀质亦厚，麻必五七日乃没，东南风气柔弱，麻出不过二三日即化，迩来地运变迁，未有不绵延数日者，当非难没之比。若三四日后点燥色白，隐隐于肌腠而难没者，此必卫气素微，不能焮发；或衣被单薄，阴其发越之机，以致绵延多日，法当辛散透达，不可遽用寒凉，蔽其开泄之路也。

渴　渴乃肺胃热盛之候，唇口必红，二便秘涩者，门冬甘露饮。若二便清利，唇色不红而但渴者，此必寒凉太过，脾虚不生津液而作渴也，七味白术散去木香加糯米，渴而烦躁者，是热邪凌烁心包，白虎汤加麦冬、竹叶；正没时，竹叶石膏汤去半夏；渴而腹胀者，本虚实滞，为难治也。

喘　喘者，热邪壅遏肺窍，气道阻塞而然，其证有虚实之分，虚者难治，实者易调。虚则小便清利，大便溏泄，身无大热，虽清痰润肺，多难获效；实则大便坚燥，小便赤涩，身发壮热，竹叶石膏汤去半夏加蒌仁、贝母，冬月量加蜜炙麻黄，随手而应，若喘而无涕，兼之鼻扇者，不治。大抵未出而喘者易治，没后喘者难治。初发之时喘者，三拗汤加石膏、芽茶，喘而鼻干口燥者，白虎汤最捷。若见于麻后，又宜清咽滋肺汤以滋肺胃，白虎汤又为切禁。故曰：医不执方，活法在人耳。

气促　气促多缘肺热不清所致，初发正出时见之，清热透肌汤；在正没没后，清咽滋肺汤。如喉中有痰齁鼽而鸣者，热邪阻逆不得发越也，见于初发正出之间，除热清肺汤。正没没后见者，必邪热未透，或露风没早，余热内攻而肺气受伤也，难治。

喑　肺胃热邪，为风寒所袭，不能尽达于表，咳盛咽伤故喑，宜清咽滋肺汤；若喑而肿痛者，射干消毒饮。然喑为麻疹之常，不可与痘喑比例。

搐　搐为痰热聚于心包，见于初发未透之时，清热透肌汤加蒌仁、竹叶。没后见者难治，只宜轻清之剂调之，不可误用金石。痰涎壅盛者，一味栝蒌涌吐之，若搐无痰鸣，或自啮指者，非真搐也，此为正虚不能主持，必死不治。

衄　衄者，火邪炽盛，血随火载，上行而溢于鼻，麻疹初起，是为顺候，其热得以开泄，不治自已；若衄之不止，或失血者，犀角地黄汤加荆芥穗。正没及没之后，衄仍不止者，四物汤加茅根、麦冬以滋降之。

谵妄 谵妄是热邪炽盛于心包，若发热正出时见者，为火邪内伏，不得透表而致，白虎汤加荆芥、鼠黏子，甚则加麻黄以发越之；在正没没后，并宜竹叶石膏汤去半夏加生地黄以清解之。

咬牙 痘证咬牙，有寒热之分，麻疹咬牙，皆为热例，乃阳陷于阴，故多发渴而手足热，喜饮冷者，麦门冬汤加丹皮；若手足不热而反厥冷，喜饮热汤，此为热邪内亢，后必下血，咽喉作痛，痰鸣而死，即与白虎汤，多不可救。

唇燥 唇燥多属脾胃之热。淡而燥者，其热轻；赤而燥者，其热深；紫黑而燥者，热剧而重也，随轻重以清润之。

唇舌破裂 唇舌破裂者，心脾之火上冲也，其色必多深赤，初发正出时见之，白虎汤加芩、连、黑参、荆芥、薄荷；若正没没后见者，为心脾俱绝，及紫黑枯燥而血不活者，皆难治也。

口气 口气秽浊，乃热邪蕴隆于胃，清胃散加石膏、连翘、生甘草。其有臭不可闻者，此胃败也，不治。若其人本有是证，不在此例。

舌苔 舌者心之苗，麻本火候，心属于火，故舌多有苔。白为肺热，黄为胃热，但当清解疏利，更参外证而为施治。纯黑为心绝，黑而湿者，热淫血分；黑而燥者，热淫气分，皆为危候，并宜白虎汤，加生地黄、黑参；燥者，加麦冬、竹叶。黑色渐退者吉，不退者死。

口疳 牙疳腐烂，是热留阳明，余毒上冲所致，加味清胃散加石膏、荆芥。大便秘者，当归散微利之，外用栗根白皮煎汤漱净，以无比散，或烧盐散吹之，如通龈色白者，自外延入内者，无脓血者，齿落口臭者，喘促痰鸣者，皆为不治。若满口唇舌黄赤白烂，独牙龈无恙者，此为口疮，非牙疳也，亦胃中余热未尽，毒壅上

焦，二便必多艰涩，导赤散以泻心脾之火，外以绿袍散敷之。

腹痛 腹痛之由不一，总为火毒内郁，或风寒壅遏，或饮食停滞，皆能致痛。于发热正出时，风寒壅遏，毒反内攻而腹痛者，急与疏表，麻透自已。饮食过伤，腹满胀痛者，力为消导，其痛自除。时当正没，没未尽而腹痛者，兼清中外，而痛自止。没后见者，分利余热，其痛自愈，又须验其有无他证，属虚属实而与治之。若热邪内结而腹痛者，通利大便为主；有麻后脾气不调而致腹胀，面目四肢浮肿，分利小水为要；至若元气大虚，阴阳不能升降，小水不利，遍身浮肿，喘促兼见者难治。

便秘 大便秘结，火壅血燥而耗津液，麻疹大非所宜，无论日期前后，速宜清润，四顺清凉饮，甚则凉膈散以通利之，慎勿迟延，恐麻变焦紫而难救也。大抵麻疹自出至没，二便俱不宜秘，秘即微利可也。

尿涩 小便赤涩，在初热正出时，热邪涩渗，是为正候，没后见之，为余热下匿膀胱，导赤散加麦冬以滋气化。利之仍不通者，必大便秘郁之故，大便一通，小便自利。

痢 麻之作痢，为热邪内陷，在正没或没后而痢下色白者，黄芩汤加防风、枳壳；下脓血者，白头翁汤去黄柏加防风；或因食积而滞下者，枳壳汤加楂、柏、木通；腹中作胀，时痛时止者，厚朴汤；亦有泻久而成痢者，干姜黄芩黄连人参汤。自始至终痢不彻者，必有风毒留滞于内，则宜解毒行滞，而兼疏风实脾，庶几克应。如痢下紫黯如痈脓，如屋漏水，如鸡肝色，如黑豆汁之类，加之气喘躁渴，热甚发呃，噤口不食，麻色紫晦者，皆死不治。

下虫　下虫多见于没后，此以胃热少食，虫不能安而下也，与过食伤中，虫不能容而下不同，但须调其饮食自愈，非上出之比，不须治之。

睡　麻疹正出时，精神困倦，沉睡不醒者为逆，盖缘正气亏损，邪火内郁，正气不胜所致。若没后而沉睡不醒者，为气血俱虚，补脾养血为要。如没后烦扰而反不得寐，是余火复燃，急需滋养阴血，虚阳自敛；亦有昏睡不知起止，掐其颊车、合谷不知疼痛，似寐非寐，无问正出没后，良非吉兆，当察其兼见何证，而与施治可也。

不食　不食是胃中邪热炽盛，不可强与，虽数日不食，亦无妨害，在初发正出时，白虎汤加荆芥，麻透热清，自能食也。没后不能食，石斛清胃散，量加健运之味；元气委顿者，急需培补，防有虚羸之患。

鼻扇　鼻扇者，肺将绝也，若兼喘满痰鸣，此必不治。如咽喉清利，无喘满而精神不减者可治，宜滋培肺气为主。没后见者死。

胸高　麻疹胸高，肺热炽盛而胀也，多见于正没没后，为肺经坏证，不治。

身冷　麻为肺胃邪热所发，本属于阳，肢体常宜温暖，若反清冷如冰，是为逆候。其有没后遍体温凉如故，独下体厥冷过膝者，为肾败，不治。如初出腰以下不热，毒不能透，而反渐没者，亦为逆也，急当温养脾胃或有得生者。

妊娠　麻属火候，最易堕胎，若初发正出时，须验其色之红淡，热之重轻，而与疏解，疏解之中，佐以清凉滋血安胎为主，四物汤加条芩、艾叶、荆芥、紫苏之类。若胎气上冲，急用苎根、艾叶煎汤，磨槟榔续进以降之，一切实脾行气温燥之药，既碍麻疹，复伤子气，咸须禁之。

虚羸　麻患既平，形体羸瘦，精神倦怠，饮食减少，或咳嗽不止，或便泄不已，或身热不除，皆真元亏损，恐成劳瘵，并宜双和汤去川芎以和之。嗽，加橘红、贝母；咳，加麦冬、百合；泻，加白术、扁豆；食难孚化，加砂仁、谷芽；气血俱虚，合四君子汤。随证调之，切禁寒凉伤犯脾胃之药，专力资培，缓图平复可也。

麻疮　麻后发疮，多缘生水澡浴太早，水气留泊肌腠而发，但须日以荆、防、艾叶煎汤洗之，勿用生水，亦不可用疮药熏涂，失治，必每岁依期而发，虽云小疾，亦须慎之。

水　痘

水痘者，色淡浆稀，故曰水痘；色赤者，曰赤痘。将发之时，亦皆发热，由红点而水泡，有红盘，由水泡脓泡而结疤，但水痘则皮薄色娇，赤痘则红润形软，总不似正痘之根窠圆净紧束也，且见点起发灌浆结痂，止于五六日之间，其邪气之轻浅可知，皆由风热郁于肌表而发。小儿肌肉嫩薄，尤多此证，当与大连翘汤解之。亦有夹疹而出者，有夹正痘而出者，若先水痘收后而发正痘，其痘必轻。

附种痘说

痘本胎毒，根于先天，发则由于时气，以故沿门阖境，安危相率，与疫疠传染无异。且多外挟风寒，内停宿滞，及乎跌扑惊恐，为患种种，匪可意料。自伏波迄今，天生天杀，莫可谁何。迩年有种痘之说，始自江右达于燕齐，近则遍行南北。详究其源，云自玄女降乩之方，专取痘气熏蒸，发儿胎毒于安宁无病之时，则开发之机裕如，不似正痘之天人合发，内外合邪，两难分解也。原其种痘之苗，别无他药，谁是盗取痘儿标粒之浆，收入棉内，纳儿鼻孔，女右男左，七日其气宣通，热发点见，少则数点，多不过一二百颗，亦有面部稍见微肿，胎毒随解，大抵苗顺则顺，必然之理。如痘浆不得盗，痘痂亦可发苗，痘痂无可窃，则以新出痘儿所服之衣，与他儿服之，亦能出痘。总取同气氤氲，为胎毒之向导，其盗机也，天下莫能知，而圣功生焉。或有热发出迟，点不即起，或杂发于麻疹之中，须药扶持者，悉如痘法，调理自安。当知胎毒有限，助虐无穷，况苗发之痘，既无客邪鼓动血气，势无养塌闷乱之虞。正气内守，虽酒气秽气，略无妨碍，脱痂绝无瘢痕，

曰鼻亦无残废之厄，允为避险就安之捷径，间有意外之变。此儿正气内夺，加以客邪交迫，时动必溃，命之制在气，道之理也，值此而与种痘，未有不告变者。故凡病后之儿，及颜色太娇，骨干太弱，肌理太疏者，皆正可以轻试也。其于痘证初行，疫邪方识之时，切须避其锐气，当俟大势稍平，方可施补天浴日之妙用。其间或有不顺者，此必苗非顺痘，医非慊家，是不能无揠苗助长之憾，然皆方士之所为，人知其神之神，而不知不神之所以神，吾以静眼观之，易若顺天随时，不假强为之为愈也。

卷十三 专方

诸家类集方药，皆随论次第，是编逐门但隶专方，其藉古方加减各门可以通用者，仿佛祖剂之义，另自为卷于后。

中 风 门

侯氏黑散《金匮》 治大风四肢烦重，心中恶寒不足。

菊花三两 白术一两 防风八钱 桔梗六钱 黄芩四钱 人参 茯苓 细辛 当归 干姜 芎䓖 桂枝 牡蛎熬 矾石各二钱二分

上十四味，杵为散，酒服方寸匕，日三服。初服二十日用温酒调服，禁一切鱼肉大蒜。常宜冷食，六十日止，即药积在腹中不下也，热食即下矣，冷食自能助药力。《外台》借此治风癫疾。大风四肢烦重，脾土受风水之制，土气内结，不能敷布于四末也，心下恶寒不足者，胸中为浊气填塞，心火内蕴，不得发越，热极反兼寒化也。方中用菊花为君，以解心下之蕴热，防、桂、辛、桔以升发腠理，参、苓、白术以实脾杜风，芎、归以润燥熄火，牡蛎、矾石以固涩肠胃，使参、术之性，留积不散，助其久功。干姜、黄芩一寒一热，寒为风之向导，热为火之反间也。用温酒服者，令药性走表以开其痹也。冷食而禁诸热物者，恐矾得热而下，不能尽其药力，以矾石性得冷即止，得热则下也。郭雍曰：黑散本为涤除风热，方中反用牡蛎、矾石止涩之味，且令冷食使

药积腹中，然后热食，则风热痰垢与药渐次而下也。

风引汤《金匮》 《千金》名紫石散 除热瘫痫，并治大人风引，小儿惊痫瘛疭，日数十发。

大黄 干姜 龙骨熬，各一两二钱 甘草 牡蛎熬，各六钱 滑石 石膏各一两八钱 赤石脂 紫石英 白石脂 寒水石如无，石盐代之 桂枝各一两，《千金》作桂心

上十二味，杵节，以韦囊盛之，取三指撮，井花水三升煮三沸，温服一升。巢氏借治脚气，郭雍借治火逆。风者，外司厥阴，内应肝木，上隶手经，下隶足经，中见少阳相火，所以风自内发者，由火热而生也。风生必害中土，土病则四末不用，聚液成痰。瘫者，风木挟痰注于四肢也；痫者，风热扰其经脉内应于心主也。前方祛风外散，此方引风内泄，故用大黄，兼甘草、桂枝、滑石、石膏以化风热，干姜以为反谍，使火无格拒之虞，石英、寒水以润血燥，石脂、龙骨、牡蛎以补塞其空，绝风火复来之路也。

千金三黄汤《金匮》 治中风手足拘急，百节疼痛，烦热心乱恶寒，经日不欲饮食。

麻黄 黄芩各三钱八分 独活三钱 细辛一钱五分 黄芪六钱

上五味，水煎温服，一服小汗，二服大汗。心热，加大黄钱半；腹满，加枳实

一枚，气逆，加人参三①钱；悸，加牡
蛎二钱；渴，加栝蒌根二钱；先有寒，加
附子一片。石顽曰：此方，《千金》云仲
景三黄汤，治恶寒经日不止，不欲饮食，
全似内外虚寒之候，而方中反用黄芩之苦
寒，岂不碍麻黄辈之温散乎？既用麻黄，
复用黄芪，岂不碍表气之闭拒乎？曷知恶
寒经日不止，虽有似乎虚寒，而实卫虚不
能胜邪所致；不欲食，亦是风热内蕴之
故，观烦热心乱一语，病情灼然。故方中
虽以麻黄、独活、细辛开发腠理于外，即
以黄芩清解风热于内，更虑卫虚难于作
汗，乃以大剂黄芪助之，与黄芪建中之义
不殊。其用黄芪之意有二：一以佐麻黄开
发之权，一以杜虚风复入之路也。方后复
云，心热加大黄，言服前药后心中烦热不
除，知黄芩不能祛之外散，即以本方加大
黄以引之下泄也。其加枳实，加人参，加
牡蛎，加栝蒌等法，或治旺气，或助本
元，各随标本而施。加附子者，专佐麻黄
之蒸发，助黄芪温经，殊非阴寒之谓，与
麻黄附子细辛汤同源异派。详《金匮》
以"千金"二字名方，珍重之也。《千
金》祖《金匮》之意而衔其集曰《备急
千金方》，不忘祖述之本也。

竹沥饮子《千金》 治风痱身无痛，
四肢不收，志乱不甚者，用此方，当先以
竹沥二十分 生葛汁十分 姜汁一分和服，
然后用竹沥饮子。

芎劳 防己 附子 人参 芍药 黄
芩 甘草 桂心各一分 羚羊角三分 石膏
六分 杏仁十四粒 麻黄 防风各分半

上十三味，分煮减半，内竹沥十分，
生葛汁五分，姜汁半分，分三服取汗，间
二三日更服一剂，三服后随病进退增减。

地黄饮子 治肾气不上交于心，舌暗
足痱。

熟地黄三两 巴戟天酒浸，去骨 肉苁

蓉酒浸，去腐，切焙 山茱萸去核 石斛 附
子炮 白茯苓 石菖蒲 远志甘草汤泡，去
骨 甜肉桂 麦门冬去心，各一两 五味子
五钱

共为粗末，每服五钱，生姜五片，大
枣一枚，薄荷七叶，水煎，日二服，服无
时。喻嘉言曰：方中桂、附、巴戟，原为
驱逐浊阴痰涎而设，不可执己见而轻去
之。

天麻丸 治肾脏虚热生风。

天麻 牛膝二味酒浸二日，焙 川草薢
黑参 羌活各四两 杜仲酒炒，七两 附
子炮去皮，一枚 当归十两 生地黄酒浸，焙，
十六两

为末，炼白蜜丸，侵晨沸汤，临卧温
酒送七十丸。方中虽以归、地补养阴血为
君，其妙用全在天麻与牛膝同浸同焙，俾
风痰浊湿咸从下趋而不敢上逆，得力又在
附子之雄，引领归、地直入下焦，填补其
空，使风邪无复入之虑。草薢、杜仲以祛
在里湿热，羌活、黑参以疏在表风热，标
本合治有法，敛散各得其宜，此方具矣。

牛黄清心圆《局方》裁定 治初中痰涎
壅盛，昏愦不省，语言謇涩，瘫痪不遂，
一切痰气闭塞证。

牛黄 羚羊角勿经火，镑为末 茯苓
白术生用 桂心 当归 甘草各三钱 麝香
雄黄炼，水飞净，各二钱 龙脑钱半 人参
犀角各五钱

上十二味，各取净末配匀，蜜和成
剂，分作五十丸，金箔为衣，待干蜡护，
临用开化，沸汤、姜汤任下。原方尚有防
风、黄芩、麦门冬、白芍、柴胡、桔梗、
杏仁、芎劳、阿胶、大豆黄卷、蒲黄、神
曲、白蔹、干姜、薯蓣、大枣一十六味，
因太冗杂故去之。

———————————
① 锦章书局本作"二"。

清心牛黄丸　治暴中神昏不语，痰塞心包，口角流涎，烦热气急，一切痰热闭遏证。

西牛黄三钱　陈胆南星一两　黄连姜汁浸炒，五钱　当归　甘草炙，各三钱五分　辰砂五钱，水飞

为极细末，蒸饼和匀，分作五十丸，金箔为衣，候干蜡护，临服剖开，生姜汤、薄荷汤、人参汤，量虚实选用调化服。

至宝丹《局方》　治诸中卒倒，痰饮血气俱闭，寒热交错者。

生乌犀角镑　朱砂研，水飞　雄黄研，水飞　生玳瑁镑　琥珀勿见火研，各一两　麝香研　龙脑研，各一钱　金银箔各五十片　西牛黄研，半两　安息香以无灰酒飞过，滤去沙土，约取净一两，微火熬成膏，如无，以苏合香油代之。

上将犀、玳为细末，入余药研匀，将安息膏重汤煮后，入诸药和搜成剂，分作百丸，蜡护，临服剖用，参汤调化二丸。卒中山岚瘴气，及产后恶血攻心，童便入姜汁化服。

苏合香圆《局方》裁定　治传尸殗殜，心腹卒痛，僵仆不省，一切气闭，属寒证。

苏合香另研，白色者佳　安息香无灰酒熬飞去砂土，各二两　薰陆香另研　龙脑另研　丁香　麝香另研，勿经火，各一两　青木香　白术　沉香另研极细　香附炒　乌犀角镑屑，加研极细

上十一味为末，逐一配匀，谅加炼白蜜和剂，分作五十丸，另以朱砂一两，水飞为衣，蜡护。临用剖开，井花水生姜汤，温酒化下一丸。原方尚有白檀香、荜茇、诃黎勒三味，因太涩燥，故去之。苏合香圆取诸香以开寒闭，仅用犀角为寒因寒用之向导，与至宝丹中用龙脑、桂心无异。李士材曰：牛黄圆、苏合香圆，皆中风门中夺门之将，而功用迥异。热阻关窍，用牛黄圆开之；寒阻关窍，用苏合香圆开之；若夫口开手撒，眼合声鼾，自汗遗尿等虚脱证，急用参、附峻补，庶或可救，若用牛黄、苏合之药，入口即毙也。

稀涎散　治中风卒倒，痰涎壅盛者，脉气虚微禁用。

猪牙皂角四条，去皮弦子，酥炙，另为末白矾一两，半生半枯，为末

每用三字，温水灌下，未苏，少顷再用。一方，用巴豆六粒，去皮膜研压去油，入矾中熔化，待矾枯为末，和牙皂末拌匀，每用四五分，吹入鼻中即吐。浊气风涌而上，则清阳失位倒置，故令暴仆。以此先治其标，使咽喉疏通，能进汤药便止，若欲攻尽其痰，则液无以养筋，令人挛急筋枯，此为大戒。

舒筋三圣散　治口眼歪斜，左急右缓，血脉受邪者。

当归　肉桂　延胡索等分

为散，每服五钱，水煎去滓，早暮各一服。

参归三圣散　治风中血脉，左半肢废，口目左歪。

舒筋三圣散去延胡索加人参。风中血脉，急需流布营气，营行脉中，便不当泛用风药，所谓血行风自灭也。至于左半肢废，气血不能运行，延胡耗血，胡敢轻试！必籍人参引领当归、肉桂，何虑虚风之不散乎？

正舌散　治惊痰堵塞窍隧，肝热生风，舌强不正。

蝎尾去毒，滚醋泡，炒，三钱　茯苓一两，姜汁拌晒

为散，每服二钱，温酒调服，并擦牙龈，日三度。面赤，倍蝎尾加薄荷半两，每服四钱，水煎，热服取汗效。

解语汤　治中风脾缓，舌强不语，半

身不遂。

防风 天麻煨切，姜汁拌焙 附子炮，各一钱五分 枣仁炒研，二钱五分 羚羊角镑 官桂 羌活各八分 甘草炙，五分

水煎，入竹沥半杯，姜汁数匕，服无时。脉虚，加人参。

祛风定志汤 治心虚惊悸，不能言。

防风 枣仁炒研 人参 当归各一钱 远志肉一钱二分 橘红 菖蒲 南星泡 茯苓各八分 羌活 甘草炙，各五分 生姜五片

水煎，服无时。

甄权防风汤《千金》 治偏风。

防风 芎䓖 白芷 牛膝 狗脊 草薢 白术各三钱 羌活 葛根 附子《外台》作人参 杏仁各六钱 薏苡仁 石膏 桂心各九钱 麻黄一两二钱 生姜两半

上十六味，水煎分三服，并针风池、肩髃、曲池、支沟、五枢、阳陵泉、巨虚、下廉各一，凡七穴。一剂觉好，更进一剂，即针一度，九剂九针即瘥，灸亦得。

薏苡仁汤 治中风湿痹，关节烦疼不利。

薏苡仁汤一两，姜汤泡 芍药酒洗 当归各钱半 麻黄去节 桂各八分 苍术去皮，芝麻拌炒，一钱 甘草炙，七分 生姜七片

水煎，服无时。若自汗加石膏；烦热疼痛，加酒黄柏；厥冷拘急，加熟附子。

升麻胃风汤 治胃风能食，手足麻瞀，目瞤面肿。

升麻 当归 白芷 葛根各六分 苍术制，八分 麻黄去节 藁本 羌活 草豆蔻研 蔓荆子，研，各四分 柴胡 黄柏姜制，各三分 甘草炙，五分 生姜三片 大枣一枚

水煎，食远服。按风入胃府，大便清血四射，用人参胃风汤之桂、芍祛之内散，风入胃经，面目瞤动，面肿者，用升麻胃风汤之升、葛、麻黄辈祛之外散，不

可不辨。

犀角升麻汤 治风热头面肿痛，颊上如糊，咽喉不利。

犀角镑，三钱 升麻一钱五分 防风 羌活各一钱二分 白芷 黄芩 白附子各六分 甘草炙，四分

水煎，食远服①。

乌药顺气散《局方》 治暴中风气攻注，遍身麻痹，语言謇涩，口眼歪斜，喉中气塞，有痰声者。

麻黄去根节，泡 橘皮 乌药各三两 僵蚕炒 川芎 枳壳 甘草炙 白芷 桔梗各一两 干姜炮，五钱

上十味为散，每服半两，加生姜三片，大枣一枚，水煎热服。吴鹤泉曰：此治标之剂，初病邪气实者宜之。

解风散 治风成为寒热，头目昏眩，肢体疼痛，手足麻痹，上膈壅滞。

人参二两半 麻黄去节，一两半 芎䓖 独活 细辛 甘草炙，各一两

为散，每服四五钱，入生姜五片，薄荷七叶，水煎服。按：此本千金三黄汤去芪、芩加参、芎、甘草，彼主祛②风清热，此主解散虚风，同源异派。今人但知人参为补虚之药，不知人参有祛邪荡实之功，此证因虚风久袭，若独用麻黄，无人参助其胃气，必不能克效也。

古今录验续命汤方祖 近效白术附子汤术附汤下 千金八风续命汤麻黄汤下 千金独活汤桂枝汤下 三生饮省风汤下 四物汤方祖 四君子汤方祖 二陈汤方祖 小续命汤续命汤下 三化汤承气汤下 六君子汤四君子汤下 大秦艽汤四物汤下 十全大补汤保元汤下 大建中汤保元汤下 人参养荣汤保元汤下 大省风汤星香汤下 八味顺气散四君子

────────

① 锦章书局本作"温服"。
② 祛：底本作"杜"，据光绪本改。

汤下　千金附子散_{麻黄汤下}　省风汤_{星香汤下}

秦艽升麻汤_{升麻汤下}　涤痰汤_{二陈汤下}

凉膈散_{方祖}　星香汤_{方祖}　导痰汤_{二陈汤下}

黑锡丹_{金液丹下}　补中益气汤_{保元汤下}　麻黄附子汤_{麻黄汤下}　仓公当归汤_{麻黄汤下}　胃苓汤_{平胃散下}　千金排风散_{续命汤下}　黄芪建中汤_{桂枝汤下}　小柴胡汤_{方祖}　当归补血汤_{保元汤下}

伤 寒 门

香苏散《局方》　治感冒四时不正之气。

香附_{姜汁浸，勿炒}　紫苏茎叶_{各二两}　橘皮_{一两}　甘草_{炙，五钱}

为散，每服半两，加生姜三片，大枣一枚，水煎，去滓热服，暖覆取微汗，日三夜一服，以得汗身凉为度。

芎苏散　治三时感冒，偏于血分者。

半夏　茯苓　橘皮　葛根　柴胡　紫苏　川芎　枳壳　桔梗_{等分}　甘草_{炙，减半}

为散，每服半两，如姜、枣煎服，取微汗效。本方去川芎、柴胡加人参、前胡、木香，名参苏饮，治虚人感冒，偏于气分者。

十神汤《局方》　治感冒头痛。

麻黄_{去节，泡}　葛根　紫苏　香附　橘皮　芍药　川芎_{各一钱}　白芷　升麻　甘草_{炙，各五分}　生姜_{五片}　葱白_{四茎}

水煎，去滓热服，取微汗。

大陷胸丸《玉函》　治结胸项强，如柔痉状，下之则和。

大黄_{八两}　葶苈_{半升，熬}　芒硝_{半升}　杏仁_{半升，去皮尖，熬}

上四味，捣筛二味，内杏仁、芒硝，合研如脂和散。取如弹丸一枚，别捣甘遂末一钱匕，白蜜二合，水二升，煮取一升，温顿服之，一宿乃下，如不下，更

服，取下为效，禁如药法。

大陷胸汤《玉函》　治结胸热实，脉沉而紧，心下痛，按之石硬。

大黄_{二两}　芒硝_{三合}　甘遂_{一钱匕}

上三味，以水六升，先煮大黄，取二升，去滓，内芒硝，煮一两沸，内甘遂末，温服一升，得快利，止后服。

小陷胸汤《玉函》　治小结胸，正在心下，按之则痛，脉浮滑者。

黄连_{三钱}　半夏_{三合，洗}　栝蒌实_{一枚}

上三味，以水六升，先煮栝蒌取三升，去滓，内诸药，煮取二升，去滓，分温三服。

葱白香豉汤《千金》　治时疫伤寒，三日以内，头痛如破，及温病初起烦热。

葱白_{连须，一握}　香豉_{三合}

上二味，水煎，入童子小便一合，日三服，秋冬加生姜二两。按：本方药味虽轻，功效最著，凡虚人风热，伏气发温，及产后感冒，靡不随手获效，与产后痢后用伏龙肝汤丸不殊，既可探决死生，且免招尤取谤，真危证解围之良剂也。

加减葱白香豉汤　治三时风热，咳嗽咽喉肿痛，难用葳蕤汤者，用此代之。

此即葱白香豉汤葱白减半，加葳蕤二钱，白薇、青木香、桔梗各一钱，甘草、薄荷各三分，白蜜三匕。

葳蕤汤《千金》　治风温自汗身重，及冬温发热咳嗽。

葳蕤_{钱半}　石膏_{二钱，碎}　白薇　青木香　麻黄_{去节，泡}　杏仁_{去皮尖，碎}　甘草_炙　独活　芎劳_{各一钱}

上九味，水煎，日三服。一方，有葛根一钱。

按：千金葳蕤汤乃长沙麻黄升麻汤之变方，为冬温咳嗽咽干痰结，发热自利之专药。以冬时有非节之暖，则阳气不藏，少阴受病，故首推葳蕤之润燥止咳为君，

佐以白薇、青木香苦咸降泄，即春时伏气发温，更感于风之证，亦不出此，以葳蕤为少阴厥阴二经之向导也，麻黄为发汗之重药，得石膏则有分解寒热互结之功。倘病势较轻，不妨于方中裁去麻黄、石膏、独活、芎䓖、杏仁等味，合以葱白、香豉之类，未为不可。如果热势纷纠急须开泄者，麻黄、石膏又所必需，在用方者临病之权衡耳。

犀角地黄汤《千金》 治伤寒温病，一应发汗而不得汗，内蓄血及鼻衄吐血不尽，内余瘀血，大便血，面黄，或中脘作痛。

犀角 生地黄酒浸，另捣 牡丹皮 白芍等分

上四味，水煎去滓，入地黄，再煎数沸，滤清服。喜忘如狂，加大黄、黄芩；脉大来迟，腹不满而自言满者，加当归、肉桂；吐衄，加藕汁、扁柏、童便。

猪肤汤《玉函》 治少阴经伏热咽痛。

猪肤五两。挦光后以汤泡刮下者

水煎，滤去滓，加白蜜、白粉，熬香，和相得，温分六服。

黄连阿胶汤《玉函》 治热伤阴血便红。

黄连二钱五分 黄芩一钱 芍药二钱 阿胶三钱 鸡子黄一枚，生

上三味，水煎去滓，入阿胶烊尽小冷，入鸡子黄搅匀服。

葛根黄芩黄连汤《玉函》 治误下痢不止，脉促喘而汗出。

葛根半两 黄芩二钱 黄连三钱 甘草炙，二钱

上四味，先煮葛根，次内诸药，去滓，分温再服。

人中黄散 治疙瘩瘟。

人中黄一两 雄黄 辰砂各一钱

为散，每服二钱，薄荷、桔梗汤下，日三夜二服。

导赤泻心汤 治热传手少阴，神昏。

黄连酒洗 黄芩酒洗 山栀姜制，炒黑 滑石碎 知母 犀角 甘草生 人参 麦门冬去心 茯神各一钱 生姜三片 大枣三枚，擘 灯心一握

水煎热服。此汤专治伤寒热传手少阴心经之证，盖取金匮泻心汤为主，以其热在上而不在下，病在气而不在血，故于本方裁去大黄，易入山栀以清包络之热。知母、犀角以解肺胃之烦，人参、麦冬、甘草、茯神以安君主之神，滑石为导赤之向导，姜、枣为散火之间使。用犀角者，即导赤散中之地黄；用滑石者，即导赤散中之木通，虽无导赤散中药味，而导赤散之功效备其中矣。尝见时师长人参助火，除去不用，此与驱饥疲而御大敌何异哉！

桂枝汤方祖 麻黄汤方祖 大青龙汤麻黄汤下 五苓散方祖 桃核承气汤小承气汤下 黄龙汤承气汤下 承气汤方祖 小柴胡汤方祖 藿香正气散平胃散下 泻心汤方祖 大黄黄连泻心汤伊尹三黄汤下 附子泻心汤伊尹三黄汤下 栀子豉汤方祖 枳实栀子豉汤栀子豉汤下 四逆汤方祖 当归四逆汤桂枝汤下 白通汤四逆汤下 通脉四逆汤四逆汤下 黄芪建中汤桂枝汤下 枳实理中汤理中汤下 越婢汤麻黄汤下 桂枝二越婢一汤桂枝汤下 黄芩汤桂枝汤下 白虎汤方祖 凉膈散方祖 双解散凉膈散下 黄连解毒汤伊尹三黄汤下 三黄石膏汤伊尹三黄汤下 三黄栀子豉汤伊尹三黄汤下 清热解毒汤白虎汤下 人中黄丸伊尹三黄汤下 钱氏六味丸崔氏八味丸下 四逆加人参汤四逆汤下 保元汤方祖 异功散四君子汤下 干姜人参半夏丸理中汤下 附子理中汤理中汤下 附子汤术附汤下 回阳返本汤四逆汤下 生地黄黄连汤四物汤下 生脉散方祖

暑 门

一物瓜蒂散《金匮》 治夏暑以水灌汗，身热疼痛。

瓜蒂十四个，熬锉

上一味，水煎，去滓，顿服，少顷即吐，不吐探之。此方之妙，全在探吐以发越郁遏之阳气，则周身汗出表和，而在内之烦热，得苦寒涌泄亦荡涤无余。今人目睹其方而不知用，医道之陋若此。

消暑十全散 治伤暑，兼感风邪，发热头痛。

香薷二钱 扁豆炒捣 厚朴姜制 陈皮 甘草炙 白术 茯苓 木瓜 藿香 苏叶各一钱

水煎，热服无时，取微汗效。

香薷饮《局方》 治伤暑，腹中不和，烦渴引饮。

香薷二钱 厚朴姜制，一钱 扁豆炒研，一钱五分 甘草炙，一钱

水煎，井中沉冷服之，身热欲得汗者热服。

黄连香薷饮《活人》 治伤暑，大热烦渴。

香薷二钱 黄连酒炒，半钱 厚朴姜制，一钱

水煎热服。

导赤散《局方》 治小肠实热，小便赤涩。

生地黄五钱 木通 甘草梢生，各一钱 竹叶一握

上四味，水煎热服。尿血，加辰砂五分。一方多灯草，一方多车前。

十味香薷饮 治伤暑，体倦神昏，头重吐利。

香薷二钱 人参 黄芪酒炒 白术 茯苓 甘草炙 扁豆 陈皮醋炒 厚朴姜制 木瓜各一钱

水煎，欲作汗热服，欲利小便冷服。

六和汤 治伤暑霍乱烦闷，喘呕吐泻。

香薷二钱 人参 茯苓 甘草炙 扁豆 厚朴姜制 木瓜 杏仁泡，去皮尖 半夏醋炒，各一钱 藿香 砂仁炒研，各六分 生姜三片 大枣一枚

水煎热服。

清暑益气汤保元汤下 白虎加人参汤白虎汤下 五苓散方祖 栀子豉汤方祖 益元散方祖 白虎汤方祖 竹叶石膏汤白虎汤下 消暑丸二陈汤下 藿香正气散平胃散下 养胃汤平胃散下 大顺散理中汤下 冷香饮子四逆汤下 浆水散四逆汤下 来复丹金液丹下 清燥汤保元汤下 补中益气汤保元汤下 苍术白虎汤白虎汤下 生脉散方祖 小半夏茯苓汤二陈汤下 钱氏六味丸崔氏八味丸下 桂苓丸五苓散下 参苓白术散四君子汤下 钱氏白术散四君子汤下 黄连解毒汤伊尹三黄汤下 保元汤方祖

湿 门

羌活胜湿汤 治风湿上冲头痛，项似拔，腰似折。

羌活 独活 防风 川芎 藁本 蔓荆子碎 甘草炙，各一钱 生姜三片

水煎热服，缓取微似汗，过汗则风去湿不去也。如无头痛，去蔓荆子，换苍术。

除风湿羌活汤 治风湿相搏，一身尽痛，日晡发热。

羌活 防风 柴胡 藁本 苍术泔制，各一钱 升麻八分 生姜一片

水煎，空心热服，覆暖取微汗。按：羌活胜湿汤，与除风湿羌活汤，同源异派。此治头项之湿，故用羌、防、芎、藁

一派风药，以祛上盛之邪，然热虽上浮，湿本下著，所以复用独活透达少阴之经。其妙用尤在缓取微似之汗，故剂中加用甘草，以缓诸药辛散之性，则湿著之邪，亦得从之缓去，无藉大开汗孔，急驱风邪之法，使肌腠馁弱无力，湿邪因之内缩，但风去而湿不去也。其有腰以下重，寒湿之邪留于阴分也，本方加防己以逐湿，必兼生附以行经；或见身重腰沉沉然，湿热之邪遍于阳分也，本方加苍术以燥湿，必兼黄柏以清热，非洞达长沙术附、桂附、栀子柏皮等方，不能效用其法。其除风湿羌活汤，治外淫之湿，而无上冲头项之痛，则川芎、蔓荆无预也；亦无湿著腰疼之患，与独活尤无交涉，故但用羌、防、藁、姜，益入升、柴、苍术，开提周身关膝，则湿邪自无所容而外散矣。

神术汤《局方》　治风水之邪，内干湿土，泄利下血。

苍术泔浸，麻油拌炒　藁本　川芎　羌活各一钱　白芷　甘草炙　细辛各五分　生姜三片　葱白二茎，连须

上九味，水煎热服。按：神术汤纯用风药，与羌活胜湿相去不远，如何可治泄利下血？盖火淫阳明之血，则燥金受伤，只合清凉，最嫌风燥。若风乘太阴之血，则湿土被郁，法当升散，切戒寒凉。当知阳明来者，色必鲜明，太阴来者，色必清稀，其源各异，故其治亦迥乎不侔。究其旨，不越风能胜湿之义。苍术专主木邪乘土，故能治外内诸邪。以风木之邪内干土脏，故用羌、藁、芷、辛等风药，兼川芎以引入血分，甘草以调和胃气，胃气敷布有权，泄利下血自止。盖汗即血之液，夺其汗则血中之湿热邪气，悉从外泄而无内滞之患矣。

升阳除湿防风汤即升阳防风汤　治风湿飧泄，及肠风滞下便血。

防风二钱　苍术泔浸，去皮，饭上蒸　白术土炒　茯苓　白芍各一钱　生姜一片

水煎，热服取微汗。阳陷于下，则成飧泄，湿犯于上，则令头痛，清浊倒置而然，故用风药以胜湿也；然风木之病，稍加桂枝、甘草盐制，其功尤捷。

茵陈蒿汤《玉函》　治湿热发黄，便秘脉实。

茵陈蒿五钱　栀子一枚，碎　大黄三钱

上三味，水煎热服，微利黄水去为度，未去，越三日再服。按：茵陈蒿汤，其旨全在通利水道，不得不借幽门为向导尔。

清热渗湿汤　治夏月湿热萎困，烦渴泄泻尿赤。

黄柏盐酒炒黑，三钱　苍术去皮。同芝麻炒　白术生　茯苓　泽泻　黄连酒炒，各一钱　甘草炙，五分；生，三分　竹叶十片

水煎热服，小便利为效。老人虚人，加肉桂少许；气虚喘乏，加人参；脉虚，合生脉散，内伤生冷，加炮姜。按：此本二妙合五苓之半，加黄连、甘草以燥夏令之湿热，良可法也。

当归拈痛汤　治湿热走注，遍身骨节烦疼，胸膈不利，足胫赤肿重痛。

羌活　甘草炙　黄芩　茵陈酒炒，各一钱　人参　苦参酒洗　升麻多汗，易黄芪　葛根　苍术泔浸，自汗，易桂枝　归身各六分　白术姜制　防风下肿，易防己　知母疼热，易黄柏　猪苓　泽泻各八分

水煎，热服无时。此湿热疼肿之圣方，若不赤不肿痛上不热为寒湿，禁用。

渗湿汤理中汤下　五苓散方祖　除湿汤平胃散下　肾著汤理中汤下　黄芪建中汤桂枝汤下　小建中汤桂枝汤下　苓桂术甘汤桂枝汤下　小青龙汤桂枝汤下　麻黄加术汤麻黄汤下　麻黄杏仁薏苡甘草汤麻黄汤下　人参败毒散小柴胡汤下　五积散平胃散下　防己黄芪

汤方祖　桂枝附子汤术附汤下　白术附子汤术附汤下　甘草附子汤术附汤下　桂枝汤方祖

桂苓甘露饮五苓散下　虎潜丸大补丸下　神芎丸伊尹三黄汤下　半夏泻心汤方祖　六君子汤四君子汤下　清燥汤保元汤下　春泽汤五苓散下　控涎丹十枣汤下　地黄饮子中风门

黑锡丹金液丹下　生脉散方祖　济生肾气丸崔氏八味丸下

燥　门

千金五味子汤　治伤燥，咳唾中有血，引胸胁痛，皮肤干枯。

五味子五分，炒研　桔梗　甘草　紫菀茸　续断　竹茹　桑根皮蜜炒，各一钱　生地黄二钱　赤小豆一撮，即赤豆之细者

上九味，水煎空心服。《秘旨》，加白蜜一匙。

千金麦门冬汤　治大病后，火热乘肺，咳唾有血，胸膈胀满，上气羸瘦，五心烦热，渴而便秘。

麦门冬去心，二钱　桔梗　桑根皮蜜炙　半夏　生地黄　紫菀茸　竹茹各一钱　麻黄七分　甘草炙，五分　五味子十粒，碎　生姜一片

上十一味，水煎空心服。石顽曰：按千金麦门冬汤，即五味子汤中去续断、赤小豆加门冬、麻黄、半夏、生姜，而五味子汤专治燥咳，方中反用续断以燥湿；麦门冬汤专治火热乘肺，咳唾有血，反用麻黄、半夏，世都莫解其故，是以并其方而置之。不知致燥之由，皆缘经脉阻滞，非续断不能通之；咳唾有血，是伤寒大病后，余邪蕴酿为火而乘于肺，非麻黄不能开之；痰凝气结，津液不行，非半夏不能祛之，与活人知毋麻黄汤和剂款冬花散等立法不殊。今人每谓半夏性燥，一切渴家亡血家禁用；又谓半夏辛温，不当与门

冬、竹茹寒润药同用，若尔，则金匮麦门冬汤、竹叶石膏汤，俱不足法耶！

千金地黄煎　治风热心烦，咳喘便秘，脾胃热壅，食不下。

生地黄汁　枸杞子汁二味酒捣，各取汁　荆沥　竹沥各半斤　真酥　生姜汁各一合　人参　天门冬去心，各一两　白茯苓八钱　大黄酒蒸　栀子姜汁炒黑，各五钱

上十一味，以后五味为细末，入前六汁内，调服方寸匕，再服渐加，以利为度。

生地黄煎《千金》　治积热烦渴，日晡转剧，喘咳面赤，能食便秘。

葳蕤　知母　茯神　栝蒌根　鲜地骨皮各二两　石膏四两，碎　生地黄汁二升　麦门冬汁　白蜜各一合　生姜汁二合　竹沥六合半

上㕮咀，以水一斗二升先煮诸药，取汁三升，去滓，下竹沥、地黄、门冬汁，缓火煎至四升，下炼白蜜、姜汁再煎数沸。初服三合，日三夜一服，加至四合。夏月为散，收姜汁、竹沥焙干蜜丸服，煎膏尤妙。喻嘉言曰：此方生液凉血，制火撤热，兼擅其长，再加人参，乃治虚热之良剂，然非能食便秘者，断不可施。

通幽汤　治大便燥结，便出坚黑。

油当归二钱五分　升麻三分，醋浸　桃仁泥一钱　甘草生炙，各五分　红花少许　熟地黄　生地黄各一钱五分

水煎，将成用药汁磨槟榔五分，调入稍热服。

润燥汤

通幽汤加麻仁、大黄各一钱。

清凉饮　治上焦积热，肺气不化，口舌干燥。

黄连　黄芩　薄荷　黑参　当归　赤芍药各一钱五分　甘草炙，一钱

水煎，入生白蜜一匕，热服，大便秘

结，加酒蒸大黄。

四顺清凉饮一名四顺饮 治血热便秘，脉实者。

当归 赤芍 甘草 大黄酒蒸，各一钱五分

水煎，入生白蜜一匕，热服。按：清凉饮治上焦之燥热，故用薄荷之辛散；四顺饮主下焦之燥结，故用大黄之苦寒，功用天渊。

麻仁丸《玉函》 治脾约，大便燥结。

厚朴姜汁炒 芍药 枳实炒，各二钱 大黄四钱 麻仁泥 杏仁泡，去皮尖，各钱半

上六味为末，炼白蜜丸梧子大，饮服五十丸，日三服，以利为度。

润肠丸 治大肠风热血秘。

麻仁 桃仁另研，各一两 羌活 当归各半两 大黄缘矾水浸，湿纸裹煨，半两 皂角仁 秦艽各半两。一作防风

除二仁另研外，为细末，蜜丸梧子大，每服五十丸，食前温酒下。本方加郁李仁、防风，名润燥丸。

猪胆导《玉函》

大猪胆一枚，泻汁，和醋少许，以灌谷道中，如一食顷，当大便出，虚人不可用胆导。陈酱姜、陈酱瓜皆可削为导，湿热肥盛痰闷，可用黄瓜根浸湿削之为导，此即土瓜根导也。

蜜煎导

白蜜七合，一味内铜器中，微火煎之，稍凝如饴状，搅之勿令焦著，欲可丸，并手捻作挺，令头锐大如指，长五寸，当热时急作，冷则硬，纳谷道中，以手急抵，欲大便去之。

异功散四君子汤下 **钱氏六味丸**崔氏八味丸下 **固本丸**二冬膏下 **滋燥养营汤**四物汤下 **大补地黄丸**四物汤下 **虎潜丸**大补丸下

火 门

紫雪《局方》 治脚气瘴毒，内外热炽，狂越躁乱，心腹疠痛，口舌生疮，一切实火闭结，诸药不效者。

黄金十两，赁金铺中叶子有效

用水三斗，先煮一斗，旋添，煮至一斗为度，去金取汁煮下项药。

石膏 寒水石如无真者，元精石代之 磁石醋煅 白滑石各五两

上四味，捣入煎汁中，煮至五升，入下项药。

乌犀角镑 羚羊角镑 青木香切 沉香研，各五钱 黑参切 升麻各一两六钱 生甘草八钱 丁香捣研，一钱

上八味，入前汁中，煮取一升五合，去滓入下项药。

芒硝一两 焰硝三两

上二味，入煎药汁中，微火上煎，柳木槌搅不住手，候有七合半，投在水盆中，半日欲凝，入下项药。

朱砂研细，水飞净，五钱 麝香当门子研，一钱二分

上二味，入煎药中，搅匀，勿见火，寒之二日，候凝结成霜紫色，铅罐收贮。每服一分至二分，杵细，冷水或薄荷汤调下，小儿以意量减。此即千金玄霜，《局方》于紫雪方中，参入甘草、丁香、朱砂三味，遂用紫雪之名。一方而兼两方之制，但此专主石药毒火，方中丁香一味，用方者审之。黄金本无气味，必铺中叶子，曾经炼煅，煮之有性味，以其香味易散，故较原方减小其制。

碧雪《局方》 治一切积热，咽喉肿痛，口舌生疮，心中烦躁，咽物妨闷，或喉闭壅塞，水浆不下，天行时疫，发狂昏愦，并皆治之。

寒水石　芒硝　石膏煅飞　青黛　马牙硝　朴硝　硝石　甘草各等分

上将甘草煎汤二升，去滓，却入诸药再煎，用柳木篦不住手搅，令消熔得所，却入青黛和匀，倾入砂盆内，候冷结凝成霜，研为末，每用少许，含化咽津，不拘时候。如喉闭塞，不能咽物者，用小竹筒吹药入喉中，频用神效。

千金朴硝煎　治服石药，成消瘅大渴者。

朴硝一斤　芒硝八两　石膏二两　寒水石四两

上四味，先内二硝于八升汤中，搅令消，以纸密封一宿取清，内铜器中，别捣寒水石、石膏，碎如豆粒，以绢袋盛之，纳汁中，以微火煎，候其上有漠起，以箸投中，著箸如凌雪凝白，急下泻贮盆中，待凝取出，烈日曝干，积热困闷不已者，以方寸匕，白蜜一合，和冷水五合，搅和令消，顿服之，日三，热定即止。武德中，贵高人加金二两

崔氏八味丸方祖　保元汤方祖　既济解毒汤伊尹三黄汤下　火郁汤升麻汤下　泻阴火升阳汤保元汤下　升阳散火汤升麻汤下　佐金丸方祖　当归龙荟丸伊尹三黄汤下　黑锡丹金液丹下　四君子汤方祖　钱氏六味丸崔氏八味丸下　生脉散方祖　滋肾丸大补丸下

伤饮食门

枳实导滞汤　治伤湿热之物，痞闷不安。

枳实炒，三钱　白术炒焦，五钱　茯苓三钱　黄芩酒炒，二钱　黄连姜汁炒，三钱　泽泻炒，二钱　大黄酒蒸，一两　神曲炒，四钱　生姜三片

水煎，食远服。此枳术丸合三黄汤，而兼五苓之制，以祛湿热宿滞也。

木香化滞汤　治气食痞结，腹微痛，不思饮食。

半夏　甘草炙　草豆蔻研，各一钱　柴胡　木香　橘皮各六分　枳实炒　当归各四分　红花一分　生姜五片

水煎，食远稍热服。

保和丸　治宿食酒积。

山楂肉姜汁泡，二两　半夏姜汁炒　橘红炒　神曲炒，便血，用红曲　麦蘗炒，去壳　茯苓　连翘　莱菔子　黄连姜汁炒，各五钱

为末，水泛为丸，每服二钱，茶清送下。本方加炒白术二两，名大安丸。按：保和丸、大安丸中麦蘗伤肾，菔子伤肺胃之气，恐非丸剂所宜久服之品，当易枳实、香附子，功用不殊，而不致伤犯先后天之真气也。

红丸子　治宿食冷积作胀。

荆三棱炒　蓬莪茂煨　青皮炒　陈皮炒　干姜炮，等分

为末，陈酒曲糊丸，梧子大，矾红为衣，每服三十五丸，食前沸汤下，小儿量减。

葛花解酲汤　治伤酒呕吐胸痞，小便不利。

葛花　白豆蔻　砂仁炒，各一钱　青皮炒　神曲炒　泽泻　干姜各五分　白术炒，八分　人参　橘红　茯苓　猪苓各四分　木香一分

水煎服，但得微汗，则酒湿去矣。

按：此虽本五苓、四君子，益入葛花、豆蔻等辛散之味，大损元气，世人不知，妄谓方中人参有补益之功，恃此纵饮，是自伐其天也。

曲蘗丸　治酒积成癖，腹胁满痛，后便积沫。

神曲炒　麦蘗炒，去壳，各一两　黄连半两，同巴豆七粒炒，去巴豆

为末，水泛为丸，梧子大，每服五十

丸，食前姜汤下。酒积下白沫，加炮姜二钱，下鲜血，倍黄连，下瘀血，加红曲一两。

塌气丸　治肝气乘脾腹胀。

胡椒一两　蝎尾去毒，滚醋泡去盐，炒香，半两

为末，曲糊丸，粟米大，每服二三十丸，米饮下。

神保丸　治心胸腹胁胀痛，大便不通，宿食不消。

塌气丸加木香二钱五分，巴豆霜二分半，本方中胡椒用二钱五分，蝎用全者七枚。为末，汤浸蒸饼丸，麻子大，朱砂为衣，每服五丸，空心，姜汤、醋汤、沙糖汤任下。

酒癥丸《局方》　治酒癖腹痛下积，遇酒即吐。

塌气丸去胡椒，加雄黄油煎，皂子大一枚，巴豆十五粒不去油，本方中蝎梢用十五枚不去毒。为末，入白面二两半，滴水丸如豌豆大，候稍干，入麸炒香，每服二三丸，温酒下，茶清亦可。

平胃散方祖　枳术丸枳术汤下　补中益气汤保元汤下　二陈汤方祖　芎苏散伤寒门　藿香正气散平胃散下　小承气汤方祖　备急丸方祖　白散备急丸下　六君子汤四君子汤下　七味白术散四君子汤下　九味资生丸四君子汤下　枳实理中汤理中汤下　连理汤理中汤下　八味顺气散四君子汤下　五苓散方祖　独参汤保元汤下　四君子汤方祖　凉膈散方祖　钱氏六味丸崔氏八味丸下

伤劳倦门

朱砂安神丸　治热伤心胞，气浮心乱，虚烦不宁。

朱砂水飞，五钱，一半为衣　甘草五钱　黄连酒蒸，六钱　当归二钱五分　生地黄一钱五分

除朱砂，共为细末，汤浸蒸饼为丸，黍米大，朱砂为衣，每服十五丸至三十丸，独参汤，或补中益气汤送下。凡言心经药，都属心包，惟朱砂外禀离明，内含真汞，故能交合水火，直入心脏，但其性徐缓，无迅扫阳焰之速效，是以更需黄连之苦寒以直折其热，甘草之甘缓以款启其微，俾膈上之实火虚火，悉从小肠而降泄之，允为劳心伤神，动作伤气，扰乱虚阳之的方，岂特治热伤心包而已哉？然其奥又在当归之辛温走血，地黄之濡润滋阴，以杜火气复炽之路，其动静之机，多寡之制，各有至理，良工调剂之苦心，其可忽诸！

黄芪建中汤桂枝汤下　补中益气汤保元汤下　小建中汤桂枝汤下　理中汤方祖　平胃散方祖　五苓散方祖　六君子汤四君子汤下　枳术丸枳术汤下　枳实理中汤理中汤下　崔氏八味丸方祖　当归补血汤保元汤下　调中益气汤保元汤下　升阳顺气汤保元汤下　升阳补气汤升麻汤下　门冬清肺饮生脉散下　升阳益胃汤保元汤下　犀角地黄汤伤寒门　保元汤方祖　四君子汤方祖　八珍汤四君子汤下　十全大补汤保元汤下　钱氏六味丸崔氏八味丸下

虚损门

薯蓣丸《金匮》　治虚劳诸不足，风气百疾。

薯蓣即山药，二两　当归　桂枝　曲　干地黄　大豆黄卷各七钱半　甘草炙，一两二钱　人参　阿胶各五钱　芎蒡　芍药　麦门冬　白术　杏仁防风　柴胡　桔梗　茯苓各四钱　干姜二钱　白蔹钱半　大枣五十枚，为膏

上二十一味，末之，炼白蜜和丸，如

弹子大，空心服一丸，一百丸为剂

酸枣汤《金匮》　治虚劳虚烦不得眠，盗汗。

酸枣仁炒，半两　甘草炙，一钱　茯苓　知母炒　芎藭各二钱

上五味，水煎，温分二服。深师，加生姜。便溏，去知母加人参；服此盗汗不止，去芎藭加芍药；怔忡，去知母、芎藭，加人参、黄芪、当归、陈皮、莲肉。

大黄䗪虫丸《金匮》　治五劳虚极羸瘦，腹满不能饮食，内有干血，肌肤甲错，两目黯黑，宜用此方，攻其恶血，然后补之。

大黄二钱半　黄芩二钱　甘草三钱　桃仁一合　杏仁一合　干地黄一两　芍药四钱　干漆煅令烟尽，一钱　虻虫一合　水蛭十枚，猪脂熬　蛴螬一合　䗪虫半合

上十二味，为末，蜜丸如小豆大，温酒服五十丸，日三服。

百劳丸　治一切劳瘵积滞疾，不经药坏者宜服。

当归炒　乳香　没药各一钱　人参二钱　大黄四钱　栀子十四枚，去皮熬　虻虫十四枚　水蛭十四枚，熬黑

为末，炼白蜜丸，梧子大，每服百丸，百劳水下，取下恶物为度，服白粥十日。百劳水，以杓扬之百遍，然后煮沸，即甘澜水法也。

琼玉膏　治虚劳干咳，喉中血腥，肠中隐痛。

鲜地黄四十两　人参另为末　白茯苓另为末，各十两　沉香另研　琥珀另研，各半两

先以地黄熬膏，点纸上不渗，入人参、茯苓末，并入糖晶二十两，搅匀熔化，离火，再入琥珀、沉香和匀，磁罐收藏。清晨午前，温酒服数匙，沸汤亦可。

四味鹿茸丸　治肝肾督脉皆虚，咳嗽吐血，脉虚无力，上热下寒。

鹿茸酥炙，另捣成泥　五味子　当归身各一两　熟地黄二两

为细末，酒和丸梧子大，每服四五十丸，空腹温酒送下。

济生鹿茸丸作汤，名生料理茸丸　治肾脏真阳久虚，下体痿弱，疼痛喘嗽，水泛为痰。

鹿茸酒炙　牛膝盐酒炒　五味子各二两　石斛　巴戟肉　附子炮　川楝肉酒蒸　山药　肉桂　杜仲盐酒炒　泽泻盐水炒，各一两　沉香另研，五钱

为末，酒糊丸梧子大，每服七十丸，侵晨温酒下，俗本尚多白棘、菟丝、慈石、阳起石四味。

安肾丸　治肾虚风袭，下体痿弱疼痛，不能起立。

肉桂　川乌头炮，各一两五钱　白蒺藜炒，去刺　巴戟天去骨　薯蓣姜汁炒　茯苓　石斛酒炒　川草薢炒　白术　肉苁蓉酒浸去腐　补骨脂炒，各四两八钱

为末，炼蜜丸梧子大，每服七十丸，空腹盐汤，临卧温酒下。肾脏为风寒所袭，所以不安，故用乌头、蒺藜祛风散寒之剂，风去则肾自安，原无事于温补也。其他桂、苓、术、薢、脂、戟、苁、斛，虽曰兼理脾肾，而实从事乎祛湿利水，只缘醉饱入房，汗随风蔽，所以肢体沉重，非藉疏通沟渎，病必不除，因仿佛地黄饮子而为制剂。彼用地黄、菖、志、冬、味、萸、附以交心肾之气，此用蒺、薢、术、蓣、骨脂、乌头以扶坎陷之风，与崔氏八味丸，迥乎不同也。

四乌鲗骨一藘茹丸《素问》　治气竭肝伤，脱血血枯，妇人血枯经闭，丈夫阴痿精伤。

乌鲗骨四两，即乌贼骨　藘茹一两，本草作茹藘，即茜根

丸以雀卵，大如小豆，以五丸为后

饭，饮以鲍鱼汁，利肠中及伤肝也。《内经》之方不多见，仅仅数方，世都弃置不讲，况《甲乙》《太素》误作蔄茹，致王太仆亦作茹性味训解，所以目睹其方，究竟不识为何物尔。尝考《本草》二味，并皆走血，故《内经》以之治气竭伤肝，血枯经闭等证。丸以雀卵，饮以鲍鱼汁者，取异类有情，以暖肾调肝，则虚中留结之干血，渐化黄水而下矣。后饭者，先药后饭，使药力下行也。惟金水二脏，阴虚阳扰，喘嗽失血，强中滑精者禁用，以其专主温散，而无涵养真阴之泽也。或问乌鲗、蔄茹，俱蒐血之品，如何可治血枯经闭之疾？答曰：夫血枯经闭，非纯虚而经绝不行也，良由气竭肝伤，干血内结，以故营血不能内藏。如胸胁支满目眩，血结肝部也；闻腥臊妨于食，血结胃脘也；出清涕，胃气衰而浊逆清道也。凡崩淋胞痹诸证，若沃以汤，上为清涕，皆阳衰不能灌注精微，败残之液，悉化为涕，得汤气蒸而上真诚空窍也。是知血枯经闭，必以清理干血为首务，故《金匮》治五劳虚极羸瘦，内有干血，用大黄䗪虫丸。由此而推，胞痹精伤，亦必清理败浊为首务。盖大黄䗪虫丸，一派破瘀之味，较乌鲗蔄茹丸之蒐血，猛竣百倍耳。又问雀卵以时而生，急需未可必得，奈何？答曰：大匠在乎绳墨，不拘物料，皆可成器，雀卵功专暖肾，如无，雀肉煮捣可代，鸡卵及肝亦可代。鸡属巽而肝主血也，活法在人，可执一哉。

花蕊石散《局方》 治气虚血凝，瘀积壅聚，胸膈作痛，宜用重剂竭之。

花蕊石五两，碎。产硫黄山中，状如黄石，中有黄点如花之心，故名花蕊。近世皆以玲珑如花蕊者伪充，欲试真伪，煅过置血上，血即化水者真 硫黄二两

上二味，同入炀成罐内，盐泥封固，煅一伏时，研如面，每用二钱，食远童便调服。妇人产后血逆血晕，胞衣不下，或子死腹中，俱宜服之，瘀血化为黄水，然后以独参汤调之。

十灰散 治虚劳吐血咯血，先用此遏之。

大蓟 小蓟 柏叶 薄荷 茜根 茅根 山栀 大黄 牡丹皮 棕榈皮等分

各烧灰存性，纸裹盖地上一夕，食远服二三钱，童便调下。花蕊石散为破血之峻剂，功专化血为水，而世畏其峻，罕能用之。葛可久言：暴血成升斗者，宜花蕊石散；若病久涉虚，及肝肾二家之血，非其所宜，且与十灰散。并举而言，不分寒热主治，所以后世不能无误用之失。当知十灰散，专主火炎上涌之血，倘误用以治阴邪固结之证，为害犹轻，若误用花蕊石散血热妄行之病，为患莫测。况血热妄行，十常八九，阴邪固结，十无一二，所以举世医者病者，俱畏之如蝎，遂致置而不讲，乃致一切阴邪暴涌之血，悉皆委之莫救，岂其命耶！

瑞金丹 治虚劳吐红瘀结者。

川大黄酒拌，炒黑至黄烟起为度 真秋石各一两

上杵为细末，煮红枣肉为丸，小豆大，空腹薄荷汤下二钱。瘀在心包，不时惊悸，面赤神昏者，加真郁金三钱。皮色如梧桐子纹绉者真。

瘀在胃，吐血成盆者，犀角地黄汤送下。

童真丸 治虚劳吐血，气虚喘嗽。

真秋石 川贝母去心，等分

上二味，煮红枣肉为丸，空腹薄荷汤下二钱。如脉虚气耗，加人参；若脉细数为阴虚，禁用人参，加牡丹皮；脾虚溏泄，加山药、茯苓、炙甘草。

龟鹿二仙膏 治督任俱虚，精血不

足。

鹿角胶一斤　龟版胶半斤　枸杞六两　人参四两，另为细末　桂圆肉六两

上五味，以杞、圆煎膏，炼白蜜收。先将二胶酒浸，烊杞圆膏中，候化尽，入人参末，磁罐收贮，清晨醇酒调服五六钱。

聚精丸　治肾虚封藏不固

鳔胶白净者，一斤，碎切，蛤粉或牡蛎粉炒成珠，再用乳酥拌炒则不粘韧　沙苑蒺藜五两，乳浸一宿隔汤蒸一炷香，晒干勿炒

为细末，炼白蜜中加入陈酒再沸，候蜜将冷为丸，不可热捣，热捣则胶粘难丸。丸如绿豆大，空心温酒或白汤下八九十丸，忌诸鱼牛肉。张景岳加五味二两。

大补黄庭丸　治虚劳食少便溏，不宜阴药者。

人参一两　茯苓一两　山药二两

上为末，用鲜紫河车一具，用河水二升，稍入白蜜，隔水熬膏，代蜜为丸，空心淡盐汤下三钱。

巽顺丸　治妇人倒经，血溢于上，男子咳嗽吐血，左手关尺脉弦，背上畏寒，有瘀血者。

乌骨白丝毛鸡一只。男雌女雄，取嫩长者，溺倒，泡去毛，竹刀剖胁，出肫肝，去秽，留内金，并去肠垢，仍入腹内　乌鲗骨童便浸，晒干为末，微炒黄，取净四两。　茹蒽去梢，酒洗，切片，净一两，即茜根　鲍鱼切薄片，四两

上三味，入鸡腹内，用陈酒、童便各二碗，水数碗，砂锅中旋煮旋添，糜烂汁尽，捣烂焙干。骨用酥炙，共为细末，干山药末调糊为丸，梧子大，每服五七十丸，空心百劳水下。百劳水见百劳丸下。

乌骨鸡丸《秘旨》　治妇人郁结不舒，蒸热咳嗽，月事不调，或久闭不行，或倒经血溢于上，或产后褥劳，或崩淋不止，及带下赤白白淫诸证。兼疗男子研丧太

早，劳嗽吐红，成虚损者。

乌骨白丝毛鸡一只，男雌女雄，制法同巽顺丸　北五味一两，碎　熟地黄四两，如血热，加生地黄二两

上二味，入鸡腹内，用陈酒、酒酿、童便于砂锅中煮，如巽顺丸。

绵黄芪去皮，蜜酒拌炙　于术饭上蒸九次，各三两　白茯苓去皮　当归身酒洗　白芍药酒炒，各二两

上五味，预为粗末，同鸡肉捣烂焙干，骨用酥炙，共为细末，入下项药。

人参三两，虚甚加至六两　牡丹皮二两，酒净，勿炒　川芎一两，童便浸，切晒

上三味，各为细末，和前药中，另用干山药末六两打糊，众手丸成，晒干勿令馊，磁罐收贮，侵晨人参汤或沸汤送下三钱，卧时醇酒再服二钱。大便实者，炼白蜜为丸亦可。骨蒸寒热，加九肋鳖甲三两，银柴胡、地骨皮各一两五钱；经闭加肉桂一两，崩漏下血，倍熟地，加真阿胶二两；倒经血溢，加麦门冬二两；郁结痞闷，加童便制香附二两，沉香半两；赤白带下，加真川草薢二两，四制香附二两，蕲艾一两；白淫，倍用参、芪、苓、术。

按：乌骨鸡丸，诸药皆平常无奇，而调经最验。盖鸡属巽补肝，尤妙在乌骨益肾，变巽归坎，甲癸同源，兼滋冲任也。孙真人云：自古名贤治病，多用生命以济危急，虽曰贵人贱畜，至于爱命，人畜一也。如白凤膏、乌骨鸡丸等方，为虚损门中调经要药，在证治之所必需者，不得已而用之。以人命至重，非蜎飞蠕动之比，苟有他方可以代充取效，尤为曲体天地好生之心，倘用之无济，徒伤生命，以为财利之谋，仁人君子，谅不为之也。

逍遥散《局方》　治肝气抑郁，寒热咳嗽，月事不调。

柴胡七分，炒　白术蜜水拌蒸，一钱　茯

苓—钱 甘草炙，八分 当归—钱 白芍酒炒，一钱五分 陈皮略去白，八分，干咳用蜜制 薄荷叶五分 煨姜三片

上九味，水煎，半饥时服。

加味逍遥散。

逍遥散加牡丹皮一钱五分，炒黑山栀一钱。脾虚食少便溏，去山栀易香附。此本八珍汤，去参之益气，芎之上窜，地之腻膈，而加入柴胡、陈皮、薄荷以疏肝气。姜用煨者，取其守中而不致于辛散僭上也；加丹皮、山栀者，以清上下之火也。

芎归血余散 治传尸劳瘵面赤，五心烦热。

室女顶门生发—团，洗净，煅存性 芎劳童便浸，切，五钱 当归三钱 木香 桃仁去皮，各二钱 真安息香如无，苏合香油代之 雄黄各一钱 全蝎三枚，不去毒，炒香 降真香五分 獭肝—具，如无，以江上大鲤鱼头活截一枚代之，酥炙

为散，新汲水煎，月初五更，空腹服头导，日午服二导。

鳖甲生犀散 治传尸劳瘵，脾虚唇面手足清。

天灵盖—具，酥炙，男者色不赤黑可用，女者赤黑色勿用 鳖甲九肋者，一枚，酥炙 虎长牙一枚，酥炙 安息香 桃仁去皮 尖槟榔各半两 生犀角镑 木香 甘遂 降真香 干漆炒令烟盖 真阿魏酒研，各三钱 雷丸二钱 穿山甲取四趾尾尖上者，土炒三钱 全蝎三枚，醋泡，炒香 地龙七枚，生研和药

上为细末，每服半两，先用香豉四十九粒，连须葱白七茎，石臼杵烂，新汲水碗半，童便半碗，内药末，煎取七分，入麝香一字，月初五更空腹温服，少时必泻出虫，以净桶盛之，钳取付烈火焚之；如泻不止，煅龙骨、炒黄连等分为末，沸汤下五钱，次日用白梅粥补之。

传尸丸 治传尸劳瘵，初起元气未败者。

鳗鲡鱼半斤外者，七条

甑中先铺薄荷叶四两，入鳗在内，掺干山药粗末斤余，锅内入去心百部一斤，煮三炷香，候鳗烂极去薄荷，取镊与山药连骨捣烂，焙为末，炼白蜜丸，侵晨临卧沸汤各服五钱。

桂枝龙骨牡蛎汤桂枝汤下 小建中汤桂枝汤下 黄芪建中汤桂枝汤下 肾气丸崔氏八味丸下 理中丸方祖 固本丸二冬膏下 集灵膏二冬膏下 四物汤方祖 犀角地黄汤伤寒门 独参汤保元汤下 保元汤方祖 圣愈汤保元汤下 异功散四君子汤下 钱氏六味丸崔氏八味丸下 纳气丸崔氏八味丸下 十补丸崔氏八味丸下 香茸八味崔氏八味丸下 枳实理中汤理中汤下 甘草干姜汤理中汤下 炙甘草汤桂枝汤下 白凤丸平胃散下 生脉散方祖 补中益气汤保元汤下 归脾汤保元汤下 增损柴胡汤小柴胡汤下 滋肾丸大补丸下 玉烛散四物汤下 苏合香丸中风门 四君子汤方祖 六君子汤四君子汤下 桂枝人参汤理中汤下 当归补血汤保元汤下 泽术麋衔汤五苓散下

潮 热 门

凉膈散方祖 大柴胡汤小柴胡汤下 逍遥散虚损门 小柴胡汤方祖 加味逍遥散虚损门 钱氏六味丸崔氏八味丸下 当归补血汤保元汤下 加减八味丸崔氏八味丸下

恶 寒 门

大承气汤小承气汤下 指迷茯苓丸二陈汤下 理中丸方祖 升阳益胃汤保元汤下 补中益气保元汤下 枳实理中汤理中汤下 二陈汤方祖 火郁汤升麻汤下 升阳散火汤升麻汤下 大建中汤保元汤下 金花汤伊尹三

黄汤下　钱氏六味丸崔氏八味丸下　生脉散方
祖　异功散四君子汤下　附子汤术附汤下　崔
氏八味丸方祖　人参白虎汤白虎汤下　清暑
益气汤保元汤下　苓桂术甘汤桂枝汤下　桃
核承气汤小承气汤下　犀角地黄汤伤寒门

振 寒 门

白虎加人参汤白虎汤下　竹叶石膏汤白
虎汤下　黄芪建中汤桂枝汤下　桂枝加附子
汤桂枝汤下

战 栗 门

大承气汤小承气汤下　麻黄汤方祖

寒 热 门

小柴胡汤方祖　柴胡四物汤小柴胡汤下
补中益气汤保元汤下　理中汤方祖　逍遥
散虚损门

外热内寒、外寒内热门

黄芪建中汤桂枝汤下　越婢汤麻黄汤下

上热下寒、下热上寒门

火郁汤升麻汤下　理中汤方祖　栀子豉
汤方祖　桂苓丸五苓散下　既济汤白虎汤下
既济解毒汤伊尹三黄汤下　崔氏八味丸方祖
滋肾丸大补丸下　加减八味丸崔氏八味丸下
五苓散方祖

疟 门

金匮蜀漆散　治牝疟多寒。
蜀漆即常山苗　云母烧二昼夜　龙骨煅,

等分

上杵为散，发前以浆水调半钱。即酸
浆，浆水散下。温疟加蜀漆半分，临发时
服一钱匕。按：蜀漆性升，上涌顽痰最
速，云母性温，开发阴邪最猛，二味相
须，较之常山、阳起石更捷。又恐涌泄太
过，即以龙骨敛固其津，仍取龙性纯阳，
同气相求，佐上药以发越阴分伏匿之邪，
则牝疟之寒自已，与桂枝龙骨牡蛎汤、火
逆汤之义不殊。其外台牡蛎汤，用牡蛎、
蜀漆、麻黄、甘草四味，药虽异而功用则
同。盖蜀漆得云母，则温散顽痰于内，蜀
漆得麻黄，则温散寒邪于外。亦恐发泄太
过，即以牡蛎收敛阴津，仍取其性入阴，
有软坚散结之功也。用甘草者，用以协和
中外，则胃气有权，方得振祛邪作汗之力
耳。

达原饮　治疫疟壮热，多汗而渴。
黄芩一钱五分　甘草炙，一钱　白芍一钱
知母二钱　厚朴一钱　槟榔二钱　草果一
钱　生姜七片　大枣一枚，擘

水煎，发前热服，温覆取微汗。或问
疫邪初犯募原，吴又可以达原饮为主方，
详方中槟榔、草果、厚朴，俱属清理肠胃
之品，知母直泻少阴邪热，与募原何预而
用之？答曰：募原虽附躯壳，贴近于里，
为经络脏腑之交界，况湿土之邪，从窍而
入，以类横连，未有不入犯中土者，所以
清理肠胃为先，非若伤寒传次，表证未
罢，误用里药，则有结胸传里之变。即尚
未离表，但须姜、枣，佐芩、芍、甘草以
和解之；若见少阳阳明太阳，必兼柴胡、
葛根、羌活以开泄之；设里气不通，势必
盘错于中而内陷，则加大黄以攻下之。又
可专工瘟疫，历治有年，故立此为初犯募
原之主方，其殿后则有白虎、凉膈为鼎足
之任。以此推原，其他变证，则三黄双
解、清热解毒、人中黄丸等方，可默识其

微，而用之必当矣。余尝以此治疫疟、时疟，靡不应手获效，总藉以分解中外寒热诸邪之力耳。

何首乌散 治疟积滞去后，寒热不止，至夜尤甚。

生何首乌五钱，碎 青皮 陈皮 甘草炙，各一钱 生姜七片 大枣三枚，擘

水煎，露一宿，侵晨热服。多汗而渴，加知母、乌梅；虚人腹痛，加人参、厚朴、木香。

七宝饮 治一切实疟，服调理药不止。

厚朴 常山醋炒 槟榔 陈皮 青皮 草果各一钱 甘草炙，七分 生姜七片

水酒各半煎，露一宿，侵晨热服。一方，多半夏一钱，大枣一枚

常山饮 治疟发晡时，至夜热不止，脉实邪盛者。

常山醋炒 槟榔 青皮炒 甘草 当归各一钱 穿山甲煅八分，世本，作木通 黑豆四十粒 生姜七片

水酒各半煎，露一宿，侵晨热服。

鳖甲煎丸《金匮》 治疟母一切痞积。

鳖甲炙，一两二钱 柴胡 芍药 牡丹 䗪虫熬 乌扇烧 鼠妇熬 蜣螂熬，各四钱 桂枝《千金》作桂心 阿胶各三钱 黄芩 桃仁 干姜 大黄 半夏 人参 厚朴蜂房炙，各二钱 石韦去毛 紫葳各二钱半 葶苈 瞿麦各一钱半 赤硝一两

上二十三味，为末，取煅灶下灰一斗，清酒一斛，浸灰候酒尽一半，滤去灰，著鳖甲于中，煮令泛烂如胶漆，绞取汁，纳诸药末煎为丸，如梧子大，空心服七丸，日三服。《千金》无鼠妇、赤硝，多海藻、大戟。此方妙用，全在鳖甲之用灰淋酒，煮如胶漆，非但鳖甲消积，酒淋灰汁，亦善消积，较疟母丸之用醋煮，功用百倍。

疟母丸 治疟痞结于左胁硬痛。

青皮 桃仁 神曲 麦芽各一两，四味俱炒 鳖甲三两 山棱 蓬术 海粉即蛤粉，各五钱 香附二两，五味俱醋煮 红花三钱

神曲糊丸，梧子大，每服七八十丸，空心淡姜汤下。

白虎汤方祖 **白虎加桂枝汤**白虎汤下 **柴胡去半夏加栝蒌汤**小柴胡汤下 **柴胡桂姜汤**小柴胡汤下 **二陈汤**方祖 **柴胡桂枝汤**小柴胡汤下 **人参养胃汤**平胃散下 **清脾饮**小柴胡汤下 **补中益气汤**保元汤下 **人参实卫汤**保元汤下 **白虎加人参汤**白虎汤下 **胃苓汤**平胃散下 **理中汤**方祖 **小建中汤**桂枝汤下 **黄芪建中汤**桂枝汤下 **钱氏六味丸**崔氏八味丸 **内补当归建中汤**桂枝汤下 **凉膈散**方祖 **大柴胡汤**小柴胡汤下 **人参败毒散**小柴胡汤下 **逍遥散**虚损门 **六君子汤**四君子汤下 **四兽饮**四君子汤下 **芎归鳖甲饮**四物汤下 **清暑益气汤**保元汤下 **生姜泻心汤**半夏泻心汤下 **崔氏八味丸**方祖

厥 门

四逆散小柴胡汤下 **四逆汤**方祖 **附子理中汤**理中汤下 **加减八味丸**崔氏八味丸下 **清暑益气汤**保元汤下 **犀角地黄汤**伤寒门 **地黄饮子**中风门 **崔氏八味丸**方祖 **小承气汤**方祖 **二气丹**金液丹下 **五苓散**方祖 **白虎汤**方祖 **七气汤**即人参七气汤方祖

气 门

乌沉汤《局方》 治一切冷气及妇人血气攻击，心腹撮痛。

天台乌药 沉香 人参各一两 甘草炒，五钱

上四味为末，每服半两，入生姜三片，煎成人食盐一字，热服。

沉香降气散《局方》 治一切气滞，

胸膈不舒，妇人经癸不调，少腹刺痛。

沉香四钱　甘草炙，八钱　砂仁炒，四钱　香附童便浸，去外皮，微炒，二两

上四味为散，每服二钱，入盐一字，沸汤调服。

木香调气散　治气滞胸膈虚痞，呕逆刺痛。

白豆蔻去壳　丁香　木香　檀香各二钱　藿香　甘草炙，各八分　砂仁四钱，炒

上为散，每服二钱，入盐一字，沸汤调如稠糊，晨夕各一服，或滴水为丸，服二钱。本方加人参、白术、茯苓、山药、橘皮、青皮、荜澄茄，名育气散，治虚寒腹痛，进饮食。

四磨汤　治一切气塞，痞闷不舒，不时暴发。

沉香　乌药　槟榔　人参

上等分，酒磨，各约半钱，入盐一字，沸汤点服，或磨上三味，倍用人参煎汤，入盐调服。

六磨汤

四磨汤加枳壳、木香。按：四磨汤，虽用人参，实为散气之峻剂。盖槟、沉、乌药得人参助之，其力愈峻，服后大便必有积沫，下后即宽，若六磨更加破气二味，下气尤迅。近世医人以气滞不敢用参，但用诸破气药磨服，殊失本方之旨。

沉香化气丸　治食积痰气，痞胀妨食。

大黄酒蒸　条黄芩各二两　人参　白术各三两　沉香五钱，另研

上将前四味锉碎，用姜汁竹沥七浸七晒，候干为末，和沉香末再研，神曲糊丸，水飞朱砂为衣，晒干勿见火，每服二钱，淡姜汤送下，小儿量减。此仿王隐君滚痰丸之制，去礞石加参、术以祛食积痰饮，虽较滚痰丸稍逊，然二黄得参、术以鼓其势，亦是突围猛帅，勿以其中有参、术，视为兼补漫施，以伐后天，为害非浅鲜也。

四七汤二陈汤下　局方七气汤方祖　二陈汤方祖　理中汤方祖　六君子汤四君子汤下　苏子降气汤七气汤下　导痰汤二陈汤下　神保丸伤饮食门　苏合香丸中风门　异功散四君子汤下　三因七气汤七气汤下　崔氏八味丸方祖

郁　门

越鞠丸　治诸郁痞闷。

香附童便浸　苍术泔浸，去粗皮，麻油炒　抚芎童便浸，各二两　山栀姜汁炒黑　神曲炒香，各一两五钱

滴水为丸，绿豆大，每服百丸，白汤下，阴虚多火禁用。越鞠者，若人鞠躬郁伏，忽尔其气发越也。香附理气郁，苍术开湿郁，抚芎调血郁，栀子治火郁，神曲消食郁，总以理气为主。若湿郁，加白术、茯苓；热郁，加青黛、黄连；痰郁，加半夏、海石；食郁，加枳实、山楂；血郁，加桃仁、肉桂；气郁，加木香、砂仁。此因病变通之大略也。

火郁汤升麻汤下　小承气汤方祖　利金汤桔梗汤下　二妙散大补丸下　半夏厚朴汤二陈汤下　逍遥散虚损门　左金丸方祖　四君子汤方祖　钱氏六味丸崔氏八味丸下　归脾汤保元汤下　苏子降气汤七气汤下　四乌汤四物汤下

痞　满　门

五膈宽中散　治七情郁结，痰气痞塞，遂成五膈。

厚朴姜汁炒，二两　甘草炙，一两　木香五钱　白豆蔻仁三钱

为散，每服三钱。加生姜三片，水

煎，入盐一字，和滓服。

丁沉透膈汤

五膈宽中散加丁香、沉香、半夏、草果、人参、白术、香附、砂仁、生姜、大枣，水煎服。一方，多青皮、陈皮、神曲、麦芽。

增损流气饮　治诸气郁滞，胸膈痞满，面目浮肿

半夏　赤茯苓　陈皮各一钱　甘草炙，五分　苏叶　香附　槟榔大便溏者，去之　木香　大腹皮　枳壳　桔梗各七分　人参一钱五分　肉桂　厚朴姜制，各八分　生姜七片　红枣二枚，擘

水煎热服。按：十六味流气饮，以二陈加入破气诸药，杂合成剂，施之藜藿，往往克应，遂为名方。其木香流气饮，依傍局方七气、金匮四七，似觉彼善于此，然亦杂乱无章。至于分心流气饮、分气紫苏饮，皆仿佛流气，风斯愈下。今只取木香流气，删其繁芜，以为存羊之意。

木香槟榔丸《宝鉴》　治一切滞气，心胸腹胁痞满，大小便涩滞不快

木香　槟榔　枳壳炒　青皮炒　陈皮炒　广茂煨　黄连各一两　黄柏炒　香附醋炒　大黄酒蒸　牵牛腹满便秘用黑者，喘满膈塞用白者，取头末，各二两

滴水为丸，豌豆大，每服三五十丸至七十丸，食远姜汤送下，以利为度。本方去陈皮、广茂、香附、黄连、黄柏、大黄、牵牛，加杏仁、半夏、皂角、郁李仁，蜜丸姜汤下五十丸，即御药院木香槟榔丸，专主痰痞风秘，宝鉴方治气痞热秘，各有攸宜。

补中益气汤保元汤下　连理汤理中汤下　干姜黄芩黄连人参汤半夏泻心汤下　半夏泻心汤方祖　指迷七气汤七气汤下　理中丸方祖　小陷胸汤伤寒门　伊尹三黄汤方祖　二陈汤方祖　小柴胡汤方祖　平胃散方祖

枳实理中汤理中汤下　橘皮枳实生姜汤胸痹门　九味资生丸四君子汤下　六君子汤四君子汤下　清暑益气汤保元汤下　异功散四君子汤下　局方七气汤方祖

腹满门

中满分消汤　治中满寒胀。

半夏一钱　厚朴　黄连　黄柏上四味俱姜制　川乌炮　干姜炮　吴茱萸净，用开口者，炒　草豆蔻炒研　木香　人参各五分　茯苓　泽泻各一钱五分　生姜五片

上水煎，稍热食前服，大忌房劳，生冷炙煿，酒面糟醋盐酱等物。身热脉浮喘满，有表证，加麻黄五分；血虚至夜烦热，加归身、黄芪各五分；阳气下陷，便溺赤涩，加升麻、柴胡各三分；脾胃虚寒，饮食不磨，去黄柏加益智仁、荜澄茄、青皮各二分。

中满分消丸　治中满热胀。

厚朴　半夏　黄连三味俱姜汁炒　黄芩　枳实　白术二味同拌湿，炒焦　干生姜　茯苓　猪苓　泽泻　人参各五钱　甘草炙，一钱

汤浸蒸饼为丸，梧子大，每服百丸，食后沸汤下。脾胃气滞，食积胀满，加陈皮、砂仁各五钱。经脉湿滞，腹皮腿臂痛不可拊者，加片子姜黄一钱。肺热气化不行，溺秘喘渴者，加知母三钱。东垣分消汤丸，一主温中散滞，一主清热利水，原其立方之旨，总不出《内经》平治权衡，去菀陈莝，开鬼门，洁净府等法。其方下所指寒胀，乃下焦阴气逆满，郁遏中焦阳气，不似平阴之象，故药中虽用乌头之辛热，宣布五阳，为辟除阴邪之向导，即用连、相之苦寒以降泄之。苟非风水肤胀脉浮，证起于表者，孰敢轻用开鬼门之法以鼓动其阴霾四塞乎？热胀，用黄芩之轻扬

以降肺热，则用猪苓、泽泻以利导之，故专以洁净府为务，无事开鬼门宣布五阳等法也。

附子粳米汤《金匮》 治腹中寒气，雷鸣切痛，胸腹逆满呕吐。

附子姜汁炮，切 半夏姜汁炒 甘草炙，各三钱 大枣十枚，擘 粳米半升

上五味，以水五升，煮米熟汤成，去滓温服一升，日三服。《良方》但用姜汁制附子一味，煮粥食之。

千金温胃汤 治胃气不平，时胀咳不能食。

附子 当归 厚朴 人参 橘皮 芍药 甘草各三钱 干姜四钱 蜀椒一合

上九味，㕮咀，以水九升，煮取三升，分三服。

大承气汤小承气汤下 **大柴胡汤**小柴胡汤下 **厚朴七物汤**小承气汤下 **厚朴三物汤**小承气汤下 **当归龙荟丸**伊尹三黄汤下 **四物汤**方祖 **四君子汤**方祖 **藿香正气散**平胃散下 **沉香降气散**气门 **局方七气汤**方祖 **生姜泻心汤**半夏泻心汤下 **附子理中汤**理中汤下 **济生肾气丸**崔氏八味丸下 **枳实导滞丸**伤饮食门

水 肿 门

疏凿饮 治水气通身浮肿，烦躁喘渴，小便不利。

泽泻 商陆 赤小豆 羌活 大腹皮 净椒目 木通 秦艽 茯苓 槟榔各七分 生姜三片

水煎，顿服。

禹功散 治阳水便秘脉实，初起元气未伤者。

黑牵牛头末，四两 茴香炒 木香各一两

为散，每服二钱，加生姜自然汁，调如稀饮服。

沉香琥珀丸 治血结小腹青紫筋绊，喘急胀痛。

琥珀另研 杏仁一作桃仁 苏木 赤茯苓 泽泻各五钱 葶苈隔纸焙 郁李仁去皮，各一两 沉香另研 陈皮 防己酒洗，各五钱 麝香一钱

蜜丸绿豆大，每服四五十丸，加至百丸，空心人参汤下。

三白散 治阳水囊肿，二便不通。

白牵牛头末，二两 桑白皮姜汁炒 白术生用 陈皮 木通各一两

为散，每服二钱，空心淡姜汤送下，未效，再服。

实脾散 治阴水发肿，宜此先实脾土。

白术炒焦 附子炮 干姜炮 茯苓 木香 木瓜 草果仁 厚朴姜制 大腹子各一两 甘草炙，五钱

为散，每服四钱，加生姜五片，枣一枚，水煎服。治水以实脾为先务，不但阴水为然。方下所云，治阴水发肿，宜此先实脾土，俨然阴水当温散，阳水当寒泻之旨横于胸中。夫阴水因肾中真阳衰微，北方之水不能蛰藏，而泛溢无制，倘肾气不温，则真阳有灭顶之凶矣，实土堤水，宁不为第二义乎？何方中不用肉桂辛温散结，反用木瓜、厚朴、大腹子耶？即有滞气当散，厚朴尚可暂投，若大腹子之开泄大便，断乎不可妄用也。

复元丹 治脾肾俱虚，发为水肿。

附子炮，二两 白术炒焦 肉桂 吴茱萸拣去闭口者，炒 川椒炒去汗 茴香 木香 厚朴姜制，各一两 泽泻炒 肉果煨，各半两 茯苓一两五钱

为末，陈米饮糊丸梧子大，每服五七十丸，紫苏汤或砂仁汤送下。

五皮散《局方》 治湿热积于脾经，面目四肢浮肿。

五加皮　地骨皮　大腹皮　茯苓皮
生姜皮等分

为散，每服五钱，水煎热服。澹寮
方，去骨皮、加皮，加桑皮、橘皮，治喘
而腹满。

五子五皮汤

五皮散加紫苏子、莱菔子、香附子、
车前子、葶苈子。一方，无香附子，多大
腹子，加生姜煎服。

椒仁丸　治妇人先固经水断绝，后至
四肢浮肿，小便不利，血化为水，名曰血
分。

椒仁炒　甘遂　续随子去皮，即千金子
附子炮　郁李仁去皮　黑牵牛头末　五灵
脂酒研，去砂土　当归　吴茱萸拣净，汤泡、炒
延胡索各五钱　芫花醋炒，二钱　蚖青十枚，
去翅足，糯米炒　胆矾　白砒各一钱　石膏三
钱

为末，曲糊丸，豌豆大，每服一丸，
空心橘皮汤下。

葶苈丸　治先因小便不利，后至四肢
浮肿，名曰水分。

甜葶苈隔纸焙　续随子去皮，各五钱　干
笋末一两

为末，煮红枣肉为丸，梧子大，每服
七丸，煎篇蓄汤送下，大便利者禁用。

人参丸　治月经不利，血化为水，四
肢浮肿，亦曰血分。

人参　当归　大黄酒蒸　瞿麦穗　赤
芍药　赤茯苓　肉桂各二两　苦葶苈熬，一
两

为末，炼白蜜丸，梧子大，每服十五
丸，空腹米饮下。

增损流气饮痰满门　葶苈木香散五苓散
下　胃苓汤平胃散下　羌活胜湿汤湿门　归
脾汤保元汤下　金液丹方祖　越婢加术汤麻
黄汤下　芪芍桂酒汤桂枝杨下　桂枝加黄芪
汤桂枝汤下　桂枝去芍药加麻黄附子细辛

汤桂枝汤下　枳术汤方祖　浚川散伊尹三黄汤
下　神祐丸十枣汤下　神芎丸伊尹三黄汤下
五苓散方祖　理苓汤理中汤下　六君子汤四
君子汤下　《济生》肾气丸崔氏八味丸下　金
液丹方祖　真武汤术附汤下　小青龙汤桂枝汤
下　苏子降气汤七气汤下　除湿汤平胃散下
防己黄芪汤方祖　越婢汤麻黄汤下　防己茯
苓汤防己黄芪汤下　蒲灰散益元散下　麻黄附
子汤麻黄汤下　杏子汤麻黄汤下

鼓　胀　门

鸡矢醴《素问》　治鼓胀内有湿热停
积，且食不能暮食。

骟鸡矢白但与陈米喂养，勿与杂食，
则矢干有白

上取八合微炒，入无灰酒三升，煮取
一升五合，五更热服。如无，以不落水鸡
内金炙脆为末，荷叶裹陈米饭为丸，每服
二三钱，空心温酒送下。此方出《黄帝
内经》，世本，有加大黄、桃仁者大谬。

启峻汤　治脾肾俱虚，腹胀少食。

人参　黄芪　当归　白术炒焙，各一钱
五分　陈皮八分　甘草炙，五分　肉桂半钱
茯苓一钱五分　干姜炮，四分　肉果　沉香各
八分　附子炮，一钱五分

水煎，温服。气滞硬满者，去黄芪加
厚朴。此方出《医林黄冶》，启东之方不
多见，仅一奎耳。

散血消胀汤　治血胀小便多，大便溏
黑光亮。

归尾一钱五分　五灵脂　官桂　乌药
甘草炙　木香各六分　川芎一钱二分　半
夏　蓬术煨，各八分　紫苏三分　砂仁一钱，
炒　生姜五片

水煎，食前温服。

琥珀人参丸　治血蛊。

人参　五灵脂各一两　琥珀　肉桂

附子生, 各五钱　赤茯苓　川芎　沉香　穿山甲煅, 各三钱

为末, 浓煎苏木汁为丸, 每服二钱, 早暮温酒各一服。此人参与五灵脂并用, 最能浚血, 血盅之的方也。

二陈汤方祖　中满分消汤腹满门　中满分消丸腹满门　下瘀血汤抵当汤下　六君子汤四君子汤下　平胃散方祖　五苓散方祖　金匮肾气丸崔氏八味丸下　小建中汤桂枝汤下　苏合香丸中风门　黑锡丹金液丹下　大黄附子汤小承气汤下

积 聚 门

金匮奔豚汤　治肾积上贲犯肺, 喘胀发热。

甘草　芎藭　白芍　当归　黄芩各一钱　半夏　甘李根白皮　葛根各二钱　生姜三片

上九味, 水煎, 温分四服, 日三夜一, 以积下小腹减为度; 不应, 加戎盐一字。《千金》无甘草、黄芩, 有吴茱萸、石膏、人参、茯苓、桂心。

赤丸《金匮》　治寒积厥逆。

茯苓　半夏各四两, 一方用桂　乌头二枚, 炮　细辛一两,《千金》作人参

上四味为末, 内真朱即朱砂为色, 蜜丸如麻子大, 先食酒下三丸, 日再夜一服, 不知稍增, 以知为度。《千金》无半夏, 有附子、桂心、射罔。《普济方》用白凤仙子一钱, 小川乌二枚, 半夏三枚, 杏仁四十九粒, 各生捣为末, 红枣肉丸梧子大, 黄丹为衣, 早暮各服七丸, 俱温酒下。若治小儿, 丸如粟米大, 量用三五丸, 待谷道血出住服, 忌大荤生冷腐醋等物。此方与赤丸功效相类, 故附于此。此方乌头与半夏同剂, 用相反以攻坚积沉寒, 非妙达先圣至理, 不能领略其奥, 与

胡洽治膈上积用十枣汤加甘草、大戟同一妙义; 而《普济方》仅用乌头、半夏二味, 易白凤仙子、杏仁, 黄丹为衣, 服七丸至谷道见血而止, 其瞑眩之性可知。盖药之相反相恶, 不过两毒相激, 原非立能伤人, 后世以为相反之味, 必不可同用, 陋哉!

乔氏阴阳攻积丸　治寒热诸积。

吴茱萸　干姜炮　官桂　川乌炮　黄连姜汁拌炒　半夏姜制　茯苓　延胡索　人参各一两　沉香另研　琥珀另研, 各五钱　巴豆霜另研, 一钱

为末, 皂角四两煎汁糊丸绿豆大, 每服八分, 加至一钱五分, 姜汤下, 与脾胃药间服。此方出《士材先生必读》。先生向寓郭园, 曾以此方授之郭姬, 云是乔三余所定, 方中萸、桂走肝, 干姜入脾, 乌头达肾, 专取辛烈以破至阴之固垒, 半夏、茯苓以开痰蔽, 延胡、琥珀以散血结, 沉香以通气闭, 巴霜以荡坚积, 黄连以除旺气, 人参以助诸味之力也。其所授郭姬之方, 酒曲糊丸, 较之皂角汁稍平, 妙用全在与脾胃药间服。予曾效用此方, 每以六君去术倍苓, 加肉桂、当归, 米饮糊丸; 或朝服增损六君, 夕用阴阳攻积; 或服攻积一日, 六君二三日, 随人强弱而施, 但初服未尝不应, 积势向衰, 即当停服, 所谓衰其大半而止, 专力补脾可也。

千金耆婆万病丸　治七种痞块, 五种癫病, 十种疰忤, 七种飞尸, 十二种蛊毒, 五种黄病, 十二种疟疾, 十种水病, 八种大风, 十二种痛痹, 并风入头, 眼暗漠漠; 及上气咳嗽, 喉中如水鸡声, 不得眠卧, 饮食不作; 肌肤五脏滞气, 积聚不消, 壅闭不通, 心腹胀满及连胸背, 鼓气坚结流入四肢; 或复又心膈气满, 时定时发, 十年二十年不瘥, 五种下痢, 疳虫寸白诸虫, 上下冷热, 久积痰饮, 令人多

睡，消瘦无力，荫入骨髓，便成滞患，身体气肿，饮食呕逆，腰脚酸疼，四肢沉重，行立不能久；妇人因产冷入子脏，脏中不净，或闭塞不通，胞中瘀血冷滞，出流不尽，时时疼痛为患，或因此断产，并小儿赤白下痢，及狐臭耳聋鼻塞等病。此药以三丸为一剂，服药不过三剂，万病悉除，说无穷尽，故称万病丸。

牛黄　麝香　犀角镑　桑白皮锉，炒　茯苓　干姜炮　桂心　当归　芎劳　芍药　甘遂　黄芩　蜀椒去目及闭口者，炒出汗　细辛　桔梗　巴豆去皮心膜，炒　前胡　紫菀去芦　蒲黄微炒　葶苈炒　防风　人参　朱砂　雄黄油煎　黄连去须　大戟锉，炒　禹余粮醋煅　芫花各一钱六分，醋炒赤　蜈蚣六节，去头足，炙　石蜥蜴一寸去头足，炙　芫青十四枚，入糯米同炒，米色黄黑，去头足翅

上三十一味，《崔氏》无黄芩、桑白皮、桔梗、防风，为二十七味并令精细，牛黄、麝香、犀角、朱砂、雄黄、禹余粮、巴豆别研，余者合捣，重绢下筛，以白蜜和，更捣三千杵，蜜封下①。破除日，平旦空腹酒服三丸，如梧子大，取微下三升恶水为良，若卒暴病，不拘平旦早晚皆可服，但以吐利为度；若不吐利，更加一丸，或至三丸五丸，须吐利为度，不得限以丸数。病强药少，即不吐利，更非他故，若其发迟，以热饮汁投之；若吐利不止，即以酢饭两三口止之。服药忌陈臭生冷酢滑粘食，大蒜猪鸡鱼狗，牛马驴肉白酒行房。七日外始得一日服二日补之，得食新米韭根汁，作主羹粥臛②饮食之，三四顿大良，亦不得全饱，产妇勿服。吐利后以常须闭口少语，于无风处温床暖室将息，若旅行卒暴无饮，以小便送之为佳。若一岁以下小儿有疾者，令乳母服两小豆，亦以吐利为度。近病及卒病皆用多，积久疾病即少服，常取微溏利为度，

其细证服法注解，并详《千金衍义·胆腑门》本方下

木香通气散　治寒气成积，腹痛坚满不可忍。

木香　戎盐　三棱炮，各半两　厚朴姜制，一两　枳实炒　甘草炙，各三钱　干姜炮　蓬术煨，各二钱

为散每服三钱，食前淡姜汤调下

四味阿魏丸　治肉积发热。

山楂肉姜汁炒，一两　连翘仁　黄连姜汁炒，各五钱

为末，另用阿魏一两，醋煮糊丸麻子大，每服二十丸至三十丸，食前沸汤下，脾胃虚人，六君子汤下。

和血通经汤　治妇人寒客胞门，月事不来，结为石瘕，及一切血结成积。

当归　熟地黄　苏木各一钱　三棱炮　广茂炮　木香　贯众　肉桂各八分　红花三分　血竭五分

食前红酒煎服，忌酸醋生冷之物，

见晛丸　治寒气客于下焦，血气闭塞而成石瘕，腹中坚大，久不消者。

附子炮，去皮脐，四钱　鬼箭羽如无，鲮鲤甲代之；肥人痰闷，鬼臼南星代之　紫石英各三钱，另飞　泽泻　肉桂勿见火　延胡索　木香各二钱　槟榔二钱五分　血竭一钱五分，另研　水蛭一钱，如无，广茂代之　桃仁三十粒，去皮尖，干漆灰拌炒，去漆灰　京三棱五钱，锉　大黄三钱，锉，用酒同三棱浸一宿，焙

上十三味，除血竭、桃仁外同为末，入另研二味，和匀，红酒打糊，丸如桐子大，每服三十丸，淡醋汤下，食前温酒亦得。虚者，去水蛭、三棱，加人参一两，当归五钱；虚甚，用十全大补汤送下。

阿魏麝香散　治肠覃诸积痞块。

---

① 下：锦章书局本作"之"。
② 臛（huò）：肉羹

阿魏五钱，酒煮　麝香一钱　雄黄三钱　野水红花子四两　神曲炒　人参　白术生，各一两　肉桂五钱

上为散，每服三钱，用乌芋即荸荠三个，去皮捣烂和药，早晚各一服，砂仁汤过口。

三因化气散　治息积上下贲胀。

肉桂勿见火　蓬术①煨　青皮炒　陈皮　干姜炮　沉香另研，勿见火，各五钱　木香　甘草炙　丁香　胡椒　砂仁各二钱，炒　茴香炒，四钱

为散，每服三钱，姜、苏、盐汤调下。妇人，醋汤调服。

阿魏膏　治一切痞块。

羌活　独活　黑参　官桂　赤芍　穿山甲炮　生地黄　豭鼠粪　大黄　白芷　天麻各五钱　红花槐、柳枝各三钱　土木鳖二十枚，去壳

上用真麻油二斤浸，春五夏三秋七冬十日。煎黑去滓，入乱发鸡子大一握，再熬滤清，徐下真黄丹煎，较软硬得中，入芒硝、阿魏、乳香、没药各五钱，取起离火，再入苏合香油半两、麝香三钱，调匀成膏，磁器收藏。临用时取两许，摊大红纻上贴患处，内服健脾消积开郁药。凡贴膏须正当痞块，不可偏，偏则随药少处遁去，即不得力。贴后以绵纸掩，用芒硝随患处铺半指厚，用热熨斗熨一时许，日熨三次，硝耗再加，月余药力尽，其膏自脱便愈。年久者连用二膏，无不消尽。若是肝积见于左胁，加芦荟末和硝熨之；倘积去，于所遁处再贴一膏，必仍归旧窠矣。《普济方》无羌活、黑参、白芷、天麻、生地、赤芍，多川乌、南星、半夏、甘遂、甘草、人参、五灵脂各五钱。

鹧鸪丸　治食鱼鳖成痞，此方最捷，余俱不效。

鹧鸪一只，去毛，水酒各半煮烂，入阿魏五钱，更煮汁尽为度，取肉捣烂焙干，骨用酥炙　水红花子六两　白术二两　阿魏一两　神曲　茯苓　当归各一两　橘红　甘草炙，各五钱

为末，加生姜自然汁半杯，入炼白蜜丸弹子大，细嚼一丸，沸汤或温酒过口，早暮各一服。

阿魏化痞散　治疟痞寒热及痃瘕，虚人禁用。

川芎　当归　白术　赤茯苓　红花　阿魏各一钱　鳖甲尖酥炙脆，三钱　大黄八钱，酒炒　荞麦面一两

为散，每服四钱，好酒一盏，调稀糊服。服后三日，腹痛见脓血为验，忌生冷油腻，大荤湿面等物

金匮三物大建中汤理中汤下　金匮大黄附子汤小承气汤下　大七气汤《局方》七气汤下　六君子汤四君子汤下　五苓散方祖　导痰汤二陈汤下　理中汤方祖　十全大补汤保元汤下

痰饮门

甘遂半夏汤《金匮》　治病者脉伏，自利反快而渴，虽利心下续坚满，此为留饮欲去故也。

甘遂大者三枚　半夏十二枚，姜汤泡，去涎水　芍药半枚　甘草如指大一枚，炙

上四味，水煎去滓，以蜜半杯和服。按：甘遂与甘草相反，而一方并用，乃浚痰逐饮之峻剂，非圣于治者，不敢拟议也。

木防己汤《金匮》　治支饮心下痞坚，脉沉面黑，吐下不愈者。

木防己三钱　石膏鸡子大一枚　桂枝二钱　人参四钱

水煎，温分再服。

---

①　术：底本作“水”，据锦章书局本改。

木防己去石膏加茯苓芒硝汤《金匮》

木防己汤减防己一钱，去石膏加茯苓、芒硝各四钱。水煎去滓，内芒硝再微煎，分温再服，微利则愈。

葶苈大枣泻肺汤《金匮》 治支饮喘不得息，肺痈喘不得卧。

葶苈熬黄，捣丸如弹子大 大枣十二枚，擘

上二味，以水三升，煮取一升，分温再服，则吐脓血。

己椒苈黄丸《金匮》 《千金》名椒目丸 治腹满口干燥，此肠胃间有水气。

防己 椒目 葶苈 大黄各一两

上四味末之，蜜丸如梧子大，先食饮服十丸，日三服，稍加，口中有津液；渴者，加芒硝半两。

倍术丸《局方》 治五饮留伏，腹中鸣转濙濙有声。

白术姜汁拌晒，二两 干姜炮 肉桂勿见火，各一两

神曲糊丸，每服五七十丸，食前淡姜汤下。

青礞石丸 治中外老痰，胸膈痞闷，经络四肢不遂。

青礞石硝煅，五钱 半夏一两 风化硝三钱 白术生，一两 橘红五钱 茯苓八钱 黄芩四钱

神曲糊丸，空心淡姜汤下二钱。

滚痰丸一名王隐君滚痰丸，一名礞石滚痰丸，一名沉香滚痰丸 治诸实热，积痰异证，孕妇勿服。

青礞石色青者良，三两，同焰硝三合入炀成罐内，赤石脂封护，煅过水飞，净，二两 沉香另研，一两 川大黄酒蒸，八两 黄芩酒炒，八两

为末，水泛为丸，绿豆大，每服一钱至二钱，食远沸汤下。原方礞石一两，沉香五钱，张景岳倍之。

沉香化痰丸 治胸中痰热，积中痰火，无血者宜服。

半夏曲八两，用姜汁一小杯，竹沥一大盏制 黄连二两，姜汁炒 木香一两 沉香一两

为细末，甘草汤泛为丸，空心淡姜汤下二钱。

运痰丸 治脾虚热痰堵塞，膈气不舒。

沉香化痰丸半料，合四君，参、术、茯苓各三两，甘草一两。

消痰饼子 治老痰结于喉中，燥不得出。

栝蒌仁压去油，取霜 杏仁去皮尖，研如脂 海石煅 桔梗 连翘 风化硝等分

先用生姜自然汁少许拌，加炼白蜜丸弹子大，不时噙化一丸。

倒仓法 治脏腑肠胃经络宿滞，诸药不效者。

夏月三伏中，拣肥嫩黄牛肉、四蹄各七八斤，切作小片，去筋膜，入砂锅中，长流水煮糜烂，捣绞取汁。三次去滓，以汁入锅内，漫火熬至琥珀色为度。胶成，隔水炖锅中，时添微火，则不冷不馊，须预先断肉，食淡三日，前一日勿食晚饭，于明亮密室中不通风处行之。置秽桶瓦盆，贮所下之物，以新磁瓶盛所出之尿。令病者入室，以胶汁饮一杯，少顷又饮一杯，积数十杯，自然吐利，视所出之物，必尽病根乃止。吐利后必渴甚，不可与汤，以所出之尿，乘热饮之，以荡涤余垢。行后倦怠觉饥，先以米饮，次与淡稀糜，三日后方可稍食菜羹。调养半月或一月，自觉精神焕发，形体轻健，沉疴悉去矣，自后终身须忌牛肉，永不复发。如有余胶，熬如鹿骨胶收藏，即霞天胶，可入补剂。

瓜蒂散 治寒痰结于膈上，及湿热头重鼻塞。

瓜蒂一分，熬 赤小豆二分

上二味，各别捣筛为散已，合治之。

取一钱匙，以香豉一合，用热汤七合，煮作稀糜，去滓，取汁和散，温顿服之。不吐者少少加，得快吐乃止。

苓桂术甘汤桂枝汤下　肾气丸崔氏八味丸下　十枣汤方祖　大青龙汤麻黄汤下　小青龙汤桂枝汤下　泽泻汤五苓散下　厚朴大黄汤小承气汤下　小半夏汤二陈汤下　小半夏茯苓汤二陈汤下　五苓散方祖　半夏厚朴汤二陈汤下　桂苓丸五苓散下　二陈汤方祖　六君子汤四君子汤下　利金汤桂枝汤下　十味导痰汤二陈汤下　千缗汤二陈汤下　凉膈散方祖　崔氏八味丸方祖　导痰汤二陈汤下　控涎丹十枣汤下　局方七气汤方祖　小陷胸汤伤寒门　四七汤二陈汤下　指迷茯苓丸二陈汤下　深师消饮丸枳术丸下　外台茯苓饮四君子汤下　温胆汤二陈汤下　理中汤方祖　加味归脾汤保元汤下　加味逍遥散虚损门　钱氏六味丸崔氏八味丸下　异功散四君子汤下　二冬膏方祖　真武汤术附汤下　补中益气汤保元汤下　枳术丸方祖

咳　嗽　门

桂苓五味甘草汤《金匮》　治咳逆气从小腹上冲。

桂枝　茯苓各四钱　甘草炙，三钱　五味子二钱

水煎，去滓，温分三服。

桂苓五味甘草去桂加姜辛汤《金匮》

桂苓五味甘草汤去桂枝，加干姜、细辛各三钱。呕逆，更加半夏二钱；形肿，更加杏仁二钱；面赤如醉，更加大黄三钱。

射干麻黄汤《金匮》射音夜　治咳而上气，喉中水鸡声。

射干三钱　麻黄去节，四钱　细辛一钱　紫菀　款冬花各三钱　五味子一钱，捶　半夏二钱，洗　生姜四片　大枣二枚，擘

先煮麻黄去上沫，内诸药，汤成去滓，温分三服。

厚朴麻黄汤《金匮》　治咳而脉浮，上气胸满，喉中不利如水鸡声。

厚朴半两　麻黄去节，四钱　石膏鸡子大，碎　杏仁去皮尖，半两　干姜二钱　细辛一钱　五味子半钱，捶　小麦一合

先煮小麦，去滓内诸药，汤成去滓，分温三服。按：此本麻杏甘石、越婢半夏及大小青龙之制，主以厚朴辛温散气，使以小麦补肝助胃，西北二方发汗之首剂也。

泽漆汤《金匮》　治咳而脉沉，上气咽喉不利。

泽漆一两，即大戟苗　白前形如细辛而白，产徽州砂石水中，徽人药肆中觅之　紫参如无，紫菀代之　半夏洗，各钱半　桂枝《千金》作桂心　人参　甘草　黄芩各一钱　生姜四片

上九味，先煮泽漆，去滓内诸药，汤成去滓，温服至夜尽。

麦门冬汤《金匮》　治火逆上气，咽喉不利。

麦门冬去心，一两　半夏洗，钱半　人参一钱　甘草炙，六分　粳米半合　大枣四枚，擘

上六味，水煎，温分日三夜一服。按：此即白虎加人参汤去石膏、知母，加麦冬、半夏、大枣也。

金沸草散　治肺感风寒，咳嗽鼻塞声重。

旋覆花即金沸草　麻黄去节，蜜制　前胡各七分　荆芥穗　半夏　甘草炙　芍药各五分　生姜三片　大枣一枚，擘

水煎，去滓滤清，温服。

消风散《局方》　治风热咳嗽，遍身疥癞，小儿疮疹余热。

川芎　羌活　防风　荆芥穗　藿香　人参　茯苓　僵蚕　蝉蜕等分　甘草炙

陈皮　厚朴姜制,减半

上十二味,为散,每服三四钱,茶清调下;或用五钱,水煎去滓服。如久病头风目瞀,每日三服效。此方妙用,全在厚朴、人参。当知肌表之疾,无不由胃而发,故用厚朴清理其内,即以人参助诸风药,消解风热于外,则羌、防、荆芥辈,方始得力耳。

泻白散　治肺热咳,手足心热。

桑根皮姜汁和蜜炙　地骨皮各一两　甘草炙,五钱

为散,每服四五钱,入粳米百粒,竹叶一把,水煎服。加橘红、桔梗,名加味泻白散。有热,更加知母、黄芩,如有客邪禁用。或问地骨皮,三焦气分药,泻白用之何义?答言:三焦属肾,实则泻其子也。门人曰:唯吾道一以贯之。

芦吸散　治冷哮寒嗽,喘促痰清,但肺热者禁用。

款冬花　川贝母去心　肉桂　甘草炙,各三钱　鹅管石五钱,煅,即钟乳之最精者

为极细末,以芦管吸少许,噙化咽之,日五七次。此即宣明焫香透膈散之变法,彼用雄黄、佛耳,此用桂心、贝母、甘草;彼取无形之气,以散肺中之伏寒,此用有形之散,以搜肺络之伏饮。药虽相类,而用法悬殊,总取钟乳、款冬之温肺利窍也。

千金补肺汤　治肺胃虚寒咳嗽。

五味子一钱　干姜　桂心　款冬花　麦门冬去心,各三钱　桑白皮姜汁和蜜炙黄,二钱　大枣三枚,擘

水煮,温分三服。

紫菀茸汤改定　治伤酒凑肺,发咳痰中见血。

紫菀茸三钱　薇衔　白术于潜者良,生用　泽泻各一钱　牡丹皮　麦门冬去心,各钱半　犀角八分　甘草炙,三分;生,二分　藕汁半杯

上九味,水煎食远服。瘦人阴虚多火,忌用燥药,去白术易白芍药一钱。兼伤肉食,胸膈膨胀,去犀角、芍药,加炮黑山楂肉三钱、炒枳实一钱。

紫菀散　治咳唾有血,虚劳肺痿。

紫菀茸　人参各二两　麦门冬去心　桔梗　茯苓　阿胶　川贝母去心,各一两　五味子　甘草炙,各五钱

为散,每服四五钱,水煎去滓服。

紫菀膏　治肺热咳嗽,肌肤灼热,面赤如醉。

紫菀茸二两　款冬花一两　杏仁泡,去皮尖,炒研　枇杷叶刷去毛,蜜水炙　木通　桑根皮蜜炙　大黄酒蒸,各半两

熬膏蜜收,不时噙化一二匙,中病即止,不可过服。久嗽,去杏仁、大黄,煎成加童便半盏。

小青龙汤桂枝汤下　异功散四君子汤下　钱氏六味丸崔氏八味丸下　桂枝二越婢一汤桂枝汤下　小青龙加石膏汤桂枝汤下　炙甘草汤桂枝汤下　小柴胡汤方祖　理中汤方祖　桂枝汤方祖　华盖散麻黄汤下　九宝汤麻黄汤下　芎苏散伤寒门　宁嗽化痰汤二陈汤下　小建中汤桂枝汤下　真武汤术附汤下　济生肾气丸崔氏八味丸下　葳蕤汤伤寒门　越婢汤麻黄汤下　古今录验续命汤方祖　凉膈散方祖　加减葱白香豉汤伤寒门　小陷胸汤伤寒门　麻黄加术汤麻黄汤下　二陈汤方祖　千缗汤二陈汤下　千金麦门冬汤燥门　千金五味子汤燥门　桔梗汤方祖　地黄煎燥门　千金地黄煎燥门　生脉散方祖　二冬膏方祖　麻杏甘石汤麻黄汤下　保元汤方祖　苏子降气汤七气汤下　四七汤二陈汤下　归脾汤保元汤下　逍遥散虚损门　加味逍遥散虚损门　加味导痰汤二陈汤下　枳壳煮散桔梗汤下　补中益气汤保元汤下　都气丸崔氏八味丸下　犀角地黄汤伤寒门　平胃散方祖　越鞠丸郁

门 四乌鲗骨一藘茹丸虚损门 百劳丸虚损门 温肺汤七气汤下 半夏温肺汤七气汤下 参苏温肺汤七气汤下 黄芪建中汤桂枝汤下 琼玉膏虚损门 加减八味丸崔氏八味丸下 济生鹿茸丸虚损门 门冬清肺汤生脉散下 三拗汤麻黄汤下 竹叶石膏汤白虎汤下 五苓散方祖 局方七气汤方祖 瑞金丹虚损门 童真丸虚损门 乌骨鸡丸虚损门 大温经汤四物汤下

肺痿门

千金温中生姜汤 治肺痿虚寒，嘘吸胸满。

生姜一两 桂心 橘皮各一两三钱 甘草 麻黄各一两

上五味，以水一斗，先煮麻黄两沸去沫，然后入诸药，合煮取二升半，分三服。

千金生姜甘草汤 治肺痿咳唾涎沫，咽燥而渴。

生姜半两 甘草炙，二钱 人参三钱 大枣五枚，擘

上四味，水煎温服。

人参蛤蚧散 治肺痿失音，咳唾脓血，或面上生疮。

川蛤蚧十对，酒浸，酥炙，色白形如守宫者真，若剖开如鼠皮者假 知母酒炒 川贝母去心 桑白皮姜汁和蜜炙 茯苓各二两 人参 甘草炙，各三两 杏仁去皮尖，五钱

为散，每服三钱，不拘时，茶清或蜜水调服。

甘草干姜汤理中汤下 炙甘草汤桂枝汤下 紫菀散咳嗽门 固本丸二冬膏下 劫劳散四物汤下

肺胀门

越婢加半夏汤麻黄汤下 小青龙加石膏汤桂枝汤下 生脉散方祖 保元汤方祖 异功散四君子汤下 都气丸崔氏八味丸下 局方七气汤方祖

肺痈门

皂荚丸《金匮》 治咳逆上气，时时唾浊，但坐不得眠。

皂荚刮去皮弦子，酥炙

上一味末之，蜜丸梧子大，以枣膏和汤服三丸，日三夜一服。

千金苇茎汤 治肺痈胸中甲错。

苇茎即芦管，取节一升 薏苡仁三合 桃仁五十枚，碎 瓜瓣即甜瓜子，半升，研，如无，栝蒌仁代之

上四味，以水一斗，先煮苇茎，得五升，去滓内诸药，煮取二升，温服一升，再服当吐如脓。皂荚涤肺胃浊垢，葶苈泻肺下水气，苇茎通肺络痰塞，治肺痈鼎峙三法。

千金桂枝去芍药加皂荚汤桂枝汤下 桔梗汤方祖 十六味桔梗汤桔梗汤下 葶苈大枣泻肺汤痰饮门 葶苈薏苡泻肺汤桔梗汤下 钱氏六味丸崔氏八味丸下

喑门

千金酥蜜膏 治肺气虚寒，疠风所伤，语声嘶塞，咳唾上气喘嗽，及寒郁热邪，声喑不出。

酥 崖蜜 饴糖各一升 生姜汁 生百部汁 枣肉 杏仁各半升研 柑皮五具，末

上八味，先将杏仁和水三升，煮减

半，去滓入酥、蜜、姜、饴等味，文火再熬，取二升，温酒调服方寸匕，细细咽之。日三服，七日痰色变，二七日唾稀，三七日嗽止。本方去百部、柑、饴，加通草、款冬各二两，菖蒲、人参、竹茹各一两，五味、细辛、桂心各半两，名通声膏。肺窍为风寒所袭，而致喘咳上气，语声嘶塞，故用姜汁、杏仁、柑皮、百部，温散肺络之结，胶、饴、枣肉、乳酥、崖蜜，熬膏酒服，通行脾肺之津，津回燥润而声自复矣。于本方中除去百部、柑皮之耗气，胶饴之助壅，加五味、人参资肺之津，款冬、竹茹清肺之燥，桂心、细辛搜肺之邪，通草、菖蒲利肺之窍，仍取前方中酥、蜜、杏仁、姜汁、枣肉，滋培津气而通其声。盖酥蜜膏酒专滋肺胃之燥，通声膏专资脾肺之津，津本大肠所主，故《千金》以此方隶诸大肠腑门。

消风散咳嗽门　清咽宁肺汤桔梗汤下　二陈汤方祖　导痰汤二陈汤下　生脉散方祖　钱氏六味丸崔氏八味丸下　都气丸崔氏八味丸下　异功散四君子汤下　代抵当丸抵当丸下　麻杏甘石汤麻黄汤下　《古今录验》续命汤方祖　童真丸虚损门　十全大补汤保元汤下　桔梗汤方祖　麻黄附子细辛汤麻黄汤下

喘　门

麻黄苍术汤　治秋冬感寒，至夜大喘。

麻黄　羌活各八分　苍术泔浸切，麻油炒　柴胡各五分　防风　当归各四分　黄芩三分　草豆蔻炒研，六分　黄芪酒炒，一钱五分　五味子九粒，碎　甘草炙，三分；生，四分

水煎，临卧热服。

麻黄定喘汤　治寒包热邪，哮喘痰嗽，遇冷即发。

麻黄去节，八分　杏仁十四粒，泡去皮尖，研厚朴姜制，八分　款冬花去梗　桑皮蜜炙　苏子微炒，研，各一钱　甘草生炙，各四分　黄芩　半夏姜制，各一钱二分

煎成去滓，以生银杏七枚，捣烂入药，绞去滓，乘热服之，去枕仰卧，暖覆取微汗效。

局方人参定喘汤　治远年咳逆，上气胸满，痞塞声不出。

人参　麻黄去节　甘草炙　阿胶　半夏曲各一钱　桑白皮蜜炙　五味子碎，各半钱　罂粟壳蜜炙，二分　生姜三片

水煎，食后服，温覆取微汗。

钟乳丸　治冷哮痰喘，但有血者勿服。

崔氏八味丸方祖　逍遥散虚损门　佐金丸方祖　钱氏六味丸崔氏八味丸下　生脉散方祖　六君子汤四君子汤下　华盖散麻黄汤下　渗湿汤理中汤下　白虎汤方祖　二陈汤方祖　四七汤二陈汤下　越婢加半夏汤麻黄汤下　小青龙加石膏汤桂枝汤下　济生肾气丸崔氏八味丸下　灵砂丹金液丹下　苏子降气汤七气汤下　参苏温肺汤七气汤下　四磨汤气门　千缗汤二陈汤下　导痰汤二陈汤下　神保丸伤饮食门　三拗汤麻黄汤下　《古今录验》续命汤方祖　九宝汤麻黄汤下　宁嗽化痰汤二陈汤下

短　气　门

苓桂术甘汤桂枝汤下　肾气丸崔氏八味丸下　小青龙汤桂枝汤下　厚朴大黄汤小承气汤下　四君子汤方祖　生脉散方祖

少　气　门

独参汤保元汤下　生脉散方祖　保元汤方祖　异功散四君子汤下

逆 气 门

四磨汤气门 七气汤方祖 苏子降气汤七气汤下 越婢汤麻黄汤下 杏子汤麻黄汤下 小青龙汤桂枝汤下 麻黄附子细辛汤麻黄汤下

哮 门

钟乳丸

滴乳石酒湿研七日，水飞七次，甘草汤煮三伏时，蘸少许捻开，光亮如蠹鱼为度 麻黄醋汤泡，焙干杏仁拣去双仁，泡去皮尖 甘草炙，等分

炼白蜜丸，弹子大，五更临卧各嚼化一丸，去枕仰卧，勿开言，数日效。此即麻黄汤去桂枝，麻杏甘石汤去石膏，而易钟乳，互换一味，寒热天渊。《本草》言服钟乳人，一生忌术，以石药慓悍，白术壅滞，犯之恐有暴绝之虞。而《千金》方有二味并用者，又非庸工可以测识也。

冷哮丸 治背受寒气，遇冷即发喘嗽，顽痰结聚，胸膈痞满，倚息不得卧。

麻黄泡 川乌生 细辛 蜀椒 白矾生 牙皂去皮弦子，酥炙 半夏曲 陈胆星 杏仁去双仁者，连皮尖用 甘草生，各一两 紫菀茸 款冬花各二两

上为细末，姜汁调神曲末打糊为丸，每遇发时，临卧生姜汤服二钱，赢者一钱，更以三建膏贴肺俞穴中，服后时吐顽痰，胸膈自宽。服此数日后，以补脾肺药调之，候发如前再服。按：此少变麻黄附子细辛汤之法，而合稀涎散以涌泄其痰，开发肺气之刚剂，但气虚少食，及痰中见血，营气受伤者禁用，以其专司疏泄而无温养之功也。观方下所云，服此数日后，以补脾肺药调之，候发如前再服，擒纵缓急之妙，尽在乎此。

三建膏 治阴疽歹肉不化。

天雄 附子 川乌各一枚 桂心 官桂 桂枝 细辛 干姜 蜀椒各二两

上切为片，麻油二斤浸，春五夏三秋七冬十日，煎熬去滓，滤净再熬，徐下黄丹，不住手搅，滴水不散为度。阴疽以葱汤洗净，摊成加银粉少许贴患处。腹痛少食泄泻，摊成加丁香末少许，贴脐中及中脘。阳衰精冷，摊成加阿芙蓉少许，贴脐中及丹田。冷哮喘嗽，摊成加麝少许，贴肺俞及华盖、膻中。疼痕冷积，摊成加麝香、阿魏少许，贴患处。

肾气丸崔氏八味丸下 灵砂丹金液丹下 温肺汤七气汤下 越婢加术汤麻黄汤下 芦吸散咳嗽门 滚痰丸痰饮门

卷 十 四

噎膈门

开关利膈丸《宝鉴》名人参利膈丸 治肠胃壅滞，噎膈不通，大便燥结。

木香 槟榔各七钱 人参 当归酒洗 藿香 甘草炙 枳实炒，各一两 大黄酒蒸 厚朴姜制，各二两

滴水为丸，梧子大，每服三五十丸，食后米饮下。按：此本小承气加人参、归等味，意在养正祛邪，而实攻多于补，惟热壅膈塞用之庶为得宜。然噎膈之燥结，皆由五志抑郁，伤耗精气而成，非有热邪留结，可攻下而除也，用方者审诸。

五噎丸《千金》 治胸中久寒，呕逆妨食，结气不消。

干姜 蜀椒 吴茱萸 桂心 细辛各一两 人参 白术各二两 橘皮 茯苓各一两半 附子一枚，炮

上为细末，炼白蜜丸，梧子大，酒服十五丸，日三服，渐加至三十丸。

五膈丸《千金》 治饮食不得下，手足冷，上气喘息。

麦门冬三两，去心 甘草二两 蜀椒炒去汗 远志肉 桂心 细辛 干姜炮，各一两 附子一枚，炮 人参二两

上为细末，炼白蜜丸弹子大，先食含一丸，细细咽之，喉中胸中当热，药丸稍尽，再合一丸，日三夜二服，七日愈。五噎、五膈二丸，同用参、附、椒、辛、姜、桂之属，一以肝气上逆，胃气不下而

呕噎，故用萸、橘以疏肝降逆，苓、术以健胃通津，一以肾气不蒸，肺胃枯槁而不纳，故用冬、草以滋肺和胃，远志以补火生土。又呕噎而药食可进者，频与小丸调之；膈塞而饮食不纳者，时用大丸噙之。其立法之详若此，可不辨而忽诸？

旋覆代赭石汤《玉函》 治胃虚噫气不除。

旋覆花二钱 代赭石煅，一钱 人参二钱 甘草炙，二钱 半夏三钱 生姜半两 大枣四枚，擘

上七味，水煎去滓，分温日三服。

六君子汤四君子汤下 异功散四君子汤下 四君子汤方祖 指迷七气汤局方七气汤下 局方七气汤方祖 四物汤方祖 代抵当丸抵当汤下 理中汤方祖 越鞠丸郁门 崔氏八味丸方祖 二陈汤方祖

反胃门

藿香安胃散 治脾胃虚弱，饮食不进，呕吐不腐。

藿香 橘红各半两 丁香三钱 人参一两

为散，每服二钱，生姜三片，水煎温，食前和滓服。

四逆汤方祖 小半夏汤二陈汤下 大半夏汤二陈汤下 理中汤方祖 茯苓泽泻汤五苓散下 六君子汤四君子汤下 异功散四君子汤下 平胃散方祖 四君子汤方祖 桂苓丸五苓散下 七味白术散四君子汤下 二陈汤方祖 开关利膈丸噎膈门 固本丸二冬膏下

逍遥散虚损门　归脾汤保元汤下　崔氏八味
丸方祖　黑锡丹金液丹下　钱氏六味丸崔氏八
味丸下　代抵当丸抵当汤下

呕吐哕门

金匮甘草粉蜜汤　治吐涎心痛，发作
有时，毒药不止，吐蛔者。

甘草半两　粉三钱，即铅粉　蜜一两二钱

上三味，以水三升，煮甘草取二升，
去滓，内粉、蜜，搅令和，煎如薄粥，温
服一升，瘥即止。

吴茱萸汤《玉函》　治胃气虚寒，干
呕，吐涎沫，头痛。

吴茱萸取开口者，汤泡七次以去浊气，净一钱
人参半钱　大枣四枚，擘　生姜半两

上四味，水煎去滓，温分日三服。

通草橘皮汤《千金》　治伤寒胃热呕
逆。

通草三钱　橘皮钱半　粳米一合　生芦
根汁半合

上四味，水煎热服，不瘥更作。本方
去通草、橘皮加竹茹、生姜汁，千金名芦
根饮子，治伤寒后呕哕，反胃干呕。

千金麦门冬理中汤　治漏气，上焦
热，腹满不欲饮食，食则先呕后泻，身热
痞闷。

麦门冬去心　白术各五钱　甘草炙　茯
苓各二钱　人参　橘皮　莼心　葳蕤各三钱
芦根一握，生　竹茹一团，鸡子大　生姜四
钱　陈米一合

上十二味，水煎，温分日三服。

泽泻汤《千金》　治上焦饮食下胃，
胃气未定，面背身中皆热，名曰漏气。

泽泻　半夏　柴胡　生姜各三钱　桂
心　甘草炙，各一钱　茯苓　人参各二钱
地骨皮五钱　石膏八钱　竹叶一把　莼心五
钱

上十二味水煎，温服日三。

人参汤《千金》　治下焦热，气逆不
续，呕逆不禁，二便不通，名曰走哺。

人参　黄芩　知母　葳蕤　茯苓各三
钱　白术　栀子姜汁炒黑　陈皮　芦根各四
钱　石膏煅，八钱

上十味，水煎，温服日三。《准绳》
多竹茹走哺漏气，皆属火淫于内，火性急
速，故得食则既吐且利，是名漏气；若得
食即呕而便溺不通者，则为走哺，总是胃
虚火逆所致，观麦门冬理中汤、人参汤二
方可知，不可误认虚寒，轻用温补之剂
也。

安蛔散　治吐蛔色赤成团而活，属热
者。

乌梅肉三钱　黄连　蜀椒　藿香　槟
榔各一钱　胡粉　白矾各半钱

为散，每服三四钱，水煎如糊，空腹
服之，瘥即止。

半夏泻心汤方祖　猪苓散五苓散下　小
柴胡汤方祖　大黄甘草汤小承气汤下　文蛤
汤麻黄汤下　橘皮汤二陈汤下　橘皮竹茹汤二
陈汤下　半夏干姜汤二陈汤下　二陈汤方祖
理中汤方祖　小半夏汤二陈汤下　大半夏汤
二陈汤下　姜附汤四逆汤下，即干姜附子汤　黑
锡丹金液丹下　逍遥散虚损门　六君子汤四君
子汤下　橘皮半夏汤二陈汤下　小青龙汤桂枝
汤下　小承气汤方祖　猪苓汤五苓散下　橘
皮干姜汤七气汤下　黄芩汤桂枝汤下　黄芩
加半夏生姜汤桂枝汤下　佐金丸方祖　连理
汤理中汤下　补中益气汤保元汤下　附子理
中汤理中汤下　平胃散方祖　五苓散方祖
乌梅丸理中汤下　四君子汤方祖　异功散四
君子汤下　归脾汤保元汤下

霍　乱　门

理中汤方祖　四逆汤方祖　胃苓汤平胃
散下　藿香正气散平胃散下　平胃散方祖

六和汤暑门 香薷饮方祖 竹叶石膏汤白虎汤下 五苓散方祖 浆水散四逆汤下 二陈汤方祖 黄芩加半夏生姜汤桂枝汤下 连理汤理中汤下 天水散方祖即益元散 导痰汤二陈汤下 补中益气汤保元汤下 六君子汤四君子汤下

关 格 门

人参散 治胃虚津枯,关格吐逆。

人参五钱至一两 麝半分至一分 冰脑三厘至半分

为散,水煎,和滓,分二三次温服。此云岐子治噎膈胃反关格不通,九方之一,用独参汤峻补其胃,稍加脑、麝以发越其气,得补中寓泻之至诀,乃肥盛气虚,痰窒中脘,及酒客湿热,郁痰固结之专剂,以中有脑、麝,善能开结利窍散郁也。若瘦人津枯不能出纳而大便秘结者,即以此方去脑、麝,加芦根汁、竹茹,未尝不为合辙也。

柏子仁汤 治胃虚关格,脉虚微无力。

人参钱半 白术 茯苓 陈皮各一钱,略去白 甘草炙,三分 柏子仁研,三钱 麝香一字 生姜五片

水煎,去滓,入麝调服。此云岐第二方,取用异功,加柏仁、麝香。其法稍平,而胃中津枯大便艰涩者最宜,亦可加芦根汁、竹茹,或竹沥俱妙。

既济丸 治关格脉沉细,手足厥冷。

熟附子一两 人参三两 麝香少许,为衣

为细末,陈米饮糊丸,梧子大,每服十九至三十丸,米饮下。此云岐第三方,用参、附加麝单刀直入以破中下二焦之结,药虽峻而用法最缓,不可不详此义,而擅改作汤也。

二陈汤方祖 四君子汤方祖 补中益气汤保元汤下 黄连汤半夏泻心汤下 崔氏八味丸方祖

呃 逆 门

丁香煮散与《局方》不同 治胃反呕逆,呃哕泄泻。

丁香三七粒 建莲肉去心,二七粒,上二味另煎,去滓 生姜七片 黄秫米半合

水一碗半,煮熟去姜吸粥。此仿附子粳米汤之制,彼用粳米,此用糯米,皆取其直达胃府,虽其势稍平,亦是突围之将。《局方》无莲肉、秫米,而多川乌、红豆、青皮、陈皮、甘草、干姜、良姜、益智、胡椒等味,为散煮汤,入盐一字调服。

异功散四君子汤下 钱氏六味丸崔氏八味丸下 理中汤方祖 橘皮竹茹汤二陈汤下 越鞠丸郁门 附子粳米汤腹满门 四逆加人参汤四逆汤下 羌活附子散四逆汤下 连理汤理中汤下 旋覆代赭石汤噎膈门 调中益气汤保元汤下 苏子降气汤七气汤下 黑锡丹金液丹下

胃 脘 痈 门

射干汤 治人迎逆而盛,嗽脓血,营卫不流,热聚胃口成痈。

射干去毛 栀子仁姜汁炒黑 赤茯苓去皮 升麻各一两 赤芍药两半 白术生,半两

上为粗末,每服五钱,水二盏煎,去滓,入地黄汁一合再煎,温,日再服。日哺发热,每服加犀角、丹皮各一钱,甘草二分。

太乙膏 治内外一切痈疡。

黑参 白芷 归身 肉桂 大黄 赤芍 生地黄各二两

上切为片,麻油二斤浸,春五夏三秋七冬十日,煎熬去滓,滤净再熬,徐下黄

丹，不住手搅，滴水不散为度，内痈可丸服之。

金匮排脓汤桔梗汤下　大黄牡丹汤小承气汤下　凉膈散方祖　金匮排脓散桔梗汤下　犀角地黄汤伤寒门　八珍汤四君子汤下

诸见血门

柏叶汤《金匮》　治吐血不止。

柏叶炒，三钱　干姜炮，一钱　艾一撮，一本作阿胶三钱

上三味，水煎，入马通汁一杯，合煮取一盏，分温再服。如无马通，以童便代之。血逆不止，当责之于火旺，故用柏叶治其旺气，即兼姜、艾之辛温散结，使无留滞之患，更加马通导之下行，非近世专用柏叶、棕灰、血余之属可比。

黄土汤《金匮》　治阴络受伤，血从内溢，先血后便，及吐血衄血色瘀晦者，并主产后下痢。

白术　附子炮　甘草炙　干地黄　阿胶　黄芩各钱半　灶心黄土鸡子大，碎

上七味，先用水煎灶心土澄清去滓，内诸药，煎成分温，日再服。有热，加柏叶一握。《千金》，无附子地黄，有干姜。

赤小豆当归散《金匮》　治小肠热毒流于大肠，先便后血，及狐惑蓄血，肠痈便脓等证。

赤小豆二升，即赤豆之细者，浸令芽出，晒干　当归三两

为散。浆水服，方寸匕，日三服。如无酸浆水，以醋和沸汤代之。

泻心汤方祖，即伊尹三黄汤　崔氏八味丸方祖　白通汤四逆汤下　归脾汤保元汤下

衄血门

止衄散　治久衄发热。

黄芪六钱　当归　赤茯苓　白芍药　干地黄　阿胶各三钱

为散，半饥时麦门冬汤调服三钱，日三服。面热足冷，心悬如饥，下焦阴火也，加肉桂末一钱五分；渴不能饮，自觉膈满者，瘀血也，加犀角、丹皮；气虚少食，二便如常者，独参汤服之；兼感微风，发热头痛者，葱白香豉汤服之；虚烦不安，不时烘热者，栀子豉汤服之，素有偏风，头痛异常者，黑豆、荆芥灰淋酒服之；骤衄不止者，茅花汤服之；久衄不时举发者，乌梅汤服之。

小乌沉汤《局方》　治血气不调，心中刺痛。

香附童便浸，杵，三钱　甘草炙，一钱　乌药钱半

上三味，水煎，即用药汁磨沉香五分，入盐一字，热服。上三味，在妇科名抑气散，合四物，即四乌汤，乃《局方》乌沉汤之变法，方中去参、姜而易香附。其破气之力虽峻，而功力稍逊，故以小字加之，立方之意微矣。

黑神散《局方》　治吐血衄血，屡发不止。

甘草炙，二两　干姜炮　肉桂各一两　熟地黄四两　当归　蒲黄筛净，炒黑，各三两　白芍酒制，二两

上为散，每服四钱，用细黑豆半合，微炒香，淋酒半盏，和水半盏，煎至半盏，入童便半杯和服。世本以黑豆炒熟去壳同上药为散，不知黑豆之功全在壳也。气虚，加人参三两，黄芪六两，以固卫气，庶无营脱之患。

千金当归汤　治衄血吐血。

当归一钱　干姜炮，五分　芍药　阿胶　黄芩各钱半

上五味，水煎，日再服。

小安肾丸　治风寒袭于肾经，下体沉

重，夜多小便，耳鸣歧视，牙龈动摇出血，小腹寒疝作痛。

香附童便制，二两　川乌头炮净，一两　茱香青盐微焙，三两　川椒去闭口者，炒，一两　熟地黄四两　川楝子酒蒸取肉，三钱

酒糊丸，梧子大，空心盐汤，临卧温酒，各服三钱。

清胃散　治胃中蕴热，中脘作痛，痛后火气发泄，必作寒热乃止；及齿龈肿痛出血，痛引头脑。

生地黄四钱　升麻钱半　牡丹皮五钱　当归　川连酒蒸，各三钱

为散，分三服。水煎去滓，细细呷之，半日再服。犀角地黄汤，专以散瘀为主，故用犀、芍，此则开提胃热，故用升、连，其后加味清胃，则兼二方之制，但少芍药耳。

加味清胃散　治斑疹口舌生疮，齿龈腐烂。

清胃散加犀角、连翘、生甘草。

麻黄汤方祖　越婢汤麻黄汤下　四物汤方祖　理中汤方祖　三黄补血汤四物汤下　犀角地黄汤伤寒门　当归补血汤保元汤下　保元汤方祖　补中益气汤保元汤下　小建中汤桂枝汤下　五苓散方祖　钱氏六味丸崔氏八味丸下　苏子降气汤七气汤下　归脾汤保元汤下　黄芪六一汤保元汤下　生脉散方祖　消风散咳嗽门　调胃承气汤小承气汤下　柴胡清肝散小柴胡汤下　栀子豉汤方祖　独参汤保元汤下　黄芪建中汤桂枝汤下　当归六黄汤伊尹三黄汤下　桃核承气汤小承气汤下　既济汤白虎汤下

吐 血 门

柴胡疏肝散　治怒火伤肝胁痛，血菀于上。

柴胡　橘皮醋炒，各二钱　川芎童便浸，切　芍药　枳壳炒，各钱半　甘草炙，五分

香附醋炒，钱半　山栀姜汁炒黑，一钱　煨姜一片

水煎，食前温服。吐血，加童子小便半盏。

犀角地黄汤伤寒门　千金当归汤衄血门　十灰散虚损门　花蕊石散虚损门　参苏饮伤寒门　六味地黄丸崔氏八味丸下　四君子汤方祖　五苓散方祖　桂苓甘露饮五苓散下　新定紫菀茸汤咳嗽门　六君子汤四君子汤下　枳实理中汤理中汤下　独参汤保元汤下　归脾汤保元汤下　乌骨鸡丸虚损门　巽顺丸虚损门　桃仁承气汤小承气汤下　小乌沉汤衄血门　黑神散衄血门　十全大补汤保元汤下　生脉散方祖　保元汤方祖　理中汤方祖　异功散四君子汤下　都气丸崔氏八味丸下　加减八味丸崔氏八味丸下　四乌鲗骨一蘆茹丸虚损门　加味归脾汤保元汤下　劫劳散四物汤下　琼玉膏虚损门　滚痰丸痰饮门　灵砂丹金液丹下　黄芪建中汤桂枝汤下　泻心汤方祖即伊尹三黄汤　补中益气汤保元汤下　黑锡丹金液丹下

溲 血 门

辰砂妙香散《局方》　治心脾不足，恍惚不睡，盗汗遗精，衄血尿血。

黄芪蜜炙　人参各二两　甘草炙　桔梗　山药　远志甘草汤泡，去骨　茯神　茯苓各一两　木香煨，二钱五分　辰砂另研，水飞净，三钱　麝香另研，一钱

上十一味，为散，每服二钱，不拘时温酒调服。《秘旨》无木香，有缩砂三钱。本方去黄芪、山药、桔梗、木香，加龙骨、益智，即王荆公妙香散。

钱氏六味丸崔氏八味丸下　导赤散生脉散下　五苓散方祖　四味鹿茸丸虚损门　异功散四君子汤下　沉香降气散气门

下　血　门

泻青丸　治肝经实热，大便不通，肠风便血，阴汗臊臭。

当归　川芎　栀子炒黑　大黄　羌活
防风　草龙胆等分

滴水为丸，空心茶清下，七八十丸至百丸。

脏连丸　治大便下血正赤，日久不止，若血色晦淡者禁用。

宣黄连一两，酒炒为末

上用嫩猪脏二尺，泡去油腻，入黄连末，线扎两头，同韭菜蒸，烂捣作饼，焙干为末，米糊为丸，如桐子大。每服四五十丸，食前米汤或乌梅汤下。一方，加槐花二两。不用黄连，但用槐花，名猪脏丸，治证同上。

升阳除湿和血汤　治肠风下血如溅者。

生地黄　熟地黄　当归身各一钱　甘草炙，六分；生，四分　白芍钱半　黄芪三钱
升麻醋炒，七分　苍术泔浸，去皮，同芝麻炒
秦艽　肉桂　陈皮各三分　丹皮钱半

水煎，食前稍热服。《秘旨》，无苍术，有防风。

断红丸　治下血久不止，虚寒色淡晦者。

侧柏叶炒香　川续断酒炒，各三钱　鹿茸一具，酥炙

前三味，为细末，醋煮阿胶为丸，每服四五十丸，乌梅汤、人参汤、米饮汤任下。

逍遥散虚损门　人参胃风汤四君子汤下　小乌沉汤衄血门　黑神散衄血门　升阳除湿防风汤湿门　归脾汤保元汤下　人参败毒散小柴胡汤下　升阳益胃汤保元汤下　四君子汤方祖　十全大补汤保元汤下　黄土汤诸见血门　赤小豆当归散诸见血门　四物汤方祖　附子理中汤理中汤下　补中益气汤保元汤下　桃核承气汤小承气汤下　代抵当丸抵当汤下　理中丸方祖

蓄　血　门

香壳散　治蓄血暴起，胸胁小腹作痛。

香附姜汁炒，三钱　枳壳炒，二钱　青皮炒　陈皮　乌药　赤芍药　蓬术醋炒，各一钱　归尾三钱　红花五分　甘草炙，二分；生，三分

为散，每服四五钱，水煎去滓，加童便半盏，空心温服，更以桃核黑糖酒助之；不应，加延胡索、穿山甲；有外风寒，加桂枝、羌活。

复元通气散　治闪挫气血凝滞，腰胁引痛。

茴香炒，一两　穿山甲炮　延胡索　白牵牛　陈皮去白　甘草炙，各半两　木香七钱半，勿见火

为散，每服二钱，砂糖调温酒送下，日二服。

复元活血汤　治从高堕下，恶血留于腹胁，痛不可忍。

柴胡钱半　当归二钱　甘草炙，六分
穿山甲炮研，七分　大黄酒浸，三钱　桃仁五十枚，研　红花三分　栝蒌根五分

水二盏，酒一盏，煎至一盏，去滓热服，以利为度。利后痛不止，三五日后痛尚不止，更作半剂与之。

当归活血汤　治挟血如见祟状。

当归三钱　赤芍酒洗　生地黄酒浸，别捣烂　桂心各一钱半　桃仁二十粒，研　茯苓　枳壳　柴胡各八分　甘草五分　干姜炮，四分
红花二分

上除生地，水煎去滓，入地黄再煎数沸，加陈酒服；不应，加穿山甲五分；

又不应，加附子三分。有实热难用附子者，须与大黄钱许同用。

浚血丸 治肥人多年内伤，血蓄于胃，杂于痰涎，诸药不效者。

人参 白术生 赤茯苓各一两 甘草炙，四钱 半夏曲七钱，炒 浮石五钱，煅 牡丹皮五钱 当归身四钱 桃仁三钱，干漆拌炒，去漆 穿山甲三钱 桂三钱，病在肋下，用官桂，在少腹，用肉桂

为末，红曲糊丸，温酒下三钱。瘦人去半夏、浮石，加生地黄、蓬术，蜜丸服之。

犀角地黄汤伤寒门 桃核承气汤小承气汤下 抵当汤方祖 抵当丸抵当汤下 下瘀血汤抵当汤下 代抵当汤抵当汤下 越鞠丸郁门 平胃散方祖 理中汤方祖 变通抵当丸抵当汤下 补中益气汤保元汤下 钱氏六味丸崔氏八味丸下

头 痛 门

茸朱丹 治肾虚火炎头痛，必先眼黑头旋。

辰砂别研 草乌头一作川乌头 瞿麦穗 黄药子各一两

上除辰砂，以三味为粗末，用瓷碗一个，将姜汁涂烘数次，入砂在碗，铺诸药末，以盏盖之，掘地一窟，安碗在内，用熟炭五斤，煅令火尽，吹去药灰，取砂研细，用鹿茸一对，燖去毛，酒浸切片，焙干为末，煮枣肉丸梧子大，每服三四十丸，空心，人参汤或黑豆淋酒下，强者倍加，羸者量减用之。

羌活附子汤 治大寒犯脑厥逆，头痛齿亦痛。

麻黄一钱 黄芪二钱 苍术制，五分 羌活七分 防风 升麻 甘草炙，各三分 生附子一钱 白芷 僵蚕 黄柏酒炒，各五分

水煎去滓，食后温服。有嗽，加佛耳草五分。

选奇汤 治风火相煽，眉棱骨痛。

羌活钱半 防风一钱 黄芩酒炒，钱半 甘草炙，一钱 生姜一片

水煎去滓，食后稍热缓缓服之。冬月，去黄芩加香豉三钱，葱白二茎。如痛连鱼尾为血虚，加黄芪三钱，当归一钱；日晡发热为血热，加白芍一钱五分；目赤，加菊花；鼻塞，加细辛；夏月近火痛剧为伏火，加石膏三钱；头风疼热不止，加石膏、麻黄，不应，属血病也，加川芎、芽茶。羌活、甘草之辛甘发散，仅可治风，未能散火，得黄芩以协济之，乃分解之良法也。黄芩虽苦寒，专走肌表，所以表药中靡不用之，观仲景黄芩汤、柴胡汤，及奉议阳旦汤可知。

川芎茶调散《局方》 治久风化火头痛，及偏正头风。

川芎 白芷 羌活 防风 荆芥 薄荷 甘草炙，各一两 香附童便浸，炒，二两

为散，食后茶清调服二钱，日三服。妇人产后，豆淋酒服，轻者三服，重者五七服效。

山牛汤 治霉疮头痛不止。

土茯苓四两 忍冬三钱 防风 天麻 黑参各一钱 辛荑仁 川芎各六分 黑豆四十九粒 芽茶一撮

水煎温服

半夏苍术汤即柴胡半夏汤 治素有风证，目涩头疼眩晕，胸中有痰兀兀欲吐，如居暖室，则微汗出，其证乃减，见风其证复作，当光风一日痛甚。

升麻 柴胡 藁本各五分 茯苓 神曲姜汁炒，各一钱 苍术泔制 半夏各二钱 生姜十片 甘草炙，四分

水煎，食远稍热服。

清空膏 治头风湿热上盛，遇风即

发。

羌活三两　防风二两　甘草炙,两半
黄芩三两,酒炒　黄连一两,酒炒　柴胡七钱
川芎五钱

共为细末,每服五钱,盏盏内,以茶
清半盏调匀,隔汤煮如膏,临卧汤送下。
此即选奇汤加下三味也。

芎辛汤　治热厥头痛。

川芎钱半　细辛半钱　甘草炙,六分
生姜五片

水煎,食后热服。有热,加酒黄芩一
钱一分,不应,更加生石膏三钱,乌头二
分;胃虚者,去白芷易白术,使邪无内贼
之患;兼犯客邪,加葱白、香豉;产妇,
用豆淋酒煎服之。

三因芎辛汤　治寒厥头痛。

川附子去皮,生用　川乌头去皮,生用
天南星姜汤泡,去涎水　干姜生用　细辛连叶
川芎各一钱　甘草炙,半钱　生姜七片　芽
茶一撮

水煎,放凉卧时服。面赤戴阳,加葱
白二茎,童便半杯,不应,更加酒炒黄连
三分。

大追风散　治一切头风攻注属虚寒
者。

川乌头炮　防风　羌活　川芎各一两
全蝎去毒,醋泡,炒黄　地龙去土,炒脆　南
星炮　天麻煨,各五钱　荆芥　甘草炙　僵
蚕炒黄　石膏煅,各八钱

为散,每服二钱,临卧茶清调服。
《局方》多白附子、白芷各五钱,乳香、
没药、草乌、雄黄各一钱五分。

千金大三五七散　治头风眩晕,口歪
目斜耳聋,及八风五痹,瘫痪脚气缓弱。

天雄三枚,炮,去皮脐　细辛三两　山茱
萸肉　干姜炮,各五两　防风　茯苓各七两

上为散,每服二钱,食前温酒调服。
本方去细辛、干姜、防风、茯苓,加薯

蓣,即小三五七散。《局方》无天雄,用
熟附子三枚。

头风摩散　治大寒犯脑头痛。

大附子一枚,炮　盐等分

为散,沐后以方寸匕摩痛处。

半夏白术天麻汤　治痰厥头痛目眩。

黄柏姜汁炒,一钱　干姜炮,三分　泽泻
天麻煨切　黄芪姜汁炒　人参　苍术泔制
神曲炒　白术各钱半　半夏曲炒　橘红
麦蘖各七分　茯苓八分　生姜三片

水煎稍热,食远服。

宝鉴石膏散　治风热头痛。

石膏生,碎,一两　麻黄去节,泡,半两
何首乌生,晒干　葛根各七钱半

为散,每服四五钱。入生姜三片,芽
茶一撮,水煎服,取微汗效。春夏麻黄量
减,不可执一。

透顶散　治偏正夹脑风,一切头风远
年近日者皆效,并治鼻塞不闻香臭

细辛三茎　瓜蒂七枚,熬　丁香七粒
糯米七粒,一作赤小豆　龙脑半分　麝香一分

前四味杵为细末,入脑、麝同研,置
小口罐中,紧塞罐口,令患人口含清水,
随左右揾一豆大许于鼻中,良久涎出即
安;不愈,三日后再揾。

蓖麻贴法　治气攻头痛不可忍。

蓖麻仁　乳香等分

上同捣烂作饼,贴太阳穴上。如痛
定,急于顶上解开头发出气,即去药。一
方,无乳香,多麝香一分。

一字散　治头风。

雄黄　细辛各一钱　川乌尖生,三钱

为散,不拘时茶清调服一字,日三
服。

一滴金　治首风偏正头风。

人中白煅　地龙晒干,等分

上为细末,羊胆汁为丸,芥子大,每
用一丸,新汲水一滴化开滴鼻内。

火筒散 治头风鼻塞不利。

蚯蚓粪四钱 乳香二钱 麝香二分

为散，用纸筒自下烧上，吸烟搐鼻内。

清震汤 治雷头风头面疙瘩，憎寒壮热，如伤寒者。

升麻 苍术泔浸，去皮，各四钱 薄荷大片

水煎，食后热服。

加味导痰汤二陈汤下 黑锡丹金液丹下 消风散咳嗽门 芎归汤四物汤下 六君子汤四君子汤下 苏子降气汤七气汤下 稀涎散中风门 栀子豉汤方祖 凉膈散方祖 滚痰丸痰饮门 既济解毒汤伊尹三黄汤下 吴茱萸汤呕吐哕门 当归四逆汤桂枝汤下 小建中汤桂枝汤下 补中益气汤保元汤下 四物汤方祖 外台茯苓饮四君子汤下 羌活胜湿汤湿门 瓜蒂散痰饮门 藿香正气散平胃散下 黄连解毒汤伊尹三黄汤下 逍遥散虚损门 越鞠丸郁门 小柴胡汤方祖 钱氏六味丸崔氏八味丸下 玉真丸金液丹下 导痰汤二陈汤下 二陈汤方祖 星香汤方祖 苍术白虎汤白虎汤下 人参败毒散小柴胡汤下 大柴胡汤小柴胡汤下 十全大补汤保元汤下 大建中汤保元汤下 葛根汤麻黄汤下 桂枝汤方祖 独参汤保元汤下 保元汤方祖 崔氏八味丸方祖 鹿茸丸虚损门 归脾汤保元汤下

面 痛 门

犀角升麻汤中风门 补中益气汤保元汤下 越鞠丸郁门

心痛胃脘痛门

九痛丸《金匮》 治九种心痛。

附子三两，炮 生狼牙炙香，即狼毒芽 人参 吴茱萸开口者，泡七次 干姜生，各一两 巴豆霜熬，杵净，一钱

上六味为末，炼白蜜丸梧子大，温酒送下，强人三丸，弱者二丸，日三服。兼治卒中恶腹胀痛，口不能言；又治连年积冷流注心胸痛，并冷冲上气，落马坠车血疾等皆主之。忌口如常法。喻嘉言曰：九种心疼，乃客邪之剧证，即肾邪乘心，脚气冲心之别名也。痛久血瘀，阴邪搏结，温散药中，加生狼牙、巴豆、吴茱萸，驱之从阴窍而出，以其邪据胸中，结成坚垒，非捣其巢，邪终不出耳。

金铃子散 治热厥心痛，或作或止，久不愈者。

金铃子即川楝子，酒煮，去皮核 延胡索醋炒，等分

为散，每服三钱，温酒调下。

煮黄丸 治心胸腹胁，痰食痃癖，胀急冷痛，但属热结，唇口燥渴。小便赤涩者，禁用。

雄黄研，二钱 巴豆霜去皮心，熬，杵净二钱

入白面二两研匀，滴水为丸，梧子大，滚浆水煮十二丸，以浮为度，滤入冷浆水内沉冷。每服一丸，凉茶下，逐时服之，一日服尽，以微利为度，不必尽剂。

水煮金花丸 治食积痰饮结聚，年久不散。

煮黄丸去巴霜，加南星、半夏各一两，天麻五钱，如前法制，每服五十丸，淡姜汤送下，日二服。

高良姜汤《千金》 治心腹绞痛如刺，两胁胀满。

高良姜 厚朴姜制 当归 桂心各二钱 生姜三片

上五味，水煎温服。若一服痛止，不须更作。虚人，加芍药、半夏、甘草、人参、干姜、蜀椒、黄芪。

崔氏乌头丸 治风冷邪气，入乘心络，或腑脏暴感寒气，卒然心痛，或引背膂，经久不瘥。

附子炮，去皮脐　川乌头炮，去皮脐　赤石脂各三两　蜀椒去闭口者，炒去汗　桂心　干姜炮，各二两

上六味，杵为细末，炼白蜜丸梧子大，每服三丸，冷酒下，觉至痛处痛即止。若不止加至五六丸，以知为度；若早服无所觉，至午再服三丸；若久心痛，每旦三丸，加至十丸，剂终不发，忌猪肉、生葱。

清中蠲痛汤　治中脘火郁，作发即寒热。

山栀姜汁炒黑，一钱五分　干姜炮，三分　川芎童便浸，切　黄连姜汁炒褐色　橘红各五分　香附醋炒，一钱五分　苍术童便浸，刮去皮，切晒，麻油拌炒，八分　神曲姜汁炒，一钱　生姜三片　大枣一枚，擘

水煎，食前热服。

清中汤　治胃热作痛。

黄连姜汁炒　山栀姜汁炒黑，二钱　陈皮　茯苓　半夏姜汁炒，各二钱　草豆蔻研　甘草炙，各七分　生姜二片

水煎，食前热服。

手拈散　治中脘死血作痛，好饮热酒人多此。

延胡索　五灵脂酒研，澄定　草果仁　没药等分

为散，每服三钱，不拘时热酒调服，或用熬熟砂糖作丸，温酒送下七十丸。

越婢汤麻黄汤下　凉膈散方祖　术附汤方祖　二陈汤方祖　大柴胡汤小柴胡汤下　小建中汤桂枝汤下　理中汤方祖　三物大建中汤理中汤下　四七汤二陈汤下　苏子降气汤七气汤下　小半夏茯苓汤二陈汤下　半硫丸金液丹下　导痰汤二陈汤下　胃苓汤平胃散下　五苓散方祖　沉香降气散气门　六君子汤四君子汤下　代抵当丸抵当汤下　四物汤方祖　来复丹金液丹下　归脾汤保元汤下　平胃散方祖

胸痹门

栝蒌薤白白酒汤《金匮》　治胸痹喘息，咳唾胸背痛。

栝蒌实一枚，捣　薤白三两　白酒七升

上三味，合煮取二升，分温再服。

栝蒌薤白半夏汤《金匮》　治胸痹不得卧，心痛彻背。

栝蒌实一枚，捣　薤白一两　半夏二两　白酒一斗

上四味，合煮取四升温服一升，日三服。《千金》，无白酒，多枳实、生姜。

枳实薤白桂枝汤《金匮》　治胸痹心中痞结，胁下逆抢心。

枳实四枚　厚朴一两二钱　薤白三两　桂枝三钱　栝蒌实一枚，捣

上五味，以水五升，先煮枳实、厚朴取二升，去滓，内诸药，煮数沸，分温三服。

茯苓杏仁甘草汤《金匮》　治胸痹窒塞短气。

茯苓一两　杏仁五十个，研　甘草炙，三钱

上三味，以水一斗，煮取五升，温服一升，日三服。

橘皮枳实生姜汤《金匮》　治胸痹胸中愊愊如满，噎塞习习如痒，喉中涩燥吐沫。

橘皮一两　枳实二枚　生姜一两

上三味，以水五升，煮取二升，分温再服。

薏苡附子散《金匮》　治胸痹缓急。

薏苡仁五两　大附子一枚，炮

上二味，杵为散，服方寸匕，日三服。

桂枝生姜枳实汤《金匮》　治心中痞逆心悬痛。

桂枝　生姜各一两　枳实五枚，切

上三味，以水六升，煮取三升，分温，日三服。

乌头赤石脂丸《金匮》　治心痛彻背，背痛彻心。

蜀椒熬，去汗　赤石脂各二两　乌头一枚，炮　附子一枚，炮　干姜一两，炮

上五味，为末，蜜丸梧子大，先食服十丸，日三服，不知，稍加服。

千金细辛散　治胸痹达背痛。

细辛　甘草各六钱　枳实　生姜　栝蒌实　干地黄　白术各一两　桂心　茯苓各两半

上九味，为散，酒服方寸匕。

前胡汤《千金》　治胸中逆气，心痛彻背，少气不食。

前胡　桂心　半夏　芍药各二钱　黄芩　当归　人参　甘草各一钱　生姜三片　大枣三枚　竹叶一握

上十一味，水煎，去滓，日三服。一方，无竹叶，多茯苓、麦门冬、胶饴。方以前胡取名，取其下气，气下则寒热诸邪，解散无余，并开通经络，使气从外分解。心手之灵若此，非拘于绳墨者之可测识也。

下气汤《千金》　治胸腹闭满，上气喘息。

杏仁　大腹槟榔

上二味，㕮咀，以童子小便煎，日再服。

熨背法《千金》　治胸背疼痛而闷。

乌头　细辛　附子　羌活　蜀椒　桂心各钱半　芎䓖一钱

上七味，为末，帛裹，微火炙令暖以熨背上，取瘥止，慎生冷物。

治中汤理中汤下　人参汤即理中汤方祖　生姜半夏汤二陈汤下

腹　痛　门

调肝散　治郁怒伤肝，腰痛，或小腹偏左结痛。

半夏一两　辣桂　木瓜　当归　川芎　牛膝各五钱　细辛　石菖蒲　酸枣仁炒　甘草炙，各三钱

为散，每服四钱。入姜五片，枣二枚，水煎，去滓热服。

理中汤方祖　真武汤术附汤下　当归四逆汤桂枝汤下　芍药甘草汤桂枝汤下　黄芩汤桂枝汤下　六君子汤四君子汤下　藿香正气散平胃散下　桃核承气汤小承气汤下　五苓散方祖　控涎丹十枣汤下　枳实导滞汤伤饮食门　平胃散方祖　人参养胃汤平胃散下　二陈汤方祖　十味香薷饮局方香薷饮下　胃苓汤平胃散下　调胃承气汤小承气汤下　小建中汤桂枝汤下　七气汤方祖　曲蘖丸伤饮食门　保和丸伤饮食门　大承气汤小承气汤下　麻仁丸燥门　通幽汤燥门　蜜煎导燥门　猪胆导燥门　猪苓汤五苓散下　代抵当丸抵当汤下　济生肾气丸崔氏八味丸下　十全大补汤保元汤下　当归生姜羊肉汤疝门　越鞠丸郁门　逍遥散虚损门　左金丸方祖　钱氏六味丸崔氏八味丸下　治中汤理中汤下

胁　痛　门

龙胆泻肝汤　治肝经湿热，腋胁满痛，小便赤涩。

柴胡梢　泽泻各钱半　车前　木通　当归梢　草龙胆各八分　生地黄二钱　生姜三片

水煎，食远热服，更以美膳压之。此本导赤散加柴胡、胆草之属入肝，以泻湿热也。

推气散　治右胁疼胀不食。

片子姜黄皮极细者真　枳壳　肉桂勿见

火，各五钱　甘草炙，二钱

　　为散，每服二三钱，加姜、枣，水煎去滓，温服。

　　小柴胡汤方祖　枳壳煮散桔梗汤下　枳实理中汤理中汤下　分气紫苏饮二陈汤下　增损流气饮痞满门　当归龙荟丸伊尹三黄汤下　柴胡疏肝散吐血门　二陈汤方祖　抑青丸左金丸下　左金丸方祖　复元活血汤蓄血门　大黄附子汤小承气汤下　导痰汤二陈汤下　控涎丹十枣汤下　神保丸伤饮食门　煮黄丸心痛门　六君子汤四君子汤下　小青龙汤桂枝汤下　十枣汤方祖　逍遥散虚损门　桃核承气汤小承气汤下　七味丸崔氏八味丸下　加减八味丸崔氏八味丸下　肾气丸崔氏八味丸下　加味导痰汤二陈汤下

腰痛门

　　摩腰膏　治老人虚人腰痛，妇人带下清水不臭者。

　　附子　川乌头　南星各二钱半　蜀椒　雄黄　樟脑　丁香各钱半　干姜一钱　麝香一分

　　上为末，蜜丸弹子大，每用一丸。生姜自然汁化开如糜，蘸手掌上，烘热摩腰中痛处，即以缓帛束定，少顷其热如火，每日饱后用一丸。世本，无蜀椒有朱砂误。

　　三痹汤改定　治风寒湿气合病，气血凝滞，手足拘挛。

　　人参　黄芪酒炒　白术　当归　川芎　白芍　茯苓各一钱　甘草炙　桂心　防己　防风　乌头炮，各五分　细辛　生姜二①片　红枣二枚

　　水煎，不拘时热服。此方合保元、四君、内补建中、防己黄芪、防己茯苓汤、千金防己汤等方，但加防风以搜气分之风，川芎以搜血分之风，细辛以搜骨髓之风。于原方中削去生地、牛膝、杜仲、续断、秦艽、独活，增入防己、白术、乌头以祛除风湿，则参附、芪附、术附、桂附、真武等法，俱在其中。彼用附子之雄以播真阳，此藉乌头之烈以祛痹著，盖杂合之气，须杂合之方，方为合剂。第恐地黄、牛膝辈阴柔之药，难振迅扫之威，是不得不稍为裁酌，用方者，毋以擅改成方为妄也。

　　烧羊肾《千金》　治肾虚而受寒湿，腰疼不得立。

　　甘遂　桂心一作附子　杜仲　人参

　　上四味等分，治下筛，以方寸匕内羊肾中，炙之令熟，服之。

　　青娥丸《局方》　治肾虚腰与季胁痛。

　　补骨脂炒香　杜仲盐酒炒断丝，各四两

　　上二味为末，连皮胡桃肉三十枚，青盐去砂土净一两，同捣成膏，稍入炼白蜜，和丸弹子大，每服一丸，空心温酒化下。

　　虎骨散　治腰胯连脚膝，晓夜疼痛。

　　虎骨酥炙　败龟版酥炙　当归　川草薢　牛膝各二两　川芎　肉桂　羌活各一两

　　为散，每服四钱，空心温酒调下。亦可用蜜丸，温酒服之。

　　二至丸　治老人肾虚腰痛，不可屈伸，头旋眼黑，下体痿软。

　　附子炮，一枚　桂心一两　杜仲盐酒炒　补骨脂炒，各二两　鹿茸酥炙　麋茸酥炙，各一具

　　上为细末，青盐半两，热酒中化去砂土，入鹿角胶一两糊丸，梧子大，每服七十丸，空心，醇酒同胡桃肉一枚细嚼送下。恶热，去附子加肉苁蓉一两，龟版胶一两，倍杜仲、补骨脂。按：鹿是山兽，性禀纯阳，其角乃阳中之阳，夏至得一阴之气而解。麋是泽兽，性禀至阴，其角乃

―――――――――
① 锦章书局本作"三"。

阴中之阳，冬至得一阳之气而解。此方二茸并用，故名二至。加以桂、附、杜仲、补骨脂峻温肾肝，允为老人调补下元亏损虚火上乘要药。但麋鹿二茸，世罕能辨，鹿茸则毛色黄而角门窄顶骨薄，麋茸则毛色黧而角门开顶骨厚。世人贵鹿贱麋，而粗大短壮圆满鲜泽者为之茄茸，不知粗大者多是麋茸，若鹿茸则大者绝少，即带马鞍样肥嫩者亦佳，纵独献而枯瘦太短，血气不多者，无足取也。更观茸下有节，若只一层者，其鹿少壮力优；茸茸如笋芽者，则鹿老而力逊矣。

小续命汤续命汤下　干姜附子汤四逆汤下　五积散平胃散下　小柴胡汤方祖　大柴胡汤小柴胡汤下　渗湿汤理中汤下　术附汤方祖　二妙散大补丸下　羌活胜湿汤湿门　复元通气散蓄血门　复元活血汤蓄血门　乌药顺气散中风门　八味顺气散四君子汤下　导痰汤二陈汤下　柴胡疏肝散吐血门　调肝散腹痛门　桃核承气汤小承气汤下　肾气丸崔氏八味丸下　钱氏六味丸崔氏八味丸下　崔氏八味丸方祖　肾著汤理中汤下　安肾丸虚损门

脊痛脊强门

椒附散　治项背强痛，不可以顾。

附子一枚，炮，去皮脐

为散，每服二钱。用川椒三十粒，生姜七片，水一盏，煎至七分，去椒，入盐一字，空心热服。有热，加川羌活一撮；面赤戴阳，加葱白二茎；火炎头痛烘热，加腊茶一撮。

地龙汤　治瘀积太阳经中，腰脊痛不可忍。

地龙焙干　肉桂各五分　桃仁十粒，研羌活二钱　独活　甘草炙　黄柏姜酒炒，各一钱　麻黄六分　苏木八分　当归梢钱半

水煎，食远热服。

钱氏六味丸崔氏八味丸下　羌活胜湿汤湿门　麻黄汤方祖　五苓散方祖　二陈汤方祖　二妙散大补丸下

肩背痛门

通气防风汤保元汤下　逍遥散虚损门　升阳散火汤升麻汤下　十全大补汤保元汤下　羌活胜湿汤湿门　消风散咳嗽门　补中益气汤保元汤下　当归拈痛汤湿门　神保丸伤饮食门　近效白术附子汤术附汤下　指迷茯苓丸二陈汤下　导痰汤二陈汤下　六君子汤四君子汤下　圣愈汤保元汤下　当归龙荟丸伊尹三黄汤下　胃苓汤平胃散下

臂痛手痛门

蠲痹汤　治风湿相搏，身体烦疼，手足冷，四肢沉重。

当归　赤芍药　黄芪　片子姜黄　羌活各钱半　甘草半钱　生姜三片　红枣二枚，擘

水煎，热服无时。

五积散平胃散下　十全大补汤保元汤下　导痰汤二陈汤下　指迷茯苓丸二陈汤下　二陈汤方祖　薏苡仁汤中风门　近效白术附子汤术附汤下　十味锉散四物汤下　加味逍遥散虚损门

腿　痛　门

虎骨四斤丸　治肝肾虚寒，而挟风湿，足膝疼痛。

木瓜　天麻　肉苁蓉酒洗，去腐　牛膝各一斤　附子炮，三两　虎胫并掌骨一具，酥炙

上四味，以醇酒五升浸，春五夏三秋七冬十日。取出焙干，切片曝燥，同附子虎骨为细末，用浸药酒打糊为丸，梧子大。每服五七十丸，食前盐汤，临卧时用

浸药酒送下。浸药酒完，以陈酒服之。如无虎胫骨，随前后左右用掌骨亦可。

鹿茸四斤丸《局方》 治肾肝俱虚，筋骨痿弱颤掉。

虎骨四斤丸去附子、虎骨，加鹿茸二具、菟丝子、熟地黄、杜仲各半斤。蜜丸梧子大，每服六七十丸，空心淡盐汤，临卧温酒送下。

川芎肉桂汤 治宿于寒湿地，血凝腰胁痛，不能转侧。

羌活钱半 柴胡 川芎 当归梢 甘草 肉桂 苍术各一钱 独活 防风各五分 汉防己酒洗，三分 桃仁七个，研

水酒各一升，煎八合，食远热服。

钱氏六味丸崔氏八味丸下 舒筋三圣散中风门 除风湿羌活汤湿门 白术附子汤术附汤下 导痰汤二陈汤下 当归拈痛汤湿门 二陈汤方祖 虎潜丸大补丸下 补中益气汤保元汤下 崔氏八味丸方祖 安肾丸虚损门 三痹汤腰痛门 十全大补汤保元汤下 二妙散大补丸下 除湿汤平胃散下 渗湿汤理中汤下

膝 痛 门

附子丸 治湿痹一身如从水中出。

附子炮 川乌头炮 官桂 川椒 菖蒲 甘草炙，各四两 骨碎补切，姜汁拌炒 天麻煨 白术生，各二两

炼白蜜丸，梧子大，每服三五十丸，温酒下，侵晨食前临卧各一服。

活络丹《局方》 治寒湿袭于经络而痛，肢体不能屈伸。

川乌头炮 地龙去土，炮研 南星炮，各三两 乳香 没药酒研飞，澄定晒干，各一两二钱

上五味为末，酒面糊丸，如弹子大，干透蜡护，临服剖开，空腹，荆芥汤或陈酒或四物汤化下。痛处色红肿者勿用。

铁弹丸 治筋挛骨痛，麻瞀不仁。

川乌头炮，一两五钱 乳香 没药各一两 五灵脂酒研，澄去砂石，晒干，净四两 麝香一钱

为末，滴水为丸，弹子大，食后薄荷汤，临卧温酒，各服一丸。 按：此与活络丹，通治寒湿作痛。肥人风痰流入经络者，则宜活络丹；瘦人风毒入伤血脉者，则宜铁弹丸；若湿热赤肿烦疼，及痛毒将成肿痛，二方皆在切禁。

换骨丹 治风痿痹弱，寒湿风气，鹤膝风等证。

当归一两 虎胫并掌骨一具，酥炙 羌活 独活 防风 川草薢各二两 秦艽四两 龟版酥炙，一两 牛膝 晚蚕沙炒 枸杞子 油松节各五两 白茄根八两，饭上蒸 苍术泔浸去皮，炒，净四两

上用无灰酒一大坛，将绢囊盛药，悬于酒内封固，候十四日开坛取酒，不可以面对坛口，恐药气冲人面目。每饮盏许，勿令药力断绝，饮尽病瘥。将药晒干为末，米饮糊丸，梧子大，每服七八十丸。空心温酒下，忌食动风辛热之物。此药可以常服，但焮赤肿痛，甚于春夏者，多属湿热，非其所宜。

史国公药酒 治风湿疼。

换骨丹去龟板、苍术，加鳖甲、苍耳子。

二妙散大补丸下 虎潜丸大补丸下 当归拈痛汤湿门 川芎肉桂汤膝痛门 虎骨四斤丸膝痛门 鹿茸四斤丸膝痛门 钱氏六味丸崔氏八味丸下 崔氏八味丸方祖 导痰汤二陈汤下 补中益气汤保元汤下 十全大补汤保元汤下 肾著汤理中汤下

身 体 痛 门

麻黄复煎汤 治风湿倦怠，常微汗出。

麻黄去节，一钱

用水三盏，先煎令沸，去上沫，至二盏，入下项药。

黄芪二钱 白术 人参各钱半 柴胡 防风 羌活 黄柏姜汁炒褐色 生地黄各一钱 甘草生，二分；炙，三分 杏仁五个，去皮尖，研

上十味，入麻黄汤中，煎至一盏，卧时半饥热服，不可饱。服后微汗为度，不可过汗，过汗则热不止而烦扰不宁也，栀子豉汤解之。

甘草附子汤术附汤下 补中益气汤保元汤下 当归拈痛汤湿门 小续命汤续命汤下 逍遥散虚损门 六和汤暑门 十全大补汤保元汤下 五苓散方祖 二妙散大补丸下 防己黄芪汤方祖 厚朴七物汤小承气汤下

痹　门痹

金匮乌头汤　治病历节痛，不可屈伸，及脚气疼痛。

麻黄去节，六钱 黄芪姜汁和蜜炙 芍药酒炒，各三钱 甘草炙一钱 川乌头一枚，㕮咀，以蜜一升煎取五合，即出乌头

上除乌头，㕮咀四味，以水三升，煮取一升，去滓，内蜜煎中更煎之，分二服；不知，尽服之。

千金附子汤　治湿痹缓风，身体疼痛如欲折，肉如锥刺刀割。

附子一枚 芍药 桂心 甘草 茯苓 人参各一两 白术一两二钱

上七味㕮咀、以水八升，煮取三升，分二服。

除湿蠲痛汤　治身体沉重酸疼，天阴即发。

苍术泔浸，去皮，切 白术同苍术炒，各二钱 羌活 茯苓 泽泻各钱半 陈皮一钱 甘草炙，五分

水煎，入姜汁、竹沥各数匕，热服，取微汗效。

摩风膏　治风毒攻注，筋骨疼痛。

蓖麻子去壳，一两，研 川乌头生，去皮，半两 乳香一钱半，研

上以猪脂研成膏，烘热涂患处，以手心摩之，觉热如火效。

千金犀角散　治热毒流入四肢，历节肿痛。

犀角镑，二两 羚羊角镑，一两 前胡 黄芩 栀子仁 大黄 升麻五味并姜汁拌炒 射干酒炒黑，各四两 豉一升

上九味，为散，每服五钱，水煎，食后热服。

通痹散　治风寒湿三气袭于足三阴经，腰以下至足冷如冰，不能自举。

天麻三两 独活 藁本 当归 川芎 白术各二两

为散，每服二三钱，热酒调，晨昏各一服。上编用川乌一两，酒煎制天麻中；苍术一两，黄柏半两，酒煎制白术中，深得三气袭于阴经之旨。

羚羊角散　治筋痹肢节束痛。

羚羊角镑，一两 肉桂世本，作薄荷误 附子炮，各半两 白芍一两五钱 独活 防风各七钱半 川芎一两 当归一两五钱

为散，每服四五钱，入生姜三片，水煎，食远热服。

人参丸　治脉痹大热，经脉不利。

人参 麦门冬去心 茯神 龙齿煅 石菖蒲 远志肉 黄芪各一两 当归半两，世本，作赤石脂 地黄二两

为末，炼白蜜丸，梧子大，每服五七十丸，食前清米饮、醇酒任下。

吴茱萸散　治肠痹寒湿内搏，腹痛胀急，大便飧泻。

吴茱萸取开口者，汤泡七次 肉豆蔻煨 干姜炮黑 甘草炙，各五钱 砂仁炒 神曲炒 白术炒，各一两 厚朴姜汁炒 陈皮 良

姜各三钱

为散，每服三钱，食前临卧各一服，米汤送下。

肾沥汤 治胞痹尿涩不通，蕴积为热，小腹急痛。

麦门冬去心 桑白皮蜜酒炙 犀角镑，各一钱 杜仲盐酒炒 桔梗 赤芍药 木通各钱半 桑螵蛸二个，炙

水二盏，入羊肾二枚，去脂膜，竹刀切片，入竹沥少许，同煎至一盏，空心顿服，留二导，临卧服之。上编无赤芍药，多赤茯苓。详芍药酸收，不若茯苓清心利小便之为愈也。按：此名肾沥者，形容胞中之气，痹而不化，水道滴沥不出，甚则结块阻塞尿孔，艰苦异常，乃虚热壅滞，膀胱气化不行所致，桑皮、螵蛸，咸为治肺而设，不可误认肾气虚寒而用温补之剂；若淋沥而静坐频数，临事相忘，睡则遗出不知者，方是肾气虚寒之候，又非此汤可治也。

茯苓丸 治胞痹小腹膀胱，按之内痛，若沃以汤，涩于小便，上为清涕。

赤茯苓一两 细辛五钱 泽泻五钱 肉桂五钱 紫菀茸一两 附子炮，三钱 生地黄一两 牛膝酒浸，一两 山茱萸肉五钱 干山药一两

为末，蜜丸，梧子大，每服五七十丸，食前米饮，临卧温酒送下。按：此方，虽以茯苓通利为名，全赖牛膝、地黄、山茱、山药调补津液为主，更需桂、附之辛以行牛膝、地黄之滞，深得若沃以汤，涩于小便之旨。其用紫菀者，上滋化源，下利膀胱也。妙用更在细辛一味。开发上窍，专主上为清涕而设。九味相配成方，更无遗议。世本尚多黄芪、白术、甘草、芍药、花粉、半夏、防风、独活等，味不特滋繁，而且滞气耗阴，因从上编削去。

巴戟丸 治胞痹虚寒，脐腹痛，溲数不利，睡则遗尿。

巴戟去骨 生地黄酒焙，各两半 桑螵蛸切破，炙 肉苁蓉酒浸，切焙 山药 山茱萸肉 菟丝子酒煮，各一两 附子炮 肉桂勿见火，各五钱 远志甘草汤泡，去骨，四钱 石斛去根，八钱 鹿茸一对，酥炙

为末，炼白蜜丸，梧子大，每服三五十丸，空心卧时米饮，温酒任下，羊肾汤亦佳，黄丝汤尤妙。按：巴戟丸，治胞痹虚寒之候。详溲数不利，当是膀胱热壅，何以见其虚寒而用桂、附、巴戟、苁蓉、鹿茸等大热之剂？当知其人肾气久虚，寒气乘虚而入，所以脐腹痛。巨阳之气化不行，纵溺积郁化为热，非温补不能蒸动气化，因仿佛地黄饮子之制，稍兼生地、石斛为假热之使，不必更用利水药也。上编只十二味，世本尚多杜仲、续断、龙骨、五味子等药，得无转助酸收之患乎？

巴戟天汤 治冷痹脚膝疼痛，行步艰难。

巴戟天二钱，去心 附子炮 五加皮酒洗 石斛 甘草炙 茯苓 当归各一钱 牛膝酒炒 川草薢盐酒炒，各钱半 肉桂 防风防己酒洗，各五分 生姜三片

水煎，空心温服。

黄芪桂枝五物汤桂枝汤下 甘姜苓术汤即肾著汤，理中汤下 桂枝芍药知母汤桂枝汤下 越婢加术附汤麻黄汤下 神效黄芪汤保元汤下 指迷茯苓丸二陈汤下 二陈汤方祖 导痰汤二陈汤下 桂枝附子汤桂枝汤下 乌药顺气散中风门 防己黄芪汤方祖 活络丹膝痛门 五苓散方祖 当归拈痛汤湿门 附子丸膝痛门 三痹汤腰痛门 蠲痹汤臂痛门 虎骨散腰痛门 补中益气汤保元汤下 安肾丸虚损门 越婢汤麻黄汤下

痛 风 门

乌头汤痹门　人参败毒散小柴胡汤下
导痰汤二陈汤下　四物汤方祖　潜行散大补丸
下　仓公当归汤麻黄汤下　千金大枣汤麻黄
汤下　千金防己汤防己黄芪汤下　附子理中
汤理中汤下　千金犀角散痹门　乌药顺气散
中风门　五积散平胃散下

麻 木 门

二陈汤方祖　补中益气汤保元汤下　生
脉散方祖　清燥汤保元汤下　桃核承气汤小
承气汤下　二妙散大补丸下　三痹汤腰痛门
逍遥散虚损门　钱氏六味丸崔氏八味丸下　紫
雪火门

痿 门

金刚丸改定　治肾虚骨痿，不能起于
床。

川草薢盐酒炒　杜仲盐酒炒　肉苁蓉酒
浸，去腐切，焙　菟丝子酒煮，捣作饼，焙　巴
戟肉酒煮，各四两　鹿胎一具，酥炙

上为细末，鲜紫河车，隔水熬膏，捣
和为丸，梧子大，每服七十丸，空心参
汤、米汤，临卧温酒下。脾虚少食，大便
不固者，加人参二两，干山药三两；精气
不固者，更加山茱萸肉二两。

补血荣筋丸　治肝衰筋缓，不能自收
持。

肉苁蓉酒制　菟丝子酒煮，捣，焙　天
麻煨，各二两　牛膝酒煮，四两　鹿茸酒炙，一
对　熟地黄六两　木瓜姜汁炒　五味子各一两

为末，蜜丸，梧子大，每服七十丸，
空心参汤、米汤，临卧温酒送下。

虎潜丸大补丸下　清暑益气汤保元汤下
二陈汤方祖　四物汤方祖　四君子汤方祖

六君子汤四君子汤下　导痰汤二陈汤下　都
气丸崔氏八味丸下　崔氏八味丸方祖　五苓
散方祖　肾著汤理中汤下　小青龙汤桂枝汤下
清燥汤保元汤下　安肾丸虚损门　加味虎
潜丸大补丸下　滋肾丸大补丸下　潜行散大补
丸下　二妙散大补丸下　补中益气汤保元汤下

百 合 门

百合知母汤《金匮》　治百合病发汗
后者。

百合七枚，擘　知母三钱，切

先以水洗百合，渍一宿，当白沫出；
去其水，更以泉水二升，煎取一升，去
滓；别以泉水二升，煎知母取一升，去
滓，合煎，取一升五合，分温再服。

滑石代赭汤《金匮》　治百合病下之
后者。

百合七枚，擘　滑石一两，碎　代赭石弹
子大，一枚，碎

煎法如前。

百合鸡子汤《金匮》　治百合病吐之
后者。

百合七枚，擘　鸡子黄一枚

煎百合如前，去滓，内鸡子黄搅匀，
煎五分温服。

百合地黄汤《金匮》　治百合病，不
经吐下发汗，病形如初者。

百合七枚，擘　生地黄汁一杯

煎百合如前，去滓，内地黄汁煎，取
一升五合，分温再服。

百合洗方《金匮》　治百合病渴不差
者。

百合一升，以水一斗渍之一宿。以洗
身，洗已食煮饼，勿以盐、豉也。盐豉，
即盐酱也。

栝蒌牡蛎散《金匮》　治百合病渴不
差者。

栝蒌根　牡蛎煅,等分

为散、饮服方寸匕，日三服。

百合滑石散《金匮》　治百合病变发热者。

百合半两,炙　滑石一两

为散、饮服方寸匕，日三服。当微利者，止服热则除。

生脉散方祖　左金丸方祖

脚 气 门

千金竹沥汤　治两脚痹弱，或转筋皮肉不仁，腹胀起如肿，按之不陷，心中恶不欲食，或患冷。

竹沥一升半　甘草　秦艽　葛根　黄芩　麻黄　防己　细辛　桂心　干姜各三钱　茯苓六钱　防风　升麻各四钱　附子一枚　杏仁三十枚

上十五味，㕮咀，以水七升，合竹沥，煮取三升，分三服取汗。如卒中风，口噤不能言，四肢缓纵，偏痹挛急，风经五脏，恍惚恚怒无常，手足不随，本方去秦艽、附子、干姜、杏仁，加独活、芍药、白术、芎劳、人参、石膏、乌头、生姜。如风毒入人五内，短气，心下烦热，手足烦疼，四肢不举，皮肉不仁，口噤不能语，本方去防己、杏仁、干姜，加芎劳、当归、人参、白术、蜀椒、生姜。

千金八风散　治风虚面青黑土色，不见日月光，脚气痹弱。

菊花一两　石斛　天雄各四钱半　人参　附子　甘草各半两　薯蓣　续断　黄芪　泽泻　远志　细辛　秦艽　石韦　牛膝　菖蒲　杜仲　茯苓　干地黄　防风　白术　干姜　草薢各三钱　乌头钱半

上二十四味，为散，酒服方寸匕，日三。不效加至二匕。

千金风引汤　治两脚疼痹肿或不仁拘急，不得行。

麻黄　石膏　独活　茯苓各六钱　吴茱萸　附子　秦艽　细辛　桂心　人参　防风　芎劳　防己　甘草各三钱　干姜四钱半　白术一两　杏仁六十枚

上十七味，㕮咀，以水一斗六升，煮取三升，分三服取汗。服后势缓，本方去麻黄、石膏、吴茱萸、秦艽、细辛、桂心、芎劳、防己、白术、杏仁，加当归、石斛、大豆，名小风引汤，并治中风腰脚疼弱。

千金麻黄汤　治恶风毒气，脚弱无力，顽痹四肢不仁，失音不能言，毒气冲心。

麻黄三钱　大枣二十枚　茯苓一两　杏仁三十枚　防风　白术　当归　升麻　芎劳　芍药　黄芩　桂心　麦门冬　甘草各六钱

上十四味，㕮咀，以水九升，清酒七升，合煮取二升半，分四服，日三夜一。覆令小汗，粉之，莫令见风。

千金犀角旋覆花汤　治脚气初起，两胫肿满，或入腹不仁，喘息上气。

犀角　旋覆花　橘皮　茯苓　生姜各六钱半　大枣七枚　香豉一升　紫苏茎叶一握

上八味，㕮咀，以水八升，煮取二升七合，分三服，相去十里久服之，以气下小便利为度。

槟榔汤　治脚气冲心，烦闷不识人。

槟榔　木香　茴香等分

水煎去滓，加童子小便一盏，姜汁数匙温服。

酒浸牛膝丸　治脚气枯瘦冷淡，筋骨无力。

牛膝三两,切　附子一枚,炮去皮脐,切,同牛膝酒拌一宿,焙　川椒各闭口者及子,微炒去汗,半两　虎胫骨一具,酥炙

上四味，盛生绢囊内，浸陈酒一斗，

紧扎坛口，春五夏三秋七冬十日。出药晒干为末，苦酒糊丸，梧子大，每服三十丸，空心卧时，即用浸药酒送下，忌食动风等物。

千金独活汤 治脚痹冷痛，不可屈伸。

独活三钱 当归 防风 茯苓 芍药 黄芪 葛根 人参 甘草各钱半 干姜炮 附子炮，各一钱 黑豆一合

上十二味，以水五升，清酒一升，煮取三升，分温三服。

千金乌头汤 治风冷脚痹，疼痛挛弱，不可屈伸。

乌头 细辛 蜀椒各三钱 甘草 秦艽 附子 桂心 芍药各六钱半 干姜 茯苓 防风 当归各一两 独活一两三钱 大枣二十枚

上十四味，以水一斗二升，煮取四升，分五服。

千金半夏汤 治脚气入腹冲胸，气欲绝者。

半夏 桂心 人参各三钱 干姜二钱 附子 甘草炙，一钱半 细辛 蜀椒各一钱

上八味，水煎，分温三服。初服稍稍进，恐气冲上，格塞不得下耳。

沉香导气汤 治脚气入腹冲心，疼痛肿满，大小便秘。

羌活 白芍 槟榔各一钱 甘草炙，五分 抚芎 香附一作青皮 枳壳炒，各八分 紫苏 苏子 木瓜各六分 生姜三片

水煎去滓，临卧以药汁磨沉香、木香各半钱调。

木通散 治脚气遍身肿满，喘逆烦闷，小便不利。

木通 紫苏 猪苓各一两 桑白皮姜汁拌效 槟榔 赤茯苓各二两

为散，每服半两，入生姜五片，葱白五茎，水煎去滓，空心热服。

犀角散 治脚气风毒生疮。

犀角镑 天麻煨 羌活 枳壳炒 防风 黄芪生 黄芩 白蒺藜炒，去刺 白鲜皮酒洗，各七钱半 槟榔一两 甘草炙，半两 乌蛇二两，酒浸

为散，每服八钱，生姜五片，水煎去滓，食前温服。

千金蓖麻叶裹法 治脚气初发，从足起至膝，胫骨肿疼。

取蓖麻叶切捣，蒸薄裹之，日二三易，即消。若冬月无蓖麻，取蒴藋根捣研，和酒糟三分，根一分，合蒸热，及热封裹肿上，如前法，日二即消，亦治不仁顽痹。

续命汤麻黄汤下 越婢加术附汤麻黄汤下 葛根汤麻黄汤下 四七汤二陈汤下 香苏散伤寒门 越婢加术汤麻黄汤下 除湿汤平胃散下 麻黄附子细辛汤麻黄汤下 清燥汤保元汤下 人参败毒散小柴胡汤下 羌活导滞汤小承气汤下 当归拈痛汤湿门 崔氏八味丸方祖 苏子降气汤局方七气汤下 养正丹金液丹下 小青龙汤桂枝汤下 平胃散方祖 五苓散方祖 金铃子散心痛胃脘痛门

鹤膝风门

十全大补汤保元汤下 五积散平胃散下 四物汤方祖 活络丹膝痛门 崔氏八味丸方祖 换骨丹膝痛门 大防风汤四君子汤下 六君子汤四君子汤下 逍遥散虚损门 归脾汤保元汤下 补中益气汤保元汤下 加味逍遥散虚损门 钱氏六味丸崔氏八味丸下 安肾丸虚损门 肾气丸崔氏八味丸下

疠 风 门

桦皮散 治疠风肺壅风毒，遍身搔痒。

桦皮四两 荆芥穗 枳壳炒 杏仁去皮

462

尖，另研，各二两　甘草一两，生炙各半　亚麻三两

为散，每服四五钱，食后温酒米汤任下。

再造散　治大风恶疾，营血受病，先起于足者

郁金五钱，如无真者，赤槟榔代之　大黄皂荚煎，酒煨，一两　大皂角刺炒，五钱　白牵牛取头末净，六钱，生炒各半

为散，分五服。五更时以无灰酒调服，服后当下恶物。禁一切厚味发毒动风物，及盐酱糟醋椒姜麸面等。

醉仙散　治病风遍身麻木，卫气受病，先起于面者。

亚麻俗名大胡麻　鼠黏子炒　枸杞子蔓荆子炒，各一两　白蒺藜炒，去刺　苦参　防风　栝蒌根各五钱

为散，每用末一两五钱，入轻粉二钱拌匀，每服一钱，茶清调，晨午各一服。服至五七日，齿缝中出臭涎，令人如醉，或下脓血，病根乃去。量病者强弱用，病重者须先以再造散下之，候五七日元气将复，方用此药。忌一切炙煿厚味，只食淡粥时菜，乌梢蛇酒煮淡汁食之，以助药力，或用水泛丸服之，免伤口齿。此暝眩之药，中病即已，不可过剂，以取糜伤口齿之患。

必胜散　治疠风恶疾，营卫俱病，上下齐发。

赤槟榔　皂角刺炒，各五钱　大黄酒煨，一两　白牵牛生，取头末，六钱，以一半炒　甘草生炙各一钱　轻粉二钱

为散，壮年者分五服，中年者分七服，每服入黑糖或白蜜二匙，姜汁五匙调服，临卧时腹中稍空，姜汤送下。至三更遍身麻木如针刺，头目齿缝俱痛，此药寻病根，重者七日行一次，稍轻者十日半月行一次，以三五遍为度，病退后眉发渐

生，肌肉如故。如齿缝中有血，以黄连、贯众煎汤漱之。

九龙丸　治疠风焮肿痒痛。

当归　苦参各二两　防风　荆芥　羌活各两半　蝉蜕　川芎各五钱　全蝎滚水泡去咸，一钱　大枫仁八两

上九味，俱木臼内逐味杵为细末，红米饭为丸，如梧子大，不得见火日，阴干，布囊盛之。每服三钱，茶清送下，日三服。病起一年者服一料，十年余者服十余料。一方，少川芎、蝉蜕，多大胡麻二两，风藤一两；如下体甚者，加牛膝二两，防己一两。

漆黄丸　治疠风赤肿，硬痛不痒。

生漆　雄黄另研　皂角刺各四两　蟾酥　麝香另研，各三钱

上五味，以水三升，先入皂角刺煎至一升，去滓下漆，煎沸如八成银花相似，候漆浮花尽，则水干不粘手，即离火，却下雄、麝、蟾酥，木槌研匀，众手丸，绿豆大。每服五十丸，午时五更各一服，热酒下。木形人服之，身疮音哑者，急以生蟹捣汁频进，并涂患处以解之。

豨莶丸　治疠风脚弱。

豨莶五月取赤茎者阴干，以净叶蜜酒九蒸九晒，一斤　芍药　熟地各二两　川乌黑豆制，净六钱　羌活　防风各一两

蜜丸，每服二钱，空心温酒下。

白花蛇丸　治大风恶疾，嫩赤腐烂。

防风　金银花　枸杞子　蝉蜕　苦参各二两　荆芥穗酒洗，两半　黄连酒炒　全蝎滚醋泡，炒黄　牛膝　何首乌不犯铁器　牛蒡子　连翘　白蒺藜　细辛　胡麻即亚麻蔓荆子各一两　漏芦去苗，四两　白花蛇一条，去尾连头，生用，紫云风不用　乌梢蛇一条，去头尾，不犯铁，石臼中捣，白癜风不用

上十九味，除乌梢蛇外，预为粗末，同蛇捣和焙干，重为细末，米饮糊丸，梧子大。每服五七十丸，茶清送下，日三

服。如头面上肿，加白芷一两；肌肉溃烂，加皂角刺一两。

鹅翎散 治疠风恶疾，赤肿腐烂。

番木鳖麻油煮，一两 干漆煅令烟尽三钱 白鹅毛一只，烧存性至不见星为度 苦参 皂角刺各二两

上为散，分作五十服。侵晨，温酒或茶清送下，亦可用蜜作丸，分五十服。

蜈蚣散 治疠风赤肿。

蜈蚣五十条，去头足，酒煮 雄黄二钱 牛膝生 穿山甲生漆涂炙 槟榔 薏苡仁炒，各一两

为散，酒服二钱，出汗，连服三日效。

万灵丹 治痈疽状若伤寒，头痛发热呕渴，浑身拘急疼痛，并治病风麻木不仁。

茅术 川乌头炮，去皮脐 何首乌生，各二两 全蝎醋泡，炙黄 石斛 天麻煨 当归 甘草炙 川芎 羌活 荆芥穗 防风 麻黄 细辛各一两 明雄黄 朱砂水飞净，各六钱

上为细末，炼白蜜杵匀，每两大者分作四丸，中者六丸，小者八丸，朱砂为衣，磁罐收贮，随年岁老弱，病势缓急谅用。以葱白香豉汤，空心调服，服后以稀粥助令作汗。避风寒，忌生冷，戒房室，孕妇禁用。

泻黄散 治胃热口臭，烦渴引饮。

藿香叶七钱 山栀姜汁炒黑，一两 甘草生炙，各半两 石膏煨，一两 防风八钱

为散，每服四五钱，水煎去滓，入生白蜜少许调服。

凉膈散方祖 双解散凉膈散下 消风散咳嗽门 千金耆婆万病丸积聚门 升麻胃风汤中风门 地黄丸崔氏八味丸下 小柴胡汤方祖 黄连解毒汤伊尹三黄汤下 犀角地黄汤伤寒门 越婢加术汤麻黄汤下 七味白术散六君子汤下 加味逍遥散虚损门 柴胡四物汤小柴胡汤下 补中益气汤保元汤下 四物汤方祖 清燥汤保元汤下 人参养胃汤平胃散下 四顺清凉饮燥门 当归补血汤保元汤下 清胃散衄血门 加减八味丸崔氏八味丸下

胃 风 门

小柴胡汤方祖 白虎加人参汤白虎汤下 芎辛汤头痛门 人参胃风汤四君子汤下 升麻胃风汤中风门

破 伤 风 门

九味羌活汤 治太阳经感冒风邪。

羌活钱半 防风 苍术泔浸，去皮，炒，各一钱 细辛五分 川芎 白芷 生地黄 黄芩各八分 甘草炙，六分 葱白二茎 生姜三片 大枣一枚，擘

水煎，温服，覆取微汗。

芎黄汤 治破伤风，便秘尿赤。

川芎 黄芩各钱半 甘草炙，一钱 葱白四茎 香豉一合

水煎，温服，覆取微汗。

大芎黄汤

芎黄汤去甘草，加酒大黄三钱，羌活钱半。

左龙丸 治破伤风，牙关紧急。

左盘龙即鸽粪，微炒 白僵蚕炒 鳔胶蛤粉炒，各五钱 雄黄一钱

为末，饭糊丸，梧子大，每服十五丸，温酒下，日三服。如证重不已，每药末一钱，饭糊中加入巴豆霜五厘，每服中加一丸，如此渐加至十丸，以利为度。

护心散 治痈毒攻心，口干烦躁呕吐。

真绿豆粉一两 乳香末三钱 生甘草一钱 朱砂另研，水飞，一钱

上杵为散，早暮各服二三钱，沸汤调

服。按：护心散，原为预防毒气入心而设，故用朱砂以为心经之向导，然其性最沉著，不若易以没药，而无镇固毒邪之患也。

葱熨法　治痈肿被风，发热胀痛。

用大葱一握，隔汤蒸熟，以线扎，切平其根，乘热熨背上，冷即更迭互换，得微汗为效，倦则止之，来日再熨如前，此法大能祛风散寒，活血止痛，消肿解毒之捷法也。

小柴胡汤方祖　升麻汤方祖　猪胆汁导燥门　蜜煎导燥门　四物汤方祖　除湿汤平胃散下　导赤散伤暑门　葱白香豉汤伤寒门　万灵丹疬风门　保元汤方祖

跌 仆 门

千金桃仁汤　治从高堕下，腹中瘀血满痛。

桃仁　虻虫各三十枚　荆芥半两　大黄芎藭各三两　当归　桂心　甘草各二两　蒲黄五两

上九味，水煮取三升，分三服。

调营活络饮　治失力闪挫，或跌扑瘀结，大便不通，腰胁小腹急痛。

大黄酒浸，三钱　牛膝生　当归尾　桃仁炒研，各二钱　赤芍药　芎藭　生地黄酒浸　羌活各二钱　红花　肉桂各五分

水煎，合前温服，临服入地龙末一钱。如病久，不能取效，加生附子尖、炮穿山甲末各半钱，人参一钱。

当归导气散　治跌扑瘀血内壅，喘急便秘。

大黄酒浸，一两　当归三钱　麝香三分

为散，每服三钱，热酒调，日三夜一服。

自然铜散　治跌扑骨断。

自然铜煅通红醋淬七次，放湿土上月余用

乳香　没药　当归身　羌活等分

为散，每服二钱，醇酒调，日再服。骨伤，用骨碎补半两酒浸捣绞取汁冲服

乳香定痛散　治跌扑伤筋。

乳香　没药各半两　川芎　白芷　赤芍　丹皮　生地黄各七钱半　甘草炙，二钱

为散，每服四钱，醇酒和童子小便调，日再服。大便秘，加酒大黄；筋伤，用生牛膝半两，酒浸捣绞，取汁冲服。

紫金丹　治金疮出血不止，敷此无瘢痕。

琥珀屑　降真香末　血竭等分

为极细末，敷伤处。

香壳散蓄血门　复元通气散蓄血门　复元活血汤蓄血门　小乌沉汤衄血门　黑神散衄血门

痉 门

葛根汤麻黄汤下　桂枝汤方祖　大承气汤小承气汤下　麻黄附子细辛汤麻黄汤下　桂枝附子汤术附汤下　真武汤术附汤下　附子汤术附汤下　芍药甘草附子汤桂枝汤下　桂枝加附子汤桂枝汤下　甘草附子汤术附汤下　干姜附子汤四逆汤下　炙甘草汤桂枝汤下　十全大补汤保元汤下　祛风导痰汤二陈汤下　小柴胡汤方祖　芪附汤术附汤下　术附汤方祖　参附汤术附汤下　附子散术附汤下　仓公当归汤麻黄汤下　辰砂妙香散溲血门　导赤散伤暑门　归脾汤保元汤下　加味逍遥散虚损门　补中益气汤保元汤下　局方香薷饮暑门　续命煮散四物汤下　保元散方祖　六君子汤四君子汤下　十全大补汤保元汤下

颤 振 门

平补正心丹《局方》　治心血虚少，惊悸颤振，夜卧不宁。

龙齿煅通红醋淬，水飞净，一两，形如笔架，外理如石。中白如粉，舐之粘舌者真　远志甘草汤泡，去骨　人参各一两　茯神　酸枣仁炒，各两半　柏子仁　归身　石菖蒲各一两　生地二两，一作熟地　肉桂一两，不见火　山药两半　五味子半两　麦门冬去心，两半　朱砂另研，水飞净，半两

上十四味，为末，炼白蜜丸，梧子大，朱砂为衣，每服三五十丸，米汤、参汤、龙眼汤、醇酒任下，空心临卧各一服。

龙齿清魂散　治心虚挟血，振悸不宁，产后败血冲心，笑哭如狂。

龙齿醋煅　远志甘草汤泡，去骨　人参　归身各半两　茯神　麦冬去心　桂心　甘草炙，各三钱　延胡索一两　细辛钱半

为散，每服四五钱，姜三片，红枣一枚，水煎，日再服。此即平补正心丹去枣仁、柏仁、菖蒲、生地、山药、五味、朱砂，加延胡、细辛、甘草。

泻青丸下血门　钱氏六味丸崔氏八味丸下　逍遥散虚损门　导痰汤二陈汤下　六君子汤四君子汤下　补中益气汤保元汤下　崔氏八味丸方祖　十补丸崔氏八味丸下

挛　门

黄芪丸　治剧劳经脉拘挛，疼痛少眠。

黄芪　人参　熟地　白茯苓　山茱萸肉　薏苡仁各一两　酸枣仁炒　羌活　当归身　枸杞子　羚羊角镑，各七钱五分　桂心　防风　远志肉甘草炙，各半两

炼白蜜丸，梧子大，每服五七十丸，半饥时温酒下。

木瓜散　治筋脉拘挛缩急，唇青面白爪疼痛。

木瓜酒浸，七钱半　虎胫骨酥炙，一具　五加皮　当归　桑寄生如无，续断代之　酸

枣仁炒　人参　柏子仁　黄芪蜜酒炒，各一两　甘草炙，五钱

为散，每服四五钱，姜五片，水煎去滓，热服。

局方续断丸　治风寒湿痹，筋挛骨痛。

续断姜酒炒　牛膝姜酒炒　川草薢姜汁炒，各三两　防风两半　川乌头炮，二枚

炼白蜜丸，弹子大，醇酒细嚼一丸。

钱氏六味丸崔氏八味丸下　瓜蒂散痰饮门　羌活胜湿汤湿门　五积散平胃散下　增损四物汤四物汤下　舒筋三圣散中风门　桂枝汤方祖　安肾丸虚损门

眩晕门

秘旨正元散　治命门火衰，不能生土，吐利厥冷，有时阴火上冲，则头面赤热，眩晕恶心，浊气逆满，则胸胁刺痛，脐腹胀急。

人参三两，用川乌一两，煮汁收入，去川乌　白术二两，用橘皮五钱，煮汁收入，去橘皮　茯苓二两，用肉桂六钱，酒煎收入晒干，勿见火，去桂　甘草一两五钱，用乌药一两，煎汁收入，去乌药　黄芪一两五钱，用川芎一两，酒煎收入，去川芎　薯蓣一两，用干姜三钱，煎汁收入，去干姜

上六味，除茯苓，文火缓缓焙干，勿炒伤药性，杵为散，每服三钱。水一盏，姜三片，红枣一枚擘，煎数沸，入盐一捻，和滓调服，服后饮热酒一杯以助药力。此方出自虞天益《制药秘旨》，本《千金方》一十三味，却取乌头、姜、桂等辛燥之性，逐味分制四君、芪、薯之中，较七珍散但少粟米而多红豆，虽其力稍逊原方一筹，然雄烈之味，既去其滓，无形生化有形，允为温补少火之驯剂，而无食气之虞，真《千金》之功臣也。

三五七散头痛门　养正丹金液丹下　茸

珠丹头痛门　三因芎辛汤头痛门　半夏苍术汤头痛门　导痰汤二陈汤下　沉香降气散气门　崔氏八味丸方祖　川芎茶调散头痛门　半夏白术天麻汤头痛门　二陈汤方祖　黑锡丹金液丹下　青礞石丸痰饮门　理中丸方祖　补中益气汤保元汤下　六君子汤四君子汤下　附子理中汤理中汤下　钱氏六味丸崔氏八味丸下　左金丸方祖　灵砂丹金液丹下

癫　门

定志丸《千金》　治言语失伦，常常喜笑发狂。

人参　茯神各三两　石菖蒲　大远志甘草汤泡，去骨，各二两

上四味，为末，蜜丸梧子大，饮服七十丸，亦可作汤服。血虚，加当归；有痰，加橘、半、甘草、生姜。

千金防己地黄汤　治癫痫语言错乱，神气昏惑。

防己一钱　甘草　桂心　防风各三钱　生地黄四钱　生姜汁三匕

上四味，酒浸一宿，绞取汁，铜器盛之。地黄另咀，蒸之如斗米饭久，亦绞取汁，并入姜汁，和分三服。

半夏茯神散　治癫妄因思虑不遂，妄言妄见，神不守舍，初病神气未衰者，用此数服效。

半夏　茯神各一两二钱　天麻煨　胆星　远志肉　枣仁炒　广皮　乌药　木香　礞石煅，各八钱

上为散，每服三钱，水一盏，煎数沸，入生姜汁数匙，空心和滓服。

妙功丸　治虫积在内，使人多疑善惑，而成癫痫。

丁香　木香　沉香各半两　乳香研　麝香另研　熊胆各二钱半　白丁香即雄雀屎，三百粒，但直者是雄　鹤虱即天名精子，勿误胡蒌子　白雷丸　陈皮去白，各一两　轻粉四钱半　大黄酒浸，两半　赤小豆三百粒，即赤豆之细者，勿误半黑半赤相思子巴豆七粒，去皮研，压去油　朱砂一两，水飞，一半为衣

为细末，荞麦一两作糊，每两作十丸，朱砂为衣，阴干，每用一丸，温水浸一宿，去水，再用温水化开，空心服之，小儿减服。久年病，一服即愈；未愈，后三五日再服，重不过三服。

控涎丹十枣汤下　导痰汤二陈汤下　稀涎散中风门　归脾汤保元汤下　凉膈散方祖　四七汤二陈汤下　滚痰丸痰饮门

狂　门

生铁落饮　治狂妄不避亲疏。

铁落用生铁火烧赤沸，砧上煅之有花纷纷坠地，取升许，用水二斗煮取一斗，入下项药　石膏二两　龙齿醋煅，飞　白茯苓　防风各两半　黑参　秦艽各一两

为粗末，入铁落汁中煮取五升，去滓，入竹沥一升和匀，温服二合，日三服。

来苏膏　治远近风痫，心病风狂，牙关不开，痰涎潮塞。

皂角二两，大挺不蛀者，去皮弦子，切

用酸浆水二升，浸透揉汁，砂锅内以文武火熬，用槐柳枝搅熬成似膏药，摊夹纸上阴干。如遇病人，取掌大一片，用温浆水化在盏内，将小竹管盛药，扶病人坐定，微抬起头，以药吹入左右鼻孔内，良久扶起，涎出为效。啜温盐汤一二口，其涎即止。忌鸡鱼生硬湿面等物。

戴人三圣散　治湿痰壅塞。

瓜蒂炒微黄　防风各二两　藜芦半两

为散，每服四五分，以斋汁三盏，慢火熬至一盏，去滓澄清，放温徐徐服之，以吐为度，不必尽剂。

洗心散《局方》　治心经积热痰盛，口舌生疮，不大小便。

麻黄连节，一两　当归二两　大黄酒拌曲裹煨，三两　白术生用　芍药　荆芥各一两　甘草炙，二两

为散，每服三四钱，生姜三片，薄荷七叶，水煎，去滓温服，或茶清调服三钱，日再服。又方，无白术、芍药、荆芥、甘草，多生地黄二两，黄连、木香各五钱。

胜金丹　治痴病狂怒叫号，远年近日皆效，但失心风癫，悲愁不语，元气虚人禁用。

白砒一钱　绿豆三百六十粒，水浸去壳，同白砒研如泥，阴干　肥栀子四十枚，去壳晒干，勿见火为末　雄黄　雌黄俱水飞，各一钱　急性子即白凤仙子，去皮研，二钱

上为极细末，和匀，磁罐收藏，每服七八分，强人至一钱。临服入西牛黄五七厘，冰片三五厘，细细研匀，入糕饼内食之。一方，加珍珠腐内煮，研琥珀、狗宝各一钱，分作二十服。临服亦如上方，入西牛黄五厘，冰片三厘，上好白面一两五钱，将面匀作二分，先将一半，入白糖霜一钱半，拌药为馅；一半再入白糖钱半，裹外作饼，煨熟与食，食后姜汤过口，少顷即上吐下泻而愈。不吐，以肥皂肉一钱，擂水灌吐，吐后锈钉磨水，频进六七次以镇其神，永不复发。但药中有砒，大忌烧酒，又须在切饼内以搜顽痰，方始得力。然有一服即应者，有服二三服应者，胃气厚薄不同故也。

清神汤　治心肺虚热，痰迷膈上。

黄连　茯苓　酸枣仁生研　石菖蒲　柏子仁　远志肉各钱半　甘草炙，五分　姜汁少许　竹沥半杯

水煎，食远服。肺虚，加人参一钱；肺热，加沙参二钱；痰壅，加半夏、南星

各一钱，橘红、栝蒌霜各六分。

大承气汤小承气汤下　凉膈散方祖　龙齿清魂散颤振门　小柴胡汤方祖　当归活血汤蓄血门　芎辛汤头痛门　归脾汤保元汤下

痫　门

凉膈散方祖　戴人三圣散狂门　朱砂安神丸伤劳倦门　小承气汤方祖　清神汤狂门　妙功丸癫门　十全大补汤保元汤下　钱氏六味丸崔氏八味丸下　泻青丸下血门　导赤散伤暑门　四七汤二陈汤下　灵砂丹金液丹下　养正丹金液丹下　黑锡丹金液丹下　导痰汤二陈汤下　补中益气汤保元汤下

烦　躁　门

葶苈苦酒汤　治汗后热不止发狂，烦躁面赤咽痛。

葶苈一合

以苦酒即米醋一升，煎葶苈至半升，入生艾汁半合，再煎三五沸，去滓温服，如无生艾以干艾浸湿捣汁代之

附子理中汤理中汤下　四逆汤方祖　凉膈散方祖

虚　烦　门

千金竹叶汤　治五心烦热，口干唇燥，胸中热闷。

竹叶　小麦各三合　知母　石膏各一两　茯苓　黄芩　麦门冬各六钱　人参五钱　生姜一两　栝蒌根　半夏　甘草各三钱

上十二味，以水一斗二升，煮竹叶、小麦取八升，去滓内药，煮取三升，分三服，老幼分五服。

八珍汤四君子汤下　当归补血汤保元汤下　朱砂安神丸伤劳倦门　生脉散方祖　钱氏

六味丸崔氏八味丸下　温胆汤二陈汤下　竹叶
石膏汤白虎汤下　栀子豉汤方祖　五苓散方
祖　橘皮竹茹汤二陈汤下

谵　妄　门

清神汤狂门　平补正心丹颤振门　凉膈
散方祖　小承气汤方祖　六君子汤四君子汤下
养正丹金液丹下

循衣摸床门

生地黄黄连汤四物汤下　凉膈散方祖
小承气汤方祖　节庵升阳散火汤保元汤下

喜笑不休门

黄连解毒汤伊尹三黄汤下　二陈汤方祖

怒　门

生铁落饮狂门　大柴胡汤小柴胡汤下
柴胡疏肝散吐血门　四七汤二陈汤下　四磨
汤气门　越鞠丸郁门　七气汤方祖　沉香降
气散气门

悲　门

金匮甘麦大枣汤　治脏躁善悲。
甘草三钱　小麦三合　大枣十枚,擘
上三味,以水六升,煮取三升,温服
一升,日三服。
生脉散方祖　二冬膏方祖

惊　门

独活汤　治肝虚内风,卧则魂散不
收,若惊悸状。

独活　羌活　柴胡各一钱,一作前胡
细辛半钱　茯苓　人参　五味子　半夏
沙参各一钱五分　枣仁炒研,三钱　甘草炙,一
钱二分　生姜三片　乌梅肉一个
水煎,食前热服。
珍珠母丸　治肝虚不能藏魂,惊悸不
寐。
珍珠母即石决明,七孔者良,煅赤醋淬,七钱
五分　龙齿煅赤醋淬,水飞　沉香另研,勿见火,
各五钱　人参　茯苓　枣仁炒　柏子仁
犀角镑,各一两　当归身　熟地黄各二两
朱砂五钱,另研,水飞
上为细末,炼白蜜丸,梧子大,朱砂
为衣,每服五七十丸,临卧薄荷汤送下。
远志丸　治因事有所大惊,梦寐不
宁,神不守舍。
远志甘草汤泡,去骨　石菖蒲　茯神
茯苓一作枣仁　人参　龙齿醋煅,水飞各一两
朱砂五钱,水飞,一半为衣
炼白蜜丸,梧子大,朱砂为衣,每服
五十丸,空心沸汤,临卧温酒送下。精髓
不守者,加五味子半两;阳事不举者,加
山药、萸肉各一两,肉桂半两;自汗不时
者,倍枣仁加黄芪一两。
补胆防风汤　治胆虚风袭,惊悸不
眠。
防风一钱　人参钱半　细辛五分　甘草
炙　茯神　独活　前胡　川芎各八分　生
姜三片　红枣二枚,擘
水煎,去滓热服。卧多惊魇遗溲者,
本方加羌活、桂枝;胆寒者,去川芎、前
胡加熟枣仁、远态、肉桂、白术;有痰,
加半夏、白术、天麻。
妙香散溲血门　平补正心丹颤振门　龙
齿清魂散颤振门　温胆汤二陈汤下　四七汤
二陈汤下　异功散四君子汤下　来复丹金液丹下
归脾汤保元汤下

悸　门

金匮半夏麻黄圆　治寒饮停蓄作悸，脉浮紧者。

半夏姜汁泡七次　麻黄去节，等分

上二味，为末，蜜丸如小豆，饮服三十丸，日三服。

千金茯神汤　治心虚神气不宁，烦热惊悸。

茯神　茯苓　人参各一两　菖蒲半两　赤小豆四十粒

上五味，以水一斗，煮取二升半，分三服。

小半夏加茯苓汤二陈汤下　五苓散方祖　千金定志丸癫门　六君子汤四君子汤下　归脾汤保元汤下　茯苓甘草汤桂枝汤下　二陈汤方祖　小青龙汤桂枝汤下　天王补心丹生脉散下　钱氏六味丸崔氏八味丸下　炙甘草汤桂枝汤下　导痰汤二陈汤下　藿香正气散平胃散下　人参养荣汤保元汤下　朱砂安神丸伤劳倦门

恐　门

钱氏六味丸崔氏八味丸下　四君子汤方祖　远志丸惊门　六君子汤四君子汤下　加减八味丸崔氏八味丸下　补胆防风汤惊门　崔氏八味丸方祖

健 忘 门

千金茯神汤悸门　归脾汤保元汤下　人参养荣汤保元汤下　远志丸惊门　导痰汤二陈汤下　天王补心丹生脉散下　钱氏六味丸崔氏八味丸下　四君子汤方祖　辰砂妙香散溲血门　代抵当丸抵当汤下

入魔走火门

独参汤保元汤下　钱氏六味丸崔氏八味丸下　滋肾丸大补丸下　天王补心丹生脉散下　黄芪建中汤桂枝汤下　枳实理中汤理中汤下　养正丹金液丹下　保元汤方祖　灵砂丹金液丹下　黑锡丹金液丹下

养 性 门

西岳真人灵飞散　调养性灵，崇修德业者服之。

云母秋露渍煮七昼夜，磨极细，捻指无光为度，取净一斤　茯苓八两　钟乳同甘草煮一伏时，杵粉，水飞七次，取净七两　柏子仁　人参《千金翼》作白术，四两　续断　桂心各七两　菊花去心蒂十五两　干地黄十二两

上九味，为末，天门冬干者五斤，去心熬膏，搜药内铜器中，蒸之一斛黍米下，米熟出药，曝干为末。先食饮服方寸匕，服至七十日，炼白蜜丸服之。服此者即有他疾，勿服他药，专心服此，他疾自除。孙真人曰：此仙人随身常所服药也。予服此方已来，将週三纪，顷面色美而悦之，疑而未敢措手，积年询访，屡有名人曾饵得力，速常服之，一如方说，但能业之不已，功不徒药耳。服云母人，忌食胡蒜羊血

彭祖麋角丸附　培理身心，专事永年者服此。

麋角一对，炙黄　槟榔上二味另捣，取净末，二两　通草　秦艽　人参　菟丝子酒浸，别捣　肉苁蓉酒漫，去腐　甘草各二两，预散

上以麋角、槟榔二末，共煎一食时顷，药似稠粥即止火，少待热气歇，即投后六味散，搅令相得，仍待少时，渐稠粘堪作丸，如梧子大，空腹酒下三十丸，日加一丸，至五十丸为度，旦暮二服，百日

内忌房室。服经一月，腹内诸疾自相驱逐，有微利勿怪。石顽曰：麋角走督脉而补阴中之阳，槟榔行腹内而破阴中之滞，兼通草、秦艽通血脉而运用身之气，菟丝、苁蓉填补肾脏，人参以助诸味之力也。或问：服食诸方，宗派各立，独以灵飞散为之首推，愿闻其旨云何。答言：灵飞一方，上真心印，第凡夫目之，则与台山只履无异，是以近世慕道之士，往往留心麋角丸，专取血肉之味，培理色相之躯，易知异类有情之属，岂若山灵无情之品，足以荡练性灵。孙公服之尸解，良由云母性善飞扬，与性灵结成一片尔。其麋角丸方，彭君饵之得力，长享退龄，但以血肉性滞，不能上升，终归地肺，不能使人无疑。以意推之，此虽平时修正之力，亦由宿昔根气使然，吾因调悉其微。彭君以尘缘羁绁，艰于脱凡，孙公以功行易满，达于迁化，是告群迷之可以窥测哉！虽然世之积功累行以祈天仙者，未之见也；心慕长生而欲求地仙者，在在有之，故以麋角丸方，附之灵飞散后，各从其尚可也。

泄泻门

四柱饮《局方》　治泻利滑脱不止。

人参一两　茯苓　附子炮　木香煨，各五钱

上为细末，服四钱，入生姜五片，大枣一枚，煎如稀糜，入盐一字调服。

六柱饮　治滑脱不止，泻利完谷。

四柱饮加诃子肉，豆蔻减半。

二神丸　治肾脏阳虚，五更泄泻。

补骨脂炒　肉豆蔻生用，等分

为细末，蒸饼丸，梧子大，每服二钱，米汤、温酒任下。

四神丸　治肾虚肝气逆满，不能消克，腹胀泄泻。

二神丸加吴茱萸、木香减半。如阴虚恶燥，去木香，以五味子代之。

半夏泻心汤方祖　生姜泻心汤半夏泻心汤下　甘草泻心汤半夏泻心汤下　黄连汤半夏泻心汤下　干姜黄芩黄连人参汤半夏泻心汤下　厚朴生姜甘草半夏人参汤二陈汤下　姜附汤四逆汤下　术附汤方祖　升阳除湿汤平胃散下　胃苓汤平胃散下　香砂六君子汤四君子汤下　枳实理中汤理中汤下　黄芩芍药汤即黄芩汤桂枝汤下　二陈汤方祖　保和丸伤饮食门　附子理中汤理中汤下　五苓散方祖　理中汤方祖　浆水散四逆汤下　连理汤理中汤下　四君子汤方祖　治中汤理中汤下　平胃散方祖　葛花解醒汤伤饮食门　理苓汤理中汤下　木香调气散气门　茯苓甘草汤桂枝汤下　钱氏白术散四君子汤下　加减八味丸崔氏八味丸下　春泽汤五苓散下　备急丸方祖　藿香正气散平胃散下　木香散四逆汤下　逍遥散虚损门　越鞠丸郁门　枳术丸方祖　补中益气汤保元汤下　九味资生丸四君子汤下　崔氏八味丸方祖　钱氏六味丸崔氏八味丸下　异功散四君子汤下

痢　门

桃花汤《金匮》　治下利便脓血。

赤石脂四两，一半锉，一半筛末　干姜三钱　粳米三合

上三味，以水七升，煮米令熟，去滓，温七合，内赤石脂末一方寸匕，日三服。若一服愈，余勿服。

白头翁汤《金匮》　治热利下重。

白头翁　黄连　黄柏　秦皮各一两

上四味，以水七升，煮取二升，去滓，温服一升，不愈，更服。

紫参汤《金匮》　治下利肺痛。

紫参三两　甘草一两

上二味，以水五升，先煮紫参取二

升，内甘草煮取一升半，分温三服。如无紫参，以紫菀代之，以其同人肺经温血分也。

诃黎勒散《金匮》　治下利失气，为气下泄。

诃黎勒十枚，煨

上一味，为散，粥饮和，顿服。

养脏汤《局方》　治泄痢脓血，有如鱼脑，后重脱肛，脐腹疗痛。

人参　白术炒焦，各钱半　肉桂　诃子肉　木香　肉豆蔻　罂粟壳蜜炙，五分

上七味，水煎，分二次服，忌生冷鱼腥湿面油腻等物，夜起不差者，加附子五分；不应，加一钱。

千金温脾汤　治积久热利赤白。

大黄四钱　人参　甘草　炮姜各二钱　熟附子一钱

上五味，水煎温服。冷痢，去甘草，加桂心三钱，倍人参、姜，附，减大黄一钱。此本大黄附子汤加姜、桂、人参，以温中涤垢也。

千金羊脂煎　治久痢不瘥。

羊脂一棋子大　白蜡二棋子大　黄连末，一升　醋七合，煎取稠　蜜七合，煎取五合　乌梅肉二两　乱发灰汁，洗去垢腻，烧末，一升

上七味，合内铜器中汤上煎之，搅可丸，如梧子大，饮服二十丸，日三。棋子大小，如方寸匕。详羊脂性滑利人，《千金》用治久痢不瘥，专取滑利以通虚中留滞也。其后且有羊脂、阿胶、蜜、蜡、黍米作粥方，深得炎帝《本经》补中寓泻之旨。

千金附子汤　治暴下积，日久不止。

熟附子　阿胶各三钱　酸石榴皮一枚　龙骨煅过，水飞　甘草炙　乌药炒，各一钱　炮姜六分　黄连姜汁炒黑　黄芩各七分

上九味，加粳米一撮，水煎，分温三服。

白头翁加甘草阿胶汤《金匮》　治挟热利下脓血，及产后利不止。

白头翁　黄连炒黑　黄柏炒黑　秦皮　甘草炙，各钱半　阿胶三钱

上六味，先煮上五味，去滓内胶烊尽，温分三服。

千金桃花圆　治冷痢，脐下搅痛。

干姜　赤石脂煅，等分

上二味，蜜丸，豌豆大，服十丸，日三服，加至二十丸。

大桃花汤《千金》　治下痢久脱虚冷，白滞腹痛。

赤石脂　干姜　当归　龙骨煅　牡蛎煅，各六钱　附子炮，四钱　芍药炒　白术　人参各三钱　甘草炙，二钱

上十味，水煎，分三服。脓稠，加厚朴；呕，加橘皮。

千金厚朴汤　治二三年热痢不止。

厚朴　干姜　阿胶各四钱　黄连六钱　石榴皮　艾叶各五钱

上六味，水煎，日再服。

千金椒艾丸　治久痢完谷不化，肌肉消尽。

蜀椒三百粒　乌梅二百个　熟艾一斤　干姜三两　赤石脂煅飞，二两

上五味，椒、姜、艾下筛，入石脂净末，梅著米下蒸熟去核，合捣蜜和丸，梧子大，服十丸，日三服。不应，加至二十丸；不瘥，加黄连。

三奇散　治痢后下重。

枳壳生，一两　黄芪二两　防风一两

为散，每服二钱，米饮调服。

茜根丸　治毒痢下血如鸡肝，心烦腹痛，蛊注下血。

茜根　升麻　犀角　地榆　当归　黄连　枳壳　白芍等分

为细末，醋煮红曲丸，如梧子，空心米饮下七十九。

外台黄芩汤 治干呕下利。

黄芩 人参 干姜各一两 桂枝三钱 大枣十二故，擘 半夏二两

上六味，以水七升，煮取三升，温分三服。

千金三物胶艾汤 治妊娠血痢。

阿胶 艾叶 酸石榴皮各一两

上三味，水煮去滓，内胶令烊尽，分三服。欲痢辄先心痛腹胀满，日夜五六十行者，加黄柏、黄连各一两，防己、干姜各半两，附子一枚，曲半两，蜜丸，梧子大，饮服二十丸，日三，渐加至三四十丸。

伏龙肝汤丸 治胎前下痢，产后不止，及元气大虚，瘀积小腹结痛，不胜攻击者。

炮黑楂肉一两 熬枯黑糖二两

上二味，一半为丸，一半为末，用伏龙肝二两煎汤代水，煎末二钱，送前丸二钱，日三夜二服，一昼夜令尽。气虚，加人参二三钱以驾驭之；虚热，加炮姜、肉桂、茯苓、甘草；兼感风寒，加葱白、香豉；膈气不舒，磨沉香汁数匙调服。

黄连犀角散 治狐惑，肛门生虫。

犀角镑，一两 黄连五钱 木香钱半 乌梅十个

为散，每服二钱，水煎和滓，日再服。

大承气汤小承气汤下 小承气汤方祖 栀子豉汤方祖 通脉四逆汤四逆汤下 附子理中汤理中汤下 黄芩芍药汤桂枝汤下 香连丸佐金丸下 桃核承气汤小承气汤下 胃苓汤平胃散下 小建中汤桂枝汤下 理中汤方祖

大黄黄连泻心汤伊尹三黄汤下 枳术丸方祖 胃风汤四君子汤下 神术汤湿门 补中益气汤保元汤下 升阳除湿汤平胃散下 二陈汤方祖 枳实理中汤理中汤下 仓廪汤小柴胡汤下 驻车丸方祖 阿胶丸驻车丸下 归

连丸驻车丸下 阿胶梅连丸驻车丸下 千金黄连汤驻车丸下 黄连阿胶汤伤寒门 钱氏白术散四君子汤下 五苓散方祖 黄芪建中汤桂枝汤下 乌梅丸理中汤下 六君子汤四君子汤下 连理汤理中汤下 戊己丸佐金丸下 四物汤方祖 独参汤保元汤下 四逆汤方祖

参附汤术附汤下 吴茱萸汤呕吐哕门 干姜黄芩黄连人参汤半夏泻心汤下 甘草干姜汤理中汤下 甘草泻心汤半夏泻心汤下 黄连解毒汤伊尹三黄汤下 大防风汤四君子汤下 橘皮干姜汤七气汤下 小柴胡汤方祖 猪苓汤五苓散下 崔氏八味丸方祖 保元汤方祖 加减八味丸崔氏八味丸下

大小便不通

二陈汤方祖 凉膈散方祖 小承气汤方祖 三白散水肿门 导痰汤二陈汤下 滚痰丸痰饮门 控涎丹十枣汤下 理中汤方祖 五苓散方祖 济生肾气丸崔氏八味丸下 十全大补汤保元汤下

大 便 不 通

麻仁丸燥门 补中益气汤保元汤下 润肠丸燥门 降气散气门 四磨汤气门 六磨汤气门 半硫丸金液丹下 四顺清凉饮燥门 通幽汤燥门 固本丸二冬膏下 蜜煎导燥门

小 便 不 通

黄芩清肺饮栀子豉汤下 滋肾丸大补丸下 导赤散暑门 五苓散方祖 益元散方祖 二陈汤方祖 生脉散方祖 四磨汤气门 六磨汤气门 代抵当丸抵当汤下 金匮肾气丸崔氏八味丸下 补中益气汤保元汤下 独参汤保元汤下 钱氏六味丸崔氏八味丸下

淋 门

栝蒌瞿麦圆《金匮》 治小便不利，有水气，口渴腹中冷。

栝蒌根二两 茯苓 薯蓣各二两 瞿麦穗一两 附子一枚,炮

上五味，为末，炼白蜜丸，梧子大，饮服三十丸，日三服。不知，增，以小便利腹中温为知。

加味葵子茯苓散 治石淋，水道涩痛。

葵子三两 茯苓 滑石各一两 芒硝半两 甘草生 肉桂各二钱半

上杵为散，饮服方寸匙，日三服，小便利则愈。此金匮葵子茯苓散加后四味也。

生附子散 治冷淋小便秘涩，数起不通，窍中疼痛，憎寒凛凛，或饮水过多所致。

附子去皮脐,生用 滑石各半两 瞿麦半夏汤泡七次 木通各七钱半

为散，每服三钱，姜七片，灯心二十茎，水煎，入盐半匙，空心冷服。

参苓琥珀散 治小便淋涩，茎中痛引胁下。

人参 延胡索各五钱 丹皮一作柴胡 茯苓各四钱 川楝子煨,去皮核 琥珀各二钱 泽泻 当归梢 甘草梢生,各三钱

为散，每服四钱，长流水煎，去滓热服，日进二服。

蒲灰散益元散下 滑石白鱼散益元散下 茯苓戎盐汤五苓散下 白虎加人参汤白虎汤下 猪苓汤五苓散下 紫雪火门 补中益气汤保元汤下 钱氏六味丸崔氏八味丸下 犀角地黄汤伤寒门 沉香降气散气门 四磨汤气门 聚精丸虚损门 《金匮》肾气丸崔氏八味丸 崔氏八味丸方祖 导赤散暑门 滋

肾丸大补丸下 辰砂益元散益元散下 生料鹿茸丸虚损门 肾沥汤癃门 茯苓丸癃门 巴戟丸癃门 五苓散方祖 清心莲子饮生脉散下 生脉散方祖 归脾汤保元汤下 辰砂妙香散溲血门 黄芩清肺饮栀子豉汤下 都气丸崔氏八味丸下

小便不禁门

固脬丸 治虚寒，小便不禁。

菟丝子酒浸一宿,煮烂捣丝作饼,焙干,二两 茴香去子,一两 附子炮 桑螵蛸破开,酥炙 戎盐各半两

为末，干山药末糊丸，梧子大，空心酒下五十丸。

加减桑螵蛸散 治阳气虚弱，小便频数，或遗溺。

桑螵蛸三十枚,酥炙 鹿茸一对,酥炙 黄芪三两,蜜酒炙 麦门冬去心,二两半 五味子半两 补骨脂盐酒炒 人参 厚杜仲盐酒炒,各三两

为散，每服三钱，空心羊肾煎汤调服，并用红酒细嚼羊肾；或羊肾汤泛为丸，空心酒下三钱。

缩泉丸 治脬气不足，小便频数，昼甚于夜。

益智仁盐拌炒,去盐 乌药等分

为末，酒煮干山药糊丸，梧子大，每服五七十丸，空心淡盐汤送下。

萆薢分清饮 治白浊凝如膏糊，小便频数。

益智仁盐水拌一宿,炒 乌药 石菖蒲盐水炒 川萆薢等分,大块色白兼黄,咀之气腥而松脆者真

为散，每服四钱，入盐一捻，水煎热服，精通尾脊，溲出膀胱，泾渭攸分，源流各异。详溲便之不禁，乃下焦阳气失职，故用益智之辛温以约制之，得盐之润下，并乌药亦不致于上窜也。独是胃中浊

湿下渗，非草薢无以清之，兼菖蒲以通九窍，利小便，略不及于收摄肾精之味，厥有旨哉！

钱氏六味丸崔氏八味丸下　**崔氏八味丸**方祖　**生料鹿茸丸**虚损门　**五苓散**方祖　**加减八味丸**崔氏八味丸下　**补中益气汤**保元汤下

五苓散方祖　**黄芩清肺饮**栀子豉汤下　**滋肾丸**大补丸下　**龙胆泻肝汤**胁痛门　**白虎加人参汤**白虎汤下　**茯苓甘草汤**桂枝汤下　**肾沥汤**痹门　**地黄饮子**中风门　**生脉散**方祖　**导赤散**暑门

小便黄赤门

四君子汤方祖　**五苓散**方祖　**生脉散**方祖　**保元汤**方祖　**消暑丸**二陈汤下　**清燥汤**保元汤下　**补中益气汤**保元汤下　**钱氏六味丸**崔氏八味丸下　**龙荟丸**伊尹三黄汤下　**竹叶石膏汤**白虎汤下　**滋肾丸**大补丸下

遗 精 门

猪苓丸　治肥人湿热伤气，遗精便浊涩痛。

半夏破如豆大，取净一两　猪苓去黑皮，切片，以米糊浆，晒干为末，净二两

先以猪苓末一两，同半夏炒，勿令焦，放地上出火气。取半夏为末，打糊同炒过猪苓为丸，梧子大。候干，更以猪苓末一两同炒微裂，瓷罐收贮。空心淡盐汤下三四十丸，未申间温酒再下一服。此方以半夏利痰，猪苓导水，通因通用之法也。

威喜丸《局方》　治溲溺如泔，涩痛梦泄，便浊属火郁者。

蜂蜡　白茯苓各四两

上以茯苓为小块，如骰子大，用猪苓二两，煮汁一升，去滓，煮入茯苓内，汁

尽晒干为末，溶蜡为丸，如弹子大，空心细嚼，满口生津，徐徐咽下，以小便清为度。忌米醋，尤忌怒气劳力。

还少丹　治老人心脾肾三经，精血不足，精髓不固。

厚杜仲盐水炒　川牛膝酒浸，焙　巴戟天肉　山茱萸肉　肉苁蓉酒浸，去腐　白茯苓各二两　远志肉甘草制　五味子　楮实子各二两　干山药　枸杞子　熟地黄各四两　石菖蒲　茴香盐水炒，各一两

炼白蜜同红枣肉为丸，梧子大，每服五七十丸，清晨盐汤，卧时温酒送下。精滑，去牛膝加续断二两，即打老儿丸。

金锁玉关丸　治心肾不交，遗精白浊。

芡实　莲肉去心　藕节粉　白茯苓　干山药等分　石菖蒲　五味子减半

为末，金樱子熬膏代蜜，捣二千下，丸如梧子大，每服五十丸，饥时醇酒、米汤任下。

九龙丹　治斫丧太过，败精失道，滑泄不禁。

枸杞子　金樱子去皮刺核　莲须　莲肉去心　芡实　山茱萸肉　当归身　熟地黄　白茯苓各三两

为末，酒糊丸，梧子大，每服百丸，或酒或盐汤下

经进萃仙丸　康熙癸酉，太常伯王人崔进。

沙苑蒺藜八两，淘净，隔纸微焙，取细末四两入药，留粗末四两同金樱子熬膏　山茱萸酒蒸去核，取净四两　芡实四两，同枸杞捣　白莲蕊四两，酒洗曝干，如无，莲须代之　枸杞子四两　菟丝子酒浸，蒸烂，捣焙，二两　川续断去芦，酒净，二两　覆盆子去蒂，酒浸，九蒸九晒，取净二两　金樱子去净毛子，二两

上八味，共为细末，以所留蒺藜粗末同金樱子熬膏，入前细末拌匀，再加炼白

蜜为丸，如梧子大，每服八十丸，渐加至百丸，空腹淡盐汤送。

补中益气汤保元汤下　朱砂安神丸劳倦门　四七汤二陈汤下　崔氏八味丸方祖　远志丸惊门　辰砂妙香散溲血门　钱氏六味丸崔氏八味丸下　滋肾丸大补丸下　温胆汤二陈汤下　济生鹿茸丸虚损门　缩泉丸小便不禁门　加减八味丸崔氏八味丸下　聚精丸虚损门　滚痰丸痰饮门　二陈汤方祖　桂枝龙骨牡蛎汤桂枝汤下　小建中汤桂枝汤下　安肾丸虚损门　归脾汤保元汤下　清心莲子饮生脉散下

赤浊白浊门

二陈汤方祖　九龙丹遗精门　五苓散方祖　猪苓汤五苓散下　清心莲子饮生脉散下　辰砂妙香散溲血门　生脉散方祖　龙胆泻肝汤胁痛门　补中益气汤保元汤下　钱氏六味丸崔氏八味丸下　四苓散五苓散下　逍遥散虚损门　桂枝加龙骨牡蛎汤桂枝汤下　当归内补建中汤桂枝汤下

前阴诸疾门

柴胡胜湿汤　治外肾冷，阴汗茎痿，阴囊湿痒臊气。

柴胡　羌活　茯苓　泽泻　升麻　甘草生，各一钱　黄柏酒炒，钱半　草龙胆　当归梢　麻黄根　汉防己酒洗，各八分　五味子十五粒，碎

水煎，食前稍热服，忌酒醋湿面。

四逆汤方祖　黄芪建中汤桂枝汤下　枳实理中汤理中汤下　小柴胡汤方祖　龙胆泻肝汤胁痛门　崔氏八味丸方祖　滋肾丸大补丸下　钱氏六味丸崔氏八味丸下　二陈汤方祖　桂枝汤方祖　防己茯苓汤防己黄芪汤下　舒筋三圣散中风门　柴胡清肝散小柴胡汤下

疝　门

大乌头煎《金匮》　治寒疝绕脐痛，自汗出，手足逆冷，脉沉紧者。

川乌头大者二枚，炮去皮脐，破八片

上以水三升，煮取一升，去滓，内蜜一升，煎令水气尽，取一升，强人服五合，弱者三合，不差，明日再服。

当归生姜羊肉汤《金匮》　治腹中寒疝，虚劳不足，并治产后腹中疗痛。

当归一两　生姜两半　羊肉生者二斤

先煮羊肉去滓及沫，取清者煮上二味，温分三服。若寒多者，倍生姜，痛多而呕者，加橘皮、白术；血积不止，《千金》去生姜换干姜加生地黄；产后虚羸，喘乏自汗，腹中绞痛，《千金》加桂心、芎䓖、芍药、干地黄、甘草；产后虚乏，本方去生姜加黄芪、桂心、干地黄、芍药、麦门冬、茯苓、甘草、大枣。

抵当乌头桂枝汤《金匮》《千金》名乌头汤　治寒疝腹痛逆冷，手足不仁，身体疼痛。

乌头大者一枚，炮去皮脐，破八片

上一味，以蜜一斤，煎减半，以桂枝汤五合解之，合得一升余。初服二合，不差，即服三合；又不知，服至五合。其知者如醉状，得吐者为中病。桂枝汤即桂枝、芍药、甘草、姜、枣本方。

乌头栀子汤《金匮》　治疝瘕少腹缓急，痛处按之即减。

川乌头童便浸，炮去皮　栀子姜汁炒黑，各三钱

上二味，水煎，空心放冷服，不差，再服。

酒煮当归丸一名丁香楝实丸　治寒束热邪，疝瘕诸痛，及妇人带下瘕聚。

当归　附子炮　茴香各一两　川楝子酒

煮，去皮核净，五钱

上四味，以酒三升，煮酒尽焙干，入后四味。

丁香 木香各三钱 延胡索醋炒，一两 全蝎十四枚，滚醋泡去咸

共为细末，酒糊丸，梧子大，每服五七十丸，至百丸，食前温酒送下。《云歧家秘》多肉桂五钱

天台乌药散 治疝瘕，小腹引控睾丸而痛。

乌药 木香 茴香盐水炒 青皮醋炒 良姜各五钱 槟榔赤者二枚 川楝子大者二十枚，酒浸煮，去皮核，取净肉同巴豆二十粒炒，去巴豆

为散，每服二钱，温酒调服。痛甚者，姜汁酒送下。

金匮蜘蛛散 治阴狐疝气，偏有大小，时时上下者。

大蜘蛛十四枚，去头足 肉桂半两，同蜘蛛研

为散，每服一钱，日再服，温酒送下，蜜丸亦可。

宝鉴当归四逆汤 治厥疝，胁下久寒结痛。

当归钱半 附子炮 肉桂 茴香炒 延胡索 柴胡各一钱 芍药 茯苓各八分 泽泻 川楝肉各六分

水煎，空心稍凉服。

香橘散 治睾丸偏坠

茴香盐水炒，五钱 茯香盐水炒 橘核去壳，研，压去油 山楂肉炒，各一两

为散，每服三四钱，空心温酒调服。睾丸肿大痛甚，左右移换者，加木香、沉香各三钱，川楝肉、青盐各二钱，荔枝核十枚烧灰。

木香楝子散 治偏坠久药不效，属湿者。

川楝子三十枚，同巴豆三十粒炒，去巴豆，制法如天台乌药散 川萆薢五钱 石菖蒲一两、盐水炒 青木香一两 荔枝核二十枚，烧存性 茴香炒，取净末，六钱

为散，每服二钱半，入麝香少许，空心盐酒送下。

喝起丸 治疝肾虚腰痛。

杜仲盐水炒，二两 胡芦巴同芝麻炒 补骨脂炒 茯香盐水炒 川萆薢各一两

上为细末，入连皮胡桃肉三十枚，青盐半两，同研如泥，入炼白蜜丸，如弹子大，空腹细嚼二丸，温酒送下，卧时再服二丸。此本青娥丸，入茯香、胡芦巴、萆薢三味，故专主肾腰痛，小腹疝瘕。

加味通心散 治小肠疝痛，水道不通。

瞿麦穗一两 木通 栀子仁酒炒黑 黄芩 连翘 甘草梢 川楝肉 车前各五钱 肉桂三钱

为散，每服五钱，加灯心二十茎，竹叶十片，水煎服。

立效散 治疝因食积作痛。

山楂肉醋浸，炒黑，一两 川楝肉酒煨 茯香盐水炒 枳实炒 苍术泔浸去粗皮，炒 香附醋炒 山栀姜汁炒黑 青皮醋炒，各半两 吴茱萸去闭口者，三钱

为散，每服五钱，加生姜三片，水煎。

九味蟠葱散 治疝因风寒湿气，睾丸肿痛。

延胡索一两 肉桂五钱 干姜炮，二钱 丁香一钱 茯苓六钱 甘草炙 苍术泔浸，炒 槟榔 羌活各三钱

为散，每服五钱，入莲须葱白二茎，水煎，食前热服，取微汗效，不愈再服。腹胀便秘，有食积梗痛，去羌活加三棱、蓬术、缩砂仁。

禹功散水肿门 桂苓丸五苓散下 五苓散方祖 二妙散大补丸下 崔氏八味丸方祖 龙胆泻肝汤胁痛门 代抵当丸抵当汤下

桂枝汤方祖

交 肠 门

五苓散方祖 芎归汤四物汤下 香连丸
左金丸下 四七汤二陈汤下 滚痰丸痰饮门

肠 鸣 门

升阳除湿汤平胃散下 二陈汤方祖 枳
实理中汤理中汤下 六君子汤四君子汤下 半
夏泻心汤方祖 平胃散方祖 葶苈木香散五
苓散下 附子粳米汤腹痛门 胃苓汤平胃散下
葶苈丸水肿门

肠 痈 门

薏苡附子败酱散 治肠痈初起。
薏苡仁一两 附子二钱 败酱五钱，一名
鹿肠，徽人以之曝干作羹，名甘蔗菜
为散，取方寸匕，水煎顿服，小便当
利。

薏苡败酱汤《千金》 治肠痈未溃。
薏苡仁 桔梗 麦门冬各一两 败酱
牡丹皮 茯苓 甘草 生姜各六钱 丹
参 芍药各一两二钱 生地黄两半
上十一味，水煎分三服，日三。

薏苡瓜瓣汤《千金》 治肠痈。
薏苡仁三合 牡丹皮 桃仁各一两 瓜
瓣六合
上四味，水煮分再服。崔氏有芒硝六
钱，云腹中疗痛不安，或胀满不下饮食，
小便涩。此病多是肠痈，人都不识。妇人
产后虚热，多是此病，纵非痈疽，便服此
方，无伤损也。

赤小豆当归散诸见血门 大黄牡丹汤小
承气汤下 桃核承气汤小承气汤下 千金托里
散保元汤下 太乙膏胃脘痈门

脱 肛 门

补中益气汤保元汤下 升麻汤方祖 人
参胃风汤四君子汤下 十全大补汤保元汤下
人参固本丸二冬膏下 黄连犀角散痫门

痔 漏 门

唤痔散 治内痔不出。
草乌头生用，一钱 刺猬皮烧存性，一钱
枯矾五钱 食盐炒三钱 麝香五分 冰片
三分
为散，先用温汤洗净，随用津唾调药
三钱，填入肛门，片时即出，去药，上护
痔膏。

护痔膏
白芨 石膏 黄连各三钱 冰片 麝
香各二分
为细末，鸡子清入白蜜少许，调成
膏。护四边好肉，方上枯痔散，如痔旁肌
肉坚者，不必用此。

枯痔散 凡痔疮突出，即用此药。
白矾二两 蟾酥二钱 轻粉四钱 砒霜
一两 天灵盖青盐水浸，煅赤清水内粹七次，四钱
共研极细末，入小新铁锅内，上用磁
碗密盖，盐泥封固，炭火煅至二炷香，待
冷取药研极细末，铅罐收贮。每日上午葱
汤洗净，用津唾调捻如钱厚，贴痔上令
著，以薄绵纸挼软掩上，捲束其药，不使
侵好肉上。若内痔，至晚再换一次，至六
七日，其痔枯黑坚硬住药，待其裂缝自
落，换落痔汤洗之。

落痔汤一名起痔汤
黄连 黄柏 黄芩 大黄 防风 荆
芥 栀子 槐角 苦参 甘草各一两 朴
硝五钱
上作三服。用水煎洗，待痔落之后，
搽生肌散，如痔傍肉不赤肿，枯黑即落，

不必用此。

生肌散

乳香　没药各一两　海螵蛸水煮,五钱　黄丹炒飞,四钱　赤石脂煅,净七钱　龙骨煅,净四钱　血竭三钱　熊胆四钱　轻粉五钱　冰片一钱　麝香八分　珍珠二钱,另研

为极细末,铅罐收贮,早晚搽二次,膏掩,渐敛而平。

洗痔消肿痛方

蕺菜一名鱼腥草　苦楝根　朴硝　马齿苋　瓦楞花各一两

用水十碗,煎至七八碗,先熏后洗,诸痔肿痛可消,故附录之。

胡连追毒丸　治痔漏不拘远年近日,有漏通肠,污从孔出,先用此丸,追尽脓毒。

胡黄连一两,切,姜汁炒　刺猬皮一两,炙切,再炒脆　麝香三分

为末,陈米烂饭为丸,麻子大,每服一钱,食前酒下。服后,如脓水反多,是药力到也,勿惧之,候脓水将尽,服黄连闭管丸。

黄连闭管丸

胡黄连净末,五钱　穿山甲麻油内煮黄色　石决明煅　槐花微炒,各五钱

为末,炼白蜜丸,麻子大,每服一钱,晨昏各一服,米饮下,至重者四十日愈。如漏之四边有硬肉突起者,蚕茧二十枚炒末,和入药中,治遍身诸漏皆效。

煮线方　治瘰疬及痔根细者。

芫花半两,勿犯铁　壁钱二钱

用细白扣线三钱,同上二味,用水一碗,盛贮小磁罐内,慢火煮至汤干为度,取线阴干。凡遇前患,用线一条,大者用二条,双扣扎于根蒂,两头留线,日渐紧之,其患自然紫黑,冰冷不热为度,轻者七日,重者十五日,后必枯落。后用珍珠、轻粉、韶粉、冰片为散,收口至妙。一方,用芫花根洗净捣汁,入壁钱浸线用之。

钱氏六味丸崔氏八味丸下　补中益气汤保元汤下

卷 十 五

目 门

千金磁朱丸 治神水宽大渐散，光采不收，及内障拨后，翳不能消，用此镇之。

磁石能吸铁者良 朱砂

先以磁石置巨火中煅七次，每煅必淬以醋，研细水飞，澄定晒干，取净二两。朱砂亦研细水飞晒干，取净一两。用生神曲末三两，与前二味和匀，更以神曲一两，水和作饼煮浮，搜入前药为丸，如绿豆大，每服三四十丸，空心米饮送下。

按：《千金》磁朱丸方，本指南之制而立，昔黄帝征蚩尤，玄女授帝指南以定方隅，法用神砂雄黄拌针入生雁肠骨空中锻炼而成，锻过必置磁石之上，盖朱禀南方离火之气，而中怀婴姹，磁禀北方坎水之精，而外发氤氲，真匡正辟恶之灵物也。得阴阳二气之交，所以入水不濡，戾天能飞，用以佐磁朱而制针，则最重之质，置水能浮，随磁吸引，以为指南之准则。近世以雁胫难得，用白雄鸡血朱砂雄黄，拌针入活鲤鱼首，煅过同磁石收贮，取其准上午下子者用之，与雁胫之义不殊。凡羽禽之目，皆自下睫而交上睫，性皆升举，所以能飞，非若毛兽之目，悉自上睫而交下睫也。吾尝静观飞走升沉之理，于兹可默识矣。《千金》爱悟其旨，取磁朱之重，以镇神水之不清，而收阴霾之障蔽。用生曲者，藉以发越丹石之性，

犹雁胫鼓跃二气之义也。噫！崇古立方之圣，莫如长沙，长沙之后，唐进士一人而已。

皂荚丸 治外内一切障膜，翳嫩不宜针拨者，此丸与生熟地黄丸并进。

蛇蜕酥炙，七条 蝉蜕 元精石 穿山甲炮 当归 白术生 茯苓 谷精草 木贼 白菊花 刺猬皮蛤粉炒 龙胆草 赤芍 连翘各两半 獭猪爪三十枚，蛤粉炒 人参一两 川芎半两

共为细末，一半入牙皂十二挺，烧存性和匀，炼白蜜丸，梧子大，每服一钱五分，空心食前杏仁汤送下。一半入仙灵脾即淫羊藿一两，每服三钱。用猪肝三片，批开夹药煮熟，临卧细嚼，用原汁送下。

生熟地黄丸 治肝虚目暗，膜人冰轮，内外诸障。

生地黄八两 熟地黄十二两 石斛盐水炒 牛膝酒蒸，各四两 菊花去蒂 羌活 防风 杏仁汤泡，去皮尖 枳壳各二两

蜜丸梧子大，每服五七十丸，以黑豆三升，炒令烟尽，淬好酒六升，每用半盏，食前送下，盐汤亦可，或用生鸡肝捣烂为丸尤妙。此即明目地黄丸加菊花、羌活。其间防风、杏仁、枳壳与地黄、牛膝同用者，以其久风袭人寒水之经也，若精血亏人，则当去此三味，易白蒺藜、当归、枸杞，未为不可也。

夏枯草散 治肝虚目珠痛，至夜疼剧。

夏枯草花一两 香附童便浸，二两 甘

草炙，三钱

为散，每服四钱，茶清调，日三服，或加芽茶煎服。痛久血伤，加当归六钱，白芍四钱，生地黄一两，黄芪二两，每服五钱，入芽茶一撮，水煎去滓服。

洗肝散《局方》　治风毒上攻，暴赤肿痛。

薄荷　当归　羌活　防风　山栀酒炒黑　甘草炙，各一两　大黄酒蒸，二两　川芎八钱

为散，每服三钱，沸汤调，日二三服。

酒煎散　治暴露赤眼生翳。

汉防己酒洗　防风　甘草炙　荆芥穗当归　赤芍药　牛蒡子　甘菊去蒂，等分

为散，每服五六钱，酒煎，食后温服。

大黄当归散　治眼壅肿，瘀血凝滞不散，攻脉见翳。

大黄酒蒸　黄芩酒炒，各一两　红花二钱苏木屑　当归　栀子酒炒　木贼各五钱

为散，每服四五钱，水煎，食后服。

泻肺汤　治暴风客热外障，白睛肿胀。

羌活　黑参　黄芩各一钱　地骨皮桑白皮　大黄酒蒸　芒硝各一钱　甘草炙，八分

水煎去滓，半饥温服。世本无桑皮，多桔梗。

密蒙花散《局方》　治眦泪昏暗。

密蒙花塞鼻即嚏者真　甘菊花去蒂　白蒺藜炒，去刺　白芍药《局方》无　羌活　石决明煅　木贼去节　羌活去苗　甘草炙，各半两，《局方》无

为散，每服二三钱，茶清调服。《准绳》无羌活

还睛圆丸《局方》　治男子女人风毒上攻，眼目赤肿，怕日羞明，多饶睛泪，

隐涩难开，眶痒赤痛，睑眦红烂，瘀肉侵睛，或患暴赤眼睛疼不可忍者，并服立效。

白术生　菟丝子酒浸，别研　白蒺藜炒去刺　木贼去节　青葙子去土　密蒙花　防风去芦　甘草炙，各等分

上为末，炼蜜丸如弹子大，每服一丸，细嚼白汤下，日三服。又治偏正头风，头目眩运。

石膏散　治头风患眼。

生石膏三两　藁本　白术生　甘草炙，各两半　白蒺藜炒，去刺，一两

为散，每服四五钱，热茶清调，空腹临卧各一服。

通肝散　治辘轳转关，睑硬睛疼，风热翳障。

栀子炒黑　白蒺藜炒，去刺，各一两　羌活二两　荆芥穗　当归　牛蒡子炒研　甘草炙，各一两二钱

为散，每服三钱，食后竹叶汤调服。世本无羌活、当归，多枳壳、车前。

绛雪膏即《宝鉴》春雪膏　治昏暗痒痛，隐涩难开，眵泪生翳。

炉甘石四两，银罐内固济，煅过水飞，预将黄连一两，当归五钱，河水煎汁，去滓入童便半盏，将甘石丸如弹子，多刺入孔，煅赤淬药汁内，以汁尽为度，置地上一宿，去火气，收贮待用。　硼砂研细，水调盏内，炭火缓缓炖干，取净一钱半　黄丹　明乳香煅存性，研　乌贼骨烧存性，研　白丁香真者，各一钱半　麝香　轻粉各五分　炼白蜜四两。

先下制净炉甘石末一两，不住手搅，次下后七味，搅至紫金色，不粘手为度。捻作挺子，每用少许，新水磨化，时时点之，忌酒、醋、荞麦。

又方　用炉甘石一两，煅赤，以羊胆汁、青鱼胆汁、荸荠汁、梨汁、人乳、白蜜等分相和，淬之，再煅再淬，汁尽为

度，入冰片、麝香、青盐、硼砂煅过各二分研匀，每用少许，井花水调点两眦。

石燕丹 点外障诸翳。

炉甘石四两，用黄连一两，归身、木贼、羌活、麻黄各五钱，河水二升，同煮去滓，制法如绛雪膏，取净一两 硼砂铜杓内同水煮干 石燕 琥珀 朱砂水飞，各取净钱半 鹰屎白一钱，如无，白丁香代之 冰片 麝香各分半

上为极细末，每用少许点大眦。如枯涩无泪，加熊胆一分，白蜜少许。血翳，加真阿魏；黄翳，加鸡内金；风热翳，加蕤仁；热翳，加珍珠、牛黄；冷翳，加附子尖、雄黄；老翳，倍硼砂加猪胵子。

助阳和血汤 治气血不和，痛如针刺。

黄芪生，三钱 当归 甘草炙 防风各一钱 白芷 蔓荆子 升麻各六钱 柴胡八分

水煎，食后服。赵以德加赤芍药七分。

白蒺藜散 治肝肾虚热生风，赤涩多泪。

白蒺藜炒，去刺 菊花 蔓荆子 草决明 甘草炙 连翘等分 青葙子减半

为散，每服三四钱，水煎，去滓热服。

羌活胜湿汤 治目疾，一切风热表证。

羌活钱半 白术一钱 川芎 桔梗 枳壳 荆芥 柴胡 前胡 黄芩各八分 白芷六分 防风五分 细辛一分 薄荷三分 甘草炙，四分

水煎，食后热服。世本无细辛，有独活。

泻肝散 治肝热目赤肿痛，一切里证。

栀子仁 荆芥 大黄 甘草等分

为散，每服四五钱，水煎热服。此治肝热，不用赤芍、胆草、当归，反用栀子清肝，则血热疼肿，何能便退？详此四味，治白睛赤痛则可，治风轮赤痛则不可。

春雪膏《局方》 治风热生翳。

蕤仁去皮，研细，纸包压去油，再研再压，数十次

上取净蕤仁五钱，入龙脑五分，炼白蜜一钱五分，再研匀，磁罐收贮，每用少许，箸头点大眦。

蕤仁膏 治风热眼生赤脉，痒痛无定。

蕤仁去皮，研极细，压去油

上取净蕤仁霜五钱，浓煎秦皮汁调和，隔纸瓦上焙熟，有焦者去之，涂净碗内，以艾一钱，分作三团，每团中置蜀椒一粒，烧烟起时，将碗覆烟上，三角垫起薰之。烟尽晒干，再研入朱砂、麝香各半钱，磁瓶收贮。每用麻子大点大眦，日二度。如点老翳，加硼砂少许。一方，但用煎仁研压去油净五钱，麝香、朱砂水飞各五分，每用少许点大眦效。

碧云散 治外障攀睛，眵泪稠粘。

鹅不食草一两，嗅之即嚏者真 青黛 川芎各半两

为散，先噙水满口，每用绿豆许搐鼻内，以嚏泪为效，搐无时。一方，加北细辛、牙皂末各一线。

宣明丸 治瘀血灌睛，赤肿涩痛。

赤芍 当归 大黄酒蒸 黄芩各二两 生地黄三两 黄连 川芎 薄荷各一两

蜜丸梧子大，每服五十丸，食后米饮服。

羌活除翳汤 治太阳翳膜遮睛。

麻黄根 薄荷各五分 生地黄酒浸，一钱 当归 川芎 黄柏酒炒 知母 荆芥各六分 藁本七分 防风八分 羌活钱半 川椒炒去汗 细辛各三分

水煎，食前稍热服，忌酒醋湿面炙茈。

龙胆饮　治肝经湿热，目赤肿痛。

黄芩　犀角　木通　车前　黄连　黑参各一钱　栀子炒黑　大黄　芒硝各钱半　龙胆草　淡竹叶各八分　黄柏酒炒黑，五分

水煎，食后分二次热服。

清凉膏　治打扑伤眼肿胀。

大黄　芒硝　黄连酒炒　黄柏　赤芍　当归各一钱　细辛五分　薄荷八分　芙蓉叶三钱

为细末，用生地黄一两，酒浸捣绞汁，入鸡子清一枚，白蜜半两，同调贴太阳及眼胞上。

四生散　治肾风上攻，耳中鸣痒，目痒昏花。

白附子　黄芪　独活　白蒺藜等分

为散，每服二钱，用猪肾批开入药，湿纸裹煨熟，稍入盐花，细嚼温酒送下。

万应蝉花散《局方》名蝉花无比散　治奇经客邪目病。

蝉蜕半两　蛇蜕酥炙，三钱　川芎　防风　羌活　甘草炙　当归　茯苓各一两　赤芍　石决明煮一伏时，研细　苍术童便浸去腐，刮去粗皮，切，麻油拌炒，各两半

为散，每服二三钱，食后临卧茶清送下。《秘旨》无苍术，多白蒺藜。

保命羚羊角散　治陷翳久不得去，用此焮发。

羚羊角镑，二两　升麻两半　细辛一两　甘草五钱

一半蜜丸，一半为散，以泔水煎，吞丸子五七十丸，食后热服，取散为前导，丸为后合也。

阿魏搐鼻法　去星翳。

阿魏三钱　鸡内金一钱　冰片三分

蜜和捻箸头上，令中空通气，外裹乌金纸，去箸，每夜塞鼻中，星翳自退。

拨云退翳丸　治阳跻受邪，内眦赤脉攀睛。

蔓荆子　木贼去节　密蒙花各二两　川芎　白蒺藜炒，去刺　当归各两半　菊花　荆芥穗各一两　楮实子　薄荷　蜀椒　黄连酒洗　蝉蜕各五钱　蛇蜕酥炙　甘草炙，各三钱

蜜丸，每两分作八丸，食后卧时细嚼一丸，茶清送下。

熊胆膏　治一切老翳。

炉甘石煅过水飞，丸如弹子大，每净一两，分作十丸，用川黄连三钱浓煎去滓，烧淬之，汁尽为度，每料用净者二钱　琥珀五分　玛瑙水飞，净三钱　珊瑚水飞，净三分　珍珠煅，飞，净三分　朱砂水飞，净五分　冰片二分　麝香二分

和匀，磁罐收贮，每用少许点大眦上，日二三次。

照水丹　治攀睛翳障。

乌贼骨一钱　辰砂半钱

为散点之。白翳，加冰片少许；赤翳，加五灵脂少许。

蝎附散　搐鼻退冷翳。

鹅不食草一两　青黛一作细辛　生附子尖　姜黄　薄荷　全蝎各五钱

为散，口含冷水搐少许。

神消散　治黄膜上冲。

黄芩　蝉蜕　甘草炙　木贼各一两　苍术童便浸，麻油炒　谷精草各二两　蛇蜕酥炙，四条

为散，每服二钱，临卧新汲水调服。

炉甘石散　治烂沿风眼。

炉甘石三两，银罐煅飞，丸如弹子，多刺以孔，先以童便一盏，煅淬七次，次以黄连三钱煎浓汁，煅淬七次，后以芽茶一两浓煎，煅淬七次，又并余汁合一处，再煅淬三次，安放地上一宿，出火气，细研，入冰片、麝香少许点之，煅时选大炭凿一孔以安炉甘石。一方，不用童便、黄连、芽茶，用车前草一斤捣取自然汁，淬数十次，汁尽为度，细研，磁罐收贮，临用加冰片少许。

防风泻肝散 治蟹眼睛疼，针去恶水用之。

防风 羌活一作远志 桔梗 羚羊角镑 赤芍 黑参一作人参 黄芩各一两 细辛 甘草各五钱

为散，每服二三钱，沸汤调服。

羚羊角散与《局方》不同 治内外翳障，但酸疼涩痛，不热不肿者。

羚羊角镑，一两 白菊花 川乌头炮 川芎 车前 防风 羌活 半夏 薄荷各半两 细辛二钱

为散，每服二钱，生姜汤调，薄荷汤送下。陷翳，加升麻五钱，肉桂二钱。

补肾丸 治肾虚，眼目无光。

巴戟肉 山药 补骨脂盐酒炒 牡丹皮各二两 茴香一两盐水炒 肉苁蓉酒浸，去腐，切焙 枸杞子各四两 青盐半两

蜜丸梧子大，每服五七十丸，空心盐汤、温酒任下。

羚羊角汤 治肝热生风内障。

羚羊角镑 人参各钱半 黑参 地骨皮 羌活 车前各一钱二分

水煎，食前热服。

羚羊角饮子 治风轮热翳，及黑泡如珠。

羚羊角一钱 五味子二十粒 细辛三分 防风 大黄酒蒸 知母各一钱 芒硝七分

水煎，食前温服。龙木羚羊角饮子、羚羊角散、羚羊补肝散等方，并以羚羊为主。丹溪云：羚羊力能舒筋，入厥阴经甚捷，惟翳在风轮者，用之为宜，若不在风轮，漫投宁不引邪入犯耶？

黄连羊肝丸《局方》 治目多赤脉。

黄连一两 白羖羊肝一具，生用

先以黄连为细末，用竹刀将羊肝刮下如糊，除去筋膜，入盆中研细，入黄连末捣和为丸，如绿豆大，每服三四十丸，茶清送下。睛痛者，当归汤下，忌猪肉冷水。其胆冬月以生白蜜相和盛满，悬挂当风，胆外渐生黄衣，鸡翅刷下，点赤脉热翳良。

补肾磁石丸 治肾虚肝气上攻，目昏渐成内障。

磁石醋煅七次，水飞 甘菊花 石决明煅，各一两 菟丝子酒煮，捣丝焙 肉苁蓉酒浸去腐，切焙，各二两

为末，雄雀十五枚，去皮嘴留肠，以青盐二两，水三升，煮雀至烂，汁尽为度。捣如膏，和药为丸，梧子大，每服二三十丸，空心温酒送下。

羚羊补肝散 治肝风内障。

羚羊角镑 人参各三两 茯苓 防风各二两 细辛 黑参 车前 黄芩 羌活各一两

为散，食后米汤调服二钱。

除风汤 治五风，变成内障。

羚羊角镑 车前 人参 芍药 茯苓 大黄酒蒸 黄芩 芒硝各一钱 蝎尾醋泡，三分

水煎，食后服。

夜光椒红丸 治火衰目无精光，至夜昏甚。

川椒去白，二两 生地黄 熟地黄各四两 枸杞子四两 牡丹皮三两 麦门冬四两

蜜丸，梧子大，每服五七十丸，温酒、盐汤任下。又方，用椒红四两，巴戟肉二两，金铃子肉、熟附子、茴香各一两，另研干山药末二两，酒煮糊丸，梧子大，每服三十丸，空心盐酒送下。前方治阴血亏而真火离散，后方治阳精伤而真火无光，不可不求其故而为施治也。

蛤粉丸 治雀目，日落后不见物。

蛤粉 黄腊等分

上熔蜡，搜蛤粉成剂，捏作饼子，每饼重三钱。用猪肝一片，重二两，竹刀批开，裹药一饼，麻线缠，入砂锅内，以泔

水煮熟，乘热薰目，至温吃肝并汁，以愈为度。《杨氏家藏方》用乌贼骨净末六两，黄腊三两，制服同此方。

煮肝散　治雀目羞明，疳眼翳膜。

夜明砂淘净　青蛤粉即蚌壳灰　谷精草各一两

为散，每服三钱，以猪肝竹刀批开，勿犯铁，摊药在内，麻线缠定，米泔水一碗煮肝至熟，取出，汤倾碗内薰眼，肝分三次细嚼，用煮肝汤热下，一日服之。

决明夜灵散　治高风内障，至夜则昏。

石决明煮一伏时，另研　夜明砂淘净，另研，各三钱

为散，用猪肝二两，竹刀批开，入药以线缠定，用泔水二碗，砂锅中煮至半碗，先薰眼，候温，临卧连药汁服之。

防风饮子　治倒睫拳毛，眦睑赤烂。

蔓荆子　黄芪生　黄连各钱半　甘草炙　防风　葛根各一钱　细辛三分

虚人，加人参一钱，当归七分。

水煎，食远热服。

柴胡饮子　治风热眼眶赤烂。

柴胡　羌活　防风　赤芍　桔梗　荆芥　生地黄各一钱　甘草炙，五分

水煎热服。

止泪补肝散　治肝虚，迎西北风流泪不止。

白蒺藜炒，去刺　当归　熟地黄各二两　川芎　白芍　木贼　防风　羌活各一两　香附童便制，二两

为散，每服三钱，入生姜三片，红枣一枚。肥人，加夏枯草一两；瘦人，加桂枝一两。水煎，去滓热服。

菊花散与《局方》不同　治目风流泪，见东南风则甚，渐生翳膜。

苍术半斤，同皂荚三挺砂锅内河水煮一日去皂荚，将苍术刮去皮，切片，盐水炒，净三两　木贼去节　草决明　荆芥　旋覆花　甘草炙　菊花去蒂，各半两

为散，每服二钱，浓茶调，空心临卧各一服。有翳者，加蛇蜕一钱，蝉蜕三钱。

人参漏芦散　治眼漏，脓水不止。

黄芪三两　防风两半　大黄酒浸　人参　远志甘草汤泡，去骨　当归尾一作地骨皮　赤茯苓各二两　黄芩　漏芦各一两

为散，每服四五钱，水煎，食后服。

竹叶泻经汤　治眦内窍如针孔，津津脓出。

柴胡　栀子　羌活　升麻　甘草炙　黄芩　黄连　大黄各八分　赤芍药　草决明　茯苓　车前　泽泻各六分　竹叶十片

水煎，食后热服。

加减地芝丸　治目能远视，不能近视。

生地黄四两　天门冬烘热去心，另焙　枸杞子各三两　甘菊二两　熟地黄四两　麦门冬去心　山茱萸肉各三两　当归身二两　五味子一两

蜜丸，梧子大，每服百丸，沸汤、温酒任下。

加味定志丸　治目能近视，不能远视。

大远志甘草汤泡，去骨　石菖蒲各三两　人参四两　茯苓三两　黄芪蜜酒炙，四两　肉桂一两

蜜丸，梧子大，每服百丸，空心米汤、温酒任下。

加减驻景丸　治肾虚目眈眈如无所见。

熟地黄六两　当归　枸杞各四两　车前　五味子各二两　楮实五两　椒红净一两　菟丝子酒煮捣，焙，二两

蜜丸，梧子大，每服七十丸，空心盐汤，卧时温酒下。

决明散　治痘疮入目

草决明　赤芍药　甘草炙　栝蒌根等分

为散，入麝少许，三岁儿一钱五分，米泔调，食后服，以愈为度。

密蒙散　治小儿痘疹，热毒入目。

密蒙花　青葙子　决明子　车前等分

为散，每服一二钱，日用生羊肝一片，竹刀切开，掺药末麻扎，湿纸裹煨，空心食之，以愈为度。

谷精散　治斑疮入目生翳。

谷精草　猪蹄退酥炙，另为末　蝉蜕　白菊花去蒂，等分

为散，每服二三钱，食后米泔煎汤调服。

神功散　治痘入目生翳。

蛤粉　谷精草各一两　羌活　蝉蜕各五钱　绿豆皮四钱

为散，每服二三钱至四钱，以猪肝一片，批开入药末，线扎煮熟，不拘时与汁同服。

羚羊散　治痘后余毒，攻目生翳。

羚羊角屑一两　黄芪　黄芩　草决明　车前　升麻　防风　大黄　芒硝各五钱

为散，每服二三钱，水煎，食后服。

决明鸡肝散　治小儿疳积害眼，及一切童稚翳障。

决明子晒燥，为极细末，勿见火　骟鸡肝生者，不落水

上将鸡肝捣烂，和决明末，小儿一钱，大者二钱，研匀同酒酿一杯，饭上蒸服。如目昏无翳，腹胀如鼓，用芜荑末一钱，同鸡肝酒酿顿服；翳障腹胀，用鸡内金、芜荑、决明末，同鸡肝酒酿顿服；若小便如泔者，用黄蜡同鸡肝酒酿顿服；风热翳障，加白蒺藜一钱，轻者数服，重者三十服，剧者四五十服，无不愈也，或用生骟鸡肝研糊丸服亦可。

又方

火硝一两　朱砂三钱

上二味，为末，每服四分，用不落水雄鸡肝一个，竹刀剖开，入药扎好，同酒酿半盏，饭上蒸熟，空腹服之，轻者一料，重者不过二三料，则翳膜推去半边而退也。

保元汤方祖　钱氏六味丸崔氏八味丸下　生脉散方祖　六君子汤四君子汤下　泻青丸下血门　选奇汤头痛门　洗心散狂门　普济消毒饮伊尹三黄汤下　神效黄芪汤保元汤下　五苓散方祖　导赤散伤暑门　益元散方祖　清震汤头痛门　清空膏头痛门　三因芎辛汤头痛门　冲和养胃汤保元汤下　礞石滚痰丸痰饮门　大追风散头痛门　黄连解毒汤伊尹三黄汤下　凉膈散方祖　双解散凉膈散下　四物汤方祖　伊尹三黄汤方祖　益气聪明汤保元汤下　八珍汤四君子汤下　芎辛汤头痛门　滋肾丸大补丸下　栀子柏皮汤栀子豉汤下　补中益气汤保元汤下　黄芪建中汤桂枝汤下　川芎茶调散头痛门　崔氏八味丸方祖　逍遥散虚损门　泻黄散疬风门　神芎丸伊尹三黄汤下　金花丸伊尹三黄汤下　千金托里散保元汤下　天王补心丹生脉散下　升阳除湿防风汤湿门　犀角地黄汤伤寒门　金匮肾气丸崔氏八味丸下

耳　门

桂辛散　治风虚耳鸣。

辣桂　川芎　当归　石菖蒲　木通　麻黄去节，另为末，各一两　细辛　木香一作全蝎　甘草炙，各五钱　白蒺藜　南星　白芷各两半

为散，每服四钱，加葱白一茎，苏叶五片，水煎去滓，食前服。一方，加全蝎去毒三钱。

黄芪丸　治肾风耳鸣及痒。

黄芪酒炒　白蒺藜炒，去刺　羌活各一两

附子一枚，生，去皮脐

为末，用羖羊肾一对，去脂膜勿犯铁，酒煮捣烂绞汁糊丸，梧子大，空心盐汤，临卧温酒下五十丸。

姜蝎散 治肾虚气塞耳聋。

全蝎四十九个，去螯，滚水泡去咸，以糯米三合放瓦上铺平，将蝎焙黄去米，又切生姜四十九片置蝎，再焙至姜焦为度去姜

为细末，三五日前，每日先服黑锡丹一服，临服药时，夜饭半饥，随其酒量，勿令大醉服。服已，熟睡勿叫醒，令人轻轻唤，如不听得，浓煎葱白汤一碗令饮，五更耳中闻百十攒笙响，自此得闻。

犀角饮子 治风热上壅，耳内臖肿，胀痛流脓。

犀角屑 木通 石菖蒲 甘菊 黑参赤芍 赤小豆炒 甘草炙 生姜三片

水煎，不拘时热服。

烧肾散 治肾虚耳聋。

磁石煅赤醋淬，飞，净一两 附子一枚，炮去皮脐 蜀椒炒去汗，取椒红，半两 巴戟肉一两，《宝鉴》无

为散，每服一钱，用猪肾一枚，去筋膜细切，葱白盐花和匀，裹十重湿纸，于糠灰中煨熟，空心细嚼，温酒送下，以粥压之，十日效。

通神散 治耳聋。

全蝎炮 地龙 蜣螂各三枚 明矾生半，枯半 雄黄各五分 麝香一字

为散，每用少许，葱白蘸药，引入耳中，闭气面壁坐一时许，三日一次。

蓖麻丸 治久聋。

蓖麻仁二十一粒 皂角煨取肉，五分 地龙大者，二条 全蝎二个 远志肉 磁石煅，飞 乳香各二钱 麝香少许

为末，熔黄蜡为丸，塞耳中。

栀子清肝散 治寒热胁痛，耳内作痒生疮。

柴胡 栀子炒黑 牡丹皮各一两 茯苓川芎 白芍 当归 牛蒡子 甘草炙，各五钱

为散，服五钱，水煎去滓，半饥热服。

排风汤续命汤下 复元通气散蓄血门 养正丹金液丹下 四物汤方祖 龙荟丸伊尹三黄汤下 滚痰丸痰饮门 温胆汤二陈汤下 补中益气汤保元汤下 小柴胡汤方祖 加减八味丸崔氏八味丸下 正元散眩晕门 黑锡丹金液丹下 安肾丸虚损门 四生散目门 凉膈散方祖 柴胡清肝散小柴胡汤下 加味逍遥散虚损门

鼻　门

丽泽通气汤 治久风鼻塞。

羌活 独活 防风 苍术去皮，切，麻油拌炒 升麻 葛根各八分 麻黄连节，四分 川椒五分 白芷一钱 黄芪钱半 甘草炙，七分 生姜三片 大枣二枚，擘 葱白三寸

水煎，食远服。冬月，倍麻黄加细辛三分，夏月，去独活加石膏三钱。忌一切冷物，及风凉处坐卧。

芎䓖散 治鼻齆。

川芎 槟榔 辣桂 麻黄 防己 木通 细辛 石菖蒲 白芷各一两 木香 川椒 甘草炙，各半两

为散，每服三四钱，生姜三片，苏叶一撮，水煎，去滓热服。

辛荑散 治鼻塞不闻香臭，涕出不止。

辛荑仁一两 细辛三钱 藁本七钱 升麻 川芎 白芷 木通 防风 甘草炙，各五钱

为散，每服二钱，食后茶清调服。

千金通草辛荑搐鼻法 鼻塞脑冷清涕出。

通草　辛荑各钱半　细辛　甘遂　桂心　芎劳　附子各一钱

上七味，为末，蜜丸，绵裹内鼻中。

千金擉鼻法　治鼻齆。

通草　细辛　附子

上三味，等分为末，蜜和，绵裹少许内鼻中。又方，加甘遂，用白雄犬胆丸，取涕瘥。

千金矾石藜芦散　治齆鼻，鼻中息肉不得息。

矾石　藜芦各六铢　瓜蒂二七枚　附子十二铢

上四味，各捣筛合和，以小竹管，吹药如小豆许于鼻孔中，以绵絮塞之，日再，以愈为度。

升麻汤方祖　补中益气汤保元汤下　香苏散伤寒门　当归内补建中汤桂枝汤下　钱氏六味丸崔氏八味丸下　生脉散方祖　双解散凉膈散下　凉膈散方祖　甘露饮二冬膏下　消风散咳嗽门　泻青丸下血门　升阳散火汤升麻汤下

口　门

兰香饮子白虎汤下　滚痰丸痰饮门　三黄丸伊尹三黄汤下　加减八味丸崔氏八味丸下　补中益气汤保元汤下　龙胆泻肝汤胁痛门　小柴胡汤方祖　左金丸方祖　生脉散方祖　钱氏六味丸崔氏八味丸下　甘露饮二冬膏下　六君子汤四君子汤下　附子理中汤理中汤下　连理汤理中汤下　凉膈散方祖　金花丸伊尹三黄汤下　五苓散方祖　导赤散暑门　理中汤方祖　苏子降气汤七气汤下　养正丹金液丹下　瓜蒂散痰饮门　神祐丸十枣汤下　浚川散伊尹三黄汤下

齿　门

茵陈散　治齿龈赤肿疼痛，及骨槽风热。

茵陈　连翘　荆芥　麻黄　升麻　羌活　薄荷　僵蚕各五钱　细辛二钱半　大黄　牵牛头末各一两

为散，每服三钱。先以水一盏，煎沸入药搅之，急倾出，食后和滓热服。世本，多半夏、黄芩、射干、独活、丹皮。

当归龙胆散　治齿痛，寒热身疼。

升麻　麻黄　生地黄　当归梢　白芷　草豆蔻　草龙胆　黄连　羊胫骨灰等分

为散，每用少许，擦牙疼处，良久有涎吐去。

五倍子散　治牙齿为物所伤，动摇欲落。

川五倍为末　干地龙微焙为末，等分

先将生姜擦牙龈，后以药敷之，七日不得嚼硬物，用骨碎补浓煎，时时漱之。如齿初伤欲落时，以膏擦药贴齿槽中至齿上，即牢如故。

乌金散　治牙齿动摇，须发黄赤，用此即齿牢发黑。

生姜半斤，捣取自然汁，留滓待用　生地黄一斤，酒浸一宿捣汁，留滓待用　大皂荚不蛀者，十梃，刮去黑皮，将前二汁和蘸皂荚，文火炙干，再蘸再炙，汁尽为度

上将皂荚同地黄滓，入磁罐内煅存性为末。牙齿初摇，用药擦龈。如须发黄赤，以铁器盛药末三钱汤调，过三日，将药中蘸擦须发，临卧时用之，次早即黑，三夜一次，其黑如漆，不伤须发。

长春牢牙散　乌须发，去牙① 风，除口气。

升麻　川芎　细辛　白蒺藜　甘松　丁香　五倍子　皂矾　青盐各半两　诃子肉　没石子各三钱　麝香五分

为散，早暮擦牙，次以水漱，吐出洗

_____
① 牙：锦章书局本作"邪"

髭须。

小承气汤方祖　凉膈散方祖　清胃散衄血门　越鞠丸郁门　钱氏六味丸崔氏八味丸下　崔氏八味丸方祖　消风散咳嗽门　羌活附子汤头痛门　补中益气汤保元汤下　犀角升麻汤中风门　小安肾丸衄血门　还少丹遗精门　黑锡丹金液丹下　桃核承气汤小承气汤下　甘露饮二冬膏下

髭 发 门

七宝美髯丹　补肾元，乌须发，延龄益寿。

赤白何首乌重斤余者，各一枚，竹刀刮去皮，切作大片，同黑豆蒸晒九次，去黑豆　川牛膝去苗，八两，与何首乌、黑豆同蒸同晒，切焙　补骨脂八两，同黑芝麻炒无声为度，去芝麻　赤白茯苓去皮，各八两，为粗末，白者用人乳拌蒸，赤者用牛乳拌蒸　菟丝子淘净，酒蒸一宿，隔水煮二炷香，捣成丝作饼，焙干取净末，八两　当归去梢，酒净，切晒勿见火，取净八两　枸杞子八两，捣碎晒干

共为细末，炼白蜜丸，龙眼大，每日清晨午前临卧，用盐汤、沸汤、温酒各嚼一丸忌莱菔、猪血、糟、醋。

乌金丹　染须黑久。

清烟好墨一块，嵌大红凤仙梗中，仍将剜下者掩札好，以泥涂之，有花摘去，勿令结子。候两月余，自壤取出，又将青柿去蒂镂空入墨，仍将柿蒂掩札好，埋马矢中七昼夜，收藏铅盒中。临用以龟尿磨搽，则黑透须根，经月不白，不伤须。取龟尿法，用三脚竹架顶起龟腹，令足无著，不得扒动，置大盆中，以受其尿。将猪骏唾湿，蘸麝香细末，捻入鼻孔，其尿即出；或用麝香燃纸条烧烟薰其鼻，尿亦出。

赤金散　染须黑润不燥，久不伤须。

红铜落打红铜器落下者滚水淘净，铜杓中炒赤米醋煅七次，每料用三钱　川五倍如菱角者佳，碎如豆粒，去末，无油锅内炒，先赤烟起，次黑烟起，即软如泥，若不透则不黑，又不可太过则须色绿，第一要火候得宜，将湿青布一方包，压地下成块，每料一两　何首乌干者碎为粗末，炒黑存性忌犯铁器　枯矾三钱　没石子碎如米粒，醋拌，炒黑存性

上五味，各为极细末，入飞面三钱和匀，每用二三钱。量须多少，临用每钱入食盐一厘，浓煎茶浆，调如稀糊，隔水墩发，候气如枣，光如漆，再调匀。先将肥皂洗净须上油腻拭干，乘热将刷子脚搽上，稍冷则不黑，以指捏须，细细碾匀，搽完以纸掩之，晨起以温水洗净，须连用二三夜，即黑膏如漆，过半月后，须根渐白，只用少许，如法调搽白根上，黑处不必再染。又方，无没石子、何首乌，有青盐三钱，细辛一钱。

黄芪建中汤桂枝汤下　钱氏六味丸崔氏八味丸下　四君子汤方祖　乌金散齿门

唇 门

钱氏六味丸崔氏八味丸下　加减八味丸崔氏八味丸下　柴胡清肝散小柴胡汤下　清胃散衄血门　犀角升麻汤中风门　逍遥散虚损门　归脾汤保元汤下　小柴胡汤方祖　竹叶石膏汤白虎汤下　真武汤术附汤下　十全大补汤保元汤下　黄芩芍药汤即黄芩汤桂枝汤下

舌 门

黄连泻心汤伊尹三黄汤下　补中益气汤保元汤下　凉膈散方祖　甘露饮二冬膏下　金沸草散咳嗽门　三黄丸伊尹三黄汤下

面 门

鼠黏子散　治面上风痒。

鼠黏子_{生，两半}　连翘　防风　荆芥
枳壳　桔梗　蔓荆子　白蒺藜_{炒，去刺}
当归　蝉蜕　厚朴_{各一两}

为散，每服四钱，加生姜一片，葱白
一茎，水煎薰服。

硫黄膏　治面上生疮，及鼻脸赤风粉
刺。

生硫黄　白芷　栝蒌根　铅粉_{各五分}
芫青_{七枚，去翅足}　全蝎_{一枚}　蝉蜕_{七枚}

为细末，麻油、黄腊各半两，熬烊离
火，入诸药末调匀，磁器收贮，久则愈
妙。至夜洗面后，以少许细细擦之，擦过
即拭去，否则起泡，近眼处勿擦。三四日
间，疮肿自平，赤色自消，风刺粉刺，一
夕见效。

消风散_{咳嗽门}　凉膈散_{方祖}　升麻汤_{方祖}　犀角升麻汤_{中风门}　升麻胃风汤_{中风门}　调胃承气汤_{小承气汤下}　桂苓五味甘草汤_{咳嗽门}　当归龙荟丸_{伊尹三黄汤下}　加减八味丸_{崔氏八味丸下}　地黄饮子_{中风门}　附子理中汤_{理中汤下}　补中益气汤_{保元汤下}　四逆汤_{方祖}　通圣散_{凉膈散下}　六君子汤_{四君子汤下}　钱氏六味丸_{崔氏八味丸下}　人参养荣汤_{保元汤下}　羌活胜湿汤_{湿门}

咽 喉 门

硼砂丹　治缠喉风，风热喉痹。

硼砂_{生研}　白矾_{生研。各一钱}　西牛黄
人爪甲_{焙脆，研，各一分}

为极细末，以烂白霜梅肉三钱，研糊
分作四丸噙化，取涌顽痰立效。

本事利膈汤　治脾肺积热，咽喉生
疮。

薄荷叶　荆芥穗　防风　桔梗　人参
牛蒡子　甘草_{等分}

水煎，不拘时缓缓服。如口疮甚而多
痰声者，加僵蚕；壮热脉实，去人参加黑

参、犀角、山豆根。

乌龙膏　治一切缠喉急证。

皂荚_{二梃，去皮弦子，捶碎，滚水三升泡一时}
_{许，摅汁去滓，砂锅内熬成膏，入好酒一合搅令稠，}
_{入下项药}　百草霜　焰硝　硼砂　人参_{另为}
_{极细末，各一钱}

上四味拌匀，入白霜梅肉一钱细研，
入皂荚膏内，以少许鸡翎点喉中，涌尽顽
痰，却嚼甘草二寸，咽汁吞津；若木舌，
先用青布蘸水揩之，然后用药。

钱氏六味丸_{崔氏八味丸下}　肾气丸_{崔氏八味丸下}　玉枢丹_{腹痛门}　稀涎散_{中风门}　凉膈散_{方祖}　普济消毒饮_{伊尹三黄汤下}　荆防败毒散_{小柴胡汤下}　桔梗汤_{方祖}　都气丸_{崔氏八味丸下}　半夏厚朴汤_{二陈汤下}　异功散_{四君子汤下}

痈 疽 门

活命饮　治一切痈毒赤肿，未成者
消，已成者溃，但漫肿色白不起，及脓出
而痛不止，元气虚者禁用。

穿山甲_炮　白芷　防风　乳香　没药
甘草节　赤芍　栝蒌根　归身　贝母_去
_{心，研}　陈皮　皂角刺_{各一钱}　金银花_{三钱}

水酒各半煎服。

清热解毒汤　治疮疡焮肿赤痛，形病
俱实。

黄连_{酒炒}　山栀_{炒黑}　连翘　当归_{各钱}
_半　芍药　生地黄_{各一钱}　金银花_{二钱}　甘
草_{六分}

水煎热服。

豆豉饼　治疮疡肿而不溃，溃而不
敛。

江西淡豆豉

上一味为末，唾和成饼，如钱大，三
四钱厚，置患处，以艾壮于饼上灸，干即
易之。如疮大，作饼覆患处，以艾铺上灸

之，未成者即消，已成者祛逐毒邪则愈。如郁证败痰失道，漫肿不赤不溃者，以香附一味为细末，唾调作饼，如上法灸之，或先用葱一握，切碎焙热熨之，冷则更迭而熨，便气血调和，毒邪焮发，然后灸之，尤妙。

竹叶黄芪汤 治气虚，胃火盛而作渴。

淡竹叶一握 黄芪生 生地黄 麦门冬去心 当归 川芎 甘草 黄芩 芍药 人参钱半 石膏煅，二钱

水煎热服。

乌金膏 治溃疡肉死不腐，若有毒根，以纸捻蘸纴即敛。

巴豆去心膜，炒黑

一味研如膏，点歹肉上，临用修合则不干。

珍珠散 治不拘何疾，溃烂不肯长肉者。

炉甘石制如目门绛雪膏法，净八两 珍珠煅，净一钱 琥珀净末，七分 龙骨煅，水飞净，四分 赤石脂煅，水飞净，四分 钟乳石甘草汤煮一伏时，水飞净，六分 朱砂水飞净，五分 麒麟竭二分 象皮焙干为末，五分

上九味，务令极细，每药一钱，入冰片二分，研匀和调，敷上立长。

三白丹 治霉疮结毒。

水银一两 白矾 焰硝各二两

上三味，内铁铫中，以厚磁碗合定，盐泥固济，压定碗足，文火煅三炷香，升在碗内，取出放地一夕以出火毒，磁罐收贮，经年后方可用之。每服三分，入飞面三钱，壮者分三服，中者分五服，羸者分七服。每日以土茯苓半斤，捶碎，用水七碗，煮至五碗，去滓入前丹一服，再煎至三碗，一日服尽，明日如煎法再服。二三日后，喉腭肿痛，齿龈出水，七日毒尽自愈，肿甚者，用黄连、犀角、骨碎补各一钱，黑豆一合，煎汤漱之。

加味三白丹 治元气虚寒人结毒。

本方加滴乳石一两，天灵盖二两，服法如前。

五宝丹 治虚人结毒，不胜三白丹，及服三白丹余毒未尽者。

韶粉三钱，铜杓内隔纸焙黄，微火缓焙，勿令焦黑 珍珠勿见火，另研 滴乳粉煅净，取极细末 琥珀勿见火，另研 朱砂水飞，各一钱

上五味杵匀，汤浸蒸饼为丸，绿豆大，分作七服，弱者分十服，每服用土茯苓四两，煎汤服之。

归芪饮 治脑疽背痈，毒盛焮肿，及虚人肛门发毒。

当归重八钱者，一只 绵黄芪生 金银花净，各五钱 甘草生，三钱

水酒各碗半，煎至二碗，分三次热服，一日令尽。在上者，加升麻三分；在下者，加牛膝三钱。

四顺清凉饮燥门 参芪内托散保元汤下 千金托里散保元汤下 十全大补汤保元汤下 六君子汤四君子汤下 八珍汤四君子汤下 加减八味丸崔氏八味丸下 保元汤方祖 异功散四君子汤下 独参汤保元汤下 人参败毒散小柴胡汤下 托里消毒散保元汤下 四君子汤方祖 四物汤方祖 钱氏六味丸崔氏八味丸下 归脾汤保元汤下 补中益气汤保元汤下 栀子清肝汤耳门 内补黄芪汤保元汤下 当归补血汤保元汤下 凉膈散方祖 竹叶石膏汤白虎汤下 参苓白术散四君子汤下 理中汤方祖 四柱饮泄泻门 六柱饮泄泻门 二神丸泄泻门 四神丸泄泻门 连理汤理中汤下 万灵丹疬风门

汗 门

素问泽术麋衔散 治酒风汗出如浴，恶风短气。

泽泻 术各十分 麋衔五分

上三味，合为散，以三指撮，水煎，为后饭。后饭者，先服药而后饭也。

当归六黄汤伊尹三黄汤下 黄芪建中汤桂枝汤下 芪附汤术附汤方祖 术附汤方祖 参附汤术附汤下 真武汤术附汤下 玉屏风散保元汤下 补中益气汤保元汤下 当归补血汤保元汤下 逍遥散虚损门 都气丸崔氏八味丸下

凉膈散方祖 羌活胜湿汤湿门 防己黄芪汤方祖 桂枝汤方祖 五苓散方祖 参苏饮伤寒门 附子理中汤理中汤下 二陈汤方祖 十全大补汤保元汤下 生脉散方祖 归脾汤保元汤下 二妙散大补丸下 小柴胡汤方祖 葛根汤麻黄汤下 白虎汤方祖 犀角地黄汤伤寒门 桃核承气汤小承气汤下 茵陈蒿汤湿门 保和丸伤饮食门 理中汤方祖 龙胆泻肝汤胁痛门 当归龙荟丸伊尹三黄汤下 人参养荣汤保元汤下 大建中汤保元汤下 小续命汤续命汤下 小建中汤桂枝汤下 小承气汤方祖

不得卧门

半夏汤《灵枢》 治痰饮客于胆腑，自汗不得眠。

半夏五合，姜汁泡 秫一升

上二味，以流水扬之万遍，煮秫米取汤内半夏煮，去滓饮一杯，日三，稍益，以知为度。此《灵枢》方也。后世方书，以此汤加入黄连、远志、生地、枣仁、干生姜，仍用流水煎服。

六君子汤四君子汤下 酸枣汤虚损门 竹叶石膏汤白虎汤下 茯苓甘草汤桂枝汤下 温胆汤二陈汤下 导痰汤二陈汤下 独活汤惊门 珍珠母丸惊门 栀子豉汤方祖 朱砂安神丸伤劳倦门 益元散方祖 补中益气汤保元汤下 钱氏六味丸崔氏八味丸下 十全大补汤保元汤下 胃苓汤平胃散下 升阳益胃汤保元汤下

不能食门

胃苓汤平胃散下 黄芪建中汤桂枝汤下 保和丸伤饮食门 枳术丸方祖 六君子汤四君子汤下 枳实理中汤理中汤下 导痰汤二陈汤下 二神丸泄泻门 二陈汤方祖 异功散四君子汤下 钱氏六味丸崔氏八味丸下 人参白虎汤白虎汤下 补中益气汤保元汤下 崔氏八味丸方祖

不能语门

导痰汤二陈汤下 至宝丹中风门 牛黄丸中风门 苏合香丸中风门

消瘅门

文蛤散《玉函》 治渴欲饮水不止。

川文蛤即蛤蜊中一种，壳厚色苍而滑者，火煅用

上一味，杵为散，沸汤服方寸匙。

肾气丸崔氏八味丸下 五苓散方祖 白虎加人参汤白虎汤下 调胃承气汤小承气汤下 钱氏六味丸崔氏八味丸下 崔氏八味丸方祖 加减八味丸崔氏八味丸下 理中汤方祖 生脉散方祖 千金朴硝煎火门 清心莲子饮生脉散下 宣明麦门冬饮子生脉散下 易老门冬饮生脉散下 兰香饮白虎汤下 甘露饮二冬膏下 泻黄散疬风门 七味白术散四君子汤下 固本丸二冬膏下 加味导痰汤二陈汤下 六君子汤四君子汤下 左金丸方祖 滋肾丸大补丸下保元汤方祖 独参汤保元汤下

痰火门

玉竹饮子新定 治痰火痰涎涌盛，咳逆喘满。

葳蕤一名玉竹，三钱　茯苓二钱　甘草一钱　桔梗一钱　橘皮一钱　紫菀二钱　川贝母去心，研，三钱　生姜同橘皮蜜煎，四钱

上八味，长流水煎，入熟白蜜二匕，分二服。气虚，加人参二钱；虚火，加肉桂半钱；客邪，加细辛三分，香豉三钱；咽喉不利唾脓血，加阿胶三钱，藕汁半杯；头额痛，加葱白二茎；便溏，用伏龙肝击碎煎汤，澄清代水煎服；气塞，临服磨沉香汁数匙。

香苏散伤寒门　金匮枳术①汤方祖　沉香降气散气门　异功散四君子汤下　局方七气汤方祖　六君子汤四君子汤下　六味地黄丸崔氏八味丸下　生脉散方祖　灵飞散养性门

黄　瘅　门

硝石矾石散《金匮》　治肾瘅额上黑。
硝石　矾石皂者，等分
为散，大麦粥饮和服方寸匕，日三服。病随大小便去，小便正黄，大便正黑，是其候也。
大黄硝石汤《金匮》　治黄瘅腹满，小便不利自汗。
大黄　硝石　黄柏各四钱　栀子七枚
上四味，水煎去滓，内硝更煮，分二服。
金匮猪膏发煎　治女劳瘅，及阴吹正喧。
猪膏三两　乱发如鸡子大，三枚
上二味，合煮，发消药成，分二服，病从小便出。

桂枝加黄芪汤桂枝汤下　茵陈五苓散五苓散下　栀子大黄汤栀子豉汤下　茵陈蒿汤湿门　芪芍桂酒汤桂枝汤下　栀子柏皮汤栀子豉汤下　麻黄连翘赤小豆汤麻黄汤下　小柴胡汤方祖　补中益气汤保元汤下　犀角地黄汤伤寒门　大黄附子汤小承气汤下　四君子汤方祖　茵陈附子干姜汤四逆汤下　茵陈四

逆汤四逆汤下　桃核承气汤小承气汤下　温中丸二陈汤下　枣矾丸平胃散下　越婢加术汤麻黄汤下　桂枝二越婢一汤桂枝汤下　理苓汤理中汤下　瓜蒂散痰饮门　桂苓丸五苓散下

嘈　杂　门

六君子汤四君子汤下　保和丸伤饮食门　越鞠丸郁门　二陈汤方祖　导痰汤二陈汤下　左金丸方祖　四君子汤方祖　枳术丸方祖　抑青丸左金丸下　逍遥散虚损门　补中益气汤保元汤下　四神丸泄泻门　钱氏六味丸崔氏八味丸下

身　重　门

除湿汤平胃散下　渗湿汤理中汤下　胃苓汤平胃散下　补中益气汤保元汤下　防己黄芪汤方祖　消暑十全散暑门　甘姜苓术汤理中汤下

解　㑊　门

虎潜丸大补丸下　清燥汤保元汤下

脱营失精门

益气养营汤四君子汤下

过饥胃竭门

保元汤方祖　四君子汤方祖

药　蛊　门

独参汤保元汤下　保元汤方祖　当归补

---

① 术：底本作"实"，据锦章书局本改。

血汤保元汤下　钱氏六味丸崔氏八味丸下

臭　毒　门

玉枢丹一名紫金锭　治一切药毒、食毒、瘴毒、虫毒、痰毒、痈毒、臭毒、疫毒、溪毒，并用水磨，内服外敷，无不神效。

惟正气虚人，及孕妇忌服。

川文蛤二两，即五倍子，形如菱角者佳　千金子即续随子，去壳取净霜，一两　红芽大戟杭州者良，去傍根，酒煮去骨，焙，净两半　山慈姑姜汁洗，净一两　雄黄明净者，水飞，净一两　麝香取当门子，三钱

上为细末，以糯米粥糊捣成剂，分作四十饼，于端午七夕，或辰日，于石臼中杵千下。一方，多水飞朱砂一两。

点眼砂一名人马平安散　治时疫毒气臭毒，痧胀腹痛。

冰片　麝香　雄黄水飞　朱砂水飞，各半钱　焰硝一钱

共为极细末，磁瓶收贮，男左女右，以少许点目大眦立效。用此入时疫病家，则不沾染，并治六畜瘟，亦点眼大眦。

越鞠丸郁门　沉香降气散气门　藿香正气散平胃散下　苏合香丸中风门

番　沙　门

香苏散伤寒门　栀子豉汤方祖　黄芩汤桂枝汤下　凉膈散方祖　白虎汤方祖

岭南瘴毒门

苍术芩连汤　治瘴疠湿热。

苍术泔制，炒黄，钱半　黄芩酒炒　黄连姜汁炒　木香　枳实　半夏姜制　柴胡　升麻　川芎　厚朴姜制　桔梗　木通各一钱

甘草炙七分　生姜三片

水煎温服。

苍术羌活汤　治瘴疠，腹满寒热。

苍术制　黄芩　枳实　半夏　柴胡　川芎　羌活　陈皮等分　甘草减半　生姜三片

水煎温服。

苍术柴胡汤　治瘴疟。

柴胡钱半　知母　苍术泔制，炒黄　黄芩酒炒　葛根　陈皮　半夏　川芎各一钱　甘草炙，七分　生姜三片　乌梅肉一个

水煎，清晨服。

藿香正气散平胃散下　平胃散方祖　四君子汤方祖　补中益气汤保元汤下　苍术白虎汤白虎汤下　茵陈五苓散五苓散下　理中汤方祖　栀子豉汤方祖

虫　门

秦川剪红丸　治虫积为患，噎膈反胃不能食。

雄黄油煎　木香各五钱　槟榔　三棱煨　蓬术煨　贯众　椒红各一两　大黄酒蒸，两半　干漆煅令烟尽，三钱

神曲糊丸，绿豆大，每服五十丸，五更用鸡汤送下。方中椒红，世本皆作陈皮，惟何继冲藏本作椒红，乃合立方命名之意。方后五更用鸡汤送下，亦异世本。

化虫丸《局方》　治虫积肚腹常热。

鹤虱即天名精子，炒　槟榔　苦楝根各一两　胡粉炒，半两　白矾一钱五分

为末，米饮糊丸，梧子大，一岁儿五丸，大人七八十丸，酸浆水入麻油少许和匀送下，清米汤亦可，痛时用蜀椒汤调化服。

集效丸　治虫积四肢常冷。

木香　鹤虱　槟榔　诃子肉　芜荑仁炒，各五钱　大黄一两　熟附子　炮姜各三钱

乌梅肉十四枚

炼白蜜丸，梧子大，每服三五十丸，食前陈皮汤下，妇人醋汤下，孕妇勿服。

万应丸　治腹中诸虫血积。

黑牵牛头末　大黄　赤槟榔各一两　白雷丸醋炒　木香　沉香各半两

上将牵牛一处为末，槟榔、雷丸、木香、大黄一处为末，沉香另自为末，以大皂荚、苦楝皮各四两，煎汁泛丸，如绿豆大，每服四五十丸至百丸，小儿量减，孕妇忌服。

遇仙丹　治膈上痰气虫积。

白牵牛头末生，一两，炒，一两　白槟榔一两　茵陈　三棱醋炒　蓬术醋炒　大皂荚去皮弦子，酥炙净末，各三钱　沉香另末，勿见火，五钱

为末，醋糊丸，绿豆大，每服四五十丸，五更时茶清送下，天明当有所下，有积去积，有虫去虫，小儿量减，孕妇忌服。

胶艾菵归汤《千金》　治虫蚀肛门，痒痛。

阿胶　当归　青菵子各六钱　艾叶一把

上四味，水煎，分三服。

雄黄兑法《千金》

雄黄半两　桃仁一两　青菵子三两　黄连一两　苦参一两

上五味，为末，绵裹如枣核大，内下部。

又方

雄黄　皂荚　麝香　朱砂等分

上四味为末，蜜丸，梧子大，内下部，日二。

乌梅丸理中汤下　九痛丸心痛门　妙功丸癫门

蛊　毒　门

归魂散《千金》　治蛊毒初中在膈上

者，以此药吐之。

白矾枯半；生半　建茶各一两

为散，每服五钱，新汲水顿服，服一时许，当吐出毒。此药入口，其味甜不觉苦涩者，即有蛊毒也。

雄朱丸《千金》　治蛊毒从酒食中下者。

雄黄　朱砂俱另研，水飞　赤脚蜈蚣微炙，去足　续随子为细末，各一两　麝香钱半，另研

上五味，拌匀再研，以糯米粥和丸，如芡实大，每服一丸，热酒吞下，毒当与药俱下，端午日修合尤妙。

千金太乙追命丸　治百病，若中恶气，心腹胀满，不得喘息，心腹积聚胪胀疝瘕，宿食不消，吐逆呕哕寒热，瘰疬蛊毒，妇人产后余疾。

蜈蚣一枚　丹砂　附子　矾石　雄黄　藜芦　鬼臼各一分　巴豆二分

上八味，蜜丸如麻子，服二丸，日一。阴毒伤寒，遍身疼痛，爪甲青黑，服一丸，当汗出，绵里两丸，塞两耳中；下痢，服一丸，下部塞一丸；蛊毒，服二丸，在外膏和摩病上，在膈上吐，膈下利；有疮，以一丸涂之，毒自出；产后余疾，服一丸，耳聋，绵里塞耳中。

五香散《千金》　治岭南毒气恶核，射工中人，暴肿生疮。

甲香即螺甲厣　薰陆香　丁香　沉香　青木香　黄连　黄芩各四钱　黄柏六钱　犀角　羚羊角　鳖甲　牡蛎　升麻　甘草　乌翣各四钱　吴茱萸二钱

上十六味，治下筛，水服方寸匕，日二。并以水和少许洗之，仍以鸡子白和散涂疮上，干即易之。

解水毒饮子《千金》　治人忽中溪硐水毒，手足指冷，或至肘膝。

吴茱萸汤泡七次，二两　升麻　犀角

橘皮各六钱　生姜三两，切　乌梅肉十四枚

水煎，分三服，或以生犀磨汁服尤效，身上赤斑退为度。

玉枢丹臭毒门　《千金》耆婆万病丸积聚门　理中汤方祖　生脉散方祖　钱氏六味丸崔氏八味丸下

妇人门上

旋覆花汤《金匮》　治虚风袭入膀胱，崩漏鲜血不止。

旋覆花三钱　葱五茎　新绛生用，尺许

上三味，水煎顿服。旋覆性专下气，兼葱，则能散结祛风，佐以茧丝专补膀胱，加以红蓝染就，深得《本经》散结气之旨。

矾石丸《金匮》　治妇人经水不利，下白物。

矾石用绿色者，烧过，三钱　杏仁一钱

上二味，蜜丸，枣核大，内阴中。

土瓜根散《金匮》　治瘀积经水不利，或一月再见，及阴㿉肿。

土瓜根　芍药　肉桂　䗪虫等分

上四味，为散，酒服方寸匕，日三服。土瓜根，黄瓜根也，药铺不收，往往以栝蒌根代用。考之《本经》栝蒌根，性味虽同苦寒，而无散瘀血通月闭之功，此治虽专，惜乎其力绵缓，故以桂、䗪弼之，芍药监之，与旋覆花汤之用新绛不殊。

归附丸　治气乱，经期或前或后。

当归四两　香附八两，童便浸透，晾干再加酒醋盐姜四制

为细末，醋糊丸，空心砂仁汤下三钱。血虚，加熟地八两；虚寒，加桂、附各一两；带下气腥，加吴茱萸、蕲艾各一两；脐下冷痛，加桂、附、沉香各一两，丁香三钱；经行少腹先痛，或血色紫黑结块，加醋煮蓬术二两，沉香一两；经后少腹虚痛，加参、芪、阿胶各四两，蕲艾二两；经水色淡，加姜、桂各二两，人参四两

醋煎散　治经行少腹结痛，产后恶露不行。

三棱　蓬术　香附　乌药　赤芍　甘草　肉桂等分

通用醋炒为散，每服三钱，空心，砂糖汤调服。

芦荟丸　治肝疳口舌生疮，牙龈腐烂，遍体生疮，及妇人热结经闭，作块上冲梗痛。

芦荟　青黛　朱砂加研，水飞，各三钱　麝香一钱　大皂荚去皮弦子，一两　干蟾一两，同皂荚烧存性

为细末，蒸饼糊丸，麻子大，每服三五十丸，空心米汤下。

防风丸　治风人胞门，崩漏下血，色清淡者。

防风勿见火

为末，醋丸梧子大，空腹，葱白汤下二钱五分。

子芩丸　治风热入犯肝经，崩漏下血，色稠紫者。

条黄芩酒炒

为末，酒丸梧子大，空腹，乌梅汤下三钱

千金茯苓补心汤　治心气不足，善悲愁恚怒，衄血面黄烦闷，五心烦热，独语不觉，妇人崩中面赤。

茯苓六钱　桂枝三钱　甘草二钱　紫石英碎如米粒，一两　人参　麦门冬去心，各五钱　大枣四枚　赤小豆一合

水煮，日三服。

千金小牛角鰓散　治带下五崩下血，外实内虚之病。

牛角鰓一枚，烧令赤　鹿茸　禹余粮

当归　干姜　续断各三两　阿胶三两　乌鲗骨　龙骨各一两　赤小豆六合

上十味，为散，空腹温酒服方寸匕，日三服。

千金伏龙肝汤　治劳伤冲任，崩中去血，赤白相兼，或如豆汁，脐腹冷痛，口干食少。

伏龙肝如弹子大，七枚　生姜　生地黄各两半　甘草　艾叶　赤石脂　桂心各六钱

上七味，咬咀，以水一斗，煮取三升，分四服，日三夜一。

失笑散　治妇人瘀结，少腹急痛。

五灵脂酒研，澄去砂　蒲黄筛净，生半，炒半，等分

为散，每服二钱半，酒煎入砂糖少许，和滓服，少顷再服。瘀结腹痛，经水反多，元气亏弱，药力不行者，用人参二三钱调服以击搏之。

千金七子散　治丈夫风虚目暗，精气衰少无子，补不足。

五味子　钟乳粉　牡荆子　菟丝子　车前子　薤蓂子　石斛　干地黄　薯蓣　杜仲　鹿茸　远志各八铢　附子　蛇床子　芎䓖各六铢　山茱萸　天雄　人参　茯苓　黄芪　牛膝各三铢　桂心　苁蓉各十铢　巴戟天十二铢

上二十四味，治下筛，酒服方寸匕，日二。不知，增至二匕，以知为度，禁如药法。不能酒者，蜜丸服亦可。

紫石门冬丸《千金》　治全不产及断绪方。

紫石英　天门冬各三两　当归　芎䓖　紫葳　卷柏　桂心　乌头　干地黄　牡蒙　禹余粮　石斛　辛蓂各二两　人参　桑寄生　续断　细辛　厚朴　干姜　食茱萸　牡丹　牛膝各二十铢　柏子仁一两　薯蓣　乌贼骨　甘草各一两半

上三十六味，为末，蜜和丸，如梧子

大，酒服十丸，日三。渐增至三十丸，以腹中热为度。不禁房室，夫行不在不可服。禁如药法，比来服者不至尽剂即有娠。

庆云散《千金》　治丈夫阳气不足，不能施化无成。

覆盆子　五味子　菟丝子各一升　天雄一两　石斛　白术各三两　桑寄生四两　天门冬九两　紫石英二两

上九味，治下筛，酒服方寸匕，先食服，日三。素不耐冷者，去寄生加细辛四两；阳气不少而无子者，去石斛加槟榔十五枚。

朴硝荡胞汤《千金》　治妇人立身已来全不产，及断绪久不产二三十年者。

朴硝　牡丹　当归　大黄　桃仁生，各三铢　细辛　厚朴　桔梗　人参　赤芍药　茯苓　桂心　甘草　牛膝　橘皮各一铢　附子六铢　虻虫　水蛭各十枚

上十八味，咬咀，以清酒五升，水五升，合煮取三升，分四服，日三夜一，每服相去时，更服如常。覆被取少汗，汗不出，冬日著火笼之，必下积血，及冷，赤脓如赤小豆汁，本为妇人子宫内有此恶物使然。或天阴脐下痛，或月水不调，为有冷血不受胎，若斟酌下尽，气力弱，大困不堪，更服，亦可二三服即止；如大闷不堪，可食酢饭冷浆，一口即止，然恐去恶物不尽，不大得药力，若能忍，服尽大好。如无水蛭，用鲮鲤甲以生漆涂炙脆代之

白薇丸《千金》　治月水不利，闭塞绝产。

白薇　细辛各三十铢　人参　杜蘅　牡蒙　朴厚　半夏　白僵蚕　当归　紫菀各十八铢　牛膝　沙参　干姜　秦艽各半两　蜀椒　附子　防风各一两半

上十七味，为末，蜜和丸，如梧子大，先食服三丸，不知，稍增至四五丸。

此药不可长服，觉有娠即止，用之大验。

葆真丸　治房劳太过，肾气虚衰，精寒不能生子。

鹿角胶八两，即用鹿角霜拌炒成珠　杜仲盐水拌炒，三两　干山药微焙　白茯苓人乳拌蒸，晒　熟地黄　山茱萸肉各三两　北五味　益智仁盐水拌炒　远志甘草汤泡，去骨　川楝子酒煮，去皮核　川巴戟肉酒炒　补骨脂　胡芦巴与补骨脂同羊肾煮，汁尽为度，焙干，各一两　沉香五钱另为末，勿见火

上十四味，共为细末，入沉香和匀，以肉苁蓉四两，洗去皮垢切开，心有黄膜去之，取净二两，好酒煮烂捣如糊，同炼蜜杵匀，丸如梧子。每服五七十丸，空心温酒下，以美物压之。精薄者，加鳔胶六两。此方不用桂、附壮火助阳，纯用温养精血之味，独以沉香、益智鼓其氤氲，又以楝子抑其阳气，引诸阳药归宿下元，深得广嗣之旨。

《千金》种子丹　此方服之，令人多子，并治虚损梦遗白浊。

沙苑蒺藜取净末，四两，水一大碗熬膏，候用　莲须取净末，四两　覆盆子去核，取净，一两　山茱萸肉取净，三两　芡实取净，四两　龙骨煅，飞净，五钱

上用伏蜜一斤炼，以纸粘去浮沫，滴水成珠者，只用四两。将前五味药末，先以蒺藜膏和作一块，再入炼蜜捣千杵，丸如豌豆大，每服三十丸，空心盐汤送下，忌房室二十日。此药延年益寿，令人多子。

五子衍宗丸　此药添精补髓，疏利肾气，不问下焦虚实寒热，服之自然平秘。

甘州枸杞子　菟丝子酒蒸，捣成饼，各八两　北五味子一两　覆盆子酒洗，去目，四两　车前子炒，二两

上五味，俱择道地精新者，焙晒干，共为细末，炼蜜丸，如桐子大，每日空心服九十丸，卧时服五十丸，沸汤、盐汤任下。忌师尼、鳏、寡三人及鸡犬见。

炼真丸　治高年体丰疾盛，饱饫肥甘，恣情房室，上盛下虚，及髓脏中多著酒湿，精气不纯，不能生子者，服之并效。

大腹子七两，童便浸，切　茅山苍术去皮，泔浸，麻油炒　人参　茯苓各三两　厚黄柏三两，童便乳汁盐水各制一两　鹿茸大者一对，酥炙　大茴香去子，一两　淫羊藿去刺，羊脂拌炒　泽泻　蛇床子酒炒　白莲须酒洗　沉香另末，勿见火　五味子各一两　金铃子即川楝子，酒煮，去皮核，三两　凤眼草一两，即樗树叶，中有子一粒，形如凤眼，故名。如无，樗根皮代之

上为末，用干山药末调糊代蜜为丸，空心盐汤送下三四钱，临卧温酒再服二钱。炼真者，锻炼精气，使之纯粹也。故方中专以大腹佐黄柏、茅术涤除身中素蕴湿热，则香、茸、茴香不致反助浊湿痰气，何虑年高艰嗣哉！

抑气散　治妇人盛于血，所以无子，寻常头目眩晕，膈满体疼怔仲皆可服。

香附制炒，净二两　陈皮焙，二两　茯神　甘草炙，各一两

上为细末，每服二三钱，不拘时白汤调下。

秦桂丸即螽斯丸　治妇人子宫虚寒，不能摄精成孕。

熟附子二枚　桂心勿见火　厚朴姜汁炒　厚杜仲盐酒炒　细辛　秦艽酒洗，焙　白薇　川牛膝酒净　沙参各二两　茯苓　人参各四两

炼白蜜丸，梧子大，空心温酒下五七十丸。得孕二三月，不可更服。忌牛马肉，犯之难产。此方郑心荼手裁，较世本减附子四两，细辛三两，茯苓二两，削去干姜，易入当归，以和阳药之性，不致阳无以化，且免经水紫黑，胎息不育之虞。

其秦艽、朴、半专理痰积，沙参、膝、薇专清浊带，使子户温和，阳施阴化，孕自成矣。

皱血丸《局方》 治妇人血海虚冷，百病变生，气血不调，时发寒热，或下血过多，或久闭不通，崩中不止，带下赤白，癥瘕癖块，攻刺疼痛，小腹紧满，胁肋胀痛，腰重脚弱，面黄体虚，饮食减少，渐成劳怯，及经脉不调，胎气多损，胎前产后一切病患，无不治疗。

熟地黄 甘菊去心蒂梗 茴香去子 当归身 延胡索炒 赤芍药 桂心 蒲黄取净粉，焙 蓬术 牛膝 香附炒去毛，酒浸三日，焙，各三两

上十一味，为末，用细黑豆一升，醋煮候干为末，再入米醋三碗，煮二碗为糊和丸，梧子大。每服二十丸，温酒或醋汤下。血气攻刺，煨姜汤下；瘀痕绞痛，当归酒下。忌鸭肉、羊血。方以皱血命名，取醋之酸，引药归宿子脏以收摄精气也。盖血海之虚寒，皆缘肝脏生阳气衰，不能宣散浊阴而致子脏不净，子脏不净，乌能摄精而成胎息乎？故立方专以推陈致新为纲旨，是以清热散瘀之剂，反过于归、地、桂、茴等味，使子脏安和，生生之机不竭矣。大抵妇人之百病变生，总属气血不调，即寒热虚怯，经闭崩中，靡不因血海不净所致。其妙用尤在醋煮乌豆，以血得酸则敛，不致滑脱；瘀得辛则散，不致留蓄。更虑阴寒内结，势必虚阳上浮，故用菊花以清在上之虚阳；冷积胞门，势必热留经隧，又需牛膝、赤芍辈，以祛在经之积热，与秦桂丸中用厚朴、秦艽、白薇、沙参之意不殊。良工苦心，非深究其旨，何以获先哲立方之旨哉？但服此而得坤仪者多，良由纯属血药，血偏旺而气偏馁，是不能无阴胜之过宜于方中增入人参一味，或等分，或倍加，随质而助阳和之

力，鼓氤氲之气，为乾道之基，未始其为不可也。再详广嗣诸方，男子世称葆真丸，妇人首推秦桂丸，然服之有验有不验者，质之偏胜不同也。盖男子肾脏阳衰，妇人血海虚冷，则二方为专药，若男子体肥痰盛，精气不纯，妇人瘀积留著，子户不交净，岂可纯以暖肾温经为事哉？又需炼真丸之大腹、茅术、金铃祛涤蕴湿，皱血丸之蓬术、牛膝、甘菊清解瘀热，为合剂耳，用方者审诸。

千金大黄丸 治带下百病无子，服药十日，下血；二十日，下长虫及青黄汁；三十日，病除；五十日，肥白而能成孕。

大黄破如豆粒，熬黑 柴胡 芒硝各一斤 芎䓖五两 干姜 蜀椒各一升 茯苓鸡子大，一枚

上七味，为末，蜜和丸，如梧子大，先合米饮服七丸，加至十丸，以知为度，五日微下。

桂心茯苓丸《金匮》 治妊娠癥瘕下血，胎动在于脐上。

桂心 茯苓 牡丹皮 桃仁去皮尖，熬 赤芍药等分

上五味，蜜丸，如兔屎大，每日食前服一丸，不知，加至三丸。

当归贝母苦参丸《金匮》 治妊娠烦热小便难。

当归 贝母去心 苦参等分

上三味，蜜丸，如小豆大，饮服三丸，加至十丸。

葵子茯苓散《金匮》 治妊娠小便不利，恶寒头眩。

葵子五两，向日葵子也 茯苓一两

上二味，为散，饮服方寸匕，日三服。

白术散《金匮》 治妊娠胎寒带下。

白术 芎䓖各二十分 蜀椒三分，炒去汗 牡蛎熬，五分

上四味，为散，酒服一钱匕，日三服。

千金半夏茯苓汤 治妊娠恶阻，心烦头眩，恶寒汗出少食。

半夏 生姜各四钱 干地黄 茯苓各二钱半 橘皮 旋覆花 细辛 人参 芍药 芎藭 桔梗 甘草各一钱六分

上十二味，水煎，服二剂。便急，使服茯苓丸，令能食便强健也。

千金茯苓丸 治妊娠恶阻，心中烦闷，不能健运。

茯苓 人参 桂心煅 干姜 半夏 橘皮各一两 白术 葛根煨 甘草炙 枳实各二两

上十味，为末，蜜和丸如梧子大，饮服二十丸，渐加至三十丸。妊娠忌桂故煅。

干姜地黄散 治妊娠漏胎下血。

干姜炮，一两 干地黄六两，切，焙

上二味，为散，酒服方寸匕，日三服。

香桂散 治子死腹中，胞衣不下，服片时，如手推出。

肉桂三钱 麝香三分

为散，酒煎和滓服，加生川乌三钱，为下私胎猛剂。

千金鲤鱼汤 治妊娠遍身浮肿，胎间有水气。

白术 茯苓 当归 芍药各三钱 橘皮一钱 生姜五斤 活鲤鱼重斤许者，一头

上六味，先煮鲤鱼至熟，澄清取汁内药煎，汁分五服，日三夜二。虚，加人参一钱五分。

千金竹沥汤 治妊娠子烦。

竹沥一盏 麦门冬去心 防风 黄芩各三钱 茯苓四钱

上五味，以水四升，合竹沥煮取二升，分三服，不瘥更作。

加味竹叶汤 治妊娠心烦不解，名曰子烦。

白茯苓钱半 麦门冬去心，二钱半 黄芩一钱 人参一钱 竹叶五片 粳米一撮

水煎，空腹热服。肥人，加半夏、生姜。原方，无人参、粳米。

千金石膏大青汤 治妊娠伤寒，头疼壮热，肢节烦疼。

石膏八钱 大青 黄芩各三钱 葱白四茎 前胡 知母 栀子仁各四钱

上七味，水煎，去滓温服。此方既可散邪，又能安胎，允为妊娠伤寒温热时行神方，非《千金》不能立也。

千金胶艾榴皮汤 治妊娠利下不止。

阿胶 艾叶 酸石榴

上三味，水煎温服。

千金钟乳汤 治妇人肺胃虚寒，乳汁不通。

石钟乳四钱 甘草二钱 漏芦二钱 通草 栝蒌根各五钱

上五味，水煎温服。一方，有桂心。

千金麦门冬散 治妇人寒热阻逆，乳汁不通。

麦门冬 通草 理石即石膏之硬者 石钟乳等分

上四味，为散，先食酒服方寸匕，日三。有热，去钟乳加漏芦，如无理石，以石膏代之。

千金白薇散 治妊娠肺热遗尿。

白薇 白芍等分

上二味，为散，酒服方寸匕，日三夜二服。

千金芩术芍药汤 妊娠腹中满痛，叉手不得饮食。

黄芩二钱 白术六钱 白芍四钱

上三味，水煎，分三服，半日令尽。微下水则易产，日饮一剂为善。

全生白术散 治妊娠子肿。

白术—两 姜皮 大腹皮去外垢内膜尽 橘皮 茯苓各半两

为散,每服三钱,水煎,和滓,日三服。此方较澹寮五皮汤稍善,中间惟白术易桑皮,而功用悬殊,点铁成金手也。

兔脑丸 治妊娠难产,催生第一神方。

麝香取当门子,一钱 明乳香二钱半 母丁香二钱

上为细末,拣腊月天医日修合,活劈兔脑为丸,如芡实大,朱砂为衣,蜡和收藏,待临盆腰痛儿不能下,用白汤囫囵送下,其子立产。兔用小者为真,若形如兔而大者,乃獶也,误用则不验,即其兔之死者主亦不验。修合时忌见鸡犬、妇人、孝服及诸秽物。

瘦胎饮 即枳壳散 治妊娠体肥,胎气不运,在九个月服。

黄芩酒炒,一两 白术一两 枳壳炒,七钱半

为散,每服二钱,饥时砂仁汤下,不可多服,恐伤正气,瘦弱者勿服。

琥珀黑龙丹《局方》 治死胎胞衣不下,败血逆冲。

五灵脂酒研,澄去砂 当归 川芎 干地黄 良姜各三两

上五味,入炀成罐内,盐泥封固,炭火煅通红,去火候冷研细,入下项药。

琥珀 百草霜 硫黄各三钱半 花蕊石煅 乳香各三钱

上五味,逐为细末,同前药和匀,米醋和丸,如弹子大,临服以炭火煅通红,投入生姜自然汁内,浸碎研化,以无灰酒入麝香少许,不时频服一口,加童子小便尤宜。

二味参苏饮 治恶露入胞,胀大不能出,及产后败血冲肺,喘满面赤,大便溏泄者禁用。

人参 苏木碎,各五钱

水煎,入童子小便热服。

千金牛膝汤 治儿产胞衣不下。

牛膝 瞿麦各一两 当归 通草各两半 滑石三两 葵子半升

上六味,水煎,分三服。一方,无滑石,有桂心一两

四乌鲗一蒠 茹丸虚损门 胶艾汤四物汤下 大黄甘遂汤小承气汤下 抵当汤抵当丸下 当归芍药散四物汤下 小建中汤桂枝汤下 温经汤四物汤下 加味逍遥散虚损门 归脾汤保元汤下 小柴胡汤方祖 四物汤方祖 补中益气汤保元汤下 十全大补汤保元汤下 钱氏六味丸崔氏八味丸下 八珍汤四君子汤下 大温经汤四物汤下 逍遥散虚损门 导痰汤二陈汤下 滚痰丸痰饮门 保元汤方祖 藿香正气散平胃散下 八物汤四君子汤下 艾煎丸四物汤下 养胃汤平胃散下 四乌汤四物汤下 桂枝汤方祖 增损四物汤四物汤下 六君子汤四君子汤下 大建中汤保元汤下 肾气丸崔氏八味丸下 加减龙荟丸伊尹三黄汤下 加减八味丸崔氏八味丸下 独参汤保元汤下 人参养荣汤保元汤下 三补丸伊尹三黄汤下 朱砂安神丸伤劳倦门 生料八味丸方祖即崔氏八味丸作汤 参苓白术散四君子汤下 巽顺丸虚损门 乌骨鸡丸虚损门 异功散四君子汤下 加减四物汤四物汤下 二陈汤方祖 平胃散方祖 内补当归建中汤桂枝汤下 萆薢分清饮小便不禁门 局方七气汤方祖 越鞠丸郁门 大补丸方祖 清心莲子饮生脉散下 清胃散衄血门 四七汤二陈汤下 香砂六君子汤四君子汤下 左金丸方祖 二妙散大补丸下 控涎丹十枣汤下 聚精丸虚损门 滋肾丸大补丸下 附子汤术附汤下 干姜人参半夏丸理中汤下 当归散四物汤下 理中汤方祖 沉香降气散气门 紫苏饮四物汤下 当归补血汤保元汤下 加味归脾汤保元汤下 升阳除湿汤平胃散下 七味白术散四君

子汤下　胃风汤四君子汤下　香壳散蓄血门下瘀血汤小承气汤下　当归活血汤蓄血门圣愈汤保元汤下　香苏散伤寒门　胃苓汤平胃散下　葱白香豉汤伤寒门　凉膈散方祖　枳实理中汤理中汤下　小承气汤方祖　黄连解毒汤伊尹三黄汤下　桂枝白虎汤白虎汤下　人参白虎汤白虎汤下　厚朴汤平胃散下　甘草干姜汤理中汤下　厚朴生姜甘草半夏人参汤二陈汤下　黄芩芍药汤桂枝汤下　香连丸左金丸下　连理汤理中汤下　千金三物胶艾汤痢门　驻车丸方祖　白头翁加甘草阿胶汤痢门　生脉散方祖　导赤散暑门　加味清胃散衄血门　五苓散方祖　黄芩清肺饮栀子豉汤下　川芎茶调散头痛门　千金托里散保元汤下　生地黄连汤四物汤下　黑神散衄血门　大七气汤局方七气汤下　代抵当丸抵当汤下　达生散四物汤下　佛手散四物汤下　五积散平胃散下　加味佛手散四物汤下

妇 人 门 下

枳实芍药散《金匮》　治产后腹痛，烦满不得卧。

枳实烧令黑，勿太过　芍药等分

上二味，杵为散，服方寸匕，日三服。并主痈脓，以麦粥下之，方中枳实烧黑，全是散逐瘀积，故痈脓亦能主之。

竹叶汤《金匮》　治产后中风，发热面赤，喘满而头痛。

竹叶一把　葛根　防风　桔梗　桂枝　人参　甘草炙，各一钱　大枣四枚　生姜三片

上九味，水煎服，温覆使汗出。项强，加附子；呕者，加半夏。此桂枝汤去芍药加竹叶、葛、防、桔梗、人参，因方后所加附子，向来混入方内，故此著明，不便归入方祖，以混检阅。

竹皮大丸《金匮》　治产后虚烦呕逆。

生竹茹　石膏各半两　甘草炙一两　桂枝　白薇各二钱半

上五味，末之，煮枣肉和丸，弹子大，以饮服一丸，日三夜二服。有热，倍白薇；烦满，加柏实。

千金三物黄芩汤《金匮》　治产后烦热。

黄芩一钱　苦参二钱　干地黄四钱

上三味，水煎热服。上三味，皆纯阴苦寒伤胃滞血之药，产后虽有烦热，难以轻用。当时立方，必有质壮气盛，脉证俱实，能食便硬者，始堪任此，用者审之。《千金》，义见中风门千金三黄汤下。

抵圣散　治产后腹胁满闷呕吐。

人参　半夏各一两　赤芍药六钱　泽兰叶四钱　橘皮三钱　甘草炙，三钱

为散，每服四五钱，水煎，入姜汁数匙，和滓热服，日二三度，以呕吐止为效。有瘀，加炮黑山楂肉半两。按：方中赤芍，性味酸寒，非产后呕吐者所宜，宜易赤茯苓下水止呕为当，此必传写之误耳。

千金远志汤　治产后心悸恍惚，语言错乱。

远志肉　麦门冬　人参　甘草炙　当归　桂心　芍药各一钱　茯苓一钱半　生姜三片　大枣四枚

上十味，水煎，去滓温服。心胸逆气，加半夏七枚。

严氏清魂散　治产后气虚血晕。

人参　川芎各一两　荆芥穗二两　泽兰叶　甘草炙。各八钱

为散，沸汤、温酒各半盏，调服二钱，童便尤良。

辰砂七珍散　治产后血虚不语。

人参　菖蒲各一两　川芎七钱半　细辛二钱半　防风四钱　甘草炙，三钱半，一作生地　辰砂水飞，三钱

为散，每服三钱，薄荷汤调服。肥

人，加半夏、茯神、僵蚕；瘦人，如当归、蝎尾、钩藤。

局方调经散 治产后败血乘虚停积于五脏，循经流入于四肢，留滞日深，腐坏如水，渐致身体面目浮肿，或因产败血上干于心，心不受触，致心烦躁，卧起不安，如见鬼神，言语颠倒，并宜服之。

赤芍药 没药别研 桂心 琥珀别研 当归各一两 麝香别研 细辛去苗，各半钱

上七味，为末和匀，每服一钱，温酒入生姜中少许服。大抵产后虚浮，医人不识，便作水气治之。凡治水气，多以导水药，极是虚人，夫产后既虚，又以药虚之，是谓重虚，往往因致枉夭，但服此药，血行肿消即愈。

千金当归芍药汤 治产后虚羸。

当归身钱半 芍药 人参各二钱 干地黄三钱半 桂心 甘草各一钱 生姜三片 大枣五枚

上八味，水煎去滓，温分三服。

琥珀地黄圆 治产后恶露未净，胸腹痛，小便不利。

琥珀另研 延胡索同糯米炒，去米 当归各一两 蒲黄四两，生半，炒半 生地黄干者，半斤 生姜一斤

上将地黄咀碎酒浸，生姜切片，各捣取汁留滓，无油杵中用姜汁炒地黄滓，地黄汁炒姜滓，各干为末。忌犯铁器，炼白蜜丸，弹子大，每服一丸，空腹当归煎汤调服。

千金甘竹茹汤 治产后内虚，烦热短气。

甘竹茹一把 人参 茯苓 甘草 黄芩各三钱

上五味，水煎，分三服。

千金知母汤 治产后乍寒乍热，手足身温，心胸烦满。

知母六钱 芍药 黄芩各四钱 桂心

甘草各二钱

上五味，水煎，分三服。

千金淡竹茹汤 治产后虚烦头痛，短气欲绝，心中烦乱不解。

淡竹叶一把 麦门冬一两 甘草三钱 小麦一撮 生姜三片 大枣三枚

上六味，水煎，分三服。虚悸不已，加人参；少食，加粳米；气逆，加半夏。

千金当归芍药汤 治产后烦满不安。

当归三钱 芍药 人参 麦门冬去心 干地黄各半两 桂心二钱 生姜三片 大枣三枚，擘 粳米一撮

上九味，水煮，分三服。

千金茯神汤 治产后冲悸，志意恍惚，语言错谬。

茯神 人参 芍药 当归各六钱 桂心 甘草各三钱 生姜三片 大枣三枚

上八味，水煎，分三服。

千金人参丸 治产后大虚心悸，志意不安，恍惚恐畏，虚烦不眠少气。

人参 茯苓 麦门冬去心 薯蓣各二两 泽泻 甘草 菖蒲 干姜 桂心各一两

上九味，为末，蜜和枣膏丸，如梧子大，空心酒服二三十丸，日三夜一服。

千金蜀椒汤 治产后心痛大寒。

蜀椒二合，炒去汗 芍药 当归 半夏 甘草炙 桂心 人参 茯苓各二钱 蜜一合 生姜汁半合

上十味，先煮蜀椒令沸，内诸药，去滓，入姜汁、蜜，禁勿冷食。此本金匮三物大建中，但饴与蜜稍变耳。

千金大岩蜜汤 治产后心痛。

干地黄 当归 独活 甘草炙 芍药 桂心 远志肉 细辛各二钱 吴茱萸去闭口者，半合 干姜炮，一钱 蜜一盏

上十一味，水煎去滓，内蜜重煎，温分二服。

千金羊肉生地黄汤 治产后三日腹

痛，补中益脏，强气力消血。

羊肉一斤 生地黄二两 人参 当归
芍药各一两 桂心 芎劳 甘草各半两

上八味，先煮羊肉，去滓煎药，分
四，日三夜一服。有风热，去人参、地
黄、肉桂，加防风、黄芪、生姜；咳嗽，
本方加紫菀、款冬、细辛、五味；腰痛，
本方加杜仲、黄芪、白术、附子、草薢。

鹿茸散《千金》 治妇人漏下不止。

鹿茸酥炙 阿胶蛤粉炒，各三两 乌贼骨
醋炒 当归各二两 蒲黄筛净，二两，生半，炒
半

上五味，为散，温酒调服方寸匕，日
三服。本方去阿胶、乌贼骨，名蒲黄散，
治同前。

狼牙汤 治妇人阴中生疮蚀烂。

狼毒牙一两

上一味，水煎，取汁半盏，以绵缠箸
头如茧，浸汤沥阴中，日三四遍。

小柴胡汤方祖 大承气汤小承气汤下
当归生姜羊肉汤疝门 下瘀血汤抵当汤下
阳旦汤桂枝汤下 白头翁加甘草阿胶汤痢门
内补当归建中汤桂枝汤下 佛手散四物汤
下 八珍汤四君子汤下 十全大补汤保元汤下
芎归汤四物汤下 二陈汤方祖 琥珀黑龙
丹本门上 失笑散本门上 龙齿清魂散颤振门
花蕊石散虚损门 五积散平胃散下 平胃
散方祖 来复丹金液丹下 二味参苏饮本门上
理中汤方祖 沉香降气散气门 六君子
汤四君子汤下 桃仁承气汤小承气汤下 四乌
汤四物汤下 当归芍药散四物汤下 胶艾汤四
物汤下 导痰汤二陈汤下 地黄饮子中风门
柴胡清肝散小柴胡汤下 独参汤保元汤下 四
物汤方祖 当归补血汤保元汤下 补中益气
汤保元汤下 钱氏六味丸崔氏八味丸下 增损
四物汤四物汤下 醋煎散本门上 参苏饮伤寒
门 增损柴胡汤小柴胡汤下 柴胡四物汤小
柴胡汤下 指迷七气汤局方七气汤下 局方七

气汤方祖 逍遥散虚损门 香砂六君子汤四
君子汤下 越鞠丸郁门 桔梗汤方祖 小建
中汤桂枝汤 异功散四君子汤下 旋覆花汤
本门上 生脉散方祖 都气丸崔氏八味丸下
灵砂丹金液丹下 四君子汤方祖 归脾汤保
元汤下 黄芪建中汤桂枝汤下 香苏散伤寒门
人参败毒散小柴胡汤下 葱白香豉汤伤寒
门 伏龙肝汤丸痢门 乌骨鸡丸虚损门 人
参养荣汤保元汤下 玉烛散四物汤下 大柴
胡汤小柴胡汤下 五苓散方祖 四神散四物汤
下 川芎茶调散头痛门 养胃汤平胃散下
甘草干姜汤理中汤下 枳实理中汤理中汤下
千金伏龙肝汤本门上 代抵当丸抵当汤下
四七汤二陈汤下 紫苏饮四物汤下 当归
拈痛汤湿门 加味逍遥散虚损门 加味归脾
汤保元汤下 清胃散衄血门 千金芎劳汤四物
汤下 肾气丸崔氏八味丸下 千金钟乳汤本门
上 千金麦门冬散本门上 猪肤发煎黄瘅门
益气养营汤四君子汤下 崔氏八味丸方祖
豆豉饼痈疽门 龙胆泻肝汤胁痛门 加减
八味丸崔氏八味丸下

婴儿门上

千金紫丸 治小儿变蒸发热不解，并
挟伤寒温热汗后热不歇，及腹中有痰癖，
哺乳不进，乳则吐呃。食痫先寒后热。

赤石脂 代赭石各一两 巴豆三十粒，
去油 杏仁五十枚，去皮尖

上四味，为末，加蜜少许，密器中
收，三十日儿麻子大一丸，与少乳令下，
食顷后与乳勿令多，至半日当小下热除，
百日儿如小豆一丸。夏月多热，善令发
疹，慎用。紫丸无所不疗，虽下不虚人。

千金黑散 治小儿变蒸，中挟时行温
病，或非变蒸时而得时行者。

麻黄净末，二钱 杏仁别研，二钱 大黄
净末，一钱

上三味和匀，内密器中。一月儿服小豆大一枚，以乳汁和服，抱令得汗，汗出温粉粉之，勿见风。百日儿服枣核大一枚。温粉方：用龙骨、牡蛎各煅为细末，取净三钱，入生黄芪末三钱，和粳米粉一两，稀绢包，缓缓扑之。

大连翘汤 治湿毒利小便。

连翘 瞿麦 车前 木通 滑石研 当归 赤芍 防风 荆芥 柴胡各一钱 蝉蜕 黄芩酒炒 山栀炒黑 甘草炙，各七分

水煎，食前热服。热甚，加酒大黄。儿小量与。本方去山栀加紫草，名连翘防风汤，治痘疹热毒壅闭，小便不通。

钩藤散 治胎惊夜啼。

钩藤钩 茯神 茯苓 川芎 木香 芍药 当归各一钱 甘草炙，五分

为散，每服一钱匕，入姜、枣煎服。心经有热面赤，去木香加朱砂少许；惊搐，加蝎尾五分。

柳华散 治口疮赤烂。

黄柏炒，为细末 蒲黄 青黛 人中白煅过，等分

为散，临用加冰片少许，再研敷之。

辰砂膏 治口噤目闭，啼声不出，吐乳不化。

辰砂 牙硝各一钱 硼砂 全蝎各五分 珍珠 麝香各三分

共为细末，入生白蜜研膏，每用豆大许，薄荷汤下。潮热，甘草汤下。月内儿涂乳头，令儿吮之。

胡黄连丸 治热疳。

胡黄连 川黄连各半两 朱砂二钱，另研

为末，填入猪胆中，以线扎悬挂铫中，酸浆水煮数沸，取出入芦荟、麝香各二钱，饭糊丸，如麻子大，每服一二十丸，米汤下。若热疳生虫，去朱砂加芜荑仁、鹤虱、青皮、雷丸。

贴囟法 治百日内婴儿发搐。

麝香一分 蝎尾 蜈蚣炙，去足，各五分 牛黄三分 青黛三分 薄荷叶三分

上除牛黄，先捣蝎尾等五味，各取净末，再入牛黄细研，煮红枣肉和成膏，涂绵贴囟上，四边略出一指，以手烘暖，频频熨之。

秘旨安神丸 治心经虚热，睡中惊悸夜啼。

人参 枣仁 茯神 半夏制，各一钱 当归 橘红 芍药各七分 五味子七粒 甘草炙，三分

为末，姜汁和丸，芡实大，每服一丸，薄荷汤化下。

大青膏 治惊搐吐泻身温。

天麻钱半 青黛二钱 白附子 干蝎去毒，各三钱 乌梢蛇肉酒煮，焙干，三钱 天竺黄二钱 麝香三分 朱砂飞净，五分

为末，生白蜜和膏，每服豆大许，月中儿半粒，薄荷汤化下，或涂乳头吮之。

钩藤饮 治脾虚伤风，身热足冷，欲成慢惊。

钩藤钩 蝉蜕 防风 人参 麻黄 白僵蚕炒 天麻 蝎尾去毒，各五分 川芎 甘草炙，各三分 麝香一分，另研

水煎，温分二三服。愚按慢惊属脾胃亏损所致，前方乃辛温散表之药，无调补之功，须审而用之。徐用诚云：小儿脾虚伤风，身热足冷，欲成慢惊，用钩藤饮，然必大便实者为宜；若吐泻痰逆，身无大热，而四肢清冷，当用乌蝎六君，此汤非所宜也。

抱龙丸《局方》 治急惊。

陈胆南星一两 天竺黄三钱 辰砂飞净，半入剂，半为衣 雄黄各钱半 麝香五分

上五味，为末，甘草汤丸，皂角子大，辰砂为衣，每服一丸，薄荷汤化下，服后呕吐稠痰即愈，如痘疹发惊，去辰砂

易琥珀三钱。

利惊丸　治急惊发热，喘胀腹满，大小便秘。

天竺黄　轻粉　青黛各一钱　黑牵牛头末微炒，三钱

为末，蜜丸，豌豆大。一岁儿服一丸，薄荷汤化下。

羌活散即人参羌活散　治伤寒惊热。

羌活　独活　柴胡　前胡　川芎　茯苓　桔梗　枳壳　广皮　天麻　人参等分　甘草减半

为散，每服一二钱，加生姜一片，薄荷五叶，水煎去滓，稍热服，取微汗效。

千金射干汤　治小儿发热喘咳，喉中水鸡声。

射干　麻黄　紫菀　甘草　半夏　桂枝各一钱　生姜一片　大枣三枚

上八味，水煮分三服，服后热除而喘咳不已，本方去麻黄、射干、大枣，加细辛、款冬、阿胶、白蜜。

千金龙胆汤　治婴儿出腹，血脉盛实，寒热温壮，四肢惊掣，发热大吐呗者。若已能进哺，食入不消，壮热及变蒸惊痫，方悉主之。

龙胆　钩藤钩　柴胡　黄芩　桔梗　芍药　茯苓　甘草各一钱　蜣螂二枚　大黄三钱

上十味，以水一升，煎五合。儿生一日至七日，分一合为三服；儿生八日至十五日，分一合半为三服；儿生十六日至二十日，分二合为三服；儿生二十一日至三十日，分三合为三服；儿生三十一日至四十日，尽以五合为三服即止，勿再服也。

益黄散《局方》　治脾虚乳食不化。

陈皮一两　青皮　诃子肉煨　甘草炙，各半两　丁香二钱

上为散，每服二三钱，水煎服，或黑糖调服一钱。益黄不用补益中州，反用陈青二橘辟除陈气，其旨最微。婴儿久泻连绵不已，乳食积滞于内，故需二皮专理肝脾宿荫，即兼诃子以兜涩下脱，丁香以温理中州，甘草以和脾气，深得泻中寓补之法，非洞达斯义，难与言至治也。

肥儿丸《局方》　治食积五疳，头项结核，臂瘦发稀，发热作渴，口疮目翳，小便色白，腹大青筋等证。

肉豆蔻煨　使君子去壳，焙　麦蘗炒　黄连姜汁炒黑色　神曲炒，各五两　槟榔二十枚，勿见火　木香二两，勿见火

上七味，为末，蒸饼调糊，稍加白蜜，丸如弹子大，每服一丸，空心米饮调服。汪石山加白术五两，山楂肉、枳实各二两。此方近世所传，尚多胡黄连、雷丸、芜荑等味，大苦大寒，大伤元气，而因名误实，故世喜服之，意谓有益于儿也，曷知立方之义，本为疳热腹胀羸瘦，故用祛热伐肝之剂，消去疳积，元气得复，儿自肥矣。若本无疳热服之，与引寇破家何异？尝见富有之家，从幼好服此丸，至十岁外渐至蒸热咳嗽，盖缘真阳亏损，不能振生发之令而成童劳者不少。奈何习俗成风，多所未悟，因特表而出之。

加味陷胸丸　治痰积痞满，疳热喘嗽。

黄连姜汁炒　半夏姜制　栝蒌实　焰硝各三钱　轻粉二钱半　滑石飞净，一两

炼白蜜丸，芡实大，大儿五六丸，周岁儿一丸，沸汤调化服。

蟾蜍丸　治无辜疳。

蟾蜍大者数枚

以粪蛆三杓，置桶中，以尿浸之。将蟾活捣烂，与蛆食之一昼夜。用布袋盛蛆，置急流水中漂净，取出瓦上焙干，入麝少许，陈米饭丸，麻子大，每服二三十丸，米汤或砂糖汤服之。一服虚热退，二服烦渴止，三服泻利愈。或用陈米炒为

粉，入糖霜作饼服之亦可。

马鸣散　治口舌生疮，痘后疳烂。

人中白煅，一钱　蚕退纸如无，僵蚕代之

五倍子生半，煅半　白矾生半，枯半　硼砂生半，煅半，各五分

为散，先以青布蘸水拭净，用鹅翎管吹口中患处。

兰香散　治鼻疳赤烂及疠风证。

兰香叶二钱，即香草　铜绿　轻粉各五分

为散，干涂①患处，干者香油调敷。

白粉散　治诸疳疮。

乌鲗骨三钱　白及二钱　轻粉一钱

为散，浆水洗，拭干敷之。

如圣丸　治热疳善食腹大。

使君子肉二两　胡黄连　川黄连　白芜荑仁炒，各一两　干蟾五枚，煅存性　麝香五分

上为末，蜜丸，弹子大，每服一丸，人参汤化下。

木香丸　治冷疳泄泻少食。

木香　肉豆蔻　砂仁炒，各三钱　麝香一钱　续随子去油，三钱　干蟾三枚，烧存性

为末，蜜丸绿豆大，每服五丸至十五丸，薄荷汤送下。虚者，去续随子加姜、桂、参、术。

止汗散　治睡中多汗。

故蒲扇烧存性

为末，每服一二钱，温酒或乌梅汤调服。蒲灰止血利小便，与蒲黄不异，汗即血之液，故取多曾沾汗之旧扇烧灰，主治睡汗，同气相求之妙，世医都未悟也。

石南散　治小儿通睛。

石南叶一两　藜芦三分　瓜蒂七枚

为细末，每用少许吹鼻中，日三，内服牛黄平肝药。

龟胸丸　治龟胸高起。

大黄酒煨　麻黄去节　百合　桑皮姜汁炒　木通　枳壳　甜葶苈微炒　杏仁炒黑

芒硝等分

上七味，为细末，以杏仁、芒硝同研如脂，蜜和丸如芡实大，每服一丸，葱白汤化下。

菖蒲丸　治心气不足，不能言语。

石菖蒲　赤茯苓各三钱　人参五钱　丹参二钱　天门冬烘热去心，切焙　麦门冬去心　远志肉甘草制　甘草炙，各一钱

为末，蜜丸，赤豆大，朱砂为衣，每服二三十丸，空心灯心汤下。

清胃散衄血门　异功散四君子汤下　泻黄散疬风门　六味地黄汤崔氏八味丸下　崔氏八味丸方祖　逍遥散虚损门　保元汤方祖　六君子汤四君子汤下　温脾散四君子汤下　人参安胃散保元汤下　活命饮痈疽门　四物汤方祖　补中益气汤保元汤下　小续命汤续命汤下　白饼子备急丸下　柴胡清肝散小柴胡汤下　泻青丸下血门　朱砂安神丸伤劳倦门　辰砂妙香散溲血门　加味导痰汤二陈汤下　四君子汤方祖　人参败毒散小柴胡汤下　桂枝汤方祖　乌蝎六君子丸四君子汤下　加味清胃散衄血门　加味逍遥散虚损门　丁香楝实丸疝门　加味通心散疝门　保和丸伤饮食门　惺惺散四君子汤下　龙胆泻肝汤胁痛门　理中汤方祖　钱氏白术散四君子汤下　清凉饮燥门　大柴胡汤小柴胡汤下　麻黄汤方祖　参苏饮伤寒门　二陈汤方祖　桔梗汤方祖　凉膈散方祖　小青龙汤桂枝汤下　三拗汤麻黄汤下　金匮麦门冬汤咳嗽门　养胃汤平胃散下　玉露散白虎汤下　吴茱萸汤呕吐哕门　小柴胡汤方祖　香连丸左金丸下　理苓汤理中汤下　升阳益胃汤保元汤下　五苓散方祖　黄连犀角散痢门　栀子仁汤栀子豉汤下　黄连清肺饮栀子豉汤下　滋肾丸大补丸下　芦荟丸妇人门上　四神丸泄泻门　消积丸备急丸下　塌气丸伤饮食门　泻心汤伊升三黄汤下　导赤

---

①　涂：底本作"操"，据锦章书局本改。

散暑门　栀子豉汤方祖　酸枣汤虚损门　当归补血汤保元汤下　竹叶石膏汤白虎汤下　人参白虎汤白虎汤下　三补丸伊尹三黄汤下　十全大补汤保元汤下　茵陈蒿汤湿门　化虫丸虫门　乌梅丸理中汤下　沉香降气散气门　冲和养胃汤保元汤下　煮肝散目门　益气聪明汤保元汤下　决明鸡肝散目门　栀子清肝散耳门　消风散咳嗽门　小乌沉汤衄血门　止衄散衄门　十补丸崔氏八味丸下　独参汤保元汤下　生地黄黄连汤四物汤下

婴儿门下

百祥丸　治痘疮黑陷，喘胀便秘。

红芽大戟去傍枝，煮软去骨

枣肉和丸，粟米大，三岁儿十丸，黑芝麻汤送下。

宣风散　治痘毒肿乘肾，腹胀黑陷。

尖槟榔二个　橘皮　青皮　甘草各二钱　牵牛头末四钱

为散，三岁儿一钱匕，蜜水调服。《准绳》无青皮。

紫草饮　治痘疹血热，口渴不能起发。

紫草一钱，一作紫钟　甘草炙，五分　黄芪钱半　糯米一撮

水煎，日再服。一方，无黄芪、糯米，多人参、蝉蜕、穿山甲，治气虚血热。一方，无黄芪、糯米，多归、芍、麻黄，治血热复感风寒，不能起发。按：紫草饮本方，系保元汤去参易紫草之制，更迭一味，而气血攸分，且补中寓发，直是大匠运斤，足补桂岩未逮。

消毒饮　治痘疹咽痛而起发迟。

鼠黏子研，钱半　甘草五分　荆芥一钱

水煎，日二服。

化毒汤　治痘已发，毒盛不能起胀。

紫草茸一钱　甘草　升麻　蝉蜕各五分

地骨皮　黄芩各七分　糯米一撮

水煎，日再服。

加味四圣散　治痘灌浆时，热渴引水或作痒。

紫草茸一钱　甘草五分　黄芪一钱　木通七分　川芎五分　木香三分　人参一钱　蝉蜕七枚

水煎，热服。

紫草木通汤　治痘疹行浆时，气虚血热，小便不利，不能起发。

紫草一钱　甘草五分　木通六分　人参　茯苓各一钱　糯米一撮

水煎，不时温服。

快斑汤即人参快斑散　治痘毒盛，起发迟而作痒。

紫草一钱　甘草五分　木通六分　人参一钱　芍药一钱　蝉蜕七枚

水煎，热服。一方，多当归、防风。一方，无芍药，多当归、防风、木香。

鼠黏子汤　治痘疹咽喉肿痛。

鼠黏子钱半　甘草五分　荆芥七分　防风六分

水煎，不时温服。

如圣饮　治痘出不快，咽喉不利。

鼠黏子一钱　甘草五分　荆芥七分　桔梗六分　防风五分　麦门冬一钱　竹叶十片

水煎，不时温服。一方，无竹叶，有黑参。

独圣散　治痘疮毒盛伏陷。

鼠黏子　僵蚕炒研　紫草茸等分

水煎，日二三服。

陈氏木香散　治痘疮泄泻后，虚寒痒塌。

木香　大腹皮　肉桂　半夏　青皮炒　柴胡　人参　赤茯苓　甘草炙　诃子肉　丁香等分

为散，每服一二钱，加姜、枣煎服。自汗痒塌，去腹皮、青皮、柴胡，加黄

芪、白术、糯米。

陈氏异功散　治痘疮灰白伏陷，大渴
泄泻。

木香　当归身　茯苓　肉桂　肉豆蔻
丁香　熟附子　人参　白术　半夏　厚
朴　橘皮_{等分}

为散，每服二三钱，入姜、枣煎服。

参芪四圣散　治痘胃虚少食，发热作
渴而起发迟。

人参　黄芪　白术_{各一钱}　紫草茸
茯苓　芍药_{各八钱}　当归_{七分}　木通_{六分}
防风　甘草　川芎_{各五分}　粳米_{一撮}

水煎，热服。

白螺散　治痘湿不收。

白螺壳_{陈年土墙内者，煅过}

为散，痘疮湿处干掺之。

金华散　治痘后肥疮。

黄连　黄芩　黄柏　大黄　黄丹_{等分}
轻粉_{减半}　麝香_{少许}

为散，疮湿则干掺，燥则猪脂调敷。

生肌散　治疮蚀不敛，脓血杂流。

黄连　黄柏　甘草　五倍子　地骨皮
_{等分}

为散，干掺疮上。

白虎化斑汤　治痘为火闷，不得发
出。

石膏_{生用}　知母　生甘草　蝉蜕　麻
黄　大黄_{生用}　黄芩　连翘　黑参　竹叶

水煎，大剂频服。

大黄甘草汤《金匮》　治痘为痰闷，
不得发出。

大黄_{一倍}　甘草_{生，减半}

水煎，频服取吐，不应，更服。《金
匮》本方用大黄四倍于甘草，治食已即
吐，专取大黄之沉降，以泄逆满之滞。此
用大黄再倍于甘草，治痰闷痘闭，反借甘
草之上溢以涌固结之积，一方小变，而功
用不同若此。

椒梅丸　治痘为虫闷，不得发出。

秦椒_{三钱}　乌梅　黄连_{各一钱}

为末，饴糖丸，如黍米大，量儿大小
分二三服，服后须臾得入虫口，次与紫草
承气汤化下之。

猪尾膏　治痘倒黡，心神不宁。

小猪尾尖上刺血数滴，入冰片少许，
辰砂末一钱，同研成膏，分作三五服，木
香汤化下。

柴胡饮　治痘疮初起热甚，表里俱
实。

柴胡　防风　荆芥　黑参_{各八分}　大
黄_{二钱}　黄芩　滑石_{各钱半}　甘草_{五分}

水煎，不时服。

犀角消毒饮　治痘疮发疔，胃热咽肿
便秘。

犀角_{七分}　连翘　鼠黏子_{各一钱}　荆芥
_{六分}　甘草　防风_{各五分}　忍冬_{钱半}

水煎，不时服。

羌活汤　治痘疹未报点时，热甚不
发，头痛腹胀。

羌活　防风_{各八分}　荆芥　紫苏_{各七分}
川芎_{四分}　赤芍_{六分}　枳壳_{八分}　山楂_一
_钱　木通_{五分}　甘草_{生，三分}　葱白_{一茎}　生
姜_{一片}

水煎，热服。

珍珠散　治痘疔。

珍珠_{生，研}　绿豆_{生，研}　豌豆_{烧存性}
发灰_{等分}

为散，胭脂调。银针挑破，口含清
水，吮去毒血，涂之。一方，无绿豆，加
冰片少许。

三仙散　治痘疔。

紫花地丁　番白草　当归尾

为散，水煎，温服。

升均汤　治痘出隐隐不起，面上红晕
成片，根窠琐屑者。

人参芦　白术芦　茯苓　甘草_生　防

风芦　桔梗芦

水煎，顿服取吐，痰出气升，痘自起矣。一方，无防风，有升麻。

羚羊解毒汤　治痘初起，根窠不分，颧颊一片如朱涂，以此汤分之。

紫草　黑参各一钱　柴胡八分　荆芥六分　蝉蜕四分　川芎五分　红花三分　山楂一钱　连翘八分　木通七分　羚羊角尖镑细，一钱

水煎，去滓，入羚羊角末，搅匀服之。

化斑汤　治痘与斑夹出，用此消斑起痘。

黑参二钱　鼠黏子一钱　柴胡八分　荆芥　防风各六分　连翘七分　木通八分　枳壳七分　蝉蜕五分　生甘草四分　灯心二十茎　淡竹叶十五片

水煎，温日二三服。

解毒饮子　治痘为风寒所遏而起发迟。

柴胡八分　紫草六分　防风七分　白芷五分　荆芥七分　鼠黏子一钱　川芎　蝉蜕　木通各五分

水煎，热服。本方去白芷加黄芩、羌活，名荆防解毒饮。

透肌散即人参透肌散　治痘发迟作痒，大便不实。

人参　白术　茯苓　芍药　紫草各一钱　甘草五分　蝉蜕七枚　当归　木通各六分　糯米一撮

水煎，日再服。

紫草快斑汤　治痘色不红活，不能起发。

紫草　芍药各一钱　甘草五分　木通六分　蝉蜕七枚

水煎，热服，日再。

二宝散　治痘顶色白，肉红肿而痘反不肿，或黑陷不起。

生玳瑁　犀角等分

为散，入猪心血少许，紫草汤调服。

大鼠黏子汤　治痘色红根散不长发。

鼠黏子钱半　甘草五分　当归七分　黄芪　连翘各一钱　柴胡　黄芩　地骨皮各八分

水煎，温服。

四圣散　治痘出不快，将欲倒黡。

紫草茸　黄芪各一钱　甘草五分　木通六分

水煎、热服，日三。大便秘，加枳壳；大便如常，加糯米；气虚少食，加人参。按：四圣散，乃起痘干紫倒黡之专药，其功在于紫草茸一味，世医咸用紫草代充，是以用多不效。原夫紫草茸，本名紫铆，乃蚁穴麒麟竭树脂凝结而成，不但可以活血起胀，兼得虫毒，攻发内陷之邪最锐，且无咸寒过润作泻之虞。盖缘紫铆之功，甚于紫草，故有紫草茸之名，其实非一物也。

夺命丹　治痘触邪，黑陷不起。

麻黄去节，蜜酒拌炒　升麻　山豆根　红花　大力子　连翘　蝉蜕　紫草茸　人中黄等分

为末，蜜酒和丸，辰砂为衣，儿大者二钱，中者钱半，小者一钱，薄荷汤化下。

托里快斑汤　治痘起发迟而热不止，及痂后发热。

紫草　黄芪　鼠黏子　连翘各一钱　木通六分　当归七分　甘草　桂枝　川芎　防风各五分　木香三分　蝉蜕七枚　淡竹叶十片

水煎，温服。

羌活救苦汤　治痘头面太多，及大头证。

羌活　白芷　川芎　蔓荆　防风　桔梗　黄芩　连翘　升麻　葶苈　人中黄等

分

水煎，不时热服。

攻毒汤　治痘出不快，伏陷倒靥，大便实者宜之。

大鳝鱼头，丹雄鸡头，鲜笋尖各三五枚，加生姜三五片，淡水煮熟，加酒酿少许。令儿先饮汁，次食鸡冠笋尖，余俱不用。如无鳝鱼头，鮠鲕鱼代之

豆蔻丸　治痘出气虚，吐利不止。

肉豆蔻　木香　砂仁　龙骨煅过，水飞　诃子肉煨　赤石脂　枯矾减半

为末，神曲糊丸，黍米大，周岁儿二十丸，米饮下。

当归丸　治热人血分，大便秘结三五日不通。

当归五钱　黄连二钱　大黄酒蒸，三钱　紫草三钱　甘草一钱

先取当归、紫草熬成膏，以三味为细末，膏和为丸，弹子大，每用一丸，水煎三五沸，和滓服之。不下，再服，以利为度。

加味消毒饮　治痘疹血热，咽喉不利。

鼠黏子钱半　甘草五分　荆芥七分　紫草一钱　防风六分　糯米一撮

水煎，不时服。

解毒防风汤　治痘干燥毒盛。

防风　地骨皮　黄芪　芍药　荆芥　鼠黏子　枳壳等分

水煎，不时热服。一方，多升麻、葛根。

神应夺命丹　治痘触寒邪，肌表固闭，黑陷不起。

辰砂以绢囊盛，线悬箸上，同升麻、麻黄、紫草、连翘四味，用新汲水入砂锅内桑柴火煮一昼夜，取出辰砂研细，将药汁滤净飞砂，取净二钱　麻黄连根节，蜜酒炙，八分　蝉蜕去翅足，三分　紫草酒洗，五分　红花五分　真蟾酥三分　穿山

甲酒炙，五分

为末，用醇酒杵和，分作十丸，周岁儿半丸，二岁者一丸，大者不过三丸，热酒化下，暖覆取汗，汗出痘亦随发也，必择天医生气日修合佳。

神授散　治痘黑陷咬牙，昏热闷乱，烦躁不宁。

人牙酥炙　苦参各五钱　紫草　生地黄　犀角镑　麦门冬去心，各六钱　黄芩酒炒　烧人矢童男者，各二钱

为散，醇酒调服一钱五分，日二夜一，良久痘起光润而恶候除，不能酒者，糯米饮调服。

至宝丹　治痘脾胃虚寒，肢冷不食，伏陷不起。

以生糯米与黄色雄狗饱食，取矢中米淘净，炙干研细，每两入麝香三分，随证用温补脾胃药，或独参、保元送下。

无价散　治痘毒伤胃黑陷。

取腊月人矢干者烧灰为散，砂糖汤调服方寸匕，服后即变红活。

人牙散　治痘疮寒闭，毒邪干肾而黑陷手足清。

人牙烧存性，为极细末，每服四五分至一钱，獚猪尾血涸紫草汤下。　古方入麝少许，酒酿调。钱氏云：痘疹最怕麝与酒触，恐防发痒。

珍珠人牙散　治痘疮毒伏心肾，黑陷神昏。

人牙煅，五钱　珍珠一钱　血竭五分

为散，每服四五分，酒浆调服。

桑虫浆　治痘气虚毒盛，白陷不起。

生桑树内虫一二枚蒸熟，酒酿捣绞，炖服之。

地龙酒　治痘血热毒盛，黑陷不起。

活地龙五七枚，同乌芋捣绞，入酒浆少许，炖热服之。

鸡冠血　治痘青干紫黑陷，血热毒盛

者。

穿山甲炮研极细，每用五六分至一钱，刺者雄鸡冠上血数滴，酒酿调匀炖热服。

牛李膏一名必胜膏　治痘黑陷不起。

牛李子一名鼠李子，又名乌绛子，俗名绿子，可以染绿一味，熬膏收干，丸如皂子大，桃胶煎汤化下。如无鲜者，干者熬膏用之。

枣变百祥丸　治痘疮黑陷便秘。

大枣十枚，擘　大戟二两，去骨

上二味，煮烂去大戟，将枣捣丸如绿豆大，周岁儿十丸，紫草汤或木香汤下，从少至多，以利为度。

周天散　治痘黑陷，项强直视，喘胀发搐。

地龙去土，焙干，二两　蝉蜕去翅足，半两

为散，每服半钱至一钱，乳香汤调下，日三夜一，痘起为效。周天之名，因轸水蚓为二十八宿之末，故取此义。与地龙酒功用稍有不同，若但黑陷喘胀，用地龙酒最捷，如兼作痒，则周天散为合剂耳。

水杨浴法　治痘出顶陷，浆滞不行，或为风寒所侵，俱宜用之。如初出及收敛时，痒塌破损者勿用。

用水杨五斤，三时用叶，冬用枝，以长流水一大釜，煎六七沸，取三分之一，置浴器内，候温浴之。内服应用之药，然后浴洗，渐次加汤，良久，乃以灯照累累然有起势，陷处晕晕有丝，此浆影也，后必满足。如未满足，又浴如前，力弱者只浴头面手足，若无起势，则气血败而津液枯矣，必难救治。

白花蛇散　治痘虚寒，白陷毒匿不起。

白花蛇三钱　丁香十枚

为散，每服三五分，热酒调下。

熏秽散

苍术　细辛　甘松　川芎　乳香　降香等分

为散，烧烟解血厌及诸秽气。

辟秽香

大黄一倍　苍术减半

为散，烧烟辟尸厌诸秽。

芍药汤　治痘将靥时微痒。

白芍酒炒　甘草炙　忍冬　茯苓　黄芩等分　薏苡仁倍用

水煎，热服。

橘皮茱连散　治痘疮初起，干呕而哕。

橘皮六钱　吴茱萸三钱　黄连一两，同吴茱萸炒　竹茹一团

为散，每服一钱，水煎服。

前胡枳壳汤　治喘嗽上气，烦渴引饮，便实尿赤。

前胡　枳壳　赤茯苓　大黄酒蒸　甘草炙，等分

为散，每服三钱，水煎温服，身温脉微者禁用。

补肺汤　治气虚痘毒乘肺，咳嗽不已。

黄芪　鼠黏子各一钱　阿胶八分　马兜铃　甘草各五分　杏仁去皮尖，七枚　桔梗七分　糯米一撮

水煎温服。

黄芩泻肺汤　治肺热喘嗽，里实便秘。

黄芩酒炒　大黄　连翘　山栀熬黑　杏仁去皮尖　枳壳　桔梗　薄荷　生甘草

水煎温服。

射干鼠黏子汤　治痘不起发，咽喉疼肿。

鼠黏子钱半　甘草五分　射干六分　升麻四分

水煎，不时服之。

紫草消毒饮　治痘疹血热咽痛。

紫草 连翘 鼠黏子各一钱 荆芥七分 甘草 山豆根各五分

水煎，不时温服。

生津葛根汤 治痘疹发渴。

葛根 栝蒌根 麦门冬去心 生地黄等分 升麻 甘草生，减半

用糯米泔水煎去滓，入茆根自然汁一合服之。

人参酸枣汤 治心肺虚热，烦躁不宁。

人参 枣仁炒研 山栀熬黑 生地黄 麦门冬去心 当归等分 甘草炙，减半

水煎温服。

栀子仁散即栀子汤 治痘疹毒盛，色黑便秘。

栀子仁熬黑，一两 白鲜皮 赤芍药 升麻各五钱 寒水石如无，石盐代之 甘草炙，各三钱

为散，每服一二钱，水煎，量儿大小，调紫草茸末半钱匕，服之。

移痘丹 治痘出目中，初见点时，用此移之。

守宫十枚，去头足，配辰砂一钱，阴干 珍珠 茯神 远志肉各一钱 琥珀五分

为末，紫草膏和丸，如梧子大，每服一钱二分，欲移在手足，观桂、威灵仙煎汤下；欲专移在足，牛膝、木瓜煎汤下，微汗为度，再用后药二服。

川芎 藁本 荆芥 白芷各五分 蝉蜕三分 防风 生姜一片 葱白一茎

水煎温服。血热者，加紫草、连翘。此方出《麻城家秘》，黄石峰极言其神，而吾吴以痘疹名世者，莫不以守宫为方士异端，易知《医学正传》、《圣济总录》、《卫生宝鉴》、《丹溪摘玄》、《圣惠方》等，咸取入剂，岂可以方士目之耶！

排毒散 治痘后余毒发痈，能食便秘。

大黄酒蒸，一两 白芷七钱五分 沉香另研 木香各二钱五分 穿山甲炮，三钱 归尾五钱

为散，每服二三钱，忍冬花煎汤调，日三服。虚者，减大黄加荆、防、连翘、甘草节；欲托，加黄芪、防风。

解毒内托散 治痘后发痈。

黄芪 当归 防风 荆芥 连翘 赤芍 木通等分 甘草节减半 忍冬花倍用

水煎，入醇酒少许服之。

真人解毒汤 治痘母。

木通 连翘 防风 荆芥各三钱 忍冬花半斤 甘草节一两

水酒各半煎，温分三服，以肿消痘出为度。

清咽滋肺汤 治麻后余热，咳嗽声暗。

黑参 鼠黏子 荆芥 葳蕤 贝母去心 栝蒌根 马兜铃 桔梗 麦门冬等分 甘草减半

水煎温服。缪仲淳，无马兜铃，有薄荷。

清热透肌汤 治麻疹未透，热甚而咳。

黑参 石膏 鼠黏子 荆芥 防风 前胡 葛根 杏仁等分 生甘草减半

水煎热服。

葛根解肌汤 治麻疹初起，发热咳嗽，或乍凉乍热。

葛根 前胡 荆芥 鼠黏子 连翘 赤芍 蝉蜕 木通等分 生甘草减半

水煎热服。

凉血饮子 治麻疹火毒炽盛，紫赤而黯。

生地黄钱半 黄连五分 黄芩 荆芥 黑参各一钱 红花三分 赤芍丹皮各八分 木通七分

水煎温服。

甘桔汤　治麻疹咽痛，口舌生疮。

甘草　桔梗　山豆根　黑参　鼠黏子　荆芥等分　麦门冬倍用

水煎温服。

石斛清胃散　治麻后呕吐，肾虚不食热滞。

石斛　茯苓　橘皮　枳壳　扁豆　藿香　丹皮　赤芍等分　甘草减半

为散，每服三四钱，加生姜一片，水煎服之。

门冬甘露饮　治麻疹热甚而渴。

麦门冬三钱，去心　黑参　黄芩　栝蒌根　连翘各一钱　生甘草五分　灯心二十茎　竹叶二十片

水煎温服。

除热清肺汤　治麻疹尽透，而壮热咳嗽，大便秘结。

石膏三钱　黑参　生地黄　赤芍　贝母　栝蒌根各一钱　麦门冬去心，钱半　甘草五分

水煎温服。

射干消毒饮　治麻疹咳嗽声喑，咽喉肿痛。

射干　黑参　连翘　荆芥　鼠黏子等分　甘草减半

水煎温服。

当归散　治口舌生疮，牙根毒发，大便秘结。

当归　赤芍各一钱　川芎五分　大黄三钱　甘草生，五分

为散，加生姜一片，水煎服之。

无比散　治麻后牙疳腐烂。

取黄牛粪煅存性，入龙脑少许，研细吹之。

烧盐散　治牙疳溃烂。

取橡斗大者实盐满壳，合起铁丝扎定，烧存性，以碗覆地，入麝少许，研细敷之。

绿袍散　治一切口疮腐烂。

荆芥穗　薄荷　青黛各二钱　玄明粉　硼砂各二钱　甘草钱半　百药煎二钱半

为散，点舌上，令其自化。

双和汤　治麻后虚羸。

熟地黄　白芍酒炒，各一钱　黄芪蜜酒炒　当归各七分　川芎　甘草炙，各四分　肉桂三分，有热，去之　生姜一片　红枣一枚，去核

水煎温服。

四顺清凉饮燥门　犀角地黄汤伤寒门　惺惺散四君子汤下　参苏饮伤寒门　升麻汤方祖　人参败毒散小柴胡汤下　益元散方祖　麻黄汤方祖　理中汤方祖　大连翘汤本门上　甘露饮二冬膏下　小柴胡汤方祖　六君子汤四君子汤下　保元汤方祖　四君子汤方祖　和解汤升麻汤下　解毒汤四物汤下　生脉散方祖　桔梗汤方祖　参苓白术散四君子汤下　四苓散五苓散下　紫草承气汤小承气汤下　大承气汤小承气汤下　桃核承气汤小承气汤下　十全大补汤保元汤下　枳壳汤平胃散下　宽中散四物汤下　麦门冬汤四物汤下　润燥汤凉膈散下　钱氏白术散四君子汤下　钱氏异功散四君子汤下　独参汤保元汤下　凉膈散方祖　桂枝汤方祖　小建中汤桂枝汤下　导赤散暑门　泻青丸下血门　大柴胡汤小柴胡汤下　补中益气汤保元汤下　活命饮痈疽门　参芪内托散保元汤下　四物汤方祖　枳实栀子豉汤栀子豉汤下　连翘升麻汤升麻汤下　黄芩汤桂枝汤下　生圣散桔梗汤下　六味地黄丸崔氏八味丸下　保和丸伤饮食门　黄连解毒汤伊尹三黄汤下　胃苓汤平胃散下　八珍汤四君子汤下　人参固肌汤保元汤下　归脾汤保元汤下　人参白虎汤白虎汤下　清胃散衄血门　加味逍遥散虚损门　枳术丸方祖　二陈汤方祖　泻黄散疹风门　平胃散方祖　益黄散本门上　葛根黄芩黄连汤伤寒门　桂枝大黄汤桂枝汤下　五香散方祖　小承气汤方祖　三黄丸

伊尹三黄汤下　蜜煎导燥门　连翘防风汤附见本门上大连翘汤下　猪苓汤五苓散下　龙胆泻肝汤胁痛门　三奇散痫门　消风散咳嗽门　芎苏散伤寒门　栀子豉汤方祖　清肺汤桔梗汤下　白虎汤方祖　清心丸伊尹三黄汤下　当归补血汤保元汤下　附子理中汤理中汤下　化虫丸虫门　马鸣散本门上　谷精散目门　决明散目门　密蒙散目门　神功散目门　羚

羊散目门　十宣散保元汤下　托里消毒散保元汤下　枳实导滞汤伤饮食门　大青汤白虎汤下　竹叶石膏汤白虎汤下　加味清胃散衄血门　越婢汤麻黄汤下　三拗汤麻黄汤下　枳实理中汤理中汤下　泻白散咳嗽门　柴胡饮子目门　麻杏甘石汤麻黄汤下　白头翁汤痢门　厚朴汤平胃散下　干姜黄芩黄连人参汤半夏泻心汤下

卷十六 祖方

夫字有字母，方有方祖，自伊尹汤液，一脉相传，与释氏传灯无异，苟能推源于此，自然心手合辙，谅非时师所能测识也。

桂枝汤《玉函》

治风伤卫气，脉浮缓，发热自汗，营卫不和。

桂枝三钱　白芍三钱　甘草炙，二钱　生姜五片　大枣四枚，擘

上五味，水煎温服，啜热稀粥一盏，以助药力，覆暖取微汗效，不汗，少顷再服。

小建中汤《玉函》　治风木乘脾，寒热腹痛。

桂枝汤倍芍药，加胶饴三钱。

黄芪建中汤《金匮》　治虚劳感寒，发热自汗。

桂枝汤加黄芪钱半，胶饴一合。《千金》多人参二钱。桂枝汤和营表药，倍芍药加胶饴，便能建立中气，以芍药之酸，敛护营血，胶饴之甘，培养中土，更加黄芪以实卫气，营卫脏腑俱和，而受益多矣。《千金》于小建中方加入当归，名曰内补建中，其调和中外之力可知。

阳旦汤《千金》　治冬温脉浮发热，项强头痛。

桂枝汤加黄芩钱半。

阴旦汤《千金》　治冬温内寒外热，肢节疼痛，中挟寒食。

桂枝汤加黄芩钱半，干姜五分。阴霾四塞，非平旦之气，无以开启阳和。桂枝汤原名阳旦，开启阳邪之药也，《千金》于中加入黄芩之苦寒性轻，以治冬温在表之邪热，仍以阳旦称之。若兼挟寒食，再加干姜之辛温散结，以治中土之停滞，遂因之曰阴旦，与经络之阴阳，风马牛不相涉也。

千金独活汤　治风懿奄忽不知人，咽中闭塞不能言，四肢不收，手足嚲曳。

桂枝汤桂枝易桂心，去大枣加独活、栝蒌根、生葛发其汗；不得汗，去独活、栝蒌根、生姜，加防己、防风、麻黄，喑哑不语，并皆治之。

当归四逆汤《玉函》　治阳邪入犯厥阴，四肢厥逆。

桂枝汤去生姜，加当归三钱，细辛、通草各一钱。邪犯厥阴之界，有入无出，虽有热邪，势必从阴而为厥逆，故厥阴篇中，有厥深热深之例，以振发传经之变端。病邪至此，最为紧迫，医者苟无成识于胸中，临病将何措指？南阳先师乃毫不以厥逆为意，仍取太阳例中桂枝汤方，加入当归协济芍药，以护厥阴之营；细辛引领桂枝，以为厥阴向导；通草通利膀胱，以疏厥阴出路，与桂枝平分力量，为分解之捷径。虽厥阴与太阳两经接壤，邪既入阴，断无复传阳经之理，先辈六经例有不罢再传之说，大可喷饭。而桂枝方中，独去生姜者，恐辛辣性暴，不待气味入阴，便从太阳开发，转虚其卫，再有何力以振驱邪之任欤？由是广推大小青龙，大小柴

胡，和解营卫两歧、表里交界之邪，必用姜、枣为一定之法，若麻黄汤则专主寒伤营证，便与生姜无预，逮至三阴等治，从无一方泛用生姜者。生姜为手头常用之物，尚尔若此之慎，况有察厥深热深之旨，一见四肢厥冷，漫投姜、附、四逆，于此能无戚戚乎?!

内补当归建中汤《玉函》　治产后血虚，虚羸不足，腹中刺痛，少腹中急，或感寒发热。

桂枝汤桂枝易肉桂，加当归二钱，胶饴六钱。崩伤内衄不止，加地黄六钱，阿胶二钱，产后一月服四五剂，令人强壮。

桂枝龙骨牡蛎汤《玉函》　治虚劳梦泄，恶寒发热。

桂枝汤加龙骨煅、牡蛎熬各钱半。

桂枝大黄汤《玉函》　治太阴中风误下，引邪入内，腹满痛。

桂枝汤加大黄一钱。桂枝汤表药也，以其误下，引邪内贼而腹痛，浑是表邪在内不解之故，故仍用桂枝汤，略加大黄，因势利导，病既变，则药亦不得不随之而变也。

桂枝葛根汤《玉函》　治太阳经柔痉，自汗脉浮。

桂枝汤加葛根二钱。

栝蒌桂枝汤《金匮》　治痉太阳证备，身体强几几然，脉沉迟。

桂枝汤加栝蒌根二钱。

桂枝加附子汤《玉函》　治亡阳漏风，肢体屈伸不和。

桂枝汤加熟附子一钱。

桂枝加黄芪汤《金匮》　治黄汗发热胫冷，腰以上汗出，下无汗。

桂枝汤加黄芪二钱。

芪芍桂酒汤《金匮》　治汗如柏汁，肢体肿，发热汗出而渴。

桂枝汤去甘草、姜、枣，加黄芪五钱，苦酒和水煎。

黄芪桂枝五物汤《金匮》　治血痹，身体不仁，如风状。

桂枝汤去甘草，加黄芪等分。《千金》桂枝易桂心，加人参名黄芪汤。

茯苓甘草汤《玉函》　治风邪入犯膀胱气分，小便不利。

桂枝汤去芍药、大枣，加茯苓二钱。

苓桂术甘汤《玉函》　治心下有支饮，胸腹支满，目眩。

桂枝汤去芍药、姜、枣，加茯苓二钱，白术一钱。此仅用桂枝汤之半，以流动中外之支满，兼四君子之半，以运行在里之痰气也。

桂枝去芍药加皂荚汤《金匮》　治肺痈吐涎沫，初起有表邪者。

桂枝汤去芍药加皂荚一枚去皮核，酥炙

桂枝去芍药加麻黄附子细辛汤《金匮》治气分，心下如盘。

桂枝汤去芍药，加麻黄、附子各一钱，细辛半钱。病在气分，非麻桂不能分解；病气盘错，非辛、附不能破结。去芍药者，恶其酸收也。

小青龙汤《玉函》　治溢饮喘咳，自利发热，当发其汗。

桂枝汤去姜、枣，加麻黄三钱，半夏二钱，炮姜、细辛、五味子各半钱。

小青龙加石膏汤《金匮》　治喘咳上气烦躁，心下有水气。

小青龙汤加石膏鸡子大一枚碎。

桂枝麻黄各半汤《玉函》　治太阳证脉微恶寒。

桂枝汤加麻黄、杏仁。

桂枝二越婢一汤《玉函》　治营卫俱伤，风多寒少而烦满。

桂枝汤本方各二钱，加麻黄二钱，石膏三钱。

桂枝芍药知母汤《金匮》　治肢节痛，

脚肿如脱。

桂枝汤去大枣，加麻黄二钱，白术半两，知母、防风各四钱，熟附子二钱。

炙甘草汤《玉函》 治伤寒脉结代，心动悸，及肺痿唾多，心中温温液液，虚劳不足，汗出而闷。

桂枝汤去芍药倍甘草，加人参二钱，生地三钱，麦门冬二钱，麻子仁一钱，阿胶二钱。浑是清润调补药中，但用桂枝一味以流动经脉之滞，麻仁一味以滋润肠胃之结，而脉虚结代，心虚动悸，一切虚劳不足，得以荣养，则脉虚自复，心悸自宁矣。

芍药甘草汤《玉函》 治营血受伤，热不止。

桂枝汤去桂枝、姜、枣。

芍药甘草附子汤《玉函》 治发汗病不解，反恶寒，及疮家发汗成痉。

桂枝汤去桂枝、姜、枣，加附子一钱炮。

黄芩汤《玉函》一名黄芩芍药汤 治伏气发温，太阳少阳合病自利。

桂枝汤去桂枝、生姜、加黄芩三钱。

黄芩加半夏汤《玉函》 《金匮》名黄芩加半夏生姜汤

治伏气发温，内挟痰饮痞满咳逆。

桂枝汤去桂枝，如黄芩三钱，半夏二钱。黄芩汤本治春夏温热，热自内发，故于桂枝汤中，除去桂枝、生姜之辛温，易以黄芩之苦燥，转温散为凉解，大匠运斤妙用，不可思议！后世借以治下利身热，亦不出此。其黄芩加半夏汤，治自利而呕，与夏秋下利白沫，若合符节，异病同治，总不出南阳之绳墨也。

麻黄汤《玉函》

治寒伤营气，脉浮发热，无汗而喘，骨节痛。

麻黄去节，三钱 桂枝三钱 甘草炙，一钱 杏仁二十枚，泡，去皮尖，碎

上四味，水煎温服，暖覆取微汗，不须啜粥，以寒邪入伤营气，营气起于中焦，恐谷气反助邪热也。

麻黄加术汤《金匮》 治湿家身体烦疼，日晡发热。

麻黄汤加白术四钱。湿家身疼烦热，浑是躯壳受伤，即用麻黄汤开发肌表，不得白术健运脾气，则湿热虽从汗泄，而水谷之气，依然复为痰湿，流薄中外矣；然术必生用，若经炒焙，但有健脾之能，而无祛湿之力矣。

古今录验橘皮汤《金匮》 治寒邪伤肺，咳嗽吐血。

麻黄汤换肉桂，橘皮、当归、紫菀、黄芩。

麻杏甘石汤《玉函》 治发汗后，汗出而喘，无大热者。

麻黄汤去桂枝，加石膏半两。此麻黄汤去桂，而兼越婢之意，专祛上焦湿热痰气，与苓桂术甘汤互发，彼藉苓、术，专扶心下之支饮，此藉石膏，专祛膈上之湿热也。

麻黄杏仁薏苡甘草汤《玉函》 治风湿一身尽痛发热，日晡所剧者。

麻黄汤去桂枝，加薏苡半两。

杏子汤 治风水虚胀脉浮，发其汗即已。

麻黄汤去桂枝。又易简杏子汤，用小青龙加人参、杏子仁

甘草麻黄汤《金匮》 亦治里水。

麻黄汤去桂枝、杏仁，方用甘草二钱，麻黄四钱。

葛根汤《玉函》 治太阳阳明合病自利，或发热无汗，喘满不食。

麻黄汤去杏仁，增桂枝一钱，加葛根四钱，芍药二钱，生姜三片，大枣三枚。

此即麻黄、桂枝二汤合用，于中但去杏仁，增葛根，为阳明经证之专药，以其能辅麻黄，大开肌肉也。去杏仁者，既开肌肉于外，不当复泄肺气于内也。圣人立法，一方一味，各有斟酌，非刻意研求，焉能测识其微而为苍生司命哉？

三拗汤《局方》 治风寒伤肺而咳，误行敛肺，而壅嗽喘急。

麻黄汤去桂枝，用麻黄不去节、甘草生、杏仁连皮尖等分，更加桔梗、荆芥，名加味三拗汤。

麻黄附子细辛汤《玉函》 治少阴病，脉沉发热，及水肿喘咳。

麻黄汤去桂枝、杏仁、甘草，加附子一钱，细辛半钱。

千金附子散 治中风手臂不仁，口面㖞僻。

麻黄附子细辛汤加干姜、桂心、人参、防风、芎劳、羚羊角，为散水煎，加竹沥，日服一剂效。

仓公当归汤 治贼风口噤，角弓反张成痉。

麻黄附子细辛汤加当归、防风、独活，水酒和煎。口不开者，格口内汤，一服当苏，二服小汗，三服大汗。

麻黄附子甘草汤《玉函》《金匮》名麻黄附子汤 治少阴病脉沉发热，二三日无里证，及水肿脉沉。

麻黄汤去桂枝、杏仁，加附子一钱。

千金大枣汤 治历节疼痛。

麻黄附子甘草汤，加黄芪、姜、枣，日三服汗之。发表重剂，莫如麻黄，温经峻药，首推附子，表里补泻，功用天渊。仲景于少阴病脉沉发热，二味合用，单刀直破坚垒，而建补天浴日之功。在一二日间，势难巨测，则用细辛以助其锐；二三日无里证，则用甘草以缓其治，各有权度。《金匮》于水肿治例，亦用二汤，喘

嗽则兼细辛以开肺气之壅，脉沉则兼甘草以缓肾气之逆，与初起防变，二三日无里证互发，而仓公乃于麻附细辛方中，加当归、防、独，以疗贼风口噤发痉，《千金》复以麻附甘草汤内加黄芪、姜、枣以治历节疼痛，总赖麻黄、附子，彻外彻内，迅扫其邪，杲日当阳，何有阴霾之患乎？

麻黄升麻汤《玉函》 治冬温误行汗下，下部脉不至，咽喉不利，唾脓血。

麻黄汤去杏仁。用麻黄二钱，桂枝、甘草各八分，加升麻、当归各一钱，知母、黄芩、葳蕤各二钱，天门冬、芍药、干姜、白术、茯苓、石膏各八分。此方专主阳热陷于厥阴，经脉为邪气所遏，故下部脉不至，而证见咽喉不利，唾脓血也。邪遏经脉，非兼麻黄、桂枝之制，不能开发肌表以泄外热；非取白虎、越婢之法，不能清润肺胃以化里热。更以芍药甘草人参黄芩汤寒因寒用，谓之应敌；甘草干姜合肾著汤热因热用，谓之向导。以病气庞杂，不得不以逆顺兼治也。

华盖散《局方》 治肺受风寒，咳嗽声重，烦满昏眩，脉浮数。

麻黄汤去桂枝，方用麻黄、杏仁各一钱，甘草五分，加苏子、赤茯苓、橘红、桑根皮各一钱，生姜二片，红枣一枚。

九宝汤 治经年久嗽不愈，脉浮起于外感者。

麻黄汤加紫苏、薄荷、橘红、桑白皮、大腹皮等分，生姜三片，乌梅肉半个。

麻黄连轺赤小豆汤《玉函》 治湿热发黄。

麻黄汤去桂枝减麻黄一钱，加连轺即连翘二钱，赤小豆一合，生梓白皮一两，生姜三片，大枣四枚，水煎，分温三服，半日服尽。

越婢汤《金匮》 治风水恶寒，一身悉肿，脉浮不渴，续自汗出，无大热者。

麻黄汤去桂枝、杏仁，倍麻黄，加石膏八钱，生姜三片，大枣五枚，水煎，温分三服。越婢者，发越湿土之邪气也。水湿之气，因风流播中外，两相激搏，势难分解，不得不藉麻黄祛之从表而越，石膏清之从里而化，《内经》开鬼门法也。本方加术以助腠理开，汗大泄，于加术方中更加附子，以治脚痹恶风，开中寓合，信手合辙。其大青龙、小续命、麻杏甘石汤，或加桂枝以和营，或加参、归以鼓气，或加杏仁以泄满，总以此方为枢局也。或问表无大热，何得轻用麻黄？内无烦渴，何得轻用石膏？盖恶寒身肿自汗，浑是湿气郁著，非风以播之，不能解散，麻黄在寒伤营剂中，则为正治；在开痹湿门中，则为导引。石膏在白虎汤中，则为正治；在越婢、青龙、续命方中，则为导引。不可以此碍彼也。

越婢加术汤《金匮》 治内极热，则身体津脱，腠理开，汗大泄，厉风气，下焦脚弱。

越婢汤加白术四钱。

越婢加术附汤《金匮》 治脚痹恶风。

越婢汤加白术四钱，附子一钱。

越婢加半夏汤《金匮》 治肺胀咳而上气。

越婢汤加半夏半两。

大青龙汤《玉函》 治营卫俱伤。脉浮紧，汗不得出而烦躁。

越婢加杏仁十四枚去皮尖，桂枝二钱。

文蛤汤《金匮》 治吐后渴饮不止，脉紧头痛。

越婢汤麻黄减半，加文蛤半两，杏仁十五枚。

续命汤《金匮》名古今录验续命汤

治中风痱，身体不能自收，并治但伏不得卧，咳逆上气，面目浮肿。

麻黄 桂枝《千金》、《局方》俱作桂心 当归 人参 石膏 干姜 甘草炙各三钱 芎䓖一钱 杏仁三十枚，《千金》作白水

上九味，水煎，温服。当薄覆脊凭几坐，汗出则愈，不汗更服，无所禁，勿当风。千金续命汤无人参，有防风、黄芩、芍药。续命风引汤，多防己、防风、独活、附子，治中风癫眩不知人，狂言舌肿出。千金依源续命汤，多白术、茯苓、大枣为十二味。

小续命汤《千金》 治中风外显六经形证。

续命汤去石膏，加芍药、防风、黄芩各一钱四分，防己一钱，熟附子七分，生姜五片，大枣一枚。《崔氏》、《外台》不用防己、大枣。无汗恶寒，倍麻黄、杏仁；有汗恶风，倍桂枝、芍药；无汗身热不恶寒，去附子倍甘草加石膏、知母；有汗身热不恶风，倍桂枝、黄芩加葛根；无汗身凉脉沉细，倍附子加干姜；有汗无热畏寒脉沉，倍桂枝、附子、甘草；肢节挛痛，麻木不仁，脉缓，加羌活、连翘。上易老加减法。张景岳曰：按历代相传，治中风之方，皆以续命等汤为主，考其所自，则始于《金匮要略》，附方中有古今录验续命汤，然此必宋时校正之所增，而非仲景本方也。此自隋唐以来，则孙氏《千金方》，乃有小续命、大续命、西州续命、排风等汤，故后世宗之，无不以此为中风主治矣。夫续命汤以麻黄为君，而与姜、桂并用，本发散外邪之方，至小续命、大续命、西州续命等汤，则复加黄芩以兼桂、附，虽曰相制，而水火冰炭，道本不同，即有神妙，终非余之心服者，其

他无论，独怪乎河间、东垣、丹溪三子者，既于中风门，皆言此病非风矣，何于本门并首列小续命汤，而附以加减之法，又何前后之言不相应耶！

千金大续命汤 治中风肥盛，多痰多渴，肢体不遂。

续命汤去人参，加黄芩、荆沥——作竹沥。

千金西州续命汤 治中风痱，身体不能自收，口不能言，冒昧不识人，拘急不能转侧。

大续命汤去荆沥。

千金八风续命汤 治卒中半身不遂，手足拘急。

续命汤去麻黄、芎䓖加独活、黄芩，水煎，温服覆汗，不得汗，倍麻黄。

千金排风汤 治中风肢体烦疼，皮肤不仁。

续命汤去人参、石膏、干姜，加防风、芍药、白术、茯苓、独活、白鲜皮、生姜。

升麻汤—名升麻葛根汤

治阳明经邪发热，及痘疹初起。

升麻一钱 葛根 白芍各钱半 甘草炙，八分

上四味，水煎，温服。升、葛为阳明经之向导，阳明专主肌肉，恐开泄太过，即以白芍敛护营血，甘草调和中气，所以解利本经邪热及时行痘疹，皆为专药，然在起胀后禁用。

秦艽升麻汤 治中风口目歪斜。

升麻汤加秦艽、人参、桂枝、白芷、防风、葱白。

升阳散火汤 治胃虚过食寒物，抑遏阳气于脾土中，畏寒发热，火郁则发之也。

升麻汤加羌活、独活、人参、柴胡、防风，用生甘草。

火郁汤 治火郁不舒，凛凛恶寒不止。

升麻汤用生甘草加柴胡、防风、葱白。按：此即升阳散火汤去羌活、独活、人参，加葱白，《内经》所谓恶寒非寒，火郁则发之也。

冲和顺气汤 治内伤脾气，恶寒发热，食少便溏。

升麻汤加人参、羌活、防风、苍术、白术、姜、枣。

升阳补气汤 治胃气不足，脾气下溜，气短无力，不时发热，早饭后烦闷，需要眠睡，五心烦热。

升麻汤去葛根，加羌活、独活、防风、柴胡、厚朴、泽泻、姜、枣。

和解汤 治痘三日前后，起发迟。

升麻汤加人参、川芎、羌活、防风。

连翘升麻汤 治痘发太多，凉内解毒。

升麻汤加连翘、桔梗、牛蒡、木通、薄荷、灯心、竹叶。

小柴胡汤 《玉函》 《千金》名黄龙汤

治少阳受邪，往来寒热，脉弦，胁痛而呕。

柴胡三钱 黄芩 人参 甘草炙，各一钱 半夏二钱 生姜五片 大枣四枚

水煎，去滓，温服。治伤寒有五法，曰汗，曰吐，曰下，曰温，曰和，皆一定之法。而少阳例中小柴胡汤，专一和解表里。少阳为阴阳交界，邪传至此，已渐向里，故用柴胡升发其邪，使从外解，即以人参挡截于中，不令内犯，更以半夏、黄芩清解在里之热痰，生姜、大枣并祛在表之邪气，又须甘草协辅参、柴，共裹匡正辟邪之功，真不易之法，无容拟议者也。其方后加减，乃法中之法，定而不移。至于邪气犯本，胆腑受病，而加龙骨、牡

蛎；丸药误下，而加芒硝；屡下不解，引邪入里，心下急，郁郁微烦，而用大柴胡，为法外之法，变通无定，不可思议者也。独怪世医用小柴胡，一概除去人参，且必加枳、桔耗气之品，此非法之法，习俗相承，匿于横议者也。何怪乎道艺日卑，风斯日下哉！

柴胡加龙骨牡蛎汤《玉函》　治少阳经邪，误下犯本，胸满惊烦。

小柴胡汤去黄芩、甘草，加桂枝、茯苓、龙骨、牡蛎、铅丹、大黄。

柴胡加芒硝汤《玉函》　治少阳过经不解。

小柴胡汤加芒硝三钱。

大柴胡汤《玉函》　治寒热便秘。

小柴胡汤去人参、甘草，加芍药、枳实各一钱，大黄二钱。

四逆散《玉函》　治热邪传入少阴厥逆。

小柴胡汤去人参、半夏、黄芩、姜、枣，加枳实、芍药，等分为散，饮服方寸匕，日三服。凡病各有真假，真者易见，假者难辨，差之毫厘，迥乎冰炭。试以伤寒之厥逆辨之，其始病便见为直中寒厥，五六日热除而见者为传经热厥，寒厥真而热厥假也。热厥之治，惟四逆散得之，细推其邪，从阳入阴必由少阳而达，亦无不由太阴竟入少阴之理，故首推柴胡为来路之引经，亦藉以为去路之向导。用枳实者，扫除中道，以修整正气复回之路也。夫阴为阳扰，阳被阴埋，舍和别无良法，故又需芍药以和其营，甘草以和其胃，胃气和而真阳敷布，假证愈而厥逆自除。但方后加减纷庞，寒热互用，非随证而推逆顺之机，难以语此。如悸，加桂枝；小便不利，加茯苓；泄利下重，加薤白，皆阴为阳扰，随其攸利而开泄之。咳利，加五味、干姜；腹痛，加附子，是阳

被阴埋，急须焕发以克复之。与厥阴例中，当归四逆加吴茱萸同法，须知真证正治，假证间取，总不出此方之模范也。至若二经热邪亢极而厥，自有大承气下夺之法，又非四逆散、当归四逆之和法可例治也。

柴胡去半夏加栝蒌汤《金匮》　治疟多渴。

小柴胡汤去半夏加栝蒌根。

柴胡桂枝干姜汤《玉函》　《金匮》名柴胡桂姜汤　治疟寒多微有热。

小柴胡汤去人参、半夏、姜、枣，加桂枝、干姜、栝蒌根、牡蛎熬。

柴胡桂枝汤《玉函》　治太阳少阳并病合病，寒热及疟。

小柴胡汤加桂枝、芍药。即小柴胡汤合桂枝汤。

柴胡四物汤　治妇人经行感冒，热入血室。

小柴胡汤合四物汤。

柴胡枳桔汤一名枳桔柴胡汤　治少阳寒热痞满。

小柴胡汤加枳壳、桔梗。

增损柴胡汤　治少阳血虚，寒热不止。

小柴胡汤去黄芩，加川芎、芍药、陈皮。

柴胡清肝散　治怒火憎寒发热，肝胆风热疮疡。

小柴胡汤去半夏、姜、枣，加山栀、川芎、连翘，桔梗。

人参败毒散《局方》　治时疫初起发热，及感冒发散后热不止。

小柴胡汤去半夏、黄芩、大枣，加茯苓、羌活、独活、前胡、川芎、枳壳、桔梗。问时疫初起，用人参败毒，得毋助邪为虐之患乎？又何以治非时寒疫，汗后热不止？详此二者，一为全盛之毒，一为未

尽之邪，胡一方可混治耶？盖时疫之发，或值岁气并临，或当水土疏豁，种种不侔，然必入伤中土，土主百骸，无分经络，毒气流行，随虚辄陷，最难叵测。亟乘邪气未陷时，尽力峻攻，庶克有济。其立方之妙，全在人参一味，力致开合，始则鼓舞羌、独、柴、前各走其经，而与热毒分解之门，继而调御津精血气各守其乡，以断邪气复入之路，与桂枝汤中芍药护营之意不殊，如桂枝人参汤、小柴胡汤、参苏饮，未尝不用人参以协济表药成功也。但其所主，惟天行大头，乃为合辙，加荆、防、牛蒡、薄荷，名荆防败毒，为捻颈瘟、咽喉肿痛之专药。即上二证，在热毒既陷已后，及北方黑骨温等，总与此方无预也。至若伤寒传变之邪，伏气郁发之证，泾渭攸分，略无交涉，而先哲尝借以治寒疫汗后余热往往获效者，以非时之邪混厕① 经中，屡行疏表不应，邪伏幽隐不出，非人参之大力不能载之外泄也。逮至疫痢昏热口噤，亦宜此方加陈仓米引领入胃，则毒随药化，得非人参辅佐之力钦？独怪近世医流，偏谓人参助长邪气，除去不用，专行群队攻发，鼓激壮火飞腾，不至竭绝真阴不已，兹缘同学质问，因祖述以政。

荆防败毒散 治大头虾蟆瘟证。

人参败毒散如荆芥、防风、薄荷、牛蒡子。

仓廪汤 治疫痢发热。

人参败毒散加陈仓米一撮。

清脾饮 治食疟脉实，尿赤便秘。

小柴胡汤去人参，加白术、青皮、厚朴、草果。按：清脾饮，清理脾家痰气宿滞，及蕴积少阳经中风热之邪，乃于小柴胡中除去人参，益入青皮、白术、厚朴、草果一派克削之味，在藜藿之人，固为相宜，若膏粱豢养柔脆者，即有留滞，亦难胜此，用者审之。

星 香 汤

治中风痰涎潮塞，不省人事，服热不得者。

南星三钱　木香半钱　生姜十片

水煎，服无时。

省风汤《局方》　治卒中口噤不能言，口眼㖞斜，筋脉抽掣，风痰壅盛。

星香汤去木香，用陈胆星一钱五分，加防风一钱，生半夏、黄芩、生甘草各七分半。

大省风汤《局方》　治卒中痰逆呕泄，脉沉厥冷。

星香汤去木香，用陈胆星二钱，加防风、独活、生附子各一钱，全蝎、生甘草各五分。按：此即省风汤去半夏、黄芩，加独活、附子、全蝎，二汤虽分寒热主治，并用生姜十片以开发风痰，不可减也。

三生饮《局方》　治中风卒倒，口眼㖞斜，半身不遂，寒闭不省人事，痰气上壅。

星香汤本方用生南星一两，木香三钱半，加生川乌、生附子各五钱，捣罗为散，每服五钱，同生姜十片煎服。气虚卒倒，另加人参两许驾驭之。三生饮，中风门中破的之方，虽本星香，而实得大省风之妙用，与续命汤相为犄角，夺门革鼎，各有专功，贵在先声夺气，无容庸师拟议。

术 附 汤

治寒湿体痛，自汗身寒。

白术一两　附子半两

上二味，水煎，去滓，放凉分三服。

----

① 厕（cè）：夹杂在里面。

参附汤 治脾肾阳虚，厥逆自汗。

术附汤去术加人参一两。

芪附汤 治元阳衰弱，虚风自汗。

术附汤去术加黄芪一两蜜酒炒。三因治自汗，用芪附、术附、参附三方，皆用附子五钱，余俱一两，分三服服之。其卫外之阳不固，则用芪附；脾中之阳不固，则用术附；肾脏之阳不固，则用参附。凡属阳虚自汗，不能舍此三方。而芪附可以治虚风，术附可以治寒湿，参附可以壮元神，三方亦相因为用。只用二物，不杂他味，取力锐以擅专功也。其外麻附、桂附、姜附、椒附、星附及大黄附子等，法度森森，分治九垓，各具转日回天之妙用，岂寻常可拟议乎？

桂枝附子汤《玉函》 治风湿身重烦疼，不能转侧。

术附汤去术，本方用附子一枚，加桂枝一两二钱，甘草六钱，生姜一两，大枣十二枚，分温三服。

白术附子汤《玉函》 即近效白术附子汤 治风湿相搏，骨节烦疼，掣痛不得屈伸，近之则痛剧，汗出短气，小便不利，恶风不欲去衣，或身微肿。

术附汤本方用术一两二钱，附六钱，加甘草六钱，生姜一两，大枣十二枚，分温三服。

甘草附子汤《玉函》 治风湿大便坚，小便自利。

术附汤本方用术、附各六钱，加桂枝一两二钱，甘草六钱，分温三服。桂枝附子、白术附子、甘草附子三方，皆本术附汤方而立。一加桂枝、甘草、姜、枣，以治身重烦疼不能转侧，其病全在躯壳，无关于里，故于本方除去白术，使桂、附专行躯壳，而振驱风逐湿之功，用甘草以缓桂、附之性，不使其汗大泄，汗大泄则风去而湿不去也。风在疾祛，湿在缓攻，故用生姜之辛以散之，大枣之甘以缓之，则营卫之开合有权，风湿无复入之虑矣。一加甘草、姜、枣，以治骨节烦疼掣痛等证，浑是湿流关节之患，故于本方但加甘草，以缓术、附之性，姜、枣以司开关之机。风之见证本轻，故无藉于桂枝也。一加桂枝、甘草，以治风湿大便坚，小便自利，以病气骎骎内犯，故于本方加桂枝助附子以杜内贼之风湿，加甘草助白术以和二便之偏渗，故大便虽坚，法无下夺之理。

附子汤《玉函》 治少阴病始得之，背恶寒，脉沉身体骨节痛。

术附汤加茯苓、白芍、各一两，人参六钱。

真武汤《玉函》 《千金》名玄武汤 治少阴下利腹痛，或咳呕，小便不利。

术附汤本方白术六钱，附子一枚炮，加茯苓、芍药、生姜各一两。咳者，加五味子、细辛、干姜；小便利者，去茯苓；下利，去芍药加干姜；呕者，去附子加生姜。详附子汤与真武汤二方，只差一味，一治少阴病始得之，便背恶寒，口中和，知其人真阳素亏，故用人参有助附子之雄，茯苓以行白术之滞，又恐生附性悍，伤犯真阴，故用芍药以护持营血，营血得安，而真阴受荫矣；一以少阴病二三日不已，至四五日腹痛自利，四肢沉重，或咳或呕，其人内外皆是水气，故用生姜佐茯苓、术、附以利水为务，水去则真阳自复。当知此证皆由水气郁遏其阳，阳气原不大虚，所以方中术、附，仅用附子汤之半，又恐辛燥，有伤其阴，因以芍药保其营血，与附子汤之立法不殊，即过汗伤经，振振欲擗地者，亦不出是方也。

附子散 治阴痉。

术附汤本方二味各用一两，加桂心、川芎、独活各半两，为散，每服三四钱，姜、枣汤煎服。

四逆汤《玉函》

治阴寒脉沉，四肢厥冷，呕吐泄泻。

附子生用，一枚　干姜五钱　甘草六钱

上三味，水煎，分温再服，强人可服大附子一枚，干姜一两。

四逆加人参汤《玉函》　治恶寒脉微而利。

四逆汤加人参三钱至一两。

茯苓四逆汤《玉函》　治发汗，若下之，病仍不解烦躁。

四逆汤加人参三钱至一两，茯苓六钱。

通脉四逆汤《玉函》　治少阴病下利清谷，里寒外热。

四逆汤倍用干姜。

通脉四逆加猪胆汁汤《玉函》　治吐已下断，四肢拘急不解，脉微欲绝者。

四逆汤倍干姜加猪胆汁汤。

白通汤《玉函》　治少阴病下利脉微。

四逆汤去甘草，本方姜、附各三钱，加葱白四茎。

白通加猪胆汁汤《玉函》　治少阴病下利，厥逆无脉，干呕而烦。

四逆汤去甘草，本方姜、附各用三钱，加葱白四茎，人尿五合，猪胆汁一合。

干姜附子汤《玉函》一名姜附汤　治少阴病昼日烦燥。

四逆汤去甘草。四逆汤用姜、附之辛热恢复其阳，即用甘草以缓其性，使之徐行以达四末，专为始病便见厥逆，脉沉不发热者而设，即太阴自利腹痛，厥阴下利拘急，总不出此。以厥阴之邪，无不由少阴而入也，非但三阴俱可取用，并太阳之头痛，发热脉沉，亦须用此。先救其里，然后解表，方为合辙。而少阴病昼日烦躁，用干姜附子汤，即四逆汤中除去甘草，专用二味以迅扫阴霾，与白通立法无异。以意逆之，四逆一方，太阳尚所攸赖，白通二例，与厥阴独无干预耶？虽厥阴经中，但有通脉，而无白通，详二方只互更一味，通脉有甘草而无葱白，白通有葱白而无甘草。一取甘缓以徐复欲绝之脉，一去甘草以急追将脱之阳，皆用猪胆以除假热。白通专用葱白以通真阳，又恐葱白性升引领姜、附上僭，故以人尿折而下之。其通脉本方，虽无葱白，方后便有面赤加葱之例，葱白既可加用，人尿独不可加用乎？况厥阴内藏风木，得无面赤戴阳，可用葱白之治乎？上法皆末流之挽，无问直中沉寒，传经坏病，病气至此转逆，元气至此殆尽，非始病便见脉沉发热之比。纵两感热剧，尚有麻黄附子细辛汤，尽力可救，与前太阳例中先后救里解表之法，互相挥发。辨治之微，惟在头之痛与不痛为确据也。精义至此，尽情剖露，后世略不加察，妄立两感之方，总未达长沙万一耳！

回阳返本汤　治阳虚躁渴，面赤戴阳，欲坐卧泥水中，脉来无力欲绝者。

四逆汤加人参、麦门冬、五味子、腊茶、陈皮。面赤者，下虚也，加葱七茎，黄连少许，用泥浆水澄清煎服，入白蜜五匙，冷服取汗。此以白通合生脉，治阴极似阳，最为神妙，加用腊茶、浆水等味当矣，但陈皮一味，似属不必，当知人参既合姜、附，其势　张，奚藉陈皮发扬之力哉！

羌活附子散　治胃冷呃逆。

四逆汤去甘草，本方用附子半两，干姜二钱，加羌活、茴香各半两，木香一钱，为散，每服二钱，入盐一字，水煎微温服。

木香散　治虚寒滑泄不止。

四逆汤本方用甘草、干姜各二两，附子一两，加丁香、木香、肉豆蔻、广藿香、诃子肉、赤石脂各一两，为散，每服三钱，陈米汤下。《世本》无炮姜，多当归

冷香饮子　治中暑内挟生冷饮食，腹痛泻利。

四逆汤去干姜，本方甘草、附子各一钱，加草果仁、橘红各一钱，生姜五片，浸冷服之。

浆水散　治中暑泄泻，多汗脉弱。

四逆汤本方三味各用五钱，加肉桂五钱，良姜、半夏各二钱五分。二味俱醋炒。浆水煎，去滓冷服。按：浆水乃秫米和曲酿成，如醋而淡，今人点牛乳作饼用之，或用真粉作，内绿豆者尤佳。

茵陈四逆汤　治阴黄脉沉细，肢体逆冷，腰以上自汗。

四逆汤本方用炮姜一钱五分，附子、甘草各一钱，加茵陈蒿一钱五分。

茵陈附子干姜汤　治阴黄脉沉细。

四逆汤去甘草，用熟附三钱，炮姜二钱，加白术二钱，豆蔻、枳实、半夏、茯苓、泽泻、橘红各八分，茵陈蒿一钱，生姜五片。

理中汤《玉函》　《金匮》名人参汤

治胸痹心胸痞气，霍乱吐泻不渴，一切脾胃虚寒，呕吐清水，饮食不入，完谷不化。

干姜炮，半钱至一钱　人参一钱至三钱
白术炒焦，一钱至二钱　甘草炙，半钱至一钱

上四味，水煎去滓，温服。肠胃虚脱，完谷不化者，炼白蜜丸弹子大，沸汤研，和滓，日三夜二服，名理中丸。

附子理中汤　治下焦虚寒，火不生土，泄泻呕逆。

理中汤加熟附子。按：方中用参三钱，仅可用附一钱；若峻用温补，用参一两，方可加附三钱；如寻常小剂，用参一钱，只可用附三分。设不审此，而附过于参，下咽之后，壮火食气，反招竭泽之殃，制剂不可不讲。

桂枝人参汤《玉函》　治挟热利不止，心下痞硬。

理中汤加桂枝。

枳实理中汤　治胃虚挟食，及结胸本虚，不能受攻者。

理中汤加枳实、茯苓。《千金》加半夏、厚朴、附子，治胸中闷，亦可用陈米饮或蒸饼丸服。

治中汤　治冷食结滞。

理中汤加青皮、陈皮。

连理汤　治胃虚挟食，痞满发热。

理中汤加黄连、茯苓。

理苓汤　治胃虚食滞，喘胀浮肿，小便不利。

理中汤合五苓散。

金匮干姜人参半夏丸　治妊娠胃寒，呕吐不止。

理中汤去白术、甘草。本方干姜、人参各一两，加半夏二两，姜汁糊丸，梧子大，饮服十丸，日三服。

甘草干姜汤《玉函》　治胃中阳虚，咽干烦燥吐逆。

理中汤去人参、白术。

金匮三物大建中汤　治胸中大寒，呕吐不能食，及少腹冷积作痛。

理中汤去白术、甘草。本方干姜用四钱，人参三钱，加蜀椒半合。去闭口者，炒去汗。水煎，去滓，内胶饴半杯，微火再煎温服，如炊顷，少饮稀粥一升，后更服。当一日食糜，温覆之。

甘姜苓术汤《金匮》，一作肾着汤　治腰以下重著而痛。

理中汤去人参加茯苓。肾著者，肾受湿著而重痛，故以燥湿为务，非肾虚腰痛

可浑用也。

渗湿汤《局方》　治湿滞经络，腰以下重著而痛。

理中汤去人参，加苍术、茯苓、橘红、丁香、姜、枣。

大顺散《局方》　治暑热引饮过多，霍乱吐泻。

理中汤去人参、白术。本方甘草、干姜各半两，加肉桂、杏仁去皮尖各三钱，先将甘草同白砂炒，次入干姜，却下杏仁，炒过筛去砂，合桂为散，每服三钱，沸汤调服。

乌梅丸《玉函》　治蛔厥。

理中汤去白术、甘草，加乌梅、黄连、黄柏、附子、蜀椒、桂枝、细辛、当归。以苦酒渍乌梅一宿，蒸之五升米下，饭熟去核捣成泥，与蜜杵丸，先食饮服十丸，日三服，稍加至二十丸，禁生冷滑物臭食等。《千金》治久痢诸药不瘥，本方去细辛、附子、人参、黄柏，桂枝换桂心。

半夏泻心汤《玉函》

治心下痞满不痛。

半夏五钱，泡　干姜炮　甘草炙　人参　黄芩各三钱　黄连一钱　大枣四枚，擘

上七味，水煎温，分三服。

生姜泻心汤《玉函》　治心下痞硬，下利腹鸣。

半夏泻心汤减干姜二钱，加生姜四钱。

甘草泻心汤《玉函》　治胃虚痞满，误下利不止。

半夏泻心汤去人参，加用甘草一钱。

黄连汤《玉函》　治胃中寒热不和，心下痞满。

半夏泻心汤去黄芩，减人参一钱，加桂枝三钱。

干姜黄芩黄连人参汤《玉函》　治胃虚客热痞满。

半夏泻心汤去半夏、甘草、大枣，加川黄连二钱。

局方七气汤

治七情郁结于中，心腹绞痛，服宽膈破气药转剧者，投此即效。

人参钱半至三钱　甘草炙，一钱　肉桂一钱至钱半　半夏一钱至钱半　生姜七片

上五味，水煎，空心服。《千金》加吴茱萸，名奔气汤。

深师七气汤　治七气为患，气寒而热，呕泻痞满。

七气汤加干姜、吴茱萸、枳实、橘皮、桔梗、芍药、干地黄、黄芩。

三因七气汤　治七气致病，呕逆痞闷，腹胁胀痛。

七气汤加厚朴、白芍、茯苓、橘皮、苏叶、大枣。

指迷七气汤　治七情相干，阴阳不得升降，气道壅滞，攻冲作痛。

七气汤去人参易官桂，加香附、青皮、陈皮、桔梗、蓬术、藿香、益智仁、大枣。

大七气汤　治积滞癥瘕结聚，随气上下，心腹疙痛，小腹胀满，二便不利。

指迷七气汤去半夏、姜、枣，加山棱。

橘皮干姜汤　治干呕吐逆，吐涎沫而哕。

七气汤去半夏加干姜、橘皮、通草。

苏子降气汤《局方》　《千金》本名紫苏子汤　治脚弱上气，凡痰涎壅盛，肺满喘嗽，服之气降即安。

七气汤去人参，加苏子三钱，橘红一钱，当归、前胡、厚朴各五分，大枣一枚。

温肺汤 治肺胃虚寒，喘嗽呕逆，大便不实。

七气汤加橘红、干姜、木香、钟乳。《局方》去人参、木香、钟乳，加细辛、杏仁、芍药、五味子。

半夏温肺汤 治寒痰咳嗽，心下汪洋，胃气虚寒者。

七气汤加橘红、赤茯苓、细辛、桔梗、旋覆花、白芍。

参苏温肺汤 治肺受寒而喘嗽。

七气汤加橘红、木香、桑白皮、紫苏、茯苓、白术、五味子；冬月，更加不去节麻黄三分。

崔氏八味丸 《金匮》 作汤，名生料八味丸

治肾脏真阳不足，火不归原。

熟地黄八两 山茱萸肉 干山药微焙，各四两 牡丹皮 白茯苓去皮 白泽泻去毛，各三两 附子童便浸煮，去皮脐，切 肉桂去粗皮，勿见火，各一两

上八味，为末，炼白蜜丸，梧子大，每服五七十丸，空心淡盐汤，临卧时温酒下，以美膳压之。

肾气丸 《金匮》

八味丸肉桂易桂枝。

钱氏六味丸 一名六味地黄丸；作汤，名生料六味丸 治肾水真阴不足。

八味丸去桂、附。方中熟地黄用缩砂蜜八钱制。按：《金匮》八味肾气地黄本无缩砂之制，以中有附子之雄，肉桂之窜也。钱氏裁去二味，治小儿解颅等证，虽曰素禀肾虚，而纯阳未动，地黄不制可也。后世借治真阴不足，乃用缩砂制地黄，不特无减食作泻之虞，服后连嗳数声，气转食运，脾肾安和，其阳生阴长之妙，世都莫知，兹特表而出之。

加减六味丸 治阴虚咳嗽，吐血骨蒸，及童劳晡热消瘦等证。

六味丸去山茱萸，加葳蕤四两，亦可作膏。

河车六味丸 治禀质素虚，将欲成劳。

六味丸本方用紫河车熬膏丸服。

都气丸 治肾水不固，咳嗽精滑。

八味丸去桂、附，加五味子一两。

七味丸 治肾虚火不归根，游散在上在外。

八味丸去附子。一方，桂用二两

加减八味丸 治肾虚火不归源，烘热咳嗽。

八味丸去附子，加五味子一两。

济生肾气丸 治肾气不化，小便涩数。

八味丸本方用茯苓三两，熟地四两，山药、山萸、丹皮、泽泻、肉桂各一两，附子五钱，加牛膝、车前各一两。此本金匮肾气方中诸药，各减过半，惟桂、苓二味，仍照原方，为宣布五阳，开发阴邪之专药；更加牛膝、车前，为太阳厥阴之向导，以肝为风木之脏，凡走是经之药性皆上升，独牛膝通津利窍，下走至阴；车前虽行津液之府，而不伤犯正气，故《济生方》用之。详金匮肾气用桂枝而不用肉桂者，阴气固结于内，势必分解于外，则肾气得以流布周身，而此既用牛膝引入至阴，又需桂、附蒸动三焦，不特决渎有权，膀胱亦得以化，所以倍用肉桂，暗藏桂苓丸之妙用，逾于五苓十倍矣；但方中牛膝滑精，精气不固者勿用。

清金壮水丸 治肾脏水亏火旺，蒸热咳嗽。

八味丸去桂、附，加麦门冬三两去心，五味子一两。

纳气丸 治脾肾皆虚，蒸热咳嗽，倦怠少食。

八味丸去桂、附，加沉香一两，砂仁

二两。如泄泻少食者，用干山药末，调糊代蜜为丸。

香茸八味丸　治肾与督脉皆虚，头旋眼黑。

八味丸去桂、附，加沉香一两，鹿茸一具。

十补丸　治禀赋阳虚，下体无力，小儿解颅，胫软膝盖不生。

八味丸加鹿茸一具，五味子一两。

金匮枳术汤

治水肿心下如盘，边如旋盘。

枳实十枚　白术二两

上二味，水煎，温分三服。腹中软，即当散也。

枳术丸　治脾不健运，饮食不化。

枳术汤用枳实一两，白术二两，荷叶裹米烧饭为丸，米汤下七八十丸。

海藏曰：东垣枳术丸，本仲景枳术汤，至晚年道进，用荷叶烧饭为丸，取留滓于胃也。太无曰：《金匮》治水肿心下如盘，故用汤以荡涤之；东垣治脾不健运，故用丸以缓消之，二方各有深意，不可移易。

香砂枳术丸　治气滞宿食不消。

枳术丸加木香、砂仁各半两。

橘半枳术丸　治痰食兼并不化。

枳术丸加橘皮、半夏各半两。

深师消饮丸　治停饮胸满呕逆，腹中水声，不思饮食。

枳术丸加茯苓一两，炮姜半两，姜汁调，神曲煮浮糊丸梧子大，淡姜汤或沸汤米汤任下三四十丸。

按：此即肾著汤去甘草之缓中，易枳实以导滞也。

平胃散《局方》

治胃中宿食不化，藜藿人宜之。

苍术泔浸去皮，麻油拌炒黄，四两　厚朴去皮，姜汁炒　陈皮泡，去浮白　甘草炙，各三两

上四味，为散，每服四五钱，加生姜三片，水煎，温服。

香连平胃散　治食积发热，腹痛作泻。

平胃散加姜汁炒川连二两，木香一两。

不换金正气散《局方》　治时气不正，感冒夹食。

平胃散加藿香、半夏，时气加香豉。

藿香正气散《局方》　治水土不服，感冒时气夹食。

平胃散换白术，加藿香、紫苏、半夏、茯苓、白芷、桔梗、大腹皮、姜、枣。古本无大腹皮，有苍术。

人参养胃汤《局方》　治食滞痞满，寒热痎疟。

平胃散加藿香、半夏、人参、茯苓、草果、姜、枣、乌梅。

参苓平胃散　治脾虚饮食不化，大便不实。

平胃散加人参、茯苓。

白凤膏　治少年禀气不足，因饮食饥饱所伤，致成虚损，形体羸弱，日晡潮热，腹胀气急，脉来弦数者。

平胃散四两，加参、苓各一两。京枣四两，去核逐一填入前药，入乌嘴白鸭腹内，男雌女雄，制法如乌骨鸡丸。此葛可久方，丸以蒸饼，取缓留胃脘而和中气之伤也。盖参、苓平胃，原非补益肾水之药，予尝借此以治饮食内伤，中气不和，发热羸瘦之证，往往获效。详方名白凤者，以凫字下几字，加于鸟字之上也，且丸以膏名，取脂膏之义，藏机法也。

厚朴汤　治脾胃虚寒，作胀，腹中时痛时止。

平胃散去苍术加茯苓、干姜。洁古，

加半夏、枳实、姜、枣。

除湿汤　治湿热痞满不食。

平胃散加半夏、茯苓、白术、藿香、生姜、大枣。

升阳除湿汤　治脾胃虚弱，不能饮食，腹鸣泄泻。

平胃散去厚朴加羌活、防风、升麻、柴胡、猪苓、泽泻、麦芽、神曲。

五积散《局方》　治感冒内挟冷食，脾阴受伤，表里俱病。

平胃散加麻黄、桂枝、炮姜、半夏、茯苓、枳壳、桔梗、白芍、当归、川芎、白芷。每服四五钱，生姜三片，葱白三茎，水煎，去滓热服，温覆取微汗。

调中汤　治食积类伤寒，及手足四肢发阴斑。

平胃散加枳实、白术、干姜、黄连、山楂、神曲、草果。水煎，去滓，磨木香调服。

胃苓汤　治饮食停积，浮肿泄泻，脉证俱实者。

平胃散合五苓散生料煎服。平胃本平胃气之敦阜，若因脾土之虚，不能消运，又须稍藉参、苓，如养胃之类。然复有土衰不能分利而成肿胀，且气壅不胜参、术难合理中者，乃合五苓以健运水土，与正气散之假苏、藿以散客邪，两不移易之定例也。

枣矾丸　治食积发黄。

平胃散加皂矾面裹，烧红。煮红枣肉丸服。此消磨宿滞之第一峻利方，较平胃之缓急百倍。膏粱慎勿罔施，服后以谷压之，否则恐其呕吐也。

枳壳汤　治痘疹误服参、芪，腹胀喘急。

平胃散去苍术加枳壳。

二陈汤《局方》

治脾胃痰湿。

半夏姜制，二钱半　茯苓钱半　陈皮略去白，一钱　甘草炙，一钱　生姜三片　乌梅肉半个

上六味，水煎，空心温服。燥痰，减半夏、生姜加麦门冬、竹沥；郁痰干咳，去半夏，用蜜煎姜，加川贝母；火痰，加黄连、竹茹；老痰，加蛤粉、海石。按：此方本内经半夏汤及金匮小半夏汤、小半夏加茯苓汤等方而立，加甘草安胃，橘皮行气，乌梅收津，生姜豁痰，乃理脾胃，治痰湿之专剂也。其灵枢半夏汤，见不得卧门。

小半夏汤《金匮》又名生姜半夏汤　治痰积膈上，喘嗽呕哕。

二陈汤去陈皮、甘草、茯苓、乌梅，用半夏一两泡，去涎水，生姜汁半合。

千金半夏汤　治胆腑实热。

二陈汤去陈皮、甘草、乌梅，生姜易宿姜，加黄芩、生地黄、秫米、远志、酸枣仁，以流水煎秫米，去滓，煎服。

小半夏加茯苓汤《金匮》　治痰饮多汗，小便不利。

二陈汤去陈皮、甘草、乌梅，用半夏一两，生姜汁半合，茯苓三钱。

大半夏汤　治胃反呕吐。

二陈汤去陈皮、甘草、茯苓、乌梅，加人参三钱，以水和蜜，扬之二百四十遍，煮药温服。《千金》有橘皮，治气满腹胀。又，千金大半夏汤本方更加附子、当归、桂心、蜀椒、厚朴、枳实、茯苓、甘草、大枣，治胃中虚冷，腹满气塞。

半夏干姜汤　治干呕吐涎沫。

二陈汤去茯苓、陈皮、甘草、乌梅、生姜，加干姜，等分为散，取方寸匕，浆水煎服。

橘皮汤 治干呕哕手足厥。

二陈汤去半夏、茯苓、甘草、乌梅，用橘皮四钱，生姜一两。

橘皮半夏汤 治积气痰癖，饮食呕吐不止。

二陈汤去茯苓、甘草、乌梅，用半夏、橘皮各半两，生姜汁半合。

橘皮枳实生姜汤《金匮》 治胸痹短气

二陈汤去半夏、茯苓、甘草、乌梅，用橘皮一两，生姜半两加枳实三钱。

橘皮竹茹汤《金匮》 治胃虚哕逆。

二陈汤去半夏、茯苓、乌梅，用橘皮三钱，甘草一钱，生姜半两，加竹茹三钱，人参一钱，大枣三枚。

半夏厚朴汤《金匮》即四七汤 治气结成疾，状如破絮，或如梅核，结在咽喉，咯不出，咽不下，中脘痞满，气郁不舒，恶心呕逆，一切郁证初起属实者。

二陈汤去橘皮、甘草、乌梅，加紫苏、厚朴。一方，有红枣。

加味四七汤 治心气郁滞。

四七汤加茯神、远志、菖蒲、甘草。

指迷茯苓丸 治中脘留伏痰饮，臂痛难举，手足不能转移，背上凛凛恶寒。

二陈汤去陈皮、甘草、乌梅。本方用半夏曲二两，茯苓一两，加枳壳、风化硝各半两，姜汁调，神曲糊丸，梧子大，每服三五十丸，空心淡姜汤下。

厚朴生姜半夏甘草人参汤《玉函》治胃虚呕逆，痞满不食。

二陈汤去茯苓、陈皮、乌梅，加人参、厚朴。

二术二陈汤 治脾虚痰食不运。

二陈汤加生白术姜汁拌晒、茅术麻油拌炒。

分气紫苏饮 治胁痛气喘。

二陈汤去半夏加紫苏、桑皮、大腹皮、桔梗、五味子、食盐。

宁嗽化痰汤 治客邪伤肺，久嗽不止。

二陈汤加紫苏、葛根、枳壳、桔梗、前胡、麻黄、杏仁、桑皮。

导痰汤 治湿痰内外壅盛。

二陈汤加南星、枳实。

加味导痰汤 治湿热痰饮，眩晕痰窒。

导痰汤加人参、白术、黄芩、黄连、栝蒌霜、桔梗、大枣、竹沥、姜汁。

十味导痰汤 治痰湿上盛，头目不清。

导痰汤加羌活、天麻、蝎尾，临服入雄黄末少许。

祛风导痰汤 治类中风，筋脉颤掉。

导痰汤加羌活、防风、白术、姜汁、竹沥。

涤痰汤 治类中风，痰迷心窍。

导痰汤加菖蒲、人参、竹茹。

温胆汤《千金》 治心胆虚怯，触事易惊，多汗不寐，短气乏力，皆由寒涎沃胆所致。

二陈汤用橘红，加枳实、竹茹、红枣。

参胡温胆汤 治往来寒热，呕而痞闷。

温胆汤去竹茹、红枣，加人参、柴胡。

十味温胆汤 治寒涎沃胆，胆寒肝热，心悸不眠，短气恶心，耳鸣目眩，四肢浮肿。

温胆汤去竹茹加人参、熟地、枣仁、远志、五味子。胆之不温，由于胃热不清，停蓄痰涎，沃于清净之府，所以阳气不能条畅，而失温和之性，故用二陈之辛温以温胆涤涎；涎聚则脾郁，故加枳实、竹茹以化胃热也。若寒热呕逆，胃气不振也，去枳实之消克，红枣之滞胃，加柴胡以疏肝，人参以扶胃，乃六君子之变法也。更加熟地、枣仁、远志、五味，又为归脾汤法派耳。

消暑丸 《局方》 治肥人伤暑，眩晕呕逆。

二陈汤去陈皮，用醋炒半夏二倍，生姜自然汁为丸，酸浆水或乌梅汤、淡醋汤下七八十丸。

千缗汤 治风痰喘急，脉证俱实者。

二陈汤去茯苓、橘皮、乌梅。本方用半夏七枚，甘草一寸，生姜指大切，加皂荚去皮弦子，酥炙净末半两，水煎温服。一方，无甘草，但用半夏一两，皂荚末半两，生姜七片，同入纱袋中，以手揉取清汁，作三服。

温中丸 治黄胖面肿足胀，是脾虚不能健运，虽有积聚，不可下之。

二陈汤本方橘、半、茯苓各一两，炙甘草五钱，加黄连、香附、苦参、针砂醋煅，锈过各五钱，白术二两，神曲一两，醋水各半泛丸梧子大，每服七八十丸，用白术六钱，陈皮一钱，生姜三片，煎汤送下。虚，加人参一钱。病轻者，服此药六七两，小便即长；病甚者，服一斤，小便始长。积聚去净，然后六君子之类调补之。

四君子汤 《局方》

治胃气虚弱，饮食不思，倦怠少食。

人参一钱至三钱　白术炒黄，一钱至二钱
茯苓一钱至钱半　甘草炙，六分至一钱

上四味，水煎空心温服。按：四君子乃胃家气分之专药，胃气虚而用之，功效立见，即血虚用四物，亦必兼此。故八珍之主治，不独气血两虚也，即血虚者亦须兼用。但补气则偏于四君，补血则偏于四物，若纯用血药，不得阳生之力，阴无由

以化也。方中白术，若治脾胃虚衰，大便不实，或呕恶不食，合用炒焦，方有健运之力。如肺胃虚燥，咳嗽失血，须用陈米饭上蒸过十余次者，则转浊为清，转燥为润，是以异功散、八珍汤及归脾、逍遥等方内，并宜蒸者，即阴虚干咳，咳吐白血，总无妨碍，更加白蜜拌蒸，犹为合宜。其于轻重炮制之间，全在用者之活法权变，举此可以类推三隅矣。

异功散 治肺胃气虚，稀痰喘嗽。

四君子汤加橘皮略去白，为散，每服三四钱，如生姜一片，水煎，去滓服。

六君子汤 治胃虚少食，痰嗽呕泄。

四君子汤加橘皮、半夏、生姜。

香砂六君子汤 治气虚痰食气滞。

六君子汤加木香、砂仁、乌梅。

乌蝎六君子汤 治小儿慢脾风内钓。

六君子汤加川乌、蝎尾，神曲糊丸服。

温脾散 治小儿心脾亏损弄舌，及虚胀乳食不进。

四君子汤加黄芪、藿香、诃子肉、橘皮、桔梗、木香。为散，每服三四钱，加姜、枣煎服。

外台茯苓饮 治胸中停痰，宿水吐后，虚满不食。

四君子汤去甘草，加枳实、橘皮、生姜。

惺惺散 《局方》 治小儿伤寒，发热咳嗽。

四君子汤加桔梗、细辛、羌活一作花粉，等分为散，每服一二钱，加薄荷五叶，水煎，热服，取微汗愈。不愈，再作，加葱白、香豉。

四兽饮 治疟疾胃虚，中挟痰食。

四君子汤加半夏、橘皮、草果为散，每服四五钱，加生姜七片，乌梅肉一个，水煎，清晨热服。

八味顺气散 治类中风虚胀喘逆。

四君子汤加青皮、橘皮、白芷、乌药为散,每服四五钱,水煎,温服。

参苓白术散《局方》,一名参术饮 治胃虚喘嗽,大便不实。

四君子汤加山药、扁豆、莲肉、桔梗、薏苡、砂仁为散,每服四五钱,加姜、枣煎服。

七味白术散即钱氏白术散 治胃虚津气不行而渴。

四君子汤加藿香、木香、煨葛根,为散,每服三四钱,水煎,日三服。

八珍散 治胃虚痰中见血,及粉红痰。

四君子汤加黄芪、山药、粟米、扁豆炒存性。

九味资生丸 治老人食难克运。

四君子汤本方参、术各三两,茯苓一两半,炙甘草半两,加橘红、楂肉、真神曲各二两,川黄连、白豆蔻各三钱半,炼白蜜丸服。古方只此九味,后人更加桔梗、藿香各半两,泽泻三钱半,扁豆、莲肉各一两,薏苡三两,山药、麦芽、芡实各一两半,醉饱后细嚼弹子大一丸,淡姜汤下,则酒食易化,健脾开胃,消食止泻,调和脏腑,滋养营卫,饿时服之即饱,饱后食之即饥,药虽繁简不同,而功效不异,因两存之。

八珍汤 治妇人胎产崩漏,气血俱虚者。

四君子汤合四物汤。

八物汤 治营卫俱虚,畏寒发热。

八珍汤去人参加黄芪。按八珍、八物功用悬殊,以人参专补脏腑元气,黄芪惟司营卫开合也。世人每谓黄芪代人参,恒用八物补益脏腑之气,大为喷饭。

人参胃风汤《局方》 治风入胃中,能食便血。

四君子汤去甘草加当归、白芍、川芎、桂枝、粟米。一方,多木香。按风入胃中,何以反能食?盖风为阳邪,其性善行,久而化热,即《内经》所谓瘅成为消中者是也。方中但用桂枝去风,而不去热者,以热必随风外解,不必加治耳。

益气养营汤 治瘰疬结核流注,一切郁热毒气。

八珍汤加黄芪、桔梗、贝母、香附、橘皮、生姜。

大防风汤《局方》 治邪袭足三阴,腿膝疼痛,及痢后胫膝痛,鹤膝风,附骨疽证,但赤热焮肿者禁用。

四君子汤去茯苓,加肉桂、附子、黄芪、牛膝、杜仲、熟地、白芍、川芎、羌活、防风。

四物汤《局方》

治营血虚热。

熟地黄二钱 当归身一钱 白芍药钱半 川芎䓖八分

上四味,水煎,温服。肥盛多湿痰,及呕逆少食便溏者禁用。

增损四物汤《局方》 治血虚发热,食少便溏。

四物汤去地黄,加人参、甘草、炮姜。

加减四物汤 治停经血滞,少腹结痛。

四物汤换赤芍加三棱、蓬术、肉桂、干漆灰。

四乌汤 治血中气滞,小腹急痛。

四物汤加乌药、香附、甘草。

四神散 治产后血虚,或瘀血腹痛。

四物汤去地黄加炮姜,为散,温酒服方寸匕。

金匮当归芍药散 治腹中诸痛。

四物汤去地黄加白术、茯苓、泽泻为

散，酒服方寸匕，日三。

当归散　治妊娠胎气不安。

四物汤去地黄加黄芩、白术为散，饮服方寸匕，日三。

千金芎劳汤　治产后崩漏，下血不止。

四物汤换干地黄，加黄芪、甘草、干姜、吴茱萸。若夏月经后，有赤白不止，除地黄，加杜仲、人参。

三黄补血汤　治血虚至夜发热自汗。

四物汤加生地黄、黄芪、升麻、柴胡、丹皮。

四物二连汤　治重阳无阴。昼夜发热。

四物汤加宣黄连、胡黄连。按：此本为重阳无阴，昼夜发热而立，必其人时火亢极于阴分，乃为相宜，以阳邪暴虐，胡曰重阳；阴欲消亡，是即无阴，非真阴补虚之谓。盖阳全阴半，阳得以统阴，所以昼夜皆热。若阴气自病，断无上午阳分发热之理，每见时师用以治虚劳蒸热及血虚发热之疾，服之未有不呕泻夺食者，曷知方下原治发热，未尝言蒸热也。夫热发于外，虽滞于阴，实为客邪；热蒸于内，阴不济阳，证属久虚，可不辨而混治乎？其阴虚蒸热，自有六味地黄；血虚发热，自有当归补血，亦何藉于此哉！

大秦艽汤　治中风外无六经形证，内无便溺阻隔，宜此养血营筋，血行风自灭矣。

四物汤加秦艽、生地黄、羌活、独活、防风、细辛、茯苓、白术、白芷、黄芩、石膏、甘草。张景岳曰：大秦艽汤在《机要》、《发明》，俱云治中风外无六经之形证，内无便溺之阻隔，如是血弱不能养筋，宜养血而筋自荣，以大秦艽汤、羌活愈风汤主之。大秦艽汤虽有补血之药，而寒散之剂居其半矣。夫既无六经之外邪

而用散，何为也？既无阻隔之火邪而用寒，何为也？寒散既多，又果可养血气而壮筋骨乎？秦艽汤且不可，愈风汤则尤其不可者也。吾不知用此法者，果出何意？！

独活寄生汤《千金》　治风痹腰脚疼重。

四物汤加独活、桑寄生、杜仲、牛膝、细辛、秦艽、茯苓、桂心、防风、人参、甘草。《古今录验》无寄生，有续断；《肘后》无寄生、人参、甘草、当归，有附子。产后腹痛不得转动，及腰脚挛痛，不得屈伸，痹弱者，宜服此汤。

十味锉散　治湿痹周身疼痛。

四物汤加白术、附子、防风、茯苓、黄芪、肉桂。此即十全大补，去人参、甘草之甘缓补气，而加附子、防风以通达外内也。

玉烛散　治血热大便秘结。

四物汤换生地黄，加生甘草、酒大黄、玄明粉、生姜。万全方，无大黄、明粉，易青皮、枳壳。

胶艾汤　治陷经下血，孕妇胎漏不止。

四物汤用干地黄，加阿胶、甘草、艾，清酒和水各半煎服。一方，多干姜。《千金》无地黄、芍药。

丁香胶艾汤　治经漏兼白带。

四物汤加丁香、阿胶、艾。

加味香附丸　治倒经自汗，胎漏下血。

四物汤本方用熟地八两，归、芍各四两，芎劳三两，加四制香附一斤，泽兰叶、乌贼骨各六两，为末，用浮麦面、酒、醋、水调糊为丸，如绿豆大，每服百丸，早暮各一服，温酒、沸汤任下。

艾煎丸《局方》　治妇人崩伤淋沥，带下赤白，小腹疗痛。

四物汤本方归、地、芍各二两，川芎

一两，加人参、石菖蒲炒、吴茱萸用开口者，醋炒各一两。为末，用蕲艾四两，酒煎浓汁，入糯米糊为丸，梧子大，每服百丸，醇酒上，更加肉桂、熟附子各一两，香附四两，名艾附丸。

金匮温经汤　治经水不调崩带，及唇口干燥，并治经阻不通，咳嗽便血，此肺移热于大肠也。

四物汤去地黄加阿胶、甘草、人参、肉桂、吴茱萸、牡丹皮、麦门冬、半夏、生姜更加白术，名大温经汤。此方本胶艾汤而立，以虚火上炎，唇口干燥，故用麦冬；浊湿下渗，不时带下，故用半夏。若无二证，不必拘执成方也。

芎归汤及散　治妊娠胎不转运。

四物汤去地黄、芍药。汤则煎服，散则酒调服之，以验胎息，若是真胎，服之即动，经火炒乃效。

佛手散　治产妇胎不得下。

四物汤去地黄、芍药。等分，炒研为散，红酒调服。

加味佛手散　治产妇交骨不开。

四物汤去地黄、芍药。本方归用三钱，芎用一钱，加上拣人参三五钱，去血过多，加至一两，临服入童便半盏，续续进之。质壮气实者，但加童便，人参不用可也。

紫苏饮　治妊娠临月，浮肿喘胀。

四物汤去地黄加紫苏、陈皮、大腹皮、人参、甘草、生姜、葱白。感冒风寒。去腹皮加香豉；胎动不安，加黄芩、白术；胎不运动，加木香、砂仁；肥盛气滞，加半夏、厚朴；虚羸少气，加白术倍人参。

达生散　治妊娠九个月后，服数剂则易产。

紫苏饮去川芎加白术、黄杨脑三枚。

芎归鳖甲饮　治劳疟久不止，或暂止复来。

四物汤去地黄加茯苓、半夏、橘皮、鳖甲、姜、枣、乌梅。寒多，加草果；热多，加柴胡；胃虚少食，加人参、白术；汗多，加黄芪、甘草。一方，多青皮。

续命煮散　治风虚昏愦自汗，手足瘫痪。

四物汤加人参、甘草、桂心、远志、防风、独活、细辛、葛根、荆芥、半夏为散，每服一两，加生姜三片，水煎，通口服。多汗，去葛根加牡蛎。

生地黄黄连汤　治失血后，燥热瘫痪，脉数盛者。

四物汤换生地、赤芍，加黄连、黄芩、山栀、防风。

滋燥养营汤　治血燥皮肤皱揭，筋挛爪枯。

四物汤去川芎，加生地黄、秦艽、防风、黄连、甘草。

大补地黄丸　治精血枯槁燥热。

四物汤去川芎，加生地、黑参、黄柏、知母、干山药、山茱萸、枸杞、肉苁蓉。蜜丸，每服六七十丸，空心盐汤，临卧温酒下。

劫劳散《局方》　治肺痿咳嗽，痰中有红线，盗汗发热，热过即冷。

四物汤去川芎加人参、黄芪、甘草、阿胶、五味子、半夏。为散，每服三四钱，加姜、枣煎，空心服。

加味四物汤　治血虚发热。

四物汤加白术、茯苓、柴胡、丹皮。

解毒汤　治痘疮血气弱，干焦黑陷。

四物汤换生地，加人参、连翘、黄连、甘草、陈皮、木通、竹叶。

宽中散　治痘疹误用辛热秘结。

四物汤去川芎换生地，加枳壳、赤茯苓、甘草。为散，每服方寸匕，水煎，去滓服。

麦门冬汤　治痘疹便实而渴。

四物汤去川芎换生地，加麦门冬。

保 元 汤

治营卫气血不足。

黄芪蜜酒炙，三钱至六钱　人参三钱至一两

甘草炙，一钱

水煎，空心服。

独参汤　治气虚不能统血，骤然脱血，血崩不止。

人参三钱至一两。大虚暴脱者，一两至三两。胃虚少食，加橘皮；肺虚喘嗽，加橘红；血脱，加童便半杯，姜汁三匕。一方，多京枣三枚。

归脾汤　治心脾郁结，经癸不调。

保元汤加白术、茯苓、酸枣仁、远志肉、当归身、桂圆肉、木香、生姜、红枣。

加味归脾汤　治心脾郁结，经闭发热。

归脾汤加柴胡、山栀仁。

圣愈汤　治失血过多，久疮溃脓。

保元汤去甘草，加生地黄、熟地黄、川芎、当归。

十全大补汤《局方》　治营卫气血俱虚。

保元汤加白术、茯苓、熟地、当归、川芎、白芍、肉桂、姜、枣。按：和剂十全大补，虽本保元，而实四君、四物、黄芪建中三方合成。因饮食劳倦，而致烦热，肌肉消瘦者宜之；若房劳伤精，思虑伤神，阴虚火旺，咳嗽失血者误用，反致阴火上乘，转增其剧也。又古方十全大补无黄芪、肉桂，多沉香、木香，此则专开脾胃之郁尔。

人参养荣汤《局方》　治心脾虚寒。

保元汤加白术、茯苓、橘皮、熟地、当归、芍药、肉桂、远志肉、五味子。

按：方中诸品，皆心脾二经之药，而方下旧注云：补肺虚。谬矣！夫养营正当补养心脾，原无藉于肺气也。

大建中汤《局方》　治营卫俱虚，上热下寒。

十全大补汤加附子、肉苁蓉、半夏、麦门冬。

人参安胃散　治小儿心脾虚极弄舌。

保元汤加黄连、茯苓、白芍、生甘草。

人参实卫汤　治疟自汗不止。

保元汤加白术、芍药。初发，加桂枝；久疟，加乌梅。

黄芪六一汤《局方》　治卫虚自汗、昼日烦热。

保元汤去参，用黄芪六钱，甘草一钱，加枣一枚。

当归补血汤　治血虚至夜发热，烦渴引饮，其脉洪大而虚，重按全无者。

保元汤去人参、甘草，用黄芪六钱，加当归二钱。

玉屏风散　治卫虚自汗，易感风邪，用此补脾实卫。

保元汤去人参、甘草，用黄芪六两，加防风二两，白术四两为散。每服四五钱，加姜、枣煎服。上三方并属保元去参，而黄芪六一，则藉本方甘草协助黄芪以实脾气，故昼日多汗烦扰者宜之。当归补血，专用当归引领黄芪以护营血，故失血至夜发热者宜之。玉屏风散则加白术、防风以祛卫湿，故理疏易感风邪者宜之。三方虽同以黄芪为君，而主气主血主肉各随佐使，功用迥乎不侔也。

益气聪明汤　治气虚目暗生翳，耳聋耳鸣。

保元汤加升麻、葛根、蔓荆、芍药、酒黄柏。此保元汤合升麻汤，加蔓荆子以治其上，黄柏以治其下也。

神效黄芪汤　治气虚耳目不明。

保元汤用黄芪二钱，人参、甘草各一钱，加白芍一钱，蔓荆子二分，橘皮五分。耳目之患，气虚而阴火上乘者，宜益气聪明汤；无阴火者，宜神效黄芪汤，用者审之。

千金托里散　治气血虚寒，溃疡不收。

保元汤加川芎、当归、肉桂、白芷、防风、桔梗、白芍、天冬、连翘、忍冬、生姜。

参芪内托散　治溃疡感冒风邪，痘疹触秽伏陷，及痈疽久不溃。

保元汤加川芎、当归、肉桂、白芷、防风、桔梗、木香、厚朴。本方去木香，名十宣散，治痘痈。

托里消毒散　治痈疽痘疹，毒盛不能起发。

保元汤加当归、芍药、茯苓、白术、忍冬、白芷、连翘。

内补黄芪汤　治溃疡脓水出多，虚热不寐盗汗。

保元汤加白术、茯苓、五味子、枣仁。

人参固肌汤　治痘疮表虚，斑烂不能收靥。

保元汤加当归、白术、茯苓、枣仁、忍冬、连翘。

补中益气汤　治内伤中气下陷，下元虚者禁用。

保元汤本方参、芪、甘草减半，加白术一钱，当归、橘皮、柴胡各八分，升麻五分。劳力感寒，加羌活、姜、枣。冬，加桂枝；春，加香豉、葱白。

调中益气汤　治身体沉重，百节烦疼，胸满短气，心烦耳鸣，目热如火，口中沃沫，饮食失味，嗜卧尿赤。

补中益气汤加白芍药、五味子。

升阳益胃汤　治脾胃受伤，邪热内陷，外反恶风，厥冷脉沉，大小便秘涩。不可误认阴寒而用热药，又不可误认实火而用凉药，宜此汤升举，微汗则愈。

补中益气汤去升麻、当归，加羌活、独活、白芍、防风、半夏、茯苓、泽泻、酒煮黄连、姜、枣。服药后，忌言语一二时，戒酒面生冷，薄滋味以养胃气，稍食美食以助药力，更宜小役形体，使胃气与药转运升发，慎勿大劳以伤脾胃生发之气。

升阳顺气汤　治饮食不节，劳役所伤，腹胁满闷短气，遇春则口淡无味，遇夏虽热，犹有畏寒，饥则常饱，不喜饮食。

补中益气汤去白术，加半夏、草豆蔻、神曲、黄柏、生姜。

泻阴火升阳汤　治火郁发热。

补中益气汤去白术、当归、橘皮，加羌活、苍术、黄芩、黄连、石膏，早饭后大温服，服后宜禁，一如升阳益胃汤。如见火旺，及督任冲三脉盛，用酒炒黄柏、知母少许，不可久服，恐助阴气为害也。

冲和养胃汤　治风虚目患，空中有黑花，神水变淡绿色，次变淡白，渐成内障。

补中益气汤去橘皮，加羌活、防风、黄连、白芍、五味、生姜。

通气防风汤　治太阳气郁，肩背不可回顾。

补中益气汤去白术、当归，加防风、羌活、藁本、黄柏、白豆蔻、青橘皮。

清暑益气汤　治暑伤无形之气，口燥头痛，发热尿赤。

补中益气汤去柴胡，加麦门冬、五味子、苍术、葛根、泽泻、黄柏、神曲、青皮。此以保元、生脉为主，而兼开腠利水消克之味。

清燥汤 治夏秋湿热伤气。

补中益气汤加生地黄、黄连、猪苓、茯苓、麦门冬、五味子、苍术、黄柏、泽泻、神曲。

节庵升阳散火汤 治热乘肺金，气虚不能主持，循衣撮空，小便利者可治，不利者不可治。

补中益气汤去升麻、黄芪，加麦冬、茯神、黄芩、白芍、姜、枣。有痰，加姜汁炒半夏；大便燥实，谵语发渴，加大黄；泄利，加升麻，倍白术。

托里散 治痘毒虚不能溃。

补中益气汤去升麻，加熟地、茯苓、芍药。

生脉散

治热伤肺胃，虚热喘嗽，脉虚无力。

人参三钱　麦门冬二钱　五味子一钱

水煎，不时热服。

门冬清肺饮 治火乘肺胃，喘嗽吐血衄血。

生脉散加黄芪、甘草、紫菀、白芍、当归。此生脉、保元合用，以滋金水化源。其紫菀佐黄芪而兼调营卫，深得清肺之旨；其余芍药酸收，当归辛散，且走血而不走气，颇非所宜，不若竟用生脉、保元清肺最妥。先哲有保元、生脉合用，气力从足膝涌出，以黄芪实胃，五味敛津，皆下焦之专药耳。

宣明门冬饮 治心热移于肺，传为膈消。

生脉散加茯神、甘草、生地黄、栝蒌根、煨葛根、知母、竹叶。

易老门冬饮 治老人津亏大渴。

生脉散加茯神、甘草、枸杞、生姜。二方并本生脉，而易老差胜，盖明之重在旺气，易老专滋血气，治得其本矣。

天王补心丹 治心肾虚耗，怔忡不宁。

生脉散加熟地、茯苓、茯神、远志、菖蒲、黑参、丹参、柏子仁、酸枣仁、天门冬、百部、当归、杜仲、桔梗、甘草。蜜丸，朱砂为衣，空心龙眼、红枣汤下二三钱。

清心莲子饮《局方》 治心包火旺，小便赤涩梗痛。

生脉散加黄芩、地骨皮、车前、茯苓、黄芪、莲子。此用生脉散合黄芩清肺，而兼导赤之制。其旨在于心包火炎，上灼于肺，热伤气化不能生水，故用生脉救肺之燥以滋上源，则知肺本无热，皆缘受火之淫，而致热伤气化，安可复用黄芩以伐其肺乎？曷不竟用生脉合导赤全方，岂不源流同清，理明辞畅乎？即或不然，不妨削去木通，仍用茯苓、莲子以存清心之意，至于《局方》又以保元为主，乃去五味加入甘草，益失滋肺上源之旨矣！

二冬膏

治肺胃燥热，痰涩咳嗽。

天门冬去心　麦门冬去心，等分

上二味，熬膏，炼白蜜收，不时噙热咽之。

固本丸 治老人津血俱亏，咳逆便秘。

二冬膏加生熟地黄，与本方二冬各八两，人参四两，蜜丸，酒下四钱，熬膏尤宜，食少便滑禁用。固本丸虽主扶阴抑阳，然四味纯阴之性，仅用少许人参，已觉味胜于气矣，而世本此方二冬二地各用八两，人参二两，几几乎群阴剥阳之象。况复举世医流，往往削去人参，盍知阴柔之味，不得阳和之力，每致夺食作泻。《内经》所谓无阳则阴无以化，安望其有补益之验欤？或问近世病家吝惜多金，医家迎合鄙性，往往用参汤服丸，此法可否？曰：此曲突徙薪之法也。鄙夫但知人参珍贵，以为入口便补，不知配合之妙，全在佐使得宜，若用参汤送丸，则参力先行，至丸化时参力相去已远，非若膏剂之用参汤调服，仍得补力奏功也。

集灵膏 治久嗽气血俱虚，不能送痰而出。

固本丸中二冬、二地各十两，人参六两，加枸杞六两，熬膏蜜收。如血虚便难，加归身；脾弱便溏，加白术，以糖霜代蜜收之。

三才丸 治气血俱虚，精神不固，元阳失合者宜之。

二冬膏去麦门冬，加人参、熟地，等分，蜜丸服之。加黄柏、甘草、砂仁，名三才封髓丹。

甘露饮《局方》 治胃中客热烦躁，口鼻咽疮，牙宣口臭。

二冬膏加生地黄、熟地黄、茵陈、枳壳、黄芩、石斛、甘草、枇杷叶。

桔梗汤《玉函》

治冬时伏邪，发于少阴，咽痛不瘥，及风热肺气不行，喘嗽喉中介介如梗状，肺痿肺痈初起，并得服之。

桔梗 甘草各三钱

上二味，水煎，缓缓服之。

利金汤 治肺燥涩，不利而咳。

桔梗汤加贝母、橘红、枳壳、茯苓、生姜、白蜜。

枳壳煮散 治咳引胁下痛。

桔梗汤加枳壳、细辛、川芎、防风、葛根、生姜、红枣。

清肺汤 治痘疹肺热，喘嗽吐痰。

桔梗汤加麦门冬、款冬花、杏仁、贝母、牛蒡子。

生地黄散 治斑疹肺热，喘咳衄血。

桔梗汤加麦冬、生地、款冬、杏仁。

为散，煎服二钱。一方，无杏仁，多橘皮。

生圣散 治痘出不快，尿赤咳痰。

桔梗汤加黄芩、枳壳、木通。为散。煎服二钱。

十六味桔梗汤 治肺壅实热，唾秽痰。

桔梗汤加薏苡、贝母、当归、桑皮、栝蒌仁、百合、枳壳、葶苈、五味、地骨皮、知母、防己、黄芪、杏仁。

葶苈薏苡泻肺汤 治肺痈初溃，吐脓血。

桔梗汤本方甘草用节，加薏苡、贝母、橘红、黄芪、忍冬、白及、葶苈、生姜。初起，去黄芪加防风；溃后脓血去多，加人参；溃久不敛，加合欢皮。

金匮排脓汤 治内痈脓从呕出。

桔梗汤加生姜、大枣。水煎，日二服。

金匮排脓散 治内痈脓从便出。

桔梗汤去甘草加枳实、芍药为散，取鸡子黄一枚，以药与鸡子黄相等揉和，饮和服之，日一服。

防己黄芪汤《金匮》

治风湿相搏，客在皮肤，关节疼痛，腰以下疼重，脉浮自汗恶风。

防己酒洗 黄芪各钱半 白术一钱 甘草炙，八分 生姜四片 大枣二枚，擘

上六味，水煎热服，后当如虫行皮中，腰以下如冰，后坐被上，又以一被绕腰下，温令微汗差。喘，加麻黄；胃气不和，加芍药；气上冲，加桂枝；下有陈气，加细辛。陈气，久积之寒气也。

防己茯苓汤《金匮》 治皮水四肢肿，皮肤聂聂动。

防己黄芪汤去白术、姜、枣，本方中防己、黄芪各三钱，甘草一钱，加肉桂三

钱，茯苓六钱，水煎，温分三服。

千金防己汤 治历节四肢，痛如锥刺。

防己黄芪汤去黄芪、大枣，本方中防己、白术、生姜各四钱，甘草三钱，加桂心、茯苓各四钱，乌头一枚去皮，熬，人参二钱。以苦酒和水煮，日三夜一服，当觉焦热，痹忽忽然，慎勿怪也。若不觉，复服，以觉乃止。

栀子豉汤《玉函》

治汗下不解，虚邪留于膈上，心下结痛，虚烦懊恼不得眠，反覆颠倒，卧起不安者。

栀子十四枚，擘 香豉四合

上二味，水煎，分二服，温进一服，得快吐，止后服。按：仲景太阳例中，用栀子豉汤有三，皆主汗下后虚邪不解之证，其栀子必取肥者生用，一吐而膈上之邪与火俱散也。若其时行疫疠，头痛发热，此汤加葱白最捷。多有服之不吐者，胃气强也，加齑汁服之，或以鹅翎探之，或借用以清解膈上郁结之火，不欲其吐，又须山栀炒黑用之，便屈曲下行小便矣。如卫气素虚人感冒客邪，自汗多者，此方中香豉须炒熟用之。至于少气，为胃气之虚，则加甘草以缓调之。呕为痰饮之逆，则加生姜以开豁之。下后心烦腹满，明是浊气内陷，乃于本方除去香豉表药，加枳、朴以涌泄之。丸药大下后，身热不去，微烦，明是虚火外扰，本方亦不用香豉，而加干姜以温顺之。其有身黄发热，明是湿邪郁发，亦于本方去香豉，而加柏皮以苦燥之。下后劳复食复，明是正不胜邪，本方加枳实以清理其内，用清浆水煮，取味微酸，使之下行而不上越也。若有宿食，则加大黄如博棋子大五六枚。同一栀子豉法，功用之妙，神化莫测，非庸俗所能拟议也。

栀子甘草豉汤《玉函》 治下后少气。

栀子豉汤加甘草。

栀子生姜豉汤《玉函》 治下后呕吐。

栀子豉汤加生姜。

栀子厚朴豉汤《玉函》 治下后心烦腹满。

栀子豉汤去豉加枳实、厚朴。

栀子干姜豉汤《玉函》 治丸药大下后，身热不去，微烦。

栀子豉汤去豉加干姜。上四方服法，如栀子豉汤。

栀子柏皮汤《玉函》 治太阳证身黄发热。

栀子豉汤去豉加柏皮、甘草。水煎，分温再服。

枳实栀子豉汤《玉函》 治劳复食复。

栀子豉汤倍香豉，加枳实三枚，用清浆水七升，空煮取四升，内枳实、栀子煮取三升，下豉更煮五六沸，去滓，分温再服，覆令微似汗。有食，加大黄如博棋子大五六枚。

栀子大黄汤 治酒瘅心中懊恼，或热痛。

栀子豉汤加枳实、大黄。

黄芩清肺饮 治渴而小便不利。

栀子豉汤去豉，用炒黑山栀，加黄芩等分，热服探吐之；不应，加香豉一撮。此方妙用，全在探吐以提其上，则肺气立清。若服而不吐，不特绵延不能克应，纵或小差，其苦寒之性，留薄于内，大伤氤氲之气，得不为之预虑乎？

栀子仁汤 治小便不通，烦闷腹胀。

栀子豉汤去豉，加甘草、茅根、葵子。

小承气汤《玉函》

治少阳阳明腑证。

大黄四钱,生用　厚朴六钱　枳实三枚,炙

初服汤当更衣,不尔者,尽饮之。若更衣,勿服之。经云:亢则害,承乃制。专取大黄以制亢极之害也。承气汤证有三:太阳之邪初传阳明之腑,用调胃承气,藉甘草之缓,款留硝、黄,以祛胃中方张之邪;邪热亢极于胃,用大承气之硝、黄、枳、朴并攻全盛之邪,故无庸于甘缓也;邪气骎骎欲犯少阳之界,斯时热已向衰,但须枳、朴助大黄,以击惰归之邪,故无取于芒硝之峻锐也。其桃核承气,则又主太阳犯本之证,以桃仁、桂枝血药引调胃承气三味以破膀胱蓄血,与阳明之腑,略无交涉。

调胃承气汤《玉函》　治太阳阳明腑证。

小承气汤去厚朴、枳实。方中大黄酒浸,加芒硝三合,甘草二线。

大承气汤《玉函》　治正阳阳明腑证。

小承气汤本方大黄,酒洗倍用,厚朴半两,枳实五枚,加芒硝三合。

桃核承气汤《玉函》即桃仁承气汤　治热结膀胱如狂。

小承气汤去厚朴、枳实加芒硝、甘草、桃仁、桂枝。

厚朴大黄汤《金匮》　治支饮胸满。

小承气汤倍大黄。

厚朴三物汤《金匮》　治腹满痛闭。

小承气汤倍厚朴用枳实五枚。

厚朴七物汤《金匮》　治腹满发热,饮食如故。

小承气汤加甘草、桂枝、姜、枣。此本小承气合桂枝汤,中间裁去白芍之酸收,不致引邪入犯营血,虽同用桂枝、甘草,与桂枝汤泾渭攸分。其厚朴独倍他药,正以泄气之浊逆耳。

大黄甘遂汤《金匮》　治妇人血结,少腹如敦。

小承气汤去枳实、厚朴。本方大黄用四钱,加甘遂、阿胶各二钱,顿服之。

大黄甘草汤《金匮》　治食已即吐。

小承气去枳实、厚朴,用大黄一两,加甘草三钱。

大黄牡丹汤《金匮》　《肘后》名瓜子汤治大肠痈。

小承气汤去枳实、厚朴,加芒硝、桃仁、牡丹皮、甜瓜子。

大黄附子汤《金匮》　治胁下寒饮偏痛。

小承汤去枳实、厚朴。本方用大黄一两,加附子六钱,细辛二钱,水煎,分温三服。如人行四五里进一服。按:此即泻心汤去芩、连之苦燥泻里,加细辛之辛温走表,以治胁下寒积,两不移易之定法也。

黄龙汤　治失下循衣撮空,虚极热盛,不下必死者。

小承气汤本方用大黄三钱,厚朴钱半,枳实一线,加芒硝二钱,甘草一钱,人参较大黄减半,当归二钱,生姜五片,大枣一枚。如肠鸣,去芒硝加半夏、茯苓;血秘,去甘草加桃仁泥、生地黄汁;气秘,去当归加木香;风秘,去大枣加羌活;年老气虚,去芒硝。汤取黄龙命名,专攻中央燥土,土既燥竭,虽三承气萃集一方,不得参、归鼓舞胃气,乌能兴云致雨。或者以为因虚用参,殊不知参在群行剂中,则迅扫之威愈猛,安望其有补益之力欤?《千金》又以小柴胡易名黄龙汤,意在培土以安风木,殊非此方寓补于泻之义。

三化汤　治类中风,外无六经形证,内有便溺阻隔。

小承气汤加羌活。

羌活导滞汤　治大便风秘。

小承气汤去厚朴，加羌活、独活、防己、当归、甘草。此方较三化汤，药味稍异而功用不殊；与枳实导滞丸，则泾渭各别，彼虽亦本承气，而兼枳、术、三黄，因隶之伤饮食门，此不复列。

紫草承气汤 治痘疮干紫，便秘喘满。

小承气汤加紫草。

抵当汤《玉函》

治蓄血少腹硬满，小便自利。

水蛭熬黑，如无，以鲮鲤甲生漆涂炙代之 虻虫去翅足，熬，各三十枚 大黄酒浸，一两 桃仁去皮肉，三十枚

上四味，水煎去滓，取三升，温服一升，不下再服。按：此与承气用枳实、厚朴以利气，此用水蛭、虻虫、桃仁以破血也。

抵当丸《玉函》 治蓄血小便自利，服汤不应，用此丸。

抵当汤本方用水蛭二十枚，虻虫二十五枚，余同汤方。杵细入蜜，分为四丸，以水一升，取七合服之。晬时当下血，若不下者更服。

变通抵当丸

抵当丸去水蛭，加䗪虫二十个，鸡血拌，瓦上焙干，余如本方。如欲缓攻，临卧时酒服，五丸至十丸，瘀下，止后药。

下瘀血汤《金匮》 治妇人产后腹痛，有干血著脐下。

抵当汤去水蛭、虻虫加䗪虫二十枚，熬，去足。

代抵当汤丸 治虚人蓄血，宜此缓攻。

抵当汤去水蛭、虻虫。本方大黄用四两酒浸，桃仁用二十枚，加芒硝、蓬术、穿山甲、归尾、生地黄各一两，肉桂三钱，为末蜜丸。蓄血在上部者，丸如芥子，黄昏去枕仰卧，以津咽之，停喉以搜逐瘀积；在中部食远，下部空心，俱丸如梧子，百劳水煎汤下之。用归、地者，引诸药入血分也。如是血老成积，攻之不动，去归、地，倍蓬术、肉桂。

凉膈散《局方》

治温热时行，表里实热，及心火亢盛，目赤便秘，胃热发斑。

大黄酒浸，二两 芒硝一两 甘草炙，六钱 连翘一两 黄芩一两 山栀八钱 薄荷七钱

为散，每服四五钱，加竹叶十五片，水煎温，日三夜二服，得下热退为度。世本，无竹叶，有姜一片，枣一枚，葱白一茎。硝黄得枳、朴之重著，则下热承之而顺下；得芩、翘、薄之轻扬，则上热抑之而下清，此承气、凉膈之所攸分也。用甘草者，即调胃承气之义也。《局方》专主温热时行，故用竹叶，若治感冒之证，从世本用葱白、姜、枣可也。

清心散 治温热时行壮热，神昏不语，便溺闭涩。

凉膈散加黄连一两，为散，每服四五钱，加竹叶一把，白蜜少许煎服。头痛，加川芎、防风、石膏；不应，加麻黄。

转舌丸 治类中风，舌强不语，神识不清。

凉膈散加石菖蒲、远志肉各一两，蜜丸，朱砂为衣，薄荷汤化下。

润燥汤 治痘疹过用丁、桂热药，咽痛烦躁秘结。

凉膈散去硝、黄，加当归、白芍、生地、荆芥、鼠黏子。

通圣散 治西北卒中，外内热极。

凉膈散去竹叶，加麻黄、石膏、滑石、生白术、防风、荆芥、桔梗、川芎、当归、芍药、生姜。

双解散　治温热时行，外内热极。

通圣散倍滑石，用生甘草。

备急丸《金匮》

治心腹卒痛如锥刺，宿食冷积胀满。

巴豆去皮心膜，用霜，一钱　干姜生，二钱　大黄三钱

上三味，为末，炼白蜜丸，如小豆大，温水送下，二三十丸，妊娠禁用。按：备急丸治寒实结积之峻药，凡伤寒热传胃腑，舌苔黄黑刺裂，唇口赤燥者，误用必死，以巴豆大热伤阴故也。其白散、白饼子、消积、神保、酒珍等方皆然，不可不慎。其神保丸、酒珍丸，见伤饮食门，榻气丸下，兹不复见。

白散《玉函》　治寒实结胸。

备急丸去干姜、大黄，用巴霜一钱，加桔梗芦、贝母各三钱。为散，白饮和服半钱，羸者减之。

雷氏千金丸　治胸胀冷积作痛。

备急丸加焰硝、桂心。

白饼子　治小儿腹中癖积，饮乳即嗽，而吐痰涎。

备急丸去干姜、大黄，用巴豆二十粒取霜，滑石、轻粉、半夏、南星各一钱，共杵为末，糯米饮丸，绿豆大，捻作饼子，每服二三饼，葱白汤下。

消积丸　治小儿食积发热，大便酸臭。

备急丸去干姜、大黄，用巴豆二十粒取霜，加丁香九粒，缩砂仁十二粒，共杵为末，以烂乌梅肉三枚，糊丸黍米大，每服三五丸，温水下。

伊尹三黄汤 仓公名火齐汤，《金匮》名泻心汤

治三焦实热，烦躁便秘。

黄连酒煮　黄芩酒炒　大黄酒浸，等分

麻沸汤二升渍之，须臾绞去滓，分温再服。麻沸汤者，白水空煎鼎沸如麻也，古方惟降火药用之。

三黄丸　治诸实热不解。

三黄汤为末，炼白蜜丸梧子大，每服五十丸，空心麻沸汤下。

金花汤　治热毒内蕴。

三黄汤去大黄加黄柏，三味等分煎服，更加栀子，名栀子金花汤。

三补丸　治阴火亢极不解。

金花汤为末，蜜丸服。

黄连解毒汤　治热邪内外俱盛。

三黄汤去大黄加黄柏、山栀，等分煎服。

金花丸　治积热不解。

黄连解毒汤为末，蜜丸服之。

大金花丸　治中满热极，淋秘尿血。

三黄丸如黄柏等分，滴水为丸小豆大，新汲水下三十丸。按：金花汤只芩、连、柏三味，作丸，则名三补金花丸，较汤多山栀。作汤名为解毒，更加大黄，则名大金花丸。汤丸虽异，功用不殊，但取急攻则用汤，缓祛则用丸，微有区别耳。

大黄黄连泻心汤《玉函》　治热邪内陷，胁下痞满。

三黄汤去黄芩，麻沸汤渍绞服。

附子泻心汤《玉函》　治寒热不和，胁下痞结。

三黄汤另煎熟附子汁，搅匀服之。

三黄栀子豉汤　治热病时疫，头痛壮热。

三黄汤合栀子豉汤。《千金》，去黄芩加黄柏。

当归六黄汤　治营血虚热盗汗。

三黄汤去大黄，加加黄柏、黄芪、生地黄、熟地黄、当归。汪石山去黄柏加蒲黄。

清心丸　治心热神昏，惊悸不宁。

三黄汤去大黄，用黄连三钱，黄芩二

钱，加西牛黄半钱，郁金钱半。猪心血为丸，黍米大，朱砂为衣，灯心汤下，三岁儿三十丸。

既济解毒汤 治上热下寒，大便秘。

三黄汤加甘草、桔梗、柴胡、升麻、连翘、当归。

人中黄丸 治温疫诸热毒。

三黄汤本方用大黄三两，芩、连各一两，加人中黄、苍术、桔梗、滑石二两，人参一两，防风五钱，香附一两五钱。神曲糊丸，清热解毒汤送下二三钱。清热解毒汤方见白虎汤下。此方专以伊尹三黄大解湿热疫疠之邪，其奥妙全在人中黄一味，以污秽之味同气相求，直清中上污秽热毒，合滑石、益元之制，则兼清渗道。用苍术、香附者，宣其六气之郁也；用桔梗者，清其膈上之气也；用防风者，开其肌腠之热也。十味祛邪散毒药，不得人参鼓舞其势，无以逞迅扫之力也。用神曲为丸者，取其留中而易化也。更需清热解毒下之，即人参白虎合升麻葛根汤，去粳米，加羌活、芩、连、生地，总解内外之热；略取生姜之辛，以行诸药之性，散诸经之毒耳。

三黄石膏汤 治热病时行，内外大热。

三黄汤去大黄加黄柏、山栀、石膏、麻黄、香豉、生姜、葱白。用清浆水煎服，半日许不得汗，再服。便秘，去麻黄、香豉，加大黄、芒硝；节庵槌法，加芽茶一撮。按：此即解毒汤，兼通圣散、栀子豉汤之制，而加麻黄、石膏、葱、姜以撤外内热毒也。如脉数实便秘，上气喘急，舌卷囊缩，则去麻、豉而易硝、黄，又全用伊尹三黄矣。

普济消毒饮 治大头捻颈瘟等证。

三黄汤去大黄，加柴胡、黑参、连翘、鼠黏、升麻、白芷、甘草、桔梗、马勃、僵蚕、板蓝根。半用水煎，半用蜜丸，嚼化。气虚脉弱，加人参五七分；大便秘，加酒大黄钱许微下之。本方去升麻、黑参、鼠黏、僵蚕、板蓝、马勃，加荆芥、防风、羌活、枳壳、川芎、射干，名芩连消毒汤。

当归龙荟丸 治肝经积热，时发惊悸搐搦，神志不宁，头目昏眩，咽膈不利，肠胃燥结，躁扰狂越等证。

三黄汤加当归、龙胆、芦荟、栀子、青黛、木香、麝香。蜜丸，淡姜汤送二三十丸。

神芎丸 治水肿外内俱实者。

三黄汤本方用大黄、黄芩各二两，黄连半两，加滑石、牵牛头末各四两，川芎、薄荷各半两，滴水为丸，每服五七丸，至十五丸，临卧温水服。湿热腰胁肿满，加甘遂一两；遍身走注疼痛，如白芥子一两，久毒热肿腹痛，加芒硝一两；关节不利，加羌活一两；肠胃结滞，加郁李仁一两；腰腿沉重，加商陆一两。本方去黄连、川芎、薄荷，名导水丸。戴人取伊尹三黄丸变为神芎丸，每令病人至夜先服百余粒，继以浚川散投之，五更当下。种种病出，投下少许，再以和膈药服之，以利为度。有五日一下者，三日一下者，病轻者一二服止，重者五六度方愈。是擒纵缓舒之妙，临病制宜，非可言喻，自非老年谙练有大负者，焉敢效诸行事耶！详方后云：每服五七丸至十五丸，用峻药缓攻之成法，此言每令病人先服百余丸，急乘元气未漓，为之迅扫，各有至理，不可以此碍彼也。

浚川散 治水肿胀急，大便不通，大实大满证。

三黄丸去芩、连，用大黄一两，加牵牛头末、郁李仁各一两，芒硝、甘遂各半两，木香三钱。为散，每服二钱，入生姜自然汁，和如稀糊服。按：此乃下水积之峻药，火热怫郁，水液不能宣通，停滞而生湿热，在阳不去，则化气而为胀；在阴不去，则化积而成形。世俗不省《内经》留者攻之，但执补燥之剂，怫郁转加而病愈甚也。戴人曰：养生与攻病，本自不同，今人以补药治病，宜乎不效也。

十枣汤《玉函》

治悬饮内痛，胁下有水气，脉弦数。

芫花熬 甘遂 大戟泡去骨，等分

上三味，捣筛，以水一升五合，先煮大枣肥者十枚擘，取八合去滓，内药末，强人服一钱匕，羸人服半钱匕，平旦温服。若下少，病不除者，明日更服，加半钱匕，得快下利后，糜粥自养。《补天石》，加生姜汁；《伤寒五法》加肉桂。

神佑丸 治阳水肿胀，大小便秘。

十枣汤本方各一两，加大黄二两，黑牵牛头末四两，轻粉一钱。煮红枣肉为丸，初服五七丸，日三服，渐加，快利为度。按：此方守真本仲景十枣汤加牵牛、大黄、轻粉三味，较十枣倍峻，然作丸缓进，则威而不猛，其法最良。其于神佑丸中，加青皮、陈皮、木香、槟榔各半两，名舟车神佑，已属蛇足，更于舟车丸中，加入乳香、没药，名除湿丹，风斯愈下，殊不足法。

控涎丹 治胁下痰积作痛。

十枣汤去芫花、大枣，加白芥子等分为末，曲糊丸，服十五丸至二十丸。惊痰，加朱砂、全蝎；酒痰，加雄黄、全蝎；惊气成块者，加穿山甲、鳖甲、延胡索、蓬术；臂痛，加桂枝、姜黄；痰嗽，加风化硝；寒痰，加丁香、肉桂、胡椒。甘遂直达涎结之处，大戟能攻胸胁之涎，白芥子能破支结之饮，此攻痰涎之峻剂也。凡形盛色苍气壮脉实人有上证，但服

此药数服，其病如失，后以六君子调补；若气虚皎白，大便不实，小便清利者误服，不旋踵而告变矣。

五苓散《玉函》

治伤寒表里未解，渴而小便不利。

白术生 茯苓 猪苓各二钱 泽泻三钱 桂一钱

上五味，为散，白饮和服方寸匕，日三服，或生料煎服，温覆取微似汗。按：五苓散，本治太阳经邪犯本，渴而小便不利，饮水即吐之水逆，故用二苓、泽、术，利水生津，又需桂以蒸动其津，则渴者自不渴矣。后人不达此义，每用五苓治阴虚泉竭之证，重涸其水，发热发渴，势必转加，岂方之咎欤？况有去桂而用四苓者，易知此方全赖桂之辛温，则术不至壅满，用方者当须识此，无愧圣贤一脉。

猪苓汤《玉函》 治渴欲饮水，小便不利，及少阴病下利，咳而呕渴，心烦不得眠。

五苓散去术、桂，加滑石、阿胶等分，水煎去滓温服，日三。按：此太阳少阴药也。五苓散用术以导水滋干，即兼桂之辛温以蒸动其津气，此用滑石之清热利水，即兼阿胶之甘润以保护其血液，汗乃血之液，故汗出多而渴者禁用。

猪苓散《金匮》 治呕吐思水。

五苓散去泽泻、桂，为散，饮服方寸匕，日三服。

泽泻汤《金匮》 治支饮眩冒。

五苓散去猪苓、茯苓、桂。

茯苓泽泻汤《金匮》 治胃反吐而渴欲饮水。

五苓散去猪苓，加甘草、生姜。《家秘》，加芦根。

茯苓戎盐汤《金匮》 治胞中精枯，血滞小便不利。

五苓散去猪苓、泽泻、桂，加戎盐即青盐。

桂苓丸 治肾气上逆，水泛为痰，逆冲膈上，及冒暑烦渴，饮水过多，腹胀小便不利。

五苓散去猪苓、泽泻、白术，用桂一两，茯苓二两，蜜丸，沸汤下二钱，日三服。作汤名桂苓饮。

桂苓甘露饮 治湿热病，小便不通，烦渴引饮。

五苓散加真寒水石、石膏、滑石。

四苓散 治小便赤涩胀痛，及湿热时行烦渴。

五苓散去桂。

茵陈五苓散 《金匮》 治黄瘅小便不利。

五苓散加茵陈蒿。

春泽汤 治气虚伤湿，小便不利。

五苓散加人参。

葶苈木香散 治阳水腹胀，大小便秘。

五苓散加葶苈、木香、木通、滑石、甘草。

益元散 一名天水散，一名六一散

治暑月小便不利。

滑石水飞，六两 甘草炙，六钱；生，四钱

为散，清水调服二三钱。发散温病热病，加葱白五七茎，香豉四合，水煎温服。老人虚人，及病后伤津，小便不利禁用。此方加葱、豉煎服，则兼散表邪；加吴茱萸则治白痢；加红曲则治血痢；加炮姜则兼消饮食；加神砂则兼退心火；加青黛则散肝火；加薄荷则清肺热；加石膏则除胃热。其入通圣、双解、解毒等方，随证配合，未遑枚举。

辰砂六一散 治暑月惊悸多汗，小便涩痛。

益元散一料，加辰砂一钱飞。

蒲灰散 《金匮》 治皮水小便不利而渴。

益元散去甘草，用滑石三分，加蒲灰七分，为散，饮服方寸匕，日三服。

滑石白鱼散 《金匮》 治消渴小便不利，小腹胀痛有瘀血。

益元散去甘草，加乱发烧、白鱼炙等分，为散，饮服方寸匕，日三服。

白虎汤 《玉函》

治热病壮热烦渴，及中暍烦热而渴。

石膏八钱，生用，碎 知母三钱 甘草一钱，炙 粳米半合

水煎，温分三服，一日尽饮之。

人参白虎汤 《玉函》 即白虎加人参汤 治热病舌干，大渴发热背寒。

白虎汤加人参。

桂枝白虎汤 治温病感冒客邪而渴，及温疟先热后寒。

白虎汤加桂枝。

苍术白虎汤 治湿温身热足冷。

白虎汤加苍术。

竹叶石膏汤 《玉函》 治大病后烦热作渴。

白虎汤去知母，加竹叶、人参、半夏、麦门冬。

既济汤 治上热下寒。

竹叶石膏汤加熟附子三五分。

清热解毒汤 治时疫大热。

白虎汤去粳米，加人参、羌活、升麻、葛根、白芍、黄芩、黄连、生地黄、生姜。

栝蒌葛根汤 治风温无大热而渴。

白虎汤去知母、粳米，加人参、栝蒌根、葛根、防风。按：此汤治风温无大热而渴，夫既无大热，则不当渴矣，既渴必

非无大热也。缘风温之热邪内蕴，故借白虎加人参汤，裁去知母、粳米，加栝蒌根以清热解渴，葛根以布胃行津，防风以开表散邪，人参、甘草佐石膏、栝蒌以化热，性虽甘温，当无助长伏邪之虞。

大青汤　治斑子热毒。

白虎汤去粳米，加大青、黑参、木通、生地黄、荆芥、竹叶。

玉露散　治小儿伤热，吐泻色黄。

白虎汤去知母、粳米，加寒水石如无真者，滑石代之。为散，每服半钱匕至一钱匕，沸汤调，日三服。薛立斋云：若饮食如常，作泻饮冷，宜用此药。若食少体倦，喜饮热汤，此脾气虚陷，宜六君子汤加升、柴，此方切禁。

兰香饮子　治消中能食而瘦，大渴便秘。

白虎汤去粳米，加人参、生甘草、兰香俗名香草、防风、升麻、桔梗、连翘、半夏、白豆蔻。按：消中为脾胃积热，故东垣本人参白虎而立兰香饮子，《内经》所谓治之以兰，除陈气也。但方中防风、半夏、豆蔻、升麻，未免过于辛燥，易不去此加入麦冬、五味子以滋化源，佐白虎以化胃热，兰香以除陈气，与归脾汤中用木香之意不殊，或于竹叶石膏汤中，加知母、兰香尤妥。

生津甘露饮　治上焦热渴。

兰香饮子去防风、半夏，加当归、麦冬、山栀、黄连、黄柏、藿香、木香。

驻车丸《千金》

治阴虚下痢发热，脓血稠粘，及休息痢。

阿胶三两　黄连炒黑　当归各两半　干姜炮，一两

上四味，捣筛，醋煮阿胶为丸，梧子大，每服四五十丸，昼夜三服，米饮下。

三车运精气神，分治三焦，以调适阴阳，此因阳热过旺，阴精受伤，故用黄连以驻鹿车之骤，干姜以策牛车之疲，阿胶以挽羊车之陷，当归以和精气神之散乱也。

阿胶丸　治冷热不调，伤犯三阴，腹痛下脓血。

驻车丸本方胶、连各二两，归、姜各一两，加木香、黄芩、赤石脂醋煅，水飞、龙骨醋煅，水飞各一两，厚朴姜制半两，米饮丸梧子大，每服三十丸，昼二夜一服，米饮下。

归连丸　治阴虚下痢五色，及孕妇噤口赤痢。

驻车丸去干姜。本方用阿胶二两，归、连各一两，加黄芩、黄柏炒黑各半两，蕲艾两半。上除胶、艾为细末，以醋二升煮艾至一升，去滓入胶烊化为丸，绿豆大，每服六七十丸，昼夜三服，米饮下。

阿胶梅连丸　治阴虚下痢五色，至夜发热。

驻车丸本方用胶、连各三两，当归一两五钱，炮姜一两，加黄柏炒黑、赤芍药、赤茯苓、乌梅肉炒枯各一两五钱。醋煮阿胶为丸，梧子大，每服三五十丸，昼夜三服，米饮下。

千金黄连汤　治赤白痢。

驻车丸本方用阿胶三钱，黄连、当归各钱半，炮姜一钱，加黄柏炮黑、甘草炙各一钱，酸石榴皮钱半。上除阿胶，水煎去滓，内胶烊化，温分三服。

左　金　丸

治肝经郁热，吐酸绿青黄水。

川黄连六两　吴茱萸拣去闭口者，取净一两，同黄连煎干

为细末，米饮糊丸梧子大，每服四五十丸，空心，白术陈皮汤或加味逍遥散作

汤送下。

抑青丸　治肝火胁下急痛。

左金丸二味等分，制法如前，制过拣去吴萸，取黄连焙燥，一味为末，滴水为丸，每服四五十丸，空心沸汤临卧陈酒送下。

酒煮黄连丸　治心火亢盛，外内俱热，及伏暑发热呕吐。

左金丸去吴茱萸，用黄连一味，酒煮焙燥为末，滴水为丸，每服四五十丸，空心沸汤下。

香连丸《局方》　治下痢赤白相兼，白多于赤者。

左金丸如前制过，去吴茱萸加木香一两，醋糊丸，每服五十丸，米汤、砂仁汤任下。

戊己丸《局方》　治湿热泄痢，腹痛不止。

左金丸加白芍六两，神曲糊丸，空心米汤、砂仁汤、蕲艾汤任下。

大　补　丸

治阴火亢极，足胫疼热，不能久立，及妇人火郁发热。

厚黄柏盐酒拌，陈米饭上蒸，每蒸必拌，炒黑亮如漆为度

炼白蜜丸，梧子大，每服二钱，空心醇酒下；如服之不应，每斤加厚肉桂一两。

潜行散　治湿热足膝肿痛。

大补丸用姜汁拌炒数次为末，每服钱半，空心醇酒下。

大补阴丸　治阴虚火旺，烦热易饥，足膝疼热。

大补丸四两加知母四两，熟地黄、龟板各六两。猪脊髓和蜜丸，梧子大，空心姜盐汤下五十丸。

滋肾丸　治阴虚大渴，小便涩痛，热

起足心。

大补丸十分，加知母七分，肉桂一分，滴水为丸，食前沸汤下七八十丸。凡热在足心，直冲股内而入腹者，谓之阴火，起于涌泉之下，虽热而不发渴，为热在膀胱，此方主之。

虎潜丸　治下体痿弱。

大补丸三两加龟板、熟地各三两，知母、牛膝各二两，白芍药、锁阳、虎胫骨、当归身各一两五钱，炮姜半两，醇酒为丸，清晨淡盐汤下三钱。痿而厥冷，加熟附子半枚。虎体阴性，刚而好动，故欲其潜，使补阴药咸随其性，潜伏不动，得以振刚劲之力，则下体受荫矣。其膝胫乃筋骨结聚，功力最优，若用掌骨，各随患之前后左右取用，不必拘于左前为善也。

加味虎潜丸　治痿濡而厥。

虎潜丸去知母，加人参、黄芪、山药、枸杞各二两，五味子一两。

二妙散　治身半以下，湿热疼重而肿。

大补丸改用姜汁制数次，净加茅山苍术去皮，切，麻油拌炒，净等分为散，姜汁调，每日空心温酒送二钱。本方加肉桂名三妙散。

金液丹《局方》

治阴极发躁，厥冷脉伏，爪甲唇青，水肿脉伏，小便不通，阴结畏寒，大便秘结。

明净硫黄五两，研细水飞，入炀成罐内，水调赤石脂末封口，盐泥通身固济候干，三足钉钉于地，将罐放钉上，慢火烧养七昼夜，再加顶火，用炭十斤为度，候冷取出研细，每末一两，用蒸饼一两，打糊为丸，梧子大，每服二三十丸，温白汤送下。阴极冷甚者服百丸。

灵砂丹《局方》　治上盛下虚，痰涎

壅盛，最能镇坠虚火，升降阴阳，和五脏，助真元。

水银四两　硫黄一两

上二味，新铫内炒成砂子，入水火鼎煅炼为末，糯米糊丸，如麻子大，每服三丸，空心，枣汤、米汤、井花水、人参汤任下。量病轻重，可增至五七丸。忌猪羊血绿豆粉冷滑之物。又法，入炀成罐内，赤石脂封口，盐泥固济，三足钉钉打火，盏内置水勿令干，候三炷香足为度。

二气丹　治伏暑伤冷，二气交错，中脘痞结，或泻或吐。

硝石　硫黄等分

上为细末，银石器内炒黄色，再研细，糯米糊丸，梧子大，每服五七丸，新汲井花水下，不应更服。

玉真丸　治肾厥头痛，四肢逆冷。

硝石　硫黄二味同制如二气丹　石膏生半夏汤泡七次，等分

为末，姜汁和神曲丸，食后姜汤下二三十丸。虚寒甚者，加钟乳粉。

半硫丸《局方》　治高年冷秘虚秘，及疝癖冷气。

硫黄醋煅，柳木槌碎，研　半夏汤泡，晒干为末

上二味等分，用生姜自然汁，调蒸饼糊，杵数百下，丸如梧子大，每服十五丸至二十丸，空心，无灰酒或生姜汤任下，妇人，醋汤下。

养正丹《局方》　治上盛下虚，气不升降，元阳亏损，气短身羸，及中风痰盛涎潮不省人事，伤寒阴盛自汗唇青，妇人血海久冷。

水银　黑锡与水银结成砂子　硫黄研朱砂飞，各一两，净

用铁铫熔化黑锡入水银，将柳木槌搅，次下朱砂，搅令不见星子，下少时，方入硫黄末，急搅成汁，和匀，如有焰以醋洒之。候冷取出研细，煮糯米糊丸，绿豆大，每服十五丸至三十丸，盐汤或枣汤、人参汤任下；或丸如芡实，囫囵服一丸，得睡勿惊觉。

来复丹《局方》　治上盛下虚，里寒外热，及伏暑泄泻如水。

硝石　硫黄同硝石为末，银石器内慢火炒，柳木槌搅之，不可猛火以伤药力　太阴元精石水飞青皮去穰　陈皮去白各一两　五灵脂酒飞，去砂石，澄定晒干，二两

为末，古法以醋和丸，米饮下。因醋易霉坏，今改用米饮糊丸，如梧子大，每服三十丸，空心醋汤下。

黑锡丹《局方》　治真元亏惫，阳气不固，阴气逆冲，三焦不和，冷气刺痛，腰背沉重，男子精冷滑泄，妇人白带清冷及阴证阴毒，四肢厥冷，不省人事，急吞百丸，即便回阳，大能升降阴阳，坠痰定喘。

沉香　附子炮　胡芦巴酒浸，炒　阳起石煅，飞　补骨脂　舶上茴香　肉豆蔻煨　金铃子酒蒸，去皮核　木香各一两　肉桂半两　黑锡熔，去渣　硫黄各二两

上用黑锡入铁铫内熔化，入硫黄如常法制，结成砂子，地上出火毒，研令极细，余药并细末和匀，自朝至暮，研至黑光色为度，酒面糊丸，如梧子大，阴干，藏铅罐内。每服四五十丸，空心盐汤或枣汤、姜汤任下，妇人艾汤下，急证可投百丸。

三和丹　治一切阴寒，诸药不效者。

养正丹十丸，来复丹二十丸，黑锡丹三十丸，盐汤、枣汤、姜汤、人参汤任下。

附张介宾八略总论

补　　略

补方之制，补其虚也。凡气虚者宜补其上，人参、黄芪之属是也；精虚者宜补其下，熟地、枸杞子之属是也；阳虚者宜补而兼暖，桂、附、干姜之属是也；阴虚者宜补而兼清，门冬、芍、地之属是也，此固阴阳之治辨也。其有气因精而虚者，自当补精以化气；精因气而虚者，自当补气以生精。又有阳失阴而离者，不补阴何以收散亡之气；水失火而败者，不补火何以苏垂绝之阴，此又阴阳相济之妙用也。故善补阳者，必于阴中求阳，则阳得阴助而生化无穷；善补阴者，必于阳中求阴，则阴得阳升而泉源不竭。余故曰：以精气分阴阳，则阴阳不可离；以寒热分阴阳，则阴阳不可混，此又阴阳邪正之离合也。故凡阳虚多寒者，宜补以甘温，而滑润之品非所宜；阴虚多热者，宜补以甘凉，而辛燥之类不可用。知宜知避，则不惟用补，而八方之制，皆可得而贯通矣。

和　　略

和方之制，和其不和者也。凡病兼虚者补而和之，兼滞者行而和之，兼寒者温而和之，兼热者凉而和之，和之为义广矣。亦犹土兼四气，其于补泻温凉之用，无所不及，务在调平元气，不失中和之为贵也。故凡阴虚于下而精血亏损者，忌利小水，如四苓、通草汤之属是也；阴虚于上而肺热干咳者，忌用辛燥，如半夏、苍术、细辛、香附、芎、归、白术之属是也；阳虚于上者忌消耗，如陈皮、砂仁、木香、槟榔之属是也；阳虚于下者忌沉寒，如黄柏、知母、栀子、木通之属是也，大便溏泄者忌滑利，如二冬、牛膝、苁蓉、当归、柴胡、童便之属是也，表邪未解者忌收敛，如五味、枣仁、地榆、文蛤之属是也；气滞者忌闭塞，如黄芪、白术、山药、甘草之属是也；经滞者忌寒凝，如门冬、生地、石斛、芩、连之属是也。凡邪火在上者不宜升，火得升而愈炽矣；沉寒在下者不宜降，阴被降而愈亡矣。诸动者不宜再动，如火动者忌温暖，血动者忌辛香，汗动者忌疏散，神动者忌耗伤，凡性味之不静者，皆所当慎，其于刚暴更甚者，则又在不言可知也。诸静者不宜再静，如沉微细弱者，脉之静也；神昏气怯者，阳之静也；肌体清寒者，表之静也；口腹畏寒者，里之静也，凡性味之阴柔者，皆所当慎，其于沉寒更甚者，又在不言可知也。夫阳主动，以动济动，火上添油也，不焦烂乎？阴主静，以静益静，雪上加霜也，不寂灭乎？凡前所论，论其略耳，而书不尽言，言不尽意，能因类而广之，则存乎其人矣，不知此义，又何和剂之足云？

攻　略

攻方之制。攻其实也。凡攻气者攻其聚，聚可散也；攻血者攻其瘀，瘀可通也；攻积者攻其坚，在脏者可破可培，在经者可针可灸也；攻痰者攻其急。壮实者暂宜解标，多虚者只宜求本也。但诸病之实有微甚，用攻之法分重轻。大实者攻之未及，可以再加；微实者攻之太过，每因致害。凡病在阳者不可攻阴，在胸者不可攻胜，若此者，邪必乘虚内陷，所谓引贼入室也。病在阴者勿攻其阳，病在里者勿攻其表，若此者，病必因误而甚，所谓自撤藩蔽也。大都治宜用攻，必其邪之甚者也，其若实邪果甚。自与攻药相宜，不必杂之补剂。盖实不嫌攻，若但略加甘滞，便相牵制；虚不嫌补，若但略加消耗，偏觉相妨。所以寒实者最不喜清，热实者最不喜暖。然实而误补，不过增病，病增者可解；虚而误攻，必先脱元，元脱者无治矣。是皆攻法之要也。其或虚中有实，实中有虚，此又当酌其权宜，不在急宜攻，急宜补者之例。虽然，凡用攻之法，所以除凶剪暴也，亦犹乱世之兵，必不可无，然惟必不得已乃可用之，若或有疑，慎勿轻试。盖攻虽去邪，过则伤气，受益者四，受损者六，故攻之一法，先哲最为详审，正恐其成之难败之易耳！倘任意不思，此其入可知矣。

散　略

盖麻黄为太阳之本药至必不可移易哉一节石头润色

散方之制，散表证也。观仲景太阳证用麻黄汤，阳明证用葛根汤，少阳证用小柴胡汤，此散表之准绳也。后世宗之，而复不能用之，在不得其意耳。盖麻黄为太阳之本药，阳明经证亦多用之，观阳明经证治例，其义可见。按麻黄苦温，专泄肺气，仲景借以开发太阳经邪，为解表之重剂，若非冬月正伤寒，原无藉此，即阳明之葛根汤，未尝不用麻黄，未尝不走太阳也，岂谓某经某药必不可移易哉！但用散之法，当知性力缓急及气味温寒之辨，用得其宜，诸经无不应也，如麻黄、桂枝峻散者也；防风、荆芥、紫苏平散者也；细辛、白芷、生姜温散者也；升麻、川芎能举陷上行而散者也。第邪浅者忌峻利之属，气弱者忌雄悍之属，热多者忌温散之属，寒多者忌清凉之属。凡渴而烦躁者喜干葛，而呕恶忌之；寒热往来者宜柴胡，而泄泻者忌之；寒邪在上者宜升麻、川芎，而内热火升者忌之，此性用之宜忌所当辨也。至于相配之法，则尤当知要。凡以平兼清，自宜凉散；以平兼暖，亦可温经。宜大温者以热济热，宜大凉者以寒济寒。此其运用之权，则毫厘进退自有伸缩之妙，又何必胶柱刻舟，以限无穷之病变哉！此无他，在不知仲景之意耳。

寒　略

寒方之制，为清火也，为除热也。夫火有阴阳，热分上下，据古方书，咸谓黄连清心，黄芩清肺，石斛、芍药清脾，龙胆清肝，黄柏清肾，今之用者，多守此法，亦是胶柱法也。大凡寒凉之物，皆能泻火，岂有凉此而不凉彼者；但当分其轻清重浊，性力微甚，用得其直，则善矣。夫轻清者宜以清上，如黄芩、石斛、连翘、天花粉之属也；重浊者宜于清下，如栀子、黄柏、龙胆、滑石之属也。性力之厚者能清太热，如石膏、黄连、芦荟、苦参、山豆根之属也，性力之缓者能清微热，如地骨皮、玄参、贝母、石斛、童便之属也。以攻而用者去实郁之热，如大黄、芒硝之属也；以利而用者去癃闭之热，如木通、茵陈、猪苓、泽泻之属也；以补而用者去阴虚枯燥之热，如生地、二冬、芍药、梨浆、细甘草之属也。方书之分经用药者，意正在此，但不能明言其意耳。然火之甚者在上，亦宜重浊；火之微者在下，亦可轻清。夫宜凉之热，皆实热也，实热在下，自宜清利，实热在上，不可升提。盖火本属阳，宜从阴治，从阴治者宜降，升则反从其阳矣。经曰：高者抑之，义可知也。外如东垣有升阳散火之法，此以表邪生热者设，不得与伏火内炎者并论。表邪生热，当作郁热外发为妥。

热　　略

寒邪犯于肌表者，有生冷防于脾胃者，有阴寒中于脏腑者，此皆外来之寒，去所从来，则其治也，是皆人所易知者。至于本来之寒，生于无形无乡之间，初无所感，莫测其因。人之病此者最多，知此者最少，果何谓哉？观丹溪曰：气有余，便是火。余续之曰：气不足，便是寒。夫今人之气有余者，能十中之几，其有或因禀受，或因丧败，以致阳气不足者，多见寒从中生，而阳衰之病，无所不致。第其由来者渐，形见者微，当其未觉也，孰为之意；及其既甚也，始知难治。矧庸医多有不识，每以假热为真火，因复毙于无形无乡者，又不知其几许也。故惟高明见道之士，常以阳衰根本为忧，此热方之不可不豫也。凡用热之法，如干姜能温中，亦能散表，呕恶无汗者宜之；肉桂能行血，善达四肢，血滞多痛者宜之；吴茱萸善暖下焦，腹痛泄泻者极妙，肉豆蔻可温脾胃，飧泄滑利者最奇，胡椒温胃和中，其

类近于荜茇，丁香止呕行气，其暖过于豆仁；补骨脂性降而善闭，故能纳气定喘，止带浊泄泻；制附子性行如酒，故无处不到，能救急回阳。至若半夏、南星、细辛、乌药、良姜、香附、木香、茴香、仙茅、巴戟之属，皆性温之当辨者。然用热之法，尚有其要，以散兼温者，散寒邪也；以行兼温者，行寒滞也；以补兼温者，补虚寒也。第多汗者忌姜，姜能散也；失血者忌桂，桂动血也；气短气快者忌骨脂，骨脂降气也。大凡气香者，皆不利于气虚证；味辛者，多不利于见血证，是用热之概也。至于附子之辨，凡今之用者，必待势不可为，不得已然后用之。不知回阳之功，当于阳气将去之际，便当渐用以望挽回；若用于既去之后，死灰不可复燃，尚何益于事哉？但附子性悍，独任为难，必得大甘之品，如人参、熟地、炙甘草之类，皆足以制其刚而济其勇，以补培之，无往不利矣。此壶天中大将军也，可置之无用之地乎，但知之真而用之善，斯足称将将之手矣。

固　　略

固方之制，固其泄也。如久嗽为喘而气泄于上者，宜固其肺；久遗成淋而精脱于下者，宜固其肾，小水不禁者，宜固其膀胱；大便不禁者，宜固其肠脏，汗泄不止者，宜固其皮毛；血泄不止者，宜固其营卫。凡因寒而泄者，当固之以热；因热而泄者，当固之以寒。总之，在上者在表者，皆宜固气，气主在肺也；在下者在里者，皆宜固精，精主在肾也。然虚者可固，实者不可固；久者可固，暴者不可固。当固不固，则沧海亦将竭；不当固而固，则闭门延寇也，二者俱当详酌之。

因　略

因方之制，因其可因者也。凡病有相同者，皆可按证而用之，是谓因方。如痈毒之起，肺可敷也；蛇虫之患，毒可解也；汤火伤其肌肤，热可散也；跌扑伤其筋骨，断可续也。凡此之类，皆因证而可药者也。然因中有不可因者，又在乎证同而因不同耳。盖人之虚实寒热，各有不齐，表里阴阳，治当分类，故有宜乎此而不宜乎彼者，有同于表而不同于里者，所以病虽相类而但涉内伤者，便当于血气中酌其可否之因，不可谓因方之类尽可因之而用也。因之为用，有因标者，有因本者，勿因此因字，而误认因方之义。

兼略_{石顽参补}

兼方之制，用间法也，与师旅之间谍无异。举世但知以寒治热，以热治寒，易知病势之危殆，错杂难分，况多假脉假证，非洞达《玉函》《金匮》之奥，难以语此。如表证用麻黄，此正治也，越婢、大青龙则兼石膏以化热，麻附细辛汤、麻附甘草汤则兼附子以救寒，此变法也。阴寒用附子，此正治也，真武汤则兼生姜以散水气，白通、通脉则兼葱白以通阳猪胆汁以收阴，此变法也。腑实用大黄，此正治也，大黄附子汤、附子泻心汤则兼附子以破结，黄龙汤则兼人参以助力，足补南阳之未逮，此变法也。阳邪陷阴欲转阳分，用芍药、甘草护持营气，此正治也；四逆散则兼柴胡以通中道，当归四逆则兼桂枝以通接壤，使阴从阳化，此变法中之定法也。妊娠胎息不安，用茯苓、芍药护持阴血，此正治也，附子汤则兼附子以治子脏开，少腹如扇，桂心茯苓丸则兼桂心以治宿有癥病，胎下血，始知桂、附反有固胎之用。是皆病证之变端，不能守寻常绳墨也。然必察其生气未艾，方可特出奇兵以击之，若脉证俱殆，慎勿贪功以招烁金之谤也。

读景岳先生八略，至末条因略，略无深例，以续貂之不足。其因略原文，不敢擅裁，仍两存之，石顽老人漫述。

伤寒缵论

胡　序[1]

尝读《周礼》，疾医掌万民之疾，以五谷五药养其病，以五色五气五声，视其生死，两之以九窍之变，参之以五脏之动，而识医之职，隶诸天官。故其学于是乎端。后世国无端职，家无端学。岐伯巫彭之教，久失其真，其书虽传，皆为后人附托。惟张仲景《伤寒论》一书，为千百年不祧之祖，特其章句篇帙[2]，不无散紊，自王氏、成氏相起，而漫次其文，目文作注，其间颠倒传会，而仲景之意一晦。迨奉议作《活人书》，叔微编《百证歌》，模糊隐括而仲景之意再晦。即《全生》《蕴要》《准绳》等书，学者咸奉为指南，究未能推衍其奥，而仲景之意终晦于天下。近吾友喻嘉言氏，概众喙[3]之支离，悯正传之榛芜，取方中行《条辨》，重加辨释作为《尚论》，庶几仲景之意。较若列眉，始幸晦者之不终晦也。甲辰秋余年家，张子路玉，过娄东携所著缵绪二论，示余，大要本仲景之书，别为次第，合古今百家之言，精严采择出其心裁，辨以证治，非独章句篇帙之有伦。而仲景千百年终晦之意，盖彰明较著，无毫发遗憾矣。余初读之，跃然喜，辗转读之，忽戚然而悲，悲嘉言遽殁，不得一见其书而与张子上下其论，相说以解也。昔许胤宗善医，或劝其著书，胤宗曰；医者意也，吾意所解，口不能宣也。今张子以三十年之学力，著书数十万言，虽广世而相感，殆如岐伯巫彭群聚有态之庭，共开济世生民之统，而岂周官疾医之端守一职也耶！张子将付剞厥[4]，嘉惠后学余漫书数言，弁其首。

　　　　　　　　　　　　　　　　康熙乙己春王娄东年家弟胡周鼎题

---

[1]　胡序原在《医通》朱序后，据文义移至此。
[2]　帙（zhì）：量词，用于装套的线装书。
[3]　喙：借指人的嘴。
[4]　剞厥：雕版；刻书。

伤寒缵绪二论自序

　　古来讲仲景氏之学者，历代不乏名贤，衍释仲景之文日多，而仲景之意转晦，何哉？人皆逐其歧路，而莫或溯其源本也。夫伤寒一道入乎精微，未尝不易知简能，守其糟粕，则愈趋愈远，乃至人异其指，家异其学，淆讹相承不可穷尽，理则固然，无足怪者。余自幼迄今，遍读伤寒书，见诸家之多歧而不一也，往往掩卷叹曰：仲景书不可以不释，不释则世久而失传；尤不可以多释，多释则辞繁而易乱。用是精研密谛，绵历岁时，暑雨祁寒，不敢暇逸。盖三十年来，靡刻不以此事为蒙蒙焉。后得尚论条辨内外诸编，又复广求秘本，反复详玩①，初犹扞格难通，久之忽有燎悟，始觉向之所谓多歧者，渐归一贯。又久之而触手触目，与仲景之法，了无凝滞。夫然后又穷叹，世之见其糟粕，而不见其精微者，当不止一人，安得有人焉，晰其条贯，开其晦蒙，如拨云见日，岂非吾侪一大愉快哉！昔王安道，尝有志类编，而未果，至今犹为怅惜，因是不揣固陋，勉图排缵。首将叔和编纂失序处，一一次第，详六经，明并合，疏结痞，定温热，既痉、湿、暍等之似伤寒者，分隶而注释之，大都博采众长，贯以己意，使读者豁然归一，不致尔我迭见，眩煌心目也。继又节取后贤之作，分列冬温、春温、疫疠，及类证夹证细证之辨，合为缵绪二论。缵者，祖仲景之文；绪者，理诸家之纷纭，而清出之。以翼仲景之法汇，明其源流，而后仲景之文相得益彰，无庸繁衍曲释，自可显然不晦，庶无负三十年苦心。书成授梓，请正于世之讲仲景学者。

康熙丁未旦月石顽张璐识

---

① 玩：观赏、欣赏。

目　　录

卷　上

太阳上篇

病在三阴，则有传经直中之异；在三阳，则有在经在腑之分。而太阳更以寒伤营，风伤卫，营卫俱伤为大关钥。故篇中分辨风寒营卫甚严，不敢漫次一条。即犯本坏证，结胸痞满，分隶各自为篇，非但不仍叔和之旧，并不若尚论之混收温热条例于伤寒法中，至于释义，则嘉言独开生面，裁取倍于诸家，读者毋以拾唾前人为诮也。

"病有发热恶寒者，发于阳也，无热恶寒者，发于阴也。发于阳者七日愈，发于阴者六日愈，以阳数七，阴数六故也。"

此条以有热无热，证阳病阴病之大端。言阳经受病则恶寒发热，阴经受病则无热恶寒。尚论以风伤卫气为阳，寒伤营血为阴，亦属偏见。发于阳者，七日愈，阳奇数也，阳常有余，故六日周遍六经，余热不能即散，至七日汗出身凉而愈；阴偶数也，阴常不足，故六日周遍六经，则阳回身暖而愈也。

上条统论阴阳受病之原。

"太阳之为病，脉浮，头项强痛而恶寒。"

脉浮者，邪气并于肌表也；头项强痛者，太阳经脉上至于头也；恶寒者，虽发热而犹恶寒不止，非无热也。以始热汗未泄，故脉但浮不缓耳。

"太阳病，发热，汗出，恶风，脉缓者，名为中风。"

上条但言脉浮恶寒，而未辨其风寒营卫。此条即言脉浮缓，发热自汗，而始识其为风伤卫也。风属阳，从卫而入，经云：阳者卫外而为固也，今卫疏，故自汗出而脉缓。

"太阳中风，阳浮而阴弱，阳浮者热自发，阴弱者，汗自出，啬啬恶寒，淅淅恶风，翕翕发热，鼻鸣干呕者，桂枝汤主之。"

阳浮阴弱，即与卫强营弱同义。阳浮者，阳邪入卫，脉必外浮，阳性本热风又善行，所以发热快捷，不待郁闭自发也；阴弱者，营无邪助，比卫不足，脉必内弱，阴弱不能内守，阳疏不为外固，所以致汗直易，不待覆盖自出也。自汗既多，则营益弱矣。啬啬恶寒，内气馁也，淅淅恶风，外体疏也。恶风未有不恶寒者，世俗相传，谓伤风恶风，伤寒恶寒，误人多矣。翕翕发热，乃气蒸湿润之热，比伤寒之干热不同。鼻鸣者，阳气上壅也；干呕者，阳邪上逆也。若外邪不解，势必传里，鼻鸣干呕，便是传入阳明之候，是以呕则传，不呕则不传也。故用桂枝汤解肌表之阳邪，而与发汗驱出阴寒之法，迥乎角立也。

"太阳病，头痛，发热，汗出恶风者，桂枝汤主之。"

"太阳病，外证未解，脉浮弱者，当以汗解，宜桂枝汤。"

外证未解，曾服过发汗药可知。

"太阳病，发热汗出者，此为营弱卫强，故使汗出。欲救邪风者，宜桂枝汤。"

卫得邪助而强，营无邪助，故为弱也。

"病人脏无他病，时发热自汗出而不愈者，此为卫气不和也。先其时发汗则愈，宜桂枝汤主之。"

里无宿病，而表中风邪，汗出不愈者，必是卫气不和之故。设入于营，则里已近灾，未可宴然称无病矣。时发热者，有时发热，有时不热，故先于未发热时，用解肌之法也。

"病常自汗出者，此为营气和，营气和者外不谐，以卫气不共营气和谐故尔。以营行脉中，卫行脉外，复发其汗，营卫和则愈，宜桂枝汤。"

此明中风病所以卫受邪风，营反汗出之理。见营气本和，以卫受风邪，不能内与营气和谐，汗但外泄，虽是汗出，复宜发汗，使风邪外出，则卫不强而与营和矣。

"太阳病，初服桂枝汤，反烦不解者，先刺风池、风府，却与桂枝汤则愈。"

服汤反烦，必服药时不如法，不啜热粥助药力，肌窍未开，徒用引动风邪，漫无出路，势必内入而生烦也。中风未传变者，舍桂枝解肌，别无治法。故刺后仍服桂枝汤则愈。今虽不用刺法，此义不可不讲。内编云：服桂枝汤反烦不解，本汤加羌、辛、藁本，通其督脉则愈，即是刺风池、风府之义。《内经》云：有病汗出而身热者，风也；汗出而烦满不解者，厥也。病名风厥，言烦满不解，必致传入阴经而发热厥也。

"太阳病，头痛，至七日以上自愈者，以行其经尽故也。若欲作再经者，针足阳明，使经不传则愈。"

针足阳明，言刺冲阳，使邪归并阳明，不犯他界也。他经则不然。盖阳明中土，万物所归，无所复传之地也。或言伤寒多有六七日尚头痛不止者，经言七日太阳病衰，头痛少愈，则知其病六日犹在太阳，至七日而始衰也。所谓七日经尽者，言邪气虽留于一经，而人之营卫流行，六日周遍六经，至七日复行受邪之经，正气内复，邪气得以外解也。若七日不罢，则邪热势盛，必欲再经而解，非必尽如一日太阳，二日阳明，六日传尽六经之为准则也。

"风家表解而不了了者，十二日愈。"

风邪虽去，而阳气之扰攘未得遽宁。俟十二日再周一经，则余邪尽出，必自愈矣。当静养以需不可喜功生事也。

"太阳病，外证未解者，不可下也，下之为逆。欲解外者，宜桂枝汤主之。"

下之为逆，不独指变结胸等证而言，即三阴坏病，多由误下所致也。

"太阳病，先发汗不解，而复下之，脉浮者不愈，浮为在外，而反下之，故令不愈。今脉浮故知在外，当须解外则愈，宜桂枝汤主之。"

虽已下而脉仍浮，表证未变者，当急解其外也。

"夫病脉浮大，问病者言但便硬耳，设利之为大逆，硬为实，汗出而解。何以故？脉浮当以汗解。"

脉浮为邪在表，其人大便虽数日不行，不足虞也。设里实燥结，必腹胀硬满，又不得不从证下之，以其证急也。即如阳明例中，有脉浮而大，心下反硬，有热属脏者攻之，不令发汗一条，以其燥屎逆攻脾脏，所以心下反硬，不可泥心下为阳分，脉浮为表邪，而行发汗也。此则病人津液素槁[1]，大便但硬而无所苦，亦不

---

[1] 槁：底本作"稿"，据锦章书局本改。

致于结痛攻脾，只宜小建中汤多加胶饴以和之。表解热除而津回，大便自通矣。不得已用导法可也。设误用承气攻之，则表邪内犯，故为大逆，与寸口脉浮大，而医反下之，此为大逆同义，是皆凭脉不凭证也。

"欲自解者，必当先烦，乃有汗而解，何以知之？脉浮，故知汗出解也。"

天地郁蒸而雨作，人身烦闷而汗作，气机之动也。气机一动则其脉必与证相应，故脉浮而邪还于表，才得有汗，而外邪尽从外解。设脉不以浮应，则不能作汗，其烦即为内入之候，又在言外矣。

"桂枝本为解肌，若其人脉浮紧，发热汗不出者，不可与也，常须识此，勿令误也。"

寒伤营之脉证，不可误用桂枝汤，以中有芍药收敛寒邪，漫无出路，留连肉腠，贻患无穷，故为首禁。

"凡服桂枝汤吐者，其后必唾脓血也。"

桂枝辛甘，本胃所喜，服之反吐，其人湿热素盛可知矣。湿热更服桂枝，则热愈淫溢上焦，蒸为败浊，故必唾脓血也。

"酒客病，不可与桂枝汤，得汤则呕，以酒客不喜甘故也。"

酒为湿热之最，酒客平素湿热搏结胸中，才挟外邪，必增满逆，所以辛甘之法不可用，则用辛凉以撤其热，辛苦以消其满，自不待言矣。后人不察，每以葛根为酒客所宜，殊不知又犯太阳经之大禁也。上为桂枝汤三禁。

以上风伤卫。

"太阳病，或已发热，或未发热，必恶寒，体痛呕逆，脉阴阳俱紧者，名曰伤寒。"

凡伤寒必恶寒发热，体痛呕逆，脉阴阳俱紧，或未发热者，寒邪初入，尚未郁

而为热也。仲景虑恶寒体痛呕逆，又未发热，恐误认直中阴经之证，早于辨证之先，首揭此语以明之。

"病人身大热，反欲得近衣者，热在皮肤，寒在骨髓也。身大寒反不欲近衣者，寒在皮肤，热在骨髓也。"

恶寒为寒在表，或身热恶寒，为热在皮肤，寒在骨髓者，皆误也。而活人书以此为表里言之，详仲景论，止分皮肤骨髓而不曰表里者，盖以皮肉脉筋骨五者，主于外而充于身者也。惟曰脏曰腑，方可言里。可见皮肤即骨髓之上，外部浮浅之分；骨髓即皮肤之下，外部深沉之分，与经络属表，脏腑属里之例不同。凡虚弱素寒之人感邪发热，热邪浮浅，不胜沉寒，故外怯而欲得近衣，此所谓热在皮肤，寒在骨髓，药用辛温汗之。至于壮盛素热之人，或酒客辈感邪之初，寒未变热，阴邪闭其伏热，阴凝于外，热郁于内，故内烦而不欲近衣，此所谓寒在皮肤，热在骨髓，药用辛凉必矣。一发之后，表解正和，此仲景不言之妙，若以皮肤为表，骨髓为里，则麻黄汤证骨节疼痛，其可名为有表复有里之证耶？

"伤寒一日，太阳受之，脉若静者，为不传。颇欲吐，若躁烦，脉数急者，为传也。伤寒二三日，阳明少阳证不见者为不传也。"

此条言病欲传不传之候，以此消息，盖营起中焦，以寒邪伤营，必脉紧无汗，故欲传则欲吐，躁烦，脉数急也。若风伤卫，则自汗脉缓，故欲传。但有干呕而无吐，亦无躁烦，脉数急之例也。

"太阳病，头痛发热，身疼腰痛，骨节疼痛，恶风，无汗而喘者，麻黄汤主之。"

人身之阳，既不得宣越于外，则必壅塞于内，故令作喘。寒气刚劲，故令脉紧

耳。汗者血之液，血为营，营强则腠理闭密，虽热汗不出，故以麻黄汤重剂发之，《内经》所谓因于寒，体若燔炭，汗出而散是也。麻黄发汗最猛，故以桂枝监之，甘草和之，杏仁润下以止喘逆也。方后著云：不须啜粥者，伤寒邪迫于里，本不能食，若强与食，反增其剧也。

"脉浮者，病在表，可发汗，宜麻黄汤。脉浮而数者，可发汗，宜麻黄汤。"

脉浮而紧，当用麻黄，若浮而不紧，虽有似乎中风，然有汗无汗迥异，故不复言病证耳。至于浮数，其邪变热已极，并宜麻黄发汗无疑也。

"伤寒发汗，解半日许，复烦脉浮数者，可更发汗，宜桂枝汤主之。"

明系汗后表疏，风邪袭入所致。宜改用桂枝汤者，一以邪传卫分，一以营虚不能复任麻黄也。

"伤寒不大便六七日，头痛有热者，与承气汤。其小便清者，知不在里，仍在表也，当须发汗，若头痛者必衄，宜桂枝汤。"

六七日不大便，明系里热，况有热以证之，更无可疑，故虽头痛，必是阳明热蒸，可与承气汤。然但言可与，不明言大小，其旨原不在下，不过借此以证有无里热耳。若小便清者，为里无热，邪未入里可知，则不可下，仍当散表，以头痛有热，寒邪怫郁于经，势必致衄。然无身疼目瞑，知邪气原不为重，故不用麻黄而举桂枝，以解散营中之邪热，则寒邪亦得解散矣。

"太阳病，脉浮紧，无汗发热，身疼痛，八九日不解，表证仍在，此当发其汗，麻黄汤主之。服药已微除，其人发烦目瞑，剧者必衄，衄乃解，所以然者，阳气重故也。"

世本"麻黄汤主之"，在"阳气重故

也"下，今正之。服药已微除，复发烦者，余邪未尽也。目瞑烦剧者，热盛于经，故迫血妄行而为衄，衄则余热随血而解也。以汗后复衄，故为阳气重也。或言汗后复衄，而热邪仍未尽，重以麻黄汤散其未尽之邪，非也。若果邪热不尽，则"衄乃解"三字从何着落？八九日不解，则热邪伤血已甚，虽急夺其汗，而营分之热不能尽除，故必致衄，然后得以尽其余热也。将衄何以目瞑，以火邪载血而上，故知必衄乃解。《内经》曰：阳络伤则血外溢，血外溢则衄。又云：阳气盛则目瞑①，阴气盛则目瞑，以阳邪并于阴，故为阴盛也。

"太阳病，脉浮紧，发热，身无汗，自衄者愈。"

衄血成流则邪热随血而散，夺血则无汗也。设不自衄，当以麻黄汤发之，发之而邪解，则不衄矣。发之而余邪未尽，必仍衄而解。

"伤寒，脉浮紧，不发汗，因致衄者，麻黄汤主之。"

脉浮紧，当以汗解，失汗则邪郁于经不散而致衄，衄必点滴不成流，此邪热不得大泄，病必不解，急宜麻黄汤汗之，夺汗则无血也。仲景云：衄家不可发汗，亡血家不可发汗，以久衄亡血已多，故不可发汗，复夺其血也。此因当汗不汗，热毒蕴结而成衄，故宜发其汗，则热得泄而衄自止矣。

"伤寒二三日，心中悸而烦者，小建中汤主之。呕家不可用建中汤，以甜故也。"

阳气内虚而心悸，阴气内虚而心烦，将来邪与虚搏，必致危困，急用建中养正祛邪，庶免内入之患。又虑心悸为水饮停

_____
① 瞑：锦章书局本作"瞑"。

蓄，烦为心虚不宁，故复以呕证之。盖呕为湿热在膈上，故禁甜味恋膈耳。按小建中本桂枝汤风伤卫药也，中间但加饴倍芍以缓其脾，使脾胃行其津液，则营卫自和，即命之曰建中，其旨微矣。

"脉浮紧者，法当身疼痛，宜以汗解之。假令尺中迟者，不可发汗，何以知其然，以营气不足血少故也。"

尺中脉迟，不可用麻黄发汗，当频与小建中和之，和之而邪解，不须发汗，设不解，不妨多与，俟尺中有力，乃与麻黄汗之可也。

"脉浮数者，法当汗出而愈，若下之而身重心悸者，不可发汗，当自汗出乃解，所以然者，尺中脉微，此里虚，须表里实，津液自和，便自汗出愈。"

误下身重心悸，纵脉仍浮数，亦不可复发其汗。设尺脉微，为里阴素虚，尤为戒也。脉浮而数，热邪已甚，将欲作汗也，反误下之，致汗湿内外留著，所以身重心悸，当与小建中和其津液，必自汗而愈。

"伤寒，头痛，翕翕发热，形象中风，常微汗出自呕者，下之益烦，心中懊侬如饥，发汗则致痉，身强难以屈伸，熏之则发黄，不得小便，久则发咳① 唾。"

阳虚多湿之人，虽感寒邪，亦必自汗发热而呕，有似中风之状，发散药中，便须清理中气以运痰湿，则表邪方得解散。设有下证，则宜渗利小水为主，若误用正汗正下法治之，便有如上变证也。

"伤寒，发热头痛，微汗出，发汗则不识人，熏之则喘，不得小便，心腹满，下之则短气小便难，头痛项强，加温针则衄。"

阴虚多火之人，才感外邪，便发热头痛倍常，即辛凉发散药中，便宜保养阴血。设用辛热正发汗药，津液立枯，邪火

弥炽，遂致烦乱不识人也。若误熏误下温针，宁无若是变证乎？

以上寒伤营。

"寸口脉浮而紧，浮则为风，紧则为寒，风则伤卫，寒则伤营，营卫俱病，骨节烦疼，当发其汗也。"

"太阳中风，脉浮紧，发热恶寒，身疼痛，不汗出而烦躁者，大青龙汤主之。若脉微弱，汗出恶风者，不可服，服之则厥逆，筋惕肉瞤，此为逆也，以真武汤救之。"

宗印无后六字，世本作大青龙汤主之，今依尚论改正。

天地郁蒸，得雨则和，人身烦躁，得汗则解。大青龙证，为其身中原有微汗，寒邪郁闭，不能透出肌表，由是而发烦躁，与麻黄汤证之无汗者迥殊，故用之发汗以解其烦躁也。所以暴病便见烦躁，信为营卫俱伤无疑，此方原为不得汗者取汗，若汗出之烦躁，全非郁蒸之比，其不藉汗解甚明，加以恶风脉微弱，则是少阴亡阳之证，若脉浮弱汗出，恶风而不烦躁，即是太阳中风之证，皆与此汤不相涉也。误用此汤，宁不致厥逆惕瞤而速其阳之亡耶？按误服大青龙亡阳，即当用四逆汤回阳，乃置而不用，更推重真武一汤以救之者，其议何居？盖真武者，北方司水之神，龙惟藉水，可能变化，设真武不与之水，青龙不能奋然升天可知矣。故方中用茯苓、白术、芍药、附子，行水收阴，醒脾崇土之功多于回阳，名为真武汤，乃收拾分驰离绝之阴阳，互镇于少阴北方之位，全在收拾其水，使龙潜而不能见也。设有一毫水气上逆，龙即遂升腾变化，纵独用附子、干姜以回阳，其如魄汗不止，何哉？人身阳根于阴，其亡阳之证，乃少

---

① 咳：锦章书局本作"嗽"。

阴肾中之真阳飞越耳。真阳飞越，亟须镇摄归根，阳既归根，阴必翕然从之，阴从则水不逆，而阳不孤矣，岂更能飞越乎？

"伤寒，脉浮缓，身不疼，但重，乍有轻时，无少阴证者，小青龙汤发之。"

世本作"大青龙汤发之"，从《内编》改正。按前条，脉浮紧身疼，不汗出而烦躁，皆寒伤营之候，惟烦为风伤卫，反以中风二字括其寒证，处方全用麻黄汤，加石膏以解内烦，姜、枣以和营气也。此脉浮缓身不疼，皆风伤卫之证，惟身重为寒伤营血，然乍有轻时，不似伤寒之身重而烦疼，骨节腰痛，亦无少阴之身重但欲寐，昼夜俱重也。身重者寒也，乍轻者风也，虽营卫并伤，实风多寒少，反以伤寒二字，括其风证，处方用桂枝加麻黄以散寒。盖营卫郁热，必作渴引饮，然始病邪热未实，水不能消，必致停饮作咳，故先用半夏以涤饮，细辛、干姜以散结，五味以收津，恐生姜辛散，领津液上升，大枣甘温，聚水饮不散，故去之。发之者，发散风水之结，非大发汗也。仲景又申明无少阴证者，以太阳与少阴合为表里，其在阴经素虚之人，表邪不俟传经，早从膀胱袭入肾脏者有之，况两感夹阴等证。临病犹当细察。设少阴不亏，表邪安能飞渡，而见身重欲寐等证耶？故有少阴证者，不得已而行表散，自有温经散邪，两相绾照之法，岂可竟用青龙，立铲孤阳之根乎？

"伤寒表不解，心下有水气，干呕，发热而咳，或渴，或利，或噎，或小便不利，少腹满，或喘者，小青龙汤主之。"

此即前证发迟而致水饮停蓄也。水寒相搏，则伤其肺。人身所积之饮，或上或下，或热或冷，各自不同，而肺为总司，但有一二证见，即水逆之应，便宜小青龙汤散邪逐水，不欲如大青龙兴云致雨之意也。

"若微利者，去麻黄，加荛花如鸡子大，熬令赤色；若渴者，去半夏，加栝蒌根三两；若噎者，去麻黄，加附子一枚炮；若小便不利少腹满，去麻黄，加茯苓四两；若喘者，去麻黄，加杏仁半升去皮尖。"

本方主发散，故用麻黄，若主利水，多去麻黄，而加行水药也。荛花利水，水去利自止。噎者，水寒之气相搏于里，故去麻黄而加附子。

"伤寒，心下有水气，咳而微喘，发热不渴，小青龙汤主之。服汤已，渴者，此寒去欲解也。"

世本"小青龙汤主之"，在"寒去欲解也"下，错简也。风寒挟水饮上逆，津液虽有阻滞而未即伤，故不渴。服汤后饮与津液俱亡，故反渴，渴则知津液暴伤而未得复，是为寒去欲解之征，所以虽渴而不必复药，但当静俟津回可也。咳而微喘，为水饮泛溢，今水去而渴，与水逆而渴不同。

以上营卫俱伤。

"咽喉干燥者不可发汗。"

其人胃家津液素亏，所以咽中干燥，若不慎而误发其汗，重夺津液，而成喉痹唾脓血也。此与咽中闭塞，似同实异，此戒发汗以夺阳明之津，彼戒发汗以夺少阴之血也。

"淋家不可发汗，发汗必便血。"

淋家膀胱素伤，更汗则愈扰其血，故从溺而出也。

"疮家虽身疼痛，不可发汗，发汗则痉。"

疮家肌表素虚，营血暗耗，更发其汗，则外风袭虚，内血不营，必致痉也。

"衄家不可发汗，汗出必额上陷脉急紧，直视不能眴，不得眠。"

久惯衄家，清阳之气素伤，更发其

汗，以虚其虚，则两额上之动脉必陷，故瞤急不能卒视，不得眠。盖目与额皆阳明部分也。此与伤寒脉浮紧不发汗因致衄者，虚实悬殊，不可不辨。

"亡血家不可发汗，发汗则寒栗而振。"

血亡则阳气孤而无偶，汗之则阳从汗越，所以不发热而反寒栗也。

"汗家重发汗，必恍惚心乱，小便已阴疼。"

平素多汗更发其汗，则心脏之血伤，而心神恍惚，膀胱之血亦伤，而便已阴疼也。

"咽中闭塞不可发汗，发汗则吐血，气欲绝，手足厥冷，欲得蜷卧，不能自温。"

其人肾脏真阳素亏，故咽中闭塞，汗之则并夺其阳，血无所依，即吐血、厥冷、蜷卧，非四逆汤温经回阳可拟也。

"咳而小便利，若失小便者，不可发汗，汗出则四肢厥冷。"

咳而小便失者，膀胱虚寒也。发汗必传少阴，而成四肢逆冷矣。

"诸脉得数动微弱者，不可发汗，发汗则大便难，腹中干，胃燥而烦。"

脉虽动数而微弱者，为表虚自汗，汗之更竭其津，必胃干烦燥也。

"诸逆发汗，病微者难差，剧者言乱，目眩者死。（差瘥同）"

诸逆发汗，言凡有宿病之人，阴血本虚，若误用汗剂重夺其血，则轻者必重，重者转剧，剧者言乱目眩，以虚热生风，风主眩晕故也。

咽喉干燥不可发汗，常器之云：与小柴胡汤。石顽曰：宜小建中。淋家不可发汗，发汗必便血，常云：猪苓汤。石顽曰：未汗黄芪建中。疮家不可发汗，王日休云：小建中加归芪；常云：误汗成痉，桂枝加葛根汤；石顽曰：漏风发痉，桂枝加附子汤。衄家不可发汗，许叔微云：黄芪建中，夺汗动血加犀角；吕沧洲云：小建中加葱豉，误汗直视者不治。亡血家不可发汗，常云：小柴胡加芍药；石顽曰：黄芪建中，误汗振栗，苓桂术甘汤加当归。咽中闭塞不可发汗，庞安常云：甘草干姜汤；孙兆云：黄芪建中加葱豉。误汗吐血，炙甘草汤。厥冷当归四逆。咳而失小便者不可发汗，郭白云云：甘草干姜汤，当归四逆汤；石顽曰：未汗甘草干姜加葱豉，误汗厥冷，当归四逆，汗后小便反数，茯苓甘草汤。诸脉得数动微弱者，不可发汗，郭云：小建中汤；王云：误汗烦躁便难者，炙甘草汤。汗家重发汗，小便已阴疼者，常云：一味禹余粮散；王云：用禹余粮赤石脂生梓白皮赤小豆等分，捣筛蜜丸弹丸大，水煮日二服。

以上宿病禁汗例。

"太阳病欲解时，从巳至未上。"

凡病欲解之时，必从其经气之王，太阳者，盛阳也，故从巳午未之王时而病解。

上条太阳经自解候。

太阳中篇

"中风发热，六七日不解而烦，有表里证，渴欲饮水，水入即吐者，名曰水逆，五苓散主之，多饮暖水汗出愈。"

伤风原有汗，以其有汗也，延至日久，不行解肌之法，汗出虽多，徒伤津液，表终不解，转增烦渴，邪入于腑，饮水则吐者，名曰水逆，乃热邪挟积饮上逆，以故外水格而不入也。服五苓散后，频溉热汤，得汗则表里俱解，所以一举两得之也。膀胱为津液之腑，用以通调水道，则火热自化，津液得全矣。

"发汗后，水药不得入口为逆，若更发汗，必吐下不止。"

水药不得入口为逆，言水逆也。若更发汗，必吐下不止者，以其原有蓄积痰饮，发汗徒伤胃中清阳之气，必致中满，若更与发汗，则水饮上蒸而为吐逆，下渗而为泄利矣。凡发汗药皆然，不独桂枝当禁，所以太阳水逆之证，不用表药，惟五苓散以导水，服后随溉热汤以取汗，所谓两解表里之法也。

"太阳病，发汗后大汗出，胃中干，烦燥不得眠，欲得饮水者，少少与饮之，令胃气和则愈，若脉浮，小便不利，微热消渴者，与五苓散主之。"

不行解肌，反行发汗，致津液内耗，烦燥不眠，求救于水，若水入不解，脉转单浮，则无他变而邪还于表矣。脉浮本当用桂枝，何以变用五苓耶？盖热邪得水，虽不全解，势必衰其大半，所以邪既还表，其热亦微，兼以小便不利，证成消渴，则腑热全具，故不单解而从两解也。

"发汗已，脉浮数，烦渴者，五苓散主之。"

脉浮数而烦渴，则津液为热所耗而内燥，里证具矣。津液内耗宜用四苓以滋其内，而加桂以解其外，则术用苍，桂用枝，从可推矣。凡方中用一桂字，不分桂枝肉桂者皆然，非独此也。

"病在阳，应以汗解之，反以冷水噀之，若灌之，其热被劫不得去，弥更益烦，肉上粟起，意欲饮水，反不渴者，服文蛤散，若不差者与五苓散。"

此条旧与小陷胸、白散合为一条，殊不可解。盖表邪不从表散，反灌以水劫其邪，必致内伏，或入少阴之经，或犯太阳之本，故以二汤分主。按文蛤为止渴圣药，仲景取治意欲饮水而反不渴者，其意何居？盖水与邪气渗入少阴之经，以其经

脉上循喉咙，故意欲饮水，缘邪尚在经中，未入于里，故反不渴，斯时不用咸寒收阴泻阳，使邪留变热，必致大渴引饮也。所以《金匮》云：渴欲饮水不止者，文蛤散主之。则知文蛤专治内外水饮也。服文蛤不差，知邪不在少阴之经，定犯膀胱之本，当与五苓散无疑。

"身热皮粟不解，欲引衣自覆，若以水噀之洗之，益令热不得出，当汗而不汗则烦，假令汗出已，腹中痛，与芍药三两，如上法。"

身热皮粟不解，欲引衣自覆者，此热在皮肤，寒在骨髓也。法当汗出而解，反噀洗以水，致令客热内伏不出，虽烦而复畏寒，似渴而仍不渴，似乎邪客少阴之经，及与文蛤散不差，其邪定匿膀胱，故与五苓两解之法，服后汗出而腹中反痛者，此又因五苓里药，引阳邪内陷之故。但阳邪内陷，曷不用小建中，而反与芍药？又云如上法，何耶？盖平昔阴气内虚，阳邪内陷之腹痛，当与小建中和之，误用承气下药，致阳邪内陷之腹痛，则宜桂枝加芍药和之。因五苓利水而引阳邪内陷之腹痛，仍用五苓加芍药和之，三法总不离乎桂枝、芍药也。如上法者，言即入于先前所服之药内也。

"伤寒，汗出而渴者，五苓散主之。不渴者，茯苓甘草汤主之。"

汗出而渴者用五苓散，以邪气犯本，必小便不利也。若汗出不渴，而小便虽不利，知邪热驳驳欲犯膀胱，而犹未全犯本也。故用桂枝汤中之三，五苓散中之一，少示三表一里之意为合剂耳。

"太阳病，小便利者，以饮水多，必心下悸。小便少者，必苦里急也。"

小便利者，以饮水过多，水与邪争，必心下悸也。小便少者，必苦里急，明是邪热足以消水，故指为里证已急也。观上

条不渴者，茯苓甘草汤主之，治法具矣。

以上风伤卫犯本。

"太阳病不解，热结膀胱，其人如狂，血自下，下者愈。其外不解者，尚未可攻，当先解外。外解已，但少腹急结者，乃可攻之，宜桃核承气汤。"

邪热搏血结于膀胱，必沸腾而侮心火，故其人如狂，见心虽未狂，有似乎狂，以血为阴类，不似阳邪内结之狂越也。血自下者，邪热不留，故愈。若少腹急结，则膀胱之血虽蓄而不行，须先解外乃可攻，其攻法亦自不同，必用桃仁增入承气以达血所，仍加桂枝分解外邪，即如五苓、大柴胡两解表里同义。

"太阳病六七日，表证仍在，脉微而沉，反不结胸，其人发狂者，以热在下焦，少腹当硬满，小便自利者，下血乃愈。所以然者，以太阳随经瘀热在里故也，抵当汤主之。"

此条之证，较前条更重，且六七日表证仍在，曷为不先解其外耶？又曷为攻里药中不兼加桂枝耶？以脉微而沉，反不结胸，知邪不在上焦而在下焦也。若少腹硬满，小便自利，则其人之发狂者，为血蓄下焦无疑。故下其血自愈。盖邪结于胸，则用陷胸以涤饮，邪结少腹则用抵当以逐血，设非此法，则少腹所结之血，既不附气而行，更有何药可破其坚垒哉?!

"太阳病，身黄，脉沉结，少腹硬，小便不利者，为无血也。小便自利，其人如狂者，血证谛也。抵当汤主之。"

血证为重证，抵当为重药，恐人当用而不敢用，故重申其义。言身黄、脉沉结、少腹满三者，本为蓄血之证，然只见此，尚与发黄相邻，必其人如狂、小便自利，为血证无疑。设小便不利，乃热结膀胱，无形之气病，为发黄之候也。其小便自利，则膀胱之气化行，然后少腹结满

者，允为有形之蓄血也。

"伤寒有热，少腹满，应小便不利，今反利者，为有血也。当下之，不可余药，宜抵当圆。"

变汤为圆者，恐荡涤之不尽也。煮而连滓服之，与大陷胸圆同义。

以上寒伤营犯本。

太阳下篇

"太阳病三日，已发汗，若吐，若下，若温针，仍不解者，此为坏病，桂枝不中与也。观其脉证，知犯何逆，随证治之。"

相传伤寒过经日久，其证不解，谓之坏病，遂与过经不解之病无辨，仲景止言三日，未尝言过经日久不痊也。所谓坏病者，言误汗吐下温针，病仍不解，表证已罢，邪气入里，不可复用桂枝也。设桂枝证尚在，不得谓之坏病矣。至于过经不解，不但七日传之不尽，即十余日十三日尚有传之不尽者，其邪犹在三阳留恋，故仲景主以大柴胡、柴胡芒硝、调胃承气，随证虚实而解其热也。经云：七日太阳病衰，头痛少愈，可见太阳一经，有行之七日以上者。太阳既可羁留多日，则阳明少阳亦可羁留，过经漫无解期矣。若谓六经传尽，复传太阳，必无是理，惟病有传过三阴而脉续浮发热者，此正气内复，迫邪出外而解，必不复传也。岂有厥阴两阴交尽于里，复从皮毛再入太阳之事耶？

"太阳病发汗，汗出不解，其人仍发热，心下悸，头眩，身𥆧动，振振欲擗地者，真武汤主之。"

此本误用大青龙，因而致变者立法也。汗出虽多，而热不退，则邪未尽而正已大伤，况里虚为悸，上虚为眩，经虚为𥆧，身振振摇，无往而非亡阳之象，所以行真武把关坐镇之法也。

"太阳病，发汗，遂漏不止，其人恶风，小便难，四肢微急，难以屈伸者，桂枝加附子汤主之。"

大发其汗，致阳气不能卫外，而汗漏不止，即如水流漓之互辞也。恶风者，腠理大开，为风所袭也。小便难者，津液外泄，而不下渗，兼卫气外脱，而膀胱之气化不行也。四肢微急，难以屈伸者，过汗亡阳，筋脉失养，兼袭虚风而增其劲也，故加附子于桂枝汤内，温经散寒。用桂枝汤者，和在表之营卫，加附子者，壮在表之元阳，本非阳虚，是不用四逆也。

"发汗后，身疼痛，脉沉迟者，桂枝加芍药生姜各一两人参三两新加汤主之。"

此本桂枝证误用麻黄，反伤营血，阳气暴虚，故脉反沉迟而身痛也。此脉沉迟与尺迟大异，尺迟乃元气素虚，此六部皆沉迟，为发汗新虚，故仍用桂枝和营，加芍药收阴，生姜散邪，人参辅正，名曰新加汤，明非桂枝旧法也。

"发汗后腹胀满者，厚朴生姜甘草半夏人参汤主之。"

吐下腹胀为实，以邪气乘虚入里也。此本桂枝证，误用麻黄发汗，津液外泄，脾胃气虚，阴气内结，壅而为满，故以益脾和胃，降气涤饮为治也。

"发汗后其人脐下悸者，欲作奔豚，茯苓桂枝甘草大枣汤主之。"

汗本心之液，发汗后脐下悸者，脾气虚而肾气发动也。明系阴邪留着，欲作奔豚之证，肾邪欲上凌心，故脐下先悸，取用茯苓桂枝直趋肾界，预伐其邪，则中宫始得宁静耳。

"发汗过多，其人叉手自冒心，心下悸欲得按者，桂枝甘草汤主之。"

发汗过多，误用麻黄也，误汗伤阳，胸中阳气暴虚，故叉手冒心，虚而欲得按也。本桂枝证，故仍用桂枝甘草汤。以芍

药助阴，姜枣行津，汗后阳虚故去之。

"未持脉时，病人叉手自冒心，师因教试令咳，而不咳者，此必两耳聋无闻也。所以然者，以重发汗，虚故如此。"

此示人推测阳虚之一端也。阳虚耳聋，与少阳传经耳聋迥别，亟宜固阳为要也。叉手冒心，加之耳聋，阳虚极矣。尝见汗后阳虚，耳聋，诸医施治，不出小柴胡加减，屡服愈甚，必大剂参附，庶可挽回也。

"太阳病，当恶寒发热，今自汗出，不恶寒发热，关上脉细数者，以医吐之故也。一二日吐之者，腹中饥，口不能食。三四日吐之者，不喜糜粥，欲食冷食，朝食暮吐，以医吐之所致也，此为小逆。"

解肌之法，解散肌表风邪，全不伤动脾胃，若舍此而妄行吐法，吐中亦有发散之义，所以不恶寒发热，而反见胃病也。一二日病在太阳，吐之则腹中饥，口不能食，三四日病在阳明，吐之则不喜糜粥，欲食冷食，皆胃气受伤之故也。然朝食暮吐，脾中之真阳亦伤，而不能消谷，故为小逆。关上脉细数者，明系吐伤阳气所致，尝见外感之脉，人迎细弱，而气口连寸反滑数，大于人迎者，以其曾经涌吐伤胃，胃气上乘于肺故也。

"太阳病吐之，但太阳病当恶寒，今反不恶寒，不欲近衣，此为吐之内烦也。"

此以吐而伤胃中之阴，故内烦不欲近衣，虽显虚烦之证，较关上脉细数而成虚热，朝食暮吐，脾胃两伤者稍轻，虽不致逆，医者能无过乎？

"太阳病下之后，其气上冲者，可与桂枝汤，方用前法。若不上冲者，不可与之。"

误下而阳邪内陷，然无他变，但仍上冲阳位，则可从表里两解之法，故以桂枝汤加于前所误用之药内，则表邪外出，里

邪内出，即用桂枝加大黄汤之互辞也。若不上冲，则里已受邪，不可与桂枝明矣。

"太阳病下之后，脉促胸满者，桂枝去芍药汤主之。若微恶寒者，去芍药方中加附子汤主之。"

误下脉促胸满，无下利不止、汗出等证，但满而不痛，未成结胸，故仍用桂枝散邪，去芍药者，恐其复领阳邪下入腹中也。脉促虽表邪未尽，然胸但满而不结，则以误下而损其胸中之阳也，加以微恶寒，则并肾中之真阳亦损，而浊阴用事矣。故去芍药之阴，加附子以回阳也。设微见汗出恶寒，则阳虚已著，非阳邪上盛之比。是虽不言汗出，然由微恶寒，合上条胸满观之，则必有汗出，暗伏亡阳之机，故于去芍药方中加附子，庶免阳脱之变，可见阳虚则恶寒矣。又可见汗不出之恶寒，即非阳虚矣。至若桂枝证误下，遂利不止，喘而汗出，不恶寒者，则又邪并阳明之腑矣。

"太阳病，下之微喘者，表未解故也。桂枝加厚朴杏仁汤主之。"

"喘家作，桂枝汤加厚朴杏子仁。"

表邪因误下上逆，而见微喘，故仍用桂枝解表，加厚朴杏仁以下其气。若下利不止，而加上气喘急者，乃是上争下夺，倾危之象，非桂枝所宜也。按寒伤营则喘，风伤卫则咳，此本风伤卫证，因误下而引风邪入犯营分，故微喘也。其寒伤营无汗证，亦有咳者，乃发热引饮水蓄之故，否则营卫俱伤之证耳。

"太阳病下之，其脉促，不结胸者，此为欲解也。脉浮者必结胸也，脉紧者必咽痛，脉弦者必两胁拘急，脉细数者头痛未止，脉沉紧者必欲呕，脉沉滑者协热利，脉浮滑者必下血。"

脉促为阳邪上盛，反不结聚于胸，则阳邪未陷，可勃勃从表出矣，故为欲解也。脉浮者必结胸，即指促脉而申之，见促脉而加之以浮，故必结胸也。"浮"字贯下四句，浮而紧必咽痛，浮而弦两胁拘急，浮而细数必头痛未止，皆太阳之脉，故主病亦在太阳之本位。设脉见沉紧，则阳邪已入阴分，但入而未深，仍欲上冲作呕，其无结胸咽痛等证，从可知矣。只因论中省用一个"促"字，三个"浮"字，后之读者遂眩，或谓紧者必咽痛属少阴，惑之甚矣。沉滑为阳邪入阴，而主下利，浮滑则阳邪正在营分，扰其血而主其下血也。夫太阳误下之脉，主病皆在阳在表，即有沉紧沉滑，亦不得以里阴名之也。按脉促不结胸者为欲解，可知里不受邪矣。若脉促胸满者，桂枝去芍药，微恶寒者，加附子，及后并病例中葛根黄芩黄连汤证，亦是太阳之邪，因误下而陷于阳明所致。又厥阴例中脉促手足厥逆用灸一法，乃阳邪陷于阴分，则知脉促，为阳邪郁伏，不与正气和谐之故，不当与结代浑称也。

王日休云：太阳病下之以后八证，其脉促，不结胸者为欲解，不必药，脉浮者必结胸，桂枝去芍药汤；脉紧者必咽痛，甘草汤；脉弦者两胁拘急，小柴胡加桂枝；脉细数者头痛未止，当归四逆汤；脉沉紧者必欲呕，甘草干姜汤加黄连；脉沉滑者协热利，白头翁汤；脉浮滑者必下血，芍药甘草汤加秦皮。

"太阳病，先下之而不愈，因复发汗，以此表里俱虚，其人因致冒。冒家汗出自愈，所以然者，汗出表和故也。得里未和，然后复下之。"

冒者，神识不清，以有物蒙蔽其外，所以必须得汗自解，未尝言用药也。得里未和，视其二便和否，再一分解其邪，若论用药，表无过建中，里无过大柴胡、五苓矣。或云叉手自冒心曰冒，冒为发汗过多，胃中清阳气伤，故叉手自冒，必补气以助其作汗，宜小建中加参芪频服乃差。若尺中迟弱者，更加熟附子三五分，可见昏冒耳聋，非大剂温补不能取效也。

"太阳病未解，脉阴阳俱停，必先振栗汗出而解，但阳脉微者，先出出而解。但阴脉微者，下之而解，若欲下之，宜调胃承气汤主之。"

病久不解，不过入阴入阳之二途，脉既阴阳两停，初无偏胜，可以解矣。犹必先振栗，始得汗出而解，虚可知也。设不振栗，则邪不能传之于表，而无从得汗可知也。然既云阴阳两停，则在先脉浮沉俱紧盛，今则浮沉俱不紧盛也，脉既阴阳两停，其传表传里未可预定。所以惟阳脉微者，方是邪不能传表，当从汗之而解；惟阴脉微者，方是邪不能传里，当从下之而解，此其故甚可思也。若非邪住不传之候，则阳脉微者当补其阳，阴脉微者当补其阴矣，岂有反汗之而伤其阳，下之而伤其阴哉？

"太阳病，二三日不能卧，但欲起，心下必结，脉微弱者，此本有寒分也。反下之，若利止，必作结胸，未止者，四日复下之，此作协热利也。"

二三日不能卧，但欲起，阳邪炽盛，逼处心胸，扰乱不宁，所以知其心下必结，然但显欲结之象，尚未至于结也。若其人脉微弱者，此平素有寒饮积于心膈之分，适与外邪相召，外邪方炽，其不可下明矣。反下之，若利止，则邪热乘虚入膈，必与寒痰上结；若利未止，因复下之，使阳邪不复上结，亦将差就错，因势利导之法。但邪热从表解极易，从里解极难。协热下利，热不尽，其利漫无止期，亦危道也。

"大下之后复发汗，小便不利者，亡津液故也。勿治之，得小便利必自愈。"

"凡病若发汗，若吐，若下，若亡血、亡津液，阴阳自和者，必自愈。"

其人已亡津液，复强责其小便，究令膀胱之气化不行，转增满硬胀喘者甚多，故宜以不治治之。

"发汗后不可更行桂枝汤，汗出而喘，无大热者，可与麻黄杏仁甘草石膏汤主之。发汗后饮水多者必喘，以水灌之亦喘。"

本寒伤营麻黄汤证，乃误用桂枝汤固卫，寒不得泄，气逆变喘。然有大热者，恐兼里证。若无大热为表邪实盛可知。乃与麻黄汤除去桂枝而加石膏，去桂枝者，恐复助营热，已误不可再误也，加石膏者，用以泄营中之热也。至于内饮水多，外行水灌，皆足以敛邪闭汗而成喘，不独误行桂枝汤为然也。

"下后不可更行桂枝汤，若汗出而喘，无大热者，可与麻黄杏仁甘草石膏汤。"

易桂枝以石膏，少变麻黄之法，以治误汗而喘当矣。误下而喘，亦以桂枝为戒，而不越此方者何耶？盖中风伤寒，一从桂枝，一从麻黄，分途异治，由中风之误下而喘者，用厚朴、杏仁加入桂枝汤中，则伤寒之误下而喘者，用石膏加入麻黄汤中，两不移易之定法也。

"伤寒五六日，大下之后，身热不去，心下结痛者，未欲解也，栀子豉汤主之。"

"发汗若下之，而烦热胸中窒者，栀子豉汤主之。"

"发汗吐下后，虚烦不得眠，若剧者必反覆颠倒，心中懊侬，栀子豉汤主之。若少气者，栀子甘草豉汤主之。若呕者，栀子生姜豉汤主之。（懊恼同）"

胸中窒塞，窒比结痛则较轻也，虚烦不得眠，即下条卧起不安之互辞也，反覆颠倒，心中懊侬，乃邪退正虚，而余邪阻滞，不能传散，无可奈何之状也。此时将汗之乎？下之乎？和之乎？温之乎？仲景巧用栀子豉汤，涌载其余邪于上，使一吐而尽传无余。然惟无形之虚烦，用此为宜，若涌吐实烦，仲景别有瓜蒂散，则非栀子所能也。乃因汗吐下后，胸中阳气不足，最虚之处，便是容邪之处，若正气暴虚，余邪不尽，则仲景原有炙甘草一法，宁敢妄涌以犯虚虚之戒？

"伤寒下后，心烦，腹满，卧起不安者，栀子厚朴汤主之。"

满而不烦，即里证已具之实满；烦而不满，即表证未罢之虚烦；合而有之，且卧起不安，明是邪凑胸表腹里之间。故取栀子以快涌其胸中之邪，而合厚朴、枳实以泄腹中之满也。

"伤寒，医以丸药大下之，身热不去，微烦者，栀子干姜汤主之。"

丸药大下之，徒伤其中而不能荡涤其邪，故栀子合干姜用之，亦温中散邪之法也。

"凡用栀子豉汤，病人旧有微溏者，不可与服之。"

旧有微溏，则大肠易动，服此不惟不能上涌，反为下泄也。

"伤寒，脉结代，心动悸者，炙甘草汤主之。"

或问炙甘草汤一证，但言脉结代、心动悸，并不言从前所见何证，曾服何药所致，细绎其方，不出乎滋养真阴，回枯润燥，兼和营散邪之剂，必缘其人胃气素虚，所以汗下不解，胃气转伤，真阴槁竭，遂致心悸脉代，与水停心悸之脉，似是而非。水则紧而虚则代，加之以结，则知正气虽亏，尚有阳邪伏结，凌烁真阴，阴阳相搏，是以动悸不宁耳。邪留不解，阴已大亏，计惟润燥养阴，和营散邪，乃为合法。方中人参、甘草，补益胃气，桂枝、姜、枣，调和营卫，麦冬、生地、阿胶、麻仁，润经益血，复脉通心，尚恐药力不及，更需清酒以协助成功。盖津液枯槁之人，预防二便秘涩之虞，其麦冬、生地，溥滋膀胱之化源，麻仁、阿胶专主大肠之枯约，免致阴虚泉竭，火燥血枯，此仲景救阴退阳之特识也。

"伤寒发汗已，身目为黄，所以然者，以寒湿在里不解故也。以为不可下也，于寒湿中求之。"

伤寒发汗已，热邪解矣，何由反蒸身目为黄？所以然者，寒湿搏聚，适在躯壳之里，故尔发黄也。里者在内之通称，非谓寒湿深入在里。盖身目正属躯壳，与脏腑无关也。于寒湿中求之，即下文三法也。

"伤寒瘀热在里，身必发黄，麻黄连轺赤小豆汤主之。"

伤寒之邪，得湿而不行，所以热瘀身中而发黄，故用外解之法，设泥"里"字，岂有邪在里而反治其表之理哉？

"伤寒身黄发热者，栀子柏皮汤主之。"

热已发出于外，自与内瘀不同，正当随热势清解其黄，使不留于肌表之间。前条热瘀在里，故用麻黄发之，此条发热在表反不用麻黄者，盖寒湿之证，难于得热，热则其势外出而不内入矣，所谓于寒湿中求之，不可泥伤寒之定法也。

"伤寒七八日，身黄如橘子色，小便不利，腹微满者，茵陈蒿汤主之，小便当利，尿如皂角汁状，色正赤，一宿腹减，黄从小便去也。"

色黄鲜明，其为三阳之热无疑，小便不利，腹微满，乃湿家之本证，不得因此指为伤寒之里证也。方中用大黄者，取佐茵陈、栀子，建驱除湿热之功，以利小便，非用下也。然二便有偏阻者，有因前窍不利而后窍并为不通者，如阳明证不更衣十日无苦，渴者与五苓散，一条，非湿热挟津液下渗膀胱，而致大便枯燥不通耶，此因湿热搏聚，小便不利，致腹微满，故少与大黄同水道药开泄下窍，则二便俱得通利，而湿热势杀，得以分解矣。或问仲景既云寒湿，而用药又皆祛湿热之味，其故何耶？盖始本寒湿袭于躯壳，久之阳气渐复，则郁发而为热矣。若泥"寒"字，全失移寒化热之义。

"下之后，复发汗，必振寒，脉微细，所以然者，以内外俱虚故也。"

误汗亡阳，误下亡阴，故内外俱虚，虽不出方，其用附子回阳，人参益阴，已有成法，不必赘也。

"下之后，复发汗，昼日烦躁不得眠，夜而安静，不呕，不渴，无表证，脉沉微，身无大热者，干姜附子汤主之。"

日多躁扰，夜间安静，则阴不病而阳病可知矣。无表证而脉沉微，则太阳之邪已尽矣。以下后复发汗，扰其虚阳，故用附子、干姜以温补其阳，不用四逆者，恐甘草恋胃故也。即自汗，小便数，咽干，烦躁，吐逆，用干姜、甘草以温胃复阳，不用四逆者，恐附子峻热故也。

"发汗病不解，反恶寒者，虚故也。芍药甘草附子汤主之。"

未汗而恶寒，邪盛而表实，已汗而恶寒，邪退而表虚，阳虚则恶寒，宜用附子固矣。然既发汗不解，可知其热犹在也。热在而别无他证，自是阴虚之热，又当用芍药以收阴，此营卫两虚之救法也。

"发汗后恶寒者，虚故也；不恶寒，但热者，实也。当和胃气，与调胃承气汤。"

恶寒者，汗出营卫新虚，故用法以收阴固阳，而和其营卫。不恶寒者，汗出表气未虚，反加恶热，则津干胃实可知，故用法以泄实而平。然曰与似大有酌量，

其不当径行攻下，重虚津液，从可知矣。

"伤寒医下之，续得下利清谷不止，身疼痛者，急当救里。后身疼痛，清便自调者，急当救表。救里宜四逆汤，救表宜桂枝汤。"

下利清谷，阳气内微也；身体疼痛，表邪外盛也，法当急救其在里之微阳。俟其清便调和，则在里之阳已复，而身痛不止，明是营卫不和所致，又当急救其表，使外邪仍从外解。夫救里与攻里天渊，若攻里必须先表后里，惟在里之阴寒极盛，恐阳气暴脱，不得不急救其里也。厥阴篇下利，腹胀，身体疼痛者，先温其里，乃攻其表，是互此意。

"病发热头痛，脉反沉，若不差，身体疼痛，当救其里，宜四逆汤。"

病发热头痛者，太阳伤寒，脉反沉者，其人本虚，或病后阳气弱。虽脉沉体虚，以其有头痛表证，而用解肌药。病不差，反加身疼者，此阳虚阴盛可知，宜与四逆汤回阳散寒，不解表而表解矣。盖太阳膀胱为肾之腑，肾中阳虚阴盛，势必传出于腑，故宜四逆以消阴复阳。倘服四逆后，脉变浮数，仍身疼头痛，热不止者，此里得药助，驱邪外散之候，仍少用桂枝汤佐其作汗，更不待言。

以上寒伤营坏证。

"太阳病，得之八九日，如疟状，发热恶寒，热多寒少，其人不呕，清便欲自可，一日二三度发，脉微缓者，为欲愈也。脉微而恶寒者，此阴阳俱虚，不可更发汗，更下，更吐也，面色反有热色者，未欲愈也，以其不能得小汗出，身必痒，宜桂枝麻黄各半汤。"

太阳病，得之八九日，如疟状，发热恶寒，热多寒少，为自初至今之证。下文乃是以后拟病防变之辞，分作三节看：其人不呕，清便欲自可，一日二三度发，脉

浮缓者为欲愈，此一节乃表和无病，而脉微者，邪气微缓也，阴阳相等，脉证皆同，向安之兆，可不待汗而欲愈。若脉微而恶寒者，此阴阳俱虚，不可更汗，更下，更吐也，此一节必温之。面上反有赤色者，未欲解也，以不能得小汗出，其身必痒，桂枝麻黄各半汤。此一节必待汗而解也。首节颇似小柴胡证，故以不呕，清便自调证之；次节虽脉微恶寒，止宜小建中加黄芪，以温分肉，司开阖，原非温经之谓；后节面色反有热色，言表邪未尽，故宜各半，不可与面合赤色比类而观也。

"太阳病，发热恶寒，热多寒少，脉微弱者，此无阳也，不可复发其汗，宜桂枝二越婢一汤。"

无阳乃无津液之通称。盖津为阳，血为阴也，无阳为脾胃衰，故不可更汗，然非汗则风寒终不解，惟取桂枝之二以治风邪，越婢之一以治郁热。越婢者，石膏之辛凉以化胃之郁热，则热化津生而脾气发越，得以行其胃液也。世本作越婢，言婢为小姑，此之女婢，若此则越字何义？二字便不贯矣。今从外台方正之。

"服桂枝汤大汗出，脉洪大者，与桂枝汤如前法。若形如疟，日再发者，汗出必解，宜桂枝二麻黄一汤。"

此风多寒少之证，服桂枝汤，治风而遗其寒，汗反大出，脉反洪大，似乎风邪再袭，故重以桂枝汤探之。若果风邪之故立解矣，若形如疟，日再发，此邪未欲解，终为微寒所持，故略兼治寒而汗出必愈也。此条前半与《温热病篇》白虎证第七条"但少大烦渴"一句，盖大烦渴，明热能消水，故为伏气，非略欲饮一二口即止也。详此方与各半药品不殊，惟铢分稍异，而证治攸分，可见仲景于差多差少之间，分毫不苟也。

"服桂枝汤或下之，仍头项强痛，翕翕发热，无汗，心下满微痛，小便不利者，桂枝去桂加茯苓白术汤主之。"

治风而遗其寒，所以不解而证变，则在表之风寒未除，而在里之水饮上逆，故变五苓而用白术、茯苓为主治。去桂枝者，已误不可复用也。张卿子曰：逐饮何不用橘皮、半夏，可见此停饮以胃虚，故无汗耳。此条颇似结胸，所以辨为太阳表证尚在，全重在翕翕发热上。

"发汗若下之，病仍不解，烦躁者，茯苓四逆汤主之。"

此大青龙证误施汗下而转增烦躁也。误汗则亡阳而表虚，误下则亡阴而里虚，阴阳俱虚，邪独不解，故生烦躁，用此汤以救之。盖烦为心烦，躁为肾躁，故用干姜、附子入肾以解躁，茯苓、人参入心以解烦也。夫不汗出之烦躁，与发汗后之烦躁，毫厘千里，不汗出烦躁，不辨脉而投大青龙，尚有亡阳之变，是则发汗后之烦躁，即不误在药，已误在汗矣。

"伤寒若吐若下后，心下逆满，气上冲胸，起则头眩，脉沉紧，发汗则动经，身为振振摇者，茯苓桂枝白术甘草汤主之。"

此小青龙证误施吐下而成也。心下逆满，气上冲胸，风邪搏饮壅塞于膈，所以起则头眩，因吐下后邪气乘虚入内，运动其饮也。脉见沉紧，明系寒邪留结于中，若但发汗以强解其外，外虽解而津液尽竭，反足伤动经脉，有身为振摇之患矣。遇此等证，必兼涤饮散邪，乃克有济，小青龙本证，全是此意。但始病重在风寒两受，不得不重在表，此吐下后复汗，外邪已散，止存饮中之邪，故以桂枝加入制饮药内，使饮中之邪尽散，津液得以四布而滋养其经脉也。至若吐下后重发汗太过亡阳厥逆烦躁，或仍发热心悸，头眩身瞤动，振振欲擗地者，又属真武汤证，非此汤可能治也。

"伤寒吐下后发汗，虚烦，脉甚微，八九日心下痞硬，胁下痛，气上冲咽喉，眩冒，经脉动惕者，久而成痿。"

此即上条之证，而明其增重者，必致痿也。曰虚烦，曰脉甚微，则津液内亡，求上条之脉沉紧为不可得矣。曰心下痞硬，曰胁下痛，较上条之心下逆满更甚矣。曰气上冲咽喉，较上条之冲胸更高矣。此皆痰饮上逆之故。逆而不已，上冲头目，因而眩冒有加，则不但身为振摇，其颈项间，且阳虚而阴凑之矣，阴气上入高巅，则头愈重而益振摇矣。上盛下虚，两足必先痿废，此仲景于心下逆满，气上冲胸之日，茯苓桂枝白术甘草汤早已用力矣。

"伤寒八九日，风湿相搏，身体烦疼①，不能自转侧，不呕，不渴，脉浮虚而涩者，与桂枝附子汤主之。若其人大便硬，小便自利者，去桂枝加白术汤主之。（即白术附子汤）"

风湿相搏，止是流入关节，身疼极重而无头疼呕渴等证，见卑湿之邪难犯高巅脏腑之界也。不呕者，上无表邪也；不渴者，内无热炽也；加以脉浮虚而涩，则为风湿搏于躯壳无疑。故用桂枝、附子疾驰经络水道，以桂枝散表之风，附子逐经之湿，迅扫而分竭之也。其小便利，大便坚，为津液不足，故去桂枝之辛散，而加白术以助津液也。

"风湿相搏，骨节烦疼掣痛，不得屈伸，近之则痛剧，汗出短气，小便不利，恶风不欲去衣，或身微肿者，甘草附子汤主之。"

风则上先受之，湿则下先受之。逮至两相搏聚，注经络，流关节，渗骨体躯壳之间，无处不到，则无处不痛也。于中短气一证，乃汗多亡阳，阳气大伤之征，故

用甘草、附子、白术、桂枝为剂，以复阳而分解内外之邪也。

"伤寒脉浮，自汗出，小便数，心烦微恶寒，脚挛急，反与桂枝汤欲攻其表，此误也。得之便厥、咽中干，烦躁吐逆者，作甘草干姜与之，以复其阳。若厥愈足温者，更作芍药甘草汤与之，其脚即伸。若胃气不和，谵语者，少与调胃承气汤。若重发汗，复加烧针者，四逆汤主之。"

此阳虚营卫俱伤，误用桂枝，治风遗寒，治表遗里之变证也。脉浮自汗，固为在表之风邪，而小便数，心烦，则邪又在里，加以微恶寒，则在里为寒邪，更加脚挛急，则寒邪颇重矣。乃用桂枝独治其表，则阳愈虚，阴愈无制，故得之便厥也。桂枝误矣，麻黄、青龙更可知也。阴寒内凝，总无攻表之理，甘草干姜汤复其阳者，即所以散其寒也。厥愈足温，不但不必治寒，且虑前之辛热有伤其阴，而足挛转锢，故随用芍药、甘草以和阴，而伸其脚。设胃气不和而谵语，则胃中津液为热所耗，故少与调胃承气汤以和胃而止其谵语，多与则为下而非和矣。若不知此证之不可汗而重发其汗，复加烧针，则阳之虚者必造于亡，阴之无制者必致犯上无等，此则用四逆汤以回其阳，尚恐不胜，况可兼阴为治乎？此证始终只是夹阴，虽脉浮自汗为阳证，而脚挛急不温，乃属平素下虚，至于心烦小便数，不独真阳素虚，而真阴亦亏，所以才用阳旦遂变厥逆也。

"问曰：证象阳旦，按法治之而增剧，厥逆，咽中干，两胫拘急而谵语，师言夜半手足当温，两脚当伸，后如师言。何以知此？答曰：寸口脉浮而大，浮则为风，

①　烦疼：锦章书局本作"疼痛"。

大则为虚，风则生微热，虚则两胫挛，病证象桂枝，因加附子参其间，增桂令汗出，附子温经亡阳故也。厥逆，咽中干，烦躁，阳明内结，谵语烦乱，更饮甘草干姜汤。夜半阳气还，两足当热，胫尚微拘急，重与芍药甘草汤，尔乃胫伸，以承气汤微溏，则止其谵语，故知病可愈。"

阳旦者，桂枝加黄芩之制，本治冬温之①的方也。以其心烦，小便数，有似冬温，而误与之，因其人阳气素衰，所以得汤便厥也。若重发汗，或烧针者，误上加误，蛰非四逆汤不能回其阳矣。此证既象阳旦，又云按法治之，即是按冬温之法也，所以病人得之便厥。明明误在黄芩助其阴寒，若单服桂枝何至是耶？故仲景即行阴旦之法以救其失，观增桂令汗出一语，岂不昭昭耶？阴旦不足，更加附子温经，即咽中干，阳明内结，谵语烦乱，浑不为意，且重饮甘草干姜汤，以俟夜半阳回足热，后果如言，岂非先有所试乎？惟黄芩入口而便厥，未几即以桂、附、干姜尾其后，固知其厥必不久，所以可断夜半手足当温，况谵语，咽干，热证相错，其非重阴沍寒可知。故才得足温，即便以和阴为务，何其审哉？

以上营卫俱伤坏证。

"太阳中风，以火劫发汗，邪风被火热，血气流溢，失其常度，两阳相薰灼，其身发黄，阳盛则欲衄，阴虚则小便难，阴阳俱虚竭，身体则枯燥，但②头汗出，齐颈而还，腹满，微喘，口干咽烂，或不大便，久则谵语，甚者至哕，手足躁扰，捻衣摸床。小便利者，其人可治。"

风，阳也；火，亦阳也。邪风更被火热助之，则血气沸腾，所以失其常度，蒸身为黄。然阳邪盛于阳位者，尚或可从衄解，可从汗解，至于阳邪深入阴分，势必劫尽津液，所以齐颈以下不能得汗，口干

咽烂，肺焦喘促，身体枯燥，小便难，大便秘，手足扰动，谵妄哕逆，乃火邪内炽，真阴立尽之象，非药力所能胜者。必其人小便尚利，阴未尽伤，肺气不逆，膀胱气化，肾水不枯，始得行驱阳救阴之法。注家泥于阴阳俱虚竭一语，遂谓小便利者，阴未尽虚，则阳犹可回，是认可治为回阳，大失经旨。不知此证急驱其阳，以存阴之一线，尚恐不得，况可回阳以更劫其阴乎？且③头汗乃阳邪上壅，不下通于阴，所以齐颈以下不能得汗。设见衄血，则邪从衄解，头间且无汗矣。设有汗则邪从汗解，又不衄矣。后条火邪深入必圊血一证，亦谓身体枯燥而不得汗，必致圊血，设有汗更不圊血矣，岂有得汗而反加衄血、圊血之理哉？又岂有偏身无汗，而头汗为亡阳之理哉？

"太阳病二日，烦躁，反熨其背，而大汗出，火热入胃，胃中水竭躁烦，必发谵语，十余日振栗，自下利者，此为欲解也。故其汗从腰以下不得汗，欲小便不得，反呕欲失溲，足下恶风，大便硬，小便当数而反不数，及多，大便已，头卓然而痛，其人足心必热，谷气下流故也。"

火邪入胃，十余日不解，忽振栗自下利者，火邪从大肠下奔，其候本为欲解，然而不得解者，以从腰以下不得汗，邪虽下走，终不外走，故不解也。上条从头以下不得汗，其势重，此条从腰以下不得汗，其势较轻。足下恶风者，见阳邪在下也；小便不得，见阳邪闭拒阴窍也，与不得汗正同。所以大便亦硬，益见前之下利为火势急奔，火势衰灭则利止也。反呕

---

① 之：底本"之"后原有二"的"字，据锦章书局本改。

② 但：底本作"俱"，据锦章书局本改。

③ 且：底本作"旦"，据锦章书局本改。

者，邪欲从上越也；欲失溲者，邪欲从阴出也，皆余邪欲散之征。胃火既减，小便当数复不数，则津液可回，及至津回肠润，则久积之大便必尽出，大便出多，则小便之当数者始数矣。肠胃之间，邪热既散而不持，则腰以下之得汗并可知矣。得汗则阴分之阳邪尽从外解，然后身半以下之阴气得上而反头痛，身半以上之阳气得下而反足心热，欲解之候尚且如此，火邪助虐为何如哉！

"太阳病，以火熏之不得汗，其人必躁，到经不解必清血，名为火邪（清圊同）。"

火邪入胃，胃中多水液者，必奔迫下利，若胃中少津液之人，复受火邪，则必加烦扰不宁，由是深入血室而为圊血也。盖阳邪不解，得以袭入阴中，动其阴血，倘阳邪不尽，其圊血必无止期，故申之曰火邪，示人以治火邪而不治其血也。

"微数之脉，慎不可灸，因火为邪，则为烦逆，追虚逐实，血散脉中，火气虽微，内攻有力，焦骨伤筋，血难复也。"

脉微而数，阴虚多热之征也。此而灸之，则虚者益虚，热者益热，不至伤残不止耳。

"烧针令其汗，针处被寒，核起而赤者，必发奔豚，气从少腹上冲心者，灸其核上各一壮，与桂枝加桂汤，更加桂二两。"

奔豚者，肾邪也。北方肾邪，惟桂能伐，所以用桂三倍加入桂枝汤中，以外解风邪，内泄阴气也。

"形作伤寒，其脉不弦紧而弱，弱者必渴，被火者必谵语，弱者发热，脉浮解之，当汗出愈。"

形作伤寒，东垣所谓：劳力感寒是也。以其人本虚，故脉不弦紧而弱，渴者津液本少，不能胜邪也。被火者谵语，火

气伤阴，阳神悖乱也。弱者发热，更伤阴血也。被火后脉不数疾而反浮，知邪未入里，犹宜微汗以和表，则火邪亦得外散矣。设见数疾，当兼分利渗泄，具见言外。

"太阳伤寒者，加温针必惊也。"

温针攻寒，营血得之，更增其热，营气通于心，引热邪上逼神明，必致惊惶神乱也。

"脉浮宜以汗解，用火灸之，邪无从出，因火而盛，病从腰以下重而痹，名火逆也。"

外邪挟火势上逆，而不下通阴分，故重而痹。

"脉浮，热甚，反灸之，此为实，实以虚治，因火而动，必咽燥唾血。"

热甚为表实，反以火助其热，热剧迫血上行，故咽燥唾血也。

"伤寒脉浮，医以火迫劫之，亡阳必惊狂，起卧不安者，桂枝去芍药加蜀漆龙骨牡蛎救逆汤主之。"

火迫惊狂，起卧不安者，火邪干心，神明散乱也。夫神散正欲其收，何桂枝方中反去芍药，而增蜀漆、龙骨、牡蛎耶？盖阳神散乱，当求之于阳，桂枝汤阳药也，然必去芍药之阴重，始得疾达阳位。加蜀漆之性最急者，以迅扫其阴中之邪，更加龙骨、牡蛎以镇固阴中之怯也。

"火逆下之，因烧针烦躁者，桂枝甘草龙骨牡蛎汤主之。"

此证误而又误。虽无惊狂等证，然烦躁则外邪未尽之候，亦真阳欲亡之机，故用桂枝以解其外，龙骨、牡蛎以安其内，不用蜀漆者，阴中火邪至于逆乱，无取急迫以滋扰害也。

"营气微者，加烧针则血流，不行，更发热而躁烦也。"

营虚之人，即有寒伤营、营卫俱伤

证，并宜小建中和之，慎不得用麻黄、青龙发汗，汗剂尚不可用，况烧针乎？设误用烧针劫汗，则血得火邪，必随外至卫分，故曰加烧针则血流。少顷热并于卫，不能内荣，故曰不行。所以卫愈旺而营愈衰，更加发热躁烦，势所必至也。

或问火逆何不分营卫？以火为阳邪，必伤阴血，治此者，但当救阴为主，不必问其风寒营卫也。

阳明上篇

阳明大意在经腑之别。而在经者尚属表证，虽有中风能食，伤寒不能食之分，然邪既犯中焦，则又不必辨其风寒营卫，但须以太阳证未尽，自汗脉缓者，可用桂枝汤，无汗脉浮者，可用麻黄汤；少阳证渐见，潮热，脉弦浮大而短气，腹满者，可用大小柴胡，分提表里之邪；必头项强几几脉长而大者，可用葛根汤大开肌肉以汗之，故以经证另自为篇。其腑证虽有三阳明之辨，而所重尤在能食为胃强，不能食为胃衰。大都能食者皆可攻下，但有缓急之殊。惟是胃弱不能食者，乃有挟虚寒，挟热结之不同。虚寒则自利，发黄，呕哕而脉迟，当用理中、四逆；热结则腹满，谵语，不大便而脉涩，当用蜜煎、胆导，不可拘于腑病为阳，概用寒下而禁用温剂也。

"阳明病，若能食名中风，不能食名中寒。"

风为阳，阳能消谷，故能食；寒为阴，阴不能消谷，故不能食。盖邪入阳明，已至中焦营卫交会之处，浑然一气，似难分辨，惟能食不能食差有据耳。

"伤寒三日，阳明脉大。"

阳明气血俱多，故其脉长而大。

"脉浮大，应发汗，医反下之，此为大逆。"

"阳明病，脉迟，汗出多，微恶寒者，表未解也，可发汗，宜桂枝汤。"

"阳明病，脉浮，无汗而喘者，发汗则愈，宜麻黄汤。"

此二条言太阳之邪初入阳明，未离太阳。故仍用桂枝汤解肌，则风邪仍从卫分而出；用麻黄汤发汗，则寒邪仍从营分而出矣。阳明营卫难辨，辨之全藉于脉证：风邪之脉传至阳明，自汗已多，则缓去而迟在；寒邪之脉传至阳明，发热已甚，则紧去而浮在，此皆邪气在经之征。若传入于腑，则迟者必数，浮者必实矣。设不数不实，定为胃虚不胜攻下之证也。

"阳明病，但头眩，不恶寒，故能食而咳，其人必咽痛，若不咳者，咽不痛。"

此胃热协风邪上攻之证，以风主运动故也。风邪攻胃，胃气上逆则咳，咽门者胃之系，咳甚则咽伤，故必咽痛，宜茯苓桂枝白术甘草汤以散风邪，祛胃湿。若胃气不逆则不咳，咽亦不痛也。

"阳明病，法多汗，反无汗，其身如虫行皮中状者，此以久虚故也。"

此胃热协寒邪郁于皮肤之证也。言久虚者，明所以不能透出肌表之故，宜用桂枝二越婢一汤主之。非谓当用补也。

"阳明病，反无汗而小便利，二三日呕而咳，手足厥者，必苦头痛。若不咳，不呕，手足不厥者，头不痛。"

阳明无汗呕咳，手足厥者，得之营卫俱伤，而邪热入深也。然小便利，则邪热不在内而在外，不在下而在上，故知必苦头痛，仍宜小青龙主之。若不呕，不咳，不厥而小便利者，邪热必顺水道而出，岂有逆攻巅顶之理哉？

"阳明病，口燥，但欲漱水，不欲咽者，此必衄。"

漱水不欲咽，知邪入血分，血为阴，

故不能消水也。阳明之脉起于鼻，血得热而妄行，必由清道出也。

"脉浮，发热，口干鼻燥，能食者则衄。"

能食知邪不在里而在经，故必衄。

"阳明病，脉浮而紧者，必潮热，发作有时，但浮者必盗汗出。"

脉浮紧而潮热者，太阳寒邪欲入阳明之腑而未入也。邪虽未入，而潮热之证预形矣。脉但浮而盗汗出者，太阳风邪将传少阳之经而未传也，经虽未传而盗汗之证先见矣。盖少阳气血俱少，本不主汗，以其邪热在里，薰蒸阳明，而阳明肉腠自固，故不得出，乘合目时，脾气不运，肉腠疏豁，则邪热得以透出，所以盗汗虽为少阳证，而实不外乎阳明也。

"阳明中风，脉弦浮大而短气，腹都满，胁下及心痛，久按之气不通，鼻干，不得汗，嗜卧，一身及面目悉黄，小便难，有潮热，时时哕，耳前后肿，刺之小差，外不解，病过十日，脉续浮者，与小柴胡汤，脉但浮无余证者，与麻黄汤，若不尿，腹满加哕者不治。"

此条阳明中风之证居七八，而中寒之证亦居二三。观本文不得汗及用麻黄汤，其义自见也。然此一证为阳明第一重证，以太阳之脉证既未罢，而少阳之脉证亦兼见，是阳明所主之位，前后皆邪，不能传散故也。夫伤寒之诀，起先惟恐传经，经传则变生，表邪传里，消烁津气也。其后惟恐不传经，不传经则势笃，虚不能传，邪无从泄也。仲景于此段中，特挈不传之妙理，千古无人看出，总不识其所言者为何事？讵知脉弦浮大而气反短，连腹都满者，邪不传也。胁下及心痛，乃至久按之气不通者，邪不传也。鼻干、不得汗、嗜卧，表里俱困，乃至一身及面目悉黄者，邪不传也。小便难，有潮热，时时哕，胃

热炽盛，上下道穷，邪不传也。耳前后肿，刺之小差者，内邪不传，乃致外挟其血亦不散，但其肿小差也。外不解，过经十日，留连极矣。所谓万物所归，无所复传者，原为美事，孰知病邪归之而不传，反成如此危候耶！要知阳明之邪来自太阳，去自少阳，所以脉续浮者，与小柴胡汤，推其邪使速往少阳去路也。脉但浮无余证者，与麻黄汤，推其邪使速还太阳来路也。若不尿腹满，则胃邪内壅不下行矣，而更加哕，胃气将竭，愈逆上矣，再有何法可以驱其邪而使之传耶？不然岂有十余日后无故张皇，反用麻黄之理哉？

"食谷欲呕者，属阳明也，吴茱萸汤主之。得汤反剧者，属上焦也。"

此条辨呕有太阳，亦有阳明，本自不同。若食谷欲呕，则属胃寒，与太阳恶寒呕逆之热证相反，正恐误以寒药治呕也。然服吴茱萸汤转剧者，仍属太阳热邪，而非胃寒明矣。

"伤寒呕多，虽有阳明证，不可攻之。"

呕多为邪在上焦，总有阳明证，戒不可攻，攻之必邪气乘虚内犯也。设有少阳证兼见，亦当从和解例，断不可行攻下法也。

"夫病阳多者热，下之则硬。"

阳热证多，即有阳明证见，亦属经证，不可下也。不当下而误下之，则阳邪乘虚内陷，不作结胸则为痞硬也。

"无阳阴强，大便硬者，下之必清谷腹满。"

无阳阴强，言其人津液内亡，胃中阳气空虚，阴邪上逆，所以痞满不食，此与误下成痞同意。若因其痞而复下之，必致便利清谷而腹满也。少阴中风，腹满不食，误下亦有此证，然阳明无阳阴强误下而清谷腹满，可用泻心汤例治。若少阴中

风误下而清谷腹满者，即用四逆汤，恐亦不能挽回也。

以上俱阳明经证。

"阳明病欲解时，从申至戌上。"

上条阳明经证自解候。

阳 明 下 篇

"问曰：病有太阳阳明，有正阳阳明，有少阳阳明，何谓也？答曰：太阳阳明者，脾约是也；正阳阳明者，胃家实是也；少阳阳明者，发汗利小便已，胃中燥，烦实大便难是也。"

脾约者，其人津液素槁，邪热在太阳时大便即难是也。太阳阳明者，太阳经邪热不俟入阳明经而便入胃腑也；正阳阳明者，经邪传腑，表邪并里，故云胃家实也；少阳阳明者，发汗利小便已，胃中燥，烦实大便难，津液耗竭也。尚论以阳明经传少阳经，即为少阳阳明，非也。若经邪传经，则胃中未必便燥而大便难。如果阳明经传少阳证，即当言阳明少阳，不得谓之少阳阳明矣。

"阳明之为病，胃家实也。"

"问曰：何缘得阳明病？答曰：太阳病发汗，若下，若利小便，此亡津液，胃中干燥，因转属阳明，不更衣，内实大便难者，此名阳明也。"

"问曰：阳明病外证云何？答曰：身热，汗自出，不恶寒，反恶热也。"

"问曰：病有得之一日不恶寒而发热者，何也？答曰：虽得之一日恶寒将自罢，即自汗出而恶热也。"

"问曰：恶寒何故自罢？答曰：阳明居中土也，万物所归，无所复传，始虽恶寒，二日自止，此为阳明病也。"

"本太阳初得病时发其汗，汗先出不彻，因转属阳明也。"

"伤寒，发热，无汗，呕不能食，而反汗出濈濈然者，是转属阳明也。"

"伤寒转系阳明者，其人濈然微汗出也。"

既濈然汗出，则热除呕止可知。

"脉阳微而汗出少者，为自和也。汗出多者，为太过。阳脉实，因发其汗，出多者亦为太过。太过为阳绝于里，亡津液，大便因硬也。"

中风之脉轻微而缓者，为风邪本微，汗出少而不为过也。伤寒之脉已至于实，即将去太阳而成可下之证矣。况过发其汗，宁无亡津液，大便因硬，致传阳明之证乎？

以上统论阳明腑证传受。

"阳明中风，口苦，咽干，腹满微喘，发热恶寒，脉浮而紧，若下之，则腹满小便难也。"

此虽曰阳明中风，而证俱见伤寒太阳未除之候，但以腹满一端，知认为热入阳明，然终与大实大满不同。若误下，则邪愈陷而腹愈满矣。小便难者，亡津液也。

"阳明病，脉迟，食难用饱，饱则微烦，头眩，必小便难，此欲作谷瘅。虽下之，腹满如故，所以然者，脉迟故也。"

脉迟则表证将除，然得食而微烦，仍是外邪助其内热也。头眩者，风邪上攻也；小便难者，湿郁水道也。水谷之湿得热蒸而遍身发黄，下之腹满如故，盖腹满已是邪陷，脉迟则胃不实，徒下其糟粕，病既不除，而反害之耳。夫阳明证本当下，阳明而至腹痛，尤当急下，独此一证下之腹满必如故者，缘脉迟则胃气空虚，津液不充，其满不过虚热内壅，非结热当下之比也。可见脉迟胃虚，下之无益，则发汗利小便之法，用之无益，惟当用和法，如甘草干姜汤先温其中，然后少与调胃微和胃气是也。

"阳明病若中寒，不能食，小便不利，手足濈然汗出，此欲作固瘕，必大便初硬后溏，所以然者，以胃中冷，水谷不别故也。"

溏泄久而不止，则曰固瘕，言如癥瘕固结不散也。

"阳明病，欲食，小便反不利，大便自调，其人骨节疼，翕翕如有热状，奄然发狂，濈然汗出而解者，此水不胜谷气，与汗共并，脉紧则愈。"

其人骨节疼，湿胜也；翕然如有热状，热胜也。湿热相交，乃忽然发狂。濈然汗出而解者，以其人能食，胃气有权，能驱阳明之水与热，故水热不能胜，与汗共并而出也。脉紧则愈者，以先前失汗，所以脉紧未去，今幸胃气强盛，所以得肌腠开，濈然大汗而解，则脉之紧亦自和也。

"阳明病，不能食，攻其热必哕，所以然者，胃中虚冷故也。以其人本虚，故攻其热必哕。（哕，于月切）"

"脉浮而迟，表热里寒，下利清谷者，四逆汤主之。若胃中虚冷，不能食者，饮水则哕。"

表热里寒，法当先救其里，太阳经中已用四逆汤，其在阳明，更可知矣。此条比前条虚寒更甚，故不但攻其热必哕，即饮水亦哕矣。

此五条，一云食难用饱；一云欲食，似乎指中风而言；一云中寒不能食，及后二条，又明指中寒而言，所以后人拘执其说，而误为注释也。不知此五条辨胃气之强弱，非辨外邪也。故五证中，惟水不胜谷气，脉紧则愈一证为胃气胜，其四条俱是脉迟胃冷，反为水热所胜之证。夫伤寒皆热证也，而其人胃中虚冷者，又未可一例而推。盖胃既虚冷，则水谷混然无别，热邪传入必不能遽变为实也。胃不实，则

不可下，即下之而水热不去，徒令胃气垂绝而哕也。仲景一一挈出，而于下利清谷一证，主以四逆汤，其有较轻者，宜主以温胃，更不待言矣。胃气素虚之人，外邪入之，必转增其热，胃热故膀胱亦热，气化不行，小便因之不利，则尽注大肠而为洞泄下利清谷也。小便不利，乘胃热而渗于脾，则四肢先见色黄，乃至遍身发黄，而成谷瘅也。手足濈然得汗，则脾中之湿热行，而色黄谷瘅可免，但汗从手足而出，水谷之气未得遍泄于周身，不过少分大肠奔迫之势，故不为洞泄而为瘕泄耳。无病之人小便不行，尚渍为他病，况伤寒极赤极热之小便停蓄不行，能无此三种之变乎？

"伤寒大吐大下之，极虚复极汗出者，以其人外气怫郁，复与之水，以发其汗，因得哕，所以然者，胃中寒冷故也。"

"伤寒，哕而腹满，视其前后，知何部不利，利之则愈。"

一为胃气虚寒，一为胃中实热，不可不辨。虚寒者温之，四逆、理中是也；实热者利之，承气、五苓是也。二条旧在厥阴末，今入此。

"得病六七日，脉迟浮弱，恶风寒，手足温，医二三下之，不能食而胁下满痛，面目及身黄，颈项强，小便难者，与柴胡汤，后必下重，本渴而饮水呕者，柴胡汤不中与也。食谷者哕。"

六七日无大热，手足温，邪气将入于里也。以脉迟浮弱，故尚留连肌表，恶风未除，反二三下之，致太阳之邪内陷，胃气虚寒不能食，胁下满痛，似痞非痞，面目及身黄，颈项强，小便难者，上下寒饮停结也，止宜五苓散解利，若认少阳，又与柴胡寒剂，必下重呕哕，皆亡津液，胃寒之征也。

"病人脉数，数为热，当消谷引食，而反吐者，此以发汗令阳气微，膈内虚，脉乃数也。数为客热，不能消谷，以胃中虚冷，故吐也。"

凡脉阳盛则数，阴盛则迟。其人阳气既微，何得脉反数？脉既数，何得胃反冷？此不可不求其故也。盖脉之数，由于误用辛温发散而遗其客热；胃之冷，由于阳气不足而生其内寒也。医见其脉数，反以寒剂泻其无过，必致上下之阳俱损，其后脉从阴而变为弦，胃气无余，变为反胃也。

"阳明病，发热汗出，此为热越，不能发黄也。但头汗出，身无汗，齐颈而还，小便不利，渴引水浆者，此为瘀热在里，身必发黄，茵陈蒿汤主之。"

瘀热在里而用茵陈蒿汤，与太阳寒湿，身黄如橘者同义。然彼因腹微满，此因渴饮水浆，所以用大黄佐茵陈驱热利湿也。

"阳明病，面合赤色，不可攻之，攻之必发热，身黄，小便不利也。"

下虚之人，才感外邪，则挟虚火而面色通红，在太阳时即不可妄用发汗，况在阳明可妄下乎？总由真阳素虚，无根之火随表药之性上升，即咽干，烦躁，足冷，随里药之性下降，则发热，身黄，小便不利也。

"阳明病，无汗，小便不利，心中懊恼者，身必发黄。"

外不得汗，下不得溺，而热郁胸中不得泄，势必蒸身为黄也。

"阳明病被火，额上微汗出，小便不利者，必发黄。"

合四条观之，阳明病湿停热郁而烦渴有加，势必发黄。然汗出热从外越则黄可免。小便多热从下泄，则黄可免。若误下之，其热邪愈陷，津液愈伤，而汗与小便愈不可得矣。误火之，则热邪愈炽，津液

上奔，额虽微汗，而周身之汗，与小便愈不得矣。发黄之变，安能免乎？发黄与前谷瘅本同一证，但彼因脉迟胃冷而得，则与固瘕及哕同源异派。

"阳明病，下血谵语者，此为热入血室，但头汗出者，刺期门，随其实而泻之，濈然汗出则愈。"

妇人经水适来适断，则邪热乘之而入于血室。男子阳明经下血而谵语者，亦为热入血室，总是邪热乘虚而入也。尝见大吐血后，停食感寒发热，至夜谵语者，亦以热入血室治之而愈，《明理论》曰：冲是血室，妇人则随经而入，男子由阳明而入也。

"阳明病，其人善忘者，必有蓄血，所以然者，本有久瘀血，故令善忘，屎虽硬，大便反易，其色必黑，宜抵当汤主之。"

太阳热结膀胱，轻者如狂，桃核承气汤，重则发狂，用抵当汤。此阳明善忘之证，本差减于如狂，乃用抵当汤峻攻之者，以阳明多血，阳明之血结，则较太阳为难动故也。按大便色黑，虽曰瘀血，而热邪燥结之色未尝不黑也，但瘀血则粘黑如漆，燥结则晦黑如煤，此为明辨也。

"病人无表里证，发热七八日，虽脉浮数者，可下之。假令已下，脉数不解，令热则消谷善饥，至六七日不大便者，有瘀血，宜抵当汤。若脉数不解，而下不止，必协热而便脓血也。"

病虽七八日，尚发热，脉浮数，仍属太阳表证，因误下引邪内入，所以脉数不解，内外合邪，而见消谷善食，谷入既多，反至六七日不大便，且不烦渴，是知其证非气结，而为血结，以其表证误下，尚兼太阳随经之热未尽，故以抵当为至当也。若脉数不解而下利不止，乃对假令已下，脉数不解五句之文。见已下，脉数不

解，六七日不大便，则宜抵当；若下利不止，又当随其下血不下血而异治。倘血分之热邪不除，必协热而便脓血也。详此条系仲景揣度庸工之设辞，意谓治病无问表里证，但发热至七八日，虽脉浮数意谓皆可下之，谓其日数既久，邪气已入于腑，可下而已，非实谓此证有可下也。仲景立法之至圣，断无脉浮发热，表证表脉，而教人可下之理。尚论以为七八日为时既久，势不得不用下法，殊觉昧昧。

"太阳病，寸缓关浮尺弱，其人发热汗出，复恶寒，不呕，但心下痞者，此以医下之也。如其未下者，病人不恶寒而渴，此转属阳明也。盖小便数者大便必硬，不更衣，十日无所苦也。渴欲饮水，少少与之，但以法救之，渴者宜五苓散。"

寸缓关浮尺弱，发热汗出，复恶寒，纯是太阳中风未罢之证。设非误下，何得心下痞结耶？如不误下，则心下亦不痞，而太阳证必渐传经，乃至不恶寒而渴，邪入阳明审矣。然阳明津液既随湿热偏渗于小便，则大肠失其润，而大便之硬与肠中结热自是不同，所以旬日不更衣，亦无所苦也。以法救之，去其湿热，救其津液，言与水及用五苓法也。今世用五苓，但知水谷偏注于大肠，用之利水而止泄，至于津液偏渗于小便，用之消渴而回津者，非仲景不能也。更衣，言易衣而如厕也。

"病人烦热，汗出则解，又如疟状，日晡所发热者，属阳明也。脉实者宜下之，脉浮虚者宜发汗，下之与承气汤，发汗宜桂枝汤。"

病人得汗后烦热解，以太阳经之邪将尽未尽，其人复如疟状，日晡时发热，则邪入阳明审矣。发热即潮热，乃阳明之本候也。然虽已入阳明，尚恐未离太阳，故必重辨其脉，脉实者，方为阳明腑证，宜

下之。若脉浮虚者，仍是阳明而兼太阳经证，更宜汗而不宜下矣。

"阳明病，心下硬满者，不可攻之，攻之利遂不止者死。利止者愈。"

心下硬满，邪聚阳明气分，证兼太阳也，故不可攻。攻之利不止，则邪气未尽，真气先脱，故死。利止则邪气去，而正气犹存，故愈也。

"脉浮而大，心下反硬，有热属脏者攻之，不令发汗。"

伤寒以脉浮为表证，胸满为阳邪，此脉浮为热气内蒸达表，必五六日后脉反浮大，要非初病表证脉浮之比，心下硬为燥结逆攻，必先腹胀，而后变心下硬，亦非初病阳邪上结之比。故仲景特申之曰：有热属脏，言内有实热燥屎逆攻脾脏也。且戒之曰不令发汗，急当攻之，此所谓凭证不凭脉也。

"属腑者，不令溲数，溲数则大便硬，汗多则热愈，汗少则便难，脉迟尚未可攻。"邪入阳明之腑，必自汗，小便多，以其实热内结，津液旁渗也。是以仲景有阳明病，汗多禁利小便之戒。此热邪虽入阳明，而未作里实，犹宜和解，如小柴胡热服亦能出汗，汗多则邪从汗解而热愈，汗少则邪热内结而便难。若脉迟为热尚少，结未定硬，须俟脉数结定，然后攻之。二条旧在脉法篇中，今归此。

"太阳病三日，发汗不解，蒸蒸发热者，属胃也。调胃承气汤主之。"

本太阳中风，误用麻黄发汗，汗出过多，反伤胃中津液，所以不解。热邪乘虚内入，而为里热之证也。蒸蒸者，热势自内腾达于外也。惟热在胃，故用承气以调其胃，胃调则病涣然除矣。

"伤寒吐后，腹胀满者，与调胃承气汤。"

吐后腹满，则邪不在胸，其为里实可

知。但腹满而不痛，终属表邪入里，未实故不宜峻下，少与调胃承气和之可也。

"阳明病，不吐，不下，必烦者，可与调胃承气汤。"

胃气及津液既不由吐下而伤，则心烦明系胃中热炽，故可与调胃承气以安胃而全津液也。可与者，欲人临病裁酌，不可竟行攻击也。

"太阳病，过经十余日，心下温温欲吐而胸中痛，大便反溏，腹微满，郁郁微烦，先此时自极吐下者，与调胃承气汤。若不尔者，不可与。但欲呕，胸中痛，微溏者，此非柴胡证而呕，故知极吐下也。"

太阳病，过经十余日，心下温温欲吐而不吐，其人胸中痛大便反溏，腹微满，郁郁微烦者，此有二辨：若曾经大吐大下，是胃气受伤，邪乘虚入，故用调胃承气之法；若未极吐下，但欲呕不呕，胸中痛，微溏者，是痛非吐所伤，溏非攻所致，调胃之法不可用矣。岂但调胃不可用，即柴胡亦不可用矣。以邪尚在太阳高位，徒治阳明少阳，而邪不服耳。解太阳之邪，仲景言之已悉，故此但示其意也。若此人欲呕，则是为吐下所伤而致，又不在太阳矣。

"伤寒十三日不解，过经谵语者，以有热也，当以汤下之。若小便利者，大便当硬，而反下利，脉调和者，知医以圆药下之，非其治也。若自下利者，脉当微厥，今反和者，此为内实也，调胃承气汤主之。"

此条原无表证，虽圆药误下，其脉仍和，即为内实也。按仲景下法，屡以用圆药为戒，惟治脾约之麻仁丸一条，因其人平素津枯肠结，故虽邪在太阳，即用丸之缓下润其肠，使外邪不因峻攻而内陷。若俟阳明腑实而下，恐无救于津液也。

"阳明病，下之，其外有热，手足温，不结胸，心中懊憹，饥不能食，但头汗出者，栀子豉汤主之。"

此湿热上攻之证，下之而外有热。手足温，不结胸，则外邪原不甚重。若其人头出汗者，亦是胸中郁热上蒸所致，宜因其高而扬之，用栀子豉汤以撤其热，则阳得以下通于阴，而周身漐然汗出解矣。

"趺阳脉浮而涩，浮则胃气强，涩则小便数，浮涩相搏，大便则难，其脾为约，麻仁丸主之。"

成注谓胃强脾弱，脾不为胃行其津液，大谬。若果脾弱，即当补矣，何为麻仁丸中反加大黄、厚朴、枳实乎？仲景言胃强，原未言脾弱，况其所谓胃强，正是因脾之强而强。盖约者，省约也，脾气过强，将三五日胃中所受之谷，省约为一二弹丸而出，全是脾土过燥，至令胃中之津液日渐干枯，所以大便为难也。设脾气弱，即当便泄矣，岂有反难之理乎？相传谓脾约不能约束胃中之水，何以反能约束胃中之谷耶？在阳明例中，凡宜攻下者，惟恐邪未入胃，大便弗硬，又恐初硬后溏，不可妄攻。若欲攻之，先与小承气汤，试其转失气者，方可攻，皆是虑夫脾气之弱，故尔踌躇也。若夫脾约一证，在太阳已当下矣，更何待阳明耶！

"脉浮而芤，浮为阳，芤为阴，浮芤相搏，胃气生热，其阳则绝。"

此言脾约当下不下，则浮涩转为浮芤，津液竭而难下矣。其阳则绝，即阳绝于里，亡津液之互辞。赵以德云：胃中阳热亢甚，脾无阴气以和之，孤阳无偶，不至燔灼竭绝不止耳。

以上太阳阳明腑证。

"阳明病，潮热，大便微硬者，可与大承气汤，不硬者，不可与之。若不大便六七日，恐有燥屎，欲知之法，少与小承气汤，汤入腹中，转矢气者，此有燥屎，乃可攻之。若不转矢气者，此但初头硬，后必溏，不可攻之，攻之必胀满，不能食也。欲饮水者，与水则哕，其后发热者，必大便复硬而少也。以小承气汤和之，不转矢气者，慎不可攻也。"

腹中之气，得攻药不为转动，则属虚寒，所以误攻而证变胀满，不能食及哕也。攻后重复发热，大便因可得硬，但为时未久，必不多耳，仍用小承气汤和之，若腹中气仍不转，则不但大承气大差，即小承气亦小差矣。

"阳明病，脉迟，虽汗出不恶寒者，其身必重，短气，腹满而喘，有潮热者，此外欲解，可攻里也。手足濈然而汗出者，此大便已硬也。大承气汤主之。若汗多，微发热，恶寒者，外未解也，其热不潮，未可与承气汤。若腹大满不通者，可与小承气汤，微和胃气，勿令大泄下。"

仲景既言脉迟尚未可攻，而此证首言脉迟，复言可攻者，何也？夫所谓脉迟尚未可攻者，以腹中热尚未甚，燥结未定，故尚未宜攻下，攻之必胀满不食，而变结胸痞满等证，须俟脉实结定后，方可攻之。此条虽云脉迟，而按之必实，且其证一一尽显胃实，故当攻下无疑。若以脉迟妨碍一切下证，则大陷胸之下证最急者，亦将因循缩手待毙乎？

"阳明病，谵语，发潮热，脉滑而疾者，小承气汤主之。因与承气汤一升，腹中转矢气者，更服一升，若不转矢气者，勿更与之。明日不大便，脉反微涩者，里虚也，为难治，不可更与承气汤也。"

前条虽脉迟，以有腹满，短气，所以不得不下，且不容缓。此条脉滑而疾，即有谵语，潮热，而无喘满实证，止宜小承气下之，下之而脉反微涩，证变虚寒，故为难治。

"得病二三日，脉弱，无太阳、柴胡证，烦躁，心下硬，至四五日虽能食，以小承气汤少少与微和之，令小安，至六日与承气汤一升，若不大便，六七日小便少者，虽不能食，但初头硬后必溏，未定成硬，攻之必溏，须小便利，屎定硬，乃可攻之，宜大承气汤。"

无太阳、少阳证，则烦躁，心下硬，属正阳阳明之可下无疑矣。但其人脉弱，虽是能食，亦止宜小承气微和之，和之而当已觉小安，俟隔日再与小承气稍稍多进，总由脉弱，故尔踌躇也。至六七日，竟不大便，似乎胃实，乃小便复少，正恐胃弱而膀胱气化之源窒，转渗大肠，初硬后溏耳。所以小便利，屎定硬，乃可攻之。此段之能食不能食，全与辨风寒无涉。言能食者，不可以胃强而轻下；不能食者，不可以胃中有燥屎而轻下也。

"伤寒，若吐若下后不解，不大便五六日，上至十余日，日晡所发潮热，不恶寒，独语如见鬼状，若剧者，发则不识人，循衣摸床，惕而不安，微喘直视，脉弦者生，涩者死，微者但发热谵语，大承气汤主之。若一服利，止后服。"

按少阳阳明谵语脉短者死，盖阳明之脉本长，而反短者，为阴阳不附，故死也。此言脉弦者生，涩者死，盖弦为少阳之脉，虽木胜土，而土气未至于败极，犹能生养木气，故尚可生，涩则津液耗竭，血气尽亡，故死也。又土衰下奔，木邪难任，故弦为失，此便硬土实，故弦为生。

"汗出谵语者，以有燥屎在胃中，此为风也，须下之，过经乃可下，下之若早，语言必乱，以表虚里实故也。下之则愈，宜大承气汤。"

此条之文，似浅而实深，仲景惧人不解，已自为注脚，不识后人何故茫然。胃有燥屎本当用下，以谵语而兼汗出，知其风邪在胸，必俟过经下之，始不增扰，所以然者，风性善行数变，下之若早，徒引之走空窍，乱神明耳。然胃有燥屎，下之不为大误，其小误止在未辨证兼乎风，若此者，必再一大下，庶大肠空而风邪得以并出，故自愈。此通因通用之法，亦将差就错之法也。

"阳明病，谵语有潮热，反不能食者，胃中必有燥屎五六枚也，宜大承气下之。若能食者，但硬尔。"

"宜大承气汤下之"旧在"但硬尔"下，今正之。此以能食不能食辨燥结之微甚也。详仲景言，病人潮热谵语，皆胃中热盛所致，胃热则能消谷，今反不能食，此必热伤胃中津液，气化不能下行，燥屎逆攻于胃之故，故宜大承气汤急祛亢极之阳，以救垂绝之阴。若能食者，胃中气化自行，热邪原不为盛，津液不致大伤，大便虽硬而不久自行，不必用药反伤其气也。若以能食便硬而用承气，殊失仲景平昔顾虑津液之旨。

"阳明病，发热，汗出多者，急下之，宜大承气汤。"

汗多则津液外渗，加以发热，则津液尽随热势蒸腾于外，更无他法以止其汗，惟有急下引热势从大肠而出，庶津液不致尽越于外耳。

"阳明病下之，心中懊憹而烦，胃中有燥屎者可攻。腹微满，初头硬，后必溏，不可攻之。若有燥屎者，宜大承气汤。"

以小承气汤试其可下，而用大承气汤下之矣。若下后心中懊憹而烦，为病在气分不解，当察其所下多少，或结或溏，然后方可定其可下不可下。设先前所下，初硬后溏，虽腹微满，为表邪乘虚入里之征，不可便下，须俟结定，乃可攻之。若先前所下纯是燥屎，为下未尽，即当再与

大承气汤，以协济前药，急驱热邪，则烦满立解矣。

"病人不大便五六日，绕脐痛，烦躁，发作有时者，此有燥屎，故使不大便也。"

发作有时者，邪热攻击，燥屎上冲也，急宜大承气汤下之无疑。

"大下后六七日不大便，烦不解，腹满痛者，此有燥屎也，所以然者，本有宿食故也。宜大承气汤。"

大下后六七日重不大便，反加烦满腹痛，此先前所伤胃中宿食，因下后始得下，归大肠而复结也，当再攻之，则热邪与燥屎尽去，方得解散耳。

"病人小便不利，大便乍难乍易，时有微热，喘冒不能卧者，有燥屎也，宜大承气汤。"

时有微热，喘促昏冒不能卧，胃腑热邪内实也。以其人之膀胱素有蓄热，才病即小便不利，所以大便乍难乍易，津既渗入大肠，则膀胱愈涸，热邪愈固，故宜急下以救阴为务也。

"发汗不解，腹满痛者，急下之，宜大承气汤。"

发汗不解，反腹中满痛，则邪不在表而在里，惟有急下一法，庶满去而病自解也。

"腹满不减，减不足言，当下之，宜大承气汤。"

腹满时减，复如故，为虚满，当用温药。今虽稍减，而实未尝不满，故为减不足言，言满至十分，即减去一二分，不足杀其势也，当下无疑。

"伤寒六七日，目中不了了，睛不和，无表里证，大便难，身微热者，此为实也，急下之，宜大承气汤。"

此一条，辨证最微细。大便难，则非久秘，里证不急也；身微热，则非大热，

表证不急也，故曰无表里证。即此可验其热邪在中耳，热邪在中，亦不为急。但其人目中不了了，睛不和，则急矣。以阳明之脉络于目，阳明热甚，则土邪凌水，计惟急下以救阴为务也。

以上正阳阳明腑证。

"阳明病，本自汗出，医更重发汗，病已差，尚微烦不了了者，此大便必硬故也。以亡津液，胃中干燥，故令大便硬，当问其小便日几行。若本小便日三四行，今日再行，故知大便不久出。今为小便数少，以津液当还入胃中，故知不久必大便也。"

此因过汗伤津，虽微烦不大便，而无所苦，终非热邪固结之比。内既无热，水谷之余仍随胃气上蒸，营卫一和，津液自洇，况大肠小肠皆属于胃，燥则肠胃皆燥，润则源流俱润，所以小便今反数少，洇为津液还入胃中，大便不久自行无疑。

"太阳病，若吐，若下，若发汗，微烦，小便数，大便因硬者，与小承气汤和之愈。"

本太阳病，以吐下伤阴，故令微烦，小便数，大便因硬，皆邪渐入里之机，故少与小承气，微和胃气即愈。

"伤寒四五日，脉沉而喘满，沉为在里，而反发其汗，津液越出，大便为难，表虚里实，久则谵语。"

伤寒四五日，正热邪传里之时，况见脉沉喘满，里证已具，而反汗之，必致燥结谵语矣。盖燥结谵语，颇似大承气证，此以过汗伤津，而不致大实大满腹痛，止宜小承气为允当耳。

"阳明病，其人多汗，以津液外出，胃中燥，大便必硬，硬则谵语，小承气汤主之。若一服谵语止，更莫复服。"

多汗谵语，下证急矣。以其人汗出既多，津液外耗，故不宜大下，但当略与小承气汤，和其胃气，止其谵语而止，若过服反伤津液，后必复结也。

"发汗多，若重发汗者，亡其阳，谵语，脉短者死，脉自和者不死。"

此言太阳经得病时发汗不解，及传阳明，重发其汗，亡阳谵语之一证也。亡阳之人，神魂无主，而妄见妄闻，与热邪传心之候不同，况汗多则大邪必从汗解，正虑阳神飞越难返，故脉短则阴阳不附，脉和则阴阳未离，其死生但从脉定耳。其脉既短，安问药之所长[①] 哉！

"夫实则谵语，虚则郑声。郑声，重语也。"

重语者，字语重叠，不能转出下语，真气夺之征也。

"直视，谵语，喘满者死，下利者亦死。"

谵语者，心火亢极，加以直视，则肾水垂绝，心火无制，故主死。喘满者，邪乘阳位而上争，气从上脱，故主死。下利者，邪聚阴位而下夺，气从下脱，亦死也。设谵语内实，下旁流清水者，又不可误认死证也。

"伤寒后，脉沉，沉者内实也，下解之，宜大柴胡汤。"

详此条既曰伤寒后，必是传过三阳，因汗下太过伤其津液，所以脉沉而见内实证，然必其人脉虽沉实，而兼见弦紧，或大热虽去，时有微热不除，故主此汤，以尽少阳阳明内伏之余邪。设见沉实滑数，表证绝无者，又属承气证矣。

"脉双弦而迟者，必心下硬，脉大而紧者，阳中有阴也，可以下之，宜大柴胡汤。"

前条脉沉者宜下，则以大柴胡解之，此条上言脉双弦而迟，为寒饮内结，次言

---

① 长：锦章书局本作"畏"。

脉大而紧，为寒邪留伏，皆阳中伏有阴邪，并可以下，合用大柴胡无疑。不言当下，而曰可以下之，不言主之，而曰宜者，以双弦而迟，似乎寒证，至大而紧，又与浮紧不殊，以其心下硬，故云可下，与脉浮而大，心下反硬，有热属脏者攻之同例。世本俱作"宜大承气汤"，传写之误也。大柴胡方中有半夏、生姜之辛温，以涤饮散寒，故可以治阳中伏匿之阴邪，若大承气纯属苦寒，徒伐中土之冲和，则痞结下利之变，殆所必至也。

"阳明病，自汗出，若发汗，小便自利者，此为津液内竭，虽硬不可攻之，当须自欲大便，宜蜜煎导而通之。若土瓜根及大猪胆汁，皆可为导。"

凡系多汗伤津，及屡经汗下不解，或尺中脉迟弱，元气素虚人，当攻下而不可攻者，并宜导法。但须分津液枯者用蜜导，热邪盛者用胆导，湿热痰饮固结，姜汁、麻油浸栝蒌根导，惟下旁流水者，导之无益，非大承气峻攻不效，以实结在内而不在下也。至于阴结便秘者，宜于蜜导中加姜汁、生附子末，或削陈酱姜导之，此实补仲景之未逮也。

以上少阳阳明腑证。

"咽中闭塞不可下，下之则上轻下重，水浆不下，卧则欲蜷，身急痛，下利日数十行。"

言初病便咽干闭塞，以其人少阴之真阳素亏，故汗下俱禁，下之则显少阴虚寒，诸证蜂起也。

"诸外实者不可下，下之则发微热，亡脉厥者，当脐握热。"

诸外实者，为表热里寒，下之则表邪内陷，客于下焦，故脉伏不至，四肢厥逆，但当脐一片掣引，而烦热不宁也。

"诸虚者不可下，下之则大渴，求水者易愈，恶水者剧。"

诸虚下之为重虚，内竭津液，故令大渴，求水者阳气未竭，故易愈。

"脉数者不可下，下之则必烦，利不止。"

阳明之脉必浮大，若兼之以数，为邪气方炽，下之则热邪乘虚入里，故内烦而协热利也。

以上宿病禁下。

少　阳　篇

少阳证，统而言之，邪居表里之半，析而言之，亦有在经在腑之分。然其治总不越小柴胡随证加减为权衡，谓其能于本经中鼓舞胃气，升载其邪于上也。盖少阳为枢，职司开阖，而转运其枢者，全赖胃气充满，则开阖有权，其邪不敢内犯，胃气不振，则关钥废弛，邪得出入无禁矣。是少阳所主，宁不重在胃气乎？

"少阳之为病，口苦，咽干，目眩也。"

少阳热炽，故口苦，咽干，热聚于胸也；目眩者，木盛生风也。

"伤寒，脉弦细，头痛发热者，属少阳，少阳不可发汗，发汗则谵语，此属胃，胃和则愈，胃不和则烦而悸。"

"少阳中风，两耳无所闻，目赤，胸中满而烦者，不可吐下，吐下则悸而惊。"

少阳伤寒禁发汗，少阳中风禁吐下，二义互举，其旨益严。盖伤寒之头痛发热宜于发汗者，尚不可汗，则中风之不可汗不待言矣。伤风之胸满而烦，痰饮上逆，似可吐下者，尚不可吐下，则伤寒之不可吐下更不待言矣。头痛发热，为太阳伤寒之候，以其脉不浮紧而弦细，故知邪入少阳之界矣。脉弦细者，邪欲入里，其在胃中之津液必为热耗，重复发汗而驱其津液外出，安得不谵语乎？胃和者，邪散而津回也，不和者，津枯而饮结，所以烦而悸也。胸满而烦，无形之风与有质之饮结于胸际，故非吐下所能出，徒取烦悸而已。少阳主治，全重在阳明，故云此属胃，胃和则愈，乃少阳一经之要领也。

"伤寒三日，三阳为尽，三阴当受邪，其人反能食而不呕，此为三阴不受邪也。"

"伤寒三日，少阳脉小者，欲已也。"

能食不呕，与胃和则愈互义。脉不弦大，邪微欲解之先征。

"伤寒四五日，身热恶风，颈项强，胁下满，手足温而渴者，小柴胡汤主之。"

身热恶风，太阳证也；颈项强，太阳兼阳明证也；胁下满，少阳证也。本当从三阳合并病之例而用表法，但其手足温而加渴，外邪辐凑于少阳，而向里之机已著，倘更用辛甘发散之法，是重增其热而大耗其津也。故从小柴胡之和法，则阳邪自罢，而阴津不伤，一举而两得之矣。

"伤寒，阳脉涩，阴脉弦，法当腹中急痛，先与小建中汤，不差者，与小柴胡汤主之。"

阳脉涩，阴脉弦，浑似在里之阴寒，所以腹中急痛，腹中急痛，则阴阳乖于中，而脾气不建矣。故以小建中之缓而和其急，腹痛止而脉不弦涩矣。若不差，则弦为少阳之本脉，而涩乃汗出不彻，腹痛乃邪传太阴之候，则用小柴胡以和阴阳，而升举其阴分之邪，为的当无疑矣。

"伤寒五六日，中风，往来寒热，胸胁苦满，默默不欲饮食，心烦喜呕，或胸中烦而不呕，或渴，或腹中痛，或胁下痞硬，或心下悸，小便不利，或不渴，身有微热，或咳者，与小柴胡汤主之。"

少阳主半表半里之间，其邪入而并于阴则寒，出而并于阳则热，往来寒热无常

期也。风寒之外邪，挟身中有形之痰，结聚于少阳之本位，所以胸胁满也。胸胁既满，胃中之水谷亦不消，所以默默不欲食，即昏昏之意，非静默也。心烦者，邪在胸胁逼处心间也。或呕或不呕，或渴或不渴，诸多见证，各随人之气体，不尽同也，然总以小柴胡和法为主治，而各随见证以加减之耳。本方以柴胡为少阳一经之向导，专主往来寒热，谓其能升提风木之气也；黄芩苦而不沉，黄中带青，有去风热之专功，谓其能解散风木之邪也；半夏力能涤饮，胆为清净之腑，病则不能行清净之令，致寒饮沃于内，热邪淫于外，非此迅扫涎沫，则胆终不温，表终不解也；其用人参、甘草补中者，以少阳气血皆薄，全赖土膏资养，则木气始得发荣，即是胃和则愈之意；用姜枣和胃者，不过使半表之邪仍从肌表而散也。独怪后世用小柴胡，一概除去人参，加入耗气之药，此岂仲景立方本意哉？

"伤寒中风，有柴胡证，但见一证便是，不必悉具。若胸中烦而不呕，去半夏、人参，加栝蒌实一枚；若渴者，去半夏加人参，合前成四两半，栝蒌根四两；若腹中痛者，去黄芩，加芍药三两；若胁下痞硬，去大枣，加牡蛎四两；若心下悸，小便不利者，去黄芩，加茯苓四两；若不渴，外有微热者，去人参，加桂三两，温覆取微汗愈；若咳者，去人参、大枣、生姜，加五味子半升、干姜二两。"

胸为阳分，烦为阳邪，以阳邪留薄于胸中，故去半夏、人参之助阳，而加栝蒌实以涤饮除烦也。渴为津液受伤，故去半夏之辛燥，而用栝蒌根之清润，加用人参之甘以益津也。腹中痛者，为阳邪攻阴，以黄芩能伤胃中清阳之气，故去之；芍药专主阳邪传阴，为阴中伐木之要药，故滞下，亦咸用之。设阴寒腹痛自利，又为切

禁也。胁下痞硬，为饮结于少阳部分，故去大枣之甘壅，而加牡蛎以软坚逐邪为务也。心下悸而小便不利，为水停心下，故去黄芩之苦寒助阴，而加茯苓以淡渗利水也。若不渴，外有微热者，知热邪未入于里，故去人参而加桂枝，温覆取微汗以解表也。若咳者为肺气受邪，故去参枣之益气，生姜之上气，而加干姜之辛散，兼五味之酸收，以散邪敛肺也。

"凡柴胡汤病证而下之，若柴胡证不罢者，复与柴胡汤，必蒸蒸而振，却发热汗出而解。"

下之而证不罢，复与柴胡以升举之，使邪不致陷入阴分也。设见腹痛、烦躁等证，必当从去黄芩加芍药法矣。

"本发汗而复下之，此为逆也，若先发汗，治不为逆。本先下之，而反汗之，为逆，若先下之，治不为逆。"

本表证而用表药，汗不透，故未愈，当再与轻表，则立解矣。医见热不除，疑为前药未当，反与下药，则误矣。然虽误下，以其先前曾用过表剂，邪势已杀，故不为逆，但未尽表邪，因下药引入半里，所以从少阳例治也。邪气已入于腑，与里药下之矣。其下未尽，故热不去，当更与里药则已，医见下之不愈，疑前药未当，反与表药，则误矣。以其先前曾服过下药，里邪少杀，故不为逆，但未尽余热，因表药提出半表，所以亦从少阳治例也。

"伤寒五六日，头汗出，微恶寒，手足冷，心下满，口不欲食，大便难，脉细者，此为阳微结，必有表复有里也。脉沉亦在里也。汗出为阳微，假令纯阴结，不得复有外证，悉入在里，此为半在里半在外也。脉虽沉紧，不得为少阴病，所以然者，阴不得有汗，今头汗出，故知非少阴也。可与小柴胡汤，设不了了者，得屎而解。"

阳微结者，阳分之邪微微结聚，不能传出于表也。注作阳气衰微，故阳气结聚，大差。果尔则头汗出为亡阳之证，非半表半里之证矣。果尔则阴结又是阴气衰微矣。玩本文假令纯阴结等语，谓阳邪若不微结，纯是阴邪内结，则不得复有外证，其义甚明。得屎而解，即前证过经十余日，用大柴胡分提使传之法也。

"妇人中风，发热恶寒，经水适来，得之七八日，热除而脉迟，身凉，胸胁下满，如结胸状，谵语者，此为热入血室，当刺期门，随其实而泻之。"

中风七八日，热邪传里之时，因经水适来，邪气乘虚而入血室，却不入于胃腑也。经水适来而即止，必有瘀结，此为实证，故宜刺期门以泻之。

"妇人中风七八日，续得寒热，发作有时，经水适断者，此为热入血室，其血必结，故使如疟状，发作有时，小柴胡汤主之。"

中风七八日，表证已罢，经水不应断而适断，复见寒热如疟，必经行未尽而有结血，然经既行而适断，此为虚证，故不可泻，宜小柴胡和之。

"妇人伤寒，发热，经水适来，昼日明了，暮则谵语，如见鬼状者，此为热入血室，无犯胃气及上二焦，必自愈。"

伤寒邪热在表，故经水来而不断，虽为热入血室，以气分不受邪，故昼日明了，但夜则谵语，候经尽热随血散自愈，不可刺期门，妄犯胃气，及用柴胡犯上二焦也。

"血弱气尽，腠理开，邪气因入，与正气相搏，结于胁下，正邪分争，往来寒热，休作有时，默默不欲饮食，脏腑相连，其痛必下，邪高痛下，故使呕也，小柴胡汤主之。"

申明上三条热入血室之由，尚恐

"如结胸状"四字形容不尽，重以脏腑相连，邪高痛下，畅发病情。盖血室者，冲脉也，下居腹内，厥阴肝之所主也，而少阳之胆与肝相连，腑邪在上，脏邪在下，胃口逼处二邪之间，所以默默不欲食而但喜呕耳。

"太阳病，十日已去脉浮细而嗜卧者，外已解也。设胸满胁痛者，与小柴胡汤；脉但浮者，与麻黄汤。"

太阳病，十日已去，脉浮细，嗜卧，外证已去，其证有两：一为邪入少阴，阳邪传里之候；一为表邪解散不传之候。设见胸满胁痛，证属少阳，当用小柴胡无疑。倘脉尚见浮紧，虽证显少阳，仍当用麻黄汤开发腠理，使太阳之邪，仍从营分而散也。

以上少阳经证。

"本太阳病不解，转入少阳者，胁下硬满，干呕，不能食，往来寒热，尚未吐下，脉沉紧者，与小柴胡汤。若已吐下发汗温针，谵语，柴胡汤证罢，此为坏病。知犯何逆，以法治之。"

尚未吐下，虽脉沉紧者，犹当与小柴胡汤，言表邪初陷于里未变为实，犹可提其邪气外出而解。若已吐下发汗温针，是为坏病，邪气已全入里，正气内伤，不可用小柴胡。然必柴胡证罢，乃为少阳坏病，不可与太阳坏病例推也。

"伤寒八九日，下之，胸满烦惊，小便不利，谵语，一身尽重，不可转侧者，柴胡加龙骨牡蛎汤主之。"

此系少阳之里证，诸家注作心经病，误也。盖少阳有三禁，不可妄犯，虽八九日过经下之，尚且邪气内犯，胃土受伤，胆木失荣，痰聚膈上，故胸满烦惊，惊者胆不宁，非心虚也。小便不利，谵语者，胃中津液竭也。一身尽重者，邪气结聚痰饮于胁中，故令不可转侧，主以小柴胡和

解内外，逐饮通津，加龙骨、牡蛎以镇肝胆之惊，即是虚劳失精之人感寒，用桂枝汤加龙骨牡蛎同意。

"太阳病，过经十余日，反二三下之，后四五日，柴胡证仍在者，先与小柴胡汤，呕不止，心下急，郁郁微烦者，为未解也，与大柴胡汤下之则愈。"

过经十余日，不知少阳证未罢，反二三下之，因而致变多矣。后四五日，柴胡证仍在，未有他变，本当两解表里，但其人之邪屡因误下，而深入不能传散，故必先用小柴胡，提其邪出半表，然后用大柴胡为合法也。

"伤寒十三日不解，胸胁满而呕，日晡所发潮热，已而微利，此本柴胡证，下之而不得利，今反利者，知医以圆药下之，非其治也。潮热者实也，先宜小柴胡汤以解外，后以柴胡加芒硝汤主之。"

过经不解者，言三阳俱已传过，故其治在半表半里之间。胸胁满而呕，邪在少阳也；发潮热，里可攻也；微下利，便不硬也。以大柴胡分解表邪，荡涤里热，则邪去而微利亦自止耳。若误用圆药，则徒引热邪内陷而下利，表里俱不解也。故先用小柴胡分提以解外邪，加芒硝以荡涤胃中之虚热也。

以上少阳腑证。

"服柴胡汤已，渴者属阳明也，以法治之。"

风寒之邪，从阳明而传少阳，起先不渴，里证未具，及服小柴胡汤已，重加口渴，则邪还阳明，当调胃以存津液矣。然不曰攻下，而曰以法治之，其意无穷。盖少阳之寒热往来，间有渴证，倘少阳未罢而恣言攻下，不自犯少阳之禁乎？所以少阳重转阳明之证，但云以法治之。

上条少阳转阳明腑证。

"伤寒七八日，无大热，其人躁烦

者，此为阳去入阴故也。"

邪气传里则躁烦，不传里则安静也。

上条少阳经将传太阴证。

"少阳病欲解时，从寅至辰上。"

上条少阳经证自解候。

太 阴 篇

太阴居三阳二阴之间，本无外中之寒，即有中风，亦必缘饮食后腠理疏而入，故太阴但有桂枝而无麻黄证也。尚论以为但举桂枝而麻黄不待言者，亦未达此义。或言太阴既无中寒，何得有四逆汤证？曰：此盖脾胃表虚之人，内伤饮食得之，故太阴寒证，但曰脏寒，不曰中寒。其他传经之证，或缘先伤饮食，或缘攻下所致，故太阴传经之邪，无大热证，非少阴厥阴之比。惟桂枝大黄汤一证，乃缘误下，阳邪内陷而腹痛，用以泄陷内之阳邪，非太阴有可下之例也。即先伤饮食致传者，亦必邪传胃腑，乃可攻下，大率当下当温，以腹之或满或痛，辨其虚实治之为当也。若循经从少阳传次太阴，不过往来寒热等，少阳证罢，而见烦躁不宁，腹满时痛，手足自温，肌肉重按则热，肌表却不热，脉沉细，或微畏寒足冷，当从传经例随证分解之。

"太阴之为病，腹满而吐，食不下，自利益甚，时腹自痛，若下之，必胸下结硬。"

腹满自利，太阴之本证也，吐而食不下，则邪迫于上，利甚而腹痛，则邪迫于下，上下交乱，胃中空虚，此但可行温散。设不知而误下之，其在下之邪可去，而在上之邪陷矣。故胸中结硬，与结胸之变颇同。胃中津液上结胸中，阳气不布，卒难开涤也。

"自利不渴者属太阴，以其脏有寒故也。当温之，宜服四逆辈。"

自利不渴者，属太阴，太阴主水谷，故病自利。内有真寒，故不渴。注谓自利不渴，湿胜也，故用四逆辈以煗土燥湿，非也。仲景大意以自利不渴者属太阴，以自利而渴者属少阴，分经辨证，所关甚钜。盖太阴属湿土，邪热入而蒸动其湿，则显有余，故不渴而多发黄；少阴属肾水，热邪入而消耗其水，则显不足，故口渴而多烦躁也。今自利不渴，知太阴脏寒，故当温之，宜用四逆辈，则理中等可不言而喻也。太阴湿土之脏，有寒不用理中而用四逆者，水土同出一源，冬月水暖则土亦暖，夏月水寒则土亦寒，所以土寒即阴内阳外，故用四逆以温土也。

以上太阴脏寒证。

"本太阳病，医反下之，因尔腹满时痛者，属太阴也。桂枝加芍药汤主之。"

太阳之误下，其病皆在胸胁以上，阳邪伤阳分也。此因误下而腹满时痛，无胸胁等证，则其邪已入阴位，所以属太阴也。腹满者，太阴里气不和；时痛者。有时而痛，非大实大满之痛也，故仍用桂枝解肌之法以升举阳邪，但倍白芍药以收太阴之逆气，本方不增一药，斯为神耳。

"大实痛者，桂枝加大黄汤主之。"

大实痛，则非有时而痛者可例矣。故前方但倍芍药，而此则加大黄，加大黄者，取其苦寒能荡实热也。以其大实大满，宜从急下，然阳分之邪初陷太阴，未可峻攻，但于桂枝汤中少加大黄，七表三里以分杀其邪可也。

"太阴为病，脉弱，其人续自便利，设当行大黄芍药者，宜减之，以其人胃气弱，易动故也。"

此段叮咛与阳明篇中互发。阳明曰不转失气，曰先硬后溏，曰未定成硬，皆是恐伤太阴脾气，此太阴证而脉弱便利，减用大黄芍药，又是恐伤阳明胃气也。

"伤寒，脉浮而缓，手足自温者，系在太阴。太阴当发身黄，若小便自利者，不能发黄，至七八日，虽暴烦，下利日十余行，必自止，以脾家实，腐秽当去故也。"

太阴脉本缓，故浮缓虽类太阳之中风，手足自温则不似太阳之发热，更不似少阴之四逆与厥，所以系在太阴，允为恰当也。太阴脉见浮缓，其湿热交盛，势必蒸身为黄，若小便自利者，湿热从水道而泄，不能发黄也。至七八日暴烦，下利日十余行，其证又与少阴无别，而利尽腐秽当自止，则不似少阴之烦躁有加，下利漫无止期也。况少阴之烦而下利，手足反温，脉紧反去者，仍为欲愈之候，若不辨晰而误以四逆之法治之，几何不反增危困耶？虽阳明与太阴腑脏相连，其便硬与下利自有阳分阴分之别，而下利中又有温里实脾之别，温里宜四逆汤，实脾宜五苓散，利水即所以实脾，脾实则腐秽不攻而去也。

以上误下热传太阴证。

"伤寒，脉浮而缓，手足自温者，是为系在太阴。太阴者，身当发黄，若小便自利者，不能发黄，至七八日大便硬者，为阳明病也。"

此太阴转属胃腑证也。脉浮而缓，本为表证，然无发热恶寒外候，而手足自温者，是邪已去表而入里，其脉之浮缓，又是邪在太阴，以脾脉主缓故也。邪入太阴，热必蒸湿为黄，若小便自利，则湿行而发黄之患可免。但脾湿既行，胃益干燥，胃燥则大便必硬，因复转为阳明内实而成可下之证也，下之宜桂枝大黄汤。

"伤寒，其脉微涩者，本是霍乱，今是伤寒，却四五日至阴经上，转入阴必利，本呕下利者，不可治也。欲似大便而

反失气，仍不利者，属阳明也。便必硬，十三日愈，所以然者，经尽故也。"

霍乱为胃中郁滞寒物，故其脉当微涩，今伤寒是外邪，脉当浮盛，而不当微涩也。四五日为转入阴经之时，忽然自利，呕逆，而脉微涩者，恐是阳气顿绝，阴气暴逆，其势叵测，故不可妄治，非不治也。若欲似大便而反矢气，仍不利者，此太阴转属阳明，必便硬，可攻，至十三日过经而愈也。

"下利后当便硬，硬则能食者愈，今反不能食，到后经中颇能食，复过一经能食，过之一日当愈，不愈者不属阳明也。"

此言下利止后，必能食而便硬，阳明胃气有权也。若利虽止而不能食，邪热去而胃气空虚也，俟过一经，胃气渐复，自能食矣。设日久不能食，将成脾胃虚寒呕逆变证也。或能食而久不愈，此热气有余，必发痈脓也。

以上太阴转阳明腑证。

"太阴病，脉浮者，可发汗，宜桂枝汤。"

太阴脉尺寸俱沉细，今脉浮，则邪还于表可知矣。故仍用桂枝击其邪之惰归也。

"太阴中风，四肢烦疼，阳微阴涩而长者，为欲愈。"

四肢烦疼者，脾主四肢，亦风淫末疾之验也。阳脉微，阴脉涩，则风邪已去而显不足之象，但脉见不足，正恐元气已漓，暗伏危机，故必微涩之中更加其脉之长而不短，知元气未衰，其病为自愈也。注家未审来意，谓涩为血凝气滞，大谬。岂有血凝气滞，反为欲愈之理耶？

以上太阴转阳明经证。

"太阴病欲解时，从亥至丑上。"

上条太阴经证自解候。

少阴上篇

伤寒邪在三阳，大阳为首；邪在三阴，少阴为先。少阴虽居太阴、厥阴之中，而实为阴经之表，以其与太阳表里，又与阴维相附。且人肾气多虚，受病最易，况原委不一，人但知少阴有传经、直中两途，救阴、回阳二法，不知直中虽当回阳，而有兼汗兼温之殊；传经虽宜救阴，复有补正攻邪之别，岂可一概混淆能令读者无眩耶？盖传经热邪，先伤经中之阴，甚者邪未除而阴已竭，独是传入少阴，其急下之证，反十之三，急温之证，反十之七。而宜温之中，复有次第不同，毫厘千里，粗工不解，必于曾犯房室之证，始敢用温，及遇一切当温之证，反不能用。讵知未病先劳其肾水者，不可因是遂认为当温也，必其人肾中之真阳素亏，复因汗下后，扰之外出而不能内返，势必藉温药以回其阳，方可得生，所以伤寒门中亡阳之证最多，即在太阳，已有种种危候，至传少阴，其辨证之际，仲景多少迟徊顾虑，不得从正治之法，清热夺邪，以存阴为先务也。今将直伤阴经之证，与夫汗下太过，元气受伤，从权用温经之法者疏为上篇，正治存阴之法，疏为下篇，其温热病之发于少阴者，另自为篇，庶泾渭攸分，根蔓不乱耳。

"少阴之为病，脉微细，但欲寐也。"

此言少阴之总脉总证也。盖少阴属水主静，即使热邪传至此经，其在先之脉虽滑大，亦必变为微细，在先之证虽烦热不宁，亦必变为昏沉嗜卧。但仍不得安卧为异耳，况夫少阴经自感之寒证耶！但须以先见表证，至五六日后变出脉细沉数，口中燥，不得卧者为热证；始病便脉微细，口中和，但欲卧者为寒证。以此明辨，万无差误耳。其所以但欲寐者，以卫气行阳则寤，行阴则寐也。

"少阴病，始得之，反发热，脉沉者，麻黄附子细辛汤主之。"

脉沉发热，乃少阴兼太阳之表邪，当行表散，非少阴病四五日后，阴盛格阳，真阳发露之比，但三阴之表法，与三阳迥异。三阴必以温经之药为表，而少阴尤为紧关，故麻黄与附子合用，使外邪出而真阳不出，才是少阴表法之正也。

"少阴病，得之二三日，麻黄附子甘草汤微发汗，以二三日无里证，故微发汗也。"

得病才二三日，无吐利、躁烦、呕渴里证，其当从外解无疑。然少阴绝无发汗之法，汗之必至亡阳，惟此一证，其外发热无汗，其内不吐利躁烦呕渴，乃可温经散寒，取其微似之汗，此义甚微。在太阳经但有桂枝加附子之法，并无麻黄加附子之方，盖太阳病无脉微、恶寒之证，即不当用附子，及见脉微、恶寒、吐利、躁烦等证，亡阳已在顷刻，又不当用麻黄，即此推之，凡治阴寒暴病而用麻黄者，其杀人不转瞬矣。

"少阴病，得之一二日，口中和，其背恶寒者，当灸之，附子汤主之。"

口中和者，不渴不燥，全无里热可知，况背为督脉统诸阳上行之地，他处不寒，独觉其背恶寒者，则阳微阴盛之机已露一斑，故灸之以火助阳而消阴，主之以附子汤温经而散寒也。不知者，谓伤寒才一二日，外证且轻，何反张皇若此。讵识仲景正以一二日即显阳虚阴盛之证，早从暴病施治，若待三四日，势必极盛难返，不可救药矣。按少阴自感之寒，有始得之，反发热，脉沉者，有初入太阳，不作郁热，便入少阴者，二证似不甚相远，若详究病情，大相悬绝。一则阴经独困而太阳不至于失守，故脉虽沉，尚能发热，即延至二三日，热犹在表，而无吐利厥逆里证，可见尚有太阳经外垣可恃也；一则太阳表气大虚，邪气即得入犯少阴，故得之二三日尚背① 恶寒，不发热，此阴阳两亏，较之两感更自不同，两感表里皆属热邪，犹堪发表攻里，此则内外皆属虚寒，无邪热可以攻击，急当温经补阳，温补不足，更灸关元以协助之，其证虽似缓于发热脉沉，而危殆尤甚，若稍延缓，或遇庸工，不敢用大热峻补，多致不救也。

"少阴病，身体痛，手足寒，骨节痛，脉沉者，附子汤主之。"

一身骨节俱痛者，太阳经病也。若手足寒而脉沉，则肾中真阳之虚审矣。可见身体骨节之痛，皆阳虚所致，而与外感不相涉也，故用附子汤以助阳而胜肾寒，斯骨节之痛尽除也。若以其痛为外感之邪，宁不杀人耶！

"少阴病，脉沉者，急温之，宜四逆汤。"

外邪入少阴，宜与肾气两相搏击，乃脉见沉而不鼓，即《内经》所谓肾气独沉之义，其人阳气衰微可知，故当急温以助其阳也。

"少阴病，下利，白通汤主之。"

下利无阳证者，纯阴之象，恐阴盛而隔绝其阳，最急之兆也。故于四逆汤中，去甘草之缓，而加葱白于姜附之中，以通其阳而消其阴，遂名其方为"白通"，取葱白通阳之义也。

"少阴病，下利脉微者，与白通汤，利不止，厥逆无脉，干呕烦者，白通加猪胆汁汤主之。服汤，脉暴出者死，微续者生。"

与白通汤，反至厥逆无脉，干呕而烦，此非药之不能胜病也。以无向导之力，宜其不入耳，故复加人尿、猪胆汁之阴，以引阳药深入。然服汤后，脉必微续者生，暴出反死，甚哉！虚阳之易出难回也，亦危矣。故上条才见下利，早用白通图功于未著，真良法也。

"少阴病，二三日不已，至四五日，腹痛，小便不利，四肢沉重疼痛，自下利者，此为有水气，其人或咳，或小便利，或下利，或呕者，真武汤主之。"

阴寒甚而水泛滥，由阳虚不能摄水，复不能生土以制水，以故腹痛，小便不利，四肢沉重疼痛，自下利，或小便亦利，或咳，或呕，水性泛滥，无所不之，非赖真武坐镇北方之水，宁有底哉？太阳篇中厥逆，筋惕肉𥆧而亡阳者，用真武汤之法以表明之矣。兹少阴之水湿上逆，仍用真武一法以镇摄之。可见太阳膀胱与少阴肾，一脏一腑，同居北方寒水之位，腑邪为阳邪，藉用麻黄为青龙，脏邪为阴邪，藉用附子为真武，得此二汤以涤痰导水，消阴摄阳，其神功妙济，真有不可思议者也。按真武汤方，本治少阴病水饮内结，所以首推术附，兼茯苓、生姜之运脾渗水为务，此人所易明也。至用芍药之微旨，非圣人不能。盖此证虽曰少阴本病，而实缘水饮内结，所以腹痛，自利，四肢疼重，而小便反不利也，若极虚极寒，则小便必清白无禁矣，安有反不利之理哉？则知其人不但真阳不足，真阴亦已素亏，或阴中伏有阳邪所致，若不用芍药固护其阴，岂能胜附子之雄烈乎？即如附子汤，桂枝加附子汤，芍药甘草附子汤，皆芍药与附子并用，其温经护营之法与保阴回阳不殊。后世用药，能获仲景心法者几人哉？

"若咳者，加五味子半升，细辛干姜各一两；若小便利者，去茯苓；若下利

————

① 背：底本作"昔"，据锦章书局本改。

者，去芍药，加干姜二两；若呕者，去附子加生姜，足前成半斤。"

呕加生姜宜矣，乃水寒上逆为呕，正当用附子者，何以反去之耶？盖真武汤中除去附子外，更无热药，乃为肺胃素有积热留饮，惯呕而去之，又法外之法耳。观后通脉四逆汤，呕者但加生姜，不去附子，岂不甚明。所以暴病之呕，即用真武，尚不相当也。

"少阴病，下利清谷，里寒外热，手足厥逆，脉微欲绝，身反不恶寒，其人面赤色，或腹痛，或干呕，或咽痛，或利止，脉不出者，通脉四逆汤主之，其脉即出者愈。"

下利里寒，种种危殆，其外反热，其面反赤，其身反不恶寒，而手足厥逆，脉微欲绝，明系群阴格阳于外，不能内反也，故于四逆汤中倍加干姜，大温其里以胜外邪，更效白通之法，加葱白以入阴迎阳而复其脉也。前条云：脉暴出者死，此条云：脉即出者愈，其辨最细。盖暴出则脉①已离根，即出则脉已返舍，由是外反发热而不恶寒，真阳尚在躯壳，然必通其脉，而脉即出，始为休征。设脉出难迟，其阳已随热势外散，又主死矣。

"面色赤者，加葱九茎；腹中痛者，去葱，加芍药二两；呕者，加生姜二两；咽痛者，去芍药，加桔梗一两；利止脉不出者，去桔梗加人参二两。"

面色赤者，阳格于上，加葱以通阳气，故名"通脉"也。腹中痛，真阴不足也，去葱，恶其顺阳，加芍药以收阴也。咽痛，阴气上结也，去芍药恶其敛阴，加桔梗以利咽也。利止脉不出，阳气未复，兼阴血未充，故加人参以补其气血，去桔梗者，恶其上载而不四通。

"少阴病，吐利，手足厥冷，烦躁欲死者，吴茱萸汤主之。"

此少阴兼厥阴之候也。吐利厥冷而至于烦躁欲死，肾肝之阴气上逆，将成危候。故用吴茱萸以下其逆气，人参、姜、枣以厚其脾土，乃温经而兼温中，则阴气不复上干矣。

"少阴病，吐利，躁烦，四逆者，死。"

上吐下利，因致躁烦，则阴阳扰乱而竭绝可虞，更加四肢逆冷，中洲之土先败，上下交征，中气立断，故主死也。使早用温中之法，宁至此乎？上条言吐利，手足厥冷，烦躁欲死者，用吴茱萸汤，此吐利，躁烦，四逆，与上条不殊，何彼可治而此不可治耶？必是已用温中，转加躁烦，故为死耳。

"少阴病，饮食入口即吐，心下温温欲吐，复不能吐，始得之，手足寒，脉弦迟者，此胸中实，不可下也，当吐之。若膈上有寒饮，干呕者，不可吐也。急温之，宜四逆汤。"

饮食入口即吐，犹曰胃中不能纳谷也。若不饮食之时，复欲吐而不能吐，明系阴邪上逆，此等处必加细察。若始得之便手足寒而脉弦迟，即非传经热邪可拟。然阴邪固有是证，而痰饮亦有是脉，设属胸中痰实，当行吐法提之。今见欲吐不吐，洵为阴邪上逆无疑，即使膈上有寒饮，干呕，亦属阴邪用事，非寻常祛痰之药可施，设误用吐法，必致转增其剧，计惟急温一法，以助阳胜阴，则寒饮亦得开散，一举而两得之也。

"少阴病，欲吐不吐，心烦，但欲寐，五六日自利而渴者，属少阴也。虚故引水自救，若小便色白者，少阴病形悉具。小便白者，以下焦虚有寒，不能制水，故令色白也。"

---

① 脉：锦章书局本作"病"。

欲吐不吐，心烦，肾气上逆之征也。自利而渴，加以口燥舌干，引水自救，似乎热证之形，然肾热则水道黄赤，若小便色白，反非肾热，乃下焦虚寒不能制水，仍当从事温法，不可误认为热，而轻投寒下也。自此条而下，凡十余例，皆是传次少阴虚寒坏证仲景俱不立方者，以其阴阳两伤，血气并竭，多死少生故也。

"病人脉阴阳俱紧，反汗出者，亡阳也。此属少阴，法当咽痛，而复吐利。"

阴阳俱紧，伤寒之脉也。伤寒无汗，反汗出者，无阳以固其外，所以邪不出而汗先出也。少阴之邪不出，则咽痛，吐利，即当用少阴温经散寒之法，不言可知也。

"少阴病，脉微，不可发汗，亡阳故也。阳已虚，尺脉弱涩者，复不可下之。"

亡阳不可发汗，与上条互发，亡与无同。无阳则其邪为阴邪，阴邪本宜下，然其人阳已虚，尺脉弱涩者，复不可下，其当急行温法，又可见矣。

"厥而脉紧，不可发汗，发汗则声乱，咽嘶，舌萎，声不得前。"

少阴之络，入肺中，循喉咙挟舌本，肺为之标，本虚则标弱，故声乱咽嘶，舌萎声不得前也。

前四条，皆少阴经虚寒坏证也。仲景虽不出方，然犹可治。详少阴病欲吐不吐一条，宜附子汤加桔梗、赤石脂；少阴病，脉微，不可发汗一条，宜白通加人尿、猪胆汁；此条厥而脉紧，则当用四逆汤温之，反误发汗，致声乱，咽嘶，舌萎，不可救。

"少阴病，脉微细沉，但欲卧，汗出不烦，自欲吐，至五六日自利，复烦躁，不得卧寐者，死。"

脉微细沉，欲卧，少阴之本证也。汗出不烦，则阳证悉罢，而当顾虑其阴矣。乃于中间带欲吐一证，欲吐明系阴邪上逆，正当急温之时。失此不图，至五六日自利有加，复烦躁，不得卧寐，非外邪至此转增，正少阴肾中之真阳扰乱，顷刻奔散，即温之亦无及矣。况始先不烦，今更烦躁，始先欲寐，今更不得卧寐，所存一线之阳，扰乱若此，可复收乎？

"少阴病，恶寒，身蜷而利，手足逆冷者，不治。"

阴盛无阳，即用四逆等法，回阳气于无何有之乡，其不能回者多矣，故曰不治。

"少阴病，四逆恶寒而身蜷，脉不至，不烦而躁者死。"

脉不至，阳已先绝，不烦而躁，孤阴顷刻自尽矣。

"少阴病，下利止而头眩，时时自冒者死。"

下利既止，其人似可得生，乃头眩，时时自冒者，复为死候。盖人身阴阳相为依附者也，阴亡于下，则诸阳之上聚于头者纷然而动，所以头眩，时时自冒，阳脱于上而主死也。可见阳回利止则生，阴尽利止则死矣。

"少阴病，六七日，息高者，死。"

诸阳主气，息高则真阳上逆于胸中，本实先拨，而不能复归于气海，故主死也。六七日三字，辨证最细，少阴病喘而息高，至六七日真气上脱殆尽，不死何待？与太阳病二三日作喘之表证迥殊也。况少阴肾气上乘于肺之喘，脉必虚微无力，若太阳邪气上壅于肺之喘，脉必浮紧有力，自是不侔耳。

"少阴病，下利，脉微涩，呕而汗出，必数更衣，反少者，当温其上，灸之。"

下利而脉见阳微阴涩，为真阴真阳两

伤之候。呕者，阴邪上逆也；汗出者，阳虚不能外固，阴弱不能内守也；数更衣，反少者，阳虚则气下坠，阴弱则勤努责也。是证阳虚本当用温，然阴弱复不宜于温，一药之中，既欲救阳，又欲护阴，漫难区别，故于顶上之百会穴灸之，以温其上而升其阳，庶阳不致下陷以逼迫其阴，然后阴得安静不扰，而下利自止耳。此证设用药以温其下，必逼迫转加，下利不止而阴立亡，故不用温药，但用灸法，有如此之回护也。

"少阴病，吐利，手足不逆冷，反发热者，不死。脉不至者，灸少阴七壮。"

少阴病手足不逆冷，而反发热，似乎阴尽复阳之兆，但吐利未止而脉不至，又似真阳发外，故于少阴本穴用灸法，以引其阳内返，斯脉至而吐利亦得自止耳。前条背恶寒之证，灸后用附子汤者，阴寒内凝，定非一灸所能胜，此条手足反热，止是阴内阳外，故灸本经以招之内入，不必更用温药也。

以上少阴虚寒证。

"少阴病，恶寒而蜷，时时自烦，欲去衣被者，可治。"

自烦欲去衣被，真阳扰乱不宁，尚未至出亡在外，故可用温法。然必微烦即止，神气不乱，手足渐温，脉来沉微不绝，方为可治。设见躁逆闷乱，扰攘不宁，手足厥冷，脉反躁急，或散大无伦，皆死证也。

"少阴病，下利，若利自止，恶寒而蜷卧，手足温者，可治。"

恶寒蜷卧，证本虚寒，利止，手足温，则阳气渐复，其阴寒亦易散，故可用温以助其阳之复也。

"少阴病，脉紧，至七八日自下利，脉暴微，手足反温，脉紧反去者，为欲解也，虽烦下利，必自愈。"

少阴病脉本紧，至七八日自利，则阴寒得以下走，故脉反和而手足温暖，阳气将复也。虽烦而利，必自愈。三条互见，此则邪解阳回，可勿药自愈之证，即紧去人安之互辞也。

"少阴中风，脉阳微阴浮者，为欲愈。"

风邪传入少阴，仍见阳浮阴弱之脉，则其势方炽，必阳脉反微，阴脉反浮，乃为欲愈。盖阳微则外邪不复内入，阴浮则内邪尽从外出，故欲愈也。

"少阴负趺阳者，为顺也。"

少阴，水也；趺阳，土也。诸病恶土克水，而伤寒少阴见证，惟恐土不能制水，其水反得以泛溢，则呕吐下利，无所不至。究令中洲土败，而真阳外越，神丹莫救矣。此脉法中消息病情之奥旨也。

以上少阴回阳证。

"少阴病欲解时，从子至寅上。"

各经皆解于所主之时，而少阴独解于阳生之时，阳进则阴退，阳长则阴消，正所谓阴得阳则解也。即是推之，而少阴所重在真阳，可不识乎？

上条少阴经自解候。

少阴下篇

"少阴病，脉细沉数，病为在里，不可发汗。"

沉细中加之以数，正邪热入里之征，邪热入里，即不可发汗，发汗则动其经，而有夺血亡阳之变，故示戒也。

"少阴病，四逆，其人或咳，或悸，或小便不利，或腹中痛，或泄利下重者，四逆散主之。"

四肢为诸阳之本，阳邪传至少阴，陷入于里，而不能交通阳分，乃至四逆下利，其中土之阳气亦伤，所以亟用柴胡升陷内之阳邪，枳实破内滞之结热，甘草助脾胃之阳运，芍药收收失位之阴津，允为和解少阴，阴阳否隔之定法。慎不可以其阳热内结，而用下法也。盖伤寒以阳为主，四逆有阴进之象，若复用苦寒攻之，则阳益亏，所以有诸四逆者不可下之之戒。

"咳者，加五味子、干姜各五分，并主下利；悸者，加桂枝五分；小便不利者，加茯苓五分；腹中痛者，加附子一枚，炮令折；泄利下重者，先以水五升，煮薤白三升，煮取三升，去滓以散三方寸匕，内汤中，煮取一升半，分温再服。"

此证虽属少阴，而实脾胃不和，故尔清阳之气不能通于四末，是用四逆散清理脾胃，而散阴分之热滞，乃正治也。至于腹中痛者加附子，于此不能无疑。盖阳邪内陷之腹痛，只宜小建中和之，而此竟用附子者，以其证虽属阳邪，必其人内有沉寒结滞不散，更兼形体素丰，可受阳药，方可加热药于清理脾胃剂中，仍是用和之法，而非温经助阳之义。观下文即云泄利下重者加薤白，则知热滞虽得下利，究竟不能速通，所以急行涤垢为务，即咳加五味子、干姜，总是从治之法，慎勿以其用热治热而致惑也。

"少阴病，咳而下利，谵语者，被火气劫故也。小便必难，以强责少阴汗也。"

少阴之脉，从足入腹，上循喉咙，萦绕舌本，故多咽痛之证。其支别出肺，故间有咳证。今以火气强迫其汗，则热邪挟火力，上攻必为咳，以肺金恶火故也；下攻必为利，以火势逼迫而走空窍故也；内攻必谵语，以火势燔灼而乱神识故也。小便必难者，见三证皆妨小便，盖肺为火热所伤，则膀胱气化不行，大肠奔迫无度，则水谷并趋一路，心包燔灼不已，则小肠枯涸必至耳。少阴可强责其汗乎？

"少阴病，但厥，无汗，而强发之，必动其血，未知从何道出，或从口鼻，或从目出，是名下厥上竭，为难治。"

强责少阴汗而动其血，势必逆行而上出阳窍，以发汗皆阳药故也。或口鼻，或耳目，较之从阴窍出者则倍危矣。下厥者，少阴居中，不得汗而热深也；上竭者，少阴之血尽从上而越竭矣。少阴本少血，且从上逆，故为难治。然则热在膀胱，必便血者，岂非以多血且从便出为顺乎？

"少阴病，咽中痛，半夏散及汤主之。"

"少阴病，咽中伤，生疮，不能语言，声不出者，苦酒汤主之。"

太阳之热邪薄于少阴，则阴火挟痰攻咽，所以作痛，当用半夏以涤饮，兼桂枝以散邪，甘草以缓急也。若剧者，则咽伤生疮，音声不出，为阴邪上结，复与寒下不宜，故用半夏以开结，鸡子以润咽，更藉苦酒消肿敛疮以胜阴热也。胜阴热者，正所以存阴也，饮散则热解，即《内经》流湿润燥之意，与厥阴喉痹麻黄升麻汤证例同。

"少阴病，二三日至四五日，腹痛，小便不利，下利不止，便脓血者，桃花汤主之。"

腹痛，小便不利，少阴热邪也，而下利不止便脓血，则下焦滑脱矣。滑脱即不可用寒药，故取干姜、石脂之辛涩以散邪固脱，而加粳米之甘以益中虚。盖治下必先固中，中气不下坠，则滑脱无源而自止，此从治之法也。成注及内台方，谓其用干姜而曰里寒，谬矣。

"少阴病，下利，便脓血者，桃花汤主之。少阴病，便脓血者可刺。"

先下利，而后便脓血，则用桃花汤；若不下利，而但便脓血，则可刺经穴以散其热。今不用刺法，当从事白头翁汤。设更兼咽干，心烦不得卧，又须黄连阿胶汤为合法耳。

"少阴病，自利清水，色纯青，心下必痛，口干燥者，急下之，宜大承气汤。"

热邪传入少阴，逼迫津水，注为自利，质清而无滓秽相杂，色青而无黄赤相间，可见阳邪暴虐之极，反与阴邪无异。但阳邪传自上焦，其人心下必痛，口必干燥。设系阴邪，则心下满而不痛，口中和而不渴，必无此枯槁之象，故宜急下以救其阴也。

以上少阴传经热证。

"少阴病，六七日，腹胀，不大便者，急下之，宜大承气汤。"

少阴之证，自利者最多，虚寒则下利清谷，滑脱则下利脓血，故多用温药。传经阳邪内结，则自利纯清水，温热病则自利烦渴，并宜下夺清热。此以六七日不大便而腹胀可见邪热转归阳明，而为胃实之证，所以宜急下也。然六七日腹胀，不大便，何得目之少阴，必在先曾见咽痛，自利烦渴，至五六日后而变腹胀，不大便，是虽邪转入腑，而胃土过实，肾水不足以上供，有立尽之势，不得不急攻以救肾水也。

上条少阴热邪转入阳明腑证。

"少阴病，八九日，一身手足尽热者，以热在膀胱，必便血也。"

少阴病，难于得热，热则阴尽复阳，故上篇谓手足不逆冷，反发热者不死。然病至八九日，阴邪内解之时，反一身手足尽热，则少阴必无此证，当是脏邪转腑，肾移热于膀胱之候。以膀胱主表，故一身及手足尽热也。膀胱之血，为少阴之热所逼，其趋必出二阴之窍，以阴主降故也。宜当归四逆和营透表，兼疏利膀胱为合法

也。

上条少阴热邪转膀胱腑证。

厥 阴 篇

厥阴篇中次第不一，有纯阳无阴之证，有纯阴无阳之证，有阴阳差多差少之证，有阳进欲愈之证，有阴进未愈之证。大率阳脉阳证，当从三阳经治法；阴脉阴证，合用少阴经治法。厥阴见阳为易愈，见阴为难愈，其阴阳错杂不分，有必先温其里，后解其表。设见咽喉不利，咳唾脓血，则温法不可用，仍当先解其表矣。世医遇厥阴诸证，如涉大洋，茫无边际，是以动手即错耳。兹以类相聚，分为五截，庶学者易于入室也。

"厥阴之为病，消渴，气上撞心，心中疼热，饥而不欲食，食则吐蛔，下之利不止。"

消渴者，饮水多而小便少也。厥阴邪热盛，则肾水为之消，故消而且渴，其渴不为水止也。气上撞心，心中疼热者，肝火上乘，肝气通于心也。饥不欲食者，木邪横肆，胃土受制也。食则吐蛔者，胃中饥，蛔臭食则出也。下之利不止者，邪在厥阴，下之徒伤阳明，木益乘其所胜，是以食则吐蛔，下之利不止耳。按厥阴原无下法，故首先示戒云：下之利不止。盖厥多主下利，下利中伏有死证，中间虽有小承气一法，因胃有燥屎，微攻其胃，非攻厥阴之邪也。厥阴与少阳表里，邪在少阳已有三禁，岂厥阴反宜下乎？虽有厥应下之一语，乃对发汗而言。谓厥应内解其热，不当外发其汗，岂可泥应下二字，遂犯厥阴之大戒耶？今人每谓[1] 伤寒六七日当下，此特指阳邪入腑而言，未尝言邪

---

[1] 谓：锦章书局本作"读"。

传厥阴可下也。张卿子曰：尝见厥阴消渴数证，舌尽红赤，厥冷，脉微，渴甚，服白虎、黄连等汤皆不救。盖厥阴消渴，皆是寒热错杂之邪，非纯阳亢热之证，岂白虎、黄连等药所能治乎？

"伤寒，脉微而厥，至七八日肤冷，其人躁，无暂安时者，此为脏厥，非蛔厥也。蛔厥者，其人当吐蛔，今病者静而复时烦，此为胃寒，蛔上入膈，故烦，须臾复止，得食而呕又烦者，蛔闻食臭出，其人当自吐蛔，蛔厥者，乌梅丸主之。又主久利。"

脏厥者，其人阳气素虚，肾脏之真阳衰极。蛔厥者，始本阳邪，因发汗吐下太过，或寒饮蓄积胃中，寒热交错，蛔不能安而上膈也。脉微而厥，则阳气衰微可知，然未定其脏厥蛔厥也。惟肤冷而躁无暂安时，加以趺阳脉不出，乃为脏厥，脏厥用附子理中汤及灸法，其厥不回者死，若是蛔厥，则时烦时止，未为死候，但因此而驯至胃中无阳，则死也，乌梅丸中酸苦辛温互用，以治阴阳错乱之邪，胃中之寒热和而蛔自安矣。厥阴多主下利厥逆，所以久利而变脓血，亦不出此主治也。

"病人有寒，复发汗，胃中冷，必吐蛔。"

病人素有寒饮，复发其汗，则大损胸中阳气，胃中寒饮愈逆，致蛔不安而上出也。后人以理中丸加乌梅治之，仍不出仲景之成则耳。

"伤寒本自寒下，医复吐下之，寒格，更逆吐下，若食入口即吐，干姜黄连黄芩人参汤主之。"

伤寒本自寒下，其人下虚也，医复吐下之，损其胸中阳气，内为格拒，则阴阳不通，食入即吐也。寒格，更逆吐下，言医不知，又复吐下，是为重虚，故用干姜散逆气而调其阳，辛以散之也；芩、连通

寒格而调其阴，苦以泄之也；人参益胃气而调其中，甘以缓之也。

"伤寒四五日，腹中痛，若转气下趋少腹者，此欲自利也。"

腹痛多属虚寒，与实满不同，若更转气下趋少腹，必因寒而致下利，明眼见此，自当图功于未著也。按腹痛亦有属火者，其痛必自下逆攻而上，若痛自上而下趋者，定属寒痛无疑。

"下利，脉沉而迟，其人面少赤，身有微热，下利清谷者，必郁冒汗出而解，病人必微厥，所以然者，其面戴阳，下虚故也。"

太阳阳明并病，面色缘缘正赤者，为阳气怫郁，宜解其表。此下利，脉沉迟，而面见少赤，身见微热，乃阴寒格阳于外，则身微热，格阳于上则面少赤。仲景以为下虚者，谓下无其阳而反在外在上，故云虚也。虚阳至于外越上出，危候已彰，或其人阳尚有根，或服温药以胜阴助阳，阳得复返而与阴争，差可恃以无恐，盖阳返虽阴不能格，然阴尚盛，亦未肯降，必郁冒少顷，然后阳胜而阴出为汗，邪从外解，自不下利矣。

"下利清谷，里寒外热，汗出而厥者，通脉四逆汤主之。"

上条辨证，此条用药，两相互发，然不但此也。少阴病下利清谷，面色赤者，已用其法矣，要知通之正所以收之也，不然，岂有汗出而反加葱之理哉？

"下利，腹胀满，身体疼痛者，先温其里，乃攻其表，温里四逆汤，攻表桂枝汤。"

此与太阳篇中下利身疼，先里后表之法无异。彼因误下而致下利，此因下利而致腹胀，总之温里为急也。身疼痛，有里有表，必清便已调，其痛仍不减，方属于表，太阳条中已悉，故此不赘。

"下利清谷，不可攻表，汗出必胀满。"

此条重举下利清谷不可攻表以示戒，正互明上条所以必先温里，然后攻表之义。见误表其汗，则阳出而阴气弥塞胸腹，必致胀满而酿变耳。合用厚朴生姜半夏甘草人参汤，以温胃消胀为务也。

"干呕，吐涎沫，头痛者，吴茱萸汤主之。"

凡用吴茱萸汤，有三证：一为阳明食谷欲呕；一为少阴吐利，手足厥冷，烦躁欲死；此则干呕，吐涎沫，头痛。经络证候各殊，而治则一者，总之下焦浊阴之气上乘于胸中清阳之界，真气反郁在下，不得安其本位，有时欲上不能，但冲动浊气，所以干呕，吐涎沫也。头痛者，厥阴之经与督脉会于巅也；食谷欲呕者，浊气在上也；吐利者，清气在下也；手足厥冷者，阴寒内盛也；烦躁欲死者，虚阳扰乱也，故主吴茱萸汤。以茱萸专主开豁胸中逆气，兼人参、姜、枣以助胃中之真阳，共襄祛浊之功，由是清阳得以上升，而浊阴自必下降矣。

"呕而脉弱，小便复利，身有微热，见厥者，难治，四逆汤主之。"

呕与微热，似有表也，脉弱则表邪必不盛，小便利则里邪必不盛，可见其呕为阴邪上干之呕，热为阳邪外散之热。见厥则阳遭阴掩，其势骎危，故为难治，非用四逆汤莫可救也。

以上阴进未愈证。

"大汗出，热不去，内拘急，四肢疼，又下利，厥逆而恶寒者，四逆汤主之。"

大汗出而热反不去，正恐阳气越出，若内拘急，四肢疼，更加下利，厥逆恶寒，则在里先是阴寒，急用四逆汤以回其阳，而阴邪自散耳。

"大汗，若大下利而厥冷者，四逆汤主之。"

此证较上条无外热相错，其为阴寒易明。然既云大汗，大下利，则阴津亦亡，但此际不得不以救阳为急，俟阳回尚可徐救其阴，所以不当牵制也。

"伤寒，六七日不利，便发热而利，其人汗出不止者，死。有阴无阳故也。"

六七日不利，急发热而利，浑是内阴外阳之象。盖发热而利，里虚而外邪内入也，故曰有阴；汗出不止，表虚而内阳外出也，故曰无阳。此中伏有危机，所以仲景早为回护，用温用灸以安其阳，若俟汗出不止乃始图之，则无及矣。可见邪乱厥阴，其死生全关乎少阴也。不然，厥阴之热深厥深，何反谓之有阴无阳哉？

"吐利汗出，发热恶寒，四肢拘急，手足厥冷者，四逆汤主之。"

吐利汗出，发热恶寒者，阳气外脱也；四肢拘急，手足厥冷者，亡阳不能温养经脉也，故主四逆汤以温之。

"既吐且利，小便复利而大汗出，下利清谷，内寒外热，脉微欲绝者，四逆汤主之。"

吐利不止，而且下利清谷，加之小便复利，津液四脱，里之虚寒极矣。况外热而汗大出，为阳复外脱，脉微欲绝者，阳气衰微可知，急宜四逆汤复阳为要也。设四逆不足以杀其势，其用通脉四逆具见言外矣。

"吐已下断，汗出而厥，四肢拘急不解，脉微欲绝者，通脉四逆加猪胆汁汤主之。"

吐已下止，当渐向安，不得复有汗出而厥，四肢拘急也。今脉微欲绝者，则其吐下已断，又为真阳垂绝矣。急宜通脉四逆追复元阳，更加猪胆为阴向导也。

"恶寒，脉微而复利，利止，亡血

也，四逆加人参汤主之。"

亡血本不宜用姜附以损阴，阳虚又不当用归芍以助阴，此以利后恶寒不止，阳气下脱已甚，故用四逆以复阳为急也。其所以加人参者，不特护持津液，兼阳药得之愈加得力耳。设误用阴药，必致腹满不食，或重加泄利呕逆，转成下脱矣。

"伤寒五六日，不结胸，腹濡，脉虚复厥者，不可下，此为亡血，下之死。"

伤寒五六日，邪入厥阴，其热深矣。乃阳邪不上结于胸，阴邪不下结于腹，其脉虚而复厥，乃非热深当下之比，以其亡血伤津，大便枯涩，恐人误认五六日热入阳明之燥结，故有不可下之之戒。盖脉虚，腹濡，知内外无热，厥则阴气用事，即当同上条亡血例治。设其人阴血更亏于阳，或阴中稍挟阳邪，不能胜辛热者，又属当归四逆证矣。

"病者手足厥冷，言我不结胸，小腹满，按之痛者，此冷结在膀胱关元也。"

阳邪必结于阳，阴邪必结于阴，故手足厥冷，小腹满，按之痛者，邪不上结于胸，其非阳邪可知，其为阴邪下结可知，则其当用温用灸更可知矣。

"伤寒六七日，脉微，手足厥冷，烦躁，灸厥阴。厥不还者，死。"

脉微而厥，更加烦躁，则是阳微阴盛，灸毛际以通其阳，而阳不回则死。灸，所以通阳也，厥不还，则阳不回可知矣。

"下利，手足厥冷，无脉者，灸之不温。若脉不还，反微喘者，死。"

灸之不温，脉不还，已为死证，然或根柢① 未绝，亦未可知。设阳气随阴火上逆，胸有微喘，则孤阳上脱而必死矣。与少阴病六七日，息高者死正同。

"下利后脉绝，手足厥冷，晬时脉还，手足温者生，脉不还者死。"

脉绝不惟无阳，而阴亦无矣。阳气破散，岂有阴气不消亡者乎？晬时脉还，乃脉之伏者复出耳。仲景用灸法，正所以通阳气，而观其脉之绝与伏耳。故其方即名通脉四逆汤，服后利止脉出，则加人参以补其亡血，若服药晬时脉仍不出，是药已不应，其为脉绝可知。

"伤寒发热，下利厥逆，躁不得卧者，死。"

躁不得卧，肾中阳气越绝之象也。大抵下利而手足厥冷者，皆为危候，以四肢为诸阳之本故也。加以发热，躁不得卧，不但虚阳发露，而真阴亦已烁尽无余矣，安得不死乎？

"伤寒发热，下利至甚，厥不止者死。"

厥证但发热则不死，以发热则邪出于表，而里证自除，下利自止也。若反下利厥逆，烦躁有加，则其发热又为真阳外散之候，阴阳两绝，故主死也。

"发热而厥七日，下利者为难治。"

厥利而热，不两存之势也。发热而厥七日，是热者自热，厥利者自厥利，阴阳两造其偏，漫无相协之期，故虽未见烦躁，已为难治。盖治其热则愈厥愈利，治其厥利则愈热，不至阴阳两绝不止耳。

"伤寒脉迟，六七日，而反与黄芩汤彻其热。脉迟为寒，今与黄芩汤复除其热，腹中应冷，当不能食，今反能食，此名除中，必死。"

脉迟为寒，寒则胃中之阳气已薄，不可更用寒药矣。腹中即胃中，今胃冷而反能食，则是胃气发露无余，其阳亦必渐去，不能久存，故为必死。较后条之食以索饼不发热者，自是天渊。

以上纯阴无阳证。

————————
① 柢：底本作"抵"，据锦章书局本改。

"下利，脉大者，虚也，以其强下之故也。设脉浮革，因尔肠鸣者，属当归四逆汤主之。"

下利，脉大，为虚阳下陷，设脉浮革，为风邪乘虚袭肝，风邪结聚，则水饮停留，因尔肠鸣者，宜当归四逆以散风利水也。

"手足厥寒，脉细欲绝者，当归四逆汤主之。若其人内有久寒者，宜当归四逆加吴茱萸生姜汤主之。"

手足厥寒，脉细欲绝，似乎阴寒之极。盖缘阳邪流入厥阴营分，以本虚不能作热，故脉细欲绝也。此为阴郁阳邪，所以仲景处方仍用桂枝汤和其中外，加当归和厥阴之营血，通草以通太阳之本，细辛以净少阴之源，使阳邪得从外解，本非治阴寒四逆之药也。盖脉细欲绝，为阴气衰于内，不能鼓动其脉，而肌表之阳亦虚，非真阳内亏之比。故药中宜归、芍以济阴，不宜姜、附以劫其阴，即其人素有久寒者，但增吴茱萸、生姜，由是观之，则干姜、附子宁不在所禁乎？久寒者，陈久之寒，非时下直中之寒也明矣。前条下利，脉大，亦用此汤者，以下多伤阴，阴伤则阳不归附，故脉虽浮大，而证仍属血虚也。

"伤寒脉促，手足厥逆者，可灸之。"

手足厥逆，本当用四逆汤，以其脉促，知为阳气内陷，而非阳虚，故但用灸以通其阳，不可用温经药以助阳也。

"诸四逆厥者，不可下之。虚家亦然。凡厥者，阴阳气不相顺接，便为厥。厥者，手足逆冷是也。"

厥有寒热之异，治虽霄壤，而不可下则一，总由脾胃之阴阳不相顺接，所以不能温顺四末耳。

"伤寒，热少厥微，指头寒，默默不欲食，烦躁数日，小便利，色白者，此热

除也，欲得食，其病为愈。若厥而呕，胸胁烦满者，其后必便血。"

热少厥微，指头微寒，其候原不为重，然默默不欲食，烦躁数日，胃中津液伤而困矣。若小便利色白，则邪热暗除，胃气渐复，故欲得食，若厥而呕，胸胁满不去，则邪聚中焦，故呕而烦满，其后阴邪必走下窍而便血，以厥阴主血故也。

"下利，寸脉反浮数，尺中自涩者，必清脓血。"

下利为阴邪，浮数为阳脉，若阴尽复阳，则尺脉自和，今尺中自涩，乃热邪搏结于阴分，虽寸口得阳脉，究竟阴邪必走下窍而便脓血也。此条与上条厥呕，胸胁烦满者，虽有轻重之殊，而治法不异，并宜白头翁汤。脓血止，芍药甘草汤。

"伤寒，发热四日，厥反三日，复热四日，厥少热多，其病当愈。四日至七日，热不除者，其后必便脓血。伤寒，厥四日，热反三日，复厥五日，其病为进，寒多热少，阳气退，故为进也。"

太阳以恶寒发热为病进，恐其邪气传里也。厥阴以厥少热多为病退，喜其阴尽复阳也。然热气有余，又为内外痈脓便血之兆矣。

"伤寒，始发热六日，厥反九日而利，凡厥利者，当不能食，今反能食者，恐为除中，食以索饼，不发热者，知胃气尚在，必愈。恐暴热来，出而复去也。后三日脉之，其热续在者，期之旦日夜半愈。所以然者，本发热六日，厥反九日，复发热三日，并前六日，亦为九日，与厥相应，故期之旦日夜半愈。后三日脉之而脉数，其热不罢者，此为热气有余，必发痈脓也。"

少阴经中，内脏真阳，最患四逆，故云吐利，手足不逆冷，反发热者不死。厥阴经中，内无真阳，不患其厥，但患不能

发热，与夫热少厥多耳。然厥证多兼下利，其阳热变为阴寒者十常六七也。论中恐暴热来，出而复去，后三日脉之，其热尚在，形容厥证重热之脉证如睹，然得热与厥相应，尤无后患。若热气有余，病势虽退，其后必发痈脓，以厥阴主血，热与血久持不散，必致痈败也。

"伤寒，厥而心下悸者，宜先治水，当与茯苓甘草汤，却治其厥。不尔，水渍入胃，必作利也。"

伤寒，厥而心下悸，以邪热内深，饮水过多，水气乘心所致也。水者，心火所畏，故乘之则动悸不宁。饮之为患，甚于他邪，所以乘其未渍入胃，先用茯苓甘草汤以清下利之源，后乃治厥，庶不致厥与利相因耳。

"下利后更烦，按之心下濡者，为虚烦也，宜栀子豉汤。"

已下利而更烦，似乎邪未尽解，然必心下濡而不满，则为虚烦，与阳明误下，胃虚膈热之证颇同，故俱用涌法也。

"伤寒六七日，大下后，寸脉沉而迟，手足厥逆，下部脉不至，咽喉不利，唾脓血，泄利不止者，为难治，麻黄升麻汤主之。"

此表里错杂之邪，虽为难治，非死证也。大下后寸脉沉而迟，明是阳邪陷阴之故，非阳气衰微可拟。手足厥逆[1]者，胃气不布也；下部脉不至者，因泄利不止而阴津下脱也；咽喉不利，唾脓血者，阳邪搏阴上逆也。所以仲景特于阴中提出其阳，得汗出而错杂之邪尽解也。或问伤寒三阳证宜汗，而厥阴证中有麻黄升麻汤之例，其故何也？详此证之始，原系冬温，以其有咽痛下利，故误认伤寒里证而下之，致泄利不止，脉变沉迟，证变厥逆，皆热邪内陷，种种危殆，赖真阳未漓，犹能驱邪外行，而见咽喉不利，唾脓血，明

系热邪返出，游溢少阴经脉之候，亦为木槁土燔，凌烁肺金之候。方中用麻黄、升麻，所以升陷内之热邪；桂枝、芍药、甘草、当归调其营卫，缘太阳少阴之邪，既以并归厥阴，故于桂枝汤三味中必加当归，以和阴血；葳蕤、天冬下通肾气，以滋上源，且葳蕤为治风温咽痛热咳之专药，本文虽不曰咳，而云咽喉不利，唾脓血，可知其必然大咳而脓血始应也；黄芩、芍药、甘草，治邪并于内之自利；知母、石膏、甘草，治热伏少阴之厥逆，其邪既伏于少阴，非知母则郁热不除，且热必由阳明而解，非石膏则腠理不开；其所以用干姜、白术、茯苓者，以其既经大下，非此不能保护中洲耳。朱奉议以此汤裁去升、知、冬、芍、姜、术、桂、苓，加入葛根、羌活、川芎杏仁、白薇、青木香，以治风温，总不出此范围也。

"伤寒，先厥后发热而利者，必自止，见厥复利。"

伤寒，先厥后发热而利，言伤寒表证罢，先见厥利而后发热，非阴证始病便见厥利也。先厥后发热而利必自止，乃厥阴之常候，下文见厥复利，乃预为防变之辞。设厥利止而热不已，反见咽痛喉痹，或便脓血，又为阳热有余之证矣。

以上阴阳错杂证。

"伤寒，先厥后发热，下利必自止，而反汗出，咽中痛者，其喉为痹。发热无汗，而利必自止，若不止，必便脓血，便脓血者，其喉不痹。"

先厥后热，下利止，其病为欲愈矣。乃反汗出，咽中痛，是邪热挟痰湿上攻，而为喉痹也。然既发热，即无汗而邪亦外出，所以利必自止。若不止，则无汗，明系邪不外出，仍在于里，必至便脓血也。

---

[1]　逆：锦章书局本作"冷"。

便脓血者，其喉不痹，见热邪在里，即不复在表，在下即不复在上也。喉痹者，桔梗汤；便脓血者，白头翁汤。

"伤寒一二日，至四五日而厥者，必发热，前热者，后必厥，厥深者热亦深，厥微者热亦微。厥应下之，而反发汗者，必口伤烂赤。"

伤寒初起一二日间，所见皆恶寒发热之阳证，至四五日传进阴经而始厥也。前云诸四逆厥者，不可下矣，此云应下之，其辨甚微。盖先四逆与先发热而后厥者，其来迥异。故彼云不可下，此云应下之者，以其热深厥深，当用苦寒之药清解其在里之热，庶有生理，小陷胸汤合小承气可也。即下利谵语，但用小承气汤止耳，从未闻有峻下之法也。若不用苦寒，反用辛甘发汗，宁不引热势上攻乎？口伤烂赤，与喉痹互意。

"呕家有痈脓者，不可治呕，脓尽自愈。"

呕有胃中虚寒而呕，有肝气逆上而呕，皆当辛温治其逆气，此则热聚于胃，结成痈脓而呕，即《内经》所谓热聚于胃口不行，胃脘为痈之候。恐人误用辛热止呕之药，所以特申不可治呕，但俟脓尽自愈，言热邪既有出路，不必用药以伐其胃气也。

"伤寒下利，日十余行，脉反实者，死。"

伤寒在三阳邪热全盛之时，其脉当实，今传次厥阴，为邪气向衰之际，况复下利日十余行，而反见实脉，是正衰邪盛，故主死也。

"热利下重者，白头翁汤主之。"

热利而至下重，湿热交并之象也。

"下利，欲饮水者，以有热故也。白头翁汤主之。"

下利，欲饮水者，与脏寒利而不渴自殊。仍热邪内耗津液，纵未显下重之候，亦当以前药胜其热也。

以上纯阳无阴证。

"伤寒，病厥五日，热亦五日。设六日当复厥，不厥者自愈，厥终不过五日，以热五日，故知自愈。"

此云厥终不过五日，言厥之常；前云厥反九日而利，言厥之变。盖常则易治，变则难复也。

"下利，脉沉弦者，下重也，脉大者，为未止，脉微弱数者，为欲自止，虽发热不死。"

下利而脉沉弦，为邪热内陷，故主后重。若沉弦而大，为邪热势盛，故未易止，若沉而微弱数者，为邪热向衰，故虽发热不死。设见脉大身热，其死可知矣。《内经》云：下利发热者，死。仲景谓下利，手足反温，脉紧反去，必自愈；又曰：下利，手足不逆冷，反发热者不死。此皆阴寒下利，非滞下积热内奔，热邪外泄，内外俱剧之比。

"下利，有微热而渴，脉弱者，令自愈。下利，脉数而渴者，令自愈。设不差，必清脓血，以有热故也。下利脉数，有微热，汗出，令自愈，设复紧为未解。"

脉弱乃阴退阳复，在表作微热，在里作微渴。微热而渴，证已转阳，故不治自愈。下利本阳虚阴盛，得至脉数而渴，是始焉阴盛，今则阳复矣，故自愈也。设不愈，则不但阳复，必其阳转胜于阴，而圊脓血也。脉数与微热互意，汗出与脉弱互意，脉紧则不弱矣。邪势方张，其不能得汗又可知矣。此与阳明脉紧则愈，少阴脉紧反去互发，阳明邪气尚盛，故喜紧恶迟，少阴厥阴邪气向衰，故喜弱恶紧，总不出紧去人安之妙义也。

"厥阴病，渴欲饮水者，少少与之

愈。"

阳气将复，故欲饮水，然须少少与之，是谓以法救之。盖阴邪方欲解散，阳气尚未归复，若恣饮不散，反致停蓄酿祸耳。渴欲饮水，与下利后饮水者不同，此则热邪尽解，但津液受伤而渴，彼则热邪在里，煎迫津液而渴，未可一例而推也。

"厥阴中风，脉微浮为欲愈，不浮为未愈。"

按仲景三阴皆有中风，然但言欲愈之脉，而未及于证治者，以风为阳邪，阴经之中，得风气流动，反为欲愈之机。盖厥阴之脉，微缓不浮，中风病传厥阴，脉转微浮，则邪还于表，而为欲愈之征也。

以上阳进欲愈证。

"下利谵语者，有燥屎也。宜小承气汤。"

下利则热不结，胃不实，何得谵语耶？此必邪返于胃，内有燥屎，故虽下利，而结者自若也。与阳明证谵语，胃中有燥屎正同，乃不用大承气，而用小承气者，以下利肠虚，兼之厥阴主里，所以但用小承气微攻其胃，全无大下之例耳。

上条厥阴转归阳明腑证。

"呕而发热者，小柴胡汤主之。"

厥阴之邪欲散，则逆上而还少阳，必发热而呕，以肝胆脏腑相连，故用小柴胡以升提厥阴之邪，从少阳而散也。

上条厥阴转出少阳经证。

"下利后，身疼痛，清便自调者，急当救表，宜桂枝汤发汗。"

厥阴病自利止后，圊便自调，知里寒已退，但身痛者，邪气已还于表，故用桂枝以和营卫而愈也。

上条厥阴回阳热从外解证。

"厥阴病欲解时，从丑至卯上。"

上条厥阴经证自解候。

卷　下

脏结结胸痞篇

"问曰：病有结胸，有脏结，其状何如？答曰：按之痛，寸脉浮，关脉沉，名曰：结胸也。何谓脏结？答曰：如结胸状，饮食如故，时时下利，寸脉浮，关脉小细沉紧，名曰脏结。舌上白苔滑者难治。"

结胸者，阳邪结于阳也；脏结者，阴邪结于阴也。然胸位高，脏位卑，其脉之寸浮关沉，两俱无异。但脏结之关脉，更加小细而紧者，以关脉居上下二焦之界，外邪由此下结，积气由此上干，实往来之要冲，所以病在下而脉反困于中也。若见舌白苔滑，则外邪固结于里，其势最重，以表里两解之法俱不可用，故为难治。其不出方者，正欲人深究其旨而施治，非不治也。治之务在分解表里错杂之邪，使阴气渐下而内消，客邪渐上而外散，庶可图功于万一也。

"脏结无阳证，不往来寒热，其人反静，舌上苔滑者，不可攻也。"

脏结之所以不可攻者，从来置之不讲，以为仲景未尝明言，后人无从知之。不知仲景言之甚明，人第不参讨耳。夫所谓不可攻者，乃垂戒之辞，正欲人详审其攻之之次第也。试思脏已结矣，匪攻而结何由开耶？所谓其外不解者，尚未可攻，又谓下利呕逆不可攻，又谓表解乃可攻痞，言之已悉。于此特出一诀，谓脏结无

阳证，不往来寒热，其人反静，则证不在六经之表里，而在上焦下焦之两途。欲知其候，但观舌上有无苔滑，有之则外感之阳热挟痞气而反在下，素痞之阴寒，挟热势而反在上，此与里证已具，表证未除者，相去不远。但其阴阳悖逆，格拒不入，证转凶危耳，岂结胸膈内拒痛，而脏结腹内不拒痛耶？此而攻之，是速其痛引阴筋而死，不攻则病不除，所以以攻为戒。是则调其阴阳，使之相入，而滑苔既退，然后攻之，则邪热外散，寒气内消，此持危扶颠之真手眼也。

"病胁下素有痞，连在脐旁，痛引少腹，入阴筋者，此名脏结，死。"

按病人素有动气，在当脐上下左右，则不可发汗。素有痞气，在胁下连脐旁，则不可攻下。医不细询，病家不明告，因而贻祸者多矣。

以上脏结例。

"病发于阳，而反下之，热入因作结胸；病发于阴而反下之，因作痞。所以成结胸者，以下之太早故也。"

病发于阳者，太阳表证误下，邪结于胸也，病发于阴者，皆是内挟痰饮，外感风寒，中气先伤，所以汗下不解，而心下痞也。凡结胸正在胸中，此正太阳全盛之邪，因误下乘虚而入，故曰热入因作结胸，是处方名为"陷胸"，若痞则多偏胸胁，而无正中结痛之候，故但言因作痞，而不用"热入"二字，其邪之盛衰可知，是处方名为"泻心"。观其主治，则虚实

迥然不侔，则知表邪为阳，里邪为阴也明矣。或言中风为阳邪，伤寒为阴邪，安有风伤卫气，气受伤而反变为结胸，寒伤荣血，血受伤而反成痞之理？复有误认直中阴寒之阴，下早变成痞者，则阴寒本无实热，何得有下早之变？设阴结阴躁而误下之，立变危逆，恐不至于成痞，停日待变而死也。

"太阳病，脉浮而动数，浮则为风，数则为热，动则为痛，数则为虚。头痛发热，微盗汗出，而反恶寒者，表未解也。医反下之，动数变迟，膈内拒痛，胃中空虚，客气动膈，短气躁烦，心中懊侬，阳气内陷，心下因硬，则为结胸。大陷胸汤主之。若不结胸，但头汗出，余处无汗，齐颈而还，小便不利，身必发黄也。"

脉浮而动数，虽主风热，亦主正虚。虚故邪持日久，头痛发热，恶寒，表终不解。医不知其邪持太阳，未传他经，反误下之，于是动数之脉变迟，而在表之证变结胸矣。动数变迟三十六字，形容结胸之状殆尽。盖动数为欲传之脉，变迟则力绵势缓而不能传，且有结而难开之象。膈中之气，与外实之邪两相格斗，故为拒痛，胃中水谷所生之精悍，因误下而致空虚，则不能藉之以卫开外邪，反为外邪冲动其膈，于是正气往返邪逼之界，觉短气不足以息，更烦躁有加，遂至神明不安，无端而生懊侬，反此皆阳邪内陷所致也。

"结胸者，项亦强，如柔痉状，下之则和，宜大陷胸圆。"

结胸而至颈项亦强，证愈笃矣！盖胸间邪结紧实，项势常昂，有似柔痉之状。然痉病身首俱张，此但项强，原非痉也，借此以验胸邪十分紧逼。以大陷胸汤下之，恐过而不留，即以大陷胸圆下之，又恐滞而不行，故煮而连滓服之，然后与邪相当。观方中用大黄、芒硝甘遂，可谓峻

矣；而更加葶苈、杏仁，以射肺邪，而上行其急；煮时又倍加白蜜，以留恋润导之，而下行其缓。必识此意，始得用法以之妙。

"结胸证悉具，烦躁者亦死。"

"亦"字承上，见结胸证全具，更加烦躁，即不下亦主死也。烦躁曷为主死耶？盖邪结于胸，虽藉药力以开之，而所以载药力上行者，胃气也。胃气充溢于津液之内，汗之津液一伤，下之津液再伤，至热邪搏饮结于当胸，而津液又急奔以应上，正有不尽不已之势。胃气垂绝，能无败乎？此结胸诸法，见几于早，兢兢以涤饮为先务，饮涤则津液自安矣。

"伤寒六七日，结胸热实，脉沉而紧，心下痛，按之石硬者，大陷胸汤主之。"

热实二字，形容结胸之状甚明，见邪热填实于膈间也。前条言寸脉浮，关脉沉，此言脉沉紧更明。盖紧脉有浮沉之别，浮紧主伤寒无汗，沉紧主伤寒结胸，则知结胸非中风下早而成也。

"伤寒十余日，热结在里，复往来寒热者，与大柴胡汤。但结胸，无大热者，此为水结在胸胁也。但头微汗出者，大陷胸汤主之。"

治结胸证，所用陷胸之法者，以外邪挟内饮搏结胸间，未全入于里也。若十余日热结在里，则是无形之邪热蕴结，必不定在胸上，而非结胸明矣。加以往来寒热，仍兼半表，当用大柴胡汤，两解表里之热邪，于陷胸之义无取也。"无大热"与上文热实互意，内陷之邪但结胸间，而表里之热，反不炽盛，是谓水饮结在胸胁。其人头有微汗，乃邪在高而阳气不得下达之明征。此则用大陷胸汤，允为的对。

"太阳病，重发汗而复下之，不大便

五六日，舌上燥而渴，日晡所小有潮热，从心下至少腹硬满，而痛不可近者，大陷胸汤主之。"

不大便，燥渴，日晡潮热，少腹硬满，证与阳明颇同。但小有潮热，则不似阳明之大热；从心下至少腹，手不可近，则阳明又不似此大痛。因是辨其为大阳结胸，兼阳明内实也。缘误汗误下，重伤津液，不大便而燥渴潮热，更加痰饮内结，必用陷胸汤。由胸胁以及胃肠，始得荡涤无余。若但下肠胃结热，反遗膈上痰饮，则非法矣。

"太阳少阳并病，而反下之，成结胸，心下硬，下利不止，水浆不下，其人心烦。"

此条虽系并病，以其反下之而成结胸，当随见所变之证，而归重于结胸也。误下之变，乃致结胸下利，上下交征，而阳明之居中者，水浆不入，心烦待毙，伤寒顾可易言哉！

"小结胸病，正在心下，按之则痛，脉浮滑者，小陷胸汤主之。"

小结胸病，正在心下，则不似大结胸之高在心上也。按之则痛，比手不可近，则较轻也。而脉之浮又浅于沉，滑又缓于紧，可见其人外邪陷入原微。但痰饮素盛，挟热邪而内结，所以脉见浮滑也。黄连、半夏、栝蒌实，药味虽平，而泄热散结亦是突围而入，所以名为"小陷胸"也。

"寒实结胸，无热证者，与三物小陷胸汤，白散亦可服。"

寒实结胸，乃寒饮结聚而无大热也。意谓小陷胸半夏、栝蒌实，足以去其痰饮，又虑黄连难祛寒实，故又主白散，取巴豆之辛热破结，贝母之苦寒开郁，桔梗载之上涌为的当耳。

以上结胸例。

"伤寒，汗出解之后，胃中不和，心下痞硬，干噫食臭，胁下有水气，腹中雷鸣，下利者，生姜泻心汤主之。"

汗后外邪虽解，然必胃气安和，始得脱然无恙，以胃主津液故也。津液因邪入而内结，因发汗而外亡，两相告匮，其人心下必痞硬，以伏饮搏聚，胃气不足以开之也。胃病，故干噫食臭，食入而嗳馊酸也；胃病，故水入而傍渗胁肋也；胃中水谷不行，腹中必雷鸣而搏击有声，下利而清浊不分也。虽不由误下，而且成痞，设误下之，其痞结又当何似耶？

"伤寒中风，医反下之，其人下利日数十行，谷不化，腹中雷鸣，心下痞硬而满，干呕，心烦不得安。医见心下痞，谓病不尽，复下之，其痞益甚。此非结热，但以胃中虚，客气上逆，故使硬也。甘草泻心汤主之。"

此条痞证，伤寒与中风互言，大意具见。可见病发于阴下之而成痞者，非指伤寒为阴也。下利完谷，腹鸣，呕烦，皆误下而胃中空虚之互辞也。设不知此义，以为结热而复下之，其痞必益甚，故重以胃中虚，客气上逆，昭揭病因。方用甘草泻心汤者，即生姜泻心汤除去生姜、人参，而倍甘草、干姜也。客邪乘虚结于心下，本当用人参，以误而再误，其痞已极，人参仁柔无刚决之力，故不宜用。生姜辛温最宜用者，然以气薄主散，恐其领津液上升，客邪从之犯上，故倍用干姜代之以开痞。而用甘草为君，坐镇中洲，庶心下与腹中渐至宁泰耳。今人但知以生姜代干姜之借，孰知以干姜代生姜之散哉！但知甘草能增满，孰知甘草能去满哉！

"伤寒五六日，呕而发热者，柴胡汤证具，而以他药下之，柴胡证仍在者，复与柴胡汤，此虽以下之，不为逆，必蒸蒸而振，却发热汗出而解。若心下满而硬痛者，此为结胸也。大陷胸汤主之。但满而不痛者，此为痞，柴胡汤不中与之，宜半夏泻心汤。"

五六日呕而发热，为太阳之本证。盖呕多属阳明，然有太阳邪气未罢，欲传阳明之候；有少阳邪气在里，逆攻阳明之候。所以阳明致戒云：呕多虽有阳明证，不可攻之，恐伤太阳少阳也。此本柴胡证，误用下药，则邪热乘虚入胃，而胆却受寒，故于生姜泻心汤中去生姜之走表，君半夏以温胆，兼芩连以除胃中邪热也。泻心诸方，原为泻心下痞塞之痰饮水气而设，此证起于呕，故推半夏为君耳。

"伤寒大下后，复发汗，心下痞，恶寒者，表未解也，不可攻痞，当先解表。表解，乃可攻痞。解表宜桂枝汤，攻痞宜大黄黄连泻心汤。"

大下之后复发汗，先里后表，颠倒差误，究竟已陷之邪，痞结心下，证兼恶寒，表邪不为汗衰，即不可更攻其痞，当先行解肌之法以治外，外解已后，乃用大黄、黄连攻其湿热凝聚之痞，方为合法耳。

"脉浮而紧，而复下之，紧反入里，则作痞。按之自濡，但气痞耳。心下痞，按之濡，其脉关上浮者，大黄黄连泻心汤主之。心下痞，而复恶寒汗出者，附子泻心汤主之。"

伤寒脉浮而紧，即不可下，误下而紧反入里，则寒邪转入转深矣。外邪与饮搏结，故心下满硬，若按之自濡，而不满硬，乃是浊气挟湿热痞聚于心下，则与外邪无预也。浊气上逆，惟苦寒可泻之。上条大黄黄连泻心之法，即为定药。若恶寒汗出，虽有湿热痞聚于心下，而挟阳虚阴盛之证，故于大黄黄连泻汤内，另煎附子汁和服，以各行其事，共成倾否之功。即一泻心汤方中，法度森森若此。

"伤寒，胸中有热，胃中有邪气，腹中痛，欲呕吐者，黄连汤主之。"

伤寒，邪气传里，而为下寒上热也。胃中有邪气，使阴阳不交。阴不得升而独滞于下，为下寒腹中痛；阳不得降而独菀于上，为胸中热欲呕吐。故于半夏泻心汤中除去黄芩而加桂枝，去黄芩者，为其有下寒腹痛也，加桂枝者，用以散胸中之热邪而治呕吐也。经曰：上热者泻之以苦，下寒者散之以辛。故用黄连以泻上热，干姜、桂枝、半夏以散下寒，人参、甘草、大枣以益胃而缓其中。此分理阴阳，和解上下之正法也。常因此而推及脏结之舌上苔滑，湿家之舌上如苔者，皆不出是方。

"太阳中风，下利，呕逆，表解者，乃可攻之，其人漐漐汗出，发作有时，头痛，心下痞硬满，引胁下痛，干呕短气，汗出，不恶寒者，此表解里未和也，十枣汤主之。"

此证与结胸颇同，但结胸者，邪结于胸，其位高，此在心下及胁，其位卑。然必表解乃可攻之，亦与攻结胸之戒不殊也。其人漐汗出，发作有时，而非昼夜俱笃，即此表邪散解之征，虽有头痛，心下痞硬满，引胁下痛，干呕短气诸证，乃热邪搏饮之本证，不得以表证名之。见汗出，不恶寒，便是表解可攻之候。设外邪不解，何缘而得汗乎？攻药取十枣汤者，正与陷胸相仿。伤寒种种下法，咸为胃实而设，今证在胸胁而不在胃，则荡涤肠胃之药无所取矣。故取芫花之辛以逐饮，甘遂、大戟之苦以泄水，并赖大枣之甘以运脾，助诸药祛水饮于胸胁之间，乃下剂中之变法也。

"伤寒发汗，若吐若下解后，心下痞硬，噫气不除者，旋复代赭石汤主之。"

汗吐下法备而后表解，则中气必虚，虚则浊气不降而痰饮上逆，故作痞硬，逆气上冲而正气不续，故噫气不除，所以用代赭石领人参下行，以镇安其逆气，微加解邪涤饮，而开其痞，则噫气自除耳。

"伤寒，服汤药，下利不止，心下痞硬，服泻心汤已，复以他药下之，利不止，医以理中与之，利益甚。理中者，理中焦，此利在下焦，赤石脂禹余粮汤主之。复利不止者，当利其小便。"

误下而下利不止，心下痞硬，服泻心汤为合法矣。乃复以他药下之，他药则皆荡涤下焦之药，与心下之痞全不相涉。纵痞硬微除，而关闸尽撒，利无休止，反取危困。用理中以开痞止利，原不为过，其利益甚者，明是以邻国为壑，徒重其奔迫也。故用赤石脂、禹余粮固下焦之脱，而重修其关闸。倘更不止，复通支河水道，以杀急奔之势，庶水谷分而下利自止耳。

"本以下之，故心下痞，与泻心汤痞不解，其人渴而口燥烦，小便不利者，五苓散主之。"

泻心诸方，开结荡热益虚，可谓其备，乃服之而痞不解，更加渴而口燥烦，小便不利者，五苓两解之法，正当主用。盖其功擅润津滋燥，导饮荡热，所以亦得为消痞满之良法也。

"太阳病，外证未除，而数下之，遂协热而利，利下不止，心下痞硬，表里不解者，桂枝人参汤主之。"

误下而致里虚，则外热乘之，变为利下不止者，里虚不守也。痞硬者，正虚邪实，中成滞碍痞塞而坚满也。以表未除，故用桂枝以解之，以里适虚，故用理中以和之，即理中加桂枝而易其名，为治虚痞下利之圣法也。

"伤寒发热，汗出不解，心中痞硬，呕吐而下利者，大柴胡汤主之。"

外邪不解，转入于里，心中痞硬，呕吐下利，攻之则碍表，不攻则里证已迫，

计惟有大柴胡一汤，合表里而两解之也。

"太阳病，医发汗，遂发热恶寒，因复下之，心下痞，表里俱虚，阴阳气并竭，无阳则阴独，复加烧针，因胸烦，面色青黄，肤瞤者，难治。今色微黄，手足温者，易愈。"

凡表里错误，证变危笃，有阴已亡而阳邪尚不尽者，有阳邪尽而阳气亦随亡者，有外邪将尽未尽，而阴阳未至全亏者，此可愈不可愈所由分也。大率心下痞与胸间结，虽有上下之分，究竟皆是阳邪所聚之位。观"无阳则阴独"一语，正见所以成痞之故，虽曰阴阳并竭，实由心下无阳，故阴独痞塞也。无阳阴独，早已括尽误下成痞大义。无阳亦与亡阳有别，无阳不过阳气不治，复加烧针以逼劫其阴，乃成危候，其用药差误即可同推。

以上痞证例。

合病并病篇

"太阳病，项背强几几，反汗出恶风者，桂枝加葛根汤主之。"（几叟同①）

"太阳病，项背强几几，无汗恶风，葛根汤主之。"

二条以有汗无汗定伤风伤寒。仲景以所显证全似太阳，其间略兼项背强几几为阳明之候，未至两经各半，故不用"合病"二字。然虽不名合病，其实乃合病之初证也。几几，颈不舒也，项属太阳而颈属阳明，二经合病则颈项皆不和矣。太阳风伤卫证中，才见阳明一证，即于桂枝汤中加葛根一药；太阳寒伤荣证中，才见阳明一证，即于麻黄汤中加葛根一药。此大匠天然不易之彀率也。然第二条不用麻黄汤加葛根，反用桂枝全方加麻黄、葛根

---

① 几叟同：锦章书局本无此三字。

者，以颈项背但是阳位，易于得汗之处，设以麻黄本汤加葛根大发其汗，将毋项背强几几者，变为经脉振摇惕乎。此仲景之所以精义入神也。

"太阳与阳明合病，不下利，但呕者，葛根加半夏汤主之。"

"太阳与阳明合病者，必自下利，葛根汤主之。"

二条又以下利不下利辨别合病主风主寒之不同也。风者，阳也，阳性上行，故合阳明胃中之水饮而上逆；寒者，阴也，阴性下行，故合阳明胃中之水谷而下奔。然上逆则必加半夏入葛根汤以涤饮止呕，若自下利，则但用葛根汤以解两经之邪。下利，里证也，而仲景以此汤主之，盖以邪气并于阳，阳实而阴虚，阴虚故下利也。与此汤以散经中之邪，则阳不实而阴气平，不治利而利自止耳。

"太阳与阳明合病，喘而胸满者，不可下，宜麻黄汤主之。"

两经合病，当合用两经之药，何独偏用麻黄耶？此见仲景析义之精①。盖太阳邪在胸，阳明邪在胃，两邪相合，必上攻其肺，所以喘而胸满。麻黄、杏仁治肺气喘逆之专药也，用之恰当，正所谓内举不避亲也，何偏之有？按太阳与阳明合病，所重全在于表，故主以葛根、麻黄二汤。若太阳与少阳合病，则邪渐迫里，合用小柴胡、柴胡桂枝二汤。若温病之太阳少阳合病，当用黄芩汤、黄芩加半夏生姜汤。其下阳明少阳合病，以邪入腑，脉来滑数，即用大承气下之，与二阳并病，太阳证罢不殊也。设经证未罢，脉不滑数，又当从大柴胡两解表里无疑。其太阳与少阳合病本条，见"温热病篇"中，宜参看。

"阳明少阳合病，必下利，其脉不负者，顺也，负者失也，互相克贼，名为负也。脉滑而数者，有宿食也，当下之，宜

大承气汤。"

木土之邪交动，则水谷不停而急奔，故下可必也。阳明脉大，少阳脉弦，两无相②负，乃为顺候。然两经合病，阳明之气衰，则弦独见③，少④阳胜而阳明负矣。下之固是通因通用之法，而土受克贼之邪，势必藉大力之药，急从下夺，乃为解围之善著。然亦必其脉滑而数，有宿食者，始为当下无疑。设脉不滑数而迟软，方虑土败垂亡，尚敢下乎？

以上合病例。

"二阳并病，太阳初得病时发其汗，汗先出不彻，因转属阳明，续自微汗出，不恶寒。若太阳病证不罢者，不可下，下之为逆。如此可小发汗，设面色缘缘正赤者，阳气怫郁在表，当解之熏之。若发汗不彻，不足言阳气怫郁不得越，当汗不汗，其人躁烦，不知痛处，乍在腹中，乍在四肢，按之不可得，其人短气，但坐以汗出不彻故也，更发其汗则愈。何以知汗出不彻？以脉涩故知也。"

"二阳并病，太阳证罢，但发潮热，手足漐漐汗出，大便难而谵语者，下之则愈，宜大承气汤。"

二阳并病二条，皆是太阳与阳明并病。上条证初入阳明，而太阳仍未罢，则宜小汗，此条证已入阳明，而太阳亦随罢，故宜大下也。按上条太阳初得寒伤荣之病，因汗出不彻，故传阳明，续自微汗出，不恶寒，阳明热炽，似乎当用下法，以太阳之邪未彻，故下之为逆，谓其必成结胸等证也。如此者可小发汗，然后下之。设面色缘缘正赤者，寒邪深重，阳气

---

① 精：锦章书局本作"经"。
② 相：底本作"和"，据锦章书局本改。
③ 见：锦章书局本作"少见"。
④ 少：锦章书局本无此字。

怫郁在表，必始先未用麻黄汤，或已用麻黄汤而未得汗，所以重当解之薰之，又非小汗所能胜矣。若是发汗不彻，不当言阳气怫郁不得越也，毕竟当汗不汗，其人躁烦，不知痛处，乍在腹中，乍在四肢，按之不可得，方是阳气不得越耳。短气者，因汗不彻，而邪气未尽，气受伤也。脉涩者，以寒湿留于肌腠，而荣气不能条达，血受伤也。汗后短气脉涩，但当断之以汗出不彻，而与桂枝二越婢一汤，小发其汗则愈。

"太阳病桂枝证，医反下之，利遂不止，脉促者，表未解也。喘而汗出者，葛根黄芩黄连汤主之。"

太阳病原无下法，但当用桂枝解外。若当用不用，而反下之，利遂不止，则热邪之在太阳者，未传阳明之经，已入阳明之里，所以其脉促急，其汗外越，其气上奔则喘，下奔则泄。故舍桂枝而用葛根，专主阳明之表，加芩连以清里热，则不治喘而喘自止，不治利而利自止。又太阳阳明两解表里之变法，与治痞之意不殊也。

"太阳与少阳并病，头项强痛，或眩冒，时如结胸，心下痞硬者，当刺大椎第一间，肺俞、肝俞。慎不可发汗，发汗则谵语，脉弦，五六日谵语不止，当刺期门。"

刺大椎者，泻三阳督脉也；刺肺俞者，使肺气下行而膀胱气化也；刺肝俞者，所以泻胆也；刺期门者，泻肝胆之实也。

"太阳少阳并病，心下硬，颈项强而眩者，当刺大椎，肺俞、肝俞，慎勿下之。"

重申不可下之禁，与上条不可汗互发。

"伤寒，腹满，谵语，寸口脉浮而紧，此肝乘脾也，名曰纵，刺期门。"

肝木直乘脾土为纵，此本太阳少阳并病。以其人平素肝盛脾衰，故其证腹满谵语，尽显肝邪乘脾之候。盖少阳虽主风木，仍赖卫气荣养，所以仲景云：此属胃。胃不和，所以腹满谵语也。其脉寸口浮紧，为太阳寒伤荣之脉，寸口即气口，乃脾胃之所主，肝木挟邪过盛，所以脾胃之土益受其制也。刺期门以泄肝邪，则中土攸宁矣。

"伤寒发热，啬啬恶寒，大渴欲饮水，其腹必满，自汗出，小便利，其病欲解，此肝乘肺也，名曰黄，刺期门。"

肝木反乘肺金为横，此亦太阳少阳并病。以其人素常肝盛肺虚，故其证虽发热恶寒，为太阳表证未除，而大渴饮水，则少阳里热已著。盖木盛则火易燔，金虚则水不生，所以求水为润，木得水助，其势益横，水热泛溢，其腹必满，亦当刺期门泄肝邪，则肺自安矣。然但腹满而不谵语，其邪稍轻，以肺金较肝木虽虚，原无他病，能暗为运布，或自汗而水得外渗，或小便利而水得下行，是以病欲自解，不必刺也。读者毋以刺期门在欲解下，而以辞害义也。按纵横之证不同，而皆刺期门者，以贼土侮金，总由木盛，腹满谵语，证涉危疑，故急以泻木为主也。上四条俱用刺法，今伤寒家不谙此理，若论用药，无过柴胡桂枝汤加减，观下条发汗多，亡阳，谵语治法，可类推矣。

"发汗多，亡阳，谵语者，不可下，与柴胡桂枝汤和其荣卫，以通津液后自愈。"

太阳与少阳并病，不可发汗，发汗则谵语。误汗亡阳，谵语者，复不可下，宜桂枝柴胡以和二经荣卫也。

"伤寒六七日，发热微恶寒，肢节烦疼，微呕，心下支结，外证未去者，柴胡桂枝汤主之。"

支结者，支饮聚结于心下之偏傍，非正中也。伤寒至六七日，宜传经已遍，乃发热微恶寒，肢节烦疼，微呕，其邪尚在少阳之界，未入于里，虽心下支结，而外证未除，终非结胸可疑。故但用柴胡桂枝，使太阳之邪仍从太阳而解，邪去而支饮自开矣。

"伤寒五六日，已发汗而复下之，胸胁满，微结，小便不利，渴而不呕，但头汗出，往来寒热，心烦者，此为未解也，柴胡桂枝干姜汤主之。初服微烦，复服汗出便愈。"

五六日已发汗，邪虽未解而势已微，因误下之，微邪凝聚于上焦，则肺气壅遏，所以渴而不呕，头汗出，往来寒热，心烦，知邪气已入少阳之界，故为未解。因与柴胡、桂枝解太阳少阳之邪，黄芩、甘草散内外之热，干姜主胃中寒饮，栝蒌根治膈上热渴，牡蛎以开胁下之微结也。服汤后反加微烦者，近世谓之药烦，以汗后津液受伤，胃气虚热，不能胜药力也。必须复服，药胜病邪，方得汗出而解。上二条皆太阳少阳并病。因本文中有支结微结，所以后世遂认结胸，致节庵又以小柴胡加桔梗治痞结，亦不过治表邪初犯中焦者，方克有效。若真结胸，则邪已因误下引入内结，非大小陷胸汤圆峻攻，必不能解散也。

"阳明病，发潮热，大便溏，小便自可，胸胁满不去者，小柴胡汤主之。"

此阳明少阳并病也。潮热者，阳明胃热之候。若大便溏，小便自可，则胃全不实，更加胸胁满不去，则证已兼见少阳矣。才兼少阳，即有汗下二禁，惟小柴胡一汤合表里而总和之，乃少阳一经之正治。故阳明少阳亦取用之，无别法也。

"阳明病，胁下硬满，不大便而呕，舌上白苔者，可与小柴胡汤。上焦得通，津液得下，胃气因和，身濈然汗出而解也。"

此亦阳明少阳并病，不但大便溏为胃未实，即使不大便而见胁下硬满，呕与舌苔之证，则少阳为多，亦当从小柴胡汤分解阴阳，则上下通和，濈然汗出，而舌苔，呕逆，胁满之外证一时俱解矣。既云津液得下，则大便自行，亦可知矣。此一时表里俱彻，所以为当也。"上焦得通，津液得下"八字，关系病机最切，风寒之邪，协津液而上聚膈中，为喘，为呕，为水逆，为结胸，常十居六七，是风寒不解，则津液必不得下，倘误行发散，不惟津液不下，且转增上逆之势，愈无退息之期矣。

以上并病例。

温　热

仲景温病热病诸例，向来混入伤寒六经例中，致使后世有以黄芩、白虎汤误治伤寒者，有以黄芩、白虎证误呼伤寒者，良由混次不分，以致蒙昧千古。自长沙迄今，惟守真一人独得其秘，则又晦其名目，不曰温热，而曰伤寒，何怪当世名家，动辄错误耶？今将温热诸条，另析此篇，学者洗心读之，如琅函一展，火轮剑树，顿化清凉大地也。

"太阳病，发热而渴，不恶寒者，为温病。"

发热而渴，不恶寒，提挈温病自内而发之大纲。凡初病不恶寒，便发热烦渴，三四日间，或腹满，或下利者，此温病也。若先恶寒发热，三四日后，表邪传里，变烦渴者，此又伤寒热邪传里，而显内实也。

"若发汗已，身灼热者，名曰风温。风温为病，脉阴阳俱浮，自汗出，身重，多眠睡，鼻息必鼾，语言难出，若被下者，小便不利，直视失溲，若被火者，微发黄色，剧则如惊痫，时瘈疭，若火熏之，一逆尚引日，再逆促命期。"

此条紧接上条，其下即云若发汗已，身灼热者，名曰风温。见风温之由误发温病汗而致者，与更感于风而成者，自是两般，风温之证，兼太阳少阴，其脉尺寸俱浮，盖肾水本当沉也。风温载之，从太阳上入，根本拨而枝叶危矣。伏邪久郁身中，时当二月，其脉先见露矣。发则表热太阳，里热少阴，将同用事，恣汗无忌，灼热反倍，是谓风温。风温表里俱见浮脉，其证自汗，身重，肾水病也，多眠睡，鼻息鼾，语言难，肾本病也。肾中之候，同时荟至，危且殆矣。古律垂戒云：风温治在少阴，不可发汗，发汗死者，医杀之也。讵意发热之初，不及脉理，轻易发汗，早已犯此大戒乎。既肾中风邪外出，以阳从阳，热无休止矣。被下者，小便不利，伤其膀胱气化，直视失溲，太阳脏腑同时绝矣。被火者，微则热伤荣气，而瘀热发黄，剧则热甚生风，而如惊痫，时瘈疭，火热乱其神明，扰其经脉也。伤寒燔针灼艾，仲景屡戒，至温证尤当戒之。被火，微发黄色一段，乱其神明，扰其经脉，重证莫重于此，稍轻误火，少阴脉系咽喉，咽喉干痛，乃至唾血，亦多死者。一逆发汗，已是引日待毙，再逆则神圣莫挽矣。故治温病，全在未发汗前，辨其脉证，补救备至，防危可也。发汗已后，凶咎卒至，亦何措其手足哉！《内经·刺热论》温，荣交已后，其病内连肾；"评热论"温，专论谷气，肾中精胜，乃汗则生，肾中虚甚，更热则死。其旨至矣，尽矣。仲景复出不尽之脏，论肾更视膀胱以纬之。小便伤膀胱气化，甚则直视失溲，命门所藏之精不能照物，神水绝

矣。瞳子高者，太阳不足，戴眼者太阳已绝，太阳气绝者，其足不可屈伸，是以中风暴证多绝膀胱，人不识者。故风温扼要膀胱，若肾脏将绝，宁不膀胱先绝乎？

"太阳与少阳合病，自下利者，与黄芩汤。若呕者，黄芩加半夏生姜汤主之。"

此言太阳少阳合病。明非传次少阳之证，洵为温病之合病无疑。以其人中气本虚，热邪不能外泄，故内攻而自下利也。与黄芩汤解散表里之热，较之伤寒治法迥殊。按黄芩汤乃温病之主方，即桂枝汤以黄芩易桂枝而去生姜也。盖桂枝主在表风寒，黄芩主在里风热，不易之定法也。其生姜辛散，非温热所宜，故去之。至于痰饮结聚膈上，又不得不用姜半，此又不越伤寒治法耳。按温病始发，即当用黄芩汤去热为主，伤寒传至少阳，热邪渐次入里，方可用黄芩佐柴胡和解之。此表里寒热之次第也。

"阳明病，脉浮而紧，咽燥口苦，腹满而喘，发热汗出，不恶寒，反恶热，身重。若发汗则躁，心愦愦，反谵语。若加烧针，必怵惕烦躁不得眠。若下之，则胃中空虚，客气动膈，心中懊侬，舌上苔者，栀子豉汤主之。若渴欲饮水，口干舌燥者，白虎加人参汤主之。若脉浮，发热，渴欲饮水，小便不利者，猪苓汤主之。"

此伏气因感客邪而发，故脉见浮紧也。然浮紧之脉，而见发热汗出，不恶寒，反恶热之证，虽是温病，却与伤寒之阳明不异。加以咽燥口苦，腹满而喘，身重，明系温热之候，所以汗下烧针俱不可用，宜其黄芩、白虎主治也。更兼风寒客气在膈，故舌上苔滑，而黄芩辈又禁用，则当涌以栀子豉汤，此治太阳而无碍阳明矣。若前证更加口干舌燥，则宜白虎汤以

解热生津。若更加发热烦渴，小便不利者，又为热耗阳明津液，更宜猪苓汤以导热滋干。总由客邪寒气在胃，难用黄芩、白虎辈寒药，故别寻傍窦，以散热邪耳。伤寒，小便不利，以脉浮者属气分，五苓散；脉沉者属血分，猪苓汤。而温热病之小便不利，脉浮者属表证，猪苓汤；脉沉者属里证，承气汤。伤寒自气分而传入血分，温热由血分而发出气分，不可以此而碍彼也。

"阳明病，汗出多而渴者，不可与猪苓汤。以汗多，胃中燥，猪苓汤复利小便故也。"

太阳伤寒犯本，有五苓散两解一法，而阳明温热，复有猪苓汤导热滋干一法。然汗出多而渴者，不可服，盖阳明胃主津液，津液充则不渴，津液少则渴矣。故阳明热甚，必先耗其津液，加以汗多而夺之于外，复利其小便而夺之于下，则津液立亡而已。其脉浮，发热，渴欲饮水，小便不利而汗出少者，方可用猪苓汤。脉浮，发热，渴欲饮水，口干舌燥而汗出多者，则宜白虎加人参，其法已具上条。若脉沉，热蒸多汗，渴欲饮水，而小便黄赤不利者，又当从承气下之，以救阴为急也。

"三阳合病，脉浮大，上关上但欲眠睡，目合则汗。"

温热之气，自内达表，故三阳合病最多。此条言温病，故但目合则汗，其非热病之时时大汗可知矣。以其表里俱热，六合俱邪，故关上之脉浮大，但欲眠睡，其为阳明之热又可知矣。而目合则汗，又属少阳，治当从小柴胡加减，或黄芩汤加柴胡尤妥。设热病见脉浮大，但欲眠睡，而盗汗者，为正气本虚，故热势反不甚剧，又当用白虎加人参汤也。

"三阳合病，腹满身重，难以转侧，口不仁而面垢，谵语，遗尿，发汗则谵语，下之则额上生汗，手足逆冷，若自汗出者，白虎汤主之。"

此言热病兼暍之合病也。夏月天令炎热，伏郁之邪多乘暑气，一齐发出三阳，中洲之扰乱可知矣。此时发汗，则津液倍竭，故谵语益甚；下之，则阳邪内陷，故手足逆冷，热不得越，故额上生汗也。既不宜于汗下，惟有白虎一汤，主解热而不碍表里，在所急用。若疑手足厥冷为阳虚，则杀人矣。

"伤寒，脉浮滑，此表有寒，里有热，白虎汤主之。"

世本作表有热，里有寒，必系传写之误，千载无人揭出，今特表明，一齐众楚，在所不辞。夫白虎汤，本治热病暑病之药，其性大寒，安有里有寒者可服之理？详本文脉浮滑，而滑脉无不实之理，明系伏邪发出于表之征，以其热邪初乘肌表，表气不能胜邪，其外反显假寒，故言表有寒，而伏邪始发未尽，里热犹盛，故言里有热，以其非有燥结实热，乃用白虎解散郁发之邪。或言当是表有热，里有实，寒字与实字形类，其说近是，若果里有实，则当用承气，又不当用白虎矣。按此本言热病，而仲景不曰热病，而曰伤寒者，其藏机全在乎此，欲人深求而自得也。盖热病乃冬不藏精，阳气发泄，骤伤寒冷，致邪气伏藏于骨髓，至夏大汗出而热邪始发，故仍以伤寒目之。以伏邪从骨髓发出，由心包而薄阳明，处方乃以石膏救阳明之热，知母净少阴之源，甘草、粳米，护心包而保肺气，是以气弱者，必加人参也。后人不审，每以白虎汤治冬月伤寒发热，今特昭揭此义，以为冬月擅用白虎之戒。

"伤寒，脉滑而厥者，里有热也，白虎汤主之。"

滑，阳脉也，故其厥为阳厥。里热郁

炽，所以其外反恶寒，厥逆，往往有唇面爪甲俱青者，故宜白虎，或竹叶石膏解其郁热则愈也。此条明言里有热，益见前条之表有热，里有寒为误也。叔和因脉滑而厥，遂以此例混入厥阴篇中，今归此。

"伤寒脉浮，发热无汗，其表不解者，不可与白虎汤，渴欲饮水，无表证者，白虎加人参汤主之。"

白虎但解热而不能解表，故热病稍带暴寒客邪，恶寒，头痛身疼之表证，皆不可用。须脉洪大或数，烦热，燥渴，始可与服。若先前微带非时表邪，二三日后客邪先从表散，但显热病脉证，烦渴，欲饮水者，为津液大耗，又非白虎所能治，必加人参以助津气，则热邪始得解散耳。

"伤寒无大热，口燥渴，心烦，背微恶寒者，白虎加人参汤主之。"

伏热内盛，故口燥心烦，以真阳不能胜邪，故背微恶寒，而外无大热，宜白虎解内热毒，加人参以助真气也。

"伤寒病，若吐若下后，七八日不解，热结在里，表里俱热，时时恶风，大渴，舌上干燥而烦，欲饮水数升者，白虎加人参汤主之。"

详此条表证比前较重，何以亦用白虎加人参耶？本文热结在里，表里俱热二句，已自酌量，惟热结在里，所以表热不除，邪火内伏，所以恶风，大渴，舌燥而烦，欲饮水不止，安得不以生津解热为急耶？

"服桂枝汤，大汗出后，大烦渴不解，脉洪大者，白虎加人参汤主之。"

此本温热病，误认寒疫，而服桂枝汤也。若是寒疫，则服汤后汗出必解矣。不知此本温热，误服桂枝，遂至脉洪大，大汗，烦渴不解。若误用麻黄，必变风温灼热自汗等证矣。此以大汗伤津，故加人参以救津液也。按桂枝治自外而入伤之风

邪，石膏治自内而发外之热邪，故白虎汤为热邪中暍之的方，虽为阳明解利药，实解内蒸之热，非治在经之热也。昔人以石膏辛凉能解利阳明风热，此说似是而实非。即如大青龙汤、越婢汤、麻黄杏仁甘草石膏汤、麻黄升麻汤等方，并与表药同用，殊不知邪热伤胃，所以必需，若在经之邪，纵使大热烦渴，自有葛根汤、桂枝加葛根汤等治法，并无藉于石膏也。所以伤寒误用白虎、黄芩，温热误用桂枝、麻黄，轻者必重，重者必死耳。

以上三阳发温热例。

"师曰：伏气之病，以意候之，今月之内，欲有伏气，假令旧有伏气，当须脉之，若脉微弱者，当喉中痛似伤，非喉痹也。病人曰：实咽中痛，虽尔，今复欲下利。"

冬月感寒，伏藏于经，至春当发，故曰以意候之。今月之内，言春分候也，若脉微弱者，其人真元素亏，必不发阳而发于阴，以少阴之脉循喉咙，伏邪始发，热必上升，故先喉中痛似伤，肾司开阖，阴经之热邪不能外发，势必内攻，其后必下利也。

"少阴病，二三日咽痛者，可与甘草汤，不差者与桔梗汤。"

邪热客于少阴之经，故咽痛。用甘草汤者，和缓其势也；用桔梗汤者，开提其邪也。此在二三日间，热邪发于经中，他证未具，故可用之。若五六日，则少阴之下利呕逆，诸证蜂起，此法又不可用矣。阴邪为病，其发必暴，所以伏气发于少阴必咽痛，仲景遂以缓法治之。甘草味甘，其性最缓，因取以治少阴伏气发温之最急者，盖甘先入脾，脾缓则阴火之势亦缓，且生用力能泻火，故不兼别味，独用以取专功也。设不差，必是伏邪所发势盛，缓不足以济急，更加桔梗，升载其邪，使发

于阳分之阴邪尽从阳分而散，不致仍复下陷入于阴分也。倘治稍失宜，阴津为热邪所耗，即用祛热救阴药，恐无及也。按咽痛多是阴邪搏阳之候，以阴邪为患，无有不挟龙火之势者，所以属少阴者多。惟阳明经病，有但头眩，不恶寒，能食而咳，其人必咽痛一条，乃风热挟饮上攻之证，又不当与阴邪比例而观也。至于温病风温，多有此证，以阴中伏有阳邪也。即直中少阴之咽痛，虽阴邪结于清阳之位，仍是少阴之经。故仲景特设通脉四逆汤，以通阴中郁没之微阳，更加桔梗以清咽利膈也。

"少阴病，下利，咽痛，胸满心烦者，猪肤汤主之。"

下利，咽痛，胸满心烦，少阴之伏邪，虽发阴经，实为热证，邪热充斥，上下中间，无所不致，寒下之药不可用矣。又立猪肤汤，以润少阴之燥，与用黑驴皮之意颇同。阳微者，用附子温经；阴竭者，用猪肤润燥，同具散邪之义。比而观之，思过半矣。

"少阴病，得之二三日以上，心中烦，不得卧，黄连阿胶汤主之。"

少阴病，二三日以上心烦，知非传经邪热，必是伏气发温，故二三日间便心烦，不得卧。然但烦而无躁，则与真阳发动迥别。盖真阳发动，必先阴气四布，为呕，为下利，为四逆，乃致烦而且躁，魄汗不止耳。今但心烦，不得卧，而无呕利，四逆等证，是为阳烦，乃真阴为邪热煎熬，故以救热存阴为急也。

"少阴病，下利六七日，咳而呕渴，心烦不得眠者，猪苓汤主之。"

下利六七日，本热去寒起之时，其人呕渴，心烦不眠，不独热邪煎迫真阴，兼有水饮搏结，以故羁留不去，用猪苓汤以利水润燥，不治利而利自止也。

"少阴病，得之二三日，口燥咽干者，急下之，宜大承气汤。"

伏气之发于少阴，其势最急，与伤寒之传经热证不同。得病才二三日，即口燥咽干，延至五六日始下，必枯槁难为矣。故宜急下以救肾水之燔灼也。按少阴急下三证，一属传经热邪亢极，一属热邪转入胃腑，一属温热发自少阴，皆刻不容缓之证，故当急救欲绝之肾水，与阳明急下三法同源异派。

以上少阴发温热例。

杂 篇

"伤寒所致，太阳痉湿暍三种，宜应别论，以为与伤寒相似，故此见之（痉俗作痓）"

"太阳病，发热无汗，反恶寒者，名曰刚痉。"

本寒伤荣，故发热无汗，病至痉，邪入深矣，而犹恶寒者，经虚故也。寒伤荣血，则经脉不利，故身强直，而为刚痉也。

《金匮》又有"太阳病，无汗，而小便反少，气上冲胸，口噤不能言，欲作刚痉，葛根汤主之"一条，即是申明此条之义，而补其治法也。无汗而小便少者，以太阳阳明二经之热聚于胸中，延伤肺金清肃之气，内外不能宣通故也。

"太阳病，发热汗出，不恶寒者，名曰柔痉。"

本风伤卫，故发热汗出，不恶寒，以风伤卫气，腠理疏，故汗出身柔，但汗出太过，则经脉空虚，虽似稍缓，而较之刚痉尤甚，以其本虚故也。盖刚痉属阳为邪胜，柔痉属阴为血虚，故治法有不同耳。《金匮》又有"太阳病，其证备，身体强几几然，脉反沉迟，此为痉，栝蒌桂枝汤主之"，即桂枝汤加栝蒌根二两，其证备，则发热汗出等证，不必赘矣。伤寒方中用桂枝加葛根汤矣，此以脉之沉迟，知在表之邪为内湿所持不解，即系湿热二邪交合，不当从风寒之表法起见，故不用葛根而改用栝蒌根，变表法为利法也。

"太阳病，发热，脉沉而细者，名曰痉。"

脉沉细者，湿胜而致痉也。病发热，脉当浮数，而反沉细，知风邪为湿气所著，所以身虽发热，而脉不能浮数，是阳证见阴脉，故《金匮》指为难治也。治此者，急宜麻黄附子细辛汤温经祛湿，勿以沉细为湿证之本脉而忽之也。

"太阳病，发汗太多，因致痉。"

发汗太多，则经虚风袭，虽曰属风，而实经虚邪盛之候，非真武汤必难救疗也。

"病身热足寒，颈项强急，恶寒，时头热面赤，目脉赤，独头面摇，卒口噤，背反张者，痉病也。"

身热足寒者，伤湿而中风也。其下诸证，皆风虚湿搏之候。盖风主动摇，湿主拘急；风主阳，本乎天者亲上，是以紧独头面摇；湿主阴，本乎地者亲下，是以足胫寒逆也。《金匮》此条下，又多"若发汗者，寒湿相搏，其表益虚，即恶寒甚，发其汗已，其脉如蛇"六句。发汗反恶寒者，以但用表药而不加术故也。汗后其脉如蛇者，汗出之时，阳气发外，其脉必洪盛，汗后气门乃闭，阳气退潜，寒湿之邪得汗药引之于外，所以其脉复见浮紧，而指下迟滞不前，有似蛇行之状耳。

按《金匮》此后复有五条，其一云："夫风病下之则痉，发汗必拘急。"盖风病而热者，其邪已应于筋脉，若更下之，则伤其荣血，筋无养而成痉，汗之则伤其卫气，脉无养而拘急矣。其一云："暴腹

胀大，为欲愈，脉如故反伏弦者痉。"盖脾土得木火而为暴胀，知火之郁于肝者，已出之脾。木火气行，则脉当浮大，今不浮大而如故，知风犹郁在肝，则筋病而成痉矣。然此必暴胀之先，已见欲解之证，故云。其一云："夫痉脉紧如弦，直上下行。"盖紧直如弦，肝脉也，而直上下行，则又属督脉为病，所以脊强而厥也。与脉经痉家其脉伏坚直上下同义。其一云："痉病有灸疮者，难治。"盖痉病风热燥急，不当复灸以火，深入助阳，风热得之愈固而不散也。其一云："痉为病，胸满口噤，卧不着席，肢挛急，必齘齿，可与大承气汤。"盖热传阳明，风热极深，所以有如上诸证，非苦寒大下，不足以除其热，救其阴也。夫伤寒病瘛疭，以热生风而搐，尚为难治，况此甚于搐者。至若齘齿足挛，而无内实下证，大便自行者，必不可治。《灵枢》云："热而痉者死。腰折，瘛疭，齘齿也。"

以上痉病例。

"太阳病，关节疼痛而烦，脉沉而细者，此名湿痹。湿痹之候，其人小便不利，大便反快，但当利其小便。"

关节疼痛而烦者，言湿气留着筋骨纠结之间，而发热烦疼也。脉沉而细，明系湿证，虽疼处烦热，必非风寒，是当利水为要也。大抵此证，当利小便以通阳气。今为湿气内胜，故小便不利，利之则阳气行，虽在关节之湿，亦得宣泄矣。设小便利已而关节之痹不去，又当从表治之。

"湿家之为病，一身尽疼，发热，身色如以熏黄。"

湿证发黄，须分寒热表里。湿热在里茵陈蒿汤，在表栀子柏皮汤；寒湿在里白术附子汤，在表麻黄加术汤。此寒湿在表而发黄也。《金匮》有云：湿家身烦疼，可与麻黄加术汤，发其汗为宜，慎不可以

火攻之。盖湿与寒合，故令身疼，以湿着在表，表间阳气不盛，故不可大发其汗，是以用麻黄汤，必加白术以助脾祛湿也。麻黄得术，则汗不致于骤发，术得麻黄而湿滞得以宣通。然湿邪在表，惟可汗之，不可火攻，火攻则增其热，必有发黄之变，故戒之。

"湿家其人但头汗出，背强，欲得被覆向火，若下之早则哕，胸满，小便不利，舌上如苔者，以丹田有热，胸中有寒，渴欲得水而不能饮，则口燥烦也。"

此寒湿相搏也。太阳寒气在经，故令人欲得被覆向火，背强头汗。若认作里有实热，上蒸头汗，而误下之，必致于哕而胸满，小便不利也。下后阳气下陷，故丹田有热，而胸中反有寒饮结聚，妨碍津液，是以口燥烦，渴不能饮也。何以见其胸中有寒？以舌上如苔白滑，故知之。治宜黄连汤，和其上下寒热之邪，则诸证涣然分解矣。

"湿家下之，额上汗出微喘，小便利者死。若下利不止者亦死。"

此本湿家身烦痛，可与麻黄加术汤发其汗之例。因误下之，致有此逆。额上汗出微喘者，阳之越也；小便利与下利不止者，阴之脱也。阴阳离决，必死之兆。自此而推之，虽额上汗出微喘，若大小便不利者，是阴气未脱，而阳之根犹在也；下之虽大小便利，若额上无汗不喘，是阳气不越，而阴之根犹在也，则非离决，可以随其虚实而救之。至于下利不止，虽无头汗喘逆，阳气上脱之候亦死。又有下利不止，小便反秘，而额上汗出者，谓之关，经云：关格不通，头无汗者可治，有汗者死。

"问曰：风湿相搏，一身尽疼痛，法当汗出而解，值天阴雨不止，医云此可发汗，汗之病不愈者，何也？答曰：发其汗，汗大出者，但风气去，湿气在，是故不愈也。若治风湿者，发其汗，但微微似欲汗出者，风湿俱去也。"

风湿相搏，法当汗出而解，合用桂枝加术，使微微蒸发，表里气和，风湿俱去。正如湿家身烦痛，可与麻黄加术汤同义。

"病者一身尽疼，发热，日晡所剧者，此名风湿。此病伤于汗出当风，或久伤取冷所致也。"

日晡所剧者，阳明之气旺于申酉也。《金匮》云：可与麻黄杏仁薏苡甘草汤。盖麻黄加术汤是主寒湿，防己黄芪汤是主风湿，此则寒湿风湿合病也，所以此条之后，《金匮》则继之以"风湿，脉浮，身重，汗出恶风，防己黄芪汤主之"一条。盖风湿皆从阳受，其病在外，故脉浮，汗出，身重。由是以黄芪实卫，甘草佐之；防己去湿，白术佐之。然治风湿二邪，独无去风之药，以汗多知风已不留，表虚任风出入乎其间，因之恶风，惟实其卫，正气旺则风自退也。至服后当如虫行皮中，腰下如冰，后坐被上，又以一被绕腰下，温令微汗差等语，皆有精义，不可忽也。

"湿家病，身上疼痛，发热，面黄而喘，头痛鼻塞而烦，其脉大，自能饮食，腹中和无病，病在头中寒湿，故鼻塞，内药鼻中则愈。"

湿家必脉沉细，饮食减少，今脉大能食，但头痛鼻塞，正《内经》所谓"因于湿，首如裹"是也。与瓜蒂散内鼻中，取下黄水则愈。

以上中湿例。

"太阳中热者，暍是也。其人汗出恶寒，身热而渴也。"

成注谓"汗出恶风，身热不渴者，中风也；汗出，恶寒而渴者，中暍也。"然未明其至理。盖此证为时火之气烁其肺金，肺伤则卫气虚，由是汗出，身热恶寒，即《内经》所谓膈消，皆相火伤肺之所致，《金匮》主以白虎加人参汤救肺为主也。

"太阳中暍者，发热恶寒，身重而疼痛，其脉弦细芤迟，小便已，洒洒然毛耸，手足逆冷，小有劳，身即热，口开前板齿燥，若发汗则恶寒甚，加温针则发热甚，数下之则淋甚。"

发热恶寒，身重而疼，太阳中暍表证也。表证脉当浮，今不能浮，而反弦细芤迟者，明系元气不足，不能鼓动其脉于外。盖弦细者，阳虚也，芤迟者，阴虚也，阴阳俱虚，故不胜劳。小便已，洒然毛耸者，太阳经火气内伏也。手足逆冷者，太阴气弱，不胜时火也。口开前板齿燥者，阳明中暍之本证，亦津液内伤之确征。所以发汗复虚其卫，则恶寒甚；温针复损其荣，则发热甚；下之复伤其阴，则淋甚，以夏月阴气在内故也。《灵枢》所谓阴阳俱不足，补阳则阴竭，补阴则阳亡，惟宜甘药补正以解其热，东垣制清暑益气汤，深得其旨。然仲景俱言太阳而不言脾肺者，以热邪炽甚，则寒水必致受困耳。

"太阳中暍者，身热疼重，而脉微弱，此以夏月伤冷水，水行皮中所致也。"

成注谓脉虚身热，得之伤暑。然脉微者，暍也；身体疼重者，水也。夏月暑热，以水灌洗而致病，一物瓜蒂汤主之。观仲景论暍，惟出三证，岂偶然哉？举其端，将为后世准绳。一者明其暍中表热，一者言其表里俱虚，此则外邪郁时火而成中暍，若是邪郁时火，比类而推其因，殆有不可胜言。如取凉风者，感雾露者，食生冷者，素有积热者，阴血素虚不胜大热者，宿邪感动者，处阴湿地者，凡是之类，皆足以郁其时火为中暍之病，或轻或重，或表或里，或虚或实，随证发见。若论其治邪退热，较量权衡，岂一言而尽哉！按仲景论暍三条，首言动而得之之病，谓中暍属外因；次言静而得之之病，虽曰中暍，实暑病也，属内因；末言因热伤冷之病，乃中暍之变证，属不内外因，不得以三者混称也。

以上中暍例。

"病如桂枝证，头不痛，项不强，寸脉微浮，胸中痞硬，气上冲咽喉不得息者，此为胸中有寒也，当吐之，宜瓜蒂散。诸亡血虚家，不可与瓜蒂散。"

痰饮内动，身必有汗，加以发热恶寒，全似中风，但头不痛，项不强，此非外入之风邪，乃内蕴之寒痰窒塞胸间，宜用瓜蒂散之苦寒，合小豆之利水，香豉之散邪，以快涌膈上之实痰，《内经》所谓"其高者，因而越之"也。诸亡血虚家禁用者，亡血而复用吐，则气亦虚，虚家而复用吐，则损其阴，所以为禁也。

"病人手足厥冷，脉乍紧者，邪结在胸中，心下满而烦，饥不能食者，病在胸中，当须吐之，宜瓜蒂散。"

手足厥冷，与厥阴之厥深热深相似。其脉乍紧，则有时不紧，殊不似矣。可见痰结在胸中，随气上下，故脉时紧时缓，而烦满不能食也。此条旧在厥阴，而辨不可吐下。复有一条云：病人手足厥冷，脉乍结，以客气在胸中，心下满而烦，欲食不能食者，病在胸中，当吐之。与此无异，但此云脉乍紧，彼云脉结。紧则寒饮结聚，结则痰饮伏匿之脉，皆属瓜蒂散证，不必两存也。然此手足厥逆，亦属寒饮宿病，与厥阴病证何预哉？

"病胸上诸实，胸中郁郁而痛，不能食，欲使人按之，而反有涎唾，下利日十余行，其脉反迟，寸口脉微滑，此可吐之，吐之利则止。"

痛不得食，按之反有涎唾者，知有寒痰在胸中也。下利脉迟，寸口微滑者，为膈上实，故吐之，则利自止也。合三条总见痰证可吐不可汗，合食积、虚烦、脚气四证论之，勿指为类伤寒，但指为不可发汗，则其理甚精。盖食积已是胸中阳气不布，更发汗则阳外越，一团阴气用事，愈成危候。虚烦则胃中津液已竭，更发汗则津液尽亡矣。脚气即地气之湿，邪从足先受，正湿家不可发汗之义耳。

以上痰证例。

"问曰：人病有宿食，何以别之？师曰：寸口脉浮而大，按之反涩，尺中亦微而涩，故知有宿食，当下之，宜大承气汤。"

寸口即气口，《灵枢·经脉》对代人迎而言也。气口脉浮取之大，而按之反涩，尺中亦微而涩，此以胃中荣气受伤，所以气口脉虽浮大，而不能滑实，重按反涩也。尺中亦微而涩，以其腐秽已归大肠，肺与大肠为表里，故其脉自应涩也。所谓亦微而涩，"亦"字从下贯下，言浮大而按之略涩，非涩弱无力之谓。见浮大中按之略涩，方可用大承气下之，设纯见微涩，按之不实，乃属胃气虚寒，冷食停滞之候，又当从枳实理中助胃消导之药矣，岂复为大承气证乎？此条下，《金匮》有"脉数而滑者，实也，此有宿食，下之愈，宜大承气汤。"数为在腑，滑则流利如珠，此为实也。盖宿食在腑，有诸中，形之外也。

"下利，不欲食者，以有宿食故也。当下之，与大承气汤。"

不欲食，非不能食，乃伤食恶食之明征[①]也。

"下利，脉反滑，当有所去，下之乃愈，宜大承气汤。"

下利恐为阴寒及肠胃虚冷，滑脱不止，今脉见滑实，知为热邪内结，当有所去，不可止遏，宜与大承气攻其实热，腐秽去而利自止耳。

"下利，三部脉皆平，按之心下硬者，急下之，宜大承气汤。"

下利三部脉皆平，其人元气本强也，且按之心下硬者，为食滞中宫无疑。

"下利，脉迟而滑者，内实也。利未欲止，当下之。宜大承气汤。"

脉迟为阳明结滞之候，迟而不滑，为结未定硬，不可攻也。今迟而滑实，虽自利，亦须下之，下后里气得通，则脉自不滑，亦不迟耳。

"病腹中满痛者，此为实也，当下之，宜大承气汤。"

腹中痛而不满者，为阴寒；满而不痛者，为虚气。此既满且痛，为实结无疑，急须下之。

"宿食在上脘者，当吐之。"

宿食本不当吐，以其人素多痰饮，载宿食于上脘，故宜用吐法，其高者，因而越之也。此条《金匮》多"宜瓜蒂散"四字，其后又有"脉紧如转索无常者，有宿食也"，"脉紧，头痛，有风寒，腹中有宿食不化也"二条，皆但言宿食，而不言下之者，以其兼见外因之脉证，则当从外因例治矣。

"下利差后，至其年月日复发者，以病不尽也，当下之。"

此条世本尚有"宜大承气汤"五字，衍文也，故去之。详未尽之邪，可以留伏经年而发，必系寒邪，寒邪惟可备急丸温下，不应，大承气寒下也。设属热邪，必无经年久伏之理。

以上宿食例。

---

① 征：底本作"微"，据锦章书局本改。

"动气在右,不可发汗,发汗则衄而渴,心苦烦,饮即吐水。"

动气者,筑筑然气动也;在右者,气动于脐之右也。发汗则动肺气,气虚则不能护卫其血,故妄行而为衄,衄则亡津胃燥,故渴而心中苦烦。若更饮水伤其肺胃,故饮即吐水也。

"动气在左,不可发汗,发汗则头眩,汗不止,筋惕肉瞤。"

发汗汗不止,亡阳外虚,故头眩,筋惕肉瞤也。

"动气在上,不可发汗,发汗则气上冲,正在心端。"

发汗亡阳,则愈损心气,肾乘心虚,欲上凌心,故气上冲,正在心端也。

"动气在下,不可发汗,发汗则无汗,心中大烦,骨筋苦疼,目运恶寒,食则反吐,谷不得前。"

发汗则无汗者,肾水不足也;心中大烦者,肾虚不能制心火也;骨节疼,目运恶寒,皆为肾病。王太仆云:食入反出,是无火也,当补肾脏真阳为主。

"动气在右,不可下,下之则津液内竭,咽燥鼻干,头眩心悸也。"

下之伤胃动肺,咽燥鼻干者,津液内竭,而喜引饮也;头眩心悸者,水饮伤肺,心主不宁,而烦悸眩晕也。

"动气在左,不可下,下之则腹内拘急,食不下,动气更剧,虽有身热,卧则欲蜷。"

腹内拘急,食不下,动气更剧,下之损脾,而肝气复行于脾也。虽有身热,卧则欲蜷者,表热里寒也。

"动气在上,不可下,下之则掌握热烦,身上浮冷,热汗自泄,欲得水自灌。"

下之掌握热烦,言掌中虽热,而握固不伸也。身上浮冷,热汗自泄,欲得水自灌,表寒里热也。

"动气在下,不可下,下之则腹胀满,卒起头眩,食则下清谷,心下痞也。"

腹满头眩,下清谷,心下痞,以下之伤脾,肾气则动,肾邪凌心也。

按动气本因脾土衰弱,不能约制肾水,水饮凝结而成,虽水乘土位之微邪,而仲景汗下俱禁者,以汗下必先动脾之津液,故东垣每以验脾之盛衰。凡按之牢若痛者,即动气也。动气本属脾矣,四脏中某脏之虚,即乘其部而见之。所以误汗则伤阳,阳伤则邪并于气,故吐衄,呕逆,眩晕,气逆上奔;误下则伤阴,阴伤则虚阳无制,故虽发热而蜷卧,掌握不伸,皆胃气虚寒困惫之候。至于病人素有积聚,连在脐旁,亦曰动气汗下,尤不可犯,通宜理中去术加桂苓为主。以茯苓利水,桂泄奔豚,故宜加用;白术滞气,故去之。然久病脾气衰极,而无客邪者,生术以附子制用,亦无妨碍,更须参以所见之证为主治,不必拘活人书等方药也。

以上动气例。

"问曰:病有霍乱者何?答曰:呕吐而利,名曰霍乱。"

霍乱者,三焦混乱,清浊相干,阴阳乖隔,寒热偏胜,以致吐逆泄利,其则转筋厥逆,而为挥霍撩乱也。

"问曰病发热头痛,身疼恶寒,吐利者,此属何病?答曰:此名霍乱,自吐已,又利止,复更发热也。"

病发热头痛,身疼恶寒,本为外感风寒,内伤生冷,故吐利霍乱,今吐已利止,又复发热,知内邪得泄,而外感未除也。即当从清便自调,后身疼痛,急当救表例治之。

"霍乱,头痛发热,身疼痛,热多欲饮水者,五苓散主之。寒多不用水者,理中圆主之。"

霍乱，头痛发热，身疼，外感也。加以欲饮水，热邪入里，故用五苓两解表里。若不用水者，知里有寒邪，故用干姜之辛以温中散邪，参、术、甘草之甘以扶阳益气，甘得辛而不滞，辛得甘而不燥，辛甘合用，以理中气之虚滞。盖吐利并作，当以里证为急也。

"若脐上筑者，肾气动也，去术加桂四两；吐多者，去术加生姜三两；下多者，还用术；悸者，加茯苓二两；渴欲得水者，加术足前成四两半；腹中痛者，加人参足前成四两半；寒者，加干姜足前成四两半；腹满者，去术加附子一枚。服汤后如食顷，饮热粥一升许，微自温，勿发揭衣被。"

脐筑，吐逆，腹满，三者俱属气病，以术性壅滞，不利于气，故去之。然下多，虽有筑呕，不妨从权用术以助中土，约制肾邪为要，且下多气已泄甚，纵有筑呕，在所不计也。而悸者但加茯苓，仍不去术，以悸为停水，与气无预，况术得参，同有利水生津之绩，故不去也。其渴欲得水之加术，寒加干姜，呕加生姜，脐上筑加桂，悸加茯苓，皆人所易明。若夫腹满加附，腹痛加参，非讲明有素不知也。盖人身背为阳，腹为阴，所以阳邪内陷则结胸，阴邪内结则腹满，非藉附子雄悍之力，何以破其阴邪之固结乎？而腹中痛者，尤为阴邪无疑。其在太阳木邪凌上，则用小建中汤和其阴分之阳邪，况在阴经者，不温补其阳和之气，何以胜任其阴邪之冲激耶？霍乱为胃逆，禁犯谷气，犯之则胃逆不复，此言服汤后如食顷，饮热粥一升许，是言服理中汤大法，非指霍乱为言也。

"吐利止而身痛不休者，当消息和解其外，宜桂枝汤小和之。"

吐利止而身痛不休，外邪未解也。当消息和解其外，言当辨外邪之微甚，制汤剂之大小也。盖吐下骤虚，虽夏月，不妨桂枝汤以和其荣卫也。

"吐利发汗，脉平小烦者，以新虚不胜谷气故也。"

霍乱吐利，晬时内不可便与饮食，以胃气逆反故也。即愈后脉平小烦者，尤当节慎饮食，以仓廪未固，不可便置米谷耳。

以上霍乱例。

"大病差后劳复者，枳实栀子豉汤主之。若有宿食者，加大黄如博棋子大五六枚。"

劳复乃起居作劳，复生余热之病，方注作女劳复，大谬。女劳复者，自犯伤寒后御女之大戒，多死少生，岂有反用下泄之理？太阳下篇，下后身热，或汗吐下后，虚烦无奈，用本汤之苦以吐撤其邪，此非用吐法也，乃加枳实于栀子豉中，以发其微汗，而祛胸中虚热，正《内经》火淫所胜，以苦发之之义。若有宿食留结，急加大黄下夺之，不可稍延，则热持不去，真阴益困矣。观方中用清浆水七升，空煮至四升，然后入药同煮，全是欲其水之熟而趋下，不至上涌耳。所以又云：覆令微似汗，精义入神。

"伤寒差已后更发热者，小柴胡汤主之。脉浮者，以汗解之；脉沉实者，以下解之。"

差已后更发热，乃余热在内，以热召热也。然余热要当辨其何在，不可泛然施治，以虚其虚，如在半表半里，则仍用小柴胡汤和解之法；如在表，则仍用汗法。如在里，则仍用下法，即互上条。汗用枳实栀子豉微汗之，下用枳实栀子豉加大黄微下之。

"大病差后，从腰① 以下有水气者，牡蛎泽泻散主之。"

腰以下有水气者，水渍为肿也。《金匮》曰：腰以下肿，当利小便，此定法矣。乃大病后脾土告困，不能摄水，以致水气泛溢，用牡蛎泽泻散峻攻，何反不顾其虚耶？正因水势未犯身半以上，急驱其水，所全甚大。设用轻剂，则阴水必袭入阳界，驱之无及矣。

"大病差后，喜唾，久不了了者，胃上有寒，当以圆药温之，宜理中圆。"

身中津液，因胃中寒气凝结而成浊唾，久而不清，其人必消瘦索泽，故不用汤药荡涤，而用圆药缓图也。理中圆乃驱分阴阳，温补脾胃之善药，然仲景差后外邪已尽，才用其方，在太阳邪炽之日，不得已合桂枝用之，即更其名曰桂枝人参汤。《金匮》于胸痹证，则名之曰人参汤，于此见其立方命名之义矣。伤寒差后，体虚每有遗热，故禁温补，即间有素禀虚寒，及中气寒者，止宜理中圆调理，未尝轻用桂附也。

"伤寒解后，虚羸少气，气逆欲吐者，竹叶石膏汤主之。"

身中津液，为热邪所耗，余热不清，必致虚羸少气，难于康复。若更气逆欲吐，是余热复挟津液滋扰，故用竹叶石膏汤，以益气清热，散逆气也。按此汤即人参白虎去知母而益半夏、麦冬、竹叶也。病后虚烦少气，为余热未尽，故加麦冬、竹叶于人参、甘草之甘温益气药中，以清热生津，加半夏者，痰饮上逆欲呕故也。病后余热与伏气发温不同，故不用知母以伐少阴也。

"病人脉已解，而日暮微烦，以病新差，人强与谷，脾胃气尚弱，不能消谷，故令微烦，损谷则愈。"

病后食谷微烦，谓之食郁，减食自愈，以胃气新虚不能胜谷也。即有余热未尽，当静养以俟津回，不治而治也。即不获已而用药，须平淡处方，不使药力胜气则可。即如草木凋瘁，必须时时微润，助其生发，若恣意壅灌，则立槁矣。至于虚而有邪者，又须峻利急攻，稍不尽邪，乘虚内入不救矣。

"伤寒阴阳易之为病，其人身体重，少气，少腹里急，或引阴中拘挛，热上冲胸，头重不欲举，眼中生花，膝胫拘急者，烧裈② 散主之。"

阴阳易之病，注家不明言，乃致后人指为女劳复，大谬。若然，则妇人病新差，与男子交，为男劳复乎？盖病伤寒之人，热毒藏于气血中者，渐从表里解散，惟热毒藏于精髓之中者，无由发泄，故差后与不病之体交接，男病传不病之女，女病传不病之男，所以名为阴阳易，即交易之义也。其证眼中生花，身重拘急，少腹痛引阴筋，兼受阴毒，又非桂附辛热所能驱，故烧裈裆为散，以其人平昔所出之败浊同气相求。服之小便得利，阴头微肿，阴毒仍从阴窍出耳。

脉　法　篇

"问曰：脉有阴阳者，何谓也？答曰：凡脉大浮数动滑，此名阳也；脉沉涩弱弦微，此名阴也。凡阴病见阳脉者生，阳病见阴脉者死。"

按弦为少阳脉，此以弦为阴脉者，兼见沉涩微弱而言。阴病见阳脉者生，阳气内复，阴邪外出，欲汗而解也。如厥阴中风，脉浮为欲愈，不浮为未愈是也。阳病见阴脉者死，外显阳证，内伏阴邪，正衰

---

① 腰：锦章书局本作"腰中"。
② 裈：同裈，裤子也。

邪胜也。如谵言妄语，脉沉细者，死是也。又按微为厥阴脉，而传经热邪，亦尺寸俱微，岂热邪至极，而脉反微耶？殊不知伤寒之邪传至厥阴，正气虽已大伤，而邪气亦以向衰，所以不数实而反微也。

"问曰：脉有阳结阴结者，何以别之？答曰：其脉浮而数，能食不大便者，此为实，名曰阳结也。期十七日当剧，其脉沉而迟，不能食，身体重，大便反硬，名曰阴结也，期十四日当剧。"

浮数，阳脉也，阳病不大便当不能食，今反能食，是阳气结而阴不得和也。至十七日传少阴水，水不胜火，故当剧；沉迟，阴脉也，阴病当下利，今反大便硬，是阴气结而阳不得和也。至十四日传阳明土，土不胜水，故当剧。

"问曰：病有洒淅恶寒，而复发热者何？答曰：阴脉不足，阳往从之；阳脉不足，阴往乘之。曰：何谓阳不足？答曰：假令寸口脉微，名曰阳不足，阴气上入阳中，则洒淅恶寒也。曰：何谓阴不足？答曰：假令尺脉弱，名曰阴不足，阳气下陷入阴中，则发热也。"

洒淅恶寒，而复发热，脉寸微尺弱者，阳虚阴往从之也。少顷发热，则脉必数盛矣。此胜复之常，内伤虚损多此。

"阳脉浮，阴脉弱者，则血虚，血虚则筋急也。"

言寸口浮大，而尺内迟弱也，与太阳中风，阳浮阴弱，同脉异证。彼言风邪伤卫，荣弱卫强，此言荣血本虚，故其证自区别，然尺中迟弱者，汗下俱禁，究竟本虚也。

"其脉沉者，荣气微也，其脉浮而汗出如流珠者，卫气衰也。脉霭霭如车盖者，名曰阳结也。脉累累如循长竿者，名曰阴结也。脉瞥瞥如羹上肥者，阳气微也。脉萦萦如蜘蛛丝者，阳气衰也。脉绵

绵如泻漆之绝者，亡其血也。"

阳结霭霭如车盖，形容浮大而虚；阴结累累如循长竿，体贴指下弦而强直。阳微瞥瞥如羹上肥，仿佛虚濡无力。阳衰萦萦如蜘蛛丝，譬拟沉细欲绝。亡血绵绵如泻漆之绝，描写前大后细之状，皆历历如绘。此阳结阴结，是言脉法，与前论病证不同，不可牵合。

"脉来缓，时一止，复来者，名曰结；脉来数，时一止，复来者，名曰促；脉阳盛则促；阴盛则结，此皆病脉。脉按之来缓，而时一止，复来者，名曰结。又脉来动而中止，更来小数，中有还者反动，名曰结阴也。脉来动而中止，不能自还，因而复动，名曰代阴也。得此脉者，必难治。"

结促是有留滞于中，故脉见止歇，力能自还。代脉是阳气衰微，不能自还，杂病见之必死。惟伤寒有心悸脉代者，寒饮停蓄故也。

"问曰：翕奄沉，名曰滑，何谓也？师曰：沉为纯阴，翕为正阳，阴阳和合，故令脉滑。关尺自平，阳明脉微沉，食饮自可，少阴脉微滑，滑者，紧之浮名也，此为阴实，其人必股内汗出，阴下湿也。"

翕，浮也；奄，忽也。言忽焉而浮，忽焉而沉，故为滑也。滑本阳实，阴部见阳脉，为阳邪乘阴，故股内汗出。

"阴阳相搏，名曰动，阳动则汗出，阴动则发热，形冷恶寒者，此三焦伤也。若数脉见于关上，上下无头尾，如豆大，厥厥动摇者，名曰动也。"

按脉之动者，皆缘阴阳不和，故不能贯通三部，而虚者受邪则动，所以动于寸口为阳动，阳动则汗出，动于尺内为阴动，阴动则发热，如不汗出发热，而反形冷恶寒，此三焦真火受伤也。盖动脉虽多

见于关上，然尺寸亦常见之。本文又言若数脉见于关上，"若"字甚活，是举一隅为例耳。今世以尺寸之动，强饰为滑，殊不知动脉是阴阳相搏，虚者则动，故单见一部滑脉，是邪实有余，多兼见二三部，或两手俱滑。以此辨之，则动滑之虚实判然矣。

"阳脉浮大而濡，阴脉浮大而濡，阴脉与阳脉同等者，名曰缓也。"

脉虽浮大而软，按之仍不绝者为缓，若按之即无是虚脉，非缓脉也。

"脉浮而紧者，名曰弦也。弦者，状如弓弦，按之不移也。脉紧者，如转索无常也。"

脉紧而弦者，少阳脉也。若沉紧而弦，即是里寒阴脉矣。

"脉浮而数，浮为风，数为虚，风为热，虚为寒，风虚相搏，则洒淅恶寒也。"

脉浮而数，为虚风发热之候，证虽发热，而本属虚寒，是以仍洒淅恶寒，故言数为虚，虚为寒，明所以当用温顺散邪，不可竟行表散也。

"脉浮而滑，浮为阳，滑为实，阳实相搏，其脉数疾，卫气失度，浮滑之脉，数疾发热，汗出不解者，此为难治。"

浮滑为表实，当汗出而解，今汗出不解，皆缘卫气热极，较常度行之过疾，所以脉反数疾不解。况既汗出伤阴，则荣亦受病，是知邪已入腑，表里俱热，故难治也。

"脉浮而迟，面热赤而战惕者，六七日当汗出而解，反发热者差迟。迟为无阳，不能作汗，其身必痒也。"

脉浮而迟，为荣气不能外行于卫分，卫中阳虚，不能作汗而差迟，致汗湿留于肌表，而身痒作疮也。

"师持脉，病人欠者，无病也。脉之呻者，病也。言迟者，风也。摇头言者，里痛也。行迟者，表强也。坐而伏者，短气也。坐而下一脚者，腰痛也。里实护腹，如怀卵物者，心痛也。"

"师曰：呼吸者，脉之头也。初持脉，来疾去迟，此出疾入迟，名曰内虚外实也。初持脉，来迟去疾，此出迟入疾，名曰内实外虚也。"

初持脉，来疾去迟，言自尺内至于寸口，为心肺盛而肝肾虚，此出疾入迟，言自筋骨出于皮肤，以脉盛于表，故曰内虚外实。初持脉，来迟去疾，言自寸口下于尺内，为心肺虚而肝肾旺，此出迟入疾，言自皮肤入于筋骨，以脉盛于内，故曰内实外虚。

"假令脉来微去大，病在里也。脉来头小本大，病在表也。上微头小者，则汗出，下微本大者，则为关格不通，不得尿，头无汗者可治，有汗者死。"

脉来微去大者，言浮取则微，沉取则大，为病在里也。脉来头小本大者，言脉初来小，取之渐渐大，为病在表也。上微头小者，言浮取之微，而前小后大，为表气不固而自汗也。下微本大者，言沉取之微，而按久益大，为里邪拒闭而关格不通，头无汗者，乃邪入膀胱，阳气未脱，犹可治也。盖伤寒暴病，非杂证津液久虚之比。

"假令下利，寸口关上尺中悉不见脉，然尺中时一小见，脉再举头者，肾气也，若见损脉来至，为难治。"

三部俱伏，而尺中时见小滑一二至，此为阴中伏阳也。若寸口略见短小一二至，尺中绝不至者，为损脉，见之必难治也。

"问曰：曾为人所难，紧脉从何而来？师曰：假令亡汗若吐，以肺里寒，故令脉紧也。假令咳者，坐饮冷水，故令脉紧也。假令下利，以胃中虚冷，故令脉紧也。"

紧脉皆为寒，寒邪在表则浮紧，在里则沉紧，此言吐下后脉紧，为肺胃受伤，若更兼咳及利，又为水饮内伏之候，当以辛温散水为务也。

"寸口脉浮为在表，沉为在里，数为在腑，迟为在脏。假令脉迟，此为在脏也。"

此以浮沉迟数，定表里脏腑，而全重于"迟为在脏"句，故重申以明之。设脉见浮迟，虽有表证，只宜小建中和之，终非麻黄、青龙所宜。以脏气本虚故也。凡言寸口，统三部而言，《针经》以寸口人迎分别脏腑也。

"问曰：何以知乘腑，何以知乘脏？师曰：诸阳浮数为乘腑，诸阴迟涩为乘脏也。"

"寸口脉弱而迟，弱者卫气微，迟者荣中寒，荣为血，血寒则发热，卫为气，气微者心内饥，饥而虚满，不能食也。"

寸口脉弱，为真阳气微，则肾中阴火挟痰饮而聚于膈上，故心悬悬若饥状，而虚满不能食也。至于寸口迟为荣中寒，荣为血之本，血寒而反发热，其义何居？盖寸口脉迟，其阳必陷于阴分，尺中紧盛更不待言，所以为发热也。

"寸口脉弱而缓，弱者阳气不足，缓者胃气有余，噫而吞酸，食卒不下，气填于膈上也。"

噫而吞酸，是胃中虚火挟痰饮上逆，非坠痰降逆之药，不足以镇之。此言暴病，与老人之胃虚痰逆噫气不同。

"寸口脉微而涩，微者卫气不行，涩者荣气不足，荣卫不能相将，三焦无所仰，身体痹不仁，荣气不足，则烦疼，口难言，卫气虚则恶寒数欠，三焦不归其部。上焦不归者，噫而酢吞；中焦不归

者，不能消谷引食；下焦不归者，则遗溺。（酢醋同）"

三焦因荣卫不行，无所依仰，故气不归其部。上焦不归，则物不能传化，故噫而酢吞；中焦不归，则不能腐熟水谷；下焦不归，则不能约制溲便也。

"寸口脉微而涩，微者卫气衰，涩者荣气不足。卫气衰，面色黄，荣气不足，面色青。荣为根，卫为叶，荣卫俱微，则根叶枯槁，而寒栗咳逆，唾腥吐涎沫也。"

咳逆而唾腥吐涎沫，阴虚火炎可知也。加以寒栗，则卫虚不能外护，又可知矣。以脉见寸口，故其证悉在上部耳。

"少阴脉弱而涩，弱者微烦，涩者厥逆。"

气虚则脉弱而烦，血虚则脉涩而厥。

"趺阳脉浮而涩，少阴脉如经也，其病在脾，法当下利。何以知之？若脉浮大者，气实血虚也。今趺阳脉浮而涩，故知脾气不足，胃气虚也。以少阴脉弦而浮，才见此为调脉，故称如经也。若反滑而数者，故知当屎脓也。"

趺阳脉浮涩，为脾胃不足，故当下利，此易明也。至少阴脉弦而浮，称为调和如经之脉，此必有说焉。盖伤寒热传少阴，仍得弦浮阳脉为轻。若见沉迟，则为少阴病脉矣。夫所谓弦者，少阳生发之气也；浮者，太阳表证之脉也。虽证见少阴，而少阴病脉不见，不失经常之度，故为调脉。若见滑数，则为邪热内盛，必挟热便脓血也。凡言趺阳，皆当推之气口，少阴皆当验于尺部，若必候诸于足，在妇人殊为未便，握手不及足之讥，所不辞也。

"趺阳脉迟而缓，胃气如经也。趺阳脉浮而数，浮则伤胃，数则动脾，此非本病，医误下之所为也。荣卫内陷，其数先

微，脉反但浮，其人必大便硬，气噫而除，何以言之？本以数脉动脾，其数先微，故知脾气不治。大便硬，气噫而除。今脉反浮，其数改微，邪气独留，心中则饥，邪热不杀谷，潮热发渴，数脉当迟缓，脉因前后度数如法。病者则饥，数脉不时，而生恶疮也。"

跌阳胃脉，以迟缓为经常，不当浮数。若见浮数，知医误下而伤胃动脾也。荣卫环转之气，以误下而内陷，其数脉必先改为微，而脾气不治，大便硬，气噫而除，此皆邪客于脾所致。邪热独留，心下虽饥，复不杀谷，抑言潮热发渴，未有愈期，必数脉之先微者，仍迟缓如其经常，始饥而消谷也。若数脉从前不改，则邪热未陷于脾，但郁于荣卫，主生恶疮而已。

"诸脉浮数，当发热而洒淅恶寒，若有痛处，饮食如常者，畜积有脓也。"

脉浮数而恶寒，知表邪不散而为热，今饮食如常，为里邪已去。若有㿀肿，为热壅经络，若无肿处，必邪留脏腑，随内外而发痈脓也。

"脉浮而大，浮为风虚，大为气强，风气相搏，必成瘾疹，身体为痒，痒者名泄风，久久为痂癞。"

脉浮大，为邪气在表，表邪本当即解，今相持不散，必是汗出泄风之故，当发瘾疹身痒而生疮疥也。

"跌阳脉浮而芤，浮者卫气衰，芤者荣气伤，其身体瘦，肌肉甲错，浮芤相搏，宗气衰微，四属断绝。"

身体瘦削，宗气衰微，胃气虚寒，不能荣养四末可知。加以肌肉结硬，皮肤皴驳，故为甲错，必内有畜积，将发痈脓之兆也。

"跌阳脉滑而紧，滑者胃气实，紧者脾气强，持实击强，痛还自伤，以手把刃，坐作疮也。"

此言胃受有形而实，脾为热盛而强，脏腑相并为患而痛，故言以实击强。治当量其虚实，虚则消导，实则攻下可也。

"跌阳脉大而紧者，当即下利，为难治。"

跌阳脉紧，为寒邪伤胃，故必下利，下利脉大为邪盛，故难治也。

"跌阳脉沉而数，沉为实，数消谷，紧者病难治。"

沉数者，热伏于内，故易已；沉紧为寒伏于内，故难治也。

"跌阳脉微而紧，紧则为寒，微则为虚，微紧相搏，则为短气。"

胃中虚寒，则阳气郁伏不伸，故短气。

"跌阳脉紧而浮，浮为虚，紧为寒，浮为腹满，紧为绞痛，浮紧相搏，肠鸣而转，转则气动，膈气乃下，少阴脉不出，其阴肿大而虚也。"

膈中之水气，因火击动，所以肠鸣转而下泄，则脾胃虚寒可知。若少阴脉不至，则下焦虚寒，不能运行水气，必致留结阴分，而为阴肿虚大也。

"跌阳脉浮，浮则为虚，浮虚相搏，故令气饂①，言胃气虚竭也。脉滑则为哕，此为医咎，责虚取实，守空迫血，脉浮，鼻中燥者，必衄也。"

脉滑为哕者，胃虚不能散水，水结中焦，逼虚火上逆，故为哕也。脉浮，必衄者，浮为表邪不散，邪郁上焦，必迫血上行而为衄。胃气素虚之人，误施辛温发散，则虚阳将欲外亡，所以脉浮，鼻燥，皆缘责虚取实之故也。此与误发少阴汗者，同科而减等，少阴少血，动其血则下厥上竭而难治，阳明多血，但酿患未已耳。

———————

① 饂：音噎，食不下也。

"寸口脉浮大，而医反下之，此为大逆。浮则无血，大则为寒，寒气相搏，则为肠鸣，医乃不知，而反饮冷水，令大汗出，水得寒气，冷必相搏，其人则𫘝。"

寸口脉浮为表邪，而反下之，为逆矣。以其人阳气下陷，故不为痞结，而但肠鸣，即当将差就错，内和其气，而反与之水寒其胃，致水气相搏，且夹带浊饮上干清气，故令𫘝也。胡其章曰：大则为寒，寒字当作邪字看。

"寸口脉微而缓，微者卫气疏，疏则其肤空，缓者胃气实，实则谷消而水化也。谷入于胃，脉道乃行，水入于经，其血乃成，荣盛则其肤必疏，三焦绝经，名曰血崩。"

此言卫虚荣盛，气衰血热，三焦之火失其常度，并热于守经之血而妄行，故为崩下不止耳。

"寸口诸微亡阳，诸涩亡血，诸弱发热，诸紧为寒，诸乘寒者则为厥，郁冒不仁，以胃无谷气，脾涩不通，口急不能言，战而栗也。"

口急不能言，是脾脏血少，不能上通于心气也。

"寸口脉微，尺脉紧，其人虚损多汗，知阴常在，绝不见阳也。"

阳微阴胜，加之多汗，阳气愈虚也。

"少阴脉不至，肾气微，少精血，奔气促迫，上入胸膈，宗气反聚，血结心下，阳气通下，热归阴股，与阴相动，令身不仁，此为尸厥，当刺期门，巨阙。"

肾中真阳之气不能统于周身，则阴气上迫于阳位，所以宗气郁聚，血结心下，阳气因而不伸，陷入至阴之地，周身有阴无阳，遂至不仁而厥也。治当刺期门以下结血，刺巨阙以行宗气，宗气布而阳气自复，厥自退矣。

"寸口脉浮而大，浮为虚，大为实，

在尺为关，在寸为格，关则不得小便，格则吐逆。"

"趺阳脉伏而涩，伏则吐逆，水谷不化，涩则食不得入，名曰关格。"

上条以脉之虚大倍常为关格，见于尺部为关，见于寸口为格，故知凡言寸口皆统三部而言也。下条以关部伏涩异常为关格，盖伏则气滞，涩则血寒也。上条乃正衰邪实，不治之证，下条是寒邪闭拒，可治之证，不可不察。

"趺阳脉不出，脾不上下，身冷肤硬。"

身冷者，胃气不温；肤硬者，荣血不濡。以荣卫气衰，故趺阳脉不出，脾不上下，竟成脏厥之证也。

"寸脉下不至关为阳绝，尺脉上不至关为阴绝，此皆不治。"

关为阴阳之交界，关上脉绝，则阴阳离决，故不治。

"寸口脉阴阳俱紧者，法当清邪中于上焦，浊邪中于下焦。阴中于邪，必内栗也。表气微虚，里气不守，故使邪中于阴也。阳中于邪，必发热头痛，项强颈[1]挛，腰痛胫酸，所谓阳中雾露之气，故曰清邪中上，浊邪中下，阴气为栗，足膝逆冷，便溺妄出。表气微虚，里气微急，三焦相溷，内外不通，上焦怫郁，脏气相熏，口烂食断也。中焦不治，胃气上冲，脾气不转，胃中为浊，荣卫不通，血凝不流。若卫气前通者，小便赤黄，与热相搏，因热作使，游于经络，出入脏腑，热气所过，则为痈脓。若阴气前通者，阳气厥微，阴无所使，客气内入，嚏而出之，声嗢咽塞，寒厥相逐，为热所拥，血凝自下，状如豚肝，阴阳俱厥，脾气孤弱，五液注下，下焦不阖，清便下重，令便数

---

[1] 颈：底本作"胫"，据光绪本改。

难，脐筑湫痛，命将难全。"（断音银，嗢音鹘）

此下五条，俱论阴阳错杂之邪。所谓三焦相溷，内外不通，为时行疫疠之总诀。而伤寒坏证，温热夹阴，亦往往有内外合邪者，此条言寸口脉阴阳俱紧者，邪气乘虚初犯中焦，内外受伤，未变为实也。寸脉浮而紧者，清阳雾露之气伤于阳，故曰清邪中于上焦；尺脉沉而紧者，浊阴寒湿之邪伤于阴，故曰浊邪中于下焦。清邪中上，则发热头痛，项强，胫挛等证，皆是外感表证；浊邪中下，则阴气为栗，言身不战，而但心惕惕然内栗，足膝逆冷等证，皆邪客阴经之证。今表气微虚，则阳气内入，里气微急，则阴邪上逆，由是三焦溷乱，内外不通矣。郁于上焦，则断伤不能啮物，中焦不治，则不能运行水谷，荣卫不通，而血凝不流。若阳气前通，膀胱之邪欲散，故小便赤黄，邪热游溢经络，则为痈脓也。设阴气前通者，则阳气厥微，不能卫外，寒气内客于肺，嚏而出之。以寒气客于肺，故声嗢咽塞，言声塞不能出也。寒者外邪也，厥者内邪也，内外之邪，合并相逐，为热所拥，则血凝自下也。阴阳俱厥者，言脾胃之气不相顺接，胃中阳气不行，不能敷布中外，故四肢逆冷，脾中阴气孤弱，不能约制下焦，故五液注下，圊便频数，下重而难也。脐为生气之源，脐筑湫痛，则生气欲绝。盖邪气伤犯中焦，清浊相溷，三焦俱病，汗下两难，治稍失时，则变证百出矣。

"脉阴阳俱紧者，口中气出，唇口干燥，蜷卧足冷，鼻中涕出，舌上苔滑，勿妄治也。到七日已来，其人微发热，手足温者，此为欲解。若到八日以上，反大发热者，此为难治。设使恶寒者，必欲呕也，腹内痛者，必欲利也。"

此脉此证，表里阴阳混淆未的，疑似之间慎勿妄投药饵，徐而俟之。若七日之外，当解之候，微热，手足温，则为邪气解而自愈矣。若到八日以上，当解不解，反大发热，此为逆证，不可治也。然仲景止言难治，非直不治也。故下文言设寸脉浮紧，恶寒者，必呕，清阳雾露之邪，溢上焦也；尺脉沉紧而腹痛者，必利，浊阴寒湿之邪走下焦也。邪气既得上下消散，即可从其势而治之矣。

"脉阴阳俱紧，至于吐利，其脉独不解，紧去人安，此为欲解。若脉迟，至六七日不欲食，此为晚发，水停故也，为未解，食自可者为欲解。"

脉阴阳俱紧，内外皆邪，至吐利后邪气已泄，脉紧当去也。若吐利后，紧独不解，反不欲食，此为脾胃气虚，水饮停畜，为晚发变证也。若到七日，脉紧渐退，人安难食，方为欲解。

"伤寒，脉阴阳俱紧，恶寒发热，则脉欲厥。厥者，脉初来大，渐渐小，更来渐渐大，是其候也。恶寒甚者，翕翕汗出，喉中痛；热多者，目赤脉多，睛不慧。医复发之，咽中则伤，若复下之则两目闭。寒多者便清谷，热多者便脓血，若熏之则身发黄，若熨之则咽燥，若小便利者可救之，小便难者为危殆。"

脉来厥者，如厥逆之寒热交胜也。初来大者，为邪气鼓动，渐渐小，为正气受伤，更来渐渐大，为邪气复进也。盖缘其人正气本虚，不能主持，随邪气进退，故其脉亦随邪气进退，是以忽大忽小。经云：不大不小，虽困可治，其有大小者，为难治是也。恶寒甚者，则发热翕翕汗出，喉中痛，以少阴之脉循喉咙故也。热多者，太阳多也，目赤脉多，睛不慧，以太阳之脉起于目故也。发汗攻阳，则少阴之热因发而上行，故咽中伤，若复下之，则太阳之邪因虚而内陷，故两目闭，阴邪下行为寒多，必便清谷，阳邪下行为热多，必便脓血，熏之则火热伤表，身必发黄，熨之则火邪内逼，必为咽燥，小便利者，津液未竭，犹可救之，小便难者，津液已绝，为危殆也。

"伤寒发热，口中勃勃气出，头痛目黄，衄不可制，贪水者，必呕，恶水者，厥。若下之，咽中生疮，假令手足温者，必下重便脓血。头痛目黄者，若下之则两目闭。贪水者，下之，其脉必厥，其声嚶，咽喉塞。若发汗则战栗，阴阳俱虚。恶水者若下之，则里冷不嗜食，大便完谷出。若发汗则口中伤，舌上白苔，烦躁，脉数实不大便，六七日后必便血，若发汗则小便自利也。"

发热，口中勃勃气出，邪气变热，冲于膈上也。头痛目黄，衄不可制者，热郁于经也。贪水者，为无阴，邪气并于上焦，故必呕。恶水者，为无阳，邪气并于下焦，故厥逆也。若下之，里虚热结，必咽痛，厥逆，假令手足不厥，则热邪下行而协热利也。若头痛目黄者，为邪在太阳，下之热气内伏，则目闭也。贪水者，热在上焦，下之伤阴，必脉厥声嚶，咽喉闭塞，汗之伤阳，则阴阳俱虚而战栗。恶水者，为阳虚，下之则里冷，不食，完谷不化，汗之虚阳上乘，口伤，舌上白苔，烦躁。若目黄，漱水不大便者，六七日后必便血。若发其汗，则小便当不利，今反自利者，太阳之瘀热结于膀胱，而小便偏渗也。瘀血为阴邪，虽有如狂实证，而不能消耗津液，故小便自利耳。"下之其"三字，从《玉函经》增入。

"脉濡而弱，弱反在关，濡反在巅，弦反在上，微反在下。弦为阳运，微为阴寒，上实下虚，意欲得温，微弦为虚，不可发汗，发汗则寒栗，不能自还。咳者则剧，数吐涎沫，咽中必干，小便不利，心中饥烦，晬时而发，其形似疟，有寒无热，虚而寒栗，咳而发汗，蜷而苦满，腹中复坚。"

"脉濡而弱，弱反在关，濡反在巅，弦反在上，微反在下。弦为阳运，微为阴寒，上实下虚，意欲得温，微弦为虚，虚者不可下也。微则为咳，咳则吐涎，下之则咳止而利因不休，利不休，则胸中如虫啮，粥入则出，小便不利，两胁拘急，喘息为难，颈背相引，臂则不仁，极寒反汗出，身冷若冰，眼睛不慧，语言不休，而谷气多入，此为除中，口虽欲言，舌不能前。"

此二条言尺中微弱者，不可汗下也。观其"意欲得温"一语，可以灼见病情。上条言寸口微见弦脉，而咳剧吐涎等证，知为胃气本虚，而挟寒饮，速宜温养中土。误发汗则胃中阳气愈伤，客邪固结愈甚，或因咳而复汗之，遂至蜷而苦满，腹中复坚，皆阴邪水饮痞塞之象也。下条言寸口微见弦脉，而咳吐涎沫等证，仍为胃气本虚，亦宜培理中土。若误下之，下利不止，胃中空虚，而反暴食，为除中，少阴虚寒而反冷汗，为外脱，及口虽欲言，舌萎不能前等死证欻[①]起，较上条证更剧，以下更甚于汗也。

"脉濡而弱，弱反在关，濡反在巅，微反在上，涩反在下。微则阳气不足，涩则无血，阳气反微，中风汗出，而反躁烦，涩则无血，厥而且寒，阳微发汗，躁不得眠。"

"脉濡而弱，弱反在关，濡反在巅，微反在上，涩反在下。微则阳气不足，涩则无血，阳气反微，中风汗出，而反躁烦，涩则无血，厥而且寒，阳微不可下，

---

① 欻：音需，忽然也。

下之则心下痞硬。"

此二条言尺中脉涩者，不可汗下也。阳微阴涩，气血两亏，而关上脉复弱，胃土亦衰，所以汗下俱禁也。阳微复用阳药发汗，则阳气转伤，必躁不得眠；阳微而用阴药攻下，则阳气内陷，必心下痞硬也。

"脉濡而弱，弱反在关，濡反在巅，浮反在上，数反在下。浮为阳虚，数为亡血，浮为虚，数为热，浮为虚，自汗出而恶寒，数为痛，振寒而栗，微弱在关，胸下为急，喘汗而不得呼吸，呼吸之中，痛在于胁，振寒相搏，形如疟状。医反下之，故令脉数，发热，狂走见鬼，心下为痞，小便淋沥，小腹甚硬，小便则尿血也。"

寸口浮濡，而关弱尺数者，以其人阳气本虚，虚阳陷于阴分也。若误下伤血，必致狂走，痞满，尿血耳。

"脉濡而紧，濡则阳气微，紧则荣中寒，阳微卫中风，发热而恶寒，荣紧胃气冷，微呕，心内烦，医为有大热，解肌而发汗，亡阳虚烦躁，心下苦痞坚，表里俱虚竭，卒起而头眩，客热在皮肤，怅怏不得眠，不知胃气冷，紧寒在关元，技巧无所施，汲水灌其身，客热应时罢，栗栗而振寒，重被而覆之，汗出而冒巅，体惕而又振，小便为微难，寒气因水发，清谷不容间，呕变反肠出，颠倒不得安，手足为微逆，身冷而内烦，迟欲从后救，安可复追还？"

此见脉濡而紧者，为阳气微，荣中寒。阳微卫中风，外则发热恶寒；荣紧胃中冷，内则微呕心烦。医不知其外热内冷，以为大热而从汗解之，则表里俱虚，客热浅在皮肤，紧寒深在关元，犹汲水灌其客热，致寒证四出，不可复救也。

"脉浮而大，浮为气实，大为血虚，血虚为无阴，孤阳独下阴部者，小便当赤而难，胞中当虚，今反小便利而大汗出，法应卫家当微，今反更实，津液四射，荣竭血尽，干烦而不得眠，血薄肉消而成暴液，医复以毒药攻其胃，此为重虚，客阳去有期，必下如污泥而死。"

脉浮而大，气实血虚，虽偏之为害，亦人所常有也。若此者，阴部当见不足，今反小便利，大汗出，外示有余，殊非细故。设卫气之实者，因得汗利而脉转微弱，藉是与荣无忤，庶可安全，若卫分之脉，较前更加坚实，则阳强于外，阴必消亡于内。所谓小便利，大汗出者，乃津液四射之征，势必荣竭血尽，干烦不眠，血薄肉消，而成暴液下注之证。此际安其胃，固其液，调和强阳，收拾残阴，岌岌不及，况复以毒药攻其胃，转增奔迫之势，而蹈重虚之戒，令客阳亦去，下血如污泥而死哉。

"师曰：病人脉微而涩者，此为医所病也。大发其汗，又数大下之，其人亡血，病当恶寒，后乃发热无休止时，夏月盛热，欲着复衣，冬月盛寒，欲裸其身。所以然者，阳微则恶寒，阴弱则发热，此医发其汗，令阳气微，又大下之，令阴气弱。五月之时，阳气在表，胃中虚冷，以阳气内微，不能胜冷，故欲着复衣；十一月之时，阳气在里，胃中烦热，以阴气内弱，不能胜热，故欲裸其身。又阴脉迟涩，故知亡血也。"

王肯堂曰：大发其汗，伤阳也，宜其脉微而恶寒；又数大下之，伤阴也，宜其脉涩而发热。阴阳两伤，则气血俱损，而首末① 独言亡血者，何也？曰：下之亡阴不必言，汗亦血类故也。内虚之人，夏月阳气在表，则内无阳也，故不胜其寒；

---

① 末：底本作"未"，据锦章书局本改。

冬月阳气在里，里阴既虚，不能当邪气之灼烁，故不胜其热。然诸脉弦细而涩，按之无力者，往往恶寒，苦振栗不止，或时发躁，蒸蒸而热，如坐甑中，必得去衣居寒处，或饮寒水，则便如故，其振寒复至，非必遇夏乃寒，遇冬乃热也。此但言其例，论其理耳。

"立夏得洪大脉，是其本位。其人病身体苦疼重者，须发其汗，若明日身不疼不重者，不须发汗。若汗濈濈自出者，明日便解矣。何以言之？立夏得洪大脉，是其时脉，故使然也，四时仿此。"

立夏得洪大脉，是温病之本脉。若其人苦疼重，乃热郁肌表，未得发越之故，须以辛凉苦寒药泄其郁热，乃伏气发汗之正法也。若明日身不疼重，则荣卫自和，濈然汗出自解无藉于药矣。

"脉盛身寒，得之伤寒。脉虚身热，得之伤暑。"

寒伤形，故脉盛，身寒，而后周身发热；暑伤气，故脉虚身热，而独背微恶寒。

"问曰：病有战而汗出，因得解者，何也？答曰：脉浮而紧，按之反芤，此为本虚，故当战而汗出也。其人本虚，是以发战，以脉浮，故当汗出而解也。"

"问曰：病有不战而汗出解者，何也？答曰：脉大而浮数，故知不战汗出而解也；若脉浮而数，按之不芤，此人本不虚；若欲自解，但汗出耳，不发战也。"

"问曰：病有不战不汗出而解者，何也？答曰：其脉自微，此以曾经发汗，若吐，若下，若亡血，以内无津液，此阴阳自和，必自愈，故不战汗出而解也。"

"问曰伤寒三日，脉浮数而微，病人身凉和者，何也？答曰：此为欲解也。解以夜半，脉浮而解者，濈然汗出也；脉数而解者，必欲食也；脉微而解者，必大汗出也。"

上言脉微，故不战汗出而解；此言脉微而解者，必大汗出。二说相左，何耶？然上以曾经吐下亡血，邪正俱衰，不能作汗而解，此以未经汗下，血气未伤，邪正俱盛，故必大战作汗而解，不相左也。东垣云：战而汗出解者，太阳也；不战有汗而解者，阳明也；不战无汗而解者，少阳也。若先曾汗下，必不尔矣。

"问曰：脉病欲知愈未愈者，何以别之？答曰：寸口、关上、尺中三处，大小、浮沉、迟数同等。虽有寒热不解者，此脉阴阳为和平，虽剧当愈。"

"病六七日，手足三部脉皆至，大烦而口噤不能言，其人躁扰者，必欲解也。"

手足三部脉皆至，言三部大小同等也。今人但知六七日欲作战汗，脉伏，不知三部脉皆实，而烦躁口噤，亦是作汗之兆，故仲景重申此义以明之。

"若脉和，其人大烦目重，脸内际黄者，此为欲解也。"

大烦目重，脸内际黄而脉和者，中央之色见于正位，湿热得以外散也。

"病人苦发热，身体疼，病人自卧，师到诊其脉，沉而迟者，知其差也。何以知之？表有病者，脉当浮大，今脉反沉迟，故知愈也。"

本发热身疼，今热退静卧而脉沉迟，故知邪散，病不传也。设表证误服下药，而脉变沉迟，又为结胸入里之候也。

"假令病人云：腹内卒痛，病人自坐，师到，脉之浮而大者，知其差也。何以知之？若里有病者，脉当沉而细，今反浮大，故知愈也。"

腹中有寒，故痛，所以脉当沉细，今脉变浮大，知阴退阳复，故为愈也。设卒痛便见浮大，又为脉不应证矣。

"师曰：病家人来请云，病人发热烦极。明日师到，病人向壁卧，此热已去也。设令脉不和，处言已愈。"

热退身凉而安静，虽脉不和，为邪退未久，故尚未平复，不当以脉病人安例之。

"问曰：凡病欲知何时得，何时愈？答曰：假令夜半得病，明日日中愈；日中得病夜半愈。何以言之？日中得病，夜半愈者，以阳得阴则解也；夜半得病，明日日中愈者，以阴得阳则解也。"

"问曰：脉有灾怪，何谓也？师曰：假令人病，脉得太阳，与形证相应，因为作汤，比还送汤，如食顷，病人乃大吐。若下利，腹中痛，师曰：我前来不见此证，今乃变异，是名灾怪。又问曰：何缘作此吐利？答曰：或有旧时服药，今乃发作，故名灾怪耳。"

"脉浮而洪，身汗如油，喘而不休，水浆不下，形体不仁，乍静乍乱，此为命绝也。又未知何脏先受其灾，若汗出发润，喘不休者，此为肺先绝也。阳反独留，形体如烟熏，直视摇头者，此心绝也。唇吻反青，四肢漐习者，此为肝绝也。环口黧黑，柔汗，发黄者，此脾绝也。溲便遗失，狂言，目反直视者，此为肾绝也。"

阳反独留，孤阳亢极，阴气先竭也。四肢漐习，振掉不宁也；柔汗，冷汗也。按五脏绝证，有因贼邪胜克而死者，有本脏之邪亢极而死者，有子气过逆，母气告竭而死者，有本脏之气衰绝而死者，有脏腑俱绝而死者，不可一概论也。

"又未知何脏阴阳前绝？若阳气前绝，阴气后竭者，其人死，身色必青；阴气前绝，阳气后竭者，其人死，身色必赤，腋下温，心下热也。"

"伤寒，咳逆上气，其脉散者，死。

谓其形损故也。脉阴阳俱盛，大汗出不解者，死。脉阴阳俱虚，热不止者，死。脉至乍疏乍数者，死。脉至如转索者，其日死。谵言妄语，身微热，脉浮大手足温者，生；逆冷，脉沉细者，不过一日死矣。"

伤寒，咳逆上气，肺病也。脉毛甚则散，肺绝之脉也。阴阳俱盛，大汗出不解，阴阳交也。阴阳俱虚，热不止，津液竭也。乍疏乍数者死，其有大小者为难治也。脉至如转索者，其日死，纯是邪脉，正气不能为主也。谵妄，身发热而手足温，证脉相应，故主生；谵妄，身大热而手足冷，证脉相反，故主死也。

伤 寒 例

"阴阳大论云：春气温和，夏气暑热，秋气清凉，冬气冷冽，此则四时正气之序也。冬时严寒，万类深藏，君子固密，则不伤于寒。触冒之者，乃名伤寒耳。其伤于四时之气，皆能为病，以伤寒为最者，以其最成杀厉之气也。中而即病者，名曰伤寒，不即病者，寒毒藏于肌肤，至春变为温病，至夏变为热病，热病者，热极重于温也。是以辛苦之人，春夏冬温热病，皆由冬时触寒所致，非时行之气也。"

寒毒藏于肌肤，至春变为温病，藏于骨髓，至夏变为热病，不言藏于骨髓者，脱简也。《内经》云：冬伤于寒，春必温病。又云：逆冬气，则少阴不藏，肾气独沉。言冬时寒暖不均，和暖之际，人之腠理不固，忽然严寒骤至，郁闭其不正之气于内，当是之时，少阴之经脉流行于外，是不能退藏于密，势不得不受其邪，然肾藏之真阳沉伏于内，自不受邪，所受邪者，少阴之经耳。故真阳充满之人，邪气不能为害，即使受邪，气行则已。惟是不藏精之人，先逆冬月蛰藏之令，故邪气得以袭入经脉、骨髓，乃至春夏，温热之气内动，而发为温热也。李明之曰：冬伤于寒，冬行春令也。当冬而温，火胜而水亏矣。水既已亏，则所胜妄行，土有余也，火土合德，故为温病。所以不病于冬而病于春者，以其寒水居卯之分，方得其权，大寒之令复行于春，腠理开泄，少阴不藏，房室之劳伤，辛苦之人，阳气泄于外，肾水亏于内。木当发生，阳已外泄，孰为鼓舞？肾水内竭，孰为滋养？此两者同病，生化之源既绝，木何赖以生乎？身之所存者，热也，时强木长，故为温病。

"凡时行者，春时应暖而复大寒，夏时应大热而反大凉，秋时应凉而反大热，冬时应寒而反大温，此非其时而有其气。是以一岁之中，长幼之病多相似者，此则时行之气也。"

伤寒是感天时肃杀之气，以寒犯寒，必先寒水；时行是感湿土郁蒸之气，以湿犯湿，必先湿土。阳明为荣卫之原，始病则荣卫俱病，经络无分，三焦相溷，内外不通，所以其病即发而暴，非比伤寒以次传经而入也。盖地为污秽浊恶之总归，平时无所不受，适当天时不正之极，则平时所受浊恶之气，亦必乘时迅发，或冬时过暖，肃杀之令不行，至春反大寒冷，或盛夏湿热，污秽之气交蒸，忽然热极生风，而人汗孔闭拒，毒邪不得发泄而为病，病则老幼无分，此即时行之气也。

"从霜降以后，至春分以前，凡有触冒霜露，体虚中寒即病者，谓之伤寒也。"

言非体虚，即有风寒，莫之能害。

"其冬有非节之暖，名曰冬温。冬温之毒，与伤寒大异，亦有轻重，为治不同。"

冬温者，时当大寒，而反大温，东风时至，则肌腠疏豁，忽然大寒，而衣袂单薄，寒郁其邪，其病即发者为冬温，以其所感非时温气，故言与伤寒大异。若不即发，藏于皮肤，则入伤血脉，至春发为温病。藏于经络，则入伤骨髓，至夏发为热病矣。

"从立冬节候，其中无暴大寒，又不冰雪，而有人壮热为病者，此属春时阳气发于冬时，伏寒变为温病。"

春时阳气发于冬时，未至而至也。伏寒变为温病，言非时不正之温气，又为外寒所伏，至春而发为温病也。

"从春分以后，至秋分节前，天有暴寒者，皆为时行寒疫也。其病与温及热病相似，但治有殊耳。"

此言非时暴寒之证，虽与温热相似，而源委迥殊，以伏气自内发外，必用苦寒内夺，暴寒从外感冒，合用辛甘外解，故治有不同耳。

"凡伤于寒，则为病热，热虽盛不死。若两感于寒而病者，必死。"

"尺寸俱浮者，太阳受病也，当一二日发。以其脉上连风府，故头项痛，腰脊强。"

"尺寸俱长者，阳明受病也。当二三日发。以其脉挟鼻络于目，故身热，目疼鼻干，不得卧。"

"尺寸俱弦者，少阳受病也。当三四日发。以其脉循胁，络于耳，故胸胁痛而耳聋。"

"此三经受病，未入于腑者，可汗而已。"

"尺寸俱沉细者，太阴受病也。当四五日发。以其脉布胃中，络于嗌，故腹满而嗌干。"

"尺寸俱沉者，少阴受病也。当五六日发。以其脉贯肾，络于肺，系舌本，故口燥舌干而渴。"

"尺寸俱微缓者，厥阴受病也。当六七日发。以其脉循阴器，络于肝，故烦满而囊缩。"

"此三经受病，已入于腑者，可下而已。"

伤寒经络传变，原不可以日数推测，此六经受病，不过设以为例。粗工不察病机，每以三四日当汗，六七日当下，误人多矣。设伏气发温之三四日，可汗之乎？病传厥阴之六七日，可下之乎？若此，可不辨哉？凡云尽寸，则关在其中，可不言而喻。

"若两感于寒者，一日太阳受之，即与少阴俱病，则头痛，口干，烦满而渴；二日阳明受之，即与太阴俱病，则腹满，身热，不欲食，谵语；三日少阳受之，即与厥阴俱病，则耳聋，囊缩而厥，水浆不入，不知人者六日死。若三阴三阳五脏六腑皆受病，则荣卫不行，脏腑不通而死矣。"

其得病阴阳两证俱见，其传经亦阴阳两经俱传，则邪气弥满充斥，法当三日主死，然必水浆不入，不知人者，方为荣卫不行，脏腑不通，更越三日，而阳明之经始绝也。

"其不两感于寒，更不传经，不加异气者，至七日太阳病衰，头痛少愈；八日阳明病衰，身热少歇；九日少阳病衰，耳聋微闻；十日太阳病衰，腹减如故，则思饮食；十一日少阴病衰，渴止，舌干已而嚏；十二日厥阴病衰，囊纵，少腹微下，大气皆去，病人精神爽慧也。"

更不传经，不加异气，则邪气传尽，正气将复，愈日可期。然亦立法大意，不可拘执也。至若更加异气，乃病中之病，莫可限于时日矣。

"若过十三日以上不间，尺寸陷者，大危。"

言尺寸之脉沉陷，为正气衰微，莫能载邪外出，过经其病不间，诚为危候也。

"若更感异气，变为他病者，当依坏证例治之。"

"若脉阴阳俱盛，重感于寒，变为温疟。"

"阳脉浮滑，阴脉濡弱，更遇于风，变为风温。"

"阳脉洪数，阴脉实大，更感温热，变为温毒，温毒为病最重也。"

"阳脉濡弱，阴脉弦紧，更遇温气，变为温疫。"

"此以冬伤于寒，发为温病，脉之变证，方治如说。"

言脉证皆变为热，不得复用辛温发表，所谓方治如说也。

"凡伤寒之病，多从风寒得之，始表中风寒，入里则不消矣。未有温覆当，而不消散者，不在证治。"

"拟欲攻之，犹当先解表，乃可下之。"

"若表已解而内不消，非大满，犹生寒热，则病不除，大满大实坚，有燥屎，自可除下之，虽四五日不能为祸也。"

言非大满大实而下之，则犹生寒热变证，必待大满大实，坚有燥屎者，方可下之，虽迟至四五日，不能为害也。

"若不宜下而便攻之，内虚热入，协热遂利，烦躁，诸变不可胜数，轻者困笃，重者必死矣。"

"夫阳盛阴虚，汗之则死，下之则愈，阳虚阴盛，汗之则愈，下之则死。"

阳乘阴位，则为阳盛阴虚，故可下而不可汗；阴乘阳位，则为阳虚阴盛，故可汗而不可下，即表病里和，里病表和之谓也。盖表实里虚而邪入腑，汗之则死，下之则愈；里实表虚，而邪郁于经，下之则死，汗之则愈。

"夫如是，则神丹安可以误发，甘遂何可以妄攻，虚盛之治，相背千里，吉凶之机，应若影响，岂容易哉？况桂枝下咽，阳盛则毙，承气入胃，阴盛以亡，死生之要，在乎须臾，视身之尽，不暇计日。此阴阳虚实之交错，其候至微，发汗吐下之相反，其祸至速，而医术浅狭，懵然不知病源，为治乃误，使病者殒殁，自谓其分，至此，仁者鉴此，岂不痛欤！"

桂枝下咽，阳盛则毙，承气入胃，阴盛以亡，一概言汗下，关系非细，不过借此为例，非误用二汤，必致不救也。

"凡两感病俱作，治有先后，发表攻里，本是不同，而执迷妄意者，乃云神丹、甘遂，合而饮之，且解其表，又除其里，言巧似是，其理实违。夫智者之举错也，常审以慎，愚者之动作也，必果而速，安危之变，岂可诡哉？"

两感皆是热邪，然治有先后，发表攻里，本是不同，持说甚正，亦甚明，何奉议误认为救里耶？

"凡发汗，温服汤药，其方虽言日三服，若病剧不解，当促其间，可半日中尽三服。若与病相阻，即便有所觉，如服一剂，病证犹在，故当复作本汤服之。至有不肯汗出，服三剂乃解。若汗不出者，死病也。"

"凡得时气病，至五六日，而渴欲饮水，饮不能多，不当与也。何者？以胃中热尚少，不能消之，便更与人作病也。"

"至七八日，大渴欲饮水者，犹当依证与之，与之常令不足，勿极意也。"

"若饮而腹满，小便不利，若喘，若哕，不可与之，忽然大汗出，是为自愈也。"

"凡得病，反能饮水，此为欲愈之病，其不晓病者，但闻病饮水自愈，小渴者乃强与饮之，因成其祸，不可复数。"

上四条，皆是春夏温热之邪，故言时气病，乃可与水，非冬月正伤寒可比例也。

"凡得病，厥脉动数，服汤药更迟，脉浮大减小，初躁后静，此皆愈证也。"

厥脉动数，犹言其脉动数，不可连上句读。

正　方

（一百十三首。诸方之义，本条注内已经疏明者，此不复赘。）

桂枝汤

桂枝三两　芍药三两，酒洗　甘草二两，炙　生姜三两，切　大枣十二枚，擘

上五味，㕮咀，以水七升，微火煮取三升，去滓，适寒温，服一升。服已须更啜热稀粥一升余，以助药力，温覆令一时许，遍身漐漐微似有汗者益佳，不可令如水流漓，病必不除。若一服汗出病差，停后服，不必尽剂。若不汗，更服依前法。又不汗，后服小促其间，半日许令三服尽。若病重者，一日一夜服，周时观之。服一剂尽，病证犹在者，更作服，若汗不出者，乃服至二三剂。禁生冷、粘滑、肉面、五辛、酒酪、臭恶等物。

此方专主卫受风邪之证。以其卫伤不能外固而自汗，所以用桂枝之辛发其邪，即用芍药之酸助其阴，然一散一收，又须甘草以和其胃，况发汗必须辛甘以行阳，故复以生姜佐桂枝，大枣佐甘草也。但方中芍药不言赤白，圣惠与节庵俱用赤，孙尚与叔微俱用白，然赤白补泻不同，仲景云：病发热汗出，此为荣弱卫强，荣虽不受邪，终非适平也，故卫强则荣弱，是知必用白芍药也。荣既弱而不能自固，岂可以赤芍药泻之乎？虽然，不可以一律论

也。如太阳误下而传太阴，因而腹满时痛，则当倍白芍补荣血之虚。若夫大实者必加大黄，又宜赤芍以泻实也。至于湿热素盛之人，与夫酒客辈感寒之初，身寒恶热者，用桂枝汤，即当加黄芩以胜热，则不宜白芍以助阴，贵在临证活法也。按桂枝入心，血药也，而仲景用以治风伤卫之证；麻黄走肺，气药也，而仲景用以治寒伤荣之证，皆气病用血药，血病用气药。故许学士有脉浮而缓风伤荣，浮紧兼涩寒伤卫之误。殊不知风伤卫则卫受邪，卫受邪则不能内护于荣，故荣气不固而自汗，必以桂枝血药，透达荣卫，又须芍药护荣固表，荣卫和而自汗愈矣。寒伤荣则荣受邪，荣受邪则不能外通于卫，故气郁而无汗，必以麻黄气药开通腠理，又须桂枝实荣散邪，汗大泄而郁热散矣。

小建中汤

桂枝三两　芍药六两,酒洗　甘草二两,炙　生姜三两,切　大枣十二枚,擘　胶饴一升

上六味，以水七升，煮取三升，去滓，内胶饴，更上微火消解，温服一升，日三服。

按：桂枝汤方中芍药、桂枝等分，用芍药佐桂枝以治卫气。小建中方中加倍芍药，用桂枝佐芍药以治荣气，更加胶饴以缓其脾，故名之曰建中，则其功用大有不同耳。

桂枝加葛根汤

桂枝二两　芍药二两,酒洗　甘草二两,炙　生姜三两,切　大枣十二枚,擘　葛根四两

上六味，以水一斗，先煮葛根减二升，去上沫，内诸药，煮取三升，去滓，温服一升，覆取微似汗。

桂枝加桂汤

桂枝五两　芍药三两,酒洗　甘草二两,炙　生姜三两,切　大枣十二枚,擘

上五味，以水七升，微火煮取三升，适寒温服一升，若一服汗出病差，停后服。

烧针发汗，则损阴血，惊动心气，心气因惊而虚，则触动肾气，发为奔豚，先灸核上以散寒，次与桂枝加桂汤，以泄奔豚之气，所加之桂，当用肉桂为是。

桂枝加芍药汤

桂枝三两　芍药六两,酒洗　甘草二两,炙　生姜三两,切　大枣十二枚,擘

上五味，以水七升，微火煮取三升，去滓，适寒温，服一升

桂枝加大黄汤

桂枝三两　芍药三两,酒洗　甘草二两,炙　生姜三两,切　大枣十二枚,擘　大黄一两

上六味，以水七升，煮取三升，去滓温服一升，日三服。

桂枝加厚朴杏仁汤

桂枝三两　芍药三两,酒洗　甘草二两,炙　生姜三两,切　大枣十二枚,擘　厚朴二两,炙　杏仁五十个,去皮尖

上七味，以水七升，微火煮取三升，去滓，适寒温，服一升，若一服汗出病差，停后服。

太阳病误下，微喘，脉促，宜用此汤。若阳明病误下，微喘，膈不快者，又属小陷胸证矣。

新加汤

桂枝三两　芍药四两,酒洗　甘草二两,炙　生姜四两,切　大枣十二枚,擘　人参三两

上六味，以水七升，微火煮取三升，去滓，适寒温，服一升。此因发汗后津液骤伤，非真阳素亏之比，故宜和荣药中，加人参以助津气也。

桂枝去桂加茯苓白术汤

芍药三两,酒洗　甘草二两,炙　生姜三两,切　大枣十二枚,擘　茯苓三两　白术三两

上六味，以水七升，微火煮取三升，

去滓，适寒温，服一升，若小便利则愈。

桂枝去芍药汤

桂枝三两 甘草二两，炙 生姜三两 大枣十二枚，擘

上四味，以水七升，微火煮取三升，去滓，适寒温，服一升。

桂枝去芍药加附子汤

桂枝三两 甘草二两，炙 生姜三两，切 大枣十二枚，擘 附子一枚，炮去皮，破八片

上五味，以水七升，微火煮取三升，去滓，适寒温，服一升，若一服恶寒止，停后服。

桂枝加附子汤

桂枝三两 芍药三两，酒洗 甘草二两，炙 生姜三两，切 大枣十二枚，擘 附子一枚，炮去皮，破八片

上六味，以水七升，微火煮取三升，去滓，适寒温，服一升，若一服汗止，停后服。

桂枝甘草汤

桂枝四两 甘草二两，炙

上二味，以水三升，煮取一升，去滓顿服。

救逆汤

桂枝三两 甘草二两，炙 生姜三两，切 大枣十二枚，擘 蜀漆三两，洗去腥 白龙骨四两，熬，水飞 牡蛎五两，熬

上为末，以水一斗二升，先煮蜀漆，减二升，内诸药，煮取三升，去滓，温服一升。

桂枝甘草龙骨牡蛎汤

桂枝一两 甘草二两 龙骨二两，熬，水飞 牡蛎二两，熬

上为末，以水五升，煮取二升半，去滓，温服八合，日三服。

桂枝麻黄各半汤

桂枝一两十六铢 芍药酒洗 甘草炙 生姜切，各一两 大枣四枚，擘 麻黄一两，去节 杏仁二十四个，汤浸去皮尖及两仁者

上七味，以水五升，先煮麻黄一二沸，去上沫，内诸药，煮取一升八合，去滓，温服六合。

桂枝二麻黄一汤

桂枝一两十六铢 芍药一两六铢，酒洗 甘草一两二铢，炙 生姜一两六铢，切 大枣五枚，擘 麻黄十六铢，去节 杏仁十六个，去皮尖

上七味，以水五升，先煮麻黄一二沸，去上沫，内诸药，煮取二升，去滓，温服一升，日再服。

桂枝二越婢一汤

桂枝 芍药，酒洗 甘草，炙，各十八铢 生姜一两二铢 大枣四枚，擘 麻黄十八铢，去节 石膏二十四铢，碎，绵裹

上七味，咬咀，以水五升，先煮麻黄一二沸，去上沫，内诸药，煮取二升，去滓，温服一升。

此汤与各半证治相类，方亦相类。但彼以不得小汗而面热身痒，故减小桂枝汤之制，而加麻黄杏仁，此以胃热无津而不能作汗，故减小大青龙之制去杏仁而加石膏，以杏仁下气走表，非无津者所宜，石膏辛凉化热，正胃热者所喜尔。

当归四逆汤

当归三两 桂枝三两 芍药三两，酒洗 细辛二两 甘草二两，炙 通草三两 大枣二十五枚，擘

上七味，以水八升，煮取三升，去滓，温服一升，日三服。

当归四逆加吴茱萸生姜汤

当归三两 桂枝三两 芍药三两，酒洗 细辛二两 甘草二两，炙 通草二两 大枣二十五枚，擘 吴茱萸二升，去闭者 生姜半斤，切

上九味，以水六升，清酒六升，和煮取五升，去滓，温分五服。

茯苓桂枝白术甘草汤

茯苓四两　桂枝三两　白术二两　甘草二两，炙

上四味，以水六升，煮取三升，去滓，分温三服。

茯苓桂枝甘草大枣汤

茯苓半斤　桂枝四两　甘草二两，炙　大枣十五枚，擘

上四味，以甘澜水一斗，先煮茯苓减二升，内诸药，煮取三升，去滓，温服一升，日三服。作甘澜水法：取水二斗，置大盆内，以勺扬之，水上有珠子五六千颗相逐，取用之。

汗后余邪，挟北方邪水为患，故取桂枝汤中之三以和荣，五苓散中之二以利水，作甘澜水者，取其流利，不助肾邪也。

茯苓甘草汤

桂枝二两　茯苓二两　甘草一两，炙　生姜三两，切

上四味，以水四升，煮取二升，去滓，温分三服。

炙甘草汤一名复脉汤

甘草四两，炙　桂枝三两　人参二两　生地黄一斤　麦门冬半升①，去心　麻子仁半升，研　阿胶二两　生姜三两，切　大枣十二枚，擘

上九味，以清酒七升，水八升②，先煮八味，取三升，去滓，内胶烊消尽，温服一升，日三服。

麻黄汤

麻黄三两，去节　桂枝三两　甘草一两，炙　杏仁七十个，泡去皮尖

上四味，以水九升，先煮麻黄减二升，去上沫，内诸药，煮取二升半，去滓，温服八合，覆取微似汗，不须啜粥，余如桂枝法将息。

夫寒伤荣，则荣血受病，而见骨节烦疼，当矣，何反腠理闭密，无汗而喘耶？盖荣既受伤于内，必无卫气独和于外之理。所以用麻黄发汗，必兼桂枝以和荣；用杏仁者，所以散气除喘；用甘草者，所以助阳和卫，荣卫流行，始能作汗也。按时珍云：仲景治伤寒，无汗用麻黄，有汗用桂枝，历代名医，未有究其精微者。夫津液为汗，汗即血也，在荣即为血，在卫即为汗。寒伤荣，荣血不能外通于卫，卫气闭固，故无汗发热而憎寒；风伤卫，卫气不能内护于荣，荣气不固，故有汗发热恶风。是麻黄汤虽太阳发汗重剂，实为发散肺经火郁之药；桂枝汤虽太阳解肌轻剂，实为理脾救肺之药也。又汪石山云：辛甘发散为阳，仲景发表药中，必用甘草以载住邪气，不使陷入阴分也。若邪既入里，则内腹胀，必无复用甘草之理。试观五苓、抵当、承气、大柴、陷胸、十枣辈，并不用甘草也，惟调胃、桃核二汤，以其尚兼太阳部分之表邪，故不得不用也。当知发汗药中之甘草必不可少，此汤须脉证全在于表，方可用之。若脉微弱自汗者，不可用也。今但执一二日在表，并宜发汗。设尺中弦数，虚大，为阴虚多火，汗之则亡阳热厥而死。尺中迟弱，足冷，为阳虚夹阴，汗之则亡阳，厥逆而死，可不慎钦！

大青龙汤

麻黄六两，去节　桂枝二两　甘草二两，炙　杏仁四十个，去皮尖　生姜三两，切　大枣十二枚，擘　石膏如鸡子大，碎

上七味，以水九升，先煮麻黄减二升，去上沫，内诸药，煮取三升，去滓，温服一升。取微似汗，汗出多者，温粉粉之。一服汗者，停后服。汗多亡阳遂虚，

---

① 升：锦章书局本作"斤"。
② 升：锦章书局本作"斗"。

恶风，烦躁不得眠也。

或问：此方治脉浮紧，发热恶寒，身疼痛，不汗出而烦躁，并不见中风之脉证，而疏钞金钺，但据条首"中风"二字，乃云本之风气似隐，标之寒化反显，释风寒两感者谬矣。殊不知其实为风多寒少之证。设果本隐标显，则治病必求其本，何反倍用麻黄耶？按《内台方》云：此一证，全在"不汗出"三字藏机。若风伤卫，则自汗，恶风；寒伤荣，则无汗而喘。此云不汗出而烦躁，则知其证略有微汗不能透出，故生烦躁，于此可见其兼有风证，而脉见浮紧，是风见寒脉，加以恶寒身疼，知寒重于风。故于麻桂二汤中，除去芍药，倍麻黄而加石膏。设不并力图之，速令外泄，则风挟寒威内攻，鼓动君相二火，则周身皆为火化矣，所以不得不倍用麻黄也。其去芍药而加石膏者，以其汗既不能透出，原无藉于护荣，热既郁于心包，则解烦诚不可缓。明乎此，则不但大青龙之法可解，大青龙之方可施，其麻黄杏仁甘草石膏汤、越婢汤、桂枝二越婢一汤、麻黄升麻汤等，可随证取用，而无窒碍也。

小青龙汤（有加减法，见太阳上篇本条下）

麻黄三两,去节　桂枝三两　芍药三两,酒洗　甘草二两,炙　五味子半升　干姜三两　细辛二两　半夏半升,姜制

上八味，以水一斗，先煮麻黄，减二升，去上沫，内请药，煮取三升，去滓，温服一升。

葛根汤

葛根四两　麻黄三两,去节　桂枝二两　芍药二两,酒洗　甘草二两,炙　生姜三两,切　大枣十二枚,擘

上七味，㕮咀，以水一斗，先煮麻黄、葛根，减二升，去沫，内诸药，煮取三升，去滓，温服一升，覆取微似汗，不

须啜粥，余如桂枝法将息及禁忌。

葛根加半夏汤

葛根四两　麻黄三两,去节,汤泡① 去黄汁,焙干　桂枝　芍药,酒洗　甘草,炙各二两　半夏半升,洗　生姜三两,切　大枣十二枚,擘

上八味，以水一斗，先煮葛根、麻黄，减二升，去白沫，内诸药，煮取三升，去滓，温服二升，覆取微似汗。

麻黄杏仁甘草石膏汤

麻黄四两,去书　杏仁五十个,去皮尖　甘草二两,炙　石膏半斤,碎,绵裹

上四味，以水七升，先煮麻黄，减二升，去上沫，内诸药，煮取二升，去滓，温服一升。

麻黄连轺赤小豆汤

麻黄二两,去节　连轺二两,即连翘根　赤小豆一升,即细赤豆　杏仁四十个,去皮尖　甘草二两,炙　生梓白皮一升　生姜二两,切　大枣十二枚,擘

以上八味，以潦水一斗，先煮麻黄再沸，去上沫，内诸药，煮取三升，分温三服，半日服尽。

伤寒，瘀热在里，身必发黄者，因其人素有湿热，汗出不尽，则肌腠之里，为瘀热所凝，而遍身发黄，故宜此汤以取微汗也。麻黄发散表邪，杏仁、生姜辛散走表，连轺泻经络之积火，梓皮除肌肉之湿热，小豆降火利水，甘草、大枣，益脾和胃。盖土厚可以御水湿之蒸，观《金匮》治寒湿，用麻黄加术汤，其义可见。此汤为汗后表邪未解，而湿热发黄，脉浮者，取汗而设。茵陈蒿汤，为表邪已散，而小便不利，身黄，脉沉者，分利而设。栀子柏皮汤，为表里皆热，脉来软大，不可汗下者而设。若夫汗后，渴而小便不利，热

———

① 泡：锦章书局本作"制"。

结津液，身目皆黄者，又当取用五苓加茵陈，以利水为务也。

麻黄升麻汤

麻黄二两半，去节 升麻一两一分 当归一两一分 知母 黄芩 葳蕤各十八铢 天门冬，去心 芍药 干姜 白术 茯苓 甘草，炙 桂枝 石膏，碎绵裹各六铢

上十四味，以水一斗，先煮麻黄一两沸，去上沫，内诸药，煮取三升，去滓，分温三服，相去如炊三斗米顷，令尽，汗出愈。

麻黄附子细辛汤

麻黄二两，去节 细辛一两 附子一枚，炮去皮，破八片

上三味，以水一斗，先煮麻黄减二升，去上沫，内药，煮取三升，去滓，温服一升，日三服。

麻黄附子甘草汤

麻黄二两，去节 甘草二两，炙 附子一枚，炮去皮

上三味，以水七升，先煮麻黄一两沸，去上沫，内诸药，煮取三升，去滓温服一升，日三服。

小柴胡汤（加减法，见少阳篇本条下）

柴胡半斤 黄芩 人参 甘草各三两 半夏半升，洗 生姜三两，切 大枣十二枚，擘

上七味，以水一斗二升，煮取六升，去滓，再煎取三升，温服一升，日三服。

大柴胡汤

柴胡半斤 黄芩二两 芍药三两 半夏半升，洗 枳实四枚，炙 大黄二两 生姜五两，切 大枣十二枚，擘

上八味，以水一斗二升，煮取六升，去滓，再煎，温服一升，日三服。

此汤治少阳经邪，渐入阳明之腑，或误下引邪内犯，而过经不解之证，故于小柴胡方中，除去人参、甘草，助阳恋胃之味，而加芍药、枳实、大黄之沉降，以涤

除热滞也，与桂枝大黄汤同义。彼以桂枝、甘草兼大黄，两解太阳误下之邪，此以柴胡、芩、半兼大黄，两解少阳误下之邪，两不移易之定法也。

柴胡桂枝汤

柴胡四两 桂枝 人参 黄芩 芍药各一两半 甘草一两，炙 半夏二合，半 生姜一两半，切 大枣六枚，擘

上九味，以水七升，煮取三升，去滓，温服一升。

柴胡桂枝干姜汤

柴胡半斤 桂枝三两 干姜二两 栝蒌根四两 黄芩三两 甘草二两，炙 牡蛎二两，熬

上七味，以水一斗二升，煮取六升，去滓，再煎取三升，温服一升，日三服。

柴胡加芒硝汤

柴胡半斤 黄芩 人参 甘草各三两 半夏半升，洗 生姜三两，切 大枣十二枚，擘 芒硝六两

上八味，以水一斗二升，煮取六升，去滓，内芒硝，再煎取三升，温服一升，不解更服。

柴胡加龙骨牡蛎汤

柴胡四两 半夏二合，洗 大黄二两 桂枝 人参 茯苓 生姜，切 龙骨，熬 牡蛎，熬各一两半 铅丹一两，水飞 大枣六枚，擘

上十一味，以水八升，煮取四升，内大黄，切如棋子大，更煮一二沸，去滓，温服一升。

此汤治少阳经邪犯本之证，故于本方中，除去甘草、黄芩，行阳之味，而加大黄行阴，以下夺其邪，兼茯苓以分利小便，龙骨、牡蛎、铅丹，以镇肝胆之怯，桂枝以通血脉之滞也，与救逆汤同义。彼以桂枝、龙骨、牡蛎、蜀漆镇太阳经火逆之神乱，此以柴胡兼龙骨、牡蛎、铅丹，

镇少阳经误下之烦惊，亦不易之定法也。

四逆散 （有加减法，见少阴下篇本条下）

甘草，炙　枳实破，水渍，炙干　柴胡　芍药

上四味，各十分，捣筛，白饮和服方寸匕，日三服。

调胃承气汤

大黄四两，清酒浸　甘草二两，炙　芒硝半升

上三味，㕮咀，以水三升，煮取一升，去滓，内芒硝，更上火，微煮令沸，少少温服之。

承气者，用以制亢极之气，使之承顺而下也。《伤寒秘要》曰：王海藏论云，仲景承气汤，有大小调胃之殊，今人以三一承气，不分上下缓急用之，岂不失仲景本意。大热大实，用大承气；小热小实，用小承气；实热尚在胃中，用调胃承气，以甘草缓其下行而祛胃热也。若病大用小，则邪气不伏，病小用大，则过伤正气。病在上而用急下之剂，则上热不除，岂可一概混治哉！节庵论小承气曰：上焦受伤，去芒硝，恐伤下焦血分之真阴；论调胃承气曰：邪在中焦，不用枳实、厚朴，以伤上焦虚无氤氲之元气，然此汤独可用芒硝以伤下焦乎？吾未闻承气汤有主上焦者，未闻调胃承气之证，至于坚而燥也。仲景调胃承气汤证，八方中并无干燥，不过曰胃气不和，曰胃实，曰腹满，则知此汤专主表邪悉罢，初入腑而欲结之证也。故仲景以调胃承气，收入太阳阳明。而大黄注曰酒浸，是太阳阳明去表未远，其病在上，不当攻下，故宜缓剂以调和之。及至正阳阳明，则皆曰急下之。而大承气汤，大黄注曰酒洗，是洗轻于浸，微升其走下之性以和其中。至于少阳阳明，则去正阳而逼太阳，其分在下，故用小承气，大黄不用酒制也。

大承气汤

大黄四两，酒洗　厚朴半斤，去皮，炙　枳实五枚，炙　芒硝三合

上四味，以水一斗，先煮二物取五升，去滓，内大黄，煮取二升，去滓，内芒硝，更上火微一两沸，分温再服，得下，余勿服。

小承气汤

大黄四两　厚朴二两，去皮，炙　枳实三两

上三味，以水四升，煮取一升二合，去滓，分温二服，初服汤，当更衣，不尔者，尽饮之，若更衣者，勿服之。

桃核承气汤

桃仁五十个，去皮尖　桂枝二两　甘草二两，炙　大黄四两，酒浸　芒硝二两

上五味，以水七升，煮取二升半，去滓，内芒硝，更上火微沸，温服五合，日三服，当微利。

抵当汤

水蛭三十个，猪脂熬黑　虻虫二十个，熬，去翅足　大黄三两，酒浸　桃仁二十个，去皮尖

上四味，为末以水五升，煮取三升，去滓，温服一升，不下再服。

抵当圆

水蛭二十个，猪脂熬黑　虻虫二十五个，熬，去足翅　大黄三两　桃仁二十个，去皮尖

上四味，杵分为四丸，以水一升，煮一丸，取七合，服之晬时当下血，若不下者，更服。

茵陈蒿汤

茵陈蒿六两　栀子十四枚，擘　大黄二两

上三味，以水一斗，先煮茵陈蒿，减六升，内二味，煮取三升，去滓，分温三服。

麻仁丸

麻子仁二升，熬，晒，去壳　芍药半斤　枳实半斤，炙　大黄一斤，去皮　厚朴一斤，去

皮，炙　杏仁一斤，去皮尖，熬，别作脂

上六味为末，炼蜜为丸桐子大，饮服十丸，日三服渐加，以利为度。

此治素惯脾约之人，复感外邪，预防燥结之法。方中用麻、杏二仁，以润肠燥，芍药以养阴血，枳实大黄以泄实热，厚朴以破滞气也。然必因客邪加热者，用之方为合辙，后世以此概治老人津枯血燥之闭结，但取一时之通利，不顾愈伤其真气，得不速其咎耶！

蜜煎导方

蜜七合，一味，内铜器中，微火煎之，稍凝如饴状搅之，勿令焦著，欲可丸并手捻作梃，令头锐大如指，长三寸许，当热时急作，冷则硬，以纳谷道中，以手急抵，欲大便时，乃去之。

猪胆汁方

大猪胆一枚，泻汁，和醋少许，以灌谷道中，如一食顷，当大便出。

大陷胸汤

大黄六两，去皮　芒硝一升　甘遂一钱

上三味，以水六升，先煮大黄，取二升，去滓，内芒硝，煮一两沸，内甘遂末，温服一升。得快利，止后服。

大陷胸圆

大黄半斤　芒硝半升　葶苈半升，熬　杏仁半升，去皮尖，熬黑

上四味，捣筛二味，内杏仁、芒硝，合研如脂，和散，取如弹丸一枚，别捣甘遂末一钱匕，白蜜二合水二升，煮取一升，温顿服之。一宿乃下，如不下更服，取下为效。禁如药法。

小陷胸汤

黄连一两　半夏半升，洗　栝蒌实大者，一个

上三味，以水六升，先煮栝蒌取三升，去滓，内诸药，煮取二二升，去滓，分温三服。

十枣汤

芫花熬　甘遂　大戟　大枣十枚，擘

上三味，等分，各别捣为散。以水一升半，先煮大枣肥者十枚取八合，去滓，内诸药。强人服一钱匕，羸者服半钱，平旦温服。若下少病不除者，明日更服，加半钱得快下利后，糜粥自养。

大黄黄连泻心汤

大黄二两　黄连一两

上二味，以麻沸汤二升渍之，须臾绞去滓，分温再服。（麻沸汤者，言滚沸如麻也）

附子泻心汤

大黄二两　黄连　黄芩各一两　附子一枚，炮去皮，破，别煮取汁

上四味，切三味，以麻沸汤二升渍之，须臾绞出滓，内附子汁，分温再服。

生姜泻心汤

甘草三两，炙　人参三两　干姜一两　半夏半升，洗　黄芩三两　黄连一两　生姜四两，切　大枣十二枚，擘

上八味，以水一斗，煮取六升，去滓，再煎，取三升。温服一升，日三服。

甘草泻心汤

甘草四两　干姜三两　半夏半升，洗　黄芩三两　黄连一两　大枣十二枚，擘

上六味，以水一斗，煮取六升，去滓，再煎，取三升。温服一升，日三服。

半夏泻心汤

半夏半升，洗　干姜　甘草，炙　人参　黄芩各二两　黄连一两　大枣十二枚，擘

上七味，以水一斗，煮取六升，去滓，再煮取三升，温服一升，日三服。

按泻心汤诸方，皆治中风汗下后，表解里未和之证。其生姜、甘草、半夏三泻心，是治痰湿结聚之痞，方中用半夏、生姜以涤痰饮，黄芩、黄连以除湿热，人参、甘草以助胃气，干姜炮黑以渗水湿。若但用苦寒治热，则拒格不入，必得辛热为之向导，是以干姜、半夏，在所必需。

若痞极硬满,暂去人参;气壅上升,生姜勿用;痞而不硬,仍用人参,此一方出入而有三治也。其大黄、附子二泻心,乃治阴阳偏胜之痞。一以大黄、黄连,涤胸中素有之湿热;一加附子,兼温经中骤脱之虚寒也。用沸汤渍绞者,取寒药之性,不经火而力峻也,其附又必煎汁,取寒热各行其性耳。仲景立法之妙,无出乎此。以大黄芩连,涤除胃中之邪热,即以附子温散凝结之阴寒,一举而寒热交结之邪尽解,讵知后人目睹其方而心眩也。

黄连汤

黄连　甘草,炙　干姜　桂枝各三两　人参二两　半夏半升,洗　大枣十二枚,擘

上七味,以水一斗,煮取六升,去滓,温服一升,日三夜二服。

葛根黄芩黄连汤

葛根半斤　黄芩二两　黄连三两　甘草二两,炙

上四味,以水八升,先煮葛根,减二升,内诸药,煮取二升,去滓,分温再服。

厚朴生姜甘草半夏人参汤

厚朴半斤,去皮,炙　生姜半斤,切　甘草二两,炙　半夏半升,洗　人参一两

上五味,以水一斗,煮取三升,去滓,温服一升,日三服。

干姜黄连黄芩人参汤

干姜　黄连　黄芩　人参各三两

上四味,以水六升,煮取二升,去滓,分温再服。

吴茱萸汤

吴茱萸一升,洗　人参三两　生姜六两,切　大枣十二枚,擘

上四味,以水七升,煮取二升,去滓,温服七合,日三服。

旋复代赭石汤

旋复花三两　代赭石一两,煅　人参二两　甘草三两,炙　半夏半升,洗　生姜五两,切　大枣十二枚,擘

上七味,以水一斗,煮取六升,去滓,再煎,取三升。温服一升,日三服。

方中用代赭,领人参、甘草下行以镇胃中之逆气,固已奇矣。更用旋复,领半夏、姜、枣,而涤膈上之风痰,尤不可测。设非法承领上下,何能转否为泰于反掌耶?!

赤石脂禹余粮汤

赤石脂一两,碎　禹余粮一斤,碎

以上二味,以水六升,煮取二升,去滓,三服。

桃花汤

赤石脂一斤,一半全用;一半筛末　粳米一升　干姜一两

上三味,以水七升,煮米令熟,去滓,温服七合,内赤石脂末方寸匕,日三服。若一服愈,余勿服。

石脂之涩,以固下焦滑脱,必稍加干姜、粳米,以理中气之虚。虚能受热,故虽热邪下利,不妨仍用干姜之辛,以佐石脂之涩,汤中用石脂半斤,不为少矣,服时又必加末方寸匕,取留滓以沾肠胃也。盖少阴主禁固二便,肾水为火所灼,不能济火,火克大肠金,故下利便脓血。所以用干姜从治之法,犹白通汤之用人尿猪胆,彼假其寒,此假其热耳!

四逆汤

甘草二两,炙　干姜一两半　附子一枚,生,去皮,破八片

上三味,㕮咀,以水三升,煮取一升二合,去滓,分温再服,强人可大附子一枚,干姜三两。

此汤通治三阴脉沉,恶寒,手足逆冷之[①]证,故取附子之生者,上行头顶,

---

① 之:锦章书局本作"制"。

外彻肌表，以温经散寒；干姜亦用生者，以内温脏腑，甘草独用炙者；以外温荣卫，内补中焦也。其云强人可大附子一枚，干姜三两者，则知平常之人，附子不必全用也。况宋以前人，不善栽培，重半两者即少，大者极是难得，所以仲景有一方中用二三枚者，非若近时西附之多重一两外也。然川中所产，求一两者亦不易得，近世用二三钱一剂，即与仲景时二三枚分三剂相等耳。此汤与麻黄附子细辛汤之用麻黄，发散经络之寒邪，熟附温补少阴之真阳，细辛发越肾肝之阳气，似异而义实同。盖彼以麻黄治表邪，附子温里虚，细辛通其阴经之邪，此以附子治表邪，干姜温里虚，甘草和其胃中之阳。嗣真所谓生附配干姜，补中有发，熟附配麻黄，发中有补是也。

四逆加人参汤

甘草二两，炙　干姜一两半　附子一枚，生，去皮，破八片　人参一两

上四味，吹咀，以水三升，煮取一升二合，去滓，分温再服。

茯苓四逆汤

茯苓六两　人参一两　甘草二两，炙　干姜一两半　附子一枚，生用，去皮，破八片

上五味，以水五升，煮取三升，去滓，温服七合，日三服。

通脉四逆汤（有加减法，见少阴上篇本条下）

甘草二两，炙　干姜三两，强人可四两　附子大者一枚，去皮，生用

上三味，以水三升，煮取一升二合，去滓，分温再服。

通脉四逆猪胆汁汤

甘草二两炙　附子大者一枚，生，去皮，破八片　干姜三两　猪胆汁半合

上四味，以水三升，先煮三物，取一升二合，去滓，入胆汁，分温再服。

白通汤

葱白四茎　干姜一两　附子一枚，生，去皮，破八片

上三味，以水三升，煮取一升，去滓，分温再服。

白通加猪胆汁汤

葱白四茎　干姜一两　附子一枚，生，去皮，破八片　人尿五合　猪胆汁一合

以上三味，以水三升，煮取一升，去滓，内胆汁人尿，和令相得，分温再服。

附子汤

附子二枚，去皮，破八片，生　人参二两　白术四两　茯苓三两　芍药三两，酒洗

上五味，以水八升，煮取三升，去滓，温服一升，日三服。

或问：附子汤与真武汤，只互换一味，何真武汤主行水收阴，附子汤主回阳峻补耶？盖真武汤内生姜佐熟附，不过取辛热之势，以走散经中之水饮。附子汤中人参助生附，纯用其温补之力，以快复涣散之真阳，且附子汤中附术皆倍于真武，其分两亦自不同，所以主治迥异，岂可比例而观乎！

真武汤（有加减法，见少阴上篇本条下）

茯苓三两　芍药三两，酒洗　白术二两　附子一枚，炮，去皮，破八片　生姜三两，切

上五味，以水八升，煮取三升，去滓，温服七合，日三服。

干姜附子汤

干姜一两　附子一枚，生，去皮，破八片

上二味，以水三升，煮取一升，去滓，顿服。

桂枝附子汤

桂枝四两　附子三枚，炮去皮，破八片　甘草二两，炙　生姜三两，切　大枣十二枚，擘

上五味，以水六升，煮取二升，去滓，分温三服。

白术附子汤

白术四两　附子三枚，炮去皮，破八片
甘草二两，炙　生姜三两，切　大枣十二枚，擘

上五味，以水六升，煮取二升，去滓，分温三服。

甘草附子汤

甘草一两，炙　附子二枚，炮去皮，破
白术二两　桂枝四两

上四味，以水六升，煮取三升，去滓，温服一升，日三服。初服得微汗则解，能食汗出，复烦者，服五合恐一升多者，宜服六七合为妙。

风伤卫气，湿流关节，风湿相搏，邪乱经中，故主周身骨节诸痛。风胜则卫气不固，汗出短气，恶风不欲去衣；湿胜则水气不行，小便不利，或身微肿，故用附子除湿温经，桂枝祛风和荣，白术去湿实卫，甘草辅诸药而成敛散之功也。

芍药甘草附子汤

芍药三两　甘草三两，炙　附子一枚，炮
去皮，破八片

上三味，以水五升，煮取一升五合，去滓，分温再服。

理中圆及汤（有加减法，见杂篇霍乱本条下）

人参　白术　甘草，炙　干姜各三两

上四味，捣筛为末，蜜和丸，如鸡子黄大，以沸汤数合和一丸，研碎，温服之，日三四夜二服。腹中未热，益至三四丸。然不及汤。汤法：以四物依两数切，用水八升，煮取三升，去滓，温服一升，日三服。

桂枝人参汤

桂枝四两　人参三两　白术三两　甘草
四两，炙　干姜三两

上五味，以水九升，先煮四味，取五升，内桂，更煮取三升，温服一升，日再夜一服。

甘草干姜汤

甘草四两，炙　干姜二两，炮

上吹咀，以水三升，煮取一升五合，去滓，分温再服，此即四逆汤去附子也。辛甘合用，专复胸中之阳气。其夹食夹阴，面赤足冷，发热喘咳，腹痛便滑，外内合邪，难于发散，或寒药伤胃，合用理中，不便参、术者，并宜服之。真胃虚挟寒之圣剂也！若夫脉沉畏冷，呕吐自利，虽无厥逆，仍属四逆汤证矣。

乌梅丸

乌梅三百个　黄连一斤　黄柏六两　干姜十两　附子六枚，炮　蜀椒四两，熬去汗①
桂枝六两　细辛六两　人参六两　当归四两

上十味，共捣筛，合治之，以苦酒渍乌梅一宿，去核，蒸之五升米下，饭熟捣成泥，和药令相得内白中，与蜜杵二千下，丸如梧桐子大。先食饮服十丸，日三服，稍加至二十丸。禁生冷、滑物、臭食等。

按：乌梅丸主胃气虚，而寒热错杂之邪积于胸中，所以蛔不安而时时上攻，故仍用寒热错杂之味治之。方中乌梅之酸以开胃，蜀椒之辛以泄滞，连、柏之苦以降气。盖蛔闻酸则定，见辛则伏，遇苦则下也。其他参、归以补中气之虚寒，姜、附以温胸中之寒饮。若无饮则不呕逆，蛔亦不上矣。辛、桂以祛陷内之热邪。若无热邪，虽有寒饮，亦不致于呕逆。若不呕逆，则胃气总虚，亦不致于蛔厥矣。

五苓散

猪苓十八铢　泽泻一两六铢　茯苓十八铢
桂半两　白术十八铢

上五味为末，以白饮和服方寸匕，日三服。

此两解表里之药，故去覆取微汗。茯苓、猪苓味淡，所以渗水涤饮也；泽泻味

---

① 汗：锦章书局本作"汁"。

咸，所以泄肾止渴也；白术味甘，所以燥脾逐湿也；桂枝味辛，所以散邪和荣也。欲兼温表，必用桂枝；专用利水，则宜肉桂，妙用全在乎此。若以其辛热而去之，则何能疏肝伐肾，通津利水乎？此逐内外水饮之首剂。《金匮》治心下支饮眩冒，用泽泻汤，治呕吐思水用猪苓散，随意取用二三味成方，总不出是汤也。祖剂云：五苓散，治伤寒温热病，表里未解，头痛发热，口燥咽干，烦渴饮水，或水入即吐，或小便不利，及汗出表解，烦渴不止者，宜服之。又治霍乱吐利，躁渴引饮，并治瘦人脐下有动悸，吐涎沫而逆翻胃也。诸如此者，咸属水饮停蓄，津液固结，大小便结，但须增损合宜耳。

猪苓汤

猪苓去皮　茯苓　泽泻　滑石碎　阿胶各一两

上五味，以水四升，先煮四味，取二升，去滓，内下阿胶烊消，温服七合，日三服。

瓜蒂散

瓜蒂一分,熬黄　赤小豆一分

上二味各别捣筛，为细末合治，送下三钱匕，以香豉一合，用热汤七合，煮作稀糜粥饮，取汁和散，温顿服之。不吐者，少少加，得快吐。

白散

桔梗三分　贝母三分　巴豆一分,去皮心,熬黑,研如脂

上二味为末，内巴豆，更于臼中杵之，以白饮和服。强人半钱，羸者减之。病在膈上必吐，在膈下者必利，不利进热粥一杯，利过不止，进冷粥一杯，即愈。

栀子豉汤

栀子十四枚,擘　香豉四合,丝绵裹定

上二味，以水四升，先煮栀子，得二升半，内豉煮取一升半，去滓，分为二服，温进一服，得吐者，止后服。栀子涌膈上虚热，香豉散寒热恶毒，能吐能汗，复汗下后虚烦不解之圣药。若呕，则加生姜以涤饮；少气，则加甘草以缓中；心烦腹胀，则去香豉而加枳朴，邪在上而不在中也。丸药伤胃，则去香豉而加干姜，涌泄而兼安中之意也。故欲涌虚烦，必先顾虑中气。所以病人有大便溏者，有不可吐之戒。

栀子甘草豉汤

栀子十四枚,擘　香豉四合,绵裹　甘草二两

上三味，以水四升，先煮药物，得二升半，内豉，煮取一升半，去滓，分为二服，温三服。得吐者，止后服。

栀子生姜豉汤

栀子十四枚,擘　香豉四合,丝绵裹定　生姜一两

上三味，以水四升，先煮二升，去滓，再煎至一升半，去滓，分为二服，温冷服即吐愈。

栀子厚朴汤

栀子十四枚,擘　厚朴四两,姜炙　枳实四枚,炙

以上三味，以水三升半，煮取一升半，去滓，分二服，温进一服。得吐者，止后服。

栀子干姜汤

栀子十四枚,擘　干姜二两

上二味，以水三升半，煮取一升半，去滓，分二服，温进一服。得吐者，止后服。

栀子柏皮汤

栀子十五枚,擘　柏皮二两　甘草一两

上三味，以水四升，煮取一升半，去滓，分温再服。

此太阳原有寒湿，因伤寒发汗，气蒸而变热，故得发出于外，原非表邪发热之

谓。故以栀子清肌表之湿热，黄柏去膀胱之湿热，甘草和其中外也。

枳实栀子豉汤

枳实三枚　栀子十四枚，熬黑　豉一升，绵裹

上三味，以清浆水七升，空煮取四升，内枳实、栀子，煮取二升，下豉更煮五六沸，去滓，分温再服，覆令微似汗。

黄芩汤

黄芩三两　甘草二两，炙　芍药二两，酒洗　大枣十二枚，擘

上四味，以水一斗，煮取三升，去滓，温服一升，日再夜一服。

黄芩加半夏生姜汤

黄芩三两　甘草二两，炙　芍药二两，酒洗　半夏半升，洗　生姜二两半，一云三两　大枣十二枚，擘

上六味，以水一斗，煮取三升，去滓，温服一升，日再夜一服。

芍药甘草汤

白芍药四两，酒洗　甘草四两，炙

上二味，㕮咀，以水三升，煮取一升半，去滓，分温再服之。

此即桂枝汤去桂枝、姜、枣也。甘酸合用，专治荣中之虚热。其阴虚阳乘，至夜发热，血虚筋挛，头面赤热，过汗伤阴，发热不止，或误用辛热，扰其荣血，不受补益者，并宜用之。真血虚挟热之神方也！设见脉浮自汗，荣卫不和，纵非外感，仍属桂枝汤证矣。

白虎汤

石膏一斤，碎　知母六两　甘草二两　粳米六合

上四味，以水一斗，煮米熟汤成，去滓，温服一升，日三服。

谚云春不服白虎，为泻肺也。盖春主阳气上升，石膏、知母苦寒降下，恶其泻肺之阳，而不得生发也。此特指春不可用

者，恐人误以治温病之自汗烦渴也。至于秋冬感冒伤寒，反可浑用以伤金水二脏之真气乎？此汤专主热病中，在气虚不能蒸发者，则加人参，故张隐庵以为阳明定宣剂，其于湿温则加苍术，温疟则加桂枝，一皆夏月所见之证，故昔人又有秋分后不可妄用白虎之戒。

白虎加人参汤

石膏一斤，碎　知母六两　甘草二两　粳米六合　人参三两

上五味，以水一斗，煮米熟汤成，去滓，温服一升，日三服。

竹叶石膏汤

竹叶二把　石膏一斤，碎　半夏半升，洗　人参三两　甘草二两，炙　麦门冬一升，去心　粳米半升

上六味，以水一斗，煮取六升，去滓，内粳米，煮米熟汤成，去米，温服一升，日三服。

甘草汤

甘草二两

上一味，以水三升，煮取一升半，去滓，温服七合，日二服。

桔梗汤

桔梗一两　甘草二两

上二味，以水三升，煮取一升，去滓，分温再服。

文蛤散

文蛤五两

上一味，为散，以沸汤和一钱匕，服汤用五合。

猪肤汤

猪肤一斤

上一味，以水一斗，煮取五升，去滓，加白蜜一升白粉五合，熬香和相得，温分六服。

猪属肾，而肤主肺，故取治少阴经中伏邪。阴火乘肺咽痛之证，但当汤泡刮取

皮上一层白腻者为是。若以为挦① 猪皮
外毛根薄肤，则签劣无力，且与熬香之说
不符矣。

半夏散及汤

半夏洗，去涎水 桂枝 甘草，炙各等分

上三味，各别捣，筛已合治之，白饮
和服方寸匕，日三服。若不能散服者，以
水一升，煎七沸，内散两方寸匕，更煎三
沸，下火令小冷，少少咽之。

苦酒汤

半夏十四枚，洗，为粗末 鸡子一枚，去黄，
内上苦酒，著鸡子壳中

上二味，内半夏，著苦酒中，以鸡子
壳，置刀环中，安火上，令三沸，去滓，
少少含咽之。不差，更作三剂。

黄连阿胶汤

黄连四两 黄芩二两 芍药二两 鸡子
黄二枚 阿胶二两

上五味，以水五升，先煮三物，取二
升，去滓，内胶烊尽，小冷，内鸡子黄，
搅令相得，温服七合，日三服。

此汤本治少阴温热之证。以其阴邪暴
虐伤犯真阴，故二三日以上，便见心烦不
得卧。所以始病之际，即用芩、连大寒之
药，兼芍药、阿胶鸡子黄，以滋养阴血
也。然伤寒六七日后，热传少阴伤其阴血
者，亦可取用。与阳明腑实用承气汤法，
虽虚实补泻悬殊，而祛热救阴之义则一
耳！

白头翁汤

白头翁二两 黄连 黄柏 秦皮各二两

上四味，以水七升，煮取二升，去
滓，温服一升，不愈更服。

厥阴热利下重，渴欲饮水者，阴虚生
热也，故宜苦寒之剂治之，不可作阳虚而
用湿剂也。所以用白头翁，以升水气之下
陷，秦皮以坚肝肾之滑脱，连、柏以泄肠
胃之湿热。较少阴证便脓血，桃花汤之用

干姜，迥乎角立也。盖少阴之水气下奔，
虽为热邪，故可用从治之法，厥阴之风气
摧拔，水火骎骎内动，是以不可复用辛温
鼓激其势。

牡蛎泽泻散

牡蛎，熬 泽泻 栝蒌根 蜀漆，洗去
腥 葶苈，熬 海藻，洗去咸 商陆根，熬各
等分

上七味，共捣下筛，为散，更入白中
治之，白饮和服方寸匕，小便利，止后
服，日三服。

大病差后，脾胃气虚，不能制约肾
水。水溢下焦，而腰以下肿，急当利其小
便，缓则上逆阳位治无及矣。故用牡蛎、
泽泻、海藻之咸，入肾而利水；葶苈、商
陆之苦，以入肺而泄气；栝蒌根之甘苦，
蜀漆之酸② 苦，以泄其下而除肿湿也。

烧裈散

上取妇人中裈近隐处，剪烧灰以水
和，服方寸匕，日三服，小便即利，阴头
微肿则愈。妇人病取男子裈裆烧灰。

古今分两

此经方剂，并按古法锱铢分两，与今
不同。云一升者，即今之一盏也。云铢
者，六铢为一分，二十四铢为一两也。云
一两者，即今之三钱三分也。又为三服，
古方云一两，今每服一钱足矣。云方寸匕
者，方一寸大之匙也。云一钱匕者，如钱
大之匙也。云一字者，用钱取一字许也。
云圆者，如理中、陷胸、抵当，皆大弹圆
煮化，而和滓服之也。云丸者，如麻仁、
乌梅，皆用小丸，取达下焦也。

---

① 挦：音旋，拔、撒也。
② 酸：锦章书局本作"温"。

伤寒绪论

伤寒绪论序

穆叔有云：太上有立德，其次有立功，其次有立言，此之谓不朽。信哉是言也。吾闻古之贤达，不居仕朝，即在医卜之中，屈指往古，名医如秦和之论六气，越人、仓公设为问难，历历垂之左史，未始无功德于后世也。若路玉张子者，可以希踪往哲，配德前人。但素抱夷旷，若不屑于应酬。曾有客长揖而谒先生曰："吾观今世之延医治病者，皆耳食，皆目皮相。余为先生效曹丘生可乎？"张子拒之。客又曰："今之习医者，数招权，顾金钱，事贵人，是其长技，临时验证，则先备一二语以探之，制剂时，则以杂揉汤液投之，若先生者，能悟医中最上源头，复有余为曹丘生，何虑名之不扬宇内哉？"张子抚手而啸，遂谢客。后知龌龊者流。穷困则辱身下志，富厚则快意骄人，不足与谈道，于是，锐意精研《灵》《素》《金匮》诸篇，取赵以德、喻嘉言之注，而复斧正之。正其误，去其繁，明其晦，补其缺，铨仲景伤寒六经之次，至于结胸痞鞕温热诸篇，凿然不混载。取往哲遗言，隶诸类证细证，所以辅仲景之未逮，列为缵绪二论，三复读之，知天下未有之奇蕴于此矣，是书也，使智者目之，天颖迅发，愚者瞿然而悟，罔者危坐正襟，洗心涤虑，好自用者，目眩然而不瞬，舌拗然而不下，洵为伤寒之大成。其德被天下后世也，溥矣，岂特有功于仲景而已哉！嘻！张子真不愧乎立言矣。

同邑 李瑾 撰

目　　录

卷　上

总　论

　　余尝考晋王叔和集仲景伤寒书，未尝不废书而三叹也。嗟夫，犹赖叔和为仲景之功臣，使无叔和之集，则伤寒书同于卒病论之不传矣，何能知有六经证治乎？即条辩尚论，亦无从而下手也。究二子所编，各有未当，余窃不揣，复取仲景原文，重分其例，取尚论及各家之注，参以己见，成缵论矣。第残逸已多，证治不备，拟搜集诸家之论以补之。虽其间互有发明，然未免多歧之惑，是不得不博采往哲之言以缀辑之。惜乎① 历代名贤，递相祖述，未能一一② 标明，姑从证类次第，读者毋以辞害义可也。谨叙六经传变，合病并病，标本治法，及正伤寒、两感、三阴中寒、冬温、寒疫、伤风、温病、风温、时行、大头、温疫、温疟、温毒、阳毒、阴毒、热病、中暑、湿温、中湿、风湿、湿热、痉病、内伤、虚烦、脚气、霍乱、内痈、赤膈、黄耳、夹食夹痰、夹水、夹血、夹气、夹阴、冒雨、溺水、重身、产后等四十证既以审证死证、逐一辨论如下。

　　如六经证，人悉知为足经，不知有手经证间出也。伤寒初受病时，头项痛，腰脊强，恶寒，足太阳也；发热面赤，恶风，手太阳也；目疼鼻干，不得卧，足阳明也；蒸热而渴，手阳明也；胸胁满痛，口苦，足少阳也，耳聋及痛，寒热往来，手少阳也；腹满自利而吐，足太阴也；口干津不到咽，手太阴也；脉沉细，口燥渴，足少阴也；舌干不得卧，手少阴也；耳聋囊缩不知人，足厥阴也；烦满厥逆，手厥阴也。伤寒以冬月寒水主令，故受病必先巨阳，若夫非时暴寒，亦必随时伤犯，与夫时行疫疠，随其岁气而犯虚经。治疫虽以六气为主，总不离阳明湿土，至于伏气发温，必先少阳证见，热病多兼包络三焦，皆热邪自内达外，其治法可领悟矣。

　　按《灵枢》十二经脉，转注如环，岂有六经传变，只传足经，不传手经之理！如太阳传阳明，谓循经传，太阳传少阳，谓越经传，太阳传太阴，谓误下传，太阳传少阴，谓表里传，太阳传厥阴，谓首尾传。因此经本虚，邪即传之，本无定例也，故伤寒有六经之传变，无脏腑之传次也。所以在太阳经有犯本者，有即入阳明之腑者，有传至阳明之经而自经入腑者，有传至少阳之经而入阳明之腑者。是以仲景有太阳阳明，正阳阳明，少阳阳明之别也。入腑则邪有定著，不复传次也，非但入腑不传，即太阳之犯本，少阳之入腑，俱不复传矣。是知三阳有传变、有并合，三阴有传经直入而无并合也。即有三阴经转出三阳或传入腑，皆是邪气向衰，正气得复之候。并无厥阴复传太阳之理。此昔

① 乎：锦章书局本无此字。
② 一：锦章书局本下有一"乎"字。

人所未明言也。而传足不传手之说，尤属非理。王安道曰：伤寒不传手经，此开卷之首疑，而诸家纷纷竟无定论。窃意只传足经者，盖以邪气在经，未入脏腑而言。若入脏腑，则不可谓之独在足经矣。何以言之？夫手太阳者小肠也，手阳明者大肠也，邪气入胃，致有燥屎，大承气汤下之。小肠上接胃，下接大肠，燥屎由大肠而出，二经得无与乎？手少阳者三焦也，邪在一身，三焦独能安乎？手太阴者肺也，肺为清肃之脏，主气升降，假如咳嗽气逆，肺能保其清肃乎？手少阴者心也，手厥阴者心包也，表里热极，神狂志乱，岂有君相二火，反泰然清静者哉？东垣《此事难知》曰：伤寒传至五六日间，渐变神昏不语，或睡中独语一二句，目赤唇焦，舌干不饮水，稀粥与之则咽，不与则不思。六脉细数而不洪大，心下不痞，腹中不满，大小便如常，或传至十日以来，形貌如醉人状，虚见神昏，不得已用承气下之，误矣。不知此热邪传手少阴心经也，导赤泻心汤主之。与食则咽者，邪不在胃也，不与则不思，以其神昏也，既不在胃，误与承气下之必死。今伤寒温热传变，多有此证，不可不察也。

至于合病并病，亦须明辨。昔赵嗣真极意洗发不过曰合病者，二阳经或三阳经，同受病，病之不传者也。并病者，一阳经先受病，又过一经，病之传者也，以病之不传者概合病，虽为定论，但未明言合病多由尽时过温，少阴不藏，温气乘虚先入于里，然后更感寒气，闭郁于外，寒热错杂，遂至合病，其邪内攻，必自下利，不下利即上呕，邪势之充斥奔迫，从可识矣。其黄芩汤虽主太阳少阳合病，白虎汤虽主三阳合病，而实温病热病主方，慎不可以此误治伤寒合病，设误用之，必难救药也。其伤寒合病，仲景自有桂枝加

葛根汤，葛根加半夏汤，葛根汤，麻黄汤等治法，观仲景诸例，自可见矣。

并病者，先一阳经病未罢，又加一经证见，两经联贯为一也。嗣真云：太阳阳明并病，若并而未尽，是传未过，尚有表证，若并之已尽，是为传过，当下之。按此虽曰并病，而实传经也。或言本二经病，一经证先尽，归并于一经者，为并病，此说似是而尤误也。按仲景二阳并病，太阳初得病时发其汗，汗先出不彻，因转属阳明一条，此则太阳阳明并病也。至于二阳并病，太阳证罢，但发潮热一条，虽曰二阳并病，又云太阳证罢，独见阳明腑证，所以用大承气汤，专治腑实，而不复用并病例药也。考仲景书合病并病证，或止言太阳，或止言阳明少阳者甚多，如太阳病桂枝证，医反下之，利遂不止，脉促者表未解也，喘而汗出者，葛根黄芩黄连汤主之，此非太阳阳明并病例药乎？

又如标本治例，全要活法，所谓一病之标本者，如太阳中风桂枝证，先恶寒为本，后发热为标，其阳明热病白虎证，口燥心烦为本，背微恶寒为标，此治本不治标也。又两病之标本，如伏气发温，复感客邪证，伏气为本，客邪为标，治以凉膈必加葱豉。其内伤发热，兼冒虚风证，内伤为本，虚风为标，治宜补中入羌防，此治本兼治标也。又传经之标本，本太阳病，初得病时发其汗，汗先出不彻，因转属阳明，此太阳为本，阳明为标，治以葛根仍用麻黄，此治标必从本也。又一经之标本，如太阳病头痛发热自汗，桂枝证为本病，后六七日不解，而烦渴饮水，邪入膀胱之本，五苓证为标病，此随证治本治标也。又一身之标本，如病人身大热，反欲得近衣，以其人阳气素虚，寒邪外郁于表，热在皮肤为标，寒在骨髓为本，宜小

建中加黄芪，病人身大寒，反不欲近衣，以其人蓄热素盛，寒郁热邪于内，寒在皮肤为标，热在骨髓为本，宜桂枝汤加黄芩，此寒热互见。标本合治，不必如活人书先后治例也。又寒热之标本者，如病人脉微而涩，夏月盛热，欲著覆衣，冬月盛寒欲裸其身，盛热欲著覆衣者，阳微则恶寒也，宜附子理中加黄连；盛寒欲裸其身者，阴弱则发热也，宜竹叶石膏加附子，此不从标本，从乎中治。仲景所谓医病是也。又先后之标本者，伤寒医下之，续得下利清谷不止，身疼痛，急当救里，后身疼痛，清便自调，急当救表。先受寒身疼痛为本病，后误下之，续得下利清谷为标病，先四逆救里治标，后桂枝救表治本也。标本之法，略举数条为例，详仲景证治诸法，余可类推。

夫仲景治法不同，非极力精研，不能悟其间奥也。原夫伤寒之邪，其始也，必先太阳寒水之经，所以恶寒发热，此为表之外证，故宜发汗开腠理而通其热则愈。或有汗之而不愈者，必有所夹而致。或夹痰，或夹食，或挟① 水气，或夹内伤，须辨脉证用药。然必先撤外邪，稍兼清理痰气，而后专理他证。若内外并治，邪必内入，所谓汗之不得其宜，而入三阳之本也，古云：发表未除，不可攻里，上盛未除，不可攻下，真不易之定例也。

伤寒三阳证宜汗，失汗必致传经，汗之不得其宜，或入三阳之本，或传三阴之经，若入三阳之本，此为表之里证，当随证分利和解，若入阳明之腑，必大便燥结潮热，手足濈然自汗，腹满烦渴，当俟结定，方可攻里，所谓下不厌迟也。若里实燥渴，饮水过多，或下旁流之水者急下之。若传三阴之经，必自下利，腹满嗌干，燥渴厥逆，舌卷囊缩，详缓急下之，此虽曰三阴，实阳证也。

大抵伤寒身热者为热在表，引饮小便黄赤为热在里，身热引饮小便黄赤为表里俱有热，身凉不渴，小便清白，为表里俱无热。又曰身拘急，表热恶寒脉浮紧，为邪热在表；引饮谵妄，腹满实痛，发热便秘脉沉紧，为邪热在里；胸胁痞满，或呕吐，往来寒热，脉在肌肉，为邪热在半表半里，自利脉沉细，但热而无头痛，或燥渴多喜温饮，自觉足寒，为少阴本虚而挟阳邪，虽是阳证而实夹阴，与阳虚自中阴寒不同。亦有阳证误用寒药而变为虚寒者，又有汗下太过，致阳虚而恶寒者，皆始本阳邪，末② 传寒中之证，并宜加温经药，不可拘于伤寒皆为热邪，禁用温补之说。然究其根源，从阳经来者，温经药中，又不得不兼制阳药，若峻用辛热，则真阴立槁也。观真武汤中用芍药茯苓，其义可见。

王安道云：伤寒传变不常，或有循经而传者，或有越经而传者，或有传二三经而止者，或有只在一经者，或有传至三阳而止者，或有传尽六经不罢者，有从阳经传变而为热证者，有直中阴经而成寒证者，有初入太阳不作郁热而成真阴证者，有始寒终热者，有始热终寒者，全在脉与证别之。详三阳之邪，则一于热耳。至三阴经证之或寒或热者何也？夫仲景书本非全文，既遭叔和播乱之厄，成无己止随文注释，竟不明言何由为热，何由为寒之故，此非不欲言也，盖止知伤寒皆是传经，故疑于六经所传俱为热证，而热无变寒之理，遂不敢别白耳。以寒为本脏之寒欤，安得当热邪传里之时，反独见寒而不见热者？且所用之药，能不助传经之热乎？以寒为外寒欤！则在三阳已成热矣。

---

① 挟：通夹。

② 末：锦章书局本作未。

岂有传至三阴而反为寒哉？成氏能潜心乎此，则必悟其所以然矣！

夫三阳之病，其寒邪之在太阳也，寒郁其阳，阳不畅而成热，阳虽人身之正气，既郁则为邪矣，用麻黄发表以逐其寒，则腠理通而郁热泄，故汗出而愈。苟或不汗不解，其热不得外泄，则必入里，故传阳明，传少阳，而或入腑也。夫三阴之病，或寒或热者何哉？盖寒邪之伤人也，或有太阳经郁热，然后以次而传至阴经者，或有太阳不传阳明少阳，而便传三阴经者，或有寒邪不从阳经而始，直伤阴经者，或有虽从太阳而始，不作郁热即入少阴，而独见少阴证者，或有始自太阳，即入少阴而太阳不能无伤者，或有直伤阴经，而寒变为热，及始寒终热者，其郁热传阴则为热证，其直伤阴经，及从太阳即入少阴，则为寒证，其太阳不能无伤，则为脉沉而发热证，其始寒而终热者，则阴邪传出阳分，为先寒后发热证，此三阴之病所以或寒或热也。邪气暴卒，本无定情，而传变不常耳。若夫里寒外热之证，乃是寒邪入客于内，迫阳于外，或是虚阳之气假作外热之状耳，非真热邪所为也。观仲景里寒外热之证，但以温药治里，而不治外热，则知所治之意矣。所以仲景治太阳经虚，汗之不愈，即用四逆汤温之，如太阳病发热头痛，脉反沉，若不差，身体疼痛，当救其里，宜四逆汤是也。更有少阴表证宜汗者，如少阴病，始得之，反发热脉沉者，麻黄附子细辛汤主之。少阴病得之二三日，麻黄附子甘草汤微发汗，以二三日无里证，故微发汗也。赵嗣真云：太阳证之温经，少阴证之发汗，皆证类之变，故长沙各言反者，以太阳发热头痛，脉当浮，今反沉；少阴脉沉，法当无热，今反发热也，以其无头痛，故为少阴，以其有头痛，故为太阳，太阳脉当浮，今不能浮者，以里虚久寒，正气衰微所致。又身疼痛，故宜救里，使正气内强，迫邪出外，而干姜生附亦能出汗也。少阴脉沉无头痛，当不发热，今反发热，知寒邪在表，郁闭而为热，故用麻黄、细辛以发表邪之热，附子以温少阴之经，熟附配麻黄，发中有补，生附配干姜，补中有发也。至第二证，言得之二三日，病气尚浅，比之前证稍轻，又无里证变见，故宜微发汗，所以去细辛加甘草，是汗剂之轻者也，活人书却去"无证"二字，改作"常见少阴热阳证"者，如经云：心中烦不得卧，或咽疮不出者，或咳而呕渴，或口燥咽干，或腹胀，不大便是也，夫岂麻黄附子甘草汤所可治耶！

复有三阴转属胃腑宜下者，如伤寒脉浮而缓，手足自温是为系在太阴，太阴者身当发黄，若小便自利者，不能发黄，至七八日大便硬者，为阳明也。又少阴病六七日，腹胀不大便者，急下之，宜大承气汤，厥阴下利谵语有燥屎者，小承气汤下之是也。更有三阴转出肌表宜汗者，如太阴病脉浮者可发汗，宜桂枝汤，少阴中风，阳微阴浮者，为欲愈厥阴病，下利后身疼痛，清便自调者，急当救表，宜桂枝汤，厥阴病，呕而发热者，小柴胡汤，又有少阴变郁热回阳者，如少阴病，恶寒而踡，时时自烦，欲去衣被者可治，凡此皆阴尽复阳也。至于汗下误施，变害不测，东垣云：太阳始病，当以汗解，若当汗不汗，则湿热着表而发黄，发汗太过，经虚风袭而成痉，不当汗而汗，迫血妄行而成衄，大便不可妄动，动早为犯禁；当汗误下，则引邪入里，而为痞结懊憹协热利；当下误汗，则为亡阳厥竭谵语；小便不可轻利，利之为犯本。若渴而自汗多，虽小便不利，为阳明经热，不可误用五苓，盖五苓为太阳里证下药，其功在于驱胃中湿热，而救津液，故仲景又有小便数，大便硬，不更衣十日无所苦，渴者宜五苓散之例。一以自汗多而渴，为津液耗散，故禁利水伤津药，一以小便数而渴，为湿热内盛，故宜驱热利水药，此当利不当利之别也。

又按活人书云：伤寒阳明证宜下，少阴证宜温。夫阳明之经证，身热，目疼，鼻干，头痛，可宜下乎？少阴之传经热邪，可宜温乎？况温病热病之少阴，尤不可温也，自奉议此说行，后世蒙害者不少矣。

又两感证，先救里以四逆汤，后救表以桂枝汤，长沙本云先后发表攻里，未尝言救里也，今以攻为救，岂不相背？若用四逆汤，是以火济火，而腹满，谵语，囊缩等证，何由而除？两感虽为死证，亦不当如是处治也。

至于直中三阴寒证，仲景在太阴则曰脏寒，以太阴居中，邪不能入，必因冷物受伤也，在少阴不曰中寒，即曰少阴病者，以少阴本寒水脏，若阴寒中脏必死，今受病者少阴经耳，故处方皆用温经。在厥阴乃曰中风，以风喜伤肝也。

凡六经中俱有中风伤寒之辨，如太阳脉浮有汗为中风，浮紧无汗为伤寒，阳明善饥为中风，不能食为伤寒，少阳耳聋胁满为中风，口苦咽干为伤寒，若三阴风寒无变异形证，但以四肢烦疼为中风，手足寒厥为中寒耳。

凡传经少阴热证，在本经失治，或治之未当，则复传厥阴，热深厥亦深，而咽痛者为喉痹，呕者转为吐痈脓，下利者转为便脓血，甚者发热厥逆躁不得卧，仍是肾气先绝而死矣。

凡虚寒坏证，多少阴、厥阴，然少阴最忌发热，发热则恐肾中真阳飞越，厥阴最喜发热，发热则阴尽复阳，但少阴发热

必大发躁闷乱不安，诚为危候。若利止厥回，脉见阳微阴浮，又为欲愈之征也。厥阴发热，则厥逆止而渐温，腹胀少缓而囊纵，吐利止而思食，方为阴尽复阳，若见烦热，消渴，脉数，又为真阴灼烁之象矣。

又有少阴中风证，按盛起东云：凡初起但觉畏寒，饥不能食，欲吐不吐，腹濡满，大便秘，小便频数及多，脉来弦细浮弱，按之无根，此为少阴本虚自中之风，慎不可以其腹满不大便而误下之，下之必不可救也。盖寒则自利腹痛，风则腹满不大便而按之不坚，寒则小便清利，风则小便频数，寒则身冷厥逆，风则自觉烦热而手足烦疼，寒则呕逆不食，风则欲吐不吐，饥不能食，稍食则胀满不禁，寒则脉来沉细，风则脉来浮弱，以风本阳邪上逆，与寒证阴邪下泄不同，即如中风之合病则呕，伤寒之合病则利是也。

《伤寒外编》云：病在三阴皆有下利腹痛厥逆躁渴，但属于阳者，必先发热头痛，渐至唇干舌燥，烦渴喜冷饮，面色光彩，语言清亮，手足温暖，爪甲红润，身轻易于转侧，呼吸出于自然，小便或赤或涩，脉来浮洪数大，此阳证也。至四五日后，传进三阴血分，变出四肢厥冷乍温，或燥结或下利，躁渴潮热，自汗谵妄，扬手掷足，气息喘急，小腹痛不可按，舌上苔厚而黄黑，甚则芒刺燥裂，脉沉而滑，皆三阳传变之热证，其或身寒逆冷，神气昏昏，脉来沉实附骨，乃火极似水，缘阳邪失于汗下所致。虽身冷而不欲近衣，虽神昏而气色光润，虽腹痛必胀满而喘急不可按揉，下利旁流清水，小便黄赤，大便或秘或黑，厥逆亦不过肘膝，厥过即发热，厥深热亦深也。此为阳极似阴，不可误认为寒而温之。

若发于阳者，始病不发热，无头痛，

便自利，厥逆腹痛，口不渴，身体沉重，难以转侧，呕吐泻利，恶寒蜷卧，战栗吐沫，手足指冷厥逆，爪甲青黑，面如刀刮，颜色黯惨而不光，舌上虽黑而无苔，脉来沉迟细小，皆三阴自中之寒证，其或面赤戴阳，身有微热，咽干烦躁，脉来数疾无伦，乃水极似火，因虚冷内盛，逼其浮阳发外也。又如始本阳证，误服凉药，攻热太速，其人肾气本虚，胃气素弱，遂变阴寒，虽发热面赤，欲引衣自覆，而手足必寒，或燥渴欲饮水而不能咽，或呕哕而咳逆，或咽痛而郑声，时躁闷乱，欲坐卧泥水中，稍袒露即畏寒莫禁，腹痛可按可揉而不硬满，下利清谷白沫及淡黄水，小便清白，厥逆过肘膝而不复热，舌上略有黑苔，与灰色苔，苔虽老必极薄无津，而不燥裂，无芒刺，脉多沉细，或浮大数疾，按之必虚软无力，不鼓击于指下者，此为阴极似阳，不可误认热证而下之，此证急温，尚且十难救一，下之百不一生矣。

喻嘉言云：凡伤寒初起发热，煎熬津液，鼻干口渴便秘，渐至发厥，不问知其为热也。若阳证忽变阴厥，从古至今无一也，盖阴厥得之一起便直中阴经，唇青面白，遍身冷汗，便利不渴，身蜷多睡，醒则人事了了，与伤寒传经之热邪，转入转深，人事昏惑者，万万不同。如先犯房劳，而后伤寒，世医无不为阴证，往往投以四逆等汤，促其暴亡，而诿之于阴极莫救，总由传派不清耳。盖房劳而病外感者，其势不过比常较重，以阴虚阳往乘之，非阴盛无阳之比。汗下药中，不过稍加甘温，照顾元气耳。且仲景明言厥多热少则病进，热多厥少则病退，厥愈而热过久者，必便脓血发痈，厥应下而反汗之，必口伤烂赤，先厥后热，利必自复止，见厥得利，利止反汗出咽痛者，其喉为痹。

厥而能食，恐为除中，厥止思食，邪退欲愈。凡此之类，皆热深厥深之，原旨未论及于厥阴也。至于阳分之病而妄汗吐下，致汗多亡阳，吐利烦躁，四肢逆冷，皆因用药差误所致，非以四逆真武等汤挽之，则阳不能回，亦原不为阴证立方也。盖伤寒发热发渴，定然阴分先亏，以其误治，阳分比阴分更亏，不得已从权用辛热先救其阳，与纯阴无阳阴盛隔阳之证，相去天渊。不知治阴证以救阳为主，治伤寒以救阴为主，伤寒纵有阳虚当治，必看其人血肉充盛，阴分可受阳药者，方可回阳，若面色黧黑，身如枯柴，一团邪火内燔者，则阴已先尽，何阳可回，而敢助阳劫阴乎？证治方云若证未辨阴阳，且与四顺丸试之（即理中倍甘草），可见从前未透此关，纵有深心，无可奈何耳。至于元气大亏，阴盛格阳之证，庸医往往反认阳证，遽施下药，杀人多矣。今精工治伤寒，漫不辨其名证，一见发热，其初概用表药，不论虚实，不分经络，杂用三阳经药，表之不愈，五六日间，稍见胸腹满闷，便以承气下之，汗下不效，别无措手，委之天命，总由未得伤寒真诀耳。

伤寒者，冬时严寒，感冒杀厉之气而病也。交霜降节后，春分节[1] 前，病发热头痛者，皆谓之正伤寒，始风寒之在太阳经，必恶寒发热，头项痛，腰脊强，脉浮而紧，无汗不能食为伤寒，麻黄汤；若尺中迟弱者，为卫气不充，当用黄芪建中为主；若阳虚不能作汗，或面色戴阳，足冷夹阴者，再造散；脉浮而缓自汗能食者，为中风，桂枝汤；脉浮紧而数，身疼不汗出，发热烦躁为风寒两伤，大青龙汤；若脉浮缓自汗，身不疼，但重，乍有轻时，无少阴证，或干呕，或咳，或渴，

---

[1] 节：底本作气，据锦章书局本改。

伤寒绪论 卷上 667

或利，或噎，或小便利，少腹满，或喘，为心下有水气，小青龙汤；太阳经表邪不已，或犯膀胱之本，或入阳明之腑，或传阳明之经，所谓犯本者，如太阳经发汗不解，误用利水药，热结膀胱，小便难，烦渴引饮者，五苓散；若自汗多者，属阳明，则又禁用五苓，恐重竭其津液也。如狂喜忘为畜血，桃核承气、代抵当先选用。火迫劫汗，亡阳惊狂，起卧不安者，此火逆犯本也，救逆汤；如脉浮数而呕吐者，必传阳明经，其证身热目疼鼻干不得卧，头痛自汗而脉长，桂枝加葛根汤；有食必作胀闷，更加橘半枳朴，若自利者葛根汤，呕加半夏，稍迟必入阳明之腑，其证日晡潮热，手足漐漐自汗而脉滑，此属胃实，俟其结定，用承气辈攻之，如阳明不入腑，邪气在经未罢，必传少阳，其证头疼目眩，耳聋口苦，脉弦胁痛，寒热往来，小柴胡汤，盖少阳居表里之半，外有太阳之恶寒，内有胃腑之恶热，故往来寒热，少阳与厥阴为表里，少阳主邪欲入，而寒热交争，厥阴主邪欲出，故厥逆反复也，少阳寒热往来，六七日至十余日大便不行，腋下汗出，方可用大柴胡微利之，缘胆无出入，泻土所以泻木也，如八九日腋下无汗，为胆未实，误用承气下之，必犯少阳之本，则胸满惊烦，小便不利，谵语，一身尽重不可转侧者，柴胡龙骨牡蛎汤，至传三阴，太阴则腹满嗌干，下利而脉沉细者，小建中和之。因误下阳邪内陷得而腹痛者，桂枝加芍药。痛甚加大黄，此关乎平昔元气盛衰，及有无宿滞之分也。热传少阴，必口燥舌干而渴，脉沉下利，邪热奔迫故也。若手足微逆者，四逆散，若下利清水，心下硬痛而谵语者，大承气汤。又有元气素虚，或汗下过剧阳气伤而成虚寒证者，不可执认传经而禁绝温补也。热传厥阴，则有下夺外解之分，若

手足厥寒，脉细欲绝，或下利脉大而肠鸣者，并用当归四逆汤，若误下而脉沉厥逆自利，烦满囊缩，小承气汤，若脉浮缓而囊不缩，虽厥逆，下利必自愈。乃阴尽复阳，风从木化也。可与小剂桂枝汤，助其作汗而解，此六经证治大略耳。其他误治变证，详缵论六经诸篇，及细证例中。此不复赘。

伤寒汗后热不退，仍头项强痛而势稍减者，更宜汗之，若反剧，烦扰者，必有夹食夹痰，或有宿病之故，当推其源而治之，大凡汗后热不退，作危证断之，若汗后热愈甚脉躁疾，名阴阳交者，死。伤寒五六日，里证具而下之，下后热不退，胸中坚满不消，或腹中疼痛不止，脉尚数实者，此为下未尽，或下后一二日，更烦热喘满者，并可用小承气汤复下之。若大下后身热不退，心中结痛，懊憹头汗，栀子豉汤涌吐之。凡伤寒六日，传六经为一候，七日当解，若不解再传，至十三日，谓之过经不解，二十余日不解，谓之再过经不解，宜详虚实轻重，或和解，或下夺之，若脉尺寸陷者大危，若过经不解，脉虚数，人弱发热，口干舌燥者，此为虚证，不可下，以参胡三白，或小柴胡增损主之。至于愈后余热，伏留脏腑经脉之间，致变他病不一，如邪火伏于脾，则变中满不食，伏于胃，移热于脾，则变休息痢，伏于心，移热于小肠，则变淋血溺痛，痛甚则小便不通，多不可治，伏于肝，则变囊痛阴肿，伏于肺，则变肺痈吐腥，伏于肾，则变羸瘦怯弱，伏于脾肾之间，则变瘫卧不起，久而成痿，伏于肝脾之分，邪正交攻，则变痎疟。至若太阳少阳失汗，则毒结腮颊之间，谓之发颐，阳明少阳失下，则邪结于脏腑之内，多成痈肿，凡此皆伤寒大病后余邪为患也。

若两感于寒者，一日太阳与少阴俱

病，则头痛口干，烦满而渴，易老用大羌活汤主之，此专在表也。二日阳明与太阴俱病，则腹满身热，不欲食，谵语，黄连解毒汤主之，此意在和也。三日少阳与厥阴俱病，则耳聋囊缩而厥，双解散主之，此重在里也。至水浆不下，不知人事者，六日死，若三阴三阳五脏六腑皆受病，则荣卫不行，脏腑不通而死矣，则知一脏一腑受病，尤可治也。按两感皆是热邪亢极之证，朱氏妄言前三日真为病寒，以四逆汤急温里，后以桂枝汤急解表，而方书又有用麻黄附子细辛汤之说，殊不知传经者皆属阳证，阴证本无热邪，安得有传变之理。即伤寒之病，两感者亦少，惟温病热病居多，以温热咸从少阴发出太阳，即是两感之证，所以守真特立凉膈、双解、白虎、承气等汤，以两解温热病表里之热毒也。非特温热病之有两感也。凡下元虚人染患疫疠，多有三日毙者，盖疫疠之势，较伤寒更剧，所以死在三日也，伤寒例所言六日死者，是言伤寒之两感。《素问》所言三日死者，是言热病疫病之两感也，非特温热疫疠之有两感也。即如冬温之发于太阳少阴，故始咽痛而后自利，岂非两感之证乎？

若阳气素虚之人，始病无发热头痛，便恶寒踡卧，腹与少腹痛，自利厥逆脉沉者，为直中阴经寒证，太阴但有内寒而无外寒。病则胸膈满，手足寒，脐上痛，下利清谷而不渴，必因内伤冷物所致，宜理中汤，甚则加附子，下利不止，宜四逆汤。少阴有寒有风，寒则四肢厥冷吐利而渴，渴不能饮，恶寒踡卧，身体疼，当脐下少腹痛，此肾脏真阳不足所致，宜四逆汤，口中和背恶寒者，附子汤，发热脉沉，麻黄附子细辛汤。风则但觉胃寒而不厥冷，自言腹满而按之则濡，大便秘，小便频，欲吐不吐，卧而欲起，恍惚多惊，

心悬若饥，稍食则痞胀不宁，舌上灰黑，或淡紫带青，脉来弦细浮弱，以风性上行，故其证颇似太阴，而实少阴中风之证，最难辨别，宜桂枝汤加干姜。下虚甚者，面赤戴阳，急用桂枝人参汤加葱白生附，阴结不大便，胀满不能食者，四逆汤下金液丹，误用宽胀药必转剧，若攻下必死。厥阴但有中风而无中寒。若其人胃气素常虚寒者，则干呕吐涎沫头痛，吴茱萸汤加桂枝，若肾气素虚者，则厥冷自利少腹痛，四逆汤加肉桂。凡阴证多有阴极似阳，烦躁面赤，脉数疾无伦，躁过必畏寒，渴不能饮，此不独真阳下虚，而阴气亦虚，不能内守，致虚阳扰乱而上泛外亡也。急宜通脉四逆、白通加猪胆汁及益元汤治之。盖阴盛于里则躁烦，下虚则虚阳上泛，故面戴阳而烦渴，内无热，故渴不能饮；阳虚阴亢，故身热脉大而疾，但无力耳。阴证恶寒厥逆，为阴经受寒，虽阳气微，不至于剧，故止宜温经，若阴极似阳者，为阳气衰微，不能制其浮火，宜兼温补，冬则白通通脉四逆辈，夏则大顺浆水冷香等。然总不离辛热也。

若交一阳后，天令大寒，有卒然倒仆，昏不知人，手足逆冷，或口吐白沫，呕逆清水，唇青面黑，口鼻气息微冷者为中寒。按丹溪曰中寒者仓卒受寒，其病即发而暴。盖中寒之人，乘其腠理疏豁，一身受邪，难分经络，无热可散，温补自解，此胃气大虚，不急治，去生甚远。

戴元礼曰：中寒是身受肃杀之气，口食瓜果冰水冷物，病者脉必沉细手足冷，息微身踡，虽身热，亦不渴，倦言语。此言夏月中寒，大顺冷香或附子理中浸冷服。若脉数，饮水，烦躁动摇者，皆是热证，寒热之异，若水火也，不可得而同治，误则杀人。若在冬月中寒，法当温散，轻则附子理中，甚则白通通脉，剧则

霹雳火焰，庶可挽回，缓则不救。

中寒之色必青，唇口青，身冷脉脱，为入脏，即死，身和汗自出，为入腑，即愈。经曰：血气并走于上，则为大厥暴死，中寒脉散者死，尺脉迟滞沉细，寒在下焦。

经云：阴盛生内寒，因厥气上逆，寒气积于胸中而不泻，不泻则温气去，寒独留，留则血凝，血凝则脉不通，其脉盛大以涩，故中寒。夫经既言阴盛生内寒矣，又言故中寒者，岂非内寒先生，外寒后中之耶，经既言血凝则脉不通矣。又言其脉盛大以涩者，岂非以外寒中，故脉盛大，血脉闭，故脉涩耶？此中并有大疑。请先明之：一者人身卫外之阳最固，今不由三阳而直中少阴，盖厥气上逆，积于胸中则胃寒，胃寒则口食寒物，鼻吸寒气，皆得入胃，肾者胃之关也，外寒斩关直入少阴肾脏，故曰中寒也。此内经所隐而未言者也；一者其脉盛大以涩，虽曰中寒，尚非卒病，卒病中寒，其脉必微，在伤寒证惟少阴有微脉，他经则无。其太阳膀胱为少阴之腑。才见脉微恶寒，仲景早从少阴施治，而用附子干姜矣。盖脉微恶寒，正阳微所致。肾中既已阴盛阳微，寒从内生。复加外寒斩关直入，或没其阳于内，或逼其阳于外，其人顷刻云亡。故仲景以为卒病也。

寒中少阴，行其严令，埋没微阳，肌肤冻裂，无汗如丧神守，急用白通汤为主治。盖姜附追复元阳，加葱白以散寒。加猪胆汁引入阴分。然恐药力不胜，更以葱熨脐中，并灸气海关元数十壮，取脉渐来，手足温为效。必外内协攻乃足破其坚凝。少缓须臾，必无及矣。

若其人真阳素扰，腠理素疏，阴盛于内，必逼其阳亡于外，魄汗淋漓，脊项强硬。用姜附猪胆汁，即不可用葱及熨灼，恐助其散，令气随汗脱，而阳无由内返也。

用姜附以胜阴复阳，使既散之阳急复，不知此义者，加增药味，反牵制其雄入之势，必致迁缓无功也。其次前药中，即首加当归肉桂，兼理其荣，以寒邪中入，先伤荣血故也。

其次前药中更加人参甘草，兼调其气，不尔，恐姜附之猛，直将犯上无等矣。

用前药二三剂后，觉其清阳在躬，运动颇轻更加黄芪、白术、五味、白芍，阴阳平补，不可歇手。

用群队之药，以培阴护阳，其人即素有热痰，阳出早已从阴而变寒，至此无形之阴寒虽散，而有形之寒痰阻塞窍隧者，无由遽转为热，姜附固可四施，其牛黄、竹沥一切寒凉，断不可用，若因其素[1]有痰热，妄投寒剂，则阴复用事，阳即扰乱，必堕前功也。

用平补后，嗣后总有顽痰留积经络，但宜甘寒助气开通，不宜辛辣助热壅塞，盖辛辣始先不得已而用其毒，阳既安堵，即宜休养其阴，切勿喜功生事，转生他患也。

至于冬时反有非节之暖，此属春时阳气发于冬时，未至而至，即为冬时不正之气，人感之而病者，名曰冬温。冬温虽发于冬时，治法与伤寒大异。盖温则气泄，寒则会收，二气本相反也。其证必心烦呕逆，咽痛，身热头疼，或咳嗽自汗，或头重面肿，但始先咽痛后必下利，阳脉浮滑，阴脉濡弱，与风温不异但时令不同，治之不得不为少异也。按罗谦甫云：冬温一证，虽关不正之气，而实正气虚，故邪得以入于少阴，其经上循喉，下入腹，故

————

① 素：锦章书局本作"抶"。

咽必痛，或下利也。治之宜用阳旦汤加桔梗、葳蕤，或问冬温何以竟入少阴，而前所治方，亦非少阴之药，其故何也？石顽曰：大凡四时各有正令，冬月当寒而反不寒，则少阴之气不藏，而不正之气得以入伤其经，原非肾脏受病，故但以桂枝汤中加黄芩一味，专主驱散风热，不须更用他药，此仲景阳旦汤所由立也。若有寒食停结，或误用寒凉药，食则寒邪外郁，温邪中结，冷食内伏，更加入干姜一味，以温散其中，兼黄芩以凉解其外，此仲景之阴旦又所必需。若咽痛甚者，则合甘草汤，咳者合桔梗汤，下利合茯苓甘草汤，或阳旦加葛根茯苓，不应则温热之气并于阳明而蕴热也，葛根黄芩黄连汤。若先受冬温，更加严寒外遏，则外证虽恶热烦躁，而仍畏寒欲近衣者，阳旦汤加麻黄石膏以发之，有冬温误认伤寒，而与辛温表药，热邪益甚。而胸腹满闷，医者不察，见其胀闷而屡用下药，大下后仍发热无休止时，脉反数者，此阴血伤故也，朝用独参汤暮进六味丸，此阴阳俱虚，气血俱弱。故热不得止息，所以用六味必兼独参汤，以资阳生阴长之功。若服后热势渐解，饮食渐进。神气渐清，脉息渐和者，方可收功，今世遇冬温之证，鲜能辨识，概以伤寒法，混治，致变斑黄喉痹唾利脓血等证者，皆由误治所致也。若误用辛温发汗，而发斑成温毒者，当用犀角升麻甘草等分煎服，或升麻葛根汤加犀角黑参，甚则犀角黑参汤之类选用。然冬温为病，亦自不一，当随所见证治之，凡冬温温毒，大便泄泻而谵语，脉虚小手足冷者，皆不治也。

若春夏秋三时，感冒非时暴寒，谓之寒疫，亦曰感冒。夹食则曰停食感冒，虽非时行疫气，以非其时而有其气，故谓之寒疫，而实非疫也。其证发热恶寒，头疼骨节痛，无汗，或呕逆恶心，其脉人迎多浮紧，亦有弦数者，夹食则气口紧盛，亦有滑数者。若夹寒食则涩滞，夹风痰则浮滑而疾也。然又有人迎沉小，绝不似外感者，见停食感冒之脉。有人迎极短小，气口极弦细，其人自言伤食受寒，服发散兼消导之药一二剂，脉反浮大，则知未服药时脉沉小，皆为寒食郁滞故也。大抵治非时感冒，止宜辛平解散，如参苏饮、芎苏散、香苏散、神术汤，皆可选用。有食正气散按证加减，如见太阳羌活、防风，阳明葛根、葱白，少阳柴胡、半夏。若天气未热，病势颇盛，不妨从权稍加桂枝佐羌活辈汗之。盖冬温之与寒疫，俱是非时邪气，用药亦不可拘于常候，犹冬温之用辛凉，寒疫之用辛温也，宜矣。即如温病热病而见脉紧暴寒，黄芩白虎汤中未尝不稍加桂枝五七分也。此证不必拘伤寒六经例治，大率春分已后则少阳风木主令，况春时之寒，必兼之以料峭之风，风伤少阳，少阳在内，则太阳、阳明在外，病则三经俱受，所以古人治寒疫之方，咸不分三阳而治，但见某经证多，则加用某经之药为权衡耳。若治之不得其宜，后变坏病，则与伤寒无异也。盖非时暴寒，虽从时令伤犯，然寒则大都不越太阳，以寒气而犯寒水之经从其类也。即如夏月暑寒之证，多有头痛骨节疼恶寒者，此非太阳之证欤！

若夫天时寒暖，偶因脱露，谓之伤风，其证必咳嗽，自汗，清涕，甚者亦发热头痛，但治有时月之殊。春月风喜伤肝，人迎脉多缓而带弦，必自汗恶风，宜芎苏散加减。夏月肌肉本疏，多伤阳明，病则肌肉因闭，气口多见弦长而反无汗，宜葛根葱白汤加减，兼暑，消暑十全散。秋月微凉，先郁皮毛，手太阴受邪，人迎脉多平，而气口脉多细涩，不可拘人迎以候外邪也，宜金沸草散加减。冬月则伤太阳，必自汗脉浮缓，宜桂枝汤。咳甚而喘有水气，宜小青龙汤，盖阳邪多从背受，由背俞而入于肺，故必咳嗽生痰也，然伤风与伤热证类相似，伤风则人迎浮大，咳嗽自汗，鼻流清涕，痰必从喉中嗽出，发散则愈。伤热则气口软大，咳嗽自汗，但鼻干痰结，咽腭肿痛，痰从上腭咯出为异，不可发散，宜辛凉清肺为主，葳蕤汤去麻黄、川芎加前胡、薄荷。伤风而复伤热，必加躁烦，宜葳蕤汤倍羌活、石膏。有酒客湿热素盛，痰饮结聚中外，最易伤风，素问谓之漏风，其证身热解惰，汗出如浴，恶风少气，治以泽术麋衔汤，以三指撮为后饭。今治此证，以泽泻、生术各五钱，黄芪三钱，葛根、防己、羌活、麻黄根各一钱，热服取汗最效。又方以桂枝汤加黄芪、麻黄根、防风、半夏、厚朴，每遇发时煎服一二剂，后用黄芪、白术、防风、泽泻、茯苓之属调理，肥盛多湿热者，导痰汤加羌防最当。又有接内时偶感微风，藏于肾经，则内风与外风相召，极易伤风，素问谓之内风，其证面肤庞肿，不能正偃，正偃则咳，宜小青龙去麻黄加杏仁，甚则加附子先去客邪，次用真武汤治本，然后更以肾气丸调理，又有素虚劳人更感风寒，里急腹痛，悸衄失精，烦热口燥者，桂枝汤加龙骨牡蛎主之。

至春分节后，天令温暖，有人壮热为病者，乃温病也。经云：冬伤于寒，发为温病。又云：太阳病发热而渴，不恶寒者为温病。言冬时伏气随时温热发出，但所发之因不同，有感非时暴寒而发者，有饥饱劳役而发者，有房室作力而发者，所感之客邪既殊，发出之经络亦异。所谓温病之脉，行在诸经，不知何经之动也，当随其经证而治之。凡温病之发，必大渴，烦扰，胁满口苦，不恶寒反恶热，脉气口反盛于人迎，明系伏邪自内达表，必先少阳

经始。若因客寒而发者，宜小柴胡随所见经证加减，无客邪者，黄芩汤主之。然温病亦多传变并合，未有不及少阳者，如太阳少阳合病黄芩汤，少阳阳明合病承气汤，三阳合病大柴胡汤，或双解散加减，凡三阳表证，烦热口渴，俱宜黄芩汤之类，据此合病证治，则传变并病可例推矣。大抵治温病、热病，无正发汗之理，盖其邪自内达外，无表证明矣。若果证显非时暴寒，恶寒头痛而脉浮紧者，亦不可纯用表药，宜栀子豉汤，或益元散加薄荷、葱豉，重则凉膈散去硝黄加葱豉，探吐取汗最妙。盖此怫郁之热，乘春温之气而发，虽有非时暴寒，止宜辛平之剂发散。若头痛如破者，为暴感风寒势盛，先宜葛根葱白汤撤其暴邪，然后用治温病本药。若额与眉棱俱痛，选奇汤。脉弦而两额角旁痛，寒热口苦，小柴胡去参半加栝蒌根。若表证不解，邪复入腑者，双解散。若汗下不解，脉转洪大数盛，表里皆实，谵妄狂越，此热在三焦也，三黄石膏汤。凡温病下后，热不退，下证尚在，再三下之，以热退为度。若热不止而脉涩咽痛，胸满多汗者，此热伤血分也，葶苈苦酒汤探吐之。虽热退，尚未全愈者，随证调之。凡下之前后，或大汗将出，或大汗已出，或下后余热不止，而反大汗淋漓，此实热虽去，而余邪未尽，再与小剂黄芩汤或解毒汤调之。若下后渴虽减，而饥欲得食者，此伏邪初散，阴火乘虚扰乱也。凡温热下后多此，慎勿便与粥饮，得食必复。若汗下后一切烦渴引饮，须以水细细饮之，渴未止者频频时与，不可过多，以成留饮不散也。设若不与饮之，则燥热转甚，危而死矣。

世所谓交阳者，非阴寒交热以为阳热也，乃怫热畜之于里，而郁极乃发，则交传出于表之阳分，是谓交阳而后作汗也。

或怫郁过极，而不能交出于表者，是郁极不发，否极不泰，即正气衰残，阴气先绝，阳气后竭而死矣。大欲汗而脉忽沉伏者，阳气并入于里故也。交阳而躁乱昏冒者，里热郁极，故气乱则神昏而躁扰也。凡欲作汗，无问病之微甚，或已经新下者，或下证未全者，咸以凉膈散调之，甚者宜黄连解毒汤。或下后二三日，或未经下，腹满烦渴，脉沉实而有下证者，三一承气汤下之，势剧者，合黄连解毒汤。或已战不快，或战后汗出不快，或微战数次，经大战而汗不出者，乃并之不甚，战而病不去也，通宜三一承气汤，或更合黄连解毒汤下之，以散怫热而开郁结也。所以战汗时，频与热姜汤助其开发最佳，免致战不快而无汗之患，大法曰：脉浮不可下，温热病已有里证脉沉，后二三日脉反渐浮，汗不能出者，三一承气汤微下之。凡此诸可下证，或得利而汗便出者，或服药而怫郁顿开，先汗出而后利者，或利性但随汗泄，则气和而愈。竟不利者，亦有战不快交不过而死者，或不战而汗出者，或但战无汗而愈者，或不战无汗而愈者，世俗未知，直以恶寒战栗为阳虚阴胜，因而误治者多矣。凡温病发于三阴，脉微足冷者多难治。《内经》所谓"病温虚甚"是也。凡温病大热脉反细小，手足逆者死证也。凡温热病初起大热目昏，谵语热甚，脉小足冷，五六日而脉反躁急，呕吐昏沉，舌本焦黑，或失血躁热脉大，或痉搐昏乱，或脉促结代沉小者，皆死。温病热病，大热不得汗者死，得汗后而反热，其脉躁盛者，亦死也。凡温病、热病，不当汗而误汗之，狂言不能食，其脉躁盛者，皆不可治也。

凡温病之热，咸从内而发于表，所以最忌辛温发汗，发汗多致不救也。故仲景云：太阳病发热而渴者为温病，若发汗已，身灼热者，名曰风温，风温为病，脉阴阳俱浮，自汗出，身重多眠睡，鼻息必鼾，语言难出，若被下者，小便不利，直视失溲，若被火者，微发黄色，剧则如惊痫，时瘛疭，若以火熏之，一逆尚引日，再逆促命期，此温病误汗，而为风温也。又伤寒例云：阳脉浮滑，阴脉濡弱，更遇于风变为风温。此温病更遇于风之风温也。以少阴伏邪方将发出，太阳客邪又从外袭，表邪新入，里邪初出，故其脉轻则浮滑，重则濡弱，即上文阴阳俱浮之互辞。言伏于少阴之邪热，悉从风木之令而发出于肌表，故其证一一尽显太阳、少阴二经。又尝见冬温一证，每多误汗而成温毒发斑者，亦有误施汗下而变咽喉不利唾脓血者，盖冬温亦属太阳少阴证，缘误治而并伤厥阴之经也。按风温一证，仲景但言误治之失，并不论及治法者，以其既经误治，即欲挽回，末由也已。喻嘉言尝谓"风温多死于三日"者，谓其即是两感而更加变重耳。不但温病之不可以伤寒寒疫法治也，即冬温亦不可以伤寒例施治。因其发在冬时，故误治尤多。所以仲景厥阴例中有麻黄升麻汤一条，正以治冬温之误治而变咽喉不利，唾脓血者，即此而推，可用麻黄升麻汤去麻黄、升麻、干姜、白术，而借治温病误发其汗之风温也。并可悟黄芩汤加桂枝、石膏治温病更遇于风之风温也。

再按风温一证，仲景绝无方药，而活人书治法颇多，其所主之主，皆是治先伤热而复感风，或已伤风而更受热之证，近世亦曰风温。较伏气所发者，虽死生轻重悬殊，而究治之理则一。以风痰结聚于肺，故汗下两难，汗之则谵语，烦热不得卧，善惊，目乱无精，多汗身重，下之则小便难，大便利不止。尤不可用温针，温针则耳聋难言。止宜辛凉解热兼疏风利痰，然虽禁发汗，又不得不兼用表药，但禁温覆迫汗耳。若发热头眩，咽喉干痛，舌强痞满者，用葳蕤汤，无大热而渴，用栝蒌根汤，热不解，用败毒散，寒热而渴，小柴胡加葳蕤、桔梗，恶寒发热，本方去参加栝蒌、石膏，渴者去半夏加栝蒌根。举世皆以风热咽痛唾痰声嗢者为风温，虽治法不远，殊失风温本旨矣。《尚论》以春月时令本温，且值风木用事，风温二字，不得分之为两，凡病温者，悉为风温，是又矫揉太过矣。

夫春夏温热之邪，能传染者，即时行疫疠也。吴又可曰：瘟疫之邪，皆从口鼻而入，不在经络，舍于伏脊之内，去表不远，附近于胃，乃表里之分界，是即《〈内经〉疟论》所谓"横连募原"是也。凡人体气充满，邪不易入，适逢亏欠，因而乘之，感之浅者，待有所触而发；感之深者，中而即病也。其始先阳气郁伏，凛凛恶寒，甚则四肢厥逆，既而阳气郁发，中外皆热，发即昏昏不爽，壮热自汗，此邪伏于募原，即使汗之，热不能解，必俟伏邪外发，表气潜行于内，精气自内达表，此时表里相通，大汗淋漓，邪从外解，此名战汗，当即脉静身凉而愈。若伏邪未尽必复发热，至伏邪已发，方有变证，其证或从外解，或从内陷，更有表里先后不同：有先表而后里者，有先里而后表者，有但表而不里者，有但里而不表者，有表而再表者，有里而再里者，有表胜于里者，有里胜于表者，有表里分传者，此为九传。从外解者，或发斑，或战汗狂汗自汗盗汗，从内陷者，胸膈痞闷，腹痛燥结，热结旁流，协热下利，或呕吐恶心，谵语舌苔，当因证用治。疫脉不浮不沉而数，昼夜发热日晡益甚，头疼身痛，宜用达原饮以透达募原之邪气，若见少阳、阳明、太阳，随经加柴胡、葛根、

羌活为引，以提其邪出阳分也。然证有轻重不等，药之多寡随宜。务在活法，感之轻者，舌上白苔亦薄，热亦不甚，脉亦不数，其不传里，一二剂自解。稍重者必从汗解。如不能汗，邪气盘错于募原也，只以本方主之。感之重者，舌上苔如积粉，服药后不从外解而从内陷，舌根先黄，渐至中央，此邪渐入胃也，前方加大黄下之，若脉长而洪数，大汗多渴，此邪气适离募原，欲表未表，白虎汤证也。如舌上纯黄色，兼见里证，此邪已入胃，乃承气汤证也，有二三日即离募原者，有半月十日不传者，有初得之四五日而淹淹慑慑，五六日后陡然势张者，元气胜者，毒易传化，元气薄者，邪不易化，即不易传，如他病久亏，适逢时疫，能感不能化，安望其传？不传则邪不去，淹缠日久，愈沉愈伏，设误认虚证而进参芪，愈壅愈固，不死不休也。

疫邪为病，有从汗解者，有无汗竟传入胃者，有自汗淋漓，热渴反甚，终得战汗方解者，有胃气壅郁，必从下乃得战汗而解者，有汗解里未和，越三五日复发者，有发黄因下而斑出者，有竟从发斑而愈者，有里证急虽有斑，非下不愈者，此虽传变不常亦为常也，又有局外之变，男子适逢接内，或向来下元空虚，邪热乘虚陷于下焦，气遂不舒，以致小便秘塞，小腹胀满，至夜发热，与导赤五苓不效，得大承气一服，小便如注而愈。女子经水适来适断，失血崩带，及心痛疝气痰火喘急，凡此皆非常变，盖因疫而发旧病，但治其疫而旧病自已。然大劳、大欲、大病、久病后，此为四损，以正气先亏，邪气自陷，多不可救也。

瘟疫发热一二日，舌上白苔如积粉，早服达原饮一剂，午后舌变黄色，随现胸膈满痛，大渴烦躁，此邪毒传里也。前方

加大黄下之，烦渴少减，热去六七，午后复加烦躁发热，通舌变黑生刺，鼻如烟煤，此邪毒混合三焦，复瘀到胃，急投大承气。傍晚大下，至夜半热退，次早苔刺如失，此一日之间而有三变，数日之法，一日行之。因其毒盛，传变亦速，用药不得不紧，设用缓剂，必死无救，尝见瘟疫二三日即死者，皆此类也。

瘟疫初起，脉虽数未至洪大，其邪尚盘结于募原，宜达原饮，误用白虎，既无破结之能，但求清热，是扬汤止沸耳。若邪已入胃，非承气不愈误用白虎，既无逐邪之能，徒伐胃气，反抑邪毒，致脉不行，因而细小，又认阳证阴脉，益不敢下，汤药杂进，愈投愈危，当此急投承气庶可救也。

邪伏于募原表里之间，至其传变或出表，或入里，或表里双传，医见有表复有里，乃引经论"先解其表，乃攻其里"，此大谬也，尝见大剂麻黄一毫无汗，转加烦躁者何耶？盖发汗之理，自内以达表，今里气结滞，阳气不得敷布于外，即四肢未免厥逆，又安能气液蒸蒸以达表？譬之水注闭其后窍，则前窍不得涓滴，与发汗之义同。凡见表里分传之证，宜承气汤先通其里，里气一通，不待发散，多有自汗而解。里证下后，脉浮而微数，身微热，神思不爽，此邪热浮于肌表，里无壅滞也。虽无汗宜白虎汤，邪从汗解。若大下后，或数下后，脉空浮而数，按之豁然如无，宜白虎加人参汤，覆盖即汗解，下后脉数而浮，原当汗解，迁延五六日脉证不改，仍不得汗者，以其反覆数下，致周身血液枯涸，故不得汗，白虎加人参汤，以助周身之血液，鼓舞元气，开发腠理，即得汗解也。里证脉沉而数当下之，下后脉浮当得汗解，今不得汗，后二三日脉复沉者，募原余邪复瘀到胃也。更宜下之。更

下后而脉再浮者，仍当汗解，宜白虎汤。里证下后，热退身凉，越四五日，复发热者，此非关饮食劳复，乃募原尚有余邪隐匿，因而发热。此必然之理，不知者每每归咎于病人，误也，宜再下之则愈。但当少与，慎勿过剂，以邪气微也。应下失下，口燥舌干而渴，身反热减，四肢微厥欲得近火拥被，此阳气伏也。既下厥回去火减被，脉大而数，舌上生津，不思水饮，此里邪去而郁阳暴伸也。瘟疫下后二三日或一二日，舌上复生苔刺，邪未尽也，再下之。苔虽未去，已无芒刺而软，然渴热未除，更下之，热渴减芒刺脱，日后更复热，又生苔刺，更宜下之。凡下不以数计，有是证即投是药，医人见理不透，经历未到，中道生疑，往往遇此证，反致耽搁。但其中有间[①] 一日一下者，有应连下二三日或三四日者，有下二日间一日者，其缓急之间，有应用小柴胡汤去参、半加栝蒌根、知母者，有应用犀角地黄汤者，至投承气，某日应多与，某日应少与，此非可以言传也。但数下之证，百人中之一二人而已。瘟疫愈后，脉证俱平，大便二三旬不行，时时作呕，此为下格之证，盖下不通，必返于上，宜调胃承气热服，宿垢顿下，呕吐立止，慎勿骤补。少与参芪，下焦复闭，呕吐仍作也。

凡客邪贵乎早治，勿拘于下不厌迟之说，若应下之证，见其无结粪，以为下之早，而引初硬后溏为例，此误也。不知承气本为逐邪，非专为结粪而设，必俟结定，血液为热所搏，变证迭起，是犹养虎遗患也。况有平素多湿热人，溏粪失下，但蒸作极臭如败酱藕泥，临死不结者。假如经枯血燥之人，或老人血液衰少，多生燥结，在经所谓不更衣十日无所苦，有何

妨害，是知燥结不致损人，毒邪之为殒命也。假令滞下初起，质实而频数窘急者，与大黄下之，此岂谓结粪而然哉？

疫邪传里，遗热下焦，小便不利，邪无输泄，经气郁滞，其传为疸，身目如金，宜茵陈蒿汤。若用茵陈五苓，不惟不能退黄，小便亦难得利，此乃胃家移热，是以大黄为专功也。

瘟疫邪在胸膈，满闷心烦喜呕，腹不满，欲吐不吐，欲饮不饮，欲食不食，此邪热与痰饮结聚胸中也，宜瓜蒂散吐之。

邪留血分，里气壅闭，非下之则斑不出，斑出为毒邪外解，下后斑渐发，更不可大下。设有下证，宜少与承气缓缓下之，若大下则中气不振，斑毒内陷则危，宜用白芍、当归以和血，升麻、柴胡、白芷以托邪，大剂穿山甲末以透毒，名托里举斑汤。如下后斑出，复大下，斑毒隐伏，反见循衣撮空，脉微者，前方加人参一钱，得补发不出者死。凡发斑有汗出不彻而热不退者，宜白虎汤。斑出不透而热不退者，宜举斑汤，有斑汗并行而并不透者，二汤合用。

凡时疫日久失下，自利纯臭水，昼夜十数行，口燥唇干舌裂，此热结旁流也，急与大承气一服，去其宿垢顿止。

凡失下以致循衣撮空，肉惕振战，目不了了，邪热愈盛，元神将脱，补之则邪毒愈甚，攻之则几微欲绝，不得已用陶氏黄龙汤治之。此证不下必死，故用此法，庶几回生于万一也。得下后用生脉散加地黄、当归、白芍、知母、陈皮、甘草调之。

如方食肉而适病，致停积在胃，用大承气汤连下，惟是臭水稀粪，其病不退，必加人参一钱在内，虽月余所积之物，一服便下。

凡疫病有首尾能食者，此邪不传胃，切勿绝其饮食，但不宜过食耳。有愈后十数日，微渴微热，不思饮食，此微邪在胃，正气衰竭，若强与之，即为食复。

凡舌苔自白而渐变黄，邪在募原故白，在胃则黄，苔老变沉香色。白者不可下，黄者宜下，黑者急下。下后苔不脱，舌刺舌裂，舌短、舌硬、舌卷，皆当下。白砂苔、黑硬苔俱下，惟白润滑泽者，邪尚在募原也。如别有下证，宜达原饮加大黄。若大汗脉洪长而渴，未可下，宜白虎汤。汗更出，目赤咽干，气喷如火，小便赤黄，涓涓作痛，扬手掷足，脉沉而数，皆为里热之极，下之无疑。潮热谵语，善太息，此胃实也。心下满，心下高起如块，心下胀痛，腹胀满痛，按之愈甚，皆下。头胀痛下之立止。若初起未可下，小便秘，大便不通，气结不舒，大便行，小便立解。有血液枯竭者，无表里证，为虚燥，宜导法。

凡阳证似阴者，瘟疫与温病、热病、伤寒通有，其阴证似阳者，惟伤寒有之，在瘟疫必无此证也。阳证似阴为外寒内热，故小便赤涩，阴证似阳为上热下寒，故小便清白。但以小便赤白为据，万不一失。

夫疫病四时皆有，但盛与不盛耳。盛行之际，沿门阖户，病皆一般者，谓之时行大疫，人皆知之。不盛之时，人偶感之，不过发热头痛，与寻常感冒相似，即有传染，不过左右服役之人，又乌能知其为疫也。病人无处追求，每每妄诉病原，医家不善审察，未免随情错认，误引东垣劳倦伤脾为例。壅邪转热，多致危殆。

喻嘉言曰：四时不正之气，感之因而致病，初不为疫也，因病致死，病气尸气，混合不正之气，以故鸡瘟死鸡，猪瘟死猪，牛马瘟死牛马，推之于人，何独不然？所以饥馑兵凶之际，疫病盛行，大率春夏之交为甚。盖温暑湿热之气，交互结蒸，人在其中，无隙可避，病者当之，魄汗淋漓，一人病气，足充一室，况于连床并榻，沿门阖境，共酿之气，盖以出户尸虫，载道腐壤，燔柴掩席，委巷投涯，种种恶秽，上混苍天清净之气，下败水土物产之气，人受之者，亲上亲下，各从其类，有必然之势。如世俗所称大头瘟者，头面腮颐肿如瓜瓠者是也；所称捻颈瘟者，喉痹失音，颈大腹胀如蛤蟆者是也；所称瓜瓤瘟者，胸高胁起，呕汁如血者是也；所称杨梅瘟者，遍身紫块，忽然发如微疮者是也；所称疙瘩瘟者，发块如瘤，遍身流走，且发夕死者是也；所称绞肠瘟者，肠鸣干呕，水泄不通者是也；所称软脚瘟者，便清泄白，足肿难移，即湿温遍行者是也。小儿痧痘尤多。已上疫证，不明证治，咸委劫运，良可伤悼。然而盛夏湿温之证，即藏疫疠在内。一人受之，则为湿温，一方传遍，则为疫疠，所以疫疠之发，每每盛于春夏者，以其热暑湿三气交蒸故也。盖春主厥阴肝木，秋主阳明燥金，冬主太阳寒水，各行其政，惟春分以后至秋分以前，少阳相火，少阴君火，太阴湿土，三气合行其事，天本热也，而益以日之暑，日本烈也，而载以地之湿，三气交动，时分时合，其分也，以风动于中，胜湿解蒸，不觉其苦，其合也。天之热气下，地之湿气上，人在是气之中，无隙可避，故病之繁而且苛者，莫如夏月为最。以无形之热蒸动有形之湿即无病之人感之，尚未免于为患，况素有湿热，或下元虚人，安得不患湿温之证乎？是以湿温之证，最忌发汗，发汗则湿热混合为一，而中气尽伤，多成死证。惟宜分解先扶中气，使中气徐领其表其里，而上下尽消，故多愈也。至于疫证，则邪正混合，邪极胜，正极衰，转眼立毙。苦寒伤胃，温补

助邪，如人中黄丸之类，始为合法也。夫伤寒之邪，先行身之背，次行身之前，后行身之侧，由外廓而入，瘟疫之邪，则直行中道，流布三焦，上焦为清阳，故清邪从之上入，下焦为浊阴，故浊邪从之下入，中焦为阴阳交界，凡清浊之邪必从此区分。甚者三焦相混，上行极而下，下行极而上，伤寒邪中外廓，故一表即散。疫邪行在中道，故表之不散，伤寒邪入胃腑，则腹满便坚，故可攻下，疫邪布在中焦，散漫不收，下之复合，此与治伤寒表里诸法有何涉哉？或问春夏蒸气成疫，岂冬温独非疫耶？盖冬月过温，肾气不藏，感而成病，正与不藏精之春温无异。计此时有春无冬，三气即得交蒸成疫，然遇朔风骤发，则蒸气化为乌有矣。是以东南冬月患正伤寒者少，患冬温及痘疮者最多。西北则秋、冬、春皆患伤寒，殊无瘟疫痘疮之患。此何以故？西北土地高燥，即春夏气难上升，何况秋冬之凝固？东南土地卑湿，为雾露之区，蛇龙之窟，其湿热之气，得风播之，尚有可耐，且暮无风，水中之鱼，衣中之虱，且为飞扬，况于人乎？蒸气中原杂诸秽，益以病气尸气，无分老少，触之即同一病状矣。此时朔风，了不可得，故其气转积转暴，虽有薰风，但能送热，不能解凉。盛世所谓解愠阜财者。在兵荒反有注邪布秽之事矣。

按吴又可所论，皆是寻常所有疫疠，喻嘉言所言，乃天地不正之大疫，不可彼此胶执也。夫瘟疫证类多端，岂可一律而论，若伤于气则头项肿胀，伤于血则肢体疙瘩，伤于胃则呕汁如血，伤于肠则水泄不通，至入脏则不知人，不待救药则毙矣。大法以证为则，无以脉诊，其伤之轻者，二三日尚能行动，至四五日后忽然大热，慎勿误认伤寒，而与表药发汗，不惟不解，其热转甚而危殆矣。其初病恶寒发

热头痛，宜败毒散。躁热不得汗，通解散。头痛如破，十神汤。兼瘴疠脚膝疼软，独活散。此皆为表证多者立方也。若一病便壮热无寒，多汗神昏，呕逆痞满等证，又当从凉膈、双解、三黄石膏、黄连解毒两解表里法治之。古人以普济消毒饮治大头瘟，荆防败毒散治捻头瘟，生犀饮治瓜瓢瘟，清热解毒汤下人中黄丸，并刺块出血治杨梅瘟，三棱针刺入委中三分出血，及服人中黄散，治疙瘩瘟，苍术白虎汤，治软脚瘟，双解散探吐，治绞肠瘟，此皆昔人已验之方，足补仲景之未逮也。

凡时疫流行之际，小儿亦多传染，伤寒例所谓小儿女子益以滋甚，以小儿筋骨柔脆，一染时疫，即惊搐发痉，误作惊治必死，治稍迟延亦死。其治与大人仿佛，但幼科专于痘疹惊疳，而伤寒甚略，但知其不思饮食，不知其疫邪传胃，但知其呕渴泻泄，不知其协热下利，凡此何暇致思其为疫证乎？

疫疠中一种大头天行病，虽略见前，然不细陈，难于治疗。此证乃湿热在高巅之上，所以必多汗气蒸，初觉憎寒壮热，体重头面肿甚，目不能开，上喘，咽喉不利，舌干口燥，宜普济消毒饮，不速治十死八九。东垣云：身半已上天之气也，邪热客于三阳之间，上攻头面为肿，切不可用降药。阳明之邪首大肿。少阳之邪出于耳前后，甚至两目不开，面部赤肿，以普济消毒饮少少不住服，治法不宜太速，速则过其病所，上热未除，中寒复生，必伤人命，宜用缓药，徐徐少与为妙。额上面部，嫩赤而肿，或壮热气喘，口干舌燥，或咽喉肿痛不利，其脉数大者，此属阳明。本方加石膏，若内实热甚者，加酒大黄下之。若发于耳之上下前后，并额角旁红肿者，此属少阳也。或寒热往来，口苦咽干，胸胁满闷，本方加柴胡栝蒌根，脉

实便秘者，加酒大黄利之。若发于头脑项下，并耳后赤肿者，此属太阳也，荆防败毒散，热甚去参加芩连。若三阳经俱受邪，并发于头面耳鼻者，亦宜普济消毒饮。大抵此证，以辛凉轻清之剂，散其上盛之湿热则愈。节庵以普济消毒饮除去人参、升麻、白芷、黑参、马勃、僵蚕、蓝根，而加入川芎、羌活、防风、荆芥、射干、姜汁、竹沥，名芩连消毒饮。药虽稍异，而功效不殊。其用大黄，必须酒洗，如鸟在高巅，惟射以取之也。

又四时疫疠，天行大头，并宜用人中黄散，轻者只用芩连甘草煎成频服，不效加鼠粘子芒硝微利之，不必大剂攻毒也。

蛤蟆瘟则两颐颊下肿，小柴胡去参半加羌、防、荆、薄、桔梗、马勃煎服。荆防败毒散亦可。夏暑湿热气蒸，亦多发此，宜消暑十全散加荆防马勃，一二剂可愈。

至于温疫一证，乃温病将发之时，或既发之后，更感时行疫气。其证浑身壮热，昏昏不爽，遍相传染，盛于春夏之间，以春时天令不正，则地之浊气郁蒸，发动冬时伏气，其气最毒。人在是气之中，莫之知也。正气虚者，感而受之，以正气本虚，故阳脉濡弱，而邪伤血脉，则阴脉弦紧。以其伏邪内动，相召外疫，正被邪侵，怫郁烦扰，行运失常，壮热作矣，表证见焉。及热郁腠理，不得外泄，侵入于里，里证见焉。设使正气内充，邪气何由而入？其感受之因，异于伤寒，异于温热，异于非时感受寒疫，其治大约以驱热为主，表药间用，下药必用，人中黄是君药。昔人概用清热解毒汤下人中黄丸，统治诸疫皆效。其所用人参者，知其本气不足，防邪入里，所谓补泻兼施也。温疫证多作渴，宜用小柴胡去半夏加石膏、知母。若躁热不识人，轻则凉膈，重

则双解。如大便泄泻者，黄连解毒汤。若表里俱热，亦凉膈双解。呕血者，生犀饮，便实加大黄，便滑用黄土。虚加盐水炒参，内外热极毒盛，三黄石膏。外热甚用麻黄，内热加大黄，余如时行治法。大率温疫脉来盛而有力者，发于阳也，尚可施治，脉来沉细少力者，阳病见阴脉也，皆不可救。

若温病七八日，或十余日，前热未除，重感于寒，忽然寒热交作，变为温疟，后世方书，以为坏证，过经不解，寒热不除，而变温疟，殊不知此本春时温病之变证，非冬月伤寒之变证也。按伤寒例云，脉阴阳俱盛，重感于寒，变为温疟，其证胸胁满，烦渴而呕。微恶寒者，治以小柴胡去参半加栝萎根石膏，无寒但热，其脉如平，骨节烦疼时呕者，用白虎汤加桂枝，慎不可用辛温发散，以助其虐也。至于《内经》所言先热后寒之温疟，乃得之冬中于风，寒气藏于骨髓之中，至春阳气大发，邪气不能自出，因遇大暑，脑髓烁，肌肉消，膝理发泄，或有所用力，邪气与汗共出。此病藏于肾，其气先从内出之于外也。如是者阴虚而阳盛，阳盛则热矣。衰则气复反入，入则阳虚，阳虚则寒矣。故先热而后寒，名曰温疟。夫先热后寒者，以先前伏邪，乘春时阳气，而发出于阳明，故热，已后因本身之真阴内烁，则邪复反于少阴，故寒。治宜人参白虎汤。或有客邪，则加桂枝，更以金匮肾气丸去附子倍桂枝作汤，渴则饮之。盖从肾出外而大热，则其内先已如焚，水中火发，虽非阴火，亦可畏也。故先用白虎退热，俟其疟势外衰，复返于肾，而阴精与之相持，乃为寒。设不知壮水之主以急救其阴，数十发后，则阴精竭矣。此则伏邪自发之温疟，与温病后重感于寒所变之温疟，似异而实同。然皆不越少阴，并详辨

此，以破二经异同之惑。

若冬时温暖，人感乖戾之气，至春始发，更遇天道过于骤热，遂变温毒。伤寒例云：阳脉洪数，阴脉实大，更感温热，变为温毒，温毒为病最重也。伏毒与时热交并，表里俱热，故其脉浮沉俱盛，亦有冬温误用辛热，或热毒不得外解而陷入于里，里有是证也，其证心下烦闷，呕逆咳嗽，甚则面赤，身体俱赤，狂乱躁渴，咽喉肿痛，狂言下利而发斑，最为危候。治宜大解热毒为主，若斑如锦纹，身热烦躁，而无燥结者，黄连解毒汤，若躁闷狂妄而无汗者，三黄石膏汤。自汗烦渴而发斑为胃热，人参化斑汤（即人参白虎汤）。烦热错语不得眠，白虎合黄连解毒汤。斑不透，犀角大青汤，斑透热不止，本方去升麻、黄芩加人参、生地、柴胡，发斑热毒势甚，咽痛心烦狂言闷乱，犀角黑参汤。虽大便不通，勿用下药，惟宜犀角地黄汤，凡斑色紫者为危候，黄连解毒合犀角地黄，若斑色紫黑而平下坑烂，脉虚小自利者不治。其失于汗下，及温热时行夹食阴斑，详后发斑本例。

有阳热亢极而成阳毒者，金匮云：阳毒之为病，面赤斑如锦纹，咽喉痛，唾脓血，五日可治，七日不可治，升麻鳖甲汤主之。虚热势盛，毒不能化者，活人阳毒升麻汤。有一二日间便成阳毒者，有误用辛热发汗，或吐下未当，邪热内陷变成阳毒者，其证壮热头项痛，躁闷不安，或狂言骂詈，妄言妄见，或口唾脓血，面生锦纹，或舌卷焦黑，鼻如烟煤，或咽喉肿痛，下利黄赤，六脉洪大而数，人参白虎汤。咽喉痛者，犀角、黑参、升麻、甘草等分煎服。若热毒大盛，时狂时昏，口噤咬牙，药不得下者，先用水一盆，用绢裹指，蘸水渍牙关，候牙关放宽，狂乱稍定，方与服药，三黄石膏汤加减。脉洪

大，黄连解毒汤。慎不可以其热盛而误下之。盖此证之热，散漫于外，故以攻下为首禁也。夏月热甚，狂躁闷乱不安，脉洪数者，用新汲水，或黄连水渍青布四五尺，作数摺略绞，搭病人胸前，热即易之，须臾得睡效，睡即去之。

有阴热亢极而成阴毒者，金匮云：阴毒之为病，面目青，身痛如被杖，咽喉痛，五日可治，七日不可治，升麻鳖甲汤去雄黄蜀椒主之。活人用原方加桂枝，名阴毒甘草汤。复有阴寒极甚而成阴毒者，自是两种，不可混也。夫阴寒极甚，反大热躁渴，四肢厥逆，脉沉细而疾，或尺部短而寸口大，额上手背冷汗不止，或先因房事而后着寒，或内伤生冷，而犯房室，内既伏阴，复加外寒，积寒伏于下，微阳消于上，遂成阴盛格阳，阳气上脱之候。五六日后，胸前手足发出淡红小斑为阴毒，虽盛夏禁用凉药。宜附子理中汤，甚则身重眼睛疼，额上冷汗，呕哕呃逆，或爪甲青，或腹绞痛，或面赤足冷，厥逆躁渴，身发青黑斑，口鼻灰色，舌黑而卷，茎与囊皆缩，六脉沉细而迟，或伏而不出，或疾至七八至已上不可数者，急用葱饼于脐上熨之，随用附子散，或人参三白汤合四逆汤主之。熨之手足不和暖者不治。

刘守真云：世欲所言阴毒，皆阳热亢极，蓄热深于内，身表有似阴寒，此特指仲景升麻鳖甲汤去雄黄蜀椒阴热亢极之证。若后世所谓阴寒极甚之阴毒，必用回阳退阴之药，内温正气，逼邪出外，庶或可愈若服凉药，则渴转甚，躁转急，必致虚阳暴脱而死也。

王安道曰：阴阳二毒，与阴阳二证迥异，考仲景书，虽有阴毒之名，然其所叙之证，不过面目青，身痛如被杖，咽喉痛而已，并不言阴寒极甚之证，况其所治之方，不过升麻、甘草、当归、鳖甲而已，并不用大温大热之药。是仲景所谓阴毒，非阴寒之病，乃是感天地之恶毒异气，入于阴经，故曰阴毒，后人遂以阴寒极甚之证，参入仲景证中，却用附子散等温药以治，窃谓阴寒极甚之证。或内伤冷物，或暴中阴寒，或过服寒药所变，内外俱冷，固可名为阴毒，然终非仲景所言恶毒异气所中之谓也。

赵以德曰：按古方书谓阳毒者，阳气独盛，阴气暴衰，内外皆阳，故成阳毒；谓阴毒者，阴气独盛，阳气暴衰，内外皆阴，帮成阴毒。二者或伤寒初得，便为是正，或服药后变而成之，阳毒尽治以寒凉，阴毒尽治以温药，药剂如冰炭之异，何乃仲景以一方治之乎。其曰阴毒去雄黄蜀椒，则反去其温热者矣。岂非热皆热毒伤于阴阳二经乎。在阳经络，则面赤斑如锦纹，唾脓血，在阴经络，则面青身如被杖，此皆阴阳水火动静之本象也。其曰七日不可治者，阴阳之津气血液皆消灭矣。伤寒七日犹得再经，而此加之以毒，至七日不惟消灭其阴，且火极亦自灭矣。

然春夏之交，多有伤风寒疫时行，与温病、风温、温疫、温疟、温毒、阳毒、阴毒，交错难辨。盖伤风则发热头痛，鼻塞声重，咳嚏恶风自汗。寒疫则憎寒壮热，头痛骨节烦疼，虽发热渴，时行则里巷之中，病俱相类，温病则烦热口燥而渴，气口脉盛。若稍见人迎浮紧，即有重感风寒矣。病温复感风邪，而见自汗灼热，咳嚏声嘶者，风温也。先前温热未除，复感时行瘟气，即昏昏壮热，遍相传染者，温疫也。温病日久，更感于寒，寒热如疟者，温疟也。温病更感温热，热毒炽盛，而发斑者，温毒也。发斑热越狂走者，阳毒也。发斑而身如被杖厥冷者，阴毒也。已上数证，多发于二三气中，一一按证定名，庶无误治之失。若交夏至后，炎暑司令，相火用事，人有发热身疼，不恶寒，但恶热而大渴者，为热病。伤寒例云：凡伤寒而成温热者先夏至日为温病，后夏至日为热病。盖久伏之邪，随时气之暑热而郁发也。以邪非外来，故但恶热而不恶寒，热自内发，故口燥渴而引饮多。其邪既郁为热，不宜辛温发汗，不得复言为寒。仲景仍以伤寒目之者，谓其初受病时，皆寒气郁伏所致耳。世言仲景无温热治法，详太阳、阳明篇中，多治温热，不然黄芩汤、白虎汤方，何由而立也？惜乎残缺未备，且混入伤寒六经例中，设若不审，误以白虎治伤寒，立见其害，白虎为金神，夏热见之而退，非盛暑热病内外热极者不可用。气虚人用之，往往成结胸，甚至不救。其性大寒伤肺，非伤寒药也。故有立夏以前，处暑以后，不可妄用白虎之戒。夫伤寒之不可用黄芩、白虎，犹温热之不可用桂枝、麻黄、大小青龙也。即治温热，亦须无非时暴寒者方可，但温热病，亦有先见表证而后见里证者，盖怫郁自内达外，热郁腠理之时，若不用辛凉解散，则邪不得外泄，遂还里而成可攻之证。非如伤寒从表而始也。或有不悟此理，乃于春夏温病热病，而求浮紧之脉，不亦疏乎？夫温病热病之脉，或见浮紧者，乃重感不正之暴寒，寒邪束于外，热邪结于内，故其脉外则绷急，内则洪盛也。又或不识脉形，但见弦脉，便呼为紧而妄治之。盖脉之盛而有力者，每每兼弦，岂可错认为紧，而断以为寒乎？夫温病热病之脉，多在肌肉之分，而不甚浮，且右手反盛于左手者，诚由怫郁在内故也。其左手盛或浮者，必有重感风寒，否则非温病、热病，自是非时暴寒耳。然温病之发，因暴寒者居多，热病之发，兼暑暍者为甚。以伏邪乘天暑汗泄，从包络三焦一齐发出三阳也。经云：三阳合病腹满身重，难以转侧，口不仁而面垢，谵语遗尿，发汗则谵语，下之则额上生汗，手足逆冷。若自汗出，白虎汤主之，此虽言三阳合病，而实热病兼见暍证。如面垢遗尿，非中暍乎？以伏邪既乘暑热发出在表，汗下俱禁。若始发之时，背微恶寒者，为肌表之真阳，不能胜邪，故加人参以固真气也。按长沙所主白虎及白虎加人参凡八证，皆主热病烦渴而里大热。盖伏气之邪，自内出外，本非暴感风寒，故不宜发汗。又热发于外，内邪不实，复不可下之，故宜此汤及竹叶、石膏、黄连解毒选用。若大渴烦躁，背恶寒脉洪，用白虎汤合黄连解毒，衄血加生地、丹皮，喘加栝蒌根、厚朴，恶热烦闷腹满，舌苔黄黑五六日不大便者，凉膈双解、三承气汤选用。如或脉兼弦紧，必有重感客邪表证，宜于天水散中加葛根、石膏、葱白、香豉之类，其性虽寒，不碍发散也。若邪在半表半里，古法用小柴胡，今用双解散去麻黄加柴胡，其功尤捷。脉弱者加人参，远胜小柴胡也。每见世人治温热病，误下之未为大害，误汗之，变不可言。此足征其热之自内达外矣。其间有误用攻里而致变者，乃春夏暴寒所感之寒疫，邪纯在表未入于里故也。

凡治伏气发温复感客邪，轻者只宜小柴胡去参半加橘皮、栝蒌根、葱白、香豉，热病更加石膏、知母。

一法温病、热病，凡有客邪，不问兼风兼寒，脉浮脉紧，恶风恶寒，可汗不可下者，通用双解散去硝黄加葱豉最妙。凡表证依法汗下不解，别无异证者，通用凉膈散以退其热，无使热盛危剧也。汗后余热未尽，用天水散或小柴胡加减。汗不解，下证未全者，白虎汤。汗后躁不得眠，微热而渴者，五苓散去桂合天水。汗后不解，中外有热，口干烦渴，解毒凉膈天水，能调顺阴阳，洗涤脏腑，若纯是里证，脉盛而实，不恶寒但恶热。烦渴引饮，自汗谵语，不大便，咽干腹满，可下不可汗者，三一承气汤下之。

一法不问风寒湿暑，或表里证俱见，或内外诸邪所伤，有汗无汗，心腹满痛，谵语烦躁，咽干口燥，畜热内盛，俱用调胃承气合解毒下之，能泻内外大热。或热结极深，而数下不利，不救成死证矣。急用大承气汤加甘遂末一钱匙下之。凡里证依法下之而不解，或大下后，或二三下后，热势尚盛而不退者，寒凉诸药不能退其热，脉弱气虚，不可更下。或诸湿热内盛，小便赤涩，大便溏泄频进，少腹急痛者，欲作利也，黄连解毒汤主之。下之太过，其热不退，再三下之热愈甚，脉微气虚，法无可生之理，至此下之亦死，不下亦死。但用凉膈合解毒调之，庶几阳热退除，阴脉渐生，亦有得生者。若表里证俱见，欲汗之而里证已形，欲下之而表病未解，只宜小柴胡汤和之。

一法不问风寒暑湿，用凉膈散、天水散合煎解之，或表热多里热少，天水一凉膈半，或里热多表热少，凉膈一天水半。表热极盛，里有微热，身疼头痛，或眩或呕，不可汗下者，天水凉膈合煎，甚者用大柴胡合大承气汤主之。若更不解，不可复用苦寒峻攻，但宜和平之药，宜散其表，和解其里，用小柴胡、凉膈散、天水散和解之，或小柴胡合解毒汤。如服后热未退者，大柴胡合解毒汤微下之。诸小柴胡证，日久不解，表里热势更甚，而心下急，郁郁微烦者，或发热汗出不解，心下痞硬，呕吐不利，或阳明病多汗，或少阴病下利清水，心下痛，咽干燥渴，或太阴病腹满而痛，俱宜调胃承气合黄连解毒下之。外热势盛者，双解散为当。守真制双解散，以攻热病内外之热邪，使表里齐解，甚为得法。然间有不解者，犹未尽善也。子和演为吐法，即用前药煎一大碗，令饮其半，以探引出风痰，次服一半，使衣被覆盖，必大汗出而解。世人只知桂枝麻黄发汗，不知凉药亦能发汗也。热病用热药，汗不出者，反益病，凉药发之百无一损，益元散加薄荷，便能发汗。更加葱豉尤捷。承气用姜枣煎，借辛甘发散之意。守真双解散，子和演为吐法，岂非凉药亦能发汗乎？若误用伤寒药，致发斑黄者，当从下后斑黄例治之。夏月误用辛温，及重复发汗，变证百出，往往发斑，谵语衄血喘满，昏迷闷乱，诸证并见，皆热极所致。则用药不离黄连解毒汤加减。如汗下太过，脉微恶寒者，坏证也，又当从芍药甘草汤调补其阴，中间稍加姜枣和之，慎不可轻用温补也。倘不经汗下，而脉虚小手足厥者，必死也。

大抵温病、热病，皆是热郁之气，故多发于三阳，若发于三阴者必难治。其脉若沉细，或微弱，或虚大无力，为脉不应病必死。然发于三阴者，必有所因，或因冷食伤脾，或因欲事伤肾，皆正气先伤，热毒乘虚而发。设用甘温调补，宁不助邪转炽，若行苦寒峻攻，真元立致消亡。虽长沙河间复起，恐难为力矣。凡温病热病，营未交者可治，阴阳交者必死。

凡温病热病，营未交者可治，阴阳交者必死。夫所谓营未交者，言营分热毒之色，未交遍于卫分也。而《类经》误释为邪犹在卫，未交于营，其气不深，意谓热病之邪，亦如伤寒自表传里也。按《内经·刺热篇》云：太阳之脉色营颧骨，营未交。曰：今且得汗，待时而已，与厥阴脉争见者，死期不过三日，其热病内连肾，少阳之脉色营颊前热病也，营未交。曰：今且得汗，待时而已。与少阴脉争见者死。旧释殊悖，今特明之。夫太阳之脉，浮脉也，色赤色也，其证初起，如以采饰，止颧骨一处，不交他处，为营未交，热势尚浅，脉色相符，是犹可治。大凡温病热自内出，经气先虚，虽发汗，多未得汗，故云：今且得汗，待时而已。虽有余证未退，少需听其自解，此真诀也。至于与厥阴脉争见者，死期不过三日。言热病大热烦渴，反见阴脉阴色，色脉皆阴，故为争见。争见赤紫滞晦，传经势重，已为主死，争见青黑克贼，十死不救矣。三日死者，以其热毒复入于里，三日传尽三阴，阴精内竭，故恶毒之色，发见于外也。太阳厥阴争见者死。少阳少阴争见亦死。牵连肾水在内，以少阴为厥阴母，水势垂危，源流并竭故也。所谓阴阳交者，言阴阳交互，邪胜正负，毒邪亢盛，反逼正气为汗也。按"评热病论"云：黄帝问曰：有病温者，汗出彻复热，而脉躁疾，不为汗衰，狂言不能食。病名为何？岐伯对曰：病名阴阳交，交者死也。帝曰：愿闻其说。岐伯曰：人所以汗出者，皆生于谷，谷生于精，今邪气交争于骨肉而得汗者，是邪却而精胜也。精胜则当能食，而不复和热者，邪气也。汗者精气也，今汗出彻，复热者，是邪胜也，不能食者，精无俾也。病而留者，其寿可立而倾也。且夫热病曰：汗出而脉尚躁盛者死。今脉不与汗相应，此不胜其病也，其死明矣。狂言者是失志，失志者死。今见三死，不见一生，虽愈必死也。此假论温。独创谷气之旨，谷气为精，精气胜乃①为汗，身中之至宝也。故藏于精者，春不病温，病温皆冬不藏精之故。所以热毒亢极，肾水伤竭，乃至狂言失志，精脱而死，以此故也。有云二阳搏，其病温，死不治，不过十日死。二阳者，手足阳明也。虽未入阴，病温至极，必至不治，稍延不过十日

死。较三日死阴之属，稍饶其期耳。

再按《灵枢·热病》云：热病七日八日，脉微小病者，溲血，口中干，一日半而死，脉代者一日死。热病已得汗出，而脉尚躁喘且复热，喘甚者死。热病七日八日，脉不躁，躁不散数，后三日中有汗，三日不汗，四日死。热病不知所痛，耳聋不能自收，口干，阳热甚，阴颇有寒者，热在髓，死不可治，热病已得汗，而脉尚躁盛，此阴脉之极也，死。其得汗而脉静者生。热病脉尚盛躁，而不得汗者，此阳脉之极也，死。脉盛躁，得汗静者生。汗不出，大颧发赤，哕者死。泄而腹满甚者死。目不明，热不已者死。老人婴儿，热而腹满者死。汗不出，呕下血者死。舌本烂，热不已者死。咳而衄，汗不出，出不至足者死。髓热者死。热而痉者死。腰折瘛疭齿噤龂也。

夏月暑湿交蒸，人多中暑，证与热病相似。首宜以脉法辨之。夫热病之脉必盛，中暑之脉必虚，盖寒伤形而不伤气，所以脉盛，暑伤气而不伤形，所以脉虚。然又有弦细芤迟之脉者何也？夫人暑月必多汗，多汗则脉虚，此其常也。守真曰：热为阳中之至阳，以热伤气，则汗自出，病虽为热，脉不能实，而反虚或弱也。若汗出当风闭其汗孔，即风与汗湿留泊肌腠，脉故弦细，或虚风不作郁热，表虚仍自汗出者，脉必芤迟也。统而言之曰虚，分而言之曰弦细芤迟，其不以浮大之脉混入虚脉之中，称为暑病之脉也。洁古以静而得之为中暑，为阳中之阴，为暑伤阴证。动而得之为中热，即谓之中暍，为热伤阴证。

仲景云：太阳中热者是也。然亦多阳明证，其大汗出，微恶寒发热，小便淋沥

---

① 气胜：锦章书局本作"胜气"。

黄赤者，为太阳，其面赤，大汗烦渴，喘急气粗，前板齿燥，或呕或泄者，为阳明，乃当炎暑之令，而受烈日之蒸，即无宿病之人恒得之，脉必洪大，发热烦渴，重者昏愦不省人事，有似热病，但忽轻忽重为异耳。伤在太阳，五苓散减桂加香薷，阳明消暑丸。凡平人偶然中暍，身热背恶寒，面垢自汗，大渴引饮，烦躁闷乱，痰逆恶心，胸膈不快，或吐泻转筋，小便秘涩者，此内外皆热，即有昏愦困倦，指头微寒，并宜五苓合益元。若手足搐搦者，暑风也。香薷饮加羌、防。呕吐加藿香、陈皮。小便不利，加茯苓、猪苓、泽泻、滑石。有痰加半夏、生姜，口渴不用半夏加栝蒌根，泻利不止，加白术。转筋加木瓜。若腹满身重，难以转侧，口不仁而面垢，谵语遗尿者，此热病兼暍也，白虎汤。若农夫田野，习惯力役之人，过受燔灼，头角额痛，发热大渴引饮，脉洪汗大泄者，急作地浆水煎苍术白虎汤（即白虎汤加苍术）。老人不宜用寒者，竹叶石膏汤稍加熟附温顺之。又老年平昔阴虚多火，不可用温者，白虎加人参竹叶为当。凡中暍虽势甚，但一解即愈，不似中暑之必需补益也。

《内经》云：因于暑汗，烦则喘喝，静则多言。此心包证也。然亦多兼入脾及他藏者，入脾则昏愦，入肝则眩晕，入肺则喘满，入肾则消渴，乃郁蒸之气伤人元气，惟精神亏乏之人始中之，脉来虚细，重者伏匿，若喘促逆冷，卒然昏晕，脉虽虚细，慎不可用温补，此热伤阴气，故禁温剂，凡温热药，皆助阳耗阴也。如避暑深堂起居不时，而汗出烦躁，面垢背微恶寒，手足微厥，甚则洒然毛耸，以腠理开则洒然寒，若腠理闭则热而闷矣。乃包络之火不能胜时火，故反微恶寒也。或于阴凉处坐卧，表虚不任风寒，往往自认外感，求医解表，若误与表药，重绝元气，祸如反掌。惟宜清暑益气汤。若果脉紧畏寒，有表邪者，消暑十全散，脾气虚弱，汗出多而恶寒者，十味香薷饮。若暑热之时过伤饮食，泄泻呕吐霍乱者，六和汤。伏暑霍乱，腹痛泄泻身热手足冷者，五苓散下来复丹。如脾胃虚损之人，上焦之气不足，暑湿之气郁蒸，则四肢困倦，精神短少，两脚痿软，懒于动作言语，昏昏嗜卧，头痛而重，心胸痞闷，骨节无力，气促似喘非喘，其形蒙蒙如烟雾中，早晚之际，则发寒厥，日高之后，复发热如火，乃阴阳气血俱不足也。若四肢灼热，为阴虚发热，或四肢冰冷，为阳虚寒厥，以脾主四肢故也。清暑益气汤、清燥汤选用。若自汗过多，风犯汗孔，则身体重痛，肢节麻瞀烦疼。或渴或不渴，或小便黄涩，此风郁汗湿与暑相搏也。宜六一散加葱豉。兼惊加神砂末，小便数合五苓或去桂，并煎服探吐，令汗出则愈。若远行劳役，大热而渴，则阳气内伐，热舍于肾，为水不胜火，发为骨痿，若黾勉触热劳形，发热烦渴，口鼻气促而喘，至日晡之际，病必稍减，若认作阳明中暍，误用白虎，旬日必死。此脾胃大虚，元气不足也。总之脾胃一虚，病证百出，惟补中益气去升麻加麦冬、五味、茯苓、泽泻、黄连、黄柏之类，补益中兼清解而渐愈。不似中暍之即能平复也。

按：暑暍二者，名虽不同，其为天热外伤则一，在素虚者自难御之，即平人受伤者，亦必因劳役饥馁，而劳役饥馁则虚，虚则邪入而病，不虚则天令虽热，亦无由以伤之。则知中暑中暍固有阴阳虚实之殊，彼以动静所得分之，何哉？即其所谓静而得之者，避暑深堂，患头疼恶寒，肢体拘急等证，是亦感寒之类耳。盖冬月脉浮紧为伤寒，浮缓为中风，夏月脉弦紧为伤风，弦缓为中暑，以表疏自汗则脉缓，表臻无汗则脉紧耳。然中暑亦有无汗而脉弦细，此虽中暑，必缘微凉所遏而然。其所以心烦肌肤火热无汗，非暑邪也。身中阳气受阴寒所遏而作也。其有凉亭水阁过受凉快。为寒所袭而病，脉必弦紧，宜消暑十全散，不可全用表药。盖暑月腠理易开，即香薷热饮，便能出汗也，倘人迎脉弦，气口脉大，而咳嗽，鼻流清涕，目疼，额与眉棱骨痛，选奇汤最效。有天暑用冷水淋浴而病者，金匮云：太阳中暍，身热疼重，而脉微弱者，此以夏月伤冷水，水行皮中所致也。一物瓜蒂汤主之。以瓜蒂二七枚水煎频服，少顷于无风处大吐，汗出而愈。虚人五苓散加葱豉探吐之。若冒暑伏热，引饮过多，及恣啖瓜果生冷，致脾胃受湿，而腹痛呕泻，水谷不分，脉来沉紧者，为内伤寒而病，宜大顺散。若阳气虚人，膏粱与水果杂进，兼恣意房帏，致周身阳气不得伸越，而脉沉细或弦迟，面垢如尘，无汗恶寒，四肢厥逆拘急，或霍乱呕吐者，冷香饮子。若多汗喘促，吐利兼作，脉见微细欲绝，或虚浮欲散，此为紧病，非浆水散不救。若汗出浴卧当风，或冷水浸澡，或坐卧湿地而病，虽当暑月，非暑伤人，皆因暑而自致之病，当用温散药治之。若暑热为病，不过清心利小便，解暑毒补真气而已。即有脉虚昏愦，手足厥冷，亦不得用热药也。世俗往往不明，概曰夏月阴气在内，大顺散为必用之药。夫阴气非寒气也。盖夏月阳气发散在外，而阴气在内耳，岂可视阴气为寒，而用温热药乎？阴果为寒，何以夏日则饮水乎？丹溪云：伏阴于内，阴字有虚之义。若作阴冷看，误矣。火令之时，烁石流金，有何阴冷，孙真人令人夏月常服生脉散，非气虚而何？古人大顺散非谓伏阴而用之，本治嚼冰饮冷所伤，若

庸工概用温药，治避暑深堂，寒郁其阳之证，恐不能解表，反增内烦也。其苍术白虎汤、黄连香薷饮，虽宜暑病，亦岂可视为通行之药乎？

又酷暑道途中，卒然晕仆，为暑风卒倒，此热毒涌痰，壅塞心包也。切不可用冷，得冷则死，急以热土熨脐中，仍使更溺于脐腹，并捣姜蒜绞汁灌之立苏。若热病因暑而发，治从热病例，盖伏邪必从少阴发出心包而入阳明，与阳明中暍不殊，总属白虎证治，不必辨其是热是暍也。

若其人素有湿痹，复伤于暑，暑湿相搏，深入太阴，则发湿温，以太阴主湿，召暑而入其中也。证若两胫逆冷腹满，湿得暑而彰其寒也。支胸头目痛苦，妄言壮热多汗，暑得湿而彰其热也。其脉阳濡而弱，阴小而急，盖湿伤于血，则必小急。暑伤于气，则必濡弱也。罗谦甫云：濡弱见于阳部，湿气搏暑也。小急见于阴部，暑气蒸湿也。病在太阴阳明，不可发汗，汗之则不能言，耳聋不知痛处，身青面色变，名曰重暍，死。宜白虎汤加苍术，分解两经混合之邪。如有寒热，加桂枝，若湿气胜，一身尽痛，发热身黄，小便不利，大便反快，五苓散加茵陈，此乃热入阴分，故见足冷脉弱，不可因其足冷脉弱，而误用温药也。若内夹冷食，五苓散去猪苓、泽泻加甘草、干姜（即茯苓白术汤）或五苓合甘草、干姜亦得。然夏月亦有中寒厥冷宜温者，必小便清白，知里无热，方可用温，若是湿温，小便必赤涩而少，即如厥阴热厥，亦有唇青脉伏，当用竹叶石膏汤者，与此不异。此正《内经》亢则害，承乃制，火极反兼胜已之化也。王肯堂云：昔人治湿温，遍身皆润，而足冷至膝下，腹满不省人事，六脉皆小弱而急，问其所服之药，皆阴疹药也，此非受病重，药能重病耳。遂以五苓散合白虎

汤，十余剂稍苏。更与清燥汤调理而愈。凡阴病厥冷，两臂皆冷。今胫冷臂不冷则非下厥上行，故知非阳微寒厥，而令①用祛湿药也。

春夏湿令大行，人感其气，则一身尽重而痛，脉来沉缓，小便不利，大便反快，此名中湿。以其人素有蕴湿，因复感湿令，故有是证，宜五苓散加减，淡渗为主。治湿之法，不利小便，非其治也。凡夏月之湿，皆为热湿，非如冬月之湿为寒湿也。

湿家身烦疼，可与麻黄加术汤微汗之（即麻黄汤加白术四两），慎不可以火攻之，攻之必喘满烦惊，小便不利也。

湿热内遏，则头汗身黄，宜茵陈蒿汤合五苓散，然湿家非内实热极发黄，不可议用下药，即茵陈蒿汤中用大黄，不过藉以导热利湿，非用下也，湿家但头汗出，项背强，欲得被覆向火，胸满小便不利，舌上如苔者，此丹田有热，胸中有寒也，宜黄连汤和解之。若误下寒湿则哕，额上汗出微喘，小便利者死。阴阳上下俱脱也。又下之额上汗出而喘，小便反秘者亦死。经云：关格不通，不得尿，头无汗者可治，有汗者死。若额汗而小便如常，手足自温者，阳气虽逆，阴气犹不至于暴脱，白术附子汤救之。若下之利不止，虽无额汗喘逆，此阴气下脱亦死也。

湿家虽身疼痛，不可发汗，汗之则痉，此为阳虚脉沉细者而言也。前云：湿家身烦疼，可与麻黄加术汤，是治暴感寒湿，阳气未伤，脉见浮紧，故宜微汗以开泄之。若夫阳虚之人，卫气先亏，不能固密肌腠，复加汗剂伤荣，势必内扰肝木，而生虚风，所以垂戒不可发汗也。又有湿家身烦疼，发热面黄，脉大自能饮食者，内药鼻中则愈。以浊湿干犯清道，而见头痛鼻塞，是不当以汤药治其肠胃也。更有

上盛之湿，下先受之之湿，濡泻之湿，大筋软短小筋弛长之湿，因气为肿之湿，五痹诸湿，种种不同详述《医归》②。

若先伤湿身疼，而后伤风者，谓之风湿，经言风湿相搏，一身尽痛，发热而肿，不能转侧，恶风不欲去衣，额上微汗，大便难，小便利，日晡热剧者，名风湿。此病伤于汗出当风，或久伤取冷所致，可与麻黄杏仁薏苡甘草汤温服。法当微汗而解，不可大发汗，大汗则风去湿不去也。自汗去麻黄加桂枝、羌活，脉浮身重，汗出恶风，防己黄芪汤，其脉浮虚而涩，不呕不渴者，桂枝附子汤，若内不渴，外不热，小便自利者，为津液不足，白术附子汤一服。觉身痹半日许再服，三服都尽，其人如冒状，勿怪，即是术附并走皮中逐水气，不得除故耳。若小便不利，恶风不欲去衣，而身微肿者，甘草附子汤，风湿相搏，一身尽痛，而脉浮自汗，或头重鼻塞者，羌活胜湿汤，小便不利，而微热者，五苓散，或黄芪建中、五苓散各半帖和服。又中③ 水湿之蒸气，及汗出当风，或中雾露，或中山岚瘴湿，与风寒合者，皆中于湿而合异气也。宜除风湿羌活汤微汗之。太阳病失汗，或汗后不解，身黄发热者先服麻黄连轺赤小豆汤，后与栀子柏皮汤，或问中湿风湿，何以别之？曰：山泽阴雨薰蒸之气，冒袭之者，名为中湿，此脾与肾受湿也。其证一身尽痛如薰黄，脉来沉缓，治之以燥胜湿，兼利小便，若夫汗出当风，湿气郁闭于腠理，此膀胱与胃受湿也。其证恶风不欲去衣，肢节疼痛，脉来浮涩，治之以风胜湿，兼取微似汗。此大法也。罗谦甫

---

① 令：底本作"合"，据锦章书局本改。
② 《医归》：即《医通》。
③ 中：底本作"饮"，据锦章书局本改。

云：春夏之交，人病如伤寒，汗出体重，肢节痛，难以转侧，小便不利，此名风湿。但多服五苓散，小便通利即愈。

喻嘉言曰：风湿虽同伤太阳，而有亲上亲下之不同，《内经》谓"风者，百病之长，其变无常者"是也。其中人也，风则上先受之，湿则下先受之，俱从太阳膀胱经而入，风伤其卫，湿流关节，风邪从阳而亲上，湿邪从阴而亲下，风邪无形而居外，湿邪有形而居内。上下内外之间，邪相搏击，故显汗出恶风，短气，发热头痛，骨节烦疼，身重微肿等证，此固宜从汗解，第汗法与常法不同，用麻黄汤必加白术，或薏苡以去其湿，用桂枝汤必去芍药加白术，甚者加附子，以温其经。其取汗，又贵徐不贵骤，骤则风去湿存，徐则风湿俱去也。其有不可发汗者，缘风湿相搏，多夹阳虚，阳虚即不可汗，但可用辛热气壮之药，扶阳逐湿而已。凡见短气，虽为邪阻其正，当虑胸中阳虚，凡见汗出微喘，虽为肺气感邪，当虑真阳欲脱，明眼辨之必早也。其湿流关节之痛，脉见沉细者，则非有外风与之相搏，只名湿痹。湿痹者，湿邪痹其身中之阳气也。利其小便，则阳气通行无碍，而关节之痹并解矣。设小便利已，而关节之痹不解，必其人阳气为湿所持，而不得外泄，或但头间有汗，而身中无汗，反欲得被盖向火者，又当微汗以通其阳也。

经曰：伤于湿者，下先受之，曰湿流关节。言地之湿中人，流入四肢百节也。又曰：湿上甚为热，此则下受之湿，袭入三阳胸背头面之间，从上焦之阳，而变为湿热也。湿上甚为热，其小便必不利，以既上之湿难于下趋，故云：治湿不利小便，非其治也。然治上甚之湿热，不能发汗而利小便，即为第二义矣。若阳虚者，小便色白，不时淋漓而多汗，正泉竭而阳

欲出亡之象，一切利水之药，不可误施以犯虚虚之戒。复有一种燥证，反似湿痹，以其证遍身烦疼，手足痿弱无力，脉来细涩而微，此阴血为火热所伤，不能荣养百脉所致。慎勿误认湿痹而与风药，则火益炽而燥热转甚矣。宜甘寒滋润之剂，补养阴血，兼连柏以坚之，然须视其人之形瘦色赤，方为燥热，若肥盛者，则为湿热无疑也。

伤寒之兼湿热者甚多，惜乎古所未详，近亦罕讲。丹溪虽大阐湿热法门，然其所论，皆外淫之湿，而未及本身之湿热也。尝读仲景书，有论寒湿者，有论风湿者，以其兼外感之邪，故列之太阳例中，其但言湿者，则与痓暍同列，当知痓暍亦不离乎湿热也。及观痞论中，则治本身中湿热之方具在，只恨无人道破。以致蒙昧千秋也。盖伤寒误下，则有痞满之变，然亦有不经攻下而痞者，皆由其人素多痰湿，因外邪触动，所以逆上而满，故仲景特立泻心汤诸法，正以祛逆上之湿热也。罗廉甫云：泻心汤诸方，取治湿热最当，惟干姜宜加斟酌。以热则生火于中，恐反助湿热为患，炮时须预熬黄连汁乘火淬之，此标本兼得之制也。又有脾湿肺燥之人，则阴中之火易于上升，上升则咽喉作痛而干咳，须用贝母之润，以代半夏之燥，煨姜之柔，以易干姜之潜，更加姜汁竹沥，以行其滞，此在临证之权宜耳。又有胸中寒丹田热者，黄连汤或小陷胸合理中，其在感邪之初，未见痞满之时，可用辛凉解表，然必兼理痰气为要，至若停食感冒，更兼痰湿内盛，则当胸逆满，气道阻碍，津液固结，三四日间，便见舌苔芒刺，喘胀闷乱者，不急治，胀闷而死。速与凉膈散加葶苈、甘遂、白芥子、姜汁、竹沥下夺之，庶可十全二三，但须明确用药，不可轻投，反招其谤也。在伤寒则下

不厌迟，独此证切勿延缓，稍迟则胸腹坚如铁石，下无及矣。况湿热内盛之人，即延至十日半月，内终不结，但蒸作极粘腻臭秽之物，纵使得下，百不一生也。盖此证外因感冒，内有痰食，故尔不得不下，以图侥幸。设无外内合邪，万不可下也，下后热退气平，脉减小者，为易治，下后痞满稍减，而热不止者，频与小陷胸加竹沥、姜汁，下后热势弥盛，气愈上逆，脉仍实强，反加躁乱者，为湿热内溃，终难克效。所以此证之脉，最忌滑实坚强，坚强则胃气已竭，滑实则邪气方张，在老人尤为不宜，若得软大柔和，差堪调理，然虽合剂，为效甚艰。矧复粗工不察，每以宽膈理气消克之剂治之，则正气愈耗，湿邪愈逆，有如阴霾四塞，六合皆昏矣。消克不已，继以硝黄下之，盖湿热痰饮，随气升降，或时肠胃胸胁，或时经络肌腠，岂攻下所能除去者乎？与外感传经热结，内伤饮食之邪，绝然不同也。尝见屡服硝黄，胀满愈甚，喘急不通而死者，有攻之骤脱，热去寒起，遂至呃哕而死者，更有见其肢体重痛，不能转侧，而用羌防星半风药者，盖纯是外感六淫之邪，可以汗解，此兼湿热痰饮，其根本在胃，不惟汗之无益，且风药性升，湿邪得之，则乘风上涌，平地尚为波澜，况元气素有坎陷者乎？所以愈增逆满，在所必至也。大抵苍黑肥盛之人，及酒客辈，素与湿热相依为命，其在气血强盛之年，非惟不能为患，反能辅助作为，逮至中年以后，正气向衰，渐难驾驭其湿，有时搏聚于肠胃之间，则胸中尝觉痞满不快，或不知饥饿，或腹满肠鸣，或行动喘促，有时溢出乎躯壳之外，则遍身胀痛，或胸胁腿胫烦疼，或手足重着挛痹，当此之时，虽无客邪，尚难调理，稍加外感，引动其泛滥之势，则胸高喘满，腹胀身疼，恶热烦闷，呕逆

自利，无所不至矣。此非外邪势重而然也，乃本身中气与元气浑合之邪，一旦乘机窃发，同舟皆敌国矣。复有素禀湿热而挟阴虚者，在膏粱辈少壮时，每多患此，较之中年已后触发者更剧。又与寻常湿热迥异。当推河间东垣类中风例治，庶或近之，其方药详《医归》湿热本门，兹不琐述。盖湿热已是痼疾难除，兼之下虚，攻击将何所恃，若更加外感，即仓扁复生，难于图治矣。

夏月多有感冒非时寒气，伤风，中湿，风湿，湿热，湿温，与喝暑热病，最要辨析。其伤风感寒，已辨如上，但热病则脉盛身热，不恶寒但恶热，而烦渴，中喝则脉洪大汗出，喘渴引饮，中暑则脉虚，背微恶寒，身拘急，湿温则脉濡小急，汗多足冷，湿热则形盛喘胀，中湿则一身疼重而或发黄，风湿则关节肿痛，自汗恶风，不欲去衣，为异耳。

湿家大发其汗则致痉，中风头痛，常自汗出而呕者，汗之必发痉。新产血虚，汗出伤风亦作痉，故仲景有疮家虽身疼痛，不可发汗之戒。皆发汗太过，经虚生风所致。其证颈项强急，头热面赤，目脉赤，足冷胫寒，头摇背反张，口噤咬牙，手足挛搐，通用小续命汤，刚痉为阳去附子，柔痉为阴去麻黄。凡太阳病，发热恶寒无汗，小便反少，气上冲胸，口噤不语，其脉浮紧，目开者名刚痉，此为中风重感于寒葛根汤主之。太阳证备，发热不恶寒，身体强几几然，脉反沉迟，有汗目闭者名柔痉，此为风重感于湿，桂枝汤加栝蒌根二两。节庵通用如圣饮加减主治。若汗多亡阳，下多亡阴，致筋脉失养不柔和，而成痉，无外邪可解者，惟宜补养气血，十全大补、人参养荣、大建中汤选用。至于新产血虚，金疮出血过多，皆能成痉，惟脉虚小可治，若实大者难愈也。

仲景言刚柔二痉，并属太阳，以太阳经行身之后，故头项强急而反张也。痉病胸满口噤，卧不着席，脚挛急必龂齿。若不大便者，可与大承气汤，此论属阳明矣。若往来寒热，或左右一目牵斜，或左右一手搐搦，脉弦数者少阳痉也。宜小柴胡加防风。其曰头低视下，手足牵引，肘膝相构，海藏指为阳明，此实三阴痉也。阴邪固宜攻下，然欲行大承气，亦须察其内实。脉沉有力，乃可下之。又有结胸证如柔痉状者，此热在胸中，心下必痛，宜大陷胸汤大下之，仲景如字最妙，如痉而非痉，不可以风药误治也。凡阴证脉沉细者，附子散白术附子汤选用。服药后，汗出身和者吉，若脉来沉迟，或紧细，而大便自利者，皆死证也。热病发痉，腰折瘛疭，齿噤龂者死。按痉为发汗太过，血不荣筋之候，故亡血、新产、疮家、虚家，易犯此证，无论阴阳刚柔脉类，总之正衰邪盛，卒难救疗，大率痉证之属三阴者，及阳证阴脉者，皆不可救。其证目正圆及戴眼者不治。所以仲景但论三阳治法，而不及三阴也。

春深长夏之时，多有劳力感寒内伤之证，与外感证类相似，内伤亦发热头痛畏寒，惟门隙中贼风最恶之。若在大风处，反不恶也。畏寒得暖则解，虽寒热间作而不齐，出言懒怯，口淡无味，腹中不和，手心大热而手背不热。两胁俱热，盖内伤自内达表，先少阳也，若外感风寒之证，头疼发热，无休止时，寒热齐作，而骤发不止，寒虽近火不除，出言重浊，鼻中气粗，一身尽热。盖外感自表入里，先太阳也。然温热亦自内达表，先见少阳证，腋下热而胁满，骤然发热如火，大渴烦躁引饮，头面目舌俱赤，喘粗气盛，绝不似内伤面目萎黄，唇舌淡白，短气力怯等证也。内伤气口脉虚大，外感人迎脉紧盛，

温热则气口脉洪盛为异耳。若内伤夹外感，则人迎紧盛，而气口虚大，其证发热恶寒，头痛自汗，五心烦热，遍身骨节俱疼，宜补中益气加桂枝，无汗加羌活。若阳气不得下通而足冷者，去升麻易葛根，少加熟附子羌活。外感多于内伤者，黄芪建中汤加羌防。若颅胀目疼，眉棱骨痛，加葱豉微汗之。若兼停滞饮食，则人迎气口俱紧盛而滑实，呕逆膈上痛，治宜先撤外感，兼温气豁痰，然后消导，慎不可便用峻利之剂。又负重作劳之人，内伤饮食，外感风寒，且素多蓄血者，其证浑身壮热，头疼骨节痛，胸胁痞满或痛，六脉洪盛，重按却无力，或弦紧急强，呕逆不食或泄利或便秘，以外感药解表，则正气愈衰，以温补药理脾，则助邪转盛，并宜五积散加减。但此辈多有食积瘀伤，胃脘结滞者，慎不可用白术，宜加桃仁、当归等药。六七日大便不行者，大柴胡微利之，若少腹痛而小便利者，为血蓄下焦，桃核承气、代抵当丸选用。下尽黑物，然后调理。

江应宿云：大江以南，温暖之方，正伤寒病者，十无一二，所以伤寒属内伤者，十居八九。故丹溪主乎温散，有卒中天地之寒气，有口伤生冷之寒物，皆以温养兼发散之法，实本《内经》成败倚伏生于动，动而不息则变作，及风雨寒暑，不得虚，邪不能独伤人之旨也。盖凡外感寒者，必先因动作烦劳不已，内伤于气，然后外邪得入，故伤寒为病，兼内伤者，十常八九也。

今人外感兼内伤者甚多，用药全要分别，如外感重内伤轻，则治外感药，宜用缓剂小剂，及姜枣和中，频频与服，庶无大动正气。如外感轻内伤重，则用药全以内伤为主，加入透表药一二味，而热服以助药势，则外感自散，盖内伤之人，总有

些微外感，即时发病，非若壮盛之人，必所感重而病乃发也。设以头晕发热，认为太阳证，误发其汗，则内伤必转增，而危殆在所必至矣。又或误认伤寒，而绝其食，已虚益虚，往往至于不救。然外感之邪，与正气交争，必然神志昏乱，内伤因正气本虚，必然神识清明，至死不乱也。

又诸虚烦热，与伤寒相似，一虚一实，不可不察，其虚烦发热，亦恶风自汗，心中惕惕欲吐，愦愦无奈，但脉不浮紧，头不疼身不痛，为异耳。然虚火上炎，亦微微头痛，时时烘热，但时发时止，与外感不同。盖虚烦脉虽大而数，按之必虚微无力。当以甘温补其中，补中益气少加炒黑黄柏，以滋肾水，兼进地黄丸可也。大抵阴虚必生烦躁，故叔和有云：虚烦有热不可攻，恐令热去则寒起。此诚格言也。发汗吐下后，虚烦不得卧。若剧者必反覆颠倒，心中懊侬者，栀子豉汤涌吐之。又心中悸而烦者，小建中汤，先烦而悸者为热，先悸而烦者为虚也。伤寒病后虚烦，竹叶石膏汤为圣药，但不可施于严冬，若大寒之时，可用十味温胆汤代之。误用凉药，虚烦愈甚而躁渴，脉愈大而虚者，切不可与水，急用五苓散加人参（名春泽汤）。若上盛下虚，烦躁自利，手足冷者，竹叶石膏汤去石膏加熟附（名既济汤），过经后热不解，或屡下热不解，脉虚数而烦者，参胡三白汤，或小柴胡加减。虚烦不得眠，或发热痞闷，脉虚而呕者，参胡温胆汤，汗吐下后，表解无热，但虚烦不得眠者，酸枣仁汤。凡内伤虚烦，脚气、痰饮、食积等证，虽有身热头痛，俱不可发汗也。

至于脚气为病，亦令人头痛发热，肢节疼痛，甚则呕逆便秘，有似伤寒。但初起于脚膝热肿，或屈弱不能动移为异耳。然有寒湿湿热之不同。其两胫焮赤而肿热者，为湿热也。黄白而肿冷者，为寒湿也。又有风寒湿热之辨，如脉浮为风，紧为寒，濡为湿，数为热，总之风寒为标，湿热为本，《灵枢》云：身半已上者，风中之也，身半以下者，湿中之也。盖由肾水虚惫，风湿之气，乘虚而袭，因有斯疾。然妇人亦有病脚气者，必因胞络血海虚，邪乘七情所致。以胞络属肾，故与男子肾虚同类。治法虽略有气血之分，而大意不殊，但兼用开郁药，无不效也。昔人概以小续命加减主治。左关脉浮起于风，去麻黄、附子、人参加羌、独活；沉迟或紧起于寒，去麻黄、人参加姜汁；脉数有力起于热，去麻黄、附子、人参加黄芩、黄柏、羌、独活；脉沉濡弱起于湿，去麻黄、人参加草龙胆、木瓜；脚肿加木瓜、槟榔；大便实加大黄；或东垣羌活导滞汤最妙。然其证始则受湿，复挟风寒暑热而成。初起不觉，因他病乃发。不专主在一气，亦不专主一经。然此等必属肾虚，若用小续命，须随证加减，慎勿以麻黄轻试。即使风能胜湿，亦须以羌防辈代之，断不可以中风伤寒法混治。此证最忌温补，尤不可用药汤薰洗，俟病热稍去，然后改用滋补肾肝之药，更参《医归》脚气门治之。

至霍乱证，仲景与伤寒并类，观其所言，伤寒四五日，至阴经上，转入阴必利，本呕下利者不治。则知霍乱不可轻治也。盖伤寒吐利与霍乱不同，伤寒吐利为邪气所伤，虽吐利而不撩乱，霍乱吐利，是饮食所伤，必暴烦躁扰而撩乱也。又有内外不和，加之头痛发热吐利，是霍乱兼伤寒也，此证虽属脾胃，亦主肾肝，有阴阳寒热之不同。凡冬月外感寒气，内伤冷物，郁遏停滞不化，呕逆泄泻霍乱，脉沉细或伏者，属太阴，理中汤。脐上有筑筑动气者，去术加桂苓，厥逆恶寒，加熟附子；脉虽沉而转筋烦躁发热者，当作热治，不可以其脉沉而误认为寒也。大抵霍乱有一毫口渴转筋者，即系热证，惟四肢逆冷，下利清谷，恶寒不渴者，方为寒证也。热多而渴者，五苓散；寒多不渴者，理中汤；渴不能饮，小便不利者，二汤合用。若吐逆下利，心腹卒痛者，为寒食内结，金匮大建中汤；呕逆腹痛下利，而头痛发热者，为风气内搏，小建中汤；转筋反戾，为风木行痹，宜平胃散加木瓜；憎寒壮热，头痛眩晕，为风痰夹攻，霍香正气散；呕逆头疼，发热背恶寒，烦躁面垢而齿燥者，为风暑内搏，消暑十全散；呕逆腹痛泄泻，或寒热如疟，为暑食相兼，宜十味香薷饮加减，或六和汤之类；吐逆下利，烦渴引饮，为郁热留滞，五苓合益元散。夏秋之间，因伏暑而致霍乱，吐利烦躁，或腹痛自汗，六脉虽沉，手足虽冷，不可用热药，如果脉弱阳虚，腹痛喜得温按，泄泻不臭秽者，来复丹。又有吐泻后热伏于内，外则冰冷，六脉沉细欲绝，汤药不下，或发呃逆，此火气奔上而然也。医不能察，认作阴证，投以温药，愈服愈吐，当验其口渴，以凉水与之则不吐矣。后用香薷饮加黄连麦冬通草等药服之，其脉渐出者生。凡冒暑之霍乱吐泻，以治暑利水为主，避暑之霍乱吐泻，以和中温胃为主，不可不辨也。又如欲吐不吐，欲利不利，上下不通，腹满痛而头疼发热者，桂枝大黄汤。此干霍乱多死。因邪气壅塞，上下痞膈也。宜用法先探吐之。盖邪在上焦则吐，下焦则利，中焦既吐且利，邪气得以泄去也。若干呕霍乱，兼大小便不利，即是关格证也。至于舌卷阳缩入腹者不治。然霍乱为胃气反逆，误犯谷气必死，非伤寒温热之比也。

伤寒邪热不散，游溢经络，出入脏腑，热气所过，则为痈脓。又厥逆脉数，其热不罢者，此为热气有余，必发痈脓，若邪热游于经络，则发外毒，出入脏腑，则为内痈，急当消散为主，稍迟则脓成难愈矣。经曰：火克西方金，法当痈脓，其证咳而喘满，咽燥不渴，多唾浊沫，时时振寒，热之所过，血为凝滞，蓄结痈脓，吐如米粥，始萌可救，脓成则死。又咳逆上气，时时唾浊，坐不得眠，皂荚丸主之。咳而胸满，振寒脉数，咽不渴，时时浊唾腥臭，久久吐脓如米粥者，桔梗汤主之。肺痈不得卧，葶苈大枣泻肺汤主之。又肺痈胸胀满，一身面目浮肿，鼻塞清涕出，不闻香臭酸辛，咳逆遗尿，喘鸣迫塞，先服小青龙汤一剂，乃进葶苈大枣泻肺汤，三日一服，可服至三四剂，大抵初起，慎不可用保肺药，得补则助邪成脓也。所以宋人十六味桔梗汤，葶苈薏苡泻肺汤，皆为合剂。溃后脓尽，方可用异功生脉加归、芪敛之。排脓用金鲤汤，妊妇尤宜。以活鲤鱼一尾，重四五两者，去肠入贝母末一钱在腹，白色童便一碗，隔水炖熟，去鳞骨，作二三次，并汁食之，七日当效。又肺痈初起，陈芥菜卤汁吐之屡效。其脉初起不宜大数，溃后最忌短涩，脉来缓滑，面白者生，急疾面赤者死。又脉急大忽小者死。痿软如平人者死。忽然屈伸者死。真气败也。面白，或黑或赤者死。声哑哑者死。性急躁求速愈者不治。若胃脘隐痛，而手不可近，右关沉细，人迎逆而盛者，胃脘痛也。马仲化云：胃为水谷之海，其经多气多血，脉见右关，本宜洪盛，而反沉细，则是胃气已逆，故沉细如此。人迎者，胃经穴名（在结喉两傍动脉应手），其脉见于左寸，今右关沉细，人迎甚盛，则是热聚胃口而不行耳。经曰：热聚于胃口而不行，胃脘为痈，胃脘属阳明经，阳明气逆则呕，故脓不自咳出，而从呕出。呕是脓之瘀浊，薰蒸谷气故呕。若脓出则呕自愈。夫痈之在胃脘上口者则然，若过乎中，在膈之下者，脓则不从呕出，而从大便出矣。所以今世概用凉膈散治之。若脓血自上而吐，当用射干汤，深得其旨也。

孙真人云：肠痈为病，小腹重，强按之则痛，小便如淋，时时汗出恶寒，身皮甲错，腹皮急肿胀大，转侧有水声，此脓已成，或绕脐生疮，或脓从脐出，或从大便而下，皆因饮食不节所致。无论已成未成，俱用大黄牡丹汤加犀角急服之。小腹痛而肿满不食，小便不利，脓壅滞也。用薏苡、牡皮、桃仁、萎仁煎服，以排之。若脓从大便出者，为直肠痈，易治；若从脐中出者，为盘肠痈，难治。经云：肠痈为病，不可惊，惊则肠断而死。故患是证者，其坐卧转侧，理宜徐缓，时少饮薄粥，及保元汤，固其元气为主。《准绳》云：凡肠痈初起，发热恶寒，腹中疞痛，人鲜能辨，因循不识，误作胀治，致毒攻内脏，烦躁口干，时时惊悸，阴器腐烂，臭败无脓，每流污水，不可治也。昔有患肠痈发热者，庸医作伤寒治之，绝其饮食，旬余而毙。垂毙之日，下脓血数升，方知是痈，欲救之已无及矣。

赤膈者，胸膈赤而疼痛，发热，头疼体痛，或胸胁赤肿发疱者，属少阳风热，非正伤寒也，宜荆防败毒去参，加芩、连、犀角、紫荆皮主之。若表证已退，大便燥结，凉膈散。若半表半里，合小柴胡，去参加枳桔，又宜棱针刺肿处，出血以泻其热毒，则易愈矣。

黄耳者，耳中策策痛，而耳轮黄，风入于肾也。卒然变恶寒发热，疹强背直如痉状，此属太阳，类伤寒也。宜荆防败毒去参，甚则小续命去附子加白附、蔓荆、僵蚕、天麻，更以苦参，或骨碎补，磨水滴耳中良。

凡伤寒，寒疫，温病，热病，多有夹食、夹痰等证，若宿食伤脾，则气口涩滞不调，伤胃则滑实流利，亦有迟滑及止促者。若宿食在上脘，并人迎亦滑盛。若宿滞已归大腑，则气口虽浮大，而按之必涩也。若脉来滑盛，胸满痞闷，呕逆气粗者，冬宜五积散调中汤选用，余时芎苏正气为主。中有二陈，使痰食无留滞之患。喘满加厚朴杏仁，若解表药中，混用消导里药，必引邪内入，而成结胸下利等证也。然又不可纯用升散表药，若专一升散，则宿食上逆，而成膜胀不通矣。故于解表药中兼理气豁痰，使之流动，俟表邪解散，然后专力治内，庶无引贼破家之虞。所以芎苏正气，为停食感冒之的方。若四五日脉来滑数，胸前热甚者，宿食发热也。调中饮加减。若脉来沉滑，虽寒食内结，其人胃气不虚，尚可温中消散，若夹食而气口反涩滞伏结，或始虽浮大而按之渐虚小，其证身热足冷，或腹痛或头痛，但胸膈满闷，时或躁烦者，必其人元气素虚，坚韧之物固结中宫，胃中阳气不得下通，故但足冷而手不冷也。可用五积散去取，头痛者阳邪上郁也，甘草干姜汤加葱豉，以通其阳。腹痛者阴气下结也，枳实理中汤加熟附，以通其阴，若曾服过峻利药，消导太过，致自利厥逆，痞满不除者，桂枝人参汤。若曾误下而热邪内陷，愈加胀满，壮热不止者，小陷胸合枳实理中，若过汗伤血，小便秘涩，枳实理中加归、芍，或真武汤中加当归。

《秘旨》云：阴虚之人，伤寒与伤食皆虽用药，若阴虚伤寒更兼伤食者，为不治之候。所以昔人从无治法。余尝以小建中汤，用肉桂酒制生芍药内以温其中，厚朴汁制甘草内以散其滞，更加枳桔砂仁以行其气，热除后，以八味丸除去桂附减地黄，加沉香砂仁调理自安。复有中气虚者，更兼感冒停食，则以补中益气，用桂枝酒制黄芪，内以调其荣，砂仁汁制甘草，内以行其滞，枳实汁制生白术，内以消其满，热服微汗为效。惟气口脉大，而按之涩滞，或浮取小涩，而久按愈觉有力，大便五六日不行，脐下按之痛者，此为大肠气郁而脉涩，当用大承气下之。

凡伤寒挟食既久，痰饮固结，有屡用承气汤不效者，黄龙汤主之。内有人参助胃，以祛宿垢也。温病，热病，时疫，夹食，无论表里证见，日数多少，并宜凉膈散加消导药最当。伤寒挟食，十常四五，或先伤食而后感寒，或先受寒而后伤食，或病势少间，而强与饮食，重复发热，甚至谵语躁狂，舌短目瞪，变证百出，况复医者不察病之表里先后，标本虚实，或当先解表，而反兼治其里，或当急治本，而反先治其标，横行逆施，往往多致不救，可不慎欤！至于食积不化，证类伤寒，外证亦发热恶寒，但头不疼痛为异。且气口脉必不和，而恶食吞酸，嗳气腹满，欲吐不吐，呕逆痞闷，见此证者，即当以调中饮治之。外感势盛者，调中汤主之。

又挟痰积，与挟食证类相似，更宜审谛。盖痰者津液所化，由风伤于肺，湿伤于脾，肺气不清，脾气凝浊而成，无论风寒，温热，内伤等证，必增呕逆，眩晕。风寒挟痰，则令人咳嗽气逆；温热挟痰，则令人昏眩痞闷；内伤挟痰，则令人吐逆妨食。但外感风痰，则寸口浮滑，发热头痛，咳嗽自汗，宜金沸草散及芎苏散；温病热病挟痰，则关脉滑盛，痞闷声鼾，宜凉膈双解；内伤气虚挟痰，则气口脉滑而濡，咳吐涎饮，宜二陈汤加生术（於潜者良）。虚人六君子加香砂。盖白术熟则补脾腻膈，生则豁痰散血，燥湿利水。人多不知也。凡人中脘有停痰留饮，亦令憎寒发热，恶风自汗，喘咳，胸膈满闷，气上冲咽喉不得息，有似伤寒，但身不疼项不强为异。若涎多者，亦隐隐头痛，清痰亦隐隐腹痛，然止发不以其时，目睛微定，眼胞上下如煤炭色是也。其脉左手和平，右关濡滑，或寸口伏匿，俱宜小柴胡去参加茯苓橘皮，或二陈汤随证上下加引经药，要以分寻出路为主，至于痰迷心窍如祟者，与伤寒阳明发狂相似，但口中时吐涎沫，胸腹按之不痛辨之，宜加味导痰汤加减。气上冲胸，脉滑而迟者，为痰伏膈上，宜瓜蒂散。虚人只用稀涎散探吐之，尝见外感挟痰证，脉不甚浮，不宜大发其汗，激动其痰，则呕不能食，宜于理气药中合解散之剂，如香苏散、正气散之类。气顺则痰化矣。痰饮证类实繁，姑就挟证数条，与伤寒有关涉者辨论，余不赘及。

夫挟食挟痰，长沙既无治法，前人亦未辨论，无怪后世治之不得其当。至如夹水，长沙方论具备，何今世无一人能用之者，盖此水即肺之液也，风寒伤人皮毛，肺先受之，肺为金，主生水，肺既受伤，不能行其水液至肾，遂停留心下，为咳为喘，及干呕发热等证，故以小青龙发散风寒，并涤肺经停留之液，必令作汗以泄之，故方中用麻黄细辛，以开发皮腠也。始失其治，乘所不胜，则传少阳之分，而变心下痞硬，引胁下痛，干呕短气等证，又处十枣汤以攻逐之。若更失治，木复传土，则溃入胃而成协热利也。若水在少阳部分，不传入胃，游溢经络，则脏腑不受其邪，大热得以差可，惟腰以下重，足胫浮肿，小便不利者，重则牡蛎泽泻散，轻则五苓散加防己主之。又少阴病，腹痛小便不利，四肢沉重疼痛，自下利者，此为有水气，或咳或呕者，真武汤主之。此又肾虚不能制邪水也，则知治水之法，不独今世无人，在昔知者亦鲜矣。

伤寒之夹水既多，而夹血证复不少，

然夹血与蓄血不同，其人素有内伤跌扑，停经血瘕，及暴怒伤肝，皆有瘀积。因伤寒，温疫等证，发动痼疾，谓之夹血，必有痛处定而不移，治宜察其部分，消息微甚用药。又有跌扑打伤，一时不觉，过数日寒热乃作，有似伤寒，脉当坚强，最忌细涩，胁痛少腹痛，手不可按，甚至昏迷不省，少顷复苏，乃瘀血上冲所致也。其人大便或秘或黑，轻则香壳散，重则代抵当丸，或桃核承气汤加炮川山甲一钱，最破瘀积。寒热更加柴胡、当归，在经络，当归活血汤，在胃口，犀角地黄汤加酒大黄。若更兼寒食停滞中脘，或腹中作痛者，枳实理中汤，重则加干漆灰二三分，轻则加姜汁炒黑山楂肉，又或脱衣斗殴，兼感风寒，有表证者，必先解表邪，然后治血，如欲发汗，宜桂枝汤、芎苏散等。并加归、附、桂心，甚则加延胡索、蓬术，不得行麻黄、青龙等汤，亦不得用寒凉止血之剂。盖血得热则行，得寒则凝，瘀结不散，必发热如狂，咳喘呕逆，若发汗太过，误触瘀血，则或呕或泄，或发呃逆，但活血则呕泄呃逆自止。然既发热，则攻血药中，必加干漆炒黄连，非此化热，则血不得散也。若呕泄之血，其色红紫而散者可治，色如败衃，而凝结成块，多兼血水，此正气已脱，邪不能留也，又或如污泥，而粘腻不断，臭秽异常者，此津气已败，与浊腐同下也，至于当汗不汗，太阳之邪内结，则为蓄血与夫邪气在经而为衄血，热邪在胃而为吐血，及诸失血家淋家，与妇人经水适来适断，俱不可发汗，发汗则动血。又三阴无热，不可强责其汗，经曰：少阴病，但厥无汗，而强发之，必动其血，名下厥上竭，为难治。言血脱则阳气竭于上，阴气厥于下也。即用当归四逆汤，多不可救。

又有奋力斗殴之人，脱衣露体，触犯风寒，谓之夹气伤寒，今人但知用理气药，不知兼有夹血夹食者，其证恶寒发热，肌骨疼痛，胸膈胀闭，气逆喘呼，若其脉浮紧，则宜轻剂发散，兼理气宽胸，如局方香苏散最宜。有食则加枳壳、厚朴，痰加半夏、茯苓，感寒嗽则加羌活、桔梗，伤热咳则加葳蕤、薄荷，头痛加川芎、白芷。四时不正之气，加藿香，甚则芎苏散主之。若脉弦紧，或有伏结，为积血在内，当用破血利气药，如香壳散之类。有食不妨用温中消导，如调中散、正气散皆可，若但恚怒伤气，只用小柴胡去参、芩加橘皮、枳壳，若胁下痛为郁怒伤肝，当归活血汤，少腹急痛，为有瘀血结聚，桃核承气或代抵当汤，又有暴怒郁抑不得发泄，形厥如尸，不语如喑者，宜用沉香降气散。若但郁闷不得发泄之人，偶感风寒，或发伏气，或伤暑热，或兼内伤，俱随证用药，但略兼开郁理气，不可行破血消导也。

复有房室不谨之后，感冒风寒，及恣意乘凉，触犯风露，劳役伤精而病者，谓之夹阴。其证亦发热头痛，胸膈痞闷，若阴火上乘，则面赤而足胫逆冷。盖阳病必头痛，阴病必足冷，《内经》所谓阳病者，上行极而下，阴病者，下行极而上也。以其虚阳发外，故发热烦渴，而躁乱不宁，真阳不能下通于阴分，故足不能热，而阳道痿缩也。按盛起东云：治热须辨真假，夫真热则发热恶寒，脉数有力，按之更实，躁烦口渴，大便燥，小便赤涩，或利臭积，发言壮厉，不欲近衣者是也。亲乎表者，宜发散，亲乎里者，宜通泄，假热亦发热恶寒，而足必不热，脉大而虚，按之微弱，身虽炽热，而不躁不渴，或见虚狂而顷之即止，终不及声高詈骂者也。经曰：寒热有真假，治法有逆从，此之谓也。

《外编》云：夹阴伤寒，乃太阳少阴二经同时受病，较之纯阴证倍危。在伤寒，寒疫，犹或可治。若温病，热病，时行疫疠，百不一生。谚云：伤寒偏死下虚人，以其外极亢热，内极虚寒，温经之药，万不可施，以故必死。即伤寒夹阴，治之不得其宜，终亦必亡而已。每见庸工治夹阴伤寒，用小柴胡和之，多致厥呕哕呃而死者，以不胜黄芩之阴寒也。亦有见其足冷阳缩，用四逆汤温之，多致烦躁血溢而死者，以不胜附子之雄悍也。宜小建中、黄芪建中加减。

《秘旨》云：若脉来尺中迟弱无力，而足冷阳缩者，于黄芪建中汤内，用生附汁制入黄芪以温卫气，肉桂酒制入芍药以调荣血，不应改用参制黄芪，麻附细辛汁制甘草以汗之，若尺中弦数，而多虚火，面赤戴阳者，于小建中汤内，用人参汁制入甘草以助胃气，丹皮酒制入芍药以降阴火，不应加连附汁制黄芪，及葱白香豉以摄之。若春夏感冒夹阴，通用黄芪建中汤加减，盖阴虚之人，虽患表邪发热，其中必夹阴象，所以尺脉必不能实，足胫必不能温，用药最为扼腕，较阳虚之可用温补，迥乎不侔也。至于温病热病之夹阴，虽长沙复生，难于措指。惟暴感风寒夹阴，可用上法治之。《内经》云：脉实满，手足寒头热，春秋则生，冬夏则死。可见夹阴伤寒，病于严冬，热病失阴，发于盛夏者，皆真阳急极，邪气亢甚，多死也。若夫感冒夹阴，其人阳气虽虚，春秋本无大寒伤犯，邪气原轻，犹可治之，非热病大热手足寒之比也。其中暑夹阴治法详本例中。

至如远行遇雨，则寒湿之气，先从汗孔袭入背俞，况雨气通于肾虽有发热头痛咳逆等证，解表药中，必先通少阴之经，而兼开发肺气。故细辛羌活在所必用。所以首推神术汤为主，又须随时令寒暄，元气盛衰加减，始为合剂。若冒雨而更加之以风，则风湿相搏，一身尽痛，当与除风湿羌活汤，或小建中去芍药加芪术羌防。湿袭阳明而发热者，茶苓桂枝白术甘草汤，大抵此证虽当盛暑，亦忌寒凉。若遇严冬，稍加麻附，饥后则加白术，饱后则加橘半，劳役伤气，而冒雨涉水，发热喘咳，则宜补中益气加细辛炮姜，若水寒之气伤肺，而喘咳不止者，又以小青龙加减。阳虚者去麻黄加附子白术为主治也。

若夫遭风溺水，最忌热酒火烘，惟宜温暖覆盖，原其溺水之时，必多惊恐，心肾受伤，虽有发热头痛，骨节疼痛等证，解表药中，必兼通心肾，在冬月麻黄附子细辛汤，或小青龙加生附子三五分，盖麻黄发汗通心，附子温经通肾，细辛通彻表里之邪，更宜稍加苓半以开豁惊痰。若在夏月，则麻附皆所禁用，当以五苓散加朱砂，热服一半，探吐取汗，更服一半，盖惊则气乱，故宜去湿利水药中加朱砂，或脉浮而见表证多者，五苓散合小柴胡，各半贴和解之，或五苓散合羌活胜湿汤，各半贴微汗之。至于暴怒悲号，投河跃井，虽有表证当解，须香苏散加抚芎、木香、乌药理气为要。跌伤加当归、桃仁、桂枝，安有溺水而不惊、不气、不受伤者，但当取其所胜治之。其有天时寒冷，兼挟冷食伤脾，与夫曾犯房室，而遭风覆溺，及冒雨涉水伤肾，而病身热足冷者，皆当参夹阴例治。

夫伤寒证类多端，且多挟见诸证，非刻意精别，用药必致差误，即如妇人伤寒，多兼经候胎产，调治更难，经行之时，虽有外感风寒，必和解中兼调血为主，如小柴胡合芎归丹皮之类，否则邪伤冲任，而为热入血室矣。

又辨脉法云：寸口脉弦而大，弦则为

减，大则为芤，减则为寒，芤则为虚，寒虚相搏，此名为革，妇人则半产漏下，男子则亡血失精，此条伤寒论中不出方，而金匮半产漏下，主以旋复花汤，方用旋复、葱白、新绛三味，则知其意多从表邪起见，与男子虚劳失精之用小建中、黄芪建中、桂枝加龙骨牡蛎等方同义。大抵虚劳失血，而见弦大之脉，皆是外感误治而成，此云脉弦而大，按之减小者，谓之芤，明是表邪不解，里血受伤之候，若更指下坚强，如按鼓皮，则谓之革，又为邪胜正衰，胃气革除之候，而仲景毫不以虚为虑，仍用旋复之解结，葱白之散邪，新染绛帛之入膀胱而和血，即如后世用一味防风丸，治风入胞门之崩，与此方药虽异，而理不殊也。

妊娠伤寒，首宜固胎顺气，虽见脉紧无汗，切不可用麻黄、青龙及一切解表猛剂。以风药性升，皆犯胎气也。其脉以缓滑流利为顺，虚涩及躁急不调为逆，其解肌药，惟桂枝汤无碍，金匮云：妇人得平脉，阴脉小弱，其人渴不能食，无寒热，名妊娠，桂枝汤主之。则知妊娠虽无表证，亦宜用此以和荣卫也。郑虚庵曰：妊娠伤风，无论时月及月分多少，俱宜严氏紫苏饮多加葱白安胎为要，咳嗽多者，金沸草散加减。妊娠伤寒，轻者渐渐恶寒，翕翕发热，重则头痛身疼，久而伤胎，亦宜紫苏饮，或香苏散，并加葱白香豉。倘至半产胎伤，多致不救也。妊娠而犯冬温，温热，疫疠，多致伤胎，若冬温则阳旦汤，春温则黄芩汤，热病则白虎汤，时行疫疠则达原饮，不惟善解热毒，兼能护持胎气，更无藉于井泥涂脐之法也。若实热便秘，急宜凉膈散承气汤下之，庶免邪热伤胎之患，惟大小便如常，知里无热，慎不可下之，妄下引邪内入，必致伤胎无疑。若下后热不退，白虎与承气并用，或

前后而用，若误用参、芪，壅遏毒邪，则胎愈不安也。倘见腰腹痛，必堕无疑。须预言之，药无及矣。若其脉数疾无伦，喘胀呕逆，腹中重堕不能转侧，当脐久按觉冷，或有瘀垢下行，但看舌色及爪甲青黑，其胎已死也。急宜平胃散煎成调芒硝半两许下之，虚极不胜药力者，加人参两许驾驭之，若并唇面青黑，而呕哕不止，口中有秽气者，子母俱死，切勿用药。

新产感冒发热，大为危候，然有产时伤力，或去血过多，或恶露不行，或早起劳动，或饮食停滞，及蒸乳一切发热，不可误认外感，妄施汗剂，以其气血大亏，百病乘虚而入，即使更受风，亦宜调理气血为主，其脉以小弱滑利为吉，紧实坚大为逆，数大散漫亦危，更须问恶露行与不行，小腹痛与不痛，若痛者以行气导血为先，新产小腹结痛，炒黑山楂肉三五钱，炒黑砂糖两许煎服，瘀血即行，其痛立止。虚人加人参、炙甘草、炮姜、茯苓、泽兰之类，风寒则加桂枝二三服自效。若小腹不疼，头痛身热恶寒无汗，或喘或咳，宜香苏散，有食小剂芎苏参苏，随气血取用。有瘀血兼行血药，值时行不正之气，遍身疼痛无汗，败毒散或香苏散加葱白香豉。金匮云：产后中风，数日不解，头痛恶寒有热，心下闷干呕，汗出虽久，阳旦证续在者，可与阳旦汤。又曰：产后中风发热，而面正赤，喘而头痛，竹叶汤主之。又云妇人在草蓐中，自发露得风，四肢苦，烦热头痛者，与小柴胡汤，郑虚庵云：凡产后伤寒，切不可遽用小柴胡，以有黄芩在内，易停恶血伤人也。产后虽犯时疫，宜柴胡四物汤加减（即小柴胡合四物汤）。《素问》云：乳子而病热，脉悬小，手足温则生，寒则死，此言伤寒也；乳子中风热，喘鸣肩息者，脉实大而缓则生，急则死，此言伤风也。通宜小建中加

葱豉。乳子者，言产后以乳哺子也。张介宾类入小儿门大缪。产后伤风，寒热如疟，兼腹内拘急，不能食，宜小柴胡去黄芩加当归、红花、丹皮，甚则加炮姜、茯苓去瘀为主。虽有大热，不得用苦寒，产后虚羸寒热，有似外感，食少腹胀，方书俱用增损柴胡汤，然不若柴胡桂枝汤去黄芩加川芎，和其营卫，庶免褥劳之患。

妇人血风，因大脱血，而虚热燥结，热甚则风生，其证烦躁身热，循衣摸床，撮空闭目，不省人事，扬手掷足，摇动不安，错语神昏，脉浮而虚，或弦革者难治，宜生地黄黄连汤。脉实稍加酒大黄。

产后伤寒，切不可过用表药，多汗经虚，每致发痉也。

凡胎前发热，理中合四物，白术地黄加柴胡、茯苓。产后发热，四君子入桂枝、芎、归。临产发热，逍遥散加减。产妇血虚，最易发热，不可一概认为外感也。

今之医者治病，一见发热，便认外感，不论风寒营卫，及里实，便硬概用发散，鲜不误人。如里发热认作表发热者，其脉浮紧无汗，为伤寒，浮缓有汗为中风，皆风寒外袭，表发热也。其脉实而蒸蒸发热，六七日不大便者，为里实发热。邪气内传而热也。

有里恶寒认作表恶寒者，初起不热，但恶寒而体倦息微，脉沉迟无力，此寒中三阴。里恶寒也。若初起恶寒，而体重气促，脉阴阳俱紧，为表恶寒。始虽恶寒，后必发热也。

有冬温认作伤寒者，冬温因肾气不藏，不正之气入伤太阳少阴二经，始病多不恶寒，便心烦大发热而渴，必咽痛或下利，脉来左手弦软，伤寒则风外来，始病必先恶寒，而后发热。始先不渴，至三四日后，热耗津液，方渴，脉必人迎紧盛

也。

有伏气发温认作感冒者，伏气乃冬时伏藏之邪，自内达表，必不恶寒而发热，一热即口燥咽干而渴，气口脉洪大倍于人迎。感冒是暴感非时寒气，始病虽发热，一二日内必不作烦渴，人迎之脉必弦盛倍于气口也。

有劳力感寒认作伤寒者，辛苦劳役之人，头疼恶寒，身体倦怠而痛，微渴自汗，此因内伤血气，兼外感风寒，人迎脉必弦紧，气口脉必虚弱，两尺必弦数，所谓形作伤寒，其脉不弦紧而弱是也。

有夹阴认作阴证者。夹阴则有头疼发热，但足不热，或阳缩入腹。阴证则无头痛发热也。

有感冒非时暴寒认作正伤寒者，冬月寒水主令，故正伤寒中风必先太阳，若感非时风寒，春多兼足少阳而寒热，秋多兼手太阴而咳嗽，若暴寒势甚，亦必伤足太阳为多。盖肾本寒水之经，同气相感也。

有动阴血认作鼻衄者，少阴无汗而强发之，血随药动，或从口鼻耳目出，名下厥上竭，言阳随血则上竭，阴在下而发厥也。若衄则太阳表邪失于汗下，或汗下不解邪郁经中而致也。

有直中阴经真寒证认作传经证者，阴证则先不发热，四五日或六七日后反发热者，阴极生热也。传经阴证，则先发热，五六日后而变四逆厥冷，热极反兼寒化也。亦有始本阳证，汗下太过而变虚寒，反发热烦躁者，阴阳俱虚竭也。

有独语认作郑声者，伤寒邪热未解，睡中自语名独语，精神昏愦也。若汗下太过，声出咽中，无力接续名郑声，正气虚夺也。

有少阴发热认作太阳发热者，少阴则脉沉无头痛，太阳则脉浮紧而头痛也。

有太阳无脉便认死证者，伤寒六七日

或十余日，脉伏而不起者，此欲作战汗而解也。如大下后，厥冷下利无脉，是骤虚脉随气脱也。与三阴厥冷无脉，灸之不温，及服姜附脉不出，皆死证也。

有血证发黄认作湿热发黄者，血证则小便自利，伤血而不伤气也，湿热则小便不利，气病而血不病也。

有痞满认作结胸者，痞为虚邪，必居胸胁，不在中也，虽满而不痛，结胸为实邪正在胸中，痛不可近者，为大结胸，若按之方痛者，为小结胸。

有心下硬痛下利清水而认为漏底者，因热邪传里，燥屎内结，小腹硬痛，谵语恶热，渴饮水浆而利，乃下旁流纯清臭水，为热结利。若下利清谷，腹痛喜按者为内寒，又夹食伤寒，因本虚不化，不结而自利。或因误用消导及攻下，遂利不止者，欲名漏底也。

有如狂认作发狂者，伤寒初起无热，狂言烦躁不安，精来不与人相当，此因势结膀胱也。又有当汗不汗，五六日后小便利大便黑，此蓄血如狂也。若阳明内实发狂，必妄言谵语，欲登高弃衣，此为燥结失下而致也。

有谵语认作狂言者，谵语有虚有实，热入胃腑，水涸燥结者，阳邪内实也，可下之。若火劫取汗谵语者，神明扰乱也，宜清之。多汗亡阳谵语者，阳神躁扰也，宜和之。下利纯清水而谵语者，阳邪暴虐，有似阴寒也，急下之。若狂言不能食者，是失志，失志为肾绝，必死勿治。

有女劳复认作阴阳易者，差后御女为女劳复，此虚邪为患，复犯虚虚之戒，必死。若不病人与病新差者，交而得病者，为阴阳易，此热毒虽乘虚入犯少阴，犹可用祛热药治之。

有合病认作并病者，合病则一得病便见两经之证，并病则先见一经证，一两日又加一经证见。前证不罢，两经俱病也。若先见一经证，更变他经者，又为传经矣。

有暑证认作感寒者，暑证则热伤心包，微凉外郁，表之阳虚，必背微恶寒而脉虚，或弦细芤迟，暑伤气而不伤形也。若暑证而脉反弦紧恶寒者，此更感非时寒气也。若阳明中暍，则烦躁口干多汗，前板齿燥而脉洪大，当昼热盛，则脉大证剧，至夜稍凉，则脉与证俱减可，此热伤阳而不伤阴也。若壮热烦渴引饮，脉来洪盛，气口倍于人迎，昼夜诊之无异者，此冬时伏藏之邪，至夏发为热病也。

有哕而认作干呕者，哕为胃虚，误攻其热，或饮冷水所致。其声浊恶而长，干呕则似吐而无物出，胃中热与谷气相并，及水逆痰气所致，非恶候也。

有短气认作发喘者，呼吸短促而反盛者为短气，此失于汗下所致，宜分表里汗下之。若气息虚微不续为少气，此汗下太过所致，宜生津兼和营卫。若里气逆上，张口抬肩者为发喘，此因水饮伤肺所致，宜疏表邪散水饮为首务。若夫真阳不归，而卫气逆上者，又当从事桂附，然多不能救也。

有蚊迹认作发斑者，发斑多见于胸腹，先红后赤，蚊迹多见于手足，先红后黄也。

有正阳阳明腑证认作阳明经病者，腑病是胃腑受病，则六七日不大便，谵语发渴而脉实，经病是经络受病，则身热目疼鼻干，不得卧而脉长，温热发于阳明，则自腑达经，烦渴，自汗，壮热，目脉赤而脉洪大。

有温疟认作风疟者，温疟则温病热邪未尽，重感于寒而成，发于春夏之交，其证多热少寒，风疟则多发于夏秋也。

有疫痢认作漏底者，盖疫痢是冬时伏

气，因春夏多雨，火邪复为湿伏，延至秋时，真阳内入其邪内不能容，外不得泄，变为下痢，其证大发热而下痢烦渴，其脉必气口洪盛，古人以败毒散加陈仓米治之，误与攻积利水必死。若漏底是因肾气素亏，或夹冷食而见外热里寒之证，其脉必尺中微弱，当从夹阴例治，亦有热邪传里而下利秽积者，又当从传经热证治之。

有中湿认作风湿者，中湿则一身尺痛而重，脉来沉缓，或面黄头痛鼻塞，风湿则一身尽痛而肿，关节不利，不能转侧，恶风不欲去衣。其脉浮虚而涩。有燥证认作湿证者，燥证则肌肤枯槁，血少不能营养百脉，而痿弱无力，湿痹则肢体浮肿，经隧中为湿所袭，而痹着不举也。

有标本全不晓者，即如厥逆，若先发热，至五六日传进阴经血分，而厥则为阳厥，若始先不发热，即恶寒蜷卧而厥则为阴厥。及诸病皆有假寒假热，要以邪实壮热为本病，本虚假热为标病也。有杂证类伤寒者，诸凡杂证发热，皆发于里，夜甚于昼，惟伤寒为表邪郁发于外，而昼夜俱热也。已上诸证，必须详审明确，方得用药无误。如未病素脾约，才病忽便利，未病先有痼疾，已病重添新病之类，若不审谛，宁无误治之失耶。

至于不治诸证，亦须胸次了然，临证始能决断。如伤寒病热不退，脉反沉细者死。

咳逆上气脉散者死。

三部紧盛，汗出不解者死。阴阳尺寸俱虚，热不止者死。

身热喘粗，脉躁疾者死。

汗后而热不解，未可言死，脉如转索者其日死。

谵语微热，脉浮大，手足温者生，厥逆脉沉细者死。

阳病见阴脉者死。

发少阴汗，连厥阴血者，厥竭而死。

发左右动气，汗者死。

大发风湿汗者死。

发阴阳毒，过六七日死。

误汗言乱目眩者死。

湿家额上汗出微喘，小便利而下利不止者死。

关格不得尿，头汗者死。

不尿腹满加哕者死。

大发湿家汗成痉者死。

发少阳汗谵语者死。

亡阳谵语脉短者死。

直视谵语喘满者死。

下利者亦死。

吐下不解，循衣摸床，微喘直视，脉涩者死。

内伤瘀积，蓄血如狂，下如污泥者死。

少阳证误下，身黄胸胁石硬者死。

阳明病心下硬满，攻之利遂不止者死。

发湿温汗，为重暍者死。

两感伤寒得死。

汗出热不解而脉躁疾，为阴阳交者死。

阴阳易热极躁乱，脉急疾无伦者死。

夹阴伤寒，身热足冷，下虚邪盛不可温者死。

温热时行大发热，手足下体寒阳缩，脉沉小虚散者死。

温病遍身紫赤者死。

结胸证悉具，烦躁者死。结胸脉浮大者，下之死。

狂言不能食者死。

发厥肌冷而躁，无时得安者死。

如结胸状，舌上苔滑为脏结者死。

胁下素有痞，连在脐旁，痛引少腹，入阴筋者死。

黑斑如果实靥者死。

舌卷囊缩者死。

少阴病下利脉弦长，名曰负者死。

目乱无神气者死。

少阴病，吐利，烦躁四逆者死。

恶寒身蜷而利，手足厥冷者死。

脉不至，不烦而躁者死。

下利止而头眩，时时自冒者死。

下利厥逆无脉，服汤脉暴出者死。

脉不出者亦死。

发热下利厥逆，躁不得卧，厥不止者死。

汗出不止者亦死。

下利厥冷，烦躁无脉，灸之不温，反微喘厥不还者死。

下利脉反实者死。

厥利本不能食，今反能食，为除中者死。

伤寒七八日大发热，汗出如贯珠，为气衰者死。

爪甲青为阳衰者死。

循衣摸床，为神乱者死。

四肢振动，唇吻反青，为肝绝者死。

体如烟薰，直视摇头，为心绝者死。

环口黧黑，冷汗发黄，为脾绝者死。

汗出如油，声如鼻鼾，为肺绝者死。

卵缩遗尿，狂言目瞑，为肾绝者死。

喘而不休，为邪胜者死。

水浆不下，为胃绝者死。

形体不仁，为营卫不行者死。

乍静乍乱，为命绝者死。

已上死证，不可轻投汤剂。若邪热甚者，静候气衰，或有可生之理，正气衰者惟与浆饮，庶几元神将复。经曰：浆粥入胃，泄注止，则虚者活；身汗得利后，则实者活。此其候也。要知伤寒证类百出，贵在治法先后不误，则长沙复起，不过如是。余于暇日，集诸家之要，添以所历辨

论颇晰，临证庶无歧谬，非敢云补长沙未逮，聊以抒刍荛之一得耳。

脉　法

世言伤寒脉类，莫不宗节庵浮中沉三法，而长沙一脉，寝置久矣。夫浮中沉之说，固为捷诀，然不能偏废经论之纲领也。伤寒脉法，首言大浮数动滑为阳，沉涩弱弦微为阴。六经例又言尺寸俱弦者，少阳受病也。夫弦脉既曰属阴，而又为少阳者何也？仲景意以弦脉为阴者，兼见众脉而言也。沉涩者阴也，兼以弱弦微之类，安得不为阴乎？六经例以尺寸俱弦者，指单见一脉而言，岂得不为阳乎？以弦脉分阴阳二用之理，其义微矣。按脉诀以弦脉为阳，动脉为阴，仲景乃以动为阳脉，盖浮大者阳也，兼之以动数滑之类，安得不为阳乎？又曰：阳动则汗出，阴动则发热。言浮而动者为阳，沉而动者为阴，故仲景之脉，不可与杂证同语也。且夫沉者阴也，而又有属阳者。若沉而涩，沉而迟，沉而细小之类，皆为阴也。如沉而滑，沉而数，沉而实大之类，皆为阳也。浮者阳也，而又有虚寒者。浮而滑，浮而数，浮而紧盛之类，皆为阳也。若浮而迟，浮而虚浮而微弱之类，皆虚寒阴证也。夫浮而阳者，宜发汗，浮而虚者，宜温补。沉而实者，宜攻下。沉而阴者，宜温经。惟弦脉则随浮沉以定阴阳。以少阳主半表半里，故宜和解，是以节庵主浮中沉三法，即是此意。盖伤寒之邪，自表达里，始虽太阳，必先皮肤肌肉，次入筋骨肠胃，若温病热病之邪，久伏少阴经中，从少阳发出肌表，在表之时，不以凉解，则邪复入里，而归肠胃，为实热也。此伤寒温热脉法之迥异，说见总论中，不暇更述，姑以浮中沉三法论之。

如尺寸俱浮为太阳，浮紧而涩为寒邪在表，浮紧不涩为表邪方盛，浮紧而数为热欲传里，若浮而长为传并阳明，或合病，浮而弦为传并少阳，要以脉中有力为有神，可用汗解。浮而缓者为中风，宜解肌，浮而无力为阳虚，便当温补，不可发汗。若浮而尺中弱涩迟细，足胫逆冷，皆内虚夹阴，岂可汗乎？若三阴经证，始先脉沉，后变微浮者，为阴尽复阳，欲愈之兆。若春夏病发热头痛，而见浮紧浮缓之脉，不大作渴者，谓之寒疫，若脉虽浮紧，而始病便见大渴，腹中胀满不和者，此即伏气内发，而加客邪外袭也。亦有时气不正，邪伤气分脉浮者，此即时行之类也。

中脉者阳明少阳二经脉也。尺寸俱长为阳明，长而有力为实热，当解肌；长而浮者尚兼太阳，宜发汗；长而数者为热盛，虽系表证，不可用辛温发汗，止宜辛凉轻剂以解肌；若长而实大有力，大便秘结为胃实，可下之。温病热病及时行疫疬，始发多有此脉，切不可发汗，乃黄芩白虎之证也。尺寸俱弦者少阳也。弦数为热邪传里之候，弦而有力为邪实，如大便秘结不行，宜大柴胡微利之；弦而浮兼太阳证，尚宜发汗；若弦而迟，弦而小，弦而微弱，皆内虚有寒，宜温之。温病热病及时行，脉弦胁痛，俱宜小柴胡去参半加枳橘，弦盛有力，加石膏知母，弦小无力，仍用人参，有呕方可用半夏，即生姜亦当慎用也。然弦脉近乎紧脉，冬得之为伤寒，夏得之为伤风，以夏月风闭汗孔，当汗出而反无汗，是以脉弦有似乎紧也。又伤寒寸口紧盛，而尺脉弦细浮数，此为肾气素虚，慎不可用麻黄发汗，宜小建中和之。大抵弦脉虽居表里之半，然表多于里，只宜和解，不可攻下利小便也。

凡沉脉俱属三阴，而有阴阳寒热之别。尺寸俱沉细者为太阴，俱沉为少阴，俱沉弦为厥阴，若沉而滑，沉而疾，沉而实，皆以有力为实热，为传经热邪，为阳证，分缓急攻下之。若沉而微，沉而细，沉而弱，但以无力为虚寒，为直中阴经，或为坏证，详微甚温理之，或始本太阳病，发热头痛，而脉反沉者，此虽曰太阳，而实见少阴之脉，故用四逆汤温之。若夫春夏温病热病，而见脉沉小，微弱，短涩者，此伏热之毒，滞于少阴，不能发出阳分，所以身大热而足不热者皆不救也。惟脉沉实而见阳明腑实证者，急用承气下之，不可拘于阳病阴脉例也。若时行疫疬而见沉脉，为毒邪内伏，设无下证，必无生理，大抵沉脉最为关要，以决阴阳寒热用药，生死在于纤毫，得不仔细谨察乎？

夫脉沉细微缓，初起无头痛，不发热，便四肢厥冷，腹痛呕吐，泄泻蜷卧沉默不渴，人皆识为阴证矣。至于脉浮而大，但按之无力，发热而戴阳，渴欲漱水而不能咽，烦躁时欲坐卧泥水中，此为阴盛格阳，虚阳上膈之候，人皆不识，认作阳证，误投寒药即死。殊不知阴证，不分发热不发热，脉之浮沉大小，但指下无力，重按全无者，便是伏阴，急与姜附温经回阳之药，虽有发热头痛，表证杂出，只宜五积散一服，通解表里之寒，切忌发泄。误与发汗，则脉必紧数而发热，误用凉药，则脉转紧盛而躁渴，愈急也。又有内外有热，其脉沉伏，不数不洪，但指下沉涩而小急，此为伏热，不可误认虚寒，以温热治之，是益其热也。大法迟涩微弱可温，浮盛洪紧可汗，沉细滑实可下，虚细勿吐，迟弱勿下，滑实勿汗，沉实勿温，贵在辨脉施治，可谓上工矣。

至于结促代伏，皆为伤寒死生关捩，并为详识。夫脉来缓，时一止复来，谓之结，此阴盛脉，必有寒伏于中，故伤寒脉结，足冷腹中痛，宜大建中汤。又脉来数，时一止复来谓之促，此阳盛脉，必有热结于里，伤寒温热发斑发喘，皆有是脉。大抵皆宜内夺，清理之后，其促渐退则生，转加则死。又脉来无力，动而中止，不能自还曰代，杂病见之必死。伤寒有寒邪水饮停蓄，而正气内虚，邪伏不解，故有脉结代心动悸者，主以灸甘草汤，至于伏脉，则有汗下温解之殊，但初起头痛发热，或一手无脉，或两手俱伏者，庸工便谓阳证见阴脉之死候。殊不知此因寒邪不得发越，急用麻黄汤汗之。若初起发热头痛方除，已后厥逆无脉者，阳厥也，小承气汤主之。若初起不发热无头痛，便厥冷吐利无脉者，直中阴寒也，四逆汤温之。若初起阳证，至六七日或十余日，但服表汗药而未曾攻下，别无刑克证候，昏冒不知人事，六脉俱伏，此欲作战汗而解也。当与热姜汤助其作汗，慎勿用药，若误与汤剂，反致变害也。

察　色

望而知之谓之神，见其色而知其病也。故伤寒家尤以察色为首务，察其色泽，问其困苦，辨其声音，更合之以脉类，无遁情矣。夫肝青象木，脾土色黄，赤属心火，肺白肾黑，皆见于面，青主肝脏风寒，青而黑者多寒痛，青而白者多虚风也。阴寒极甚，面与唇口青黑，甚则舌卷阳缩，及夹阴伤寒，少腹痛而面青，俱宜急温者也。若夫厥阴热厥，亦有唇面爪甲青紫而脉伏者，然细察之，其脉必附骨有力也。面赤多热而有表里虚害之殊，然亦有阴极似阳者，太阳证头痛发热，喘而面赤者，为表证，若面色缘缘正赤，为阳气怫郁在表，汗出不彻故也。又热病烦渴，面赤，脉洪大，表里俱热也，阳明腑实潮热汗多，面赤不大便者，里证也。少阴病下利清谷，里寒外热，为阴盛格阳，夹阴伤寒，发热头痛，面赤足冷，脉沉细或浮数无力，按之欲散，为虚阳上浮①，坏病汗下过多，元气耗散，微阳失守，皆面赤戴阳，并宜温补下元，不可误用寒药。若午后面赤为阴火，不可作伤寒治，两颧赤色如妆，为阴火亢极，虽愈必死也。面黄主湿，黄而明者为湿热，黄而暗者为寒湿，黄而带赤白者为欲愈，黄白不荣，而多蟹爪纺者为虫积，黄而泽者，为内伤蓄血，黄黑而槁者，为食积，黄而青黑者，脾胃衰极，为木胜土而水无制也。白主气虚，白而无神者，伤寒大病后，发汗过多，或脱血所致。黑主肾衰，伤寒颜带黑青，为阴寒之色。若久病焦黑者，又为肾热也。凡耳目口鼻黑气枯夭者难愈。神庭黑气如指者，阴晦之色见于阳之正位，卒死兆也。面惨不光伤寒也，面光不惨伤风也，面如锦纹阳毒也，面垢如油，喘促多汗，足阳明中暍也，面垢生尘，洒然毛耸，手少阴中暑也。大率面带黄者，为脾土正色，病虽剧而可治，若青黑赤白异常，而无黄色相参者，皆非吉兆也。

凡察病者目，以开目欲向明者为阳，闭目不欲向明者为阴。目疼属阳明表证，目赤为经络热盛，目瞑漱水鼻燥，为阳邪上盛，欲解必衄，目黄而头汗，将欲发黄，目不了了，为阳明腑实。若睛不和者，少阴热也，目眩为痰因火运，眼胞微肿为有水，目下灰色为寒饮，目白睛黄欲发疸也。目直视不能眴，或白睛黄，此误发汗将欲衄也。目无精光者，为肾气素虚，目正圆者痉不治，凡目暗，目瞪，目陷，目反直视，戴眼反折，皆不治。下后

---

① 浮：底本作"泛"，据锦章书局本改。

目闭为阴血受伤，目反上瞪为阴气上逆。

凡察病者鼻，若鼻头色青，腹中冷痛者死，盖厥阴肝木之青色，挟肾水之寒威，上征于鼻，下征于腹，是为暴病，顷之亡阳而卒死也。其谓鼻头色微黑者有水气，黑虽为肾阴之色，微黑且无腹痛，但主水气而非暴病也。若黄黑光亮而少腹胁痛，或善忘如狂，又为蓄血也，谓色黄者，胸上有寒谷气不化而有痰积也。谓色白者亡血，设微赤非时者死。白者肺之色，肺主上焦以行营卫，营不充则鼻色白，故知亡血也。微赤为火色，若非火令之时，加于白色之上，是火来克金，故死。黑为劳，为房劳，以火发于肾水之中，故不赤而反黑，其黑必枯燥，不似水气之黑而光泽，瘀血之黑黄光亮也。赤为风者，由热生风，风为阳邪故也。黄者便难，以中焦热燥，肠胃不润，是以便难。然必枯而不泽，若黄而鲜明者，有留饮，留饮以津液不行，滞其谷气，化热而致黄也。又鼻孔干燥而脉浮数者，将欲衄，鼻齇语言难出者，为风温，鼻鸣干呕者，为伤风，鼻痛为肺脾二经有风火，鼻柱散阔为肺气虚而有湿。鼻瘦枯黑为脾劳火旺无津，鼻上汗出如珠，为心脾痛极，鼻孔煽张为肺风，鼻如烟煤为阳毒。

凡察病者唇，以焦赤为脾燥热，赤肿为胃湿热，青黑为阴寒。唇寒面青，头痛发热，为少阳阳明之邪热传太阴厥阴。唇口上下有疮为狐惑。唇上燥裂为热在肌肉。鲜红为阴虚火旺。淡白为气虚。淡而四绕起白晕为骤亡血。唇齿焦黑为燥屎冲膈，虽急下之，多不可救。若唇吻反青，环口黧黑，张口如鱼，出气不复，唇口动颤不止，及人中反者，皆死证也。

凡察病者口，以口苦为少阳胆热，木从火化也。口甘为脾土湿热，而津液上乘，稼穑作甘也。口淡为胃中虚热，胃为一身之主，淡为五味之本也。口作酸为肝热乘脾，曲直作酸也。口作咸为肾衰虚热上乘。口中常觉血腥为肺气伤，口不和者不知味，为内伤津液。口不仁者不和泽，为外感客邪。口燥咽干为热传少阴证。烦渴欲饮水，小便不利，为太阳犯本，水入即吐为水逆，渴欲饮水，壮热自汗，为阳明腑热。漱水不欲咽，而目瞑鼻燥为蓄血。漱水不欲咽，而目赤厥寒为阴躁。口伤烂赤为阳厥，口难言为血少。口噤咬牙瘛疭，为发痉也。

凡察病者耳，以耳聋胸胁痛，寒热口苦，为足少阳证，耳鸣及痛，手少阳厥阴火也。若耳轮干枯而黑者，为肾败也。若耳中策策痛，而耳轮黄者，为黄耳类伤寒也。又重发汗，又手冒心而耳聋者，阳虚也。与少阳经之耳聋迥别。

凡察舌上苔色，另具辨舌论中，其有舌本强硬为痰，舌短囊不缩为宿食。舌胀大满口为龙火燔灼。此最为急候，即宜砭之。舌深赤带紫者为里热，舌色淡白为里寒，舌枯萎者为心气耗绝也。

凡察病者身，以轻易转侧而热者为阳，若肢体骨节疼痛为表证。以沉重难移动而寒者为阴。若腹痛自利厥逆，宜温经。然中湿亦主身重痛，湿痹则身痛关节不利。风湿则身痛而肿，骨节烦疼掣痛，不得屈伸，汗出恶风而不欲去衣。若少腹硬痛，小便不利为溺涩，小便利者为蓄血。腹痛自下冲上者，火也。从上转下趋少腹者，寒也。气从少腹上冲者，阴火也。从左胁上冲者，肝火也。大抵足寒而厥者，阳虚也。厥而发热者，热厥也。臂多青脉者，脱血也。背热，手背热者，外感也。腹热，手心热者，内伤也。背微恶寒者，阳微不能胜阴也。浑身恶寒，伤寒也。自汗身重，鼻齇多睡，风温也。肉瞤筋惕，汗下虚也。手足瘛疭，虚而有风也。额上及手足冷汗，阴毒也。身目俱黄，疸病也。身如虫行，表虚也。若头倾视深，循衣撮空，冷汗发黄，形体不仁，乍静乍乱，皆不治也。

凡察病者足，以初起手足俱冷者为阴寒，宜四逆姜附温之。初起但足冷而手不冷，身体发热，头或痛或不痛，便是夹阴，须用五积再造选用，不可用发汗攻下之剂，亦不可用小柴胡，以中有黄芩苦寒故也。若是内伤阳气虚人，须从东垣补中益气去升麻柴胡，加炮姜、半夏、桂枝，温中为务。又夏暑病湿温人，必足冷手温，多汗妄言，宜苍术白虎合五苓散，不可误认夹阴，而用五积四逆，反助热益病也。亦有两手逆冷，而两足热厥如火者，此阴气衰于下，阳气衰于上，阴阳否隔之兆也。若初起于脚膝软弱，或足胫赤热肿痛，当从脚气治之。

凡察病者声，以清朗如平日者吉。声重鼻塞者，伤风也。声如瓮中出者，中湿也。言迟者，风也。言骤者，火也。声暗不出而咳者，水寒伤肺也。声哑如破而咳者，客寒里热也。骤然声谵，而咽痛如刺，不肿不赤，不发热，二便清利者，阴寒也。骤然声谵，而赤肿胀闭，或发热便秘者，龙火也。喘逆烦乱谵语者，邪气实也。郑声者，精气夺也。少气不足以息者，气虚也。语言迟缓而懒怯者，内伤也。病人语声寂然喜惊呼者，骨节间病，此病在厥阴，阴主静故也。语言暗暗然不彻者，心膈间病，此病在太阴，肺主气故也。其声啾啾然细而长者，头中此病在巨阳，巨阳与少阴为表里。肾在声为呻，其声起自下焦故也。已上诸证，虽非尽属外感，然伤寒家悉宜辨晰，庶无谬治之失，诊病首宜识之。

辨　舌

舌苔之名，始于长沙，以其邪气结里，若有所怀，故谓之苔。伤寒之邪在表，则苔不生，邪热传里，则苔渐生，自白而黄，黄而黑，黑甚则燥裂矣。要以滑润而白者为表邪，灰黑湿润无苔为阴寒，灰黑薄滑为夹冷食，皆不可用寒凉攻下之剂。然中暑夹血，多有中心黑润者，又不可拘于上说也。若黄黑灰色而干燥纹裂者，为热极，万无虚寒夹血之理。惟屡经汗下，舌虽干而有微薄苔，却无燥裂芒刺，此为津液耗亡，不可误认实热而攻之，攻之必致不救也。金镜三十六治法，举世宗之，又观舌心法一百三十七图，条分缕析，辨证最详。其间论红为瘟热，紫为酒毒，微酱色为夹食，蓝为肝脏纯色，迥出前人未备，所嫌舍本逐末，未免繁紊，使人无提纲挈领处，故余括其捷要，分条辨论于下。

如白苔者，邪伤气分，肺主气而色白，又主皮毛。故凡白苔，犹带表证，仲景以为胸中有寒，只宜和解，禁用攻下，攻下必致结痞，变证不测。若温病热病，一发便壮热昏愦躁渴，舌正赤而有白滑苔，即当用白虎汤汗之。时疫初起，舌上白苔如积粉者，达原饮解之。若伤寒邪入胃腑，则白苔中黄，邪传少阴，则白中变黑。若纯色为一经证，边与中间两色，俱传经证。若从根至尖直分两足者，是合病与夹阴舌也。合病则白中兼两路黄，夹阴则白中兼两路黑润及灰色也。从根至尖，横分两三截苔色者，是并病舌也。故尖白根黄，尖白根黑，及半边苔滑者，虽证类不同，皆属半表半里，白苔多而滑，黄黑苔少者，表证多也。尚宜和解，黄黑苔多而白苔少，或生芒刺黑点干燥者，里证多也。必下无疑。虽中心黄黑而滑润，边白者，此为表证未尽，伤寒则大柴胡两解之，温热时疫则凉膈散或白虎合承气攻下之。又伤寒坏病，虽白而厚，甚燥裂者，此为邪耗津液，宜小柴胡稍加芒硝微利之。纯白滑苔，为胃虚寒饮结聚膈上之候，每于十三四日，过经致变，不可泛视也。一种白厚苔，如煮熟色，到底不变者，必里挟寒物，留滞不散，致脉伏不出，乃心脾气绝，肺气受伤也，慎不可下，宜积实理中汤。热甚合小陷胸主之。至于能食自利，而白苔滑者，为脏结，难治也。黄连汤连理汤备急丸选用，间有得生者。

黄苔者阳明腑实也。黄湿而滑者，为热未盛，结尚未定，不可便攻。攻之必初硬后溏也。冬时宜确守此例，俟结定乃攻，不得已，大柴胡微利之。若在夏月，一见黄苔，便宜攻下，以夏月伏阴在内，多有下证最急而苔不燥者，不可泥也。若黄而燥者，为热已盛，峻下无疑。黄而生芒刺黑点者，为热势极。黄而瓣裂者，为胃液干，下证尤急也。诸黄苔皆属胃热，分缓急轻重下之，有种根黄而硬，尖白而中不甚干，亦不滑，短缩不能伸出，谵妄烦乱者，此痰挟宿食占据中宫也，大承气加生姜半夏主之。有舌色青紫，而苔却黄厚，甚则纹裂，但觉口燥，舌仍不干者，此阴证夹食也。脉或沉细而伏，或虚大而涩，按其心下或脐旁，硬痛而时失气者。急宜大承气，另煎生附子佐大黄下之。若脉虚大者，黄龙汤下之，热极烦躁者，更加生地麦冬。夏月尤宜。若冬时阴证夹食，而舌上苔黄不燥者，宜用附子理中合小承气下之。大抵舌有积苔，虽见阴象，亦是虚中有实，急当攻下无疑。但下法与寻常不同耳。又中宫有痰饮水血者，舌多不燥，不可因其不燥而延缓时日致误也。

凡温病热病，稍见黄白苔，无论燥润，即宜凉膈双解，时行疫疠，稍见白苔，即宜白虎达原。若见黄黑，无论干湿，大承、调胃，急夺无疑。

黑苔者少阴肾色也。若五六日后，热传少阴，水乘火位，亢极之火，不为水衰，反兼水化，如火过炭黑是也。始因表证失汗，致邪入里而传少阴，下之则愈。然有屡下热不减苔不退者，此必宿食留滞于中宫也。宜黄龙汤加炮姜川连。有误用汗下太过，津液枯竭而苔燥黑者，此为坏病，须量人虚实为治。虚者其苔必薄而润，生脉散合附子理中，实者其苔必厚而干，生脉散合黄连解毒。一则阴虚阳亢，一则阳虚阴亢，不可不审。热势盛剧，则黑苔上生芒刺，及燥裂分隔瓣者，须用青布蘸薄荷汤拭润，更以姜片刮去芒刺，撅起隔瓣，看刺下瓣底，色红者可治，急下之，若俱黑者不治。又黑苔腐烂者，为心肾俱绝。舌黑而卷缩者，肝绝，皆不可治。舌黑及灰或黄，而发疱生虫腐烂，虽为湿热，亦属肝伤，俱为危候。又中间一路润黑燥苔，两边或黄或白者，两感舌也。边黄则调胃承气，边白则大柴胡下之。若中间一路黑滑薄苔，两边白滑，此表里俱虚，胃中虽有留结，急宜附子汤温之。凡黑苔多凶，黑而干燥，或芒刺瓣裂，皆为实热，急宜下夺。黑薄湿润，或兼白滑者，皆为阴寒，急当温经也。一种中黑而枯，或略有微刺，色虽黑而无积苔，舌形枯瘦而不甚赤，其证烦渴耳聋，身热不止，大便五六日或十余日不行，腹不硬满，按之不痛，神识不昏，昼夜不得睡，稍睡或呢喃一二句，或带笑或叹息，此为津枯血燥之候，急宜灸甘草汤或生料六味丸换生地，合生脉散加桂滋其化源，庶或可生，误与承气必死，误与四逆亦死。凡舌苔或半黄半黑，或半黄半白，或中燥边滑，或尖干根润，皆为传并之邪，寒热不和之候。大抵尖黑稍轻，根黑至重，黄黑宜大承气，兼白者宜凉膈散，分缓急下之。若全黑为死现舌，不治。夏月热病，时火邪火，内外燔灼，苔黑易生，犹可攻治，冬月伤寒，舌苔全黑，决难救也。然中暑误认外感而加温覆，多致中黑边极红而润，脉必虚大，急用白虎汤清之。虚者加人参竹叶，如更误认阴寒，而与热药，必致烦躁不救也。夏月中暑，多有黑舌。黑而中干者，白虎汤无疑。黑而滑润，或边白者，必夹寒食，古法用大顺散，然不若理中合小陷胸最当。若直中少阴真寒，始病不发热，舌心便黑色，非由白黄变化，其舌虽黑而滑，舌亦瘦小，此真脏寒，必厥冷自利，呕吐脉沉迟，四逆附子辈急温之，稍缓则不可救。

灰黑舌者，足三阴互病，如以青黄和入黑中，则为灰色也。然有传经直中之殊，盖传经热邪，始自白苔而黄，黄而灰黑，或生芒刺黑点，纹裂干燥，不拘在根在尖，俱宜攻下泄热。有淡灰色中起深黑重晕者，乃温病热毒，急用凉膈双解治之。热毒内传一次，见晕一重，传二三次，见二三重也。若见三重者，不治。若直中三阴，始病无躁热，便见灰色，舌润无苔，更不变别色者，此必内夹寒食，及冷痰水饮。或蓄血如狂等证，当随证治之。又有感冒夹食，屡经汗下消导，二便已通，而舌上灰黑未退，或湿润，或虽不湿，亦不干燥者，不可因其湿而误认为寒，妄投姜附，亦不可因其不润，而误与硝黄，此因汗下过伤津液，虚火上炎所致，其脉必虚微少力，治宜救阴为急。虽无心悸脉代，当用炙甘草汤主之。内有生地、阿胶、麻仁、麦冬之甘润，可以滋阴润燥。盖阳邪亢盛，则用硝黄以救阴，阴血枯涸，则宜生地以滋阴，可不辨乎？

红色者，心之正色也。若红极为温热之毒，蕴于心胃，及瘟疫热毒内盛也。若湿者，不可便下，解毒汤或白虎汤。红中有白苔者，更感非时之寒也，桂枝白虎汤。红中夹两路灰色苔者，温热而夹寒食也，凉膈散加消导药一二味。红中有黑苔者，热毒入少阴也，大承气合白虎汤。红极有黄黑芒刺者，热毒入腑也，调胃承气汤。红极有紫黑斑，及遍身发斑者，阳毒入心也，人参白虎汤加犀角、黄连。红极而纹裂者，燥热入肝也，大承气加柴胡、白芍，甚则加芩、连。坑烂者湿热入脾也，小承气加芩、连、半夏。白疱者，火气燔灼也，三黄石膏去麻黄。紫疮者，火气郁伏也，解毒汤。红星者，心包火炎也，凉膈散。一种柔嫩如新生，望之似润，而燥涸殆甚者，为亡行汗下津液竭也，多不治，急宜生脉散合人参三白汤主之。舌痿不能动者，肝绝，舌忽瘦而长，心绝，并不治。

紫色者酒后伤寒也。世俗庸愚，往往受寒，不服汤药，用姜葱酒发汗，汗未当而酒毒藏于心包，多有此证。若纯紫，或中间略带白苔而润者，宜葛根汤加石膏。若紫中有红斑，或紫而干黄，紫而短缩，俱宜凉膈散下之。若全紫而干，如煮熟肝者，死肝色也，其证必厥冷，脉必沉滑，此阳极似阴也。急用当归四逆汤加酒大黄下之。然多不救。大抵深紫而赤者，是阳热酒毒，宜用苦寒解毒。若淡紫而带青滑者，是直中肾肝阴证，急宜吴茱萸汤、四逆汤温之。然亦有中心生薄青紫苔，或略带灰黑而不燥不湿，下证复急者，此热邪伤于血分也，犀角地黄汤加酒大黄微利之。

霉①酱色苔舌者，乃夹食伤寒也。

————

① 霉：底本作"微"，据锦章书局本改。

食填太阴，郁遏不得发越，久之盦而成酱色也。其证腹满时痛者，桂枝汤加枳朴橘半，痛甚加大黄。因冷食不消，加炮姜厚朴，甚则调胃承气加炮姜下之，如胃气绝脉结代，唇吊齿燥下利者死。

蓝苔舌者，肝脏纯色也。伤寒日久，屡经汗下，失于调理，致胃气伤极，心火无气，脾土无依，则肺金不生，肝木无制，侮于脾土，故苔色如靛，或兼身生蓝斑，乃心脾肺三脏气绝于内也，必死。如微蓝色而不甚深，或略见蓝纹者，为木受金伤，脏气未绝，脉不沉涩而微弦者可治。小柴胡汤加炮姜、肉桂主之。舌之证类虽繁，不外八种苔色，撮其大要，亦辨证之一助也。

宜　禁

伤寒表证宜汗，里证宜下，半里宜和，膈热宜涌，阴寒宜温，此大法也。然其人真气素虚，或有宿食者，更宜斟酌。陶尚文云：阳病宜汗宜下，真气衰，汗之亡阳，下之多脱；阴病宜温宜补，真气衰，则客热便生。苟非宿谙，不无妄治之失，因录宜禁诸法如下。

宜汗太阳脉浮紧盛。

人迎盛于气口。

诸脉浮紧而数。

头疼体痛。

腰痛背强。

项背强骨节痛。

身体拘急。

啬啬恶寒，翕翕发热。

烦热不止。

烦躁喘嗽。

伤寒无汗。

中风自汗。

服发汗药，解半日许复烦。

衄血点滴不成流，热不解，并宜发汗。又有脉沉可汗者，为身有热也。设身不热，岂敢汗乎？

禁汗脉虚无阳。

尺中脉迟。

诸脉沉细微弱。

吐血下血，及衄血如流。

口燥舌干。

口苦咽干，闭塞及痛。

风湿。

风温。

湿温。

中暑及暍。

当脐上下左右动气。

心下悸动。

疮家。

淋家。

小便淋沥。

大便泻利。

温毒发斑。

内伤劳倦。

亡阳漏风。

少阳寒热往来。

经水断续崩漏。

热入血室。

新产血虚。

房劳阴虚。

阳事痿缩。

夹阴阴虚。

足胫逆冷。

太阳犯本，渴而小便不利。

膀胱虚寒，咳而小便利。俱在禁汗例。

诸禁汗者，非直禁绝表药也，但禁麻黄青龙等峻剂耳。如小建中黄芪建中，在所必用，以意加减可也。

汗后热不止，必有所因。或因冷食不化，或因汗后强饮粥汤，或汗后更冒虚风，或动起不宁，或劳心恼怒，皆足以致热也。

凡服麻黄重剂不得汗，后必呕血或衄，亦有下如豚肝而死者，以营血受伤故也。宜吐病在膈上。

胸中懊憹痞闷。

喉中有痰声。

三四日邪在胸中，脉大胸满多痰。

气上冲咽喉。

手足厥冷，脉乍结，痰气在胸中，心烦满而欲食不能食。

胸中郁郁微烦而痛，欲使人按之，反有痰涎。

下利日十余行，脉反迟而微滑。或乍紧，或乍结，或寸口沉伏，或浮滑，为宿痰，并宜瓜蒂散。

伤寒头痛久不愈，令人丧明，胸膈有宿痰也，瓜蒂散吐之。

寒实结胸宜白散。

类中风痰涎壅盛，宜稀涎散。

食厥脉滑，或上部有脉，下部无脉而厥逆，胸中兀兀欲吐，而按之痛，及干霍乱心腹刺痛欲死，并宜姜盐汤探吐之。

发汗吐下后，虚烦不得眠，并宜栀子豉汤。

病在膈上，为里之表证，故用吐法取汗。寒月宜置火于暖室，不透风处吐之。

禁吐脉微无阳。

寸口细弱。

旧有微溏。

病在少阳，耳聋目赤胸胁痛。

少阴厥阴病干呕。

元气虚羸。

气血两虚。

房劳阴虚。

劳倦内伤。

吐血衄血。

胎产崩漏。

经水断续，俱在禁吐例。

南人不可轻用涌吐，一吐尚可胜之，二吐便致昏困而厥，北方质实之人，三吐不昏也。

吐后有顿快者，有徐快者，或反闷闷者，吐未尽也，或反热者，不可下也。大抵三日后，无不快矣。

宜和寒热往来脉弦数。

未下胸中胀满。

心烦喜呕。

耳聋胁痛。

舌白苔滑。

头两角痛。

口苦咽干。

头目眩晕。

头汗盗汗。

默默不欲饮食。

热入血室。少阳半表半里诸证，并宜和之。

禁和太阳表证未除。

阳明里证已具。热传三阴腹满。

寒中三阴自利。

夹食夹阴，面戴阳足胫冷。过汗经虚耳聋，尺中虚迟紧细，俱在禁和例。

宜下伤寒五六日，发热头痛方除，蒸蒸发热，脉沉实，滑数有力，大便不通。

六七日热蒸阳明，头痛发热不大便。

口噤咬牙。

日晡潮热腹痛，喘急硬满。

能食不大便。

潮热谵语发狂。

烦躁时闷乱。

服小承气转矢气。

燥屎逆攻，胸下硬痛。

下利脉数或迟滑，有宿食。

下利三部脉皆平，心下硬痛。

潮热自汗，谵语燥渴，不大便。

潮热手足腋下汗出。

汗下后微烦，小便数大便难。

大便燥结，则气口脉洪大，按之反涩。

小腹硬满，而痛不可按。

小便自利，大便黑有瘀血。

小便不利，大便乍难乍易，微喘满而不得卧。

扬手掷足，揭去衣被。

内实燥满而发黄。

少阴病，口燥舌干而渴，邪热内消肾水者，急下之。自利纯清水，心下硬满，不大便者，急下之。

腹胀硬满，绕脐硬痛，不大便者，急下之。

阳明病，汗多热甚，恐胃汁干，急下之。

腹满硬痛，为土实，急下之。

大抵一切下证，要以舌干口燥，大便不通，再以手按脐腹，胸胁硬满而痛，手不可近者，急下之。

然又有脉浮可下者，大便难也。设大便不难，岂敢下乎？

禁下脉浮表证未解。

尺中迟弱而足冷。

六脉大而无力，或虚细，或乍大乍小。

发热头痛未除。

恶寒恶风。

头背项强，腰痛拘急。

手足腋下无汗。

呕吐未除。

咽中闭塞。

腹中时满时减。

腹胀可按可揉。

当脐上下左右动气。

少阳寒热呕吐。

阳明面合赤色。

不转矢气。

矢气不臭。

内伤劳力。

阴虚劳倦。

经水断续。

胎前崩漏。

大便硬而小便清。

小便频数而少。

挟阴面赤戴阳。

挟食胸中烦满，屡服消克，而脉沉，手足微厥。

心下痞满。

虚烦欲吐不吐。

畏寒不能食，俱在禁下例。

凡禁下者，慎不可用承气等药，即有下证，惟宜导法选用。

若阴结，宜四逆汤入人乳胆汁下金液丹。

下后不解，一日半日复热，或下未尽，或下后热邪不除，或下后复结，或因饮食起居，或更冒虚风，当详审以治。

服下药不行者，药力不当病势也，更宜大剂下之。若误用承气不得下，后必愈胀，以里无热结，徒伤胃气，湿热痰饮愈逆也。以湿热例治之。

有屡用承气不行，改用温理脾胃药即行者。

有下出稀粪，色淡不黄不臭者，急温之。下出纯清水者死。下出溏粪者防变。温热时疫，不在此例。下如污泥者死。下出衃血及血水者死。下出鲜血者危。下瘀血如胶粘漆黑，臭恶难近者死。下之不尽，骤用补截，复发热谵语妄乱，脉躁不宁，或忽大忽小者，皆不治。

宜温初起不发热，无头痛，便恶寒，脉沉嗜卧。

少阴病，膈上有寒饮，干呕不吐。

呕吐不止。

干呕吐涎沫。

腹痛泄泻呕逆。

战栗蜷卧。

面如刀刮。

四肢逆冷。

夹阴中寒，唇面爪甲青。

胃虚咳逆。

下利清谷不止。

阳缩入腹。

囊缩舌润。

厥冷过肘膝。

小便清利。

自利不渴。

口中和，背恶寒。

畏寒身疼骨节痛，皆直中阴经寒证。

又里寒外热，身反不恶寒，而面戴阳，脉虚大无力，或数疾无伦，为阴盛格阳。

烦躁欲坐卧泥水中。

自利咽干欲饮水而不能咽，皆假热之证也。

又初起本阳证，汗下太过，亡阳脱泄，或误服寒药，后变恶寒厥逆，虚汗泄泻，脉或沉细，或伏绝，或虚大，为坏病。

小便或利或不利，而色不黄赤。

筋惕肉𥅾。

亡阳汗不止而恶寒，并宜从温补例治。

禁温本伤寒阳证，六七日传变入里，后变脉沉数，烦躁不得卧寐。

自利腹痛，而时痛时止，按之结硬。

咽痛心烦。

小便短数赤涩。

大便实。

泄利下重。

下利谵语，厥逆不过肘膝，厥过即复热。喜冷饮。

面深赤烦躁，便秘谵语，欲揭衣被，扬手掷足，皆属传经热证，俱在禁温例。

凡服温经回阳药后①，其人微烦而渴，脉来微数而不实坚，身体安和静卧者，少与生脉散，或清粥饮，其渴自止。慎勿误与凉药，复助阴寒也。若假寒证，误投姜附而大烦躁，热渴不宁者，急与苦寒泻热无疑。

足太阳膀胱经禁下。若下之太早，则变证百出。足阳明胃腑禁发汗，禁利小便，犯之重损津液，脉必代结。足少阳胆经禁汗，禁下，禁利小便。汗则犯太阳，下则犯阳明，利小便则使生发之气陷入阴中。太阳一禁，阳明二禁，少阳三禁，此定禁也。至三阴经，则无定禁，但非胃实，乃禁下耳。

药禁者，津液内亡作渴，禁用五苓淡渗。汗多禁利小便。小便多禁发汗。咽痛禁发汗。利小便大便反利，禁栀子。大便秘涩，禁用燥药，吐多不得复吐。吐而上气壅滞，大便不通，只可宣散上气，禁例大便。脉弦禁服平胃而虚虚；脉缓禁服建中而实实。

劫　　法

凡看伤寒，先观两目赤，为阳毒，黄为疸，次看口舌有无苔状，再以三指平按心胸胁下小腹。盖心胸以候结胸痞满②，宿食胃伤，先曾误下致痛而硬满，正中者，为结胸。濡大稍偏者，为痞，未经下，满痛为宿食，攻后深按隐痛为胃伤。胁下以候热邪寒水蓄血。热而痛者，为少阳之邪，寒多而嗽，为水饮停蓄，按之痛而不硬，其人善忘者，为蓄血。小腹以候燥结瘀血，按之绕脐硬痛为燥结，虽痛而

---

① 药后：锦章书局本无"后"字。
② 满：底本作"𪧐"，据锦章书局本改。

软，小便利者，为蓄血也。

凡始病微恶寒发热，坐卧不安，胸烦欲呕，善饥脉弱，阴阳未明者，慎勿轻用表药。先与甘草干姜汤加葱豉一剂，后显阳证用表药，显阴证用温药。若阴证或夹阴，误用升散解表，必致阳缩入腹而死。

凡结胸痞满，及心胁鞕痛，用生姜捣烂去汁，炒微干，乘热包熨患处。

凡结胸手不可按，大小便秘，屡下不通，急用灸法。以巴豆仁十粒研烂，入黄连末白面研匀，作饼填实脐中，用艾炷灸七壮，觉腹不鸣转大便利为效。

凡结胸手足厥逆者，用葱白十茎生姜一两，同捣作饼，烘热置脐中，帛掩熨之。待气入觉响，即与枳实理中汤加附子。

凡结胸证，不拘早晚，用黄毛雏鸡一只，同生姜四两捣烂，帛包烘热熨结硬处，半日许，觉胸中热乃止，更以热手向下揉之。

凡痞满不拘寒热虚实迟早，便用熨法，以橘叶生姜葱头，共捣烂，加麸皮半升，用纱绢包，烘热熨痞满处，至半日许，觉胸膈躁热即止，更以热手顺下揉之。

凡伤寒发狂难制，以醋沃火炭，令气冲其鼻中即定，不定者，此神乱无主，虽下必死。若狂定，然后察其阳狂阴躁用药。

凡伤寒衄血不止，用生藕汁，或茅根汁盏许服之，童便亦可。服后微觉寒颤，即止，慎勿用冷水裹额，及湿纸搭天庭鼻柱，使瘀积经络不散，致成痼疾也。

凡直中阴寒无脉，或吐泻脱元无脉，先将姜汁酒酿半盏热服，其脉渐来者可治。服后一时许，仍无脉，或暴出数疾无伦者，不治，若痛甚脉伏者，不在此例。

凡阴寒阴毒，四肢厥冷，爪甲唇青，六脉欲绝，不知人事，药不得入者，将葱白捣饼，用麝香、半夏、皂荚末一字，填入脐中，熨之，或用生姜切片贴上，艾火灸之，并灸关元气海数十壮，脉渐出，微汗可治，否则死。

凡中寒卒倒，不得以火烘之，中暑卒倒不得冷水灌渍。若痰厥昏迷卒倒者，用牙皂末捻纸烧烟冲鼻中，有嚏可治，并用稀涎散水调探吐，俟醒用药。

凡温热病，燥渴不得汗，欲饮冷水者，下咽即得大汗而解。若伤寒感冒，强与之水，必变咳呕哕悸自利等证也。

凡干霍乱，不得吐者，用盐两许，置刀头，炭火烧红，淬水一升搅服，探吐之，若误与粥饮即死。

凡腹痛，未辨阴阳痰食臭毒，先用姜盐汤调生香附末三钱温服，俟势稍定，然后凭脉证用药，慎勿误与盐水、椒水，致变呕哕下利水肿等证，甚至不救。

凡伤寒服药转吐出不纳者，先将生姜汁少许，徐徐呷下，然后缓缓进药，即不吐也。

凡胸腹绞痛，呕吐涎沫，而时缓时甚，面乍赤乍白，脉忽大忽小，甚则厥逆脉乱，此食滞中宫，蛔上入膈也。急用椒红乌梅肉为散，以安其蛔，后随蛔厥治之。

凡破伤风及伤湿伤火，皆发热头痛，证类伤寒，甚则牙关紧急不开，药不得入者，用蜈蚣一条，焙干为末，擦牙吐涎立苏。然后验证用药。

凡大便不通，尺脉无力，胃弱津枯者宜用导法。详辨《缵论·阳明下篇》导法下。老人枯燥闭结，不在此例。

凡小便不通，先以麝香半夏填脐中，以葱白田螺合捣成饼，封脐上，布缚，良久即通。

又法用食盐一字入脐，加葱饼于上，

熨之即通。凡虚人津枯，及胞疸小便不通者，禁用上法，误用之，后必愈闭也。

凡呃逆不解，用硫黄、乳香酒煎嗅法，及捣生姜查拌艾炒熨期门，及灸期门左穴，皆取温散肝气也。若二便不通者，禁用此法。

凡妊娠温热病及时疫，用青黛伏龙肝为末，和井底泥调涂脐至关元，干再易之，然不若用大承气急下，夺其里热，庶免伤胎之患。

凡伤寒服承气等下药，以热姜汤催令速行，外用盐炒麸皮升许，乘热包熨，则大便易通。若服之下咽即行而不结者，为元气衰弱，防有下脱之虞。服之经日不行，为湿热痰饮固结，急用姜汤催之。若服久不行，则胃中津液败坏，下之不止，必发呃逆而死。不下则胀满而死也。若阴证腹痛自利，用吴茱萸炒熨良。

凡伤寒下后热退，不可用参芪骤补，以余邪得补，必复炽盛，即使虚人，亦须俟正奋再复行，然后补之。

凡内伤误服外感药，脉转紧盛者，补中益气调之，误服寒凉药，脉紧疾者，理中汤温之。

凡用附子热药，必须冷服。盖阴极于下，阳浮于上，以冷折其上之虚阳，以热治其下之沉寒也。

凡中附子毒，一身面目俱赤狂热失血者，犀角黄连甘草煎汤，入生莱菔汁服之则解。

服麻黄汗出不止者，温粉扑之。方用龙骨牡蛎煅过，同防风藁本为末，和炒糯米粉，绢包扑之，其汗即止。温热病误汗不止，将病人发披水盆中，用熟石膏、黄连末、生粳米粉扑之。

服瓜蒂吐不止者，一味麝香汤解之。

服大黄利不止者，虚人用人参、干姜、陈皮、甘草、乌梅、陈仓米煎服，或但用陈米、乌梅、黄土亦效。若过服承气，吐利不止，如结胸状，诸药投下未安者，按法加益智仁末一钱匙，用前汤半剂调服，则吐利同效。

服桃核承气代抵当汤，瘀血未尽，腹痛不止，炒黑山楂、炒焦黑糖、同伏龙肝煎服，久蓄之瘀，一时不能即尽，桃核承气加桂附，温以散之。虚人以桃核承气加人参补而逐之，外用芒硝炒热熨之。若所下血如凝胁，多兼血水，或如污泥，神昏语乱者不治。色红紫者属热，色晦暗者属寒，色鲜淡者属虚。当临证治之。

卷　下

发　热

发热多属表证。伤寒寒郁肌表，则腠理闭密，故翕翕发热，扪之烙手，当以脉之浮紧浮缓，证之无汗有汗，分风寒营卫施治。若汗不得出而烦躁者，营卫俱伤，阳邪内扰也。大青龙汤。若尺中无力者，此为本虚，小建中汤加减。

凡服表药三剂，汗不出，热不止者，死。然有阳微不能作汗者，可用再造散或黄芪建中加附子，血虚加芎归，始能作汗。此皆冬月发表药也。若汗下后恶寒脉弱，大便不结者，属虚，宜温补助阳为主。

寒邪传里而变热，则蒸蒸发热，此即本身中元气，为寒所郁，不得泄而化为火也。若里证具而表证未已者，大柴胡汤。表证既罢而里证已急者，三承气汤选用。

三阴经寒证，太阴，厥阴俱不发热，惟少阴病有反发热脉沉者，此非传经，乃直中少阴，而仍兼太阳，故能发热也。

春分以后，虽感寒邪，皆为非时暴寒，不必拘于伤寒例治。古人治感冒诸方，如芎苏神术等皆不分三阳经药，以时属少阳风木，不独太阳寒水也。夏月汗府疏豁，偶感微寒发热，必心包先受，消暑十全证也。

秋凉发热咳嗽，宜金沸草散，甚则小青龙汤。若交霜降节后，即属正伤寒矣。

其或冬时过暖，而病发热心烦咽痛，或自利者，为冬温，阳旦汤证也。

凡春时发热头疼，烦渴饮水，为伏气发温。

春夏发热，而脉大无力，为夹内伤。

发热而脉细小或虚，足胫逆冷，而阳缩入腹者，为夹阴。

发热脉沉小或短涩，而足冷阳缩，兼腹满或痛，为食郁。虽夏月不妨用姜桂，使温暖之气助其阳和，并食亦得消散。虽有表证，慎不可纯用表剂升其虚阳，亦不可过用消导引邪内犯。有食积发热，则胸胁烦热，热则颅胀，复有瘀血发热，则胁下或少腹痛不可扪。又有阴虚发热，必夜热晨凉。若疮疡初起发热，必有痛处，并不可误施汗剂。

其脉阴阳俱虚，热不止，大汗后身愈热，下利烦躁，热不止，汗下后，大热，脉躁乱者，皆不可治也。

孙兆治一道士，发热汗出惊眩，身战掉欲擗地，有欲发汗者，有欲作中风治者，有欲以凉药解之者。孙曰：此太阳经欲解，肾气虚不能作汗，所以心悸目眩身战，与真武汤三服，微汗而解。

头　痛

昔人以头痛专主太阳，殊不知三阳经各有部分。如太阳头痛，自脑后上至巅顶，下有项强腰脊痛之异。以太阳经脉行身之后也。当辨中风、伤寒汗之。

汗后头痛如破，此转属阳明也。

风火相煽，头痛如破，诸药不效，愈表愈痛，痛连眉棱者，选奇汤证也。

阳明头痛，上连目珠，痛在额前，兼鼻孔干，下有身热不眠之分，以阳明经脉行身之前也。

少阳头痛，上至两角，下有耳聋胁痛之殊，以少阳经脉行身之侧也。

三时感冒，皆有头痛，当从芎苏、香苏辈选用。

三阴经至颈而还，惟厥阴之脉上巅与督脉会，故有头痛，上则巅顶收引头角，下有脉沉弦细，手足厥冷。此为在经，当归四逆汤。若在里则干呕吐涎沫，头痛，吴茱萸汤。太阳中湿，则上有鼻塞吐痰，下有腹满自利。

少阴中寒，上则入连脑齿，下则烦躁，爪甲青。此真头痛，不治。阳明热蒸头痛，必小便黄赤而短数，调胃承气汤。

太阳脉沉，身热头痛，为夹阴，黄芪建中汤。若误汗不差者，四逆汤温之。

太阳证，下之，头痛未除，唇寒面青，指头微厥，复发热者，为表邪内陷于阴分，虽头痛发热，不可用表药，宜竹叶石膏汤。

冬温发热头痛，心烦咽痛自利，阳旦汤。

温病、热病、时行疫疠，初起头痛，皆不可用表药，宜黄芩白虎加葱豉，或葛根葱白汤以治外，凉膈双解达原承气加葱、豉、姜、枣，合内外而治之。里气一通，头痛自愈。

内伤火炎，新产血虚，皆有头痛，但时痛时止，而无脑后痛者，盖火炎则痛自两角，血虚则痛连鱼尾，以其自内达外，故必行少阳部分，是以头痛见两角者，则有少阳风热与虚火之别。若见额前者，亦有阳明与食积之殊。其见脑后者，必太阳外感无疑也。

头　重

浊阴寒湿之邪，上干清阳之位，故使头重。

头重恶寒，项强不能举者，属太阳，汗之则愈。

若阴阳易，头重眼中生花者，逍遥汤下烧裈散。

若眩晕而头重不能举者，此虽夹痰，亦属气虚，导痰六君选用。

头　胀

头胀者，气虚火炎也。冬温、风温、温病、热病、时行、中暍、中暑，多有头重胀痛，皆是湿热火气内燔，慎不可用发散药。如冬温，阳旦汤，风温，葳蕤汤，温病，黄芩汤，热病、时行、中暍，白虎汤，中暑，清暑益气汤。此皆伤寒家切务。其他湿热、痰饮、食积、疰夏等，俱有头重胀痛，乃属杂证，此不复赘。

项　强

太阳之脉，从头下项连风府，故项强为太阳表证。然项强几几，如冻鸟缩颈，欲伸而不能自如者，此胃气不得上升，乃邪将犯阳明之候。若汗出恶风者，桂枝加葛根汤。无汗恶风者，葛根汤。

项强连胁下满，身热恶风，手足温而渴者，为邪干少阳，小柴胡汤。乃知项强多兼阳明、少阳，不可执认太阳也。

又结胸证，项强如柔痉状，此里实证，以背为胸之府，背强项亦强也，急下之。

天行时气发热，至晚则腰脊痛，头项强，身重，轻则凉膈，重则双解，并加葱白香豉。

寒湿项强发痉，及过汗经虚生风发痉，与阴毒项强，治法详总论中。

恶 风

伤风恶风，见风则怯，密室之中则不恶也。盖风为阳邪，必伤卫气，卫虚则腠理疏而自汗，汗去则脉浮缓也。是以桂枝汤，专主自汗发热恶风之证。然寒伤营，亦有恶风无汗而喘者，盖恶寒则有阴阳之异。恶风悉属于阳，故恶风未罢者，必当先解其外也。

若发汗太过，卫虚亡阳，遂漏不止，恶风，桂枝加附子汤。风湿、热病、寒疫、内伤恶风，详总论中。

恶 寒

伤寒恶寒，虽身居密室，犹自憎寒拘急，甚则寒栗鼓颔，向火不能遏其寒，非若寒热之恶寒，热至则不恶也。如已发热，则身热不欲去衣，由阴气上入阳中，或阳微，或风虚相搏所致。恶寒一切属表，虽里证悉具，而微恶寒者，犹当解表，俟恶寒已，乃可攻里。故先恶寒而发热者，为外恶寒，为阳病。在阳宜发汗，然尺中迟弱者，慎不可汗，当用黄芪建中汤。

若太阳证犯本，恶寒发热未除，渴而小便不利者，五苓散，先服一半探吐之，发汗后，恶寒为虚，芍药甘草附子汤温之。若下利恶寒手足温者，阳邪内陷于太阴之经也，小建中汤。

下证悉具而微恶寒，及下利恶寒，时时自烦者，为阳邪内伏，并宜大柴胡汤。

结胸证微恶寒者，必先用桂枝汤解表，然后用陷胸汤下之。若表不解而便攻之，表邪复结，其证必危，故结胸有一毫恶寒，不可下也。

若初起恶寒蜷卧，脉沉者，为内恶寒，为阴病。在阴则宜温，虽夏月亦须姜附。轻则理中，重则四逆。若当盛暑，须参大顺冷香浆水等治之。少阴病，恶寒，身蜷而利，手足厥冷，烦躁，脉不至，及四逆恶寒，不烦而躁，皆死证也。经曰：发热恶寒发于阳，无热恶寒发于阴。尚何疑哉。温热时行恶寒，详总论本例中。

石顽治玉峰陆去非继室，嘉平患恶寒，周身骨节皆疼，饮食不入者已三日，而恶寒未止，全不发热。诊其六脉悉紧而细，询之平日起居，饮食绝少，虽暑月不离复衣，知其素禀虚寒而不能发热。洵为太阳寒伤营证无疑。但从来极虚感寒，无正发汗之理，乃以黄芪建中制生附汁于芪内，以助卫气。一服肢体即温，但背犹畏寒不止，更与补中益气、十全大补，并加熟、附而安。

背 恶 寒

人身背为阳，背恶寒者，阳虚之验也。然阳气内陷，亦有此证，是以背恶寒有阴阳之异。若风寒在表，则一身尽寒矣。但背恶寒者，阴寒气盛可知。以阴气不能消耗津液，故少阴病二三日，口中和背恶寒者，宜附子汤及灸气海。

热病初起，口燥心烦，而背微恶寒者，此阳气内伏于阴中，肌表之阳不胜邪，及阳明中暍，俱有是证，以阳邪内消津液，故烦渴引饮，并宜白虎加人参汤。若误认阳虚而用温药，必致斑烂不救也。故曰口中渴，知其内有热，口中和，知其内有寒，此理皎然矣。

劳役内伤背恶寒者，必寒一阵，止一阵，为阳虚内热，东垣升阳散火汤。又湿痰证亦背恶寒，必肢体重痛，导痰汤加减。

若寒热屡作而背恶寒，脉来弦数，身有痛处者，为发痈疽之候。

寒 热

伤寒寒热往来者，邪正分争也。表邪欲入，而正气拒格，阴阳相胜而作也。然寒热往来与寒热如疟不同。如疟则作止有时，往来则作止无时，有日二三发者，伤寒寒热往来，虽专属少阳经，亦有兼太阳、阳明者。邪居表多则多寒，邪居里多则多热。然治法专用小柴胡汤随证加减。寒多增桂枝，热多倍柴胡加芍药。寒多而脉虚，去芩加熟附，热多而脉实，去参用大黄。

凡少阳证，必先与小柴胡汤和之，服后不解，若其脉反浮者，当与柴胡桂枝汤，使其邪从表而散，若脉加数者，当与大柴胡汤，使其邪从里而去也。

有元气寡弱之人，素挟痰郁，略有动作劳伤，则憎寒发热，有似伤寒，其脉弦数无力，腋下及臂或腿缝中有核肿痛者，谓之劳发，切勿汗下，宜补中益气加降火清痰药，轻者周时微汗自解。

如 疟

如疟者，作止有时，非若寒热往来之无定也。病二三日，寒热往来有时而作，脉浮洪者，此太阳似疟也。若热多寒少，尺脉迟为血少也。若日晡时作，汗出而烦，脉实者，此阳明似疟也。

阳明少阳合病，日晡寒热如疟者，大柴胡汤。

若六七日发热恶寒，舌不短，囊不缩，脉浮缓者，此厥阴似疟也，为欲愈，

小柴胡汤加桂枝。

大率往来寒热不离少阳，不拘日数多少，邪气浅深，及妇人热入血室，并宜小柴胡汤加减。太阳病八九日如疟状，一日二三度发，为欲愈。

潮 热

阳明旺于未申，故日晡潮热，一日一发，如潮信然。伤寒邪入阳明胃府，为邪热内结，故可用承气攻里。凡欲攻里，须病人脉实有力，再当审脐下有硬满结痛处，及问平昔有无动气，量轻重施治。

发于寅卯者，属少阳，发于巳午者，属太阳，皆不可下，俟表证已，方可攻之。

潮热而呕，胸胁满，盗汗出者，不可下，柴胡桂枝汤。

潮热而胁下汗出为胆实，大柴胡汤。手足心汗出者，为胃实，大承气汤。二处无汗，为结未实，尚宜小柴胡和解。俟结定攻之。

无 汗

风暑湿三者干人，皆卫气受病，惟寒则营血受伤，腠理致密，津液内渗，阳邪有余，故身热无汗而喘也。盖邪气在表，熏蒸腠理则汗出，今邪不外蒸，必传入里，急用麻黄汤汗之。若恶风项强者，葛根汤，缘邪渐次入阳明经也。

阳明病无汗，小便不利懊憹者，必发黄。若渴欲饮水，小便不利无汗者，为犯本，俱宜五苓散，有饮水内蓄而无汗，桂枝去桂加茯苓白术汤。有脉迟无阳，不能作汗者，桂枝麻黄各半汤。

若温热病无汗，黄芩白虎三黄石膏选用。热病发狂，有汗者生，无汗者死。

成无己言：三阴为病，不得有汗。朱奉议亦云：三阴与阴阳易皆无汗。而仲景厥阴例中，大汗出，热不去，内拘急，四肢疼，下利厥逆而恶寒者，四逆汤主之。又阴毒则额上及手背冷汗不止，为亡阳将脱之兆。素问云：阴气有余，为多汗身寒。由是言之，则三阴不宜有汗，非三阴皆无汗也。

自　汗

太阳中风，不由发表而汗泄，谓之自汗，以风伤卫则表虚不能自固而汗，故用桂枝汤，散邪以实卫也。然湿气伤于脾，暑气伤于心，皆令自汗，惟冬月寒伤营，则发热无汗。若始本无汗，四五日后忽然自汗出，此寒邪传里而变热，知邪已入腑矣。凡伤风则恶风自汗，头痛发热，若里证自汗，必烦躁恶热，不恶风寒，迥乎不侔也。

又太阳经邪犯本，则汗出而渴，小便难。

阳明经证，则头目痛，眉棱骨疼，而自汗。

阳明腑证，则腹满自汗，当详审治之。有汗后恶寒汗不止为表虚，黄芪建中汤，并用温粉扑之。有汗多亡阳不止者，桂枝附子汤。小便少者加茯苓。

若阴证自汗，必身冷厥逆。经云：阴气有余，则多汗身寒，四逆汤，甚则加人参。

温病误服表药，大汗出烦渴不解，脉洪大者，白虎汤。

若伤湿则身重自汗，中暑则脉虚自汗，中喝则烦渴自汗，湿温则妄言足冷自汗，风温则鼻鼾自汗，霍乱则吐利自汗，内伤劳倦则气口虚大，身热自汗，柔痉则搐搦自汗，治法各详总论中。

若发热而利，大汗出，热反盛，狂言不食，及汗出如油，喘而不休，汗出如珠，著身不流，柔汗发黄，环口黧黑者，皆不可治。

石顽治郭君升子，素屡弱，有失血证，五月间，患时行疫疠，壮热昏愦，烦渴引饮，自汗如蒸，其脉时洪大，时减小，或用发散和解之剂，躁热转剧，不得已，恳治于余。用人参白虎调胃承气，随其脉之浮沉，邪之出入，相间而施，凡两汗三下，所下皆黄水，至第四次，用黄龙汤，始得结粪五六枚，周身大汗，热除而痊。若碍其体虚，而怯于攻击，则邪热弥炽，元气日烁，乌能保有今日乎?!

盗　汗

盗汗者，睡即溅溅然汗出，觉则止而不复出矣。盖邪居于卫而欲入，睡即卫气行于里，乘表中阳气不致，津液得泄，故但睡而汗出，觉则气散于表而汗止矣。故杂病盗汗，责于阴虚血热，伤寒盗汗，责在半表半里，为胆有热，故专用小柴胡汤。若脉浮紧，潮热盗汗，柴胡桂枝汤。经云：微盗汗出，反恶寒者，表未解也。

又阳明病，当作里实，而脉微弦者，必盗汗出。

又三阳合病，目合则汗，热病白虎汤，伤寒小柴胡汤。

温病、热病得汗后，大热除而盗汗出，及时疫下后，盗汗不止，身有微热，俱宜小柴胡去参半加橘皮。

头　汗

三阴之经，皆至颈胸中，独三阳经上循于头，故头汗出身无汗，齐颈而还。乃阴阳不和，邪居表里之间，故有是证。当以小柴胡汤和之。然瘀血、发黄、水气三证，亦有头汗，当以证辨之。盖瘀血头汗，则小便自利，大便色黑；发黄头汗，则小便不利，发热而渴；水气头汗，则胸满喘咳；若半表半里，则往来寒热，亦有微恶寒，手足冷，脉沉者。

大抵头汗虽主少阳，然属阳明湿热不得发越者最多。至若额上汗出而脑后无汗者，定属阳明无疑。头汗多有里实证，故头汗而胁下满，大便坚者，大柴胡汤。头汗谵语者，调胃承气汤。

若头汗而心下懊憹者，为虚烦，栀子豉汤。

下血而谵语，头上汗出，为热入血室，小柴胡去参加当归、桃仁、丹皮。

凡头汗出，不得小便者，不治。经云：关格不通，不得尿，头无汗者，可治，有汗者死。

湿家误汗，额上汗出而喘，小便难，大便利者，为阳脱。经云：湿家汗之，额上汗出，小便利者死。下利不止者亦死。以阴阳上下俱脱也。

孙兆治一人，头汗手足冷，心下痞闷，大便秘，脉沉紧，或者见其四肢冷。又汗出烦闷，以为阴结。孙曰：大便结，非虚结也，安得为阴，按少阴多有自利者，今脉虽沉紧，不得为少阴证。此在半表半里，投以小柴胡汤而愈。此一假正是仲景议论处，意谓四肢逆冷，脉沉紧，腹满，全似少阴，然大便硬，头汗出，不得为少阴。盖头者，三阳同聚，若三阴经则至胸而还。今有头汗出，是似阳虚，故曰汗出为阳微。若少阴额上冷汗，则为阴毒矣。

手足腋股汗

手足汗出者，为热聚于胃。胃为津液之府，以热蕴于内，故津液旁达也。凡伤寒日晡潮热，手足濈濈汗出者，为胃实。若手足心腋下，濈濈然汗出者，为兼少阳实热也。大柴胡三承气选用。然亦有属胃中寒者。经云：阳明病，不能食，小便不利，手足濈濈然汗出者，此欲作固瘕，大便必初硬，后溏，此胃中虚冷欲溏泄也。当知此汗必冷，宜用理中温之，不可概以为胃热也。

东垣治一人，脚膝痿弱，下尻臀皆冷，阴汗臊臭，精滑不固，脉沉数有力，为火郁于内逼阴于外也。精气不固者，髓中混以湿热也。以小柴胡去参加茯苓、胆草、黄柏苦寒，泻之而愈。

烦 热

烦热为郁闷不安，火热不得发越之象。不经汗吐下而烦热者，为太阳表证。经曰：病人烦热，汗出则解，如未作膈实，当和解而已。若心下满而烦，则有吐下之殊。烦热自汗而渴，属阳明，烦热脉弦喜呕，或烦而不呕，属少阳，不可不辨。汗下后，六七日不大便，小腹满而烦，或胸中痛而烦热喘逆者，为有燥屎，大承气汤急下之。

若四五日，鼻干目瞑，脉数而烦者，为欲衄，黄芩汤加柴、葛、枳、桔、生地、山栀清解之。

凡伤寒六七日，手足三部脉皆至，大烦而口噤不能言，其人躁扰者，为欲作汗解。

差后虚烦不得眠，竹叶石膏汤。

差后得食而烦，损谷则愈。

有内伤劳役，阴火动而时烦时静，不可误认外感而施汗下也。

凡服药后，烦闷不安，头面发际遍身发痒者，谓之药烦，此胃虚不能胜药力也。与热姜汤徐徐呷之，药中宜加用生姜以行胃气自安。

烦　躁

烦热悉属三阳，烦躁则有阴阳之异。盖心热则烦，肾热则躁。烦者心胸愠怒，如有所触，外不形现，为热尚轻，躁乃手足动掉，若无所措，内外不宁，为热最剧。

有太阳表证，发热头痛恶寒，不汗出而烦躁者，大青龙汤。

有太阳里证，渴欲饮水而烦躁，及无热，但狂言烦躁者，并宜五苓散。

有表证罢，而不大便烦躁者，此阳明腑实，三承气选用。

有汗下不解，而烦躁恶寒者，此为虚寒，茯苓四逆汤。

有脉数，心烦而躁，至夜不宁者，为血虚，芍药甘草汤。

有昼日烦躁，至夜安静者，为阳虚，干姜附子汤。

有误用姜附而烦躁，虚则升阳散火，实则黄连解毒。若躁极脉乱者，勿治也。

有少阴病，吐利手足厥冷，烦躁欲死者，吴茱萸汤。

有阴盛格阳，脉沉细而疾，渴欲饮水，躁极闷乱者，此水极似火也，用霹雳散，并以火熨之。进热药而躁反甚，此药力未到，不可遽用寒凉，使阳气益消则死。宜再与热药协济之。

有温病、热病、时疫、温疫，表里俱邪，三焦大热，烦躁大渴者，白虎解毒凉膈双解承气三黄石膏选用。

有少阴病，六七日无大热，或厥逆自利不得汗，脉沉数而烦躁者，黄连阿胶汤。

凡不经汗下而烦躁者，为实，汗下后烦躁，为虚。结胸证悉具，而烦躁发热，下利厥逆，而躁不得眠，少阴吐利躁烦，四肢恶寒，身蜷脉不至，不烦而躁者，皆死证也。

节庵治一壮年，夏间劳役后食冷物，夜卧遗精，遂发热痞闷，至晚头额时痛，两足不温。医不知头痛为火热上乘，足冷为脾气不下，误认外感夹阴，而与五积汗之，则烦躁口干，目赤便秘，明日便与承气下之，但有黄水，身强如痉，烦躁转剧，腹胀喘急，舌苔黄黑，已六七日矣。诊其脉六七至而弦劲，急以黄龙汤下黑物甚多，下后腹胀顿宽，躁热顿减，但夜间仍热，舌苔未尽，更与解毒汤合生脉散加地黄二剂热除，平调月余而安。

戈存橘治一人，大热八九日，已经汗下而热不退，烦躁目赤，拘急沉重，六脉洪盛。曰此热在三焦，闭塞经络，津液营卫不通也。以三黄石膏加辰砂末，连进三服而愈。

喻嘉言治一人，伤寒六七日，身热目赤，索水至前而不能饮，异常大躁。门牖洞启，身卧地上，辗转不安，更欲入井。医欲以承气与之。诊其脉洪大无伦，重按无力，此阳欲外脱，外显假热，内有真寒，敢以纯阴之药，重劫其阳乎？观其得水不欲咽，情已大露，而反可咽大黄、芒硝乎？天地燠蒸，必有大雨，此证倾刻一身大汗，不可救？矣。于是以大剂人参姜附甘草，煎成冷服，服后寒战戛齿有声，阳微之状始著，以重绵和头覆之，更与一剂，微汗热退而安。

懊　憹

伤寒表证误下，正气内虚，阳邪内陷，结于心胸之间，郁闷不舒，轻则虚烦懊憹，重则痞满结胸矣。邪在膈上则宜吐，热结胃腑即宜下，不可拘也。

发汗吐下后，虚烦不得眠，剧者必反覆颠倒，心中懊侬，与阳明病下之，其外有热，手足温而不结胸，心中懊侬，及舌上苔滑，饥不能食，头汗出而懊侬，三者皆邪热郁于胸中，并宜栀子豉汤吐之。

下之后，心中懊侬而烦，为有燥屎。

下后短气烦躁，膈中拒痛，心中懊侬者，为结胸。

阳明病，身热无汗，口燥渴，大小便不利，心中懊侬，此为湿热，必发黄。

温热病懊侬，为热毒蕴于膈上，凉膈解毒选用。口燥呻吟错语不得眠，五苓散合黄连解毒汤。

江应宿治伤寒十余日，身热无汗，怫郁不得卧，非躁非烦，非寒非痛，时发一声，如叹息之状，乃懊侬怫郁证也。投以栀子豉汤吐之，治其懊侬，再以大柴胡汤下之，治其怫郁而安。

身 体 痛

伤寒身疼脉浮，则为太阳表证。以寒气袭于经络之间，故恶寒无汗，而骨节烦疼也。必用麻黄汤辛热发表，令气血流通而愈。若自汗脉浮缓者，则腠理开泄，虽发热而身体骨节不疼矣。若伤寒身疼，而见尺脉迟弱者，此为气血本虚，不可骤表，当先用黄芪建中温之，然后发表可也。

有汗后身疼脉迟者，此阳气虚也，新加汤。

有发汗吐下后，身疼不休，表证不解者，仲景必与桂枝汤，以汗吐下后，津液内耗，虽有表邪，止宜桂枝调和营卫，不可复用麻黄也。

有太阳表证具，而身疼头痛，脉不浮而沉迟无力者，此真阳内虚，不能胜任麻

黄，当与四逆汤温之。有里证身疼者，乃直中里证，非传经里证也。若传经里证则属热，热主血行，又何有身痛哉？然直中身疼者，寒气直入于里，阳已内衰，不能外通，而气血凝滞，故令体痛。宜急温之。凡有头痛发热，而身疼如缚者，表证也。无头痛发热，而身疼如杖者，直中也。

有少阴病，脉沉手足寒，身体痛，骨节疼，口中和，背恶寒者，附子汤。有少阴下利清谷，而身疼痛，急当救里，然后治表。有阴毒身痛如被杖者，有瘀血一身尽痛，而发热面黄者，有中湿声重鼻塞，一身尽重而痛者，有风湿一身尽痛，恶风不欲去衣，汗出小便难者，有内伤劳倦脉虚倦怠，而肢体烦疼者，各详总论本例中。

石顽治梁溪吴公益，患伤寒发热头痛，先曾服过发散之剂，而致面赤戴阳，四肢逆冷，周身骨节大痛，脐腰与小腹相引急痛，茎缩入腹，囊冷如冰，饮食不入，时时烦躁而渴，热已濒危，诸医令具后事矣。余诊之，脉虽洪大鼓指，而按之渐小无力，曰：此真元内亏，阴火不归，而游散在上、在外也。遂与四逆加参芪下黑锡丹，二剂上热顿除，下体渐温，惟周身痛楚不减，继与大建中人参养荣，调理而痊。

拘 急

四肢为诸阳之本，寒邪客于经络之中，故使拘急不和也。有因发汗亡阳，津血内竭，不能荣养筋脉，而屈伸不便者，有阳气内衰，不能行于四末，而拘急疼痛者，大抵有发热头痛，骨节疼，而四肢拘急为表证，无身热头疼，而蜷卧不伸，四肢拘急者，为阴证。若汗下后，筋惕肉瞤

而见拘急不仁者，则为气血虚弱也。

脉浮自汗出，小便数，心烦微恶寒，脚挛急，不可与桂枝汤，当与黄芪建中汤。

发汗后，恶风小便难，四肢拘急者，桂枝加附子汤。

吐利后，汗出发热恶风，拘急厥逆，及直中阴经，厥逆拘急，并宜四逆汤。

心 下 满

心下满者，谓正当心下硬满，乃病在气分，邪将入里而未入也。若下早，表邪入里而满者，则为痞也。

凡心下满，以手按之，散而濡者，此虚气也；若按之汩汩有声而软者，有停饮也；若按之硬痛者，有宿食也；若按之痛而其人善忘者，有蓄血也，治法各具本条。阳明证，心下硬满者，不可下，以邪在气分也，下之利不止者死，利止者愈。又曰：脉浮而大，心下反硬，有热属脏者攻之，此燥屎逆上攻脾也，调胃承气汤。

胸 胁 满 痛

胸胁满者，为胸胁下气塞满闷，非心下满也。邪气自表传里，必先胸膈，次传胁下而入胃腑。是以胸满多带表证，胁满当半里也。太阳阳明合病，喘而胸满者，麻黄汤。则知胸满属表，而须发汗也。

又太阳病下后，脉促胸满者，桂枝去芍药汤，以病在卫气，芍药入营，故去之。

太阳病不解，传入少阳，胁下硬满，呕不能食，往来寒热，脉虽沉紧，只宜小柴胡和解之。若舌上有白苔，虽不大便，不可下，本方去参加橘皮。

伤寒七八日，下之胸满惊烦，此邪气乘虚，而入少阳之本也。柴胡加龙骨牡蛎汤。大抵胸胁满，为邪初入里，气郁不行之候，只宜柴胡枳桔和之。若邪气留于胸中为实，则宜吐也。经曰：病在胸中当吐之。若发热咳嗽胸满，而两胁痛如挫者，此邪热挟湿痰攻注也。小柴胡去参半加枳壳、桔梗、栝蒌、杏仁、白芥子、竹沥、姜汁。

若心下满，其人曾闪挫，大便黑而胁下刺痛者，此有瘀血也，桃核承气加枳桔柴胡，不应加生附子。胁下偏痛发热，其脉紧弦，此寒也，以温药下之，大黄附子汤。

痞

痞者，痞塞不通之谓。以下之太早，虚邪内入而为痞，故胸中但满，而按之不痛也。有表证未解者，又当柴胡桂枝等解散，然后用泻心等剂。

有汗解后心下痞硬，腹中雷鸣下利者，此胃中不和也，生姜泻心汤。有太阳病误下而痞者，此胃虚客邪上逆也，甘草泻心汤。

有少阳病误下，心下但满而不痛者，此痰湿上逆也，半夏泻心汤。有心下痞，按之濡，关上脉浮者，热邪上盛也，大黄黄连泻心汤。

有心下痞而复恶寒者，此上有湿热，下有陈寒，冷热偏胜也，附子泻心汤。

大下后复发汗，心下痞，恶寒者，表未解也，先用桂枝汤解表，后用大黄黄连泻心汤攻痞。

本以下之故心下痞，与泻心汤痞不解，其人渴而躁烦，小便不利者，五苓散。

有心下痞满，引胁下痛，干呕短气，汗出不恶寒者，此胁下有水气也，十枣汤。

有外证未除，而数下之，利不止，心下痞硬，表里不解者，此协热利痞也，桂枝人参汤。

伤寒吐下不解，心下痞硬，噫气不除者，旋复代赭石汤。

伤寒发热，汗出不解，心下痞闷。呕吐而下利者，大柴胡汤。大抵胸胁痞结，未经攻下而成者，此或痰或食或气凝滞而然，只须小柴胡加枳桔以开豁之，曾经下后，此为外邪陷入而为痞结，方可用陷胸泻心等剂以疏导之。今医不分曾下未下，见有心下胀满，便呼结胸，辄与攻下之药，乃成真痞结也。

结　　胸

伤寒表证误下，实邪内陷，则为结胸，故当胸硬满而痛也。

凡结胸证，心下硬满短气，烦躁喘满，心中懊忱，或项强如柔痉状，或胸中高起，或腹内拒痛，或舌上燥渴，或日晡小有潮热，或从心下至小腹硬满，脉寸浮，关沉为大结胸，大陷胸证也。凡用陷胸汤宜加陈仓米一撮，以曾经误下，胃先受伤，用以护持中气最妙。若气弱脉沉迟，不可攻者，理中圆频与之，甚则少加附子。

心下满而按之方痛，脉浮滑者，为小结胸，小陷胸汤。

若心下结痛而无热证，不渴不烦，此寒实结胸也，甘草干姜汤。未效枳实理中汤，实人三物白散。心下怔忡，头汗出无大热者，为水结胸，轻则半夏茯苓汤，重则大陷胸加干姜。心下满而微硬不可按，其人善忘，小便反利而不渴者，此血结也，桃核承气汤。

心下石硬，胸前大热，而胀满结痛，饱闷气急者，此食结也，或已下或未下，并宜调中饮。虚者可用枳实理中。

胸中满结，脉浮大者不可下，下之则死。此邪犹在表也。先与桂枝汤解表，俟表证已，然后攻之。

若未经下者，非结胸也，虽有胸胁痞满，只宜小柴胡加枳桔，或加桂枝和解之。

误下之，初觉结胸证见，急宜理中汤，服此汤便可解散，如未解，候日足再下之。

凡结胸有兼发黄、发斑、发狂、发呃、发哕者最剧。结胸证具而烦躁者死。结胸二三下之不退者死。喘急直视，昏愦厥逆，手足冷，或下出稀水粪者，皆不可治。大抵结胸之脉沉紧滑实者，乃可攻之，若沉微细小者，决难救矣。

脏　　结

病如结胸状，饮食如故，时时下利，寸脉浮，关上小细沉紧，而无阳证，不往来寒热，其人反静，舌白苔滑者，脏结也。卢子繇言：脏结舌上苔白滑，滑者纯阴之极，不可攻也。盖舌乃心之苗，红赤是正色，苔白而滑，如物入水中，色剥而白也。按脏结一证，昔人以仲景言舌上白苔滑者难治，又谓不可攻，复云此名脏结，死，遂至置而不讲，殊不知仲景所谓舌白苔滑者，以其仍有热邪内结，所以生苔。若无邪结，则苔不生矣。只因里气素虚，不能蒸热，故无阳证发见，舌苔亦不得干燥，以其本虚邪结，故为难治，非真不治也。谓不可攻者，以其饮食如故，知邪不在胃也。时时自利，其肠中亦无留结也。邪既不结于肠胃，攻之无益，徒伐元气耳。至于素有痞积，又加邪结，新旧两邪相搏不解故死。虽然未可概为死证，而委之不救也。喻嘉言曾举黄连汤，余尝用连理汤治之，亦有能食自利腹胀急者，用备急丸，有腹痛引胁下不可按者，用附子泻心汤，有素有痞积，痛引阴筋者，用四逆汤加茰、桂等，往往获效，贵在临证活法耳。

腹　　满

阳邪传入太阴则腹满。凡人胃气调和，则营气从中焦上蒸于肺，脾气不运，则营气不能上蒸，或从郁火而滞于左胁，或协痰湿而凝于右胁，或随糟粕而滞于小腹，故脾气衰惫之人，腹胁常硬满也。凡腹胀满而漫肿虚大者，属气滞，肿硬光亮者，为水结，少腹濡肿而痛，有青紫筋膜绊于腹皮者，为瘀积也。腹满不减，按之痛者为实，承气汤下之。腹满时减，按之不痛为虚，理中汤温之。病人自言腹满，他人按之不满，此属阴证，切不可攻，攻之必死，四逆汤温之。气口脉微弦，当腹满，不满必便难，两胠疼痛，此为虚寒从下上也，当温之，金匮大建中汤。

阳明病，发热腹满微喘，口燥不大便，或谵语者，大柴胡汤。

少阴病咽干腹满，六七日不大便，或下利纯清水，为阳热亢极，急下之，大承气汤。

病腹满，发热十余日，脉浮数，饮食如故，此风热内陷也，厚朴七物汤。

腹中寒气，雷鸣切痛，胸胁逆满呕吐，附子粳米汤。

汗后腹满当温之，厚朴生姜半夏甘草人参汤。

吐后腹满宜下之，调胃承气汤。

下后腹满宜吐之，栀子厚朴汤。

腹满身重，面垢遗尿，白虎汤。

大抵阳热为邪，则腹满而咽干，阴寒为邪，则腹满而吐利食不下，若曾经汗吐下后腹满者，治各不同也。

腹　　痛

胸痛属表邪内陷，胁痛属半表半里证。若腹痛则纯属于里，但有传经直中之殊。盖阳邪传里，与正气相搏而痛，其痛不常而满腹攻搅，此犹带表邪，当以小建中和之。因误下阳邪陷入太阴而痛，虚则桂枝加芍药，实则桂枝加大黄。

阴寒在内而痛者，则痛从脐下注少腹，绵绵无休止时，欲作利也，当以四逆辈温之。

有燥屎宿食而痛者，则烦躁不大便，腹满硬痛是也，当以三承气攻之。

下之太过而痛者，则时剧时轻，却喜温按，当用理中、金匮大建中温补之。

少阴病腹痛四逆，或咳或悸，或小便不利，或泄利下重，四逆散清解之。

胃中寒热不和，腹中痛欲呕吐者，黄连汤和之。

中脘痛者，属太阴，当脐痛者，属少阴，少腹痛者，属厥阴。经曰：诸痛为实，下之则痛随利减。此言阳邪传里而痛也。又腹为阴，寒邪入内，必先腹痛下利。此言阴寒内结而痛也。凡腹痛喜得温按，而痛无休息者，为直中阴寒，若时痛时止而喜按揉者，为传经坏证，皆宜温之。痛不可近而硬满者，为实结，痛不可近而濡软者，为蓄血，皆当下之。此阴阳虚实血气之大端也。

小 腹 满 痛

小腹满痛，皆为里证，与胸胁满之属气不同。太阳风伤卫不解，渴而小便不利，邪热犯本，五苓散。太阳寒伤营失汗，热结膀胱如狂，小便自利，小腹急满结痛，桃核承气汤。

尺中迟弦，少腹濡满，痛不可按，小便反利，亦有艰涩者，为蓄血，代抵当汤。

太阴身黄脉沉，小腹满，小便不利，茵陈蒿汤。

阳明腑实，小便短赤，大便秘结，小腹硬满，大承气汤。

阴证初起，自觉小腹满，腰腹痛，手足厥冷者，真武汤。

若冷结膀胱关元，而阳气不化，小便不通者，不可误认溺闭而与利水药，宜先灸本穴，然后温补。若灸后手足不温者，不治。又有阴阳易病，小腹痛引腰胯，小便不利者，逍遥汤下烧裈散。病人素有痞气，连在脐旁，痛引入阴筋者，名脏结，难治，四逆汤加吴茱萸、肉桂。

谵　语

经曰：邪气盛则实，精气夺则虚。故实则谵语，虚则郑声。伤寒胃中热甚，上乘于心，心为热冒，则神识昏迷，妄有所见而言。轻者睡中呢喃，重者不睡亦语。

有谵语者，合目自言日用常行之事，是热未至于甚也，独语者，如见鬼状，若剧者，发则不识人，语言不休者，又其甚也。言乱者，谓妄言骂詈，不避亲疏，神明已乱也。狂言者，大开目与人言所未尝见之事，此邪热之最剧者。凡此见其热之轻重也。

脉来沉实，或数盛有力，二便秘涩，燥渴谵语狂妄，腹胀满，潮热自汗，或下利纯清水，或心腹硬痛，或过经不解皆当下，若下后热不止，或喘满气逆而上奔，或泄利气脱而下夺，皆逆也。

大抵热入于胃，水涸燥结，必发谵语，皆为实，有被火劫取汗而谵语者，有亡阳谵语者，此为虚也。

发汗多，亡阳谵语，身自和，不可下，柴胡桂枝汤和之。火迫谵语者，津液内竭，火热侵耗所致也，桂枝甘草龙骨牡蛎汤。得病无热，但狂言烦躁不安，精采不与人相当，此热结于膀胱，五苓散水调探吐之，或加知母、甘草，名桂苓饮。

得病无头痛，不恶寒，但身热发渴，小便利，大便黑，口出无伦语，此热在心脾，当归活血汤。

当汗失汗谵语，善忘善饥，漱水身黄，腹满如狂者，属瘀血也，桃核承气汤。

妇人热入血室，夜则谵语，如见鬼状，小柴胡加当归丹皮。

三阳合病，谵语面垢遗尿，白虎汤。

大热干呕，呻吟错语不得眠，黄连解毒汤。

温热病及时疫，误用表药，热传三焦，谵语闷乱者，三黄石膏加大黄下之。

凡谵语无实热燥结可攻者，皆不可治，下后谵妄虽稍缓，仍不止，若未见溏粪者，为下未尽，更下之。诸如此者，脉短则死，脉自和则愈。又身微热脉浮大者生，逆冷直视，脉沉细者死。

石顽治陈仲吾劳力感寒，其人年齿虽高，而形体丰盛，饮啖兼人，湿热素盛。初冬患发热胸腹胀满，甫四日而舌苔焦黑芒刺，痰喘声嘶，谵语喃喃不休，手足动掷不宁，时发呃一二声，二便秘涩，脉洪滑搏指，右倍于左。此湿热挟邪郁发，下证之最急者，遂疏大承气入铁浆、竹沥、姜汁与之，诸医咸谓日数未久，不可便下，殊不知湿热上逆，势若洪水泛滥，稍迟则胀透膈膜，神丹莫济矣。彼至戚中有善医者，深以余言为然，急令煎服，连下粘垢二次，热与谵语稍止，更服小陷胸至四五剂，神识始清，糜粥倍进，半月后频索醇酒，恣啖新橘，致痰湿复聚，仍痞闷谵妄发热，或欲再进前方，取决于余，诊之则人迎小弱而气口虚大，按之即无，安有复下之理，况仲景谵语例中，亡阳火逆，皆为虚证，此属少阳生气衰微，痰涎沃胆之候，遂与柴胡龙骨牡蛎汤，一剂而安。继询善后之策，惟香砂六君理脾运痰为第一义，惜乎庞见杂出，终亏一篑之功耳。

郑　声

郑声者谓虚而声转无力，不相接续，造字出于喉中，若郑声之轻怯也，又重语叠出，说过又说，亦谓郑声。盖因汗下后失其正音，精气衰夺之候。

其脉弦细而微，身有微热，或寒热或呕逆，大小便自利而郑声者，小柴胡汤。

脉虽微弱而和，手足温者，生脉散，人参三白汤。

气息短促，而脉沉细欲绝，附子汤倍参。若上气喘促，或呃逆不止，神昏不省人事者死。

发　狂

《内经》云：邪入于阳则狂，邪入于阴则痹伤。伤寒热毒在胃，并于心，使神不宁，遂发狂也。发狂虽主胃腑实热，亦有属经证者，如病人不欲食，小便自利，大便自调，脉来紧盛，骨节烦疼，翕然如有热状，奄然发狂，溅然汗出而解，此阳明经热，欲作汗而狂也，不必用药，宜频与姜汤，助其作汗自解。

病人热甚，脉来数实，欲登高弃衣，狂妄骂詈，不避亲疏，盖阳盛则四肢实，实则能登高也，大承气汤。

头痛不解，热结膀胱，其人如狂，而血自下者愈，外已解，但少腹急结，脉沉身黄，唇焦漱水，小便自利者，此为蓄血如狂，桃核承气汤。

凡温病、热病、时疫，热毒内盛，脉大腹满，便秘发狂者，并宜承气合黄连解毒汤。若脉浮兼表证者，凉膈双解三黄石膏，或大承气加姜枣，皆能发汗解表也。凡温热时行，发狂得汗者生，不得汗者死，脉小厥逆者不治。

有阳厥暴怒发狂者。盖阳气暴折，郁而多怒则发狂也，大承气加铁落。

阴证烦躁如狂，渴欲饮水，而不能咽，或身热戴阳，手足逆冷，脉沉细，或虚大无根，附子汤、火焰散、霹雳散选用。若阳狂直视，便弱自遗，与汗后大热，脉躁狂言不食，皆不治。

发　斑

夫热则伤血，血热不散，里实表虚，热气乘虚，出于皮肤而为斑，轻则如蚊迹，甚则如锦纹。或病本属阳，误投热药，或当汗不汗，当下不下，或汗下未解，或冬温误用麻黄助热，或温病误用辛温发表，皆能至此，慎不可发汗，重令开泄，更增斑烂，亦不可轻下，以其热毒散漫于外也。惟大便秘，躁渴色紫者，可微下之。

凡汗下不解，足冷耳聋，胸中烦闷，咳嗽呕逆，躁热起卧不安，便是发斑之候。

凡斑欲出未出之际，慎不可用寒凉攻热，恐伤胃气，必作呕哕也。

发斑皆失于汗下，热毒内攻，不得外散，蕴于胃腑而发出肌表，宜先与升麻、黑参、甘草煎服，甚则升麻汤加犀角、黑参。若斑已出，不宜再行升发，始发又不宜便下，恐毒内陷也。若热毒势盛，咽痛心烦，狂言闷乱者，犀角黑参汤。咽痛可加牛蒡子、薄荷之类。若斑发已尽，外势已退，内实不大便谵语，小剂凉膈散，或大柴胡微下之。

温热病胃热发斑，错语神昏热甚，而下证未全者，黄连解毒汤加犀角、黑参，大便秘者，凉膈合五苓去桂加滑石。未经下，而胃热发斑者，白虎加人参汤。热势盛者，合解毒汤。时疫发斑，憎寒壮热，头疼骨节痛，拘急满闷，初出尚有表证者，白虎汤。温毒发斑如锦纹者，犀角大青汤，脉虚，热甚，去芩柏升麻加人参、生地、柴胡，即消斑青黛饮。

阳毒发斑，狂言下利，咽痛面赤，斑如锦纹，阳毒升麻汤，脉虚热甚，白虎加人参汤，脉洪大不知人者，三黄石膏汤。

内伤寒发斑者，此因暑月受凉，并伤冷物，内外皆寒，逼其暑火浮游于外而发斑也，其候寒热间作，或鼻中微衄，脉来沉涩，皮肤殊无大热，斑亦无多，宜频与调中饮。若虚极自利身热，为必死证，用补中益气汤，多有得生者。

阴证发斑者，状如蚊迹蚤痕，手足多而胸胁少，头面背上阳部殊无，其色淡红，稍久则为微黄，身虽有热而安静，脉来沉细。以其人元气素虚，或先因欲事伤肾，或误服凉药太过，寒伏于下，逼其无根之火，聚于胸中，薰灼肺胃，传于皮肤而发，当用理中去术加附子、藿香、升麻、橘皮，甚则通脉四逆汤。然多不救。

凡斑红赤者为胃热，紫者为胃伤，黑者为胃烂也。大抵鲜红起发者吉，虽大不妨，稠密成片紫色者，五死五生，杂色青黑者，十死不一生矣。凡斑既出，须得脉洪数有力，身温足暖者，易治。若脉沉小足冷，元气弱者，多难治。

凡狂言发斑，大便自利，或短气燥结不通，而黑斑如果实黡者，皆不可治。

许叔微治一人，内寒外热而发斑，六脉沉细，肩背胸胁斑出数点，随出随隐，旋更发出，语言狂乱，乃阳为阴逼，上入于肺，转之皮毛，故错乱如狂，非谵语也。肌表虽热，以手按之，须臾冷透如冰，与姜附等药数服，后得大汗而愈。滑伯仁治一人，身大热，脉沉实而滑，四末微清，以灯烛之，遍体皆赤斑，舌上苔黑而燥裂芒刺，神昏谵妄，以小柴胡加知母、石膏，一夕连进三服，次用大承气下之而安。

吕沧洲治一人，脉虚自汗，误与真武汤，遂至神昏时时熟睡，脉伏不至，而肌热灼指，此营热致斑之候，非阳病阴脉之比，先与白虎加人参汤化其斑，后以桃核承气攻之而愈。

发　黄

发黄者，阳明里热极甚，热郁留饮不散，湿热相搏而成。大抵湿热蒸太阴，脾土色见于外，必发黄也。经曰：湿热交并民多病瘅，湿气胜则如熏黄而晦，热气胜则如橘黄而明，伤寒发黄，热势已极，且与蓄血相类，但小便不利，大便实而渴者，为发黄，小便自利而不渴者，为蓄血也。凡白睛微黄而头汗，及环口汗出，便是发黄之候。凡小便利，大便黑，其人如狂，头汗发渴，身黄如橘，为瘀热，但胸胁痛者，犀角地黄加大黄、茵陈，小腹痛者，桃核承气加茵陈。

一身尽痛，发热头汗，口渴，小便不利，身如熏黄，为湿热，五苓散加茵陈，腹微满者，茵陈蒿汤。

太阳病失汗，一身尽痛，头汗发热而黄，麻黄连轺赤小豆汤。

发热小便不利而渴者，栀子柏皮汤。

若肢体逆冷，呕闷自利，胸中气促，舌上苔滑，脉沉细而紧，此阴黄也，四逆加茵陈，有食更加枳、术、橘、半、草豆蔻。下后发黄，为脾土受伤，热去而湿在也，理中汤加茵陈，若外有微热者，五苓散。暑月汗闭发黄，五苓散用桂枝加茵陈、香薷。

温毒时行发黄，茵陈蒿汤，发黄兼发斑者，茵陈蒿、草龙胆、犀角、升麻等分煎服，名茵陈犀角汤。

湿家一身尽痛，不能转侧，身黄脉沉细而迟，四肢厥冷，怠惰少气为寒湿，白术附子汤。

阴黄寸口近掌无脉，口鼻气冷者死，形如烟熏，摇头直视，环口黧黑，柔汗发黄，皆真脏气绝也。

许叔微治一舟子，伤寒发黄，鼻内酸痛，身目如金，小便涩而大便如常，或欲用茵陈蒿汤。许曰：大便如常，则知病不在脏腑，眼疼鼻酸痛，此病在清道，若用大黄，必腹胀为逆，以瓜蒂散含水搐鼻中，黄水尽乃愈。

不 大 便

大便不通者，阳明内实也。因发汗利小便过多，致津液耗损，肠胃干燥，而转属少阳阳明者多矣。其人发渴谵语，脉实狂妄，潮热自汗，小便赤，或小腹绕脐硬痛，舌苔黄黑干裂，并宜三承气选用。凡欲攻之，当先与小承气，服后转失气者，与大承气汤。

伤寒不大便六七日，头痛有热多汗，小便黄赤者，此里热蒸阳明，调胃承气汤。小便清者，知邪热不在里，不可下。

阳明证具，而脉浮或发热者，为表未尽，小柴胡和之。

呕多虽有阳明证，不可下。

脉浮而恶寒者，虽不大便，犹带表邪，未可便下。

大便难小便少，不转失气，攻之必初硬后溏，俟结定乃可攻之。

阳明脉浮多汗，小便利百大便难，为津液内竭，下之必清谷胀满，宜蜜煎导。

脾约大便难，麻仁丸。

阳结不大便，大柴胡下麻仁丸。

阴结不大便，四逆汤加姜汁、白蜜下金液丹。

妇人血风崩漏，男子失血过多，内有燥热，撮空闭目，错语神昏，而不大便者，生地黄黄连汤加荆芥，脉实稍加酒大黄。

大病后津枯气逆攻痛，大便不行，当归三钱，生枳壳、广皮、人参各一钱，入姜汁白蜜热服。若血虚至夜有热，加二[①]地，余热不尽，并溺赤涩加二冬，切不可用润肠麻仁等丸。凡不大便而脉虚涩，循衣摸床，直视喘急，为真阴内竭，舌黑唇焦，齿根灰腐者，为燥屎上冲，皆死候也。

石顽治国学助教顾九玉女，小产后，感冒客邪，或用散表之药，热不止，大便数日不行，六脉结代，气口尤甚，舌心灰黑而无积苔，心中动悸不宁，正合仲景炙甘草汤证例，遂作本汤服之。二剂而更衣，热除脉复矣。

自 利

伤寒邪气传里，里虚挟热则自下利，当别其阴阳。三阳下利皆身热，太阴下利手足温，少阴厥阴则身寒无热，此大概也。夫自利清谷不渴，或渴不能饮，或喜热饮，小便色白，厥冷恶寒，脉来沉迟无

---

① 二：锦章书局本作"一"。

力，或身反发热，手足逆冷，皆直中阴寒自利也。若渴欲饮冷，溺色黄赤，自利黄水，及泄利下重臭秽，日晡发热，脉来数实而滑，虽或厥逆而发热，皆传经挟热下利也。盖因风邪入胃，木来侮土，故令暴下，或温或攻，或固下焦，或利小便，但不可发汗，汗之使邪内攻，必成胀满耳。惟合病发热自利，则为表邪，不可例以为里证也。

自利者，不因攻下而自泄利也。然有挟食挟水，表邪传里，合病伏气，傍流阴寒之不同。又须辨其协寒协热，协寒而利者，必为鹜溏，协热而利者，定为肠垢也。

如挟食证，过用消导里药，引邪内犯而泄利者，胃苓汤。

有表证发热饮水，水停心下，而喘咳自利者，小青龙加减，轻者五苓散加葶苈。

有水停胁下硬痛，咳而自利者，十枣汤。胁下一片独冷，加炮姜。虚寒者，少加桂附行之。

有表邪传里，肠鸣腹痛，下利，脉沉迟者，小建中和之。

有合病发热，脉浮自利者，葛根汤。

有冬温发热，咽痛自利心烦，阳旦汤加桔梗、茯苓。

有温病发热而渴，小便赤涩，大便自利脉浮者，五苓散去桂加黄芩，脉沉，猪苓汤，温热内甚而自利不止者，黄连解毒汤。

少阴四逆，泄利下重，四逆散。

下利谵语有燥屎，小承气汤。

伤寒十余日，口燥舌干，心中疼自利清黄臭水，大承气汤急下之。凡食下即化腐臭而出是有火也。今火邪内烁，阴津耗竭，燥结如石，故旁流清黄臭水，与完谷不化之属阴寒者，不同。慎勿误认阴寒而

与温药，必死。

凡始病不发热，便腹痛，呕吐，为阴寒自利，如太阴自利不渴而脉沉，理中汤，寒甚加附子。小便不利合五苓散。

少阴自利而渴，小便色白者，附子汤。小便不利，真武汤。

自利厥逆，而反面赤戴阳，或下利清谷，里寒外热，白通通脉选用。

吐利厥逆，烦躁欲死者，吴茱萸汤。

厥阴自利止，而烦躁发热，阴尽复阳也，当自愈。

下　利

下利者，不当下而便攻之，内虚协热而泄也。有协热坏证之不同。如太阳病未解，而数下之，遂协热而利，心下痞者，桂枝人参汤。

太阳病下之早，遂利不止，脉促者，表未解也，葛根黄芩黄连汤。

伤寒发热，汗出不解，心下痞硬，呕吐下利者，大柴胡汤。

下利旁流清黄臭水者，大承气汤。

下利烦渴饮水，脐下热甚下重，及误用热药协热利者，白头翁汤。

下利脉大，肠鸣者，虚也，以其强下之故也，当归四逆汤。

汗下太过，而畏寒厥逆，呕吐不能食，泄利不止，脉来虚微乏力，当从阴证例治。温热毒邪内盛而利不止，黄连解毒汤，躁闷狂乱者，三黄石膏汤。

下利差后，至其年月复发者，此痼寒留结也，备急丸。

凡厥而下利，先厥后发热者，利必自止，再厥必后利。

下利脉大者为逆，脉紧者为未解，脉大者为未止，脉弱者为自愈，虽发热不死。

下利脉沉迟，面少赤身有微热，下利清谷必郁冒汗出而解。

凡下利脉数而渴者，令自愈。设不差者，必便清血，以有热故也。

伤寒厥逆下利当不能食，今反骤能食者，为除中也，脉不出者死。言胃气竭绝而求助于食也，下利谵语，而目直视，下利厥逆。烦躁不得眠，下利发热，而自汗不止，下利止而头眩，下利厥逆无脉，灸之不温，而脉不出，下利厥冷无脉服通脉四逆汤，脉暴出而躁，与下利日数十行脉反实者，皆为不治之证也。

便 脓 血

便血有阴阳冷热之不同，若便脓血，则皆湿热无疑。昔人有言，见血无寒，又言血热妄行，则知下血属热者，十常八九，间有一二属寒者，阳证内热则下鲜血，阴证内寒则下衃血，若紫黑成块，或如豚肝，及下血水多者，皆难治也。

阳证则脉数有力，为实热，可用苦寒药治之。

少阴病八九日，一身尽热，以热在膀胱必便血也。冬月当归四逆汤，余时黄芩汤换赤芍加当归。

厥逆发热，屡作不止，下脓血而脉数饮水者，白头翁汤。若脐下热而痛者，芍药甘草汤。

少阴温热病，下利脓血，烦渴不得卧，黄连阿胶汤。

少阴传经坏病，三四日至四五日，腹痛小便不利，下利不止，便脓血者，桃花汤。

阴证下血色瘀晦，或发呃者，附子理中汤，呃加丁香、柿蒂，然多不救。

凡下利脓血，脉宜虚小，若脉阴阳俱虚，热不止，及脉弦大而实，紧直如按弓弦，弦细如循刀刃者，皆不治①。

小 便 不 利

邪气聚于下焦，结而不散则少腹硬满而痛，小便不通。若引饮过多，水饮停蓄，或下焦多热，或中湿发黄，皆以利小便为先。惟汗后亡津液，胃中干，与阳明汗多者，则以利小便为戒。若误利之，重耗其阴，反致泉竭，多有涓滴不通而死者，可不慎欤！不但汤药当禁，外熨亦当戒之。

太阳表邪未尽，虽小便不利，发表药中，不可便加利水药，误用必致犯本。若脉浮，烦渴饮水，小便不利者，为入里也。或身黄脉沉结，小腹硬者，为无血也，并宜五苓散。心烦懊侬发黄者，加茵陈。

身黄腹满，小便不利者，茵陈蒿汤。

若表证尽除，而引饮小便不利者，此热在下焦也，猪苓汤。若汗出多，不可与猪苓汤，宜竹叶石膏汤。

胸中郁郁微烦，懊侬不安，而小便不通者，此热伤太阴肺气不行，膀胱不化也，栀子豉汤涌吐之。

热病脉洪大，自汗出，舌燥饮水，小便不利者，白虎加人参汤。

若大便乍难乍易，或下清黄臭水，小便黄赤不利者，此有燥屎也，调胃承气汤。

太阴腹痛自利，小便不利，腹满脉实者，桂枝大黄汤。无热脉沉者，理中汤。不效用五苓散。

少阴虚寒腹痛自利四肢疼重，小便或利或不利，或咳，或喘，或呕，此为有水气，真武汤。

---

① 治：底本作"法"，据锦章书局本改。

热传少阴四逆，或咳，或悸，或小便不利，或腹中痛，或泄利下重者，此阳邪陷入阴经也，四逆散加茯苓。

厥阴手足厥寒，脉细欲绝，小便不利，当归四逆汤。

凡小便不通，而见头汗者，为阳脱，此关格之疾也，不治。

小 便 难

小便难者，虽通而淋沥赤涩为阴虚阳凑，膀胱受热也。凡小便不利，而不至于不通者，勿妄利之，恐引邪入膀胱而变蓄血也。

汗下后，腹满小便难者，理中汤加厚朴茯苓，不应加附子。

汗后舌干微黄黑而无积苔，心烦动悸不宁，小便难，炙甘草汤。

汗下太过，而小便难，至夜烦躁者，当归补血汤合生脉散。

脉沉自利，四逆畏寒而小便难者，为津液竭而气化不行也，虽难必无黄赤涩痛，四逆汤合生脉散。

凡小便不利，及涩数而难者，服清利膀胱药不应，即当清理肺气滋其化源。盖肺气窒塞则小便不行，肺中虚热则小便难，若肺气虚寒则小便清利倍常，试观有肺者有尿，无肺者无尿，此理皎然矣。

许叔微治一人，太阳证因发汗不止，恶风小便涩，足挛急，屈而不伸，脉浮而大，此证在仲景方中有两条，大同小异。一则太阳病发汗，遂漏不止，恶风小便难，四肢微急，难以屈伸，一则伤寒脉浮，自汗出，心烦微恶寒，脚挛急。一属漏风小便难，一属有汗小便数，病各不同，用药少差，便有千里之失，与桂枝加附子汤。三啜而汗止，佐以芍药甘草汤，足便得伸而愈。

小 便 自 利

小便自利者，为津液偏渗。有阴阳之不同。大法有四，一为太阳表邪未入于里，一为大便硬而水液旁达，一为膀胱为蓄血所伤，不能约制水液，一为下焦虚寒津液下脱。

太阳病，发热无汗，头疼骨节痛，而二便如常者，麻黄汤。

阳明府证，微热，手足汗，小便虽利而必黄赤，承气汤。

凡小腹硬满应小便不利，今反自利，其人如狂者，此有蓄血，以血为阴邪，不能耗水故也。抵当汤代抵当亦可。少阴病四逆，小便自利，而色白为虚寒，四逆汤。或真武汤去茯苓倍附子。

既吐且利，小便复利，大汗出，下利清谷，里寒外热，脉欲绝者，通脉四逆汤。

大抵小便利而色黄，大便不行者，为里实。若小便利而小腹痛，或善忘如狂者为瘀血。若小便利而身寒，自利脉沉微，其色清白，或反多者，皆属阴寒也。

小 便 数

小便数者，肾虚而膀胱协热，故水道频数，而黄赤不长也。虽有自汗表证，不可服桂枝汤，得之便厥，为其走津液也。

伤寒脉浮自汗出，小便数，心烦微恶寒，脚挛急，尺脉弱者，黄芪建中汤。不应，加生附子汁制黄芪。尺中紧细而数者，勿用附子，本方加人参赤茯苓。素常失血者，更加牡丹皮。此味虽凉，不碍发散也。

脉浮涩，小便数而大便秘者，为脾约，麻仁丸。

小便数，大便硬，不更衣十日无所苦，渴者，五苓散。

呕　吐

呕吐与干呕却异：呕者，声物俱出，火擊痰动也；吐者，无声而但出物，湿痰无火也。盖胃中有火则有声，若但吐无声，胃中阳虚可知，能无从事辛温乎？然呕甚于吐，其类有五：一为邪传少阳，一为寒邪伤胃，一为热邪传里，一为坏病胃虚，一为阴寒内拒。故凡呕吐清水，即为直中寒证，若胃中有热，必见涎液酸水也。病机云：诸呕吐酸，及水液浑浊，皆属于热。诸病水液澄澈清冷，皆属于寒，此可见矣。

始病便呕吐饮食者，为感寒食不化，宜于芎苏香苏正气选用。

呕多，虽有阳明证，不可下，为其气逆而未收敛为实也。呕吐虽出于胃，以表邪将欲传里，里气上冲，邪正分争而然。属少阳半表里证，如心烦喜呕，胸胁满而呕，往来寒热而呕，日晡发热而呕，或已发汗，而烦满脉洪数者，总属少阳，并宜小柴胡加减。

若微热不止，腹痛不大便，郁郁微烦而呕者，大柴胡下之。

若初病发热头痛，便见呕逆自利为合病。以邪气冲斥，循经热入而伤动胃气也。

食谷欲呕者，属阳明胃中虚也，吴茱萸汤。得汤反剧者，属上焦也，桂枝加厚朴杏仁汤。

汗下后，关上脉迟缓而吐，为胃寒，理中汤。

屡经汗下，食入即吐，干姜黄芩黄连人参汤。

阴证呕吐，膈上有寒饮拒格也，太阴腹满呕逆食不下，或腹痛呕吐脉沉者，理中加橘半。寒甚加附子。

少阴脉沉迟，饮食入口即吐，心下温温欲吐复不能吐，自觉腹满，而按之不硬，手足寒，自利，小便色白者，四逆汤加吴茱萸、生姜。

大汗下后，恶寒厥逆，水药不得入口，身痛自利，真武汤加半夏下黑锡丹。与太阳病发汗后水逆之五苓散证不同。

凡温病热病呕吐者，火性上炎也。无问表里，通宜凉膈散。呕吐烦渴者，白虎汤。

湿温呕吐者，白虎合解毒。

胃寒而呕吐者，橘、半、藿香、厚朴为主。

胃热而呕吐者，芩、连、葛根、竹茹、芦根为主。

胃虚而呕者，参、术、苓、半、生姜、糯米为主。

阴寒而呕吐者，吴茱萸、干姜、附子、丁香为主。

凡呕吐切不可用甘草、大枣，皆当去之，惟胃虚者，不在禁例。

凡呕家必用半夏、生姜，利水下痰，水去则呕自止矣。故生姜为呕家圣药。呕家有痈脓者，不可治，呕脓尽自愈。此言胃脘痈也。

夹食夹痰呕吐，见总论本例中。

干　呕

干呕者，寒郁中脘，令阳气蕴而不舒，欲吐而不能吐也。若有热在内而呕，则或出酸水苦水痰食矣，安有干呕之理哉？故凡见干呕，即为寒证无疑。其太阳与少阳及水气，皆有干呕。如太阳干呕，则有头痛发热；少阳干呕，则有胸满胁痛；水气干呕，则有胁下引痛。若直中阴寒干呕，则外无一毫表证，必见下利清谷及诸寒证也。然太阳少阳水气三者之干呕，皆不离乎寒也。

伤寒表不解，干呕身热微喘，或自利而咳，小青龙汤。

汗出痞闷，胁下引痛，干呕短气者，十枣汤。

手足厥冷，干呕及哕而烦满者，橘皮竹茹汤。

太阴腹满干呕，理中汤加橘皮、半夏。

少阴病下利，脉沉细干呕，干姜附子汤。

干呕而烦，厥逆无脉，白通加猪胆汁汤。

里寒外热，脉微欲绝干呕，通脉四逆汤。

膈上有寒饮干呕，四逆汤加吴茱萸生姜。

厥阴干呕，吐涎沫头痛，吴茱萸汤。

温病热病时疫，干呕烦闷者，黄连解毒汤。

凡干呕表证，及水寒留饮，与阴寒内拒，治各不同也。

肠　鸣

邪气内搏其饮，则为肠鸣。虽有寒热之不同，无不因积饮所致。下后身热不除，心下痞硬，腹中雷鸣下利者，泻心汤选用。若腹痛便秘，热剧当下者，小承气加苓、半、木香、姜汁，虚加人参。腹中寒气，雷鸣切痛，胸胁逆满呕吐者，附子粳米汤。

哕

哕者，其声浊恶而长。有胃虚、气

逆、停饮、虚实、寒热、死生之辨。

凡伤寒邪未入府，或其人本虚，故攻其热必哕。言胃虚不能食之人，误用寒药，或饮冷水所致，理中汤加丁附。渴而小便不利者，加桂苓。

伤寒哕而腹满，视其前后，知何部不利，利之则愈。此热气壅郁，上下不通而哕也。

有潮热时时哕，先与小柴胡汤加茯苓，后与大柴胡汤。

呕哕手足逆冷，橘皮半夏汤。若胸满虚烦，橘皮竹茹汤。

胃气寒者，理中汤加吴茱萸。

哕不止，橘皮半夏汤，或橘皮竹茹汤去竹茹加干姜、桂心、通草。

温病热未除，或重感暴寒，或内伤冷物而哕者，黄芩加半夏生姜汤加广藿香叶、橘皮。

温病有热，饮水暴冷作哕，橘皮半夏汤，或半夏茯苓汤，并加芦根、茅根。

热病汗不出，大颧发赤哕者死。凡腹满不尿，脉散头汗，目睛而哕者不治。

凡哕而二便不通者，属实热，厥逆自利为虚寒，兼呕逆者为停饮。设非此三种，则为胃气垂绝之候，多难治。若有疝、瘕动气，又当别论，不可忽也。

噫　气

噫气者，胸中气不交通也。《灵枢》曰：寒气客于胃，厥逆从下上，复出于胃则噫气也。

伤寒汗下后，心中痞闷，噫气不除者，旋复代赭石汤。

石顽治郭孝望女，年十七，夏月因邻家失火受惊，遂发热自利，呕逆不食，或以伤寒治之，热呕愈甚，更以滚痰丸下溏粪三次，而变目瞪不语，噫气不绝，四肢逆冷，不能动移。诸医咸谓坏证，议与承气下之，而犹豫未决，邀余诊之。六脉如丝，问之，知厥冷昏沉不语已三日矣，此阳气欲脱之兆。本惊气入心而自汗发热，惊则痰聚膈上而呕逆不食，夏月本无大寒，何得误与发表攻里，元气大伤，致变此候。真似伤寒坏病耳。仲景云：伤寒发汗，若吐若下解后，心中痞闷噫气不除者，旋复代赭石汤主之。遂与此汤，连夜速煎不时频灌，至侵晨视之，喘息噫气皆除，肢体温和，周身沾沾有微似之汗，目能移动，但口不能言目不能开，而睛已微转，其脉三倍于昨矣。改用六君子调理而安。

呃　逆

呃逆者，气上逆而为呃忒也，或以为咳逆者，误也。按咳逆上气，为咳嗽气逆，非呃逆也。或以呃逆为哕者，亦非也。哕者，其声浊恶则长，呃逆者，才发咽喉则遽止。呃呃然连续数声，而短促不长，有因胃热失下，浊气不得下降，逆上而作，脉必应指有力，证必内实便闭口渴。此非真呃也，当下之，大承气汤。便软者，生姜泻心汤。胃虚有热者，橘皮竹茹汤。胃中有痰饮而作，气口脉必弦滑大于人迎，橘皮半夏汤。有因误服寒凉，或饮冷水，水停心下，胃中虚冷而作，脉必结代，橘皮竹茹汤去竹茹，加干姜、桂心、通草，名橘皮干姜汤，不应加丁香五六粒。平素胃虚少食者，加姜汁。炒焦。白术二三钱，或附子理中汤，此为夹水勿疑，代脉为死证也。

若往来寒热而呃者是邪将入里，里不纳邪，逆上冲激而然也。此属少阳，以小柴胡和之，不应加黄连、干姜、桂枝。若气自脐下直冲于胸嗌间呃逆者，此为肝肾

虚寒之极，而挟阴火上冲，其脉必沉细，知不在胃也。病既下虚，内已伏阴，或误用寒凉，遂至冷极于下，迫其相火上冲而为呃逆，真气欲尽也。轻则附子理中加柿蒂姜汁，重则四逆汤加丁沉，面赤者，急投羌活附子散，亦有得生者。

病人烦躁，自觉甚热，他人以手扪其肌肤则冷，此无根失守之火，散乱而为热，非实热也，乃水极似火，阴极似阳之假热，误用凉药，下咽则毙，急宜附子汤加姜、桂、丁沉下黑锡丹，或羌活附子散温之。呃逆渐止者可愈，服药不效者，难已。

蓄血腹大青筋发呃者，不必治呃，代抵当汤。每服加人参一钱，熟附子五分，干漆灰二分，或桃核承气加参附干漆灰更捷。此九死一生之候，非此不能夺也。

凡久病而见呃逆者，此真气已衰，不治，呃逆脉散，舌短灰黑，及头汗不得尿与大便自利而腹满者，皆死。

咳　嗽

诸咳悉属于肺，故伤寒中风暴嗽，皆为表证，非虚劳久嗽里证之有脏腑传次不同也。

伤寒咳嗽，肺寒停饮，及邪传半表半里，亦有阴寒内结者。

如水与表邪相合而咳，则干呕发热而悸，小青龙汤。

里澼合水动肺而咳，则身凉胁下引痛，十枣汤。

水与里寒相合而咳，则腹痛自利，四肢疼重，真武汤。

邪传半表，将入于里而咳，则寒热胸胁肤满，小柴胡去参加枳桔。

阳邪传里而咳，则四逆泄利下重，四逆散加枳桔橘红。

有少阴发热而咳，则脉沉，无头痛，麻黄附子细辛汤。

有阴寒内结而咳，则自利腹痛，四逆汤加五味①、细辛。

太阳阳明合病而咳，则身热腹满自利，葛根汤。

阳明少阳合病而咳，则呕而腹满小柴胡加葛根。

凡外感风寒咳嗽，发热头痛，鼻流清涕者，必先发散为主，若寒郁热邪咳嗽，则痰唾如胶，金沸草散加减。

热邪伤肺而咳，必咽腭肿痛，葳蕤汤加减。

温病热病咳嗽黄芩白虎，并加芦根、竹叶，若烦闷，则凉膈双解选用。

大抵外感咳嗽，当以汗解，然又有不可汗者，经曰：咳而小便利及数，不可发汗，发汗则四肢厥逆，又咳而发汗，蜷而苦满者，并宜小建中为主。若脉散者，为心火淫于肺金，鬼贼相刑，必死也。

凡咳嗽与伤寒无预者，详见《医归》本门。

石顽治包山金孟珍，正月间忽咳吐清痰咽痛，五六日后大便下瘀，晦血甚多，延至十余日，请治于余。其脉六部皆沉弦而细，此水冷金寒之候也。遂与麻黄附子细辛汤，其血顿止，又与麻黄附子甘草汤，咽痛亦可，而觉心下动悸不宁。询其受病之由，乃醉卧渴引冷饮所致，改用小青龙去麻黄加附子一剂，悸即止，咳亦大减，但时吐清痰一二口。乃以桂酒制白芍，入真武汤中与之，咳吐俱止，尚觉背微恶寒倦怠，更与附子汤二剂而安。

又治礼科姜如农长媳，患风热喘咳无痰，灼热自汗，而怀妊七月。先曾服和解清肺药二十余剂，其咳转剧，而胎渐不安。余诊之，六脉皆濡大无力，右手寸关独盛而涩，曰此热伤肺气也，反与和解

药，逼令汗出，致肺气益燥而咳逆愈甚，不得已复用苦寒折之，则火转郁伏而不散也。遂用大剂葳蕤及川芎、杏仁、白薇、甘草，取葳蕤汤之半，更以当归、桔梗、五味、黄芪，益气生津，固肌敛肺，二剂汗止咳减，胎亦向安。更加生诃子皮四剂而痊。

又治郁金岩，劳役后伤风自汗胸满痰结，咳出青黄涕，大如弹丸，此即《内经》所谓劳风，治在肺下也。与茯苓桂枝白术甘草汤加姜汁、竹沥二剂而安。

又治宋襄日女，素常多郁干咳，春间感冒风邪，而咳逆愈甚，以小建中汤用蜜煎生姜，加蜜煎橘皮，外邪即解而咳不止，次以逍遥散，仍用蜜煎姜橘，更与异功散，用蜜制白术姜橘而安。

又治里医吴佩玉次女，伤风咳嗽，先前自用疏风润肺止嗽之药不应，转加呕渴咽痛，求治于余。诊之六脉浮滑应指，作半夏散与之，三啜而病如失。或问咳嗽咽痛而渴，举世咸禁燥剂，而用半夏辄效，何也？曰：用药之权衡，非一言而喻也。凡治病必求其本，此风邪挟饮上攻之暴嗽，故用半夏、桂枝，以开通经络，迅扫痰涎，兼甘草之和脾胃而致津液、风痰散，而营卫通，则咽痛燥渴自已。设泥其燥渴，而用清润滋其痰湿，经络愈壅，津液愈结，燥渴咽痛愈无宁宇矣。不独此也，近世治风寒咳嗽，虽用表药，必兼桑皮、黄芩、花粉，甚则知柏之类，少年得之，必种吐血虚损之根，中年已后得之，多成痰火喘嗽之患。然此辈之妙用，在于预为地步，诊时泛谓阴虚，防变不足之证，初时元气未衰，服之邪热暂伏，似觉稍可，久之真气渐伤，转服转甚，安虑其不成虚损耶！及见吐血，则不问何经脏

————————
① 五味：锦章书局本作五味子。

脏，属火属伤，血之散结，色之晦鲜，瘀之有无，概以犀角地黄寒凉止截之剂投之，致血蓄成根，向后或两月一月一发，虽日服前药不应矣。凡此之类，未遑枚举，然必如是，则病家任之不疑，傍人目之为神，斯所以声名日著也。尝见一人患项肿发热，延伤寒家视之，则曰大头伤寒，以表药发之，并头亦胀，确然大头无疑矣。病家以其治之益甚，另延杂证家视之，则曰湿热痰火，以里药攻之，则头与项前左半皆消，但项后右侧偏肿，则又确乎非大头而为杂证矣。病家又以肿在偏旁，疑为痈毒，更延痈疽家治之，则曰对口偏疽，以托里敷外药治之，则气血益滞，热不得泄，郁遏竟成溃疡矣。本一病也，治之迥异，证亦屡迁，可见其病随药变之不诬耳。第未习所趋，非此不足以入时，何怪乎圣人性命之学，沦胥不返，遂至若是耶。

喘

形寒饮冷则伤肺，故气上冲而喘也。有邪气在表而喘，则心腹濡而不坚，外证发热脉紧身疼痛，冬月麻黄汤，余时越婢汤。邪气外盛，壅遏清道，使气不利而喘，虽经汗下，亦可发之。若恶风自汗，发热而喘，桂枝汤加厚朴杏仁。汗下后，汗出无大热而喘，麻黄杏仁甘草石膏汤。误下脉促，汗出而喘，葛根黄芩黄连汤。发汗后，饮水多者必喘，五苓散。咳而上气喉中水鸡声者，此水饮支塞肺道也，射干麻黄汤。有邪气在里而喘，必心腹胀满，内实不大便，外证自汗短气，潮热脉实，大承气加厚朴杏仁。有水气上冲而喘，必咳悸干呕，小青龙汤，小腹痛，小便不利，去麻黄加茯苓。有水气内伏而喘，则咳引胁痛，十枣汤。凡阴证厥逆，

脉沉细而喘促无汗者，可治，四逆汤加五味细辛。若发热脉沉而喘，麻黄附子细辛汤。凡喘，慎不可用升提，用之则愈喘。内伤劳役气虚发喘，当用补中益气者，即非清阳下陷，亦须煨葛根代之。诸喘为恶，故非轻也，华元化曰：盛则为喘，言肺中邪盛而肾虚也。所以阴证发喘，尤为恶候，断丧之人，肾气上乘而喘，急用肾气丸，杂以黑锡丹导火归元，然多不救。加以动息摇肩，戴眼直视，汗出厥逆者，立毙。大抵邪壅上盛，正气欲脱，必至喘满。经曰：直视谵语喘满者死。又身汗如油，喘而不休者，为命绝也。

短　气

短气者，似喘非喘，呼吸短促而不相接续为虚，少气不足以息，为实，当随证治之。

表证不解，其人面色缘缘正赤，烦躁不安，不知痛处，而短气脉涩者，桂枝二越婢一汤。

汗吐下后，元气虚弱，脉微气不相续者，大建中汤。

阴证脉沉迟细弱，手足厥逆，口鼻难以布息者，四逆加人参汤。

阳明病，内实潮热不大便，腹满短气者，三承气选用。

渴欲饮水，水停心下，短气妨闷者，茯苓甘草汤，小便难者，五苓散。

干呕短气，痛引胁下者，十枣汤。

虚烦短气，心中懊憹者，栀子豉汤。

短气而胸腹胀满，脉沉者，是气滞，沉香降气散。

大抵心腹胀满，按之硬痛而短气者，为里实，若心腹濡而不满，为表邪，若少气不足以息，脉微弱者，为气虚，此大法也。

温热病及时疫，多有短气，但温热表证，则舌赤甚，时疫表证，则白苔如屑，黄芩白虎达原饮为主，若至苔黄及焦黑色，急用凉膈双解、解毒、承气之类，无论温热、时疫，皆可选用也。

气 逆

气逆者，气自腹中时逆上冲也。太阳病，下之后，其气上冲者，此引邪内犯，而里不服邪也，可与桂枝汤，方用前法，不上冲者，此里已受邪，不可与之。

病如桂枝证，头不痛，项不强，寸脉微浮，胸中痞硬，气上冲咽喉，不得息，此为胸中实，瓜蒂散吐之。

脉微者不可吐，吐之则心中逆满，气上冲胸，起则头眩，脉沉紧，发汗则动经，身为振振摇，茯苓桂枝白术甘草汤。

厥阴气上撞心，此寒热错杂之邪，乌梅丸、黄连汤选用。

病如虚羸少气，气逆上冲欲吐者，竹叶石膏汤。

有动气误发汗，气上冲而热者，柴胡桂枝汤，二者皆正气虚，而邪气逆也。

渴

伤寒邪气在表则无渴，邪气传里则热耗津液，是以能消水也。法曰：身热为热在表，引饮为热在里。故伤寒热病，本未身凉不渴，及小便不黄，脉不数者，未之有也。夫渴者，热伤津液于内，故欲引饮以助阴祛热也。热甚则能多饮，而旋饮旋渴，胃虚则但欲热汤而畏寒饮，若阴盛虚阳上迫，而为假渴，则渴不能饮，或饮不能咽，若强饮一二口，顷即吐也。

温病热病，则一发即烦渴引饮，以伏气自内变热而发也。中暑则热伤心包而熏肺，亦主烦渴，伤寒营卫俱伤，汗不得出，则烦躁而渴，邪犯膀胱及胃腑，与夫三阴热证，俱有烦渴，朱氏曰：脉浮而渴，属太阳，有汗而渴，属阳明，自利而渴，属少阴，至于厥阴消渴，饮水不止，则又热之甚矣。

太阳表邪伤肺，水饮不散，干呕发热，喘嗽而渴，小青龙去半夏加栝蒌根。

热邪传里，则烦渴引饮而脉数，小便不利，为犯本，五苓散。

阳明经病，壮热自汗，鼻干目疼，烦渴自利，葛根汤。若腑病内实，蒸蒸潮热，燥渴饮水，大便闭者，三承气选用。

少阳脉弦，口苦咽干，发热而渴，心烦喜呕而渴，胸满胁痛而渴，心下痞满而渴，往来寒热而渴，并宜小柴胡去半夏加栝蒌根，舌上苔白而渴，去芩半加葛根，干燥，更加栝蒌根，表未解，腹满便闭，用大柴胡汤。

凡先不渴，服发汗药而渴，及先呕后渴者，皆为欲解，先渴后呕，为水停心下，此属饮家，小半夏茯苓汤。兼眩悸呕哕，赤茯苓汤。

凡发汗吐下后，口燥咽干而渴，此津液衰少，肾水不升，虚火上炎也，竹叶石膏汤。

下利脉数而渴，饮不能多者，防圊血，白头翁汤。

凡传次阴经热证，口燥咽干，心下硬痛，急下之，若直中阴经寒证，口不燥，咽不干，而喉中自渴不能饮，脉沉者，急温之。故少阴病，心烦自利而渴，脉沉，小便色白者，此下焦虚寒，故饮水自救也，真武汤。若面赤烦躁身反热而口渴者，此阴盛格阳也，白通加猪胆汁汤。

凡冬月发热头疼，二三日即咽痛而渴，名曰冬温，阳旦汤加葳蕤、桔梗。

温病发热而渴，黄芩汤加栝蒌根、芦

根汁。若有暴感客邪，加葱白、香豉。

热病渴欲饮水，口干舌燥者，白虎汤。背微恶寒者，加人参。

咳而呕渴心烦，小便不利，猪苓汤。

少阴温热病，二三日便口燥咽干，大承气汤，或里热燥甚，怫郁躁烦，留饮不散，大渴不止，则腹满高起，痛不可忍，但呕冷涩，大渴不能饮，饮亦不能止其渴，喘急闷乱欲死，大承气汤，乘热下咽，其渴立止，似无病人，须臾大汗而解，往往有不利而汗出者，以邪随汗之宣通，故不利而愈也。

时疫舌上白苔而渴，白虎汤。舌根渐黄至中心者，凉膈双解。甚则合解毒承气下之。舌上苔黑而润，渴不能饮者，必呕血，犀角地黄汤加大黄。热病汗下后，烦渴欲饮水者，少少与之，是谓以法救之，渴不止，频频与之。切勿按摩中脘，恐成水结胸也。温病热病，烦渴不解，往往得水，或服黄芩石膏等寒药，浃然汗出而解者，正为肠胃燥热不能祛散邪气，忽然得凉水寒药，助其胃气祛邪，因得汗出而解，非伤寒发表不远热之谓也。

东垣治一人，烦躁目赤而渴，脉七八至，按之不鼓，此阴盛格阳于外，非热也，以姜附治之而安。

罗谦甫治一人，伤寒脉沉细而微，厥逆自利腹痛，目不欲开，两手常抱脐下，昏卧口燥舌干，四逆加人参、葱白而愈。

漱　水

漱水不欲咽者，胸中无实热也，如阳明身热目疼，此热在经，欲作衄也，犀角地黄汤去生地加甘草桂枝，若见表证鼻衄者，为热伤经络，迫血妄行，慎勿轻用犀角地黄汤，当详衄血例治。

若无表证，腹满按之虽痛而濡，其人

善忘如狂，小便自利，大便色黑，口燥但欲漱水不欲咽者，为有瘀血结于下焦，轻则桃核承气（当换肉桂）重则抵当汤（如无虻蛭以干漆灰代之）下尽黑物乃愈。

少阴病手足冷，时时烦，但欲漱水而不能饮，或勉强饮下，少顷，复吐，或饮水而呕，或哕逆者，皆属内寒。四逆汤证也，厥阴下利无脉，干呕烦渴漱水者，白通加猪胆汁汤。厥阴烦躁吐蛔，口燥舌干，时欲凉水浸舌，理中丸加乌梅。不时噙之，盖无根失守之火，游于咽嗌之间，假作燥渴，终不能饮也，或有能饮不吐者，此则热耳。

衄　血

衄血者，经络热盛，迫血妄行于清道也，经曰：以桂枝麻黄治衄，非治衄也，乃欲解散经中邪气耳。太阳衄血，及服桂枝汤致衄者，为欲解，若衄而成流者，少刻自解，若点滴不成流者，此邪气在经也。若脉浮紧，身疼痛，发热无汗者，麻黄汤汗之。三时感冒衄者，香苏散加葱豉，或参苏饮汗之。盖邪热在表不得汗，迫血妄行，夺其汗则血自止，若衄出不止，又当止血为急，不可拘执也。若脉不浮紧，身无热者，切不可发汗。

阳明口干鼻燥，漱水不能咽，头痛，目睛晕黄，寸脉数盛者，必衄。

衄血而渴欲饮水，水入即吐者，先服五苓散，次用竹叶石膏汤。

误发少阴汗，下厥上竭，口鼻耳目出血者难治，与当归四逆汤。衄不止者，死，止而头眩者亦死。

衄家不可发汗，言阴血本虚也。黄芪建中，误汗动血，加犀角。

伤寒衄血、吐血不止，误用犀角、地黄等凉剂，致血留心胸之分而满痛者，一味木香酒磨不时呷之。

冬温温病衄血，皆用黄芩汤加茅花，如无茅花，茅根汁代之。热病、时疫，通宜白虎汤加藕汁、茅根汁、童便。阳毒、温毒、衄血，犀角地黄合三黄石膏汤，去麻黄加百草霜。

大抵衄血、吐血，脉滑小者生，脉实大者死。

吐衄后，脉微弱者，易治，若热反盛，脉反数急者，不治。

热病咳而衄，汗不出，出不至足者死。

凡衄不止而头汗出，身无汗，及发汗不至足者难治。内伤劳役大衄，阴火乘虚骤衄，及久衄不止等杂证，不在此例。

石顽治歙客黄姓者，正月间患伤寒，衄血甚多，必发于卯刻，数日不止，面上怫郁，头痛身微热，脉浮大而数，按之则芤，意谓衄血既多，则热邪当解，此独不解者，先必邪气在经，点滴之衄，误服凉血止截药所致。遂与越婢汤一剂（即大青龙汤桂枝、杏仁），热服得汗而解，但至夜则身有微热，更与当归补血汤，四剂而安。

又治墅关张九弘之媳，头痛如破，屡服发表之药转剧，邀余诊之，六脉数疾无伦，寸口大三倍于尺中，时大烦渴，饮不能多，白睛微黄而视歧，曰：此伏气之发，误用表药，热邪载火于上而欲衄也。以黄芩汤一剂投之。明晨果衄血如流，与芍药甘草汤加茅花、童便，不时温服，至晚微颤而止。

吐 血

衄血多有在经表邪，吐血皆属传经里证。以当汗不汗，热毒入内，迫血妄行，从胃脘而出也。凡见眼闭唇红，神昏语短，眩冒迷妄，烦躁漱水，惊狂谵语，背寒足冷，四肢厥逆，胸腹急满，便黑溺频，皆瘀血证也，不必悉具，但见一二证，便宜犀角地黄汤。然其性大寒，能凝滞瘀血，须谅证虚实寒热加减。虚者去地黄加阿胶、血余、炙甘草、童便，实者加酒大黄、茜根、穿山甲，寒者加炮姜、炙甘草，热者加芩连木香，阴虚火炎之血，则凝结如朱漆，独参汤下六味丸。

血虚而热，虽赤不结，黄连阿胶汤。胃虚者，则不甚赤而散，四君子加广皮木香。

太阳病，脉浮数，反灸之，必惊狂起卧不安，咽燥吐血，救逆汤。

咽喉闭塞，不可发汗，发汗则吐血，黄芪建中汤。

误发少阴汗动血者，当归四逆汤。

本虚损吐血人，复感寒嗽血，黄芪建中汤，轻者则[①] 用桔梗汤加葱豉。

凡呕吐血水多者，为肝脏久伤，或胃败所致多不可治。

虚损内伤吐血本证，详具《医通》。

石顽治姜学，在夏月感冒咳嗽，时居母夫人丧，哀痛骨立，寝苫茹蔬，医者不察虚实，妄投枳桔芩栀，不但郁闭表邪，兼之伤犯中气，遂致呕血泄泻，观其外证，唇燥咽干，颇似有热，而脉弦小，知为脾胃虚寒，客邪不散，虚火乘机潜发之候。遂与桂枝人参汤，三剂而血泻皆除，调理脾肺而康。又治沈懋甫仲子，年十七，每伤风即吐血梦泄，此肝脏有伏火，火动则招风也。盖肝为藏血藏魂之地，肝不藏则血随火炎，魂不宁则精随梦泄。遂与桂枝汤加龙骨牡蛎，四剂而表解血止。桂枝汤主和营散邪，加龙骨牡蛎，以镇肝安魂，封藏固则风不易入，魂梦安则火不

---

① 则：底本作"只"，据锦章书局本改。

妄动，而血亦不上涌，精亦不下泄矣。若以其火盛而用知柏之属，鲜有不虚损者。

唾 脓 血

吐血虽主于火，然有虚实之殊。至唾脓血，无不因邪热郁发所致。经曰：服桂枝汤吐者，其后必唾脓血也。此非特酒客辈，素多湿热蕴积而然。每见春温误行汗下不解，多有此变，并宜葶苈苦酒汤下夺之。

冬温误用辛甘发汗不解，复大下之，致胃气虚寒，邪伏阴中，而见寸脉沉迟，尺脉不至，咽喉不利，唾脓血者，麻黄升麻汤、葳蕤汤选用，或增损而用。

石顽治陆中行室，年二十余，腊月中旬，患咳嗽，捱过半月，病势稍减，新正五日复咳倍前，自汗体倦，咽喉干痛，至元夕忽微恶寒发热，明日转为腹痛自利，手足逆冷，咽痛异常。又三日则咳唾脓血，始延余治。其脉轻取微数，寻之则仍不数，寸口似动而软，尺部略重则无，审其脉证寒热难分，颇似仲景厥阴例中麻黄升麻汤证。盖始本冬温，所伤原不为重，故咳至半月渐减，乃勉力支持岁事，过于劳役，伤其脾肺之气，故咳复甚于前，至望夜忽憎寒发热，来日遂自利厥逆者，当是病中体疏，复感寒邪之故，热邪既伤于内，寒邪复加于外，寒闭热邪，不得外散，势必内奔而为自利，致邪传少阴厥阴，而为咽喉不利唾脓血也。虽伤寒大下后与伤热后自利不同，而寒热错杂则一。遂与麻黄升麻汤一剂，肢体微汗，手足温暖，自利即止，明日诊之，脉亦向和，嗣后与异功生脉合服数剂而安。

热 入 血 室

冲为血海，即为血室。冲脉得热，则逼血下行，男子亦有是证，不独妇人也。

凡血滞不行，则脉乍涩乍数，或沉或伏。若血热交并则洪盛，血虚则芤，虚中有瘀则芤中带弦，此一定法也。

如阳明证下血谵语，此为热入血室，但头汗出，当刺期门，随其实而泻之，濈然汗出则愈。如欲用药，小柴胡合犀角地黄，热甚神昏者，生地黄黄连汤稍加酒大黄微利之，以有瘀血故头汗也。

妇人中风发热，经水适来，七八日胸胁下满如结胸状，谵语者刺期门，此言适来即断，血结在里为实证，故刺期门以泻之，不善刺者，以小柴胡去参加桃仁、丹皮、归尾、穿山甲以消之。妇人中风寒热，经水适断，血结如疟状者，此言经行未尽而适断，虽有结血，未为全实，小柴胡加当归、丹皮、生地以凉之。

妇人伤寒发热，经水适来。昼日明了，暮则谵语，如见鬼状者，此言经行不断，则热不留结，勿谓谵语而误用硝黄犯其胃气，刺动营血犯其中焦，柴胡和解犯其上焦，但不妄犯，热随血散自愈也。

血弱气尽，邪正相搏结于胁下，默默不欲食，邪高痛下而呕者，小柴胡汤主之。

蓄 血

伤寒太阳病，当汗不汗，则热瘀在里必血结也。大抵胸胁小腹硬满，以手按之痛，小便不利，乃气滞不行而为溺闭，若干呕咳[1] 引胁下痛者，为水饮，五苓十

———————
[1] 干呕咳：锦章书局本作"干咳"。

枣证也。若小便自利，大便黑亮，其人如狂者，为蓄血，桃核承气代抵当汤选用。

已下脉数不解，消谷善饥，六七日不大便者，此有瘀血，抵当汤。

若产后感冒，或停食，瘀血不行，腹胀喘逆，此血化为水也，下瘀血汤，不应急加人参、干漆灰。

阳明病，其人善忘，大便黑，胸中痛不可近者，蓄血也，犀角地黄汤加大黄。然溏腻如漆者，为蓄血。若黑燥如煤者，为燥结，非蓄血也。

蓄血证舌苔，有边白中黑而极薄润，必无干燥焦黄者，以血属阴，无大实热故也。

内伤杂证蓄血，不在此例。

戴同父治一人，元气素虚，胃口有蓄血，每食椒姜热汤，则呃一二声，以人参、生白术各一两切片，用䗪虫醉死，绞浆制为末，入干漆灰七分，以米饮丸弹子大，早暮陈酒细嚼一丸，终剂而愈。

喻嘉言治一人，伤寒后两胁偻废，痛如刀刺，用桃核承气加熟附子、肉桂而愈。

李士材治一人，蓄血如狂，少腹结痛，六脉芤而左关尺独弦，且其人素有羸证，以桃核承气加人参三钱而安。

动　气

动气者，筑筑然跳动，见于脐之上下左右也。以其人脾气素虚，水结不散，即发动气，状如奔豚，但动气时聚时散，奔豚则固结不散也。又病人素有痞积，亦为动气，皆不可汗下，误下则腹满拘急，身虽热反欲蜷卧。无论左右上下，通宜甘草干姜汤加茯苓、桂心，或理中去术加桂苓。痛甚加吴茱萸、附子，以术闭气，桂泄奔豚也。

误汗动气，则气逆上冲，或心中大烦，目晕欲呕，引饮则吐，或骨节痛，通宜五苓散去术倍桂枝、茯苓。或柴胡桂枝汤减参、枣加苓、橘，缘参、枣益气，苓、橘散气也。凡伤寒动气，必须审问，非脉可知也。

振

振者，森然若寒，耸然振动，皆责为虚寒也。振近于战，而其势稍轻。战则鼓栗而战，振则虚而不争，但耸动耳。盖由发汗吐下太过，致损血气，虚极而作也。

伤寒吐下后，逆气冲胸，起则头眩，身振振动摇者，茯苓桂枝白术甘草汤。

太阳病，发汗不解，其人仍发热，心下悸，头眩，身𥆧动，振振欲擗地者，真武汤。

战　栗

战栗者，阴阳争胜，故身为之摇也。邪气外与正气争则为战，邪气内与正气争则为栗。战者，身战寒耸，正气胜，故得汗而解也。栗者，心栗鼓额而身不战，阴气盛，正虚不能胜邪，遂成寒逆也。

有传经战栗脉实便秘者，大柴胡汤。

温病发战，凉膈承气加姜枣下之，必大汗而解。

热病发战，白虎合解毒，有里证者，凉膈双解下之。

伤寒夹冷食而内栗，寒逆不得解者，甘草干姜汤；表邪势盛而战，五积散；阳虚不能作汗而栗，再造散；始病无热而栗，手足逆冷者，理中汤；背恶寒者，附子汤；误发其汗而栗，四逆汤加人参。

坏证寒栗正气虚极也，十全大补、八参养营、大建中汤选用。

伤寒六七日或十余日，战汗不当用药。

大法血随热壅，须用硝黄，气随寒滞，必用桂附，阴阳之用不同，有形无形故也。

肉 𥆧 筋 惕

肉𥆧筋惕，非常常有之，经曰：阳气者，精则养神，柔则养筋，发汗过多，津液涸少，阳气偏枯，筋肉失其所养，如鱼失水，故惕惕然动，𥆧𥆧然跳也。

发汗过多，厥逆筋惕肉𥆧者，真武汤。若恶寒，去芍药增附子；恶热，减附子倍芍药。

素有动气，误行发汗，筋肉振跳者，理中汤加桂、附、茯苓。

素常失血之人，经脉失养，时时筋惕者，大剂温补自愈。若不因汗下，始病便见此证者，必元气久虚，或失血房劳后，及新产感冒，致有是证，若误用表药，必无生理。

瘛 疭

瘛者，筋脉急而缩也；疭者，筋脉缓而伸也。此证多属虚风。盖风主动摇故尔。伤寒汗下后传变此证，病势已剧，能用去风涤热之剂治之，间有生者。大率与过汗经虚发痉不殊，古人悉从小续命加减，殊不知坏病变见此候，皆是脾虚生风之象，虽有六经形证，断不可复用表药，惟大建中加减为当。有热去桂、附、苁蓉加芩、连、蝎梢之类。

风温被火，微黄烦惊，时发瘛疭者，葳蕤汤加减。

若瘛疭戴眼反折，汗出如珠，为太阳绝。又四肢漐习，动而不止，似瘛疭而无力抽搐者，为肝绝也。

怫 郁

怫郁者，乃阳气蒸越于头面，聚而不散，故缘缘而赤也。所谓缘缘者，有时不赤，有时忽赤，若有所因而愧赧之状也。

伤寒发汗不彻，或覆盖不周，或早揭衣被，致阳气怫郁在表，面色缘缘正赤，躁烦不知痛处，桂枝二越婢一汤。

若腹满潮热，脉洪大而数者，因大便不通，火气炎上而作赤色，大柴胡汤。

汗吐下后，胃中虚冷，外气怫郁而畏寒，厥逆脉微者，理中汤。外有微热，加桂枝。内寒甚者，加附子。

温病面赤，烦躁饮水，小柴胡去半夏加栝蒌根。

热病烦渴引水面赤，白虎加人参汤。内实潮热不大便，凉膈双解选用。下后热不解，或解半日许，复热，面赤者，黄连解毒人参白虎选用。

若下元虚人，误下伤阴，阳气发越，而身热目陷，手足逆冷，面合赤色者，不治。

戴 阳

戴阳者，面赤如微酣之状。阴证冷极发躁，面赤脉沉细，为浮火上冲，水极似火也。凡下元虚怯之人，阳浮于上，与在表之邪相合，则为戴阳。阳已戴于头面，而不知者更行表散，则孤阳飞越，危殆立至矣。节庵立法甚妙，以人参附子等药，收拾阳气归于下元，而加葱白透表以散外邪也。至于伤风误用麻黄重剂发汗，亦有戴阳烦躁者，与伤寒无异，总由平素下虚，是以真阳易于上越耳。

下利清谷，脉沉迟，面少赤，白通加

猪胆汁汤。

下利清谷，里寒外热，脉微欲绝，面赤咽痛者，通脉四逆汤加葱白。

夏秋伏暑面戴阳，上热下寒，腹痛泻利者，冷香饮子。若喘汗喘泻者，非浆水散下来复丹不效。

大抵阳邪在表之怫郁，必面合赤色，而手足自温，若阴证虚阳上泛而戴阳，面虽赤足胫必冷，不可但见面赤，便以为热也。

四　逆

四逆者，手足逆冷，四肢温也；厥逆者，四肢有时自温，有时冰冷也。然自热而至逆，逆而至厥，皆传经之邪也。

少阴病四逆，或咳或悸，或小便不利，或腹中满痛，或泄利下重者，四逆散。若手足厥冷，大便秘，小便赤脉沉而滑，小承气汤。

若初病便厥冷，四逆而脉沉者，当从阴寒例治。

又始本阳证发热，因误服寒凉过多，或汗下太过，致变四逆者，当从坏证例治。

石顽治金鲁公触热劳形，醉饱不谨后受凉，遂患发热头痛，胀满喘逆，大汗如蒸，面赤戴阳，足冷阳缩，脉弦数无力。曰：此伤暑夹食而复夹阴也。与大顺散一服不应，转觉胀急不安，因与枳实理中加厚朴、大黄，是夜便更衣二次，身凉足暖而痊。

足　冷

足冷手不冷者，下焦卫气不温也。外感而夹寒食伤于太阴，身热足冷，或头痛，或腹痛，此胃中阳气不得下通也。甘草干姜、理中、五积选用。甚至有脐下结痛不可按，及下白脓者，此燥屎内结，大肠液伤而下也，改用消导利气药一剂，后与调理。

有下元素虚之人，病伤寒中风恶寒发热，但阳缩足冷者，当从夹阴例治。

盛暑中身热足冷多汗者，作湿温治之。

厥

厥者，逆冷之极，周身气逆手足厥冷是也。盖诸阳起于四肢，厥为阳气郁伏可知。厥逆虽有寒热不同，无论传经直中，俱属阴经，皆不可发汗。少阴证，但厥无汗，而强发之，必动血。

伤寒阴阳二厥，最宜审辨。夫阳厥者，先是三阳经感寒，起于头痛发热恶寒，已后传进三阴血分，变出四肢厥冷乍温，大便燥实，谵语发渴，扬手掷足，不恶寒但恶热，脉来沉滑而数，重按有力，此皆传经热厥。外证虽厥冷，内则热极耳。盖因大便失下，血气不通，故手足乍冷乍温，唇与爪甲青紫，此热极反兼水化之义，大柴、小承、四逆散选用。

若温病、热病、时疫，热极而厥者，凉膈合解毒，或合承气下之。热不退者再下之。虽云三下热不退者死，然亦有下三五次，利一二十行，热方退而得生者。

热病厥逆，手足冷脉滑者，里有热也，白虎汤。

肢体厥冷，惟心胸有热，大便秘者，解毒凉膈最当。

热病厥逆不大便，而腹满背微恶寒，脉浮滑者，白虎汤。沉滑者，承气汤。此温热厥逆治法，不可拘于伤寒阳厥而禁大下也。

阴厥者，三阴经受寒，初起无身热头

疼，便恶寒四肢厥冷，直过肘膝不温，唇与爪甲青黑，欲引衣蜷卧，二便清利不渴，或腹痛泄利清谷，或凛栗面如刀刮，或口吐涎沫，或干呕呃逆，脉来沉细无力，此直中阴经寒厥，理中四逆附子汤选用。

若阴极似阳，格其虚阳于外，厥逆烦躁，面赤戴阳，虚阳上膈，则渴欲饮水而不能咽，脉来数疾无伦，按之全无，此为虚阳发露，通宜白通通脉四逆温之。

又伤寒坏病，多有厥逆烦躁者，不独阴极也。当分阴伤阳伤用药，最为切要。阴伤则宜滋补先天真阴，兼清血中之热；阳伤则宜温养后天胃气，兼助下焦真阳。贵在临证活法，不得如阴厥阳厥例治也。

痰厥手足逆冷，脉乍紧，心下满而烦，饥不能食，瓜蒂散吐之。

食厥手足逆冷，上部有脉，下部无脉，急作法探吐之。

伤寒厥而心下悸者，当先治水，茯苓甘草汤，后治厥，小柴胡汤。

吐利厥逆，烦躁欲死者，吴茱萸汤。

少阴脉不至，厥冷昏沉如死人状者，名曰尸厥，宜从阴毒治之。

厥逆下利，反骤能食而脉不至，或散疾无伦者，为除中不治。

凡厥逆恶寒蜷卧，烦躁下利，不知人者，皆恶候也。脏厥、蛔厥治例，另具本条。

蜷　卧

蜷卧者，身蜷而手足不伸也。凡人冬月独寝则蜷曲不伸，天气稍暖，则手足舒畅，安有蜷卧之理。故一见蜷卧，即属阴寒可知，然太阳经表邪未化为热，及发热之初，恶寒未罢，亦有蜷卧者，故凡见头痛发热诸阳证，即为太阳无疑。

唇　甲　青

色之青者为寒，赤者为热，以寒中于里，则血脉凝滞，不能荣行于外，所以唇爪青黑也。若热毒流入于里而为热厥，则唇甲亦青，但青中必带深紫，与阴寒之青黑不同。试观产妇以舌青验子死，唇青验母死，则知青黑为阳气竭绝，不得与青紫浑称也。

咽　喉　干　痛

咽痛非有大热则为大寒，治之一误，死生立判。如太阳病误下误汗，亡阳漏风，及热传阳明，热传少阳，热传少阴，寒中少阴，种种不同，不可概以为热盛也。

夫咽者，胃之门，热邪传入阳明，则咽但干而不痛，若热毒势盛，亦有燥渴引饮而痛者，但须以表热里实，分经腑而汗下之。

阳明病头眩，能食而咳必咽痛，茯苓桂枝白术甘草汤。

若六七日不大便，热蒸头疼，面热咽痛者，调胃承气汤。

若脉弦胁痛，而见口燥咽干，则属少阳矣。

有汗下后虚烦口燥咽干，竹叶石膏汤，冬月小柴胡去半夏加栝蒌根。

有太阳病下之，若脉浮紧者必咽痛，此邪热仍在膈上也，小建中加桔梗。

有大汗不止，亡阳漏风而咽痛，脉反沉紧者，此阳虚而阴气上乘也，桂枝加附子汤、白术附子汤选用。

有表邪传少阴经而咽痛者，以其经上循喉咙故也，其脉必数而有力，其证必躁渴引饮，便溺闭涩短赤，急当下夺以泄其热也。

少阴病，咽痛四逆，泄利下重者，四逆散。

若口燥咽干而渴，腹胀不大便，或下利纯清臭水者，急下之，大承气汤。

风热挟饮上攻少阴，咳而咽痛，半夏散及汤，阴邪上结，咽疮声不出者，苦酒汤。

若直中阴经，而咽喉骤痛，不肿不渴，始病无发热头痛，脉来沉紧而细，其证呕吐清水，泻利清谷，便溺清利，或躁极闷乱，渴不能饮，脉来疾数无伦者，此寒气客于少阴之经，虚阳上逆之候，阴故暴，阳即不暴耳，四逆汤、附子汤急温之。

少阴病下利清谷，里寒外热，脉微欲绝，喉痛面赤者，通脉四逆汤加葱白、桔梗。

暴病暴死，发即咽痛腹满者，此疫毒发于少阴也，一味金汁灌之。

若肾水本虚而龙火势盛，必挟涎饮于上，所以一发即肿痛闭塞也，急当砭破出血涌泄痰涎，后以六味丸斤许，浓煎牛膝麦冬五味汤调化频服。

凡阳邪上逆而咽痛，宜甘寒以解其热，并噙蜜煎黄柏以佐之。阴寒闭塞而咽痛，当辛温以散其结，并噙蜜煎附子以佐之。其冬温，风温，温病，热病，阴毒，阳毒，温毒，皆有咽喉干痛，各随本例治法，但加甘桔为引可也。

失 音 不 语

失音者，语而声暗不扬也。虽有寒热之殊，皆属少阴经证，亦有因肺气受伤者。以肺肾本为子母，子伤而母气亦伤，故虽主于肺，而实不外乎肾也。至于不语，则神识昏愦，又当归之于心，亦有因

邪郁阳明者。以阳明为心之子，阳明邪实，则经络不能流通，致火热薰灼心肺，所以神昏，即中风、喉喑、舌喑，亦不外乎此也。

有寒客少阴，咽痛失音，脉沉背恶寒者，附子汤。若发热脉沉，麻黄附子细辛汤。

有风热挟饮上攻，而咽痛声不出者，有风温误汗灼热，语方难出者，二证皆不出乎热伤少阴之经也。伤寒误用辛热发散太过，而肺燥失音者，六味丸加麦冬、五味。误用苦寒敛肺，声喑贪水欲衄者，文蛤散（即麻黄杏仁甘草石膏汤加文蛤、姜、枣）。伤寒暴喑，与虚劳久病声哑不同，盖虚劳吐血失音，不久必死，若肺络受伤而哑者，虽数年不愈，亦不死也。伤寒口噤不语有五，有身热自汗，神昏不语，又手冒心者，发汗多伤营，心神失养也，当温养药中兼调营气，使发汗表里和自愈。

有阳明腑实，胃气不能上通而不语者，调胃承气汤下之。

有热病喑哑不能言者，此热毒郁发，表里上下不通也，当与白虎凉膈等热服汗之，得汗即苏，无汗则死。

经言：热病喑哑不能言，三四日不得汗者死是也。至于痉病口噤不能言，暴怒气厥不能言，各具本条。

喉 痹

喉痹者，热毒陷于厥阴也。伤寒而至喉痹，邪气深矣。盖厥阴为阴中之阳，最易发热，龙火每挟毒邪涎饮，痹着于少阴之经，以阴从阴，故阴中火发，必发于喉，火性上炎故也。

凡厥逆发热，热多寒少，或发痈脓，或唾脓血，或咽痛喉痹者，皆热邪有余之

候，虽伤寒与温病，热病，天行大头，及杂证湿痰、郁火等骤发之喉痹，种种不同，而为阴火亢害则一，其治法皆可默悟矣。

头　眩

头眩者，头旋眼黑也。或言眩眊、眩运、眩冒者，似是而非。眩为眼黑，眊为眼花，运为转运，冒为昏冒，皆少阳证也。《灵枢》云：上虚则眩，下虚则厥。眩虽为虚，而多有属风者，盖风主运动故耳。

伤寒口苦目眩者，此少阳表邪传里，表中阳虚故也，小柴胡汤。

吐下后，虚烦痞满，气上冲胸，起则头眩，此阳虚也。阳明病，头眩不恶寒，能食而咳，此水饮也，并宜茯苓桂枝白术甘草汤。

诸逆发汗转剧，言乱目眩者，不治。夫头眩种种，皆真气衰夺，痰因火运所致，未有因实而致眩者，故仲景治头眩，皆用温经补阳之药。至如少阴下利止而头眩，时时自冒者，不治，此虚极而脱也。

郁　冒

郁为郁结，冒为昏冒，如物蒙罩其首，若雾霭中，恍惚不清，较之眩晕尤重，世谓昏迷是也。经言：诸虚乘寒则为厥，郁冒不仁。此寒气乘虚中于人也，故郁冒不仁者，当以附子汤加干姜温之。

太阳病，先下之不愈，仍复发汗，表里俱虚，其人因致冒，冒家汗出自愈者，汗出表和故也。若不得汗，桂枝人参汤，下虚脉微者，少加附子。

太阳病，重复发汗，阳虚耳聋而又手自冒者，慎勿误用小柴胡，宜大建中。

又病人叉手冒胸，循衣摸床，谵语昏冒不知人事，此心火上炎逼肺，肺气不能自持，所以神昏，不可误认风证，节庵升阳散火汤。

新产恶露不行郁冒，详《医归》妇人本门。

不　仁

不仁为不柔和，《内经》谓之肉苛是也。以其血气虚少，不能周流于身，为邪气所伏，是以肌体顽麻，不知痛痒，厥如死尸而且郁冒也。脉浮，桂枝麻黄各半汤；脉数甘草干姜汤，桂枝人参汤；脉虚十全大补大建中汤。若脉浮而洪，身汗如油，喘而不休，水浆不下，形体不仁，为命绝也。

厥　晕

厥者厥逆，晕者昏晕。温病热病，温毒阳毒，邪热内结，胸满痰盛，或当下失下，以致阳热亢极，忽然手足厥冷，口噤咬牙，昏晕须臾复苏，若牙关紧急，药不可下，先用绢帕裹指，蘸新汲水于口中牙根两边，频频搭之，候牙宽，却用承气合解毒，或凉膈双解下之。

心　悸

心悸者，筑筑然动，怔忡不能自安。其证有三：一者气虚而悸，一者汗下后悸，一者停饮而悸。

气虚者，阳气内弱，心中空虚而为悸也。

汗下后，正气内虚，邪气交击而悸，较之气虚尤甚。

停饮者，由饮水过多，水停心下，心

为火,恶水不能自安而为悸也。

伤寒二三日,心中悸而烦者,小建中汤。

寒热往来,小便不利,心烦,喜呕而悸,小柴胡汤。

伤寒脉结代,心动悸,炙甘草汤。

少阴病,四肢逆冷而心中悸者,四逆散加桂苓。

太阳病,发汗过多,其人又手自冒心,心下悸欲得按者,桂枝甘草汤。

发汗后,其人脐下悸,欲作奔豚,茯苓桂枝甘草大枣汤。

太阳病,发汗不解,仍发热,心下悸头眩,身𥄂动,振振欲擗地者,真武汤。

太阳病,小便利者,以饮水多,故心下悸,茯苓桂枝白术甘草汤。小便少者,心苦里急,猪苓汤。

饮水多,水停心下,悸而惕惕不安者,茯苓甘草汤五苓散选用。

凡停水而悸,心下怔忡,或厥者,虽有余邪,必先利水,免致内渍而成自利,外渍而为肿胀也。

惊悸

惊悸者,心中惕然动悸,皆火迫吐下所致。如太阳病加温针必惊也。

又太阳脉浮,宜以汗解,妄以火迫之,必惊狂起卧不安,救逆汤。

火逆下之,因烧针,烦躁而惊狂者,桂枝甘草龙骨牡蛎汤。

少阳有三禁,妄加吐下,邪犯少阳之本,而惊烦胸满,小便不利,谵语身重,不可转侧者,柴胡加龙骨牡蛎汤。

不 得 眠

阳盛阴虚,则昼夜不得眠,阴盛阳虚,则嗜卧不欲起,亦有至夜安静而昼日烦躁不得眠者,此汗下后暴伤其阳气所致也。

伤寒邪热传里,阴为阳扰,所以眠卧不宁,盖阳主动,动则使人烦心,不得眠,若邪气在表,必无热邪内扰之理,故少阴虽有烦心不眠,皆为传经热证,而非直中阴寒。阴主静,静则多眠,安有反得不眠之理。

不得眠有数证,皆为阳盛,切禁温剂,惟汗吐下后,虚烦脉浮弱者,因津液内竭,则当从权用真武汤温之。此太阳坏病治例,而非少阴阴寒之谓也。

如下之后,复发汗,昼日烦躁不得眠,夜而安静者,用干姜附子汤,亦是暴伤津液之故,非阴证也。

又太阳病,二三日不得卧,但欲起,心下结,脉微弱者,用理中汤,亦是因寒饮在胸中,所以宜温而不宜下,下之利不止耳,外此皆不可用温也。

汗下后,虚烦不得眠,栀子豉汤。

胃中有燥屎,大热错语,喘满神昏不得眠,大承气汤急下之。

汗下后,乱梦心烦乏气,狂言不得眠,酸枣汤。

表邪失汗伤阴,身大热,善忘时惊悸,干呕,错语呻吟,不得眠,犀角地黄汤。

五六日大便不行,腹胀不硬,按之不痛,舌干微苔而渴者,炙甘草汤。

少阴病得之二三日已上,心烦不得眠,黄连阿胶汤。

咳而呕,心烦不得卧,猪苓汤。

中气虚而寒痰沃胆,胸中时觉怔忡,昼夜不得眠,温胆汤。

伤寒坏病久不愈,常不得眠,或心脾气血素亏,而惊悸不宁,不得眠,诸药不效者,大剂独参汤或归脾汤,用送下养正丹。差后虚烦不得眠，竹叶石膏汤。

多　眠

夫卫气者，昼则行阳，夜则行阴，行阳则寤，行阴则寐。盖阳虚阴盛，则目瞑多眠，若始病无表证，而见畏寒呕泄，知病不在阳分，而为直中阴寒无疑。惟风邪深入，而见头痛发热，神昏多眠者，方为表证，则宜解表为先。若得汗后脉沉细，身凉嗜卧者，此阳邪去而阴气自复，可不药而愈也。设胸满胁痛，风热内攻而喜睡者，小柴胡加枳桔。

少阴病，始得之但欲寐，脉尺寸俱沉细迟弱者，四逆汤。

少阴病，欲吐不吐，欲呕不呕，心烦多寐，自利而渴，小便色白者，真武汤。若复烦热不得卧者，难治。

凡脉微细欲绝，或蜷卧恶寒向壁，或身重逆冷，皆属少阴，宜附子汤。

热病三阳合病，目合则汗，谵语有热者，白虎汤。

凡胃有热者，亦欲多眠，但神昏气粗而大热，忽不似少阴之蜷卧足冷也。

风温、狐惑多眠，详本例。

蛔　厥

昔人云：杂病吐蛔责于热，伤寒吐蛔责于寒。殊不知皆是胃虚邪盛，寒热错乱所致。所以仲景乌梅丸，辛热苦寒补泻并用，而独不用甘草者，盖蛔闻甘即起，闻酸即止，闻苦即定，见辣则头伏而下，设不知此，而纯用辛热之药，则吐逆转剧，误用纯苦寒之药，则微阳顿绝，危殆立至也。然《金匮》又有甘草粉蜜汤纯用甘味者，此又治久病胃虚不得食而蛔病之药，不可因此碍彼也。

有初见表证即吐蛔者，此必夹食所致，但与二陈汤中倍生姜、乌梅，加细辛、川椒、紫苏、广藿香叶之类自安。

少阳寒热往来，呕而吐蛔者，小柴胡去参、枣、甘草加乌梅、黄连，若胸中痞者，三泻心汤黄连汤选用。

若腹满不大便，热甚昏愦而吐蛔者，当用大柴胡去大枣加黄连、乌梅微利之。

厥阴病，消渴气上撞心，饥不欲食，食即吐蛔，盖中焦寒极，而无根失守之火浮于上焦，故能消水，宜连理汤用乌梅肉糊丸，川椒汤服。若大便难者，加酒制大黄、蜂蜜微利之。

用丸不用汤者，取渍入虫口也。

蛔上膈，烦躁昏乱欲死，两手脉沉迟，足冷便秘者，多难治。若蛔色赤而活或多者，属胃热，犹可治之；蛔死色白而扁者，属胃败，必不治也。

凡人胃脘忽痛忽止，身上乍热乍凉，面上乍赤乍白，脉倏乱倏静，口中吐沫不食者，便是蛔厥之候。

脏　厥

脏厥者，胃中阳虚，不能生化脾土，则脾脏气衰不运，不运则水谷不化，胃气不行，经脉不通，故周身皆冷而厥也。伤寒脉微而厥，至七八日肤冷，其人躁无暂安时，此为脏厥，非蛔厥也，附子理中汤。

狐　惑

狐惑及䘌，皆虫证也。伤寒失汗不解，多日传变，三虫求食，则为狐惑。盖腹中有热，入食无多，肠胃空虚，故三虫求食而蚀人脏腑也。《金匮》云：狐惑之病，状如伤寒，默默欲眠，目不得闭，卧起不安，虫蚀于喉为惑，上唇有疮，蚀于阴为狐，下唇有疮，不欲饮食，恶闻食臭，其面目乍赤乍黑乍白，蚀于上部则声嗄，甘草泻心汤。又云：病脉数无热微烦，默默但欲卧，汗出，初得之三四日，目赤如鸠眼，七八日，目四眦黑，若能食者，脓已成也，赤小豆当归散。蚀于下部则咽干，苦参汤洗之；蚀于肛者，雄黄导之，近世通用黄连犀角散加槐子桃仁煎服。

东垣治一膏粱人，先曾发汗不解，而变狐惑发斑，厥逆声嗄，默默欲眠，目不能闭，反侧不安，大便秘结，六脉沉数，乃厥深热深之候，急以承气下之，更用黄连解毒汤黄连犀角散而安。

百　合

百合病，即痿证之暴者。以肺热叶焦，气化不行，致小便不利。又肺为百脉之总司，故通身经脉废弛，所以百脉一宗，举身皆病，无复经络传次，皆由大病虚劳之后，脏腑不调所致。其证似寒无寒，似热无热，欲食不食，欲卧不卧，口苦小便赤，药入即吐利，脉微数，尿则头痛者，六十日愈，头不觉痛，但渐然恶寒，四十日愈，尿则快然，但头眩者，二十日愈，百合地黄汤随证加减。盖取百合之清肃肺气以利水道，则周身之热自化耳。

舌卷囊缩

伤寒传至厥阴，邪热内伏，阳气不得外通，所以经脉缩急，反有似乎阴寒之状，以肝主诸筋故也。故凡舌卷囊缩，从三阳热证，传至厥阴而见此证者，乃肝气燔灼，木受火困而不得舒纵，为热极危殆之候。男子则囊缩，妇人则乳头缩也。指掌以囊缩用小承气，然必脉实便秘，口渴烦满之极方可下之。若脉浮下利者，宜当归四逆汤，脉缩厥寒者，加吴茱萸。

若始病无热，便厥冷无脉，而见此证，乃厥阴虚寒，内则经脉失养，而引急不舒，外则肢体蜷曲，而下部不温，乃肝气垂绝之候，急宜四逆汤加吴茱萸、肉桂温之，并灸关元、气海及葱熨法。

伤寒食郁中宫不化，久而变热，痰聚胸中，则声音不清，舌短强硬而囊不缩，宜调中饮。

又寒疝往往有囊缩睾丸引急而舌不卷者，四逆汤加吴茱萸、茴香。

阳　缩

夹阴伤寒，身热头疼，足冷阳缩，及三阴中寒，阴盛格阳，烦躁面赤，阳缩入腹者，皆真阳内馁，不可与厥阴经热极囊缩，比例而推也。治法详总论夹阴三阴例中。阴阳易女劳复，阳缩入腹，舌吐出者不治。

直视摇头

直视者，目上瞪而不能动也。经曰：直视摇头者心绝，狂言目反直视者，肾绝。直视喘满者死。若戴眼反折，汗出如贯珠不流者，为膀胱绝。反折言目珠左右不定也；戴眼谓黑睛反视不下也，皆不治。

痉病直视摇头，口噤背反张者，难治。然非心绝，风主动摇故也。又摇头言者里痛也，审其因而治之。

若目中不了了，犹能视物，但半昏不见，此非直视也。谵语不大便者，宜大承气汤下之。

又亡血家发汗，直视不能眴，盖目得血而能视，误汗复伤其血，故眡急不能卒视，当大补气血为主，不可便以为死证也。

遗 尿

遗尿者，小便自出而不知也。热病三阳合病，则身重谵语遗尿，此热盛神昏而不知也。

若阴证下体逆冷遗尿者即死。

若病久脉和身轻，肌肤柔泽者，此膀胱虚寒之极也。附子汤加益智、沉香、补骨脂。

汗下后不解，阴虚火动而遗尿者，以发汗虚表，肺金气伤，加之膀胱津少，不能约制也，生脉散加黄芪、肉桂。

卒中风倒仆遗尿，肾绝狂言，直视谵语遗尿者，肾与膀胱俱绝，不治。

循衣撮空

循衣撮空，皆为死候。而仲景又云：循衣摸床，直视谵语，大承气汤下之，脉弦者生，涩者死，小便利者可治。详此证，非大实即大虚，当审其因，察其脉，参其证，而分治之。实而便秘，大承气泻之；虚而便滑，独参汤补之，厥逆加附子，若亡血者，又当与生地黄黄连汤也。

许叔微治一人，伤寒大便不利，日晡潮热，手循衣缝，两手撮空，直视喘息，更数医矣，见之皆走。此诚恶候，得此十中九死，仲景虽有证而无治法，但云脉弦者生，涩者死，已经吐下，难于用药，姑且救之。若大便得通而脉弦者，庶可治也。与小承气汤一服，而大便利，诸疾渐退，脉且微弦，半月愈。又尝治循衣撮空得愈者数人，皆用大补气血之剂，惟一人兼眴振脉代，遂于[①] 大补剂中加桂二分，振止脉和而愈。又一人夏月伤暑，兼内伤冷物，厥逆呕吐，或误认阴证而与热药，及覆盖出汗后，加以口热咽干，眼白微红，项强溺秘，循衣摸床，如发狂状，言语错乱，舌赤欲裂，朝轻暮重，脉六七至而有力，以黄连解毒及大承气，下之而安。

绝 汗

冷汗者，胃中阳衰，不能温养分肉，营卫失职而然也。伤寒环口黧黑，柔汗发黄者脾绝，阴毒面青黑，额上手背冷汗不止者，营卫绝，皆死。大抵气绝则汗出如珠，着身不流，气散则汗出如油，喘而不休，皆是绝证。若虚极冷汗淡汗不止，皆非吉兆也。

劳 复

大病新瘥后，气血尚虚，余热未尽，宜安卧静养，设或早起劳动，则血气沸腾，而发热为劳复矣。非但强力远行也，梳头沐浴则动气，忧愁思虑则伤神，况过用力乎？谚云：诸劳皆复，御女者死，诸食皆复，犯酒最剧。酒色之害甚矣哉。

伤寒邪气之传，自表至里，有次第焉，劳复则不然，见其邪气之复来也，必迎而夺之，不待其传也。经言：大病差后劳复者，枳实栀子豉汤。

伤寒差后更发热者，小柴胡汤，脉浮以汗解之，脉沉实者，以下解之。

起居不时，虚热躁渴，喘嗽气乏者，竹叶石膏汤去半夏、石膏加京枣，名千金劳复麦门冬汤。

身热食少无力,补中益气汤。

大抵劳复食复二证,医识得秘妙,则不致张惶,若先病七日汗出,今复发亦七日,汗出,先十四日汗出,今亦十四日方解。若疫证三四次复发,亦三四次战汗,不为虑也。

食　复

食复者,土虚不能胜谷气也。经云:热病少愈,食肉则复,多食则遗,此其禁也。

病已差,尚微烦,设不了了者,以虚不胜谷气,故令微烦,损谷则愈。若有停滞,宜枳实栀子豉汤加大黄。

若关脉洪大,烦渴谵语,腹痛不大便,或发热,大柴胡下之。虚弱微热,理中汤温之。

大病新差,饮酒必复,以酒味辛热,助其余邪热毒故也,脉弦大者,小柴胡加葛根、黄连、乌梅,若脉洪大者,竹叶石膏,或小剂黄连解毒酌用。

女劳复

大病后犯房劳而复者,为女劳复。犯者多死。其候头重不举,目中生花,腰背疼痛,少腹里急绞痛,或憎寒发热,阴火上冲,头面烘热,心胸烦闷者,必用烧裈散,以韭根一大把,鼠粪百余粒,煎汤调下,虚极热盛者,节庵逍遥汤调服。若腹急痛,脉沉逆冷者,当归四逆加吴茱萸调服,仍以吴茱萸升许酒拌炒熨小腹,若手足挛拳,阳缩入腹,脉离根者,不可救也。

阴阳易

男子病新瘥,与妇人交而妇人反病者为阳易;妇人病新瘥,与男子交而男子反得病为阴易,此近世所分,古人总谓之阴阳易也。男子则阴肿,少腹绞痛,妇人则里急,腰胯内痛,头重不举,目中生花,有时阴火上冲,头面烘热,胸中烦闷,甚者手足挛拳,百节解散,男子阳缩入腹,妇人痛引阴中,皆不可治。必舌吐出而死。如无死证可治者,用烧裈散,以五苓散加韭根、鼠粪煎服,热甚者,以逍遥汤调服,总欲使邪火从小便中泄去也。

石顽治冯茂之夏月阴阳易,而腰痛少腹急,烦躁谵妄,舌色青紫,而中有黄苔肿裂,虽渴欲冷饮,而舌却不甚干,心下按之硬痛,噫而失气,此挟宿食也。所可虑者,六脉虚大,而两尺则弦,按之皆无根耳。遂以逍遥汤加大黄一剂,下黑矢甚多,下后诸证悉除,但少腹微冷作痛,又与烧裈散一服,煎五苓散送下而安。

遗　热

伤寒瘥后,半月十日以来,终不惺惺,错语少神,或寒热似疟,或烦热颊赤,脉来浮数而软,此先前发汗未彻,余热留在心包也。奉议节庵,俱主知母麻黄汤,即麻黄汤扣去杏仁而加知母黄芩芍药也。余尝用竹叶石膏汤加麻黄,治之更捷。若寒热如疟,小柴胡倍人参为当。

发　颐

伤寒汗出不彻,热遗少阳,结于耳后或耳下,其形硬肿者,名曰发颐。见之速宜消散,缓则成脓为害也。连翘败毒散。

若脉浮数，能食者易治，若沉紧或牢革，反大发热①，不能食者，难治。肿连面上者，必加白芷、葱白，以通阳明之经，若大便燥实，加酒大黄，外用赤小豆末、鸡子清调敷，慎不可用寒凉敷药。若发即隐下，不能起发者，真气内乏，毒邪内陷，最危之兆。若连发数处，如流注者，多不救也。

喜　唾

病新瘥后，口中喜唾不止者，此少火气衰，中土不温，不能约制津液也，理中圆加益智仁，以收摄之。

瘥后浮肿

大病后，腰以下至足，肿而重者，有水气也，牡蛎泽泻散急攻之。轻者只用五苓散加大腹皮、牡蛎，但不可延缓，缓则上支胸胁，难救矣。若但面肿而足不肿者，为胃虚，养胃汤去草果加防风。但足肿而重者，为脾弱，当节其饮食，用补中益气汤温补之，勿拘下肿为水，不辨虚实而混治也。

杂方 一百十三道论中引用正方已具《缵论》，此不复录

阳旦汤　治冬温发热咽痛，或自利而咳

桂枝三钱　芍药酒焙　甘草炙，各二钱　黄芩三钱，酒炒　生姜三片　大枣三枚，擘

上水煎，去滓，温服无时，日二三服。本方加干姜，名阴旦汤，治内挟寒食者。

黄芪建中汤　治卫虚不能作汗，虚劳里急，诸不足。

黄芪一钱，酒炒　桂枝二钱　芍药三钱，酒洗　甘草二钱，炙　生姜三片　大枣三枚，擘　胶饴半两

上水煎，去滓，内胶饴，更上火消解，日三服。

再造散　治阳虚不能作汗，名无阳证。

黄芪酒洗　人参　桂枝　甘草，炙各一钱　熟附子　细辛各五分　羌活　防风　川芎各八分　煨姜五片

上水煎将成，加酒芍药一撮，更煮三沸，去滓温服。节庵以此汤，治尺中迟弱，阳虚不能作汗之证，名曰再造，固为高出前辈，但稍嫌风药冗杂，然无害于温补助卫之大旨也。

香苏散　治感冒非时邪气，难分六经证者。

香附姜汁浸，勿炒　紫苏各二两　陈皮去白一两　甘草半两，炙

上为散，每服半两，水煎去滓，日三服，以汗出热除为度。

芎苏散　治非时感冒

苏叶　柴胡各二钱　川芎　葛根　枳壳　桔梗　陈皮　半夏　茯苓各一钱　甘草七分　生姜三片　大枣一枚，擘

上水煎，去滓热服温覆取微汗。

本方去川芎、柴胡，加人参、前胡、木香，名参苏饮。按此为治非时感冒之首剂，非正伤寒药也。方中芎苏柴葛四味，为通治三阳经外感药，而独推芎苏二味名方者，其重在于邪伤血分也。更合之以二陈，治内伤饮食，加枳桔宽膈利痰，诚为总司外内之良方，而无引贼破家之虞，宜乎！世所共推也。其参苏饮方，即此汤去川芎、柴胡，而易人参、前胡、木香之制，其主在于气分也。昔人有用芎苏散不

———
① 大发热：锦章书局本作"大热"。

解用参苏饮即解之说，意在人参有兼补之功，殊不知其为气血两途也。

神术汤 治内伤冷食，外感寒邪。

羌活 苍术泔浸，炒各三钱 藁本 川芎 白芷各一钱五分 细辛五分 甘草一钱，炙 葱白二茎连须 生姜三片

上水煎热服，覆取微汗

十神汤 治时疫感冒，头痛如破。

紫苏 葛根各一钱五分 麻黄去根节，泡 升麻 川芎 白芷各八分 陈皮 甘草 白芍世本作赤芍误 香附姜汁拌，碎各六分 生姜五片 葱白三茎，连须

上水煎，热服无时，温覆取微汗。

此方出香苏散，专主解利阳明非时不正之气，其太阳经伤寒发热禁用，以中有升麻葛根，恐引邪入犯阳明也，今世用治寒疫，但六经证不显者，总以此汤疏表利气，而元气虚人，蒙害亦不鲜矣。

升麻汤即升麻葛根汤 解利阳明经，发热斑疹

升麻 葛根，生 白芍酒洗 甘草炙各一钱五分

上水煎，温服无时发斑加犀角，热甚更加黄连、黑参，虚加人参。

葛根葱白汤 治温热头痛如破。

川芎二钱 葛根 芍药 知母各一钱五分 葱白四根，连须 生姜二片

上水煎温服，痛未止再服。

本方去知母加甘草、大枣，名增损葛根葱白汤，治感冒头痛。

连须葱白香豉汤 治感冒头痛如破。

连须葱白七茎 香豉一合，勿炒 生姜一两，切

上水煎，温日三服，覆取微似汗，不汗加苏叶。

选奇汤 治风火相煽，眉棱骨痛。

羌活一钱五分 防风一钱 甘草一钱五分，夏生冬炙 黄芩酒炒一钱，热甚加用

上水煎，食后稍热服。

藿香正气散 治四时不正之气挟食，及瘴湿霍乱。

广藿香叶一钱五分 白术霍乱转筋换木瓜 厚朴姜制 白芷痰食气滞换木香 陈皮各八分 半夏一钱五分，口渴去之 茯苓 桔梗各一钱 大腹皮姜汤泡用，胀用之 苏叶各一钱，自汗去之 甘草炙，五分，呕吐去之

上用生料作一剂，加生姜三片，大枣二枚，水煎去滓，热服无时。热多加黄连，寒多加干姜，寒甚加少加附子①。

此本不换金正气散而立，方中腹皮乃传写之误，当遵古方用苍术为是。专治一切不正之气，非正伤寒药也。太阳病恶寒发热，头疼骨节痛，用之，先虚正气，虽汗出亦不解，故元气虚人，并夹阴伤寒，发热脉沉足冷者，禁服。

人参败毒散 治时疫初起壮热，寒疫汗后热不止。

人参 羌活 独活 柴胡 前胡 川芎 枳壳 桔梗 茯苓各一钱 甘草半钱，人中黄更佳

上用生料作一剂，加生姜二片，水煎去滓，日二服。

本方加陈仓米，名仓廪汤，治疫痢。

此乃② 时疫初起烦热痞闷之证，然服之多有毒邪骤发，其势转甚者。盖骤发则毒易传分，但不知者，以为反增其困耳。又寒疫屡发不解，亦咸用之，以正虚不补则邪终不化。所以昔人有云，败毒散主治在时疫之先，又可用于寒疫之后，诚格言也。

荆防败毒散 治捻颈瘟，咽喉肿痛，腹胀暴证。

羌活 独活 前胡 柴胡 人参 甘

---

① 少加附子：锦章书局本作"加附子少许"。
② 乃：底本作"治"，据锦章书局本改。

草人中黄更佳　枳壳生　桔梗　茯苓　川芎
牛蒡子炒研　薄荷　荆芥各一钱　防风一
钱五分

上水煎，去滓缓服，临服加真金汁一
盏尤效。

本方去人参、茯苓、枳壳、桔梗、薄
荷、独活，加连翘、红花、升麻、归尾、
穿山甲，名连翘败毒散，治发颐。

普济消毒饮　治天行大头，湿蒸多汗
柴胡一钱二分　黄连　黄芩酒炒　黑参
连翘　鼠粘子炒研　升麻　白芷　甘草
生　桔梗　马勃各一钱　僵蚕炒七分　板蓝
根如无，青黛代之

上为末，半用水煎，去滓，食后徐
服，半用蜜丸嚼化就卧，以令药性上行
也。气虚脉弱，加人参，大便秘，少加酒
大黄。

六神通解散　治时疫初起热甚，躁不
得汗。

麻黄去节，酒洗　石膏　滑石　黄芩各
二两　苍术去皮，泔炒，四两　甘草炙，一两五
钱

上为散，每服半两，加姜三片，水煎
去滓，热服取汗，节庵加羌活、川芎、葱
白、香豉。

独活散　治瘟疫、瘴气，脚膝疼软，
发热头疼体痛。

独活　羌活　细辛　麻黄去节，泡
防风　枳壳生　蔓荆子　甘菊花　黄芩酒
洗　人参　茯苓　甘草炙各一两　石膏二两
上为散，每服半两，加薄荷五叶，生
姜三片，水煎去滓，热服无时。

达原饮　治时疫邪气初犯募原者。
黄芩酒洗　白芍酒洗　知母酒洗　厚朴
姜汁炒，各一钱　槟榔二钱　草果七分　甘草
五分，炙　生姜一片　二枚，擘
上水煎，日三夜二服。

生犀饮　治疫疠初起眩晕呕血。

犀角二钱　苍术麻油炒，一钱　川连一钱
黄土半两　茶叶一大撮　金汁半盏

上水煎去滓，入金汁搅服，日三夜
二。大便结加大黄，渴加栝蒌根，虚加盐
水炒人参，表热去苍术、黄土加桂枝、黄
芩，便脓血，去苍术倍黄土加黄柏，便滑
以人中黄代金汁。

清热解毒汤　治温疫大热
黄连酒洗　黄芩酒洗　白芍酒洗　生地
人参各三钱　石膏鸡子大，碎　羌活　知
母各二钱　甘草一钱五分　升麻　葛根各一钱
生姜二两，切

上水一斗，煮取五升，每服一升，日
三夜二服。

人中黄丸　治瘟疫诸热毒。

大黄三两，尿浸　人中黄如无，坑埂代之
苍术去皮，麻油炒　桔梗　滑石各二两　人参
黄连酒洗　黄芩酒洗，生各一两　防风五
钱　香附姜汁拌，勿炒，一两五钱

上为末，神曲糊丸，清热解毒汤送下
二三钱。

人中黄散　治大头疫疬及疙瘩瘟。
辰砂　雄黄各一钱五分　人中黄一两
作人中黄法：以竹筒留节去皮傍开一
孔入满甘草末，杉木塞孔腊月浸大粪池底
（月余，晾干候用）上为末，每服二钱，
薄荷、桔梗煎汤下，日三夜二服。

凉膈散　治膈热便秘胃实，发斑表里
俱热。

连翘　栀子仁　黄芩　薄荷　大黄酒
洗　芒硝各二钱　甘草五分，炙　大枣一枚，
擘　葱白一茎
上水煎去滓，温服无时。

双解散　治温热病表里大热。

防风　麻黄　薄荷　川芎　连翘　当
归　芍药生　大黄酒洗　芒硝各半两　石膏
黄芩酒洗　桔梗各一两　甘草二两，炙　白
术姜汁拌，勿炒　荆芥　山栀各二两五钱　滑

石三两

上为散，每服三钱，加生姜三片，水煎去滓温服。

此本凉膈合通解而易白术，加芎、归、芍药、荆、防、桔梗，即通圣合益元之制也。按通圣为中风门中专方，而中风多是邪乘虚入，万无表里俱实之证。即大便燥结料属血枯风秘，用此甚难。惟致病热病，内外邪甚者，乃为合宜。盖防风麻黄解表药也，风热之在皮肤者，得之由汗而泄；荆芥薄荷清上药也，风热之在巅顶者，得之由鼻而泄；大黄芒硝通利药也，湿热之在肠胃者，得之由后而泄；滑石栀子水道药也，湿热之在决渎者，得之由溺而泄；热淫于膈，肺胃受邪，石膏桔梗清肺胃也；而连翘黄芩，又所以祛诸经之游火；风热为患，肝木主之，川芎归芍，和肝血以息风热；而甘草白术，又所以和胃气以健运脾土，能胜湿热御风火故也。方中倍用益元者，以伏气所蒸之湿热，使半从肌表而泄，半从渗道而利也。故大便通者，硝黄自可勿用，有微汗者，麻黄即可勿施；而湿热郁发，未有小便不黄赤者，双解之义实在发汗利小便耳。昔人但知守真长于治火，不知实开温热病之法门也。

黄连解毒汤 治内外热剧。

黄连 黄芩 黄柏三味俱酒洗 山栀各二钱五分

上水煎，温服无时。

三黄石膏汤 治汗下后不解，热郁三焦，便滑溺涩。

黄连 黄芩 黄柏三味俱酒洗 各二钱 山栀二十枚碎 石膏五钱，碎 麻黄一钱，泡 香豉一合 生姜三片 葱白三茎

上用澄清地浆水煎，服半日许，不得汗解再服。脉数便秘，上气喘急，舌卷囊缩者，去麻黄、香豉，加大黄、芒硝，槌法加细茶一撮。寒能制热，故用石膏，苦能下热，故用芩、连、栀、柏，佐以麻黄、淡豉之发散者，以温热至深，表里俱实，降之则郁，扬之则越，郁则温热犹存，故兼之以发扬，则炎炎之势皆尽矣。此内外分解其势，乃兵之分击者也。

导赤泻心汤 治热传手少阴神昏。

黄连酒洗 黄芩酒洗 山栀姜汁拌，炒黑 滑石碎 知母盐酒拌 犀角 甘草生 人参 麦冬去心 茯神各一钱 生姜三片 大枣三枚，擘

上加灯心为引，水煎热服。

射干麻黄汤 治水饮伤肺，咳而上气，喉中水鸡声。

射干三钱 麻黄四钱 细辛一钱五分 紫苑 款冬花各三钱 五味子榧 半夏姜制各二钱 生姜三片 大枣二枚，擘

上以水先煮麻黄，去沫内诸药，煎成去滓分三服

金沸草散 治肺感风寒，鼻塞声重咳嗽

旋复花去梗叶 麻黄去节，泡 前胡各七分 荆芥穗一钱 半夏姜制 甘草炙 芍药各五分 生姜三片 大枣一枚，擘

上水煎去滓，晨昏各一服

葳蕤汤 治风温咳嗽及冬温，发热头眩，咽干舌强。

葳蕤一钱五分 石膏二钱，碎 白薇 麻黄去节泡 川芎 葛根 羌活 甘草炙 杏仁去皮尖，碎 青木香各一钱

上水煎日三服。

栝蒌根汤 治风温无大热而渴。

栝蒌根一钱 石膏二钱，碎 葛根一钱五分 防风 人参 甘草炙，各五分

上水煎，热服无时。

防己黄芪汤一名汉防己汤 治风湿关节烦疼，脉浮汗出。

防己酒洗 黄芪酒拌 各一两 白术五钱，姜汁拌 甘草五钱，炙

上每服抄五钱匙，加生姜四片大枣一枚，水煎热服，后当如虫行皮中，腰以下如冰，后坐被上，又以被绕腰下，温令微汗，瘥。

喘加麻黄，胃气不和加芍药，气上冲加桂枝，下有陈气加细辛。此治卫中之阳太虚，而在里之真阳无患者，附子既不可用，但用芪、术甘温从阳以缓图之。盖自汗而腰以下属阴之分无汗，服此虽动其湿，而卫中之阳尚不足以胜之，故皮中如虫行，所以用暖被围腰下接令微汗，以渐取差，亦从下受者从下出之之法也。

麻黄杏仁薏苡甘草汤　治风湿身疼，日晡发热。

麻黄去根节，泡，一钱五分　杏仁十枚，去皮尖，研　薏苡一两，姜汤泡，勿炒　甘草八分，炙

上水煎温服，有微汗避风。

方中用麻黄、杏仁、甘草以开发腠理而泄风邪，即以薏苡之通利水道而去湿，大意与麻黄加术汤不殊，但其力稍逊耳。

羌活胜湿汤　治风湿上甚，项强头痛。

羌活　独活酒洗　防风　川芎酒洗　藁本酒洗　蔓荆子碎　甘草炙 各一钱　生姜一片

上水煎温服，缓取微似汗，速则风去湿不去也。

寒湿腰以下重，加附子、防己，身重腰沉沉然，加黄柏、苍术。本方去独活、川芎、蔓荆、甘草，加升麻、柴胡、苍术，名除风湿羌活汤。湿上甚为热，汗之则易，下之则难，故当变常法而为表散。此方得之，若周身关节尽痛，即当去巅顶之药，专除肉腠间风湿为务也。

补中益气汤　治内伤劳倦耗气，及劳力感寒。

黄芪酒炒，一钱，热甚倍用　人参三分 有嗽去之，气虚者可加至一钱　甘草炙，五分，可加至一钱　白术三分，可加至五分，若胁下痛者，有瘀血也，须生用　当归土炒　橘皮　升麻　柴胡各二分，可加至三分

上水煎，食远稍热服。

周慎斋曰：脾气者，上升则为元气，下行则为邪气。内伤中虚表热，或潮热自汗，补中正方，表热加羌防，腹中满加附子。凡用补中，病热已退，升柴不用可也。若浑身拘急作胀，系风寒宜加羌防，但作胀不拘急，为内寒，加附子，又用补中。下体痿软，或虚弱者，不可用，当以八味丸治之。凡内伤作泻，藏附子于白术中，令其守中以止泻也。表热，藏附子于黄芪中，欲其走表以助阳也。凡内伤调理脾胃，必用羌活散其肝邪，此为正治。

陆丽京曰：东垣之定此方也，其言曰：脾胃既虚，则下流于肾肝，阴火得以乘其土位。夫脾胃之气，不上行而下流，则并于肝肾，是脾肾原是无病，而承脾胃之下流，即其气愈盛矣。盛满者泻之，此升柴之所以必用也。然此为下实而清阳下陷者言之，非为下虚而清阳不升者言之也。倘人之两尺虚微者，或是癸水销竭，或是命门火衰，若再一升提，则如大木将摇而先拔其本实，枯条垂落而更拔其根荄，寿命难期，危亡立至也。

生脉散　治暑伤元气，喘促烦渴。

人参五钱　麦冬去心，三钱　五味子二钱，碎

上用长流水煎，温服无时。（孙真人云人参用井水煎服之无效。）孙真人，令人夏月常服生脉散，则百病不生，东垣云：夏月服生脉散加黄芪甘草，令人气力涌出，刘宗厚云：若脚膝痿弱者，更加酒黄柏，则筋力倍常。

清暑益气汤　治长夏湿热蒸人，烦热喘满，小便赤。

黄芪一钱，酒炒　人参　白术姜制　苍术泔浸，去皮，麻油炒　升麻醋洗　神曲炒　陈皮各五分　甘草炙　当归　麦冬去心　黄柏盐酒炒，各三分　五味子九粒，碎　葛根酒煨　泽泻　青皮各二分

上水煎，徐徐服。

本方去青皮、葛根加黄连、茯苓、柴胡，名清燥汤。

暑令行于夏，至长夏则兼湿令矣。故此方兼而治之，暑热蒸炎，表气易泄，而中气者，又为诸气之原，黄芪所以实表而固易泄之气，即兼当归以统养脾之血，白术神曲甘草，所以调中而培诸气之原，酷暑横流，肺金受病，人参、五味、麦冬，一以补肺，一以清肺，一以收肺，此三物名为生脉也。以气虚则脉虚，伤暑之证，未有脉不虚者，故用补气之药以复脉，经所谓扶其所不胜也，火盛则水伤，故又以黄柏、泽泻清其化源，液亡则口渴，故又以葛根升其胃液，清气不升，升麻可升，浊气不降，二皮可理，苍术之用，为兼长夏之湿也。

十味香薷饮　治伤暑体倦神昏，头重吐利。

香薷二钱　人参　黄芪酒炒　白术　茯苓　甘草炙　扁豆　陈皮醋炒　厚朴姜制　木瓜各一钱

上水煎欲令作汗热服，欲利小水冷服。

伏暑去黄芪、人参加黄连、藿香、泽泻。

本方去黄芪、白术、陈皮加杏仁、半夏、藿香、砂仁、姜、枣，名六和汤。

消暑十全散　治夹暑感冒，发热头痛。

香薷二钱　扁豆炒，槌　厚朴姜汁炒　木瓜　陈皮一作半夏　甘草炙　白术姜汁拌　茯苓　广藿香叶　苏叶各一钱

上水煎，热服无时，取微汗。

黄连香薷饮　治伏暑大热，水泻脉数。

香薷二钱　厚朴一钱，姜制　黄连五分，酒蒸

上水煎冷服。

本方去黄连加扁豆、甘草，名局方香薷饮。

消暑丸　治伤暑发热头痛泻利烦渴。

半夏一斛，米醋五升煮干　甘草生　茯苓各半斛

上为细末，姜汁和丸，无杂生水，每服二钱，不拘时，沸汤送下。消暑在消其湿，故于二陈汤内除去橘皮，而倍用半夏为君也。又以半夏性燥，故用醋煮以敛其性，而使之下行，且不耗津液矣。其用生甘草、茯苓者，不忘涤痰消湿之本意也。去橘皮者，恶其上升耗气也。夏月之气，易于耗散，一切破气之药，皆当禁用，不独此方之橘皮耳。

益元散即天水散，俗名六一散　治暑湿热蒸，小便不利。

滑石六钱　甘草一钱

上为极细末，用清水调服。发汗加葱豉，安神加辰砂，止泄加炮姜，消斑加青黛。

大顺散　治暑热引饮过多，霍乱呕吐。

甘草　干姜各五钱　杏仁去皮尖　桂各三钱

上先将甘草用白砂炒，次入姜，却下杏仁，炒过筛去砂，合桂为末，每服三钱，沸汤调下。

冷香饮子　治中暑夹阴，腹痛泻利。

附子生用　草果　橘红　甘草炙各一钱　生姜五片

上水煎冷服。

浆水散　治暑中太阴少阴，泄泻身

冷，汗出脉弱。

附子 干姜炮 甘草炙 肉桂各五钱 良姜 半夏醋制 各二钱五分

上用浆水煎，去滓冷服。（浆水即点酪之淡醋。）虚热喘乏加人参，汗多加黄芪五味。泄泻而兼身冷汗出脉弱，其为胃虚阳气欲脱之兆最急，是不得不用桂、附、二姜、甘草、半夏，辛温以理其脾之冷滞也。其妙用尤在浆水之酸以收欲脱之阳气，惜乎世咸忽之。

合大顺冷香消暑 生脉清暑益气及此方观之。大顺用白砂炒甘草干姜杏仁，冷香用水浸冷服，消暑用醋煮半夏，生脉清暑之用五味子，此用酸浆水煎，总是因夏月阳气在外容易耗散之故，其无故好啜香薷饮者，可不鉴欤！

升麻鳖甲汤 治阳毒斑如锦纹，咽痛唾脓血。

升麻 甘草各二钱 蜀椒炒去汗 当归各一钱 雄黄五分，研 鳖甲一钱五分，炙

上水煎，温服取汗。

本方加桂枝名阴毒甘草汤。

阳毒升麻汤 治阳毒面赤，狂言发斑，咽痛下脓血。

升麻 犀角各一钱五分 射干 黄芩 人参 甘草各一钱

上水煎温服，温覆手足汗出则解，不解重作。

犀角黑参汤 治发斑毒盛咽痛。

犀角 黑参各二钱 升麻 射干 黄芩 人参各一钱 甘草八分，生

上水煎温服。

犀角大青汤 治斑出大盛，大热心烦，狂言闷乱。

犀角二钱 大青一钱五分 黑参 升麻 黄连 黄芩 黄柏 山栀各一钱 甘草八分，生

上水煎热服无时。

本方去芩、柏、升麻加人参、生地、柴胡，名消斑青黛饮。

黄连橘皮汤 治阳毒发斑。

黄连一钱，酒洗 橘皮去白 麻黄去节，泡 葛根酒洗 杏仁去皮尖，研 枳实炒各五分 厚朴姜汁制 甘草炙 各三分

上水煎温服。

橘皮竹茹汤 即大橘皮汤 治胃虚哕逆。

橘皮去白，三钱 竹茹五分 人参 甘草炙 各一钱 生姜四片 大枣一枚，擘

上水煎，温日三服。呃逆加柿蒂三枚。《活人书》加半夏。

赤茯苓汤 治伤寒停水呕哕。

赤茯苓 人参 陈皮去白 各一钱 白术姜汁拌，生用 半夏姜汁炒 川芎各五分 生姜三片

上水煎，不拘时服。

小续命汤 治中风外有六经形证，及风痹脚气。

麻黄去根节，泡 桂枝 甘草炙 杏仁去皮尖，炒，研 芍药酒洗 川芎 防风 人参 黄芩 各一钱四分 防己二钱，酒洗 大附子炮，七分

上作二剂，每剂加生姜五片大枣一枚，水煎温服，此本古今录验续命汤去当归、石膏、干姜而加黄芩、芍药、防己、防风、附子、姜、枣之制也。以其无分经络，不辨虚实寒热，故易老有六经加减诸例，按吴鹤皋曰：此方治中风未详其证，麻黄、杏仁，麻黄汤也，仲景治太阳证之伤寒；桂枝、芍药，桂枝汤也，仲景治太阳证之中风。如此言之，则中风而有头疼身热脊强者，皆在所必用也。人参，甘草，四君子之二也，局方用之以补气，芍药、川芎，四物汤之二也，局方用之以养血，如此言之，则中风而有气虚血虚者，在所必用也。风淫末疾，故佐以防己，阴淫寒疾，故佐以附子，阳淫热疾，故佐以

黄芩。盖病不单来，杂揉而至，故其用药亦兼该也。至于痉病脚气等类伤寒证，往往借用此方，然必按证增损，始为合宜。设不辨表里虚实而妄投之，宁无耗血伤津抱薪救焚之患乎？

如圣饮 治刚柔二痉。

羌活 防风各一钱五分 川芎 白芷 柴胡 甘草炙 白芍 当归 乌药 半夏姜汁炒 黄芩各一钱 生姜三片

柔痉有汗加白术、桂枝，刚痉无汗加麻黄、苍术，口噤咬牙，大便实者，加大黄利之。上水煎去滓，临服加姜汁竹沥，温服无时。

大羌活汤 治两感一日太阳与少阴俱病。

羌活一钱 独活 防己酒洗 防风 黄连酒洗 黄芩酒炒 苍术泔浸，炒 白术生 川芎 细辛 甘草炙 各六分 生地三钱 知母一钱五分 生姜三片 大枣二枚，擘

上水煎热服无时。节庵去防己、二术、连、知加柴胡、白芷、石膏、黑豆。两感有表里之殊，无阴阳之异，传经者皆为阳邪，一于升阳散热，滋养阴脏，则感之浅者，当或可平，故易老于不治之中而求可治之策也。

羌活导滞汤 治六淫之邪，内滞发热。

羌活一钱五分 独活一钱 防己七分，酒洗 当归一钱 大黄二钱，皂煎酒浸 枳实五分，麸炒

上水煎，食前温服，取微汗。

葶苈苦酒汤 治屡下热不解。

葶苈三钱，研 苦酒三合，即米醋 生艾汁一合，如无，以干艾洗捣取汁

上水煎，作三服，探吐取汗。

屡下热不解，阴津随汗外亡，而阳热转亢，故取苦酒之酸收，葶苈之下泄，以承领阴气内入，更兼艾汁以发越阳邪，使阴气内藏，阳热外散，一举而两得之，惜乎世所不解也。

黄龙汤 治失下循衣撮空，虚极热盛，不下必死者。

大黄三四钱，痰秘，姜汁拌 芒硝二钱，肠鸣，换半夏、茯苓 厚朴一钱五分 枳实一钱 当归三钱，气秘，换木香 甘草一钱，血秘，换桃仁泥、生地黄汁 人参较大黄减半 生姜五片 大枣一枚，擘，风秘，换羌活

上水煎，将成加桔梗一撮，再煎三沸，去滓热服。

虚人积结于内，攻之不行，乃肠胃枯竭之故，故节庵加人参当归于承气汤中，助其气血，以建背城之功，即如参苏饮中用参辅佐表药之义。

厚朴七物汤 治腹满发热，脉浮饮食如故。

厚朴一两二钱，姜汁炒 大黄姜制 甘草炙，各五钱 枳实炒 桂枝各三钱 生姜一两，切 大枣六枚，劈

上水煎，温分三取。

呕加半夏，下利去大黄，寒多倍生姜。

此即小承气合桂枝去芍药汤也。七味中独推厚朴为君者，其主在于风邪内陷之腹满，原不在乎攻下也，观方后云下利去大黄，其义自见。

代抵当汤丸 治蓄血。

大黄四两，酒洗 芒硝一两 桃仁六十粒，炒研 生地黄 归尾酒洗 穿山甲蛤粉炒，各一两 桂三钱至五七钱

上为极细末，炼蜜丸如桐子大，蓄血在上焦，丸如芥子大，临服去枕仰卧，以津咽之，令停喉下，搜逐膈上之瘀，中焦食远，下焦空心，俱桐子大以百劳水煎汤下之。如血老成积，此药攻之不动，去归地加醋制广茂一两，倍肉桂，或煮汤和滓，服之尤效。

金匮下瘀血汤　治瘀血。

大黄一两　桃仁二十枚，研　䗪虫二十枚，熬，去足

上为末，炼蜜和作四丸，以酒一升煮一丸，取八合，和滓顿服之，虾血下如豚肝。

备急丸　治心腹寒积，卒暴诸病，惟妊娠禁用。

大黄酒浸，三分　干姜生用，二分　巴豆去皮心，熬，一分

上先将大黄、干姜为末次入巴豆合研，杵千下，炼蜜丸绿豆大，密器中贮之，不拘时温水下五七丸，口噤者，抉齿灌之。

大黄附子汤　治胁下偏痛，发热脉弦紧，此寒也。

大黄一两，酒浸　附子一枚，炮　细辛二钱

上水五升煮取二升，去滓分三服，服后如人行四五里顷，更进一服。三承气汤，为寒下之柔剂，白散备急丸，为热下之刚剂，附子泻心汤，大黄附子汤，为寒热互结，刚柔并济之和剂。此鼎峙三法也，独怪近世但知寒下一途，绝不知有温下等法。盖暴感之热结，可以寒下，若久积之寒结，亦可寒下乎？是以备急等法，所由设也。然此仅可以治寒实之结，设其人禀质素虚，虽有实邪固结，敢用刚猛峻剂攻击之乎？故仲景又立附子泻心汤，用芩连佐大黄，以祛膈上之热痞，即兼附子之温以散之。大黄附子汤，用细辛佐附子以攻胁下寒结，即兼大黄之寒导而下之。此圣法昭然，不可思议者也。奈何去圣久远，一闻此法，无论贤与不肖，莫不交相诋毁，遂至明哲束手，沉疴待毙，良可慨夫！

二陈汤　治痰饮宿食固结。

陈皮去白，胁下引痛，醋炒，干咳，用蜜制

半夏姜汁制，热痰竹沥制，妊娠恶阻醋制　茯苓停饮、心悸，桂枝煎酒制，各二钱　甘草痞胀，砂仁汁制一钱　生姜七片，咳逆痰结用蜜煎　乌梅肉一个，泻利炒焦

上水煎热服。

本方去陈皮、甘草、乌梅，名小半夏茯苓汤。

本方去茯苓、甘草、乌梅，名橘皮半夏汤。

或问二陈汤为治痰首剂，惟吐血、消渴、妊娠禁用，然不可一律论也如。血色正赤凝结，为阴气受伤，故禁辛燥，设瘀晦淡薄如水者，为阳不统而阴不守，安得不用姜、半、术、附辈以温之乎？如消渴阴火烁津，故禁燥热，设肥人湿热内壅，津液固结而渴，安得不用星、半、姜、连辈以燥之乎？如妊娠津液衰少，不能养胎而病，故禁辛散，设恶阻呕逆亦谓半夏伤胎而禁之乎？大抵瘦人多火多燥，咸禁一切辛热耗阴燥剂，肥人多湿多痰，咸禁一切滋阴腻膈润剂，各随所禀为权衡耳。

导痰汤　治伤食挟痰发热。

陈皮　半夏姜制　茯苓各一钱五分　甘草一钱，炙　枳实炒　南星汤泡七次，各一钱　生姜五片

上水煎温服。

本方加人参、白术、黄连、黄芩、栝蒌仁、桔梗、大枣、竹沥、姜汁，名加味导痰汤。若痰热而粘去参、术，痰冷而清去芩、连，年力壮盛，先用稀涎散，后服此汤。

平胃散　治食积腹痛，壮热发黄。

苍术泔浸，麻油炒，八两　厚朴姜汁炒　陈皮去白，各三两四钱　甘草三两，炙

上为末，每服五钱，加生姜三片水煎空心服。

本方加木香、姜制黄连，名香连平胃散，治食积发热。

本方合五苓散名胃苓汤，治食积泄泻，小便不利。

赵养葵言：平胃者，平胃中之墩阜，设无墩阜而用之，平地反为坎陷矣。

五积散 治外感寒邪，内伤生冷。

苍术泔浸炒八钱 桔梗六钱 麻黄去节泡 枳壳炒 陈皮去白各五钱 厚朴姜制 干姜炮过，各四钱 半夏姜制 茯苓 甘草炙 白芷 归身 白芍酒洗 川芎 桂各三钱

上为末每服四五钱，加生姜三片，葱白三茎，水煎去滓热服，温覆取微汗。表邪甚者，去苓芍加香豉，阴寒脉细，去苓芍加熟附，逆气干呕，加吴茱萸，虚加人参。

按此方本平胃为主，参以二陈，专主内伤生冷，又合桂枝、麻黄，但少杏仁，故兼治外感寒邪，加以四物去地，而合甘草、干姜，为治血中受寒之圣药；枳、桔、甘草并为清气治嗽之首方，白芷一味为都梁丸，专走阳明而治风热头痛，桂苓甘术换苍术，以涤饮散邪，使饮半从表散，内藏小半夏茯苓汤，令未尽之饮，乃从小便而驱之，古人以消食必先涤饮，发散必用辛温，此虽类集十余方，而不嫌冗杂者，得辛温散邪之大旨也。但杂合复方，原不拘全用，如无血病无藉芎归，设不咳嗽，何烦枳桔，若非头痛都梁奚取，苟或有汗，麻黄安施。要在临病谛审出入，斯可与言复方之妙用也。

调中汤 治食积挟外感发热。

苍术泔浸，炒 陈皮炒 半夏姜制 白芍酒洗 桔梗 甘草炙 枳壳炒 羌活 白芷 藿香叶 砂仁各一钱 川芎七分，酒洗 麻黄去节，泡 桂枝各五分 生姜三片

上水煎温服无时。

按调中汤，与五积散大同小异，乃表里兼并之药，故用以治食积挟外感发热证。若调中饮，则全用平胃，而兼干姜、

黄连辈，专主食积发热，却与表邪无预也。即如中满分消丸分消汤之寒热攸关，用者不可不审。

调中饮 治食积类伤寒，但身不痛者。

苍术泔浸，麻油炒，二钱 白术生 厚朴姜汁炒 陈皮炒 甘草炙 神曲炒 枳实炒 黄连姜汁炒，各一钱 山楂肉姜汁炒黑，二钱 草果八分 干姜炮，五分

上水煎去滓，磨木香调服。

腹痛加桃仁，痛甚便秘加大黄，口甘加兰（俗名省头草）。

人参养胃汤 治食滞痞闷。

苍术泔浸，麻油炒 厚朴姜汁炒 半夏姜制 藿香各一钱 陈皮去白 甘草炙，各七分 人参 茯苓 草果各五分 生姜七片 大枣三枚，擘 乌梅肉一个

上水煎热服。

养胃者藉人参之力，以助诸消克药，建平胃之功也。近世名家，专以此汤，治胃虚不能进食之证，服之胸膈暂宽，意谓人参补养胃气之功，安知转受其削乎。

沉香降气散 治气逆喘胀。

沉香四钱，另研 香附二两，姜汁拌 砂仁四钱，槌 甘草八钱，同砂仁拌湿，炒

上为末滴水为丸，淡盐汤下二钱，虚人人参汤服。

香壳散 治虚人蓄血暴起，胸胁或少腹作痛。

香附三钱，姜汁拌 枳壳二钱炒 青皮炒 陈皮 乌药 赤芍 蓬术醋炒，各一钱 归尾三钱 红花五分 甘草生三分，炙二分

上水酒各一盏，煎成去滓，加童便，空心服，不应加延胡索、穿山甲，有外感表邪，去表皮，加桂枝、羌防。

当归活血汤 治挟血如见祟状。

当归三钱 赤芍酒洗 生地酒浸，另捣烂 桂心，各一钱五分 桃仁二十粒，同干漆灰拌

炒，去漆灰，研 茯苓 枳壳 柴胡各八分
甘草五分 干姜炮，四分 红花二分

上除地黄，水煎去滓，入地黄，煎数沸，临服加陈酒服之，不应加穿山甲末五分，又不应，加附子三分，有实热虽用附子者，须与酒大黄钱许同用。

犀角地黄汤 治蓄血善忘如狂，或骤吐血不止。

犀角锉屑磨水更佳 生地黄酒浸，捣烂
牡丹皮 白芍各二钱

上除地黄，水煎去滓，入地黄，更煎数沸，滤清，加藕节汁、扁柏汁，并磨京墨，搅令黑色服之。

腹中有瘀血未下，加桃仁、红花、酒大黄，若腹不满，自言满，为无热，减地黄二汁加木香。

此汤本治内伤胃脘之瘀血，以犀角善解饮食瘀积之毒，故为阳明专药，胃中既有瘀积，必蕴酿为热，故必兼芍、地、丹皮以凉解之，胃为水谷之海，过而不留，故可暂用，若在他经，断乎不可也。《医贯》以为衄血的方，阴虚火动者宜之，要非正论，今人概以治虚劳、吐血、衄血服之，虽得暂效，然旋劫旋发，致死不悟也。夫吐衄之血，统而言之，皆属炎上之火，析而言之，则有在经在腑之分，其在吐血也，或属胃中有热，犹可稍夺其势，至于衄血，则是经络中游火，与此治胃热之药何预哉？惟伤寒五六日，忽然暴衄不止，差可借用，以其热郁经络，故以泄热为务，然必加入芩、栀、归尾，庶或近之。盖伤寒暴病，不可与虚劳久病比例而推也。

生地黄黄连汤 治妇人血风，崩漏燥热不除，循衣撮空，闭目不省人事。

生地黄酒浸 当归 川芎各二钱 白芍
酒洗 黄连酒蒸 黄芩酒炒 山栀姜汁炒黑，
各八分 防风三钱，酒润

上水煎徐徐呷之，脉实者可加酒大黄。

七味凉血药中，独用防风一味，以升散风热而治崩，得力全在乎此，以防风为风药中润剂也。

竹叶汤 即竹叶防风汤 治产后中风发热。

竹叶五十叶 葛根二钱 桂枝 防风
桔梗 甘草炙 人参各一钱 生姜五片 五
枚，擘

上水煎温服，覆取微汗。

颈项强加附子，呕者加半夏。

《金匮衍义》云：产后中风发热，面正赤头痛，为太阳阳明合病。以产后中风，易于发痉，故用桂枝加葛根汤，以解二经之邪，去芍药之酸收，而加人参之甘温以益气，更加桔梗、防风、竹叶通阳明之风热，而主面赤喘满也。若头项强者，知邪袭太阳阳明，将成痉也，以产后新虚，故加附子助人参温散之。若呕者，知痰湿上逆，故加半夏以开涤之，世本本方中即有附子，乃后人所加，观方后所云自知。

四物汤 治血虚。

熟地黄血热换生地黄 当归各三钱，大便不
实用土炒 白芍药泄泻腹痛用桂酒炒，失血用醋炒
川芎各二钱，血逆童便浸

上水煎临卧热服，先服后食，勿过饱。

本方去熟地、芍药，名芎归汤，为末名侧手散。

本方加乌药、香附、甘草，名四乌汤。

本方合理中去地黄、白术，加茯苓，名增损四物汤。

本方换赤芍，加三棱、蓬术、肉桂、干漆灰，名加减四物汤，虚人血结，多加人参少佐生附，仍用白芍。

本方合小柴胡汤，名柴胡四物汤。

伤寒热伤阴血之证最多，而用滋养阴血之剂绝少，惟妊娠胎产感冒客邪之病，则不能屏绝四物等汤耳。按四物为阴血受病之专剂，非调补真阴之的方，而方书中咸谓四物补阴，致后世则而行之，用以治阴虚发热火炎失血等证，蒙害至今未息。至于专事女科者，则以此汤随证漫加风食痰气药，所以近代诸汤，祖四物者，纷然杂出，欲求足法后世者，究竟不可多得。其最可恨者，莫如坎离丸之迅扫虚阳，四物二连之斩削真气，而举世庸工，利其有劫病之能，咸取用之，何异于操白刃而劫人财命耶！姑以本汤四味言之：虽云熟地滋养阴血为君，芍药护持营血为臣，而不知其妙用实在芎归调和诸血之功也。试观芎归佛手，可以探胎，可以催生，以二味为阴中之阳，同气相求，故能引动胎气，若兼芍地，即滞而不灵矣。曷可更加苦寒之味乎？尝见先辈治上下失血过多，一切血药，反置而不用，独推独参汤、童便以固其脱者，以有形之血，不能速生，希微之气，所当急固也。昔人有言：见血毋治血，必先调其气，又云：四物汤不得补气药，不能成阳生阴长之功。诚哉至言也。余尝谓此汤虽非伤寒门中之药，然用以治大邪解后，余热留于血分，至夜微热不除，或合柴胡，或加桂枝，靡不应手辄效，不可掩没其功也。

当归补血汤 治血虚发热。

黄芪去白蜜，酒炒，一两　当归三钱，酒洗

上作一剂，水煎温服。

妇人经行产后感冒，发热头痛，加葱、豉、姜、枣。

气虚则身寒，血虚则身热，故用当归调血为主。然方中反以黄芪三倍当归者，以血之肇始本乎营卫也，每见血虚发热，服发散之药则热转剧，得此则浃然自汗而

热除者，以营卫和则热解，热解则水谷之津液皆化为精血矣。

紫苏饮 治胎前感冒发热，胎气不和。

紫苏　芍药酒洗，大便不实，酒炒　当归各一钱　甘草炙　川芎酒洗　陈皮各八分　人参一钱，虚者倍用　大腹皮姜汤泡，一钱，虚者谅用　生姜五片　葱白一茎

上水煎，空心温服。

伤风去大腹皮加香豉，胎动不安为热，加黄芩、白术，胎动不安为寒，加木香、砂仁。

逍遥散 治肝气不调，发热干咳，有似外感者。

柴胡一钱五分　白术　茯苓各一钱二分　当归　白芍各二钱　甘草八分炙　陈皮六分　薄荷七叶　煨姜三片，干咳用蜜炙

上水煎，临卧或半饥时热服。本方加丹皮、山栀名加味逍遥散。

归脾汤 治抑郁伤心脾之阴，及虚邪误汗热不止。

人参　黄芪　茯苓　酸枣仁炒研　白术蒸熟透，各二钱五分　木香　甘草炙，各五分　桂圆肉八枚　生姜五片　红枣一枚擘　远志　当归各一钱

上水煎，温服无时。本方加丹皮，黑山栀，名加味归脾汤。

补中益气与归脾同出保元，并加归、术而有升举胃气，滋补脾阴之不同。此方全以龙眼之甘平，佐归芪滋养心脾，更以枣仁、远志鼓动少火而生胃土，茯苓、生姜转运水谷，木香调畅诸气，红枣引入心脾也。近世以木香性燥不用，服之多致痞闷，或泄泻减食者，以其纯阴无阳，不能输化药力故耳。

四君子汤 治气虚。

人参吐血用秋石，或青盐制；泻利不止，土炒；呕逆，姜汁制一钱五分，虚者倍用　白术脾胃

虚，饭上蒸数次用；泄泻，土蒸炒焦；湿痰，姜汁拌，生用；燥咳或便难，蜜水拌蒸透　**茯苓**小便不利，肉桂酒拌，胃燥而噎膈，人乳拌蒸，吐痰呕逆姜汁拌

甘草补虚炙用，痞满砂仁汁制，呕吐姜汁制，小水不利生用各一钱

上水煎，食前热服。

本方加陈皮，名异功散。

本方加陈皮、半夏、生姜，名六君子汤。更加木香、砂仁，名香砂六君子汤。妇人香附易木香，气虚多热痰，加姜制川连。多寒痰加炮姜，血不调加当归。

气虚者补之以甘。参苓术草，甘温益胃，有健运之功，具冲和之德，故为君子。

若合之以二陈，则补中微有消导之意，宜乎功用之多也。至于加减，不可枚举。盖人之一身，以胃气为本，胃气旺，则五藏受荫，胃气伤，则百病丛生，故凡病久不愈，诸药不效者，惟有益胃补肾两途，故用四君子随证加减。无论寒热补泻，先培中土，使药引津气四迄则周身之机运流通，水谷之精微敷布，何患其药之不效哉！是知四君六君为司命之本也。

东垣升阳散火汤　治阳气抑遏，恶寒发热如火。

升麻 **葛根**酒拌，生用 **羌活** **独活**酒拌 **白芍**酒拌，生用 **人参**各八分 **柴胡**六分 **甘草**生四分，炙六分 **防风**三分

上水煎温服无时，忌寒冷难化之物。

本方去人参、炙甘草、羌活、独活，加葱白，名火郁汤。夫火者，生物之本，扬之则光，遏之则灭，今为浊阴填塞，不得上行，故宜辛温风药以升散之。清阳既出上窍，浊阴自必下降矣。东垣圣于脾胃者，治之主以升阳，俗医知降，而不知升，是扑灭其生物之本也，安望其卫生哉。

节庵升阳散火汤　治叉手冒胸，循衣撮空证。

人参酒拌二钱，多至五钱 **白术**二钱生用 **茯神**一钱 **甘草**一钱，炙 **当归**一钱五分 **芍药**一钱五分，桂拌 **陈皮**六分，多至一钱 **麦冬**去心，二钱 **柴胡**七分 **黄芩**一钱，酒炒 **生姜**三片 **大枣**三枚，擘

上水煎，热服无时，取微汗。

痰加半夏，便燥谵语加大黄，泄泻加升麻倍术。

十全大补汤　治脾胃气血俱虚。

人参一钱五分 **白术**饭上蒸，一钱 **茯苓** **甘草**炙，各八分 **熟地**一钱五分 **当归** **白芍**酒洗，各一钱 **川芎**八分 **黄芪**一钱五分，蜜酒炙 **肉桂**一钱 **生姜**三片 **大枣**三枚，擘

上水煎，食前温服。

本方加半夏、麦冬、熟附子、肉苁蓉，名大建中汤。

本方去川芎，加陈皮、五味、远志，名人参养荣汤。

参胡三白汤　治汗下后，虚微少气，发热口燥

人参二钱五分 **柴胡**三钱 **白术**蒸，勿炒 **白芍**酒洗 **茯苓**，各一钱五分 **生姜**三片 **大枣**三枚，擘

上水煎温服。

营卫不和，去柴胡加桂枝，口干心烦加麦冬五味，心下痞加黄连枳实，不得眠者加竹茹。本方去柴胡名人参三白汤。

参胡芍药汤　治余热未除。

人参 **柴胡** **黄芩**酒洗 **知母**酒炒 **枳壳**炒，各一钱 **芍药**一钱酒洗 **麦冬**去心 **生地**各一钱五分 **甘草**五分，炙 **生姜**三片

上水煎温服。

参胡温胆汤　治过经不解，呕而痞闷。

人参 **柴胡** **茯苓** **橘皮**各一钱五分 **甘草**六分，炙 **半夏**姜制 **枳实**炒，各一钱 **生姜**三片

上水煎温服。

本方去柴胡加熟地、枣仁、远志、五味，名十味温胆汤。

脾胃虚寒，则少阳不能行生发之令，致涎饮沃胆而不得眠，故用半夏之辛散，以开发涎饮。涎饮散而胆不寒矣。然又有胆寒肝热，而烦闷不宁者，又当入竹茹、芍药等味也。

酸枣汤 治虚烦不得眠。

酸枣仁一两，炒研 知母酒炒 茯苓 川芎 甘草炙，各一钱

上水煎，临卧温服。

肾水不上交于心，心火无所制，故烦而不得眠，方用酸枣仁之滋肝燥为君，兼知母泄肾热为佐，苓草调和其间，川芎入血分，而解心火之躁烦也。

金匮肾气丸 治肾虚邪乘水藏。

熟地黄八两 干山药微润，炒 山茱萸肉各四两 牡丹皮 茯苓 白泽泻微炒，各三两 桂枝 附子炮，各一两

上炼蜜丸桐子大，酒下五十丸，早暮二服。

本方去桂枝换肉桂，名崔氏八味丸。

本方去桂附，名六味地黄丸。

本方去桂枝换肉桂二两，茯苓用六两，余各二两，加牛膝车前各二两，名济生肾气丸。

天一生水，而水未生之先，即有氤氲之气，是谓肾气。肾不藏，非但真阴竭，氤氲之气皆化而为火矣。尝考金匮方，有男子消渴小便多，妇人转胞不得溺，并用肾气丸主之。详二条，病机迥异，而主治则一者，总由肾虚关门失守，肝火扰乱不宁，所以开阖皆失其宜。仲景即于八味丸中，除去肉桂之益肝壮火，取用桂枝之分解阴邪，令从外泄，附子收摄肾气，使之内藏，俾地黄辈得以留恋成既济之功，则肾气复得主持关隘，开阖自有常度，此八

味丸易桂枝之妙用也。若夫虚劳腰痛，少腹拘急，阴寒精自出，酸削不能行，及脚气上入少腹不仁等，肝肾俱虚之证，又当推原益火之意，非肾气丸桂枝所能胜任耳。

附子理中汤 治脾胃虚寒，内伤冷食不化。

人参 白术炒焦 甘草炙 干姜炮黑，等分 附子炮熟，减半

上水煎温服。

本方去附子加枳实、茯苓，名枳实理汤。

本方去附子加青皮、陈皮，名治中汤。

本方去附子加黄连、茯苓，名连理汤。

金匮大建中汤 治心胸中大寒痛，呕不能食。

蜀椒二钱炒去汗 干姜一两生 人参六钱 胶饴二两

上水煎去滓，内胶饴再煮沸分温三服。

益元汤 治下虚戴阳，躁渴闷乱，不能作汗者。

熟附子 干姜 甘草炙 人参 麦冬去心，各一钱 五味十五粒，槌 黄连 知母各五分 葱白四茎 生姜五片 大枣四枚，擘

上水煎入童便半盏，顿冷日三服。

此用四逆回阳，生脉益气，加黄连知母，以为假热之使，使无拒格之患，更兼葱白童便，以收外越之虚阳，究不出白通猪胆通脉四逆之成则也。

附子散 治阴毒伤寒，唇青面黑。

附子炮去皮，七钱五分 桂心 当归 白术各半两 干姜炮 半夏姜制，各二钱五分

上为散，每服三钱，加生姜三片，水煎去滓，不计时候温服，暖覆取汗，如人行十里许，未汗再服。

附子粳米汤 治腹中雷鸣切痛，胸满呕逆。

附子炮 半夏姜制，各二钱 甘草一钱，炙 大枣三枚，擘 粳米半合

上水煎，去滓温服，半日不止，更进一服。

羌活附子散 治肾虚肝火上逆，呃逆阴躁。

羌活 附子炮 茴香微炒各半两 木香一作丁香 干姜炮各一钱

上为末，每服二钱，入盐一捻水煎微温服。

霹雳散 治阴盛格阳，躁渴欲饮水，而不能咽。

附子炮去皮脐，为末，用五钱 真腊茶一钱五分

上分二服，水煎去滓，入蜜少许，放冷服之，须臾躁止得睡，汗出即差。

火焰散 治伤寒阴躁恶候。

硫黄 附子去皮，生用 腊茶各一两

上为细末，每用一两，同艾叶五钱，酒调摊新瓦上，将瓦撒起，无令着火，候烟尽研细，每服二钱，酒一盏，煎七分，有火焰起勿讶，如吐更服，候心热，其病已瘥，三服不应勿治之。

稀涎散 治中风不语，牙关紧急，痰厥昏迷。

牙皂四荚，去弦皮子 明矾半两，生半，枯半

上为末，温水调下半钱匙，少顷鹅翎探吐之。

碱能去垢，辛能利窍，故用矾石之碱涩，以消痰涎，牙皂之辛苦，以搜风秘，比而成方。盖因其无形之风，挟有形之涎，胶结不散，用此二物，俾涎散而风解，真夺门之兵也。

皂荚丸 治肺痈初起。

皂荚八两，刮去皮，用酥炙

上为末，煮枣肉丸绿豆大，桔梗汤下五七丸，日三夜一服。胸中痰渍胶结不解，则或咳或喘，或痞或痛，非此不足以洗涤垢腻，来苏膏、千缗汤等方之祖也。

葶苈大枣泻肺汤 治肺痈喘不得卧。

葶苈熬令黄色，捣丸如弹子大 大枣十二枚，擘

上水三升，煮枣取二升，去枣内葶苈，煮取一升顿服。

桔梗汤 治肺痈实热，吐秽痰

桔梗 薏苡仁姜汤泡，去油气 贝母去心 当归 桑白皮蜜酒拌，蒸 栝蒌仁压去油 百合 枳壳各一钱五分 葶苈八分，酒炒研 五味子碎 地骨皮酒洗 知母酒炒 甘草节生 防己酒洗 黄芪酒拌，生用 杏仁去皮尖，研，各五分

上水煎缓缓服。

葶苈薏苡泻肺汤 治肺痈初溃唾脓血。

薏苡仁五钱 贝母一钱六分，去心 甘草节，一钱五分 陈皮一钱二分 黄芪酒拌，勿炒 桔梗 忍冬 白芨各一钱 葶苈酒炒，研，八分 生姜一片

上水煎食后缓缓服。

初起去黄芪白芨加防风，溃后脓尽加人参，久不敛，去葶苈加合欢皮。

射干汤 治胃脘痈唾脓血。

射干去毛，酒洗 栀子仁炒黑 升麻各一钱 赤茯苓 赤芍药各二钱 白术一钱五分，姜制，勿炒

上水煎去滓，入地黄汁少许再煎服。

大黄牡丹汤 治大肠痈。

大黄一两 牡丹皮三钱 桃仁五十粒，研 甜瓜子一两，研 芒硝半两

上水六升，煮取一升，去滓纳芒硝，再煎顿服之。

赤小豆当归散 治狐惑虫蚀，大肠成痈，及大便血。

赤小豆三升，浸令芽出，曝干 当归十两

上为散，浆水服方寸匕，日三服。

黄连犀角散 治狐惑咽干声嘎。

黄连一钱五分，酒蒸 犀角生者，镑，三钱
木香三分 乌梅肉三个

上水煎去滓，温服。

百合地黄汤 治百合病，不经吐下发汗者。

百合七枚，擘 生地黄汁一升

上先以水洗百合，渍一宿，当白沫出，去其水，更以泉水二升煎取一升，去滓纳地黄汁，取一升五合分温再服，中病勿更服，大便当如漆。

发汗后，去地黄汁加知母，下后，去地黄汁加代赭滑石，吐后，去地黄汁加鸡子黄，病变发热者，用干百合滑石为散，饮服方寸匙，日三服，一月不解，变成渴者，以百合一升水一斗，渍之一宿，热以洗身，洗已食煮饼，勿以盐豉，洗后渴不差者，以栝蒌根牡蛎等分为末，饮服方寸匙，日三服。

逍遥汤 治阴阳易

人参二钱 知母一钱五分 黄连五分
甘草一钱，生 滑石六钱 生地一钱五分 柴胡一钱 犀角一钱 竹茹五分，阳缩入腹，倍用
韭根一把，生姜三片 大枣三枚，擘

上水煎去滓，临服入烧裈裆末一钱五分，调服有粘汗出为效，不汗再服，小水利阴头肿即愈。

按阴阳易，虽少阴受病，乃秘暴受邪热所致，故宜苦寒之剂以泻之，非肾气素虚合用温补之谓。

金液丹 治阴寒厥逆不省，及阴结二便不通。

硫黄五两

上研细水飞，和水入炀成罐内，铁盏盖定，铁线缠口，铁钉旋紧，赤石脂末封口，再用盐泥固济，阴干，入地坑，又以

盏一个，盛水放罐上，亦用固济，慢火烧养七日夜，再加顶炭，候冷取出为末，蒸饼汤浸和丸，桐子仁大，每服三十丸，温白汤下，阴极冷甚者，可加至百丸。

黑锡丹 治阳虚阴逆，呕吐痰喘，一切阴盛格阳证。

沉香 胡芦巴酒浸，炒 阳起石煅，研细，水飞 附子炮，各一两 肉桂五钱 补骨脂 舶上茴香 肉豆蔻煨 金铃子酒蒸，去皮核 木香各一两 硫黄 黑锡熔净，各二两

上用黑锡入铁铫内，如常法，结黑锡硫黄砂子，地上出火毒研令极细，余药并为细末和匀，自朝至暮以研至黑光色为度，酒曲糊丸，如桐子大，阴干藏铅罐内，每服四五十丸，空心淡盐汤、姜汤或枣汤，女人艾枣汤下，急证用百丸。按此方用黑锡水之精，硫黄火之精，二味结成砂子为君，诸香燥纯阳之药为臣，以金铃子苦寒一味为反佐，用沉香引入至阴之分为使。凡遇阴火逆冲，真阳暴脱，气喘痰鸣之急证用以镇固其阳，使坎离交于顷刻，真续命神丹也。

来复丹 治上盛下虚，里寒外热，及伏暑泄泻如水。

焰硝一两 硫黄一两，同硝为末，磁器内慢火炒，柳木槌搅之，不可猛火以伤药性，研极细太阴元精石研，水飞，一两，如无真者，以青盐代之 五灵脂酒飞，去砂石，澄定晒干，用二两 青皮去穰 陈皮去膜，各二两

上为末，醋糊丸桐子大，每服三十丸，空心米汤下，此方本二气丹而立，以硝黄二味，大理中宫寒涎宿垢，更以元精石清镇肺金，使气化下行归入膀胱，兼二皮五灵，以破食积痰血之滞。虽大理肠胃，而不碍乎阳虚，故为治伏暑水泻之圣药。但小便赤涩不利者禁用。按仓公云：中热不溲者，不可服五石，石药精悍不得数溲，服之将发瘖。

养正丹 治上盛下虚，心肾不交，惊惕不眠，伤寒阴盛，自汗唇青，妇人血海久冷。

水银　黑锡去滓称，与水结成砂子　硫黄研　朱砂水飞细，各一两

上用黑锡，入铁铫内熔化，下水银，将柳木槌搅，次下朱砂，搅令不见星子，放下少时，方入硫黄末，急搅成汁和匀，如有焰起，以醋洒之，候冷取出研细，糯米糊丸，绿豆大，每服三十丸，盐汤枣汤或参汤下。或丸如芡实大，每服一丸，服后得睡莫惊觉。

肾气不归，游散于上，则上盛下虚，故用水银黑锡以镇固之，然二药非藉硫黄之力，则滞而不行，倘砂结不透，服之即头中未免疼痛，以其阴降太速，虚阳猱动不安耳。用朱砂者，正以交通心气也。古人每以三丹和服，名曰三和，盖黑锡专温肾肝，来复兼理脾肺，养正收摄心肾，总欲使三焦真火各归其部耳。

刺 灸 穴 法

服桂枝汤不解，刺风池风府(风池二穴足少阳阳维之会，在项后发际陷中，风府一穴督脉阳维之会，在项后入发际一寸，大筋宛中，禁不可灸)。

热入血室，刺期门（足太阴厥阴阴维之会，肝之募也，在第二肋端上直两乳，举臂取之）。

太阳病头痛发热，若欲作再经者，针足阳明（冲阳穴也，足阳明脉之过为原，在足跗上五寸，骨间动脉）。

少阴病下利，脉微涩，呕而汗出，数更衣反少者，灸百会（督脉阳维之会，在前顶后一寸五分，项中央旋毛中陷可容指）。

少阴病蜷卧四逆，脉微欲绝，阴毒唇面爪甲青，灸关元气海（关元足三阴任脉之会，小肠募也，在脐下三寸，气海，任脉气所发，在脐下一寸五分）。

厥阴病六七日，脉微手足厥冷烦躁，灸①厥阴（曲骨穴也，任脉足厥阴之会，在横骨上中极下二寸，毛际陷中，动脉应手）。

---

① 灸：底本作"名"，据锦章书局本改。

跋

　　古之名于医者，皆圣贤倜傥之士，胸具过人之识，故可以参化育、济生民、著至教于天壤间，而垂不朽之业，洵非流俗所能希及也。后人无前贤之实学，奢望前贤之闻誉，乃日趋于智巧便佞，而适人情，观轩岐仲景之书，高不足以得名，卑不足以瞻身，编尘简蠹，束而埋诸废籍之中。吾大人伤之，时有混类之悲，以语倬曰：自今已往，医术日以工，而医道日以晦矣。然学道者博而寡约，劳而鲜功何哉？其患在于习之为精，知之不明，行而不得其道，入而不得其门。由是取仲景原文，诠次作注，采先哲格言，补辑成章，勒成缵绪二论，皆别出手眼，言必中累世之谬，其游辞以见奇，支辞以观美者，无一语焉。本欲藏之箧笥，为一家之学，讵意同人互引，日费钞誊，因复稍加裁酌，命倬整理付梓，以流演圣贤之一脉，而伤寒之道益研穷焉。礼云：藏焉，修焉，息焉，游焉，大人有焉。诗云：好乐无荒，良士瞿瞿。余小子敢不勉焉。

男倬百拜谨述

本经逢原

本经逢原小引

　　医之有《本经》也，犹匠氏之有绳墨也。有绳墨而后有规矩，有规矩而后能变通。变通生乎智巧，又必本诸绳墨也。原夫炎帝《本经》，绳墨之创始也；《大观》《证类》，规矩之成则也；濒湖《纲目》，成则中之集大成，未能达乎变通也。譬诸大匠能与人规矩，不能与人智巧。能以智巧与人达乎变通之道者，黄帝《灵》《素》之文也；能以炎黄之道随机应用，不为绳墨所拘者，汉长沙一人而已。长沙以天纵之能，一脉相承炎黄之道，信手皆绳墨也。未闻炎黄而外别有绳墨也。尝思医林学术，非不代有名人。求其端本澄源，宗乎《本经》主治者，《玉函》《金匮》而外未之闻也。长沙已往，唐逸士《千金方》独得其髓，其立方之峻，有过于长沙者，后世未由宗之。以故集本草者，咸以上古逆顺反激之用，概置不录，专事坦夷，以适时宜。其间琐琐，固无足论，即濒湖之博洽今古者，尚尔舍本逐末，仅以《本经》主治冠列诸首，以为存羊之意。惟仲淳缪子开凿经义，迥出诸方，而于委婉难明处，则旁引《别录》等说，疏作经言，朱紫之混，能无戾乎？昔三余乔子有《本经注疏》一册，三十五年前于念莪先生斋头曾一寓目，惜乎未经刊布，不可复睹。因不自揣，聊陈鄙见，略疏《本经》之大义，并系诸家治法，庶使学人左右逢原，不逾炎黄绳墨，足以为上工也。上工十全六，不能尽起白骨而生之。吾愿天下医师慎勿妄恃己长，以希苟得之利，天下苍生确遵有病不治，常得中医之戒，跳出时师圈缋，何绳墨之可限哉！

　　　　　　　　　　康熙乙亥春王石顽张璐书于隽永堂时年七十有九

目　录

卷 一

水 部

诸水 古人服药必择水火，故凡汤液多用新汲井华水，取天真之气浮于水面也，宜文火煎成，候温暖缓服之。《金匮》云：凡煮药饮汁以解毒者，虽云救急，不可热饮，诸毒病得热更甚，宜冷饮之。此言治热解毒及辛热药味，当确遵此例。一切调补药，即宜温饮。苦寒祛火药，则宜热饮，热因寒用之法也。仲景煎实脾药，作甘澜水扬之万遍，取其流利不助肾邪也，杓扬百遍名百劳水，取其激扬以除陈积也。成无己曰：仲景治伤寒瘀热在里身黄，麻黄连翘赤小豆汤，煎用潦水，取其味薄不助湿热也。以新汲水煮沸如麻，名麻沸汤，取其轻浮以散结热也。以水空煎候熟极煮药，名清浆水，取其下趋不至上涌也。服涌吐药用齑水，取其味浊引痰上窍，以吐诸痰饮宿食，酸苦涌泄为阴也。煎荡涤邪秽药，用东流水，《本经》云：东流水为云母石所畏，炼云母用之。煎利水药，用急流水，取性走也。煎水逆呕吐药，用逆流水，取其上涌痰涎也。煎阳盛阴虚目不得瞑药，用千里流水，取其性之疾泻也。煎中暑神昏药，及食枫树菌笑不止，用地浆水，急掘墙地作坎置水，搅澄者是也。取救垂绝之阴也。煎中暑亡汗药，及霍乱泄利不止，用酸浆水，糯米酿成点乳饼者，或水磨作内点真粉之酸水亦可。取收欲脱之阳也。黄霉雨水洗疮疥，灭斑痕。白露雨水洗肌面，减颜色。秋露质清，止疟除烦。腊雪气膻，助阳摄火，治天行时气瘟疫，解丹毒。雹水性暴，动风发癫。夏冰阴凝，发疮成痞。柏叶、菖蒲上露并能明目。韭叶上露去白癜风。凌霄花上露能损人目。浸蓝水解毒杀虫，误吞水蛭，腹面黄者，啜此水，虫下即安。瓶中养花水有毒伤人，腊梅者尤甚。卤水咸苦大毒。凡蚀䘌疥癣及毒虫生子入肉者，涂之即化，但疮有血者，不可涂之；六畜食一合当时死，人亦然。生熟汤入盐微咸，霍乱者，饮一二升，吐尽痰食即愈。方诸水，大蚌水也，向月取之，得至阴之精华，故能明目止渴除烦，汤火疮敷之有效。上池水，竹篱头上水也，长桑君饮扁鹊能洞鉴脏腑，见垣一方人。东阿井水煎乌驴皮胶，治逆上之痰血；青州范公泉造白丸子，利膈化痰。二者皆济水之分流也。至若古冢废井、泽中停水、山岩泉水有黡，及诸水经宿面有五色者，皆有毒，非但不可服食煎药，即洗涤亦忌之。

火 部

诸火 北方炊食都用煤火，以地属坎，足胜其气，且助命门真火。人食煤火，长气于阴，所以膂力强壮。南人食之，多发痫毒。受其毒者，以齑汁解之，然煤火处，置大缸水于旁，则毒从水解。南方炊食都用薪火，人食薪火，长气于阳，气多轻浮不实，不似北方之禀气刚劲也。凡煎补药，文火缓煎。泻药武火急煎。煎膏用桑柴火最良。抱朴子云：一切神仙药，不得桑柴不服。然不若前收并用文火，则不伤药性。上古炊食都用燧火，是为阳火。今皆击石取火则阴火也，用以炊食犹之可也。若点艾炷尤非所宜，灸艾宜取太阳真火，否则真麻油灯，艾茎点于炷上，则灸疮至愈不痛。神针火治寒湿痹、附骨阴疽，凡在筋骨隐痛者针之，火气直达病所。燔针即烧针，病在经筋所发诸痹，用之其效最捷。经云：治在燔针劫刺，以知为度，以痛为愈。马矢煴煨风痹药，取其性缓，通行经络也。苇薪火炊泻阳药，取其轻扬，不损药力，二者皆《内经》法也。灯火淬小儿诸惊，及头风脑痛、风痹缓急，以油能解风毒，火能通经络也。灯花治小儿邪热在心，夜啼不止，以二三颗灯心汤调，抹乳吮之。烛烬治疔肿，同胡麻、针砂等分为末，和醋敷之。治九漏，与阴干马齿苋等分为末，和腊猪脂敷之，取乌桕之余力，以化歹肉也。至于烟草之火，方书不录，惟《朝鲜志》见之，始自闽人吸以祛瘴，向后北人籍以辟寒，今则遍行寰宇，岂知毒草之气，熏灼脏腑，游行经络，能无壮火散气之虑乎？近日目科内障丸中，间有用之获效者，取其辛温散冷积之翳也。不可与冰片同吸，以火济火多发烟毒。不可以藤点吸，恐其有蛇虺之毒也。吸烟之后，慎不得饮火酒，能引火气熏灼脏腑也。又久受烟毒而肺胃不清者，以砂糖汤解之。烟筒中脂污衣上，涤之不去，惟嚼西瓜仁揉之即净，其涤除痰垢之力可知也。世以瓜子仁生痰，不亦谬乎。

土　部

诸土　脾土喜燥恶湿，故取东壁太阳所照之土，引真火生发之气，补土而胜湿，则吐泻自止。用以制药皆为脾胃之引导耳。昔人以东壁土调水，治小儿嗜食泥土之病，取土入虫口而祛之下行也。道途中热土治夏月喝死，取温以散热也。若沃以冷水，虚阳立铲，死不救矣。白垩土苦温无毒，《本经》主女子寒热癥瘕，月闭积聚，取土之间气，以祛妇人间厕之积也。《千金》治妇人带下等疾者，以土能胜湿，而白则兼入气分也，惟邯郸者为胜。黄土甘平无毒，乃中央正色，不占秽渍，故色不黑，治泄利冷热、赤白，腹内绞痛，下血，解诸药毒、闭口椒毒、野蕈毒。蚯蚓泥治小儿阴囊热肿，取寒能解毒也。热病谵语狂乱无燥结可攻者，蚯蚓泥凉水调服。蜣螂转丸土治反胃、吐利、霍乱，汤淋绞汁饮之。醋调涂项上瘰疬。土蜂窝上细土，主头风肿毒及蜂虿伤，醋和敷之。胡燕窝土，主风瘙瘾疹及恶刺疮、浸淫疮，并水和敷之。《小品》治湿疡疥疮，《外台》治螺蛳尿疮，《千金》治瘭疽丹毒。鼠壤土通肾气，解毒邪，取其搜风达窍也。蚁垤土下胞衣死胎，炒热拓心下自出。烧尸场上土，治好魇多梦，置枕中并涂关元及脐。螺蛳泥主反胃吐食，取螺蛳一斗水浸，取泥晒干，每服一钱，火酒调服。犬屎泥治妊娠伤寒，涂腹保胎。井底泥治妊娠热病，涂胸脐丹田护子，并治汤火烧疮，伏龙肝乃灶心赤土，《本经》云：味辛微温，主妇人崩中吐血。《千金》名釜月下土，言正对釜脐处也。然必日用炊饭者良，若煮羹者，味咸不堪入药。止咳逆吐血，消痈肿毒气，盖以失血过多，中气必损，故取微温调和血脉也。消痈肿毒气者，辛散软坚也。《日华子》主催生者，取温中而镇重下坠也。其胎漏不止，产后下利，并宜煮水澄清去滓，代水煎药，取温土脏，和营血也。

《千金方》治中风口噤，狂不识人，并用搅水澄服。又久痢不止，横生逆产，胞衣不下，皆醋调涂脐腹效。小儿重舌和苦酒徐之。发背，酒调厚敷，干即易，平乃止。杖疮肿痛，香油调涂。灸疮肿痛，煮水热淋，皆孙真人法也。《外台》治一切痈肿，和蒜泥贴，干再易之。百草霜烧百草之煤也，止血散瘀，上下诸血悉主之。又阳毒发斑，取温以解毒散火也。釜脐墨治阳毒发狂，黑奴丸中用之。《千金》治卒中恶，卒心痛，舌卒肿大等患。又下胎死方，用百草霜二钱，伏龙肝五钱为细末，酒调童便服二钱，少顷再服，三服即下。梁上尘，一名乌龙尾，治妊娠胎动、横生逆产，及金疮鼻衄、疔肿恶疮、小儿赤丹，取其轻浮，以散久积之气也。清烟墨灰止吐衄血逆上行，或生藕汁，或莱菔汁，或鲜地黄自然汁，磨服即止。然须烧灰出火毒用之，但勿用干地黄和水捣磨。柏叶汁、甘蕉汁，咸非所宜，往往止截后有瘀积之患。飞丝入目及一切尘物入目，磨浓墨点之自出，或灯心蘸墨汁频卷之。砂锅取年久炊食者，研细水飞，治黄肿积块，酒服五钱，潞州者佳。孩儿茶，一名乌爹泥，性涩收敛，止血收湿，为金疮止痛生肌之要药。白磁器研细水飞，敷痈肿，可代针砭。又点目去翳。粪坑底泥治背疮疔肿痈毒，阴干为末，新水调敷，其痛立止。坑岸同蝉蜕、全蝎末作饼，香油煎滚，温服，以淬敷疔四围，其疔自出。

金　部

金　生金辛平有毒，金箔无毒。

发明　金能制木，故可疗惊痫风热肝胆之病，然须为箔，庶无重坠伤中之患。紫雪方用赤金叶子煎水，取制肝降痰逆也。若成块锭金及首饰之类，非特无味且有油腻，良非所宜。银箔功用与金不殊，但入气分，不入血分，稍为不同。《肘后方》治痈肿，五石汤用之。

赤铜　苦平，微毒。

发明　贼风反折，以赤铜五斤烧红，内二斗酒中百遍，服五合，日三服，以效为度。赤铜落乃打铜落下之屑，与自然铜同类，故亦能接骨。煅赤醋沃七次，同五倍等则染须黑润。藏器曰：赤铜屑能焊人骨及六畜有损，细研酒灌，直入骨损处。六畜死后，取骨视之，犹有焊痕可验。

铜青　酸苦平，小毒。

发明　铜青藉醋结成，能入肝胆二经。以醋蘸捻喉中则吐风痰，为散疗喉痹、牙疳，醋调揩腋下治狐臭，姜汁调点烂沿风眼，去疳杀虫，所治皆厥阴之病。

自然铜　辛平，小毒。火煅，醋淬七次，置地七日，出火毒，水飞用。铜非煅不可入药。新煅者，火毒燥烈，慎勿用之。

发明　自然铜出铜坑中，性禀坚刚，散火止痛，功专接骨，骨接之后，即宜理气活血，庶无悍烈伤中走散真气之患。

古文钱　辛平，小毒。

发明　古钱以生姜汁涂，刮青点目，去障消瘀散赤肿，一点即愈。但初点热泪蔌面，然终无损。惟作疮者，与肝肾虚而内障生花者，不可用也。妇人逆产、五淋，煮①汁用之。便毒初起与胡桃肉同嚼，食二三枚即消。便毒属肝，金伐木也。

铅一名黑锡　甘寒，无毒。凡用取未经银冶，新铅熔净去渣，再熔成液，同硫磺煅，如焰起，以醋洒之，候成黑灰，研之不粘滞为度。如煅不透，服之令人头痛，以阴降太速，阳火无依故也。

---

① 煮：底本作"者"，据锦章书局本改。

发明　铅禀北方癸水之性，阴极之精，内通于肾，故局方黑锡丹、宣明补真丹皆用之。得汞交感，即能治一切阴阳混淆，上盛下虚，气升不降，噎膈、反胃、呕吐、眩晕诸疾。又捶成薄片置烧酒中半月许，结成白霜，取其酒徐徐饮之，降阴火最捷，但性带阴毒，恐伤心肾，不可多服。铅性入肉，故女子以之纤耳孔即自穿。

铅粉一名胡粉　辛寒，无毒。

《本经》治伏尸毒螫，杀三虫。

发明　铅[①]粉与黄丹同类，内有豆粉、蛤粉，而无硝盐，但入气分，功专止痛生肌，亦可入膏药代黄丹用。《本经》治伏尸毒螫，杀三虫者，取铅性之重，以镇摄其邪。金匮甘草粉蜜汤治蛔病吐涎心痛，专取胡粉杀虫、甘草安胃、蜜以诱入虫口也。陶弘景云：疗尸虫弥良。

铅丹一名黄丹　辛微寒，无毒。

《本经》治吐逆胃反，惊痫癫疾，除热下气。

发明　铅丹体重性沉，味兼盐矾，而走血分，能坠痰止疟。《本经》言：止吐逆胃反，治惊痫癫疾，除热下气，取其性重以镇逆满也。仲景柴胡龙骨牡蛎汤用之，取其入胆以祛痰积也。但内无积滞，误服不能无伤胃夺食之患。敷疮长肉、坠痰杀虫，皆铅之本性耳。目暴赤痛，铅丹蜜调贴太阳穴立效。

密陀僧　咸辛平，小毒。

发明　此感铅银硝石之气而成，其性重坠，直入下焦，故能坠痰、截疟疗疮肿。治惊气入心包络，暗不能言语者，用密陀僧末一匕，茶清调服即愈。惊则气乱，取重以去怯而平肝也，但入口则漾漾欲吐，以阴毒之性能伤胃气也。《圣惠方》鼻皶赤疱，密陀僧细研人乳调，夜则涂之。《丹方》治背疮初起，以醋煅七

次，桐油调，围患处即消。同枯矾治汗瘢体气，合五倍子染髭须，同鹰屎白灭瘢痕，水磨服解砒霜、硫黄毒。

锡　辛寒，微毒。

发明　锡为砒母，故新造锡器不可盛酒越宿，制瓶藏药须旧锡杂铅乃佳。昔人过饮烧酒昏迷欲绝，或令以锡器贮沸汤，盖取气水饮之即苏，此与炊单布治汤气薰灼无异，同气相感之力也。

铁落　辛寒，有毒，即烧铁赤沸砧上爆下之屑也，铁铫内煅赤，醋沃七次用。

《本经》主风热恶疮疡疽痂疥，气在皮肤中。

发明　《素问》云：有病怒狂者，治以生铁落为饮。渍汁煎药，取其性沉，下气最疾。不可过服，过服令人凛凛恶寒，以其专削阳气也。《本经》主风热恶疮等疾，皆肝心火热所致，辛寒能除二经之热也。苏恭以之炒热投酒中，疗贼风痉病，借酒以行皮肤中气也。

针砂　酸辛，无毒，作针家磨镞细末也。

发明　针砂寒降，善治湿热脾劳黄病，于铁铫内煅通红醋沃，置阴处待半月，积块生黄化尽铁性用，为消脾胃坚积黄肿之专药。丹溪温中丸用之。又以制过针砂一两，入干漆灰半钱、香附三钱，合平胃散五钱，蒸饼为丸，汤酒任下，治疗与温中丸不殊。

铁精　平微温，小毒。

《本经》明目化铜。

发明　铁之精华也。出锻灶中，紫色轻如尘者佳。取至阴沉重之性，得纯阳火炼而轻浮上升，故可以疗惊悸、定风痫、破胃脘积血作痛。《本经》主明目，取其镇摄虚火之义，以其得火气之多也。但胃

① 铅，底本作"韶"，据锦章书局本改。

气虚寒人服之，往往有夺食发呃之虞，以纯阴镇摄太过，而伤犯阳和之气也。

铁锈一名铁衣 辛寒，无毒。

发明 陶华云：铁锈水和药服，性沉重，最能坠热开结，又能平肝消肿。治恶疮疥癣，和油涂之。妇人产后阴挺不收，和冰片研水敷之。蠼螋、蜈蚣咬，和蒜涂之。

石　部

玉 平淡，无毒。

发明 玉灭瘢痕，日日磨擦，久则自退。研细水飞，去目翳。珊瑚、玛瑙、宝石、玻璃、水晶为屑，水飞，皆能去翳，不独玉屑为然也。

云母 甘平，无毒。凡用选白莹者，掰薄片，取雨水或流水渍去砂土，更以秋露渍数十日，同露煮七日夜，磨令极细，拈指，无复光明者，乃可用之。或同盐入重布袋挼之，沃令盐味尽，悬当风处自然成粉。弘景曰：炼之用矾则揉烂，忌羊血者，以其能解诸药之性也。与胡蒜尤为切禁，犯之必腹满作泻。黑者有毒伤人。《本经》主身皮死肌，中风寒热如在车船上，除邪气，安五脏，益精明目，久服轻身延年。

发明 云母生泰山山谷，色白者良。《本经》言云母甘平，详其性升亦应有甘温助阳之力，故能辟一切阴邪不正之气，主身皮死肌，以其能辟邪除阴毒也。其治中风寒热如在车船上，以其能镇摄虚阳也。《局方》云母膏治一切痈毒。仲景方治牝疟多寒。《千金方》治久利带下，小便淋疾，及一切恶疮。《深师方》治痰饮头痛。何德扬治妇人难产，温酒调服三钱，入口即下。金刃伤敷之，止血最速，且无腐烂之虞。阴疽、肠痈亦多用之，皆

取助阳之力也。久服能使身轻尸解。孙真人恒服之，但石药性偏助阳，凡阴虚火炎者，慎勿误与。

白石英 甘温，无毒。出泰山。以六棱莹白如水晶者为真。林北海先生《本草纲目必读》但收紫而不及白，世鲜真者可知。

《本经》治消渴，阴痿不足，咳逆，胸膈间久寒，益气除风湿痹。

发明 白石英入手太阴、足阳明气分，肺痈溃久，痿痹不起者宜之。《本经》主消渴、阴痿不足诸病，功专温肺无疑，但石性慓悍，不可久服。仲景金匮风引汤只令碎如米粒，不欲其滓入胃也。《千金》五石等方，俱煅过水飞入丸，而五石丸专以钟乳为君，合紫白石英、赤石脂、石膏，专温脏气，而石膏清胃，以解诸石之悍，且既经煅过水飞，不虑其滓之留中蕴热也。

紫石英 甘温，无毒。出泰山。以五棱明净深紫大块者良，浙产者块小亦可入药。经火则毒生，研极细水飞三次用。时珍云：煅赤，醋淬七次，水飞用，非。

《本经》主心腹咳逆邪气补不足，女子风寒在子宫，绝孕十年无子。

发明 紫石英入手足少阴、厥阴血分，上能镇心定惊悸，安魂魄，摄逆气，重以去怯也。下能益肝填补下焦，散阴火，止消渴，温以暖血也。女子经阻色淡不孕者宜之。《本经》治女子风寒在子宫，绝孕十年者，服之能孕，非特峻补，兼散浊阴留结之验也，若血热紫黑者禁用，为其性温也。《千金》云：妇人欲求美色者，勿服紫石英，令人色黑，非温血之谓乎。故妇人绝孕，由于阴虚火旺，不能摄精者禁用。

丹砂一名朱砂 甘微寒，无毒。研细水飞用，入火则烈，毒能杀人，急以生羊

血、童便、金汁等解之。

《本经》主身体五脏百病，养精神，安魂魄，益气明目，杀精魅邪恶鬼，久服通神明，不老。能化为汞。

发明　丹砂体阳性阴，外显丹色，内含真汞，不热而寒，离中有坎也。不苦而甘，火中有土也。婴儿姹女交会于中，镇心安神是其本性。用则水飞以免镇坠，不宜见火，恐性飞腾。《本经》治身体五脏百病，安定神明，则精气自固。火不妄炎，则金木得平，而魂魄自定。五脏皆安，精华上发，而气益目明。阳明神物，故应辟除不祥，消散阴恶杀厉之气，仲淳缪子《经疏》之言也。同远志、龙骨则养心气；同当归、丹参则养心血。以人参、茯神浓煎调入丹砂，治离魂病。以丹砂末一钱和生鸡子黄三枚搅匀顿服，治妊娠胎动不安，胎死即出，未死即安。又以丹砂一两为末，取飞净三钱，于一时顷分三次酒服，治子死腹中立出。慎勿经火，若经伏火及一切烹炼，则毒等于砒硇。惟养正丹则同铅汞硫黄煅之，以汞善走而火毒不致蕴发也。

银朱　辛温有毒，忌一切血。

发明　水银和硫黄锻炼成朱，转姹为婴，故专杀虫、治疮，以毒攻毒而已。今食品往往用之，良非所宜。观其同蟹壳烧之，则臭虫绝迹。和枣肉熏之，则疮疥顿枯，其性悍烈可知。

水银　一名汞　辛寒，有毒。水银阴毒重著，不可入人腹。古法治误食水银，令其人卧于椒上，则椒内皆含水银。今有误食水银，腹中重坠，用猪脂二斤切作小块焙熟，入生蜜拌食得下，亦一法也。

《本经》主疥瘘痂疡白秃，杀皮肤中虱，堕胎，除热，杀金银铜锡毒，熔化还复为丹。

发明　水银乃至阴之精，质重著而性

流利，得盐矾为轻粉，加硫黄为银朱，炀成罐同硫黄打火升炼则为灵砂，同硝皂等则为升降灵药，性之飞腾灵变无似之者，此应变之兵在用者，得其肯綮而执其枢要焉。《本经》主疥疡白秃，皮肤中虱，及堕胎除热，敷男子阴，则阴消无气，以至阴之精能消阳气，故不利男子阴气[1] 也。《和剂局方》之灵砂丹专取硫黄以制汞，养正丹兼取伏火丹砂以制铅，深得交通阴阳，既济水火之妙用，非寻常草木可以例推也。《千金》治白癜风痒，《外台》治虫癣疥痒，《梅师》治痔疮作痒，《肘后》治一切恶疮。藏器有云：水银入耳能蚀人脑，令人百节挛缩，但以金银著耳边即出。头疮切不可用，恐入经络必缓筋骨，百药不治。

轻粉　一名腻粉　辛燥，有毒。

发明　水银加盐矾炼为轻粉，化纯阴为燥烈，而阴毒之性犹存，故能通大肠。敷小儿疳疮瘰疬，杀疮疥癣虫，风瘙疮痒，但以阴性暴悍，善劫淫秽霉疮，食之窜入筋骨，莫之能出，久久发为结毒，致成废人。然必仍用水银升炼，入三白丹引拔毒之药，同气相求，以搜逐之。疬风，醉仙丹、通天再造散用以搜涤毒邪从齿缝出。钱氏利惊丸、白饼子皆用之取痰积从大便出，真瞑眩之首推也。

灵砂　甘温，无毒。

按胡演《丹药秘诀》云：升灵砂法用新锅安逍遥炉上，蜜揩锅底，文火下烧，入硫黄二两溶化，投水银八两，以铁匙急搅作青砂头，如有焰起，喷醋解之。待汞不见星取出，细研盛入水火鼎内，盐泥固济，下以自然火升之，干水十二盏为度，取出，如束针纹者成矣。《庚辛玉册》云：灵砂有三，以一伏时周天火而

---

① 气：底本作"器"，据光绪本改。

成者，谓之金鼎灵砂。以九度抽添用周天火而成者，谓之九转灵砂。以地数三十日炒炼而成者，谓之老火灵砂。并宜桑灰淋醋煮伏过用之。于朱砂中炼出者，谓之真汞，尤为神效。

发明 时珍曰：此以至阳钩至阴，脱阴反阳，故曰灵砂，为扶危拯急之灵丹。虚阳上逆，痰涎壅盛，头眩吐逆，喘不得卧，寐不得寐，霍乱反胃，心腹冷痛，允为镇坠虚火之专药，但不可久服。凡胃虚呕吐，伤暑霍乱，心肺热郁禁用。

雄黄 辛苦温，微毒。武都者良。入香油熬化或米醋入萝卜汁煮干用，生则有毒伤人。

《本经》主寒热鼠瘘，恶疮疽痔死肌，杀精物恶鬼邪气，百虫毒，胜五兵。

发明 雄黄生山之阳，纯阳之精，入足阳明经。得阳气之正，能破阴邪、杀百虫、辟百邪，故《本经》所主皆阴邪浊恶之病。胜五兵者，功倍五毒之药也，其治惊痫痰涎及射工沙虱毒，与大蒜合捣涂之。同硝石煮服，立吐腹中毒虫。《千金方》治疗肿恶疮，先刺四边及中心，以雄黄末敷之。《圣惠方》治伤寒狐惑，以雄黄烧于瓶中，熏其下部。和剂局方酒癥丸同蝎尾、巴豆治酒积痛利。《肘后方》以雄黄矾石甘草汤煮，治阴肿如斗。《经验方》以雄黄、白芷为末酒煎，治破伤风肿。《家秘方》以雄黄细研，神曲糊丸，空心酒下四五分，日服无间，专消疟母。《急救良方》以雄黄五钱、麝香二钱为末，作二服，酒下，治疯狗咬伤。《外台秘要》雄黄敷药箭毒。《摄生》妙用，雄黄、硫黄、绿豆粉，人乳调敷，酒皶鼻赤不过三五次愈。《痘疹证治》以雄黄一钱、紫草三钱为末，胭脂汁调，先以银簪挑破搽痘疔。《万氏方》治痈疡漫肿色不焮赤，明雄黄细末三分，鸡子破壳调入饭

上蒸熟食之，重者不过三枚即消。《圣济总录》以雄黄、猪胆汁调敷白秃头疮。熏黄治恶疮疥癣，杀虫虱，和诸药熏嗽。《千金方》有咳嗽熏法。

雌黄 辛平，有毒。

《本经》主恶疮头秃痂疥，杀毒虫虱身痒，邪气诸毒。

发明 雌黄出山之阴，故单治疮杀虫，而不能治惊痫痰疾。《本经》治恶疮头秃痂疥，与雄黄之治寒热鼠瘘，迥乎阴阳之分矣。其杀毒虫虱身痒，较雄黄之杀精物恶鬼邪气，解毒辟恶之性则一，而功用悬殊。治狂痫胜金丹用之，不过借为搜阴邪之向导耳。《别录》治鼻中瘜肉。不宜久服，令人脑漏。

石膏 辛甘大寒，无毒。清胃热，煅用。治中暍热生用。一种微硬有肌理名理石，主治与粗理黄石相类。

《本经》主中风寒热，心下逆气惊喘，口干舌焦不能息，腹中坚痛，除邪鬼产乳金疮。

发明 古人以石膏、葛根并为解利阳明经药。盖石膏性寒，葛根性温，功用讵可不辩。葛根乃阳明经解肌散寒之药。石膏为阳明经辛凉解热之药，专治热病，暍病，大渴引饮，自汗头痛，尿涩便闭，齿浮面肿之热证，仲景白虎汤是也。东垣云：立夏前服白虎，令人小便不禁，降令大过也。今人以此汤治冬月伤寒之阳明证，服之未有得安者，不特石膏之性寒，且有知母引邪入犯少阴，非越婢、大青龙、小续命中石膏佐麻黄化热之比。先哲有云：凡病虽有壮热而无烦渴者，知不在阳明，切勿误与白虎。《本经》治中风寒热，是热极生风之象。邪火上冲，则心下有逆气及惊喘。阳明之邪热甚，则口干舌焦不能息。邪热结于腹中，则坚痛。邪热不散，则神昏谵语，等乎邪鬼。解肌散

热，外泄则诸症自退矣。即产乳金疮亦是郁热蕴毒，赤肿神昏，故可用辛凉以解泄之，非产乳金疮可泛用也。其金匮越婢汤治风水，恶寒无大热，身肿自汗不渴，以麻黄发越水气，使之从表而散，石膏化导胃热，使之从胃而解。如大青龙、小续命等剂，又不当以此执泥也。至于三黄石膏汤，又伊尹三黄、河间解毒，加入石膏、麻黄、香豉、姜、葱，全以麻黄开发伏气，石膏化导郁热，使之从外而解。盖三黄石膏之有麻黄，越婢、青龙、续命之有石膏，白虎之加桂枝，加苍术，加人参，加竹叶、麦门冬，皆因势利导之捷法。《千金》五石丸等方，用以解钟乳、紫白石英、石脂之热性耳。《别录》治时气头痛身热，三焦大热，皮肤热，肠胃中热气，解肌发汗，止消渴烦逆。腹胀，暴气喘息咽热者，以诸病皆由足阳明胃经邪热炽盛所致，惟喘息略兼手太阴病，此药能散阳明之邪热，阳明热邪下降，则太阴肺气自宁，故悉主之。精理黄石破积聚，去三虫。《千金》炼石散醋煅水飞，同白蔹、鹿角治石痈，以火针针破敷之。

滑石 甘寒，无毒。色青赤者有毒。

《本经》主身热泄澼，女子乳难癃闭，利小便，荡胃中积聚寒热，益精气。

发明 滑石利窍，不独利小便也。上能散表，下利水道，为荡热散湿，通利六腑九窍之专剂。取甘淡之味，以清肺胃之气下达膀胱也。详《本经》诸治皆清热利窍之义。河间益元散通治表里上下诸热。解时气则以葱豉汤下。催生则以香油、浆水调服。暑伤心包则以本方加辰砂末一分，使热从手足太阳而泄也。惟元气下陷，小便清利及精滑者勿服。久病阴精不足内热，以致小水短少赤涩，虽有泄泻，皆为切禁。而《本经》又言益精气者，言邪热去而精气自复也。

赤石脂 甘酸辛温，无毒。五色石脂并温，无毒。

《本经》养心气明目益精，疗腹痛肠澼下痢赤白，小便利，及痈疽疮痔，女子崩中漏下，产难，胞衣不出。

发明 赤石脂功专止血固下。仲景桃花汤治下利便脓血者，取石脂之重涩入下焦血分而固脱，干姜之辛温，暖下焦气分而补虚，粳米之甘温，佐石脂而固肠胃也。火热暴注，初痢有积热者勿用。《本经》养心气，明目益精，是指精血脱泄之病而言，用以固敛其脱，则目明精益矣。疗腹痛肠澼等疾，以其开泄无度，日久不止，故取涩以固之也。治产难胞衣不出，乃指日久去血过多无力迸下，故取重以镇之也。东垣所谓胞衣不出，涩剂可以下之。设血气壅滞而胞衣不出，又非石脂所宜也。其白者敛肺气、涩大肠。金匮风引汤用之专取以杜虚风复入之路也。青者入肝，黄者入脾，黑者入肾，总取治崩利水之功，各随其色而用之。

炉甘石 甘温，无毒。

发明 炉甘石得金银之气而成，专入阳明经而燥湿热，目病为要药。时珍常用炉甘石煅飞、海螵蛸、硼砂等分，为细末，点诸目病皆妙。又煅过水飞，丸如弹圆，多攒簪孔烧赤，煎黄连汁，淬数次，点眼皮湿烂及阴囊肿湿，其功最捷。

无名异 甘平，无毒。

《本经》主金疮折伤内损，止痛，生肌肉。

发明 无名异《本经》主折伤内损。今人治打伤肿痛，损伤接骨，又《试效方》临仗预用，酒服三五钱则仗不甚伤。苏颂醋磨敷肿毒者，亦取活血凉血之功耳。

石钟乳 甘温无毒。以甘草、紫背天葵同煮一伏时，杵粉入钵，细研水飞，澄过再研万遍，磁器收之，若不经煅炼，服之令人淋。

《本经》主咳逆上气，明目益精，安五脏，通百节，利九窍，下乳汁。

发明 钟乳乃山灵阳气所钟，故莹白中空，纯阳通达，专走阳明气分。若质实色谕，必生阴壑，不无蛇虺之毒，误饵伤人，惟产乳源，形如鹅鸽管者最胜。然性偏助阳，阴虚之人慎毋① 轻服。《内经》云：石药之气悍，服之令阳气暴充，形体壮盛。昧者得此自庆，益肆淫泆，精气暗损，石气独存，孤阳愈炽，久之荣卫不从，发为淋浊及为痈疽，是果乳石之过欤，抑人之自取耶。惟肺气虚寒，咳逆上气，哮喘痰清，下虚脚弱，阴痿不起，大肠冷滑，精泄不禁等疾，功效无出其右。《本经》主咳逆上气者，取其性温而镇坠之，则气得归元而病自愈。五脏安则精自益，目自明。其通百节，利九窍，下乳汁者，皆取甘温助阳，色白利窍之力也。昔人言钟乳与白术相反，而《千金方》每多并用，专取相反之性，激其非常之效。予常亲试，未尝有害。孔公孽：孔窍中通附垂于石，如木之孽，即钟乳之床。《本经》利九窍，下乳汁之功与钟乳无异，而殷孽即孔公孽之根，又为疮疽、瘘痔、癥瘕温散结气之用。惜乎！世鲜知者。

石灰 辛温，有毒。

《本经》主疽疡疥瘙，热气恶疮，癞疾死肌，堕眉，杀痔虫，去黑子息肉。

发明 石灰禀壮火之余烈，故能辟除阻邪湿毒，观《本经》所主疽疡疥瘙，热气恶疮，癞疾死肌等，皆外治之用。去黑子者，火气未散，性能灼物，故能去黑子息肉及堕眉也。《本经》虽不言有毒，而内服之方从无及此，其毒可知。寇氏治中风口喎以石灰醋炒调涂，左涂右，右涂左，立便牵正。《千金》治身面疣，用苦

酒浸石灰六七日，取汁，频频滴之自落。又治溺死之人，用化过细灰裹下部，以渗其水即活。又治瘘疮不合，古冢中石灰厚敷之。《集玄方》治面靥疣痣，碱水煮滚，化矿灰插糯米拌入灰中，经宿色变如晶，以针微拨动，点少许于上，半日汁出剔去药，不得著水，二日即愈。《便简方》治疟腮肿痛，醋调陈年石灰敷之。《肘后方》治汤火伤灼，年久石灰，油调敷之。又治刀刃金疮，石灰裹之，即痛定血止，但不可著水，著水即烂肉也。

浮石一名海石 咸平，无毒。煅过水飞用。

发明 海石乃水沫结成，色白体轻。故治上焦痰热，止嗽，点目翳。敷痘痈，功效最捷。又治诸淋，散积块，皆取咸能软坚之意。消瘿瘤结核疝气，然惟实证宜之，虚者误投，患亦最速，以其性专克削肺胃之气也。南海有浮水之石，沉水之香，专取物类之相反，以治病气之阻逆也。

阳起石《本经》名白石 咸温，无毒。色白，揉之如绵不脆者真，质坚脆者即伪。煅过，烧酒淬七次，杵细，水飞用。

《本经》主崩中温下，破子脏中血，癥瘕结气，寒热腹痛，无子，阴痿不起，补不足。

发明 阳起石乃云母之根，右肾命门药，下焦虚寒者宜之。黑锡丹用此，正以补命门阳气不足也。《本经》治崩中漏下，阳衰不能统摄阴血也。又言破子脏中血，癥瘕结气，是指阴邪畜积而言。用阳起石之咸温，散其所结，则子脏安和，孕自成矣。阴虚火旺者忌用，以其性专助阳也。

磁石《本经》名玄石，俗名吸铁石 辛咸微寒，无毒。入药煅过，醋淬七次，研细，

---

① 毋：底本作"母"，据锦章书局本改。

水飞用。

《本经》主周痹风湿，肢节中痛，不可持物，洗洗酸消，除大热烦满及耳聋。

发明　磁石为铁之母，肾与命门药也，惟其磁，故能引铁。《千金》磁朱丸治阴虚龙火上炎，耳鸣嘈嘈，肾虚瞳神散大，盖磁石入肾，镇养真精，使神水不外移。朱砂入心，镇养心血，使邪火不上侵耳目，皆受荫矣。《本经》主周痹风湿，肢节中痛，洗洗酸消，取辛以通痹而祛散之，重以去怯而镇固之，则阴邪退听，而肢节安和，耳目精明，大热烦满自除矣。《济生方》治肾虚耳聋，以磁石豆大一块，同煅穿山甲末，绵裹塞耳中，口含生铁一块，觉耳中如风雨声即通。

代赭石《本经》名须丸　苦甘平，无毒。击碎有乳形者真，火煅醋淬三次，研细，水飞用。

《本经》主鬼疰贼风虫毒，腹中毒邪，女子赤沃漏下。

发明　赭石之重，以镇逆气，入肝与心包络二经血分。《本经》治贼风虫毒，赤沃漏下，取其能收敛血气也。仲景治伤寒吐下后，心下痞硬，噫气不除，旋覆代赭石汤，取重以降逆气，涤痰涎也。观《本经》所治，皆属实邪，即赤沃漏下，亦是肝心二经瘀滞之患。其治难产，胞衣不下，及大人小儿惊风入腹，取重以镇之也。阳虚阴痿，下部虚寒忌之，以其沉降而乏生发之功也。

禹余粮《本经》名白余粮，与太乙余粮功用皆同　甘平，无毒。细研，水淘澄之，勿令有砂土。

《本经》主咳逆寒热烦满，下痢赤白，血闭癥瘕，大热。炼饵服之不饥，轻身延年。

发明　重可以去怯。禹余粮之重为镇固之剂，手足阳明血分药。其味甘，故治咳逆寒热烦满之病。其性涩，故主赤白带下，前后诸病。仲景治伤寒下利不止，心下痞硬，利在下焦，赤石脂禹余粮丸主之，取重以镇痞逆，涩以固脱泄也。抱朴子云：禹余粮丸日再服，三日后令人多气力，负担远行，身轻不饥，即《本经》轻身延年之谓。

空青　甘酸大寒，无毒。

《本经》主青盲耳聋，明目，利九窍，通血脉，养精神，益肝气，久服轻身延年。

发明　空青感铜之精气而结，故专入肝明目。《本经》主耳目九窍诸病，皆通血脉，养精神，益肝气之力也。久服轻身延年者，铜性善涤垢秽，垢秽去而气血清纯，毋伐天和矣。时珍曰：空青与绿青皆生益州及越巂山有铜处。东方甲乙是生肝胆，其气之清者为肝血，其精英为胆汁，开窍于目。血者，五脏之英，皆因而注之为神。胆汁充则目明，减则目昏。铜亦青阳之气所生，其气之清者为绿，犹肝血也，其精英为空青之浆，犹胆汁也，其为治目神药。盖亦以类相感耳。但世罕得真，医亦罕识。以故俗谚云："天下有空青，人间无瞽目"之说。不知此虽贵品，铜官始兴。凉州、高平、饶信等处亦皆有之。出铜坎者，铜质隐隐内涵空绿。生金穴者，金星璨璨内涵空青，总取得肝胆之精灵，通空窍之风气也。予尝以此验之。考之张果《玉洞要诀》云：空青似杨梅，受赤金之精，甲乙阴灵之气，近泉而生，故能含润，然必新从坎中出者，则钻破中有水，若出矿日久则干如珠矣，安有藏久不干之理。近世必以中空涵浆者为真，若尔则当名空浆，不当名空青矣。但须验其中空，内有青绿如珠者，即真空青。急不可得，绿青可以代用，活法在人，可执一乎。

曾青曾音层，其青层层而生故名。形如蚯蚓屎者真。酸小寒，无毒。

《本经》主目痛，止泪出风痹，利关节，通九窍，破癥坚积聚。久服轻身不老。

发明　曾青治目，义同空青，以其并出铜矿，与绿青同一根源，曾青则绿青之祖气也。古方太乙神精丹用之。扁鹊治积聚留饮有曾青丸，并见《古今录验》方。曾空二青，近世绝罕。《千金》云：当取昆仑绿代之，即绿青也。

绿青俗名石绿　微酸，小毒。

发明　痰在上宜吐之，在下宜利之。绿青吐风痰眩闷，取二三钱同龙脑少许调匀，以生薄荷汁合酒温服，便卧，涎自口角流出乃愈。不呕吐而功速，故著之。

扁青俗名石青　甘平，无毒。

《本经》主目痛，明目，折跌痈肿，金疮不瘳，破积聚，解毒气，利精神。

发明　石青走肝磨坚积。故《本经》所主皆肝经积聚之病。时珍用吐风痰，研细温水灌下即吐，肝虚易惊多痰者宜之。形如缩砂者名鱼目青，主治与扁青无异。

石胆俗名胆矾　酸辛寒，有毒。产泰州嵩岳及蒲州中条山出铜处有之，能化五金，以之制汞，则与金无异。

《本经》主目痛，金疮，诸痫痉，女子阴蚀痛，石淋，寒热，崩中下血，诸邪毒气。

发明　石胆酸辛气寒，入少阳胆经。性寒收敛，味辛上行，能涌风热痰涎，发散风木相火，又能杀虫。《本经》主目痛，金疮，痫痉，取酸辛以散风热痰垢也。治阴蚀崩淋寒热，取酸寒以涤湿热淫火也。又为咽齿喉痹，乳蛾诸邪毒气要药。涌吐风痰最快，方用米醋煮真鸭嘴，胆矾末醋调，探吐胶痰即瘥。又治紫白癜风，胆矾、牡蛎粉生研，醋调摩之。风犬

咬伤，服矾末水服，探吐，蜜调敷之立愈。胃脘虫痛，茶清调胆矾末吐之。走马牙疳，红枣去核入胆矾，煅赤研末敷之，追出痰涎即愈。百虫入耳，胆矾和醋灌之即出，《千金方》也。

礜石　辛热，有毒。久服令人筋挛。煅法以黄泥包，炭火烧一日一夕，乃可用之。恶羊血，不入汤液。

《本经》主寒热鼠瘘蚀，死肌风痹，腹中坚癖邪气。

发明　时珍云：礜石与砒石相近，性亦相类。但砒石略带黄晕，礜石全白，稍有分辨。而古方礜石与矾石常相浑书，二字相似故误耳。然矾石性寒无毒，礜石性热有毒，不可不审，《甄权》除隔间积气、冷湿风痹，瘙痒积十年者。仲景云：生用破人心肝。严冬以此置水中则水不冰，其热毒之性不减砒石。今药肆中往往以充砒石，而礜石仅可破积攻癖，不能开痰散结，是以胜金丹、截疟丹服之不效者，良由误用礜石之故。按王子敬《静息帖》言：礜石深是可疑，凡喜服寒食散者，辄发痈毒，故云：深可疑也。以其毒烈干汞最速，故《丹房①》目为仙药，凡山中有礜则春不生草，冬不积雪，而鼠食则毙，蚕食则肥，物类之宜忌，有不可解者。其特生礜石有苍白、紫桃花色、金星、银星等类，其毒不异。惟出金穴中者，名握雪礜石，虽温无毒，与上迥然不同。

砒石出信州，故又名信石　苦辛大热，大毒。色白有黄晕者名金脚砒。炼过者曰砒霜。色红者最劣，不堪入药。畏绿豆芽、茶、冷水，入药醋煮用，或与芽茶同用，或与浸湿生绿豆仁同研，以杀其毒。中其毒者，以生羊血解之，冷水多灌亦解，若犯火酒，必不可救。

————

① 房：底校本同，疑为"方"之误。

发明　砒霜疟家常用，入口则吐利兼作。吐后大渴，则与绿豆汤饮之。砒性大毒，误食必死。奈何以必死之药，治必不死之病，岂不殆哉。然狂痴之病，又所必需，胜金丹用之，无不应者。枯痔散与天灵盖同用，七日痔枯自落，取热毒之性，以枯歹肉，天灵盖以透骨髓，散宿垢，长肌肉也。

礞石　辛咸平，无毒。色青者入肝力胜，色黄者兼脾次之。硝石煅过杵细，水飞用。

发明　青礞石，厥阴之药，其性下行，治风木太过，挟制脾土，气不运化，积滞生痰，壅塞膈上，变生风热诸病，故宜此药重坠以下泄之，使木平气下，而痰积通利，诸证自除矣。今人以王隐君滚痰丸通治诸痰怪证，不论虚实寒热概用，殊为未妥。不知痰因脾胃不能运化，积滞而生。胶固稠粘者，诚为合剂。设因阴虚火炎，煎熬津液，凝结成痰，如误投之，则阴气愈虚，阳火弥炽，痰热未除，而脾胃先为之败矣。况乎脾胃虚寒，食少便溏者得之，泄利不止，祸不旋踵。若小儿多变慢脾风证，每致不救，可不慎欤。

花乳石一名花蕊石　酸辛温，无毒。出陕华诸郡。色黄中有淡白点，以此得名。又代州山谷中有五色者。制法以花乳石五两，同硫黄二两入炀成罐内，盐泥固济，加顶火煅过，研细，水飞用。

发明　花乳石产硫黄山中，其性大温，厥阴血分药也。葛可久治虚劳吐血有花蕊石散，以其性温善散瘀结也。《和剂局方》治金刃箭伤，打扑垂死，外有损处，以煅过细末掺伤处，血化黄水，再掺即活。如内有损血入脏腑，煎童子小便，入酒少许，调灌一钱匕立效。妇人产后恶血冲心，昏晕不省，或胎死腹中，胞衣不下致死，但心胸温暖者，急以童便调灌一

钱，取下恶血即安。若膈上有血，化为黄水，即时吐出，或随小便出甚效。但阴虚火炎，中无瘀积者，误用必殆。

河沙　微寒，无毒。

发明　河沙得水土之气，故夏月发斑子，通石淋，主绞肠沙痛，用沙炒热，冷水淬之，澄清服效。又风湿顽痹不仁，筋骨挛缩，六月取河沙曝热，伏坐其中，冷即易之，取微汗，忌风冷劳役，不过数次愈。其玉田沙，夏月发麻疹良。

石燕　甘寒，无毒。

发明　石燕出祁阳西北江畔沙滩上，形似蚪而小坚，重于石，俗云：因雷雨则自石穴中出，随雨飞堕者，妄也。其性寒凉，乃利窍行湿热之物，故能疗眼目障翳，磨水不时点之。热淋煮汁饮之。妇人难产，两手各执一枚即下，然不若磨汁饮之，仅似有理。

石蟹　甘寒，无毒。

发明　石蟹生南海近海，州郡皆有之，体质石也，与蟹相似。或言崖州榆林港内，土极细最寒，蟹入不能运动，片时成石，亦妄言也。其性咸寒，质坚，能磨翳积，故青盲、目淫、肤翳、丁翳、漆疮，皆水磨点涂。催生下胎，疗热结血晕，熟水磨服。

蛇黄　温，微毒。

发明　蛇黄生蛇腹中，如牛黄之类。世人因其难得，遂以蛇含石醋煅、水飞代之。取蛇之性窜入肝也。蛇含石入手足厥阴血分，与代赭之性不甚相远，为小儿镇摄惊痫之重剂，脾风泄泻者宜之。

霹雳砧即雷楔　温，无毒。

发明　雷楔禀东南水火之气，治小儿惊痫，磨汁服之。作枕辟恶梦不祥，镇邪疟。刮屑杀瘵虫，下蛊毒。置箱簏不生蛀虫。佩之安神，治惊邪之疾。

卤石部

食盐　咸寒，无毒。

《本经》主结热喘逆，胸中病，令人吐。

发明　咸走肾走血。肾病血病人无多食盐，以血得咸则凝也。补肾药用之，不过借为引导耳。干霍乱及臭毒、头痛、腹痛，多用盐水吐之。《本经》所主结热喘逆者，以咸能下气，过咸则引涎水聚于膈上而涌之也。好食咸者，人多黑色，耗血之验也。病水肿忌食，以其走肾助邪水之逆满也。《千金》治妊妇横生逆产先露手足，以盐摩产妇腹并涂儿手足，急以爪搔之即缩入而正产。又杀蛊毒。凡水蛭、蚯蚓得盐即化为水。毒虫螫者，以盐擦之，其毒即解。盐之味咸性降，下气最速。治下部䘌疮，吐胸中痰癖，止心腹卒痛，不可多食，伤肺喜咳。扁鹊云：能除一切大风痛，炒热熨之。今人救朱①鱼唅雷电暴雨欲死，但口微动者，速将盐少许调水贮鱼于中，时时微动其水即活，鳞尾有损处以盐涂之，即生出。盐为水之精，专得涵养之力也。今人食暴雨潦水，腹胀，以盐汤探吐即安。其解水毒可知。

戎盐一名石盐，俗名青盐，与光明盐同类　咸寒，无毒。

《本经》主明目，目痛，益气，坚筋骨，去毒蛊。

发明　戎盐禀至阴之气凝结而成，不经煎炼，生涯涘之阴，功专走血入肾，治目中瘀赤昏涩。金匮茯苓戎盐汤治小便不通，取其补肾利膀胱也。又能固齿明目，治目痛。益气，坚筋骨，一皆补肾之力也。《本经》首主明目，目痛，是热淫于内，治以咸寒。又言去毒蛊者，咸能软坚，蛊毒邪气不能浮长矣。

卤碱一名石碱　苦咸微寒，无毒。

《本经》主大热消渴，狂烦，除邪及下蛊毒，柔肌肤。

发明　碱味咸性走，故能消痰磨积，祛热烦。蛊毒、消渴，属实热者宜之。肌肤粗者，以汤洗之，顽皮渐退，是即柔肌肤之谓也。水碱乃灶灰淋汤，冲银黝脚所造，性能发面，故面铺中无不用之，病人食之多发浮肿，故方后每忌湿面。观其善涤衣垢，克削可知。

凝水石即寒水石　辛咸寒，无毒。近世真者绝不易得，欲验真伪，含之即化为真②，否即是伪。石膏亦名寒水石，与此不同。

《本经》主身热，腹中积聚邪气，皮中如火烧，烦满。

发明　寒水石生积盐之下，得阴凝之气而成，盐之精也。治心肾积热之上药。《本经》治腹中积聚，咸能软坚也。身热皮中如火烧，咸能降火也。金匮风引汤，《局方》紫雪，皆用以治有余之邪热也。如无真者，戎盐、玄精石皆可代用，总取咸寒降泄之用耳。

玄精石　辛咸寒，无毒。青白龟背者良。

《本经》除风冷邪气湿痹，益精气。

发明　玄精石禀太阴之精，与盐同性，故其形皆六出，象老阴之数也。《本经》言味咸气温，传写之误，其气寒而不温，其味辛咸沉降。同硫黄、硝石治上盛下虚，收阳助阴，有扶危拯逆之功。来复丹用之，专取一阳来复之义，寒因寒用，深得《本经》诸治之奥。

朴硝　辛苦咸寒，有毒。黄者伤人，赤者杀人。入药必取白者。以水煎化，澄

———————

① 朱：底校本同，疑有误，待考。

② 真：底本作"水"，据光绪本改。

去滓，入莱菔自然汁同煮，倾入盆中，经宿结成如冰，谓之盆硝。齐卫之硝，上生锋芒，谓之芒硝。川晋之硝，上生六棱，谓之牙硝。取芒硝再三以莱菔汁炼去咸味，悬当风处吹去水气，轻白如粉，谓之风化硝。以芒硝、牙硝同莱菔汁、甘草煎过，鼎罐升煅，谓之玄明粉。

《本经》主五脏积热，胃胀闭，涤蓄结饮食，推陈致新，除邪气。向错简在硝石条内，今正之。详治五脏等证，皆热邪固积，决非硝石所能。

发明　热淫于内，治以咸寒，坚者以咸软之，热者以寒消之，不出《本经》推陈致新之妙用。仲景大陷胸汤、大承气汤、调胃承气汤，皆用芒硝软坚去实，且带微辛，所以走而不守。若热结不至坚者，不可轻用。小儿赤游风，以消倾汤中取布蘸湿拭之。

玄明粉　《御药院方》名白龙粉　辛甘微寒，无毒。

发明　玄明粉用芒硝煅过多遍，佐以甘草缓其咸寒之性。用治膈上热痰，胃中实热，肠中宿垢，非若芒硝之力峻伤血也。然脾胃虚寒及阴虚火动者，慎勿轻用，以取虚虚之咎。

风化硝　甘咸寒，无毒。

发明　风化硝甘缓轻浮，故治上焦心肺痰热，而不致于泄利者宜之。并治经络之痰湿，但重著而非酸痛者用之有效，指迷茯苓丸治痰湿流于肩背之阳位，而隐隐作痛，最为合剂，然惟体肥气实者为宜。眼睑赤肿，和人乳点之。

硝石　即焰硝　辛苦咸温，有毒。溶化投甘草结定取用。

《本经》主百病，除寒热邪气，逐六腑积聚结固留癖，能化七十二种石。诸家本草皆错简在朴硝条内，详化七十二种石，岂朴硝能之。

发明　焰硝属火，其性上升，能破积散坚，治诸寒热交错之病，升散三焦火郁，调和脏腑虚寒，除寒热邪气，逐六腑积热，不出《本经》主治也。《别录》言：天地至神之物，能化七十二种石。抱朴子亦云：能消柔五金，化七十二石。其错简可知。与硫黄同用，即配偶二气，均调阴阳，有升降水火之功，治冷热缓急之病。盖硫黄性暖而利，其性下行，硝石性暖而散，其性上行，一升一降，此制方之妙也。

硇砂　咸苦辛热，有毒。醋煮干，刮下用。番禺者良。畏酸浆水，忌羊血，中其毒者，生绿豆研汁恣饮解之。

发明　硇砂大热，乃卤液所结，秉阴毒之气，含阳毒之精，破积攻坚，无出其右。故能治噎膈反胃，积块肉癥。其性能柔金银，故焊药用之。所言化人心为血者，甚言其迅利也。外用治恶肉，除疣赘，去鼻中瘜肉最捷。但不可过用，用过急以甘草汤洗之。观金银有伪，投硇砂罐中，悉能消去，况人腹中有久积死胎，岂不腐溃。但其性毒烈，苟有生机，慎勿轻试。

蓬砂　一名鹏砂　甘微咸，无毒。甘草汤煮化，微火炒松用。

发明　蓬砂味甘微咸，气温色白而质轻。能去胸膈上焦之实热。《素问》云：热淫于内，治以咸寒，以甘缓之是也。其性能柔五金而去垢腻，故主痰嗽喉痹。破癥结治噎膈积聚，骨鲠结核恶肉，取其能柔物也。含化咽津，治喉中肿痛，膈上痰热，取其能散肿也。眼目障翳，口齿诸病用之，取其能涤垢也。昔人治骨鲠，百计不下，取含咽汁，脱然如失，此软坚之征也。

石硫黄　酸咸大热，有毒。以莱菔挖空，入硫黄蒸熟用，或入豆腐中煮七次用，或醋煅用，或猪脏中制用，各随本方。硫是矾之液，矾是铁之精，磁石是铁之母，故针砂磁石，制入硫黄，立成紫粉，硫能干汞，见五金而黑，得水银则赤也。

《本经》主妇人阴蚀疽痔恶血，坚筋骨，除头秃。

发明 硫黄禀纯阳之精，赋大热之性，助命门相火不足。寒郁火邪，胃脘结痛，脚冷疼弱者宜之。其性虽热，而能疏利大肠，与燥涩之性不同。但久服伤阴，大肠受伤，多致便血。伤寒阴毒爪甲纯青，火焰散屡奏神功。阴水腹胀，水道不通，金液丹服之即效。《本经》治阴蚀疽痔乃热因热用，以散阴中蕴积之垢热，但热邪亢盛者禁用。又言坚筋骨者，取以治下部之寒湿。若湿热痿痹，良非所宜。人身阴常不足，阳常有余，苟非真病虚寒，胡可服此毒热类。按：有久服硫黄，人渐缩小之例，石顽亲见李尧占服此数年，临毙缩小如七八岁童子状。正《内经》所谓热则骨消筋缓是也。

矾石 酸涩微寒，无毒。明如鹏砂起横棱者，名马齿矾，最胜。生用、煅用各随本方。生者多食，破人心肺。

《本经》主寒热泄利，白沃阴蚀，恶疮，目痛，坚骨齿。

发明 白矾专收湿热，固虚脱，故《本经》主寒热泄利。盖指利久不止，虚脱滑泄，因发寒热而言，其治白沃阴蚀恶疮，专取涤垢之用。用以洗之则治目痛，漱之则坚骨齿。弘景曰：经云：坚骨齿，诚为可疑，以其性专入骨，多用则损齿，少用则坚齿，齿乃骨之余也。为末，去鼻中瘜肉。其治气分之痰湿痈肿最捷。侯氏黑散用之，使药积腹中，以助悠久之功。故蜡矾丸以之为君，有人遍身生疮如蛇头，服此而愈。甄权生合咽津，治急喉

痹，皆取其去秽之功也。若湿热方炽，积滞正多，误用收涩，为害不一。岐伯言：久服伤人骨，凡阴虚咽痛，误认喉风，阴冷腹痛，误认臭毒，而用矾石必殆。

绿矾—名皂矾 酸寒，无毒。

发明 皂矾专除垢腻。同苍术酒曲醋丸，治心腹中满，或黄肿如土色甚效。盖矾色绿，味酸，烧之则赤，用以破血分之瘀积，其效最速。《金匮》治女劳黑瘅，硝石矾石丸，专取皂矾以破瘀积之血。缘其未经注明，尝有误用。白矾涩收，殊昧此理。又妇人白沃经水不利，子脏坚癖，中有干血白物，用矾红杏仁蜜丸，纳阴中，日一易之。

山 草 部

甘草—名国老 甘平，无毒。反海藻、大戟、甘遂、芫花。补中散表炙用，泻火解毒生用，中心黑者有毒，勿用。

《本经》主五脏六腑寒热邪气，坚筋骨，长肌肉，倍气力，解金疮肿毒。

发明 甘草气薄味厚，升降阴阳，大缓诸火。生用则气平，调脾胃虚热，大泻心火，解痈肿金疮诸毒。炙之则气温，补三焦元气，治脏腑寒热，而散表邪，去咽痛，缓正气，养阴血，长肌肉，坚筋骨，能和冲脉之逆，缓带脉之急。凡心火乘脾，腹中急痛，腹皮急缩者宜倍用之。其性能缓急而又协和诸药，故热药用之缓其热，寒药用之缓其寒，寒热相兼者用之得其平。《本经》治脏腑寒热邪气，总不出调和胃气之义。仲景附子理中用甘草恐僭上也。调胃承气用甘草恐速下也，皆缓之之意。小柴胡有黄芩之寒，人参、半夏之温，而用甘草则有调和之意。炙甘草汤治伤寒脉结代，心动悸，浑是表里津血不调，故用甘草以和诸药之性而复其脉，深

得攻补兼该之妙用。惟土实胀满者禁用，而脾虚胀满者必用，盖脾温则健运也。世俗不辨虚实，一见胀满便禁甘草，何不思之甚耶，凡中满呕吐、诸湿肿满、酒客之病，不喜其甘，藻、戟、遂、芫与之相反，亦迁缓不可救昏昧耳。而胡洽治痰澼，以十枣汤加甘草、大戟，乃痰在膈上，欲令通泄，以拔病根也。古方有相恶相反并用，非妙达精微者，不知此理。其梢去茎中痛，节解痈疽毒，条草生用解百药毒，凡毒遇土则化。甘草为九土之精，故能解诸毒也。《千金方》云：甘草解百药毒。如汤沃雪，有中乌头、巴豆毒，甘草入腹即定，验如反掌。方称大豆解百药毒，予每试之不效。加甘草为甘豆汤，其验甚捷。岭南人解蛊，凡饮食时，先用炙甘草一寸嚼之，若中毒随即吐出。

黄芪 甘温，无毒。入益气药炙用。入解表及托里药生用。肥润而软者良，坚细而枯者，食之令人胸满。

《本经》主痈疽久败，排脓止痛。大风癫疾，五痔鼠瘘，补虚，小儿百病。

发明 黄芪甘温，气薄味厚，升少降多，阴中阳也。能补五脏诸虚，入手足太阴，手阳明少阳。而治脉弦自汗，泻阴火，去肺热，无汗则发，有汗则止。入肺而固表虚自汗，入脾而托已溃痈疡。《本经》首言：痈疽久败，排脓止痛，次言大风癫疾，五痔鼠瘘，皆用生者，以疏卫气之热。性虽温补，而能通调血脉，流行经络，可无拟于壅滞也。其治气虚盗汗、自汗及皮肤痛，是肌表之药。治咯血，柔脾胃是中州之药。治伤寒尺脉不至，补肾脏元气不足，及婴儿易感风邪，发热自汗诸病，皆用炙者，以实卫气之虚。乃上中下内外三焦药，即《本经》补虚之谓。如痘疹，用保元汤治脾肺虚热，当归补血汤治血虚发热，皆为圣药。黄芪同人参则

益气，同当归则补血，同白术、防风则运脾湿，同防己、防风则祛风湿，同桂枝附子则治卫虚亡阳汗不止，为腠理开阖之总司。又黄芪性专实卫，温补下元，而当归补血汤，曷不用地黄之属，反用此三倍于归，其义何居？益阴血之虚而发热，明系阳从阴亢，自必峻用阴中之阳药为君，兼当归引入血分，自然阳生阴长，阴邪退听，而亢热除矣。若用纯阴滋腻，徒资胶滞，热无由而散也。是须黄芪固护其营，不使重夺其汗，而阴自守，热自除矣。昔人言：无汗不得用黄芪，服之令人胸满，此指表实形瘦色苍，胸中气盛者而言。若卫气虚衰之人感寒，虽用表药，多不能作汗，须用黄芪建中之属始得汗解，不可拘于俗见而废圣法也。唐·许胤宗治柳太后病风不能言，脉沉而口噤，乃造黄芪防风汤数斤置于床下，气如烟雾，一夕便得语也。此义惟玉屏风散得之，黄芪性畏防风，然得防风，其功愈大，盖相畏而相使者也。

人参 古作薓 甘苦微温，无毒。产高丽者良，反藜芦，畏卤盐，阴虚火炎，咳嗽喘逆者，青盐制之。

《本经》补五脏，安精神，定魂魄，止惊悸，除邪气，明目开心益智，久服轻身延年。

发明 人参甘温，气薄味厚，阳中微阴，能补肺中元气，肺气旺，四脏之气皆旺，精自生而形自盛，肺主诸气故也。古人血脱益气，盖血不自生，须得补阳气之药乃生，阳生则阴长，血乃旺耳。若单用补血药，血无由而生也。《素问》言：无阳则阴无以生，无阴则阳无以化。故补气必用人参，补血须兼用之。仲景言：病人汗后，身热亡血，脉沉迟，下利，身凉，脉微血虚，并加人参。盖有形之血，未能即生，希微之气，所当急固，无形生有形

也。丹溪言：虚火可补，参、芪之属；实火可泻，芩、连之属。后世不察，概谓人参补火，谬矣。夫火与元气势不两立，正气胜则邪气退。人参既补元气又补邪火，是反复之小人矣，又何与甘草、茯苓、白术为四君子耶。凡人面白、面黄、面青黧悴者，皆脾肺肾气不足，可用也。面赤、面黑者，气壮神强，不可用也。脉浮而芤濡虚大，迟缓无力，沉而迟涩，弦细微弱，结代或右手关部无力，皆可用也。若弦强紧实，滑数洪盛，长大有力，或右手独见脉实，皆火郁内实，不可用也。洁古谓喘嗽勿用者，痰实气壅之喘也。若肾虚气短喘促者，必用也。仲景谓肺寒而嗽勿用者，寒束热邪壅滞在肺之嗽也。若自汗恶寒而嗽者，必用也。东垣谓久病郁热在肺勿用者，乃火郁于内，宜发不宜补也。若肺虚火旺气短自汗者，必用也。丹溪言：诸痛不可骤用者，乃邪气方锐，宜散不宜补也。若里虚吐利，及久病胃弱虚痛喜按者，必用也。节斋谓阴虚火旺吐血勿用者，乃血虚火亢，能食脉强，服人参则阳愈旺，阴愈消，未有不引血大脱也。若自汗气短，肢寒脉虚者，必用也。古今治劳，莫过于葛可久，其独参汤、保真汤未尝废人参而不用。惟麻疹初发，身发热而斑点未形，伤寒始作，证未定而热邪方炽，不可用耳。喻嘉言曰：伤寒有宜用人参入药者，发汗时元气大旺，外邪乘势而出。若元气素弱之人，药虽外行，气从中馁，轻者半出不出，留连致困，重者随元气缩入，发热无休，所以虚弱之人必用。人参入表药中，使药得力，一涌而出，全非补养之意。即和解药中，有人参之大力居间，外邪遇正，自不争而退舍，亦非偏补一边之意。而不知者，谓伤寒无补，邪得补弥炽，断不敢用。而市井愚夫乃交口劝病人不宜服参，医者又避嫌远谤，一切

可生之机悉置之不理，殊失《本经》除邪气之旨矣。古今诸方表汗用参苏饮、败毒散，和解用小柴胡，解热用白虎加人参汤、竹叶石膏汤，攻下用黄龙汤，领人参深入驱邪，即热退神清。从仲景至今，明贤方书无不用人参，何为今日医家屏绝不用，以阿谀求容，全失一脉相传宗旨。殊不知误用人参杀人者，皆是与黄芪、白术、干姜、当归、肉桂、附子同行温补之误所致，不与羌、独、柴、前、芎、半、枳、桔等同行汗和之法所致也。安得视人参为砒鸩刀刃，固执不用耶。又痘疹不宜轻用人参者，青干紫黑陷，血热毒盛也。若气虚顶陷，色白皮薄，泄泻浆清，必用也。故《博爱心鉴》治痘以保元汤为要药。人参得升麻，补上焦之气，泻中州之火；得茯苓，补下焦之气，泻肾中之火。东垣交泰丸用人参、皂荚，是恶而不恶也。治月闭用四物加人参、五灵脂，是畏而不畏也。痰在胸膈，以人参、藜芦同用，而取涌越，是激其怒性也。惟右手独见脉实者，为肺经本有火故不宜用。若右手虚大而嗽者，虽有火邪，此为虚火上炎，肾水不足，乃刑金之火，非肺金之火，正当以人参救肺，但须多用方始得力，若少用必增胀满。《本经》言：安五脏，定魂魄，止惊悸，明目开心益智者，以脏气安和，心神宁定，当无惊悸昏昧之虑矣，其除邪气者，以甘温之力协诸表药，助胃祛邪，譬诸坐有君子，则小人无容身之地矣。缪子《经疏》云：人参论其功能之广，如《本经》所说，信非虚语，第其性亦有所不宜，世之录其长者，或遗其短，摘其瑕者，并弃其瑜，是以或当用而后时，或非宜而罔投，或蒙其利反见其害，二者之误，其失则一，使良药不见信于世。粗工互腾其口说，岂知人参本补五脏真阳之气者也。若夫虚羸尫怯，劳

役饥饱所伤，努力失血以致阳气短乏，陷入阴分，发热倦怠，四肢无力。或中暑伤气，气无以动。或呕吐泄泻，霍乱转筋，胃弱不食，脾虚不磨。或真阳衰少，肾气乏绝，阳道不举。或中风失音，产后气喘，小儿慢惊，痘后气虚，溃疡长肉等证，投之靡不立效。惟不利于肺家有热，咳嗽吐痰，吐血衄血，骨蒸劳瘵，阴虚火动之候。盖肺者，清肃之脏，真气无亏，则宁谧清净，以受生气之熏蒸，而朝百脉，苟纵恣情欲，亏损真阴，火空则发。热起于下，火烁乎上，则肺先受之，火乃肺之贼邪，邪气胜则实，实则肺热郁结，为痰嗽痒，而血热妄行，溢出上窍。王好古所谓肺热还伤肺是也。若误投之，鲜克免者，此皆实实之误，于人参何咎哉。产山西太行山者，名上党人参，虽无甘温峻补之功，却有甘平清肺之力，亦不似沙参之性寒专泄肺气也。参芦能耗气，专入吐剂，涌虚人膈上清饮宜之。盐哮用参芦涌吐最妙。参芦涌吐，参须下泄，与当归、紫菀之头止血，身和血，尾破血之意不殊。参须价廉，贫乏之人往往用之，其治胃虚呕逆，咳嗽失血等证，亦能获效，以其性专下行也。若治久痢滑精，崩中下血之证，每致增剧，以其味苦降泄也。其芦世罕知用，惟江右人称为竹节参。近日吾吴亦有用之者，其治泻利脓血、崩带、精滑等证，俱无妨碍。如气虚火炎喘呕嗽血，误用转剧。昔人用以涌吐者，取其性升而于补中寓泻也。此义前人未发，因屡验而笔之。

沙参 甘淡微寒，无毒。有南北二种，北者质坚、性寒，南者体虚力微。反藜芦。

《本经》主血结，惊气，除寒热，补中益肺气。

发明 沙参专泄肺气之热，故喘嗽气壅，小便赤涩不利，金受火克。阴虚失血，或喘咳寒热及肺痿等疾宜之。《本经》主血结惊气者，因惊气入心，心包热郁而血结也。除寒热者，郁热解而寒热除也，补中益肺气者，用以清理脾胃之虚热，则津液复而正气受益矣。洁古言：肺寒用人参，肺热用沙参。好古言：沙参性寒，补五脏之阴，总未达轻虚泄热之义也。《卫生方》治肺热咳嗽，沙参一味，水煎服之。《肘后方》治卒然疝痛，自汗欲死，沙参为末，酒服立瘥。《证治要诀》治妇人白带，沙参为末，米饮服之。盖沙参专开肺气，肺气清则木邪散，而疝自除，带自愈矣。时珍云：人参甘苦而温，其体重实，专补脾胃元气，因而益肺与肾，故内伤元气者宜之。沙参甘淡而寒，其体轻虚，专清肺气，因而益肺与肾，故金受火克者宜之。此即《本经》补中益肺气之谓，一补阳而生阴，一补阴而制阳，不可不辨。

桔梗《本经》名荠苨 辛甘苦微温，无毒。甘者为荠苨，苦者为苦梗，咬之腥涩者为木梗，不堪入药。

《本经》主胸胁痛如刀刺，腹满肠鸣幽幽，惊恐悸气。

发明 桔梗上升清肺气，利咽喉，为肺部引经，又能开发皮腠，故与羌、独、柴胡、荆、苏辈同为解表药。与甘草同为舟楫之剂，诸药有此一味不能下沉也。伤寒邪结胸胁，则痛如刀刺，邪在中焦则腹满肠鸣幽幽。辛甘升发，苦淡降泄，则邪解而气和矣。其主惊恐悸气者，心脾气郁不舒，用以升散之也。朱肱用桔梗治胸中痞满，总不出《本经》主治，仲景治寒实结胸，同贝母、巴豆，取其温中消谷破积也。治肺痈唾脓血，用桔梗、甘草，取排脓而清浊气也。治少阴证，二三日咽痛，用甘桔汤，取其调寒热通阴气也。

《千金方》治喉痹毒气，桔梗二两，水煎顿服。加甘草、连翘、荆、防名如圣汤，通治咽喉诸病。桔梗有甘、苦二种，甘者曰荠苨，《千金》治强中为病，茎长兴发，不交精出，取其能升解热邪于上也。又干咳嗽乃痰火之邪郁在肺中，亦宜甘以润之。痢疾腹痛乃肺金之气郁在大肠，则宜苦以开之。甘升而苦降也。此药升降诸气，能入肺使诸气下降，俗泥为上升而不能下行，失其用矣。痘疹下部不能起发，为之切忌，以其性升，能阻药力于上，不得下达也。惟阴虚久嗽不宜用，以其通阳泄气也。其芦吐膈上风热实痰，生研末，白汤调服二三钱，探吐之。

黄精　甘平，无毒。勿误用钩吻，钩吻即野葛，叶头尖有毛钩子，又名断肠草，误服杀人。黄精则茎紫花黄，叶似竹叶也。

发明　黄精为补中①宫之胜品，宽中益气，使五脏调和，肌肉充盛，骨髓坚强，皆是补阴之功。但阳衰阴盛人服之，每致泄泻痞满，不可不知，

葳蕤《本经》名女萎，又名玉竹　甘平，无毒。肥白者良。入发散风热药生用。入补药蜜水拌，饭上蒸熟用。

《本经》主中风暴热，不能动摇，跌筋结肉诸不足，久服去面黑皯，好颜色润泽，轻身不老。

发明　葳蕤甘润性平，滋肺益肾，补而不壅，善调厥阴久袭之风，故《本经》治中风暴热等病，皆取其养正祛邪之力也。《别录》主心腹结气虚热、腰痛、茎中寒、目痛眦烂泪出。甄权主内补不足，去虚劳客热，头痛不安。《千金》治风温，自汗身重，语言难出。葳蕤汤以之为君，其源本诸麻黄升麻汤，深得仲景之奥。时珍用治虚劳寒热，痁疟不足之证，用代参芪，不寒不燥，大有殊功，不止于

去风热温毒而已，又主小便卒淋，发热口干，眼黑头眩，目赤涩痛，其性虽润，而无伤犯脾胃夺食泄泻之虞，但其性之缓耳。

知母　苦甘寒，无毒。肥白者良。盐、酒炒用。

《本经》主消渴热中除邪气，肢体浮肿下水，补不足益气。

发明　知母沉降入足少阴气分，及足阳明，手足太阴，能泻有余相火，理消渴烦蒸。仲景白虎汤、酸枣汤皆用之，下则润肾燥而滋阴，上则清肺热而除烦，但外感表证未除、泻痢燥渴忌之，脾胃虚热人误服，令人作泻减食，故虚损大忌。近世误为滋阴上剂、劳瘵神丹，因而夭枉②者多矣。《本经》言除邪气，肢体浮肿，是指湿热水气而言。故下文云：下水补不足，益气，乃湿热相火有余，烁灼精气之候，故用此清热养阴，邪热去则正气复矣。

肉苁蓉　甘咸微温，无毒。酒洗去甲及腐，切片焙用。

《本经》主五劳七伤，补中，除茎中寒热痛，养五脏，强阴益精气，多子，妇人癥瘕。

发明　肉苁蓉与锁阳，总是一类、味厚性降，命门相火不足者宜之，峻补精血，骤用反动大便滑泄。《本经》主劳伤补中者，是火衰不能生土，非中气之本虚也。治妇人癥瘕者，咸能软坚而走血分也。又苁蓉止泄精遗沥，除茎中寒热痛，以其能下导虚火也。锁阳治腰膝软弱，以其能温补精血也。总皆滋益相火之验。老人燥结，宜煮粥食之，但胃气虚者，服之令人呕吐泄泻。强阳易兴而精不固者忌之。

——————
① 中：底本作"黄"，据锦章书局本改。
② 枉：底本作"狂"，把锦章书局本改。

天麻 《本经》名离母，一名定风草，茎名赤箭 辛平微温，无毒。湿纸裹煨熟，切片用。

《本经》主杀鬼精物，蛊毒恶气。久服益气力，长阴肥健。

发明 天麻味辛浓厚，性升，属阳，为肝家气分药。故肝虚不足，风从内生者，天麻、芎𬜬以补之。诸风掉眩，眼黑头旋，风虚内作，非天麻不治。小儿惊痰风热，服天麻即消。天麻乃定风草，久服则遍身发出红斑，是驱风之验也。按：天麻性虽不燥，毕竟风剂，若血虚无风，火炎头痛，口干、便闭者，不可妄投。《本经》言杀鬼精物蛊毒恶气者，以其能定风、镇八方之邪气也。久服益气力、长阴肥健者，其性属阳，阳生则阴长也。

白术 一名山姜 甘温，无毒。云术肥大气壅。台术条细力薄。宁国狗头术皮赤稍大，然皆栽灌而成，故其气浊，不若于潜野生者气清，无壅滞之患。入诸补气药，饭上蒸数次用。入肺胃久嗽药，蜜水拌蒸。入脾胃痰湿药，姜汁拌晒。入健脾药，土炒。入泻痢虚脱药，炒存性用。入风痹痰湿利水破血药，惧生用。然非于潜产者，不可生用也。

《本经》主风寒湿痹，死肌，痉疸，止汗除热，消食作煎饵。久服轻身延年，不饥。

发明 白术甘温味厚，阳中之阴，可升可降，入脾胃二经。生用则有除湿益燥、消痰利水，治风寒湿痹，死肌，痉疸，散腰脐间血及冲脉为病，逆气里急之功。制熟则有和中补气，止渴生津，止汗除热，进饮食，安胎之效。《本经》主风寒湿痹，死肌痉疸者，正以风、寒、湿三者合而成痹，痹者，拘挛而痛是也。经曰：地之湿气感则害人皮筋骨。死肌者，湿毒侵肌肉也。痉者，风寒乘虚客于肝脾肾经所致也。疸者，脾胃虚而湿热瘀滞也。如上诸证，莫不由风、寒、湿而成，术有除此三者之功，故能祛其所致之疾也。止汗除湿进食者，湿热盛则自汗，湿邪客则发热，湿去则脾胃燥，燥则食自消、汗自止、热自除矣。又主大风在身，而风眩头痛，目泪出，消痰水，逐皮肤间风水结肿，除心下急满及霍乱吐下不止，利腰脐间血，益津暖胃，消谷嗜食，得参、苓大补中气，得枳、橘健运饮食。《本经》言，消食作煎饵，留其滓以健运脾气，食自化矣。仲景五苓散，祖《素问》泽术麋衔汤并用生者，但彼兼麋衔以统血，则汗自止，此兼桂枝以通津，则渴自除。洁古枳术丸，祖金匮枳实汤，彼用生者以健胃，则逆满自愈。此用熟者以助脾，则饮食自强，且以荷叶裹饭为丸，取清震之气，以鼓克运之力也。盖白术得中宫冲和之气，补脾胃药以之为君，脾土旺则清气升而精微上，浊气降而糟粕输。仲淳有云：白术禀纯阳之土气，除邪之功胜，而益阴之效亏。故病属阴虚血少，精不足，内热骨蒸，口干唇燥，咳嗽吐痰，吐血鼻衄齿衄，便闭滞下者，法咸忌之。术燥肾而闭气，肝肾有动气者勿服。刘涓子云：痈疽忌白术，以其燥肾而闭气，故反生脓作痛也。凡脏皆属阴，世人但知白术能健脾，宁知脾虚而无湿邪者用之，反燥脾家津液，是损脾阴也，何补之有，此最易误，故特表而出之。

苍术 《本经》名山蓟 苦辛温，无毒。产茅山者味甘形瘦多毛，最良。吴郡诸山者次之。楚中大块辛烈气燥者为下。制用糯米泔浸，刮去皮，切片，同芝麻炒或麻油炒通黄，去焦末。或去皮、切片，蜜水拌，饭上蒸用。又白露后以泔水净，置屋上晒露一月，谓之神术。

《本经》主风寒湿痹，死肌痉疸。

发明　苍术辛烈，性温而燥，可升可降，能径入诸经，疏泄阳明之湿，而安太阴，辟时行恶气。因经泔浸炒，故能除上湿发汗，与白术止汗则异，腹中窄狭者须之。《本经》治风寒湿痹，死肌，痉疸等证，总取性专开腠，故能发汗而去风寒湿气，祛湿而去死肌痉疸，下气而消痰食饮癖。又能总解诸郁，佐以香附快气之药，下气最速，一升一降则郁散而气平也。遗①精不禁，淋浊不止，腰背酸痛，用以敛脾津，津生于谷气也。同黄柏为二妙，治下部湿热痛肿。又苍术一味，麻油制过为末，煮大枣肉为丸，治胁下饮癖。许叔微患饮癖三十年，始因少年夜坐写文，左向伏几，是以饮食多坠左边，饮酒止，从左下有声，胁痛食减嘈杂，饮酒半杯即止，不数日必呕酸水，暑月左半身绝无汗，服雄、附、矾石、牵牛、遂、戟等皆无效，自揣必有癖囊，如水之有窠臼，不盈科不行，乃悉屏诸药，以前丸服三月而疾除。暑月汗亦周身，灯下能书细字，皆苍术之力也。然惟素禀肥盛多湿者为宜，若形瘦多火者禁用。其神术已经露制，转燥为清，用以发散上部头风痰湿诸证，故治时行头痛，有神术汤，此得制度之妙也。

狗脊《本经》名百枝　苦平微温，无毒。酒浸，炒，去毛用。

《本经》主腰背强，关机缓急，周痹，寒湿膝痛，颇利老人。

发明　狗脊为强筋骨要药，故《本经》主腰背强，周痹，寒湿等疾。颇利老人者，补益肾气而坚强筋骨也。其性味形类与萆薢相似，而功用亦不甚相远。四宝丹用金毛狗脊去毛，盐泥固济，煅红，苏木、萆薢、川乌头生用，等分为末，醋和丸，温酒盐汤下二十丸，治男妇毒风脚软，肾气虚弱。又病后足肿煎汤洗效。

贯众《别录》名草鸱头　苦微寒，有毒。

《本经》主腹中邪热气诸毒，杀三虫。

发明　贯众苦寒而降，辟时行疫疠不正之气。疫发之时，以此药置水，食之则不传染，且能解毒软坚，治妇人血气。《本经》治腹中邪热气诸毒，以其性专散结积诸毒。而虫积皆由湿热所生，苦寒能除湿热，故亦主之。王海藏治夏月痘出不快，快斑散用之。云贯众有毒而能解腹中邪热，杀三虫，病从内发者多效。王缪《百一选方》言：食鲤鱼羹为肋骨所鲠，百药不效，或令以贯众煎浓汁连进，一咯而出，可见软坚之功，不但治疮治血而已。病人虚寒无实热者勿服。

巴戟天　辛甘微温，无毒。酒浸去心，焙用。川产者良。

《本经》主大风邪气，阴痿不起，强筋骨，安五脏，补中，增志，益气。

发明　巴戟天严冬不凋，肾经血分及冲脉药也。故守真地黄饮子用之，即《本经》治大风邪气之谓，以其性补元阳而兼散邪，真元得补，邪安所留，是以可愈大风邪气也。主阴痿不起，强筋骨，安五脏，补中、增志、益气者，脾胃二经得所养，而诸虚自瘳矣。又治脚气，补血海，病人虚寒加用之，有人嗜酒患脚气甚危，或教以巴戟半两、糯米同炒，去米，大黄一两炒为末，熟蜜丸，温水下七十丸，仍禁酒遂愈。惟阴虚相火炽盛者禁用。

远志苗名小草　辛苦温，无毒。甘草汤泡，去骨，制过不可陈久，久则油气载入喉。

《本经》主咳逆伤中，补不足，除邪气，利九窍，益智慧，耳目聪明不忘，强志倍力，久服轻身不老。

发明　远志入足少阴肾经气分，非心

---

① 遗：原本作"脾"，据锦章书局本改。

经药也。专于强志益精，主梦泄。盖精与志皆肾所藏，肾气充，九窍利，智慧生，耳目聪明，邪气不能为害。肾气不足则志气衰，不能上通于心，故迷惑善忘。不能闭蛰封藏，故精气不固也。小便赤浊，用远志、甘草、茯神、益智为丸，枣汤服效，取其为阴火之向导也。昔人治喉痹失音作痛，远志末吹之，涎出力度，取其通肾气而开窍也。又治妇人血噤失音，及一切痈疽搐鼻，治脑风，杀乌附毒，惟水亏相火旺者禁服，以其善鼓龙雷之性也。《本经》言治咳逆伤中，详远志性温助火，非咳逆所宜，当是呕逆之误，以其性禀纯阳，善通诸窍，窍利则耳目聪明，强志不忘，皆益肾气之验。《别录》云：去心下膈气非呕逆之类乎，一切阴虚火旺，便浊遗精，喉痹肿痛慎用。苗名小草，亦能利窍兼散少阴风气之结也。

淫羊藿一名仙灵脾　辛温无毒，羊脂或酒炒用。

《本经》主阴痿绝伤，茎中痛，利小便，益气力，强志。

发明　淫羊藿手足阳明三焦命门药也。辛以润肾，温以助阳，故《本经》治阴痿绝伤等证，真阳不足者宜之。坚筋骨消瘰疬，一切冷风劳气，筋骨挛急，四肢不仁，补腰膝，强气力。一味仙灵脾酒，为偏风不遂之要药，惟阴虚走精、强阳不痿禁服。

仙茅　辛温，有毒。忌犯铁器，酒浸，焙干用。

发明　仙茅性热，补三焦命门之药，惟阳衰精冷、下元痿弱，老人失溺，无子，男子禀赋素虚者宜之，若体壮相火炽盛者服之，反能动火为害巨测。按《医说》云：一人中仙茅毒，舌胀出口渐大与肩齐，以小刀劙之，随破随合，劙至百数始有血一点出，曰可救矣。煮大黄、芒

硝与服，以药掺之，应手消缩。此皆火盛性淫之人过服之害也。然川产者少，伪充者多，不可不辨。

玄参一名黑参　苦微寒，无毒。反藜芦。

《本经》主腹中寒热积聚，女子产乳余疾，补肾气，令人明目。

发明　黑参入足少阴肾经，主肾水受伤，真阴失守，孤阳无根，亢而僭逆，咽喉肿痛之专药。又治伤寒阳毒，汗下不解，发斑咽痛，心下懊憹，烦不得眠，心神颠倒欲绝者俱用。玄参专清上焦氤氲之气、无根之火。《本经》治腹中寒热积聚，女子产乳余疾，并可清有形热滞，故消瘰疬结核。治目赤肿痛，《本经》又云：补肾气，令人明目，不特治暴赤肿痛。总皆散清火之验也。但其性寒滑，脾虚泄泻者禁用。

地榆　苦涩微寒，无毒。去梢，酒拌，炒黑用。

《本经》主妇人乳产痉痛，七伤带下五漏，止痛，止汗，除恶肉，疗金疮。

发明　地榆入足厥阴，兼行手足阳明，体沉而降，善入下焦理血。《本经》主乳产痉痛，七伤带下五漏者，是指去血过多，肝风内生之象。又云：止汗止痛，除恶肉，疗金疮者，以其能和血也。若气虚下陷而崩带，及久痢脓血瘀晦不鲜者，又为切禁。性能伤胃，误服多致口噤不食。又诸疮痛者，加地榆。痒者，加黄芩，以其能散血热也。烧灰，香油调，敷火烫，乃借火气引散血中之火毒耳。梢专行血，不可混用。

丹参　苦干微温，无毒。酒炒用，反藜芦。

《本经》主心腹邪气，肠鸣幽幽如走水，寒热积聚，破癥除瘕，止烦满，益气。

发明 丹参气平而降，心与包络血分药也。《本经》治心腹邪气，肠鸣幽幽如走水等疾，皆瘀血内滞而化为水之候。止烦满益气者，瘀积去而烦满愈，正气复也。按：四物汤治妇人病，不问胎前产后，经水多少，皆可通用。惟一味丹参散，主治与之相同。盖丹参能破宿血生新血，安生胎，落死胎，止崩中带下，调经脉之神品。然其性长于行血，妊娠无故勿服。大便不实者忌之。

紫参即牡蒙，又名童肠，三四月间遍地茸生，高三五寸，逐层起台，开紫花者是也 苦辛寒，无毒。反藜芦。

《本经》主心腹积聚，寒热邪气，通九窍，利大小便。

发明 紫参入足厥阴兼入足太阳、阳明血分，故治诸血病，及寒热血痢，痈肿积块，即《本经》治心腹积聚，寒热邪气之谓。瘀血去，则九窍利，而二便通矣。古方治妇人肠蕈，乌喙丸中用牧蒙即紫参也。仲景治下痢、肺痛，用紫参汤，取其散积血也。但市人罕识其真详，痢下肺痛皆胸中气结之故，每以紫菀代之，虽气味之寒温不同，疏利之性则一。

紫草 甘咸寒，无毒。色深紫而脆者良。淡紫质坚者曰紫梗，不入药。

《本经》主心腹邪气，五疸，补中益气，利九窍。

发明 紫草入心包络及肝经血分，其功专于凉血活血，利大小肠，故痘疹欲出未出，血热毒盛，大便闭涩，色干枯，而毒不得越者宜之。已出而紫黑便闭者亦可用。盖紫草凉血，血凉则毒出。世俗误以为宣发之药，非也。若已出而色红活者不宜，或白陷，及大小便利者忌之。《本经》言，治心腹邪气五疸者，乃活血利窍之义。发痘即活血利窍之大端也。言补中益气者，营血和，则中气受益矣。

白头翁一名野丈人 苦微寒，无毒。产齐鲁，苗长叶白者力优，生柴胡中短小者力薄，得酒良。

《本经》主温疟狂猖，寒热癥瘕积聚，瘿气，逐血，止腹痛，疗金疮。

发明 白头翁味苦微寒，入手足阳明血分。《本经》言苦温者，传写之误也。其治温疟狂猖寒热等症，皆少阳、阳明热邪固结之病，结散则积血去，而腹痛止矣。《别录》止鼻衄，弘景止毒痢，亦是热毒入伤血分之候，仲景治热痢下重，有白头翁汤。盖肾欲坚，急食苦以坚之，痢则下焦虚，故以纯苦之剂坚之。男子阴疝偏坠，小儿头秃，鼻衄，及热毒下痢紫血、鲜血，用此并效。但胃虚，大便完谷不化，痢久下稀淡血水者勿服。以其苦寒降泄也。

白及 苦辛平微寒，无毒。反乌、附。

《本经》主痈肿恶疮，败疽，伤阴死肌，胃中邪气贼风鬼击，痱缓不收。

发明 白及性涩而收，得秋金之气，故能入肺止血，生肌治疮。《本经》主败疽伤阴死肌，皆热壅血伤，胃中邪气亦邪热也。贼风痱缓，皆血分有热，湿热伤阴所致也。其治吐血咯血，为其性敛也。用此为末，米饮服之即止。试血法：吐水盆内，浮着肺血，沉者肝血，半浮半沉者心血，各随所见。以羊肺、肝、心煮熟，蘸白及末每日食之，其治金疮及痈疽方多用之。

三七《纲目》名山漆，一名金不换 甘微苦温，无毒。广产形如人参者是，有节者非。

发明 时珍云：此药近时始出，南人军中用为金刃箭疮要药。止血散血定痛，为末掺之。吐血衄血，崩中下血，血痢，产后恶血不下，并宜服之。凡杖扑伤损，瘀血淋漓者，随即嚼烂罨之，青肿者即消。若受杖时，先服一二钱，则血不冲心，杖后尤宜服之。此阳明、厥阴血分之药，故能治一切血病，独用研服尤良，取其专力也。一种庭砌栽植者，以苗捣敷，肿毒即消，亦取散血之意。

黄连 苦寒，无毒。产川中者，中空，色正黄，截开分瓣者为上，云南水连次之，日本吴楚为下。治心脏火生用。治肝胆实火，猪胆汁炒。治肝胆虚火，醋炒褐色。治上焦火，酒炒；中焦火，姜汁炒；下焦火，盐水炒。气分郁结肝火，煎吴茱萸汤炒。血分块中伏火，同于漆末炒。食积火，黄土拌炒。解附子、巴豆、轻粉毒，忌猪肉。

《本经》主热气目痛眦伤泪①出，明目，肠澼，腹痛下痢，妇人阴中肿痛。

发明 黄连性寒味苦，气薄味厚，降多升少，入手少阴、厥阴。苦入心，寒胜热，黄连、大黄之苦寒以导心下之实热，去心窍恶血。仲景九种心下痞、五等泻心汤皆用之。泻心者，其实泻脾，实则泻其子也。下痢胃口虚热口噤者，黄连、人参煎汤，时时呷之，如吐再饮。但得一呷下咽便好。诸苦寒药多泻，惟黄连、芩、柏性寒而燥，能降火去湿止泻痢，故血痢以之为君。今人但见肠虚渗泄微似有血，不顾寒热多少，便用黄连，由是多致危殆。至于虚冷白痢，及先泻后痢之虚寒证，误用致死者多矣。诸痛痒疮，皆属心火。眼暴赤肿痛不可忍，亦属心火。兼挟肝邪俱宜黄连、当归。治痢及目为要药，故《本经》首言治热气目痛，及肠澼腹痛之患，取苦燥之性，以清头目、坚肠胃、祛湿热也。妇人阴中肿痛，亦是湿热为患，尤宜以苦燥之。古方治痢香连丸，用黄连、木香。姜连散用干姜、黄连。左金丸用黄连、吴茱萸。治消渴用酒蒸黄连。治

口疮用细辛、黄连。治下血用黄连、葫蒜，皆是寒因热用，热因寒用，而无偏胜之害。然苦寒之剂，中病即止，岂可使肃杀之令常行，而伐生发冲和之气乎。医经有久服黄连、苦参反热之说，此性虽寒，其味至苦，入胃则先归于心，久而不已，心火偏胜则热，乃其理也。近代庸流喜用黄连为清剂，殊不知黄连泻实火，若虚火而妄投，反伤中气，阴火愈逆上无制矣。故阴虚烦热、脾虚泄泻、五更肾泄、妇人产后血虚烦热、小儿痘疹气虚作泻，及行浆后泄泻，并皆禁用。

胡黄连 苦大寒，无毒。忌猪肉，犯之令人漏精。

发明 胡黄连苦寒而降，大伐脏腑骨髓邪热，除妇人胎蒸、小儿疳热积气之峻药。同乌梅止小儿血痢，同鸡肝治小儿疳眼，同猪胰疗杨梅疮毒，同干姜治果子积，皆取伐肝肾热邪也。小儿肾气本实，故可当此。若脾胃虚脏不足者，服之夺人天元，为害不浅。惟霉疮用胡黄连、当归、甘草、猪胰水，酒煎服，二剂辄效，以其直达下焦，善搜淫火之毒也。

黄芩 苦寒，无毒。中空者为枯芩入肺，细实者为子芩入大肠，并煮熟酒炒用。

《本经》主诸热黄疸，肠澼泄利，逐水下血闭，治恶疮疽，蚀火疡。

发明 黄芩苦燥而坚肠胃，故湿热黄疸、肠澼泻痢为必用之药。其枯芩性升，入手太阴经，清肌表之热。条芩性降，泻肝胆大肠之火，除胃中热。得酒炒上行，主膈上诸热。得芍药、甘草治下痢脓血、腹痛后重、身热。佐黄连治诸疮痛不可忍。同黑参治喉间腥臭。助白术安胎，盖黄芩能清热凉血，白术能补脾统血也。此

---

① 泪：底本作"泣"，据锦章书局本改。

惟胎热升动不宁者宜之，胎寒下坠及食少便溏者，慎勿混用。丹溪言黄芩治三焦火。仲景治伤寒少阳证，用小柴胡汤。汗下不解，胸满心烦用柴胡桂姜汤。温病用黄芩汤。太阳少阳合病用葛根黄芩黄连汤。心下痞满用泻心汤。寒格吐逆用干姜黄芩黄连人参汤等方，皆用黄芩以治表里诸热，使邪从小肠而泄，皆《本经》主诸热之纲旨。其黄瘅肠澼泻痢之治，取苦寒以去湿热也，逐水下血闭者，火郁血热之所致，火降则邪行，水下而闭自通矣。昔人以柴胡去热不及黄芩，盖柴胡专主少阳往来寒热，少阳为枢，非柴胡不能宣通中外。黄芩专主阳明蒸热，阳明居中，非黄芩不能开泄蕴隆。一主风木客邪，一主湿土蕴著，讵可混论。芩虽苦寒，毕竟治标之药，惟躯壳热者宜之。若阴虚伏热，虚阳发露可轻试乎。其条实者兼行冲脉，治血热妄行。古方有一味子芩丸，治妇人血热，经水暴下不止者最效。若血虚发热，肾虚挟寒，及妊娠胎寒下坠，脉迟小弱皆不可用，以其苦寒而伐生发之气也。

秦艽 苦平微温，无毒。雷公云：左文列为秦，治湿病。右文列为艽，治脚气。今药肆多右文者，慎勿混合。

《本经》主寒热邪气，寒湿风痹，肢节痛，下水，利小便。

发明 秦艽阴中微阳，可升可降，入手足阳明，以其去湿也，兼入肝胆，以其治风也。故手足不遂，黄瘅酒毒及妇人带疾，须之阳明有湿，则身体酸痛，肢节烦疼及挛急不遂，有热则日晡潮热，用以祛风胜湿则愈。凡痛有寒热或浮肿者，多挟客邪，用此以祛风利湿方为合剂，故《本经》治寒热邪气，寒湿风痹，肢节痛等证。若久痛虚羸，血气不能营养肢体而痛，及下体虚寒，痛酸枯瘦等病，而小便清利者，咸非秦艽所宜。今庸师喜用秦

艽，且不辨左文、右文，凡遇痛证，动辄用之，失其旨矣。

柴胡 即茈胡 苦平，无毒。入解表药生用，清肝炒熟用。

《本经》主心腹肠胃中结气，饮食积聚，寒热邪气，推陈致新，明目益精。

发明 柴胡能引清阳之气，从左上升，足少阳胆经之药。胆为清净之府，无出无入，禁汗吐下，惟宜和解，以其经居半表半里。《本经》治心腹肠胃结气，饮食积聚，寒热邪气，使清阳之气上升，而胃中留结宿滞亦得解散矣。仲景治伤寒寒热往来，胁痛耳聋，妇人热入血室，皆为必用。小儿五疳羸热，诸疟寒热，咸宜用之。痘疹见点后，有寒热或胁下疼热，于透表药内用之，不使热留少阳经中，则将来无咬牙之患。虚劳寒热多有可用者。劳有五劳，病在五脏，若劳在肝胆心包络有热，或少阳经寒热，则柴胡为必用药。劳在脾胃有热，或阳气下陷，则柴胡乃引清气退热之药。惟劳在肺肾者，不可用。东垣补中益气用之者，乃引肝胆清阳之气上行，兼升达参、芪之力耳。疮疽用之者，散诸经血结气聚也。今人以细者名小柴胡，不知小柴胡乃汤名也，若大柴胡汤而用银州者，可乎？按：柴胡为少阳经药，病在太阳，服之太早则引寇入门。病在阴经，用之则重伤其表，误人不可胜数。其性升发，病人虚而气升者忌之。呕吐及阴火炎上者勿服。若阴虚骨蒸服之，助其虚阳上逆，势必耗尽真阴而后已，奈何操司命之权者，多所未悟也。

银柴胡 甘微寒，无毒。银州者良。今延安府五原城所产者，长尺余，肥白而软。北地产者如前胡而软，今人谓之北柴胡。勿令犯火，犯火则不效。

发明 银柴胡行足阳明、少阴，其性味与石斛不甚相远，不独清热兼能凉血，

《和剂局方》治上下诸血，龙脑鸡苏丸中用之。凡人虚劳方中，惟银州者为宜。若用北柴胡升动虚阳，发热喘嗽愈无宁宇，可不辨而混用乎。按：柴胡条下，《本经》推陈致新，明目益精，皆指银夏者而言，非北柴胡所能也。

前胡　苦微寒，无毒。甄权曰：甘辛平，无毒。白色者良。去尾用。

发明　前胡入手足太阴、阳明、少阳，其功长于下气，故能治痰热喘嗽，痞膈诸疾，气下则火降，痰亦降矣。为痰气之要味。治伤寒寒热及时气内外俱热，按：二胡通为风药，但柴胡主升，前胡主降，有不同耳。又按：前胡治气实风痰，凡阴虚火动之痰，及不因外感而有痰音者禁用。

防风　甘辛温，无毒。义①头者令人烦喘，义尾者发人痼疾。

《本经》主大风头眩痛，恶风风邪，目盲无所见，风行周身骨节疼痛。

发明　防风浮而升，阳也。入手太阳、阳明、少阳、厥阴，兼通足太阳，治风去湿之仙药，以风能胜湿也。其治大风头眩痛，恶风风邪等病，其性上行，故治上盛风邪，泻肺实喘满，及周身痹痛，四肢挛急，目盲无所见，风眼冷泪，总不出《本经》主治也。防风治一身尽痛，乃卒伍卑贱之职，随所引而至，风药中润剂也。若补脾胃非此引用不能行，盖于土中泻水也。凡脊痛项强不可回顾，腰似折，项似拔者，乃手足太阳证，正当用之。凡疮在胸膈以上者，虽无手足太阳证，亦当用防风，为能散结去上部风热也。《经验方》治妇人风入胞门，崩中不止，独圣散用一味防风，面糊酒调丸服。然惟血色清稀，而脉浮弦者为宜。如血色浓赤，脉来数者，又属一味子芩丸证，不可混也。惟肺虚有汗喘乏，及气升作呕，火升发嗽，阴虚

盗汗，阳虚自汗者勿服。妇人产后血虚发痉，婴儿泻后脾虚发搐，咸为切禁。

独活　辛苦微温，无毒。香而紫黑者真。

《本经》主风寒所击，金疮止痛，奔豚痫痓，女子疝瘕。

发明　独活不摇风而治风，浮萍不沉水而治水，因其所胜而为制也。《本经》治金疮为风寒所击而痛，及贲豚痫痓，女子疝瘕，皆邪气内贼之候。独活生益州，较羌活其气稍细，升中有降，能通达周身，而散风胜湿。与细辛同用治厥阴头痛目眩，又足少阴经伏风头痛，两足湿痹不能动止者，非此不治。甄权以独活治诸风湿冷、奔喘逆气，皮肤苦痒，手足挛痛，劳损风毒，齿痛，皆风湿相搏之病也。但气血虚而遍身痛，及阴虚下体痿弱者禁用。南方无刚猛之风，一切虚风类中，咸非独活所宜。

羌活　苦辛温，无毒，香而色紫者良。

发明　羌活生于羌胡雍州，陇西西川皆有之。治足太阳风湿相搏，一身尽痛，头痛，肢节痛，目赤，肤痒，乃却乱反正之主帅。督脉为病，脊强而厥者，非此不能除。甄权以羌活治贼风，失音不语，多痒，手足不遂，口面喎斜，瘫痪血癞，皆风中血脉之病也。苏恭曰：疗风宜用独活，兼水宜用羌活，风能胜湿，故羌活能治水湿。与芎䓖同用治太阳、厥阴头痛，发汗散表，透关利节，非时感冒之仙药也。但内伤元气，血虚头痛及遍身肢节痛，皆非所宜。昔人治劳力感寒，于补中益气汤中用之。深得补中寓泻之意。

升麻　甘苦平，无毒。忌见火，解莨菪毒。

---

① 义：底校本同，疑为“叉”之误。

《本经》辟温疫瘴气，邪气蛊毒，入口皆吐出，中恶腹痛，时气毒疠，头痛寒热，风肿诸毒，咽痛，口疮。

发明 升麻能引清气右升，足阳明本药也。《本经》治疫瘴蛊毒，取性升上行也。治中恶腹痛，取开发胃气也。治喉痛口疮者，取升散少阳、阳明火热也。同葛根则发散阳明风邪。同柴胡则升提胃中清气，引甘温之药上升，故元气下陷者，用此于阴中升阳，以缓带脉之缩急。凡胃虚伤冷郁遏阳气于脾土，宜升麻、葛根以升散其火郁。故补脾胃药非此引用不效，脾痹非此不除。升麻葛根汤乃阳明发散药，若初病太阳便服之，发动其邪，必传阳明，反成其害也。又升麻葛根能发痘，惟初发热时可用，见点后忌服，为其气升发动热毒于上，为害莫测，而麻疹尤为切禁，误投喘满立至。按：升麻属阳性升，力能扶助阳气，捍御阴邪，故于淋带泻痢脱肛方用之，取其升举清阳于上也。古方治噤口痢，用醋炒升麻，引人参、莲肉扶胃进食，大有神效。凡上盛下虚，吐血衄血，咳嗽多痰，阴虚火动，怔忡癫狂诸证，皆在所禁。

苦参 苦寒，无毒。反藜芦。

《本经》主心腹结气，癥瘕积聚，黄疸，溺有余沥，逐水，除痈肿，补中，明目，止泪。

发明 苦参、黄柏之苦寒下降，皆能益肾，盖取其苦燥湿寒除热也。热生风，湿生虫，故又能治风杀虫，惟肾水烁而相火胜者宜之，若脾胃虚而饮食减少，肝肾虚而火衰精冷，及年高之人不可用也。久服苦参多致腰重，因其性降而不升也。观《本经》主治皆湿热为患之病，详补中当是补阴之误，以其能除湿热，湿热去而阴自复，目自明矣，然惟湿热者宜之。沈存中苦腰重，久坐不能行，此因病齿痛数

年，用苦参揩齿，其气味入齿伤肾所致也。后施昭先亦用苦参揩齿，岁久亦病腰重，自后悉不用之，腰疾皆愈。或云：苦参既能补阴明目，何久服反病腰重乎，殊不知苦寒之性直入心肾，内有湿热者，足以当之。始得之，则有辅阴祛邪之力，清热明目之功，湿热既去而又服之，必致苦寒伤肾、腰重脚弱在所不免，理固然也，何疑之有。

白鲜皮 一名白羊鲜 苦咸寒，无毒。

《本经》主头风黄疸，咳逆淋沥，女子阴中肿痛，湿痹死肌，不可屈伸，起止行步。

发明 白鲜皮气寒善行，味苦，性燥，足太阴、阳明经去风湿热药也。兼入手太阴、阳明，为诸黄风痹要药。《本经》所主皆风湿热邪蕴酿经中之病。《千金》治婴儿风痫，热则生风，胸中有痰，白羊鲜汤取其善祛风热也，世医只施之于疮科，浅矣。下部虚寒之人，虽有湿证勿用。

延胡索 即玄胡索 苦辛温，无毒。上部酒炒，中部醋炒，下部盐水炒。

发明 延胡索色黄入脾胃，能活血止痛，治小便溺血。得五灵脂同入肝经散血破滞。《炮炙论》曰：心痛欲死，急觅延胡，以其能散胃脘气血滞痛也。概当归、芍药调腹中血虚痛，延胡、五灵治胸腹血滞痛。又延胡善行血中气滞，气中血滞，与当归、桂心治一身上下诸痛，及经癸不调，产后血病，往往独行多功，杂他药中便缓。按延胡走而不守，惟有瘀滞者宜之，若经事先期，虚而崩漏，产后血虚而晕，咸非所宜。

贝母 甘苦干微寒，无毒。反乌头。川者味甘最佳，西者味薄次之，象山者微苦又次之，一种大而苦者，仅能解毒，并去心用。凡肺经药皆当去心，不独贝母

也。其独颗无瓣者名丹龙睛，误服令人筋不收持。

《本经》主伤寒烦热，淋沥邪气，疝瘕喉痹，乳难金疮，风痉。

发明 贝母乃手太阴肺经气分药，兼入手少阴心经。一名虻蓎风。言采其虻，善解心胸郁结之气，故诗人以此寓焉。肺受心包火乘，因而生痰，或为邪热所干，喘嗽烦闷，非此莫治。详《本经》主伤寒烦热者，甘寒能解烦热也。淋沥者，热结二肠也。清心肺郁热而淋沥通矣。疝瘕者，足厥阴之邪干手厥阴也。经曰：诊得心脉搏滑急，为心疝，少腹当有形也。喉痹者，热郁结于上也。经云：二阴一阳结，谓之喉痹，心主三焦之脉，皆络于喉也。乳难者，郁热结于手足厥阴也。风痉者，金疮热郁生风而成痉，总取解散郁结之邪也。仲景治伤寒寒实结胸，外无热证者，小陷胸汤主之，白散亦可。二方，一主热痰内结，一主寒实内结，虽同一例，治不可混也。俗以半夏性燥，用贝母代之，不知贝母寒润治肺家燥痰，痰因郁结者宜之。半夏性燥治脾胃湿痰，痰因湿滞者宜之。二者天渊，何可代用。若虚劳咳嗽，吐血咯血，肺痿肺痈，痈疽及诸郁火证，半夏乃禁忌，皆贝母为向导也。至于脾胃湿热，涎化为痰，久则生火生痰，上攻昏愦，僵仆塞涩诸证，生死旦夕，岂贝母可治乎。浙产者，治疝瘕，喉痹，乳难，金疮，风痉，一切痈疡。又同苦参、当归治妊娠小便难，同青黛治人面恶疮，同连翘治项上结核，皆取其开郁散结化痰解毒之功也。

山慈姑金灯花根也。九月开花，朱色，与叶不相见，故又名无义草 甘微辛，小毒。

发明 山慈姑攻坚解毒，治痈肿疮瘘，瘰疬结核等证。紫金锭用之，亦是解诸毒耳。丹方治面上瘢痕用山慈姑末，和

轻粉、硼砂末各少许，先用碱水笔涂患处，次掺上药，太乙膏盖，日易一次，俟疙瘩消尽后，以鹰屎白、密陀僧末、蜜水调护，数日勿见风，日效。惟眼胞上者不可治，以其眨动不辙也。

白茅根一名地筋 甘寒，无毒。与百脉根相类，百脉根出巴西，他处罕得。

《本经》主劳伤虚羸，补中益气，除瘀血血闭寒热，利小便。

发明 甘寒能降除伏热，利小便，止渴。治伤寒呃逆，喘哕，主吐衄，便溺诸血。治黄瘅，水肿，胃反上气，五淋疼热，及痘疮干紫不起，但呕逆、吐衄亦有因于寒者，即非所宜。《本经》主治劳伤虚羸者，以甘寒能滋虚热，而无伤犯胃气之虞也。言补中益气，胃热去而中气复，是指客邪入伤中州，渐成虚羸而言，非劳伤本病所宜。昔人考本草功用，言白茅根与百脉根相类，今肃州不行岁贡，百脉根无从可得，而止渴去热之用白茅根裕如也。其茅花甘温，色白轻虚，力能上升入肺散热止衄，屋上败茅，研敷斑疮湿烂，取其收湿之力也。

草龙胆 苦涩大寒，小毒。去芦或酒炒或甘草汤浸一宿用。凡用勿空腹服，令人小便不禁。

《本经》主骨间寒热，惊痫邪气，续绝伤，定五脏，杀蛊毒。

发明 草龙胆苦寒沉降，主肝经邪热，下焦湿热，酒瘅黄肿，目病赤肿，瘀肉，小儿肝气，去肠中小虫。盖肝胆湿热，取苦寒以泻之。时珍曰：相火寄在肝胆，有泻无补。故泻肝胆之热，正益肝胆之气。但大苦大寒，过伤胃中生发之气，反助火邪，亦如久服黄连反从火化之义。《本经》主骨间寒热，是指热伤肾水而言，热极生风则发惊搐，重则变为痫病，湿热邪气之在中下二焦者，非此不除，以

其专伐肝胆之邪也。肝胆之邪去，而五脏安和，经脉之绝伤续矣。杀蛊毒者，去湿热之患也。凡胃气虚人服之必呕，脾虚人服之必泻。虽有湿热，慎勿轻用。

细辛 辛温，无毒。产华阴及辽东者良。反藜芦。

《本经》主咳逆，头痛脑痛，百节拘挛，风湿痹痛，死肌，明目，利九窍。

发明 细辛辛温，上升入手足厥阴、少阴血分，治督脉为病，脊强而厥。《本经》治咳逆，头痛脑痛，善搜厥阴伏匿之邪也。独活为使，治少阴头痛如神，亦主诸阳头痛。诸风药用之治风湿痹痛，百节拘挛。去死肌、明目者，取辛以散结而开经脉窍隧之邪也。味辛而热，温少阴之经，故仲景少阴证用麻黄附子细辛汤，辛温能散。故凡风寒风湿头痛、口疮、喉痹、䘌齿诸病用之，取其能散浮热，亦火郁发之之义也。辛能泄肺，故风寒咳嗽上气者宜之。辛能补肝，故胆气不足则肝气有余，惊痫眼目诸病宜之。辛能润燥，故通少阴，诸经及耳窍闭塞者宜之。又主痰结湿火，鼻塞不利，凡口舌生疮者，用细辛、黄连末掺之。凡血虚内热火郁，头痛发热，咳嗽者戒用，以其辛烈耗散真气也。细辛辛之极者，用不过五分。

杜衡 俗名马蹄香，又名杜葵 辛温，无毒。

发明 杜衡香窜与细辛相似，故药肆以之代充细辛。亦能散头目风寒，下气消痰，行水破血。但其气浊，不能搜涤少阴经中之寒，稍逊细辛一筹耳。

白薇 苦咸平，无毒。

《本经》主暴中风，身热肢满，忽忽不知人，狂惑邪气，寒热酸疼，温疟洗洗，发作有时。

发明 白薇咸平降泄，抑阳扶阴，为足阳明经本药，兼行足少阴、手太阴。《本经》主暴中风身热肢满，是热郁生风，痰随火涌，故令忽忽不知人，狂惑邪气，寒热酸疼，皆热邪所致。温疟乃冬时伏邪，至春而发，缪氏《经疏》言：暑邪所伤，秋必发为温疟，恐非经旨。《别录》疗伤中淋露者，女子伤犯阴中营血，而成淋露之疾，用以除热益阴，则前证瘳矣。下水气利阴气者，总取益阴之功，真阴益而邪水下。性善降泄，故久服利人。《金匮》治妇人产中虚烦、呕逆，安中益气，竹皮丸中用之。《千金》治风温发汗后身灼热，自汗，身重，多眠，鼻息必鼾，语言难出，葳蕤汤中用之。又治妇人遗尿，不拘胎前产后，有白薇芍药汤，取其有补阴之功。而兼行手太阴，以清膀胱之上源，殊非虚寒不禁之比也。古方多用治妇人者，以《别录》有疗伤中淋露之功也。凡胃虚少食，泄泻及喘咳多汗，阳气外泄者禁用。

白前 甘辛微温，无毒。

发明 时珍曰：白前入手太阴，长于降气，肺气壅实而有痰者宜之。《金匮》治咳嗽而脉沉者，用泽漆汤，以中有白前也。《深师》治久嗽上气，体肿短气，倚息不得卧，常作水鸡声者，用白前汤。《外台》治久嗽吐血，用白前、桔梗、桑白皮、甘草，皆取其下气耳。苦虚嗽常哽气者，不可用也。白前较白薇稍温，较细辛稍平，专搜肺窍中风水。非若白薇之咸寒，专泄肺胃之燥热，亦不似细辛之辛窜，能治肾肝之沉寒也。

卷　二

芳　草　部

当归　甘辛温，无毒。蜀产者力刚可攻。秦产者力柔可补。凡治本病酒制，有痰姜汁制。白者为粉归，性劣，不入补剂。

《本经》主咳逆上气，温疟寒热，洗洗在皮肤中，妇人漏下，绝子，诸恶疮疡，金疮，煮汁饮之。

发明　当归气味俱厚，可升可降，入手少阳、足太阴厥阴血分，凡血受病，及诸病夜甚必须用之。《本经》主咳逆上气，温疟寒热洒洒，妇人漏下绝子，皆取辛温润血之功。产后恶血上冲，亦必用之。《别录》温中止痛。甄权治下利腹痛，女人沥血腰痛。好古治冲脉为病，逆气里急，带脉为病，腹痛腰溶溶若坐水中。其功专于破恶血，养新血，润肠胃，荣筋骨，泽皮肤，理痈疽，排脓止痛，盖血壅而不流则痛。当归甘温，能和营血，辛温能散内寒，使气血各有所归。入手少阴心，主血也；入足太阴脾，裹血也；入足厥阴肝，藏血也。身能养血，尾能行血。同人参、黄芪则补气而生血。同牵牛、大黄则行气而泻血。同桂、附、吴萸则热。同大黄、芒硝则寒。血虚以人参、赤脂为佐，血热以生地、条芩为佐。仲景治阳邪陷阴，手足厥寒，脉细欲绝，用当归四逆汤，于桂枝汤加当归、细辛、通草以通其血脉。即下痢脉大，气不归附，亦

用此汤以归附之。凡血虚发热者，以当归补血汤，方用当归三线，黄芪一两，作三服。心下刺痛者，一味当归酒煎服。专主血分诸病。海藏言当归血药，何《本经》治咳逆上气。按：当归辛散，乃血中气药，故咳逆上气有阴虚阳无所附者，用血药补阴，同血和而气降矣。凡冲任督带病，皆不可少。惟泄泻家、痰饮家禁用。

芎䓖　《纲目》名川芎　辛温，无毒。蜀产者味辛而甘为上，他处产者气味辛烈为下。反藜芦。叶名蘼芜。

《本经》主中风入脑，头痛寒痹，筋挛缓急，金疮，妇人血闭无子。

发明　芎䓖辛温，上升入肝经，行冲脉，血中理气药也。故《本经》治中风入脑，头痛等证，取其辛散血分诸邪也。好古言：搜肝气，补肝血，润肝燥，补风虚。又治一切风气、血气及面上游风，目疾多泪、上行头目，下行血海，故四物汤用之者，皆搜肝经之风。治少阳、厥阴头痛，及血虎头痛之圣药。助清阳之气，去湿气在头，头痛必用之药。血痢已通而痛不止，乃阴亏气郁，药中加芎䓖，气行血调，其痛立止。《灵苑方》验胎法：以生芎䓖末、艾汤服一钱匕，腹中微动者为胎。《千金方》治子死腹中，以芎䓖末酒调方寸匕，须臾二三服，立出。凡骨蒸盗汗，阴虚火炎，咳嗽吐逆及气弱之人不可服。其性辛散，令真气走泄而阴愈虚也。

抚芎　辛温，无毒。产江左抚州，中心有孔者是。

发明 抚芎升散，专于开郁宽胸，通行经络。郁在中焦，则胸膈痞满作痛，须抚芎开提其气以升之，气升则郁自降。故抚芎总解诸郁，直达三焦，为通阴阳气血之使。然久服耗气，令人暴亡。

蛇床 苦辛温，无毒。

《本经》主男子阴痿湿痒，妇人阴中肿痛，除痹气，利关节，癫痫恶疮。

发明 蛇床辛香性温，专入右肾命门、少阳三焦气分。《本经》列之上品，不独助男子壮火，且能散妇人郁抑[①]，非妙达《本经》精义，不能得从治之法也。但肾火易动，阳强精不固者勿服。

藁本 辛苦温，无毒。香而燥者良，臭而润者勿用。

《本经》主妇人疝瘕，阴中寒肿痛，腹中急，除风头痛，长肌肤，悦颜色。

发明 藁本性升，属阳，为足太阳寒郁经中，头项巅顶痛及大寒犯脑连齿颊痛之专药。女人阴肿疝疼，督脉为病，脊强而厥，亦多用之。雾露之邪中于上焦，须兼木香。风客于胃泄泻，脾胃药中宜加用之。今人只知藁本为治巅顶头脑之药，而《本经》治妇人疝瘕，腹中急，阴中寒等证，皆太阳经寒湿为病，亦属客邪内犯之候，故用藁本去风除湿，则中外之疾皆瘳，岂特除风头痛而已哉。云长肌肉，悦颜色者，外用作面脂之类是也。但头痛挟内热，春夏温病，热病，头痛，口渴及产后血虚，火炎头痛，皆不可服。

白芷 即都梁香 辛苦温，无毒。

《本经》主女人漏下赤白，血闭阴肿，寒热头风，侵目泪出，长肌肤，润泽颜色，可作面脂。

发明 白芷辛香升发，行手阳明。性温气厚，行足阳明。芳香上达，入手太阴。为解利阳明风热头痛，及寒热头风，侵目泪出之要药。其所主之病不离三经，

如寒热头风，眉棱骨痛，头目齿痛，三经之风热也。漏下赤白，痈疽，头面皮肤风痹燥痒，三经之湿热也。风热者辛以散之，湿热者温以除之。都梁丸治崩漏赤白，深得《本经》之旨。性善祛风，女人漏下赤白，皆风入胞门所致。辛香入脾，故又能散温，血闭阴肿及寒热头风，侵目泪出，总取辛散利窍之功。其长肌肤，润泽颜色者，则有排脓长肉之力，所以外科用之。痘疹起胀，连皮肿者，于解毒药内用之，预杜将来发痒之患。今人用治肠痈，有败脓淋露不已，腥秽殊甚，遂致脐腹冷痛，须此排脓，脓尽乃以他药补之。烧烟辟虫蛇。为末，新汲水调，频灌解蛇毒内攻。和胆矾、麝香掺蛇伤溃烂。但性温而升，味苦而散。故呕吐因于热者、漏下赤白因于火者勿用。痈疽溃后亦宜渐减，以其能耗胃气也。

白芍药 酸苦平微寒，无毒。入补脾药酒炒。入止血药醋炒。入和营药，及下利后重、血热痈毒药并酒洗生用。入血虚、水肿、腹胀药桂酒制用。反藜芦。

《本经》主邪气腹痛，除血痹，利小便，益气。

发明 白芍药酸寒，敛津液而护营血，收阴气而泻邪热。盖泻肝之邪热，所以补脾之阴，即《本经》主邪气，腹痛，益气之谓。故仲景以为补营首药，入肝脾血分。及阳维寒热、带脉腹痛，补中下二焦，能于土中泻水。为血痢必用之药，然须兼桂用之，方得敛中寓散之义。建中汤之妙用，人所不知。盖泻痢皆太阴之病，建中专主太阴腹痛也。其治血痹，黄芪桂枝五物汤中用之，非深达《本经》妙理者不能也。又得炙甘草治腹中急痛，同白术补脾，同芎劳泻肝，从人参补血虚，从

黄连止泻痢，同姜枣温经散湿，在用者各得其宜耳。凡人阳气虚衰，阴气散漫，患腹胀满急，于补中益气药中加白芍药一味以收阴，则阳虚不受阴制之胀，得阳药便消矣。然气虚内寒者不可用，古云：减芍药以避中寒，诚不可忽。产后不可用，以其酸寒泻肝伐生发之气也。小便不利者禁用，以膀胱得酸收敛愈秘也。而真武汤中又用于利小便者，深得《本经》之旨。盖真武汤本治少阴精伤，而证见虚寒，非太阳膀胱癃闭之候，以其能益阴滋血，培养津液，小便自行，非通利也。至于桂枝汤中，用以护营血，使邪不得内犯。建中汤中用以培土脏，而治阳邪内陷腹痛，此皆仲景用药之微妙，端不外《本经》之义。其除血痹，破坚积，治寒热疝瘕，止痛，利小便，皆指赤者而言，与白芍无预。因《本经》未分赤白，故一贯例之。

赤芍药 酸苦微寒，无毒。酒洗用。

《本经》除血痹，破坚积，寒热疝瘕，止痛，利小便。

发明 赤芍药性专下气，故止痛不减当归。苏恭以为赤者利小便、下气，白者止痛和血，端不出《本经》除血痹，破坚积，止痛，利小便之旨。其主寒热疝瘕者，善行血中之滞也，故有瘀血留著作痛者宜之，非若白者酸寒收敛也。其治血痹，利小便之功，赤、白皆得应用。要在配合之神，乃著奇绩耳。

牡丹皮 苦辛平，无毒。酒洗去碱土，曝干，勿见火。

《本经》主寒热、中风、瘛疭、惊痫、邪气，除癥坚、瘀血留舍肠胃五脏，疗痈疮。

发明 牧丹皮入手足少阴厥阴，治血中伏火，故相火胜肾，无汗骨蒸为专药。《本经》主寒热、中风、瘛疭、惊痫等证，以其味辛气窜，能开发陷伏之邪外散。惟自汗多者勿用，为能走泄津液也。痘疹初起勿用，为其性专散血，不无根脚散阔之虑。王安道云：志不足者，足少阴病也。故仲景肾气丸用之。后人惟知黄柏治相火，不知丹皮之功更胜也。又癥坚瘀血留舍肠胃五脏，及阴虚吐血衄血必用之药，以能行瘀血而又能安好血，有破积生新，引血归经之功，故犀角地黄汤用之。凡妇人血崩及经行过期不净，属虚寒者禁用。又赤者利血，白兼补气，亦如赤、白芍药之义，诸家言其性寒，安有辛香而寒者乎。

木香 辛苦温，无毒。形如枯骨，味苦，色淡黄者良。味咸、色黑勿用。生用理气，煨熟止泻。

《本经》主邪气，辟毒疫，强志，主淋露。

发明 木香气香味厚，不独沉而下降，盖能理胃以下气滞，乃三焦气分之药。兼入肺、脾、肝三经，能升降诸气，故上焦气滞膹郁宜之者，金郁则泄之也。然虽入肺而肺燥气上者，良非所宜。其中焦气滞不运宜之者，以脾胃喜芳香也。下焦气滞后重宜之者，塞者通之也。若治中脘气滞不运，心腹疼痛，以槟榔佐之，使气下则结痛下散矣。《本经》辟疫毒邪气，强志，主淋露，以其辛燥助阳，善开阴经伏匿之邪。《大明》治心腹一切气，膀胱冷痛，呕逆反胃，霍乱泻痢，健脾消食安胎。甄权治九种心痛，积年冷气，痃癖癥块胀痛，壅气上冲，烦闷，羸劣，女人血气刺痛不可忍。然香燥而偏于阳，肺虚有热，血枯而燥，及阴火冲上者勿服。

甘松香 甘温，无毒。

发明 甘松芳香升窜，能开脾郁，少加脾胃药中甚醒脾气。主恶气卒心腹痛满，风疳齿䘌。得白芷、白附子良。脚气膝肿，煎汤淋洗效。

山柰 辛温，无毒。

发明 山柰芳香，入阳明暖胃，辟瘴疬恶气，治心腹冷气痛，寒湿霍乱，风虫牙痛，皆芳香正气之力也。

高良姜 辛大温，无毒。煨熟用。子名红豆蔻。

发明 良姜辛热纯阳，上升入足阳明、太阴二经。为客寒所犯，侧逆冷霍乱，腹痛诸病生焉。辛温暖脾胃而逐寒邪，则胃中冷逆自除，霍乱腹痛自愈。甄权治腹内久冷气痛，去风冷痹弱。《大明》主转筋，泻利反胃，解酒毒，消食。苏颂治恶心呕清水，皆取暖胃温中散寒之功也。而寒疝小腹掣痛须同茴香用之。产后下焦虚寒，瘀血不行，小腹结痛者加用之。若胃火作呕，伤暑，霍乱禁用，为其温燥也。红豆蔻辛温，主水泻霍乱，心腹绞痛，止呕进食，大补命门相火，故正元丹中用之。然能动火伤目致衄，不宜久服。

草豆蔻 辛涩温，无毒。面裹煨熟，去面用。

发明 草豆蔻性温，入脾胃二经。东垣曰：风寒客邪在胃口之上，当心疼痛者宜之。丹溪曰：草豆蔻性温，能散滞气。若明知口食寒物胃脘作痛，或湿郁成病者用之神效。若热郁者不可用，恐积温成热也。然多用能助脾热，伤肺损目，故阴虚血燥者忌之。

草果亦名豆蔻 辛温涩，无毒。去壳，生用。

发明 草果与草豆蔻总是一类，其草果治病，取其辛热浮散，能入太阴、阳明，除寒燥湿，开郁化食，利膈止[1]痰，解面食鱼肉诸毒。与知母同用，治瘴疟寒热，取其一阴一阳，无偏胜之害。盖草果治太阴独胜之寒，知母治阳明独胜之火也。然疟亦有不由于山岚瘴气，而实邪不

盛者忌服。凡湿热瘀滞，伤暑暴注，溲赤口干者禁用。

白豆蔻俗名壳蔻 辛温，无毒。忌见火，去净膈膜，不尔令人膈满。凡草果、草豆蔻、缩砂皆然，不独白蔻也。

发明 白豆蔻辛香上升，入脾肺二经，散肺中滞气。治脾虚疟疾，呕吐寒热，能消能磨，流行三焦，营卫一转，诸证自平。古方治胃冷积气，呕逆反胃，消谷下气，宽膈进食，解酒毒，皆相宜也。若火升作呕，蕴热作痛者勿服。

缩砂蜜俗名砂仁 辛温涩，无毒。

发明 缩砂属土，醒脾调胃，为脾、胃、肺、肾、大小肠、膀胱七经之气药，能引诸药归宿丹田。治脾虚泄泻，宿食不消，泻痢白沫，腹中虚痛，寒饮胀痞，噎膈呕吐，和中行气，止痛安胎，用之悉效。同熟地、茯苓纳气归肾。同檀香、豆蔻下气安肺。得陈皮、白术和气益脾。惟新产妇忌之，恐气骤行动血也。今人治血痢亦多用之。若积欲尽时，良非所宜。又血虚火炎咳嗽禁用。妊妇气滞者宜服。若气虚者，多服反耗其气，多致难产。南人性喜条畅，食品每多用之，北人性喜潜藏，药中亦罕用者。

益智子 辛温，无毒。去壳，盐水炒用。

发明 益智行阳退阴，三焦命门气弱者宜之。脾主智，此物能益脾胃，理元气，补肾虚滑精，胃虚多唾，女人崩漏。治心气不足，梦泄，夜多小便，及冷气腹痛，于土中益火也。《集验方》缩泉丸治脬气不足，方用益智子盐炒，去盐与乌药等分为末，酒煮山药粉为糊，丸如梧子大，空心盐汤下七十丸。丹方治夜多小便，取二十四枚入盐同煎，服之有验。

---

[1] 止：底校本同，疑为"上"之误。

按：益智功专补火，如血燥有火，湿热暴注及因热而遗浊，色黄干结者，不可误用也。

荜茇 辛大温，无毒。醋浸刮去皮子，免伤肺上气。

发明 荜茇辛热浮散，为头痛、鼻渊要药。取其能入阳明经散浮热也。性能温中下气，治霍乱水泻，心腹满者宜之。然辛热耗散能动脾胃之火，多用令人喘咳、目昏、肠虚下重，以其走泄真气也。

蒟叶子名蒟酱 辛温，无毒。

发明 蒟叶辛热，能下气温中，破痰，散结气，解瘴疬。岭南人以叶合槟榔食，取其辛香，能破瘴疬之气也。其子可以调羹，故谓之酱，荜茇之类也。

肉豆蔻俗名肉果 辛温，无毒。糯米粉裹，煨熟用，勿犯铁。

发明 肉豆蔻辛香，入手足阳明，温中补脾，宽膨胀，固大肠，为小儿伤乳、吐逆、泄泻之要药。二神丸合补骨脂，治肾泻，盖取补脾以治肾邪也。按脾土性喜芳香，故肉果与脾胃最为相宜。以其能下气者，脾胃得补则健运，非若厚朴、枳实之峻削也。热郁暴注禁用，以其辛温性滞也。

补骨脂俗名破故纸，字音相近之误也 苦辛大温，无毒。盐、酒浸焙干用，与胡麻同炒良。忌芸苔、羊肉、诸血。

发明 补骨脂属火，收敛神明，能使心胞之火与命门之火相通，使元阳坚固，骨髓充实，涩以固脱也。胡桃属水，润燥养血，血属阴，恶燥，故油以润之，佐补骨脂有水火相生之妙。故《局方》青娥丸用之。孙思邈言：补肾不若补脾。许学士言：补脾不若补肾。肾气虚弱则阳气衰劣，不能熏蒸脾胃，令人痞满少食，譬如釜底无火，虽终日不熟，阳衰则饮食亦不能消化。《济生》二神丸治脾肾虚寒泄泻，用补骨脂补肾，肉豆蔻补脾，加吴茱萸以平其肝，加木香以顺其气，使之斡旋。若精伤溺赤涩痛者，去木香易五味子。腰膝酸疼、肾冷精流者用之屡效。凡阴虚有火梦泄溺血，大便闭结者勿施。

姜黄 辛苦温，无毒。藏器曰：辛少苦多，性热不冷，或云大寒，误矣。有二种，蜀川生者色黄质嫩有须，折之中空有眼，切之分为两片者为片子姜黄。江广生者质粗形扁如干姜，仅可染色，不入汤药。今药肆混市误人，徒有耗气之患，而无治疗之功也。

发明 姜黄、郁金、蓬术三物形状功用皆相近，但郁金入心，专治心胞之血。姜黄入脾兼治血中之气。蓬术入肝兼治气中之血，为不同耳。古方三痹汤用片子姜黄治风寒湿气，手臂痛。戴元礼曰：片子姜黄能入手臂治痛，其兼理血中之气可知，能治癥瘕痈疽，通经消肿毒，功力烈于郁金，但血虚臂痛者服之，病必增剧。

郁金 辛苦平，无毒。《本草》以为性寒，误矣。安有辛香而寒之理，蜀产者体圆尾锐，如蝉腹状，发苗处有小孔，皮黄而带黑，通身粗皱如梧桐子纹，每枚约重半钱，折开质坚色黄中带紫黑，嗅之微香不烈者真。若大小不等、色黄、皮起细横纹、有须如线，折之中空、质柔、内外皆黄、其气烈者，即片子姜黄也。体圆首尾相似，通身横纹，发苗处无小孔，折开气烈触鼻者，染色姜黄中之小者也。蓬术则大块、色青黑、最大者为广茂，与此不类。苏恭不能分别，乃为一物，谬矣。

发明 郁金辛香不烈，先升后降，入心及包络。治吐血、衄血、唾血血腥，破恶血。血淋，尿血，妇人经脉逆行，产后败血冲心，及宿血心痛，并宜郁金末加姜汁、童便同服，其血自清。痰中带血者加竹沥。又鼻血上行者加入四物汤。一妇患失心风癫十年，用郁金四两，佐明矾一两为丸，朱砂为衣，才服五十丸，心间如有物脱去，再服而苏。以郁金入心去恶血，明矾化顽痰，朱砂安神故也。又能化癥瘕为水，岭南蛊毒为害，初觉胸腹痛，即用升麻或胆矾吐之。若膈下急痛，以米汤调郁金末三钱服之，即泻出恶物。或合升麻、郁金服之，不吐则下，此李巽岩为雷州司理，鞫狱得此方活人甚多。按：以上诸治，其功皆在破血生新。今世误以为诸血圣药，病者不惜重费，医者藉为射利，咸以姜黄代充，为害非浅。凡属阴虚失血，及阴火迫血是逆，咸为切禁。

蓬莪茂 即蓬莪 苦辛温，无毒。入肝经药，醋炒。入心脾药，面裹煨熟。入四物汤调经，羊血或鸡血拌炒。

发明 蓬莪茂入肝破血，治妇人血气结积痛，痰癖冷气，跌扑损痛，下血及内损恶血，通肝经聚血，盖此药专破气中之血也。按：蓬莪诚为磨积之药，但虚人得之，积不去，而真已竭，更可虞也。须得参、术健运、补中寓泻，乃得力耳。

荆三棱 苦平，无毒。生荆楚地故名荆三棱。真者绝少，今世所用皆草二棱也。醋炒用之。

发明 三棱肝经气分药也。能破血中之气，散血结，通肝经积血，主寒癖结块，破产后恶血、血结腹痛，通月水，堕胎，以其力峻，故难久服。有人病癥瘕腹胀，用三棱、莪莚，酒煨煎服，下一黑物如鱼而愈。按：洁古云：三棱能泻真气，虚者勿用。东垣破积诸方，皆与人参赞助，如专用克削，脾胃愈虚，不能运行，其积亢逆益甚矣。

香附 即莎草根 辛微苦甘平，无毒。产金华，光细者佳。入血分补虚，童便浸炒。调气盐水浸炒。行经络酒浸炒。消积聚醋浸炒。气血不调，胸膈不利，则四者

兼制。肥盛多痰，姜汁浸炒。止崩漏，童① 便制炒黑。走表药中则生用之。

发明 香附之气平而不寒，香而能窜，乃足厥阴肝、手少阳三焦气分主药。兼入冲脉，开郁气，消痰食，散风寒，行血气，止诸痛。月候不调，胎产崩漏，多怒多忧者之要药。治两胁气妨，心松少气，是血中之气药也。盖血不自行，随气而行，气逆而郁则血亦凝滞，气顺则血亦随之而和畅矣。生则上行胸膈，外达皮毛，故能散风寒。熟则下走肝肾，外彻腰足，故能调血气。得参、术则益气，得归、地则调血，得木香则流滞和中，得沉香则升降诸气，得芎䓖、苍术则总解诸郁，得山栀、黄连则降火清热，得茯苓则交心肾，得茴香、补骨脂则引气归元，得厚朴、半夏则决壅消胀，得紫苏、葱白则解散邪气，得三棱、莪茂则消磨积块，得艾叶则治血气，暖子宫。乃气病之总司，女科之主帅也。惟经水先期而淡，及失气无声、无臭者勿用。血气本虚，更与利气，则行之愈速矣。

茉莉花 辛热，无毒。根热有毒。

发明 茉莉花古方罕用。近世白痢药中用之，取其芳香散陈气也。其根性热有大毒，以酒磨一寸，服即昏迷，一日乃醒，服二三寸二三日醒。惟接骨脱臼用以敷之，则不知痛也。

排草香 辛温，无毒。

发明 芳香之气，皆可辟臭。去邪恶气、鬼魅邪精，天行时气，并宜烧之。水煮洗水肿浮气，与生姜、芥子煎汤，浴风疟效。

藿香 辛微温，无毒。广产者良，但叶甚少。土人每以排草叶伪充，最难辨别。须于茎上择取色绿，未经霉坏者方

---

① 童：底本作"血"，据锦章书局本改。

效。

发明　藿香入手足太阴。芳香之气助脾醒胃，故能止呕逆，开胃进食。温中快气，去瘴气，止霍乱，治心腹痛。凡时行疫疠，山岚瘴疟，用此醒脾健胃，则邪气自无容而愈矣。但阴虚火旺，胃虚作呕，内无留滞者不可用，恐反伤正气，引邪内入。江浙土产者伐胃消食，其茎能耗气，用者审之。

薰香即零陵香　甘平，无毒。广产者良。云阳产者气浊，不堪入药。

发明　熏香辛散上达，故心痛恶气，齿痛、鼻塞皆用之。单用治鼻中瘜肉、鼻齆，香以养鼻也。多服作喘，为能耗散真气也。

兰香　辛温，无毒。菜部移此。濒湖《纲目》芳草部有兰草，菜部有兰香，名曰罗勒，种类不同，因考正之。按：兰有三种：一种曰兰草，其气浓浊，即今之省头草也。一种曰兰香，植之庭砌，二十步内即闻香，俗名香草，以子能去目翳，故又名翳子草。一种名罗勒，茎叶较兰香稍粗大，形虽极类，而气荤浊，以嫩时可食，仅入菜部，不堪入药。

《本经》利水道，杀虫毒，辟不祥。久服益气，轻身不老，通神明。

发明　兰气芳香，能辟疫毒恶气。楚人以之为佩。又能辟汗湿之气，故又名辟汗香。入手足太阴、阳明，力能调中消食，去恶气，治皖呕。脾瘅口中时时溢出甜水者，非此不除。按：兰性芳香辛温，专走气道，故能利水调肝和脾，其功倍于藿香。善调呕逆，散积久陈郁之气。《素问》云：五味入口藏于胃，以行其津气，津液在脾，令人口甘，此肥美所发也。其气上溢，转为消渴，治之以兰除陈气也。东垣治消渴生津，饮用兰叶，盖本于此。又治牙疼、口臭，有神功丸亦用兰香，

云：如无，以霍香代之。近世误认以幽兰为兰香者，大可喷饭。观《本经》利水，杀虫毒，辟不祥之治，岂幽兰能之乎。古方治疬风，兰香散取其散肺胃中之湿热、虫毒也。《普济方》治反胃，兰香和甘蔗汁服之。钱氏治小儿鼻疳、赤烂，兰叶烧灰二钱、铜绿半钱、轻粉二钱，为末，日敷三次即愈。子治目翳及尘物入目。以三五颗内目中，少顷其子湿胀与物俱出。又主暴得赤眼，后生翳膜，用兰香子一粒入眦内，闭目少顷连膜俱出。盖此子得湿即胀，故能染惹眵泪浮膜尔，然目中不可著一尘，而此可内三五颗亦不妨碍。又小儿食肥甘口臭齿黑，名曰崩砂。渐至龈烂，名曰溃槽。又或出血，名曰息露。重则齿落名曰腐根。用兰香子末、轻粉各一钱，密陀僧煅赤，醋淬，研末，半两和匀，每以少许敷齿及龈上，内服甘露饮立效。时珍曰：兰香须三月枣叶生时种之乃生，否则不生。常以鱼腥水、泥沟水、冷泥水浇之则香而茂，不宜粪水，著粪则萎。其子大如蚤而褐色不光，七月收之，种时妨蚁，湿则有脂浮胀，须以桴炭末掩之。

泽兰　苦甘微温，无毒。取叶，酒洗用。

《本经》主金疮痈肿疮脓。

发明　泽兰入足太阴、厥阴血分，专治产后血败流于腰股，拘挛疼痛，破宿血，消癥瘕，除水肿、身面四肢浮肿。《本经》主金疮、痈肿，疮脓，皆取散血之功，为产科要药。更以芎、归、童便佐之，功效胜于益母。

马兰　辛平，无毒。赤茎者良。

发明　马兰入阳明血分，与泽兰功用相近。故能破宿生新。丹方治妇人淋浊、痔漏有效。喉痹肿痛以马兰根叶捣汁，入米醋滴鼻孔或灌喉中，取痰自开。绞肠痧腹痛，以马兰细嚼，咽汁立安。水肿溺

涩,马兰一握,黑豆、小麦各一撮,酒水煎服效。蛇伤擂汁和醋搽之,皆取散血解毒也。

香薷 辛微温,无毒。江西白花者良。

发明 香薷辛温,先升后降,故热服能发散暑邪,冷饮则解热利小便,治水甚捷。世医治暑病以香薷饮为首药。然暑有乘凉饮冷,致阳气为阴邪所遏,遂病发热恶寒,头痛烦躁,口渴或吐或泻或霍乱者,宜用此发越阳气,散水和脾。若饮食不节,劳役作丧之人,伤暑发热,大渴烦渴,喘促者,乃劳倦内伤之证,必用清暑益气。如大热大渴,又宜人参白虎之类,以泻火益元。更有汗出如雨,叶泻脱元,四肢清冷,脉微欲脱者,又须大顺浆水散等方救之。若用香薷饮,是重虚其在,顷刻脱亡矣。今人不知,概用沉冷代茶,若元气虚人服之,往往致病。盖香薷乃夏月解表之药,如冬月之用麻黄,气虚者岂可漫用。《深师》香薷丸治通身水肿,以香薷熬膏,丸白术末,日三夜一服,米饮下之,效。

爵床 俗名赤眼老母草 咸寒,无毒。

《本经》主腰脊痛不得著床,俯仰艰难。除热可作汤浴。

发明 爵床善通血脉。苏恭喜:疗血胀下气,杖疮,捣汁涂之立瘥。观《本经》诸品,不出活血舒筋之用也。

荆芥 又名假苏 辛微温,无毒。产后止血,童便制黑用。凡食河豚及一切无鳞鱼与驴肉俱忌之,食黄鳝鱼后服之,令人吐血,惟地浆可解。与蟹同食动风。

《本经》主寒热鼠瘘,瘰疬生疮,破结聚气,下瘀血,除湿疸。

发明 荆芥穗入手太阴、足厥阴气分,其功长于祛经络中之风热,观《本经》所主,皆是搜经中风热痰血之病。又能清头目,去瘀血,破结气,消疮毒。故风病、血病、疮病。产后为要药。治风兼治血者,以其入风木之脏,即是藏血之地,故并主之。华元化治产后中风、口噤发痉,及血晕不醒,荆芥末三钱,豆淋酒调服神效。产后血晕,热童便调服。而表虚自汗,阴虚面赤者禁用。今人但遇风证,概用荆芥,此流气散之相沿耳。

紫苏 辛温,无毒。叶紫者能散血脉之邪,最良。

发明 苏叶味辛入气分,色紫入血分,升中有降。同橘皮、砂仁则行气安胎。同霍香、乌药则快气止痛。同麻黄、葛根则发汗解肌。同芎䓖、当归则和营散血。同木瓜、厚朴则散湿解暑。同桔梗、枳壳则利膈宽中。同杏仁、莱菔子则消痰定喘。然不宜久服,泄人真气,单用煮汁解蟹毒。若脾胃虚寒人过服,多致滑泄,往往不觉也。其梗能行气安胎,但力浅薄,难于奏效。亡血家大虚及妊妇、产妇发散,用苞最佳,本乎天者亲上,取其包含子气,且气味皆薄,而无过汗、伤中之患也。

苏子 辛温,无毒。粗而色深紫者真,细而色淡者假。

发明 诸香皆燥,惟苏子独润,为虚劳咳嗽之专药。性能下气,故胸膈不利者宜之,与橘红同为除喘定嗽、消痰顺气之良剂。但性主疏泄,气虚久嗽,阴虚喘逆,脾虚便滑者,皆不可用。

水苏 一名鸡苏 辛温,无毒。子名荏子。

《本经》下气杀谷,除饮食,辟口臭,去邪毒,辟恶气。

发明 水苏即苏之野生,色青者其气芳香,故《本经》所主一皆胃病,专取芳香正气之义。《局方》用治血病者,取以解散血中之气也。气散则血亦散矣。

薄荷 辛平，无毒。苏产者良。去梗用。

发明 薄荷辛凉，上升入肝肺二经。辛能发散，专于消风散热。凉能清利，故治咳嗽失音、头痛头风，眼目口齿诸病。利咽喉，去舌苔，小儿惊热，及瘰疬疮疥为要药。其性浮而上升，为药中春升之令，能开郁散气，故逍遥散用之。然所用不过二三分，以其辛香伐气，多服久服令人虚冷，瘦弱人多服动消渴病，阴虚发热、咳嗽自汗者勿施。

隰 草 部

菊 黄者苦甘平，白者苦辛平，皆无毒。野生者名苦薏，可捣涂痈肿疔毒，服之伤人脑。

《本经》主诸风头眩肿痛，目欲脱泪出，皮肤死肌，恶风湿痹，久服利血气，轻身耐老，延年。

发明 菊得金水之精英，补水以制火，益金以平木，为去风热之要药。故《本经》专主头目风热诸病，取其味甘气清，有补阴养目之功。盖益金则肝木平而风自息，补水则心火制而热自除矣。其治恶风湿痹者，以其能清利血脉之邪，而痹湿得以开泄也。又黄者入金水阴分，白者入金水阳分，紫者入妇人血分。观金匮侯氏黑散，千金秦艽散，俱用菊花为君，时珍所谓治诸头目，其旨深矣。近有一种从番舶来六月开花，但有正黄而无间色，岂特黄州独瓣为异哉。

艾 苦辛温，无毒。蕲州者为胜。

发明 艾性纯阳。故可以取太阳真火，可以回垂绝元阳，服之则走肝脾肾三阴，而逐一切寒湿，转肃杀之气为融和。生用则性温，炒熟则大热，用以灸火则透诸经而治百病。苏颂言其有毒，误矣。夫用药以治病，中病则止。若素有虚寒痼冷，妇人湿郁带漏之病，以艾和归、附诸药治之，夫何不可。艾附丸调经而温子宫，兼主心腹诸痛。胶艾汤治虚痢，及胎妊产后下血。雷火针同丁香、麝脐熨寒痹挛痛。若老人脐腹畏冷及寒湿脚气，以熟艾入布兜之。唯阴虚火旺血保生热及宿有失血病者为禁。有人患风瘙瘾疹，不时燃发，以绢裹，擦之即消，亦取其辛散升发之力。

茵陈蒿 苦平微寒，无毒。

《本经》主风湿寒热邪气，热结黄疸。

发明 茵陈有二种：一种叶细如青蒿者，名绵茵陈，专于利水，为湿热黄疸要药。一种生子如铃者，名山茵陈，又名角蒿，其味辛苦小毒，专予杀虫，治口齿疮绝胜，并入足太阳。《本经》主风湿寒热，热结黄瘅，湿伏阳明所生之病，皆指绵茵陈而言。仲景茵陈蒿汤以之为君，治湿热发黄。栀子柏皮汤以之为佐，治燥热发黄。如苗涝则湿黄，旱则燥黄。其麻黄连翘赤小豆汤以之为使，治瘀热在里而身黄，此三方分治阳黄也。其治阴黄则有茵陈附子汤，各随燥湿寒热而为主治。按茵陈专走气分而利湿热，若蓄血发黄，非此能治也。《外台》治齿龈宣露，《千金》治口疮齿蚀，并用烧灰涂之，有汁吐去，一宿即效。而杀虫方中，一味煎汤，内服外洗，皆用角蒿，专取逐湿化热之功也。

青蒿 苦寒，无毒。茎紫者真。根茎子叶不可并用，恐成痼疾。叶主湿热，子治骨蒸，俱宜童便制用。

《本经》主疥瘙痂痒恶疮，杀虫，留热在骨节间，明目。

发明 青蒿亦有二种，一种发于早春，叶青如绵茵陈，专泻丙丁之火，能利水道，与绵茵陈之性不甚相远。一种盛于夏秋，微黄如地肤子，专司甲乙之令，为少阳、厥阴血分之药。故茎紫者为良，其治骨蒸劳热，有杀虫之功，而不伤伐骨节中阳和之气者，以其得春升之令最早也，此与角蒿之性大都相类。又能明目，善清在上之虚热。烧灰淋汁，和石灰点治恶疮瘜肉靥瘢。苏恭生捣敷金疮。《经验方》和桂心治寒疟，但性偏苦寒，脾虚虚寒泄泻者勿服。

茺蔚俗名益母　辛甘微温，无毒。忌犯铁器。其子微炒香。蒸熟烈日曝燥杵，去壳用。

《本经》茺蔚子明目益精，除水气，茎治瘾疹，可作浴汤。

发明　茺蔚入手少阴、足厥阴血分，活血行气，有补阴之功。凡胎前产后所恃者血气也，胎前无滞，产后无虚，以其行中有补也。然所谓补者，是散其瘀而营血受荫，非补养血气之谓。丹方以益母之嫩叶阴干，拌童便、陈酒九蒸九晒，入四物汤料为丸，治产后诸证。但功专行血，故崩漏下血，若脾胃不实，大肠不固者勿用，为其性下行也。近世治番痧，腹痛呕逆，用以浓煎，少加生蜜放温，恣饮有效，取其能散恶血也。其子能明目，功专益精利水，水亏而瞳子收小者宜之。若火盛瞳子散大者切忌，为其辛散能助火邪也。白花者名錾菜，嫩苗可食，故谓之菜。藏器主产后腹痛。今人治白带用一味为末，服之大效。

薇衔　苦涩温，无毒。《素问》谓之麋衔，《唐本》曰鹿衔，《千金》曰鹿药草，言鹿有疾，衔此草即瘥也。其叶大而面绿背紫者为真。苏恭言有大小二种。保升言叶似茺蔚，丛生，有毛者，吴凤草也。

《本经》主风湿痹，历节痛，惊痫吐血，悸气贼风，鼠瘘痈肿。

发明　鹿衔《本经》专主风湿痹，历节痛，《素问》同泽术治酒风身热懈惰，汗出如浴，恶风少气之病，亦取其能除痹著血脉之风湿也。又治惊痫悸气，吐咯诸血，以其能走胃与肾肝血分，专理血中邪湿，而无留滞之患。近世治吐血、咯血用之，以其能温补冲督之精血也。陕人名为鹿胞草，言鹿食此，即能成胎。其性温，补下元可知。今吴兴山中间亦产此。每于初夏，群鹿引子衔食乃去，洵为确真无疑。采得晒干，一味浸酒最为有益。但性专助阳，力能走散阴精，故藏器云：妇人服之绝产无子，良有见乎此也。其子名延寿果，味微涩而甘，惟秦地有之，不特有益于老人，而婴儿先天不足者尤为上药。惜乎，南方罕得也。

夏枯草　苦辛温，无毒。

《本经》主寒热瘰疬，鼠瘘，头疮，破癥散瘿结气，脚肿湿痹，轻身。

发明　夏枯草，《本经》专治寒热瘰疬，有补养厥阴血脉之功。以辛能散结，苦能除热，而癥结瘿气散矣。言轻身者，脚肿湿痹愈，而无重著之患也。佐以香附、甘草，治目珠疼夜甚者，以其禀纯阳之气，而散阴中结滞之热也。又能解内热，缓肝火，从治之法，并治痘后余毒，及肝热目赤有效。久服亦防伤胃，以善走厥阴助肝木之气耳。

刘寄奴　苦温，无毒。

发明　刘寄奴破血下胀，又能止血，故产后余疾及金疮血，大小便血皆用之。《千金方》治折伤瘀血，用刘寄奴、骨碎补，延胡索水煎，加童便眼。《集简方》治大小便血，刘寄奴末空心茶清调服。《卫生易简方》治血气胀满，刘寄奴红酒煎服。时珍治小儿尿血，取刘寄奴研末服效。丹方治大便血用刘寄奴半两，腊茶一钱，乌梅半枚，煎服即效。但性走散，不可过服，令人吐利。

旋覆花《本经》名金沸草　咸甘温，小毒。

《本经》主结气胁下满惊悸，除水，去五脏间寒热，补中下气。

发明　旋覆花升而能降，肺与大肠药也。其功在于开结下气，行水消痰，治惊悸，祛痞坚，除寒热，散风湿，开胃气，止呕逆，除噫气，故肺中伏饮寒嗽宜之。仲景治伤寒汗下后，心下痞坚，噫气不除，有旋覆代赭石汤。《金匮》半产漏下，有旋覆花汤。胡洽治痰饮在两胁胀满，有旋覆花汤，皆取其能下气也。但性专温散，故阴虚劳嗽，风热燥咳，不可误用，用之嗽必愈甚。《本经》言补中下气者，甘能缓中，咸能润下，痰气下而中气安，胁下满结，寒热惊悸，水气皆除矣。

青葙即鸡冠花　苦微寒，无毒。

《本经》主邪气，皮肤中热，风瘙身痒，杀三虫。子治唇口青。

发明　青葙子治风热目疾，与决明子同功。《本经》虽不言治目疾，而主唇口青，为足厥阴经药。其明目之功可推，其治风瘙身痒、皮肤中热，以能散厥阴经中血脉之风热也。

红蓝花即红花　辛温，无毒。

发明　血生于心包，藏于肝，属于冲任，红花汁与之同类。故随行男子血脉，通妇人经水，活血，解痘毒，散赤肿。产后血晕及胎死腹中，并宜和童便服之。少则养血，多则行血，过用使人血行不止，且性兼上行，不可不知。亦主蛊毒下血，堪作胭脂，治小儿聤耳，解痘疔毒肿。产后血闷，以红花十斤煮汤盛桶，置于横格之下，异妇寝上熏之，汤冷再加，半日乃苏。

胭脂　甘平，无毒。胭脂有四种，一种以红蓝花汁染胡粉而成，一种以山燕脂花汁染粉而成，一种以山榴花汁作成者，一种以紫矿汁染绵而成。皆可入血病药用。又落葵子亦可取汁和粉而成，可作面脂，不入药用。紫矿渣名火漆，匠工补水用之。

发明　胭脂色红并可为活血之药。其治痘疮肌肉结硬，用绵胭脂同紫草煎汤，乘热频将胭脂擦之，渐软即能发出。又痘疮护眼，黄柏膏用油胭脂调涂，则痘无入眼之患。

大蓟、小蓟　花甘温，根微凉，无毒。

发明　大蓟、小蓟皆能破血，大蓟根主女子赤白沃下，止吐血鼻衄，凉而能行，行而带补，兼疗痈肿。小蓟根专于破血，不能消肿，有破宿生新之功，吐血血崩之用，但其力微，只可退热，不似大蓟能破瘀散毒也。丹方治吐血不止，用小蓟、山楂、生地一服即止，止中寓泻，劫剂中之良法。近世医师咸用其花，总取散血之义。然其性皆下行，故脾胃虚弱，泄泻少食者忌用。

续断《本经》名属折，《别录》名接骨　苦微温，无毒。去根尾，酒炒用。

《本经》主伤中补不足，金疮痈疡，折跌，续筋骨。妇人乳难，久服益气力。

发明　续断入肝主续筋骨，为妇人胎产崩漏之首药。又主带脉为病，久服益气力，利关节、治腰痛，暖子宫，疗金疮折伤，散痈肿瘀血，疗妇人乳难。《本经》治伤中补不足等病，总取和血通经之义。又能止小便多，治遗泄。古方血痢用平胃散一两、续断三钱为末，每服三钱，水煎服即愈，宁无顾名思义之实乎。

漏芦《本经》名野兰　苦咸寒，有毒。

《本经》主皮肤热毒，恶疮疽，痔漏痹，下乳汁。

发明　漏芦苦寒解毒，乃足阳明经药。《本经》治热毒恶疮，下乳汁，以其能利窍也。为消毒、排脓、杀虫要药。古方治痈疽发背，以漏芦汤为首称。盖咸能软坚，寒能解毒，故服之必大便作泻，使邪从下而出也。昔人治婴儿疮毒，令母服此，使药性从乳中过之，每致乳子利下白沫，大损元气，故气虚及疮疡不起发者，咸非所宜，而妊妇尤为切禁。

苎麻、黄麻　甘寒，无毒。

发明　苎麻专行滞血，产妇枕之治血晕。产后腹痛，以苎安腹上即止。渍苎水疗热渴，苎根治小儿赤丹。其黄麻苦温，专散陈久瘀血，取陈年者烧灰存性，酒调服之。络麻根烧灰治锁喉风神效。

胡芦巴　苦大温，无毒。

发明　胡芦巴乃海外胡萝卜子，声音相近之讹耳。右肾命门药也。元阳不足，冷气潜伏不得归元者宜之，小肠奔豚偏坠及小腹有形如卵，上下走痛不可忍者，用胡芦巴丸。肾气不归，上热下寒，厥逆呕吐者，用黑锡丹。皆与金铃子一寒一热同用，其导火归元之功可知。

恶实又名鼠粘子、牛蒡子、大力子，皆别名也　辛平，无毒。

发明　鼠粘子肺经药也。治风湿瘾疹，咽喉风热，散诸肿疮疡之毒，痘疹之仙药也。痘不起发，用此为末，刺雄鸡冠血和酒酿调，胡荽汤下神效。疮疡毒盛，生研用之即出疮头，酒炒上行能通十二经，去皮肤风，消瘢疹毒。惟气虚色白，大便利者不宜。

苍耳古名枲耳　实甘温，叶苦辛，小毒。酒浸炒用，忌猪肉。

发明　苍耳治头风脑痛，风湿周痹，四肢拘挛，恶肉死肌，皮肤瘙痒，脚膝寒痛，久服亦能益气。其叶久眼去风湿有效。服苍耳人最忌猪肉及风邪，触犯则遍身发出赤丹也。妇人血风攻脑，头旋闷绝，忽倒不知人事者，用苍耳草嫩心阴干

为末，酒服甚效。此味善通顶门连脑，能走督脉也。

天名精《本经》名虾蟆蓝，一名地菘，子名鹤虱　甘寒，无毒。

《本经》主瘀血，血瘕欲死，下血止血，利小便。

发明　天名精功专散血，有破宿生新之功，故《本经》言下血止血，又能涌吐风痰，杀虫解毒。擂汁服之，能止痰疟，漱之止牙痛，捣之敷蛇伤，煎服除淫秽邪毒，从小便泄出。凡乳蛾喉咙肿痛，及小儿急慢惊风，牙关紧急，不省人事者，捣绞和酒灌之。咽喉肿塞，痰涎壅滞，捣汁鹅翎扫入，去痰立效。亦治猪瘟。

鹤虱　苦平，无毒。

发明　鹤虱入厥阴肝经，善调逆气，能治一身痰凝气滞，杀虫方中最要药。《录验方》疗蛔攻心痛，一味丸服。小儿虫痛亦单用鹤虱研末，肥肉汁服，其虫自下。药肆每以胡萝卜子予代充，不可不辨。

豨莶　辛苦寒，小毒。采叶阴干入甑中，层层洒酒与蜜，九蒸九晒用。

发明　豨莶苦寒，略兼微辛，故有小毒，为祛风除湿而兼活血之要药。豨莶丸治风湿，四肢麻痹，骨节冷痛，腰膝无力甚效。但脾肾两虚，阴血不足，而腰膝无力，骨痛麻痹者，大非所宜。时珍曰：生捣汁服则令人吐，故云有小毒。九蒸九晒则去风痹，故云无毒。或云甚益元气，不稽之言也。生者捣服能吐风痰，其能伤胃可知。

箬　甘寒，无毒。

发明　箬生小竹而叶最大，故可以之为笠。烧灰治吐衄、呕咯及便溺诸血。又能通小便，利肺气，散喉痹，消痈肿，每服不过一钱匕。又治痘疮倒靥，以箬叶灰一钱匕入麝香，酒调服之。干箬蒂煎汤治

胃热呢逆。其性较柿蒂稍平。取灰以香油调涂汤火伤甚良。

芦根 笋名蘿芦，茎名苇茎，花名蓬莪　甘寒，无毒。

发明　芦根甘寒，主消渴、胃中客热。利小便，治噎哕，反胃呕逆，不下食，妊娠心热，时疫寒热，烦闷。解河豚诸鱼毒，其笋尤良。蘿芦治脐下坚癖，小便不利。苇茎中空，专于利窍，善治肺痈，吐脓血臭痰。千金苇茎汤以之为君，服之热毒从小便泄去最捷。芦花煮汁治干霍乱心腹胀痛，若烧存性治吐衄诸血。

甘蕉 即巴蕉　甘大寒，无毒。

发明　甘蕉性寒，治天行狂热，解消渴烦闷，利小便。治湿热黄疸，和酒服疗痈肿，并以滓涂肿处良。小儿游风卧蕉叶上即愈。治火烫以箸插入，出箸瓶盛，取油涂之。《别录》治痈疽结热。《肘后》治发背肿毒。《圣惠》治血淋涩痛，苏颂治风痫欲倒，饮之取吐效。惟阴疽不赤肿者禁用。

蘘荷 即巴蕉之色白者　辛温，有小毒。忌铁。

发明　蘘荷有毒而能攻毒，为主蛊之最。中蛊者服蘘荷汁并卧叶上，即能呼出蛊主姓名。其治喉舌疮烂，妇人月闭，及伤寒时气，壮热头痛口疮，用之皆取其辛散也。

麻黄 苦温，无毒。去根节，汤泡去沫，晒干用。若连根节用，令人汗不绝，其根专能止汗。

《本经》主中风伤寒，头痛温疟，发表出汗，去邪热气，止咳逆上气，除寒热，破癥坚积聚。

发明　麻黄微苦而温，中空而浮。阳也，升也，入足太阳，其经循背下行，本属寒水而又受外寒，故宜发汗去皮毛气分寒邪，以泄寒实。若过发则汗多亡阳。或

饮食劳倦，及杂病自汗表虚之证用之，则脱人元气，祸患莫测。麻黄治卫实之药，桂枝治卫虚之药，二物虽为太阳经药，其实荣卫药也。心主荣血，肺主卫气。故麻黄为手太阴肺经之剂，桂枝为手少阴心经之剂。伤寒、伤风而咳嗽，用麻黄汤、桂枝汤，即汤液之源也。麻黄乃肺经之专药，故治肺病多用之。仲景治伤寒，无汗用麻黄汤，有汗用桂枝汤。夫津液为汗，汗即血也，在荣即为血，在卫即为汗。寒伤营，营血不能外通于卫，卫气闭固，故无汗发热而恶寒。风伤卫，卫气不能内护于营，营气不固，故有汗，发热而恶风。是证虽属太阳而肺实受邪气，盖皮毛外闭，邪热内攻，肺气怫郁，故用麻黄、甘草同桂枝引出营分之邪，达之助表，佐以杏仁泄肺而利气，是麻黄汤虽太阳发汗重剂，实为发散肺经邪郁之药也。腠理不密则津液外泄，而肺气自虚，虚则补其母，故用桂枝同甘草，外散风邪以救表，内伐肝木以防脾。佐以芍药泄木而固脾，皆是脾肺之药。是则桂枝虽太阳解肌轻剂，实为理脾救肺之药也。又少阴证发热脉沉，有麻黄附子细辛汤，少阴与太阳为表里，所谓熟附配麻黄，补中有发也。《本经》治中风，是主缓风瘫痪而言，云温疟系湿疟，乃传写之误。破癥坚积聚者，表里兼治，非神而明之，难效其法也。

木贼 甘微苦，无毒。去节用。

发明　木贼与麻黄同形同性，故能发汗解肌，升散火郁风湿，专主眼目风热暴翳止泪，取发散肝肺风邪也。多用令人目肿，若久翳及血虚者非所宜。伤暑或暴怒赤肿亦勿用之。

石龙刍 一名龙须，即席草　苦微寒，无毒。

《本经》主心腹邪气，小便不利，淋闭，风湿，鬼疰。

发明 龙刍生水中，性专利水。《本经》所主心腹邪气，亦是因水湿潴积所致，其败席治淋及小便不通。昔人用以煮服，莫若烧灰酒服更良。

灯心草 甘寒，无毒。欲入丸剂，粳米粉浆磨之。

发明 灯心轻虚甘淡，故能泄肺利水。治急喉痹，烧灰吹之。又烧灰涂乳上饲小儿止夜啼。烧灰入轻粉、麝香治阴疳。

生地黄 《本经》名地髓，又名芐，音户 甘苦寒，无毒。禁犯铁，忌莱菔、诸血。采得鲜者即用为生地黄，炙焙干收者为干地黄，以法制过者为熟地黄。

《本经》主伤中，逐血痹，填骨髓，长肌肉，作汤除寒热积聚，疗折跌伤筋，久服轻身不老。生者尤良。

发明 生地黄性禀至阴，功专散血，入手足少阴、厥阴，兼行足太阴、手太阳。钱仲阳导赤散与木通同用，泻丙丁之火。《别录》治妇人崩中血不止，及产后血上簿心，胎动下血，鼻衄吐血，皆捣汁饮之，以其能散血消瘀解烦也。其治跌扑损伤，面目青肿，以生地黄捣烂罨之即消，此即《本经》治伤中血痹、折跌筋伤等证之义。盖肝藏血而主筋，肝无留滞则营血调，而伤中自愈，筋无邪著则三气通，而血痹自除。作汤除寒热积聚者，血和则结散，而诸证平矣。其曰填骨髓、长肌肉者，邪无著而形神自复也。昔人治心痛，以鲜地黄汁作冷淘，食之取吐，不吐则利出长虫，如辟宫而安，此即《本经》除寒热积聚之验。其于服食方中用之，取以辅助诸药，辟除三虫，使从幽门化出也。因思千金灵飞散中生地黄急不可得鲜者，咸取干者应用，乃知《本经》末后续出生者尤良一语，见古圣之苦心。无所不用其极也。愚按：生地黄与干地黄功用不同，岂可混论。按：徐之才《别录》云：生地黄乃新掘之鲜者，为散血之专药。观《本经》主治皆指鲜者而言，只缘诸家《本草》从未明言，且产处辽远，药肆仅有干者，鲜者绝不可得，是不能无混用之失。曷知干地黄既经炙焙，力能止血，安有伤中血痹，折跌筋伤等治乎。至于伤中日久，积聚内形，寒热外显，并宜鲜者作汤统领他药，共襄破宿生新之功。设混用干者则瘀伤愈结，安望其有髓充肉长之绩乎。予尝综览诸方，凡药之未经火者，性皆行散，已经炙焙，性皆守中，不独地黄为然也。

干地黄 苦微甘寒，无毒。产怀庆者丁头鼠尾，皮粗质坚，每株重七八钱者力优。产亳州者头尾俱粗，皮细质柔，形虽长大而力薄。产江浙者细软无力，仅可清热，不入补药。无问产于何地，但枯槁质轻者谓之天黄，不堪入汤药。

发明 干地黄心紫通心，中黄入脾，皮黑归肾，味厚气薄，内专凉血滋阴，外润皮肤荣泽。病人虚而有热者宜加用之。戴元礼曰：阴微阳盛，相火炽强，来乘阴位，日渐煎熬，阴虚火旺之证，宜生地黄以滋阴退阳，同人参、茯苓、石蜜，名琼玉膏，治虚劳咳嗽唾血。同天麦门冬、熟地、人参，名固本丸，治老人精血枯槁。于固本丸中加枸杞熬膏名集灵膏，治虚羸喘嗽乏力。其琼玉膏虽用鲜者捣汁桑火熬膏，散中寓止，与干者无异。固本丸、集灵膏并用干者，而集灵变丸作膏，较之固本差胜。《易简方》曰：男子多阴虚宜熟地黄，女子多血热宜生地黄。虞抟云：生地黄凉血，而胃气弱者恐妨食。熟地黄补血，而痰饮多者恐泥膈，或言生地黄酒炒则不妨胃，熟地黄姜制则不泥膈，然须详病人元气病气之浅深而用之。若产后恶食泄泻，小腹结痛，虚劳，脾胃薄弱，大便不实，胸腹多痰，气道不利，升降窒塞者，咸须远之。浙产者专于凉血润燥，病人元气本亏，因热邪闭结而舌干焦黑，大小便秘，不胜攻下者用此，于清热药中通其秘结最妙，以其有润燥之功，而无滋润之患也。愚按：《本经》地黄虽列上品，而实性禀阴柔与乡愿不异。譬诸宵人内藏隐隙，外示优容，是以举世名家靡不藉为滋阴上药，止血神丹。虽或用非其宜，得以稍清旺气，服之仍得暂安。非若人参之性禀阳明，象类君子，苟有过人皆知之，是以师家敛手不敢用，病家缄口不敢尝，直至滨危不得已而用之，每至下咽即毙，是以左右之人靡不交口归咎于人参，曷知其为从前误药所致。夫药之遗患于病比比有之，莫如地黄、门冬之属，阴柔最甚，至死不觉其非，故不惮琐屑，特表而出之。

熟地黄 甘温，无毒。制地黄法，择取原株重六七钱者，以好酒浸，入缩砂仁末拌，木甑瓦锅九蒸九晒，得太阳真火入剂，方始得力。盖地黄性泥，得砂仁之香窜，而通调五脏冲和之气，归宿丹田也。

发明 熟地黄假火力蒸晒，转苦为甘，为阴中之阳，故能补肾中元气。必须蒸晒多次，得太阳真火，确有坎离交济之妙用。若但煮熟，不加蒸曝，虽服奚益。好古曰：生地黄治心热，手心热，益肾水，凉心血，其脉洪实者宜之。若脉虚者，则宜熟地黄。钱氏六味丸以之为君，天一所生之源也。若命门真火素弱者，必须崔氏八味丸，得桂、附共襄之力，方得阴阳兼济之功。汤液四物汤以之为主，乙癸同源之治也，其功专于填骨髓，长肌肉，生精血，补五脏内伤不足，通血脉，利耳目，黑须发，男子五劳七伤，女子伤中胞漏下血，经候不调，胎产百病，滋肾水真阴，疗脐腹急痛，病后胫股酸痛，坐而欲起，目䀮䀮如无所见。盖脐下痛属肾藏精伤，胫股酸痛，系下元不足，目䀮䀮如无所见乃水亏不能鉴物，皆肾所主之病，非熟地黄不除。今人治目翳内障，往往用六味丸配磁朱丸服，良非所宜。地黄禁铁，磁为铁之母，安得不忌。予尝用当归代地黄，借其辛温以助煦发之势。火盛则用芍药代山茱萸，借其酸寒以收耗散之阴，药虽异而功不殊也。愚按：地黄本手少阴经药，功专清热散血，非经蒸曝不能入足少阴经，得水火既济之功，转苦成甘，变紫为黑，故直入肾脏填补真阴，兼培黄庭后土，土厚戴物，诸脏皆受其荫，是以崔氏八味、钱氏六味为培养真阴真阳之总司。后人藉此各随所禀之偏而为增减，无往非受其益。如阴气不固则加鳔胶、蒺藜。阳气不充则加鹿茸、河车。中气不舒则加沉香、缩砂。下气不吸则加牛膝、车前。上气不津则加门冬、五味。肝气内盛则减萸倍泽。精气下脱则减泽倍萸。各得补偏救弊之妙用。其阴火旺者加知柏于六味方中，此与鸩酒止渴无异。他如四物汤中之芎、归，即六味丸中山萸之义。十全大补中之芪、桂则八味丸中桂、附之义，方得阴阳相济之妙用。须知八味、十全平调血气，且汤液性味易过，地黄与参并用略无妨碍。六味丸中切不可杂一味中焦药，如人参、白术、甘草之类，咸非所宜。昔人有以六味丸加参而服，下咽少顷辄作迷迷不爽，或令增麦冬、五味功力倍常，深得金水相生之妙用，非专工药性者之可与讨论也。

牛膝 《本经》名百倍 苦酸平，无毒。怀产者长而无傍须，水道涩渗者宜之。川产者细而微黑，精气不固者宜之。忌牛肉。

《本经》主寒湿痿痹，四肢拘挛，腰痛不可屈伸，逐血气，伤热火烂，坠胎。

发明　牛膝气薄味厚，性沉降泄，乃足厥阴之药。《本经》专主寒湿痿痹，四肢拘挛等病，不及补养下元之功，岂圣法有所未尽欤。丹溪言：牛膝能引诸药下行，筋骨痛风在下者宜加用之，其性虽下行走筋，然滑利之品，精气不固者，终非所宜。得酒蒸则能养筋，生用则去恶血。其治腰膝痛不可屈伸足痿之病，非取其养血营筋之力欤。其治痈肿恶疮、金疮折伤、尿血淋痛、妇人经秘不通，非取其活血破瘀之力欤。《外台》以生牛膝一味浓煎，治积久劳疟。《肘后》以二斤浸酒治卒暴癥疾。《延年》以之同葵子煎服下胞衣。《卫生》以之捣罨折伤。《梅师》以之捣涂金疮。《千金》以之捣敷毒肿。《集验》以之通利溺闭。皆取其性滑利窍，消血解毒之功，虽强阴强筋，而气虚下陷，大便易泄，梦泄遗精，妊娠崩漏，俱禁用。惟川产者，气①味形质与续断仿佛，庶无精滑之虞。盖肾司闭藏，肝司疏泄，此味专司疏泄，而无固热之功。世俗妄谓益肾而培养下元药中往往用之，与延盗入室何异。其土牛膝亦能解毒利窍，专治血鼓，一味浓煎，姿意服之。又锁喉风诸治不效，以土牛膝和醋捣绞取汁，蘸鸡翎探吐稠痰，不过二三次神验。

紫菀白者名女菀　苦辛微温，无毒。或酒洗，或蜜水炒用。

《本经》主咳逆上气，胸中寒热结气，去蛊毒，痿蹷、安五脏。女菀治风寒洗洗，霍乱泄利，肠鸣上下无常处，惊痫，寒热百病。

发明　紫菀，肺经血分之药。《本经》止咳逆上气，胸中寒热结气，取性疏利肺经血气也。去蛊毒痿蹷者，以其辛苦微温，能散结降气，蛊毒自不能留。痿蹷由肺热叶焦，紫菀专通肺气，使热从溲便去耳。《别录》疗咳唾脓血。《大明》消痰止渴，皆滋肺经血气之效。金匮泽漆汤用以治咳而脉沉者，咳属肺，脉沉则血分之病也。亦治下痢肺痛，与紫参同功。其性辛而不燥，润而不寒，补而不滞，善调五劳体虚，止咳定喘，疗惊悸，吐衄诸血。又能通调水道，故溺涩便血单服一两即效。然大泄肺气，阴虚肺热干咳禁用，以其性专温散而无培养之力也。白者曰女菀，大泄肺气。《本经》主风寒洗洗，霍乱泄利，肠鸣上下无常处，惊痫寒热百病，一皆气分受伤之病。《肘后方》治人面黑令白。方用女菀三分，铅丹一分为末，醋浆服一刀圭，日进三服，十日大便黑，二十一日面白，便止。过用则太白矣。《千金方》用酒服，男十日，女二十日，黑色皆从大便去。三十岁后不可服，以肺气渐减，不可复泄也。

麦门冬本作蘴冬　甘寒，无毒。去心用，即不烦心。

《本经》主心腹结气，伤中伤饱，胃络脉绝，羸瘦短气，久服轻身不老，不饥。

发明　麦门冬阳中微阴，入心肺肾及足阳明之经，定心热惊烦，疗肺痿吐脓。盖专泄而不专收，寒多人禁服。肺中伏火，脉气欲绝者，加五味子、人参为生脉散，专补脉中元气不足。东垣云：六七月间湿热方盛，人病骨乏无力，身重气短，头旋眼黑，甚则痿软。故孙真人以生脉散补其天元真气。脉者，人之元气也。人参之甘温，泻阴火而益元气。麦门冬甘寒，滋燥金而清水源。五味子之酸咸，泻丙火而补庚金，兼益五脏之气也。时珍曰：麦门冬以地黄为使，服之令人头不白，添精补髓，通肾气，定喘促，令人肌体滑泽。《本经》主心腹结气，伤中伤饱，胃络脉

---

① 气：底本作"惟"，据锦章书局本改。

绝，羸瘦短气，一气贯下，言因过饱伤胃而致心腹气结，脉绝不通，羸瘦短气，故以此滋其津液，通其肺胃，殊非开豁痰气，消克饮食之谓。其阴虚羸瘦，喘咳上气，失音失血及风热暴嗽，咸非所宜，恐寒郁热邪，牢不可破，多成虚损之疾。麻疹咳嗽不可误用，以其性寒助阴，固敛阳邪不能发越也。凡脾胃虚寒泄泻及痘疮虚寒作泻，产后血虚泻渴，皆非所宜。

萱草一名宜男，一名忘忧　甘平，无毒。

发明　萱性下走入阴，故根治砂石淋，下水气及酒疸大热，衄血。擂酒服治吹乳肿痛。花治酒疸，利湿热。其花起层者，有毒勿食。

淡竹叶　甘寒，无毒。

发明　淡竹隰生嫩苗，叶绿花碧，根须结子，与竹绝然不同。性专淡渗下降，故能去烦热，清心，利小便，根能堕胎催生。

冬葵子向日葵子也　甘寒滑，无毒。

《本经》主五脏六腑寒热，羸瘦，破五癃，利小便。

发明　向日葵质坚耐寒，入冬不凋，故名冬葵。性滑利窍，能治脏腑寒热，羸瘦，破五淋，利小便。妇人乳房胀痛，同砂仁等分为末，热酒服三钱，其肿即消。孕妇难产不下，专取一味炒香为末，芎归汤下三钱，则易生，取晨暮转动灵活耳。夏子益《奇疾方》云：有人手足忽长倒生肉刺如锥痛不可忍，但食葵菜即愈，亦取其寒滑利窍之用也。

蜀葵　甘寒滑，无毒。

发明　葵以蜀中最胜，种类最多，其子入药。皆性滑利窍，能润气血之燥。《千金》称其除客热，利肠胃，是言其概也。东垣取其花之白者治白带，赤者治赤带，随其色而为所用。被狗啮者食之，疮

永不瘥。

秋葵子　甘寒滑，无毒。

发明　葵色种种，惟花于秋者，独禀金气而色黄。其子性专润下，治小便淋，及催生用之，与向日葵不殊。其花消痈肿，浸油涂汤火伤，其痛即止。

龙葵即老鸦眼睛草　苦微甘滑寒，无毒。

发明　龙葵性滑如葵，言苗叶也，消热散血。压丹石毒，去妇人败血。老鸦眼睛其子也，善能续筋消疔肿，与苗叶不异。根利小便，与木通煎服效。

酸浆一名灯笼草，俗名挂金灯　苦寒，无毒。

《本经》主热烦满，定志，益气，利水道。

发明　酸浆利湿除热清肺，治咳化痰，痰热去而志定气和矣。又主咽喉肿痛。盖此草治热痰咳嗽，佛耳草治寒痰咳嗽。故其主治各有专司也。

败酱草一名苦菜，又名鹿肠，根作败酱气，故名。　苦平，无毒。

《本经》主暴热火疮，赤气疥瘙，疽痔，马鞍热气。

发明　败酱乃手阳明、厥阴药。善除暴热火疮，皆取苦寒散毒之用。其治疽痔马鞍热气，以其性专下泄也。金匮薏苡附子败酱散，治肠痈固结未溃，故取薏苡下达，败酱苦降，附子开结，而为热因热用之向导，深得《本经》之旨。若脓成热毒势胀不可用也。而妇人下部疳蚀，方中亦恒用之。近世医师罕有识者，惟徽人采取笮干，曰苦笮菜，惜乎，不知治疗之功用也。

款冬花　辛温，无毒。紫色有白丝者真。蜜水拌微炒。

《本经》主咳逆上气，善喘喉痹，诸惊痫，寒热邪气。

发明 款冬味辛入气分，色紫归血分，虽其性温，却不燥血，故能轻扬上达。观《本经》主治，一皆气升火炎之病。古方用为温肺，治咳嗽之要药。润肺消痰，止嗽定喘，喉痹喉喑，肺痿肺痈，咸宜用之。有人病咳多日，或令燃款冬花三两放无风处，以管吸其烟咽之，数日果愈。鳏寡失合，阴虚劳嗽禁用，以其性温也。

鼠曲草即鼠耳草，又名佛耳草 甘平，无毒。

发明 《别录》：鼠耳主寒痹、寒热咳嗽。东垣：佛耳治寒嗽及痰，除肺中寒，大升肺气。《日华》云：大抵寒嗽多是火郁于内，寒覆于外，故佛耳、款冬为之必用。《宣明》透膈散治寒郁肺络之嗽，用佛耳、款冬、钟乳、雄黄为末并于炉中烧，以筒吸烟咽下，有涎即吐去，屡效。

决明子 咸平，无毒。《别录》云：苦甘微寒，无毒，炒研用。

《本经》主青盲目淫，肤赤白膜，眼赤痛泪出，久服益精光，轻身。

发明 《相感志》言：园中种决明，蛇不敢入。丹溪言：决明解蛇毒，本此入药，明目。《本经》治青盲目淫，眼赤泪出，取其苦寒清热也。以水调末涂肿毒，贴心止鼻衄，贴太阳穴治头疼，作枕治头风。《别录》疗口青是主肝经蓄热之验也。不宜久服，久服令人患风伐①肝，搜风太过，反招风热也。《本经》言，久服益精光，轻身，是指目疾入肝热内滞者而言。若脾虚血弱者，过用虚风内扰，在所必致耳。

地肤子一名落帚，又名黄蒿 甘寒，无毒。

《本经》主膀胱热，利小便，补中益气。久服耳目聪明，轻身不老。

发明 众病皆起于虚，虚而多热，则小便不利，精气日燔，故《本经》主以清利膀胱热邪，中气自复，耳目聪明矣。其能祛热，利小便，去阴火，治客热丹肿。叶主老人夏秋间热淋，用此捣自然汁服之即通。男子白浊用地肤子、白敛为丸滚汤下。妇人白带地肤子为末，热酒服之，屡效。苗叶烧灰煎霜，制砒石粉霜、水银、硫黄、雄黄、硇砂毒。

瞿麦家种者曰洛阳 苦寒，无毒。

《本经》主关格、诸癃结，小便不通，出刺，决痈肿，明目去翳，破胎堕子，下闭血。

发明 瞿麦利小便为君主之用。故《本经》专主关格、诸癃结、小便不通。《金匮》方治小便不利，有水气，其人苦渴者，用栝蒌瞿麦丸。古方通心经利小肠为最要药。若心经虽有热而小肠虚者，服之则心热未退，而小肠别作病矣，以其降泄太过也。《本经》又言出刺，取鲜者捣涂竹木刺也。破胎堕子下闭血，皆利窍所致。故妊娠产后小水不利，及脾虚水肿禁用，以性专泄气也。

王不留行即剪金花，俗名金盏银台 苦甘平，无毒。

发明 王不留行专行血分，乃阳明、厥阴、冲任之药。能通乳利窍，其性走而不守，故妊妇禁服。一妇患淋卧久，用此煎服，再剂而愈。其利小便，出竹木刺与瞿麦同功。

葶苈 辛苦寒，小毒。酒洗净焙用。疗实水满急，生用。

《本经》主癥瘕，积聚结气，饮食寒热，破坚逐邪，通利水道。

发明 葶苈苦寒不减硝黄，专泄肺中之气，亦入手阳明、足太阳，故仲景泻肺汤用之。肺气壅塞则膀胱之气化不通，譬

———————
① 伐：底本作"代"，据锦章书局本改。

之水注，上窍闭则下窍不通，水湿泛溢，为喘满，为肿胀，为积聚，种种诸病生矣。辛能散，苦能泄，大寒沉降，能下行逐水，故能疗《本经》诸病。亦能泄大便，为其体轻，性沉降，引领肺气下走大肠。又主肺痈喘逆，痰气结聚，通身水气，脾胃虚者宜远之。大戟去水，葶苈愈胀，用之不节，反乃成病。葶苈有甘、苦二种，缓、急不同，大抵甜者下泄性缓，虽泄肺而不伤胃。苦者下泄之性急，既泄肺而复伤胃，故以大枣辅之。然肺之水气膹满急者，非此不能除。但水去则止，不可过剂。《金匮》方云：葶苈敷头疮，药气入脑杀人。

车前子　甘咸寒，无毒。酒浸焙用。

《本经》主气癃止痛，利水道，除湿痹，久服轻身耐老。

发明　车前子入足太阳、少阴，能利小便而不走气，与茯苓同功。《本经》消气癃止痛，通肾气也。小便利则湿去，湿去则痹除。《别录》治女子淋沥等病，专取清热利窍之功也。男女阴中有二窍，一窍通精，一窍通水，二窍不兼开。水窍得气化乃出。精窍得火动乃泄。车前专通气化、行水道，疏利膀胱，湿热不致扰动真火，而精气宁谧矣。故凡泻利暴下病，小便不利而痛者，用车前子为末，米饮服二钱，利水道，分清浊，而谷藏止矣，又治目疾，水轮不清。取其降火而不伤肾也。时珍用以导小肠热，止暑湿泻，取甘平润下之用耳。阳气下陷，肾气虚脱人勿服。其叶捣汁温服，疗火盛泄精甚验。若虚滑精气不固者禁用。

马鞭草　一名龙牙草　苦微寒，无毒。

发明　马鞭草色赤入肝经血分，故治妇人血气腹胀，月经不匀。通经散瘕，治金疮行血活血。生捣汁饮治喉痹痛肿。又捣敷治下部蜃疮及蟹螺尿，男子阴肿。惟

阴血虚而胃弱者勿服。

光明草　即狗尾草

发明　眼赤拳毛倒睫者，翻转目睑，以一二茎蘸水尤戛去恶血甚良。

鳢肠草　一名金陵草，即旱莲草　甘酸平，无毒。

发明　鳢肠草，肾经血分药，灸疮发洪血不可止者，敷之立已。汁涂眉发，生速而繁，皆益肾养血之验，故乌须发方用之。《千金方》有金陵煎能益髭须变白为黑也，单用熬膏治大便下血。肾主二便，但脾胃虚大便易泻者勿服。

连翘　苦平，无毒。根名连轺，甘寒平。小毒。

《本经》主寒热鼠瘘，瘰疬痈肿，恶疮瘿瘤，结热蛊毒。

发明　连翘轻清而浮，本手少阴、厥阴气分药。泻心经客热，破血结，散气聚，消肿毒，利小便。诸痛痒疮，皆属心火。连翘泻心为疮家之圣药，十二经疮药中不可无此，乃结者散之之义。《本经》专主寒热鼠瘘，疬瘰瘿瘤、结热等病，皆由足少阳胆经气郁而成，此药正清胆经郁热。痈疽恶疮，无非营卫壅遏，得清凉以散之。蛊毒所结，得辛香以解之。然苦寒之性仅可以治热肿，故痈疽溃后脓清色淡及胃弱食少者禁用。根寒降，专下热气，治湿热发黄。湿热去而面悦好，眼目明矣。仲景治瘀热在里发黄，麻黄连翘赤小豆汤主之。奈何世鲜知此，如无根，以实代之。

陆英　一名蒴藋，又名接骨草　苦寒，无毒。

《本经》主骨间诸痹，四肢拘挛，疼酸膝寒痛，阴痿短气不足，脚肿。

发明　陶苏《本草》，甄权《药性》皆言陆英即蒴藋，田野村墟甚多。人家所植高大色赤者是陆英，田野所出不红，叶

上有粉者是葓蘫，二味所主大率相类，《外台》、《千金方》多用之，世以其贱而全置不讲也。

蓝实 大青、小青 苦寒，无毒。有二种，大者曰大青，苗高如蓼。小者曰小青，叶光如景天。向编在麻后，今并此。

《本经》解诸毒，杀蛊蚑疰鬼螫毒。

发明 《本经》取用蓝实，乃大青之子，是即所谓蓼蓝也。性禀至阴，其味苦寒，故能入肝。《本经》取治蛊疰诸毒，专于清解温热诸邪也，阳毒发斑咽痛必用之药。而茎叶性味不异，主治皆同。《日华子》治天行热狂，疔肿风疹。朱肱治发斑咽痛，有犀角大青汤、大青四物汤，皆取其叶，以治温热毒盛发斑之药，非正伤寒药也。盖大青泻肝胆之实火，正以祛心胃之邪热，所以小儿疳热、丹毒为要药。小青捣敷肿疖甚效，治血痢腹痛，杀百药毒，解狼毒、射罔、斑蝥、砒石等毒。《千金》以蓝叶捣汁治腹中鳖痕。夏子益《奇疾方》用板蓝汁治腹内应声虫。陈实功以蓝同贝母捣敷人面疮，皆取苦寒以散蕴结之热毒也。蓝淀以蓝浸地坑一宿，入石灰搅，澄去水为淀，其解诸毒，敷热疮之用则一，而杀虫之功更效，虫为下膈非此不除。今人以染缸水治噎膈，皆取其杀虫也。

青黛 一名蓝 咸寒，无毒。

发明 青黛乃蓝淀浮沫搅澄掠出收干，泻肝胆，散郁火，治温毒发斑，及产后热痢下重。千金金蓝丸用之，天行寒热头痛，水研服之。与蓝同类，而止血拔毒、杀虫之功似胜于蓝。又治噎膈之疾，取其化虫之力也，和溺白垢，冰片吹口疮最效。

蓼子 生水旁者曰水蓼，俗名莛草 咸微温，无毒。

《本经》明目温中，耐风寒，下水气，疗面浮肿，痈疡。

发明 蓼实治消渴去热，及瘰疬癣痞腹胀，皆取其散热消积之功，即《本经》下水气，面浮肿，痈疡之用。其莛草子专治痞积，鹈鹕丸用之。蓼叶治大小肠邪气。黄帝云：蓼食过多，毒发心痛。妇人月事不来不可食，蓼及蒜善为血淋带下。扁鹊云：蓼食之，令人寒热，损骨髓，杀丈夫阴气。

扁蓄 苦平，无毒。

《本经》主浸淫疥瘙疽痔，杀三虫。

发明 扁蓄利水散湿热，治黄瘅霍乱，疗小儿魃病，女子阴蚀。《本经》专主浸淫疥瘙疽痔，所主皆湿热之病，三虫亦湿热所化也。

白蒺藜 苦辛温，无毒。酒浸焙焦，去刺研用。

《本经》主恶血，破癥结积聚，喉痹，乳难。久服长肌肉，明目，轻身。

发明 白蒺藜性升而散，入肝肾经，为治风明目要药。风入少阴、厥阴经者，为向导。目病，为风木之邪，风盛则目病，风去则目明矣。《本经》专破恶血积聚，治喉痹，乳难，以苦能泄，温能宣，辛能润也。此言刺蒺藜之功用耳。久服长肌肉，明目，轻身，以其入肾益精气也。此则专主沙苑蒺藜而言。其治痰、消痈肿，搜肾脏风气，又须刺者，为破敌之先锋。《千金方》治白癜风，以一味为末，汤服二钱，日二服，服至半月，白处见红点，至一月效。

沙苑蒺藜 甘温，无毒。产沙苑者，色微黑而形似羊肾。若色微绿，虽产秦中，非沙苑也。酒蒸捣用。药肆中以一种野田开红花之土蒺藜伪充，咬之亦生豆气，但缺处有尖钩，稍异耳。

发明 沙苑蒺藜产于潼关，得漠北之气，性降而补，益肾，治腰痛，为泄精虚劳要药，最能固精，故聚精丸用此，佐鳔胶大有殊功。以之点汤代茶，亦甚甘美益人。但肾与膀胱偏热者禁用，以其性温助火也。

谷精草 辛温，无毒。

发明 谷精草性体轻浮，能入阳明分野，治目中诸痛甚良，而去翳尤为专药，明目退翳之功在菊花之上，痘后生翳亦用之。此草兔性喜食，故目疾家专用，与望月砂功用不殊。

海金沙 甘寒，无毒。市铺每以沙土杂入，须淘净，取浮者曝干，捻之不沾指者真。

发明 海金沙生于叶上，小肠膀胱血分药也。热伏二经血分者宜之。故小便热淋，茎痛为要药。肾脏真阳不足者忌用。

地椒 一名水杨梅，生水边，条叶丛生似菊，茎端开黄花，实类椒，而不赤 辛温，无毒。

发明 地椒制丹砂粉霜，见庚辛《玉册纲目》名水杨梅，时珍主治疗疮肿毒。

半边莲 辛平，无毒。

发明 半边莲，小草也。生阴湿塍堑边就地，细梗引蔓，节节生细叶，秋开小花，淡红紫色，止有半边如莲花状故名。专治蛇伤，捣汁饮，以渣围之。

地丁 苦辛寒，无毒。

发明 地丁有紫花、白花二种。治疗肿恶疮，兼疗痈疽发背，无名肿毒。其花紫者茎白，白者茎紫，故可通治疗肿，或云随疗肿之色而用之。但漫肿无头，不赤不肿者禁用，以其性寒不利阴疽也。

见肿消 酸涩，微毒。

发明 见肿消专消痈肿及狗咬，捣叶贴之。伤寒余毒发于耳前后，用此一握，同白及、白敛、大黄、大蓟，苎根共捣成饼，入芒硝一钱，白蜜少许，和贴留头，干即易之。

毒 草 部

大黄 《本经》名黄良，一名将军 苦寒，无毒。产川中者色如锦纹而润者良。若峻用攻下生用。邪气在上，必用酒浸上引而驱热下行。破瘀血韭汁制。虚劳吐血，内有瘀积，韭汁拌炒黑用之。大肠风秘燥结，皂荚、绿矾酒制。又尿桶中浸过，能散瘀血兼行渗道。妊娠产后慎勿轻用。实热内结，势不可缓，酒蒸用之。凡服大黄，下药须与谷气相远，得谷气则不行矣。

《本经》下瘀血，血闭，寒热，破癥瘕积聚，留饮宿食，荡涤肠胃，推陈致新，通利水谷，调中化食，安和五脏。

发明 大黄气味俱厚，沉降纯阴，乃脾胃大肠肝与三焦血分之药，凡病在五经血分者宜之。若在气分者用之，是诛伐无过矣。其功专于行瘀血，导血闭，通积滞，破癥瘕，消实热，泻痞满，润燥结，敷肿毒，总赖推陈致新之功。《本经》与元素皆谓去留饮宿食者，以宿食留滞中宫，久而发热，故用苦寒化热，宿食亦乘势而下。后世不察，以为大黄概能消食，谬矣。盖胃性喜温恶湿，温之则宿食融化，寒之则坚滞不消，以其能荡涤肠胃，食积得以推荡，然后谷气通利，中气调畅，饮食输化，五脏安和矣。若食在上脘，虽经发热，只须积实、黄连以消痞热，宿食自通。若误用大黄推荡不下，反致结滞不消，为害不浅。如泻心汤治心气不足，吐血衄血者，乃包络肝脾之邪火有余也，虽曰泻心，实泻四经血中伏火也。仲景治心下痞满，按之濡者，用大黄黄连泻心汤，此亦泻脾胃之湿热，非泻心也。若心下痞而复恶寒汗出者，其人阳气本虚，加附子以温散之。病发于阴，而反下之，因作痞乃痰实与邪气乘虚结于心下，故曰泻心，实泻脾也。病发于阳而反下之，则成结胸，以阳邪陷入阴分而结于膈上。仲景大陷胸汤九，皆用大黄、芒硝以泻血分之邪，而降其浊气也。若结胸在气分，则用小陷胸汤。痞满在气分，则用半夏泻心汤矣。若病本阳邪或兼停食而攻发太过，正气消乏，实结不解，拟欲攻之，而正气不能行其药力，则加人参于桃核承气汤中，以助硝黄之势。如陶氏黄龙汤之制，乃先辈之成则也。盖大黄、芒硝泻肠胃之燥热，牵牛、甘遂泻肠胃之湿热，巴豆、硫黄泻肠胃之寒结。各有定例。至于老人血枯便秘、气虚便难，脾虚腹胀少食，妇人血枯经闭，阴虚寒热，脾气痞积，肾虚动气，及阴疽色白不起等证，不可妄用，以取虚虚之祸。

商陆一名当陆，赤者性劣，色白者良　辛寒，有毒。铜刀刮去皮，水浸一宿，或醋炒，或黑豆拌蒸。用其赤者，服之伤人，令人见鬼。同生水服杀人。

《本经》主水肿疝瘕，痹熨，除痈肿，杀鬼精物。

发明　商陆苦寒伤脾，其性下行利水。《本经》专主水肿，疝瘕等疾，与大戟、甘遂异性同功，胃气虚弱者不可用。肿满，小便不利者，以赤根捣烂入麝香三分，贴于脐心，以帛束之，得小便利，即肿消。或以大蒜同白商陆煮汁服，亦治肿疾。仲景治大病后腰以下肿，牡蛎泽泻散用之，以其病后不堪受邪，故用急迫以散之也。然水肿因脾虚者，若误用之，一时虽效，未几再发，决不可救。

狼毒　苦辛寒，大毒。陈者良。醋炒用。出东鲁泰山，与防葵相类。置水沉者为狼毒，浮者即防葵也。

《本经》主咳逆上气，破积聚饮食，寒热水气，恶疮鼠瘘，疽蚀，鬼精蛊毒，杀飞鸟走兽。

发明　狼毒大毒。非恒用之品。《本经》治咳逆上气，惟质实气壮暴咳者宜之。又能破积聚饮食，寒热水气，以其迅利也。性能杀飞鸟走兽，其治恶疮疽蚀蛊毒，所不待言。《肘后方》以狼毒二两、附子半两，治心腹连痛胀急。加旋覆蜜丸，日服三丸，治腹中冷痛及两胁气结，又为散擦恶疮疥癣。愚按：狼毒与防葵同根，但质有轻重之别，虽《本经》主治不同，一皆瞑眩之品，功用亦不甚相远。今狼毒内有轻浮者，即系防葵无疑，但《本经》条下有坚骨髓，益气轻身之说。其性善走散，力能攻逐三虫，故有益气轻身之功。《本经》不言攻虫而攻蛊，之用与狼毒无异。

狼牙《本经》名牙子　苦辛寒，有毒。以其形似兽牙故名，白者良。中湿糜烂生衣者杀人。

《本经》主邪气热气，疥瘙，恶疡疮痔，去白虫。

发明　狼牙较狼毒之性稍缓，而所治亦相类。金匮九痛丸用狼牙，《局方》用狼毒。方用附子三两，狼牙、人参、吴茱萸、干姜各一两，巴霜一钱，蜜丸梧子大，日服二三丸，治九种心痛，并卒中恶腹胀满。又连年积冷流注心胸痛，及冷冲上气，落马坠车，血疾，皆主之。《本经》治邪气热气，去白虫，盖心痛多有属虫积者，故前方用之亦治恶疡疮痔。《金匮》、《外台》、《千金》并以煎洗阴疮蚀痒，捣汁治射工溪毒，《肘后》以之捣贴金疮，《外台》以之蜜丸，浆水服一丸，治寸白虫，皆取杀虫解毒之功也。

防葵　辛寒，有毒。

《本经》主疝瘕肠泄，膀胱热结，溺不下，咳逆湿痹，癫痫惊邪狂走，久服坚骨髓，益气轻身。

发明　防葵辛寒，性善走散。能治疝

瘕肠泄，膀胱热结等证，而《别录》又言，疗五脏虚气，小腹支满，胪胀口干，除肾邪，强志，中有火者不可久服，令人恍惚见鬼，二说各有主见。一以治浊邪支塞，惊邪狂走，故须久服，开除积垢，自然髓充骨坚，正气自复。一以疗五脏虚气，肾邪逆满，故不可久服，久服恐正气愈虚，不能制五志之火，引领痰湿上侮君主，令人恍惚见鬼。同一防葵，而有治惊邪狂走与久眼见鬼之不同也。尝考《千金方》防葵为治风虚、通血脉之上药，每与参术钟乳石英并用，取其祛逐风虚，通利血脉，而正气得复，肾志自强，当无助火为虐之虑矣。

蔄茹　辛寒，有小毒。折之汁出凝黑如漆，故名漆头。蔄茹色白者名草蔄茹。

《本经》主疽蚀恶肉，败疮死肌，杀疥虫，排脓恶血，除大风热气，善忘不寐。

发明　蔄茹《本经》治恶肉败疮等病，而《素问》四乌鲗一蔄茹九，当非此蔄茹可知也。《圣惠》治头风旋眩，《千金》治小儿痫痊，并用漆头蔄茹，姚僧坦治痫痊去恶血有白蔄茹丸，二者皆能散血。其治善忘不寐，亦是因风热侵犯心包、胆腑所致，散其风热，则无不寐善忘之患矣。

大戟　苦辛大寒，有毒。反甘草。入药惟用正根，误服傍株令人冷泻，枣煮则不损脾，乘软去骨用。

《本经》主蛊毒十二水，腹满急痛，积聚，中风皮肤疼痛，吐逆。

发明　大戟性禀阴毒，峻利首推，苦寒下走肾阴，辛散上泻肺气，兼横行经脉，故《本经》专治蛊毒十二水，腹满急痛等证，皆浊阴填塞所致，然惟暴胀为宜。云中风者是指风水肤胀而言，否则传写之误耳。夫大戟、甘遂之苦以泄水者，

肾所主也。痰涎之为物，随气升降无处不到，入于心则迷窍而成癫痫妄言妄见。入于肺则塞窍而成咳唾稠粘，喘急背冷。入于肝则留伏蓄聚而成胁痛，干呕，寒热往来。入于经络则麻痹疼痛。入于筋骨则颈项胸背腰胁手足牵引隐痛。《三因方》并以控涎丹主之。大戟能泻脏腑之水湿，甘遂能行经隧之水湿，白芥子能散皮里膜外之痰气。惟善用者能收奇功也。痘疮变黑归肾，枣变百祥丸，用大戟制枣去戟，用枣以泻肝邪，非泻肾也。实则泻其子，因肾邪实而泻其肝也。仲景云：心卜痞满引胁下痛，干呕短气者，十枣汤主之，其中亦有大戟。夫干呕胁痛岂非肝胆之病乎，百祥丸之泻肝明矣。至玉枢丹同续随子、山茨菇等解蛊毒药，则又不独肝胆矣。其脾胃肝肾虚寒，阴水泛滥，犯之立毙，不可不审。

泽漆　《本经》名漆茎　苦寒，小毒。《别录》、《日华》陶氏皆言是大戟苗，《纲目》名猫儿眼睛草。时珍云：江湖源泽多有之，掐茎有白汁粘人故名。

《本经》主皮肤大热，大腹水气，四肢面目浮肿，丈夫阴气不足。

发明　泽漆利水功类大戟，遂误以为大戟苗。《本经》言利丈夫阴气则与大戟不相侔也。其治皮肤大热、面浮腹大等证，兼挟表热而言，其性与大戟亦相类也。金匮泽漆汤，方用泽漆、半夏、紫参、白前、甘草、人参、桂心、生姜，以治肺咳上气脉沉。《大明》言：止疟疾，消痰，退热。《肘后》、《圣惠》、《易简》伏瘕，水肿，脚气皆用之。

甘遂　苦甘大寒，有毒。面裹煨熟用。反甘草。其根皮赤肉色白，作连珠大如指头，质重，不蛀者良。赤皮者，其性尤烈。

《本经》主大腹疝瘕，腹满，面目浮

肿，留饮宿食，破癥坚积聚，利水谷道。

发明 甘遂色白味苦，先升后降，乃泻水之峻药。《本经》治大腹疝瘕，面目浮肿，留饮宿食等病，取其苦寒迅利疏通十二经，攻坚破结，直达水气所结之处。仲景大陷胸汤，金匮甘草半夏汤用之，但大泻元气，且有毒，不可轻用。肾主水，凝则为痰饮，溢则为肿胀。甘遂能泻肾经湿气，治痰之本也。不可过服，中病则止。仲景治心下留饮与甘草同用，取其相反而立功也。《肘后方》治身面浮肿，甘遂末二钱，以雄猪肾一枚分七片入末拌匀，湿纸裹煨令熟，每日服一片，至四五服，当腹鸣小便利是其效也。然水肿鼓胀，类多脾阴不足，土虚不能制水，法当辛温补脾实土① 兼利小便，若误用甘遂、大戟、商陆、牵牛等味，祸不旋踵。而癫痫心风血邪，甘遂二钱为末，以猪心管血和药，入心内缚定，湿纸裹煨熟，取药入辰砂末一钱，分四圆，每服一圆，以猪心煎汤下，大便利下恶物为效，未下，更服一圆。凡水肿未全消者，以甘遂末涂腹绕脐令满，内服甘草汤，其肿便去。二物相反而感应如此，涂肿毒如上法亦得散。又治肥人卒然耳聋，甘遂一枚，绵裹塞耳中，口嚼甘草，耳卒然自通也。

续随子 即千金子 辛温，有毒。去壳，取色白者以纸包压去油，取霜用。

发明 续随子下气最速，然有毒损人，与大戟、泽漆、甘遂茎叶相似，主疗亦相似，其功长于利水解毒，故玉枢丹用之，服后泻多，以醋同粥食即止。若脾虚便滑之人，误服必死。黑子疣赘，续随子捣烂时涂之自落，或以煮线系瘤根，时时紧之渐脱。

莨菪 一名天仙子 子苦寒，根苦辛，有毒。

《本经》主齿痛，出虫，肉痹拘急，多食令人狂走。

发明 莨菪入癫狂方用，然皆用其子耳。故言勿令子破，破则令人发狂。《本经》治肉痹虫蜃，用其毒以攻治也。《千金》治石痈坚硬不作脓者，莨菪子为末，醋和敷疮头，根即拔出。打扑折伤，羊脂调莨菪子末敷之。莨菪根主治与子不殊，疟疾不止，莨菪根烧灰水服一钱匕即止。恶癣有虫，莨菪根捣烂和蜜敷之。恶刺伤人，莨菪根水煮汁浸，冷即易之。箭头不出，此亦主之，皆《千金》神方也。狂犬咬人，莨菪根和盐，日三敷之，此《外台秘要》方也。今人用根治噎膈反胃，取其性走以祛胃中留滞之邪，噎膈得以暂开。虚者误服为害不测。时珍云：莨菪之功，未见如所说，而其毒有甚焉，煮一二日尚能生芽，其为物可知矣。服莨菪、云实、防葵、赤商陆，皆令人狂惑见鬼者，盖此类皆禀阴毒，能使痰迷心窍，闭其神明、以乱视听故耳。

蓖麻子 甘辛温，有毒。去壳取仁白者良。禁食炒豆，犯之必胀。

发明 蓖麻属阴，其性善收，能迫脓取毒拔邪外出，为外科要药。能出有形之滞物，故取胎产胞衣，剩骨胶血者用之。时珍云：蓖麻甘辛有热毒，气味颇近巴豆，亦能利人，故下水气。其性善走，能开通诸窍经络，治偏风失音，口噤，口目㖞斜，头风七窍诸病，不止于出有形之物也。盖鹈鹕油能引药气入内，蓖麻油能拔病气出外，故诸膏多用之。偏风手足不举，同羊脂、穿山甲、麝香煎膏，日摩渐正研涂，瘰疬、痘毒、痈肿即消，盖能引毒外出耳。一人病手臂结块肿痛，用蓖麻仁捣膏，贴之即愈。一人病气郁而偏头痛，用此同乳香、食盐捣，敷太阳，其痛

① 土：底本作"水"，据光绪本改。

立止。一妇产后子肠不收，捣贴丹田即上。此药外用屡奏奇勋，但不宜内服耳。

常山一名恒山 苦辛温，有毒。川产淡黄细实如鸡骨者良，醋炒则不吐人。

《本经》主伤寒寒热，发温疟鬼毒，胸中痰结吐逆。

发明 夫疟有六经五脏痰湿、食积、风邪、瘴疫，须分阴阳虚实，不可一概论也。常山治疟有劫痰截病之功，须在发散表邪，及提出阳分之后服之得宜。生用多用则上行必吐，若酒浸炒透，则气少缓，稍用钱许亦不致吐也。得甘草则吐，得大黄则利。盖无痰不作疟，常山专在驱逐痰水。杨士瀛云：常山治疟，人皆薄之，疟家多蓄痰涎黄水，或停潴心下，或结澼胁间，乃生寒热。法当吐逆逐水，常山岂容不用，所以《本经》专主寒热温疟，痰结吐逆，以疟病多由伤寒寒热或时气温疫而致痰水蓄聚心下也。夫水在上焦，则常山能吐之，水在胁下，则常山能破其澼而下其水，但须行血药佐之，如桃仁、蓬术、穿山甲之类。其有纯热发疟或蕴热内实之证，投以常山。大便点滴而下，似泄非泄，须用大黄为佐泻利数行，然后获愈。常山阴毒之草，其性暴悍，虽有破瘴逐饮之能，然善损真气，所以仲景治疟方中从无及此。而夏伤于暑，秋必痎疟，及疟在三阴元气虚寒人，则常山、穿山甲辈皆为戈戟。

蜀漆 苦辛温，有毒。

《本经》主疟及咳逆，寒热腹中澼坚积聚，邪气蛊毒鬼疰。

发明 蜀漆即常山之苗，故《本经》治疟及咳逆，寒热积聚蛊毒，功效与之相类。《金匮》治牝疟独寒不热者有蜀漆散，用蜀漆、云母、龙骨，醋浆水服之。温疟加蜀漆一钱，用酸浆者，取酸以收敛蜀漆之辛散也。

藜芦 辛苦寒，有毒。反五参。服之吐不止者，饮葱汤即止。

《本经》主蛊毒，咳逆，泄痢肠澼，头疡疥瘙，恶疮杀诸蛊毒，去死肌。

发明 藜芦服钱匙则恶吐，而《本经》治蛊毒咳逆泄利肠澼，是指积气内盛者而言，积去则咳与利止矣。又通顶令人嚏。按：常山吐疟痰，瓜蒂吐热痰，乌附尖吐湿痰，莱菔子吐气痰，藜芦则吐风痰者也。凡胸中有老痰或中蛊毒，止可借其宣吐，切勿沾口，大损胃中津液也。若咳逆泄利肠澼等证，苟非实邪壅滞，慎勿轻试。不可因《本经》之言而致惑也。《别录》治喉痹不通、鼻中瘜肉并为散，吹鼻孔效。

附子 辛热，大毒。反半夏、瓜蒌、贝母、白蔹。古方以一两一枚者为力全，近时专取大者为胜。用盐过多，虽一两五六钱，制熟不及七八钱，且容易腐烂。若欲久藏，须同灶灰入罐中，置近火处，庶可经久。其性热有毒，必正节、角少、顶细、脐正者为上，顶粗、有节、多鼠乳者次之，伤缺偏绉者为下。有两歧者名乌喙，此禀气不正，专主大风顽痹。附子生用则散阴寒，熟用则助真元。生用去皮脐，熟用甘草、童便制。若欲久藏，一味甘草浓煎汁煮，汁尽力度。入阳虚补剂，用黄连、甘草制。凡中其毒，生莱菔汁及黄连解之。近时乌附多产陕西，其质粗、其皮厚、其色白、其肉松、其味易行易过，非若川附之色黑、皮薄、肉理紧细，性味之辛而不烈，久而愈辣，峻补命门真火也。

《本经》主风寒咳逆，邪气寒湿，痿躄拘挛，膝痛不能行步，破癥坚积聚，血瘕金疮。

发明 附子气味俱厚而辛烈，能通行十二经无所不至，暖脾胃而通噎膈，补命门而救阳虚，除心腹腰膝冷痛，开肢体痹湿痿弱，疗伤寒呃逆不止，主督脉脊强而厥，救寒疝引痛欲死，敛痛疽久溃不收及小儿脾弱慢惊，并须制熟用之。附子为阴证要药，凡伤寒阴证厥逆直中三阴，及中寒夹阴，虽身热而脉沉细或浮虚无力者，非此不治。或厥冷腹痛，脉沉细，甚则唇青囊缩者，急须生附以峻温散之。《本经》治风寒咳逆，当是阴寒呃逆，亥豕之谬。详《本经》所主诸证，皆阴寒之邪乘虚客犯所致。其主金疮者，是伤久气血虚寒不能收敛，非血出不止之金疮也。《别录》又主腰脊风寒，脚气疼弱，心腹冷痛等病，总取温经散寒之力耳。附子禀雄壮之质，有斩关夺将之能，能引补气药行十二经，以追复散失之元阳。引补血药入血分以培养不足之真阴。引发散药开腠理以驱逐在表之风寒。引温暖药达下焦以祛除在里之冷湿。附子以白术为佐，乃除寒湿之圣药，然须并用生者方得开通经络。若气虚热甚宜少用熟附，以行参、芪之力。肥人多湿亦宜少加乌附行经。附子得干姜、炙甘草名四逆汤，主少阴经寒证。得桂枝、甘草、姜、枣名桂枝附子汤，治风湿相搏，身体疼烦不能转侧。得白术、甘草、姜、枣名术附汤，治风虚头重眩极。得麻黄、细辛名麻黄附子细辛汤，治少阴病发热、脉沉。得大黄、苓连名附子泻心汤，治心下痞而恶寒汗出。得大黄、细辛名大黄附子汤，治胁下偏痛，发热，脉弦紧。得参、术、苓、芍名附子汤，治少阴病始得之，背恶寒。得茯苓、白术、芍药、生姜名真武汤，治少阴病腹痛，小便不利，四肢疼痛自利。得干姜、葱白名白通汤，治少阴病，利下，脉微。若厥逆无脉，干呕而烦，面色赤，加葱白以通阳气，此皆得配合之神妙，能起死回生于反掌间。生熟各随本方。赵嗣真云：

生附配干姜补中有发，熟附配麻黄发中有补，宜生、宜熟不出此中妙用也。至于崔氏八味丸用为少阴向导，后世认为补药，误矣。东垣治阴盛格阳，面赤目赤，烦渴引饮，脉来七八至，但按之即散者，用干姜附子汤，加人参半斤，服之得汗而愈。时珍云：阴寒在下，虚阳在上，治之以寒，则阴气愈盛，治之以热，则拒而不纳。热药冷服，下咽之后，冷性即消，热性便发，病气随愈，此热因寒用之法也。附子性沉著，温脾逐寒、乌头性升发，温脾去风。若寒疾即用附子，风疾即用乌头，二药俱走而不守，故堕胎为百药长。然妊娠脉弦，发热，胎胀，恶寒，小腹如扇，《金匮》用附子汤以安其胎，此神圣之妙用也。若伤寒发热头痛，皆除。热传三阴而见厥逆脉沉，此厥深热深之候证，必先发热头痛七八日或十余日后而见厥冷脉沉，此为阳厥，大便必不泻而闭。及温疫热伏，厥逆与阴虚内热火郁于内而恶寒者，误用不旋踵告变矣。附子乃退阴回阳必用之药。近世疑而不用，直待阴极阳竭而用已迟矣。且夹阴头痛，足冷，上热下寒，阴邪内盛，阳气外衰，急需人参健脉，以益其原，佐以附子温经散寒，舍此不用，将何救之。

川乌头 辛热，有毒。入祛风药。同细辛、黑豆煮入活络药。同甘草炮制，按乌头乃附子之母。春生新附即采其母，诸家《本草》未尝发明。但云春采者为乌头，故举世误认乌头为春时取附子之小者，往往以侧子代用，误人多矣。反半夏。

发明 乌头得春升之气，故治风为向导。主中风、恶风、半身不遂、风寒湿痹，心腹冷痛，肩髃痛不可俯仰，及阴疽久不溃者，溃久疮寒歹肉不敛者，并宜少加以通血脉，惟在用之得宜。小儿慢惊搐搦，涎壅厥逆，生川乌、全蝎加生姜煎服效。其乌附之尖为末，茶清服半钱吐癫痫风痰，取其锐气从下焦直达病所，借茶清涌之而出也。夫药之相反者，以乌头、半夏为最。而金匮赤丸及《普济方》俱二味同用，非妙达圣义者难以语此。

天雄 辛温，大毒。即附子之独颗无附，大倍附子者，制法与附子同。

《本经》主大风寒湿痹，历节痛拘挛缓急，破积聚邪气金疮，强骨髓，轻身健行。

发明 天雄禀纯阳之性，补命门三焦，壮阳精，强肾气过于附子，故《本经》用以治大风寒开湿痹历节拘挛诸病，阳气衰痿者佐人参用之。天雄、附子性皆下行，若上焦阳虚者，当用参、芪，不当用此也。且乌、附之尖皆是向下生者，其脐乃向上生苗处。宗奭、元素皆误认尖为上，惟震亨以为下部之佐者得之。《肘后》三建汤治元阳素虚，富邪外入，厥冷脉沉及伤寒阳毒。川乌、附子、天雄炮制等分，每服四钱，加生姜十五片温服。《金匮》治男子失精，用天雄、龙骨、桂枝、白术为散，酒服半钱。淮南用天雄一枚，纳雄鸡腹中，煮烂捣，食之令人勇，取壮肝肾之气也。

侧子即荝子 辛热，大毒。

发明 侧子乃散生乌附之旁，侧体无定在，其气轻扬，宜其发散四肢，充达皮毛，为治风之药。唐·元希声治瘫痪。有侧子汤，见《外台秘要》。又附子之初生琐细未成者，曰漏篮，言其小而篮不能盛，漏出篮下也。专治冷漏恶疮。

草乌头一名毒公 辛热，大毒。即乌头之野生者。或生用，或炮用，各随本方。有两歧相合如乌之喙者，名乌喙。

《本经》主中风恶风、洗洗出汗，除寒湿痹、咳逆上气，破积聚寒热。其汁煎之，名射罔，杀禽兽。

发明 草乌头、射罔乃至毒之物，非若川乌头、附子之比。自非风顽急疾不可轻投，此药止能搜风胜湿，开顽痰，治顽疮，以毒攻毒而已。《本经》治恶风、洗洗汗出，但能去恶风，而不能回阳散寒可知。昔人病风癣服草乌头、木鳖子药过多，甫入腹遂麻痹不救。乌附五种主治攸分，附子大壮元阳，虽偏下焦而周身内外无所不至。天雄峻补不减于附，而无顷刻回阳之功。川乌专搜风湿痛痹，却少温经之力。侧子善行四末不入脏腑。草乌悍烈，仅堪外治。此乌附之同类异性者，至于乌喙禀气不纯，服食远之可也。

射罔 苦温，大毒。人中射罔毒，以甘草、蓝汁、小豆叶、浮萍、冷水、荠苨皆可一味御之。

发明 乌喙、射罔至毒之药。虽有治尸疰癥坚瘰疮毒肿及蛇咬，先取涂肉四畔，渐渐近疮，习习逐病至骨。疮有热脓及黄水肿者，方可涂之。若无脓水有生血及新伤破，即不可涂，立能杀人。

白附子 辛甘温，小毒。

发明 白附子纯阳引药势上行，乃阳明经药。治肝肾风癣、阴痒、洗皯黑入面脂用。其性燥血耗气，是以类中风证，虽有痰壅禁用，小儿慢惊勿服。

天南星《本经》名虎掌 苦辛温，有毒，治风痰生用，须以矾汤浸。若熟用以湿纸包，于煻火中炮制。用造胆星法，以南星磨末，筛去皮，腊月入黄牛胆中，悬当风处干之，年久多拌者良。或兼蜂蜜以润其燥，但色易黑，不能久藏。

《本经》主心痛寒热结气，积聚，伏梁、筋痿拘缓，利水道。

发明 天南星之名，始自《开宝》。即《本经》之虎掌也，以叶取象，则名虎掌，根类取名，故名南星。虽具二名，实系一物。为开涤风痰之专药。《本经》治心痛、寒热、结气，即《开宝》之下气利胸膈也。《本经》之治积聚、伏梁，即《开宝》之破坚积也。《本经》之治筋痿拘缓，即《开宝》之治中风，除麻痹也。《本经》之利水道，即《开宝》之散血堕胎也。夫水由血不归经所化，蕴积于经而为湿热，则风从内发，津液凝聚为肿胀，为麻痹，为眩晕，为颠仆，为口噤身强，为筋脉拘缓，为口眼㖞斜，各随身之所偏而留著不散，内为积聚，外为痈肿，上为心痛，下为堕胎，种种变端总由湿热所致，盖缘一物二名。后世各执一例，是不能无两歧之说，即仲淳之明，尚以《开宝》之文衍之为疏，而《本经》主治置之罔闻，何怪诸家采集药性，一皆舍本逐末乎。按：天南星味辛而麻，故能治风散血。气温而燥，故能胜湿除痰。性紧而毒，故能攻积拔肿而治口㖞舌糜。诸风口禁，更以石菖蒲、人参佐之。南星、半夏皆治痰药也。然南星专走经络，故中风麻痹以之为向导，半夏专走肠胃，故呕逆泄泻以之为响导。《千金》治妇人头风，攻目作痛，掘地作坑烧赤，入南星于中，以醋沃之，盖定候冷为末，酒服半钱。《易简》治面生疣子，醋调南星末涂之，其新生之芽曰由跋。《本经》治毒肿结气。《千金方》用之取其开结热之用耳。

半夏　辛温，有毒。汤浸，同皂荚、白矾煮熟，姜汁拌、焙干用，或皂荚、白矾、姜汁、竹沥四制尤妙。咽痛醋炒用。小儿惊痰发搐及胆虚不得眠，猪胆汁炒。入脾胃丸剂，为细末姜汁拌和作面，候陈炒用。反乌附者，以辛燥鼓激悍烈之性也。忌羊血、海藻、饴糖者，以甘腻凝滞开发之力也。

《本经》主伤寒寒热，心下坚，胸胀，咳逆，头眩，咽喉肿痛，肠鸣下气，止汗。

发明　半夏为足少阳本药，兼入足阳明、太阴。虚而有痰气宜加用之，胃冷呕哕方药之最要。止呕为足阳明，除痰为足太阴，柴胡为之使，故小柴胡汤用之，虽为止呕，亦助柴胡、黄芩主往来寒热也。《本经》治伤寒寒热，非取其辛温散结之力欤。治心下坚、胸胀，非取其攻坚消痞之力欤。治咳逆、头眩、非取其涤痰散邪之力欤。治咽喉肿痛，非取其分解阴火之力欤。治肠鸣下气止汗，非取其利水开痰之力欤。同苍术、茯苓治湿痰，同栝蒌、黄芩治热痰，同南星、前胡治风痰，同芥子、姜汁治寒痰，惟燥痰宜栝蒌、贝母，非半夏所能治也。半夏性燥能去湿、豁痰、健脾。今人惟知半夏去痰，不言益脾利水，脾无留湿则不生痰，故脾为生痰之源，肺为贮痰之器。半夏能主痰饮及腹胀者，为其体滑而味辛性温也，二陈汤能使大便润而小便长。世俗皆以半夏、南星为性燥，误矣。湿去则土燥，痰涎不生，非二物之性燥也。古方治咽痛喉痹，吐血、下血多用二物，非禁剂也。按：《灵枢》云：阳气满则阳跷盛不得入于阴，阴虚则目不瞑，饮以半夏汤一剂通其阴阳，其卧立至。半夏得栝蒌实、黄连，名小陷胸汤，治伤寒小结胸。得鸡子清、苦酒，名苦酒汤。治少阴咽痛生疮，语声不出。得生姜，名小半夏汤，治支饮作呕。得人参、白蜜，名大半夏汤，治呕吐反胃。得麻黄，蜜丸名半夏麻黄丸，治心下悸忪。得茯苓、甘草，以醋煮半夏共为末，姜汁面糊丸，名消暑丸，治伏暑引饮，脾胃不和，此皆得半夏之妙用。惟阴虚羸瘦，骨蒸汗泄，火郁头痛，热伤咳嗽，及消渴肺痿，咳逆失血，肢体羸瘦禁用，以非湿热之邪，而用利窍行湿之药，重竭其津，医之罪也，岂药之咎哉。

蚤休 即草紫河车，金线重楼，俗名七叶一枝花 苦微寒，有毒。

《本经》主惊痫摇头弄舌，热气在腹中。

发明 蚤休，足厥阴经药，能治惊痫疟疾，瘰疬痈肿，详《本经》主治，总取开结导热，而惊痫摇头弄舌之热邪自除。元气虚者禁用，醋磨敷痈肿蛇毒有效。

鬼臼 《本经》名九臼，一名天臼，一名马目毒公，又有术律草、害母草、独脚莲、羞天花、琼田草、山荷叶、八角盘、唐婆镜、鬼药、爵犀、解毒等名 辛温，有毒。

《本经》杀虫毒鬼疰精物，辟恶气不祥，逐邪解百毒。

发明 鬼臼辛温，以毒攻毒之猛药，《本经》杀鬼疰虫毒，辟恶逐邪，宁无顾名思实之意。其治邪痈阴疽蛇毒用之。《良方》一字神散，治子死腹中，无灰酒下一钱立效。射工中人寒热发疮，鬼臼叶一握，苦酒捣汁服一升，日二次效。

射干 《本经》名乌扇，其叶丛生，横铺一而[1]如鸟翅及扇之状，故有乌翣、乌吹、乌蒲、凤翼、鬼扇、扁竹、仙人掌等名 苦辛微温，有毒。米泔浸，煮熟炒用。

《本经》主咳逆上气，喉痹咽痛，不得消息，散结气，腹中邪逆，食饮大热。

发明 苦能下泄，辛能上散，《本经》治咳逆上气，喉痹咽痛，不得消息，专取散结气之功，为喉痹咽痛要药。痘中咽痛，随手取效，以其力能解散毒郁也。治腹中邪逆，食饮大热，是指宿血在内发热而言，即《别录》疗老血在心脾间之谓。《金匮》治咳而上气喉中水鸡声，有射干麻黄汤。又治疟母，鳖甲煎丸，用乌扇烧过，取其降厥阴之相火也。火降则血散肿消，而痰结自解。《千金》治喉痹有乌扇膏，中射工毒生疮，乌扇、升麻煎

服，以滓敷疮上效。治便毒，射干同生姜煎服，利两三行即效，以其性善降，服之必泻，虚人禁用。苗名鸢尾，根名鸢头，又名东海鸢头。《千金》治蛊毒方用之。

玉簪根 即白鹤花 苦辛温，有毒。

发明 玉簪入骨软坚，故能下骨鲠，以根捣自然汁，于竹筒灌入喉，不可著牙齿。刮骨取牙，玉簪根干者一钱、白砒三分、白硇七分、蓬砂三分、威灵仙三分、草乌头一分半为末，点少许疼处自落。

凤仙子 又名急性子 苦温，小毒。

发明 凤仙子性最急速，故能透骨软坚、通窍搜顽痰，下死胎、积块、噎膈、骨鲠。治狂痫，胜金丹用之。取其性急，领砒药吐泄也。庖人煮肉硬者，投子数粒即易烂，是其验也。性与玉簪根同，不可著齿，多食戟人咽，入砒点疼牙即落。同独瓣蒜捣涂痞块即消，加麝香、阿魏尤捷。花治蛇伤，擂酒服之即解。

曼陀罗花 实名风茄 辛温，有毒。

发明 此花浸酒治风，少顷昏昏如醉，动火之患也。故麻药为之首推。八月采此花，七月采麻子花，阴干等分为末，热酒调服三钱，少顷昏昏如醉。剜疮炙火宜先敷此，则不觉苦也。寒湿脚气煎汤洗之。

羊踯躅 即闹羊花 辛温，大毒。恶诸石及面，不入汤剂。

《本经》主贼风在皮肤中淫淫痛，温疟，恶毒，诸痹。

发明 羊踯躅治中风瘫痪，性祛风寒湿邪，故可以治诸痹恶毒，正与《本经》之治相符，用其毒以攻毒也。然须谅病人虚实而用。《和剂局方》伏虎丹中用之。南方治蛊毒有踯躅花散，其性之猛烈可知。此物有大毒，曾有人以根入酒饮，遂致于毙。不可近眼，令人昏瞖。同天南

---

① 而：底校本同，疑为"面"之误。

星、川乌、草乌助虐尤甚。中其毒者以绿豆解之。

芫花 苦辛温,有毒。陈者良。水浸一宿晒干,醋炒以去其毒。弘景曰:用者微熬,不可近眼。反甘草。

《本经》主咳逆上气,喉鸣咽肿短气,蛊毒鬼疟,疝瘕痈肿,杀虫鱼。

发明 芫花消痰饮水肿,故《本经》治咳逆,咽肿疝瘕痈毒,皆是痰湿内壅之象。仲景治伤寒表不解,心下有水气,干呕发热而咳,或喘,或利者,小青龙汤主之。若表已解,有时头痛汗出恶寒,心下有水气,干呕痛引两胁,或喘或咳者,十枣汤主之。盖小青龙汤驱逐表邪,使水气从毛窍而出,《内经》开鬼门法也。十枣汤驱逐里邪,使水气从大小便而泄,《内经》洁净府、去菀陈莝法也。芫花、大戟、甘遂之性,逐水泻湿,能直达水饮窠囊隐僻处,取效甚捷,不可过剂,泄人真元。

莞花 苦寒,有毒。熬黄用,芫花时尖如柳,花紫似荆,莞花苗茎无刺,花细色黄与芫花绝不相似,或言无莞花以芫花代之,性相近耳。

《本经》主伤寒温疟,下十二经水,破积聚,大坚癥瘕,荡涤肠中留癖饮食,寒热邪气,利水道。

发明 莞花苦辛,能破积聚癥瘕,治痰饮咳逆,去咽喉肿闭。《本经》治伤寒温疟者,取苦寒以攻蕴积伏匿之邪也。言下十二经水,又治饮食寒热邪气者,以其苦寒峻利,饮食之邪亦得荡涤,而寒热自除也。仲景用此止利以行水,水去则利止矣。又小青龙汤云,若微利者,去麻黄加莞花,盖亦取其利水也。愚按:芫花、莞花虽有辛温开表,苦寒走渗之不同,而破积逐水之功用仿佛。《本经》虽无芫花利水之说,而仲景十枣汤专行利水,是以药肆皆不辨混收,医家亦不辨混用。犹夫食谷得以疗饥,食黍亦可疗饥,混用可无妨碍。若矾石、礜石字形相类,药状亦相类,可不辨而混用耶。

莽草一名䓶,即鼠莽,本作茵字,此物有毒,食之令人迷罔故名。山人以之毒鼠,渔人以之毒鱼,与醉鱼草总一类 辛温,有毒。

《本经》主头风痈肿疝瘕,除结气疥瘙,杀虫鱼。

发明 莽草大毒,善杀鱼鼠,其性可知。《本经》治疝瘕结气,荡涤在内之宿积也。疗痈肿头风,搜逐在外之邪毒也。但性最猛烈,服之令人瞑眩。《千金方》每与茵芋同为搜风涤恶之峻剂。近世罕能用之。惟毒鱼之外,仅以浴顽痹湿风及煎嗽虫牙,然沐时勿令入眼,中其毒者,惟草紫河车磨水服之可解,黑豆煮汁服之亦解。以豆汁浇莽根则烂,物类之相制如此。至于茵芋人所未识,毋怪近世医术之卑也。

茵芋 苦辛温,有毒。生泰山川谷。春生苗,高三四尺,茎赤,叶似石榴而短厚,又似石南。四月开细白花,五月结实。今彭城、海盐、杭州、雍州、绛州、华州皆有,四月采叶,七月采茎,阴干用之。

《本经》主五脏邪气,心腹寒热,羸瘦如疟状,发作有时,诸关节风湿痹痛。

发明 茵芋大毒,世亦罕用。《本经》虽有治羸瘦如疟状一语,皆是五脏有邪气,心腹寒热所致,非能疗虚羸寒热也,其治关节风湿痹痛,是其正治。时珍曰,《千金》《外台》诸方治风痫有茵芋丸,治风痹有茵芋酒,治妇人产后中风有茵芋膏,风湿诸方多用之。茵芋、石南、莽草皆古人治风妙品,近世罕知。

钩吻 《本经》名野葛,红花者名火把草,黄花者名黄藤，《千金》名黄野葛　辛温，大毒。

《本经》主金疮乳痓中恶风，咳逆上气，水肿，杀鬼疰蛊毒。

发明　野葛之毒甚于戈戟，故有钩吻之名。而风毒蛊疰用之以毒攻毒，苟非大剧，亦难轻用。紫者破血结，青者破痰积。其叶与黄精叶相似，但钩吻叶有毛钩二个，黄精叶似竹叶而无毛钩，可以明辨。误食钩吻叶，饮冷水即死，以死尸悬树上汁滴在地即生菌子，收之名菌药。毒于野葛，蕹菜捣汁解之，取蕹菜汁滴野葛苗即萎死。中野葛毒，急不可得蕹菜，多饮甘草汁、人屎汁，或白鸭血、白鹅血、羊血灌之亦解。

蔓草部

菟丝子《本经》名菟蒌　辛甘平，无毒。酒煮捣烂作饼焙干用。雷公曰：凡使勿用天碧草子真相似，只是味酸涩并粘也。菟丝最难得真，有人以子种出皆水犀草，今药肆所卖俱系此类，然服亦有微功，不似假石莲子之大苦大寒大伤胃气，伐人天元也。至贱之物尚尔，若此况珍贵之品，能无伪乎？

《本经》续绝伤补不足，益气力肥健人。

发明　菟丝子去风明目，肝肾气分药也。其性味辛温质粘，与杜仲之壮筋暖腰膝无异，五味之中惟辛通四气，复兼四味，经曰，肾苦燥，急食辛以润之。菟丝子、五味子之属是也。与辛香燥热之辛迥乎不同，此补脾肾肝三经要药。《本经》言续绝伤补不足，益气力肥健人者，三经俱实而绝伤续，不足补，气力长，令人肥健矣。其功专于益精髓坚筋骨，止遗泄。主茎寒精出，溺有余沥，去膝胫酸软、老人肝肾气虚腰痛膝冷，合补骨脂、杜仲用

之，诸经膜皆属于肝也。气虚瞳子无神者，以麦门冬佐之，蜜丸服效。凡阳强不痿，大便燥结，小水赤涩者勿用，以其性偏助阳也。

五味子　酸温，无毒。产辽东者佳。微焙捣碎用。

《本经》主益气，咳逆上气，劳伤羸瘦，补不足，强阴益男子精。

发明　五味子右肾命门本药。《本经》主咳逆上气，强阴益男子精，心肾不交者宜之，兼入肺肾二经。味酸而敛耗散之金，性温而滋不足之水，生津止渴，益气强阴，壮水镇阳。收瞳子散大，定喘敛汗。加干姜治冬月肺寒咳嗽。同人参、门冬治夏月精神困乏。而虚热久嗽，不可误用表散。须以此去核之辛温助火，但用皮肉之酸咸以滋化之，不宜多用，恐酸收太过反致闭遏而成虚热也。黄昏嗽乃火浮于肺，不宜凉药，宜五味子敛而降之。但风邪在表，痘疹初发，一切停饮，肺家有实热者皆当禁之。

覆盆子《本经》名蓬蘽　甘平微温，无毒。酒浸一宿炒用。

《本经》安五藏益精气长阴，令人坚强志，倍力有子，久服轻身不老。

发明　覆盆子乃蓬蘽之实。《本经》言：蓬蘽者，蘽即实也。或云蓬蘽是覆盆苗分之为二，殊为未当。宗奭云：覆盆子益肾脏缩小便，服之当覆其溺器，故名。《本经》专于暖子脏，服之令人多子。《别录》言益气轻身，令发不白，甘温补血与桑椹同功。惟秦地山中有之，近世真者绝罕。药肆每以树莓代充，欲验真伪以酒浸之，色红者是真，否即是假。

使君子　甘温，无毒。微煨去壳。

发明　凡杀虫药都是苦辛，惟使君子甘而杀虫，不伤脾胃，大人小儿有虫病者，每月上旬清晨空腹食数枚或为散，肥

汤服之，次日虫从大便出。忌饮热茶，犯之即泻。凡虫皆脾胃虚弱，饮食停滞而生此物。甘温即能杀虫，又益脾胃，所以能敛虚热而止泻，为小儿虫积上药。

木鳖子 土木鳖苦温小毒，番木鳖苦寒大毒。又附子之初生未成者曰漏篮子，《炮炙论》名木鳖子与此不同。

发明 木鳖有二种。有壳者曰土鳖。去壳捣烂，帛裹塞鼻，起倒睫拳毛。又为末唾调，贴痔痛七日即消。一切痈肿，醋磨涂之。一种无壳者曰番鳖。治热病喉痹作痛，和山豆根、青木香磨汁咽之。癍疮入眼，番木鳖半个，同轻粉、冰片、麝香为末，左目吹右耳，右目吹左耳，日三次，癍疮自退。又能毒狗，狗性太热，此性大寒，寒热相反，激之使然。

马兜铃 苦辛微寒，无毒。去壳，微焙用。

发明 诸药之性轻浮者，皆能入肺散气，灯心、马勃之属皆然，诸家言其性寒，专于劫痰定喘，不知其苦中带辛，寒中带散，是以肺热痰喘，声音不清者宜之。钱氏补肺阿胶散用之，取其清热降气，邪去则肺安矣。性善涌泄，故《纂要》治蛇蛊毒，一味浓煎服之，探吐，其毒即解。婴儿麻疹内陷喘满声喑者，宜加用之。若肺冷金寒，喘嗽失音者禁用。

青木香 即马兜铃根 辛苦微寒，无毒。

发明 青木香苦寒香细，入足少阴。善降阴气上逆，故治风温，葳蕤汤用之，并治痈肿痰结气凝诸痛。《唐本》治热肿蛇毒，水磨敷之。《肘后》治蛊毒，酒水和煎服之，毒从小便出。昔人言，多服令人吐利，肺寒咳嗽，寒痰作喘，胃虚畏食人勿服，以其辛香走窜也。

预知子 苦寒，无毒。《大明》曰温。

发明 预知子专杀虫疗蛊，其治痃癖蛇毒，总是杀虫之功。相传取子二枚，缀衣领上，遇有蛊毒则闻其子有声，故名预知，蜀人极贵重之。

牵牛 苦辛温，有毒。东垣云辛热有毒。有黑白二种，名黑丑、白丑，凡用生磨取头末。

发明 牵牛专一行水峻下之剂。白者属金利肺，治上焦痰饮，除壅滞气逆，通大肠风秘，除气分湿热。黑者属水，泻肾而兼泻脾胃之湿，消肿满脚气，利大小便秘。但病在血分，或病人稍弱而痞满者，不可用。东垣云：牵牛非神农药也。《名医续注》云：味寒能除湿气，利小便，治下注脚气，此说气味、主治俱误。凡用牵牛，少则动大便，多在泄下如水，乃泻气之药。其味辛辣，久嚼猛烈雄壮，所谓苦寒安在哉。夫湿者，水之别称，有形者也。若受湿气不得施化，致大小便不通，宜暂用之。况牵牛止能泄气中之湿热，不能除血中之湿热，每见酒食过伤病痞者，多服牵牛散取快一时，药过仍痞，以致久服脱人元气，犹不知悔也。东垣治下焦虚肿，天真丹用牵牛，以盐水炒黑，佐沉香、杜仲、补骨脂、官桂诸药，深得补泻兼施之妙用，方见《医学发明》。

紫葳 一名凌霄 酸微寒，无毒。

《本经》主妇人产乳余疾，崩中癥瘕，血闭寒热，羸瘦，养胎。

发明 凌霄花手足厥阴血分药也，能去血中伏火。《本经》主妇人崩中、癥瘕，又治血闭寒热、羸瘦。云养胎者，以有积瘀在内，瘀散则胎自安也，与金匮桂枝①茯苓丸中用桃仁、丹皮治妊娠癥痼害无异。癥瘕、血闭、血气刺痛、疬风恶疮多用之，皆取其散恶血之功也。若无瘀血而胎息不安者禁用。

旋花 一名缠枝牡丹 甘辛，无毒。制雄

---

① 枝：底校同均作"心"，据《金匮》改。

黄。

《本经》主面皯黑色。媚好益气。根主腹中寒热邪气。

发明　凡藤蔓之属，象人之筋，所以多治筋病，旋花根细如筋可啖。《本经》言：主腹中寒热邪气。《别录》言：其久服不饥。时珍自京师还，见北地车夫每载之，云暮归煎汤饮可补损伤，则益气续筋之说，尤可征矣。筋被斫断者，用旋花根捣汁沥断处，仍以滓敷，日三易，半月即续。

蔷薇子名营实　酸温，无毒。

《本经》营实主痈疽恶疮，结肉跌筋，败疮热气，阴蚀不瘳，利关节。

发明　蔷薇乃野生之白花者。性专解毒，其实兼能散结，结肉跌筋败疮阴蚀，皆得疗之。《本经》所主，皆言其实，根能入阳明经除风杀虫，故痈疽疮癣常用之。《千金》治消渴尿多，以根煮饮。又治口疮之神药。《圣惠》治小儿遗尿，酒煮服。皆取其温足阳明，而足太阳受荫矣。

月季花俗名月月红　甘温，无毒。

发明　月季花为活血之良药。捣敷肿疡用之。痘疮触犯经月之气而伏陷者，用以加入汤药即起，以其月之开放，不失经行常度，虽云取义，亦活血之力也。

栝蒌实　甘寒，无毒。去壳，纸包压去油用。反乌附。

发明　栝蒌实甘寒润燥，宜其为治嗽消痰止渴之要药，以能洗涤胸膈中垢腻郁热耳。仲景治喉痹痛，引心肾咳唾喘息及结胸满痛，皆用栝蒌实取其甘寒不犯胃气，能降上焦之火，使痰气下降也。其性较栝蒌根稍平，而无寒郁之患，但脾胃虚及呕吐自利者不可用。

栝蒌根即天花粉　苦寒，无毒。反乌附。

《本经》主消渴身热、烦满大热，补虚安中，续绝伤。

发明　栝蒌根性寒，降膈上热痰，润心中烦渴，除时疾狂热，祛酒瘅湿黄，治痈疡解毒排脓。《本经》有安中补虚，续绝伤之称，以其有清胃祛热之功，火去则中气安，津液复，则血气和，而绝伤续矣。其性寒降，凡胃虚吐逆，阴虚劳嗽误用，反伤胃气，久必泄泻喘咳，病根愈固矣。凡痰饮色白清稀者，皆当忌用。

土瓜根即王瓜根　苦寒，无毒。藏器云有小毒。

《本经》主消渴内痹，瘀血月闭，寒热酸疼，益气愈聋。

发明　王瓜产南方者，禀湿热之气最盛，患疮肿痈毒者食之，为患转甚。产北地者，得春升之气最先，患消渴内痹者用之，其效颇捷。其根治黄疸消渴与栝蒌之性不甚相远，但不能安中补虚续绝伤，调和经络诸血也。《金匮》治妇人经水不调，带下，少腹满一月再见者，土瓜根散主之，深得《本经》主瘀血月闭之旨。方用土瓜根、芍药、桂心、䗪虫等分为末，酒服方寸匕，日三服。苏颂治小儿发黄，土瓜根生捣汁，服三合，不过三次效。又治黄疸变黑，土瓜根汁平旦温服一小升，午刻黄水从小便出。其治寒热酸疼，皆祛湿热之验。南阳治阳明经热，大便不通，用之为导以下湿热。其子治肺痿吐血，肠风泻血，赤白痢及反胃吐食，惜乎，世医未知用也。

葛根　甘平，无毒。色白者良，入阳明。表药生用。胃热烦渴，煨熟用。

《本经》主消渴、身大热、呕吐、诸痹，起阳气，解诸毒。

发明　葛根性升属阳，能鼓舞胃中清阳之气，故《本经》主消渴、身热、呕吐，使胃气敷布，诸痹自开。其言起阳气、解诸毒者，胃气升发，诸邪毒自不能留而解散矣。葛根乃阳明经之专药，治头额痛，眉棱骨痛，天行热气呕逆，发散解肌，开胃止渴，宣斑发痘。若太阳经初病头脑痛而不渴者，邪尚未入阳明不可便用，恐引邪内入也。仲景治太阳、阳明合病自利，反不利，但呕者俱用葛根汤。太阳病下之遂利不止，喘汗脉促者，葛根黄芩黄连汤，此皆随二经表里寒热轻重而为处方。按证施治，靡不应手神效。又葛根葱白汤为阳明头痛仙药。斑疹已见点不可用葛根、升麻，恐表虚反增斑烂也。又葛根轻浮，生用则升阳生津，熟用则鼓舞胃气，故治胃虚作渴，七味白术散用之。又清暑益气汤兼黄柏用者，以暑伤阳明，额颅必胀，非此不能开发也。花能解酒毒，葛花解醒汤用之，必兼人参，但无酒毒者不可服，服之损人天元，以大开肌肉而发泄伤津也。

天门冬 即天棘根 甘寒，无毒。焙热去心，用肥白者良。忌鲤鱼。

《本经》主诸暴风湿偏痹，强骨髓，杀三虫，去伏尸，久服轻身益气，延年不饥。

发明 天门冬手太阴肺经气分药。兼通肾气咳逆喘促，肺痿肺痈，吐血衄血，干咳痰结，其性寒润能滋肺，肺气热而燥者宜之。肺为清虚之脏，凉则气宁，热则气腾。天门冬能保肺，使气不受火扰。合地黄、麦门冬主心肺虚热咳吐脓血，又能治热淋。同参、芪定虚喘，盖肺肃则气化，乃能出。若脾虚而泄泻恶食者，虽有前证，亦莫轻投，以其降泄太过也。时珍云：天门冬清金降火，益水之上源，故能下通肾气，入滋补方用之有效。若脾胃虚寒人久服，必致滑肠，反成痼疾，以性寒能利大肠故也。《本经》治诸暴风湿偏痹，盖热则生风，暴则属火，偏痹者湿热

所致，故治风先清火，清火在养阴也。其三虫伏尸，皆脾肾湿热所化，清二经湿热，则无三虫伏尸之患矣。又能延年不饥，故辟谷方多用之。

百部 苦微甘，小毒。肥白者良。抽去心用则不烦闷。

《本经》主咳嗽上气，火炙酒渍饮之。

发明 百部为杀虫要药。故肺热劳瘵喘嗽，有寸白虫宜之。蛲虫痢及传尸骨蒸多用之。时珍云：天、麦门冬之类皆主肺痰。但百部气温，肺胃寒者宜之。二冬性寒，肺胃热者宜之。脾胃虚人勿用，以其味苦伤胃也。又浓煎洗牛马虱、树木虫蛀，用填孔中，更削杉木塞之，其虫即死，杀虫之功于此可知。

何首乌 一名夜交藤 苦涩微温，无毒。其形圆大者佳。须赤白并用。制法以竹刀刮去皮，拌黑豆九蒸九晒，候用。禁犯铁器，忌莱菔诸血，勿与天雄、乌附、姜、辛、仙茅等同用，为其性敛味涩也。

发明 何首乌，足厥阴、少阴药也。性禀阴中之阳。产南方者最胜，北地所生，虽极大者，殊不足珍，以地偏属阴而无阳生之力也。白者属气分，赤者属血分。肾主闭藏，肝主疏泄，以此气温味苦涩，苦走肾，温补肝，能收敛精气，所以养血益肝，固精益肾，健筋骨，乌须发，为滋补良药。不寒不燥功在地黄、天门冬诸药之上。气血大和，则风虚斑肿、瘰疬之疾可愈，生则性兼发散，主寒热痿疟，及痈疽背疮皆用之。今人治津血枯燥及大肠风秘，用鲜者数钱煎服即通，以其滋水之性最速，不及封藏即随之而下泄也。与苁蓉之润燥通大便无异，而无助火之虞。肠风脏毒，用干者为末米饮，日服二三钱有效，盖其内温肝肾，外祛少阴风热之验也。《丹方》治久疟，用生姜、何首乌一两，柴胡三钱，黑豆随年数加减，煎成露

一宿，清晨热服，若夜疟尤效，乃散中寓收，补中寓散之法。

萆薢 苦甘平，无毒。产川中，大块色白而松脆者为萆薢。若色黄赤者即菝葜也。一种小块质坚硬者为土萆薢，不堪入药，忌茗、醋。

《本经》主腰脊痛、强骨节，除风寒湿周痹，恶疮不瘳，热气。

发明 萆薢苦平，胃与肝家药也，入肝搜风。《本经》主腰脊痛，强骨节，入肝祛风，入胃祛湿，故《本经》主寒湿周痹、恶疮热气等病。昔人称其摄精之功，或称逐水之效，何两说相悬耶？不知胃气健旺则湿浊去，而肾无邪湿之扰，肾脏自能收摄也。杨氏萆薢分清饮专主浊病，正得此义。又主阴痿失溺，老人五缓者，总取行阳之力，以利关节助健运也。若阴虚精滑及元气下陷不能摄精，小便频数，大便引急者，误用病必转剧，以其温散不利于阴也。菝葜与萆薢相类，《别录》主腰背寒痛风痹，皆取祛湿热利水、坚筋骨之义。

土茯苓俗名冷饭团 甘淡平，无毒。忌铁器。

发明 土茯苓古名山牛，入胃与肝肾。清湿热，利关节，止拘挛，除骨痛，主杨梅疮，解汞粉毒。时珍云：杨梅疮起于岭南，风土炎热，岚瘴熏蒸，挟淫秽湿热之邪，发为此疮。今则遍行海宇，类有数种，治之则一，属厥阴、阳明。如兼少阴、太阳、阳明，发于咽喉。兼太阳、少阳，发于头角。盖相火寄在厥阴，肌肉属于阳明。若用轻粉劫剂，毒气窜入经络筋骨莫之能出，变为筋骨挛痛，发为结毒，遂成痼疾。方用土茯苓一两、薏苡、忍冬、防风、木瓜、木通、白鲜皮各五分，皂荚子四分，人参、当归各七分，日服三次，忌饮茶、烧酒，及牛羊鸡鹅鱼肉、麸

面、盐、酱，并戒房劳百日，渴饮土茯苓汤，半月全愈。

白蔹 苦甘辛微寒，小毒。反乌附，解狼毒毒。

《本经》主痈肿疽疮，散结气止痛，除热、目中赤，小儿惊痫，温疟，女子阴中肿痛，带下赤白。

发明 白蔹性寒。解毒，敷肿疡疮有解散之功，以其味辛也。但阴疽色淡不起，胃气弱者，非其所宜。《本经》治目赤、惊痫、温疟，非取其解热毒之力欤。治阴肿带下，非取其去湿热之力欤。金匮薯蓣丸用之，专取其辛凉散结，以解风气百疾之蕴蓄也。世医仅知痈肿解毒之用，陋哉。同地肤子治淋浊失精，同白及治金疮失血，同甘草解狼毒之毒，其辛散之功可知。而痈疽已溃者不宜用。

山豆根 苦寒，无毒。

发明 山豆根大苦大寒，故能治咽喉诸疾。苏颂言：含之咽汁，解咽喉肿痛极妙。或水浸含嗽，或煎汤细呷，又解痘疹热毒及喉痹药皆验。盖咽证皆属阴气上逆，故用苦寒以降之。《开宝》言：解诸药毒，止痛消疮肿毒，发热咳嗽，善治人马急黄，杀小虫。时珍云：腹胀喘满，研末汤服。血气腹胀，酒服三钱。卒患热厥心痛，磨汁服。总赖苦寒以散之，但脾胃虚寒作泻者禁用。

黄药子 苦平，无毒。

发明 黄药子治诸恶肿疮瘘喉痹，及蛇犬蛟毒，研水服之并用外涂。《千金》治瘿疾，以黄药子半斤，无灰酒一升浸药，固济瓶口，糠火煨，候香，瓶头有津即止。时饮一杯不令绝，三五日即消勿饮。不尔令人项细也。又专治马牛心脾热病。

白药子叶名剪草 辛凉，无毒。

发明 白药子辛凉解毒。故能治金疮

出血太多发热。用以凉血清热则痛自止，肌自生。又主喉中热塞不通，时常痛肿，醋煎细呷。治诸骨鲠，在上即吐出，在下即便出。解野葛、生金、巴豆药毒。又治马脾肺热病。

威灵仙 苦辛温，小毒。

发明 威灵仙性善下走，通十二经，故能宣通五脏，治胃脘积痛，脚胫痹湿痛风之要药。消水破坚积，朝食暮效。辛能散邪，故主诸风。温能泄水，故主诸湿。而痘疹毒壅于上，不能下达，腰下胫膝起灌迟者，用为下引立效。其性利下，病壮实者，诚有殊效。气虚者服之必虚泻而成痼疾，以其耗血走气也。血虚而痛，不因风湿者勿服。

茜草 《素问》名蘆茹，又名茹蘆，俗名血见愁 苦辛微温，无毒。

《本经》主寒湿风痹，黄瘅，补中。

发明 茜根色赤而性温，味苦而带辛，色赤入营，性温行滞，味辛入肝，手足厥阴血分药也。《本经》又以治寒湿风痹黄瘅者，是湿热之邪痹著营分，用以清理邪湿则脾胃健运，寒湿风痹无所留著而黄瘅自除矣。其治女子经水不通甚效。详《素问》四乌鲗一蘆茹丸，治妇人脱血、血枯。《千金翼》治内崩下血，皆取以散经中瘀积也。病人虽见血证，若泄泻饮食不进者勿服。

防己 辛苦寒，有毒。

《本经》主风寒温疟，热气诸病，除邪，利大小便。

发明 防己辛寒纯阴，主下焦血分之病，性劣不纯，善走下行，长于除湿，以辛能走散。兼之气悍，故主风寒温疟，热气诸病，除邪，利大小便，此《本经》主治也。《别录》疗水肿，膀胱热，通腠理，利九窍，皆除湿之功也。弘景曰，防己是疗风水要药。汉防己是根，入膀胱去身半以下湿热。木防己是苗，走阳跻，治中风挛急风痹湿热。金匮防己黄芪汤、防己地黄汤、木防己汤、五物防己汤，皆治痰饮湿热之要药。而《千金》治遗尿、小便涩，有三物木防己汤。水肿亦有三物木防己汤，总取其通行经脉之力也。能泻血中湿热，通经络中滞塞。壮健之类用之，不得其宜，下喉令人心烦、饮食减少。至于去湿热肿痛，下注脚气，膀胱积热，诚通行十二经之仙药也。如[1]饮食劳倦，阴虚内热，以防己泄大便则重亡其血，其不可用一也。大渴引饮，及久病津液不行，上焦湿热等证，防己乃下焦血药，其不可用二也。外感邪传肺经，气分湿热而小便黄赤，此上焦气病，其不可用三也。大抵上焦湿热皆不可用，即下焦湿热又当审其二便不通利者，方可用之。

木通 原名通草 平淡，无毒。色淡黄细香者佳。

《本经》除脾胃寒热，通利九窍血脉关节，令人不忘，去恶虫。

发明 木通，蘡薁根也，入手足太阳、手少阴、厥阴。泻气分湿热，防己泻血分湿热。脾胃不和则水道不利，乃致郁，为寒热，为肿胀，为淋秘，为痹痛，俱宜木通淡渗之剂，分利阴阳，则水行火降，脾胃和，而心肾平矣。《本经》除脾胃寒热者，以其通利湿热也。曰通利九窍、血脉、关节者，以其味淡渗也。曰令人不忘及去恶虫者，窍利则神识清，湿散则恶虫去。以其通达九窍，行十二经，故又能催生下乳，散痈肿结热。惟胃虚肾冷，及伤寒大便结燥，表虚多汗者禁服，恐重伤津液耗散胃汁也。时珍曰：木通上能通心清肺达九窍，下能泄湿祛热，岂止利小便而已哉。盖能泄丙丁则肺不受邪。

---

① 如：底本作"加"，据锦章书局本改。

能通水道，水源即清，而诸经之湿热皆从小便泄去，故导赤散用之。

通草原名通脱木　平淡，无毒。

发明　通草轻虚色白，专入太阴肺经。引热下降而利小便，入阳明胃经，通气上达而下乳汁。东垣言：泻肺利小便，治五淋水肿癃闭，取气寒降味淡而升。仲景当归四逆汤，用以通在里之湿热也。妊妇勿服，以其通窍也。

钩藤一名钓藤　甘微苦寒，无毒。取钩用良。

发明　钩藤手足厥阴药也。足厥阴主风，手厥阴主火。小儿急慢惊痫瘛疭，内钩腹痛，客忤胎风，大人肝风，头旋目眩，妇人带下赤白，皆肝风相火之病，肝木风静火息，则诸证自除矣。

木莲俗名鬼馒头　实甘平涩，叶酸平，无毒。

发明　木莲，薜荔实也。性耐风霜，严冬不凋，故能治一切风癣恶疮，为利水、治血、通乳要药。古方以木莲二枚用猪前蹄煎汤，饮汁尽，一日乳汁即通。无子妇人食之，亦能有乳。其叶主背疮，取叶捣绞汁，和蜜饮数升，以渣敷之，后利即愈。煎汤主贼风疼痛，乘热熏洗，日二次，痛止为度。取藤捣绞汁治白癜风。瘰疬、恶疮、疥癣，消肿散毒。疗肠痔、心痛阴癞。但南方有瘴气人，不可用。

紫葛甘寒苦，无毒。生山谷中，苗似葡萄长丈许，根紫色。今所在皆有之。

发明　紫葛和血解毒，治痈肿恶疮。取根皮捣为末，醋和封之。千金紫葛丸用之为君，以其能散寒热结气也。

葎草一名勒草一名葛勒蔓，俗名割人藤　甘苦寒，无毒。

发明　葎草蔓生道傍，多刺勒人，故又名葛勒蔓。专主五淋利小便，散瘀血，并捣汁服。千金专主膏淋，以醋和服之。

忍冬即金银花　甘温，无毒。

发明　金银花芳香而甘，入脾通肺，主下痢脓血，为内外痈肿之要药。解毒祛脓，泻中有补，痈疽溃后之圣药。今世但知其消肿之功，昧其能利风虚也，但气虚脓清、食少便泻者勿用。痘疮倒陷不起，用此根长流水煎浴，以痘光壮为效，此即水杨汤变法。

清风藤辛温，小毒。

发明　清风藤入肝经气分，治风湿流注历节、鹤膝、麻痹瘙痒。同防己浸酒治风湿痹痛，一切风病。熬膏酒服一匙，将患人身上拍一掌，其后遍身发痒不可当，急以梳梳之欲痒止，饮冷水一口即解，风病皆愈，避风数日自安。

藤黄酸涩，有毒。

发明　藤黄性毒而能攻毒，故治虫牙蛀齿，点之即落，毒能损骨伤肾可知。

水 草 部

泽泻甘咸微寒，无毒。白者良。利小便生用，入补剂盐酒炒。油者伐胃伤脾，不可用。

《本经》主风寒湿痹乳难，养五脏，益气力，肥健消水，久服耳目聪明，不饥延年。

发明　泽泻甘咸沉降，阴中之阳，入足太阳气分。《素问》治酒风身热汗出，用泽泻、生术、麋衔，以其利膀胱湿热也。《金匮》治支饮冒眩，用泽泻汤，以逐心下痰气也。治水蓄烦渴、小便不利，或吐，或泻，用五苓散，以泄太阳邪热也，其功长于行水。《本经》主风寒湿痹，言风寒湿邪著不得去，则为肿胀，为癃闭，用此疏利水道，则诸证自除。盖邪干空窍，则为乳难，为水闭。泽泻性专利窍，窍利则邪热自通，内无热郁则脏气安和，而形体肥健矣。所以素多湿热之人，久服耳目聪明，然亦不可过用。若水道过利则肾气虚。故扁鹊云：多服病人眼。今人治泄精多不敢用，盖为肾与膀胱虚寒而失闭藏之令，得泽泻降之，而精愈滑矣。当知肾虚精滑，虚阳上乘而目时赤者，诚为禁剂。若湿热上盛而目肿，相火妄动而遗泄，得泽泻清之，则目肿退而精自藏矣，何禁之有。仲景八味丸用之者，乃取以泻膀胱之邪，非接引也。古人用补药，必兼泻邪，邪去则补药得力矣。

羊蹄根俗名秃菜　辛苦寒，小毒。傍茎有钩如波棱菜状，夏末结子便枯者是也。

《本经》主头秃，疥癣，除热，女子阴蚀。

发明　羊蹄根属水走血分，为除湿杀虫要药。故《本经》治头秃、疥疮、女子阴蚀之患。新采者醋捣涂癣，杀虫加轻粉尤效。

菖蒲　辛温，无毒。解巴豆、大戟毒。

《本经》主风寒湿痹，咳逆上气，开心孔，补五脏，通九窍，明耳目，出音声。主耳聋、痈疮，温肠胃，止小便，久服轻身，不忘不惑，延年益心智，高志不老。

发明　菖蒲乃手少阴、厥阴之药，心气不足者宜之。《本经》言补五脏者，心为君主，五脏系焉。首言治风寒湿痹，是取其辛温，开发脾气之力。治咳逆上气者，痰湿壅滞之喘咳，故宜搜涤。若肺胃虚燥之喘咳，非菖蒲可治也。其开心孔，通九窍，明耳目，出音声，总取辛温利窍之力。心孔开，九窍利，则痈疮之毒可解。肠胃喜温恶寒，肠胃既温，则膀胱之虚寒小便不禁自止。久服轻身，除湿之验也。不忘不惑，延年益智，高志不老，

皆补五脏、通九窍之力也。又主肝虚，心腹痛，霍乱转筋，消伏梁癫痫，善通心脾痰湿可知。《千金》治胎动不安，半产漏下，或抢心下血，及产后崩中不止，并以菖蒲一味煎服。凡阳亢阴虚嫠寡失合者禁用，以其性温善鼓心包之火，与远志之助相火不殊，观《本经》之止小便利，其助阳之力可知。

蒲黄　甘微寒，无毒。筋能行血，罗去粗筋，取粉用。

《本经》主心腹膀胱寒热，利小便，止血，消瘀血。

发明　手足厥阴血分药也。故能治血，治痛。《本经》主心腹膀胱寒热，良由血结其处，营卫不和故也。又言止血消瘀者，以生则能行，熟则能止，与五灵脂同用，名失笑散，治一切心腹疼痛，能破瘀积，消痈肿，去产妇儿枕痛。然胃气虚者，入口必吐，下咽则利，以五灵脂性味浊恶也。宋度宗一夜忽舌胀满口，用蒲黄、干姜末干掺而愈，以蒲黄之凉血活血，干姜之引火外散，深得逆从兼济之妙用。然舌根胀痛，亦有属阴虚火旺者，误用前法，转伤津液，每致燥涩愈甚，不可不审。

苦草　苦温，无毒。

发明　苦草香窜，入足厥阴肝经，理气中之血。产后煎服，能逐恶露。但味苦伐胃，气窜伤脑，膏粱柔脆者，服之减食作泻，过服则晚年多患头风。昔人畏多产育，以苗子三钱，经行后曲淋酒服，则不受妊，伤血之性可知。煎汤主妇人白带。又治嗜食干茶，面黄无力，为末，和炒芝麻，不时嚼之。

水萍　辛寒，无毒。浮水面，小而背紫者是。

《本经》主暴热身痒，下水气胜酒，长须发，止消渴。

发明　浮萍发汗胜于麻黄，下水捷于
通草。恶疾疠风遍身者，浓煎浴半日多
效。其性轻浮，入肺经达皮肤，故能发扬
邪汗。《本经》主暴热身痒者，专疏肌表
风热也。下水气者，兼通阳明肉理也。胜
酒者，阳明通达而能去酒毒也。长须发
者，毛窍利而血脉荣也。止消渴者，经气
和而津液复也，浮萍为怯风专药。去风
丹，用紫背浮萍为末，蜜丸，弹子大，豆
淋酒下一丸。治大风癞风，一切有余，风
湿脚气及三十六种风皆验。而元气本虚人
服之，未有不转增剧者。至于表虚自汗
者，尤为戈戟。

莼　甘寒，无毒。

发明　药性味滑。常食发气，令关节
急。患痔漏、脚气、积聚，皆不可食，为
其寒滑伤津也。《千金方》治热泻呕逆漏
气，泽泻汤、麦门冬汤并用之，取其清胃
脘之热逆也。又能医丹石，解百药毒。

海藻　苦咸寒，小毒。反甘草。

《本经》主瘿瘤结气，散颈硬核，疗
痈肿癥瘕坚气，腹中上下雷鸣，下十二种
水肿。

发明　海藻咸能润下，寒能泄热利
水，《本经》主瘿瘤结核，痈肿癥瘕，散
十二经水及除浮肿、脚气留饮痰气之湿
热，使邪从小便而出。经云：咸能软坚。
营气不从，外为浮肿，随各引经药治之。
凡海中诸药性味相近，主疗一致，虽有不
同，亦无大异。

昆布　咸寒滑，小毒。

发明　咸能软坚，故瘿坚如石者，非
此不能除。能破阳邪水肿，与海藻同功。
然此物下气，久服瘦人，海岛人常食之，
水土不同故耳。凡海中菜皆损人，不独昆
布、海藻为然。

石　草　部

石斛　甘淡微苦咸平，无毒。酒浸
用。种类最多，惟川者味甘淡、色黄、无
峻，可无伤胃之虞。古称金钗者为最，以
其色黄如金，旁枝如钗，故有是名。近世
绝无此种，川者差堪代用。其余杂产、味
苦色晦、中虚多歧者，味皆极苦，误用损
人。凡入汤药酒浸晒干，入丸剂薄切，米
饮浆晒干磨之。

《本经》主伤中除痹下气，补五脏，
虚劳羸瘦，强阴益精，久服厚肠胃。

发明　石斛足太阴、少阴脾肾之药。
甘可悦脾，故厚肠胃而治伤中。咸能益
肾，故益精气而补虚羸，为治胃中虚热之
专药。又能坚筋骨，强腰膝，骨痿痹弱，
囊湿精少，小便余沥者宜之。

骨碎补俗名猴姜　苦温，无毒。蜜水
焙用。

发明　骨碎补，足少阴药也。骨伤碎
者能疗之，故名。主骨中毒气，风气，耳
鸣，牙疼，骨痛，破血止血，折伤接骨。
又治肾虚久泻，以之为末，入猪肾中爆熟
食之。戴元礼治痢后骨痿，入虎骨四斤，
丸用之有效。但其性降收，不可与风燥药
同用。

石韦　苦微寒，无毒。凡用去黄毛，
不尔射人肺令咳不已。去梗微炙用。

《本经》主劳热邪气，五癃闭不通，
利小便水道。

发明　石韦蔓延石上，生叶如皮。其
味寒利，故《本经》治劳热邪气，指劳
力伤津，癃闭不通之热邪而言，非虚劳之
谓。治妊娠转胞同车前煎服。

景天一名慎火草，俗名火丹草　苦寒，无
毒。

《本经》主大热火疮，身热诸邪恶

气。

发明　慎火草性能凉血解毒，故《本经》治大热火疮。《日华》治热狂赤眼，头痛，寒热游风，女子带下，《千金》慎火散以之为君，专主血热崩中带下之病，捣汁涂。小儿丹毒发热及游风热疮，外用并效。一切病得之寒湿，恶寒喜热者勿投。

石胡荽即天胡荽，俗名鹅不食草，又名鸡肠草　辛温，无毒。汁制砒石、雄黄。

发明　鹅不食草气温而升，味辛而散，故能透达巅顶。人但知其搐鼻通而落瘜肉，不知其治头风之功最捷，而除翳之功更奇，揉塞鼻中翳膜自落，故碧云散用以取嚏，则浊气宣通而翳自除，是昔人以开锅盖法喻之。

地锦一名地朕　苦平，无毒。

发明　地朕多生庭院砖缝，茎赤叶青，繁丝如锦，故有是名。能通流血脉，治崩中痢下，功专散血止血，通利小便，《千金》治淋方用之。

苔 草 部

陟厘　甘温，无毒。生于水底石上者，蒙茸如发，谓之陟厘。

发明　陟厘与水苔同生水中，但浮于水者谓之水苔。《千金》治胁热下利，呕逆，温食则吐，有陟厘丸为痢证之首方，《日华》捣汁治天行心闷，《别录》主心腹大寒，温中消谷，强胃气，止泄痢，并取其性温而能利水也。

石蕊一名蒙顶茶　甘温，无毒。生蒙山顶石面及枯株上，与木耳无异。

发明　石蕊明目益精气，润喉解热化痰，同生姜能解阳明头额眉骨痛，本乎天者亲上也。

卷柏　辛平，无毒。桐君雷公云：甘寒，无毒。盐水煮半日，再以井水煮半日。生用破血，炙用止血。

《本经》主五脏邪气，女子阴中寒热痛，癥瘕血闭绝子，久服轻身和颜色。

发明　卷柏，足厥阴经血分药也。详《本经》诸治一皆女子经癸之病，总厥阴与冲脉之患也。千金大泽兰丸，紫石英、天门冬等丸皆用之。《经疏》言妊妇禁用，以其能寒子脏中血气也。

马勃　辛平，无毒。多生竹园湿地，腐胀而成。凡用以生布张开，将马勃于上摩擦，下以盘承取末用之。

发明　马勃轻虚上浮，力能散肺中邪热，故治咳嗽，喉痹衄血，失音诸病。东垣治大头病，咽喉不利，普济消毒饮用之，然须生蜜拌揉入水调散，不浮，方可煎服。

倒挂草　甘苦，无毒。

发明　倒挂草生井口边，千金断酒方于端午午时取烧研水服，勿令知，即恶酒不饮。其树孔中生者，《千金》用治瘿瘤，取其倒垂而根不著也。

苔　甘寒，无毒。

发明　井中苍苔得至阴之气而生。火疮伤烂脱皮者，以苔炙末，每钱入冰片二分，杵极细掺上，痛即止，不过三度愈。如无井中者，墙阴地上者亦可用之。

卷 三

谷 部

诸米 甘平，无毒

发明 米受坤土精气而成，补五脏而无偏胜。粳者曰稻，糯者曰黍，资生之至宝也。其南粳温，北粳凉。赤粳热，白粳平，晚白粳凉。新粳热，陈粳凉。新、陈、黄、白总谓之粱，通名曰稷。虽能益人，然不可过食，过食则伤中州之气也。有人嗜食生米，久成米癥，治之以鸡屎白，取其杀虫也。未经霜新米，病人所禁，下痢尤忌。作食动风气，陈者下气益脾，病人尤宜。本草言，粳米温中和胃气，长肌肉。仲景白虎汤、桃花汤、竹叶石膏汤并用之，皆取晚粳，得金之气居多故也。陈仓米开胃进饮食，年久者治久痢甚良。秫米，俗云糯米，益气补脾肺，但磨粉作稀糜，庶不粘滞，且利小便，以滋肺而气化下行矣。若作糕饼，性难运化，病人莫食。泔水善消鸭肉，又制二术宜之。红莲米入心脾补血。籼米温中益气，除湿止泻。谷芽启脾进食，宽中消谷，而能补中，不似麦芽之削克也。穄米苗高如芦，俗名芦粟，穗曲下垂如钩者良，治热压丹石毒，解苦瓠毒，不可与附子同食。粟即小米，利小便止痢，压丹石热，解小麦毒，发热。稗米厚肠胃济饥，其苗根治金疮血出不止，捣敷或研末掺之，其血即止。菰米即雕胡茭草之子，止渴解烦。舂杵头糠能治噎膈，取其运动之性，以消磨

胃之陈积也，然惟暴噎为宜。

诸麦 甘平，皮寒，无毒。

发明 《素问》云：麦属火，心之谷也。郑玄云：麦有孚甲属木。许慎云：麦属金，金旺而生，火旺而死。三说各异。《别录》云：麦养肝气，与郑说合。孙思邈云：麦养心气，与《素问》合。参考其功，除烦、止渴、收汗、利溲、止血，皆心之病，当以《素问》为准。苏恭云：小麦作汤，不令皮坼，坼则性温，不能消热止渴也。可知方中用麦皆取外麸之力，仍取温性内存以辅助之。愚按：五谷中惟麦得春升之气最早，故为五谷之长。察其性之优劣，则南北地土所产之不同，北麦性温，食之益气添力；南麦性热，食之助湿生痰。故北人以之代饭，大能益人，养肝气，去客热，止烦渴，利小便，止漏血唾血，令妇人得孕。南方气卑地湿，久食令人发热，乡土不同故也。干面益胃强肝，湿面生痰助湿，初夏新者尤甚。新麦性柔，助湿热尤甚。而收获时遇雨色变者，食之令人作呕，能伤胃气。麸皮多筋而性寒，能发肝风伤脾气，且最难克化。受其伤者，惟草果能消去之，其治走气作痛，用酽醋拌麸皮炒热，袋盛熨之。小麦粉乃麸皮洗筋澄出。积善堂方乌龙膏治一切肿毒未溃者，用陈年小麦粉炒黑，醋调糊熬如漆，磁罐收贮，用时摊纸上剪孔贴之，其肿自消，药力尽自脱。用经霜桑叶、大黄末和蜜调敷尤良。浮麦轻虚，象肺能敛盗汗，取其散皮腠之热也。

麦奴乃麦将熟时上有黑霉者，朱肱治阳毒、温毒、热渴、斑狂，麦奴丸用之。方用小麦奴，梁上尘，釜底煤灶突墨，同黄芩、麻黄、硝黄等分为末，蜜丸，弹子大，水化服一丸，汗出或微利即愈，取从火化之象也。大麦即牟麦，健胃化食，主消渴除热，久食令人多力健行。大麦作糵温中消食，即经发萌，大能耗伐肾气，凡人小便多者禁之。王好古云：麦糵、神曲二药，胃气虚人宜服之。赵养葵曰，此不稽之言也。今人造饧必用麦糵，始化，伤中消导可知。产妇乳肿不欲乳哺，用麦糵半两入四物汤，服之即断，伤耗精血可知。雀麦一名杜姥草，益肝和脾，《丹方》以此草同苦瓠叶醋渍炮熟，内口中齿外边熨之，冷则易，热者再熨。更取铜器置水浸熟草与叶，乘热漱痛齿，得虫长三分。老者黄色，小者白色，多者得数十枚，少者得二三十枚，出《千金方》。荞麦甘平，动风发热，能炼肠胃滓秽积滞，降气宽肠，治白浊白带，气盛而湿热者宜之。子诬言益气力者，殆未然也。炒焦热水冲服，治绞肠痧，腹痛。小儿丹毒，赤肿，醋调涂之。然须北方者良，南方者味苦性劣不堪服食，久食令人动风头眩。不可与猪羊肉食，令人须眉脱落，又不可合黄鱼食。其秆烧灰淋汁即碱，用化石灰，能去靥痣恶肉。

诸豆 甘平，无毒。

发明 大豆曰菽，色黄，入脾，泻而不补。色黑入肾，泻中寓补。《本经》云：生研和醋涂痈肿，煎汁饮杀鬼毒止痛。《日华》云：制金石药毒。时珍云：水浸捣汁解矾石、砒石、乌附、射罔、甘遂、巴豆、芫青、斑蝥百药之毒。古方取用甚多，炒熟酒淋。治风毒脚气，筋脉拘挛，产后中风口喎，头风破伤，并宜炒熟酒淋服之。黄大豆生泄利，熟壅气，生痰动嗽诸病，皆非所宜。惟痘后余毒发痈，炒黑研末，以香油调敷之，生浸细磨和滓炒热敷肿疡背疮，冷则换热者，频敷即消。误食毒物，生捣研，水灌吐之。诸菌毒不得吐者，浓煎汁饮之。又试内痈及臭毒腹痛，并与生黄豆嚼，甜而不恶心者，为上部有痈脓及臭毒发痧之真候。其生黄豆叶嚼烂罨蛇虺伤立效。白扁豆入脾经气分，能和中止呕，得木瓜治伤暑霍乱。《金匮》云：扁豆，病寒热者不可食之，以其能滞气也。若脾虚寒热不止，则扁豆又非禁剂。一种紫黑者，入脾经血分，治失血血痢，俱炒黑用之。扁豆花治下利脓血，赤白带下。叶治霍乱吐下，吐利后转筋，生捣一握，入醋少许绞汁，服之立瘥。细黑豆，一名䅟豆，俗名料豆，入肾经血分，同青盐、旱莲草、何首乌蒸熟，但食黑豆则须发不白，其补肾之功可知。今人以制何首乌取以引入肾经也。黑豆炒焦淋酒，即豆淋酒也，头风、脚气咸取用之，以其直达肾经血分也。大豆黄卷，黑大豆发芽是也。《本经》治湿痹筋挛膝痛，除胃气结积，益气解毒，《金匮》薯蓣丸用之，取其入脾胃散湿热也。赤小豆，即赤豆之小而色黯者，俗名猪肝赤。其性下行通利小肠，故能利水、降火，久食令人枯燥，瓜蒂散用之，以泄胸中寒实，正以其利水清热也。生末敷痈肿，为伤寒发颐要药。发芽同当归治便红肠痈，取其能散蓄积之毒也。绿豆甘凉解毒，能明目，解附子、砒石诸石药毒，而与榧子相反，误犯伤人。绿豆粉治痈疽，内托护心丹极言其效。真粉乃绿豆所作，取陈者蜜调敷痘毒。痘疮湿烂不结痂疕者，干扑之良。绿豆壳治痘生目翳。蚕豆甘温性滞，中气虚者，食之令人腹胀。《积善堂方》言：一女子误吞针入腹，诸医不能治，有人教令煮蚕豆同韭菜食之，针自大便同出。误吞金银物者用之皆效。豌豆，一名毕豆。补中益气，烧灰治痘疹、黑疔。神黄豆产缅甸，形如槐子，近时稀痘方用之，一阳日用清水磨服。淡豆豉，用黑豆淘净，伏天水浸一宿，蒸熟摊干，蒿覆三日，候黄色取晒，下瓮筑实，桑叶厚盖，泥封七日取出，又晒，酒拌入瓮，如此七次，再蒸如前即是。主伤寒头疼，寒热烦闷，温毒发斑，瘴气恶毒。入吐剂发汗。并治虚劳喘极，脚膝疼冷，大病后胸中虚烦之圣药。合栀子治心下懊侬，同葱白治温病头痛。兼人中黄、山栀、腊茶，治瘟热疫疠，虚烦喘逆。与甘、桔、葳蕤，治风热燥咳，皆香豉为圣药。盖瓜蒂吐胸中寒实，豆豉吐虚热懊侬。得葱则发汗，得盐则涌吐，得酒则治风，得薤则治痢，得蒜则止血，生用则发散，炒熟则止汗，然必江右制者方堪入药。入发散药，陈者为胜。入涌吐药，新者为良。以水浸绞汁，治误食鸟兽肝中毒，服数升愈。豇豆，补肾健胃，解莽草毒。刀豆，缓补元阳，其子治病后呃逆不止，烧灰存性，白汤调服二钱即止，亦取其降浊气之力也。

胡麻 《本经》名巨胜子，《千金》名乌麻子，即黑芝麻。 叶名青蘘，茎名麻蕡。甘温，无毒。

《本经》主伤中虚羸，补五内，益气力，长肌肉，填髓脑，久服轻身不老。

发明 胡麻甘温，质润性燥，专入足少阴血分。巨胜子丸以之为君，专补肾脏阳虚，兼行肝、心、脾、肺四经，益脾滋肺，降心包之火，滋肝木之阴，平补五脏，但不若附桂之雄健耳。其白者名白油麻，亦能润肺除燥，下通脾约便难。赤者专发肾经之毒，钱氏治小儿痘疹变黑归肾，用赤芝麻煎汤送百祥丸。青蘘，巨胜苗也，《本经》主五脏邪气，风寒湿痹，益气补脑髓，坚筋骨。胡麻花为末，麻油

涂，生秃发、长眉毛，《外台》、《千金》用之。麻茎烧灰点痣去恶肉，又治小儿盐哮，以淡豆腐蘸麻茎灰食之。白麻作油，微寒解毒润肠，主产妇胞衣不落，熬膏生肌长肉，止痛消肿。灯盏油吐风痰食毒。

亚麻 俗名壁虱胡麻 微温，无毒。

发明 亚麻性润，入阳明经，专于解散风热湿毒，为大麻风必用之药。故醉仙散用之。

麻子仁 即麻子黄 甘平，无毒。入药微炒研用，入丸汤泡去壳，取帛包煮沸汤中浸至冷出之，垂井中一夜，勿著水，次日日中曝干，挼去壳，簸扬取仁。

《本经》实名麻仁，补中益气，久服肥健不老神仙。花名麻勃，治一百二十种恶风，黑色，遍身苦痒，逐诸风恶血，女人经候不通。

发明 麻仁入手阳明、足太阴，其性滋润。初服能令作泻，若久服之能令肥健，有补中益气之功。脏腑结燥者宜之。仲景治阳明病汗多胃热便难，脾约丸用之，取润脾土枯燥也。《日华》止消渴，通乳汁，主催生难产，及老人血虚，产后便秘宜之。麻勃治身中伏风，同优钵罗花为麻药，砭痈肿不知痛。叶绞汁，服五合下蛔虫，捣烂敷蝎毒俱效。黄麻破血利小便。麻根捣汁治产难胞衣不下，煮服治崩中不止，生走而熟守也，并治热淋下血不止。根叶并治捯打瘀血，心腹满痛，捣汁服之皆效。陈黄麻烧灰，酒服方寸匕，散内伤瘀血。

薏苡仁 即米仁 甘微寒，无毒。入理脾肺药，姜汁拌炒。入利水湿药生用。

《本经》主筋急拘挛，不可屈伸，久风湿痹下气，久服轻身益气，根下三虫。

发明 薏苡甘寒，升少降多，能清脾湿，祛肺热及虚劳咳嗽。肺痿肺痈，虚火上乘，皆宜用，为下引又能利筋去湿，故

《本经》治久风湿痹，拘急不可屈伸之病。盖治筋必取阳明，治湿必扶土气，其功专于利水，湿去则脾胃健，而筋骨利、痹愈，则拘挛退，而脚膝安矣。然痹湿须分寒热，盖寒则筋急，热则筋缓，大筋受热，弛纵则小，筋缩短而挛急不伸，故宜用此。若因寒筋急而痛者，不可用也。其治虚人小便不利，独用数两，水煎数沸服之即通。若津枯便秘，阴寒转筋及妊娠禁用，以其性专下泄也。取根捣汁，治蛔攻心痛。生根下三虫。又肺痈，以根汁冲无灰酒服，初起可消，已溃可敛，屡效。

罂粟壳 子名御米 涩温，微毒。蜜炙止嗽，醋炙止痢。

发明 粟壳性涩，却痰嗽，止下痢，肺虚大肠滑者宜之。若风寒咳嗽，泻痢初起，有火邪者，误用杀人如剑，戒之。御米治反胃，胸中痰滞。

阿芙蓉 一名阿片，俗名鸦片 酸涩温，微毒。天方国以罂粟蕊，竹针刺破青苞，次早液出，竹刀刮取阴干者是也。土鸦片亦能涩精止泻，但力薄少效。

发明 京师售一粒金丹，通治虚寒百病，用阿芙蓉一分，粳米饭捣作三丸，每服一丸，不可多服。忌酸醋，犯之肠断，又忌葱、蒜、浆水。古方治泻痢脱肛，久痢虚滑，用一二分，米饭送下，其功胜于粟壳。又痘疮行浆时泻泄不止，用四五厘至一分，未有不止者。今世服饵少用，惟房中术外用之，诚为涩精助火之首列也。

蒸饼 甘平，无毒。寒食日以单面所造酵水发成。

发明 温中健脾，消食化滞，和血止汗，利三焦，通水道，用以打糊丸，健脾胃良药。

神曲 酒曲，红曲，女曲 甘微苦辛平，无毒。造神曲法，夏日用白面五斤，入青蒿、苍耳、野蓼自然汁各一碗，杏仁泥四两，赤小豆二两，煮研拌面作曲，风干，陈久者良，炒香用。举世以相思子作小豆，大谬。

发明 神曲入阳明胃经，其功专于消化谷麦酒积。陈久者良。但有积者，能消化，无积而久服则消人元气。故脾阴虚，胃火盛当禁也。酒曲亦能消食去滞气，行药力，但力峻伤胃。红曲乃粳米所造，然必福建制者为良。活血消食，有治脾胃营血之功。女人经血阻滞，赤痢下重，宜加用之。女曲是女人以完麦罨成黄子，消食下气，止泻痢，破冷血，《千金方》恒用之。

胶饴 即饴糖 甘温，无毒。白色者良。

发明 饴糖甘温入脾经气分，润肺气，止暴嗽，补虚冷，益津气，除唾血，仲景建中汤用治腹痛，取稼穑之首以缓之也，治伤寒肾虚，尺脉不至，是实土以堤水，非伐肾也。而中满吐逆疳病，皆不可食，以其生痰助火最甚也。丹溪云，大发湿中之热，小儿多食，损齿生虫，熬焦酒服，能消食积，下瘀血，解附子、乌头毒。拌轻粉熬焦为丸，噙化，疗咸哮喘嗽，大吐稠痰即愈。

醋 即酢，一名苦酒 酸寒，无毒。凡制肝药，用为引导。

发明 醋名苦酒，专取米酿成者，味带酸苦，若酒饴所造则兼酸甜矣。然酒之与饴总皆米制，但功力稍逊耳。宗奭曰，米醋比诸醋最酽，入药多用，谷气全也。仲景少阴病咽中伤，生疮不能语言，声不出者，苦酒汤主之。内有半夏之辛，以发声音，鸡子之甘以缓咽痛，苦酒之酸以敛咽疮也。调敷药则消痈肿，制药味则敛毒性，诸恶狂妄，及产后血晕，烧炭淬醋，以辟恶气也。北人感冒风寒，用酸汤胡椒鸡面热食，汗之则愈，以北方素鲜生发之气，但取以助方宜之不足，则邪自不能为虐耳。东南木气用事，肝火易动，诸病皆当忌食，酸喜入肝，酸寒收敛，病邪得之，难于发泄耳。

酒糟，烧酒 辛甘大热。新者有毒，陈者无毒。味甜者曰无灰酒，方可入药。

发明 酒严冬不冰，其气悍以侵明，其性热而升走，醉后则体软神昏，振寒战栗。本草止云有毒，不知其温中发热近于相火也。酒类多种，酝酿各异，甘苦悬殊。甘者性醇，苦者性烈。然必陈久为胜。其色红者，能通血脉，养脾胃。色白者，则升清气益肺胃。至于扶肝气，悦颜色，行药势，辟寒气。其助火邪，资痰湿之性则一。醉当风卧成恶风，醉浴冷水成痹痛，醉饱饮水成癖积，皆宜切慎。豆淋酒以黑豆炒焦，红酒淋之，破血去风，治男子中风口喝，阴毒腹痛，及小便尿血，妇人产后一切诸证。烧酒，一名火酒，又名气酒，与火同性，得火则燃。其治阴寒腹痛最捷，然臭毒发痧，误用立毙。又入盐少许，治冷气心痛，下咽则安。其性大热，与姜蒜同饮，令人生痔。糟性最助湿热，病水气浮肿，劳嗽吐血人忌食。惟罨扑损，行瘀止痛，及浸水洗冻疮，敷蛇咬、蜂叮毒有效。

菜　部

韭 生辛涩，熟甘温，无毒。叶细根紫者良。韭子入药，蒸熟曝干，簸去黑，炒黄研用。韭初生芽，食之伤人心气。

发明 韭入足厥阴经，下散血积。生用治死血留于胃口作痛，及妇人经脉逆行，打扑损伤，捣汁和童便饮。然须善食，便实者宜之。有肾气上攻心痛者，宜用韭汁和五苓散为丸，空心茴香汤下。昔人言治噎膈，惟死血在胃者宜之。若胃虚而噎勿用，恐致呕吐也。其心腹有痼冷者

勿食，食之必加剧，《黄帝》云，冻韭不可生食，动宿饮，饮盛必吐水。韭花食之动风，风气人勿食。韭子辛温壮火，治梦泄尿血，白带白淫，男子随溲而下，女子绵绵而下。惟肾气过劳不能收摄者为宜。若阴虚火旺，及亢阳不交，独阴失合，误用是抱薪救焚矣。大抵韭之功用，全在辛温散结。子则包含少火未散，故能涩精。而壮火炽盛，则为戈戟。今人以韭子熏龋齿出虫，然能伤骨坏齿，不可不知。

薤 辛苦温，无毒。似韭而叶阔者是。《黄帝》云薤不可共牛肉作羹，食之成瘕，韭之气味相类，功用亦相类，如无薤处，以韭代之。

《本经》治金疮疮败，轻身不饥，耐老。

发明 薤白味辛气温，入手阳明。除寒热，温中去水，专泄气滞。故四逆散加此，治泄利下重胸痹。薤白白酒汤专用以泄胸中痹气也。《本经》治金疮疮败，取辛以泄气、温以长肉也。弘景云，仙方及服食家皆须之。即《本经》轻身不饥耐老之谓。诸疮中风寒水肿，生捣敷之。捣汁生饮，能吐胃中痰食虫积屡验。《金匮》救卒死，捣汁灌鼻中效。薤叶治肺气喘急，《千金方》用之，以薤善散结，蒜能消癥，各适其用也。

葱胡葱良，蟠葱即龙爪葱 辛平，无毒。服地黄、常山、蜜桂者犯之无效。生葱尤忌。葱与鸡雉、犬肉食之，令人动血。

《本经》作汤，治伤寒寒热中风，面目浮肿，能作汗。

发明 葱茎味辛温，上升入手太阴、足阳明经，专主发散，以通上下阳气，即《本经》作汤以下主治，故伤寒头痛如破，用连须葱白香豉汤。少阴病下利清谷，里寒外热，厥逆脉微者，白通汤内用薤白，以其辛温通阳气也。妊娠风邪喘

嗽，非葱白、橘皮不除，且能安胎顺气。金疮折伤血出疼痛不止者，用葱连叶煨熟敷之，冷即频易，其痛立止，更无瘢痕也。以葱叶专散血气。葱须专行经络。葱花主心痹痛如刀刺。葱子明目，补中气不足。蟠葱专主冷热疝气。胡葱化五石，消桂为水，疗肿毒。

蒜小者曰蒜，大者曰胡　辛温小毒。服云母人切禁，胡蒜、独颗蒜尤忌。

发明　胡之与蒜功用仿佛，并入手太阴、阳明。气味薰烈，能通五脏，达诸窍，去寒湿，辟邪恶，消痈肿，化癥积肉食，主溪毒下气。治蛊传蛇虫沙虱疮，此其功也。夏月食之解暑，多食伤气损目，养生者忌之。艾火灸用独颗蒜甚良以其力专也。凡中暑毒人烂嚼三四瓣下咽即知。又鼻衄不止者，捣贴足心，衄止即拭去之。蒜齑水顿服二升，吐腹中虫积。噎膈食不得下，腹热如火，手不可近者，皆效。但胃虚少食者，误投是速其咎也。脚气风病，及时行病后忌食，为其能鼓午余毒也。服云母、钟乳人勿食，为其能搅散药力，犯之必腹痛泄利，前功尽弃也。小蒜主霍乱腹中不安，温中除邪痹毒气。《黄帝》云：食小蒜、啖生鱼，令人夺气阴核疼，不可共韭食，令人身重。

芸薹即油菜　辛温无毒。

发明　芸薹破血，故产妇宜食之，然须藏久者，庶无泄泻之虞。若旧患脚气者不可食，胡臭人不可食，食之加剧。游风丹肿取叶捣敷如神。无叶时以子代之。时病瘥后不可食一切生菜，令手足肿。其子打油，名香油，痈疽及痔漏中生虫，以香油涂之即尽。腊肉蛀孔中滴入，其虫即灭，治虫之功可知。

白芥子　辛温微毒。

发明　痰在胁下及皮里膜外，非此不能达，控涎丹用白芥子正此义也。辛能入肺，温能散表，故有利气豁痰，散痛消肿辟恶之功。昔有胁痛诸治不效，因食芥齑而愈者，偶中散结开痰之效。其治射工疰气上气发汗者，亦取辛散祛毒力耳。此虽日常用品，然多食则昏目动火，泄气伤精。肺经有热、虚火亢者切忌。陈年咸芥卤治肺痈，吐尽臭痰秽毒即愈，然惟初起未溃宜之。

芜菁一名蔓菁，即诸葛菜　苦温无毒。

发明　蔓菁治热毒风肿乳痈寒热，和盐少许生捣涂之，热即易，不过三五次，瘥。子能明目。千金面脂方用之，令人面洁白悦颜色。但不可久食，令人气胀。

莱菔子　辛甘平，微温无毒。其子多种，惟春种夏收，子细而色黯者佳。服地黄、何首乌人忌之。

发明　菔子治痰有推墙倒壁之功，长于利气。生能升，熟能降，升则吐风痰，降则定痰嗽，皆利气之效。同苏子、白芥子为三子散，治痰喘胸满。其根，生升，熟降。生则克血消痰，熟则生痰助湿。生莱菔汁治火伤垂死，灌之即苏，打扑损伤青紫，捣烂罨之即散。煨熟揩摩冻瘃二三日即和。偏头风痛，取近蒂青色者半寸许捣汁滴鼻孔，左痛滴右，右痛滴左，左右俱痛两鼻俱滴，滴后卧少顷，日滴一次，不过六七日，永不复发。欲令须发白者，以生地黄汁一升，合生莱菔汁一升饮之即白，伤血之验可征也。小儿丹瘤游风，捣涂即消。能消面积，解附子毒。性最耗气伤血，故脾胃虚寒，食不化者勿食。《丹方》取苗叶阴干治痢，随色之红白用，赤者砂糖调服，白者糖霜调服，然惟初痢为宜。若久痢胃虚畏食者，不可用也。

生姜宿根谓之母姜　辛温无毒。解半夏、莨菪、厚朴毒。

《本经》久服去臭气，通神明。

发明　生姜辛温而散，肺脾药也。散

风寒，止呕吐，化痰涎，消胀满，治伤寒头痛，鼻塞咳逆，上气呕吐等病。辛以散之，即《本经》去臭气，通神明，不使邪秽之气伤犯正气也。同大枣行脾之津液，而和营卫。凡药中用之，使津液不致沸腾，不独专于发散也。煨熟则降而不升，止腹痛泄利，扶脾气，散郁结，故逍遥散用之。同蜂蜜熬熟，治风热咳逆痰结，取蜜之润，以和辛散之性也。生姜捣汁则大走经络，与竹沥则去热痰，同半夏则治寒痰。凡中风中暑及犯山岚雾露毒恶卒病，姜汁和童便灌之立解。姜能开痰下气，童便降火也。甄权云：捣汁和蜜食，治中热呕逆，不能下食，取姜以治呕，蜜以和胃也。姜为呕家圣药，盖辛以散之。呕乃气逆不散，以其能行阳散气也。干生姜温中主嗽，治胀满霍乱呕吐不止，腹痛者宜之。较生姜稍守，较干姜稍缓，为屑和酒服治偏风头痛。姜皮辛凉，能消四肢浮肿，腹胀痞满，五皮散用之。古云，秋不食姜，令人泻气，而新姜尤当忌之。目疾、痔疮勿食。患痈疽人食之则生恶肉。妊妇嗜食，令子余指。

干姜 其嫩者曰白姜 辛热无毒。或生用，或炮黑用。炮法，厚切，铁铫内烈火烧，匆频动，侯铫面火然略溅以水急挑数转，入坛中勿泄气，侯冷，则里外通黑，而性不烈也。

《本经》主胸满咳逆上气，温中止血，出汗，逐风湿痹，肠澼下痢，生者尤良。

发明 干姜禀阳气之正，虽烈无毒，其味本辛，炮之则苦，专散虚火。用治里寒止而不移，非若附子行而不守也。生者，能助阳，去脏腑沉寒，发诸经寒气，腹中冷痛，霍乱胀满，皮肤间结气，止呕逆，治感寒腹痛，肾中无阳，脉气欲绝，黑附子为引。理中汤用之，以其温脾也。

四逆汤用之，以其回阳也。生则逐寒邪而发表，胸满咳逆上气，出汗风湿痹宜之。炮则除胃冷而守中，温中止血，肠澼下利宜之。曷观小青龙、四逆等方并用生者，甘草干姜汤独用炮者，其理中丸中虽不言炮，在温中例治不妨随缓急裁用。然亦不可过多，多用则耗散元气。辛以散之，是壮火食气也。少用则收摄虚阳，温以顺之，是少火生气也。同五味子以温肺，同人参以温胃，同甘草以温经。凡血虚发热，产后大热须炮黑用之。有血脱色白、夭然不泽，脉濡者，宜干姜之辛温以益血，乃热因热用，从治之法也。又入肺利气，入肾燥湿，入肝引血药生血，于亡血家有破宿生新，阳生阴长之义。如过用凉药，血不止，脉反紧疾者，乃阳亏阴无所附，加用炮姜、炙甘草可也。阴虚有热、血热妄行者勿用，以其散气走血也。

胡荽 一名芫荽 辛温微毒。服白术、牡丹皮者忌食。

发明 胡荽辛温，香窜内通心脾，外达四肢，能辟一切不正之气。酒后煎汤漱洗则绝无酒气。痘疮出不快者，捣溅衣被发之，如春夏阳气发越时用之，反助热毒，恐变黑陷，不可不慎。华佗云，患狐臭人勿食，口气䘌齿人食之加剧。服云母、钟乳人勿食，为其辛温能解诸药之力也。

茠香 辛平无毒。

发明 草茠香入足太阳、手足少阴，能开胃进食。专治膀胱疝气及肾气冲胁如刀刺痛，喘息不便者，生捣热酒绞服，以其辛香不窜，善降浊阴之气也。下焦多火，强阳易举者勿食。

蕲 俗名水芹 甘微辛，小毒。

《本经》云：女子赤沃下血，养精保血脉益气，令人肥健，嗜食。

发明 按：蕲有两种，一种生平田

者，曰旱蕲，禀青阳之气而生，气味辛窜，能清理胃中浊湿，故《本经》主女子赤沃，浊湿去则胃气清纯，而精血有赖，令人肥健嗜食。一种水① 陂泽者，曰水蕲，得湿淫之气而生，气味辛浊。有虫子在叶间视之不见，食之令人为患，面青手青腹满如妊，痛不可忍，作蛟龙病，但服硬饧二三升，吐出便瘥，大抵是蛇虺之毒尔。其根白，盈尺者曰马蕲，食之令人发疮疥，以其湿热之气最盛也。和醋食之损齿，有鳖瘕人不可食。

菠薐　甘冷滑，无毒。

发明　凡蔬菜皆能疏利肠胃，而菠薐冷滑尤甚，多食令人脚弱发腰痛动冷气，与鳝鱼同食发霍乱，取汁炼霜制砒、汞、伏雌黄、硫黄毒。

蕹菜　甘平无毒。

发明　蕹菜干柔如蔓而中空，以之横地节节生根，南方之奇蔬也。专解野葛毒，生捣服之尤良。捣汁和酒服治难产，取汁滴野葛苗当时萎死，其相畏如此。

茼蒿　甘温无毒。

发明　茼蒿气浊，能助相火。禹锡言，多食动风，气熏人心，令人气满。《千金》言安心气，养脾胃，消痰饮，利肠胃者，是指素禀火衰而言，若肾气本旺，不无助火之患。

菥蓂子荞菜　辛微温，无毒。

《本经》明目治目痛泪出，除痹，补五脏，益精光。

发明　菥蓂即荞之大而有毛者，与荠之性不甚相远。其子专于明目，《千金》治目暗去翳方用之，亦治目中胬肉，捣筛为末，夜夜点之，久久其膜自落。甄权以荠治青盲不见物，补五脏不足，二荠之性总不出《本经》主治也。

苋子　甘冷利，无毒。

《本经》主青盲明目，除邪，利大小便，去寒热。

发明　时珍曰：苋子去青盲白翳，与青葙同类异种，故其治目之功仿佛。《圣惠》以苋子治大小便不利，无外乎《本经》主治也。

马齿苋　酸寒无毒。恭曰辛温，即苋之赤色者。

发明　马齿苋功专散血消肿，故能治血瘤及多年恶疮，捣敷不过两三遍即愈。解马汗射工毒，涂之瘥。烧灰和梳垢封疔肿，先灸后封之，其根即出。不可同鳖食，令成鳖瘕。

翻白草根　甘微苦平，无毒。

发明　翻白草出《救荒本草》，楚人谓之湖鸡腿，淮人谓之天藕。时珍曰：湖鸡腿生近泽田地，高不盈尺，一茎三叶，尖长而厚，有皱纹锯齿，面青背白，四月开小黄花，结子如胡荽子，中有细子，根状如台术，两头尖，剥去赤皮，其内白色如鸡肉，食之有粉，小儿生食之。荒年掘以和饭食，儿科痘疮拔疔方用之，取其凉润解毒也。

蒲公英俗名奶汁草，苗高尺余者良　甘平，无毒。

发明　蒲公英属土，开黄花，味甘。解食毒，散滞气，然必鲜者捣汁和酒服，治乳痈效速。服罢欲睡是其功验，微汗而愈。

落葵一名藤葵，亦名燕脂菜，俗名染绛子　酸寒，滑，无毒。

发明　落葵蔓生，叶圆厚如杏叶。子似五味子，生青熟紫，所在有之，揉取汁红如胭脂，女人饰面点唇，及染布帛。谓之胡胭脂，亦曰染绛子，但久即色易变。《别录》言：滑中散热。时珍云：利大小肠。子仁可作面脂，和白蜜涂，鲜华立

---

① 水：底校本同，疑为"生"。

现。

蕺草—名鱼腥草　辛微温，小毒。

发明　鱼腥草方药罕用，近世仅以煎汤薰涤痔疮，及敷恶疮白秃。又治咽喉乳蛾，捣取自然汁灌吐顽痰殊效。《别录》主蠼螋尿疮，又云多食气喘，患脚气人勿食。《千金》言：素有脚气人食之一生不愈。时珍云：散热毒痈肿，脱肛断痔疾，解卤毒。合上诸治，总不出辟诸虫毒、疮毒。即治痔疮，亦是湿气生虫之患，专取秽恶之气，以治秽恶之疾，同气相感之力也。

蕨　甘寒滑，无毒。

发明　蕨性寒滑，不可生食，《搜神记》言：有甲士折蕨食之，觉心中快快成疾，后吐一小蛇，渐干成蕨。孙真人云：久食成瘕，信与前说相符耳。

黄独即土芋　甘辛寒小毒。不可溺灌，灌之则苦。

发明　土芋解诸药毒。生研水服，当吐出恶物便止。煮熟食甘美不饥，厚入肠胃，去热嗽。小儿熟食能稀痘，解痘毒、疮毒。其藤烧灰敷痘烂成疮，可无瘢痕。

薯蓣即山药，因唐代宗名预，宋英宗名曙，改名山药　甘平无毒。同面食发动气，微焙用。

《本经》治伤中补虚羸，除寒热邪气，补中益气力，长肌肉强阴，久服耳目聪明，轻身不饥延年。

发明　山药入手足太阴。色白归肺。味甘归脾。大补黄庭，治气不足而清虚热。故《本经》治伤中寒热邪气，补而不滞，温而不热。又能益气力，长肌肉，强阴固肾，止泄精小便频数。肺为肾之上源，源既有滋，流岂无益，《金匮》八味丸用以强阴也。薯蓣丸以之为君，而主虚劳不足，风气百病，甘温平补而不碍久积之邪也。其鲜者，和生鲫鱼脑捣敷肿，又

捣烂和芎藭末白糖霜涂乳癖结块及诸痛日久坚硬不溃，但涂上奇痒不可忍，忍之良久渐止，不过数次即愈。子名零余子，补虚损，强腰脚，益肾。一种曰甘薯，色较薯蓣稍紫，味较薯蓣稍甜，质较薯蓣稍腻，性较薯蓣稍温，补脾强肾之功较薯蓣稍胜。广人以之代粮，今徽宁亦多种之，名曰薯，音孺与薯字形切音并相类，传久之讹耳。

百合　甘平无毒。白花者补脾肺，赤花者名山丹，散瘀血药用之。

《本经》主邪气腹胀心痛，利大小便，补中益气。

发明　百合能补土清金，止咳利小便，仲景百合病兼地黄用之，取其能消瘀血也。《本经》主邪气腹胀心痛，亦是散积蓄之邪，今世所昧也。其曰利大小便者，性专降泄耳。其曰补中益气者，邪热去而脾胃安矣。然性专降泄，中气虚寒、二便滑泄者忌之。红花者活血，治妇人崩中。其蕊敷疔肿恶疮，按中吴纪闻云：百合乃蚯蚓所化，此洢有之。余亲见包山土罅中有变化未全者，大略野生百合，蚓化有之。其清热解毒，散积消瘀，乃蚓之本性耳。

茄—名落苏　甘寒小毒。

发明　茄性寒利，多食腹痛下利，女人能伤子宫发动痼疾，秋后多食损目。老裂者烧灰治乳裂。根治冻疮皲裂，煮汤渍之良。其白茄根入风湿药，浸酒服，其白茄蒂蘸硫黄末擦白癜风。紫茄蒂蘸硫黄末擦紫癜风，取其散风毒瘀血也。《丹方》治脑疽初起，用茄蒂烧灰存性酒服，未溃即消。又方用茄蒂中骨七枚，生何首乌一两煎服，连进三服即愈。

苦瓠即细颈葫芦　苦寒，有毒。

《本经》治大水，面目四肢浮肿，下水，令人吐。

发明　瓠有甜苦二种。甜者虽言无毒，亦不利人。扁鹊云：患脚虚胀者不得食之，患永不瘥。苦者尤伤胃气，不可轻试。凡苦寒药皆能伐胃，不独瓠也。《本经》治大水浮肿，又云下水，令人吐，大伤中气。今人治黄瘅水气，大小便不通，或浸火酒饭上蒸，或实糖霜煅存性，必暴病实证庶可劫之。若久病胃虚误服，必致吐利不止，往往致毙，可不慎欤，其子煎汁或酒浸，治鼻窒气塞，少少滴入。又目疾胬肉血翳药中亦有用者，取苦寒以降火也。长柄葫芦烧灰存性，腋下瘿瘤研末擦之，以愈为度。

冬瓜子 冬瓜仁　瓜甘寒，子甘平无毒。

《本经》令人悦泽好颜色，益气不饥，轻身耐老。

发明　冬瓜利大小肠，压丹石毒。其子治肠痈，去面䵟黑，润肌肤。及作面脂，即《本经》悦泽好颜色之用也。瓜练绞汁服，治五淋，压丹石毒。

越瓜 即菜瓜，俗名生瓜，长可尺余，有青白二色，青者尤胜　甘平小毒。

发明　越瓜生于越中，今湖州等处最多，仅供蔬菜，故名菜瓜。生食动气，令人心痛，脐下癥结，脚弱不能行。天行病后不可食。惟解酒毒，利小便宜之，烧灰敷口疮及阴茎热疮，以其能解热毒，收湿气也。

胡瓜 今名黄瓜，张骞使西域得种，故名胡瓜。隋时避石勒名，改呼黄瓜，至今因之　甘寒，小毒。

发明　黄瓜甘寒，故能清热利水，善解火毒。北人坐卧坑①床，以此为珍品。南人以之供蔬，甚不益人，多食动气，发寒热，发疮疥，发脚气，令人虚热上逆。天行后不可食，小儿切忌。作泻生疳。其治咽喉肿痛，用老黄瓜去子，以芒硝填满，阴干为末，每以少许吹之。杖疮脓肿，取黄瓜入磁瓶中，河水浸之，每以水扫疮上立效。火眼赤痛，老黄瓜挖去瓤，入芒硝令满，悬阴处待硝出刮下，磁罐收贮，留点眼甚效。汤火伤灼，五月五日以黄瓜捣碎入瓶内封，挂檐下，取水刷之，皆取其甘寒以解毒也。

南瓜 种出南蕃故名　甘温，有毒。

发明　至贱之品，食类之所不屑，时珍既云：多食发脚气黄疸。不可同羊肉食，令人气壅，其性滞气助湿可知。何又言补中益气耶，前后不相应如此。

丝瓜 甘寒，无毒。

发明　丝瓜嫩者寒滑，多食泻人，蔬菜中最不足取。其老者，经络贯串房隔联属，故能通人经脉支络，而解热消肿祛毒杀虫，及治诸血病。故痘疮不快，用老丝瓜近蒂三寸连皮烧灰存性为末，砂糖水服甚效，以其甘寒解毒而无滑泻之虞也。其立冬后，小丝瓜煅，入朱砂服之能稀痘。其丝瓜藤取近根三五寸，烧灰存性为末，治鼻渊时流臭浊水，酒调日服方寸匙效。其叶捣汁生服，解一切蛇伤之毒，即以滓罨伤处，干即易之。

苦瓜 一名锦荔枝　苦寒，无毒。

发明　锦荔枝有长短二种。生青，熟赤。生则性寒，熟则性温。闽粤人以长者去子，但取青皮煮肉充蔬，为除热解烦清心明目之品。短者性温，其子苦甘，内藏真火，故能壮阳益气。然须熟赤，方有殊功。

紫菜 甘咸寒，无毒。

发明　凡瘿结积块之疾宜常食之，咸能软坚之义。多食令人腹痛，发冷气，吐白沫，饮热醋少许即消。

石花菜 甘咸寒滑，无毒。

发明　石花煮肉夏月必冻。下部虚寒

---

① 坑：底校本同，疑为"炕"之误。

及脾气不充者勿食。

木耳　甘平，小毒。

发明　木耳禀湿土之气而生于朽株，故有衰精冷肾之患。然治痔疮焮肿，崩中漏下大验。俱炒见烟为末，酒服方寸匕效。

桑耳桑上寄生　甘平，有毒。有桑蛾、桑鸡、桑黄、桑臣等名。

《本经》黑者主女子漏下。赤者治血病癥瘕积聚，阴痛阴疡，寒热无子。

发明　桑耳凉润，善祛子脏中风热，不但主漏下血病，并可以治寒热积聚，积聚去不难成孕。《本经》专取黑者达肾，赤者走肝，补中寓泻，泻中寓补之机，具见言外矣。其黄熟陈白者止久泄益气，金色者治癖饮积聚，及肠风泻血、衄血、五痔下血、血痹虚劳、咽喉痹痛，一切血证咸宜用之。槐耳治五痔脱肛。柳耳治反胃吐痰。柘耳治肺痈咳吐脓血，不问已成未成。皆可用之。

香蕈　甘平无毒。

发明　诸蕈禀土之热毒浮长，所以有毒伤人。惟香蕈楠木上糯米种出，大益胃气，与蘑菰鸡㙡性味不殊，蘑菰亦埋桑楮诸木于土中，浇以米泔而生，其长大色白，柔软中空如鸡腿者，名鸡腿蘑菰。状如羊肚有蜂窠眼者名羊肚菜。其出云南生沙地间，高脚伞头者曰鸡㙡菜，皆能益胃清神。蘑菰兼能化痰，鸡㙡兼能治痔。一得桑楮余泽，一钟山川灵气，故其性各有不同耳。

土蕈　蕈，通作菌，甘寒，有毒。

发明　处处山中有之，以其得岚嶂郁蒸之气而生，助长湿热最甚，过食令人腹痛、颃胀，或发痰气呕逆，其在初春蛰虫未起之时为毒尚浅，夏秋湿热盛行之时，毒邪尤甚。以其多有蛇虺之毒也。即生朽株上者，除槐榆松柳杉桑，及藋芦根者食

之无虞。然日久虫生味苦，亦不宜食。他如皂荚、苦竹、茅根，生者不无小毒，食之多发疮疥。而生于枫树上者，食之毒攻心包，令人笑不止，急以苦茗地浆或生白矾研，新汲水解之。诸菌之可食者，首推雷惊菌，次则糖菌、松花菌，味极鲜美。若味苦或辣皆为有毒，切不可食。至如光白如银，中夜有光，上有毛，下无纹，底无赠裥，仰卷色赤，欲烂无虫，洗之水黑，煮之不熟者，并有大毒伤人。中其毒者，非地浆清粪不能救之。昔闻有人得一大菌，光润可爱，置之瓶中，蝇蚋扑上即死，究其所得之处乃在古塚穴中，洵为栌枋之毒无疑。今人煮菌，每以银饰并灯心草置锅中，但验其银色黑者，即为有毒，近见食蕈而死者，与河豚无异，特表而出之。

果　　部

李根白皮　苦微咸寒，无毒。炙黄用。

发明　《药性论》云：入药用苦李根皮。而仲景治奔豚气，奔豚丸用甘李根白皮。时珍疑为二种，不知仲景言甘，是言李之甘，《药性》言苦是言根之苦。但宜用紫李根，则入厥阴血分。若黄李根则入阳明气分矣。《别录》治消渴奔豚，《大明》治赤白痢下，《千金》烧存性敷小儿丹毒，甄权治消渴脚气，孟诜治妇人赤白带下，皆取苦咸降逆气也。李核仁苦平入肝，疗僵仆瘀血骨痛，又能清血海中风气，令人有子，故承泽丸用之。其性散结，故能解硫黄、白石英、附子毒。为末和鸡子白敷面黚，一宿即落，《千金方》也。《黄帝》云：李子不可和白蜜食，蚀人五内。

杏仁　苦辛甘温，小毒。汤泡去皮

尖，研如泥用，两仁者，有毒伤人。凡果花六出者必双仁，得纯阴之气也。

《本经》主咳逆上气，雷鸣喉痹，下气产乳，金疮寒心奔豚。

发明　杏仁入手太阴经，辛能横行而散，苦能直行而降。遂为散血降气，定喘泄泻，散结温燥，除肺中风热咳嗽，总不出《本经》主治也。《千金》以童便浸七日研如泥，治咳嗽寒热。仲景麻黄汤用杏仁者，为其利气泻肺解肌也，至于陷胸、麻仁等圆，皆熬黑，研腻如油，则知此物之性，愈熬黑愈润下矣。入肺寒喘逆发散药，连皮用之。又能治疮杀虫，用其毒也。《本经》治金疮寒心者，伤处风藉内入胞络，而心下恶寒，用以涂封疮口，拔散风热之邪也。言治奔豚者，辛能散结，温能下气也。元素言：润大肠气秘。之才言：解邪①毒。《别录》言：杀狗毒，炒香消狗肉及索粉积，故六神曲用之。扁鹊云：杏仁不宜久服，令人面目须发落，耗气之验也。今人以之混治阴虚喘嗽，转耗胸中大气，为患不浅。亡血家尤为切禁，以其味辛、性温大能破血也。双仁者捣烂以车脂调涂，针断人肉，及箭镞在咽膈诸隐处，敷之即出。巴旦杏仁则甘平无毒，能止咳下气，消心腹逆闷。杏实味酸，伤人筋骨，生者尤甚。

梅椰梅　酸平，无毒。

《本经》主下气，除热烦满，安心。止肢体痛偏枯不仁。死肌，青黑痣、蚀恶肉。

发明　梅花开于冬，而实熟于夏，得木之全气，故其味最酸。人舌下有四窍，两窍通胆液，故食则津生，类相感应也。所主之病，皆取酸收之义。梅之种类最多，惟椰梅最胜。相传是真武折梅枝插椰树株而誓曰：吾道若成，花开果实。其种从均州太和山来，椰即榆树中之一种，其

梅如杏而松脆异常，故近世谓之消梅。食之开胃生津，清神安睡，乃椰之本性也。《本经》下气除热烦满安心，止肢体痛，皆指陈藏者而言，若青梅则凝涩滞气，决非偏枯不仁者所宜。凡谷食菜果皆尔，不独青梅为然。乌梅酸收益津开胃，同建茶、干姜治休息痢，能敛肺涩肠，止呕敛汗，定喘安蛔。仲景治蛔厥乌梅丸用之，虫得酸即止，用丸不用汤者，欲留有形之物入于虫口也。今治血痢必用之。中风惊痰喉痹肿痛，痰厥僵仆，牙关紧闭者，取乌梅擦牙龈即开。血痢不止，以乌梅烧存性，米汤服之渐止。恶疮胬肉亦烧灰研敷，恶肉自消，此即《本经》去死肌恶肉之验。又《丹方》治女人脚上鸡眼，乌梅肉饭上蒸烂，和米醋研如糊，涂上一宿即去。白梅咸酸，主中风牙关紧闭，擦牙根涎出即开。去胬肉方多用之，竹木针刺在肉中者，嚼敷即出。梅核仁明目益气，除烦热，能治妇人子脏中风气积滞，《千金》承泽丸用之。梅叶煮汁治休息痢及干霍乱效。以之渍水洗葛则不脆。洗夏衣生霉点即去有验。

桃仁　苦甘平，无毒。去皮尖。生用则和血，连皮尖炒用即破血。同干漆拌炒大破宿血，双仁者有毒勿用。

《本经》主瘀血血闭癥瘕邪气，杀三虫。

发明　桃仁入手足厥阴血分，为血瘀、血闭之专药。苦以泄滞血，甘以生新血，毕竟破血之功居多。观《本经》主治可知仲景桃核承气，抵当场，皆取破血之用。又治热入血室，瘀积癥瘕，经闭，疟母，心腹痛，大肠秘结，亦取散肝经之血结。熬香治癞疝痛痒，《千金》法也。桃实甘酸，多食令人腹热作泻。桃奴杀百

———————
① 邪：底本作"锡"，据锦章书局本改。

鬼精物，疗中恶腹痛瘀血癥坚。破血，酒磨服。止血，烧灰服。桃树上胶最通津液，能治血淋、石淋、痘疮黑陷，必胜膏用之。桃叶治传尸，有水炙法，方用桃叶一斗，艾叶、厚朴各二两，分二囊盛，置以火酒数斤煮沸，更迭煮药，熨患人背脊，酒尽为度，不过三次，瘵虫永绝。又疮中小虫，捣烂涂之。

栗 咸温，无毒。

发明 栗，肾之果也，肾病宜。风干者食之。若脾肾虚寒暴注，须煨熟食之。栗楔一球三颗，中扁者，疗筋骨风痛，又能破冷痃癖。生嚼罨恶刺出箭头，栗获肉上薄皮也。烧存性，治骨鲠在喉，吹入即下。栗壳煮汁治反胃消渴。毛球外刺包也，煮汁洗火丹毒肿。栗花治瘰疬。栗树皮煮汁洗沙虱溪毒并丹毒疮毒，根治偏坠肾气，酒煎服之。

大枣 甘平无毒，入药取大红枣擘去核用。多食令齿生蜃。

《本经》主心腹邪气，安中养脾气，平胃气，通九窍，助十二经，补少气少津液，身中不足，大惊，四肢重，和百药。

发明 枣属土而有火，为脾经血分药。甘先入脾，故用姜枣之辛甘，以和营卫也。仲景治奔豚用湿脾土平肾气也。十枣汤用以益土胜邪水也。而中满者勿食，故仲景建中汤心下痞者减饴、枣与甘草同例，此得用枣之法矣。《金匮》治妇人脏躁、悲愁欲哭，有甘麦大枣汤，亦取其助肝脾肺三经之津液，以滋其燥耳。

《本经》主心腹邪气，亦是和营卫邪之义。平胃气者，以其甘温健运善平胃中敦阜之气也。《素问》以枣为脾家之果。故《本经》又主身中不足，大惊，四肢重，用此补益脾津而神气自宁，肢体自捷矣。古方中用大枣皆是红枣，取生能散表也。入补脾药，宜用南枣，取甘能益津

也。其黑枣助湿中火，损齿生虫，入药非宜。生枣多食令人热渴气胀，瘦人多火者弥不可食。

梨 甘微酸寒，无毒。

发明 《别录》著梨，只言其害，不录其功。盖古人论病多主伤寒客邪，若消痰降火，除客热，止心烦，梨之有益，盖亦不少。近有一人患消中善饥，诸治罔效，因烦渴不已，恣啖梨不辍①，不药而瘳。一妇郁抑成劳，咳嗽吐血，右侧不得贴席者半年，或令以梨汁顿热服盏许，即时吐稠痰结块半盂，是夜便能向右面卧，明日复饮半盏吐痰如前，以后饮食渐增。虽寻常食品，单刀直入可以立破沉疴。而梨之种类最多，惟乳梨、鹅梨、消梨可以疗病。然须审大便实者方可与食。元气虚者不慎而误啖之，往往成寒中之患，岂可概谓食之有益乎。

木瓜 酸温，无毒。

发明 木瓜酸收下降，所主霍乱转筋吐利脚气，皆取收摄脾胃之湿热，非肝病也。转筋虽属风木行脾，实由湿热或寒湿之邪袭伤脾胃所致，用此理脾而伐肝也。多食木瓜损齿及骨，皆伐肝之明验。患头风人，以鲜者放枕边引散肝风，日久渐安。凡腰膝无力，由于精血虚，阴不足者，及脾胃有积滞者，皆不利于酸收也。

山楂 即棠梂子，俗作山查 甘苦微酸温，无毒，去核则不发热。童便浸姜汁拌炒黑，去积血甚捷。

发明 山楂入足阳明、太阴、厥阴三经血分，大能克化饮食。《本经》言其酸冷，然其功长于消肉积，行滞血，性温可知。若胃中无食积，脾虚不能运化，不思饮食者服之，反克伐脾胃生发之气，良非所宜。炒黑治产后儿枕作痛，亦以其能消

---

① 辍：底本作"辙"，据光绪本改。

血也。今痢疾初起多积垢者，用姜汁炒。治偏坠疝气为散酒服，不过半月效，用核尤捷。若外感风寒兼伤饮食，举世以发表消导并进，中气实者幸而获痊，虚者表邪乘虚陷入于腑而生内变者多矣。东鲁棠棣子酒后嚼数颗良，与糖作膏尤为精品。

柰俗名频婆　甘温，无毒。

发明　柰生北地，与南方林檎同类异种，虽有和脾之能，多食令人肺壅胪胀，病人尤当忌食。

林檎俗名花红　涩温，无毒。

发明　林檎虽不伤脾，多食令人发热，以其味涩性温也。病人每好食此多致复发，或生痰涎而为咳逆，壅闭气道使然。其核食之，烦心助火可知。

柿蒂　涩平，无毒。柿、蟹同食则吐利腹痛，木香可解。

发明　柿之生青，熟赤。生涩，熟甘。浑是阴内阳外之象。独蒂之涩始终不改，故取以治阴内阳外之病。《济生方》治呃逆，专取柿蒂之涩，以敛内蕴之热。丁香、生姜之辛以散外郁之寒，深得寒热兼济之妙用。尝考古方中单有用柿蒂以降逆气者，是以丹溪但热以寒治热之理，而不及从治之法，矫枉过矣。至《三因方》又于《济生方》中加良姜之类，是真为寒而反助其热乎。其干柿白霜专清肺胃之热，在元气未漓，可胜寒润者，用之固宜。但虚劳烦嗽喘乏，得此郁闭虚阳，病根日固，与埋薪灰烬何异。

安石榴　子甘酸，皮涩温，无毒。

发明　榴味甘酸，具木火之象，故多食伤肺损齿，而生痰涎。其皮涩温，能治下痢滑脱。一种小者曰酸石榴，治痢尤捷。《千金》治痢方皆用之酸兼收敛，故能止下痢、漏精、崩中下血。《丹方》以酸石榴连皮子捣汁入姜茶煎，治寒热利。又久痢用榴皮烧灰，人参汤下，一钱屡

验。榴花曝干研细吹鼻止衄最速，千瓣①者更良，功在山茶花之上。

橘皮　苦辛温，无毒。产粤东新会，陈久者良。阴虚干咳，蜜水制用。妇人乳房壅癖，醋拌炒用。

《本经》主胸中痰热逆气，利水谷，久服去口臭，下气通神。

发明　橘禀东南阳气而生，故以闽粤者最胜。其逾淮而北则变为枳，此地气使然，与人之乡音习俗无异。橘之文采焕发于外，故其功用都在于皮，专行脾肺二经气分。《本经》主治胸中痰热逆气，为消痰运食之要药。留白则补脾胃，去白则理肺气。同人参、白术则补脾胃。同人参、甘草则补肺。独用则泻肺损脾。其治百病，总是取其理气燥湿之功。同补药则补，同泻药则泻，同升药则升，同降药则降。脾乃元气之母，肺乃摄气之籥，故为二经气分药，但随所配而补泻升降也。同生姜则止呕，同半夏则豁痰，同杏仁治大肠气秘，同桃仁治大肠血秘，皆取其通滞也。橘红专主肺寒咳嗽多痰，虚损方多用之。然久嗽气泄又非所宜。按：橘皮下气消痰，其瓤生痰聚饮，一物而性之殊异如此。

青橘皮　辛温，无毒。醋炒用。划去酸水作四界者曰莲花青皮。细如豆者为青皮。子中有小橙，莫能辨别。

发明　青橘皮古方所无，至宋时医家乃用之，入足太阴、厥阴。破滞气，削坚积及小腹疝疼，用之以疏通二经行其气也。小儿消积多用之。青皮最能发汗，多汗者勿用。久疟热甚必结癖块，宜多服。清脾饮内有青皮疏利肝邪，则癖自不结也。中气虚人禁用，以其伐肝太甚而伤生发之气也。

――――――――――

① 瓣：底本作"辨"，据锦章书局本改。

橘核　苦温，无毒。去壳焙香研碎用。细者为橘核，粗即橙核。

发明　橘核沉降入足厥阴，与青皮同功，故治腰痛癀疝在下之病，不独取象于核也。然惟实证为宜，虚者禁用，以其味苦大伤胃中冲和之气也。

橘叶　苦平，无毒。

发明　橘叶苦平，导胸膈逆气，消乳痈。捣烂和面熨伤寒胸膈痞满。又治肺痈，绞汁一盏服，吐出脓血愈。

柑　辛苦微寒，无毒。

发明　柑皮产广东化州者最胜。与橘皮虽同为下气之品，然性之温寒各异。故《开宝》取利肠中热毒，解丹石、止暴渴、利小便，皆取辛寒以散热滞也。世罕知用，惟《千金方》中用之，云柑皮者即此。

橙　酸寒，无毒。

发明　橙性酸寒，方药少用。其鲜者惟杀鱼蟹毒。和盐贮食，止恶心解酒病。痁疟寒热禁食，以其酸寒能滞邪气也。其核治闪挫腰痛，炒研酒服三钱即愈。

柚　酸寒，皮甘辛，无毒。

发明　柚能解酒，辟饮酒人口气。皮能下气化痰，与金橘性相类。但金橘甘酸，下气尤捷。

柑橼柑橼旧作枸橼，字形相似之误　辛苦甘温，无毒。

发明　柑橼乃佛手、香橼两种，性温相类，故《纲目》混论不分。盖柑者，佛手也，专破滞气。今人治痢下后重，取陈年者用之。但痢久气虚非其所宜。橼者，香橼也，兼破痰水，近世治咳嗽气壅，亦取陈者，除去瓤核用之，庶无酸收之患。《丹方》治鼓胀诸药不效，用陈香橼一枚连瓤、大核桃肉二枚连皮、缩砂仁二钱去膜，各煅存性为散，砂糖拌调，空腹顿服，服后水从脐出，屡验。

金橘—名金柑　酸甘温，无毒。

发明　金橘形如弹丸，金柑形如牛奶，一皆酸甘香窜，并能下气。快膈止渴、解醒，而圆者尤佳。

枇杷叶　辛苦平，无毒，刷去毛，蜜炙用。

发明　枇杷味甘色黄，为脾家果。然必极熟，乃有止渴下气润五脏之功。若带生味酸，力能助肝伐脾，食之令人中满泄泻，其叶气味俱薄，故入肺胃二经，治夏月伤暑气逆最良。近世治劳嗽无不用之，盖取其和胃下气，气下则火降痰消，胃和则呕定哕止。然胃寒呕吐及风寒咳嗽忌之。其核大寒而伐肝脾，以之同落苏入麸酱，则色青翠。同蟹入锅煮则至熟不赤，性寒走肝可知。

杨梅　甘酸温，无毒。

发明　杨梅为心家血分之果，兼入肝脾心包，能止渴除烦。烧灰则断痢，盐藏则止哕呕消酒。但血热火旺人不宜多食，恐动经络之血而致衄也。其性虽热，而能从治热郁解毒。其根皮煎汤能解砒毒，烧灰油调涂汤火伤。核仁疗脚气，然须多食，以柿漆拌核暴之即自裂也。

樱桃—名含桃　甘热，小毒。

发明　樱桃属火而发湿热，旧有热病及喘嗽者得之立发。一种小者名山樱桃，性味甘平而不发热，能止肠澼滑精，岂以形之不材而反食之无害耶。其核今人用以升发麻斑，力能助火，大非所宜，在春夏尤为切忌。

银杏俗名白果　甘苦平涩，无毒。

发明　银杏定喘方用之。生嚼止白浊降痰，消毒杀虫。涂鼻面手足去皶疱皯黯。生捣能浣油腻，同水捣浆衣杀虫虱，去痰涤垢之功可例推矣。熟则壅遏闭气，多食令人胪胀昏闷。昔有饥者，薄暮食此过多，次日胀闷欲死，急以鹅翎蘸香油探吐，方可得生。粪清灌之亦生，取其能降泄也。

胡桃一名核桃，又名羌桃　甘平温，无毒。入药连皮用。

发明　补骨脂属火，能使心包与命门之火相通。胡桃属水，润燥养血，佐补骨脂有水火相生之妙。胡桃肉类三焦，而外皮水汁皆青黑，故能通命门，助相火。同补骨脂、杜仲、青盐，名青蛾丸，治肾虚腰痛，以其能补肾也。同人参名应梦散，治肺寒喘嗽，以其能敛肺也。同生姜咀嚼亦治寒痰喘嗽。若多食动风，脱人眉毛，详其同钱细嚼即与铜俱化，与甘蔗同嚼则蔗渣消融，其消肺烁肝可知。《丹方》用其瓢烧令黑，和松脂敷瘰疬有效。又以连皮胡桃肉同贝母、全蝎枚数相等蜜丸，治鼠瘰痰核，总取以通郁结也。但肺有痰热，命门火炽者勿食，其壳烧灰存性治乳痈，取灰末二钱，酒调服之，未肿即消，已溃渐敛。但不可以其烟熏衣，衣即易毁，青胡桃皮涂髭发皆黑。

长生果一名落花生　甘温，无毒。

发明　长生果产闽地，花落土中即生，从古无此，近始有之。味甘气香，能健脾胃，饮食难消运者宜之。或云与黄瓜相反，予曾二者并食，未蒙其害，因表出之。

琐琐葡萄　甘微咸温，无毒。

发明　琐琐葡萄似葡萄而琐细，故有琐琐之名。生于漠北，南方间亦有之。其干类木，而系藤本。其子生青、熟赤，干则紫黑。能摄精气归宿肾脏，与五味子功用不甚相远。凡藤蔓之类，皆属于筋。草木之实，皆达于脏，不独此味为然。此物向供食品，不入汤药，故《本草》不载。近时北人以之强肾，南人以之稀痘，各有攸宜。强肾方用琐琐葡萄、人参各一钱，火酒浸一宿，侵晨涂手心、摩擦腰脊，能助膂力强壮。若卧时摩擦腰脊，力助阳事坚强，服之尤为得力。稀痘方用琐琐葡萄一岁一钱，神黄豆一岁一粒，杵为细末，一阳夜蜜水调服，并擦心窝腰眼，能助肾祛邪，以北地方物专助东南生气之不足也。然惟禀质素弱者用之有益，若气壮偏阳者勿用，恐其助长淫火之毒也。

橡实　苦温，无毒。

发明　橡实消谷止痢，厚肠胃，令人强健，且能治痔漏脱肛。《千金方》治石痈坚硬如石不作脓，用橡子一枚蘸醋，于石上磨汁涂之，干则易，不过十度即平。共壳为散及煮汁服，止下痢并染须发。

槲皮一名赤龙皮　苦涩，无毒。

发明　槲皮煎服除虫及漏恶疮甚效。能治赤白痢，肠风下血。《肘后方》治下部败烂疮，赤龙皮散以之为君。《千金方》治附骨疽瘰疾及蛊毒多用之，皆取苦涩化毒也。

荔枝　肉甘温，核涩无毒。治疝，取建产润肩之核良。

发明　荔枝实气味纯阳，能散无形之滞气，瘤赘赤肿宜之。多食发热烦渴口干衄血。而核入厥阴经行散滞气。其实双结，而核似睾丸，故治癞疝囊肿，有连类象形之义。时珍治癞疝气刺痛，妇人血气刺痛。小而肉似龙眼，其核尖小，仅堪醋磨疗癣，治疝无效。

龙眼俗名圆眼　甘平，无毒。桂产者佳，粤东者性热不堪入药。

发明　龙眼补血益肝，同枸杞熬膏专补心脾之血。归脾汤用之，治思虑伤心脾，皆取甘味归脾，能益人智之义。然中满家呕家勿食，为其气壅也。师尼寡妇勿用，以其能助心包之火，与三焦之火相煽也。

橄榄一名青果　涩甘温，无毒。

发明　橄榄先涩后甘，生津止渴，开

胃消痰，醉饱后及寒痰结嗽宜之。热嗽不可误食。病人多食令气上壅，以其性温而涩，聚火气于胃也。又能消酒解鲛鲐、河豚诸鱼鳖毒，观朱① 鱼食橄榄渣即毙，能解鱼毒可知，故嚼汁咽之，能治鱼骨鲠，有效。患痘疮者宜多食，以其解毒而助胃中温和之气，令痘起发也。又核烧灰蜜丸同黄独服能稀痘，但性专搜涤胎毒，过服令人呕泻。婴儿初生，胡桃肉连皮三枚、橄榄核烧灰一枚、朱砂、雄黄各一分，研细，和甘草汁、生白蜜绞去滓于② 乳前顿热服之，可代化毒丹。但化毒丹治胎热面赤，此治胎寒面白，不可混也。又灰末敷金疮无瘢。生核磨水搽瘢渐灭。

榧子　甘涩温，有毒。

《本经》主腹中邪气，去三虫，蛇螫蛊毒，鬼疰伏尸。

发明　榧实，肺家果也。性温散气，故能去腹中邪气。三虫诸疾，火炒食之。引火入肺，多食则大肠受伤。小儿黄瘦有虫积者宜食，与使君子同功。观《本经》主治可知。

松子　甘温，无毒。

发明　海松子甘温益肺清心，止嗽润肠，兼柏仁、麻仁之功，温中益阴之效。心肺燥痰干咳之良药也。

槟榔　苦辛温，无毒。

发明　槟榔泄胸中至高之气，使之下行。性如铁石之沉重，能坠诸药至于下极。故治冲脉为病，逆气里急，及治诸气壅腹胀后重如神。胸腹虫食积滞作痛，同木香为必用之药。其功专于下气消胀，逐水除痰，杀虫治痢，攻食破积，止疟疗疝，脚气瘴疠。若气虚下陷人及膈上有稠疾③ 结气者得之，其痞满昏塞愈甚。又凡泻后、疟后、虚痢切不可用也。闽广瘴毒之乡人常食此，必以蒟叶裹嚼之。所云饱能使之饥，醉能使之醒者，以其能下气

也，云饥能使之饱，醒能使之醉者，以蒟叶辛温能开发中外之气，以散瘴疠之邪也。

大腹子即大腹槟榔　辛涩温，无毒。此味与槟榔皆性坚难切，须用滚水泡渍切之。若以水浸浊满，不但失其性味，反有伤于胃气也。

发明　大腹子偏入气分，体丰湿盛者宜之，夫槟榔偏主血分，腹满多火者宜之。时珍谓大腹与槟榔同功，似未体此。

大腹皮　辛涩温，有毒。鸩鸟多集其树上。宜酒洗后再以绿豆汤洗过，用其内粗者耗气，宜摘去之。

发明　槟榔性沉重，泄有形之积滞。腹皮性轻浮，散无形之滞气，故痞满膨胀，水气浮肿，脚气壅逆者宜之。惟虚胀禁用，以其能泄真气也。

马槟榔　苦甘寒，无毒。

发明　马槟榔生滇南夷地，不入汤药。热病食数枚，冷水下之。肿毒恶疮嚼一枚并涂肿处。产难临时细嚼数枚，井花水送下，须臾立产。再以四枚去壳，两手各握二枚，恶水自下。欲断产，常嚼二枚，久则子宫冷，自不孕矣。

无花果　实甘平，叶微辛，无毒。

发明　无花果出云南，扬州亦多有之。今吴楚闽越人家折枝插成。枝柯如枇杷树，三月发叶，五月不花而实，实出枝间，状如木馒头，熟则紫色，软烂，其味如柿而无核也。食之开胃止泄，治咽喉痛。叶主五痔肿痛，煎汤频薰洗之。

枳椇，一名鸡距子，俗名蜜屈律　甘平，无毒。

发明　枳椇金钩树之子也。《本草》

---

① 朱：底校本同，疑为"诸"。

② 于：底本作"开"，据锦章书局本改。

③ 疾：底校本同，疑为"痰"之误。

止言木能败酒，屋外有此木，屋内酿酒皆不佳。丹溪治酒病往往用其实。又能止渴除烦，去膈上热，润五脏，利大小便。多服发蛔虫，以其大甘助湿热之所化也。

水果部

西瓜 甘寒，无毒。

发明 西瓜瓤色赤，味甘。能引心包之热从小肠膀胱下泄，以其得西方金气于三伏中，故能解太阳、阳明中暍及热病大渴，故有天生白虎汤之称。而春夏伏气发瘟热病，觅得隔年藏者啖之，如汤沃雪，缘是世医常以治冬时伤寒、坏病烦渴，从未见其得愈者，良由不达天时，不明郁发之故耳，近有舶上来者五月便熟，不必觅隔年藏者，方宜。时世之不同若此。

瓜子仁 甘淡微温，无毒。

发明 西瓜甘寒降泄，子仁甘温性升，以中藏烈日之气，不无助火之责，其开豁痰涎是其本性。世人咸谓瓜子生痰，安有甫入口而使变痰涎之理，按《相感志》云：食西瓜后食其子，即不噫瓜气，其温散之力可知。《纲目》言其主治与甜瓜仁同，岂甜瓜仁亦为生痰之物耶。

甜瓜蒂俗名苦丁香 苦寒，有毒，熬黄用。

《本经》主大水身面浮肿，下水杀虫毒，咳逆上气及食诸果，病在胸腹中皆吐下之。

发明 酸苦涌泄为阴。仲景瓜蒂散用瓜蒂之苦寒，合赤小豆之酸甘，以吐胸中寒邪。《金匮》瓜蒂汤治中暍无汗，今人罕能用之。又搐鼻取头中寒湿黄疸，得麝香、细辛治鼻不闻香臭。瓜蒂乃阳明除湿热之药，能引去胸膈痰涎。故能治面目浮肿，咳逆上气，皮肤水气，黄疸湿热诸症，即《本经》主治也。凡尺脉虚，胃气弱，

病后、产后、吐药皆宜戒慎，何独瓜蒂为然哉。故膈上无热痰、邪热者切禁。

甜瓜子即甜瓜瓣 甘寒，无毒。

发明 甜瓜仁专于开痰利气。《别录》治腹内结聚，破溃脓血，为肠胃内痈要药。《千金》治肺痈有苇茎汤，肠痈有牡丹大黄汤。予尝用之，然必黄熟味甜者，方不伤胃气。若生青味苦力劣，不堪入药，其瓤亦能去暑，然脾胃虚人食之，每致泻痢，不可不知。

蒲桃俗名葡萄 甘寒，无毒。

《本经》治筋骨湿痹，益气力强志，令人肥健，耐饥，忍风寒，可作酒。

发明 葡萄之性寒滑，食多令人泄泻。丹溪言：东南人食之多病热，西北人食之无恙，盖能下走渗道，西北人禀气厚，故有《本经》所主之功，无足异也。

甘蔗 甘平，无毒。

发明 蔗，脾之果也。其浆甘寒，能泻火热，煎炼成糖则甘温而助湿热也。蔗浆消渴解酒，自古称之。而孟诜乃为共酒食发痰者，岂不知其有解酒除热之功耶。《日华子》又为砂糖能解酒毒，则不知既经煎炼便能助酒为热，与蔗之性异矣。即如甘草遇火则热，麻油遇火则冷，此物性之异，医者当知。近世用以捣汁治痢，服之有效，以其甘寒养胃而清湿热也。

沙糖色黑如油者是 甘温，无毒。

发明 沙糖性温，能和脾缓肝，故治脾胃及泻肝药，用为先导。今人好吸烟草受其毒者，用此点汤解之。但性助湿热不可多食。熬焦治产妇败血冲心，及虚羸老弱，血痢不可攻者最效。

石蜜即冰糖也。散白如霜者曰糖霜，与山蜂蜜结石上者不同 甘平，无毒。

发明 凝结成块如石者为石蜜，轻白如霜者为糖霜。比紫沙糖稍平，功用虽同，但白入气分，紫入血分为异。白糖霜

亦能解烟草之毒，惟色黄者性热，有湿热者远之。世言糖性湿热，多食令人齿䘌生疳。近见患口疳者，细嚼冰糖辄愈，取其达疳以磨湿热凝滞也。又暴得咳嗽，吐血乍止，以冰糖与燕窝菜同煮连服，取其平补肺胃而无止截之患也。惟胃中有痰湿者令人欲呕，以其甜腻恋膈故也。

莲藕 甘平涩，无毒。

发明 莲出淤泥而无浊气沾染。其根通达诸窍，联绵诸络，尤为交媾黄宫，通调津液之上品。入心脾血分，冷而不泄，涩而不滞。产后血闷及血淋、尿血宜之，新产生冷皆忌，独生藕不禁，为其能止热渴、破留血也。生食止霍乱虚渴，蒸食开胃实下焦。捣浸澄粉服食，治虚损失血，吐利下血。又血痢口噤不能食，频服则结粪自下，胃气自开，便能进食。但市者皆豆麦菱粉伪充，不可混用。藕节之味大涩，能止骤脱诸血，产后血闷，隔水顿热，和童子小便饮之。一人患血淋胀痛，百药不应，以生藕汁调发灰服之，三日血止痛除，以其性专散血而无伤耗真元之患也。

莲实 甘平涩，无毒。去心中苦薏则不伤胃。

发明 莲子得水土之精英，补中养神，益气清心，固精止泻，除崩带赤白浊，能使心肾交而成既济之妙。昔人治心肾不交、劳伤、白浊，清心莲子饮。补心肾益精血，有瑞莲丸，皆取其补益黄庭，实堤御水之义。

石莲子 甘寒，无毒。

发明 石莲子本莲实老，于莲房堕入淤泥，经久坚黑如石，故以得名。为热毒噤口痢之专药，取水土之余气，补助脾阴而涤除热毒。然必兼人参之大力开提胃气，方始克应。若痢久胃气虚寒，口噤不食则为戈戟也。况乎世鲜真者，今药肆中乃以一种水实伪充，其子出自粤东，大苦大寒，大伤胃气，医者不察，误投伤残之躯，往往轻者为重，重者致毙。至于肾虚精滑之人，误认髓藏有热而峻用苦寒铲伐虚阳，精愈不能收摄，得无虚虚之患乎。

莲蕊须 甘涩温，无毒。忌地黄、葱、蒜。

发明 莲须清心通肾，以其味涩，故为秘涩精气之要药。《三因》固真丸、巨胜子丸用之。然惟欲勤精薄者为宜，元阳不制者勿用，恐其兜涩为患也。莲花性味与须相类，惟取白花将开者阴干入药。久服延中不饥，故经进萃仙丸用之。

莲房 苦涩温，无毒。

发明 莲房入厥阴，功专止血。故血崩下血溺血，皆烧灰用之。虽能止截，不似棕灰之兜塞也。

荷叶 苦涩平，无毒。

发明 荷叶得清震之气，故洁古枳术丸方用荷叶，烧饭为丸。东垣治雷头风证，头面肿痛，疙瘩，憎寒发热，状如伤寒证在三阳不可过用寒药，清震汤治之。用荷叶、升麻、苍术煎服。又痘疮为风寒外袭而变黑倒靥。闻人规用荷叶合僵蚕解结滞之气而痘自起。又烧灰单服可消阳水浮肿。入健脾药，但用其蒂，谓之荷鼻，取其味厚胜于他处也。戴元礼云：服荷叶令人瘦劣，非可常服。观丹士缩银法用荷叶同锻，则银质顿轻，其性之消烁无有甚于此者。

芡实 俗名鸡头实 甘平，无毒。

《本经》主湿痹腰脊膝痛，补中除暴疾，益精气强志。

发明 芡生水中而能益脾利湿，观《本经》所主皆脾肾之病。遗精浊带，小便不禁者宜之。

芰实 俗名菱角 甘平，无毒。

发明 芰实多种，滞气则一。红泻白

补，生降熟升，仅供食品，略无取于治
疗。患疟痢人勿食。过食令人腹满膜胀，
古法用麝香点汤解之。近人以沉香磨汁导
之，总取芳香散滞之力耳。

乌芋俗名荸荠，又名黑三棱　甘寒，无
毒。

发明　乌芋善毁铜，为消坚削积之
物，服丹石人宜之。痘疮干紫不能起发，
同地龙捣烂，入白酒酿绞服即起。又治酒
客肺胃湿热，声音不清，及腹中热积蛊
毒。《丹方》治痞积，三伏时以火酒浸
晒，每日空腹细嚼七枚，痞积渐消，故有
黑三棱之名。凡有冷气人勿食。多食令人
患脚气虚劳咳嗽，切禁。以其峻削肺气兼
耗营血，故孕妇血渴①忌之。

慈姑　苦甘微寒，无毒。

发明　主治百毒，产后血闷攻心欲
死，产难胞衣不出，并生捣汁服之。有脚
气瘫缓风人勿食，以熟食壅气也。叶治小
儿游风、丹毒，捣烂涂之即消。

味　部

蜀椒　辛温小毒。去目须炒。用蜀产
者微辛不辣。色黄者气味微辛，散心包之
火最胜。色红者气味辛辣，壮命门之火最
强。形如鸽铃者真，以子种出，其叶十三
瓣者，蜀椒也。闭口者有毒伤人，误中其
毒吐沫者，地浆水解之。

《本经》主邪气咳逆，温中，逐骨节
皮肤死肌，寒热痹痛下气，久服头不白。

发明　椒乃手足太阴、少阴、厥阴气
分之药。禀五行之气而生，叶青皮红花黄
膜白子黑，其气馨香，能使火气下达命
门。故《本经》谓之下气，其主邪气咳
逆等证，皆是脾肺二经受病，肺虚则不能
固密腠理，外邪客之，为咳逆。脾虚则不
能温暖肌肉而为痛痹等证。其治呕吐服药

不纳者，必有蛔在膈间，但于呕吐药中加
川椒数十粒，盖蛔闻药则动，遇椒则头伏
也。故仲景治蛔厥，乌梅丸用之。又能开
痹湿，温中气，助心包命门之火。《本
经》言久服头不白者，辛温上通肾气之
力可知，今乌须发方用之。一人腰痛痰
喘，足冷如冰，六脉洪大，按之却软，服
八味丸无功，用椒红、茯苓蜜丸，盐汤
下，甫二十日而安。但其性辛温气窜，阴
虚火旺人禁之。

秦椒　辛温，有毒。去目炒去汗取红
用，其叶九瓣者秦椒也。闭口者有毒，误
食之戟入咽喉，气欲绝。或吐下白沫，身
体痹冷，肉桂煎汁饮之。多饮冷水一二
升，或食蒜，或饮地浆，或浓煎豆豉饮之
并解。

《本经》除风邪气，温中去寒痹，坚
齿发明目。

发明　秦椒味辛气烈过于蜀椒，其温
中去痹除风邪气，治吐逆疝瘕，下肿湿
气，皆取辛烈，以散郁热，乃从治之法
也，不宜多服。令须发易白，以其气辛非
蜀椒之比。臭毒疮毒腹痛，冷水下一握
效，其能通三焦引正气，下恶气可知也。

椒目　苦平，无毒。

发明　椒赤目黑，水能制火，故专泻
水降火，治肾气逆上喘急。又妊娠水肿喘
逆，用椒仁丸能引诸药下行渗道，所以定
喘下水。治肾虚耳鸣，同巴豆、菖蒲碾细
以松脂、黄蜡溶和为挺，纳耳中搐之，一
日一易效。

猪椒根即蔓椒　苦温，无毒。其叶七
瓣者猪椒也。

《本经》主风寒湿痹历节疼，除四肢
厥气膝痛，煎汤蒸浴取汗。

发明　猪椒根蔓生气臭，故能通经

————
① 渴：底校本同，疑为"竭"之误。

脉，去风毒湿痹。《千金》治肝虚劳损，关节骨疼痛，筋挛烦闷，虎骨酒用之。又取枝叶煎熬如饴，治通身水肿，每日空腹食之。

胡椒 辛大温，小毒。

发明 胡椒大辛大热纯阳之物，走气助火，昏目发疮，多食损肺，令人吐血。心腹冷痛，反胃吐利，霍乱气逆及鱼鳖蕈毒宜之。严冬泡水磨墨，则砚不冰，胜于皂水。火酒伤笔易秃也。

荜澄茄 辛温，无毒。

发明 时珍曰：荜澄茄南海诸番皆有之，与胡椒一类两种，正如大腹之与槟榔耳。珣曰：向阴生者为澄茄，向阳生者为胡椒。主治与胡椒相类，而热性稍逊。治反胃吐出黑汁，诸药不效，用此一味为丸，姜汤服之。痘疮入目，为末以少许吹鼻中三五次效。鼻塞不通，用此半两，同薄荷叶三钱、荆芥穗二钱半蜜丸，芡实大，时时含咽之。但阴虚血分有热，发热咳嗽禁用。

吴茱萸 辛苦温，小毒。拣去闭口者，否则令人躁闷，拣净以滚汤泡七次，去其浊气则清香扶胃，而无辛燥之患也。

《本经》温中下气止痛，除湿血痹，逐风邪，开腠理，咳逆寒热。

发明 吴茱萸气味俱厚，阳中之阴，其性好上者以其辛也。又善降逆气者以味厚也，辛散燥热，而燥入肝行脾。《本经》主温中下气止痛，咳逆寒热，专取辛温散邪之力。又言除湿血痹，逐风邪，开腠理者，以风寒湿痹，靡不由脾胃而入，辛温开发表里宣通，而无拒闭之患矣。至于定吐止泻，理关格中满，脚气疝瘕，制肝燥脾风，厥气上逆，阴寒膈塞，气不得上下，腹胀下痢，及冲脉为病，逆气里急，并宜苦热以泄之。东垣云：浊阴不降，厥气上逆甚而胀满者，非吴茱萸不

可治。仲景吴茱萸汤、当归四逆加吴茱萸生姜汤，治厥阴病及温脾皆用之。寇氏言：其下气最速，肠虚人服之愈甚。凡病非寒滞者勿服。按：椒性善下，茱萸善上，故服茱萸者有冲膈、冲眼、脱发、咽痛、动火、发疮之害，其治暴注下重，呕逆吐酸，肝脾火逆之证，必兼苦寒以降之，如左金丸治肝火痰运嘈杂最效。小儿痘疮口噤，嚼吴茱萸抹之即开，亦取辛散之意。

食茱萸 辛苦大温，有毒。《本经》主心下邪气寒热，温中逐寒湿痹，去三虫，久服轻身。

发明 食茱萸与吴茱萸性味相类，功用仿佛。而《本经》之文向来错简在山茱萸条内。详其主心下寒热，即孟诜治心腹冷痛之谓。温中逐寒湿痹，即中恶去脏腑冷之谓。去三虫即脏气疗蛊毒飞尸之谓。虽常食之品，辛香助阳，能辟浊阴之滞，故有轻身之喻。以上主治，岂山茱萸能之乎？其治带下冷痢，暖胃燥湿，水气浮肿用之，功同吴茱萸而力稍逊。多食动目火，目痛者忌之。

茗 苦甘微寒，无毒。服草薢、威灵仙、土茯苓忌之。

《本经》主瘘疮，利小便，去痰热止渴，令人少睡，有力悦志。

发明 茗乃茶之粗者，味苦而寒，最能降火消痰，开郁利气，下行之功最速。《本经》主瘘疮，利小便，去痰热之患。然过饮即令人少寐，以其气清也。消食止渴，无出其右。合醋治伤暑泄利。同姜治滞下赤白。兼香豉、葱白、生姜治时疫气发热头痛。一味浓煎治风痰。茶之产处最多，惟阳羡者谓之真茶。凡茶皆能降火，清头目。其陈年者曰腊茶，以其经冬过腊，故以命名，佐刘寄奴治便血最效。产徽者曰松萝，专于化食。产浙绍者曰日

铸，专于清火。产闽者曰建茶，专于辟瘴。产六合者曰苦丁，专于止痢。产滇南者名曰普洱茶，则兼消食辟瘴止痢之功。蒙山者，世所罕有，近世每采石苔代充，误人殊甚。其余杂茶，皆苦寒伐胃，胃虚血弱之人有嗜茶成癖者，久而伤精，血不华，色黄瘁痿弱，呕逆洞泄，种种皆伤茶之害。而侵晨啜茗，每伤肾气。酒后嗜茶，多成茶癖。又新茶饮之令人声音不清，其能郁遏火邪也。至于精气寒滑，触之易泄者勿食，宜以沙菀蒺藜点汤代之。茶子味苦气肃，善于降火，专治头中鸣响，天白蚁之病。江右人每以打油，味最清香，浸油沐发最佳。取茶子饼煮汁浇花，以辟盆中之蚯蚓。煎汤涤衣垢则不退颜色。总取其质之轻清而不沾滞也。

香 木 部

柏子仁 甘平，无毒。蒸熟曝干自裂，入药炒研用。色黄油透者勿用。

《本经》主惊悸，益气除风湿，安五脏。久服令人润泽美色，耳目聪明，不饥不老，轻身延年。

发明 柏子仁性平而补，味甘而辛。其气清香，能通心肾益脾胃，宜乎滋养之剂用之。《本经》言除风湿者，以其性燥也。《别录》疗恍惚及历节腰中重痛，即《本经》主惊悸除风湿也。《经疏》以为除风湿痹之功非润药所能，当是叶之能事，岂知其质虽润，而性却燥，未有香药之性不燥者也。好古以为肝经气分药。时珍言：养心气，润肾燥，安魂定魄，益智宁神，即《本经》之安五脏。昔人以其多油而滑痰多作泻忌服，盖不知其性燥而无伤中泥痰之患。久服每致大便燥结，以芳香走气而无益血之功也。

柏叶 节油 苦微寒，无毒。酒浸焙熟用。

发明 柏叶性寒而燥，大能伐胃。虽有止衄之功，而无阳生之力，故亡血虚家不宜擅服。然配合之力，功过悬殊，如《金匮》柏叶汤，同姜、艾治吐血不止，当无此虑矣。若《济急方》同黄连治小便血，《圣济总录》同芍药治月水不断，纵藉酒之辛温，以行苦寒之势。但酒力易过，苦寒长留，每致减食作泻，瘀积不散，是岂柏叶之过欤。柏节坚劲，用以煮汁、酿酒，去风痹历节风，烧取淄油疗病疮疥癞。柏脂治身面疣，同松脂研匀涂之数日自落。根白皮以腊猪脂调，涂火灼热油烫疮，能凉血生毛发。

松脂 《本经》名松膏，俗名松香 苦甘温，无毒。

《本经》主痈疽恶疮，头疡白秃，疥瘙风气，安五脏除热，久服轻身不老延年。

发明 松脂得风木坚劲之气，其津液流行皮干之中，积岁结成芳香燥烈，允为方士辟谷延龄之上药。然必蒸炼始堪服食。《本经》所主诸病皆取风燥以祛湿热之患耳。今生肌药中用之者，取其涩以敛之也。

松节 苦温，无毒。

发明 松节质坚气劲，久亦不朽，故筋骨间风湿诸病宜之，但血燥人忌服。松花润心肺，益气除风湿。今医治痘疮湿烂，取其凉燥也。

杉 辛微温，无毒。

发明 杉气芬芳，取其薄片煮汤，薰洗臁疮无不获效。其性直上，其节坚劲。有杉木汤治脚气痞绝，胁下有块如石，方用杉节、橘叶各一升，大腹槟榔七枚，连皮碎捣，童便三升，共煮减半服之，大下三行，气块通散，此郑间美治柳柳州法也。杉叶治风虫牙痛，同芎䓖、细辛煎酒含嗽，杉子治疝气痛，一岁一粒研酒服。

肉桂　辛甘大温，无毒。去粗皮用。凡桂皆忌葱，勿见火，以辛香得火转烈，恐动阴血也。色深紫而甘胜于辛，其形狭长，半卷而松，厚者良。若坚厚味淡者曰板桂，今名西桂，不入汤药。近世舶上人每以丁皮混充，不可不辨。

发明　肉桂辛热下行入足太阴、少阴，通阴跷、督脉。气味俱厚，益火消阴，大补阳气。下焦火不足者宜之。其性下行导火之源，所谓肾苦燥，急食辛以润之。利肝肾，止腰腹寒痛，冷痰霍乱转筋。坚筋骨，通血脉。元素言：补下焦不足，沉寒痼冷之病，下部腹痛，非此不能止。时珍治寒痹风湿，阴盛失血，泻痢惊痫，皆取辛温散结之力也。古方治小儿惊痫及泄泻病，宜五苓散，以泻丙火，渗土湿。内有桂抑肝风而扶脾土，引利水药入膀胱也。赤眼肿痛，脾虚不能饮食，肝脉盛，脾脉弱。用凉药治肝则脾愈虚，用暖药助脾则肝愈盛。但于温脾药中倍加肉桂杀肝益脾，一治而两得之。同丁香治痘疮灰塌，以其能温托化脓也。又桂辛散能通子宫而破血调经，消癥瘕，破瘀堕胎，内脱阴疽，瘰痫久不敛，及虚阳上乘面赤戴阳，吐血衄血，而脉瞥瞥虚大无力者，皆不可缺。有胎息虚寒下坠，服黄芩、白术辈安之不应。小腹愈痛愈坠，脉来弦细或浮革者，非参、芪、桂、附十全大补温之不效。昔人又以亡血虚家不可用桂，时珍以之治阴盛失血，非妙达阴阳之理不能知此。惟阴虚失血而脉弦细数者切忌。今人以之同石灰等分为末，掺黑膏上贴癖块效，亦取辛温散结之力。然惟藜藿之人皮肤粗厚者宜之。

桂心　辛甘大温，无毒。即肉桂之去外色淡，但存中心深紫，切之油润者是。

发明　桂心既去外层苦燥之性，独取中心甘润之味，专温营分之里药。故治九

种心痛，腹内冷痛。破痃癖等病，与经络躯壳之病无预，非若肉桂之兼通经脉，和营卫，坚筋骨，有寒湿风痹等治也。

牡桂一名大桂　辛甘微苦温，无毒，甜厚而阔者是。

《本经》主上气咳逆，结气喉痹吐吸，利关节，补中益气，久服通神，轻身不老。

发明　牡桂辛胜于甘，而微带苦，性偏温散，而能上行。故《本经》治上气咳逆，成无已利肺气，皆取辛散上行之力。时珍不察，乃与桂枝同列，非智者一失欤。盖桂枝是最上枝条，亦名柳桂，言如柳条之嫩小也。盖牡者阳也，牡桂是禀离火纯阳之气，故味带苦，且大且厚，与桂枝绝不相类，何可混言。《本经》言：治上气咳逆，导下焦之阴火逆上也。治结气，辛温开结也。喉痹吐吸，同气相招，以引浮游之火下泄也，然必兼苦寒降泄之味用之。利关节，从内而达于表也。补中益气，久服通神，轻身不老，补助真元，阳生阴长也。然须详素禀丰腴，湿胜火衰者为宜。若瘦人精血不充，火气用事，非可例以为然也。其至心腹冷痛，癥瘕血痹，筋脉拘挛，冷痰霍乱，其功不减肉桂。但治相火不归，下元虚冷，力不能直达下焦，为稍逊耳。

筒桂俗名官桂　辛甘温，无毒。

《本经》主百病养精神，和颜色，为诸药先聘通使，久服面生光华，媚好常如童子。

发明　筒桂辛而不热，薄而能宣，为诸药通使，故百病宜之。《本经》言其养精神，和颜色，有辛温之功，无壮火之患也，为诸药先聘通使。凡开提之药，补益之药，无不宜之。久服而生光华，媚常如童子，以其质薄、性轻，无桂心、肉桂、牡桂等雄烈之气，力胜真阴之比。《别

录》治心痛、胁痛、胁风，温经通血脉，止烦出汗，皆薄则宣通之义。《纲目》乃以《别录》、元素二家之言，皆混列牡桂之下。盖牡桂是桂之大者，功用与肉桂相类，专行气中血滞。筒桂则专行胸胁，为胀满之要药。凡中焦寒邪拒闭，胃气不通，呕吐酸水，寒痰水癖，奔豚死血，风寒痛痹，三焦结滞并宜薄桂，盖味厚则泄，薄则通也。

桂枝 辛甘微温，无毒。

发明 麻黄外发而祛寒，遍彻皮毛，故专于发汗。桂枝上行而散表，透达营卫，故能解肌。元素云：伤风头痛，开腠理，解肌发汗，去皮肤风湿，此皆桂枝所治。时珍乃以列之牡桂之下，误矣。按：仲景治中风解表，皆用桂枝汤，又云：无汗不得用桂枝，其义云何。夫太阳中风，阳浮阴弱，阳浮者热自发，阴弱者汗自出，卫实营虚，故发热汗出，桂枝汤为专药。又太阳病发热汗出者，此为营弱卫强，阴虚阳必凑之，皆用桂枝发汗。此调其营，则卫气自和，风邪无所容，遂后汗解，非桂枝能发汗也。汗多用桂枝汤者，以之与芍药调和营卫，则邪从汗去，而汗自止，非桂枝能止汗也。世俗以伤寒无汗不得用桂枝者，非也。桂枝辛甘发散为阳，寒伤营血，亦不可少之药。麻黄汤、葛根汤未尝缺此，但不可用桂枝汤，以中有芍药酸寒收敛表腠为禁耳。若夫伤寒尺脉不至，是中焦营气之虚不能下通于卫，故需胶饴加入桂枝汤，方取稼穑之甘，引入胃中，遂名之曰建中。更加黄芪，则为黄芪建中，借表药为里药，以治男子虚劳不足。《千金》又以黄芪建中换入当归为内补建中，以治妇人产后虚羸不足，不特无余邪内伏之虞，并可杜阳邪内陷之患，非洞达长沙妙用难以体此。详桂枝本手少阴血分药，以其兼走阳维，凡伤①之邪

无不由阳维传次，故此方为太阳首剂。昔人以桂枝汤为太阳经风伤卫之专药，他经皆非所宜，而仲景三阴例中阴尽复阳靡不用之，即厥阴当归四逆，未尝不本桂枝汤也。桂附各具五体，各有攸宜。肉桂虽主下元，而总理中外血气。桂心专温脏腑营血，不行经络气分。牡桂性兼上行，统治表里虚寒。薄桂善走胸胁，不能直达下焦。桂枝调和营卫，解散风邪而无过汗伤表之厄，真药中之良品，允为汤液之祖也。《本经》之言牡桂兼肉桂、桂心而言，言筒桂兼桂枝而言也。其他板桂、木桂仅供香料、食料，不入汤药。

辛夷 即木笔花 辛温，无毒。剥去毛瓣，取仁用。忌火焙。

《本经》主五脏身体寒热，头风脑痛、面黚。

发明 鼻气通于天，肺开窍于鼻，辛夷之辛温走气而入肺利窍。其体轻浮，能开胃中清阳，上行通于天。故《本经》治阳气郁遏，身体寒热，头风脑痛、面黚。辛温能解肌表，芳香上窜头目逐阳分之风邪，则诸证自愈。轩岐之后，能达此理者，东垣一人而已。凡鼻鼽、鼻渊、鼻塞及痘后鼻疮，并研末，入麝香少许，以葱白蘸入甚良，脑鼻中有湿气久窒不通者宜之。但辛香走窜，虚人血虚火炽而鼻塞，及偶感风寒，鼻塞不闻香臭者禁用。

沉香 辛甘苦微温，无毒。咀嚼香甜者性平，辛辣者性热。修制忌火。香药皆然，不独沉香也。产海南者色黄，锯处色黑，俗谓铜筋铁骨者良。产大宜白棕纹者次之。近有新山产者，色黑而坚，质不松，味不甘苦，入药无效。番舶来者，气味带酸，此为下品。其浮水者曰速香，不入药。

———
① 伤：底校本同，疑后缺"寒"字。

发明 沉水香性温，秉南方纯阳之性，专于化气，诸气郁结不伸者宜之。温而不燥，行而不泄，扶脾达肾，摄火归源。主大肠虚秘，小便气淋及痰涎，血出于脾者，为之要药。凡心腹卒痛霍乱中恶，气逆喘急者并宜。酒磨服之，补命门三焦，男子精冷，宜入丸剂。同广藿香、香附治诸虚寒热。同丁香、肉桂治胃虚呃逆。同紫苏、白豆蔻治胃冷呕吐。同茯苓、人参治心神不足。同川椒、肉桂治命门火衰。同广木香、香附治妇人强忍入房，或过忍尿以致转胞不通。同肉苁蓉、麻仁治大肠虚秘。昔人四磨饮、沉香化气丸、滚痰丸用之，取其降泄也。沉香降气散用之，取其散结导气也。黑锡丹用之，取其纳气归元也。但多降少升，气虚下陷人不可多服，久服每致失气无度，面黄少食，虚证百出矣。一种曰蜜香，与沉香大抵相类，故《纲目》释名沉水香、蜜香，二者并称，但其性直者，毋论大小皆是沉水。若形如木耳者，俗名将军帽，即是蜜香，其力稍逊，仅能辟恶去邪气尸疰一切不正之气，而温脾暖胃纳气归元之力不如沉香也。

丁香—名鸡舌香 辛温，无毒。有子而大者曰母丁香，去蒂及子用。忌见火。

发明 丁香辛温入手太阴、足少阴、阳明经。温胃进食，止呕定泻，虚冷下痢白沫之要药。干霍乱不吐不下及呕逆不止，厥冷脉沉者，并宜服之。胃寒肝虚，呃逆呕哕，在所必用。但渴欲饮水，热哕呃逆，不可误投。小儿痘疹不光泽，不起发，气虚灰白，或胀或泻或渴或气促，表里俱虚之证并宜加用。凡胃逆呕吐者，健胃消痰药中加三五粒甚效。不宜多用，但其性易于僭上，过用则损肺伤目，非属虚寒者概不可施。丁皮即丁香树皮，似筒桂皮而坚厚，色深紫，较之肉桂味稍苦，气

稍滞，专治一切心腹冷气，腹胀恶心，泄泻虚滑，水谷不消，及齿痛诸证。方家用代丁香，今舶上人每以伪充肉桂，不可不辨。

旃檀 辛温，无毒。禁用火焙。

发明 白檀香善调膈上诸气，散冷气，引胃气上升，进饮食兼通阳明之经。郁抑不舒，呕逆吐食者宜之，痈疽溃后脓多禁用。

紫檀 咸平，无毒。

发明 白檀辛温，气分药也，故能理卫气而调脾肺，利胸膈。紫檀咸平，血分药也，力能和营气而消肿毒。疗金疮各有攸宜。

降真香 辛温，无毒。禁用火焙。

发明 降真香色赤入血分而下降。故内服能行血破滞，外涂可止血定痛。刃伤用紫金散，即降真香用磁瓦刮下，和血竭研末是也。又虚损吐红，色瘀味不鲜者，宜加用之，其功与花蕊石散不殊。血热妄行色紫浓厚，脉实便秘者禁用。

乌药 辛温，无毒。酒浸晒干用。不可见火。

发明 乌药香窜能散诸气，故治中风中气诸证。用乌药顺气散者，先疏其气，气顺则风散也。辛温能理七情郁结，上气喘急，用四磨、六磨。妇人血气诸痛，男子腰膝麻痹，用乌沉汤，并借参之力，寓补于泻也。大抵能治气血凝滞，霍乱吐泻，痰食稽留，但专泄之品，施于藜藿相宜。若膏粱之辈，血虚内热者服之，鲜不蒙其害也。

茴香 辛温，小毒。去子用。小而味淡者曰木蟹，不入药。

发明 舶上茴香性热味厚，性入肝经，散一切寒结，故黑锡丹用之。若阴虚肝火从左上冲头面者，用之最捷。盖茴香与肉桂、吴茱萸皆厥阴之药，莫则走肠

胃，桂则走肝脏，茴则走经络也。得盐引入肾经，发出邪气，故治疝气有效。但耗血发热，目病、疮疡忌之。

枫香脂一名白胶香 辛苦平，无毒。

发明 枫性疏通，故木易蛀，为外科透毒要药。金疮筋断，一味为末敷之。《千金》治咳唾脓血，取其开发肺气也。血热生风，齿颊肿痛，为末擦之，烧过揩牙永无牙疾。

薰陆香即乳香 苦辛微温，无毒。以酒研如泥，水飞晒干或箸上焙去油，同灯心研易碎。

发明 乳香香窜能入心经，活血定痛，故为痈疽疮疡要药，诸痛痒疮皆属心火也。产科诸方多用之，亦取其活血调血之功耳。凡人筋不伸者，薰洗敷药，宜加乳香，其性能伸筋也。疮疽溃后勿服，脓多勿敷，胃弱勿用。

没药 苦平，无毒。修治与乳香同。

发明 乳香活血，没药散血，皆能止痛消肿生肌，故二药每每相兼为用。凡刃伤打损坠马，并宜热酒调服。若妊妇胎气不安勿用，产后恶露去多腹中虚痛，痈疽已溃而痛，及筋骨胸腹诸痛，若不因瘀血者，皆不可服。

麒麟竭即血竭 甘咸平，无毒。试之透指甲为真，嚼之不烂如蜡者为上，草血竭色紫，亚于瓜竭。

发明 血竭木之脂液，如人之膏血，为止痛和血，收敛疮口，散瘀生新之要药。治伤折打损一切疼痛，血气搅刺，内伤血聚，并宜酒服。乳香、没药虽主血病而兼入气分，此则专于肝经血分也。但性最急却能引脓，不宜多服。其助阳药中同乳香、没药用之者，取以调和血气而无留滞壅毒之患。

安息香 辛苦微甘平，无毒。出西戎及南海波斯国。树中脂也，如胶如饴，今安南三佛齐诸番皆有之。如饴者曰安息香，紫黑黄相和如玛瑙，研之色白者为上。粗黑中夹砂石树皮者为次，乃渣滓结成也。有屑不成块者为下，恐有他香夹杂也。烧之集鼠者为真。修制最忌经火。

发明 安息香乃外番入贡之物，香而不燥，窜而不烈。烧之去鬼来神，令人神清。服之辟邪除恶，令人条畅，能通心腹诸邪气，辟恶蛊毒，理霍乱，止卒然心痛呕逆，治妇人为邪祟所凭，夜与鬼交，烧烟薰丹田穴，永断。故传尸劳瘵咸用之。其苏合香丸、紫雪丹用之，各有转日回天之功，洵非寻常方药可比也。凡气虚少食，阴虚多火者禁用，为其能耗气也。

苏合香 甘温，无毒。出天竺昆仑诸国，安南三佛齐亦皆有之。其质如鞗胶者为苏合油。色微绿如雉斑者良，微黄者次之，紫赤者又次之。以箸挑起径尺不断如丝渐渐屈起如钩者为上，以少许擦手心香透手背者真。忌经火。

发明 苏合香聚诸香之气而成，能辟恶杀鬼精物，治温疟蛊毒、痫痓，去三虫，除邪，能透诸窍藏，辟一切不正之气。凡痰积气厥，必先以此开导，治痰以理气为本也。凡山岚瘴湿之气，袭于经络，拘急弛缓不均者，非此不能除，但性燥气窜。阴虚多火人禁用。

龙脑香即冰片 辛苦温，有毒。忌见火。

发明 龙脑香窜入骨，风病在骨髓者宜之。若风在血脉肌肉用之，反引风入骨髓也。其味大辛善走，故能散热，通利关格结气，张云岐人参散、柏子仁汤等方多用之。其治目痛喉痹下疳，取其辛温而散火郁也。时珍曰：古方皆言龙脑辛凉入心，故目疾惊风及痘疮心热、血瘀倒靥者，用猪心血为引，使毒散于外则疮发，此似是而非也。目痛惊风及痘皆火病，火郁则发之，从治之法，辛温发散故也。使壅塞通利，经络条达，而惊热自平，疮毒能出。然不可多用，多用则真气立耗矣。人有急难，欲自尽者，顿吞两许立毙，为其辛烈立能散尽真气也。世人误以为寒，不知辛散之性，似乎凉耳。治火证，舌出寸许用冰片掺上即缩，引火归元也。目病属阴虚者不宜入点。

樟脑一名脑子，又名韶脑　辛热，有毒。忌见火。

发明　樟木性禀龙火，辛温香窜能去湿辟恶气。故治干霍乱，以樟木屑煎浓汁吐之。中恶卒死者，以樟木烧烟薰之，待苏用药。韶郡诸山樟木最多，土人以之蒸汁煎炼结成樟脑，与焰硝无异，水中燃火其焰益炽。今丹炉家及烟火方皆用之。去湿杀虫，此物所长。烧烟薰衣能辟虫虱。治脚气肿痛或以樟脑置两股，用杉木作桶盛汤濯之，或樟脑、乌头等分，醋丸弹子大，每置一丸于足心踏之，下以微火烘之，衣被围覆，汗出如涎为效。

阿魏　辛温，有毒。验真伪法，置熟铜器中一宿，沾处白如银色者为真。

发明　阿魏消肉积，杀虫，治癖积为主药。故能解毒辟邪，治疟痢，疳劳诸病。久疟用阿魏、朱砂等分为末，米糊丸皂子大，空心人参汤服一丸即愈。如痢用黄连木香汤下。盖疟亦多起于积滞耳，同麝香、硫黄、苏合贴一切块有效。然人脾胃喜芳香而恶臭烈，凡脾胃虚人虽有积滞，不可轻投。

芦荟　苦寒，小毒。

发明　芦荟入厥阴肝经及冲脉。其功专于杀虫清热。冲脉为病，逆气里急及经事不调，腹中结块上冲，与小儿疳热积滞，非此不除。同甘草为末，治头项顽癣甚效。但大苦大寒，且气甚秽恶仅可施之羸藿。若胃虚少食人得之，入口便大吐逆，每致夺食泄泻而成羸瘦怯弱者多矣。有人背疮愈后余热不除，或令服芦荟药三服，不数日而毙，伤胃之性于此可征。

乔 木 部

黄柏根名檀桓　苦寒，无毒。生用降实火，酒制治阴火上炎，盐制治下焦之火，姜制治中焦痰火。姜汁炒黑治湿热，盐酒炒黑治虚火。阴虚火盛，面赤戴阳，附子汁制。

《本经》主五脏肠胃中结热、黄瘅肠痔，止泄痢，女子漏下赤白，阴伤蚀疮，檀桓主心腹百病，安魂魄，不饥渴，久服轻身延年通神。

发明　黄柏苦燥，为治三阴湿热之专药。详《本经》主治皆湿热伤阴之候，即漏下赤白，亦必因热邪伤阴，火气有余之患，非崩中久漏之比。其根治心腹百病，魂魄不安，皆火内亢之候。仲景栀子柏皮汤治身黄发热得其旨矣。按：黄柏味厚而降，入肾经血分。凡肾水膀胱不足，诸痿厥无力，于黄芪汤中加用，使两足膝中气力涌出，痿弱即愈。黄柏、苍术乃治痿要药。凡下焦湿热肿痛，并膀胱火邪，小便不利及黄涩者并宜，黄柏、知母为君，茯苓、泽泻为佐。凡小便不通而渴者，邪热在气分，主治在肺不能生水。不渴者，邪热在血分，主治在膀胱不能化气，亦宜黄柏、知母。昔人病小便不通，腹坚如石，脚腿裂水，双睛凸出，遍服治满利小便药不效，此膏粱积热损伤肾水，致膀胱不化火气，上逆而为呕哕，遂以滋肾丸主之，方用黄柏、知母，入桂为引导，服少时，前阴如火烧，溺即涌出，顾盼肿消。《金匮》治误食自死六畜肉中毒，用黄柏屑捣服方寸匕解之，不特治膏粱积热。盖苦以解毒，寒以泄热也。大抵苦寒之性利于实热，不利于虚热。凡脾虚少食，或呕或泻或好热恶寒，或肾虚五更泄泻，小便不禁，少腹冷痛，阳虚发热，瘀血停止，产后血虚发热，痈疽肿后发热，阴虚小便不利，痘后脾虚小便不利，血虚烦躁不眠等证，法皆忌之。一种小而实如酸石榴者名曰小蘗，性亦不甚相远，《千金翼》阿伽佗丸用之。

厚朴 苦辛温，小毒。紫厚者佳，姜汁炒用。忌黑豆，宜用滚水泡数次，切之不可久浸，气瀹有伤脾气。

《本经》主中风伤寒，头痛寒热，惊悸逆气，血痹死肌，去三虫。

发明 厚朴苦温，先升后降，为阴中之阳药，故能破血中气滞。《本经》中风伤寒头痛寒热者，风寒外伤于阳分也。其治惊悸逆气，血痹死肌者，寒湿入伤于腠理也。湿热内著于肠胃而生三虫，此药辛能散结，苦能燥湿，温能祛虫，故悉主之，消风散用之，深得《本经》之义。今世但知厚朴为温中散滞之药。而治肠胃湿满寒胀，温中下气，消痰止吐，平胃散用以治腹胀者，味辛能散滞气也。若气实人误服参、芪胀闷作喘，宜此泻之。与枳实、大黄同用能泻实满，所谓消痰下气也。与苓、术、橘皮同用能泻湿满，所谓温中益气也。然行气峻猛，虚者勿服。气温即止，不可久服。

杜仲 辛甘温，无毒。盐酒炒断丝用。

《本经》主腰脊痛，补中益精气，坚筋骨强志，除阴下痒湿，小有余沥。

发明 杜仲，古方但知补肾，而《本经》主腰脊痛，补中益精气等病，是补火以生土也。王好古言是肝经气分药。盖肝主筋，肾主骨，肾充则骨强，肝充则筋健，屈伸利用皆属于筋，故入肝而补肾，子能令母实。但肾虚火炽，梦泄遗精而痛者勿

用，以其辛温引领虚阳下走也。

椿樗根皮 凤眼草 香者名椿，甘平，无毒。臭者名樗，苦温，有毒。樗树有虫，谓之樗鸡。樗树有荚，荚中有实，状如目珠名凤眼草，子嗣门中练真丸用之，专治髓脏中湿热，高年素享丰厚者宜之。

发明 椿根白皮性寒而能涩血，治湿热为病，泻利浊带、精滑梦遗诸证，有燥痰之功。但痢疾滞气未尽者不可遽用，崩带属阴虚者亦不可服。盖椿皮色赤而入血分，久痢血伤者宜之。樗皮色白而入气分，暴痢气滞者宜之，不可不辨而混用也。

干漆 漆叶漆子 辛苦咸温有毒。炒令烟尽，否则损人肠胃。今人多用漆渣伪充，必凝结如砖者佳。

《本经》主绝伤，补中续筋骨，填髓脑，安五脏，五缓六急，风寒湿痹。生漆去长虫。久服轻身耐老。

发明 干漆灰辛温，性善下降而破血，故消肿杀虫，通月闭，皆取去恶血之用。而《本经》治绝伤补中，是取其破宿生新之力也。盖胃中有瘀积留滞，则阳气竭绝。不能敷布中外，故脏腑筋骨髓脑皆失营养，乃致健运失常，肢体缓纵，用此以铲除瘀积。中气得复，绝伤皆续，而缓急和矣。生漆去长虫，故《千金》去三虫方，以之为君，三虫去，轻身长年所不待言，但恒人艰于久服耳。元素云：削年深坚结之积滞，破日久凝结之瘀血。斯言尽干漆之用矣。无积血者切忌，以大伤营血。损胃气，故胃虚人服之，往往作呕，此与《本经》之义似乎相背，而实不相违。产后血晕，以旧漆器烧烟薰之即醒，盖亦取下血之义。而破经络中血滞，用真漆涂，鲮鲤甲煅入药，破血最捷。妇人血虚、经闭为之切禁。凡畏漆者，嚼椒涂口鼻免生漆疮。误中其毒，以生蟹捣汁或紫苏解之。漆叶涂紫云风，面生紫肿，

取其散瘀之功也。漆子专主下血，《千金方》用之。审无瘀滞，慎勿漫投。

梓白皮　苦寒，无毒。取根去外黑皮用。

《本经》治热毒，去三虫。

发明　梓皮苦寒，能利太阳、阳明经湿热，仲景麻黄连翘赤小豆汤用之。其治温病复伤寒饮变为胃啘者，煮汁饮之，取其引寒饮湿邪下泄也。

梧叶皮　苦寒，无毒。

《本经》主恶蚀阴疮五痔，杀三虫。

发明　梧之与桐本是二种。梧子状如胡椒，性热助火，咳嗽多痰者勿食。梧叶消肿毒，生毛发。《本经》治恶蚀阴疮。《肘后》治发落不生。《医林正宗》治痈疽发背，大如盘，臭腐不可近，用梧叶醋蒸贴上，热退痛止，渐渐生肉收口。梧皮煎汁疗小儿丹毒、恶疮。《本经》治五痔、杀三虫，今人煎汤薰洗肠痔脱肛，即《本经》治五痔之应。浸水涂须发黑润，过用则发黄赤，助火之验也。

桐实　辛寒，有毒。

发明　桐子不入食品，专供作油。其状如罂，摩涂疥癣毒肿。吐风痰喉痹，以桐油和水扫入喉中则吐。误食吐者，得酒即解。

海桐皮一名刺桐　苦平，无毒。

发明　海桐皮能行经络达病所，治风湿腰脚不遂，血脉顽痹，腿膝疼痛，赤白泻痢，及去风杀虫。虫牙风痛，煎汤漱之。疳蚀疥癣，磨汁涂之。目赤肤翳，浸水洗之。此药专去风湿，随证入药服之。无风湿者勿用。

川楝实即金铃子，苦楝根附　苦寒，小毒。酒浸蒸软去皮核，取净肉捣作饼，焙干用。

《本经》主温病伤寒大热烦狂，杀三虫疥疮，利小便水道。

发明　川楝苦寒性降，能导湿热下走渗道。人但知其有治疝之功，而不知其荡热止痛之用。《本经》主温病烦狂，取以引火毒下泄，而烦乱自除。其温病之下，又续出伤寒二字，以温病原从冬时伏邪，至春随阳气而发，故宜苦寒以降泄之。其杀三虫、利水道，总取以苦化热之义。古方金铃子散治心包火郁作痛，即妇人产后血结心疼亦宜用之，以金铃子能降火逆。延胡索能散结血，功胜失笑散，而无腥秽伤中之患。昔人以川楝为疝气腹痛、杀虫利水专药，然多有用之不效者，不知川楝所主乃囊肿茎强木痛湿热之疝，非痛引入腹厥逆呕涎之寒疝所宜。此言虽迥出前辈，然犹未达至治之奥。夫疝瘕皆由寒束热邪每多掣引作痛，必需川楝之苦寒兼茴香之辛热，以解错综之邪。更须察其痛之从下而上引者，随手辄应。设痛之从上而下注者，法当辛温散结，苦寒良非所宜，诸痛皆尔，不独疝瘕为然。近有一人牙宣出血不止，诸治罔效，或令以楝实研细，绵裹塞齿龈即止。详血从内出，外治何能即应？因以少许置舌上，其苦直透诸龈，况有罅漏，安得不渗入于经也。苦楝根治蛊毒，煎汤服之即时吐出。又能杀虫治疟。其花烧烟辟蚊虫，亦《本经》杀虫之验。

槐实俗名槐角　苦酸咸寒，无毒。取子入牛胆中，阴干，日服七枚，久服有明目通神，白发还黑之功。有痔及便血者尤宜服之。

《本经》主五内邪气热，止涎唾，补绝伤，五痔火疮，妇人乳瘕，子脏急痛。

发明　槐者虚星之精，益肾清火，与黄柏同类异治。盖黄柏专滋肾经血燥，此则专滋肾家津枯。观《本经》主治，皆脾胃有热阴津不足之病，止涎唾。肾司闭藏之职也，下焦痔瘘肠风，风热便血，年久不止者，用此一味熬膏炼蜜收服。妇人乳痹、子脏急痛，皆肝家血热之患，用以清热滋燥，诸证自安。上皆指槐角而言。其角中核子专主明目，久服须发不白，益肾之功可知。惟胃虚少食及孕妇勿用。槐枝烧灰①涂妒精疮，有清火润燥之功，《千金方》也。

槐花 苦寒，无毒。温水涤去灰，焙香用。

发明 槐花苦凉，阳明、厥阴血分药也。故大小便血，及目赤肿痛皆用之。目得血而能视，赤肿乃血热之病也。肠血痔血同柏叶微炒为末，乌梅汤服。肠风脏毒，淘净炒香为末。肠风荆芥汤服，脏毒蘸猪脏日日服之。但性纯阴，阴寒无实火禁用。

秦皮 苦微寒，无毒。

《本经》治风寒湿痹，洗洗寒气，除热，目中青翳白膜，久服头不白，轻身。

发明 秦皮浸水色青，气寒，性涩，肝胆药也。《本经》治风寒湿痹，取其苦燥也。又主青白翳障，取其苦降也。小儿惊痫，取其平木也。崩中带下，热痢下重，取其涩收也。老子云，天道贵啬②。此服食之品。故《本经》有久服头不白，轻身之说。而仲景白头翁汤治热痢下重，以黄柏、黄连、秦皮同用，皆苦以坚之也。秦皮、黄连等分，治赤眼肿痛。又一味煎汤洗赤目甚效。其味最苦，胃虚少食者禁用。

合欢皮—名合昏，《千金》名黄昏，俗名乌绒树 甘平，无毒。

《本经》安五脏合心志，令人欢乐无忧，久服轻身明目。

发明 合欢属土与水，补阴之功最捷。单用煎汤治肺痈唾浊。合阿胶煎膏治肺痿、吐血皆验。与白蜡同熬膏为长肌肉、续筋骨之要药，而外科家未尝录用，

何也？按：合欢所主诸病，不过长肌肉、续筋骨，故用以填补肺之溃缺。而《本经》安五脏，和心志等语，岂特诸疾而已，《嵇康养生论》云：合欢蠲忿，萱草忘忧。宁无顾名思义之实乎。

皂荚—名皂角 辛咸温，小毒，入药去皮弦子，酥炙用。

《本经》主风痹死肌，邪气头风泪出，利九窍，杀精物。

发明 皂荚辛散属金，治厥阴风木之病，观《本经》主治风痹死肌，头风泪出，皆取其去风拔毒、通关利窍，有破坚积，逐风痰，辟邪气，杀虫毒之功。吹之、导之则通上下之窍。煎之、服之则治风痰喘满。涂之、擦之则散肿消毒，去面上风气。薰之、蒸之则通大便秘结。烧烟薰之则治臁疮、湿毒，即《本经》治风痹死肌之意，用之无不效验。凡人卒中风昏昏如醉，形体不收，口角流涎者，急用稀涎散吐之。若南方类中由于阴虚火炎者，误用涌剂，愈竭其津液矣，得不在所切禁乎。然治湿热痰积，肺痈吐腥，及痰迷颠妄，千缗汤、皂荚丸、来苏膏等诚为圣药，惟孕妇禁服。按：大小二皂所治稍有不同，用治风痰，牙皂最胜。若治湿痰，大皂力优。古方取用甚多，然入汤药最少。有疡医以牙皂煎汤涌吐风痰，服后遍体赤疿，数日后皮脱，大伤元气，不可不慎。至于锁喉风证尤为切禁。常见有激动其痰。锁住不能吐出，顷刻立毙者。其子烧灰存性，能治大肠风秘燥结，祛风逐秽之性可知。

皂角刺 辛温，无毒。去尖用，否则脱人须发。

发明 皂角刺治风杀虫，与荚略同，

---

① 灰：底本作"渚"，据锦章书局本改。

② 啬：通稿。

但其锐利直达病所为异。其治痘疹气滞不能起顶灌脓者，功效最捷。而气虚者慎勿误用，恐透表过锐反生虚泡也。若血滞不能起顶灌脓，又需鲮鲤，当非角刺所宜。《丹方》治大风恶疾，眉落鼻崩，用皂角刺三斤烧灰为末，食后煎大黄汤调一匕服之，不终剂而愈。肿疡服之即消，溃疡服之难敛，以其性善开泄也。

肥皂荚 辛温，有毒。去皮弦子取净肉用之。

发明 肥皂涤除顽痰垢腻，不减二皂，痫病胜金丹用之，亦取涌发不使砒性留于肠胃之意。其子亦治大肠风秘，须去硬壳及黄膜，但取其仁炒研用之，庶不致有伤肾气耳。

无患子俗名鬼见愁 苦平，无毒。

发明 无患子言其辟邪之功也。浣垢去面黚。喉痹研纳喉中立开，又主飞尸，子中仁烧之辟除恶邪，煨食辟恶气，去口臭。

没石子一名无食子 苦温，无毒。

发明 没石子合他药染须，仲景用治阴汗，烧灰先以汤浴之，以灰扑之甚良。又血痢及产后下痢俱用之。绵裹塞牙痛效，取温散肾经湿热也。

诃黎勒即诃子 苦涩温，无毒。六棱者佳，去核用。

发明 诃子苦涩降敛。生用清金止嗽，煨熟固脾止泻。古方取苦以化痰涎，涩以固滑泄也。殊不知降敛之性，虽云涩能固脱，终非甘温益脾之比。昔人言：同乌梅、五倍则收敛，同橘皮、厚朴则下气，同人参则补肺治嗽。东垣言嗽药不用者，非也。然此仅可施之于久嗽喘乏，真气未艾者，庶有劫截之能。又久嗽阴火上炎，久痢虚热下迫，愈劫愈滞，岂特风寒暴嗽、湿热下痢为禁剂乎？曷观世医用润肺九、益黄散之功过可知。

柳华柳叶 苦寒，无毒。

《本经》主风水黄瘅，面热黑。

发明 柳华性寒，故能疗风水黄瘅。《本经》虽云柳絮，实柳华也，絮则随风飞扬，何从觅之。《千金》治女人积年不孕，吉祥丸中与丹皮、桃仁、芎藭同为散血之用，亦属柳花无疑。柳叶治恶疥痂疮，煎汤洗之立愈，以其力能杀虫也。痘疮生蛆，以儿卧柳叶上其蛆立化。无叶时根皮亦可用之。

柽柳俗名西河柳 甘咸平，无毒。

发明 柽柳独入阳明，故其功专发麻疹兼解酒毒去风。煎汤浴风疹身痒效，其治剥牛马血入肉者，取以火炙熨之，亦可煮汁浸之，其毒即解。

水杨 苦平，无毒。枝硬叶润，条不下垂，其材可造矢者为水杨。其枝软叶细，条叶下垂者谓之柳。

发明 柳叶杀虫，痘烂生虫用铺卧下，其虫即出。煎汤洗漆疮恶疥。杨枝解毒，浴之消痈肿疮疡。根治痘疮顶陷浆滞，《博爱心鉴》有水杨浴法，如无水杨根以忍冬藤汤代之。然南方皮腠薄弱，良非所宜。《肘后》治乳痈用柳根。《永类钤方》以水杨根捣贴乳痈，其热如火，再贴遂平。大抵二根性味不甚相远。

榆根白皮《本经》名零榆 甘平滑，无毒。

《本经》治大小便不通，利水道，除邪气。

发明 榆有二种，一种二月生荚，其荚飘零，故谓零榆。一者八月生荚，皮有滑汁，谓之郎榆。性皆滑利。然入手足太阳、手阳明经。《本经》治大小便不通，取其有逐湿利窍之功，故五淋肿满及胎产宜之。《本草十剂》云：滑以去着，冬葵子、榆白皮之属。盖亦取其通利渗湿，消留着有形之物耳。榔榆甘寒，其下热淋利水道之功则一，但服之令人睡，较零榆之除邪气稍有不同，二者性皆疏利。若胃寒而虚者服之，恐泄真气，良非所宜。

芜荑 辛平，无毒。去壳取仁，微炒用。

《本经》主五内邪气，散皮肤、骨节中淫淫湿，行毒，去三虫化食。

发明 芜荑辛散，能祛五内、皮肤、骨节湿热之病。近世但知其有去瘕杀虫及肠风痔瘘、恶疮疥癣之用，殊失《本经》之旨。《千金》治妇人经带崩淋之病，每同泽兰、厚朴、藁本、白芷、细辛、防风、柏仁、石斛辈用之，取其去子脏中风热垢腻也。和猪脂捣涂疮。和蜜治湿癣。及治腹中气血痰酒诸癖，以芜荑仁炒香，兼暖胃活血理气药为散服之。

苏方木 甘咸平，无毒。

发明 苏木阳中之阴，降多升少，肝经血分药也。性能破血，产后血肿胀闷欲死者，苦酒煮浓汁服之。本虚不可攻者，用二味参苏饮补中寓泻之法，凛然可宗。但能开泄大便，临证宜审。若因恼怒气阻经闭者，宜加用之，少用则和血，多用则破血。如产后恶露已净，而血虚腹痛大便不实者禁用。

桦木皮 苦平，无毒。

发明 桦皮能收肥腻，故用以治湿热疠风、痈毒，取其能辟恶气、杀虫䘌也。《开宝》治诸黄疸，浓煮汁饮之，以其能利小便也。《和剂》治遍身疮疥如疠及瘾疹搔痒，面上生风，妇人粉刺。《灵苑方》治乳痈肿痛结硬欲破，烧存性，无灰酒服之。

棕榈 苦涩平，无毒。陈久者良。

发明 棕灰性涩，失血去多瘀滞已尽者，用之切当，取涩以固脱也。如积瘀未尽，误服则气滞血瘀，益增痛结之患矣。

乌桕根 辛苦温，有毒。

发明 乌桕味苦而辛，性沉而降。故能主暴水癥结积聚，功胜大戟，气虚人不可用之。叶治食牛马六畜肉，腹中绞痛欲死者，捣自然汁一二盏，顿服大利，毒去则愈。冬用根皮捣烂和酒绞服。桕油涂头变白为黑。涂一切肿痛疮疥。桕油烛抽去心导大便秘结效。

巴豆 辛热，大毒。去壳及心炒紫黑，或烧存性，或研烂纸包压去油，取霜，各随方制。

《本经》主伤寒湿疟寒热，破癥瘕结聚，坚积留饮，痰癖大腹，荡练五脏六腑，开通闭塞，利水谷道，去恶肉，除鬼毒蛊疰邪物，杀虫鱼。

发明 巴豆辛热，能荡练五脏六腑，不特破癥瘕结聚之坚积，并可治伤寒湿疟之寒热，如仲景治寒实结胸用白散，深得《本经》之旨。世本作温疟，当是湿疟，亥豕之谬也。其性峻利，有破血排脓、攻痰逐水之力，宜随证轻重而施。生用则峻攻，熟用则温利，去油用霜则推陈致新，随证之缓急而施反正之治。峻用则有戡乱却病之功，少用亦有抚绥调中之妙。可以通肠，可以止泻，此发千古之秘也。一老妇人，久病溏泄，遍服调脾升提止涩诸药，则泻反甚，脉沉而滑，此脾胃久伤、冷积凝滞所致。法当以热下之则寒去利止，自后每用以治泄痢结聚诸病，多有不泻而病痊者，妙在得宜耳。苟用不当则犯损阴之戒矣。按：巴豆、大黄同为攻下之剂，但大黄性寒，腑病多热者宜之。巴豆性热，脏病多寒者宜之。其壳烧灰存性，能止泻痢亦却病之效也。孕妇禁用，以力能堕胎也。元素曰：巴豆乃斩关夺门之将，不可轻用。世以治酒病膈气，以其辛热能开通肠胃郁热耳，第郁结虽通，血液随亡，其阴亏损。伤寒结胸，小儿疳积用之，不死亦危。奈何庸人畏大黄而不畏巴豆，以其性热剂小耳，试以少许轻擦完肤，须臾发泡，况下肠胃能无熏灼溃烂之患乎。即有急证不得已而用之，压去其油取霜少许入药可也。

大风子 辛热，有毒。去壳取仁用。

发明 丹溪曰：粗工治大风病，佐以大风油，殊不知此物性热，有燥痰之功，而伤血特甚，至有病将愈而先失明者。时珍曰：大风油有杀虫却病之功，然不可多服。用之外涂，其功不可没也。

想思子 苦平，小毒。

发明 想思子味苦有毒，立能吐人。其粒半黑半红，故以命名。能通九窍，去心腹邪气，止热闷头痛，风痰瘴疟，杀一切虫毒、蛊毒，取三七枚研水服之，即当吐出。今人皆认此为赤小豆，以之配入六神曲中。铺家以误认而罔名，医家亦不辨而混用。噫，医之道可胜道哉。

灌木部

桑根白皮 甘寒，无毒。须蜜酒相和拌令湿透，炙熟用。否则伤肺泄气，大不利人，根见土面者有毒伤人。

发明 桑根白皮泻肺气之有余，止嗽而能利水。肺中有水气及肺火有余者宜之。肺虚无火，因风寒而嗽者服之，风邪反闭固不散而成久嗽者有之。甄权治肺中水气，唾血，热渴水肿，腹满胪胀，利水道，去寸白虫。可以缝金疮，缝后以热鸡血涂之，桑皮之功用尽矣。

桑椹 甘温，无毒。

《本经》主伤中五劳六极，羸瘦，崩中绝脉，补虚益气。

发明 桑椹手足少阴、太阴血分药，《本经》所主皆言桑椹之功。而宗奭云：《本经》言桑甚详，独遗其椹，即濒湖之

博识尚不加察，但以其功误列根皮之下，所以世鲜采用，惟高寿酒用之。

桑叶 苦甘微寒，小毒，蜜水拌蒸用。

《本经》除寒热出汗。

发明 桑叶清肺胃，去风明目，取经霜者，煎汤洗风眼下泪，同黑芝麻蜜丸，久服须发不白，不老延年。《本经》言除寒热出汗，即《大明》蒸熟捣罨风痛出汗之谓。煎饮利五脏，通关节下气。煎酒服治一切风。桑根烧灰淋汁与石灰点面上风，灭痣去恶肉。

桑枝 苦平，无毒。

发明 桑枝清热去风，故遍体风痒干燥，水气、脚气、风气，四肢拘挛，无不宜之。时珍云，煎药用桑者，取其能利关节，除风寒湿痹诸痛也。观《灵枢》治寒痹用桂酒法，以桑炭炙布巾熨痹处。治口僻用马膏法，以桑钩钩其口，坐桑灰上。又痈疽发背，流注顽疮，久不愈者，用桑木灸法，未溃则拔毒止痛，已溃则补接阳气。其法以桑柴劈作小片，束作小把，燃火吹熄，灸患处，每吹灸片时瘀肉渐腐，用此以助内服之药。又治久嗽不止，用桑枝煎汤，渴即饮之。桑柴灰熬膏，点大风恶疾。或淋取汁，洗头面，不过十度即瘥，此《圣惠》法也。

柘根白皮 甘温，无毒。

发明 时珍曰：柘能通肾气，故《圣惠方》治耳鸣耳聋。藏器煮汁酿酒服，止风虚耳聋，劳损虚羸腰肾冷。《千金》治耳鸣汗出，皆由肾虚或一二十年不瘥者，方用柘根三十斤、菖蒲五斗、故铁二十斤烧赤浸三宿，用米二石、曲二斗，用上三味汁，酿如常法制服必效，方具《千金》二十卷中。

楮实 俗名谷树子根，皮名谷白皮 甘平，无毒。

发明 楮实走肝肾血分，《别录》治阴痿水肿，益气充肌，明目。《大明》言：壮筋骨，助阳气，补虚劳，健腰膝，益颜色。而《修真秘旨》言：久服令人骨软。《济生秘旨》言：治骨鲠用楮实煎汤服之，岂非软骨之征乎。脾胃虚人禁用。楮根白皮《别录》主逐水利小便。甄权治水肿气满。《吴普》治喉痹，总取散风祛毒之义。

枳壳 辛苦平，无毒。陈者良。生熟各随本方。

《本经》主大风在皮肤中，如麻豆苦痒，除寒热结。

发明 枳壳破气化痰，泄肺走大肠，多用损胸中至高之气。枳壳主高，枳实主下，高者主气，下者主血。故壳主胸膈皮毛之病。《本经》所治大风在皮肤中如麻豆苦痒，除寒热结，是指表病而言。实主脾胃心腹之病。《本经》所谓止痢长肌肉，利五脏，益气轻身，是指里病而言。凡人脏腑清利则气自益，身自轻矣。详枳壳、枳实皆能利气，气下则痰喘止，气行则痞胀消，气通则刺痛已，气利则后重除也。仲景治胸胁痞满，以枳实为要药。诸方治下血痔痢，大肠秘塞，里急后重，又以枳壳为通利，则枳实不独治下，枳壳不独治高也。然枳实性沉兼能入肝脾血分，而消食积痰气瘀血，有冲墙倒壁之喻。枳壳性浮兼通肺胃气分，而治喘咳，霍乱水肿，有乘风破浪之势。与桔梗同为舟楫之剂，故柴胡、枳壳除寒热痞满之专药。凡夹食伤寒感冒与表药同用，皆无妨碍。妊娠胞肥，有瘦胎饮，乃因气壅阻滞而设，设素禀怯弱者误服，令母气耗难产，子亦气弱难育，是取虚虚之祸也。

枳实 辛苦平，无毒。

《本经》止痢长肌肉，利五脏，益气轻身。

发明 枳实入肝脾血分，消食泻痰，滑窍破气，心下痞及宿食不消并宜枳术。故洁古枳术丸以调脾胃，实祖《金匮》治心下坚大如盘，用枳实白术汤之法，腹即软消。洁古曰：心下痞及宿食不消发热并宜枳实、黄连。好古曰：益气则佐之以参、术、干姜，破气则佐之以大黄、芒硝，此《本经》所以言益气，而洁古复言消瘀也。李士材云：自东垣分枳壳治高，枳实治下。好古分枳壳治气，枳实治血，然究其功用皆利气也。凡气弱脾虚致停食痞满，治当补中益气，则食自化，痞自散。若用枳壳、枳实是抱薪救火也。

枸橘 辛温，无毒。

发明 枸橘与枳同类，其干多刺，故破气散热之力过之。时珍治下痢脓血后重，今人解酒毒用之，总取其破气之力也。《丹方》以枸橘煅末存性酒服方寸匕，治胃脘结痛。又以醋浸熬膏，摊贴内伤诸痛，贴即痛止，但须久贴方不复发。

栀子 苦寒无毒。入吐剂取肥栀生用，入降火药以建栀、姜汁炒黑用。

《本经》主五内邪气，胃中热气，面赤酒疱，皶鼻白癞，赤癞疮疡。

发明 栀子仁体性轻浮，专除心肺客热。《本经》治五内邪气，胃中热气等病，不独除心肺客热也。其去赤癞白癞疮疡者，诸痛痒疮，皆属心火也。炮黑则专泻三焦之火及痞块中火，最清胃脘之血，屈曲下行能降火，从小便中泄去。仲景治伤寒发汗吐下后虚烦不得眠，心中懊恼，栀子豉汤主之。因其虚故不用大黄，即亡血亡津。内生虚热，非此不去也。治身黄发热，用栀子柏皮汤。身黄腹满小便不利，用茵陈栀子大黄汤，取其利大小便，而蠲湿热也。古方治心痛恒用栀子，此为火气上逆，气不得下者设也，今人泥丹溪之说，不分寒热通用，虚寒何以堪之？大苦大寒能损伐胃气，不无减食泄泻之虞。故仲景云：病人旧有微溏者不可与之。世人每用治血，不知血寒则凝，反为败证。治实火之吐血顺气为先，气行则血自归经。治虚火之吐血养正为主，气壮则自能摄血，此治疗之大法，不可少违者也。

酸枣仁 实酸平，仁甘平，无毒。

《本经》主心腹寒热邪结气聚，四肢酸痛湿痹，久服安五脏。

发明 酸枣仁味甘而润。熟则收敛津液，故疗胆虚不得眠，烦渴虚汗之证。生则导虚热，故疗胆热好眠，神昏倦怠之证，足厥阴、少阳本药，兼入足太阴脾经。按：酸枣本酸而性收，其仁则甘润而性温，能散肝胆二经之滞。故《本经》治心腹寒热，邪气结聚酸痛，血痹等证，皆生用，以疏利肝脾之血脉也。盖肝虚则阴伤而烦心，不能藏魂，故不得眠也。伤寒虚烦多汗及虚人盗汗，皆炒熟用之，总取收敛肝脾之津液也。归脾汤用以滋养营气，则脾热自除。单用煮粥① 除烦益胆气，胆气宁而魂梦安矣。今人专以为心家药，殊昧此理。

白棘 辛寒，无毒。

《本经》主心腹痛，痈肿溃脓，止痛，决刺结。

发明 白棘乃小枣树上针，故能决刺破结。《本经》主痈肿溃脓，与皂刺不甚相远。《别录》治丈夫虚损、阴痿、精自出，补肾气，益精髓，疗喉痹不通。又治腹胁刺痛，尿血痔漏，皆取其透达肝肾二经也。

蕤仁 甘温，无毒，去壳汤浸，去皮尖水煮过，研细纸包，压去油用。

《本经》主心腹邪热结气，明目，目赤痛，伤泪出，目肿眦烂。

发明 蕤仁甘温而润，能治诸经风热之邪，心腹邪热结气，不独治目疾也。眼风痒，或生翳，或赤眦，黄连、蕤仁去皮

研膏等分，以干枣去核填入煎水，点眼甚验。但不因风热而因于虚勿用。

山茱萸 酸温，无毒。去核微焙用，核能泄精。

发明 滑则气脱，涩以收之。山茱萸止小便利，秘精气，取其酸涩以收滑也。甄权治脑骨痛，疗耳鸣，补肾气，兴阳道，坚阴茎，添精髓，止老人尿不节，治面上疮，能发汗，止月水不定。详能发汗，当是能敛汗之误。以其酸收无发越之理，仲景八味丸用之，盖肾气受益，则风藏有度，肝阴得养则疏泄无虞，乙癸同源也。命门火旺，赤浊淋痛及小便不利者禁服。《本经》食茱萸主治从古误列山茱萸条内，今移入彼，庶不失先圣立言本旨，具眼者辨诸。

金樱子 甘酸涩温，无毒，剖开去核及毛用。

发明 金樱子止小便遗泄、涩精气，取其甘温而涩也。夫经络隧道以通畅为和平，而昧者无过服之，以取快欲则不可。若精气不固者服之，何咎之有。但阴虚多火人误服，每致溺涩茎痛，不可不慎。

郁李仁 即棠棣，一名雀李仁 辛苦平，无毒。汤浸去皮及双仁者，研如膏，勿去油，忌牛马肉及诸酪。

《本经》主大腹水气，面目、四肢浮肿，利小便水道。

发明 郁李仁性润而降，为大便风秘专药。《本经》治大腹水气，面目、四肢浮肿，取其润下之意。利小便水道者，水气从之下趋也，搜风顺气丸用之。虽有润燥之功，而下后令人津液亏损，燥结愈甚。老人津液不足而燥结者戒之。根治风虫牙痛，浓煎含漱，冷即吐去更含，勿咽汁，以其能降泄也。

① 粥：底本作"粥"，据锦章书局本改。

鼠李 当作楮李子，一名牛李子，熬汁可以染绿，今造纸，马铺取汁刷印绿色，故又名绿子　苦凉，微毒。

《本经》主寒热瘰疬疮。

发明　牛李，生青，熟黑而带红紫，入肝肾血分。其味苦凉，善解诸经伏匿之毒。《本经》治寒热瘰疬，《大明》治水肿腹满，苏恭治下血及疝瘕积冷。捣敷牛马疮中生虫。时珍治疥癣有虫，总取其去湿热之功。惜乎世鲜知用。惟钱氏必胜膏治痘疮黑陷及出不快，或触秽气黑陷，方用牛李熬膏，桃胶汤化皂子大一丸，如人行十里再进一丸，其疮自然红活。盖牛李解毒去湿热，桃胶辟恶气活血耳。

女贞实 苦甘微寒，无毒。其子黑者为女贞实，若红色者即为冬青，非女贞也。

发明　女贞，少阴之精，但性禀纯阴，味偏寒滑。脾胃虚人服之，往往减食作泻。以《本经》枸骨主治误列此味之下，后世谬认女贞有补中安五脏之功，多致误用滋患特甚，因表而出之。

枸骨 一名猫儿刺，俗名十大功劳　微苦甘平，无毒。

《本经》补中安五脏，养精神，除百病，久服肥健，轻身不老。

发明　枸骨，《本经》诸家本草皆误列女贞条下。苦味甘平有补中安五脏、养精神、除百病、久服肥健轻身不老之功，皆指枸骨而言。女贞至阴之物，安有如上等治乎。其木严冬不凋，叶生五刺，其子正赤。允为活血散瘀坚强筋骨之专药，又为填补髓脏，固敛精血之要品，仅见丹方不入汤丸。古方惟浸酒补腰脚令健。枝叶烧灰淋汁，或煎膏涂白癜风。今方士每用数斤去刺，入红枣二三斤熬膏蜜收，治劳伤失血、痿软，往往获效，以其能调养血气而无伤中之患也。其脂为黐以粘禽鸟，其能滋培精血可知。

卫矛 即鬼箭羽　苦寒，无毒。生山石间，小株成丛，叶似野茶，三四月生小黄绿花。实如冬青子，条上有羽如箭，视之若三羽，故名。

《本经》主女子崩中下血，腹满汗出、除邪杀鬼毒蛊疰。

发明　鬼箭专散恶血，故《本经》有崩中下血之治。《别录》治中恶腹痛，去白虫，消皮肤风毒肿，即腹满汗出，除邪杀鬼毒蛊疰之治，今人治贼风历节诸痹，妇人产后血晕血结聚于胸中，或偏于胁肋少腹者，四物倍归加鬼箭羽、红花、玄胡索煎服，以其性专破血。力能堕胎，妊娠禁用。

南烛 牛筋树也，俗名鸟叶　苦平，无毒。

发明　凡滋肾药皆能伤脾，此独止泄除睡者，气与神通。藏器言：久服轻身不饥，变白不老者，强精益气之验，《千金》《月令》方用之，令四月八日煮汁，造青精饭是也。

五加根皮 辛温，无毒。

《本经》主心腹疝气腹痛，益气疗躄，小儿三岁不能行，疽疮阴蚀。

发明　五加者，五车星之精也。为风湿痿痹、壮筋骨、助阳气之要药。《本经》治心腹疝气腹痛、益气疗躄，小儿三岁不能行，其温补下元，壮筋除湿可知。《别录》治男子阴痿囊下湿，小便余沥，女人阴痒，腰脊痛，脚痹风弱。《大明》治骨节拘挛。苏恭主四肢拘急种种，皆须酿酒，则力势易行，非汤药中所宜。

枸杞 甘平，无毒。河西及甘州者良。

《本经》主热中消渴，久服坚筋骨耐寒暑。

发明　枸杞子味甘色赤，性温无疑，根味微苦，性必微寒，缘《本经》根子合论无分，以致后人或言，子性微寒，根性大寒，或言子性大温，根性苦寒。盖有惑于一，本无寒热两殊之理。夫天之生物不齐，都有丰于此，而涩于彼者。如山茱萸之肉涩精，核滑精。当归之头止血，尾破血。橘实之皮涤痰，膜聚痰，不一而足。即炎帝之尝药，不过详气、味、形、色，安有味甘色赤，形质滋膜之物，性寒之理，《本经》所言主热中消渴，坚筋骨耐寒暑，是指其子而言，质润味厚，峻补肝肾冲督之精血，精得补益，水旺骨强，而肾虚火炎热中消渴，血虚目昏，腰膝疼痛悉愈，而无寒暑之患矣。所谓精不足者，补之以味也。古谚有云：去家千里，勿食枸杞。甚言补益精气之速耳。然无阳气衰，阴虚精滑，及妇人失合，劳嗽蒸热之人慎用，以能益精血，精旺则思偶，理固然也。

地骨皮 甘淡微寒，无毒。泉州者良。

《本经》主五内邪气，周痹风湿，久服坚筋骨，轻身不老。

发明 地骨皮，枸杞根也，三焦气分之药。下焦肝肾虚热，骨蒸自汗者宜之。热淫于内，泻以甘寒也。人但知芩、连治上焦之火，知、柏治下焦之火，谓之补阴降火。不知地骨之甘寒平补，有益精气退邪火之妙。时珍尝以青蒿佐地骨退热，屡有殊功。又主骨槽风证，亦取入足少阴，味薄即通也。《本经》主五内邪气，周痹风湿，轻身不老，取其甘淡化热，苦寒散湿，湿散则痹著通，化热则五内安。其气清，其味薄，其质轻，诚为修真服食之仙药。按：《续仙传》云：朱孺子见溪侧二花犬，逐入枸杞丛下，掘之得根形如二犬，烹而食之，忽觉身轻，《本经》之轻身不老，可确征矣。则枸杞之滋益不独在子，而根亦止于退热也。苗叶微苦，亦能降火及清头目。

溲疏一名巨骨 苦平，一云辛寒，无毒。

《本经》主皮肤中热，除邪气，止遗溺，利水道。

发明 溲疏与枸杞相类，先哲虽以有刺无刺、树高树小分辨。然枸杞未尝无刺，但树小则刺多，树大则刺少，与酸枣、白棘无异。《本经》枸杞条下主五内邪气，热中消渴，即溲疏之除邪气也。枸杞条下主周痹风湿即溲疏之止遗溺，利水道也。除去五内之邪则热中消渴愈矣。疏利水道之热则周痹风湿痊矣。溲溺疏利则气化无滞，子脏安和。观《千金方》与梅核仁、辛黄、藁本、泽兰子、葛上亭长同清子脏三十六疾，其清利风热之性可知。或云巨骨即地骨之大者，按：《种树书》云：收子及掘根种肥壤中，待苗生剪为蔬食甚佳，溲疏之名未必非此。

石南 辛苦平，无毒。

《本经》养肾气，内伤阴衰，利筋骨皮毛。

发明 石南严冬不凋，凌霜正赤，性温益肾可知，《本经》养肾气，内伤阴衰，利筋骨皮毛，皆取益肾之功。古方为风痹肾弱要药，今人绝不知用，盖由甄氏《药性论》有令人阴痿之说，殊不知服此药者，能令肾强。嗜欲之人藉此放恣，以致痿弱而归咎于药，良可慨也。

牡荆即黄荆 实苦温，根茎甘苦平，茎沥甘平，无毒。

发明 荆为治风逐湿、祛痰解热之药。实除骨间寒热下气，治心痛及妇人白带。炒熟酒煎服治小肠疝气，酒浸治耳聋。叶治霍乱转筋，下部湿䘌脚气肿满，以荆茎入坛中烧烟薰涌泉穴及痛处，汗出则愈。捣烂罨蛇伤。根主头心肢体诸风，解肌发汗。茎治火灼疮烂。煎水漱风牙痛。荆沥除风热，开经络，导痰涎，行血气，解热痢。《千金翼》云：凡患风人多热，尝宜以竹沥、荆沥、姜汁和匀热服，以瘥为度。热多用竹沥，寒多用荆沥。二汁同用并以姜汁助送则不凝滞。但气虚不能食者则用竹沥，气实能食者则用荆沥。

蔓荆子 苦辛温，无毒。

《本经》主筋骨间寒热湿痹，拘挛，明目，坚齿，利九窍，去白虫。

发明 蔓荆子入足太阳，体轻而浮，故治筋骨间寒热湿痹拘急。上行而散，故能明目，坚齿，利九窍，去白虫，及风寒目痛，头面风虚之证。然胃虚人不可服，恐助痰湿为患也。凡头痛目痛，不因风邪而血虚有火者禁用，瞳神散大尤忌。

紫荆皮 苦平，无毒，苦如胆而紫厚者良。

发明 紫荆，木之精也，入手足厥阴血分。能破宿血，下五淋，通小肠，解诸毒。治伤寒赤膈，黄耳，活血消肿，为杖疮必用之药。治痈疽流注诸毒，冷热不明者用紫荆皮、独活、赤芍、白芷、白蜡炒为末，葱汤调敷。痛甚筋不舒者加乳香甚验。

木槿根皮 甘苦微寒，无毒。

发明 槿为癣科要药，润燥活血。川中所产质厚色红称胜，而世不易得，土槿皮亦可用之，但力薄耳。其治肠风下血，取其清热滑利也。其治痢后作渴，余热在经，津液不足也。其花以千瓣白者为胜，阴干为末，治反胃吐食，陈糯米汤下二钱，日再服。红者治肠风血痢，白者治白带、白痢，并焙入药。子治偏正头风，烧烟熏患处，并用为末，酒服一钱匕效。

芙蓉 辛平，无毒。

发明 芙蓉叶散痈疽殊有神效。疡医秘其名为清凉膏，铁箍散皆此药也。加生大黄、赤小豆末、麝香，其功甚捷。

山茶花 苦温，无毒。

发明 山茶花色红味苦，开于青阳初动之时，得肝木之气而生心火。肝藏血，心主血，故吐血、衄血、下血为要药。生用则能破宿生新。入童便炒黑则能止血，其功不减郁金，真血家之良药也。

密蒙花 甘平微寒，无毒。嗅之即嚏者真，拣净酒浸一宿，漉出晒干用。

发明 密蒙入肝经血分，润肝燥，为搜风散结目疾之专药。治青盲昏翳，赤肿多眵泪，消目中赤脉及小儿痘疮余毒，疳气攻眼宜之。

木棉子 辛温，微毒。

发明 木棉叶青、花黄、茎赤、棉白、子黑，允为温走命门之品。取子烧存性，不独解霉疮毒，而痔漏脱肛下血，每服半两，黑豆淋酒服之。其油燃灯能昏人目，以其助淫火也。

柞木皮 苦平，无毒。

发明 柞专利窍，故治黄瘅鼠瘘，催生，并烧末用之。

黄扬 苦平，无毒。

发明 黄杨性敛而降，妇人难产，入达生散中服之，则痛阵便紧。又捣叶涂疮疖，以其性敛也。

放杖木 甘温，无毒。

发明 放杖专治一切风气、血气，理腰脚，老人浸酒服之一月放杖，故名。

接骨木一名续骨木，又名木蒴藋，俗名扦扦活 甘苦平，无毒。

发明 此木专主折伤续筋骨，除风痹，龋齿，可作浴汤。根皮主痰饮水气痰疟，打伤瘀血，一切血不行，并煮汁服之，不可多服，以气腥伤伐胃气也。

寓 木 部

茯苓 甘淡平，无毒。入补气药，人乳润蒸。入利水药，桂酒拌晒。入补阴药，童便浸切。一种栽莳而成者曰莳苓，出浙中，但白不坚，入药少力。凡用须去尽皮膜则不伤真气，以皮能泄利，利津液。膜能阻滞经络也。

《本经》主胸胁逆气，忧恚惊邪恐悸，心下结痛，寒热烦满，咳逆口焦，舌干，利小便，久服安魂养神，不饥延年。

发明 茯苓得松之余气而成，甘淡性平，能守五脏真气。其性先升后降，入手足太阴、少阴，足太阳、阳明。开胃化痰，利水定悸，止呕逆泄泻，除湿气，散虚热，《本经》治胸胁逆气，以其降泄也。忧恚惊悸心下结痛，以其上通心气也。寒热烦满，咳逆口焦舌干，利小便，以其导热、滋干流通津液也。《本草》言其利小便，伐胃邪。东垣云：小便多者能止，涩者能通，又大便泻者可止，大便约者可通。丹溪言阴虚者不宜用，义似相反者，何哉？盖茯苓淡渗，上行生津液，开腠理，滋水之源，而下降利小便。洁古谓其属阳，浮而升，言其性也。东垣言其阳中之阴，降而下，言其功也。经言：饮食入胃，游溢精气，上输于脾，脾气散精，上归于肺，通调水道，下输膀胱。则知淡渗之性，必先上升而后下降，膀胱气化而小便利矣。若肺气盛则上盛下虚，上盛则烦满喘乏，下虚则痿躄软弱而小便频。茯苓先升后降，引热下渗，故小便多者能止也。大便泻者，胃气不和，不能分利水谷，偏渗大肠而泄注也，茯苓分利阴阳则泻自止矣，大便约者以膀胱之水不行，膀胱硬满，上撑大肠，故大便不能下通也，宜茯苓先利小便，则大便随出也。至若肺虚则遗溺，心虚则少气遗溺，下焦虚则遗溺，胞遗热于膀胱则遗溺，膀胱不约为遗溺，厥阴病则遗溺，皆虚热也。必上热下寒，当用升阳之药，非茯苓辈淡渗所宜，

故阴虚不宜用也。此物有行水之功，久服损人。八味丸用之，不过接引他药归就肾经，去胞中久陈积垢，为搬运之功耳。是以阴虚精滑而不觉，及小便不禁者，皆不可服，以其走津也。其赤者入丙丁，但主导赤而已。其皮治水肿、肤肿、通水道、开腠理胜于大腹皮之耗气也。

茯神 甘淡平，无毒。即茯苓中之抱根而生者。

发明 《神农本经》只言茯苓，《名医别录》始添茯神，而主治皆同。后人治心病必用茯神，故洁古云：风眩心虚非茯神不能除，然茯苓未尝不治心病也。陶弘景始言茯苓赤泻、白补，此发前人之秘。时珍谓茯苓、茯神只当云赤入血分，白入气分，如牡丹、芍药之义。茯神中所抱之木，治风湿筋骨挛缩与松节同功。

琥珀 甘平，无毒。出番隅，枫木脂膏所化，俗云茯苓千年化琥珀，此误传也。

发明 古方用琥珀利小便，以燥脾土有功，脾能运化，肺气下降，故小便可通。若阴虚内热火炎水涸，血少不利者，反致燥结之苦，其消磨渗利之性，非血结膀胱者，不可误投。和大黄、鳖甲作散，酒下方寸匕，治妇人腹内恶血，血尽则止。血结肿胀，腹大如鼓，而小便不通者，须兼沉香辈破气药用之，又研细敷金疮则无瘢痕，亦散血消瘀之验。凡阴虚内热火炎水涸，小便不利者勿服，服之愈损其阴，滋害弥甚。

猪苓 甘淡微苦平，无毒。

《本经》主痎疟，解毒蛊疰不祥，利水道，久服轻身耐老。

发明 猪苓入肾与膀胱血分，性善疏利经府，世人但知为利水专药，不知其有治痎疟蛊疰之功。仲景治消渴脉浮，小便不利微热者，猪苓散汗之。病欲饮水而复

吐，名曰水逆，五苓散主之。猪苓专司引水之功，久服必损肾气，昏人目，利小便之剂无如此骏，故不入补剂，非泽泻之比也。而《本经》又云，久服轻身耐老，是指素多湿热者而言，不可一律而推。

雷丸 苦咸寒，小毒。竹之余气所结，皮黑肉白者良。入药泡用，赤黑色者杀人。

《本经》杀三虫，逐毒气胃中热，利丈夫不利女子。

发明 雷丸功专杀虫，杨勔得异疾，每发语则腹中有小声，渐渐声大，有道士曰：此应声虫也。但读《本草》取不应者治之，读至雷丸不应，遂顿服数粒而愈，此追虫下积之验也，《本经》称其利丈夫，《别录》云久服阴痿，似乎相反，不知利者疏利之也。疏利太过则闭藏失职，故阴痿也。《千金》治小儿伤寒，不能服药，治方中恒用之，取其逐毒气之功也。

桑寄生 苦甘平，无毒。

《本经》主腰痛，小儿背强，痈肿，充饥肤，坚发齿，长须眉，安胎。

发明 寄生得桑之余气而生，性专祛风、逐湿、通调血脉。故《本经》取治妇人腰痛、小儿背强等病，血脉通调而肌肤眉发皆受其荫，即有痈肿，亦得消散矣。古圣触物取象，以其寓形榕木，与子受母气无异，故为安胎圣药。《别录》言去女子崩中产后余疾，亦是去风除湿益血补阴之验。惟西蜀、南粤不经饲蚕之地始有，故真者绝少，今世皆榕树枝赝充，慎勿误用，其真者绝不易得。故古方此味之下有云：如无，以续断代之，于此可以想象其功用也。

松萝 苦甘平，无毒。

《本经》治颠①怒邪气，止虚汗头风，女子阴寒肿痛。

发明 松萝是松上女萝，又名兔丝，能平肝怒，去寒热邪气。其去头风、止虚汗者，本乎天者亲上也。《别录》疗痰热温疟，可为吐汤利水道，故《肘后方》同瓜蒂、杜蘅酒渍再宿，且饮一合，取吐胸中痰热头痛。《千金方》同瓜蒂、恒山、甘草，水酒和煎，取吐胸膈痰癖，以其轻清上涌，故吐药用之。

苞 木 部

竹叶 甘微寒，小毒。

《本经》主咳逆上气，疗筋急恶疡，杀小虫。

发明 诸竹与笋皆甘寒无毒。惟竹叶受阴风烈日气多，故不无小毒。《本经》主咳逆上气者，以其能清肺胃之热也。疗筋急恶疡者，以其能化身中之气也。气化则百骸条畅，何有小虫之患乎。仲景治伤寒解后虚羸少气气逆，有竹叶石膏汤。《金匮》治中风发热，面赤头痛，有竹叶汤，总取清肺胃虚热之义。

竹茹 甘寒，无毒。取竹茹法，选大青竹，磁片利去外膜，取第二层如麻缕者，除去屑末用之。

发明 竹茹专清胃府之热，为虚烦烦渴、胃虚呕逆之要药。咳逆唾血，产后虚烦无不宜之。《金匮》治产后虚烦呕逆，有竹皮大丸。《千金》治产后内虚烦热短气，有甘竹茹汤。产后虚烦，头痛短气，闷乱不解，有淡竹茹汤。内虚用甘以安中，闷乱用淡以清胃，各有至理存焉，其性虽寒而滑，能利窍，可无郁遏容邪之虑。

竹沥 甘寒，无毒。取竹沥法，以青竹断二尺许，劈开，火炙两头盛取用之。如欲多取，以坛埋土中，湿泥糊好，量坛

---

① 颠：底校本同，疑为"膜"之误。

口大小用葭箍二道，竖入坛口，多著炭火于竹顶上炙之。

发明 竹叶兼行肌表，故能疗疮杀虫。竹茹专清胃府，故能止呕除烦。竹沥善透经络，能治筋脉拘挛，痰在皮里膜外筋络四肢，非竹沥不能化也。纯阴之性，虽假火逼，然须姜汁鼓动其势，方得应手取效。《千金》治风痱，身无痛四肢不收，志乱不甚，有竹沥饮子，详《本经》疗筋急，专取竹沥之润，以濡之也。《千金》治四肢不收，则兼附、桂、羚羊之雄，以振之也。一以舒急，一以收缓，妙用不可思议。或言竹沥性寒仅可施之热痰，不知入于附桂剂中，未尝不开发湿痰寒饮也。惟胃虚肠滑，及气阻便闷者误投，每致呃逆不食，脱泻不止而毙。阴柔之性不发则已，发则必暴卒，难挽回也。

笋 甘微寒，小毒。

发明 诸笋多食，皆动气发冷症令人心痛。与羊肝食之损目，脾胃虚弱，大肠滑泻皆不宜食。俗医治痘往往劝啜笋汤，及加入汤药，不知痘疮不宜。大肠滑利而笋有刮肠篦之名，若肠胃不实尤忌。惟血热毒盛者为宜。其干笋淡片利水豁痰，水肿，葶苈丸用之。

竹黄 甘寒，无毒。

发明 竹黄出大竹之中，津气结成。其味功用与竹沥同，而无寒滑之害。凉心经，去风热，为小儿惊痫，风热痰涌失音，治痰清热之要药。以其生天竺国，故名天竺黄。今药肆多烧诸骨及葛粉杂入，不可不辨。

震烧木

发明 雷气通于心，故可治失心惊悸之病。又挂门户大压火灾。

藏 器 部

锦 新绛 黄绢 绵

发明 锦灰主失血、血崩、金疮出血。新绛治妇人血崩。丝本主血，加以色绛，又用煅灰，所以取治失血有效。自然黄丝绢煮汁服，止消渴及产妇胞损，为补膀胱要药。绵灰能止吐衄、崩中及大小便诸血。

裈裆

发明 仲景治阴阳易病，身重少气腹急，引阴膝胫拘急者，烧裈散主之。取裈中近隐处烧灰，水调方寸匕，日三服，小便即利，阴头微肿则愈。男用女裈，女用男裈。

裹脚布

发明 男子裹脚布取缠软者，绕其腹，则腹痛泻痢便止。妇人欲回乳，以男子裹脚布勒住一宿即止，功效胜于服药也。

凿柄

发明 凿柄治妊娠难产，烧灰酒服，取其开凿孔窍也。铳楔烧灰服，取其迅发之疾也。

弓弩弦

发明 难产取弓弩弦缚腰，及烧弩牙，纳酒中饮之，皆取发机快疾之义。时珍曰：弓弩弦催生，取其速疾也。折弓弦止血，取其断绝也。

败蒲扇 蒲席

发明 蒲性本寒，加以为扇，至败，汗渍日久，咸寒相济，故用以烧灰，和粉扑身，取扇动招风止汗之义。败蒲席取久卧者，烧灰酒服二钱。治坠仆恶血，同蒲黄、当归、赤芍、朴硝煎汤调服。汗乃血液，沾濡日久，用以烧灰，同气相感之应也。

漆器

发明 漆本散血。故用烧烟治产后血晕，熏之即苏。又杀诸虫。

灯盏油 苦辛寒，小毒。

发明 油性熬之愈寒，灯油得火气最深，故取以治卒中风不省，喉痹痰厥，用鹅翎蘸扫喉中，涌吐顽痰，通其上逆，然后用药。

炊单布

发明 炊单布受甑热气最多，故用以治汤火熏蒸，面目浮肿。烧末敷之即消，以类相感也。《金匮》治坠马，一切筋骨伤损，亦用之。青布烧灰蜜调，敷热毒疮效。

败鼓皮 平，无毒。

发明 败鼓皮专主蛊毒。取其形空而声响远振也，烧作屑，水和服之，病人即唤蛊主姓名，往呼本主，取蛊即瘥。梅师云，凡中蛊毒或下血如鹅肝，或吐血，或心腹切痛如有物咬，不即治之，食人五脏即死。欲知是蛊与否，但令病人以唾吐水，沉者为是，浮者即非。用败鼓皮烧灰，酒服方寸匕，须臾自呼蛊主姓名。《外台秘要》云：治蛊取败鼓皮，广五寸、长一尺，蔷薇根五寸，如拇指大，水一升、酒三升，煮二升服之，当下蛊毒即愈。

卷　四

虫　部

蜂蜜　甘平，无毒。入调补药用白蜜，泻火药用赤蜜。味酸者，不堪入药，不可与生葱、独蒜、莴苣同食，令人下利。凡炼蜜，炭火慢炼，掠去浮沫至滴水成珠为度。炼成每斤入陈酒四两，再熬沸，和药为丸，则药力易化。

《本经》主心腹邪气，诸惊痫痓，安五脏，补不足，益气补中，止痛解毒，除众病，和百药。久服强志轻身，不饥不老。

发明　蜂采无毒之花酝酿而成。生则性凉清热，故能治心腹之邪气。熟则性温，补中安五脏诸不足，甘而和平，故能解毒。柔而润泽，故能润燥。缓以去急，故能主心腹肌肉疮疡之痛。仲景治阳明结燥，大便不通，用蜜煎导法，取其能通结燥而不伤肠胃也。凡滋补药俱用炼白蜜丸，取其和脾润肺也。赤蜜味酸，食之令人心烦，惟降火药用之。白蜜虽补脾肺，然性凉润，脾胃不实，肾气虚滑，及湿热痰滞，胸痞不宽者，咸须忌之。故琼玉膏用糖霜，枳术丸用荷叶裹饭，佐金丸用米饮，牛黄丸用蒸饼，黑锡丹用酒曲，磁朱丸用神曲，虎潜丸用酒，香连丸用醋，茸珠丹用红枣，滚痰丸用水泛，各有所宜。今人修制丸剂，概用蜂蜜，殊失先哲用方之义。

蜜蜡　淡平，无毒。

《本经》主下痢脓血，补中，续绝伤金疮，益气不饥耐老。

发明　蜜成于蜡，万物之至味，莫甘于蜜，莫淡于蜡，得非厚此薄彼耶。仲景治痢有调气饮，《千金》治痢有胶蜡汤，盖有见于《本经》之义也。淡为五味之本，胃为五脏之源，故能补中续伤，盖有得于太极也。甄权治孕妇胎动，下血不绝，欲死，以鸡子大一枚煎三五沸，投美酒半升服立瘥。又能解毒，故蜡矾丸用之为君。华佗治下痢，食入即吐，用白蜡方寸匕，鸡子黄一枚，石蜜、苦酒、发灰、黄连末各半，鸡子壳，先煎蜜、蜡、苦酒、鸡子四味令匀，乃纳连末、发灰熬至可丸乃止，二日服尽神效。

露蜂房　苦咸平，有毒。

《本经》主惊痫瘛疭，寒热邪气，癫疾鬼精，蛊毒肠痔，火熬之良。

发明　露蜂房，阳明药也。《本经》治惊痫癫疾，寒热邪气，蛊毒肠痔，以其能祛涤痰垢也。疮疡齿痛及他病用之者，皆取其以毒攻毒杀虫之功耳。

蠮螉　一名螺蠃，细腰蜂也　辛平，小毒。

《本经》治久聋咳逆毒气，出刺出汗。

发明　诗言：螟蛉有子，螺蠃负之。言细腰之蜂，取青虫之子，教祝变化成子也。《大明》治呕逆。生研能罨竹木刺，即《本经》出刺出汗，取其毒之锐，以出其刺也。

虫白蜡　甘温，无毒。

发明　蜡树属金，性专收敛坚强之

气。其叶能治疮肿，虫食其叶而成，与桑螵蛸无异，为外科之要药，取合欢皮同入长肉膏中神效。今人治下疳服之，未成即消，已成即敛，以半两入鲫鱼腹中煮食，治肠红神效。

紫矿即紫草茸 甘咸平，小毒。

发明 紫矿乃麒麟竭树上蚁壤聚其脂液而成，与蜂酿蜜无异，出真蜡为上，波斯次之。古方治五脏邪气，金疮，崩漏，破积血，生肌止痛。今人专治痘疮，有活血起胀之功，无咸寒作泻之患，其功倍于紫草，故以紫草茸呼之，实非紫草同类也。

五倍子即川文蛤 苦酸咸平，无毒。产川蜀，如菱角者佳。法酿过，名百药煎，每五倍末一斤，入桔梗、甘草、真茶各一两为末，入酵糟二两拌和，置糠中窨，待起如发面状即成矣，作饼晒干用。

发明 川文蛤善收顽痰，解热毒。黄昏咳嗽乃火气浮于肺中，不宜用凉药，宜五倍、五味敛而降之。若风寒外触暴嗽及肺火实盛者禁用，以其专收而不能散也。故痰饮内盛者，误用则聚敛于中，往往令人胀闭而死。为末收脱肛及子肠坠下。百药煎性浮，味带余甘，治上焦痰嗽热渴诸病，含嚼尤宜。煅过主下血，乌须发，消肿毒，敛金疮，治喉痹口疮，掺之便可进食也。

桑螵蛸 甘咸平，无毒。桑枝上螳螂子也，火炙黄用。

《本经》主伤中疝瘕，阴痿，益精生子，女子月闭腰痛，通五淋，利小便水道。

发明 桑螵蛸，肝肾命门药也，功专收涩。故男子虚损，肾衰阳痿，梦中失精，遗溺白浊方多用之。《本经》又言通五淋，利小便水道，盖取以泄下焦虚滞也。桑螵蛸散治小便频数，如稠米泔，心神恍惚，瘦悴食少，得之女劳者，方用桑螵蛸、远志、龙骨、菖蒲、人参、茯苓、当归、龟甲各一两，卧时人参汤调下二钱。如无桑树上者，以他树上者浓煎桑白皮汁佐之。若阴虚多火人误用，反助虚阳，多致溲赤，茎痛，强中失精，不可不知。生研烂涂之，出箭镞。

雀瓮一名蛅蟖，俗名载毛 甘平，小毒。

《本经》主寒热结气，蛊毒鬼疰，小儿惊痫。

发明 雀瓮，蛅蟖壳也。其虫夏生叶上，背上有刺螫人，故名载毛，秋深叶尽欲老，口吐白沫，凝聚渐硬，在中成蛹如蚕，至夏羽化而出，其形有似蜻蜓而翅黑稍阔，放子叶上而生蛅蟖。谓雀瓮者，以雀好食其蛹也。入药惟取石榴树上者，连蛹炙焙用之。苏颂曰：今医家治小儿惊痫，用雀瓮子连虫同白僵蚕、全蝎各三枚，微炒捣末，煎麻黄汤调服一字，日三服大效。藏器治小儿撮口不得饮乳，但先刮口傍见血，以雀瓮打破取汁涂之。

原蚕蛾 咸温，小毒。取未交雄蛾，纸封焙干，拌椒密藏则不蛀。

《本经》主心腹邪气，起阴痿，益精气，强志，生子，好颜色，补中轻身。

发明 蚕之性禀淫火，力专助阳。其子在腊月中非以重盐盐透，水渍曝干，则茧不能缲丝，出子之后非桑不食。《本经》主心腹邪气，皆桑之余力，犹僵蚕之治风痰，蚕茧之疗痈肿，蚕沙之去风湿耳。其起阴痿，益精气，强志，生子，即《别录》之益精气，强阴道，交精不倦，亦能止精，若合符节。好颜色，令人面[①]色好之互辞。补中轻身者，以其善补真阳，阳主轻捷故也。详参经旨，洵为原蚕，主治无疑，奈何集《本草》者误列

———————

① 面：底本作"而"，据锦章书局本改。

樗鸡之下，敢力正之。

白僵蚕 咸辛平，无毒。色白者良，入药惟取直者，为雄，去黑口及丝，炒用。

《本经》主小儿惊痫，夜啼，去三虫，灭黑䵟，令人面色好，男子阴疡病。

发明 僵蚕，蚕之病风者也。功专祛风化痰，得乎桑之力也。《本经》治惊痫，取其散风痰之力也。去三虫，灭黑䵟，男子阴疡，取其涤除浸淫之湿，三虫亦湿热之蠹也，凡咽喉肿痛及喉痹用此，下咽立愈。其治风痰，结核，头风，皮肤风疹，丹毒作痒，疳蚀，金疮，疔肿，风疾，皆取散结化痰之义。

蚕茧 甘温，无毒。

发明 蚕茧治痈肿无头，烧灰酒服，次日即破。煮汤治消渴。缲丝汤及丝绵煮汁，功用相同。

蚕蜕 即马明退 甘平，无毒。即老蚕眠起所蜕皮，入药微炒用。今以出过蚕之纸为马明退，非也。

发明 蚕非桑叶不生，得东方水气之全，故能治风病、血病。而蜕治目中翳障，较之蝉蜕更捷，惜乎一时难觅。

蚕沙 甘辛温，无毒。微炒用

发明 蚕沙疗风湿之专药。有人病风痹用此，焙熟，绢包熨之。治烂弦风眼，以麻油浸蚕沙二三宿，研细涂患处，过宿即愈。蚕沙置酒坛上泥好，色清味美。然惟晚者为良。早蚕者不堪入药，以饲时火烘，故有毒也。

九香虫 咸温，无毒。

发明 九香虫产贵州，治膈脘滞气，脾肾亏损。壮元阳摄生方，乌龙丸用之。

雪蚕 即雪蛆 甘寒，无毒。

发明 雪蛆生峨眉山北，积雪历年不消，其中生此，大如瓠味极甘美，故能解内热渴疾，方物中之最益人者也。

蜻蛉 一名蜻蜓 赤者名赤卒。微寒，无毒。

发明 蜻蜓生水中而能暖水脏，强阴涩精，而赤者性犹壮热，助阳药用之。

樗鸡 即红娘子 苦平，有毒。不可近目。去翅足同糯米炒，去米用。

发明 樗鸡，厥阴经药也。能活血散血，治目翳，拨云膏中与芫青、斑蝥①同用，亦是活血散结之义。能通血闭，行瘀血，主瘰疬，辟邪气，疗猘犬伤。治偏头风用红娘子、青娘子各七枚，去翅足，炒为末，同葱茎捣涂痛处，周时起泡去之。孙一奎治血蛊用抵当丸以樗鸡易水蛭，三服血下胀消，形神自复。与薛新甫治水肿，椒仁丸中芫青不殊。一走血而下瘀，一走气而破水，皆峻剂也。《纲目》以《本经》原蚕蛾主治误列于此，今正之。

芫青 即青娘子 辛温，有毒。去翅足，同糯米炒，去米用。

发明 芫青居芫花上而色青，故能泄毒、攻积破血、堕胎，功同斑蝥而毒尤猛，芫花有毒故也。其治疯犬伤，消目翳，却偏头风，塞耳聋，皆取其毒锐也。又治月闭水肿，椒仁丸方用之。

斑蝥 辛咸温，有毒。去翅足，同糯米炒熟，或醋煮用之。

《本经》主寒热鬼疰蛊毒，鼠瘘疮疽，蚀死肌，破石癃。

发明 斑蝥，人获得时，尾后恶气射出，臭不可闻。其性专走下窍，利小便，故《本经》言，破石癃，能攻实结而不能治虚秘，不过引药行气，以毒攻毒而已。但毒行小便必涩痛，当以木通、滑石导之，其性猛毒，力能堕胎，虚者禁用。疯犬伤，先于患人头上拔去血发二三茎，

---

① 蝥：底本作"螯"，据锦章书局本改。

以斑蝥七枚，去翅足炙黄，同蟾蜍捣汁服之，疮口于无风处搿去恶血，小便洗净，发灰敷之，服后小便当有瘀毒泄出，三四日后当有肉，狗形，三四十枚为尽，如数少，再服七枚。若早服虽无狗形，永不发也。

葛上亭长　辛温，有毒。去翅足，同糯米炒，去米用。

发明　亭长大毒，善通淋及妇人经脉不通，以五枚研末服三分，空心甘草汤下，须臾脐腹急痛，以黑豆煎汤服之即通。此虫五六月为亭长，头赤身黑，七月斑蝥，九月为地胆，随时变化，其毒可知。

地胆　辛温，有毒。同糯米炒，去米用。

《本经》主鬼疰，寒热鼠瘘，恶疮死肌，破癥瘕，堕胎。

发明　地胆有毒而能攻毒。性专破结堕胎，又能除鼻中息肉，下石淋功同斑蝥，力能上涌下泄。

蜘蛛　微寒，有毒。其种类不一，惟用悬网者入药。

发明　仲景治阴狐疝气，偏有大小，时时上下者，蜘蛛散主之，以其入肝，性善循丝上下，故取以治睾丸上下之病。《别录》治大人、小儿㿉疝，又治干霍乱，服之能令人利，其邪得以下泄也。捣汁涂蛇伤效。

壁钱　无毒。

发明　生壁间，似蜘蛛而形扁，其膜色白如钱，故名。治鼻衄及金疮出血不止，取虫汁注鼻中及点疮上。同人中白等分，烧研治疳，又治喉痹。

蝎　辛平，有毒。被螫者以木碗合之即愈。去毒及足用，亦有独用其尾者，其功尤捷，滚醋泡去咸，炒干用。

发明　蝎产于东方，色青属木，治厥阴诸风掉眩，及小儿胎惊发搐，最为要药。左半身不遂，口眼㖞斜，语言蹇涩，手足抽掣，疟疾寒热，耳聋无闻，疝气带下，无不用之。蝎尾膏治胎惊发搐，用蝎梢二十一枚、麝香少许，屡效。东垣治月事不调，寒热带下，有丁香柴胡汤，方用羌活、柴胡、当归、生地、丁香、全蝎，盖取以散血分之风热耳。

水蛭　咸苦平，有毒。水蛭是小长色黄，挑之易断者，勿误用泥蛭头圆身阔者，服之令人眼中如生烟，渐至枯损。凡用水蛭，曝干，猪油熬黑，令研极细，倘炙不透，虽为末，经年得水犹活，入腹尚能复生。凡用须预先熬黑，以少许置水中，七日内不活者，方可用之。

《本经》逐恶血瘀血月闭，破血瘕积聚，无子，利水道。

发明　咸走血，苦胜血，水蛭之咸苦以除蓄血，乃肝经血分药，故能通肝经聚血，攻一切恶血聚积。《本经》言无子，是言因血瘕积聚而无子也。《别录》云堕胎，性劣可知。昔人饮水误食水蛭，腹痛面黄，饮泥浆水数碗乃得下，盖蛭性喜泥，得土气随出，或用牛羊热血同猪脂饮亦下，或以梅浆水多饮则蛭溶化而出也。

蛆　苦寒，无毒。漂净炙黄，捣细末，同糖霜食之。

发明　蛆出粪中，故能消积，治小儿诸疳积滞，取消积而不伤正气也。一法用大虾蟆十数只打死置坛内，取粪蛆不拘多少，河水渍养三五日，以食尽虾蟆为度，用麻布扎住坛口，倒悬活水中，令污秽净，取新瓦烧红，置蛆于上焙干。治小儿疳积腹大脚弱，翳膜遮睛，每服一二钱，量儿大小服之，无不验者，勿以其鄙而忽诸。

狗蝇　咸温，无毒。

发明　蝇食狗血，性热而锐，力能拔

毒外出。故治痘疮倒靥色黑、唇口冰冷之证，以数枚擂细，醋酒少许调服，闻人规方也。

蛴螬　咸微温，有毒。

《本经》主恶血血瘀痹气，破折血在胁下坚满，通月闭，目中淫肤，青翳白膜。

发明　蛴螬穴土而居，与蚯蚓不异，故《本经》所治皆瘀血之证。《金匮》治虚劳瘀血，大黄䗪虫丸方用之，取其去胁下坚满也。许学士治筋急，养血地黄丸中用之，亦取其治血瘀也。取汁滴目去翳障，散血止痛。《千金》研末敷小儿脐疮，加猪脂调，治小儿唇紧，《经验方》治瘀伤肿痛。《肘后》捣涂竹木刺。苏颂捣汁点喉痹，得下即开。藏器涂游风丹疹。又治麦芒入眼，以蛴螬在目上隔布摩之，芒著布上即出。

桑蠹虫　甘温，小毒。色白带黄而腹中无秽，捋之无水者为真。若头硬而腹中不净者，即杂树内蠹也。如一时难觅真者，则以栽毛壳煅灰存性代之。

发明　桑蠹虫食木，柔能胜坚，故治痘疮毒盛，白陷不能起发者，用以绞汁，和白酒酿服之即起。但皮薄脚散及泄泻畏食者服之，每致驳裂而成不救，不可不慎。《千金》治崩中漏下赤白，桑蠹烧灰温酒服，亦治胎漏下血效。

桃蠹虫　辛温，无毒。

《本经》杀鬼邪恶不祥。

发明　桃实中虫，食之令人美颜色，与桃蠹不异，其虫屎能辟瘟疫，令不相染，为末水服方寸匕。

蚱蝉　咸甘寒，无毒。

《本经》主小儿惊痫夜啼，癫病寒热。

发明　蝉主产难下胎衣，取其能蜕之义。《圣惠》治小儿发痫有蚱蝉汤、散、丸等方。今人只知用蜕而不知用蝉也。

蝉蜕　咸甘寒，无毒。去翅足用。

发明　蝉蜕去翳膜，取其蜕义也。治皮肤疮疡、风热破伤风者，炒研一钱，酒服神效。痘后目翳，羊肝汤服二钱，则翳渐退。更主痘疮发痒。若气虚发痒，又当禁服。小儿夜啼，取蝉蜕四十九枚，去前截，用后截为末，分四服，钩藤汤服之即止，惊啼加朱砂二字，若用上截即复啼也。小儿惊痫夜啼，痫病寒热，并用蝉腹，取其利窍通声，去风豁痰之义，较蜕更捷。

蜣螂　咸寒，有毒。去足，火炙用。勿置水中，令人吐。

《本经》主小儿惊痫，瘛疭，腹胀寒热，大人癫疾狂疡。

发明　蜣螂，手足阳明、足厥阴药也。《本经》等治，总不离三经之证。其治暴噎、吐食，用二枚入生姜内煨，以陈橘皮二钱同巴豆炒过，去巴豆，将蜣螂、陈皮为末，每服二分，吹入喉中，吐痰二三次即愈。又治箭镞入骨，用巴豆微炒，同蜣螂捣涂，痛定必痒，忍之，待急痒不可忍乃撼动拔之。又烧灰入冰片少许，治大肠脱肛，掺上托入，捣丸塞下部，引痔虫出尽，永瘥。其蜣螂心贴疔疮拔疔，贴半日许，血尽根出则愈。然蜣螂最畏羊肉，食之即发。

天牛　甘温，小毒。

发明　天牛乃水中蠹虫所化。杨树中最多，桑树中独胜。长须如角，故有天牛之名。利齿善啮，是有啮桑之号。其性最锐，取治疔肿恶疮、出箭镞、竹木刺最捷。与蝼蛄不殊，一啮木而飞，一穴土而出。其颖脱之性则一，如无啮桑，他树上者，亦可焙干为末，蜜调敷之。

蝼蛄　咸寒，小毒。去翅足，炒用。

《本经》主产难，出肉中刺，去溃肿，下哽噎，解毒除恶疮。

发明　蝼蛄性善穴土，故能治水肿，自腰以前甚涩，能止大小便，自腰以后甚利，能通大小便，取以治水最效。但其性急，虚人戒之。《本经》治难产者，取其下半煮汤服之则下也。出肉刺、溃痈肿恶疮者，生捣涂之，肉刺即出，疮肿即溃也。下哽噎者，炙末吹之，哽噎即下，非噎膈之谓也。《千金》治箭镞入肉，以蝼蛄杵汁，滴上三五度自出。延年方治胎衣不下，以蝼蛄一枚，水煮数沸，灌下入喉即出。小儿脐风，蝼蛄、甘草等分为末，敷之效。

萤火即熠燿，《本经》名夜光　辛温，无毒。

《本经》明目。

发明　萤火本腐草所化，得大火之余气而成。入胞络三焦，能辟邪、明目，取其照幽夜明之义。务成子萤火丸，辟五兵白刃，虎狼蛇虺之毒，恶鬼疫疠之邪。庞安常亦极言其效，惜乎世鲜备用。

衣鱼即蠹鱼　咸温，无毒，即衣帛书画中之蠹，碎之如银，有粉者是。

《本经》主妇人疝瘕，小便不利，小儿中风，项强背起摩之。

发明　衣鱼主中风项强，摩之即安。惊痫，天吊口㖞，淋闭，服之即愈，皆手足太阳经病，乃《神农本经》之药。古方盛用，今人罕知。合鹰屎、白僵蚕敷疮瘢灭。

鼠妇《本经》名蜲蝛，即湿生虫　酸咸，无毒。

发明　《金匮》治久疟，鳖甲煎丸中用之，以其主寒热，去瘀积也。古方治惊痫血病多用之，厥阴血分药也。《千金》治产妇遗尿，以鼠妇七枚熬研，温酒服。痘疮倒靥为末，酒服一字即起。又解射干、蜘蛛毒。

䗪虫《本经》名地鳖　咸寒，有毒。或去足炒用，或酒醉死，去足捣汁用。

《本经》主心腹寒热洒洒，血积癥瘕，破坚下血闭。

发明　䗪虫伏土而善攻隙穴，伤之不死，与陵鲤不殊。故能和伤损，散阳明积血。《本经》治心腹寒热洒洒，亦是积血所致。《金匮》大黄䗪虫丸用水蛭、䗪虫，取其破坚癥、下积血耳。无实结者勿用。跌扑重伤，焙干为末，酒服二钱，接骨神效。

虻虫即蜚虻　苦微寒，有毒。即啖牛血蝇，去翅足炒用。

《本经》逐瘀血，破血积坚痞癥瘕寒热，通利血脉九窍。

发明　虻食血而治血，因其性而为用，肝经血分药也。《本经》治癥瘕寒热，是因癥瘕而发寒热，与蜣螂治腹胀寒热不殊。仲景抵当汤丸，水蛭、虻虫虽当并用，二物之纯阴悬殊。其治经闭，用四物加蜚虻，作丸服甚良，以破瘀血而不伤血也。苦走血，血结不行者，以苦攻之，其性虽缓，亦能堕胎。

蟾蜍　皮辛凉，微毒，肉甘平，无毒。捕取风干泥固，煅存性用，其目赤嘴赤者有毒。一种色青而生陂泽中者曰蛙，与此不同。

发明　蟾蜍，土之精也，习土遁者赖之，其形大而背多痱磊者是。土性厚重，其行极迟。土生万物，亦能化万物之毒。故取以杀疳积，治鼠瘘① 阴蚀疽疬，烧灰敷恶疮并效。弘景治温病发斑困笃，用以去肠，生捣一二枚，啜其汁，无不瘥者。治猘犬伤，先于顶心拔去血发三四茎，即以蟾蜍一二枚捣汁生食，小便内见沫，其毒即解。又破伤风用二枚，生切如泥，入椒一两，同酒炒热，入酒二盏，乘

① 瘘：底本作"瘘"，据锦章书局本改。

热饮之，少顷通身汗出而愈。发背疔肿初起，以活蟾一只系定放肿上半日，蟾必昏愦，即放水中以救其命。再换一只如前，蟾必踉跄。再易一枚，其蟾如旧，则毒散矣。其金蟾丸治肿胀腹满，并治小儿疳劳，腹大胫细，方用大蟾一只，以砂仁入腹令满，盐泥固济，煅存性，黑糖调服一二钱匕，下尽青黄积粪即愈。未尽，过二三日再服，以腹减热除为度。若粪便不能溅注而淋漓不前者，此元气告匮，不可救也。

蟾酥　辛温，有毒。

发明　蟾酥辛温，其性最烈，凡用不过一分。齿缝出血及牙疼，以纸纴少许，按之即止。蟾酥丸治发背疔肿，一切恶疮，拔取疔毒最捷，入外科有夺命之功。然轻用能烂人肌肉。

蛤蟆　甘寒，小毒。

《本经》主邪气，破癥坚、痈肿、阴疮，服之不患热病。

发明　蟾蜍、蛤蟆同类异种，故其功用亦不甚相远，服之不患热病。即弘景治温病发斑困笃之意。时珍言：古方多用蛤蟆，近方多用蟾蜍。盖古人通称蟾为蛤蟆，而蛤蟆不复入药矣。

黾俗作蛙　甘寒，无毒。

发明　时珍曰：蛙产于水，与螺蚌同性，故能解热毒，利水气。但系湿生之物，其骨性复热，食之小便苦淋。妊娠食蛙令子寿夭。小蛙多食令人尿闭，脐下酸痛，捣车前水饮之可解。戴厚① 礼云：凡浑身水肿或单腹胀者，以青蛙一二枚去皮，炙熟食之，则自消也。嘉谟曰：时行面赤项肿，名蛤蟆瘟，以金线蛙捣汁水调，空腹顿饮即效。

蝌蚪

发明　蝌蚪生水中，蛤蟆子也。有尾如鱼，渐大则脚生尾脱，因其所禀之毒未

化，故藏器取治火飚热毒及肿疡疮，并捣碎敷之，或化水涂之，或配入敷药中并效。又《得效方》，多用蝌蚪阴干，待桑椹熟，等分置瓶中密封悬屋东，或捣汁浸埋东壁下，百日化泥，取涂须发，永黑如漆。

蜈蚣　辛温，有毒。火炙，去足用。

《本经》主鬼疰蛊毒，啖诸蛇虫鱼毒，杀鬼物老精，除温疟，去三虫。

发明　盖行而疾者，惟风与蛇。蜈蚣能制蛇，故亦能截风。厥阴经药也。岭南有蛇瘴，项大肿痛连喉，用赤足蜈蚣二节研细，水下即愈。又破伤风欲死，研末擦牙边去涎沫立瘥。《本经》言啖诸蛇虫鱼毒，悉能解之。万金散治小儿急惊，蜈蚣一条去足炙黄，入朱砂、轻粉，乳汁为丸，服少许即安。双金散治小儿天吊目久不下，口噤反张，蜈蚣一条，酥炙去头足，入麝香为末，以少许吹鼻至眼合乃止。若眼未下再吹。小儿撮口刮破舌疮，蜈蚣末敷之。《千金》治射工毒疮，蜈蚣炙黄为末敷之。小儿秃疮，蜈蚣浸油搽之。《直指方》治痔疮疼痛，蜈蚣炙末，入片脑少许，唾调敷之。《急救方》治温疟洒洒时惊，凉膈散加蜈蚣、蝎尾服之。《摘要》治妇人趾疮，甲内鸡眼及恶肉突出，蜈蚣一条去头足，焙研，入麝香少许，去硬盖，摊乌金纸留孔，贴上一夕即效。如有恶肉，外以南星末，醋和敷四围，其祛毒之功，无出其右。

蚯蚓即地龙　咸寒，小毒。白颈者良。解热毒，入盐化水用，通经络，炙干用。

《本经》主蛇瘕，去三虫，伏尸，鬼疰，蛊毒，杀长虫。

发明　蚯蚓在物应土德，在星为轸水，体虽卑伏而性善穴窜。专杀蛇蛊、三

---

① 厚：底校本同，疑为"原"之误。

虫伏尸诸毒，解湿热，疗黄瘅，利小便，通经络，故活络丸以之为君。地龙汤治痘疮，脾肾虚热娇红，五六日渐变干紫伏陷者，同荸荠捣，和酒酿，服之即起。若干紫色黯皮坚，为肝脾血热，即宜犀角、紫草、黄连清解，非地龙所宜，温病大热，狂妄，天行大热，和人尿捣绞服之，热毒从小便而去也。小便暴秘不通，亦宜用之。入葱化为水，疗暴聋。

蜗牛　咸寒，小毒。

发明　蛞蝓蜗牛生下湿地，阴雨即出，至阴类也。治诸肿毒痔漏，制蜈蚣、蝎虿诸毒，研烂涂之，取其解热消毒之功耳，其形尖小而缘桑上者，谓之缘桑蠃。治大肠脱肛，和猪脂涂之立缩。此蠃诸木上皆有，独取桑上者，正如桑螵蛸之义。

龙 蛇 部

龙骨　甘平，无毒。粘舌色白者良。煅赤，水飞用。飞之不细，粘著肠胃，令人寒热。

《本经》主心腹鬼疰，精物老魅，咳逆，泄痢脓血，女子漏下，癥瘕坚结，小儿热气惊痫。

发明　涩可以去脱，龙骨入肝敛魂，收敛浮越之气。《本经》主心腹鬼疰，精魅诸疾，以其神灵能辟恶气也。其治咳逆，泄痢脓血，女子漏下，取涩以固上下气血也。其性虽涩而能入肝破结，癥瘕坚结皆肝经之血积也。小儿热气惊痫亦肝经之病，得牛黄以协济之，其祛邪伐肝之力尤捷。许洪云：牛黄恶龙骨，而龙骨得牛黄更良，有以制伏之也。其性收阳中之阴，专走足厥阴经，兼入手足少阴。治夜梦鬼交，多梦纷纭，多寐泄精，衄血吐血，胎漏肠风，益肾镇心，为收敛精气要药。有客邪则兼表药用之，故仲景治太阳

证，火劫亡阳惊狂，有救逆汤。火逆下之，因烧针烦躁，有桂枝甘草龙骨牡蛎汤。少阳病误下惊烦，有柴胡龙骨牡蛎汤。《金匮》治虚劳失精，有桂枝加龙骨牡蛎汤。《千金方》同远志酒服，治健忘心忡。以二味蜜丸，朱砂为衣，治劳心梦泄。《梅师》同[①]桑螵蛸为末，盐汤服二钱，治遗尿淋沥。又主带脉为病，故崩带不止，腹满，腰溶溶若坐水中。止涩药中加用之，止阴疟，收湿气，治休息痢、久痢脱肛，生肌敛疮皆用之。但收涩太过，非久痢虚脱者切勿妄投。火盛失精者误用，多致溺赤涩痛，精愈不能收摄矣。

龙齿　涩平，无毒。煅赤，醋淬七次，水飞用。形如笔架，重数两外，光泽如瓷，碎之其理如石，内如龙骨，舐之粘舌者真。亦有微黑，而煅之色如翡翠者为苍龙齿，较白者更胜。其小如笋尖，或如指状者，海鳅齿及骨也。丛生如贯众根者，海马齿也。舐之亦能粘舌，世多以等类伪充，不可不辨。

《本经》主杀精物，大人惊痫诸痉，癫疾狂走，心下结气，不能喘息，小儿五惊十二痫。

发明　龙者，东方之神，故骨与齿皆主肝病。许叔微云：肝藏魂，能变化，故游魂不定者，治之以龙齿，古方有远志丸、龙齿清魂散、平补镇心丸，皆取收摄肝气之剂也。又龙骨以白者为上，取固上气以摄下脱。齿以苍者为优，生则微黑，煅之翡翠可爱，较白者功用更捷。产后血晕为要药，取其直入肝脏也。予闻神龙蜕骨之说，初未之信，及从药肆选觅龙齿，见其骨有变化未全者，半与牛骨无异，始知宇宙之大无所不有。即如蛇虫之属，皆能蜕形化体，岂特云龙风虎而已哉？龙禀

---

① 同：底校本同，疑为"用"。

东方纯阳之气，故能兴云致雨，东方木气主乎生也，其耳独不司听者，阳神别走于角也。春夏发现而秋冬潜伏者，随阳气之鼓舞也。虎禀西方阴暴之性，故啸则生风，西方金令主乎杀也，其项独不能仰者，阴威并振于尾也，昼潜伏而宵奋迅者，乘阴气之暴虐也。以是推之，则虎骨能搜风气，健筋骨，疗疼肿，睛能定人魄。魄者，阴之精也。龙骨能涩精气，收神识，止滑脱。齿能清人魂，魂者，阳之神也。然龙性飞腾而骨独粘者，正以其滞而欲蜕之，始得飞冲御天，非飞冲后而蜕其骨也。观《本经》惊痫癫疾结气，甄权镇心安魂魄等治，总皆入肝敛魂，用以疗阳神之脱，同气相求之妙。许叔微云：肝藏魂，能变化，故魂游不定者，治之以龙齿。时珍曰：龙者，东方之神，故其骨与齿皆主肝病。

龙角　甘平，无毒。

发明　龙禀东方木气，而角又督脉所发，故治惊痫瘾疹，神魂不宁。龙火上逆，身热如火及邪魅不祥，深师五邪丸用之。而《千金》治心病有齿角同用者。

鼍甲《本经》名鼍鱼　酸微温，小毒。

《本经》治心腹癥瘕伏坚、积聚寒热，女子小腹阴中相引痛，崩中下血五色，及疮疥死肌。

发明　《本经》鼍甲所主之证多属厥阴，其功在平肝木。治血杀虫与鳖相类，亦能治阴疟。《千金》有鼍甲煎，今药肆多悬之。云能辟蠹，亦杀虫之意。

鲮鲤甲俗名穿山甲　咸微寒，小毒。或酥炙，或黄土，或蛤粉炒发松研用，尾甲更胜。

发明　穿山甲入厥阴、阳明及阴阳二跷。通经下乳，疟疾痈肿发痘为要药。盖其穴山而居，寓水而食，出阴入阳，能窜经络达于病所，凡风湿冷痹之证，因水湿

所致，浑身上下强直不能屈伸，痛不可忍者，于五积散内加穿山甲七片、全蝎炒十个，葱姜水煎热服，取汗避风甚良，痈疽溃后不宜服。

石龙子　咸温，小毒。《纲目》作咸寒，误。产平阳山谷，荆襄等处，其类有四。一种生岩石间，头扁身长，尾与身等，长七八寸，大者尺余，其状若蛇。而脚似梅花，鳞目五色者为雄，色黄身短者为雌。此物最惜鳞甲，故见人不动，捕之亦不螫人。以其生岩石间，故《本经》谓之石龙子，以其善于变易吞霾吐霓，有阴阳析易之义，故《字林》谓之蜥蜴，楚人名为蝾螈，实一物也。入药雌雄并用，去头足，酒浸酥炙用之。入传尸药，醋炙用之。一种生草泽间，头大尾短身粗，其色青黄，有伤则啣草自敷，故谓之蛇医母，能入水与石斑鱼合，故又名水蜥蜴，不入药用。一种生人家屋壁，形小身细，长三四寸，色褐斑黑者谓之堰蜓，吴俗名为壁虎，以其居壁而善捕蝎蝇也。或云：饲之以朱，点宫娥臂，故名守宫。一种似守宫而头圆身细，长五六寸，色白如银，通身细鳞，雌雄上下相应而鸣，情洽乃交者，蛤蚧也。荆襄岭泽皆有，而西川产者最胜。捕得成对线缠，炙干，捲榕树皮中者是也。以此明辨，方无误用之失。

发明　石龙子为《本经》中品，而《纲目》主治中有《别录》，而无《本经》，岂《本经》之文有所残缺欤，抑《本经》之文误注《别录》欤？其治五癃邪结气，利小便水道，破石淋下血者，以蜥蜴能吐霓祈雨，故治癃淋，利水道，是其本性。《千金》治癥结水肿尸疰留饮，有蜥蜴丸。《外台》治阴㿉方用之，皆取其长于利水道耳。按：蜥蜴即是石龙。今房术药中用之，以其兴发助阳而无止涩之患也。

守宫一名蝘蜓，俗名壁虎　咸寒，小毒。

发明　守宫食蝎虿，蝎虿乃治风要药。详守宫所治风疰惊痫诸病，犹蜈蚣之性能透经络也，且入血分，故又治血病、疮疡，以毒攻毒，皆取其尾善动之义。麻城移痘方，治痘出眼目及正面稠密，用以移痘于不伤命处，其效最捷。观术士以守宫尾杵为细末，弹熟肉上，其肉便翕翕蠕动，移痘方得非从此悟出？陶弘景云：蝘蜓喜缘篱壁间，以朱饲之，满三斤，杀，干末，以涂妇人臂，有交接事便脱，故名守宫。苏恭曰：饲朱点妇人臂，谬说也。张华言：必别有术，今不传矣。时珍曰：守宫祛风，石龙利水，功用自别，不可不知。

蛤蚧　甘咸温，小毒。生岭南城垣榕树间，及粤西横州等处者，长七八寸。蜀中产者不过五寸，头圆肉满，鳞小而厚，形似守宫，鸣则上下相呼，雌雄相应。情洽乃交，两相抱负自堕于地，人往捕之，亦不知觉，以手劈之，至死不开，取以曝干，为房中要药。即寻常捕得者，功用亦相仿佛。但验其囫囵成对，捲榕树皮中者，即真无疑。入药去头留尾，酥炙用之，口含少许，疾走不喘者，是其益气之验也。

发明　蛤蚧，味咸归肾经，性温助命门，色白补肺气，功兼人参、羊肉之用。而治虚损痿弱，消渴喘嗽，肺痿吐沫等证，专取交合肾肺之气，无以逾之。愚按：蛤蚧、龙子性皆温补助阳，而举世药肆中皆混称不分，医者亦不辨混用。龙子则剖开如皮，身多赤斑，偏助壮火，阳事不振者宜之。蛤蚧则缠束成对，通身白鳞，专温肺气，气虚喘乏者宜之。虚则补其母也。

蛇蜕　咸甘平，小毒。火熬用之。

《本经》主小儿二十种惊痫，蛇痫，癫疾瘈疭，弄舌摇头，寒热肠痔，蛊毒。

发明　蛇蜕属巽走肝，故《本经》治小儿惊痫等病，一皆风毒袭于经中之象。其入药有四义，一能辟恶，取其性灵也，故治邪辟鬼魅，蛊疟诸疾。二能驱风取其性窜也，故治惊痫瘈驳，偏正头风、喉舌诸疾。三能杀虫，故治恶疮痔漏，疥癣诸疾，用其毒也。四有蜕义，故治眼目翳膜，胎衣不下，皮肤之疾，会意以从其类也。

蚺蛇胆即南蛇　甘苦寒，小毒。

发明　蚺蛇产岭南，禀己土之气，其胆受甲乙风木，其味苦中有甘，所主皆厥阴、太阴之病。其治心腹㿉痛者，虫在内攻啮也。下部㿉疮者，虫在外侵蚀也。湿热则生虫，燥湿则杀虫，内外施之皆可取用，更能散肿消血，故直谏之臣受廷杖者，临时服少许，则血不凝滞于内。又能明目凉血，除疳杀虫。惜乎难得真者。

白花蛇　甘咸温，有毒，产蕲州者良，禁犯铁。凡用去头尾，酒浸，酥炙，炭火缓焙，去尽皮骨，此物甚毒，不可不防。胁有方胜，尾上有拂者真。

发明　蛇性窜，能引药至于风痰处，故能治一切风病。其风善行数变，蛇亦善行数蜕，所以能透骨搜风，为大风、白癜风、风痹、惊搐、癫癣、恶疮要药，取其内走脏腑，外彻皮肤，无处不到也。阴虚血少，内热生风者，非其所宜。凡服蛇酒药，切忌见风。开坛时须避其气，免致面目浮肿。凡疬风曾服过大枫子仁者，服白花蛇无效。

乌梢蛇　甘平，无毒。剑脊细尾者佳，忌犯铁器。

发明　蛇性主风，而黑色属水，故治诸风顽痹，皮肤不仁，风瘙瘾疹，疥癣热毒，眉须脱落病痒等疮。但白花蛇主肺藏之风，为白癜风之专药。乌蛇主肾藏之风，为紫云①风之专药。两者主治悬殊，而乌蛇则性善无毒耳。

蝮蛇　肉大热，胆微寒，并有毒。

发明　诸蛇皆是卵生，惟蝮蛇破母腹出，恶毒尤烈，故以蝮名。其状较诸蛇迥异，形短而粗，嘴尖鼻反，故又名反鼻蛇。有头斑身赤如锦纹者，有黄黑青黑而斑白者，皆蝮蛇也。有头扁与土同色而无纹者，土虺也，亦名曰蚖，字形相类之误也。时珍曰：蝮大虺小，其毒则一。抱朴子言：蛇类最多，惟虺中人甚急，即时以刀割去疮肉投之于地，其热如炙，须臾毒尽，人乃得活。一种形如蜥蜴，长一二尺者，千岁蝮也，年久脚生，能跳上树啮人，啮已还树，垂头听人哭声，头尾相类，大如捣衣杵，俗名望板归，言被其啮必死，专望板归以备殓具也。苏颂以细辛、雄黄等分为末，内疮口中，日易三四次。又以栝蒌根、桂末著管中，密塞匆令走气，佩之，中其毒者急敷之。《野谈翁方》急以黄荆叶捣烂敷之，上皆解救之法。然有用其毒以攻疾厄之毒者。《别录》取蝮蛇肉酿酒，以疗癞疾。蝮蛇胆磨汁以涂蜃疮，总取杀虫攻毒之用耳。窃谓攻毒急救之药颇多，奚必藉此为异端之术哉！姑存以备解救之法可也。

鱼　部

鲤鱼　甘平，无毒。其目能睫②动者有毒。药中有天门冬者勿犯。天行病后勿食。

发明　鱼性逆水而上，动关翅尾，其力最劳，且目不夜瞑，故释氏雕木象形以警世之昏惰者。鲤性跳跃急流，故取以治水肿之病。河间云：鲤之治水，鹜之利水，因其气相感也，黄瘅、脚气湿热、孕妇身肿宜之。便血同白蜡煮食。脑髓治耳卒聋，齿治石淋，胆治目赤肿痛，取汁点之，鳞治产妇滞血，烧灰治吐血、崩中，十灰散中用之。

鲩鱼本名鲩鱼，鲩音浑　甘温，无毒。

发明　鲩鱼多蓄池中，饲草而长，与青鲢混杂，故名曰鲩鱼，江湖亦皆有之，食品之长味也。时珍言暖中和胃，此指池中蓄者而言。李廷飞言能发诸疮，此指湖中获者而言，各有至理。胆味苦寒，能出一切竹木刺。在喉中，以酒化二三枚温呷，取吐即出。

青鱼　肉甘平，胆苦寒，无毒。

发明　东方色青，入通于肝，开窍于目，故胆有点目治鲠之功，肉有补肝逐水之用。同韭白煮食，治脚气疼肿，目睛生汁注眼，能黑夜视物，以其好唼螺蚬，螺蚬能明目也。干青鱼胆，水磨点喉痹、痔疮，与熊胆同功。

鲢鱼本名鲢鱼　甘温，无毒。

发明　池鱼大都无毒，兼此鱼恒食诸鱼之遗，其毒虽少，不无助长湿热之虞。有皂白二种，皂者，头大；白者，腹腴。虽食品之下，而有温中益气之功，与鲩鱼无异也。

阔口鱼本名鲍鱼　甘温，无毒。

发明　鲍生海中，与石首同类。以之剖腹曝干，亦与石首作鲞无异，以其额下有骨撑开，故有阔之称。能开胃进食，下膀胱水气，病人食之无发毒之虑。食品中之有益者也

鳊鱼古名鲂鱼　甘温，无毒。

发明　鳊鱼缩项，性不喜动，严冬善息土中，故食之能调胃气，而无动风发热之虑，与白鱼之性相仿，但无利水之功耳。

---

① 云：底校本同，疑为"癞"。

② 睫：锦章书局本同，疑有误，待考。

白鱼 甘平，无毒。

发明 白鱼入肺利水，开胃下气。《金匮》治淋病，小便不利，滑石白鱼散用之。取其佐滑石以利气，兼乱发以破血，血气通调而淋涩止矣。同枣食之令人腰痛，以其渗泄脾肾也。

石首鱼俗名鳡鱼 甘平，无毒。干者名白鲞。

发明 石首鱼生咸水中，而味至淡，故诸病食之无助火之虞。与河豚之性禀阴毒迥殊。脑中石鱿主石淋。脑骨为末，入有嘴壶中薰脑漏，然惟暴患得效。痢疾切忌油腻，惟白鲞食之最宜。

鳔胶 咸平，无毒。凡用入丸，切作小块，蛤粉炒成珠，方可磨末，炼蜜调剂，须待凉用。又不可捣，捣则粘韧，难为丸矣。

发明 诸鱼之鳔皆可为胶，而石首鱼者胶物甚固，故啬① 精方用之合沙苑蒺藜，名聚精丸，为固精要药。《丹方》又以一味炒研砂糖调，日服一钱匕，治痔最良，经久痔自枯落。烧灰治产后风搐、破伤风痉，取其滋荣经脉，而虚风自息也。

勒鱼 甘平，无毒。

发明 勒鱼腹下有骨勒人，因以得名。以其甘温开胃有宜于老人之说，作鲞尤良。脊骨治疟，以一寸入七宝饮，酒水各半煎，露一宿服之。

鲥鱼 甘温，无毒。

发明 鲥鱼性补，温中益虚而无发毒之虑。其生江中者，大而色青，味极甘美。生海中者，小而色赤，味亦稍薄。观其暗室生光，迥非常鱼可比，其鳞用香油熬涂汤火伤效。

嘉鱼 甘温，无毒。

发明 此鱼食乳水，功用同乳。食之令人肥健悦泽，肾虚消渴、劳瘦虚损者，食之最宜。

鲳鱼 此鱼骨柔肉脆，能益胃气，食之令人肥健。腹中子性寒有毒，多食令人痢下。

鲫鱼 甘温，无毒。乌背者其味最美。以其居浊水中，虽肥不无小毒。然此恒用食品，未尝见其有毒伤人。

发明 诸鱼性动属火，惟鲫鱼属土，有调胃实肠之功。故有反厚朴之戒，以厚朴泄胃气，鲫鱼益胃气。故《大明》言温中下气。保升言止痢厚肠。皆言其补益之功也。生捣涂痰核乳痈坚肿。以猪脂煎灰服，治肠痈。合赤小豆煮汁食，消水肿。炙油调涂妇人阴疮。同白矾烧研，治肠痔血痢。入绿矾泥固，煅，治反胃吐食。与胡蒜煨，治膈气痞满。凡煅俱不可去鳞，以鳞有止血之功也。

石斑鱼 有毒。

发明 石斑鱼生南方溪涧水石处，长数寸，大不过尺余，有雌无雄，二三月与蜥蜴交合水上。其子毒人，令人吐泻，《医说》云：用鱼尾草汁少许解之。

鲙残鱼俗名银鱼 甘平，无毒。

发明 鲙残出苏松浙江，大者不过三四寸，身圆无鳞，洁白如银。小者优胜，鲜食最美，曝干亦佳，作羹食之宽中健胃，而无油腻伤中之恩。

海粉 咸寒，无毒。

发明 海粉色碧微咸，专行肝肾，云是海中介属得东南水土之气而成，与蜂之酿蜜无异。土人采得而货之以供食品。能散瘿瘤，解毒热，但性寒滑，脾胃虚人勿食。

燕窝 甘平，无毒。

发明 鸟啣海粉作窝，得风日阳和之气，化咸寒为甘平。能使金水相生，肾气上滋于肺，而胃气亦得以安。食品中之最

———————
① 啬：通"濇"。

驯良者，惜乎《本草》不收，方书罕用。今人以之调补虚劳咳吐红痰，每兼冰糖煮食往往获效。然惟病势初浅者为宜。若阴火方盛，血逆上奔，虽用无济，以其幽柔无刚毅之力耳。

鲈鱼　甘平，小毒。

发明　鲈鱼松脆，与石首鱼相类。补五脏，益筋骨，和肠胃，治水气，多食宜人，作鲊尤良。

鳜鱼　甘平，小毒。

发明　鳜性疏利，有补虚益胃，去腹内恶血、小虫之功。《医说》有邵氏女年十八，病劳瘵累年，偶食鳜鱼羹遂愈，正与补劳益胃杀虫之说相符。胆治骨鲠及竹木刺入咽喉，不拘大人小儿或入腹刺痛，服之皆出。腊月收大鳜鱼胆悬北檐下阴干，遇有鲠者，用皂子大酒研，温服，得吐则鲠随涎出。未出再服，以出为度，酒随量饮，无不出者。如无鳜鱼胆，鲩鱼、青鱼、鲫鱼胆用鲜者，酒调服之亦出。

鳢鱼即蠡鱼，俗名里鱼　甘寒，无毒。

发明　鳢性伏土而能胜水。故治水肿，疗五痔，治湿痹，主脚气。妊娠面浮脚肿者，合赤小豆煮食甚效。《丹方》治水肿腹大用活鳢鱼，去腹垢，入独颗蒜令满，外涂湿黄泥，炭火炙食，屡效。有疮者不可食，令瘢白。

鳗鲡鱼　甘平，小毒。阔嘴者为鳗，尖嘴者为鲡。

发明　鳗鱼虽有毒，性能补虚益阴，久病劳瘵宜之。大便濡泄勿用。其功专在滋补真阴，杀劳瘵虫，与蛇同类，故主治亦近之。

鳝鱼　甘大温，无毒。

发明　鳝鱼禀己土之气，能补中益血。妇人产后恶露淋沥，肠鸣湿痹并宜食之。暴干煅灰存性，治老人虚痢。大鳝鱼重斤余者，能助势力，食后遍体疼胀，尽

力捶之。大力丸用熊筋、虎骨、当归、人参等分为末，酒蒸大鳝鱼取肉捣烂为丸，每日空腹酒下两许，气力骤长，鳝鱼血力能助阳，壮年阳道不长，育龟丸用之。方用石龙子、蛤蚧、生犀角、生附子、草乌头、乳香、没药、血竭、细辛、黑芝麻、五倍子、阳起石等分为末，生鳝鱼血为丸，朱砂为衣，每日空心酒下百丸。曾有人服此得以嗣续宗祧者，不可以房术论也。其尾血疗口眼㖞斜，同麝少许，右㖞涂左，左㖞涂右，正即洗去。其骨烧灰，香油调涂流火甚效。

甲鱼本名鳣鱼　甘温，小毒。

发明　鳣鱼无鳞而有甲，故俗名为著甲。江淮、黄河、辽海水深处皆有之。长二三丈，逆上龙门能化为龙，味极肥美。但发气动风，和荞麦食令人失音。其肝味胜河豚，食之令人血肤干脱，亦动风之验也。

鲟鱼本名鲔鱼，生江中，长丈余，身无鳞，鼻与身等，亦鳣属也　甘平，无毒。

发明　此鱼味虽美，而发诸药毒，动风气，发一切疮疥，久食令人腰痛。服丹石人忌之。勿与干笋同食发瘫痪风。小儿食之成咳嗽及癥瘕。作鲊虽珍，亦不益人。

鮆鱼本名鳀鱼，即鮂鱼　甘温，小毒。赤目赤须无腮者杀人，不可合牛肝食。反荆芥。

发明　鮆鱼类蛇，故能治风。凡口眼㖞斜，切活鮂鱼尾尖，朝吻贴之即正。

黄颡鱼　甘平，微毒。反荆芥。

发明　无鳞之鱼不益人，发疮疥，不独黄颡为然。

江鲚一名鳓鱼　甘平，小毒。

发明　诸鱼皆用翅尾游行，惟鲚不劳翅尾，逐队齐行，故以命名。种类不一，独产江水中者应春而起，味极鲜美，性专

降泄。故败疽痔漏人忌食，诸鲚皆然。

河豚 甘温，有毒。海中者大毒，江中者次之，淡水中者又次之。有大小二种，大者谓之河豚，背淡青黑，无赤斑，腹白而翅傍色黄者可食。小者名斑鱼，背脊黑有纹点，多赤色，其毒最甚，以禀蛟龙之气最甚也。海人言三月后斑鱼得木气全盛之时，尤不宜食。其双尾独目，翅赤、嘴赤异常，背有赤印，颔内无腮，腹中多血，独肶无胆，皆大毒伤人。制食之法，须去其子与嘴目及脊中肝内恶血，并去周身脂膜，则不气腥，煮忌煤火及煤炱落入，与荆芥、桔梗、菊花、甘草、附子、乌头相反，故食河豚一日内不可服药。河豚子必久渍石灰水中，而后煮食，曾见水浸一夜大如芡实也，中其毒则唇舌麻瞀，头旋目眩，足不任履，行步攲侧，急宜探吐，随觅荻芽或芦根，捣汁灌之。橄榄汁、甘草汁皆可解，又槐花、干胭脂等分为末，水调服之，若腹中绞痛，昏迷倒仆者，急用粪清灌之，迟则不救。

发明 凡物之美者谓之尤物，靡不贾毒伤人，如妲己亡殷，夷光倾吴，蒙其祸而不自觉也。河豚嗜咸，内藏信智，外显文利，窄口巨腹，阴毒内蓄可知。凡阴毒之物必藉阳气而为鼓舞，得春升之令而浮游水面。非信而乎，散子必入淡水，既生必归巨海。非智而乎，得咸则肥，得淡则瘦。所以淡水中者，其毒渐解而不致伤人之甚也。以其味美人争食之。春初最为贵品，其腹腴呼为西施乳。南人有云：凡鱼之无鳞、无腮、无胆、有声、目能睫者，皆有毒。河豚目能开合，触之则曳曳有声，嗔怒则腹胀，如球浮起水面，故人得以取之。其毒入肝助火，莫有甚于此者。患痈疡脚气人切不可食，助湿发毒动风，其患最速。惟取其子同蜈蚣烧研，香油调搽疥癣有效。抉其目拌轻粉埋地中化水，

拔妇人脚上鸡眼疮，可以脱根。

江豚 咸腥，无毒。

发明 江豚形如水牛，藏器虽有飞尸虫毒瘴疟之治，从未见有用之者。以之熬油点灯，照樗蒲则明，读书纺织即暗，俗言懒妇所化也。

比目鱼 甘平，无毒。

发明 比目形如箬叶，故俗以是称之，《尔雅》所谓东方有比目者是也。鱼各一目相并而游，今吴中昆山最多。孟诜虽有补中益气之说，而多食动气亦是助湿生热之故，此必溺于伉俪者之所化也。

鲛鱼一名沙鱼 甘咸平，无毒。

发明 鲛鱼生南海，背皮粗错，可饰刀靶。其肉作脍，补五脏。皮治尸疰蛊毒。烧灰解鲅鲕鱼毒。

乌贼骨 即乌鲗骨，俗名海鳔蛸 咸微温，无毒。

发明 乌鲗骨，厥阴血分之药，兼入少阴，其味咸而走血，故治血枯血瘕，经闭崩带，阴蚀肿痛，丈夫阴肿，下痢疳疾，厥阴本药也。寒热疟疾，聋瘿，少腹痛，阴痛，厥阴经病也。目翳流泪，厥阴窍病也。厥阴为藏血之室，少阴为隐曲之地，故诸血病、阴病皆治之。按：《素问》云：有病胸胁支满，妨于食，病至则先闻腥臊臭，出清液，吐血，四肢清[1]，目眩，时时前后血病，名曰血枯。得之年少时有所大脱血，或醉入房中气竭肝伤，月事衰少不来，治之以四乌鲗骨一藘茹为末，丸以雀卵，大如小豆，每服五丸，饮以鲍鱼汁，所以利肠中及伤肝也。观此入厥阴血分可知。

鲍鱼 辛臭温，无毒。

发明 鲍鱼腥秽可淡曝，而不可著盐，干则形如块肉，专取腥秽以涤一切瘀

------

① 清：底校本同，疑有误，待考

积，同气相感也。入肝散血，煮汁送四乌鲗一蔗茹丸，治女子血枯经闭。《内经》用以疗伤肝利肠，而不伤伐元气，惜乎世罕用之。今庖人用以煮肉，则脂沫尽解，涤除垢腻之验也。秦始皇死沙丘会暑尸腐，令辒车载鲍鱼以乱其臭。始皇本吕不韦萌孽溷厕宫帏，非取其涤除遗臭之义欤？

海马 甘温，无毒。

发明 海马雌雄成对，其性温暖有交感之义。故孕妇带之于身，临时，煅末服之，并手握之云易产。又阳虚房术多用之，可代蛤蚧之功也。

虾俗作虾 甘温，小毒。虾无须，腹下通黑色者，食之伤人。

发明 鰕性跳跃，生青熟赤，风火之象。生捣敷小儿赤白游风。绞汁入药，托肿吐风痰，皆取风能胜湿也。制药壮阳，取热能助火也，白者下乳汁，专入气分也。

介 部

龟版《本经》名曰神屋 咸甘平，小毒。入药取腹去背，酒浸酥炙，或熬胶用。色黑产水中者，为水龟。其色黄，出山中者为秦龟，秦龟不入补肾药，一种呷蛇龟，腹折，见蛇则呷而食之，其性最毒，不可误用。方书皆用灼过败龟之版，取其用过无关生命也。世以自死龟壳为败，既死精气已脱，取用何益，误服反受其毒，以其为蛇虺所伤也。今药肆所卖龟胶，每以鹿角胶脚冲入则易凝结，亦有以黄明胶和入者。凡制胶须去背甲，以净腹版，水浸去外衣，则胶无腥浊之气。

《本经》主漏下赤白，破癥瘕，疟疟，五痔，阴蚀湿痹，四肢重著，小儿囟不合。

发明 龟禀北方之气而生，乃阴中至阴之物。专行任脉，上通心气，下通肾经，故能补阴治血治劳。大凡滋阴降火之药，多寒凉损胃，惟龟版炙灰则益大肠，止泄泻，故漏下赤白亦能疗之。其治小儿囟不合，专取滋水坚骨之功，皆龟之所主。其破癥瘕，疟疟，五痔，阴蚀湿痹，重著，皆秦龟之功用，以能入脾经治风湿也。时珍云：龟鹿灵而寿，龟首常藏向腹，能通任脉，故取其腹以补心、补肾、补血，皆养阴也。鹿鼻常反向尾，能通督脉，故取其角以补命门、补精、补气，皆养阳也。观龟甲所主之病皆属阴虚精弱，腰脚痿痹，可心解矣。烧灰酒服，治痘疮。又合鹿角灰等分，入四物汤服治血崩。炙末酒服，主风痹脚弱。烧灰敷小儿头疮、妇人阴疮。鳝鱼血调涂流火湿疮。但胃虚少食，大便不实及妊娠禁用，以其无阳生之力耳。胆汁苦寒治痘后目肿，经月不开，取汁点之良。溺滴耳治聋。点舌下治大人中风、舌喑，小儿惊风不语。摩胸背治龟胸龟背。欲取其溺，以猪鬃刺其鼻即出。

玳瑁即瑇瑁 甘寒，无毒。入药生者良。

发明 玳瑁入心主血，有解毒解热之功。故苏颂以之磨汁服，解蛊毒。《日华》破癥结，消痈毒，止惊痫。士良疗心风，解烦热，行血气，利大小肠。时珍治伤寒热结狂言，解毒清热之功，等于犀角，同犀角解痘毒。痘疮黑陷，乃心热血凝，用生犀、玳瑁磨汁，入猪心血少许，紫草汤调服，则热解血和而陷痘起矣。但虚寒而陷者勿用。

鳖甲一名上甲 咸平，无毒。九肋七肋者佳，以其得阳数也。然多有摘去下肋伪充七肋者，亦有半边只肋、半边双肋者，此团鱼与鳖交合而生，不若纯只肋者为优。醋煅、酥炙各随本方。治疟母淋灰汤煮糜如饴，用龟用大者力胜，鳖用小者力优。妊娠勿食鳖肉，与苋菜、鸭卵合食尤忌。

《本经》主心腹癥瘕坚积寒热，去痞疾息肉，阴蚀痔核，恶肉。

发明　鳖色青。入厥阴肝经及冲脉，为阴中之阳。阳奇阴偶，故取只肋为肝经之响导。其所主者，痎疟、疟母，虚劳寒热，癥瘕痞疾，经水阴疮，不出《本经》主治也。凡骨蒸劳热自汗皆用之，为其能滋肝经之火也。与龟甲同类，并主阴经血分之病，龟用腹，腹属肾。鳖用肋，肋属肝，然究竟是削肝之剂，非补肝药也。妊妇忌用，以其能伐肝破血也。肝虚无热禁之。煅灰研极细末疗汤火伤，皮绽肉烂者并效，干则麻油调敷，湿则干掺，其痛立止。其解火毒，疗骨蒸，杀瘵虫之功可默悟矣。鳖头烧灰酒服疗小儿脱肛，妇人阴脱下坠，取其善缩之性也，生血涂之尤效。沈圣符曰：食品中惟鳖最为叵测，其间多有大毒不减河豚者，如三足两头，人所共弃，项强腹赤，毒可伤人。予邻余子坦曾见蛇盘屡跌而成鳖者，四生之中物物皆有变化，无足异也。且有鳖宝生鳖腹中之说，说者以为诞妄，姑置阙闻。近日枫江吴氏买一鳖，烹之辄作人言。其家以为怪也，添火烹之，剖腹果得一物约长三寸，须眉宛然。圣符邀予往看，验其鳖形背高耸起，稍异寻常。圣符属笔命记，以为嗜味伤生之警。

鼋甲　甘平，无毒。

发明　鼋甲炙，黄酒浸，治瘰疬，杀虫，逐风，恶疮痔瘘，风顽疥疮，功同鳖甲。但鳖走肝，而鼋走脾，故其主治稍有不同。

蟹　咸寒，小毒。未被霜者有毒，多食腹痛泄泻，生姜、紫苏、豉汁、芦根汁并可解之。其性喜入蛇穴，得其毒则骤长，故重一斤以上者误食杀人。又两目相向、足斑目赤者大毒，不可食。

《本经》主胸中邪气热结痛，㖞僻面肿，能败漆，烧之致鼠。

发明　蟹之外骨内肉，生青熟赤，阴包阳象无疑。性专破血，故能续断绝筋骨。《本经》主胸中邪气热结痛，㖞僻面肿，皆是瘀血为患。性能败漆，今人生捣治漆疮，涂火烫，皆取散血之意。《日华》治筋骨折伤，生捣罨之。藏器云：能续断筋，去壳用黄，捣烂微炒，纳入疮中，筋即连也，可知其功不独散而能和血矣。凡物之赤者皆热，惟蟹与柿性寒，所以二物不宜同食，令人泄泻发癥瘕。妊娠忌食，以其性专逆水横行也。其爪为催生下死胎胞衣专药。《千金》神造汤，治子死腹中并双胎一死一生，服之令死者出，生者安，神验方也。但以一边运动一边沉著者即是无疑，方用蟹爪一升，甘草一尺，东流水一斗，以苇薪煮至二升，去滓，入真阿胶二两，令烊，顿服或分二服。若人困不能服，灌入即活。取蟹之散血，而爪触之即脱也，然必生脱者连足用之。《丹方》治蓄血发黄，胸胁结痛而不浮肿者，蟹壳煅存性，黑糖调，无灰酒下三钱，不过数服效。若浮肿者为气病，无藉于蟹之散血也。妇人乳痈硬肿，蟹壳灰一服即散。又以涂朱烧烟辟臭虫，薰之即毙，则杀虫之功从可知矣。蟹之相类多种，如蝤蛑拥剑不常见外，其蟛蜞、蟛蚏春时甚多。蟛蜞螯光无毒，可醋而食。蟛蚏螯毛有毒，误食令人吐下。又有一种生沙穴中，见人则避者，沙狗也。时珍虽言不可食，今海错中用之，非蟛蜞之可比也。

鲎　辛咸平，微毒。

发明　鲎善候风，外壳内肉，与蟹无异。其血苍色，其肉松脆，亦如蟹脐。能散肝肾结血，故产后痢不止，及肠风泻血，崩中带下，用尾烧灰，米饮服即止。《圣惠方》治积年咳嗽呀呷作声，用鲨鱼壳半两、贝母、桔梗、人牙皂末少许，蜜丸，嚼一丸咽汁，服三丸即吐出恶涎而瘥。

牡蛎　咸平微寒，无毒。煅赤用，左顾者良。

《本经》主伤寒寒热，温疟洒洒，惊恚怒气，除拘缓鼠瘘，女子带下赤白。

发明　牡蛎入足少阴，为软坚之剂。以柴胡引之去胁下痛，以茶引之消项上结核，以大黄引之消股间肿，以地黄引之益精收涩，止小便，肾经血分药也。《本经》治伤寒寒热，温疟洒洒，是指伤寒发汗后寒热不止而言，非正发汗药也。仲景少阳病犯本，有柴胡龙骨牡蛎汤。《金匮》百合病变渴有栝蒌牡蛎散，用牡蛎以散内结之热，即温疟之热从内蕴，惊恚之怒气上逆，亦宜咸寒降泄为务。其拘缓鼠瘘，带下赤白，总由痰积内滞，端不出软坚散结之治耳。今人以牡蛎涩精而治房劳精滑则虑其咸降，治亢阳精伤又恐其敛涩，惟伤寒亡阳汗脱，温粉之法最妙。其肉糟制，即蛎黄酱也。

蚌　肉甘寒，壳咸寒，无毒。

发明　蚌与蛤皆水产，而蛤则生咸水，色白，入肺，故有软坚积，化顽痰之功。蚌生淡水，色苍，入肝，故有清热行湿治雀目夜盲之力。盖雀目则肝肾之病也。初生小儿哑惊，活蚌水磨墨滴入口中，少顷下黑粪而愈。生蚌炙水治汤火伤甚效。古方用方治诸水，清神定魄，以大蚌向月取水是也。

真珠　咸甘寒，无毒。

发明　珍珠入手足厥阴二经，故能安魂定神，明目退翳。解痘疔毒及痘疮入眼，治耳暴聋，出水研细末吹之，待其干

脱自愈。煅灰入长肉药，及汤火伤敷之最妙。然不可著水，著水则反烂肉。

石决明　一名珍珠母　咸平，无毒，九孔者佳。面裹煨熟，水飞用。反云母。

发明　石决明味咸，软坚，入肝肾二经，为磨翳消障之专药。又治风热入肝，烦扰不寐，游魂无定。《本事方》珍珠母丸与龙齿同用，取散肝经之积热，须与养血药同用。不宜久服，令人寒中，非其性寒，乃消乏过当耳。

文蛤　咸平微寒，无毒。即蛤蜊之壳厚口光，有紫斑文者。用酸浆水或醋煮半日许，捣粉用。

《本经》主恶疮，蚀五痔。

发明　文蛤咸寒，走足少阴经，为润下之味，故能止渴，利小便。《别录》治咳逆胸痹，腰痛胁急，鼠瘘崩中，即《本经》主恶疮蚀五痔之义，取咸能软坚入血分也。仲景伤寒太阳病用水却益烦，意欲饮水反不渴者及《金匮》渴欲饮水不止，并用文蛤散，其治反胃吐后渴欲饮水而贪饮者，则有文蛤汤，总取咸寒涤饮之义。

蛤蜊　咸寒，无毒。紫口者良。

发明　大都咸寒之物皆能清热、开胃、止渴。其壳煅赤，杵粉，能清肺热，滋肾燥，降痰清火，止咳定喘，消坚癖，散瘿瘤，无不宜之。炒阿胶、鳔胶用之，以其味咸能发滞性也。单方治乳痈，每三钱入皂角刺末半钱，温酒调服。治肺痈，一味童便煅研，甘桔汤日进三服屡验。然须冬时取瓜蒌实和穰子同捣仍入壳中，悬当风处阴干，以供一岁之用，否则难于取应也。

蛏　甘平，无毒。

发明　蛏生江湖中，与蚌蛤相类。闽人以田种之，谓之蛏田，其肉可为淡干。肠鼻糟之以充海错，妇人产后虚热宜之。

魁蛤壳俗名蚶子，即瓦楞子 肉甘平，壳咸平，无毒。

发明 蚶肉仅供食品，虽有温中健胃之功，方药曾未之及。其壳煅灰则有消血块，散痰积，治积年胃脘瘀血疼痛之功。与鳖甲、䗪虫同为消疟母之味，独用醋丸则消胃脘痰积。观制蚶饼者，以蚶壳灰泡汤搜糯粉则发松异常，软坚之力可知。

车螯一名蜃 咸冷，无毒。

发明 车螯是海中大蛤，以其吐气成楼，故名曰蜃。所谓雀入淮为蛤，雉入海为蜃者是也。其肉解酒毒，消渴。壳治疮肿痈毒，烧赤醋淬为末，同甘草等分酒服，并以醋调敷之，《日华》法也。

贝子 咸平，小毒。烧赤捣细如面，以清酒淘过用。白者入气分，紫者入血分，花者兼入血气。

《本经》主目翳，五癃，利水道，鬼疰虫毒，腹痛下血。

发明 贝生南海，云南极多，土人用为钱贷交易。因其味咸软坚，故《本经》专主目翳，其治五癃等病，取咸润走血之力。《千金》脚气丸中用之，专取咸能破坚之意，虽数十年之疾，靡不克效，以其通入骨空，搜逐湿淫之气，和诸药蒸蒸作汗，次第而解也。古方点目用贝子粉入龙脑少许，有息肉加珍珠末吹点，亦入老翳诸方。紫贝治小儿斑疹、目翳，今人用以研纸谓之研螺。大者曰珂，亦名马轲螺，治目消翳，去筋膜胬肉与贝子相类，分紫、白，煅灰用之。

石砌一名龟脚 甘咸，无毒。

发明 石砌生东南海中石上，蚌蛤之属，形如龟脚，壳似海螯，与吐蚨等同为海错，而此稍逊。然其有利小便之功，吐蚨不如也。

淡菜 甘温，无毒。

发明 淡菜生咸水而味不沾咸，为消瘿之善药。兼补阴虚劳伤，精血衰少，及妇人带下，理腰脚气，不宜多食、久食，令人阳痿不起及脱人发。一切海中苔菜皆然，不独淡菜也。

海赢①屧名甲香 咸平，无毒。

发明 海赢肉甘寒，食之能止心痛。生螺汁洗眼止痛，经二三十年者辄应入黄连末点之尤良。屧性闭藏，能敛香气经月不散，独烧则臭，与沉、麝诸香及诸花，和蜡煎成者曰甲煎，可作口脂。《千金方》用之。唐·李义山诗所谓沉香甲煎为庭燎者是也。其壳五色璀璨为钿最精，烧过点眼能消宿翳，惜乎专目科者罕知。

赢即螺蛳 甘寒，无毒。

发明 赢、蚌、蛤、蟹、龟、鳖之类，皆外刚内柔，禀离火之象。虽居泥水而性寒，治火热之毒最捷。用珍珠黄连嵌入良久，取汁注目中止热壅目痛。生捣绞汁，和无灰酒饮，治黄瘅、小便不利。田中大螺去屧，入冰片少许，埋土中一伏时化水，疗痔疮。又捣烂和麝香贴脐上引湿热下行，治噤口痢，土墙上烂壳烧灰敷痘疮及臁疮湿毒。生田中者得土气多而形大，生水中者得水气多而形小，其治水肿黄瘅，目赤肿痛，痔肿脱肛，消渴解酒之功则一。产徽州溪涧中者，其肉青碧可爱，土人取肉焙干以充方物。但性冷利人，过食令人腹痛泄泻，急磨木香酒解之。

寄居虫 甘温，无毒。

发明 藏器曰：寄居虫在螺壳间，非螺也。候螺蛤开即自出入，螺蛤欲合已还壳中，海族多被其寄。南海一种似蜘蛛入螺中负壳而行，触之即缩入螺，火炙乃出。妇人难产以七枚捣酒服之，或临产两手各握一枚，与相思子无异。弘景云：食

---

① 赢：通螺。

之益颜色，美心志。惜乎一时不易得也。

郎君子 即相思子

发明 相思子状如螺中之子，大如小豆，藏箧笥，积岁犹活，置醋中即盘旋不已。妇人难产，手把之便生，屡验。

禽 部

鹤顶 辛温，大毒。

发明 鹤食蛇虺而顶血大毒，力能杀人，人之欲求自尽者服之即毙。而《嘉祐》又以鹤血益气力，补虚乏，去风益肺，恐未必然。肫中砂石子磨水服，能解蛊毒。

鹳骨 甘寒，小毒。

发明 颧骨治尸疰，喉痹，蛇虺伤，专用其毒以攻伏匿之毒也。嘴及脚骨尤良。卵能预解痘毒，水煮一枚与儿啖之，令不出痘或出亦稀，与鹤卵同功。

鸬鹚即鹢鹋 咸寒，无毒。

发明 鸬鹚好啖鱼蛇及鸟雏，故治痞积，有鹢鹋丸用之为君，治食鱼鳖成瘕者尤效。其骨酥炙，和南蓬砂吹喉治骨哽，忍之须臾，轻轻咯之，骨与痰涎俱出。

鹈鹕即淘鹅 咸温滑，无毒。

发明 淘鹅油性走，能引诸药透入病所拔毒，故治聋痹肿毒诸病，其舌治疔疮，取入心拔毒外出也。

鹅 白者甘平，无毒。苍者，有毒，嫩者尤劣。

发明 鹅气味俱厚，发风发疮莫此为甚。《别录》谓其性凉利五脏，是指苍者而言。韩氏谓其疏风是言白者之性耳。昔人治疬风方中取纯白鹅通身之毛及嘴足之皮与肫肝内皮，同固济，煅灰存性，和风药用之，为风药之向导也。然不可遗失一处，其处即不能愈。又不可用杂色者，若有一处色苍，风愈之后其处肌肤色黑。此

与蛇发风毒，白花蛇善解风毒之义不殊。白鹅脂祛风润燥解礜石毒。血能涌吐胃中瘀结，开血膈吐逆，食不得人，乘热恣饮，即能呕出病根。以血引血，同气相求之验也。中射工毒者，饮之并涂其身即解，以其能食此虫也。尾膢内耳中治聋及聤耳，取以达三焦之气也。涎治误吞稻芒，亦物性之相制耳。白鹅屎绞汁治小儿鹅口疮。苍鹅屎敷虫蛇咬毒。

雁 甘温，无毒。

《本经》主风挛拘急，偏枯，血气不通利。

发明 雁为信鸟，岂宜食之？故道家谓之天厌，性善通利血气。风挛拘急，偏枯，取肉炙熟贴之。昔黄帝制指南于雁胫骨空中制针，取其能定南北也。但觅之不易，今人于鲤鱼脑中制之，以其性专伏土，定而不移，可定水土之方向也。

鹜即家鸭 甘温，无毒。嫩者有毒，老者无毒。

发明 鹜之逼火而生，唼水而长，未出卵时先得火气，故不惮冰雪，偏喜淫雨，而尾膢鳣浊最甚，故群雌一被①其气皆得生化之机，不待鹝尾之遍也。温中补虚，扶阳利水是其本性。男子阳气不振者食之最宜，患水肿人用之最妥。黑嘴白毛者，治肠胃久虚，葛可久白风膏用之，取金水相生之义，绿头老鸭治阳水暴肿，外台鸭头丸用之，取通调水道之义。白鸭生血能补血解毒，劳伤吐血冲热酒调服屡效。中射工溪毒及野葛砒霜毒，灌之即解。误吞金银入腹，乘热顿饮数升，其金即下。诸鸭涎治谷麦芒入喉及小儿痉风反张，滴之即消。卵能闭气，以混沌未分塞人聪慧。诸病忌食，而滞下尤禁。白鸭通杀石药毒，凡服药过剂昏迷眩晕者，取白

---
① 被：底本作"彼"，据锦章书局本改。

鸭通一合，汤渍，澄清服之即解，勿以其秽而弃诸。

凫即野鸭 甘平，无毒。

发明 凫逐群飞，夏藏冬见，与鸿雁不异。其在九月以后，立春以前味极鲜美，病人食之全胜家鸭。以其肥而不脂，美而易化，故滞下泄泻，喘咳上气，虚劳失血及产后、病后无不宜之。虽有安中利水之功，而方药曾未之及，孟诜除十一种虫等治未能深信。《摘玄方》解挑生蛊毒，取生凫血热饮探吐。于此可悟生鹅血可吐胸腹诸虫、血积，总以血引血，同气相应之力耳。

鸡 甘平，小毒。诸鸡有五色者，黑鸡白首者，六指者，死足不伸者，并不可食。

发明 鸡属巽而动风，外应乎木，内通乎肝，得阳气之最早，故先寅而鸣，鸣必鼓翅，火动生风之象，风火易动而易散，人之阳事不力者不宜食鸡，是以昔人有利妇人不利男子之说。而东南之人，肝气易动，动则生火、生痰，病邪得之为有助也。北方阳气潜伏最宜发越，病邪得之便能作汗，以其能助肝气也。姑以物性之常变言之，诸鸡中惟乌骨白丝毛者最良。巽象变坎，得水木之精气，肝肾血分病宜之。乌骨鸡丸治经癸胎产虚热诸病，以其峻补肝血。今人治贼风痛痹，专取五爪乌骨雄鸡，置病人痛处，任其鸣啄，少顷其痛自止，鸡之五爪者有毒，此专取其毒以引其毒外泄也。丹雄鸡治女人崩中漏下赤白沃，通神明，杀恶毒，辟不祥，中恶魔魅，以血灌鼻即苏。中风口眼㖞斜，乘热涂患处即正。鸡冠血和酒酿调鲮鲤甲末治痘疮，肝热毒盛而变青干紫黑陷伏。黄雌鸡治产后虚羸，煮汁煎药最宜。黑雌鸡治妊娠胎息不安。泰和老鸡内托小儿痘疮。近世治产后虚羸寒热，亦取用之，以

其能助肝经生气也。雄鸡肝取不落水者研烂，和蜂蜡酒酿顿熟，治小儿疳积、坏眼，日服无间，翳尽为度。鸡肫胵俗名鸡内金，治食积腹满，反胃泄利，及眼目障翳。鸡卵治伤寒发狂，咳嗽失音，并生食之，以鸡卵略敲损，勿令清漏，浸尿中，冬三、夏一日，取煮食之，治哮喘风痰。鸡子清治伏热，目赤喉痛。鸡子黄治产后胞衣不下，并用生者。又以煮熟去白取黄同乱发、香油熬化，涂婴孩胎毒热疮。抱出卵壳研细为末，去目中障翳，烧灰蜜调涂婴儿头身诸疮。卵壳中白皮同麻黄、紫菀治久咳气结。鰕鸡子乃不孵之卵，取以同犬屎敷肿疡，其痛立止，《千金方》也。鸡矢白为散，无灰酒下一钱匕，治蛊胀腹满，内经鸡矢醴也。溏矢和石灰末涂疔肿，半日许即能拔出。

雉即野鸡 甘酸温，小毒。

发明 《埤雅》云：蛇交雉则生蜃，蜃为雉入大水所化。推其变化之源，必由异气所感。《水经》云：蛇雉遗卵于地而为蛟，其卵遇雷则入地，不遇雷则仍为雉，于此可悟其化蜃，总由灵蛇之性未泯，不得山灵之气，遂其飞腾，则得沧溟之气，恣其吞吐，是与虹霓奚择哉。《别录》言其补中益气力，止泄痢，除蚁瘘。此指寻常之雉而言。《千金》以之治蚁瘘，因其喜于食蚁，乃用以制之也。《周礼》包人供六禽，雉是其一，亦食品之贵。然有毒，不可常食，有病人尤非所宜。而春夏不可食者，以其食虫蚁也。时珍曰：雉属离火，鸡属巽木，故煮鸡则冠变，煮雉则冠红。火性暴烈，发痔发疮，与家鸡子同食令人发疰，周身疼痛，为患种种，恶得谓之无毒乎？

乌鸦 酸甘平，无毒。种类有四，小而纯黑者为乌，大嘴而腹下白者为鸦，并入药用。其项白而大者为燕乌，嘴赤而小

者为山乌，皆不入药。

发明　慈乌反哺，性禀孝慈。《嘉祐》虽有补劳治瘦之功，骨蒸羸弱咳嗽之治，然血肉之中岂无他味，而忍伤孝慈之物哉？乌鸦嘴大，贪戾伤生，时珍取治暗风痫疾，劳伤吐血咳嗽，杀虫等病，专取搜逐风毒之用，与慈乌之调补虚羸，各有仁慈刚暴之用。奚啻天渊。

鹊鹊重巢　甘寒，无毒。

发明　鹊性灵慧，能知吉凶，观其营巢开户必背太岁而向太乙，非鹎鸠之可比，《别录》用之为下石淋专药，以其鸣必掉尾，取其周身之气悉向下通也。藏器有云：烧灰淋汁饮汁，令人淋石自下。苏颂言：妇人不可食，以其相视而通音感而孕也。其脑烧之入酒同饮，令人相思。苏颂之说得非缘此。鹊重巢，《日中》取多年者烧之，疗癫狂鬼魅及蛊毒，仍呼祟物名号，亦敷瘰疮。《千金》治妇人难产，取多年生育相安之义。

鹧鸪　甘温，小毒。

发明　此物食乌头、半夏苗，好啖此者，多发咽喉头脑肿痛，甘草、生姜并可解之。《唐本》言鹧鸪治岭南野葛菌子生金毒及温疟，久病欲死者，合毛熬酒渍服之，或生捣汁服最良。《日华》云：酒服主蛊气欲死。孟诜云：能利五脏益心力，令人聪明。

鹑　甘平，无毒。

发明　鹑主腹大如鼓，解热结，疗小儿疳。按：鹑乃蛙化，气性相同，蛙与蛤蟆皆解热结，治疳利水消肿。则鹑之消鼓胀，盖亦同功，食后下如鹅脂，数次即愈。

鸽　咸平，无毒。

发明　鸽之品类颇多，惟白者入药。能解诸药毒，久患虚羸者食之有益，调精益气。治恶疮疥癣，风疮白癜风，瘰疬疡风，煮熟酒服，无不宜之。鸽卵能稀痘，其矢气臭之能杀瘵虫，虚劳家咸多畜之。

莺俗作鸎，即黄鹂，《月令》名仓庚　甘温，无毒。

发明　此鸟感春阳先鸣，故能补益阳气，食之令人不妒，以阳和之气能胜阴毒也。按：《阳燮止妒论》云：梁武帝郗后性妒，或言仓庚为膳疗治，遂令食之，妒果减半。

雀卵　甘温，无毒。服术人忌食。

发明　雀属阳而性淫，故能强壮阳事，火衰阴痿精寒者最宜。阴虚火盛者禁用。雀卵治血枯，《素问》有四乌鲗一藘茹丸，用之最妙。如无雀卵，生雀肝代之。头血主雀盲，脑用绵裹塞耳治聋。雄雀屎名白丁香，去目中翳膜及面上皯黑。但取直者即雄与鼹鼠粪无异，入药有效。

伏翼即蝙蝠屎，名夜明砂　咸平，无毒。伏翼煅灰，用夜明砂淘净焙用。

《本经》主目瞑痒痛，明目夜视有精光，其屎治面痈肿，皮肤洗洗时痛，腹中血气，破寒热积聚，除惊悸。

发明　《本经》治目瞑痒痛用伏翼。近世目科惟用夜明砂，鲜有用伏翼者。要皆厥阴肝经血分药也。其伏翼屎能破结血消积，故目翳盲障，疟魅淋带，瘰疬痈疽皆用之。然蝙蝠食之大能利人，稍虚者不可轻用。

五灵脂即寒号虫矢，又名鹖鸆　苦酸寒，小毒。研细酒飞去砂石晒干。生用则破血，炒用则和血。

发明　鹖鸆，候时鸟也。晋地有之，春夏羽仪丰盛，冬时裸形昼夜哀鸣，故杨氏《丹铅录》谓之寒号虫，屎名五灵脂，谓状如凝脂，而受五行之灵气也。其气腥秽，其味苦酸，大伤胃气。《纲目》言其甘温，恐非正论。虽有治目翳、中脘疼痛之功，惟藜藿庶可应用，终非膏粱所宜。同蒲黄名失笑散，治一切心胸腹胁少腹诸痛，及产后结血、血崩，目中生翳往来不定，其性入肝散血最速。但性极羶恶，脾胃虚者，不能胜其气也。

斑鸠 甘平无毒。

发明 斑鸠补肾，故能明目，治虚损益气，食之令人不噎。目科斑鸠丸、锦鸠丸用之，取气血为引导，以助补肾明目之功也。

伯劳 平，有毒。

发明 方药未有用者。其毛治小儿继病，俗作魅病。取毛带之，继病者，母有娠乳儿，儿病如疟痢，他日相继腹大，或瘥或发，他人有娠相近亦能相继也。北人未识此病。

鹳鸰俗名八哥 甘平，无毒。

发明 鹳鸰目和乳汁滴目，令人目明，能见霄外之物，甚言明目之效耳。肉治噎逆及五痔止血，并炙熟食之。

啄木鸟 甘酸平，无毒。形色与画眉鸟相似，但头顶有红毛一片，嘴与爪皆坚锐如铁，故能啄木取蠹，不可不辨。

发明 啄木性专杀蠹，故治人脏腑积蠹之患。时珍治劳瘵痫瘘，皆取制虫之义。烧灰存性治痔瘘。虫牙纳孔中不过二三次愈，《丹方》治噎膈，诸药不效，以之熬膏，入麝香一钱匕，昼夜六时嗅之，膈塞自开。盖噎膈多有因郁积所致，以其善开木郁之邪也。

鸬鹚即水老鸭 酸咸温，微毒。或云咸寒，误。

发明 鸬鹚性寒利水，能治腹大如鼓体寒者，以鸬鹚烧存性为末，米饮服之。其骨煅灰蜜调绵裹，治鱼骨鲠与白鹭骨同功，嘴骨尤效。鸬鹚屎多在石上，色紫如花，就石刮取名蜀水花，能去面上野黑黡痣，灭瘢疵及汤火疮痕。和猪脂敷疔疮。

鹰屎白 微寒，无毒。

《本经》主伤挞灭瘢。

发明 虎啸则风生于地，鹰扬则风动于天。具体虽殊，机应则一。鹰具雄健之翮，不能长恃无虞，至秋火伏金生，令行改革，劲翮渐脱，弱翎未振，即有雄风，未遂奋扬，是以众鸟侮之，《月令》所谓鹰乃祭鸟是也。古圣触物致思，专取鹰之屎白灭伤挞痕。虽取秽恶涤渍，实取其翮之善脱也。后人推而广之，用以涤除目中宿翳。吹点药中咸取用之。其屎中化未尽之毛，谓之鹰条，入阴丹、阳丹，不特取其翮之善脱，以治难脱之病。并取其屎中未化之羽，以消目中未脱之翳，颖脱之妙用崇古未宣，因显示后起，毋失《本经》取用之义。

雕 温，小毒。

发明 鹰、鹗、雕骨皆能接骨，以鸷鸟之力在骨，故以骨治骨从其类也。折伤断骨，烧灰每服二钱酒下，在上食后，在下食前，骨即接如初。但在三日内者易治，三日外则难治，以气血凝滞不能合辙也。

鸱 咸平，小毒。

发明 鸱头治头风目眩，颠倒痫疾。《千金》治头风眩转，面上游风，有鸱头酒。《圣惠》治旋风眩冒有鸱头丸。总取旋风健搏之力。

鸦 甘温，小毒。

发明 鸦治风痫噎食，取初生无毛者一对，黄泥固济，煅存性为末，每服一匙，温酒服之。头主痘疮黑陷，用腊月者烧灰，酒服之当起。

鸱鸺俗呼猫头鹰 酸微咸，小毒。

发明 鸱鸺，不祥之物，古方罕用，近世治传尸劳瘵，专取阴毒之味，以杀阴毒之虫也。方用鸱鸺酒煮焙干，同大鳗鲡七条摊薄荷上蒸烂，和薯蓣一斤捣焙，细末为丸,空腹酒下三钱,功用与獭肝仿佛。方士用以昏夜露煮以聚鬼魅,是以至阴之味诱至阴之物也。

鸩 大毒。

发明 鸩产蛊毒瘴疠之乡,钟毒最烈,非宿槟榔不能自安,以其无枝,人莫能捕也,人欲求自尽者,以翅羽调酒服之立毙,与鹤顶之毒无异。《别录》云鸩喙杀蝮蛇毒,时珍言蝮蛇中人,刮末涂之即愈。如极恶之人有以用之,未尝不解殊昧此理。

兽 部

猪 甘平,无毒。同驴马肉食之令人霍乱,同羊肝食之令人心闷,与生胡荽同食伤人脐。

发明 猪属水兽,性懒善淫,饱食无所用力,周身脂膏不流,故人食之助湿生痰,莫此为甚。而肥盛之人尤非所宜。一种蹄甲白者有金水相生之象,稍异寻常。盐渍风干制为南腿,有补养脾肾之能,病人食之略无妨碍,良非鲜者之比。丹溪云:猪肉补阳,阴虚者切宜少食。盖肉性入胃,便作湿热生痰,痰生则气不降,而诸证作矣,故痰嗽家最忌。然肺燥干咳及火嗽痰结者,食之痰即易出,其嗽便止,但不宜过咸耳。当知助湿生痰,惟中间膘脂一层专助脾湿。若皮则走肺益气,精者补肝益血。但嫌难克化耳,其汁则全是膘脂溶化,食之渗入经络,故东垣言之颇详。《千金》治打伤青肿,炙精猪肉揾之。小儿火丹,生猪肉切片贴之。漆疮作痒宜啖猪肉,并以猪脂涂之。男女阴蚀,肥猪肉煮汁洗之,不过三十斤瘥。山行石蛭著人足则穿肌入肉,但以腊脂膏和盐涂足胫趾即不著人也。《急救方》治竹木刺入肉,以多年熏肉切片包裹即出。其肾性

坚难化且藏淫火,最不益人。而治肾虚腰痛,猪肾切开入人参末一钱,湿纸裹煨,每日空心嚼一枚,或入青蛾丸中煮食并效。其治水胀,用猪脏丸①。便血用脏连丸,皆用以为引药入病处耳。心血治惊风癫痫,盖以心归心,以血导血之意。得冰片入心经也。卒中恶死尾血灌之,取其动而不息之意,并缚豚枕之即活。蛇入人孔,割母猪尾血滴入即出。用肝者,肝主藏血,血病用为响导,故脱肛、肝虚、雀目用之,脏即三焦,能涤除肾脏邪毒垢腻,故同胡黄连等药治霉疮最捷。用胆者,取其泻肝胆之火,故仲景白通汤用为响导。盖寒能胜热,滑能润燥,苦能入心也,伤寒热邪燥结有猪胆导法。又胆汁和香油等分,亦治霉疮结毒,清晨连服七日,大便下泄,邪毒最捷,未尽停七日,更服七日,余邪自尽屡验。屎脬治产妇伤膀胱,急用上好人参一两,入脬中煮食,日日服之,稍或迟延,气血衰冷不可疗矣。齿治惊痫,乳能断酒,《千金方》用之。其肤者,皮上白膏是也,取其咸寒入肾,用以调阴散热,故仲景治少阴病,下痢,咽痛,胸满心烦,有猪肤汤,予尝用之,其效最捷。豚卵治阴茎中疼,惊痫鬼气蛊毒,除寒热,贲豚、五癃、邪气、挛缩,猪蹄煮汤去油,煎催乳药及蘸洗溃疡有效。蹄甲《本经》治五痔,伏热在腹中,肠痈内蚀,今目疾外障亦用之。猪脑治风眩,脑鸣,冻疮,痈疽,涂纸上贴,干则易之。《礼记》云:食豚去脑。孙真人《食忌》云:猪脑损男子阳道,酒后尤不可食。《延寿书》云:以盐酒食猪脑是自引贼也。猪骨烧存性为末,水服方寸匕,治食诸果中毒,又解马肝漏脯等毒。猪毛烧灰,麻油调涂汤火伤,留窍出毒则

---

① 猪脏:即猪肚。

无痕。猪屎古方取用颇多，《千金》治患雾气，心烦少气，头痛项急，起则目眩欲倒，战掉不安，憎寒微热，心中欲吐，吐时无物，用新猪屎二升半，内好酒一斤，搅令散，以生布绞取汁，更以绵滤，顿服之，即地铺暖，覆卧，面前著火，常令汗出，得汗待其自干乃起，亦治风劳蛊毒。烧灰治①痘疮黑陷，无价散用之。又冲沸汤蒸麻疹陷伏即起。总取秽恶以辟不祥之气，同气相应之用耳。

狗 咸酸温，无毒。热病后忌食。妊妇食之令子无声。

发明 狗属土而有火，故歹人履其地虽卧必省，天时亢热则卧阴地。下元虚人食之最宜，但食后必发口燥，惟啜米汤以解之。败疮稀水不敛，日啖狗肉最佳。痔漏人岁久不愈，日食自瘥。凡食犬肉不消，心下坚或腹胀口干大渴，心急发热，妄语如狂，或洞下泄，以杏仁一升，合皮熟研，沸汤三升，和取汁，分三服，利下肉片大验。狗胆，《本经》主明目，取其夜能见物也。阴茎治伤中阴痿不起，除女子带下十二疾。狗头骨煅末，止妇人崩中下痢，取其温而能散也。狗屎中米，名戌腹粮，又名白龙砂，主噎膈风病，及痘疮倒靥，用此催浆为最，取其性温热也。若干紫黑焦为血热毒盛，慎勿误用。其血能破妖邪，以性属阳，阴邪不能胜之也。

羊 甘温，有毒。羊类多种，惟白羯者良，胡羊毛卷，洮羊毛丰、肉厚、皮薄，并可为裘。䍧羊坟首，𤞃羊色黄、形羸、味薄，不堪供馔。凡煮羊，忌用铜器，有宿热者不可食，大病食之必发热，疮家及痫疾家食之必发，以其食百草之毒也。羊肉不可共生鱼鲊，食能害人。白羊黑首，食其脑作肠痈。羊肝共生椒，食之伤人五脏。羊蹄中有白珠者，名羊悬，食之令人癫。羊独角及四角者，关外有之，

皆有毒，不宜食。

发明 羊为肺家之兽，目无瞳子，周身之气皆聚于肺，故其气最腥膻，而性味甘温。色白补肺，是以昔人有人参补气，羊肉补形之说。《金匮》治产后腹中虚痛，及少腹寒疝，并用当归生姜羊肉汤，专取羊肉之甘温。煮汤去滓，以助当归生姜辛散之力，虚滞得以开矣。羊肾治肾虚，膀胱蓄热、胞痹、小便淋沥疼胀，千金肾沥汤以之为主。羊石子即羊之外肾，治肾虚精滑，本事金锁丹用之。羊脬治下虚遗溺，温水漂净，入补骨脂，焙干为末，卧时温酒服半两，不过四五服即瘥。羊肝补肝，专主肝经受伤，目无精光之病。胆治青盲、目暗，胆开窍于目，胆汁充则目明，胆汁减则目暗。古方碧云膏，腊月取羖羊胆以蜜盛满悬檐下，待霜出扫藏，点眼神效。羊乳润而且补，反胃人宜时时食之，取开胃脘，润大肠之燥也，青羊者尤良。羊肺治嗽止渴，久嗽肺虚者宜之。羊腤主反胃止汗，治虚羸，小便数。羊脂生主下痢脱肛，取润以导之，补中寓泻也。熟主贼风痿痹，润肌肤入膏透经络，风热毒气，妇人产后腹中绞痛，丸剂中最宜。羊腔涤除脏腑垢腻，与猪腔同功，而入肺祛痰尤捷。羊骨禀西方坚劲之气最锐，得火煅以济之，可以消铜铁，故误吞铜铁者用之。观磨镜者非此不明。其治贼风痹痛，同虎骨煅灰酒服，皆随痛处取用。羊须烧灰敷小儿颊疮，并疗蠼螋尿疮。羊胎炙干入药，亦能补人，与鹿胎、紫河车同入六味地黄丸中，名三台丸，调补肾虚羸瘦最为得力。羊血解石药毒，《外台》云：凡服丹石人忌食羊血十年，一食前功尽亡。凡服石药觉毒发，刺羊血热饮一升即解，服地黄、何首乌补药者忌之。

---

① 治：底本作"登"，据锦章书局本改。

羖羊角 羖音古，黑羊也　咸平，无毒。

《本经》主青盲，明目，止惊悸寒泄，久服安心益气轻身，杀毒虫，入山烧之辟恶鬼虎狼。

发明　羖羊与羚羊俱是野兽。羖则雄猛倍甚，角亦起棱，与羚羊不殊，但色黑如漆。故专伐肾邪，辟不祥，与羚羊大者仿佛互参。《本经》此言青盲明目，即羚羊之专主明目也。此言止惊悸，即羚之治魇寐也。此言止寒泄，即羚羊之去恶血注下也。此言久服安心益气轻身，即羚羊之益气起阴气也。此言杀毒虫辟恶鬼虎狼，即羚羊之辟蛊毒，恶鬼不祥也。但此主寒泄本乎肾虚，不能摄津。彼主恶血注下系乎肝伤不能统血。而《别录》治蛊毒吐血，又与羚羊主治相符，究其大纲，此专补救瞳人，彼专消磨翳障，一皆证治之常。至于烧之辟恶鬼虎狼，如此奇突，迥出意表，非寻常之可拟也。

牛　甘温，无毒。同猪肉食之生寸白虫，独肝牛善啖蛇，食之伤人，春月自死。牛肉及生疔牛肉，食之令人瘟，急以生甘草煮汁解之。剥瘟牛伤手足者，令人胀满，急宜解之，迟则不救。

发明　黄牛肉补气，与黄芪同功。观丹溪《倒仓法论》而引伸触类，则牛之补土可心解矣。又以黄牛肉取四蹄各五斤熬膏，去滓收干如鹿胶法，名霞天膏，主中风偏废，口眼歪斜，痰涎壅塞，五脏六腑留痰宿饮癖块，手足皮肤中痰核，及大病后极虚羸瘦，每斤入茯苓四两炖熔，空腹酒服三四钱。肥盛多痰者每斤入半夏曲四两、广皮二两，丸服大效。牛本属坤土，而胆主风木，故能镇肝明目，腊月用酿南星末阴干，岁久多制，则苦润不燥。治经络风痰及小儿惊痰，其功不减牛黄。牛骨髓补中填骨髓，久服增年，能润泽肌肤。黄牛脑和药治头风脑漏。牛角䚡，

《本经》下闭血瘀血疼痛，女人带下血崩，燔之酒服。宗奭曰：烧灰主妇人血崩，大便下血，血痢。牛血性温，能补脾胃诸虚，治便血、血痢，一切病后羸瘦咸宜食之。其靥乃肺系肉团，瓦上焙干为末，酒服，治喉痹气瘿，古方多用之或以制药益佳，取引入肺经以通气结耳，与猪羊靥疗治不殊。牛齿烧灰治小儿痫。牛乳补虚羸，止渴，噎膈反胃，大便燥者宜之。入生姜、葱白，止小儿风热吐乳。牛马肉共生鱼食之成鳖瘕。牛尿治水肿，但胃虚少食人勿用。牛屎烧灰敷小儿痘疮溃烂。《产宝》治子死腹中，以湿牛粪涂之。牛齝草绞汁治反胃噎隔，取其沾涎之多也。

马　辛温，有毒。《纲目》作甘凉，非。马脚无夜眼，白马黑头，白马青蹄者，皆不可食。鞍下肉食之杀人，肝亦不可食，以鞭驱之伤皆聚于肝也。食马肉中毒欲死，以香豉、杏仁各二两蒸熟杵末服之，或煮芦根汁饮之。

发明　按：《灵枢经》云：卒口僻急者，目不合，热则筋纵。目不开，颊筋有寒则急，引颊移口。有热则弛，纵缓不胜收故僻，治之以马膏，膏其急颊，以白酒和桂，涂其缓颊，以桑钩勾之，即以生桑灰置之坎中，高下以坐等，以膏熨急颊，且饮美酒啖炙肉，不饮酒者自强也，为之三拊而已，世多不知此方之妙。窃谓口颊㖞僻乃风中血脉也，手足阳明之经络于口，会太阳之经终于目，寒则筋急而僻，热则筋缓而纵，故左中寒则逼热于右，右中寒则逼热于左，寒者急，而热者缓也。急者皮肤顽痹，营卫凝滞。治法，急者缓之，缓者急之，故用马膏之甘平柔缓以摩其急，以润其痹，以通其血脉。用桂酒之辛热急束以涂其缓，以收其纵，以和其营卫，以通其经络。桑能治风痹通节窍也，病在上者，酒以行之，甘以助之，故饮美

酒啖炙肉云耳。马白睛治癫痫时发，《千金方》用之。马心食之喜忘。马肺食之寒热萎阳，马鞍下肉食之伤人五脏。马乳去风止渴。白马蹄《本经》主惊邪、瘈疭、乳难、辟鬼气鬼毒、蛊疰不祥。《别录》止衄、内崩、龋齿。白马者治妇人白崩，赤马者治妇人赤崩。鬐毛主小儿惊痫，女子崩中赤白，随其色用之，烧灰止血，涂恶疮。尾主女人崩中，小儿客忤。白马阴茎《本经》主伤中绝脉，阴不起，强志益气，长肌肉，肥健生子。野马阴茎，食之令人阴萎。野马肉食之成马痫，筋脉不能自收持。马溺微寒小毒，治癥瘕有验。反胃有虫积者亦能治之。溃疡著肉腐烂彻骨，毒能伤人。马矢煨风痹药酒，取其透达直入病所也。马通止血、解毒，《千金》梅师治吐血、衄血，《肘后》治卒中恶，吐利不止，《经验》治绞肠沙，腹痛欲死，俱绞汁服之。又《肘后》治久痢赤白，《圣惠》治伤寒劳复，俱烧灰服之。《千金》治筋骨破伤，以热马屎敷之。又治破伤肿痛，以马屎烧烟熏之。《圣惠》治疔肿、伤风、肿痛，以马屎炒热熨之。《灵枢》椒姜桂酒置马矢煴中助一切药力也。今人以马屎煨烟熏鳖虱臭虫无不毙者。食马肉心烦者，饮美酒则解，饮浊酒则剧。

驴 甘温，无毒。《纲目》作甘凉，误。

发明 驴肉食之动风，脂肥尤甚。《日华子》言治一切风，是指乌驴而言，乌驴皮治风补血。东鲁阿井水煎膏用之。驴鬐熬膏，能长鬈发，与马鬐同功。驴茎强阴壮筋，与白马茎同功。驴乳疗黄瘅湿热止渴。驴尿专于杀虫、利水、止胀，其治噎膈，或单服，或入四物汤服之效。驴屎炒熨风肿漏疮，绞汁主心腹疼痛，治水肿，服五合良。

驼峰 甘温，无毒。

发明 驼峰，八珍之一，味虽极美，但能动风，宿有风气人勿食。驼脂摩风去顽皮、死肌，取热气透肉也。

酪 甘平，无毒。

发明 凡牛羊驼马之乳并可作酪。南人惟知热酒冲食，北人必以熬熟冲茶浆服，大能清胃，不助湿热，止烦解渴，除心膈热闷，润肠胃燥结摩肿，生精血，补虚损，壮颜色。戴原礼云：乳酪，血液之属，血燥者宜食，较之人乳尤胜，以其无怒火淫毒也。华元化云：蜒蚰入耳，以酪灌入即出。

酥一名醍醐 甘寒，利下，无毒。酥酪不可与生鱼脍同食，令人腹内生虫。

发明 酥酪、醍醐性皆滑润，故血热枯燥之人咸宜用之。又伤热失音用以通声最妙。凡炙一切气血坚韧筋骨药俱不可少，但脾胃虚滑者禁用。

阿胶 甘平微温，无毒。辨真伪法，以顶有鬃文极圆正者为真，折之沉亮，不作屑，不作皮臭，蛤粉炒成珠，经月不软者为佳。东阿产者虽假犹无妨害，其水胶入木煤赝造，有伤脾气，慎不可用。

《本经》主心腹内崩，劳极洒洒如疟状，腰腹痛，四肢酸疼，女子下血，安胎，久服轻身益气。

发明 阿井本淄水之源，色黑性轻，故能益肺补肾。煎用乌驴必阳谷山中，验其舌黑，其皮表里通黑者，用以熬胶，则能补血，止血。《本经》治心腹内崩，下血安胎，为诸失血要药。劳证咳嗽喘急，肺痿肺痈，润燥滋大肠，治下痢便脓血，所谓"阴不足者，补之以味"也。

黄明胶即广胶 甘平，无毒。

发明 明胶治吐血，衄血，下血，血淋，血痢，妊娠胎动下血，风湿走注疼痛，打扑伤，汤火伤，一切痈疽肿毒，治① 血止痛润燥，利大小肠，皆取其有滋益之功，无滑利之患。

牛黄 苦平，小毒。试真假法，揩摩透甲，其体轻气香，置舌上先苦后甘，清凉透心者为真。喝迫而得者名生神黄，圆滑，外有血丝，嫩黄层多者为上。杀后取者，其形虽圆，下面必扁者次之。在角中者名角黄，心中剥得者名心黄，胆中得之名胆黄，则又次之。产西戎者为西黄，产广东者为广黄。

《本经》主惊痫寒热，热盛狂痉，除邪逐鬼。

发明 牛有黄是牛之病也。因其病之在心及肝胆之间凝结成黄，故还治心及肝胆之病。《本经》治惊痫寒热，狂痉邪鬼，皆痰热所致。其功长于清心化热，利痰凉惊，安神辟恶，故清心牛黄丸以之为君。其风中心脏者亦必用之，若中经中腑者误用引邪深入，如油入面莫之能出，宜详审而用可也。

狗宝 甘苦温，小毒。状如白石微带青色，击碎其理如虫，白腊者真。

发明 狗宝专治噎膈反胃之病，取苦能下降，温能开结也。予尝推广其用。凡痈疽溃疡不收，癫狂冷痰积结无不可用。惟郁结伤脾，气血枯槁者，误投则有负薪救火之厄。

狮油 辛温，有毒。色微黑者真。

发明 狮为百兽之长，性最难驯，一吼则百兽辟易。《尔雅》言其食虎豹熊。太古言其乳入牛羊马乳中皆化成水。西域人捕得取其油入贡，以供宫人涤除衣垢之用。又能去纸上墨迹，刮少许隔纸熨之即脱。予尝试用，垢虽去而衣易毁，纸易脆，仅供一时之用。虽系方物，方药罕用。近世医师以之治噎膈病。盖噎膈皆郁痰瘀积所致，用取涤垢之意，试之辄验。由是方家争为奇物，但性最猛利，力能堕

胎，孕妇忌用。象油亦能去垢涤痰，但不能去墨迹耳。

虎骨 辛微热，无毒。骨取黄润者良，若带青黑色乃药箭射者，有毒勿用。酥炙黄脆用之。

发明 虎阴也，风阳也；虎金也，风木也。虎啸风生，木承金制阳，出阴脏之义。故骨能追风定痛，强筋壮骨，风病挛急，骨节风毒为之要药。虎之一身节节气力皆出前足，故膝胫为胜，而前左胫尤良，以卧必用左胫为枕也。然按病之前后左右取用，其效尤捷。入阴阳二跷，虎睛定魄，《千金》治狂邪有虎睛汤、丸，并酒浸，炙干用，一时不可得，以珍珠煅末代之，总取定魄之用也。虎胆治反胃吐食，新瓦上煅存性，入平胃散末和匀，空腹白汤服三钱效。虎头骨，治头风药中浸酒服。作枕止疟。虎长牙辟邪杀虫，传尸方用之。

象皮 咸温，无毒。

发明 象禀西方金气，金令主藏不宜擅鸣，鸣主金象，大非所宜。其皮专于收敛，其肉壅肿，人以斧刀刺之，半日即合。故治金疮不合者，用其皮煅存性敷之。若入长肉诸膏药，切片酥拌炙之。象牙甘寒能解痈肿诸毒，磨水服之造筋。磨砺之末生蜜调涂，治诸铁杂物入肉。旧梳刮薄片屑温汤频服，治竹木刺及诸鱼骨鲠，即时吐出，不吐再服，以吐出为度，非刮下薄片不能应手也。

犀角 苦微咸大寒，无毒。镑成以热手掌摸之香者为真，臭者即假。忌卤盐、乌、附。孕妇勿服，能消胎气。

发明 犀之精灵皆聚于角，足阳明胃为水谷之海，饮食药物必先受之，故犀角能凉血散血，及蓄血惊狂斑痘之证，皆取

————
① 治：底校本同，疑为"活"之误。

以通利阳明血结耳。《别录》治伤寒温疫，头痛寒热诸毒。抱朴子云：犀食百草之毒，及众木之棘，所以能解毒。凡蛊毒之乡遇有饮食，以犀筋搅之，有毒则生白沫，无毒则否。宗奭曰：鹿取茸，犀取尖，其精锐之力尽在是也。其治吐血、衄血、大小便血，犀角地黄汤为之专药。若患久气虚又为切禁，以其能耗散血气也。痘疮之血热毒盛者尤为必需。然在六七日灌浆之时，又为切禁，以其能化脓为水也。而结痂后余毒痈肿则又不忌。惟气虚毒盛之痘切不可犯。其性大寒，无大热邪者慎不可用。凡中毒箭，以犀角刺疮中立愈。又感山岚瘴气，射工溪毒，用生犀磨汁服之即解。

熊脂肉 甘温，无毒。

《本经》主风痹不仁筋急，五脏腹中积聚，寒热羸瘦，头疡白秃，面上皯皰。

发明 熊禀雄毅之性，故其脂可开风痹不仁等疾，可服，可摩，但不可作灯，烟气薰目，使人不能远视。《本经》所主不出风痹筋急之用。风为阳邪，熊为阳兽，其性温润，能通行经络，开通血气也。熊筋亦能壮筋强力，与虎骨之搜风壮骨无异。熊肉振羸，其气有余，痫病人食之终身不愈。

熊胆 苦寒，无毒。试法取少许研滴水中，挂下如线直至水底不散者为真。

发明 熊胆苦入心，寒胜热[1]。手少阴、足厥阴药也。其性洁不染尘，故能清心平肝，为时气热盛变为黄疸[2]之要药。又能杀虫，明目，除翳障痔痢，虫牙、蛔痛，小儿惊痫瘈疭，以竹沥化豆大许服之，去心中涎。痔疮赤肿，水化点之即消。凡实热之证用之咸宜，苟涉虚家便当严禁。

羱羊角 即羚羊角 咸寒，无毒，镑碎胸前煨热令脆，研如粉，不则粘人肠胃。

《本经》主明目，益气起阴，去恶血注下，辟蛊毒恶鬼，不祥魇寐。

发明 羚羊属木，入足厥阴，伐肝最捷。目暗翳障，而羚羊角能平之。痘疮正面稠密不能起发，而羚羊能分之。小儿惊痫，妇人子痫，大人中风搐搦及筋寒历节痛，而羚羊角能舒之。惊骇不宁，狂越魇寐，而羚羊角能安之。恶鬼不祥，而羚羊角能辟之，恶血注下蛊毒疝痛，疮肿瘰疬，产后血气，而羚羊角能散之。湿热留滞，阳气不振，阴气衰痿，而羚羊角能起之。烦悸气逆，噎塞不通，郁为寒热，而羚羊角能降之。详《本经》所主皆取散厥阴血结耳。愚按：诸角皆能入肝散血解毒，而犀角为之首推，以其专食百草之毒，兼走阳明，力能祛之外出也。故痘疮之血热毒盛者，为之必需。若痘疮之毒并在气分，而正面稠密不能起发者，又须羚羊角以分解其势，使恶血流于他处，此非犀角之所能也，人但知羚羊角能消目翳，定惊痫而散痘疮恶血之功，人所共昧。羖羊角治青盲目暗，与羚羊角不殊，而辟除邪魅蛊毒亦相仿佛，惜乎从未之闻。惟消乳癖《丹方》用之。白羯羊角亦能消乳癖，而方家每用琉璃角灯磁片刮取薄屑，置胸中候脆，杵细，酒服方寸匙屡效，专取宿腐之味，以消陈积之殆[3]也。其鹿角刮屑善消虚人乳肿，未溃即消，已溃即敛，即《本经》主漏下恶血之治。龙角治神魂不宁，功用与龙齿略同。《千金方》中有齿角并用者。牛角䚡专主闭血，血崩，牛之一身惟此无用，而《本经》特为采录，《千金》尤为崩漏要药，可见天地间无弃物也。

---

[1] 热：底本作"湿"，据光绪本改。
[2] 阻：底校本同，疑为"瘅"。
[3] 殆：底校本同，疑为"垢"。

山羊血 咸温，无毒。苗人以麋竹通节削锋利，活刺心血收于者良，宰取者不堪用。

发明 山羊产滇蜀诸山中，性善走逐好斗，肉能疗冷劳，山岚疟痢，妇人赤白带下。其心血《纲目》失载。性温味咸，为和伤散血之神药。其治跌扑损伤，单用酒服，取醉，醉醒其骨自续，每用不过分许，不可多服，虽不伤耗元气，而力能走散阴血。然必初患便服得效最速。若过三五日血凝气滞，无济于治矣。但举世用者绝罕，间有收取，而市者其价重等于牛黄，且心血绝不易得。渗血丹用之，真虚劳失血之续命丹也。

鹿茸 甘温，无毒。形如茄子，色如玛瑙者良，紫润圆短者为上，毛瘦枯绉尖长生歧者为下。酥炙酒炙各随本方，但不可过焦，有伤气血之性，炙后去顶骨用茸。

《本经》主漏下恶血，寒热惊痫，益气强志，生齿不老。

发明 鹿是山兽属阳，性淫而游山，夏至得阴气而解角，从阳退之象。麋是泽兽属阴，性淫而游泽，冬至得阳气而解角，从阴退之象。鹿茸功用专主伤中劳绝腰痛，羸瘦，取其补火助阳，生精益髓，强筋健骨，固精摄便。下元虚人头旋眼黑，皆宜用之。《本经》治漏下恶血，是阳虚不能统阴，即寒热惊痫，皆肝肾精血不足所致也。角乃督脉所发，督为肾脏外垣，外垣既固肾气，内充命门相火，不致妄动，气血精津得以凝聚，扶阳固阴，非他草木可比，八味丸中加鹿茸、五味子，名十补丸，为峻补命门真元之专药。传尸痨瘵，脊中生虫，习习痒痛，渐渐作声者，同生犀、鳖甲入六味丸中，其杀虫之力与天灵盖同功。近世鹿茸与麋茸罕能辨别。大抵其质粗壮而脑骨坚厚，其毛苍黯

而杂，白毛者为麋茸。其形差瘦而脑骨差薄，其毛黄泽而无白毛者为鹿茸。鹿茸补督脉之真阳，麋茸补督脉阴中之阳，不可不辨。

鹿角胶 甘微咸温，无毒。河南者味甘温为上，泊上者味咸辛为下。又生取成对者力胜，解下单角力薄。凡角大而毛色淡白者即为麋角，能补阳中之阴。熬胶法，取角寸截，用长流水浸三日，刮净，入黄蜡煮三日夜，干即添水，三日夜足，去角取汁，重煎，滴水不化，胶成切片，阴干，不可日晒，晒则融化成水矣。今市者多以黄明胶加楮实伪充，不可不察。取嫩角寸截置小坛中，酒水相和，盆盖泥封，糠火煨三伏时，捣细如霜，名鹿角霜。

《本经》主伤中劳绝，腰痛羸瘦，补中益气力，妇人血闭，无子，止痛安胎，久服轻身延年。

发明 鹿角生用则散热行血，消肿辟邪。熬胶则益阳补肾，强精活血。总不出通督脉补命门之用。但胶力稍缓，不能如茸之力峻耳。互参二条经旨，乃知茸有交通阳维之功，胶有缘合冲任之用。然非助桂以通其阳，不能除寒热惊痫。非龟鹿二胶并用，不能达任而治羸瘦，腰痛。非辅当归、地黄，不能引入冲脉而治妇人血闭，胎漏。至若胶治伤中绝劳，即茸主漏下恶下[①] 也。胶之补中益气力，即茸之益气强志也。胶之轻身延年，即茸之生齿不老也。历考《别录》、《外台》、《千金》等方，散血解毒居多，非如近世专一温补为务，殊失圣贤一脉相传之义。鹿角霜治火不生土，脾胃虚寒，食少便溏，胃反呕逆之疾，取温中而不粘滞也。古方多制应用。今人每以煎过胶者代充，其胶

---

① 下：校本同，疑为"血"。

既去，服之何益。生角镑尖屑，消乳痈肿毒。煅灰行崩中积血。鹿骨安胎下气，作酒主内虚，续绝伤，补骨除风，千金鹿骨丹用之。

鹿胎 甘温，无毒。其嘴尾蹄合，与生鹿无异者为真。其色淡形瘦者为鹿胎，若色深形肥者为麋胎，慎勿误用，能损真阳。又獐胎与鹿胎相类，但色皎白，且其下唇不若鹿之长于上唇也。其他杂兽之胎与鹿胎总不相似也，入药取真者，酥炙黄用。

发明 鹿性补阳益精，男子真元不足者宜之。不特茸、角、茎、胎入药，而全鹿丸合大剂参、芪、桂、附，大壮元阳，其胎纯阳未散，宜为补养天真，滋益少火之良剂。然须参、芪、河车辈佐之尤为得力。如平素虚寒，下元不足者，入六味丸中，为温补精血之要药，而无桂、附辛热伤阴之患，但慎勿误用麋胎，反伤天元阳气也。

麋茸 甘温，无毒。修治与鹿茸同。

发明 麋肉大寒，食之令人阳痿，而麋茸大益阳道，以其阳精都聚于角也。其角煎胶胜于鹿角，茸亦胜于鹿茸。然鹿之茸角补阳，右肾精气不足者宜之。麋之茸角补阴，左肾血液不足者宜之，此乃千古微旨。治虚损有二至丸，两角并用，但其药性过温，偏于补阳，非阴虚者所宜。其麋胶主治与鹿胶无异，而兼补阴血之功过于鹿胶。但验其角大而毛①者即是。惜乎，《本经》但言麋脂疗痈肿恶疮死肌，寒热湿痹，四肢拘缓不收，风头肿气，通腠理，从无及乎茸角之用。彭铿《延龄方》有麋角粉，《千金》变为麋角丸。以麋性喜食菖蒲，故修练服食方用之。《金匮》云：麋脂及梅子，若妊妇食之，令子青盲，男子伤精，皆性冷伤厥阴肝经之验也。

麋鹿肉 麋肉甘寒，鹿肉甘温，无毒。

发明 凡兽之有角者，皆能助肝肾膂力，而麋鹿之角多歧，故力能拒虎，为角兽之冠。则鹿肉之补阳，麋肉之益阴，所不待言。鹿之一身所禀皆阳，最能益人，人以阳气为主也。麋之一身所禀皆阴，惟角为阴中之阳，较之鹿角纯阳无阴倍胜，而周身血肉筋骨皆不足取。鹿肉之生者，主中风口僻不正，剉碎薄贴僻上，正，急去之，不尔复牵向不僻处矣。鹿血起阴器，止腰痛，疗折伤。和酒服治肺痿，崩中诸气刺痛，饮之立愈。鹿筋大壮筋骨，食之令人不畏寒冷，但须辨骨细者为鹿，粗者即是麋筋，误食多致阴痿。凡服丹石药人勿食鹿肉，以其食百草之毒，善解诸药之性也

獐 甘寒，无毒。

发明 獐之性怯畏人，以其胆白易惊也。其肉虽肥，但能悦泽人面，不能助人膂力，以其善跃而无久常之力也。胆能治人粗豪之气，若人素常胆怯者为之切禁。其骨主虚羸，泄精。獐禀偏阴，而骨主精气也。《纲目》言其甘温，安有胆白易惊而性甘温之理。

麝脐 辛温，无毒。不可犯火。妊妇禁用，力能堕胎。今人以荔枝核烧灰入烧酒拌和充混，不可不察。

《本经》辟恶气，杀鬼精物，去三虫，蛊毒，温疟，惊痫。

发明 麝香辛温芳烈，为通关利窍之专药。凡邪气著人淹伏不起，则关窍闭塞，辛香走窜自内达外，则毫毛骨节俱开，从此而出。故《本经》有辟恶气，杀鬼精物，去三虫蛊毒诸治也。其主温疟惊痫者，借其气以达病所也。严氏言：风

————————
① 毛：校本同，疑缺字。

病必先用麝香。丹溪谓风病必不可用，皆非通论。盖麝香走窍入筋，能通筋窍之不利，开经络之壅遏。若诸风，诸气，诸血，诸痛，惊痫，癥瘕，诸病经络壅闭，孔窍不利者，安得不用为引导，以开之通之。惟中风表证未除而误用之，引邪入犯，如油入面，莫之能出，致成痼疾，为之切戒。而救苦丹，治壅肿结块，方用硫黄、辰砂入麝烊化，隔纸压成薄片，以少许灸患处，无不立应。《济生方》治食瓜果成积作胀，及饮酒成消渴者皆用之。盖果得麝则坏，酒得麝则败，此得用麝之理也。

猫　甘酸温，无毒。

发明　猫捕生鼠，虎啖生人，大小虽异，禀性不殊。虎啸风生而治风痹肿痛，猫声鼠窜而主鼠瘘寒热。故《肘后方》取猫肉作羹消鼠瘘结核，已溃未溃皆愈，但助湿发毒，有湿毒人忌之。其头骨及脑眼，酥炙，亦治瘰疬鼠瘘。其毛煅存性敷瘰疬溃烂。猫尿治蜒蚰入耳，滴入即出，以姜擦猫鼻或生葱刺鼻取之。屎治痘疮倒陷，腊月取干者烧存性用。猫胞治噎膈反胃，以纯阳之性未散，故取以开阴邪之结也。方用一具，酥炙为末，入脑麝、牛黄、郁金各少许，津唾化服之。予尝以格致之理论物类，猫之体阳而用阴，性禀阴贼机窍地支，故其目夜视精明而随时收放，善跳跃而嗜腥生，不热食而能消化血肉生物，一皆风火用事，得雪水则蠢动，以雪之体阴而用阳，物类相感之应。若此而食江中鲚鱼之骨，其胎必陨。按：《异物志》云：鲚是鳢鸟所化，故腹内尚有鸟肾二枚，与雀入淮水为蛤无异。其肉中细骨如毛，粘肠不脱而致伤胎，物类感触之应则又如此。

狸　甘温，无毒。

发明　狸之与猫同类异种。以性温散，故其骨炙灰善开阴邪郁结之气，鼠瘘寒热为之专药。《千金》以肉治游风。苏颂作䐹治鼠瘘。元化取头骨。《千金》用阴茎。总取攻毒破结之义。时珍曰：狸骨、猫骨性皆相近，可通用之。

狼　肉咸热，无毒。

发明　狼脂摩风首推，而《本草》不录，亦一欠事。狼肉补五脏，厚肠胃，填骨髓，有冷积人宜食。狼性追风逆行，故其矢烧烟能逆风而上。烧灰水服治骨鲠，以其性专逆行而无阻滞也。

兔　辛平，无毒。妊娠忌食兔肉，合干姜食之成霍乱。

发明　兔无脾故善走，二月建卯木位，木克戊土，故无脾。其肉性寒能治胃热呕逆，肠红下血。其脑为髓之精，性善滑胎，故兔脑丸为催生首药。然须腊月取活兔用之始验。兔肝明目，目属肝，禀气独胜，且得至阴之精，可救目暗之疾。其屎谓明月砂，又名望月沙，治目中浮翳，痘疮患眼。但瞳人无损者，用以煅灰存性，日日服之，其翳自退。又方，兔屎一味为末，生鸡肝捣烂为丸，空腹谷精汤服之。翳厚加鸡内金尤捷。兼治劳瘵五疳痔瘘，杀虫，解毒。《黄帝》曰：兔肉和獭肝，食之成遁尸。

狐阴茎　甘平，有小毒。

发明　狐属阴类，故其茎主女子绝产，阴中痒，小儿阴癫卵肿，以狐阴善缩入腹也。

水獭肝　甘咸平，小毒。

发明　獭者，水兽。水性灵明，故其性亦多智诡。性专嗜鱼，鱼之生气都聚于肝，是以獭肝专主传尸痨瘵。杀虫之性，与獭之捕鱼不殊。苏颂曰：诸畜之肝皆有定数，惟獭一月一叶，十二叶间有退叶，斗柄建寅之月值其气退之时，反为诸鱼所蚀，《月令》所谓獭祭鱼是也。以其治瘵有验，故仲景治冷劳有獭肝丸。崔氏治蛊疰亦有獭肝丸。孟诜云：疰病一门悉患者以獭肝一具火炙，水服方寸匕，日再服之。葛洪言：尸疰乃五疰之一，病则使人寒热，沉沉默默，不知病之所苦，无处不恶，积月累年淹滞至死，死后复传他人，乃至灭门。觉有此候，惟以獭肝一具阴干为末，水服方寸匕，日三，以瘥为度，如无獭肝，獭爪亦可应用。小儿鬼疰及诸鱼骨鲠，皆烧灰酒服。獭肝之用当不出乎此也。

山獭茎 甘热，无毒。

发明 山獭禀南奥纯阳之气，故其性最淫。专主阳虚阴痿精寒，山中有此，凡牝兽皆避去，獭无偶则抱木而枯。猺女①春时入山，獭闻妇人气，跃来抱合牢不可脱，因扼杀而取之也。

腽肭脐一名海狗肾 咸大热，无毒。以汉椒、樟脑同收则不坏。

发明 《和剂局方》治诸虚损有腽肭脐丸。滋阴丸药中用之，精不足者，补之以味也。今人多于房术方中用之，亦可同糯米法曲酿酒服，但功专补阳，阴虚切忌。此物牝者最多，而牡者绝少。海州人捕得牝者，以家狗外肾用筋缝上，熨贴，如生成无二。然牝户与谷道连合为一，虽用生筋缝熨，其孔较牡者大而且长，以此辨之最为有据。

牡鼠 甘温，无毒。取胆法，用活鼠系定，热汤浸死，破喉取胆，真红色者是也。误食鼠啖之余，令人发瘘疮，以贪欲之火蕴积馋涎也。

发明 癸水位在于子，通气于肾，其目夜明，其精在胆。故胆能治耳聋，目盲。睛能明目，骨能生齿，皆益肾之验。《肘后方》治三十年老聋，卒聋，不过三度即愈。令人侧卧，沥胆汁入耳，尽胆一枚，须臾汁从下耳出，初时益聋，十日后乃瘥也。生鼠血蘸青盐擦牙宣有效。初生小鼠香油浸腐化，取涂火烫效，少水能制壮火也。若生毛则不能消融矣。牡鼠粪俗名两头尖，验其直者方是牡鼠之矢，入足厥阴、少阴。故煮服治伤寒，劳复，阴阳易，腹痛。研末服治乳痈。烧灰存性敷折伤，疔肿。所主皆厥阴血分之病。又犬咬，先洗去牙垢恶血，用鼠粪炒研，黑糖调涂即愈。

猬皮 苦平，无毒。细锉炒黑或酥炙用。

《本经》主五痔阴蚀，下血不止，阴肿痛引腰背，酒煮杀之。

发明 猬者，胃之兽也。故肉治反胃，胃脘痛最捷。其皮除目中翳障。《本经》主五痔阴蚀，取其锐利破血也。酒煮治阴肿，痛引腰背，取筋脉能收纵也。南方金蚕蛊用猬皮为末，酒服探吐之。猬脑猬肝治瘰疬狼漏，《千金方》用之。但不可食其骨，令人瘦劣。

人 部

发 苦微温，无毒。拣去白者，先用滚水洗净，入烊成罐，外用盐泥固济，煅，候内外罐② 通红，冷定，研末，置地去火毒用。

《本经》主五癃关格不通，利小便水道，疗小儿惊，大人痓，仍自还神化。

发明 发者，血之余，故能治血病。虽曰补真阴，疗惊痫，理咳嗽，固崩带，止血晕，而实消瘀生新，能去心窍恶血，并煅过服。若煅之不透反能动血。合鸡子黄香油煎之，消化为水，则治小儿胎惊及涂癞疮有效。用入膏药中则长肉消瘀。

---

① 猺女：即瑶族女。校本作"凡女"。
② 内外罐：校本同，疑为"罐内外"。

《本经》治五癃关格不通，利小便水道，皆取其利窍散瘀之功。其疗小儿惊，大人痉，以能达肝心二经，开通痰血之滞也。仍自还神化者，言服自己之发则胜用他人之发也。但胃虚人勿用，以其能作呕泻也。乱发功用与此不殊，而剃下者尤胜，取长之速也。小儿胎发煅灰，大解胎毒而补先天血气，以纯阳未离也。

头垢　咸苦温，小毒。

发明　头垢乃相火之余气结成，专开郁结之气。乳痈初起，煅灰，酒服即消，以其善祛胃中积垢也

人乳汁　甘咸平，无毒。

发明　乳汁治目之功甚捷，目得血而能视，乳即血之源也。用以点眼岂不相宜，老人服食尤良。但脾虚易泻者勿食。日中曝干入参苓丸服尤为合宜。

爪甲　甘咸，小毒。

发明　爪乃肝气之余，其性锐利，故能催生下胞衣，利小便，治尿血及阴阳易病，破伤风，去目翳。刮末治鼻衄，㗜之立止。又能治乳蛾，用爪指甲不拘多少煅为末，蓬砂、白矾各一钱，西牛黄一分，乌梅、白梅肉各五枚，共捣如泥，含弹大一丸，痰大涌出，三四丸即愈。但其方酸收太速，不无萌发之患，莫若探吐顽痰，迅扫病根为愈。

人牙　甘咸热，有毒。

发明　牙乃肾之标，骨之余。痘疮倒靥用人牙散。因痘疮为风寒秽气所触而变黑倒靥，用此煅灰，以酒麝达之，窜入肾经，发出毒气，乃劫剂也。若伏热在心，昏冒不省人事，及气虚色白，痒塌不能作脓，热痱紫泡之证，正宜凉血解毒。苟误用之则郁闷声哑，反成不救，临证审诸。

人中黄　甘咸寒，无毒。造法，用大竹截段，两头留节，削去外皮，傍钻一孔，用甘草细末入满于中，以蕉扇柄削圆塞孔，冬至浸大粪池内，立春后取出，悬风处晾干，取用。又法如前制竹，不入甘草，但用蕉扇柄或杉木塞孔，浸粪池中，以取其汁与金汁无异，仅供一时取用，不能久藏。粪清亦解瘟热诸毒。又误食毒菌，枫树上菌，及过食银杏，胀闭欲死者，悉能解之。并解砒石、野葛、野芋等毒，即家芋三年不收，花开如莲者亦能杀人，急取灌吐，方可得生。

发明　人中黄取粪土之精，以解天行狂热，温毒发斑最捷。然汁则性速而能下泄，甘草制者则性缓而能解毒。兼治河豚菌毒，一切恶疮灾病，用人中黄、酒、大黄末等分，无灰酒服，须臾泻利，毒即随出。虽大渴不可饮水，饮水则毒邪不散而难救也。急切不可得，以粪坑埂代之。

金汁　苦寒，无毒，腊月取粪置坛中，埋土内越三年，取出，如水者是。

发明　金汁得土气最久，大解热毒，故温热时行昏热势剧者，用以灌之，下咽其势立减。初生小儿周时内毒邪不散，服一二合胜化毒丹，胎毒尽解，无痘疹患，此屡验者。但胎禀虚寒，体瘦色白者不可误用，误用反夺天真，多致夭枉，不可不审。园叟用以灌诸草木，即花叶茂盛且无过壅伤花之患。

干粪灰　咸平，无毒。

发明　人屎取干者煅灰，治小儿痘疮黑陷，解时行大热狂走。蜜调涂疔肿，拔毒出根，总取解毒之迅耳。

溺　咸寒，无毒。童子者佳。不可见火，见火则腥臊难服。

发明　人溺疗寒热头痛，取其咸寒降泄也。有客邪冲热，葱头汤服之，汗出即止。而童子小便性纯，一切热劳吐血，阴虚火动，骨蒸劳瘵，用以降火最速。产后血晕温饮一杯，压下败血恶物即苏。盖溲溺滋阴降火，消瘀血，止吐衄诸血，每用

盏许，入姜汁一二匙，徐徐服之，久自有效。然须乘热服之，以接生阳之气，冷则生气散矣。时珍云：童便入胃，随脾气上归于肺，通调水道，下输膀胱，乃其旧路也，故能清肺，导火下行。若多服久服，亦能损胃滑肠，故食少便溏者禁用。伤寒少阴证下利不止，厥逆无脉，干呕欲饮水者，加人尿猪胆汁，咸苦寒物于白通汤姜附药中，其气相从，可无格拒之患。但胃虚欲作呕者勿与，恐助呕势，反致不测也。

溺白垽 即人中白 咸平，无毒。煅过用。

发明 人中白能泻肝火，膀胱火从小便中出。盖膀胱乃其故道也。今人病口舌诸疮用之有效，降火之验也。但积垢之滓仅堪涤热，略无益阴之功耳。

秋石 咸温，无毒。阴炼淡秋石法，将大缸一只，近底三寸许，艾火烧三十余炷，打成一孔，杉木塞之，秋月取童子溺入缸内，冲河水搅，澄定，去木塞，放去上水，每日增童便，河水如前搅之，只留缸底者，积至月余，用绢筛衬纸沥干收之。又阴收秋石法，将铅球大小数十枚，俱两片合成，多钻孔眼入尿桶中浸，每日倾去宿尿，换溺浸之，经秋收取，置铅罐藏之，此为最胜。阳炼秋石，将草鞋数百只，旧者尤佳，长流水漂晒七日，去黄色，浸尿桶中，日晒夜浸一月许，曝干，烈日中烧灰，须频挑拨，令烧尽，滚汤淋汁，澄数日，锅内烧干，重加雨水煮溶，篾篓① 衬纸数重，滤净，再澄半月余，银缶器内煮干，色白如霜，铅罐收之。又阳炼法，以童子小便入锅熬干，其锅先烧通红，香油熬过洗净，则不粘滞伤锅，初如油脚，入炀盛罐或小铁釜中，煅通红，用热水溶化，置有嘴壶中将草掩塞壶口，徐徐倾出，下以竹篓衬纸滤清，再以文火收干，铅罐收之则不溶化。又炼秋冰法，以秋石入秋露水煮化，入炀盛罐内，新铁盏盖定，盐泥固济，升打三炷香取出再研，如前升打，盏内用水徐徐涂之，水不可多，多则不结。又不可少，少则不升，从辰至未退火冷定，盏上升起者为秋冰，乃秋石之精英，真虚羸之神丹也。凡人力制造之药，每多伪充，而秋石之真者尤不易得。有以食盐滤水煮成者，有以朴硝溶化制造者，有以焰硝炀化倾成锭式者，其伪不一，苟非雇庸督制，总难轻用也。试真伪法，入滚豆腐浆中，不结腐花者为真。若结者即盐之伪充也，入口令人作渴。入滚豆腐浆中起水纹而微苦者，即玄明粉之伪充也，入腹令人作泻。其倾成锭式，入热水不易化者，即焰硝之伪充也，下咽令人发热。又以秋石化水，入青菜叶有顷色不萎者为真。又以少许入眼不涩痛者必真无疑。其淡秋石入滚水不化者，即熟石膏末及滑石末混充也。

发明 秋石以秋命名，专取秋气下降之意，他时制者功力则殊。制法：以童溺煅炼去其咸寒，转成温补。能滋阴降火而不伤胃，补益下元真火，散瘀血助阴精，降邪火归真阳。止虚热嗽血，骨蒸劳瘵之仙品也。火盛者宜生宜淡，阴虚者宜熟宜咸。凡劳瘵阴火亢极而不受参、芪补益者，立秋石丸三方次第施治，或服，或噙，则喘咳气息渐平，痰亦易出，嗽亦省力，以其性味咸降而无上逆之患也。先用韭汁炒黑，大黄净末与秋石等分，煮红枣肉为丸，空心服三钱，清热散血。次用贝母、秋石末各等分，生甘草末减半，仍用红枣肉为丸，服之以止嗽消痰。后用人参、秋石等分，炙甘草末减半，亦枣肉丸，以补气安神。制剂之多少，随瘀热元

———

① 篓：取鱼竹器。

气而施，不可限以分两。其阴炼淡者性最下渗，苟非阴分热极，难以轻投。阴虚多火，小便频数，精气不固者误服令人小便不禁，甚则令人梦泄。其咸者可代盐蘸物食之，喘咳，烦渴不得寐者，以半钱匙冲开水服之，即得安寐。觉时满口生津，亦不作渴，补阴之功可知。阴炼淡秋石，治夏暑热淋，小便不通及浊淋沙石淋，肉淋，老人绝欲太早，小便淋沥涩痛，一服即效。

红铅　咸大温，无毒。即室女初通经水中之结块，如樱桃者是也。

发明　红铅，流秽之余。其性大热，峻补命门淫火。陈酒服一枚，少顷蒙昧如醉。若连服二枚，则邪火内拒，令人暴亡，壮火食气之验也。

天灵盖　咸温，小毒。制法：以香水涤净，酥炙，杵细，入药，或煎酒，或煅末，随证取用。忌铁器。

发明　脑为髓海，诸阳之会。能辟一切阴邪不正之气，故曰天灵。凡人身中气血安和，诸邪不能侵犯。阴阳乖戾，则尸疰之气得以乘虚袭入，是即瘵虫之根气也。若其人平昔阳衰，则虫攻脊脉，脊中淫淫作痒，隐隐作痛，转侧不能自安，或时凛凛畏寒，或时翕翕发热，手足四末常轻，脉来弦细乏力，非天灵盖散不能疗之。若其人素禀阴虚，则虫蚀脏腑，胸中嘈杂如饥，默默不知所苦，无处不苦，动则时咳时呕，静则善寐善忘，面上忽时哄热，脉多弦劲搏指，此属獭肝丸证，非天灵之所宜，其天灵散方用炙净三指大一片、赤槟榔三枚，白甘遂、麝香、真安息各三分，阿魏二分，辰砂一分捣罗为散，桃枝煎汤，五更调进一服，约人行十里顷，虫不下，再进一服，天明进第三服，取下虫物，急擒入油铛熬之，其虫嘴黄赤者，可卜病人血气未艾，治之可愈；青黑白者，血气已竭，治之难已。然亦得断传染之患。凡修合勿令病人知，择僻净处，忌鸡、犬、妇人、孝服者见，虫下后，忌肥鲜及盐半月，白粥调养渐安。如病久不胜甘遂、阿魏等攻逐，只以天灵盖香水涤净，仰置银缸器内，盛以醇酒，隔水煮一官香，酒耗旋添，候一炷香足，取酒服之，少顷头旋颅胀，瘵虫随呕吐出，即以烬火燎之，将养三日后，取前盖骨制服如前，虫尽，即以盖骨仍埋旧处。其炙净细末并治小儿痘疮灰白陷伏不长，烦躁不宁，酒服四五分即起，然皆不得已而用之。至于敷下部疳，入枯痔散，乃以人之至高之骨置之污下不洁之处，虽极其神验，殊非仁人君子之用心，舍此岂无他药可治乎？

人胞　即紫河车　甘咸温，无毒。取厚小色鲜者，挑去血络，漂净血水，入椒一握，沸汤泡去腥水，以蜂蜜和，长流水于旧锡器内，隔水文火煮烂如糜，绵绞去滓，代蜜糊丸药良。

发明　紫河车禀受精血结孕之余液，得母之气血居多，故能峻补营血。用以治骨蒸羸瘦，喘嗽虚劳之疾，是补之以味也。自丹溪极言其功，而吴球创大造丸虽世所推重，然方中生地、黄柏、天冬、麦冬、龟版一派滋腻伤胃之品，虽有人参一味反助群阴之势，服之每致伤中、呕泄，未见其可。惟《永类钤方》河车丸方用人胞一具、山药二两、人参一两、茯苓五钱，酒糊为丸。近世改用鲜者，隔水煮，捣作丸，尤为得力，即虚人服之未尝伤犯胃气。

胞衣水　咸润微凉，无毒。腊月取紫河车置有盖瓦罐内，深埋土中，临用取出不可留久，久即干矣。或与生甘草末同入罐中，埋于土中，三五年后掘出即为药也。

发明　胞衣之性本热，而得土气之化，善能摄火归元。小儿丹毒诸热毒发，寒热不歇，狂言妄语，头上无辜发竖，虚痞等证，天行热疾，咽痛及虚劳咽痛，饮之立效。反胃久病，饮一钟当有虫出。

初生脐带

发明　脐带者，人之命带也，用以煅末，入朱砂少许，蜜水调服，以解本婴之胎毒，与内伤之用骨灰无异。

胎元　咸大温，小毒。

发明　胎元虽堕下，胎息淫火未离，天真未剖，较河车之性倍甚。古方鲜用，惟金刚丸用之。虽以人补人，然兽相食且人恶之，况人食人，能无测怛之念乎。

诊宗三昧

序

　　夫人身尤天地也。天地失和，则宇宙为殃。人身失和，则四体为病。所以主之者，在天地惟君，人身惟心。故心为君主。君失其治，则宇宙灾困。心失其养，则四体疾疢。其弭灾困，惟相之调和燮理。治疾疢，亦惟医之调和燮理。故曰：不为良相，即为良医。然相失政则残民，医误治则残命。相之与医，岂易言哉？盖天地之九州，人身为九窍；天地之九野，人身为九藏。又石为之骨，土为之肉，江河为血液，草木为毫发，道路为脉络。风为气，雨为汗，雷为声。凡此则人身无不合於天地者。天地有灾，莫不载闻道路。人身有疾，莫不见诸脉络。故治疾犹要於测脉也。予当治邑江城，署多奇疾，遘识张路玉先生。其查脉辨证，辅虚祛实，应如鼓桴。因问之曰：人身脉络众多，取病何独决两腕？云：两寸为心肺之关隘，一身之所主。尤君相之都邑，天下之总会。故天下灾无不肇於都邑，一身病无不形於两腕也。人之六脉，犹廷之六部，天下刑赏与罚，莫不由此。然其昂藏磊落，风论卓绝，迥越常识。其能运天时于指掌，决生死于须臾，又非泛泛可及知。无经天纬地之才者，不可与言医也。以之为良相，又谁曰不可？后以脉学一书索序，曰诊宗三昧。予虽不知医，观其论天地阴阳之常变，山川草木之脉理，灵机独发，无不贯通造化。予所云为良相，信然。时因取召赴都，碌碌未遑诺就。今于职务瘁劳，嗽疾复生。思良医不可得，因述数语，邮寄以志仰云。

康熙己巳即墨通家弟郭琇撰

目　录

诊 宗 三 昧

宗　旨

石顽老人趺坐绳床，有弟子进问医学宗旨。老人慨然叹曰：崇古圣人立一善政，后世辄增一害民之事。只今伪君子之风，良由文字；夭生民之患，咎始神丹。吾尝纵观万类，无物不有成败之机。人禀造化之灵，不能超乎万类，地水火风，常交战于一体，虽有志者，不无疾疢之厄。一有小剧，即从事于医药。往往贪生失生，深可哀悯，逮如愚下无知，罔悟前车已覆之鉴。缘是不得正命者，日以继踵，若夫未达不敢尝者，自古及今，能几人哉？当世之名于医者，有三种大病：一种借世医之名，绝志圣学，株守家传，恣行削伐，不顾本元。斯皆未闻大道之故；一种弃儒业医，徒务博览，不卒师傅，专事温补，极诋苦寒。斯皆不达权变之故；一种欺世盗名，借口给之便佞，赖声气之交通，高车衒术，曲体趋时，日杀无辜，以充食客之肠。竭厥心力，以博妻孥之笑。斯皆地狱种子，沉沦业识之故。此三种病。非药可除。吾今伏医王力。运六通智。开个教外别传。普救夭札底微妙法门。汝等若有疑团。向前执问。但需迅扫胸中积染。向白地上从新点出个指下工夫。若能顿然超悟，立正宗风。何虑不直接南阳先师一脉乎。

医　学

或问医药之书，汗牛充栋，当以何者为先？答曰：医林著作日繁，葛藤益甚，而识见愈卑。总皆窃取狐涎，搜罗剩语，从无片言发自己灵者。吾故曰：教外别传，不欲汝等堕诸坑堑也。近来留心斯道者，纷如泥沙。求其具凤根者，卒不可得。是不得不稍借文字，以为接引之阶梯。但此夺权造化，负荷非轻。即有真心向道，以天下生民为己任者，入门宗派不慎，未免流入异端。向后虽遇明师检点，头绪决不能清。头绪不清，审证必不能确，审证不确，下手亦无辣气，安望其有转日回天之绩乎？有志之士，务在先明《灵枢》《素问》《伤寒论》《金匮要略》四经，为医门之正法眼藏。然皆义深辞简，质奥难明。读者不可随人作解，以障己之悟门。或遇不能透脱处，撞着银山铁壁相似，於挨拶不入处，忽地顶门迸裂，自然洞若观火。然后看古人注释，却不仍其纰缪。直待胸中学识坚固，随意综览诸家，无往非受其益。即如刘张李朱，世推四大家。观其立言之旨，各执一偏。河间之学，悉从歧伯病机十九条入首，故其立方，一于治热。戴人专于拨乱除邪上起见，故汗吐下法，信手合辙。要知二子道行西北，地气使然之故，不可强也。东垣志在培土以发育万物，故常从事乎升阳。丹溪全以清理形气为本，故独长於湿热。

二子之道，虽皆行於东南，然一当颠沛，一当安和。补泻升沉之理，不可不随时迁变也。在学识粗浅者，不能委悉其全，即当因材教诲，指与个捷径功夫，一般到家。惟脉学之言，自古至今，曾无一家可宗者。某不自揣，窃谓颇得其髓，惜不能力正习俗之讹，咸归先圣一脉，是不能无愧于心。或云：夫子之道，昭乎日月，而尚有不辨明暗者，何也？曰：是某之机缘不契，亦众生之机缘不契也。教乘所谓时节因缘，非可强也。吾闻佛法无边，能度一切有情，而不能化导无缘。岂区区智力，能充物法界，使悉归心至教乎？今观游时师之门者，一皆羊质虎皮。问其所学，无非伪诀药性等书。家弦户诵，不过如斯。今古相仍，莫知其谬。盖伪诀出自高阳生。昔戴起宗尝著刊误以辟其妄。而聋聩之师，尤视为资生至宝者，以其编成俚语，易於习诵。《药性赋》不知出自何人，乃诬妄东垣所著，尤为发指。吾愿祖龙有知，凡有二书处，请用从火，造福无涯矣。至于王氏脉经，杨（原误全）氏《太素》，多拾经语。溷厕杂毒于中。偶一展卷，不无金屑入眼之憾。他如《紫虚四诊》、《丹溪指掌》、《撄宁枢要》、《濒湖脉学》、《士材正眼》等，靡不称誉于时。要皆刻舟求剑，按图索骥之说。迨夫得心应手之妙，如风中鸟迹，水上月痕，苟非智慧辨材，乌能测识其微於一毫端上哉？只今诸方云集，向某问个脉法大义，吾当以三昧水涤除尘见。显示个头头是道底活法悟门，不涉纤微陈迹，便可言下荐机。学者毋以余言为尚异也。要知冰即是水，别传之义，原不外乎轩岐仲景祖祖相承之心印。但较当世所言七表八里之法，趋舍殊途。宗旨迥乎角立耳。

色　脉

或问人身四肢百骸，脏腑经络诸病，皆取决于三部。究竟脉属何类，动是何气，而诊之之法，一如古圣所言否？答言：脉本营气所主，为气血之源，故能出入藏府，交通经络，行于肯綮之间，随气上下鼓动。其指下发现之端，或清或浊，或小或大，或偏小偏大。虽言秉赋不同，实由性灵所发，非可一途而取。纵古圣曲为摩写形象，以推阴阳寒热之机，然亦不过立法大义。明眼之士，贵在圆机活泼。比类而推，何难见垣一方人。盖脉之显著虽微，而所关最巨。其受气在混沌未分之先，流行在胚胎方结之际。天地万物，靡不皆然。如璇玑玉衡，江海潮汐，此天地脉运之常也。白虹贯日，洪水滔天，此天地脉络之病也。穷冬闪电，九夏雹冰，此天地气交之乱也。天愁雨血，地震生毛，此天地非常之变也。至于夏暑冬寒，南暄北冽，乃天地阴阳之偏。人在气交之中，脉象岂能无异？时值天地之变，诊切安得不殊？试观草木无心，其皮干茎叶，皆有脉络贯通，以行津液。顽石无知，亦中怀脉理，以通山泽之气，适当亢煀阴霖，严寒酷暑，则木石皆为变色，况于人乎？姑以脉之常度言之：其始从中焦，循肺一经，而之三部。由中达外，为身中第一处动脉，较诸他处不同。古人虽有浮沉滑涩等辨论之法，然究其源，有形之脉，乃水谷之精所布，禀乎地也；其鼓运之象，是无形之气所激。禀乎天也；而交通天地之气，和合阴阳生生不息之机，此则禀乎气交也。况此气血之属，原不可以方圆端倪。即如人之面目，虽五官无异，及细察之千万人中，从未有一雷同者。经脉别论云：诊脉之道，观人勇怯。骨肉皮肤，能知其情，以为诊法。故上古使僦贷季，理色脉而通神明。夫色者神气之所发，脉者血气之所凭。是以能合色脉，万举万全。得其旨，则心目昭如日月。洵非下士可得而拟议焉。《阴阳应象论》：善诊者，察色按脉，先别阴阳。审清浊而知部分，视喘息，听声音，而知病所苦。观权衡规矩，而知病所主。按尺寸浮沉滑涩，而知病所生。以治则不失矣。此即能合色脉，万举万全之互辞。然其所重，尤在适其性情。故诊不知五过四失，终未免为粗工也。迩来病家亦有三般过差：一者匿其病情，令猜以验医之工拙；一者有隐蔽难言之病，则巧为饰词，以瞒医师；一者未脉先告以故，使医溺于成说，略不加详。虽老成名宿，未免反费推敲。多有自认错谬，喻之不省者。苟非默运内照，鲜不因误至误也。坐次一人问言：夫子每云，能合色脉，万举万全。设或深闺窈窕，密护屏帷，不能望见颜色，又当何如？曰：是何言之不聪也。尼父有云：举一隅，不以三隅反。但须验其手腕色泽之苍白肥瘠，已见一斑。至若肌之滑涩，理之疏密，肉之坚软，筋之粗细，骨之大小，爪之刚柔，指之肥瘦，掌之厚薄，尺之寒热，及乎动静之安危，气息之微盛。更合之以脉，参之以证，则气血之虚实，情性之刚柔，形体之劳逸，服食之精粗，病苦之逆顺，皆了然心目矣。复问五色之应五脏，愚所共知。余皆学人未谙，愿卒闻之，以启蒙昧。曰：某所谓色脉者，仓公五色诊也。乃玉机不刊之秘，知者绝罕。其间奥妙，全在资禀色泽，以参脉证。如影随形，守一勿失。《灵枢》所谓粗守形上守神者，即此义也。夫神者色也，形者质也。假令黄属脾胃。若黄而肥盛，胃中有痰湿也。黄而枯瘿，胃中有火也。黄而色淡，胃气本虚也。黄而色黯，津液久耗

也。黄为中央之色，其虚实寒热之机，又当以饮食便溺消息之。色白属肺。白而淖泽，肺胃之充也。肥白而按之绵软，气虚有痰也。白而消瘦，爪甲鲜赤，气虚有火也。白而夭然不泽，爪甲色淡，肺胃虚寒也。白而微青，或臂多青脉，气虚不能统血也。若兼爪甲色青，则为阴寒之证矣。白为气虚之象，纵有失血发热，皆为虚火，断无实热之理。苍黑属肝与肾。苍而理粗，筋骨劳动也。苍而枯槁，营血之涸也。黑而肥泽，骨髓之充也。黑而瘦削，阴火内戕也。苍黑为下焦气旺。虽犯客寒，亦必蕴为邪热，绝无虚寒之候也。赤属心，主三焦。深赤色坚，素禀多火也。赤而䐃坚，营血之充也。微赤而鲜，气虚有火也。赤而索泽，血虚火旺也。赤为火炎之色，只虑津枯血竭，亦无虚寒之患。大抵火形人，从未有肥盛多湿者，即有痰嗽，亦燥气耳。若夫肌之滑涩，以征津液之盛衰。理之疏密，以征营卫之强弱。肉之坚软，以征胃气之虚实。筋之粗细，以征肝血之充馁。骨之大小，以征肾气之勇怯。爪之刚柔，以征胆液之淳清。指之肥瘦，以征经气之荣枯。掌之厚薄，以征藏气之丰歉。尺之寒热，以征表里之阴阳。论疾诊尺云：尺肤热甚，脉盛躁者，病温也。其脉盛而滑者，病且出也。尺肤寒，其脉小者，泄少气。斯皆千古秘密。一旦豁然，询是临机应用，信手拈来。头头是道底第一义，稄须着眼。

脉　位

或问古人以三部分别脏腑，而大小二肠之脉，或隶之于两寸，或隶之于两尺。未审孰是孰非，愿示一定之理，以解学人之惑。答曰：皆是也，皆非也，似是而非者也。缘经无显论，所以拟议无凭。要知

两手三部，咸非脏腑定位，不过假道以行诸经之气耳。观《灵枢》经脉，虽各有起止，各有支别，而实一气相通，故特借手太阴一经之动脉，以候五脏六腑十二经之有余不足。其经虽属于肺，实为胃气所主。以脏腑诸气，靡不本之于胃也。"五脏别论"云：气口何以独为五藏主？胃者水谷之海，六腑之大源也。五味入口，藏于胃，以养五脏气。气口亦太阴也。是以五脏六腑之气，皆出于胃，变见于气口。"经脉别论"云：食气入胃，经气归於肺。肺朝百脉，气归于权衡。权衡以平，气口成寸，以决死生。"营卫生会"云：人食气于谷，谷入于胃，以传于肺。五脏六腑，皆以受气。其清者为营，浊者为卫。营行脉中，卫行脉外。即此三段经文，可以默识其微矣。或言两手六部，既非脏腑脉位，何"脉要精微论"中有逐部推之之法耶？曰：此即所谓假道以行诸经之气耳。吴草庐曰：医者以寸关尺辄名之曰，此心脉，此肺脉，此脾脉，此肝脉，此肾脉者，非也。五脏六腑，凡十二经，两寸关尺，皆手太阴之一脉也。分其部位，以候他藏之气耳。脉行始于肺，终于肝，而复会于肺。肺为出气之门户，故名气口，而为六脉之大会，以占一身焉。李濒湖曰：两手六部，皆肺之经脉特取以候五脏六腑之气耳，非五脏六腑所居之处也。即《内经》所指脏腑部位，乃是因五行之气而推。火旺于南，故心居左寸。木旺于东，故肝居左关。金旺于西，故肺居右寸。土旺于中，而寄位西南，故脾胃居于右关。水旺于北，故居两尺。人面南，司天地之化，则左尺为东北也。东北为天地始生之界。人在胎息之中，则两肾先生。以故肾曰先天，在五行则天一生水。水性东行，膀胱为水注之器。肾司北方之令，又居下部，则其气化从此而推

也，宜矣。然肾本有二，同居七节左右。右者独非肾乎？独不主精气乎？独不司闭蛰封藏之令乎？盖人身同乎造物，凡呼吸运动，禀乎乾健。脏腑躯壳，合于坤舆。以分野言，则肾当箕尾燕冀之界。其地风高土厚，水都潜行地中，结成煤火，以司腐熟之权。人应其气，则三焦之火，从此交通。况三焦鼎峙两肾之间，以应地运而右转。是虽右尺偏属相火，为生人生物之源，因有命门之号。其实两肾皆有水火，原无分于彼此。以故岐伯于寸关二部，俱分左右。尺独不分者，一皆主乎肾也。肾为先天一气之始。故首言尺内两傍，则季胁也。尺外以候肾，尺里以候腹。腹者，大小二肠在其中矣，膀胱亦在其中矣。以经气言之，平居无病之时，则二肠之气，未尝不随经而之寸口也。以病脉言之，则二肠司传化之任。病则气化不顺，而为留滞，又必验之于尺矣。曷观长沙论中，凡正阳明腑证，必尺中有力，方用承气。此非尺里以候腹之一验乎？吾故曰：皆是也，皆非也，似是而非者也。盖尺外者，尺脉之前半部也，尺里者，尺脉之后半部也。前以候阳，后以候阴。人身背为阳，肾附于背，故外以候肾。腹为阴，故里以候腹也。东方生木。木应肝而藏于左，故借左关以候肝胆之气。土居中位而旺于四季，独以长夏湿土气蒸之时，为之正令。故经以之分隶右关。所谓中附上：左外以候肝，内以候膈。右外以候胃，内以候脾。膈者，膈膜之谓。中焦所主，胆在中矣。中附上者，附尺之上而居于中，即关脉也。肝为阴中之阳藏，亦附近于背。故借左关之外以候肝，内以候膈。右关之前以候胃，后以候脾。脾胃皆中州之官。以脏腑言，则胃为阳，脾为阴，故外以候胃，内以候脾也。火生于木而应乎心，合乎脉，谓之牡藏。牡者阳也。左为阳，寸

为阳中之阳，故宜候之左寸。金生于土而应乎肺，与胃一气贯通，而主西方金气，故经以之候于右寸。所云上附上：右外以候肺，内以候胸中。左外以候心，内以候膻中。膻中者，心主之宫城，胞络之别名胸中者，鬲膜之上皆是也。上附上者，言上而又上，则寸口也。五脏之位，唯肺最高。故右寸之前以候肺，后以候胸中。心为虚灵之藏，而为君主之火，性喜上炎。又喜附木而燔。然其行令，皆属胞络。故左寸之前以候心，后以候膻中之气也。详本篇六部，但言五脏，不及六腑，而独不遗其胃者，以经络五脏，皆禀气于胃，五脏之本也。脏气不能自致于手太阴，必因胃气乃至手太阴也。原夫两手六部，虽皆肺经之一脉，而胃气实为之总司。足阳明一经，与诸经经经交贯，为后天气血之本源。即先天之气，亦必从此而化。每见阴虚血耗之人，日服六味四物，不得阳生之力，则阴无由而长也。或问六部皆属肺经，皆主胃气，以推脏腑之病，敬闻命矣。而灵枢十二经，独以人迎寸口言者，何也？曰：此辨别脏腑诸经之盛衰，及外内诸邪之纲主也。夫寸口既是气口，又谓脉口，以配人迎。昔人所谓关前一分，人命之主，即此脉也。复问其后诸经之脉，又以三倍再倍一倍言者，此又何耶？曰：三阴三阳之谓也。逆其旨，则手足太阴谓之三阴。故盛者寸口大三倍于人迎。手足少阴谓之二阴，故盛者寸口大再倍于人迎。手足厥阴谓之一阴，故盛者寸口大一倍于人迎。而阳经则不然：其手足阳明谓之二阳，以二经所主津液最盛，故盛者人迎大三倍，手足太阳谓之三阳，以二经所主津液差少，故盛者人迎只大再倍。手足少阳谓之一阳，以二经所主津液最少，故盛者人迎仅大一倍也。或言人迎主表，气口主里，此言人迎主腑，气口主脏者，何

也？盖人迎主表，气口主里，是主邪气而言。人迎盛坚者伤于寒，气口盛坚者伤于食也。此言人迎主腑，气口主腑，是指经气而言，原未尝指脏腑也。以人迎主在津血，津血灌注六腑，而偏丽于左。气口主在神气，神气钟于五脏，而偏丽于右。此阴阳血气流行之道。以上下言之，则寸为阳，尺为阴。以左右言之，则人迎为阳，气口为阴。须知人之血气，与流水无异。水性东行。若得风涌，即随之而逝，不可拘于南北也。人身经脉营运亦然。虽血喜归肝，气喜行脾，而有左右之属。若得其火，即随之而上炎。得其风，而随之而外扰。变幻之机，靡所不至，岂复拘于部分哉？

脉　象

或问人身脉位，即无一定之法，但以指下几微之象，推原脏腑诸病，益切茫无畔岸。愿得显示至教，开我迷云。答曰：汝等今日各从何来？或言某从西南平陆而来，或言某从西北渡水而来，或言某于东南仄径遇师于不期之中。因谕之曰：良由汝等识吾居处，得吾形神。故不拘所从，皆可邂逅。否则觌面错过矣。故欲识五脏诸病，须明五脏脉形。假如肝得乙木春升之令而生，其脉若草木初生，指下软弱招招，故谓之弦。然必和滑而缓，是为胃气，为肝之平脉。若弦实而滑，如循长杆，弦多胃少之脉也。若弦而急强，按之益劲，但弦无胃气也。加以发热，指下洪盛，则木槁火炎而自焚矣。所谓火生于木，焚木者，原不出乎火也。若微弦而孚，或略带数，又为甲木之象矣。若弦脉见于人迎，肝气自旺也。设反见于气口，又为土败木贼之兆。或左关虽弦，而指下小弱不振，是土衰木萎之象，法当培土荣

木。设投伐肝之剂，则脾土愈困矣。若弦见于一二部，或一手偏弦，尤为可治。若六脉皆弦，而少神气，为邪气混一不分之兆。《灵枢》有云：人迎与寸口气大小等者，病难已。气者，脉气也。凡脉得纯脏之气，左右六部皆然者，俱不治也。或肝病证剧，六部绝无弦脉，是脉不应病，亦不可治。举此以为诸脉之例，不独肝脏为然也。心属丙丁而应乎夏，其脉若火之燃薪，指下累累，微曲而濡，故谓之钩。然必虚滑流利，是为胃气。为心之平脉。若喘喘连属，其中微曲，钩多胃少之脉也。若瞥瞥虚大，前曲后居，但钩无胃气也。若虚大浮洪，或微带数，又为丙火之象。故钩脉见于左寸，包络之火自旺也。或并见于右寸，火乘金位之兆。设关之外微曲，又为中宫有物阻碍之兆也。脾为己土而应于四季，虽禀中央己土，常兼四气之化而生长万物，故其脉最和缓。指下纤徐而不疾不迟，故谓之缓。然于和缓之中，又当求其软滑，是谓胃气，为脾之平脉。若缓弱无力，指下如循烂绵，缓多胃少之脉也。若缓而不能自还，代阴无胃气也。若脉虽徐缓而按之盈实，是胃中宿滞蕴热。若缓而涩滞，指下模糊，按之不前，胃中寒食固结。气道阻塞之故耳。若缓而加之以浮，又为风乘戊土之象矣。设或诸部皆缓，而关部独盛，中宫湿热也。诸部皆缓，寸口独滑，鬲上有痰气也。诸部皆缓，两尺独显弦状，岂非肝肾虚寒，不能生土之候乎？肺本辛金而应秋气。虽主收敛，而合于皮毛，是以不能沉实，但得浮弱之象于皮毛间。指下轻虚，而重按不散，故谓之毛。然必浮弱而滑，是为胃气，为肺之平脉。若但浮不滑，指下涩涩然如循鸡羽，毛多胃少之脉也。昔人以浮涩而短，为肺脏平脉，意谓多气少血，脉不能滑，不知独受营气之先，营行脉中之

第一关隘，若肺不伤燥，必无短涩之理。即感秋燥之气，亦肺病耳。非肺气之本燥也。若浮而无力，按之如风吹毛，但毛无胃气也。加以关尺细数，喘嗽失血，阴虚阳扰，虽神丹不能复图也。若毛而微涩，又为庚金气予不足之象矣。若诸部皆毛，寸口独不毛者，阳虚浊阴用事，兼挟痰气于上也。诸部不毛，气口独毛者，胃虚不能纳食，及为泄泻之征也。肾主癸水而应乎冬。脉得收藏之令，而见于筋骨之间。按之沉实，而举指流利，谓之曰石。然必沉濡而滑，是谓胃气，乃肾之平脉。若指下形如引葛，按之益坚，石多胃少之脉也。若弦细而劲如循刀刃，按之搏指，但石无胃气也。若按之虽石，举之浮紧，又为太阳壬水受邪之象矣。若诸脉不石，左寸独石者，水气凌心之象。右关独石者，沉寒伤胃之象也。可知五脉之中，必得缓滑之象，乃为胃气，方为平脉。则胃气之验，不独在于右关也。况《内经》所言：四时之脉，亦不出乎弦钩毛石。是知五脏之气，不出五行，四时之气，亦不出于五行。故其论脉，总不出五行之外也。但当察其五脉之中，偏少冲和之气，即是病脉。或反见他脏之脉，是本脏气衰，他藏之气乘之也。每见医守六部之绳墨，以求藏腑之虚实者，是欲候其人，不识声形笑貌，但认其居处之地也。若得其声形笑貌，虽遇之于殊方逆旅，暗室隔垣，未尝错认以为他人也。尤之此经之脉见于他部，未尝错认以为他经之病也。至于临病察脉，全在活法推求。如诊富贵人之脉，与贫贱者之脉，迥乎不侔。贵显之脉，常清虚流利。富厚之脉，常和滑有神。贱者之脉，常浊壅多滞。贫者之脉，常寒涩少神。加以劳勚则粗硬倍常。至若尝富贵而后贫贱，则营卫枯槁，血气不调，脉必不能流利和滑，久按索然。且富贵之证治，

与贫贱之证治，亦截然两途。富贵之人，恒劳心肾，精血内戕，病脉多虚，总有表里客邪，不胜大汗大下，全以顾虑元气为主，略兼合营调胃足矣。一切苦寒伤气，皆在切禁。贫贱之人，藜藿充肠，风霜切体。内外未尝温养，筋骸素惯疲劳。脏腑经脉，一皆坚固。即有病苦忧劳，不能便伤神志，一以攻发为主。若参芪桂附等药，咸非是辈所宜。惟尝贵后贱，尝富后贫之人，素享丰腴，不安粗粝，病则中气先郁。非但药之难应，参芪或不能支，反增郁悒之患，在所必至。非特富贵之脉证，与贫贱悬殊，即形体之肥瘠，亦是不同。肥盛之人，肌肉丰厚，胃气沉潜。纵受风寒，未得即见表脉，但须辨其声音涕唾，便知有何客邪。设鼻塞声重涕唾稠粘，风寒所伤也。若虽鼻塞声重，而屡咳痰不即应，极力咯之，乃得一线粘痰，甚则咽腭肿胀者，乃风热也。此是肥人外感第一关键。以肥人肌气充盛，风邪急切难入。因其内多痰湿，故伤热最易。惟是酒客湿热，渐渍于肉理，风邪易伤者有之。否则形盛气虚，色白肉松，肌腠不实之故。不可以此胶执也。瘦人肌肉浅薄，胃气外泄，即发热头痛，脉来浮数，多属于火。但以头之时痛时止，热之忽重忽轻，又为阴虚火扰之候也。惟发热头痛，无问昼夜，不分重轻，人迎浮盛者，方是外感之病。亦有表邪兼挟内火者，虽发热头痛，不分昼夜轻重，而烦渴躁扰，卧寐不宁，皆邪火烁阴之候，虽宜辛凉发散，又当顾虑其阴。独形瘦气虚，颜白唇鲜，卫气不固者，最易伤风，却无内火之患矣。矧吾江南之人，元气最薄，脉多不实，且偏属东方，木火最盛，治之稍过，不无热去寒起之虑。而膏粱之人，豢养柔脆，调适尤难。故善治大江以南病者，不难遍行宇内也。但要识其所禀之刚柔，情性之缓急耳。西北之人，惯拒风寒，素食煤火。外内坚固，所以脉多沉实。一切表里诸邪，不伤则已，伤之必重。非大汗大下，峻用重剂，不能克应。滇粤之人，恒受瘴热，惯食槟榔，表里疏豁，所以脉多微数，按之少实。纵有风寒，只宜清解，不得轻用发散。以表药性皆上升横散，触动瘴气，发热漫无止期，不至津枯血竭不已也。经云：西北之气，散而寒之。东南之气，收而温之。所谓同病异治也。是以他方之人，必问方隅水土。旁观者以为应酬套语。曷知其为察脉审证用药之大纲。故操司命之权者，务宜外息诸缘，内心无惴，向生死机关下个竿头进步工夫，自然不落时人圈缋。当知医门学问，原无深奥难明处。但得悉其要领，活法推求，便可一肩担荷。又何必搜罗百氏，博览群书，开凿寻文解义之端，愈滋多歧之惑哉。

经　　络

或问奇经诸脉，何以异于十二经，而以奇字目之？答曰：夫十二经者，经脉之常度也。其源各从脏腑而发。虽有枝别，其实一气贯通，曾无间断。其经皆直行上下，故谓之经。十五络者，经脉之联属也。其端各从经脉而发，头绪散漫不一，非若经脉之如环无端也。以其斜行左右，遂名曰络。奇经为诸经之别贯，经经自为起止，各司前后上下之阴阳血气，不主一脏一腑，随邪气之满溢而为病。故脉之发现诸部皆乖戾不和，是古圣以奇字称之。非若经气之常升，络气之常降也。所以者何？盖缘经起中焦，恒随营气下行极而上，故其诊在寸。络起下焦，恒附营气上行极而下，故其诊在尺。虽经有明论，而世罕究其旨者。通评虚实论云：经络皆实，寸脉急而尺缓。言经中所受之邪，既随经而盛于上。络气虽实，当无下陷之邪，则尺部不为之热满矣。次云络气不足，经气有余。脉口热满，尺部寒涩，有余则热满。是指邪气而言，非经气之充实也。不足则寒涩，络气本虚之验也。又云：经虚络满者，尺部热满，脉口寒涩。络满亦指邪气。以经中之邪陷于络，故尺部为之热满也。按《金匮》云：极寒伤经，极热伤络。盖经受寒邪而发热，络受热邪，而传次溢入于奇经矣。然经络之脉，虽各有疆界，各有司属，各有交会，而实混然一区，全在大气鼓运，营血灌注，方无偏盛竭绝之虞。经云：气主煦之，血主濡之。又言邪在气，气为是动。邪在血，血为所生病。是以十二经脉，各以分隶气血之所属也。其经络二字。方书中靡不并举。曷知络脉皆不离本经之部分。虽十二经外别有阴络阳络脾之大络三种。而为病亦不殊本经之血气也。盖络脉之病，虽略亚于本经，然邪伏幽隐，气难升散，不似经脉之循经上下，易于开发也。而奇经又为十二经之约束，若藏气安和，经脉调畅，八脉之形，无从而见也。即经络受邪，不至满溢，与奇经亦无预也。惟是经络之邪热满，势必溢入于奇经。所以越人有沟渠满溢，诸经不能复拘之喻。试推伤寒之邪，皆从阳维而传次三阳，从阴维而传次三阴。未尝循十二经次第也。或有藏气内结，邪气外溢，竟从奇经受病者有之。复问八脉之形象与病苦，可得闻乎？答曰：在经有也。吾尝考诸经中，言冲脉直上直下而中央牢。病苦逆气里急，督脉直上直下而中央浮。病苦脊强，不得俯仰。任脉横寸口边，丸丸紧细而长。病苦少腹切痛，男子内结七疝，女子带下瘕聚。阳维尺外斜上至寸而浮，病苦寒热，溶溶不能自收持。阴维尺内斜上至寸而沉，病苦心痛，怅然失志。阳跷寸

口左右弹，浮而细绵绵，病苦阴缓而阳急。阴跷尺内左右弹，沉而细绵绵，病苦阳缓而阴急。带脉中部左右弹而横滑，病苦腹痛，腰溶溶若坐水中。《内经》所言奇经之脉象如是。凡遇五痫七疝，颈痉背强，发歇不时，外内无定之证，刚劲不伦，殊异寻常之脉，便于奇经中求之。或问奇经之奇字，昔人咸以奇偶之奇为训，未审孰是。因语之曰：读书须要自立主见。切勿浮游游地随人脚跟。设泥昔人奇偶之说，不当有阴阳维跷之配偶也。坐客皆举手称善，请著玉版，以为奇恒之别鉴。

师传三十二则

或问诊切之法，何者为宗？答曰：诊切之法，心空为宗。得其旨，言下可了。不得其旨，虽遍读五车，转增障碍，只如日月，岂不净耶？而盲者不见，是盲者过，非日月咎。客云：若而则古人历陈某脉某病，凿凿诸例，将有适于用乎？无适于用乎？答曰：大似向泥人祈祷，有时灵应，有时不灵应。客云：法法纰缪，安得涤除玄览，参五色之诊乎？答曰：除却胸中落索，空空地向己灵上究去。了得浮脉之义，便了得沉脉之义。触类旁通，诸脉皆了无余蕴矣。夫脉学者，大医王之心印。非大智慧，大辨才，难以语此。吾尝疾首生民，不闻炎黄之垂海，永违仲景之至言，逮后唐处士《千金方》，直接长沙一脉，又以立法险峻，不易跻攀，乃至造诣日卑，风斯日下。今我不惜广长，开陈圣教，为众生运无尽灯。譬诸一灯燃百千灯，冥者皆明，明终无尽。庶不没宿昔先师垂海。吾当逐一为汝陈之：

【浮】浮脉者，下指即显浮象。按之稍减而不空。举之泛泛而流利。不似虚脉

之按之不振，芤脉之寻之中空，濡脉之绵软无力也。浮为经络肌表之应，良由邪袭三阳经中，鼓搏脉气于外，所以应指浮满。在暴病得之，皆为合脉，然必人迎浮盛，乃为确候。若气口反盛，又为痰气逆满之征。否则其人平素右手偏旺之故。有始病不浮，病久而脉反浮者，此中气亏乏，不能内守，反见虚痞之兆。若浮而按之渐衰，不能无假象发现之虞。伤寒以尺寸俱浮，为太阳受病。故凡浮脉主病，皆属于表，但须指下有力，即属有余客邪。其太阳本经风寒营卫之辨，全以浮缓浮紧分别而为处治。其有寸关俱浮，尺中迟弱者，南阳谓之阳浮阴弱，营气不足，血少之故。见太阳一经，咸以浮为本脉，一部不逮，虚实悬殊。亦有六脉浮迟，而表热里寒，下利清谷者。虽始病有热，可验太阳，其治与少阴之虚阳发露不异。又有下后仍浮，或兼促兼弦兼紧兼数之类，总由表邪未尽，乃有结胸咽痛，胁急头痛之变端。详结胸脏结及痞之证，皆为下早，表邪内陷所致。究其脉虽变异，必有一部见浮。死生虚实之机，在关上沉细紧小之甚与不甚耳。惟阳明腑脏腑热攻脾，脉虽浮大，心下反硬者，急需下之，所谓从证不从脉也。其在三阴，都无浮脉。惟阴尽复阳，厥愈足温而脉浮者，皆为愈证。故太阴例有手足温，身体重而脉浮者。少阴例有阳微阴浮者。厥阴例有脉浮为欲愈，不浮为未愈者。须知阳病浮迟兼见里证，合从阴治。阴病脉浮，证显阳回，合从阳治。几微消息，当不越于圣度也。近世陶尚文浮中沉三法，举世共推。虽卓立己见，究其所云，不论脉之浮沉迟数，但以按之无力，重按全无者，便是阴证。曷知按之无力者，乃虚散之脉，与浮何预哉？逮夫杂证之脉浮者，皆为风象，如类中风痱之脉浮，喘咳痞满之脉浮，烦瞑衄血之

脉浮，风水皮水之脉浮，消瘅便血之脉浮，泄泻脓血之脉浮。如上种种，或与证相符，或与证乖互，咸可治疗。虽《内经》有肠澼下白沫，脉沉则生，脉浮则死之例，然风木乘脾之证，初起多有浮脉。可用升散而愈者，当知阴病见阳脉者生。非若沉细虚微之反见狂妄躁渴，难于图治也。

【沉】沉脉者，轻取不应，重按乃得。举指减小，更按益力。纵之不即应指，不似实脉之举指逼逼，伏脉之匿于筋下也。沉为脏腑筋骨之应。盖缘阳气式微，不能统运营气于表。脉显阴象而沉者，则按久愈微。若阳气郁伏，不能浮应卫气于外，脉反伏匿而沉者，则按久不衰。阴阳寒热之机，在乎纤微之辨。伤寒以尺寸俱沉为少阴受病，故于沉脉之中辨别阴阳，为第一关捩。若始病不发热，无头痛，而手足厥冷脉沉者，此直中阴经之寒证也。若先曾发热头痛，烦扰不宁，至五七日后，而变手足厥冷，躁不得寐而脉沉者，此厥深热深，阳邪陷阴之热证也。亦有始本阳邪，因汗下太过，而脉变沉迟，此热去寒起之虚证也。有太阳证下早，胸膈痞硬，而关上小细沉紧者，此表邪内陷，阳分之结胸也。若能食自利，乃阳邪下陷，阴分之脏结矣。有少阴病自利清水，口干腹胀，不大便而脉沉者，此热邪陷于少阴也。有少阴病始得之，反发热脉沉者，麻黄附子细辛汤温之。是少阴而兼太阳，即所谓之两感也。此与病发热头痛，脉反沉，身体痛，当温之，宜四逆汤之法，似是而实不同也。有寸关俱浮，而尺中沉迟者，此阳证夹阴之脉也。若沉而实大数盛，动滑有力，皆为阳邪内伏。沉而迟细微弱，弦涩少力，皆属阴寒无疑。有冬时伏邪，发于春夏。烦热躁渴，而反脉沉，足冷。此少阴无气，毒邪不能发出阳分，

下虚死证也。凡伤寒温热，时疫感冒，得汗后脉沉，皆为愈证，非阳病阴脉之比。有内外有热，而脉沉伏，不数不洪，指下涩小急疾。无论伤寒杂病，发于何时，皆为伏热。不可以其脉之沉伏，而误认阴寒也。至如肠澼自利而脉沉，寒疝积瘕而脉沉，历节痛痹而脉沉，伏痰留饮而脉沉，石水正水而脉沉，胸腹结痛而脉沉，霍乱呕吐而脉沉，郁结气滞而脉沉，咸为应病之脉。若反浮大虚涩，或虽沉而弦细坚疾，为胃气告匮，未可轻许以治也。

【迟】迟脉者，呼吸定息，不及四至，而举按皆迟，不似涩脉之参五不调，缓脉之去来徐缓也。迟为阳气不显，营气自和之象。故昔人皆以隶之虚寒。而人迎主寒湿外袭，气口主积冷内滞。又以浮迟为表寒，沉迟为里寒，迟涩为血病，迟滑为气病。此论固是，然多有热邪内结，寒气外郁，而见气口迟滑作胀者，讵可以脉迟概谓之寒，而不究其滑涩之象，虚实之异哉。详仲景有阳明病脉迟，微恶寒而汗出多者，为表未解。脉迟头眩腹满者，不可下。有阳明病脉迟有力，汗出不恶寒，身重喘满，潮热便硬，手足濈然汗出者，为外欲解，可攻其里。又太阳病脉浮，因误下而变迟，膈内拒痛者为结胸。若此皆热邪内结之明验也。当知迟脉虽现表证，亦属脏气不充，不能统摄百骸。所以邪气留连不解。即有腹满而头眩脉迟，阳分之患未除，禁不可下，直待里证悉具，然后下之。圣法昭然，岂不详审慎重乎。迟为阳气失职，胸中大气不能敷布之候。详迟为在脏一语，可不顾虑脏气之病乎？

【数】数脉者，呼吸定息六至以上，而应指急数，不似滑脉之往来流利，动脉之厥厥动摇，疾脉之过于急疾也。数为阳盛阴亏，热邪流薄于经络之象，所以脉道数盛。火性善动而躁急，故伤寒以烦躁脉数者为传，脉静者为不传，有火无火之分也。即经尽欲解，而脉浮数，按之不芤，其人不虚，不战汗出而解，则知数而按之芤者，皆为虚矣。又阳明例云：病人脉数，数为热，当消谷引食，而反吐者，以发汗，令阳气微，膈内虚，脉乃数也。数为客热，不能消谷，胃中虚冷，故吐也。又胃反而寸口脉微数者，为胸中冷。又脉阳紧阴数为欲吐，阳浮阴数亦吐。胃反脉数，中气大虚，而见假数之象也。人见脉数，悉以为热，不知亦有胃虚，及阴盛拒阳者。若数而浮大，按之无力，寸口脉细者，虚也。经曰：脉至而从，按之不鼓，诸阳皆然。病热而脉数，按之不鼓甚者，乃阴盛拒阳于外而致病，非热也。形证似寒，按之鼓击于指下者，乃阳盛拒阴而生病，非寒也。丹溪云：脉数盛大，按之而涩，外有热证者，名曰中（平声）寒。盖寒留血脉，外证热而脉亦数也。凡乍病脉数，而按之缓者为邪退。久病脉数，为阴虚之象。瘦人多火，其阴本虚。若形充色泽之人脉数，皆痰湿郁滞，经络不畅而蕴热。其可责之于阴乎？若无故脉数，必生痈疽。如数实而吐臭痰者为肺痈，数虚而咳涎沫者为肺痿。又历考数脉诸例，有云数则烦心者，有云滑数心下结热者，皆包络火旺而乘君主之位也。有云细数阴虚者，水不制火，真阴亏损也。有云数为在腑者，阳邪干阳，脏气无预也。有云数则为寒者，少火气衰，壮火食气也。大抵虚劳失血，喘嗽上气，多有数脉。但以数大软弱者为阳虚，细小弦数者为阴虚。非若伤寒衄血之脉浮大，为邪伏于经，合用发汗之比。诸凡失血，脉见细小微数无力者为顺。脉数有热，及实大弦劲急疾者为逆。若乍疏乍数，无问何病，皆不治也。

【滑】滑脉者，举之浮紧，按之滑石，不似实脉之逼逼应指，紧脉之往来劲急，动脉之见于一部，疾脉之过于急疾也。仲景云：翕奄沉，名曰滑。滑者紧之浮名也。言忽浮忽沉，形容流利之状，无以过之。滑为多血少气之脉。而昔人又以滑大无力，为内伤元气。曷知滑脉虽有浮沉之分，却无无力之象。盖血由气生，若果气虚，则鼓动之力先微，脉何由而滑耶？惟是气虚不能统摄阴火，而血热脉滑者有之。尝考诸《内经》，有脉滑曰病风，缓而滑曰热中，脉浮而滑曰新病，脉盛滑坚者曰病在外，脉弱以滑是为胃气。滑者阴气有余也，则知滑脉之病，无虚寒之理。他如伤寒温热时行等病，总以浮滑而濡者为可治。故先师论脉，首言大浮数动滑为阳，而杂病以人迎浮滑为风痰，缓滑为中风。气口缓滑为热中，滑数为宿食。尺中弦滑，为下焦畜血。又呕吐而寸口迟滑，为胸中实，下利而关上迟滑，为下未尽。厥逆而脉滑，为里有实。详此则滑脉之病，可不言而喻。即经有滑者阴气有余一语，是指阴邪搏阳而言。岂以阴气有余，多汗身寒之病，便可目为血多，又以滑大之脉，牵合无力，而为内伤元气乎？平人肢体丰盛，而按之绵软。六脉软滑。此痰湿渐渍于中外，终日劳役，不知倦息。若安息则重着酸疼矣。夫脉之滑而不甚有力者，皆浮滑缓滑濡滑微滑之类，终非无力之比。滑为血实气壅之脉，悉属有余。妇人身有病而脉和滑者为孕，临产脉滑疾者曰离经。若滑而急强，擘擘如弹石，谓之肾绝。滑不直手，按之不可得，为大肠气予不足。以其绝无和缓胃气，故经予之短期。

【涩】涩脉者，指下涩滞不前，《内经》谓之参伍不调。叔和喻以轻刀刮竹，通真子譬之如雨沾沙，长沙又以泻漆之绝。比拟虽殊，其义则一。不似迟脉之指下迟缓，缓脉之脉象纤徐，濡脉之来去绵软也。良由津血亏少，不能濡润经络，所以涩涩不调。故经有脉涩曰痹，寸口诸涩亡血，涩则心痛，尺热脉涩为懈㑊㑊，种种皆阴血消亡，阳气有余，而为身热无汗之病。亦有痰食胶固中外，脉道阻滞，而见涩数模糊者，阴受水谷之害也。《金匮》云：寸口脉浮大，按之反涩，尺中亦微而涩，知有宿食。有发热头痛，而见浮涩数盛者，阳中雾露之气也。雾伤皮腠，湿流关节，总皆脉涩，但兼浮数沉细之不同也。有伤寒阳明腑实，不大便而脉涩，温病大热而脉涩，吐下微喘而脉涩，水肿腹大而脉涩，消瘅大渴而脉涩，痰证喘满而脉涩，病在外而脉涩，妇人怀孕而脉涩，皆证脉相反之候。间有因胎病而脉涩者，然在二三月时有之。若四月胎息成形之后，必无虚涩之理。平人无故脉涩，为贫窭之兆。尺中塞涩则艰于嗣。《金匮》云：男子脉浮弱而涩则无子，精气清冷。其有脉塞而鼓如省客，左右旁至如交漆。按之不得如颓土，皆乖戾不和，殊异寻常之脉，故《素问》列之大奇。

【虚】虚脉者，指下虚大而软，如循鸡羽之状。中取重按，皆弱而少力，久按仍不乏根。不似芤脉之豁然中空，按久渐出。涩脉之软弱无力，举指即来。散脉之散漫无根，重按久按，绝不可得也。虚为营血不调之候。叔和以迟大而软为虚，每见气虚喘乏，往往有虚大而数者。且言血虚脉虚，独不详仲景脉虚身热，得之伤暑。东垣气口脉大而虚者，为内伤于气。若虚大而时显一涩，为内伤于血。凡血虚之病，非显涩弱，则弦细芤迟。如伤暑脉虚为气虚，弦细芤迟为血虚。虚劳脉极虚芤迟，或尺中微细小者，为亡血失精。男子平人脉虚弱微细者，善盗汗出，则气血之分了然矣。慎斋有云：脉洪大而虚者防作泻。可知虚脉多脾家气分之病，大则气虚不敛之故。经云：脉气上虚尺虚，是谓重虚。病在中，脉虚难治。仲景有脉虚者不可吐，腹满脉虚复厥者不可下，脉阴阳俱虚，热不止者死。可见病实脉虚，皆不易治。盖虚即是毛，毛为肺之平脉。若极虚而微，如风吹毛之状，极虚而数，瞥瞥如羹上肥者，皆为肺绝之兆也。惟癫疾之脉虚为可治者，以其神出舍空，可行峻补。若实大为顽痰固结，搜涤不应，所以为难耳。

【实】实脉者，重浊滑盛。相应如参春，而按之石坚不似紧脉之迸急不和，滑脉之往来流利，洪脉之来盛去衰也。实为中外壅满之象。经云：邪气盛则实，非正气本充之谓。即此一语，可为实脉之总归。夫脉既实矣，谅虚证之必无也。证既实矣，谅假象之必无也。但以热邪亢极而暴绝者有之。其为病也，实在表则头痛身热，实在里则䐜胀腹满。大而实者，热由中发，细而实者，积自内生。在伤寒阳明病，不大便而脉实则宜下。下后脉实大，或暴微欲绝。热不止者死。厥阴病，下利脉实者，下之死。病脉之逆，从可见矣。盖实即是石。石为肾之平脉。若石坚太过，辟辟如弹石状，为肾绝之兆矣。其消瘅、鼓胀、坚积等病。皆以脉实为可治。若泄而脱血，及新产骤虚，久病虚羸，而得实大之脉。良不易治也。

【弦】弦脉者，端直以长。举之应指。按之不移。不似紧脉之状如转索。革脉之劲如弓弦也。弦为风木主令之脉。故凡病脉弦，皆阳中伏阴之象。虚证误用寒凉，两尺脉必变弦。胃虚冷食停滞，气口多见弦脉。伤寒以尺寸俱弦，为少阳受病。少阳为枢，为阴阳之交界。如弦而兼浮兼细，为少阳之本脉。弦而兼数兼缓。即有入腑传阴之两途。若弦而兼之以沉涩微弱，得不谓之阴乎？经言寸口脉弦者，

胁下拘急而痛，令人啬啬恶寒，又伤寒脉弦细，头痛发热者属少阳。此阳弦头痛也，痛必见于太阳。阳脉涩，阴脉弦，法当腹中急痛，此阴弦腹痛也。痛必见于少腹，皆少阳部分耳。少阳病欲吐不吐，始得之，手足寒，脉弦迟者，此胸中实，当吐之。若膈上有寒饮干呕者，不可吐，急温之。详此，又不当以兼沉兼涩概谓之阴。弦迟为胸中实也，审证合脉，活法在人，贵在心手之灵活耳。历诊诸病之脉，属邪盛而见弦者，十常二三。属正虚而见弦者，十常六七。其于他脉之中，兼见弦象者，尤复不少。在伤寒表邪全盛之时，中有一部见弦，或兼迟兼涩，便是夹阴之候。客邪虽盛，急需温散。汗下猛剂咸非所宜。即非时感冒，亦宜体此。至于素有动气怔忡，寒疝脚气，种种宿病，而挟外感之邪，于浮紧数大之中，委曲搜求，弦象必隐于内。多有表邪脉紧，于紧脉之中，按之渐渐减小，纵之不甚鼓指，便当弦脉例治。于浮脉之中，按之敛直。滑脉之中，按之搏指，并当弦脉类看。于沉脉之中，按之引引，涩脉之中，按之切切，皆阴邪内伏，阳气消沉，不能调和百脉，而显弦直之状。良非客邪紧盛之兆。迨夫伤寒坏病，弦脉居多，虚劳内伤，弦常过半，所以南阳为六残贼之首推也。他如病疟寒饮，一切杂病，皆有弦脉。按《金匮》云：疟脉自弦。弦数多热，弦迟多寒。弦小坚者下之差，弦迟者可温之，弦紧者可发汗针灸也。浮大者可吐之，弦数者风发也，以饮食消息主之。饮脉皆弦，双弦者寒也，偏弦者饮也。弦数者有寒饮，沉弦者悬饮内痛。他如腹痛鼓胀，胃反胸痹。癥瘕畜血。中暍伤风。霍乱滞下。中气郁结，寒热痞满等病，种种皆有弦脉。总由中气少权，土败木贼所致。但以弦少弦多，以证胃气之强弱。弦实弦

虚，以证邪气之虚实。浮弦沉弦，以证表里之阴阳。寸弦尺弦，以证病气之升沉。无论所患何证，兼见何脉，但以和缓有神，不乏胃气，咸为可治。若弦而劲细，如循刀刃。弦而强直，如新张弓弦。如循长竿，如按横格。皆但弦无胃气也。所以虚劳之脉，多寸口数大。尺中弦细搏指者，皆为损脉，庐扁复生奚益哉？

【缓】缓脉者，从容和缓，不疾不徐，似迟而实未为迟。不似濡脉之指下绵软，虚脉之瞥瞥虚大，微脉之微细而濡，弱脉之细软无力也。仲景云：阳脉浮大而濡，阴脉浮大而濡。阴脉与阳脉同等者，名曰缓也。伤寒以尺寸俱微缓者，为厥阴受病。厥阴为阴尽复阳之界。故凡病后得之，咸为相宜。其太阳病，发热头痛，自汗脉浮缓者，为风伤卫证。以其自汗体疏，脉自不能紧盛也。缓为脾家之本脉，然必和缓有神，为脾气之充。若缓甚而弱，为脾气不足。缓而滑利，则胃气冲和。昔人以浮缓为伤风，沉缓为寒湿，缓大为风虚，缓细为痹湿。又以浮缓为风中于阳，沉缓为湿中于阴。盖湿脉自缓，得风以播之，则兼浮缓，寒以束之，则兼沉缓。若中于阴，则沉细微缓。以厥阴内藏风木之气，故脉虽沉，而有微缓之象也。

【洪】洪脉者，既大且数，指下累累如连珠。如循琅玕，而按之稍缓。不似实脉之举按逼逼，滑脉之软滑流利，大脉之大而且长也。昔人以洪为夏脉，《内经》以钩为夏脉，遂有钩即是洪之说。以其数大而濡，按之指下委曲旁出，故可谓之曰钩。火性虚炎，所以来盛去衰，按之不实。然痰食瘀积阻碍脉道，关部常屈曲而出。此与夏脉微钩，似同而实不类也。洪为火气燔灼之候。仲景有服桂枝汤，大汗出，大烦渴不解。脉洪为温病，温病乃冬时伏气所发。发于春者为温病，发于夏者为热病。其邪伏藏于内而发出于表，脉多浮洪而混混不清，每多盛于右手。亦有动滑不常者。越人所谓行在诸经，不知何经之动也。当此不行内夺，反与解表，不至热交营度不已也。若温热时行，证显烦渴昏热，脉反沉细小弱者，阳病阴脉也。有阳热亢极，而足冷尺弱者，为下虚之证，皆不可治。又屡下而热势不解，脉洪不减，谓之坏病，多不可救。洪为阳气满溢，阴气垂绝之脉。故蔼蔼如车盖者为阳结。脉浮而洪，身汗如油为肺绝。即杂病脉洪，皆火气亢甚之兆。若病后久虚，虚劳失血，泄泻脱元，而见洪盛之脉，又非所宜。惟悯浊下贱，脉多洪实，又不当以实热论也。

【微】微脉者，似有若无，欲绝非绝，而按之稍有模糊之状，不似弱脉之小弱分明，细脉之纤细有力也。微为阳气衰微之脉。经言寸口诸微亡阳，言诸微者，则轻取之微，重按之微，气口之微，尺中之微，皆属气虚。故所见诸证，在上则为恶寒多汗少气之患，在下则有失精脱泻少食之虞，总之与血无预。所以萦萦如蜘蛛丝者，仲景谓阳气之衰，尝见中风卒倒而脉微，暑风卒倒而脉微，皆为虚风之象，其脉多兼沉缓。若中寒卒倒而脉微，为阴邪暴逆，所以微细欲绝也。而伤寒尺寸俱微缓，为厥阴受病。病邪传至此经，不特正气之虚，邪亦向衰之际，是以俱虚。不似少阴之脉微细，但欲寐耳。详二经之脉，同一微也，而有阴尽复阳，阳去入阴之异。即太阳经病之脉微，而有发热恶寒，热多寒少，脉微为无阳者。有面有热色，邪未欲解，而脉微者，有阴阳俱停，邪气不传，而脉反微者。若以微为虚象，不行攻发，何以通邪气之滞耶？必热除身安而脉微，方可为欲愈之机。若太阳证具，而见足冷尺微，又为下焦虚寒之验。可不建其中气，而行正发汗之例乎？

【紧】紧脉者，状如转索，按之虽实而不坚。不似弦脉之端直如弦，牢革之强直搏指也。紧为诸寒收引之象，亦有热因寒束，而烦热拘急疼痛者。如太阳寒伤营证是也。然必人迎浮紧，乃为表证之确候。若气口紧坚，又为内伤饮食之兆。《金匮》所谓脉紧头痛，风寒腹中有宿食也。仲景又云：曾为人所难，紧脉从何而来？假令亡汗若吐，以肺里寒，故令脉紧也。假令咳者，坐饮冷水，故令脉紧也。假令下利，以胃中寒冷，故令脉紧也。详此三下转语，可谓曲尽紧脉为病之变端。而少阴经中，又有病人脉阴阳俱紧，反汗出者，亡阳也。此属少阴，法当咽痛而复吐利，是谓紧反入里之征验。又少阴病脉紧，至七八日，下利脉暴微，手足反温，脉紧反去，为欲解也。虽烦，下利必自愈。此即紧去人安之互辞，辨不可下脉证中。则①有脉来阴阳俱紧，恶寒发热，则脉欲厥。厥者，脉初来大，渐渐小，更来渐渐大，是其候也。此亦紧反入里之互辞。因误下而阳邪内陷，欲出不出，有似厥逆进退之象，故言欲厥。脉虽变而紧状依然，非营卫离散，乍大乍小之比。而脉法中，复有寸口脉微，尺脉紧，其人虚损多汗。知阴常在，绝不见阳之例。可见紧之所在，皆阳气不到之处，故有是象。夫脉按之紧如弦，直上下行者痉。若浮坚者为阴痉，总皆经脉拘急，故有此象。若脉至如转索，而强急不和，是但紧无胃气也，岂堪尚引日乎？

【弱】弱脉者，沉细而软，按之乃得。举之如无。不似微脉之按之欲绝，濡脉之按之若无，细脉之浮沉皆细。若为阳气衰微之候。夫浮以候阳，今浮取如无，阳衰之明验也。故伤寒首言弱为阴脉。即阳经见之，亦属阳气之衰。经言寸口脉弱而迟，虚满不能食。寸口脉弱而缓，食卒不下，气填膈上。上二条，一属胃寒，一属脾虚，故皆主乎饮食。又形作伤寒，其脉不弦紧而弱。太阳中暍，身热疼重而脉微弱。可见脉弱无阳，必无实热之理。只宜辨析真阳之虚，与胃气之虚。及夏月伤冷水，水行皮中所致耳。在阴经见之，虽为合脉，然阳气衰微已极，非峻温峻补，良难春回寒谷也。惟血痹虚劳，久嗽失血，新产及老人久虚，脉宜微弱。然必弱而和滑，可卜胃气之未艾。若少壮暴病而见脉弱，咸非所宜。即血证虚证，脉弱而兼之以涩，为气血交败。其能荣爨下之薪乎？

【长】长脉者，指下迢迢而过于本位。三部举按皆然，不似大脉之举之盛大，按之少力也。伤寒以尺寸俱长，为阳明受病。《内经》又以长则气治，为胃家之平脉。胃为水谷之海，其经多气多血，故显有余之象。然必长而和缓，方为无病之脉。若长而浮盛，又为经邪方盛之兆。亦有病邪向愈而脉长者。仲景云：太阴中风，四肢烦疼。阳脉微，阴脉涩，而长者为欲愈。盖风本阳邪，因土虚木乘，陷于太阴之经。而长脉见于微涩之中，疼热发于诸阳之本，询为欲愈之征，殊非病进之谓。且有阴气不充，而脉反上盛者。经言寸口脉中手长者，曰足胫痛是也。此与秦越人遂上鱼为溢，遂入尺为覆。及上部有脉，下部无脉。关格吐逆，不得小便。同脉异证，不可与尺寸俱长之脉，比例而推也。

【短】短脉者，尺寸俱短，而不及本位。不似小脉之三部皆小弱不振，伏脉之一部独伏匿不前也。经云：短则气病。良由胃气厄塞，不能条畅百脉。或因痰气食积，阻碍气道。所以脉见短涩促结之状。

① 则：锦章书局本作"又"。

亦有阳气不充而脉短者，经谓寸口脉中手短者，曰头痛是也。仲景云：汗多重发汗，亡阳谵语，脉短者死。脉自和者不死。又少阴脉不至，肾气绝，为尸厥。伤寒六七日，大下后，寸脉沉而迟。手足厥冷，下部脉不至。咽喉不利，唾脓血者难治。戴同父云：短脉只当责之于尺寸。若关中见短，是上不通寸为阳绝，下不通尺为阴绝矣。曷知关部从无见短之理。昔人有以六部分隶而言者，殊失短脉之义。

【大】大脉者，应指满溢，倍于寻常，不似长脉之但长不大，洪脉之既大且数也。大脉有虚实阴阳之异。经云：大则病进，是指实大而言。仲景以大则为虚者，乃盛大少力之谓。然又有下利脉大者为未止，是又以积滞未尽而言。非大则为虚之谓也。有六脉俱大者，阴不足，阳有余也。有偏大于左者，邪盛于经也。偏大于右者，热盛于内也。亦有诸脉皆小，中有一部独大者。诸脉皆大，中有一部独小者。便以其部，断其病之虚实。且有素禀六阳，或一手偏旺偏衰者，又不当以病论也。凡大而数盛有力，皆为实热。如人迎气①大紧以浮者，其病益甚在外，气口微大，名曰平人。其脉大坚以涩者胀。乳子中风热，喘鸣肩息者，脉实大而缓则生，急则死。乳子，是指产后以乳哺子而言，非婴儿也。产后脉宜悬小，最忌实大。今证见喘鸣肩息，为邪气暴逆。又须实大而缓，方与证合。若实大急强，为邪盛正衰，去生远矣。此与乳子而病热，脉弦小，手足温则生，似乎相左，而实互相发明也。伤寒热病，谵语烦渴，脉来实大，虽剧可治。得汗后热不止，脉反实大躁急者死，温病大热不得汗，脉大数急强者死。细小虚涩者亦死。厥阴病下利脉大者虚也。以其强下之也。阴证反大发热。脉虚大无力，乃脉证之变。内证元气不

足，发热脉大而虚，为脉证之常。虚劳脉大，为血虚气盛。《金匮》云：男子平人脉大为劳。气有余便是火也。所以瘦人胸中多气而脉大，病久气衰而脉大，总为阴阳离绝之候。孰谓②大属有余，而可恣行攻伐哉？若脉见乍大乍小，为元神无主，随邪气之鼓动。可不慎而漫投汤液耶。

【小】小脉者，三部皆小，而指下显然。不似微脉之微弱依稀，细脉之微细如发，弱脉之软弱不前，短脉之首尾不及也。夫脉之小弱，虽为元气不足，若小而按之不衰，久按有力，又为实热固结之象。总由正气不充，不能鼓搏热势于外，所以隐隐略见滑热之状于内也。设小而证见热邪亢盛，则为证脉相反之兆。亦有平人六脉皆阴，或一手偏小者，若因病而脉损小，又当随所见部分而为调适机用，不可不治也。假令小弱见于人迎，卫气衰也。见于气口，肺胃弱也；见于寸口，阳不足也；见于尺内，阴不足也。凡病后脉见小弱，正气虽虚，邪气亦退，故为向愈。设小而兼之以滑实伏匿，得非实热内蕴之征乎？经云：切其脉口滑小紧以沉者，病益甚在中。又云：温病大热，而脉反细小，手足逆者死。乳子而病热，脉悬小，手足温则生，寒则死。此条与乳子中风热互发。言脉虽实大，不至急强。脉虽悬小，四肢不逆，可卜胃气之未艾。若脉失冲和，阳竭四末，神丹奚济？非特主产后而言，即妊娠亦不出于是也。婴儿病赤瓣飧泄，脉小手足寒，难已。脉小手足温，泄易已。腹痛，脉细小而迟者易治，坚大而急者难治。洞泄食不化，脉微小流连者生，坚急者死。谛观诸义，则病脉之

---

① 气：底校本同，疑为"气口"。

② 谓：底本作"为"，据锦章书局本改。

逆从，可默悟矣。而显微又言，前大后小，则头痛目眩。前小后大，则胸满短气，即仲景来微去大之变辞。虚中挟实之旨，和盘托出矣。

【芤】芤脉者，浮大弦软，按之中空。中按虽不应指，细推仍有根气，纵指却显弦大，按之减小中空。不似虚脉之瞥瞥虚大，按之豁然无力也。芤为血虚不能濡气，故虚大如芤。然其中必显弦象。刘三点以为绝类慈葱，殊失弦大而按之减小中空之义。盖虚则阳气失职，芤则经络中空。所以有虚濡无力，弦大中空之义。仲景云：脉弦而大，弦则为减，大则为芤。减则为寒，芤则为虚，虚寒相搏，此名为革。革则胃气告匮。而弦强搏指，按之无根，非芤脉中空之比。按太阳病有脉浮而紧，按之反芤，本虚战汗而解者。暑病有弦细芤迟，血分受伤者。芤为失血之本脉。经云：脉至如搏。血温身热者死。详如搏二字，即是弦大而按之则减也。又云：脉来悬钩浮为常脉。言浮而中空，按之旁至，似乎微曲之状。虽有瘀积阻滞，而指下柔和。是知尚有胃气。故为失血之常脉。若弦强搏指，而血温身热，为真阴槁竭，必死何疑？凡血虚脉芤，而有一部独弦，或带结促涩滞者。此为阳气不到，中挟阴邪之兆，是即瘀血所结处也。所以芤脉须辨一部两部，或一手两手，而与攻补，方为合法。

【濡】濡脉者，虚软少力，应指虚细。如絮浮水面，轻手乍来，重手乍去。不似虚脉之虚大无力，微脉之微细如丝，弱脉之沉细软弱也。濡为胃气不充之象，故内伤虚劳。泄泻少食，自汗喘乏，精伤痿弱之人，脉虽濡软乏力，尤堪峻补峻温。不似阴虚脱血，纯见细数弦强。欲求濡弱，绝不可得也。盖濡脉之浮软，与虚脉相类。但虚则浮大，而濡则小弱也。濡

脉之细小，与弱脉相类。但弱在沉分，而濡在浮分也。濡脉之软弱，与微脉相类。但微则欲绝，而濡则力微也。濡脉之无力，与散脉相类。但散则从大而按之则无，濡则从小而渐至无力也。夫从小而渐至无力，气虽不充，血尤未败。从大而按之即无，则气无所统，血已伤残。阴阳离散，将何所恃，而可望其生乎？以此言之，则濡之与散，不啻霄壤矣。

【动】动脉者，厥厥动摇，指下滑数如珠，见于关上。不似滑脉之诸部皆滑数流利也。动为阴阳相搏之候。阳动则汗出，阴动则发热，是指人迎气口而言。然多有阴虚发热之脉，动于尺内，阳虚自汗之脉，动于寸口者。所谓虚者则动。邪之所凑，其气必虚。《金匮》有云：脉动而弱，动则为惊，弱则为悸。因其虚而旺气乘之。唯伤寒以大浮数动滑为阳。是专主邪热相搏而言。非虚劳体痛，便溺崩淋脉动之比。而妇人尺脉动甚，为有子之象。经云：阴搏阳别，谓之有子。又云：妇人手少阴脉动甚者，妊子也。以肾藏精，心主血。故二处脉动，皆为有子。辨之之法，昔人皆以左大顺男，右大顺女为言。然妊娠之脉，往往有素禀一手偏大偏小者，莫若以寸动为男，尺动为女，最为有据。

【伏】伏脉者，隐于筋下。轻取不得，重按涩难。委曲求之，附着于骨。而有三部皆伏，一部独伏之异。不似短脉之尺寸短缩，而中部显然。沉脉之三部皆沉，而按之即得也。伏脉之病，最为叵测。长沙有趺阳脉不出，脾不上下，身冷肤硬，少阴脉不至，令身不仁，此为尸厥等例。详伏为阴阳潜伏之候，有邪伏幽隐而脉伏不出者，虽与短脉之象有别，而气血涩滞之义则一。故关格吐逆，不得小便之脉，非偏大倍常，即偏小隐伏。越人所谓上部有

脉，下部无脉是也。凡气郁血竭久痛，及疝瘕留饮，水气宿食，霍乱吐利等脉，每多沉伏。皆经脉阻滞，营卫不通之故。所以妊娠恶阻，常有伏匿之脉，此又脉证之变耳。在伤寒失于表散，邪气不得发越，而六脉俱伏者，急宜发汗，而脉自复。刘元宾曰：伏脉不可发汗。谓其非表脉也。而洁古又言：当以麻黄附子细辛汤发之。临病适宜，各有权度，不可执一。若六七日烦扰不宁，邪正交并而脉伏者，又为战汗之兆。如久旱将雨，六合阴晦，雨过庶物皆苏也。不可以伏为阴脉，误投辛热，顷刻昆仑飞焰矣。

【细】细脉者，往来如发，而指下显然。不似微脉之微弱模糊也。细为阳气衰弱之候。伤寒以尺寸俱沉细，为太阴受病。太阴职司敷化之权，今为热邪所传，营行之气，不能条畅百脉，所以尺寸皆沉细，不独太阴为然。即少阴之脉，亦多沉细。故仲景有少阴病脉沉细数，不可发汗之禁。此皆外阴内阳，非若严冬卒中暴寒，盛夏暑风卒倒，内外皆阴之比。《内经》细脉诸条，如细则少气，脉来细而附骨者积也。尺寒脉细，谓之后泄。头痛脉细而缓为中湿。种种皆阴邪之证验。所以胃虚少食，冷涎泛逆，便泄腹痛，湿痹脚软，自汗失精，皆有细脉。但以兼浮兼沉，在尺在寸，分别而为裁决。如平人脉来细弱，皆忧思过度，内戕真元所致。若形盛脉细，少气不足以息。及病热脉细，神昏不能自持，皆脉不应病之候，不可以寻常虚细论也。

【疾】疾脉者，呼吸之间，脉七八至。虽急疾而不实大。不似洪脉之既大且数，却无躁急之形也。疾脉有阴阳寒热真假之异。如疾而按之益坚，乃亢阳无制，真阴垂绝之候。若疾而按之不鼓，又为阴邪暴虐，虚阳发露之征。尝考先辈治按，有伤

寒面赤目赤，烦渴引饮而不能咽，东垣以姜、附、人参汗之而愈。又伤寒畜热内盛，阳厥极深，脉疾至七八至以上，人皆误认阴毒，守真以黄连解毒治之而安。斯皆证治之明验也。凡温病大热躁渴，初时脉小，至五六日后，脉来躁急，大颧发赤者死。谓其阴绝也。躁急皆为火象。《内经》有云：其有躁者在手。言手少阴、厥阴二经，俱属于火也。阴毒身如被杖，六脉沉细而疾，灸之不温者死，谓其阳绝也。然亦有热毒入于阴分而为阴毒者，脉必疾盛有力。不似阴寒之毒，虽疾而弦细乏力也。虚劳喘促声嘶，脉来数疾无伦，名曰行尸。《金匮》谓之厥阳独行。此真阴竭于下，孤阳亢于上也。惟疾而不躁，按之稍缓，方为热证之正脉。脉法所谓疾而洪大苦烦满，疾而沉细腹中痛，疾而不大不小，虽困可治。其有大小者，难治也。至若脉至如喘，脉至如数，得之暴厥暴惊者，待其气复自平，迨夫脉至浮合，浮合如数，一息十至以上，较之六数七疾八极更甚，得非虚阳外鹜之兆乎？

【牢】牢脉者，弦大而长，举之减小，按之实强，如弦缕之状。不似实脉之滑实流利，伏脉之匿伏涩难，革脉之按之中空也。叔微云：牢则病气牢固。在虚证绝无此脉。惟湿痉拘急，寒疝暴逆，坚积内伏，乃有是脉。历考诸方，不出辛热开结，甘温助阳之治，庶有克敌之功。虽然，固垒在前，攻守非细。设更加之以食填中土，大气不得流转，变故在于须臾，可不为之密查乎？若以牢为内实，不问所以，而妄行迅扫，能无实实虚虚之咎哉？大抵牢为坚积内着，胃气竭绝，故诸家以为危殆之象云。

【革】革脉者，弦大而数，浮取强直，重按中空，如鼓皮之状。不似紧脉之按之劈劈，弦脉之按之不移，牢脉之按之益坚

也。撄宁生曰：革乃变革之象。虽失常度，而按之中空，未为真藏。故仲景厥阴例中，有下利肠鸣脉浮革者，主以当归四逆汤。得非风行木末，扰动根株之候乎？又云：妇人则半产漏下，男子则亡血失精。《金匮》半产漏下，主以旋覆花汤。得非血室伤惫，中有瘀结未尽之治乎？其男子亡血失精，独无主治，云歧补以十全大补。得非极劳伤精，填补其空之谓乎？是以长沙直以寒虚相搏例之。惟其寒，故柔和之气失焉。惟其虚，故中空之象见焉。岂以革浮属表，不顾肾气之内惫乎。

【促】促脉者，往来数疾中忽一止复来，不似结脉之迟缓，中有止歇也。促为阳邪内陷之象。经云：寸口脉中手上击者，曰肩背痛。观上击二字，则脉来搏指，热盛于经之义，朗然心目矣。而仲景太阳例，有下之後脉促胸满者，有下之利遂不止而脉促者，有下之脉促不结胸者，有脉促手足厥冷者。上四条，一为表邪未尽，一为并入阳明，一为邪去欲解，一为传次厥阴。总以促为阳盛，里不服邪之明验。虽证见厥逆，祇宜用灸以通阳。不宜四逆以回阳，明非虚寒之理，具见言外。所以温热发斑，瘀血发狂，及痰食凝滞，暴怒气逆，皆令脉促。设中虚无凝，必无歇止之脉也。

【结】结脉者，指下迟缓中频见歇止，而少顷复来，不似代脉之动止不能自还也。结为阴邪固结之象。越人云：结甚则积甚，结微则气微。言结而少力，为正气本衰。虽有积聚，脉结亦不甚也。而仲景有伤寒汗下不解，脉结代，心动悸者。有太阳病身黄，脉沉结，少腹硬满，小便不利，为无血者，一为津衰邪结，一为热结膀胱，皆虚中挟邪之候。凡寒饮死血，吐利腹痛，癫痫虫积等气郁不调之病，多有结脉。暴见即宜辛温扶正，略兼散结开

痰，脉结自退。常见二三十至内有一至接续不上，每次皆然。而指下虚微，不似结促之状，此元气骤脱之故。峻用温补自复。如补益不应，终见危迫。若久病见此，尤非合脉。夫脉之歇止不常，须详指下有力无力，结之频与不频。若十余至或二三十至一歇，而纵指续续，重按频见，前后至数不齐者，皆经脉窒碍，阴阳偏阻所致。盖阳盛则促，阴盛则结，所以仲景皆为病脉。

【代】代脉者，动而中止，不能自还，因而复动，名曰代阴。不似促结之虽见歇止，而复来有力也。代为元气不续之象。经云：代则气衰。在病后见之，未为死候。若气血骤损，元神不续。或七情太过，或颠仆重伤，或风家痛家，脉见止代，只为病脉。伤寒家有心悸脉代者，腹痛心疼。有结涩止代不匀者，凡有痛之脉止歇，乃气血阻滞而然，不可以为准则也。若不因病而脉见止代，是一藏无气，他藏代之，真危亡之兆也。即因病脉代，亦须至数不匀者，尤或可生。若不满数至一代，每次皆如数而止，此必难治。经谓五十动不一代者，以为常也。以知五藏之期，予之短期者，乍疏乍数也。又云：数动一代者，病在阳之脉也。此则阳气竭尽无余之脉耳。所以或如雀啄，或如屋漏，或如弦绝，皆真代脉，见之生理绝矣。惟妊娠恶阻，呕逆最剧者，恒见代脉。谷入既少，气血尽并于胎息，是以脉气不能接续。然在二三月时有之。至若四月，胎已成形，当无歇止之脉矣。

【散】散脉者，举之浮散，按之则无。去来不明，漫无根蒂。不似虚脉之重按虽虚，而不至于散漫也。散为元气离散之象，故伤寒咳逆上气，其脉散者死。谓其形损故也。可知散脉为必死之候，然形象不一。或如吹毛，或如散叶，或如悬

雍，或如羹上肥，或如火薪燃，皆真散脉，见之必死。非虚大之比。经曰：代散则死。若病后大邪去，而热退身安。泄利止而浆粥入胃，或有可生者，又不当一概论也。古人以代散为必死者，盖散为肾败之应，代为脾绝之兆。肾脉本沉，而散脉按之不可得见。是先天资始之根本绝也。脾脉主信，而代脉去来必愆其期。是后天资生之根本绝也。故二脉独见，均为危亡之候。而二脉交见，尤为必死之征。

【清】清脉者，轻清缓滑，流利有神，似小弱而非微细之形。不似虚脉之不胜寻按，微脉之软弱依稀，缓脉之阿阿迟纵，弱脉之沉细软弱也。清为气血平调之候。经云：受气者清。平人脉清虚和缓，生无险阻之虞。如左手清虚和缓，定主清贵仁慈。若清虚流利者，有刚决权变也。清虚中有一种弦小坚实，其人必机械峻刻。右手脉清虚和缓，定然富厚安闲。若清虚流利，则富而好礼。清虚中有种枯涩少神，其人虽丰，目下必不适意。寸口清虚，洵为名裔，又主聪慧。尺脉清虚，端获良嗣，亦为寿征。若寸关俱清，而尺中蹇涩。或偏小偏大，皆主晚景不丰，及艰子嗣。似清虚而按之滑盛者，此清中带浊，外廉内贪之应也。若有病而脉清楚，虽剧无害。清虚少神，即宜温补以助真元。若其人脉素清虚，虽有客邪壮热，脉亦不能鼓盛。不可以为证实脉虚，而失于攻发也。

【浊】浊脉者，重浊洪盛，腾涌满指。浮沉滑实有力。不似洪脉之按之软阔，实脉之举之减小，滑脉之往来流利，紧脉之转索无常也。浊为禀赋昏浊之象。经云：受谷者浊。平人脉重浊洪盛，垂老不得安闲。如左手重浊，定属污下。右手重浊，可卜庸愚；寸口重浊，家世卑微；尺脉重浊，子姓卤莽。若重浊中有种滑利之象，

家道富饶；浊而兼得蹇涩之状，或偏盛偏衰，不享安康，又主夭枉；似重浊而按之和缓，此浊中兼清，外圆内方之应也。大约力役劳积之人，动彻劳其筋骨，脉之重浊，势所必然。至于市井之徒，拱手曳裾，脉之重浊者，此非天性使然欤。若平素不甚重浊，因病鼓盛者，急宜攻发以开泄其邪。若平昔重浊，因病而得蹇涩之脉，此气血凝滞，痰涎胶固之兆。不当以平时涩浊论也。

口问十二则

问三焦命门脉　门人问曰；读师传诸义，发智慧光，如大火聚，扫却胸中无限阴霾矣。但某等根器疏陋，尚有积疑未泮。如三焦命门，各有歧说，未获定鉴，愿师垂诲真铨，以破学人之惑。答曰：夫所谓命门者，即三焦真火之别名也。以其职司腐熟之令，故谓之焦。经谓中精之府，言其所主精气也。又云：上焦如雾，中焦如沤，下焦如渎者，言其气化之象也。岐伯曰：寸以射上焦，关以射中焦，尺以射下焦，此言三焦之脉位也。射者，自下而射于上。其脉即分属寸关尺。凡鼓动之机，靡不本诸三焦。则知六部之中，部部不离三焦之气也。三焦为真火之源，故有命门之号。《难经》独以右尺当之，而脉诀复有男女左右之分。男以精气为主，故右尺为命门，女以精血为主，故左尺为命门。是命门之诊，尤重在乎尺内也。三焦鼎峙两肾之间，为水中之火，既济阴阳。赵氏所谓天非此火不能生物，人非此火不能有生，为性命之主宰，故曰命门。越人谓其有名无形者，以火即气。气本无形，非若精津血液之各有其质也。然以气化为无形则可，以三焦为无形则不可。《灵枢·本藏》云：肾应骨，密理厚

皮者，三焦膀胱厚；粗理薄皮者，三焦膀胱薄；疏腠理者，三焦膀胱急；毫毛美而粗者，三焦膀胱直；稀毫毛者，三焦膀胱结也。详此明言厚薄急结之状，讵可谓之无形乎？

问神门脉 复问神门为心经之动脉，而王氏又云：神门决断，两在关后者，是指尺中肾脉而言。其故何也？答曰：神门之脉有二。如前所言神门即是命门，命门即是三焦，属于七节之上，故于尺中求之，以尺为六脉之根也。越人云：人之有尺，譬如树之有根。水为天一之元，先天之命根也。若肾脉独败，是无根矣。此与诸脉之重按有力为有根，脉象迥异，而为肾气之所司则一也。如虚浮无根，是有表无里，孤阳岂能独存乎？若尺内重按无根，不独先天肾水之竭，亦为后天不足之征。仲景所谓营气不足，血少故也。脉微所云，是指心经动脉而言。按气交变论中，岁水太过一节，内有神门绝者死不治，言水盛而火绝也。其穴在掌后兑骨之端，即如人迎与寸口并称，皆主关前一分而言。其穴在喉之两旁，乃足阳明之动脉，能于是处求诸经之盛衰乎？可知神门二说，各有主见，各有至理。不可附会牵合而致疑殆也。

问冲阳太溪脉 问冲阳太溪，皆足之动脉，每见时师求之于垂毙之时，验乎不验乎？答曰：是即仲景跌阳少阴也。尝闻气口成寸，以决死生。未尝决之于二处也。仲景以此本属胃与肾脉。虽变其名，仍当气口尺中诊之。脉法以寸口跌阳少阴三者并列而论，是即寸关尺三部之别号，但未明言其故耳。喻嘉言释仲景平脉首条云，条中明说三部，即后面跌阳少阴，俱指关尺而言，然何以只言跌阳少阴。盖两寸主乎上焦，营卫之所司，不能偏于轻重，故言寸口。两关主乎中焦，脾胃之所

司，宜重在右，故言跌阳。两尺主乎下焦，宜重在左，故言少阴。此先得我心之所同然。况两处动脉，仅可求其绝与不绝。断不能推原某脉主某病也。设闺中处子，而欲按其足上之脉，殊为未便。

问反关脉 昔人所云反关之脉，但言脉位之异，未审所见之脉，与平常之人可例推乎，抑别有所异乎？答曰：凡脉之反关者，皆由脉道阻碍，故易位而见，自不能条畅如平常之脉也。其反关之因，各有不同。而反关之状，亦自不一。有胎息中惊恐颠仆而反关者，有襁褓束缚致损而反关者，有幼时跌仆动经而反关者，有龂龀痦积，伐肝太过，目连劄而左手偏小，有似反关者。有大惊丧志，死绝复苏而反关者。有一手反关者，有两手反关者。有从关斜走至寸而反关者。有反于内侧，近大陵而上者。有六部原有如丝，而阳溪、列缺，别有一脉大于正位者。有平时正取侧取俱无，覆手取之而得者。有因病而正取无脉，覆手诊之乃得者。总皆阴阳伏匿之象。有伤寒欲作战汗，脉浮而误认反关者，大抵反关之脉，沉细不及，十常八九。坚强太过者，十无二三。欲求适中之道，卒不易得也。亦有诸部皆细小不振，中有一粒如珠者，此经脉阻结于其处之状，故其脉较平人细小者，为反关之常，较平人反大者绝少。不可以为指下变异，谓之怪脉也。凡遇反关殊异平常之脉，须细讯。其较之平时稍大，即为邪盛。比之平时愈小，即为气衰。更以所见诸证参之。

问人迎气口脉 门人问曰：人迎主表。气口主里。东垣《内外伤辨》言之详矣。而盛启东又以新病之死生，系乎右手之关脉。宿病之死生，主乎左手之关尺。斯意某所未达，愿闻其义云何。答言：病有新久，证有逆顺。新病谷气犹存，胃脉

自应和缓。即或因邪鼓大，因虚减小。然须至数分明，按之有力，不至浊乱，再参语言清爽，饮食知味，胃气无伤，虽剧可治。如脉至浊乱，至数不明，神昏语错，病气不安，此为神识无主，苟非大邪瞑眩，岂宜见此。经云，脉浮而滑，谓之新病，脉小以涩，谓之久病，故新病而一时形脱者死，不语者亦死。口开眼合，手撒喘汗遗尿者，俱不可治。新病虽各部脉脱，中部独存者，是为胃气，治之必愈。久病而左手关尺软弱，按之有神，可卜精血之未艾。他部虽危，治之可生。若尺中弦紧急数，按之搏指，或细小脱绝者，法在不治。盖缘病久胃气向衰，又当求其尺脉，为先天之根气也。启东又云：诊得浮脉，要尺内有力，为先天肾水可恃，发表无虞。诊得沉脉，要右关有力，为后天脾胃可凭，攻下无虞。此与前说互相发明，言虽异而理不殊也。

问初诊久按不同说　问脉有下指浮大，按久索然者；有下指濡软，按久搏指者，有下指微弦，久按和缓者，何也？答曰：夫诊客邪暴病，应指浮象可证。若切虚羸久病，当以根气为本。如下指浮大，按久索然者，正气大虚之象，无问暴病久病，虽证显灼热烦扰，皆正衰不能自主，随虚阳发露于外也。下指濡软，久按搏指者，里病表和之象，非脏气受伤，则坚积内伏，不可以脉沉误认为虚寒也。下指微弦，按久和缓者，久病向安之象。气血虽殆，而脏气未败也。然多有证变多端。而脉见小弱，指下微和，似有可愈之机者。此元气与病气俱脱，反无病象发现，乃脉不应病之候，非小则病退之比。大抵病人之脉，初下指虽见乏力，或弦细不和，按至十余至渐和者，必能收功。若下指似和，按久微涩不能应指，或渐觉弦硬者，必难取效。设病虽牵缠，而饮食渐进，便溺自调，又为胃气渐复之兆。经云：安谷者胃。浆粥入胃，则虚者活，此其候也。

问病同脉异病异治同　问有病同而脉异，病异而脉同。病同而治异，病异而治同。何也？答曰：夫所谓病同而脉异者，人在气交之中，所谓六淫七情，八风九气，一时之病，大率相类。故所见之证，亦多相类。而人之所禀，各有偏旺偏衰之不同，且有内戕神志，外役肢体，种种悬殊，脉象岂能如一，如失血证，脉有浮大而芤者，有小弱而数者，伤胃及脏之不同也。气虚证有气口虚大而涩者，有气口细小而弱者，劳伤脱泻之不同也。病异而脉同者，内伤夹外感，阳证夹阴寒，虚中有实结，新邪挟旧邪，表里交错，为患不一。而脉之所见不离阴阳寒热虚实之机。其细微见证，安得尽显于指下哉。如太阳中风，瘫痪不仁，脉皆浮缓。一为暴感之邪，一为久虚之病。虚劳骨蒸，病疟寒热，关尺皆弦紧，一为肾脏阳虚，一为少阳邪盛，可不互参脉证，一概混治乎？病同而治异者，风气之病，时气之病，疟利之病，内伤虚劳之病，初起见证，往往相似。而人之所禀，各有贞脆。且有多火多痰多气。平时之资质既殊，病中之调治自异，如《金匮》之短气有微饮者，从小便去之。苓桂术甘汤主之，肾气丸亦主之，消渴小便不利，蒲灰散主之，滑石白鱼散茯苓戎盐汤并主之。若治病不求其本，不问脉证之真象假象，但见病医病，殊失逆从反正之旨矣。病异而治同者，所见之证虽异，总不外乎邪正之虚实。如伤寒尺中脉迟之营气不足，阳邪内陷之腹中痛。虚劳里急之悸衄失精，并宜小建中汤。伏气郁发之热病，太阳中热之暍病。并宜白虎汤。寒疝之腹急胁急，产后之腹中疞痛，并宜当归生姜羊肉汤。岂以一方主治一病，而不达权变之用哉。

问从脉不从证从证不从脉　问古人治例，有从证不从脉，从脉不从证，一病而治各不同。或愈或不愈者，其故何也？答曰：此节庵先生以南阳治例，下一注脚也。惜乎有所未尽耳。盖从证从脉，各有其方。如脉浮为表，治宜汗之，然亦有宜下者。仲景云：脉浮而大，心下反硬。有热属脏者攻之，不令发汗。脉沉为里，治宜下之，然亦有宜汗者。如少阴病始得之，反发热，脉沉者，麻黄附子细辛汤汗之。脉促为阳盛，当用芩葛清之。若脉促厥冷，非灸百会以通其阳不可。此非促为阳盛也。脉迟为寒，当用姜附温之。若阳明病脉迟，不恶寒，身体濈然汗出，则用大承气，又非迟为阴寒也。此皆不从脉之治，以其证急也。又如表证汗之，乃常法也。仲景云：病发热头痛，脉反沉，身体痛，当温之，宜四逆汤。里证下之，亦其常也。日晡发热者属阳明，脉浮虚者宜发汗，用桂枝汤。结胸证具，当与陷胸下之。脉浮大者不可下，当与桂枝人参汤温之。身体疼痛，当以麻桂汗之，然尺中脉迟者不可汗，当与小建中汤和之。此皆不从证治，以其脉虚也。一病而治各不同，或愈或不愈者，良由不明受病之故。尝考《内经》多有同一见证，而所受之经各别，所见之脉迥殊，其可执一例治乎？况医有工拙，病有标本。假令正气有权之人，无论治本治标，但得药方① 开发病气，元神自复。若正气本虚之人，反现假证假脉，而与苦寒伐根之药，变证莫测矣。故凡治邪气暴虐，正气骤脱之病，制方宜猛。盖暴邪势在急迫，骤虚法当峻补。若虚邪久淹，羸弱久困之病，不但制方宜缓。稍关物议之味，咸须远之。是以巨室贵显之家，一有危疑之证，则遍邀名下相商。补泻杂陈之际，不可独出己见。而违众处方，即不获已，亦须平淡为主。倘病

在危逆，慎勿贪功奏技，以招铄金之谤也。

问《内经》脉有阴阳说　客问：《内经·阴阳别论》所言二阳之病发心脾，三阳为病发寒热，一阳发病少气诸例，俱论脉法之阴阳。王太仆误作经脉注解。观其提纲，悉从脉有阴阳一句而来。次言知阳者知阴，知阴者知阳。凡阳有五，五五二十五阳，即仲景大浮数动滑为阳。以五脏之脉，各有大浮数动滑，是为五五二十五阳也。不言五五二十五阴者，先言知阳者知阴，则沉涩弱弦微之阴，可不言而喻也。答曰：读书虽要认定提纲，一气贯彻。然中间转折，尤宜活看，不可执着。盖脉有阴阳句，岐伯原是答黄帝人有四经十二从等问。所言凡阳有五，五五二十五阳，是言五脏之阳气，应时鼓动于脉。五五相乘，为二十五阳。与玉机真藏之故病有五，五五二十五变，异名同类。夫脉法之阴阳，原不离乎经脉之阴阳。况下文所言，三阳在头，三阴在手，得非明言经脉阴阳之确据乎？若以脉有阴阳，为通篇之提纲。皆附会于脉，未免支离牵强，殊失先圣立言之旨矣。曷知阴阳别论，原从阴阳应象，阴阳离合，鱼贯而下，皆论经脉之阴阳，又为提纲中之挈领。可不体会其全，妄讥先辈乎？

问高章纲惵卑损诸脉　旅泊苕溪，偶检嘉言先生仲景脉法解。坐有同人谓石顽曰：夫脉之显著共闻者，尚且指下难明，况乎险奥幽微，人所共昧。如高章纲惵卑损之脉，既非恒有之象。何长沙博采古训，以眩耳目。喻子曲为释辞，以夸博识乎？答曰：此古圣至微至显之的诀，不能晦藏于密，一时为之阐发，岂故为诡异以欺后世耶？其所谓纲者，诸邪有余之纲

---

① 方：底校本同，疑为"力"。

领，损者，诸虚积渐之损伤。恐人难以领悟，乃以高章僺卑四字，体贴营卫之盛衰。虽六者并举，而其所主，实在纲损二脉也。以其辞简义深，未由窥测。喻子独出内照，发明其义，惜乎但知高章为高章取象，僺卑为僺卑措辞，不知高章为纲脉之纪，僺卑为损脉之基耳。盖高者，自尺内上溢于寸，指下涌涌，既浮且大，而按之不衰。以卫出下焦，行胃上口，至手太阴。故寸口盛满，因以高字名之。章者，自筋骨外显于关，应指逼逼，既动且滑，而按之益坚。以营出中焦，亦并胃口而出上焦。故寸关实满，因以章字目之。纲者，高章兼该之象，故为相搏。搏则邪正交攻，脉来数盛，直以纲字揭之。僺者，寸口微滑，而按之软弱，举指督督，似数而仍力微。以卫气主表，表虚不能胜邪，故有似乎心中怵惕之状，因以僺字喻之。卑者，诸脉皆不应指，常兼沉涩之形，而按之隐隐。似伏而且涩难。以营气主里，里虚则阳气不振，故脉不显。有似妾妇①之卑屑不能自主，故以卑字譬之。损者，僺卑交参之谓，故为相搏。搏则邪正俱殆，脉转衰微，直以损字呼之。而损脉之下，复有迟缓沉三者，言阿阿徐缓，而按之沉实。为营卫俱和，阴阳相抱之象，不过借此以显高章等脉。大都高章纲僺卑损之脉，皆从六残贼来。其浮滑之脉，气多上升而至于高。弦紧之脉，邪必外盛而至于章。沉涩之脉，阳常内陷而至于卑。非阴寒脉沉，不传他经之比。反此六者，能为诸脉作病，故谓残贼。纵邪气盛满，而汗下克削太过，皆能致虚。虚则脉来僺僺，按之力微，逮所必至。至于高章相搏，未有不数盛者。僺卑相搏，未有不弦劲者。所以沉伏之中，尺内时见弦细搏指，则为损脉来至。必难治也。详高僺之脉，往往见于寸口，章脉每多显于跗阳，

卑脉恒于少阴见之。然僺卑之脉，寸口跗阳未尝不有也。高章之脉，尺内少阴，从未一见耳。观后寸口跗阳少阴诸条，皆言高章僺卑之病。其阴阳死生之大端，端不出大浮数动滑为阳，沉涩弱弦微为阴之总纲。以其非专言伤寒脉法，故长沙另辑平脉法篇，隶诸辨脉法下。由是昔余诠释缵论，略未之及。兹因同人下问，不觉为之饶舌。

问辨声色法　或问医以声色之辨，为神圣妙用。而审切反居其次，何也？答曰：夫色者神之华，声者气之发。神气为生阳之证验。在诊察之际，不待问而阴阳虚实之机，先见于耳目间矣。予于《伤寒绪论》，言之颇详，姑以大略陈之。色贵明润，不欲沉夭。凡暴感客邪之色，不妨昏浊壅滞。病久气虚，只宜瘦削清癯。若病邪方锐，而清白少神，虚羸久困，而妩媚鲜泽，咸非正色。五色之中，青黑黯惨。无论病之新久，总属阳气不振。惟黄色见于面目，而不至索泽者，皆为向愈之候。若眼胞上下如烟煤者，寒痰也；眼黑颊赤者，热痰也；眼黑而行步艰难呻吟者，痰饮入骨也；眼黑而面带土色，四肢痿痹，屈伸不便者，风痰也。病人见黄色光泽者，为有胃气，不死。干黄者，为津液之槁，多凶。目睛黄者，非瘅即衄。目黄大烦为病进，平人黑气起于口鼻耳目者危。若赤色见于两颧，黑气出于神庭，乃大气入于心肾，暴亡之兆也。至于声者，虽出肺胃，实发丹田。其轻清重浊，虽由基始，要以不异平时为吉。如病剧而声音清朗如常者，形病气不病也。始病即气壅声浊者，邪干清道也。病未久而语声不续者，其人中气本虚也。脉之呻者，病也。言迟者，风也。多言者，火之用事也。声

① 妇：底校本同，疑为"婢"。

如从室中言者，中气之湿也。言而微，终日乃复言者，正气之夺也。衣被不敛，言语善恶，不避亲疏者，神明之乱也。出言懒怯，先重后轻者，内伤元气也。出言壮厉，先轻后重者，外感客邪也。攒眉呻吟者，头痛也。噫气以手抚心者，中脘痛也。呻吟不能转身，坐而下一脚者，腰痛也。摇头以手扪腮者，齿颊痛也。呻吟不能行步者，腰脚痛也。诊时吁气者，郁结也。摇头言者，里痛也。形羸声哑者劳瘵，咽中有肺花疮也。暴哑者，风痰伏火，或怒喊哀号所致也。言语蹇涩者，风痰也。诊时独言独语，不知首尾者，思虑伤神也。伤寒坏病，声哑，唇口有疮者，狐惑也。平人无寒热，短气不足以息者，痰火也。声色之诊最繁，无庸琐述，以混耳目。

问脉沉因温补转剧　门人问曰：尝闻肥人之脉宜沉，肾肝之脉宜沉，冬月之脉宜沉。于此有人，年盛体丰，冬时腰痛不能转侧，怯然少气，足膝常逆。证脉皆寒，与肾气丸不应，转增寒热喘满，何也？答曰：不在证治也。夫肥人之脉沉者，湿伤血脉也。腰痛不能转侧者，湿滞经络也。怯然少气者，湿干肺胃也。足膝常逆者，湿遏阳气，不能旁达四末也。法当损气以助流动之势，则痛者止而逆者温。反与滋腻养营之药，则痰湿愈壅，经络不能条畅。而寒热喘满，势所必至也。昔有朔客，初至吴会，相邀诊视。时当夏月，裸坐盘飧，倍于常人。而形伟气壮，热汗淋漓于头项间。诊时不言所以，切其六部沉实，不似有病之脉。惟两寸略显微数之象。但切其左，则以右掌抵额。切其右，则易左掌抵额，知为肥盛多湿。夏暑久在舟中，时火鼓激其痰于上，而为眩晕也。询之果然。因与导痰清湿而安。设不察所苦，但以脉沉，求其病之所属，失之

远矣。医之手眼，可不临机活泼乎？

逆　顺

诊切之要，逆顺为宝。若逆顺不明，阴阳虚实死生不别也。故南阳先师，首言伤寒阴病见阳脉者生，阳病见阴脉者死。即此一语，可以推卒病之逆顺，亦可广诸病之死生。一着先机，至微至显。奈何先辈专守王氏之绳墨，不达至圣之璇玑。以至脉学之言，愈阐愈昧。求脉之道，愈趋愈躐。良由不解活法推源之故。因是辑逆顺诸例，庶学者披卷晓然。虽以死生并列，而逆证尤不可忽。如伤寒未得汗，脉浮大为阳，易已。沉小为阴，难已。伤寒已得汗，脉沉小安静为顺，浮大躁疾者逆。然多有发热头痛，而足冷阳缩，尺中迟弱，可用建中和之者。亦有得汗不解，脉浮而大，心下反硬，合用承气攻之者。更有阴尽复阳，厥愈足温，而脉续浮者，苟非深入南阳之室，恶能及此？迨夫温病热病，热邪亢盛虽同，绝无浮紧之脉。观《内经》所云，热病已得汗而脉尚盛躁，此阴脉之极也，死。热病脉尚盛躁而不得汗者，此阳脉之极也，死。脉盛躁，得汗静者，生。他如温病穰穰大热，脉数盛者生，细小者死。热病汗下后，脉不衰，反躁疾，名阴阳交者死。历参温热诸病，总以数盛有力为顺，细小无力为逆。得汗后，脉不衰，反盛躁，尤逆也。至于时行疫疠，天行大头，咸以脉数盛滑利为顺，沉细虚涩为逆。然湿土之邪内伏，每多左手弦小，右手数盛者，总以辛凉内夺为顺，辛热外散为逆。当知温热时疫，皆热邪内蕴而发。若与表散，如炉冶得鼓铸之力耳。然疫疠虽多人迎不振，设加之以下利足冷，又未可轻许以治也。故昔人有阴阳俱紧，头痛身热，而下利足冷者死，谓

其下虚也。至若温毒发斑，谵语发狂等证，总以脉实便秘为可治，脉虚便滑者难治。若斑色紫黑如果实厴，虽便秘能食，便通即随之而逝矣。其狂妄躁渴，昏不知人，下后加呃逆者，此阳去入阴，终不可救。卒中风口噤，脉缓弱为顺，急实大数者逆。中风不仁，痿躄不遂，脉虚濡缓为顺，坚急疾者逆。中风遗尿盗汗，脉缓弱为顺，数盛者逆。中风便溺阻涩，脉滑实为顺，虚涩者逆。中寒卒倒，脉沉伏为顺，虚大者逆。中暑自汗喘乏，腹满遗尿，脉虚弱为顺，躁疾者逆。暑风卒倒，脉微弱为顺，散大者逆。大抵卒中天地之气，无论中风中寒，中暑中暍，总以细小流连为顺，数实坚大为逆。散大涩艰，尤非所宜。不独六淫为然，即气厥痰厥，食痰蛔厥，不外乎此。盖卒中暴厥，皆真阳素亏。故脉皆宜小弱，不宜数盛。中恶腹满，则宜紧细微滑。不宜虚大急数。中百药毒，则宜浮大数疾，不宜微细虚涩。详中风中暑，一切暴中，俱有喘乏遗尿。如中风中寒，则为肾气之绝。中暑中暍，则为热伤气化。痰食等厥，又为气道壅遏所致。死生顺逆悬殊，可不辨而混治乎？凡内伤劳倦，气口虚大者为气虚，弦细或涩者为血虚。若躁疾坚搏，大汗出，发热不止者死。以里虚，不宜复见表气开泄也。内伤饮食，脉来滑盛有力者，为宿食停胃。涩浮模糊者，为寒冷伤脾，非温消不能克应。霍乱脉伏，为冷食停滞，胃气不行，不可便断为逆。搏大者逆，既吐且利，不宜复见实大也。霍乱止而脉代，为元气暴虚，不能接续，不可便断为逆。厥冷迟微者逆，阳气本虚，加以暴脱，非温补不能救疗。噎膈呕吐，脉浮滑大便润者顺。痰气阻逆，胃气未艾也。弦数紧涩，弦如鸡清，大便燥结者逆。气血枯竭，痰火郁结也。腹胀，关部浮大有力为顺，虚

小无神者逆。水肿，脉浮大软弱为顺，涩细虚小者逆。又沉细滑利者，虽危可治，虚小散涩者不治。鼓胀，滑实流利为顺，虚微短涩者逆。肿胀之脉，虽有浮沉之不同，总以软滑为顺，短涩为逆。咳嗽，浮软和滑者易已，沉细数坚者难已。久嗽缓弱为顺，弦急实大者逆。劳嗽骨蒸，虚小缓弱为顺，坚大涩数者逆。弦细数疾者尤逆。上气喘嗽，脉虚宁宁伏匿为顺，坚强搏指者逆，加泻尤甚。上气喘息低昂，脉浮滑，手足温为顺，脉短涩，四肢寒者逆，上气脉数者死，谓其形损故也。历陈上气喘嗽诸例，皆以软弱缓滑为顺，涩数坚大者逆。盖缓滑为胃气尚存，坚涩则胃气告匮之脉也。肺痿，脉虚数为顺，短涩者逆。数大实者，亦不易治。肺痈初起，微数为顺，洪大者逆。已溃，缓滑为顺，短涩者逆。气病而见短涩之脉，气血交败，安可望其生乎？吐血衄血下血，芤而小弱为顺，弦急实大者逆。汗出若衄，沉滑细小为顺，实大坚疾者逆。吐血，沉小为顺，坚强者逆。吐血而咳逆上气，芤软为顺，细数者逆，弦劲者亦为不治。阴血既亡，阳无所附，故脉来芤软。若细数则阴虚火炎，加以身热不得卧，不久必死。弦劲为胃气之竭，亦无生理。蓄血，脉弦大可攻为顺，沉涩者逆。从高顿仆，内有血积，腹胀满，脉坚强可攻为顺，小弱者逆。金创出血太多，虚微细小为顺，数盛急实者逆。破伤，发热头痛，浮大滑为顺，沉小涩者逆。肠澼下白沫，脉沉则生，脉浮则死。肠澼下脓血，沉小留连者生，数疾坚大身热者死。久利，沉细和滑为顺，浮大弦急者逆，虽沉细小弱，按之无神者不治。肠澼下利，《内经》虽言脉浮身热者死。然初病而兼表邪，常有发热脉浮，可用建中而愈者，非利久虚阳发露，反见脉浮身热，口噤不食之比。泄

泻，脉微小为顺，急疾大数者逆。肠澼泄泻，为肠胃受病，不当复见疾大数坚之脉也。小便淋秘，脉滑疾者易已，涩小者难已。消瘅脉实大，病久可治，脉悬小坚病久不可治。消渴，脉数大软滑为顺，细小浮短者逆。又沉小滑为顺，实大坚者逆。头痛目痛，卒视无所见者死。清阳失守，邪火僭逆于上也。其脉浮滑为风痰上盛，可治。短涩为血虚火逆，不治。心腹痛，痛不得息，脉沉细迟小为顺，弦长坚实者逆。癥瘕脉沉实者可治，虚弱者死。疝瘕脉弦者生，虚疾者死。心腹积聚，脉实强和滑为顺，虚弱沉涩者逆。癫疾，脉搏大滑，久自已。小坚急，死不治。又癫疾脉虚滑为顺，涩小者逆。狂疾，脉大实为顺，沉涩者逆。痿痹，脉虚涩为顺，紧急者逆。虫蚀阴肛，虚小为顺，坚急者逆。痈疽初起，脉微数缓滑为顺，沉涩坚劲者逆。未溃，洪大为顺，虚涩者逆。溃后，虚迟为顺，数实者逆。肠痈，软滑微数为顺，沉细虚涩者逆。病疮，脉弦强小急，腰脊强，瘛疭，皆不可治。溃后被风，多此痉病。脉浮弦为阳，沉紧为阴，若牢细坚劲者不治。妊娠，脉宜和滑流利，忌虚涩不调。临月，脉宜滑数离经，忌虚迟小弱。牢革尤非所宜。新产，脉宜缓弱，忌弦紧。带下，脉宜小弱，忌急疾。崩漏，脉宜微弱，忌实大。乳子而病热，脉悬小，手足温则生，寒则死。凡崩漏胎产久病，脉以迟小缓滑为顺，急疾大数者逆。以上诸例，或采经论，或摭明言。咸以病脉相符为顺，病脉相反为逆。举此为例，余可类推。颖悟之士，自能闻一知十，无烦予之屑屑也。

异　脉

异脉者，乖戾不和，索然无气，不与寻常诸脉相类。《〈内经〉·大奇论》，贯列诸脉，摹写最微。苟非逐一稽研，乌能心领神会？如心脉满大，痫瘛筋挛。肝脉小急，痫瘛筋挛。二条见证皆同，而脉象迥异。受病各别。其同病异治等法，良有见乎此也。若肝脉惊暴，有所惊骇，脉不至，若喑，皆惊气失常，所以肝脉驰骤，气平自已，毋治也。肾脉小急，肝脉小急，心脉小急，不鼓，皆为瘕。言诸经之脉，皆有小急，但以按之不鼓者为瘕。若纵之鼓指，又为火伏之象，非瘕也。肾肝并沉为石水，并浮为风水，并虚为死，并小弦欲惊。并者，六位皆然，非见一二部也。水脉当沉，以风势鼓激则浮。浮则重按不乏，虚则按之即空。以水气内蓄，不当并见虚脉，故死。并小弦欲惊者，以少阳生气，为阴邪所埋，故惕惕如惊，而非实惊也。肾脉大急沉，肝脉大急沉，皆为疝。心脉搏滑急为心疝，肺脉沉搏为肺疝。疝脉无不弦急者。观下文三阳急为瘕，三阴急为疝，则疝瘕之阴阳辨治，可了然矣。二阴急为痫厥，厥属肾，而痫属心包也。二阳急为惊，闻水音则惕然而惊也。脾脉外鼓沉为肠澼，久自已。肝脉小缓为肠澼，易治。肾脉小搏沉为肠澼下血，血温身热者死。心肝病亦下血，二藏同病者可治，其脉小沉涩为肠澼，其身热者死，热见七日者死。肠澼之脉，总以缓小为易治，坚搏为难治。外鼓沉者，言虽浮大而根气不乏也。小搏沉者，阴邪内注而脉显阴象，不当复见虚阳外扰也。心肝二藏，水火同气，故同病者易治。脾肾同病，为土崩水竭，故死不治。胃脉沉鼓涩，胃外鼓大，心脉小坚急，皆鬲，偏枯，男子发左，女子发右，不喑，舌转可治。三十日起，其从者喑。三岁起，年不满二十者，三岁死。言胃脉重按则涩，浮取则大。阴血受伤而阳气失守也。心脉小坚急，阴邪盛而上侮君主也。胃气既伤，血脉又病。故心下痞鬲，而半体偏枯也。偏枯以男子发左，女子发右为逆。然虽逆而非不治也。如不喑舌转，非藏受病。见证虽逆，治亦易起。若喑不能言，肾气内亏。证虽不逆，治亦难痊。若年不满二十，气血方盛之时，而见偏废之疾，此根气之夭。不出三年必死也。脉至而搏，血衄身热者死。脉来悬钩浮为常脉。血衄身热而脉来搏指，虚阳外脱，阴血内亡，安得不死？脉来悬钩浮，言浮而中空之状，隐然言外。脉至如喘，名暴厥。暴厥者，不知与人言。言暴逆气浮，故脉喘喘乏力，肾气不能下守可知。脉至如数，使人暴惊，三四日自已。言暴惊气乱，故脉至如数。而实未常数，故不须治。脉至浮合，浮合如数。言一息十至以上，如浮波之合，后至凌前。虚疾而动无常候，是经气予不足也。脉至如火薪然。言浮数而散，瞥瞥如羹上肥，是心精之予夺也。脉至如散叶，言飘忽无根，是肝气予虚也。脉至如省客，省客者，言如省间之客，乍见欲言而迟疑不吐。故以脉塞而鼓四字体贴之。是肾气予不足也。脉至如丸泥，言指下动滑如循薏苡子。是胃精之不足也。脉至如横格，言坚强如横木之拒于指下，是胆气予不足也。脉至如弦缕，言弦急而强，如转索之状，是胞精予不足也。脉至如交漆，交漆者，左右傍至也。言指下艰涩不前，重按则不由正道而出。或前大后细，与绵绵如泻漆之绝互发。脉至如涌泉，言寸口洪盛，如泉出穴之涌，而按之散漫，浮鼓肌中，太阳气予不足也。脉至如颓土之状，言涩大模糊，如雨中颓土，按之不得，是肌气予不足也。脉至如悬雍，悬雍者，浮揣切之益大，重按即无，故以腭间下垂之肉喻之。是十二俞之予不足也。脉至如偃刀，偃刀者，浮之小急，

按之坚大急。五藏郁热，寒热独并于肾也。脉至如丸，滑不直手，按之不可得，是大肠气予不足也。脉至如华者，言如花之虚浮，令人善恐，不欲坐卧，行立常听。是小肠气予不足也。如上诸脉，古圣目之大奇，洵非寻常可拟。余尝反覆互参，始得其旨。前九条，咸以脉证异同，究其病之所属。如脾脉外鼓沉，及胃脉沉鼓涩，胃外鼓大之脉皆仿佛，而为病迥殊。后十四条，又以指下乖异，辨诸经之气予不足，而悉予之短期。近世但知弹石解索，雀啄屋漏，鱼翔虾游，谓之六绝。若浮合等脉，真藏七诊，茫然不知何义，而漫治取谤者有之。多有病本濒危，药之不应，而显绝脉绝证。如病人身热脉大，服药后，忽然微细欲绝，厥冷下利，呃逆不止者死，脉转躁疾亦死。病人厥逆下利，脉微欲绝，服药后，脉暴出者死。与厥逆下利，本不能食，今骤能食，为除中者死。同义，又脉来忽沉忽浮，乍疏乍数，来去无次，皆不可治。经谓不大不小，病尤可治。其有大小者。为难治也。真藏者，独弦独钩独毛独石独代，而指下坚强，绝无和缓之象。藏气病气，打成一片。故曰真藏。见之必死。七诊者，独小独大独疾独迟，诸部皆然。非一部两部见病脉也。独热者，尺炬然热。独寒者，尺肤寒是也。独陷下者，诸部皆陷伏不应也。真藏悉为死候，七诊尤为病脉。其所重全在胃气。胃主肌肉，故言形肉已脱，九候虽调尤死。七诊虽见，九候皆从者不死。胃为五脏之本也，若有七诊之病，其脉候亦败者死矣。前篇汇次逆顺，此篇专辑异脉。欲人贯彻其旨，庶无轻诺许治之失。

妇　人

问妇人脉法，与男子何异？答曰：女

子二七天癸通，月事以时下。故其所重，全在冲任。冲任为精血之海，其脉常随肝肾而行，故以左尺为命门。阴阳应象论云：阴阳者，血气之男女也。左右者，阴阳之道路也。盖天道左旋而主阳气，地道右转而主阴血，阴常从阳，为阳之守，故左尺反有命门之号。然阴禀多暴，脉多随气上章，阴性多郁，脉亦随气内慄。古人虽有女子右脉常盛，及女脉在关下之说。要非定论，其病惟经候胎产，异于男子，他无所殊也。若肾脉微涩，或左手关后尺内脉浮，或肝脉沉而急，或尺脉滑而断绝不匀，皆经闭不调之候。如体弱之妇，脉常微弱，但尺内按之不绝，便是有子，月断呕逆不食，六脉不病，亦为有子。所以然者，体弱而脉难显也。脉经曰：妇人脉三部浮沉正等，按之不绝，无他病而不月者，妊子也。尺数而旺者亦然。经曰：何以知怀子之且生？身有病而无邪脉也。又云：阴搏阳别，谓之有子。言尺内阴脉搏指，与寸口阳脉迥别，其中有阳象也。阴阳相鹜，故能有子。阴虚阳搏谓之崩，言尺内虚大弦数，皆内崩而血下。若消瘦喘息，月事不来者，二阳之病发心脾也。妇人不月，脉来滑疾，重手按之散者，胎以三月也。和滑而代者，此二月余之胎息也。重手按之，滑疾而不散者，五月也。妊娠四月，欲知男女法，古人悉以左尺滑大为男，右尺滑大为女。两尺俱滑大为双胎。然往往有左寸动滑为男者，以经行血泻，阴常不满，故尺常不足，不可执于尺内滑大方为胎脉之例。经云：妇人手少阴脉动甚者，妊子也。寸为阳位，故见动滑，则为血充而显阳象。左叶熊罴，右应鸾凤之兆，可预卜而无疑也。凡妇人经水三月不来，诊其脉两寸浮大，两关滑利，两尺滑实而带数，此胎脉也。若有形而不动，或当脐下翕翕微动。如抱甕之状，按

之冰冷。又两尺乍大乍小，乍有乍无，或浮或沉，或动或止，早暮不同者，乃鬼胎也。须连视二三日乃见。宜补气活血，温养脾胃，则水行经自通矣。若脉来疾如风雨乱点，忽然而去，久之复来如初者，是夜叉胎也。亦有左关之脉，指下见两歧而产夜叉者，总与平常之脉不类也。妊娠脉弱，防其胎堕。以气血无养也，急宜补养。若弦急亦堕，是火盛也。孕妇脉沉细弦急，憎寒壮热。唇口俱青黑，是胎气损也。当问胎动否。若不动，反觉上抢心闷绝，按之冰冷者，当作死胎治之。妇人经断有躯，其脉弦者，后必大下，不成胎也。然有因病脉弦，又当保胎为务。气旺则弦自退矣。妇人尺脉微迟为居经，月事三月一下，血气不足故也。妇人尺脉微弱而涩，少腹恶寒，年少得之为无子，年大得之为绝孕。若因病而脉涩者，孕多难保。凡妊娠外感风邪，脉宜缓滑流利。最忌虚涩躁急。虚涩则不固，躁急则热盛伤胎。多难治也。胎前下利，脉宜滑小，不宜洪数。洪数则防其胎堕。堕后七日多凶。治疗之法，攻积必死，兜涩亦死。急宜伏龙肝汤，煎温养脾胃药，多有生者。凡妊娠之脉，宜实大有力，忌沉细弦急虚涩。半产漏下，宜细小流连。忌急实断绝不匀。临产宜滑数离经，忌虚迟弦细短涩。产后宜沉小微弱，忌急实洪数不调。新产伤阴，出血不止，尺脉不能上关者死。新产中风热病，脉宜浮弱和缓，忌小急悬绝，崩漏不止。脉宜细小芤迟，忌虚涩数实。凡诊妇人室女伤寒热病，须问经事若何。产后须问恶露多少，及少腹中有无结块，此大法也。

婴　儿

问婴儿三岁以下，看虎口三关纹色，

其义云何？答曰：婴儿气血未盛，经脉未充，无以辨其脉象，故以食指络脉形色之彰于外者察之。其络即三部之所发。其色以紫为风热，红为伤寒，青为惊恐，白为疳积。惟黄色隐隐，或淡红隐隐，为常候。至见黑色，危矣。若虎口三关多乱纹，为内钓。腹痛气不和，脉乱身热不食，食即吐而上唇有珠状者，为变蒸也。其间纹色，在风关为轻，气关为重，命关尤重也。此言次指上三关近虎口一节为风关，中节为气关，爪甲上节为命关。然纹直而细者，为虚寒少气，多难愈。粗而色显者，为邪干正气，多易治。纹中有断续如流珠形者，为有宿食。其纹自外向里者为风寒，自内向外者为食积也。岐伯曰：阴络之色应其经，阳络之色变无常，随四

时而行也。寒多则凝泣，凝泣则青黑。势多则淖泽，淖泽则黄赤。此皆常也。至三岁以上，乃一指按三关。此言寸关尺三部也。其脉常以六至为则。添则为热，减则为寒。浮弦为乳痫，弦紧为风痫，虚涩为慢惊，沉弦为腹痛，弦实为气不和，牢实为便秘，沉细为冷乳不消，沉滑为宿食不化。或小或涩，或沉或细，皆为宿食停滞。浮大为伤风，伏结为物聚，弦细为疳劳，沉数为骨蒸有热也。婴儿病赤瓣飧泄，脉小手足寒，难已。脉小手足温，泄易已。小儿见其腮赤目赤，呵欠烦①闷，乍凉乍热，或四末独冷，鼓栗恶寒，面赤气涌，涕泪交至，及耳后有红丝纹缕，脉来数盛者，皆是痘疹之候，汤药之所当忌者最多，慎勿漫投以贻其咎也。

---

① 烦：底本作"顿"，据锦章书局本改。

伤寒舌鉴

目　录

伤 寒 舌 鉴

白苔舌总论

伤寒邪在皮毛，初则舌有白沫，次则白涎白滑，再次白屑白疱，有舌中舌尖舌根之不同，是寒邪入经之微甚也。舌乃心之苗，心属南方火，当赤色。今反见白色者，是火不能制金也。初则寒郁皮肤毛窍，不得疏通，热气不得外泄，故恶寒发热。在太阳经，则头痛身热，项背强，腰脊疼等症。传至阳明经，则有白屑满舌，虽症有烦躁，如脉浮紧者，犹当汗之，在少阳经者，则白苔白滑，用小柴胡汤和之。肾虚者，理中汤温之，如白色少变黄者，大柴胡，大小承气分轻重下之。白舌亦有死症，不可忽视也

之。

图 2　薄白滑苔舌

此太阳里症舌也。二三日未曾汗，故邪入丹田渐深。急宜汗之。或太阳与少阳合病有此舌者，柴胡桂枝汤主之。

图 1　微白滑苔舌

寒邪初入太阳，头疼，身热，恶寒，舌色微白有津，香苏散羌活汤之类发散

图 3　厚白滑苔舌

病三四日，其邪只在太阳，故苔纯白

而厚，却不干燥，其症头疼发热脉浮而
紧，解表自愈。

图4　干厚白苔舌

病四五日，未经发汗，邪热渐深，少
有微渴，过饮生冷，停积胸中，营热胃
冷，故今发热烦躁，四肢逆冷，而苔白干
厚，满口白屑，宜四逆散加干姜。

图5　白苔黄心舌

此太阳经初传阳明腑病舌也，若微黄
而润，宜再汗。待苔燥里症具，则下之。
若烦躁呕吐，大柴胡汤加减。亦有下淡黄
水沫，无稀粪者，大承气下之。

图6　白苔黄边舌

舌中见白苔，外有微黄者，必作泄，
宜用解毒汤，恶寒者，五苓散。

图7　干白苔黑心舌

此阳明腑兼太阳舌，其苔边白中心干
黑者，因汗不彻，传至阳明所致，必微汗
出，不恶寒脉沉者，可下之。如二三日未
曾汗，有此舌必死。

图 8　白滑苔尖灰刺舌

此阳明腑兼少阳舌也，三四日自利脉长者，生；弦数者，死。如有宿食用大承气下之，十可全五。

图 10　白滑苔黑心舌

白苔中黑，为表邪入里之候。大热谵语，承气等下之，倘食复而发热，或利不止者，难治。

图 9　白苔满黑刺尖舌

白苔中生满干黑芒刺，乃少阳之里症也。其症不恶寒反恶热者，大柴胡加芒硝急下之，然亦危症也。

图 11　半边白滑舌

白苔见于一边，无论左右皆属半表半里。并宜小柴胡汤，左加葛根右加茯苓。有咳嗽引胁下痛，而见此舌，小青龙汤。夏月多汗自利，人参白虎汤。

图12　脏结白滑舌

或左或右，半边白苔，半边或黑或老黄者，寒邪结在脏也，黄连汤加附子。结在咽者，不能语言，宜生脉散合四逆汤，可救十中一二。

图14　白苔燥裂舌

伤寒胸中有寒，丹田有热，所以舌上白苔，因过汗伤营舌上无津，所以燥裂。内无实热，故不黄黑，宜小柴胡加芒硝微利之。

图13　白苔黑斑舌

白苔中有黑小斑点乱生者，乃水来克火。如无恶候，以凉膈散承气汤下之，十中可救一二。

图15　白苔黑根舌

舌苔白而根黑，火被水克之象，虽下亦难见功也。

图16 白尖黄根舌

邪虽入里而尖白末黄，不可用承气，宜大柴胡汤加减，下后无他症，安卧神清可生。倘再有变症多凶。

图17 白苔变黄舌

此阳明里症舌也，黄乃土之色，因邪热上攻，致令舌有变黄，如脉长，恶热转矢气烦躁者，大柴胡、调胃承气下之。

图18 白苔变黑舌

白苔中见黑色两条，乃太阳少阳之邪入于胃，因土气衰绝，故手足厥冷，胸中结痛也，理中汤泻心汤选用，如邪结在舌根、咽嗌，而不能言者，死症也。

图19 白苔变灰色舌

此夹冷食舌也，七八日后见此舌，而有津者可治，理中四逆选用。无津者不治，如干厚见里症，则下之。得汤次日灰色去者安。

图 20　白尖中红黑根舌

舌尖白而根灰黑，少阳邪热传腑，热
极而伤冷饮也。如水停津液固结而渴者，
五苓散。自汗而渴者，白虎汤。下利而渴
者，解毒汤。如黑根多，白尖少，中不甚
红者，难治。

图 21　白苔尖红舌

满舌白滑而尖却鲜红者，乃热邪内
盛，而复感客寒，入少阳经也，小柴胡汤
加减。

图 22　白苔中红舌

此太阳初传经之舌也，无汗者发汗，
有汗者解肌，亦有少阳经者，小柴胡汤加
减。

图 23　白苔变黄舌

少阳症罢，初见阳明里症，故苔变黄
色兼矢气者，大柴胡汤下之。

图24　白尖红根舌

舌尖苔白，邪在半表半里也。其症寒热，耳聋，口苦，胁痛，脉弦，小柴胡汤和解之。

图25　白苔尖灰根黄舌

此太阳湿热并于阳明也，如根黄色润，目黄小便黄者，茵陈蒿汤加减。

图26　白苔尖根俱黑舌

舌根尖俱黑而中白，乃金水太过，火土气绝于内，虽无凶症亦必死也。

图27　熟白舌

白苔老极，如煮熟相似者，心气绝而肺色乘于上也。始因食瓜果冰水等物，阳气不得发越所致，为必死候，用枳实理中，间有生者。

图28　白苔如积粉舌

此舌乃瘟疫初犯募原也，达原饮，见三阳表症，随经加柴胡、羌活，见里症加大黄。

图29　淡白透明舌

年老胃弱，虽有风寒不能变热，或多服汤药，伤其胃气，所以淡白通明，似苔非苔也，宜补中益气加减治之。

黄苔舌总论

黄苔者里症也，伤寒初病无此舌，传至少阳经亦无此舌，直至阳明腑实，胃中火盛，火乘土位，故有此苔，当① 分轻重泻之，初则微黄，次则深黄，有滑甚则干黄焦黄也，其症有大热，大渴，便秘，谵语，痞结自利，或因失汗发黄，或蓄血如狂，皆湿热太甚，小便不利所致。若目白如金。身黄如橘，宜茵陈蒿汤，五苓散、栀子柏皮汤等。如蓄血在上焦，犀角地黄汤。中焦，桃仁承气汤。下焦，代抵当汤，凡血症见血则愈，切不可与冷水饮之，必死。大抵舌黄，症虽重，若脉长者，中土有气也，下之则安。如脉弦下利，舌苔黄中有黑色者，皆危症也。

图30　纯黄微干舌

舌见黄苔，胃热之极，土色见于舌端也。急宜调胃承气下之，迟则恐黄老变黑，为恶候耳。

---

① 当：锦章书局本作"要"。

图 31　微黄苔舌

舌微黄而不甚燥者，表邪失汗而初传里也。用大柴胡汤，若身目俱黄者，茵陈蒿汤。

图 32　黄干舌

舌见干黄里热已极，急下勿缓，下后脉静身凉者生，反大热而喘，脉躁者死。

图 33　黄苔黑滑舌

舌黄而有黑滑者，阳明里症具也。虽不干燥，亦当下之，下后凉脉静者生，大热脉躁者死。

图 34　黄苔黑斑舌

黄苔中乱生黑斑者，其症必大渴谵语，身无斑者，大承气下之。如脉涩谵语，循衣模床，身黄斑黑者，俱不治。下出稀黑粪者死。

图 35　黄苔中黑通尖舌

　　黄苔后中至尖通黑者，乃火土燥而热毒最深也，两感伤寒必死，恶寒甚者亦死，如不恶寒口燥咽干，而下利臭水者，可用调胃承气汤下之，十中可救四五，口干齿燥形脱者，不治。

图 36　老黄隔瓣舌

　　舌黄干涩而有隔瓣者，乃邪热入胃，毒结已深。烦躁而渴者，大承气汤。发黄者，茵陈蒿汤。少腹痛者，有瘀血也，抵当汤。结胸，大陷胸汤。

图 37　黄尖舌

　　舌尖苔黄，热邪初传胃腑也。当用调胃承气汤。如脉伏恶寒，表证未尽，大柴胡两解之。

图 38　黄苔灰根舌

　　舌根灰色而尖黄，虽比黑根少轻，如再过一二日亦黑也，难治。无烦躁直视，脉沉而有力者，大柴胡加减治之。

图39　黄尖根红舌

根红而尖黄者，乃湿热乘火位也。瘟热初病多有此舌，凉膈解毒等药消息治之。

图41　黄苔黑刺舌

舌苔老黄极而中有黑刺者，皆由失汗所致，邪毒① 内陷已深，急用调胃承气下之，十中可保一二。

图40　黄尖黑根舌

舌黑根多而黄尖少者，虽无恶症恶脉，诚恐暴变一时，以胃气竭绝故耳。

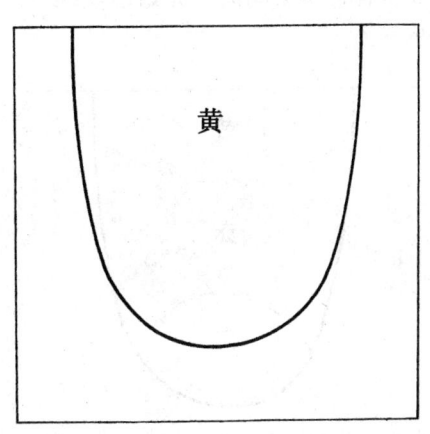

图42　黄大胀满舌

舌黄而胀大者，乃阳明胃经湿热也。症必身黄，便秘烦躁，茵陈蒿汤。如大便自利而发黄者，五苓散加茵陈栀子黄连等治之。

① 邪毒：锦章书局本作“毒邪”。

图43　黄尖白根舌

舌根白尖黄其色倒见。必是少阳经传阳明腑病。若阳明症多者，大柴胡汤。少阳症多者，小柴胡汤。如谵语烦躁者，调胃承气汤。

图45　黄根灰尖舌

舌乃火位，今见根黄尖灰，是土来侮火也。不吐不利，心烦而渴者，乃胃中有郁热也，调胃承气加黄连。

图44　黄根白尖舌

舌尖白根黄，乃表邪少而里邪多也，天水散凉膈散合用。如阳明无汗，小便不利，心中懊恼者必发黄，茵陈蒿汤。

图46　黄根白尖短缩舌

舌见根黄尖白而短硬，不燥不滑，但不能伸出，症多谵妄烦乱。此痰挟宿食占据中宫也，大承气加姜半夏主之。

黑苔舌总论

伤寒五七日，舌见黑苔，最为危候，表症皆无此舌，如两感一二日，间见之必死，若白苔上渐渐中心黑者，是伤寒邪热传里之候，红舌上渐渐黑者，乃瘟疫传变，坏症将至也。盖舌色本赤，今见黑者，乃水来克火水极似火，火过炭黑之理。然有纯黑，有黑晕，有刺，有隔瓣，有瓣底红、瓣底黑者。大抵尖黑犹轻，根黑最重。如全黑者，总神丹亦难救疗也。

图49　黑苔瓣底黑舌

凡见瓣底黑者，不可用药，虽无恶候，脉亦暴绝，必死不治。

图47　纯黑舌

遍舌黑苔，是火极似水，脏气已绝，脉必代结，一二日中必死，切勿用药。

图50　满黑刺底红舌

满舌黑苔干燥而生大刺，揉之触手而响，掘开可刺，底红色者，心神尚在。虽火过极，下之则① 生。有肥盛多湿热人，感冒发热，痞胀闷乱②，一见此舌急用大陷胸丸攻下，后与小陷胸汤调理。

图48　黑苔瓣底红舌

黄苔久而变黑，实热亢极之候，又未经服药肆意饮食，而见脉伏目闭口开，独语谵妄，医遇此症必掘开舌苔，视瓣底红者，可用大承气下之。

———————————

① 则：底本作“可”，据锦章书局本改。
② 痞胀闷乱：锦章书局本作“闷乱痞胀”。

图51　刺底黑舌

刺底黑者，言刮去芒刺，底下肉色俱黑也。凡见此舌，不必辨其何经何脉，虽无恶候，必死，勿治。

图53　中黑边白滑苔舌

舌见中黑，边白而滑，表里俱虚寒也。脉必微弱，症必恶寒，附子理中汤温之，夏月过食生冷，而见此舌，则宜大顺冷香选用。

图52　黑烂自啮舌

舌黑烂而频欲啮，必烂至根而死，虽无恶候怪脉，切勿用药。

图54　红边中黑滑舌

舌黑有津，症见谵语者，必表症时不曾服药，不戒饮食，冷物粘滞于胃也。虚人黄龙汤或枳实理中加大黄。壮者用备急丸热下之，夏月中多有此舌，以人参白虎汤主之。

图55　通尖黑边白舌

两感一二日间，便见中黑边白厚苔者，虽用大羌活汤恐无济矣。

图57　中焙舌

舌苔中心黑厚而干，为热盛津枯之候，急宜生脉散合黄连解毒汤以解之。

图56　黑边晕内微红舌

舌边围黑中有红晕者，乃邪热入于心包之候，故有此色宜凉膈合大承气下之。

图58　中黑无苔干燥舌

舌黑无苔而燥，津液受伤而虚火用事也，急宜生脉散合附子理中主之。

图 59　黑中无苔枯瘦舌

伤寒八九日，过汗津枯血燥，舌无苔而黑瘦，大便五六日不行，腹不硬满，神昏不得卧，或时呢喃叹息者，炙甘草汤。

图 60　黑干短舌

舌至干黑而短，厥阴热极已深，或食填中脘膜胀所致，急用大剂大承气下之，可救十中一二，服后粪黄热退则生，粪黑热不止者死。

灰色舌总论

灰色舌有阴阳之异，若直中阴经，则即时舌便灰黑，而无积苔。若热传三阴，必四五日表症罢，而苔变灰色也。有在根在尖在中者，有浑舌俱灰黑者，大抵传经热症则有灰黑干苔。皆当攻下泄热，若直中三阴之灰黑无苔者，即当温经散寒，又有蓄血症，其人如狂，或瞑目谵语，亦有不狂不语，不知人事，而面黑舌灰者，当分轻重以攻其血，切勿误与冷水，引领败血入心，而致不救也。

图 61　纯灰舌

灰色现于中央，而消渴气上冲心，饥不欲食，食即吐蛔者，此热传厥阴之候，为乌梅丸主之。

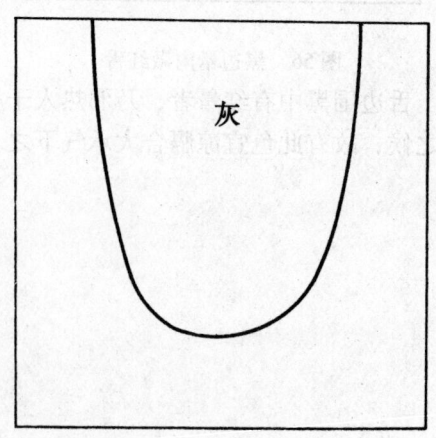

图 62　灰中舌

舌灰色无苔者，直中三阴，而夹冷食

也。脉必沉细而迟，不渴不烦者，附子理中四逆汤救之，次日舌变灰，中有微黄色者生，如渐渐灰缩干黑者死。

图63　灰黑苔干裂纹舌

土邪胜水而舌见灰黑纹裂，凉膈调胃皆可下之，十中可救二三，下后渴不止，热不退者不治。

图64　灰根黄尖中赤舌

舌根灰色而中红尖黄，乃肠胃燥热之症，若大渴谵语，五六日不大便，转矢气者下之，如温病，热病，恶寒脉浮者，凉膈双解选用。

图65　灰色重晕舌

此瘟病热毒传遍三阴也，热毒传内一次，舌即灰晕一层，毒盛故有重晕，最危之症，急宜凉膈双解解毒承气下之，一晕尚轻，二晕为重，三晕必死，亦有横纹二三层者，与此重晕不殊。

图66　灰黑干刺舌

灰黑舌中又有干刺，而见咽干口燥喘满，乃邪热结于少阴，当下之。然必待其转矢气者，方可下，若下之早，令人小便难。

图67 灰黑尖舌

已经汗解,而见舌尖灰黑有宿食未消,或又伤饮食,邪热复盛之故,调胃承气汤下之。

图69 灰中墨滑舌

淡淡灰色,中间有滑苔四五点如墨汁,此热邪传里,而有宿食未化也。大柴胡汤。

图68 灰黑尖干刺舌

舌尖灰黑,有刺而干。是得病后犹①加饮食之故。虽证见耳聋胁痛,发热口苦,不得用小柴胡,必大柴胡和调胃承气加消导药方可取效。

图70 灰黑多黄根紫舌

舌灰色而根黄,乃热传厥阴,而胃中复有停滞也。伤寒六七日,不利便发热而利,汗出不止者死,正气脱也。

---

① 犹:锦章书局本作"又"。

图 71　边灰中紫舌

舌边灰黑，而中淡紫，时时自啮舌尖为爽，乃少阴厥气逆上，非药可治。

红色舌总论

夫红舌者，伏热内蓄于心胃，自里而达于表也。仲景云：冬伤于寒，至春变为温病，至夏变为热病，故舌红而赤，又有瘟疫疫疠，一方之内老幼之病皆同者，舌亦正赤而加积苔也。更多食则助热内蒸，故舌红面赤。甚者，面目俱赤而舌疮也。然病有轻重，舌有微甚，且见于舌之根尖中下左右疮蚀胀烂瘪细长短，种种异形，皆瘟毒火热蕴化之所为也。其所治亦不同，当解者，内解其毒，当砭者，砭去其血。若论汤液，无过大小承气，黄连解毒，三黄石膏汤比类而推可也。

图 72　纯红舌

舌见纯红色，乃瘟疫之邪热初蓄于内也，宜败散加减或升麻葛根等汤治之。

图 73　红中淡黑舌

舌红中见淡黑色而有滑者，乃太阳瘟疫也。如恶寒有表症，双解散合解毒汤微微汗之，汗罢急下，如结胸烦躁直视者不治。

图74 红中焦黑舌

舌见红色，中有黑形如小舌，乃瘟毒内结于胃，火极反兼水化也。宜凉膈散。若黑而干硬，以指甲刮之有声者，急用调胃承气汤下之。

图75 红中黑斑舌

见小黑斑星于红舌上者，乃瘟热乘虚入于阳明，胃热则发斑也，或身上亦兼有红赤斑者，宜黑参升麻汤化斑汤等方治之。

图76 红内黑尖舌

舌本红而尖黑者，足少阴瘟热乘于手少阴也，竹叶石膏汤。

图77 红色人字纹裂舌

相火来乘君位，致令舌红燥而纹裂作痛，宜黄连解毒汤加麦门冬寒润之。

图78　红断纹裂舌

舌红甚而又有纹裂者，阳明热毒熏蒸膈上，故见人字纹也，宜服凉膈散，如渴甚，转矢气者，大承气下之。

图80　深红虫碎舌

舌红更有红点坑烂，如虫蚀之状，乃水火不能既济，热毒炽盛也。不拘日数，宜小承气汤下之，不退再以大承气汤下之。

图79　红内红星舌

舌见淡红色，又有大红星点如疮瘰者，湿热伤于脾土。盦而欲发黄之候，宜茵陈蒿汤，五苓散选用。

图81　红色紫疮舌

瘟疫多有此舌。其症不恶寒，便作渴烦躁，或咳痰者，宜解毒汤加黑参薄荷并益元散治之，尺脉无者，必死。战栗者，亦死。

图 82　红中微黄根舌

热入阳明胃府，故舌根微黄，若头汗身凉，小便难者，茵陈蒿汤加栀子香豉。

图 84　红长胀出口外舌

舌长大胀出口外，是热毒乘心，内服泻心汤，外砭去恶血，再用片脑，人中黄，糁舌上即愈。

图 83　红中微黄滑舌

病五七日，舌中有黄苔，是阳明症。如脉沉实，谵语，虽苔滑，宜大柴胡汤，若干燥者，此内邪热盛，急用大承气下之。

图 85　红舌

舌频出口为弄舌，舌至鼻尖上下，或口角左舌右者，此为恶候，可用解毒汤加生地黄，效则生，不效则死。

图 86　红痿舌

舌痿软而不能动者，乃是心脏受伤，当参脉症施治，然亦十难救一也。

图 88　红尖出血舌

舌上出血如溅者，乃心脏邪热壅盛所致，宜犀角地黄汤加大黄黄连等药治之。

图 87　红硬舌

舌根强硬失音，或邪结咽嗌，以致不语者，死症也。如脉有神，而外症轻者，可用清心降火去风痰之药，多有得生者。

图 89　红中双灰干舌

瘟热病而舌见两路灰色，是病后复伤饮食所致，令人身热谵语，循衣撮空。如脉滑者，一下便安，如脉涩，下出黑粪者死。

图 90　红尖白根舌

红尖是本色，白苔为表邪，如恶寒身热头痛，宜汗之。不恶寒身热烦渴者，此太阳里症也。五苓散两解之。

图 92　红细枯长舌

舌色干红而长细者，乃少阴之气绝于内，而不上通于舌也。纵无他症，脉已①衰绝，朝夕恐难保矣。

图 91　红战舌

舌战者，颤掉不安蠕蠕瞤动，此症因汗多亡阳，或漏风所致，十全大补大建中汤选用。

图 93　红短白泡舌

口疮舌短，有疱，声哑，咽干烦躁者，乃瘟疫强汗，或伤寒未汗而变此症，宜黄连犀角汤，三黄石膏汤选用。

① 已：底本作"再"，据锦章书局本改。

图94　边红通尖黑干舌

瘟病不知调治，或不禁饮食，或不服汤药而致舌心干黑，急下一二次，少解再下，以平为期。

图95　红尖紫刺舌

汗后食复，而见红尖紫刺，症甚急①，枳实栀子豉汤加大黄下之，仍刮去芒刺，不复生则安，再生则危。

图96　红尖黑根舌

瘟疫二三日，舌根灰黑，急用凉膈双解微下之，至四五日后，火极似水，渐变②深黑，下无济矣。若邪结于咽，目瞑脉绝油汗者，一二日内死。

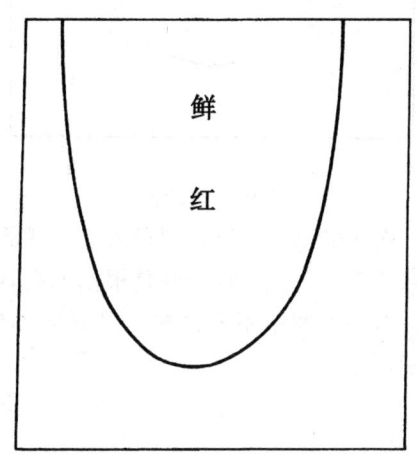

图97　红嫩无津舌

汗下太过，津液耗竭，而舌色鲜红柔嫩如新生，望之似润而实燥涸者，生脉散合人参三白汤治之，然多不应也。

---

① 急：锦章书局本作"危急"。
② 变：锦章书局本作"成"。

紫色舌总论

紫舌苔者，酒后伤寒也，或大醉露卧当风，或已病而仍饮酒，或感冒不服药，而用葱姜热酒发汗。汗虽出，而酒热留于心胞，冲行经络，故舌见紫色而又有微白苔也，苔结舌之根尖，长短厚薄，涩滑干焦，种种不同，当参其源而治之。

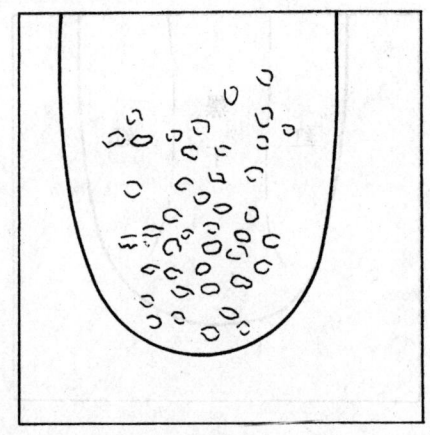

图 99　紫中红斑舌

舌浑紫而又满舌红斑，或浑身更有赤斑者，宜化斑汤解毒汤，但[①] 葛根、黄连、青黛。有下症者，凉膈散。

图 98　纯紫舌

伤寒以葱酒发汗，酒毒入心，或酒后伤寒，皆有此舌，宜升麻葛根汤加石膏滑石。若心烦懊恼不安，栀子豉汤。不然，必发斑也。

图 100　紫上白滑舌

舌紫而中见白苔者，酒后感寒，或误饮冷酒所致，亦令人头痛，恶寒身热，随症解表可也。

---

① 但：锦章书局本作"但加"。

图 101　淡紫青筋舌

舌淡紫带青而润，中绊青黑筋者，乃直中阴经，必身凉四肢厥冷，脉沉面黑，四逆理中等① 治之。

图 103　紫上黄苔干燥舌

嗜酒之人伤于寒，至四五日，舌紫上积干黄苔者，急用大承气下之。如表症未尽，用大柴胡汤。

图 102　紫上赤肿干焦舌

舌边紫而中心赤肿，足阳明受邪，或已下，便食酒肉，邪热复聚所致。若赤肿津润，大柴胡微利之，若烦躁厥逆脉伏，先用枳实理中，次用小承气。

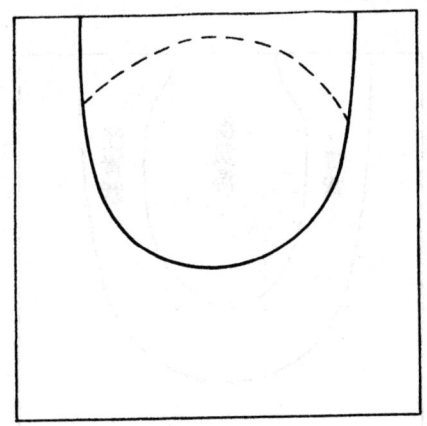

图 104　紫短舌

舌紫短而圆圈者，食滞中宫，而热传厥阴也，急用大承气汤下之，下后热退脉静，舌柔和者生，否则死。

① 等：锦章书局本作“等汤”。

图 105　紫上黄苔湿润舌

感寒之后，不戒酒食，而见咳嗽生痰，烦躁不宁，舌色淡紫，尖生蓓蕾，乃酒湿伤胆，味痰伤胃所致也，宜小柴胡汤加减治之。

图 107　熟紫老干舌

舌全紫如煮熟者，乃热邪传入厥阴，至笃之兆，当归四逆汤。

图 106　紫尖蓓蕾舌

舌淡青紫而中有黄湿苔，此食伤太阴也。脉必沉细，心下脐旁按之硬痛，或矢气者，小承气加生附子，或黄龙汤主之。

图 108　淡紫带青舌

舌色青紫无苔，且滑润瘦小，为直中肾肝阴症，吴茱萸汤，四逆汤急温之。

图 109　淡紫灰心苔

舌淡紫而中心带灰，或青黑不燥不湿者，为邪伤血分，虽有下症，只宜犀角地黄汤加酒大黄微利之。

霉酱色苔舌总论

霉酱色苔者，乃夹食伤寒，一二日间即有此舌，为寒伤太阴，食停胃府之症。轻者苔色亦薄，虽腹痛不下利，桂枝汤加橘半枳朴，痛甚加大黄，冷食不消加干姜，厚朴。其苔色厚而痛甚不止者，必危。舌见酱色，乃黄兼黑色，为土邪传水症，必唇口干燥大渴，虽用下夺，鲜有得愈者。

图 110　纯霉酱色舌

舌见霉色，乃饮食填塞于胃，复为寒邪郁遏，内热不得外泄，湿热熏蒸，盦而成此色也。脉多① 沉紧，其人必烦躁腹痛，五七日下之不通者，必死。太阴少阴气绝也。

图 111　中霉浮厚舌

伤寒不戒荤腻，致苔如酱饼浮于舌中，乃食滞中宫之象，如脉有胃气，不结代，嘴不尖，齿不燥，不下利者，可用枳实理中汤加姜汁炒川连，若舌苔揩去，复

---

① 多：锦章书局本作“必”。

长如^①前者，必难救也。

图 112　霉色中黄苔舌

舌霉色中有黄苔，乃湿热之物滞于中宫也，二陈加枳实黄连。若苔干黄，更加酒大黄下之。

蓝色苔舌总论

蓝色苔者，乃肝木之色发见于外也。伤寒病久，已经汗下，胃气已伤，致心火无气，胃土无依，肺无所生，木无所畏，故乘膈上而见纯蓝色。是金木相并，火土气绝之候，是以必死。如微蓝或稍见蓝纹，犹可用温胃健脾调肝益肺药治之，如纯蓝色者，是肝木独盛无畏，虽无他症必死。

图 113　微蓝舌

舌见纯蓝色，中土阳气衰微，百不一生之候，切勿用药。

图 114　蓝纹舌

舌见蓝纹，乃胃土气衰，木气相乘之候，小柴胡去黄芩加炮姜，若因寒物结滞，急宜附子理中，大建中。

妊娠伤寒舌总论

妊娠伤寒，邪入经络，轻则母病，重则子伤，枝伤果必坠，理所必然。故凡治

---

① 如：底本作"仍"，据锦章书局本改。

此，当先固其胎气，胎安则子母俱安，面以候母，舌以候子，色泽则安，色败则毙，面赤舌青者，子死母活，面舌俱青，沫出者，母子俱死，亦有面舌皆白，而母子皆死者，盖谓色不泽也。

图 115　孕妇伤寒白苔舌

孕妇初伤于寒，而见面赤舌上白滑，即当微汗以解其表。如面舌俱白，因发热多饮冷水，阳极变阴所致，宜用温中之药。若见厥冷烦躁，误与凉剂①，则厥逆吐利而死。

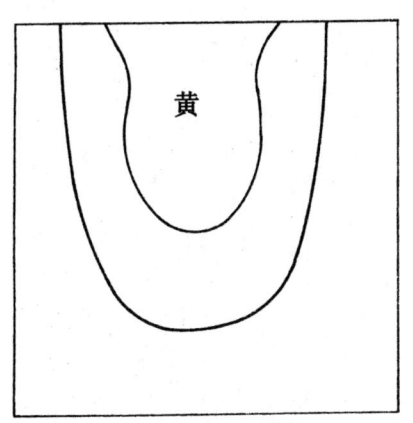

图 116　孕妇伤寒黄苔舌

妊娠面赤舌黄，五六日里症见，当微利之，庶免热邪伤胎之患，若面舌俱黄，此失于发汗，湿热入里所致，当用清热利

水药。

图 117　孕妇伤寒灰黑舌

妊娠面舌俱黑，水火相刑，不必问其月数，子母皆死，面赤舌微黑者，还当保胎，如见灰黑，乃邪入子宫，其胎必不能固，若面赤者，根本未伤，可急下以救其母。

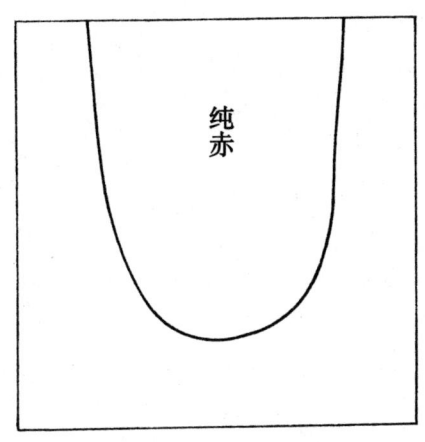

图 118　孕妇伤寒纯赤舌

妊娠伤寒温热，见面舌俱赤，宜随症汗下，子母无妨，伤寒面色皎白，而舌赤者，母气素虚，当用姜桂等味，桂不坠胎，庞安常所言也。若面黑舌赤亦非吉

① 剂：锦章书局本作"药"。

兆，如在临月，则子得生而母当死。

图 119　孕妇伤寒紫青舌

妊娠伤寒，而见面赤舌紫，乃酒毒内传所致。如淡紫带青，为阴症夹食。即用枳实理中四逆汤，恐亦无效。若面赤舌青，母虽无妨，子殒腹内。急宜平胃散加芒硝下之。

图 120　孕妇伤寒卷短舌

妊娠面黑而舌干卷短，或黄黑刺裂，乃里症至急，不下则热邪伤胎，下之危在顷刻。如无循衣撮空等症，十中可救一二。

伤寒兼证析义

目　录

伤寒兼证析义

中风兼伤寒论

晨窗雪霁，光射四壁，张子被褐方起，诵雪峤熟煮春风劈烂椽之句。客有量屐过我而进苦雪篇者，中有冻馁相继倒一语。怃然久之，因呼从事炉头，相与平章风雅，杯霁内。论及医道之难，而伤寒为最难，伤寒而挟杂病者尤难。是以亘古绝无兼该之例，后世不能兼善其术也。余曰：安有滔滔江汉不通潮汐者乎？苟能纯一其道，则圆机在我，活法随人，何虑兼症之不克哉！客举手称善，请析中风兼伤寒义始。

问：中经络兼伤寒。曰：伤寒邪从外入，中风风从内召，虽同具汗下和解之法，而虚实之机，微有不同。伤寒悉从外邪起见，故必分营卫经络，一毫不可混淆。中风外内合邪，故攻表必兼养正，如小续命中芎、归、参、附之类。即兼伤寒者，亦当顾虑正气为主，若率意攻表，则营热转甚，在里之津液势必随表药外泄，而为燥痒枯竟之症矣。

问：中血脉。曰：中血脉，即伤寒之半表半里症，伤寒邪未深入，但须和解中风。阴血先亏，故必养血兼除风热，所谓"血行风自灭"是也。在兼伤寒者，和解药中稍加调血之味，以滋血燥，不得任用滋阴凉血之药。

问：中腑兼伤寒。曰：中腑多见闭症，与伤寒之里实胀闭不殊。伤寒邪热入

腑，灼烁阴津，故用承气以泄其热，不得杂一味表药，恐引热势上蒸也。中风，是里热生风，木邪乘土，故攻里必兼祛风热，如三化汤中用羌活之义。闭症而见痰鸣喘胀，面赤口张，为正气暴绝，此必不治。

问：中脏兼伤寒。曰：中脏多见脱症，与直中阴经之自利无异。古法用三生饮治脾肺之中，地黄饮子治肾肝之中，侯氏黑散治心与包络之中。然用以治脏虚受邪之证，诚为圣药。若卒中昏迷，手撒，遗尿，真阴失守之脱症，虽有合剂，不能复起，况兼伤于寒者乎？

问：类中兼伤寒。曰：类中大纲有三，曰气衰，曰火暴，曰痰逆，总皆阳虚邪害空窍所致。河间之地黄饮子为下虚上盛，阴火暴逆而设；东垣之三生饮为脾肺气衰，痰积于中而设；丹溪之星香二陈为形盛气阻，痰盛于外而设。在兼伤寒者，三法俱不可效。惟和营卫中，随症加养气导火豁痰之药，斯为兼得之法。

问：中风本有六经形证，与兼感客邪何异？曰：中风六经形证，是指口眼㖞斜，肢体麻瞀等症而言，与伤寒六经见症不同。然亦间有恶寒发热之候。但中风虽有恶寒，必常时凛凛，或经日不止，不似外感之骤然恶寒发热如燔也。中风虽有火炎痰湿头痛，必时甚时减，或昼甚，或夜甚，不似外感之顿然发热大痛，昼夜不分也。中风虽有肢体烦疼，必麻痹不仁，或久卧床褥所致，不似外感之忽然壮热无

汗，骨节烦疼也。中风虽有表虚自汗，必时常漐漐，不似外感之蓦然发热，头痛自汗也。中风虽有往来寒热，必常常若此，不似外感之发热头痛，三四日而转入少阳也。中风虽有大便枯约，必平昔至圊艰难，不似外感之大热数日，热邪入里而燥结不通也。中风虽有小水短涩，必向来不利，或见频数，不似外感之热结膀胱，烦渴引饮，小腹胀闭也。以此审辨，则中风之本症兼症可了然心目矣！

问：有年少体肥之人，平素左半身无汗，胁下一片常冷。数日前索逋下乡，是日天气暴寒，舟中食饭一着，随食随冷，便觉凛凛畏寒，登崖失足颠仆，扶挟解带而寝。是夜即发热头痛，喘鸣胸满，遍体烦疼，腰脊左胁尤甚，左半身不能转动，仍冷不热，手足亦微冷，第三日扶病而归。其脉左手弦细，右手迟滑，绝不似外感之候。因见脉弦胁痛，与小柴胡二服，不应；又似半肢风废，与小续命，亦不应。检方书中半身无汗例，当二陈、四物合用。按法治之，亦无效。今舌上微有薄苔，而左畔白滑，右畔微黄，得病后，大便已去二次，去亦无多，小便略见黄涩，究竟此属何症？当与何药？曰：此人素有寒饮结聚胁下，更兼内外感寒，加以惊仆痰逆，则发热喘鸣，头痛，胸满身疼，势所必至。其右半经脉贯通处受邪，则从阳而化为热，左半寒饮积结之界，平时尚且无汗，纵有寒邪凑泊，亦必从阴而酿寒。阳气不到之所，自然重着难移，阳气不行于脉，自然弦细搏指。至于右脉迟滑，手足微寒，皆缘脾气向衰。热势不盛，所以舌苔不能干燥，大便不能结硬。其小便黄涩一证，难因肺胃气化不行，亦见下焦真阳未艾。斯人向后必殀，目今尚可挽回，当与五积散，昼夜三进，总藉辛温解散之力，可以内消寒滞，中温血脉，外逐表邪，一举而有三得。其外可用白芥子、川乌、姜滓，炙热包熨之。候表邪分解，里气调和，然后用六君子加辛、附、姜、桂之属，徐温中气可也。

虚劳兼伤寒论

问：虚劳之人，兼感风寒者，何以辨之？

曰：必先明受病之三纲，见症之五常，然后参详脉症，以辨客邪。三纲者，房劳伤、思郁伤、药物伤；五常者，骨蒸、咳嗽吐血、泄泻、男子失精、女子不月。此皆本病之常，他症虽繁①，莫如此五者为甚。如平时骨蒸劳热，时重时轻，火炎则面热颊赤，两角隐隐掣痛，忽然壮热头疼，不分昼夜，是感客邪也。平时咳嗽声怯，痰涎不应，忽然鼻塞声重，涕唾稠粘，是感客邪也。平时关尺脉弦，忽然人迎浮盛，是感客邪也。医不达此，每认本病变重，日与调补，助邪深入，伤残之余，立刻告竭。究竟不知其为风寒，而反归咎于饮食居处，不亦冤乎？

问：房劳伤者，先见何症？兼客邪者，当用何药？曰：房劳伤者，作强太过，而伤其先天也。世俗谓之阴虚，而实兼伤阴中阳气，故曰先天。若云肾本受伤致病，则有质之精，依然后天水谷所化，安得谓之先天乎？惟素禀虚寒，阳气不振，恣饵金石热毒，入于肾脏，伤耗真阴者，乃为阴虚。其症皆从下而上，由肾肝而至于脾，或先失血，或见遗精，次见咳嗽、骨蒸等症。真阳亏者，乏气少食，后见泄泻而危。真阴亏者，强中热，必发痈肿而毙。故治本病之阳虚，八味肾气、异功、保元等药。兼外感者，黄芪建中。本

---

① 繁：锦章书局本作"多"。

病之阴虚，六味、都气、补阴、虎潜之类。有药毒者，滋肾丸洗涤之。兼客邪者，小建中加丹皮。先吐血者，为营血受伤，黄芪建中加当归。先遗精者，为封脏不固，桂枝加龙骨牡蛎汤。虽有外邪，无逾上法，但须参邪之盛衰，从少从多以为活法可也。

问：思郁所伤，较斫丧所致者，孰重孰轻？证治与房劳何异？曰：斫丧是精气受伤，可用填补之剂。思郁是神气受困，七情之火交煎，真阴不久告匮，岂药石之所能疗哉？惟早适其志，为第一义。此病起于肾，关乎心，而迫肺伤肝及脾，再交水火，谓之七传。初起骨蒸、干咳，继则亡血、失精、女子不月，至死而面色不衰。以其阴火蒸腾津液于上，所以肢体日削，神采愈鲜，不似房劳之精气先伤而形神枯索也。在初起真阴未耗时，急宜调治，如地黄丸、逍遥散、归脾汤之类。若经闭不行，而气体尚强，可用玉烛散疏涤其热，次以金匮下瘀血汤作丸，归脾汤下之。倒经血溢于上者，亦然。男子失血遗清，都气丸加鳔胶，与四乌鲗骨一蘆茹丸间服。有外感者，通宜小建中汤加大剂牡丹皮，服后热不除，合当归补血汤自止。若误与羌、防、升柴等药，多致昏热痞闷，变害① 不测，慎之！慎之！

问：医药伤者，伤在何经？治用何药？更加伤寒，尚可一回否？曰：此皆表邪发散不清，病留肺络而咳嗽缠绵。医者不察认阴虚肺热，而与寒凉清肺，降火滋阴，其邪从皮毛入肺，而及心胃，为从上而下，亦有因寒凉伤胃，胃输寒气于肺，咸必先嗽而后寒热也。复有风热认作风寒，误投辛散而伤少阴之经者，必先咳唾脓血，而后泄利。又有汗下太过，失于调养而成。此则营卫受伤，必先微寒数热而后咳嗽。凡此皆能致虚。若于本门求治，

百不一效。惟用伤寒搜涤之法，庶或可图。但得形气未衰，脉症相符，从加客症，亦有成法，如邪留肺络而喘咳不休，脉见浮紧浮数者，大小青龙、射干麻黄选用；喘咳有血者，和剂款冬花散之类服二三剂；而见鼻塞声重，有似伤风之状者，此邪从上泄也，即当以保元、异功少加细辛调理中气，兼六味丸加桂枝滋其下元；若服二三剂，不应反加喘咳脉疾，或腹痛声哑者，难已；如寒凉伤胃而咳，畏寒少食，气口脉见紧细沉弦，大剂桂枝人参汤，服四五剂而见下血，或有积沫，小腹微痛，喜得温按者，邪从下泄也，小剂理中汤和之，七日不止者，难治。风热误用辛温者，麻黄升麻汤、葳蕤汤、消风散随轻重而施。已上等法，皆是因风寒久伏，故与兼客邪者同治。惟汗下太过者，当助正气，如十全大补、大建中、人参养营酌用。倘邪乘虚入，而见表症，新加汤、桂枝加附子汤、柴胡桂枝汤谅寒热施治可也。

问：虚劳之因不同，而所见之症则一，其故何也？曰：致病之因虽异，其所受病者，不过阴阳血气而已。故凡治疗，必察阴阳，如骨蒸劳热之晡发夜盛，善渴易饥者阴虚也。昼日烦热，至夜稍安者，阳虚也；咳嗽咽干，咳甚略有粘痰者，阴虚也。嗽多清，痰嗽甚，则呕水者，阳虚也；吐血紫赤浓厚光泽，或有结块星缕者，阴虚也。血色晦淡无光，吐久不凝，或虽有瘀结，多带痰水者，阳虚也；泻臭秽，身烦热渴，或兼脓血者，阴虚也。泻下纯清水，或白沫者，阳虚也；失精梦寐不宁，二便引急，阴虚也。阴头寒而精出不知，或溺后常有滑精者，阳虚也；经闭发热咳嗽，五心烦热者，阴虚也。少腹引

_____

① 害：锦章书局本作"生"。

痛而背微恶寒者，阴气有余，循经而乘阳位，必有干血。若经虽不行，但少食倦怠，腰腹不痛者，阳虚也。阳虚则气衰不能生血，经虽不通，必无结血，此病机之最要者，勿以其繁而忽诸大都。阴虚则热，阳虚则寒，阴阳俱虚则寒热之症，错乱而见，又当审其偏胜而为处方。设不知此，日以不寒不热之剂投之，则偏者愈偏，胜者愈胜，永无均适之期矣！故智者临病务在调其所偏，察其所变。诊察之际，其脉忽然鼓大，症异平时，便当推原饮食起居，以辨客邪有无之应；又有忽然恶寒发热，脉无常候，乃阴阳倚伏亢极反害之大虚症，岂可一认风寒而与开泄，不旋踵而告变矣？历观此症，但阳虚，可服参芪者，十全五六。阴虚，不服参芪者，十难救一。若年在三旬以外者，其人质干已固，尚可斡旋，如在二十上下，非特筋骨柔脆，抑且情形难制。纵极力图治，终难克效。

中满肿胀兼伤寒论

问：胀满兼伤寒，当与何药？曰：先察其胀之属寒属热，详其邪之在表在里，方可议药。

问：胀诸腹大，皆属于热，恐无属寒之理？曰：曷观罈中之水，冰则胀，胀甚则裂，岂非寒极胀闭之一验乎？

问：胀满之寒热，何以为辨。曰：诸病水液，澄澈清冷，皆属于寒。水液浑浊，皆属于热。然亦有本寒标热，而大便不实，小便赤涩者。大抵中满，当辨痰饮食积；水肿，当辨阴水阳水；鼓胀，当辨气血虫积，此为大纲。

问：肿胀之表证，寒者何治，热者何治？曰：中满肿胀之人，痰湿素盛，中气先伤，更加伤寒，未有不先犯胸膈，而为

烦扰不宁，喘胀呕逆之患。外证虽有头疼发热，人迎未必紧盛，然往往有气口反大于人迎者，倘医者不加辨察，只认本病变重，而与清热利水，恣邪深入，辗转误药不死不已。邪在表时，切不可动其痼疾，亦不可恣用表药，惟当和其营卫为主。如寒胀用桂枝加附子汤、五积散；热胀用桂枝加厚朴杏仁子汤、芎苏散之类。本寒燥热者，膀胱津气大亏，切不可用利水药，惟茯苓桂枝白术甘草汤加葱白最当。若溺闭小腹硬满者，合用春泽汤，以五苓开结导水，四君滋其化源，此泻中寓补之义也。

问：见半表里症，何治？曰：此病本在里，邪复向里，如大小柴胡之类，此后无妨碍。

问：见里症何治？曰：宿病虽有虚实寒热之不同，若更加外邪乘机内入，虽正气本虚，亦当微导以泄其热，或通幽门，或疏水道，随其攸利。若以其虚而禁攻，则邪气流连，漫无解期矣。至于真元虚惫者，神丹亦不可复起也。

问：中满，水肿，鼓胀，兼伤寒者，治各有异否？曰：三者皆属里症，咸禁升发。而中满者，汗剂中宜加痰气之药，则不致于逆满。水肿则可用开鬼门之法，惟极虚阴水，与阴本阳标者戒汗。若鼓胀则大忌发汗，当理中兼调营卫，多有浃然汗出而解者；若用表剂则热转剧，胀反甚，必无得汗之理，至其传里，当各随本病之气血痰水，兼以养正药治之。慎勿以其虚而骤进壅补，亦不可胀而擅用峻攻，此治虚中实邪之大法也。

噎膈反胃兼伤寒论

问：噎膈、反胃异名同类，倘复为客邪所伤，其治亦仿佛否？曰：噎者，食即

带痰而出，有时屈曲而下；膈者，膈塞闭绝，上下不通；反胃者，饮食如常，后必倾囊而出。三症虽各有辨，而致病之由总不离乎郁结，故其治亦不甚相远。洁古以上焦吐者，从乎气。言食则暴吐，心下嘈杂，皆痰饮郁火所致。中焦吐者，从乎积。每吐则膈间隐隐刺痛，必有死血，好饮热酒人每多犯此。若默默如痴者，为虫积，《灵枢》所谓虫为下膈是也。下焦吐者，从乎寒。食久不消，经日必吐，乃火衰不能生土，土不制水之候。王太仆云：食不得入，是有火也；食入反出是无火也。观噎膈反胃症虽不一，其可治不可治，可一言而知。在老人中气久衰，血液枯槁，更加郁结而成真膈者，即不兼伤寒，百不一疗。惟血气未衰之人，因痰饮死血搏结为患者。纵加表症尚可图治。其症虽发热头痛，而足必冷，伤于寒则鼻燥身疼，而脉微紧，中于风则鼻鸣干呕，而脉微数，以中气久衰，不能鼓搏其脉，热势亦不能盛。与鼓胀之中蕴湿热者不同。是以辨治尤难，治此者，虽当散邪为急，然必先安中气，如甘草干姜汤加桂枝姜枣之类，切不可杂一味耗气破血攻伐宿病之药。若胃虚而逆，大半夏汤、藿香安胃散，皆以人参助胃气行药力也。胃中痰湿上逆，肠鸣膈痞者，半夏泻心汤以干姜、黄连和其寒热，则不致于抗格也。反胃呕吐而渴，欲饮水者，茯苓泽泻汤，以泽泻引桂枝、干姜之辛入膀胱，行布水精于五经也。若肾虚水逆而呕，金匮肾气丸，减半地黄，倍用桂枝兼散邪以收摄之。热吐酸水哕逆，枳皮竹茹汤下佐金丸。如见里证，不妨用下夺之法，使气下而不上，正与本病相合，如半夏生姜大黄汤、人参利膈丸，皆可应用。但胃中寒冷者，又为切戒。故仲景有客热不能消谷，胃中寒冷则吐之论，当效理中加枳实加附子等法治之。

内伤兼伤寒论

问：劳力感寒，与伤寒症治何异？曰：劳力是内伤其气，气伤者补之；伤寒是外伤其形，形伤者泻之。此形气俱伤，内虚外实，有攻补两难之势。复有兼停宿食者，尤为扼腕。设医者宿无成见于胸中，必致发汗以伤其表，则外热转盛，消克以伤其里，则痞胀益甚，辗转戕伐，计无所施，惟有极力攻下而已，深可慨也！夫内伤一症，因劳动太过，阳气亢极而化为火，火气内盛，阴气先亏，阳愈盛而阴愈衰，乃致清气不升，浊气不降。阴阳交错，谷气少进，胸中之阳，既不能内守，势必上逆，外扰而为身热头痛，有似乎伤寒之证，而实非外感之邪。《内经》所谓阴虚生内热，阳盛则外热是也。后世惟东垣深得其旨，因立补中益气汤，以升举清阳，补益中气，则浊阴不降而降矣。此方虽专为内伤脾胃而设，然邪乘虚入，非兼补则必不解，即于此汤稍加表药，热服取汗最捷。兼停宿食者，桂枝人参汤。若伤寒轻而内伤轻，黄芪建中汤。至若始为热中，当确遵东垣补中益气之法，未传寒中则又不能出仲景理中汤之范围也。

问：仲景形作伤寒，其脉不弦紧而弱，弱者发渴，夫脉弱则无热邪，何故发渴？又何以知其为伤寒？曰：伤寒一科，原以症为主，脉参之。此因劳形作力而感寒发热，故以形作伤寒目之。今世所谓劳力感寒者是也。夫伤寒之脉，法当弦紧，今因劳力伤其津气，气伤不能鼓运其脉，所以反弱；津耗不能上蒸于咽，所以作渴。虽非热邪灼燥使然，而津液受伤则一也。按切脉之道，古人原合望、闻、问三法而言，今之病家不达此理，深居帏幄，惟以切脉试医，医者又耻于详问，每多忽略。设遇此症此脉，得无有误治之失乎？况人所禀之脉，与面目性情不殊，有偏大偏小，纯阴纯阳，反关四出，种种异状，皆生成本脉，岂可悉归之于病候耶？客云：向谓医道之难，莫甚于脉，今闻是言，则知诊法又不在七表八里，而在活法推详，几几乎难言之矣。余曰：医无难，察脉难，辨症状难，用方难。夫察脉虽难，于活法而实无外乎规矩，不过原其人之清浊贵贱，形志苦乐与脉候之符与不符，便可推测病情之逆顺。譬诸塾师讲学得其旨者，自然不远于理。用方如儒者作文，人于其旨，能有几人合局；辨证如释氏参禅，未悟以前，举止障碍，既彻以后，触处灵通，信手拈来，头头是道，然后方可自信而为人司命也。

宿食兼伤寒论

问：伤寒何以见有宿食？曰：伤寒而见胸前大热，额颅胀，胸腹满，按之痛，或呕逆，或泄利，或腹痛，皆是停食之候。若右关脉见迟滑，为宿食伤胃涩伏为脾阴受伤，数盛为食积发热。往往有脉见促结，症见足冷，乃宿食妨碍经脉流行之道而然，不可遂认为代脉阴症。大抵伤寒有发热头疼，虽见脉沉足冷，阳道痿缩，皆是阳症夹阴，合用温中兼消导之剂，宿食一通，胃气敷布，又当从阳症例治也。若误认阴症而与四逆，则热势转亢，真阴立槁，多致亡血躁乱而死，误作实治，而与承气则真阴下脱，虚阳上逆，多致喘胀开泄而死。近有一医治尤德昭霍乱，四逆烦渴脉伏，误与温中药，遂呃逆发斑，屡更四医，杂治罔效，第七日求救于大人，曰：六脉洪滑而促，呃声频并，斑色嫩赤，舌本紫肿，证脉俱阳，始先所见厥利

脉伏，皆宿食阻塞于中，脾气遏绝之候。肠中之垢虽下，胃中之实未除，与凉膈散去硝加犀角、黄连，一服斑退呃止而愈。复有少年患夹食伤寒，足冷，面戴阳，医用发汗药，致动阴血而见四逆，呕泄无度，他医用枳实理中，夜半阳回足暖。前医复用消导收功，极诋参、术为非，病家反以为然，讵知此症之生，全赖温中之力耳。一同道之室，伤寒夹食，自用疏表消导，四五日后邪热入里，而烦渴引饮，水道黄赤，与五苓散，一服遂致水逆不入，小便涓滴不通，昼夜懊恼不安。下问于余，令用大剂五苓散，随吐随灌，继用栀子豉汤灌，吐稠痰水饮数升，二便随至，是夜即得安卧。彼谓自用之药未尝有异，但力未到不得收效，安知其为先前误用五苓引邪犯本？故仍用五苓灌吐，领之外泄，其先后进退之机难为世俗言也。

问：伤寒夹食，何者宜消？何者宜下？曰：大法，当先去外邪，继除里实。在胃则宜消，在肠则宜下。若不分经腑，内外并治，必致引邪内犯故有表邪未尽，不可攻里之戒。然人之所禀不无偏胜，宿食亦有寒热，不可一途而取。如胃中痰湿素盛，必兼理气豁痰；胃虚不能蕴热，必兼温中消导。有寒食伏久而化热者，当兼清食积之火；有过用消克伤胃者，当温中养气，以资健运之能。若夫下症之缓急，岂特三阳明三承气而已？如虚寒坏病，非假人参之力，则攻之不应。寒积固结，非籍附子行经，则下之不解。湿热胀闭，前后不通，下症最急，非用木香、苓、半开发痰气，则推之愈逆。大约水道不利，肠鸣腹满之症，必无燥结，大黄必须姜制，芒硝断不可施，与夏秋肠澼同法。然有一下即安者，有下后肠空，胃中之实得下而复粘者，即制剂之大小，亦当师以成法。如大承气以荡实热，大黄不妨即用两许；

双解散分解内外蕴热，和杂药不过二三钱，必续续而进，渐取开结之功；枳实栀子豉汤治食复，所加大黄不过博棋子大五六枚。临症处方之际，苟非讲明有素，必难合辙也。

问：伤寒停食症治，四时有异否？曰：非但四时症治有异，病名传变，各各不同，而水土方隅，亦是不一。如西北土地高厚，风寒凛冽，患伤寒者，非特冬时，春夏恒多有之。尝有北人在南感寒，二三日尚恶寒不止，直待服表药后方发热脉浮者。若岭南炎方濒海，冬月不寒，阳气常泄，四时多患瘴疠，总无伤寒之病。在大江以南，水土卑弱，寒暖不时，伤寒与冬温常间杂而发。举世不察，概与辛温发汗，致变风温而死者多矣。亦有邪伏经中，至春夏而发为温病、热病者，至于春夏非时暴寒之症，与伤寒迥殊。冬月寒水司令，其邪虽必从太阳而入，实由阳维而斜次三阳[①]，阴维而斜次三阴。盖邪气满溢，必注沟渠，所以不从十二经而随八脉也。其有宿食者，则必并诸阳明，以其经上贯额颅，是以必胀，即腑实热蒸，头痛亦然。若夫春时感冒，则司令已属风木，必先少阳受邪，少阳在中，阳明太阳在外，受则三经俱受，故治感冒之药，皆不分经络，如芎苏神术正气之类，为停食感冒之的方。春时阳气方升，致汗颇易，与蛰藏之令自是不同，夏月津本外泄，表气先虚，虽或触冒风露，消暑药中，略兼透表即解。若恣用风药，不无鼓动痰湿之虞。如更加停食，必致喘胀逆满矣。大抵停食感寒，无论何时何症，但气口脉显滑盛，而手足温和者，皆为易治；若脉见短涩，而四肢逆冷者，必难克效。此为总诀。

素患咳嗽家兼伤寒论

问：杂病以咳嗽为重，伤寒以咳嗽为轻，请明其故。曰：杂病之繁冗难明者，莫如咳嗽为最，然究其源，不过胃气不清，阴火上乘，二者而已。《内经》虽分五脏六腑诸咳，而所重尤在"聚于胃"、"关于肺"六字，此内因之大纲也。外感之咳嗽，有风从皮毛而入于肺者，有寒从背俞而入于肺者，有素患咳嗽，复加风寒及形寒饮冷所致者。外感乃暴伤经络之邪，一表即清，故为轻。杂病积久而发，且有寒热虚实新久之不同，即善察病机者，急难获效，故为重。若夫外内合邪，邪正交互，脏腑纠结之症，断非见病医病者之所可以克任也。

问：胃气不清之咳，其病在胃，客邪所伤在经，治当从腑乎？从经乎？曰：胃为脏腑之总司，肺为诸咳之门户，不但五脏之久咳乃移于六腑，即诸腑之气，靡不本之于胃。故凡脏腑诸咳，咸聚于胃而关于肺也。所谓胃气不清者，言水谷之气，不能如雾之上蒸于肺，而转溉诸脏，势必留积于胃。随热气而化为痰，随寒气而化为饮，胃中既为痰饮所滞，则输肺之气亦必不清，而为诸咳之患矣。其有六淫外感之邪者，又必兼经而治，如肺胃素有寒热痰饮，诸嗽皆用上焦阳分之药，则与风寒无碍。但虚嗽久嗽之兼风寒者，则难于补敛，稍费周旋耳。外感诸咳中，惟风热、风燥二症，世所难明。如冬时先伤非节之暖，复夹风寒外遏，而致咳嗽痰结，咽肿身痛。自汗脉浮者，风热也，治此者，当辛润以解其邪，如葳蕤汤之类。切勿误与辛热发汗，致变风温温毒，自利发斑种种

---

① 阳：锦章书局本作"阴"。

危殆。至于风燥一症，辨治尤难。盖燥为秋气，令不独行，必假风寒之威而令，乃振咳乃发也。然考之于经，则不曰"秋伤于燥"，而言"秋伤于湿"，何也？夫秋令本燥，以长夏湿土郁蒸之余，气渐渍于身中，随秋令收敛而伏于肺卫之间，直待秋深燥令大行，与湿不能相容至冬而为咳嗽也。此症有肺燥、胃湿，两难分解之势，古方中惟千金麦门冬汤、千金五味子汤二方，独得其秘。不知者以为敛散不分，燥润杂出，则又置而不用，总未达分解之义耳！喻嘉言先生不明湿气内伏，燥令外伤之意，直云《内经》独遗长夏伤于湿句，致令秋伤于燥，误为伤湿，殊失《内经》精微之奥矣。

问：阴虚咳逆之人，龙火易于炎上，若更感风寒，而用升散之药，则虚火愈炎，为之奈何？曰：胃气不清之痰嗽，症类繁多。若阴虚火炎之干咳，惟有房劳伤精，思郁伤脾两途。审系精伤，则宜补精；神伤则宜养神，一定法也，有客邪加临而见表症，频与小剂桂枝汤和其营卫，然必倍芍药以护阴，增胶饴以润燥，使中气有权，则阴火不致于上炎，以共襄建中之功。况芍药得桂，无酸寒收敛之虞，桂得芍药无妄动阴血之患。如气虚畏寒，手足寒者，则加黄芪，血虚烦热手心热者，则加牡丹皮，实阴虚感寒之神丹，即咳而小便利。若①失小便者，亦不出是汤也。至若夏秋阴虚感冒，莫如葱白香豉汤最宜。兼可以救温病热病时行疫疠之阴虚者，家大人尝言崇祯辛巳，岁饥民困，江南疫疠大行，凡服发表攻里之药者皆死，惟用败毒散补中益气汤，多有得生者。冯长年孝廉，素患阴虚咳嗽而犯时气，遂用葱白香豉汤加人中黄、童便，三日而安。又一地师，宿有血症，亦感是气，即用前汤，更加犀角丹皮，服后大便下血而愈，

是皆时气中之变症也。近王公峻先生治一孕妇，风热咳嗽已经发散后，胎上逼心上气倚息，咳则遗尿，用紫苏饮去芎䓖腹皮加葳蕤、白薇三剂而胎始宁。家昆诞先治一少年，阴虚而伤秋燥，常时火炎干咳，五心烦热妄梦失精，小水时白时黄，秋忽大咳嗽，坐间遍地清痰，周身凛凛畏寒，肌表微微发热，咳甚则呕，呕则鼻衄如注，大便枯燥，小水如淋，先用异功散去术加山药，次与六味丸加麦冬五味，半月而嗽方止。历推诸验未有不重在本病者，大抵火炎干咳，悉是阴虚。古人虽有肾肝同治之论，然细格病情，多属肾水枯竭，肝藏多火之症，所以只宜壮水制阳。若导火法，断断不可轻试也。

问：形寒饮冷所伤，与停食感冒何异？曰：停食感冒，是三阳经受病，食虽停而未尝固结，胃府未必受伤，故但于解表药中，略兼运痰理气，其食自消，此形受寒气胃伤冷食。内外并伤，乃致移寒于肺而为咳，邻国尚然为壑，同气连枝之脾能无寒中之患乎？此一经一腑二脏同时受病，非桂枝人参汤、枳实理中汤、四逆加人参汤等不能图治，岂停食感冒之可与此例哉？

宿病咽干闭塞兼伤寒论

问：人有素患咽中闭塞者，复伤于寒则汗下俱禁，有平时咽喉干燥而患伤寒，则但禁汗而不禁下，何也？曰：干燥与闭塞二者轻重悬殊，素常咽中闭塞，是肾藏精血空虚，生阳之气，不能随经上循喉咙，所以汗之则血随虚阳上脱，而厥冷蜷卧。下之则气随真阴下脱，而下利身疼，水浆不下也。平昔但干燥而不闭塞，乃胃

---

① 若：锦章书局本作"或"。

中津液不充，所以不宜发汗。设不知此而与汗剂重伤津液，不待经传入腑而为燥结之患矣。故善治者，一见里症，即当微泄，以泄其热。若待结定而下，则与延寇入室何异哉？

问：虚人不宜发汗者，并用建中以和之，如胃燥而用胶饴之润，愚所易知。若夫肾虚而用建中，反实土以胜其水，得无愈伤其阴之虑乎？曰：所谓建中者，原在建立中土而堤肾水。方中全赖芍药内护其阴，使虚阳无犯上之虞，则桂枝等得以建辛发散之功。更加胶饴滋中气之燥而助其作汗，岂香燥助脾而有伤犯肾水之虑乎？

问：咽中闭塞之见里症，当用何药？咽喉干燥之见里症，当用何药？曰：仲景猪肤汤治咽中闭塞之里症神效。外编用童子小便，调生白蜜加猪胆汁隔汤热服，面戴阳者去蜜和葱汤亦佳。咽喉干燥者用蜜煎导。热甚用猪胆汁导。脐腹按之痛，用小承气急下，以救胃中之津液，所以仲景但禁汗而不禁下也。

问：咽痛非有大热，即为大寒。寒者，何以致痛，请明其故。曰：热则火气郁蒸，血液燔灼，寒则经络闭塞，阳气不通皆能致痛，甚症虽繁，大约不出胃热、阴火、寒犯少阴三种。如痛而喉舌赤肿，痰气壅塞，身热烦闷，前后不通，渴欲饮水，其脉实大有力，或沉伏而滑，皆胃中痰湿挟心包之火为患，此为实邪，或涌或泄或砭皆能取效。如咽喉虽赤而不甚燉肿，面上时有怫郁之色，而手足不热，二便不秘，渴喜热饮，或口中时有清涎上涌，此龙火上腾而吸引阴津于上最危之兆。若左脉弦数者，阴虚水不制火，惟宜壮水制阳，若六脉数疾无伦，或右尺瞽瞽虚大者，虚阳游散于上也，又当用引火归源之法，此皆杂病，即有壮热不得以伤寒目之。其骤痛无热，而不肿不赤不渴，舌淡青紫，或呕泄清水，二便清利，脉来沉紧者，此大寒入犯少阴之经也。若二三日而见烦热躁乱，面赤足冷，脉变虚大者，阴极似阳，虚阳发露之候，急宜通脉四逆、白通加猪胆汁汤温之，迟则不救。

头风兼伤寒论

问：有患伤寒者，屡用发散，汗出身凉而头痛愈剧，彻夜叫号，至夜则有微热，此系何故？曰：此必素有头风，或血虚风热而过汗重伤血液，所以其痛益甚也。

问：治此者仍当祛风乎？清火乎？抑宜养血乎？曰：风火相煽，额与眉棱目珠俱痛，当用选奇汤兼清风热。久郁成头风者，清空膏茶调散之类。大寒犯脑，痛连齿颊郁闭成火者，非兼调寒热则火不散，如本事玉真丸宝鉴石膏散，随表里而开发之。痛冬不除，须防目瞖之患。肥人湿土盛者，半夏白术天麻汤，瓜蒂散清理湿热为要。若两太阳痛连目梢者，为血虚，虽宜养血为主，然有火则兼清火，有邪则兼散邪，如四物汤加细辛苍耳芽茶。当归补血汤加葱豉、姜、枣，皆前人已验之良法。

问：一妇素禀羸弱，产育过多，常患头痛，背上畏寒之极，夏月必用绵絮裹首，覆衣掩背。初冬伤寒，发热头痛异常，周身痛楚，膝下与手臂皆不温，而手心独热，胸膈无恙，二便如常，或用表药热势不减，畏寒转增，胸膈迷闷，二便艰涩。李怀兹先生用补中益气加蔓荆子，微汗而安。愚谓此妇虽虚，然既犯伤寒，法当解表何乃汗之不愈，补之即安，幸明示以开茅塞。曰：此妇素常阳气不升，而头疼背寒，复与发散伤其卫气，所以热不除而转加畏寒也。用补中益气以升举清阳，卫得参芪之力，自能祛邪外散，非深得东垣之旨者不能也。

问：一老妇久患偏头风，诸治不效，春间复感风寒，方士用火针刺风池、合谷等穴，针处皆发赤肿，气从小腹上冲，不时头面赤热，诸医莫解其故。因延疡医治之，用消毒药，肿愈坚大，施元倩先生用桂枝汤数剂而平。细释此症，似属邪热而用辛温之药反效，何也？曰：此即烧针令其汗，针处被寒，核起而赤之成法，幸有施子能用，知仲景之学，尚不至于全废也。

问：今有一少年，形体肥盛，患伤寒昏热，或用表药不得汗，遂谵妄躁乱，愚用凉膈散加黄连而热除，但头痛经月不止，昼则目珠与眉陵太阳俱酸疼，夜则大痛引急如掣，目中如有风吹状，以热掌按之，即稍觉爽快，寐则头与胸前大汗如漉，左脉紧细，右脉浮缓，服茶调散，用搐鼻法不应，与养血药亦不应。不识此为何病？何药可以收功？曰：此热邪虽从内泄，而寒痰袭于经中，因体肥不能外泄，所以流连不解，《内经》所谓其人肥，则为目风眼寒是也，治当解营分郁闭之火，除经络沉沍之寒，授以三因芎辛汤加生石膏半两，数日必能获效，服之果然。

心腹诸痛兼伤寒论

问：凡宿有心腹诸痛，因外感之邪触动而发。若欲先治表症，里痛势难刻缓；若欲兼治其痛，又恐有碍于表，历考方论中，素无成法，可师幸显示至理，以补昔贤之未逮，曰：诸痛皆有表里气血虚实寒热之分。其痛在肌表者，中间不无里症，如胃脘留饮之臂痛，肾虚足不任地之脚心痛，肾衰风袭之下体痿弱，骨节疼痛，岂非痛出外而病根于里者乎？然病虽从内而

发，其实痛在经络，所以治表之药，总无妨于本病，但不可不顾虑血气以虚其虚，痛必转剧也，其胸胁肩背诸痛，症虽不一，以大纲论之，悉为阳分之疾，纵有伤寒表症，而痛楚不堪者，不妨兼治其痛，并无引邪入犯三阴之虞，即使阴邪上逆，不过先温其里。若肾心痛之与背相控，如从后触其心者，仍无碍于里症也。观仲景太阳例中，伤寒医下之，续得下利清谷不止，身疼痛，急当救里，后身疼痛，清便自调者，急当救表，内有虚寒者，必当先温其里而后解表，乃正治也。至于腰脐少腹诸痛，虽皆阴分之患，然既有表症则当从表治之，如腰痛而兼外感，亦须桂枝汤以分解太阳之邪，则里气亦得疏通，而痛必少缓，寒者则加附子以温之。腹痛用小建中为土中伐木之圣药，血虚而气散者尤宜，有寒则加干姜，寒甚则加附子。虚寒则用桂枝人参汤，寒极而呕，金匮大建中汤。少腹痛，用当归四逆汤，寒加吴茱萸最妙，此皆兼理外内之良法也，大抵有宿病之人，不得用峻汗峻攻之法，必参其人之形气盛衰，客邪微甚，本病之新久虚实，向来之宜寒宜热宜补宜泻宜燥宜润宜降宜升，或近日服过何药之相安不相安，其间或挟痰，或挟血，或挟火，或挟气，或挟水，或挟积，务在审症详明，投剂果决，自然随手克应矣。故凡智者用方，法法不离古人，而实未尝执古人之成法也。

问：一少年素有便血，自言触秽腹痛，经日不止，因觅土医刺委中出血如注，是夜即大发寒热，头痛如捣，腹胁满痛，不能转侧，谵语如见鬼状，一馆师以大柴胡下之而愈，愈后不时寒热咳嗽，服滋阴清肺之药两月余，其嗽愈甚，近日饮食少进，大便作泻而兼下血，左右关尺皆弦细而数，未识此症，尚可图治否？曰：此必刺委中时，感冒风寒，因其人素有便

血，邪乘虚入，而为热入血室，如阳明病下血谵语之例，非独妇人经水适来适断而有是症也。用大柴胡得愈者，是偶中，痛随利减之效，原非正治，所以愈后不时寒热咳嗽，脾肺清阳下陷而肺失通调输化之气也。斯时不与调补脾胃，反与寒凉清肺，则脾气愈伤，不能统血而为下脱泄泻之患。虚损已成，虽暂时复生恐难为力矣。盖腹痛一症举世咸谓沙胀，或刮，或刺，或饮冷水，种种为害非浅。曾见有阴虚停食腹痛，误饮冷水，吐利不止。周身青黑而毙者，有经水将行作痛亦饮冷水，经闭不通而成蛊胀者，与夫痛痹一症，《灵枢》谓之贼风，后世方书名为痛风，亦曰白虎历节风，近来呼为箭风，例禁汤液，恣用针艾火淬。愚夫无知，被其煽惑而受非刑，固不足讶，即明哲之士亦常以箭风二字凿凿而谈，且有自任时医者，身有所痛必请村中叟妪挑淬，咒水吞符无所不至，吾将以《灵素·痹论》，《金匮》胸痹血痹诸例，请用从火，庶不致与俗全违耳。

亡血家兼伤寒论

问：仲景太阳篇中有亡血家不可发汗，发汗则寒栗而振。有衄家不可发汗，汗出则额上陷，脉急紧直视不能瞬，不得眠。夫亡血是统诸失血而言，何衄家另设一例，且血为阴，血亡则阴伤，阴伤则阳盛。何故汗之反寒栗而振？衄家何独不然，又为额上陷。脉急紧等症。曰：血之与气，异名同类，血虽属阴实为阳气之根，与气相为维附，一息不能相离。凡人身中有气不到处，则血凝不流而为刺痛，痛处必热有血不行处，则水饮袭入而为肿痛，痛止必寒。素有血症之人，复发汗以夺其血，寒栗而振，势所不免，血既消亡

于内则阳气无根，所以诸亡血家骤脱不止，必用大剂人参敛其神气，气敛则血有所统，无复再脱之虞。斯时虽不敢望其阳生阴长，但得扶定胃气以进饮食，即是生长之基。设不知此而用血药，惟有腻膈伤中，而为夺食泄泻之患也。至于衄血一症，皆由阳明经火气逆行而至。故曰：衄行清道，不知者以清道指肺，遂有衄血出于肺之说，大可喷饭。详衄血一症，十二经惟手足阳明太阳四经有之，即使因肺致衄，亦必由手阳明经而至。肺虽清肃之藏，业常少血，且经脉不行于鼻孔，其血从何而至哉？盖阳明多气多血，是以患其症者恬不知怪。然惯衄之人，稍有劳动或烦心过饮，受热感寒，血必随火而行熟径。盖火即气，气随血散，久之经气并伤，更加夺汗则血不荣筋，而为两额之动脉收引，瞀急不能卒视也。其所以不得眠者，虚火蕴降于胃，胃不和则卧不安，此皆亡血人复发其汗之候。若因伤寒而致亡血，又当随症施治。如太阳症失汗，邪留经中而衄。非麻黄汤汗之不解，有热传营分而为吐血则当清解其内，如犀角地黄汤。黄连阿胶汤之类。凡此种种，未遑尽述，姑就宿病伤血之人伤寒表症而言。如衄血则宜小建中加犀角、丹皮，咯血则宜小建中加丹皮、童便，吐血则宜黄芪建中加童便、阿胶。伏气发温而为吐衄。皆从内而至，经络胃府，通宜凉膈解毒三黄石膏加葱豉、童便之属。若感冒风热之衄。则宜葱白香汤加童便。若素有便血而兼伤寒，则宜千金内补当归建中，寒加灶土、炮姜，热用白头翁汤。妇人宿患血崩而感客邪，则宜金匮三物旋覆花汤加香豉，或当归建中加黄芪、防风、葱豉最妙。至若热邪传里而触动阴血，无论宿病新病，皆无表症纠缠，但须详从何道而至。或稠或清，或鲜或晦，自可直清本病，竟行无碍

矣。

问：亡血家，衄家，症见于外，尚有发汗之误，其血蓄于内而显发热头痛者，得无误汗之患乎？曰：凡蓄血必有见症，可察而知其所患处有三。蓄于胃脘之内则胸膈隐隐刺痛，甚则牵引于背；蓄于厥阴之经，则胁下痛引腰脊；蓄于膀胱之府，则少腹急痛，若小便不利者，并伤气分也，其辨治之法，须详新久虚实寒热，大率新者多实，实则宜攻，久蓄必虚，虚当兼补，寒则非暖不散，最忌酸寒，热则宜于寒下，然必加辛温而为向导，亦有症显虚热，而所蓄属寒者，必畏寒而畏热饮，不可因其假症，而误与寒凉攻血，多致发呃脱泻而死。其治蓄血之兼伤寒表症，轻则小建中、香苏散之类，重则五积散随上下寒热而为裁酌。至见半表及传入里，皆与本病无碍，但久蓄虚人，不可轻动其血，此为切禁。

问：邹孔昭之弟，费仲雪之女，皆患失血，何以知其必死而辞之？曰：孔昭昆仲俱患喘咳吐血，肩息不得卧，孔昭之脉，尺部虽弦而寸关却浮，症虽阴火迫肺，脉则兼感客邪，且审其所吐之血，多滞涩水，知必从胃而出，故先与小建中加丹皮，和其营卫，续于异功去术加薯蓣丹皮，下灵砂丹收摄阴火，则肺胃自清。于昭之脉，关尺皆弦细如循刀刃，血色正赤如凝朱，为少阴守藏之血，故知必死。费仲雪先生，久患膈塞呕逆，中脘搅痛如刺，或时痰中带血，六脉沉细如丝，自谓六阴之脉，及按至神门，别有一脉，上至阳溪迢迢应指，知胃气未竭，尚可苟延。其令爱不过咳血一二次，尚有梳洗出，诊脉得纯弦细数，此胃气已竭，安有复生之理。

问：郭孝闻之室血崩，闻用金铃子而愈，何也？曰：孝闻夫人暑月经行时，凉卧风中，先患淋沥，加以恼怒跌哭，遂崩脱不止，小腹中如线一条，贯心掣痛，常发热头疼，遍体烦疼。服止血诸药不应，而进参、芪，忽然昏愦不省，崩脱愈甚，深夜急遽邀往，脉得弦大而芤，独左寸丸滑，知冲任二脉受病，明是风入胞门所致，久之风从火化，血愈伤而火愈炽，非旋覆花汤、金铃子散兼进，不能清其风热，降其逆气也。况此症多有火淫血室，湿结子户及郁结伤脾，怒动肝火，惊恐失跌，种种不同，若用通套升发补敛之药，乌能获效哉？

问：兵道李石台内侄之伤寒，更七医而转笃，皆不识为何症？尊大人何以知其为血而下之？曰：鲁公乘于夏月，从陆来吴，途中中暍受伤有之，大暑中何有伤寒之症？医见壮热昏愦，便与发汗，发汗不已，兼之消导，消导不已，继进参、术，主见杂出，补泻遍尝，正气转伤，蓄积愈固而见善忘如狂，身汗如油，直视不眠，唇反不收，齿龈腐秽，七昼夜喃喃不休，手足动掉不宁，脉得纯弦而豁大中芤，明是蓄血而兼狐惑之症，急与犀角地黄汤加黄连、乌梅清其胃，安其虫，腹中之黑物自下，而神识顿清，从未尝用攻血之药也。

多汗家兼伤寒论

问：汗家不宜发汗则邪从何解？曰：所谓汗家不当发汗，是指平昔腠理不固，不时伤风自汗者而言。即仲景例中汗家重发汗，必恍惚心乱，小便已阴疼一条，不过言卫虚营气常泄之人，汗之复伤其营，乃有如是变症，非谓多汗之人，一概不可发汗也。尝见阴虚盗汗者，发汗不得汗，则干热不已，汗出则足冷面戴阳。阳虚自汗者，发汗则恶寒不食，甚至冷汗厥逆。

盖阴虚则血热，其汗亦热；阳虚则气寒，其汗常冷，且有胃气虚寒者，常出淡汗。凡此皆以发汗为禁，惟小建中为主，阴虚加丹皮，阳虚加黄芪，阴阳俱虚二味并加，胃虚自汗不止，则加人参，又有血虚心痛，则加当归，血虚寝汗热不止，则合当归补血汤，皆万举万当，百不失一者。若夫湿热素盛之人，举动则浑身汗出，设有客邪表症，亦谓其虚而禁发汗，则表邪与内湿固结难分。当乘邪未入里时，急与表散。但表法与寻常不同，必兼辛凉淡泄之味，则胃热方化，非但无痰逆气满之虞，并可以杜风热内入之患，如越婢加半夏汤，小青龙加石膏汤，麻杏甘石汤，麻黄连翘赤小豆汤之类。若治稍失时，邪一入内，即当随症用泻心汤诸法。复有湿热多汗之人而兼阴虚者，汗之则喘汗胸满，上热下寒而上脱，下之则溺闭腹胀，五液注下而下脱，兼阳虚者汗之则额上与手背冷汗不止而上脱，下之则呃逆呕秽，暴下不止而下脱，所以犯此皆死。余尝用小陷胸合猪苓汤治阴虚湿热，小陷胸合理中汤治阳虚湿热。每多见效，倘阴虚下利不止，用赤石脂禹余粮汤，阳虚下利不止，用桃花汤间用得生者，此皆平时多汗，复感客邪之候。若因外感而见自汗者，则与上法无预也。

积聚动气兼伤寒论

问：积聚动气三者，皆腹中固疾，其受病之原有异否？曰：积聚寒气客于五脏之膜，血气不行所生，聚则汁沫取胜于六腑之廓，溢蓄不泻而成动气，为无形之气受病，所以忽有忽无，与积聚之有形质者不同。

问：有动气之人，不可汗下，其有积聚者，亦有所禁乎？曰：动气是脾衰气失统运之候，汗下先动脾津，故为切禁，非若积聚初起之可用攻击者。若久病气衰，亦必兼补而攻始应。尝见有积聚误汗则津液外泄，固结随表药而上升者；误攻则气随下脱，阴邪无制而愈逆者；亦有下之便利不止水道涩痛如淋者，《内经》所谓此风根也，不可动，动之为水溺涩之病是也。

问：已误汗下者，为之奈何？曰：误汗虚阳扰乱而气上冲，或咳吐眩悸，或心烦恶寒者，通宜五苓散去术多加枣仁降敛之，误下虚阳不禁而气下夺，或身热蜷卧，或下利汗出者，金匮大建中汤，吴茱萸汤，附子理中加桂苓汤，急温其里，则虚热不治自息矣。

问：三证之表法。曰：积之兼表者，以温血为主，如甘草干姜汤加桂枝、姜、枣。感冒则香苏散、葱白香豉汤。聚之兼表者，以涤饮为先，如小半夏茯苓汤加桂枝、姜、枣，或四七汤、芎苏散之类。动气之兼表者，以安中为务，如小建中黄芪建中为最当，非若积之芍药助阴，有碍聚之，胶饴助湿难投也。若营伤无汗者，则合香苏饮。凡表药皆升，而香苏独降也。

问：三证之和法。曰：和法总不出小柴胡，然于本方中宜除去参、芩，积加细辛、干姜，聚加茯苓、橘皮，动气但去黄芩加木香、桂心之类。又须知中虚挟邪之人，胸多寒热不和，常有痞满之患当于三泻心汤、黄连汤、旋覆代赭石汤选用。若等胀满喘急而治难为力矣。

问：三者治失其宜而见里症，当何法以除之。曰：大约中气久虚及有宿病之人，先用导法，如积用蜜煎加川乌末导，聚用猪胆汁加姜汁导，动气用酱姜导。若里热势剧不下，必死者，积用大黄附子汤，聚用厚朴七物汤，动气理中汤去术，加桂苓姜制大黄微利之，庶免阴气逆上之虞。至于伏气发温，虽有积气当凉膈散，大柴胡，及三黄石膏加大黄急下之，以热毒从内而发，里先受邪，所以不禁内夺，非导法所能荡涤其热也。

疝证兼伤寒论

问：七疝之名，各有不同且所治诸药，多寒热错杂此属何意，曰：疝瘕之症，因《内经》有任脉为病，男子内结七疝句，致元方、子和各立七疝之名，咸非《内经》所谓。《内经》以邪留诸经，腹中引急，诸痛通名。曰：疝近世惟以睾丸之病为疝，外此皆置而不论也。详经中虽有脏腑诸疝，统而言之不离任与厥阴。盖肝则任之生化，任之阴气为疝，肝之阳气为风，故治疝多用风药，观金匮大乌头煎乌头桂枝汤，并不用附而用乌，义可见矣。夫疝之受病，多由寒热不和，所以经脉缓急，即使湿热必因寒束而痛，伏寒必由火郁而发，但须详偏寒则从寒，偏热则从热，如乌头栀子汤，治本寒标热，少腹中缓急，痛引心胁之疝，苍术五苓加枳实檗皮汤治㿗癃胀坠之疝，皆寒为热引热为寒导之法，然其症各有所挟，必非空气作痛，故有血则兼攻血，有积则兼攻积，能识此义，方可与言治疝诸法。

问：疝症多兼风治表症，自可无虞，不识里症有所禁否？曰：在无客邪时，治其本病多兼风药。若一有风寒，则表药反难恣用。常见有疝瘕人，服羌防柴葛之类升动阴邪，每致喘胀呕呃，善治者必兼桂、苓、枳实等味于香苏、芎苏、小建中、葱白香豉诸方中，则陈气不至于上逆。若有陈寒必加乌附细辛、姜、桂之属，里气不温，外邪必不得散，倘见里症，切禁苦寒峻攻，与积聚等法无异。

淋浊兼伤寒论

问：诸淋皆肾虚膀胱受热，何古方中多有用热药者。曰：淋之为病，小便如粟状，方书分膏石气血劳五种。丹溪谓诸淋皆忌补气，气得补而愈胀，血得补而愈涩，热得补而愈甚，惟劳淋则宜补气，但须兼利州都，则水道之热方化。然多有肾虚囊中受寒者，症必先寒凛而后溲便血淋，亦有属寒者，其色必瘀晦无光，不鲜不紫，是皆膀胱虚寒，阳不化阴之候。观金匮治小便不利，有水气而渴，用栝蒌瞿麦丸，消渴之饮一斗溲一斗，溲上如脂用肾气丸，一属肾气不开，一属肾气不合，并用附子以司开合之权，岂可概谓膀胱受热乎？

问：浊带之症丹溪谓胃中浊痰渗入膀胱，而所下常有赤色者何。曰：肥人固多浊带而瘦人亦恒患此，且多有阴中不洁，败浊袭入精窍者，辨治之法，大约以干掩窍端者为火，不干掩者为湿。小水赤涩而痛，或浊有赤色者，为小肠湿热，小水不赤不痛而所下色白，或渗利转甚者，为脾气下陷。茎中痛痒而发寒热，或有结痛者，为毒邪所侵。若此种种，讵止痰湿一端而已。

问：淋浊皆前阴之疾，设有是症而更伤于寒，其治亦相类否？曰：淋为精病，浊为气病，安得相类精病，则宜黄芪建中，热加丹皮，寒加附子，下消走精二味并加。精滑不止，或梦中走泄，桂枝加龙骨牡蛎汤。气病则宜香苏散，湿加苓半木香，热加葱豉滑石，虚加升柴参芪。水气上逆而渴，五淋散灌吐取汗最捷，此皆治淋浊兼外感之良法。复有兼杂他症者，如苕溪田孟先，久患膏淋溲中有块如橘核状，外裹血膜，中包黄水，乃醉后入房，酒湿流入肾藏所致，遍服利水固精约不应，溽暑中忽然憎寒发热，喘促闷乱，腰背烦疼，脉见浮濡沉细，是淋久阴伤暑气袭虚之症，先与生料六味加川草薢作汤，下消暑丸，次用前汤送本事猪苓丸，八服诸症霍然。江右孝廉蔡允恭，严冬患浊，小腹结硬大发寒热，巅痛自汗，脉得左缓右涩，两尺紧细，乃风挟毒邪入厥阴之经，与当归四逆汤热服，覆汗而热除，即以前方除去通草、姜、枣，加蝎梢陵鲤甲麝脐，丸服不令作汗，数日块消痛止，但浊犹未净，或令嚼生银杏而痊。世人咸谓银杏涩精，殊不知其专涤败浊也。

泻痢兼伤寒论

问：泄泻皆脾胃之疾，何《内经》有风寒湿热之泄，且治泻多有兼用风药者？曰：六气中，除燥气外，皆能为泻。其邪咸从经络入犯中土，所以治泻多用风药，即内因之泻，亦常兼用，如脾虚气陷作泻，用补中益气，必加羌、防以胜湿，乃正治也。其五更肾泻，昔人皆谓肾虚，而用四神五味补敛之药，服之未必悉应，殊不知此皆酒湿入伤水藏所致，余尝用金匮泽泻汤加姜、辛、五味、草薢之属，往往获效。又有脾肾俱虚之泻，若小便清利倍常，则泄泻大作，此降泄多而升气少，切不可用苓、泽之类，且关门失守，肾气空虚亦不得用升、柴等药，惟宜附子理中，加紫石英、赤石脂、红豆以固敛之。如素有酒积食积，痰湿水饮，或积兼气滞顿泻而兼感外邪者，并宜香苏散为主，酒积合泽泻汤，食积合平胃散，痰湿合二陈汤，水饮合五苓散，气滞合四七汤。泻症繁多，聊举一二为例，余可类推矣。

问：滞下以通利为务，若兼感风寒而与通利，能无妨于表症乎？曰：痢疾多患于夏秋，本无伤寒之理，然初秋常有非时暴寒，或久痢延至冬时，及休息痢，多有兼外感者，既有表症，自应救表，但须审本病之新久虚实，或气分受伤，或血分受伤，或气血并伤，参酌而治可也。夫痢之通利，不过乘初起湿热全盛时，乃为相宜然在元气虚人，伤犯胃气，多有呃哕不食下利不止而危者。当知积滞原系肠中津液，因气不统运而为败垢，惟当宣通其气，则失统之败垢自下，未伤之津液自安，后重窘迫自除矣。近世但守痛随利减一语，既以通利泻气之剂，施之久痢虚痢，吾未见有得愈者？况兼客邪为治乎？方书中原有胃风汤治风毒下痢，参苏饮治下痢发热，白头翁汤治热痢下重，败毒散治疫痢壮热，阳旦汤治血痢身热脉浮，阳旦汤治血痢瘀晦腹痛，当归四逆汤治下痢身热手足冷，五苓散治下痢有热水道闭，升麻葛根加犀角汤治下痢身热发斑，调中饮治下痢胸前手足阴斑，三奇汤治久痢后重不除，补中益气汤治久痢元气虚陷及疟后病后一切虚痢，皆先哲之成，则未尝不用伤寒之法也。然非博闻广识之士，难以语此。

问：一人阴虚发热，下痢赤白至夜烦渴不宁，或用凉血攻积药而死。一人阴虚发热下痢五色，胸中常觉饥状，得食则胀，或用补中益气而死。一人阴虚发热，下痢不食，郭友三先生用猪苓汤，黄连阿胶汤而痊。二方度非下痢门中药，而用之辄应，何也，曰：世患阴虚下痢者颇多，古人从未阐发其症，未有不发热不烦渴，不畏食不见红，不夜甚者。盖阴气内亡，势必虚阳外扰，故治阴虚之痢，凉血死，攻积死，补气亦死，惟兼清解热毒，兼滋阴血，庶可保全。此用仲景少阴例中救热存阴之法，与金匮治产后下痢虚极用白头翁加甘草阿胶汤不殊也。

胎产兼伤寒论

问：孕妇百病以胎产为主，若有外感客邪，黄芩、白术仍宜用否？曰：古人用黄芩安胎，是因子气过热不宁，故用苦寒以安之；脾为一身之津梁主内外诸气，而胎息运化之机，全赖脾土，故用白术以助之。然惟形瘦血热，营行过疾，而胎常上逼，过动不安者，乃为相宜。若形盛气衰，胎常下坠者，非人参举之不安。形盛气实，胎常不运者，非香砂耗之不安。血虚火旺，腹常急痛者，非归芎养之不安。体肥痰盛，呕逆眩晕者，非苓半豁之不安。此皆治母气之偏胜也。又有父气虚羸或有宿病而胎禀不固者，则当如父调理自安。若因风寒所伤，而胎不安者，则桂枝汤，香苏散，葱白香豉汤谅所宜而用之，和解则小柴胡，柴胡四物，里症则大柴胡，小承气，凉膈散，随上下轻重而施。伏邪时气尤宜急下，此即安胎之要诀，《内经》所谓有故无殒是也。下药中独芒硝切不可犯，凡胎死腹中，及误断脐肠胞衣上升，壮实人并用平胃散加芒硝，虚人理中汤。因外感伤胎者，五积散加芒硝服之，胞胎即缩小而下，走血之性可知，其半夏、大黄，虽言孕妇忌服，然用之得宜，亦安胎圣药。若有客邪而用芩术，使热邪留连不解，反足伤胎，观紫苏饮治孕妇风寒，恼怒喘胀，腹痛诸疾，即于本方除去川芎生姜，而加白术，为达生散。瘦胎饮，则以芩术为君而加枳壳滑石，岂二味专主安胎，又能滑胎耶？盖瘦胎饮一方，特为奉养太过，胎肥不能转运而设。今人不达此理，无故服之，伤耗其气，临产无力送胎，反致难产，及酿成产后诸患者不少，良由不明虚实补泻故尔。

问：产后以行血为务，若有表邪，而与行血，得无引邪伤营之患乎？曰：产后诸疾非行血则邪不去，即诸虚症亦须血行，其气乃复，芎行之有方，不可过峻。凡产后危症，莫如三冲三急，三冲者，败血之冲肺，冲心，冲胃也，三急者，新产之呕吐，泄泻，多汗也，其用药则有三禁，禁佛手散，以川芎能发汗也；禁四物汤，以地黄能作泻也；禁小柴胡，以黄芩能阻恶露也。然皆产后之常法，设有风寒危急，亦将守此坐令致毙乎？尝读金匮产后之例，有大承气汤，下瘀血汤，阳旦汤，三物黄芩汤等方，不能使人无讶，及见家严所治金圣祥妇，产后败血冲肺，发热面赤喘胀，人事不省用二味参苏饮倍苏木加芒硝，恶露即通而苏。宋孝先次孙媳，产后发热头疼，腹中急痛，死绝浮苏者再，与当归内补建中汤，得汗而痊，其长孙媳临产下痢，产后脓血无度，更兼感冒客邪，而发热头痛，此血液大脱，胃气遽尽，非但难胜药力，即益母汤亦伤胃难用，惟借金匮黄土汤之法，令以伏龙肝，炒黑楂肉，炒焦砂糖，炒焦陈米入姜枣，煎成不时热服，取枯以去垢，而有温中止痢之功，姜枣以和营散邪，三日热退痢减，思[①]进糜饮，七日而痢全瘳矣！郑墨林夫人，变临产下痢，用连理汤加木香二服而止。止后即产，产后呕吐大汗，以抵圣散去赤芍加炮姜、黄连而康。徐日升妇，草蓐中发露得风，壮热头痛，面赤胸烦用香苏散加荆芥葱豉而热除，但手足心热，不时烦扰，善食易饥，二便不利，与三物黄芩汤而安。以上等治，未尝不用汗下，不用寒凉，而暴病势紧，不得不猛治者，下手稍软，去生便远。其病久气衰者，非但不可峻攻，峻补亦是不可，必缓剂轻调，以候胃气之复，务在临症权宜。

---

① 思：锦章书局本作"果"。

若拘世俗之见而禁汗下，专事血药以治胎产之疾，我未敢信以为然。

经　脉

经脉出自《灵枢》，本当全篇融贯熟读，为医门之实学。第苦觙缕交加，难于诵记。于是稍为裁削，略其繁词，兼取轩岐仲景切于经脉之文，参入一二，以为决诊之捷法。若言笔削圣经，则我何敢？

肺手太阴之脉，起于中焦，下络大肠，还循胃口，是上膈（膈膜遮膈浊气使不上熏心肺）布胸中属肺，从肺系横出腋下，循臑内下肘中，循臂内入寸口，循鱼际出大指，其支者，于腕后直出次指内廉出其端。是动（邪在气，气为是动）则病肺胀满膨膨然而喘咳（其脉布胸中，故病喘咳。肺宜温润，燥则病，寒亦病），胸中痛缺盆中痛（缺盆乃手足阳明脉气所发，肺病则胃气不升，故气不行而痛），甚则交两手而瞀（瞀，麻木不仁也），是主肺所生病者。（邪在血，血为所生病）咳上气喘渴烦心胸满，臑臂内前廉痛，气盛有余，则喘渴胸盈仰息肩背痛，风寒汗出中风，小便数而欠，风寒在表故。汗出中风，邪伤其气，故小便数而欠，欠少也。气虚则肩背痛寒，少气不足以息，溺色变。（气虚则阳病，故为痛为寒而怯然少气。金衰则水涸，故膀胱气化不行而溺色黄赤也）气绝则皮毛焦爪枯，毛折盛者，寸口大三倍于人迎，虚者，寸口反小于人迎也。

大肠手阳明之脉起于大指次指之端（肺脉出次指大肠脉即受肺交而起食指）出合谷两骨之间。上入两筋之中。循臂上廉入肘外廉。上臑外前廉。上肩出髃（音余）骨之前廉上，出柱骨之会上，下入于缺盆络肺下膈属大肠（大肠上接小

肠下接回肠，传送不洁之物。必待肺气下行，故与肺为表里）。其支者，从缺盆上颈贯颊入下齿挟口，交人中，左之右，右之左，上挟鼻孔。是动，则病齿痛（必恶热饮）颊肿。是主津所生病者（大肠与肺为表里，肺主气津由气化，故凡大肠之或泄或闭，皆津所生之病也）目黄口干，鼻衄喉痹（能言），腹中雷鸣切痛，感寒则泄，气常冲胸。疟（日发而渴）肩前臑痛，次指不用，气有余，则当脉所过者，热肿皮肤。谷谷然坚肿而不痛，虚则寒栗不复。肩背肘臂外痛，盛者人迎大三倍于寸口，虚者人迎反小于寸口也。

胃足阳明之脉，起于鼻之交頞中，入上齿，挟口环唇，出人迎。（穴名，在面）络于目（阳明主肉，其脉挟鼻络于目），上耳前，循发际至额颅。其支者，下人迎（穴名，在额动脉应手），循喉咙，入缺盆，下膈，属胃，络脾。其直者，从缺盆下乳，挟脐，入气街中（气冲穴也）。其支者，起胃口，循腹里，下气街中，而合以下髀间，抵伏兔（伏兔在膝上六寸，髀关在伏兔后），下膝膑中，循胫外廉，下足跗，入中指内间。其支者，下膝，入次指外间（按，足阳明厉兑，内庭，陷谷皆在次指。《灵枢》《甲乙》《脉经》俱作中指，误）。其支者，别跗上，入大指间出其端。是动则病洒洒振寒，善伸数欠，颜黑（伸欠颜黑，土胜水也），恶人与火（胃实则热，热则恶火），闻木音则惕然而惊（土恶木邪故惊也）。心欲动，独闭户塞牖而处，甚则欲上高而歌，弃衣而走（阳盛则四肢实，实则能登高也），贲响腹胀（火盛与水相激，搏有声即肠鸣也，"本输篇"云：大肠小肠皆属于胃），骂詈不避亲疏（土热蒸于心胸，神明则乱也），是主血所生病者（阳明多气多血，是主血所生病）。狂疟（间日发而不渴）

湿淫（湿浊下渗也）阴痿足废（冲督带三脉皆聚阳明，阳明主润宗筋，宗筋主束骨而利机关也），汗出鼻衄唇胗暴难言，甚则不能言。面肿齿痛（必恶清饮）口喝唇胗（人中肿也）面赤热颈肿喉痹（不能言），大腹水胀（土病不能制水也），膝膑肿痛，膺乳，气街，股骭外廉，足跗上皆痛。次指不用，浮胗胀胃脘当脐而痛，上支两胁，膈塞不通。饮食不下，胃中不和，则不能正偃。腹中鸣，身重难以行。胃热则宗气喘数（胃之大络名虚里，出左乳下，其动应衣。宗气也）气盛则身以前皆热，消谷善饥，溺色黄（此阳明实热在经在腑之辨也）气不足则身以前皆寒栗，胃中寒则胀满（此阳明虚寒在经在腑之辨也）。盛者人迎大三倍于寸口，虚者人迎反小于寸口也。

脾足太阴之脉，起于大指之端，上内踝（音哇），循股内前廉，入腹，属脾，络胃，上膈，挟咽，连舌本，散舌下。其支者，复从胃别上膈，注心中，是动则病舌本强。食则呕（脾气暖则健，故食易消，寒则衰，故食不化而呕逆），胃脘痛，腹胀善噫（脾脉入腹属脾络胃，故为痛为胀，阴盛而上走阳明，故气滞而为噫）。得后与气，则快然如衰（病后矢气，则快然。如病衰，但倦怠耳），身体皆重（脾湿之气下流也），是主脾所生病者。舌本强（气病则强，血病则痛），烦心，心下急痛，寒疟溏瘕泄（脾寒则为溏泄，脾滞则为癥瘕）。水闭黄疸，不能卧（水气逆满伤气也），善饥善味，肉痿足不收，行善瘛，强立股膝内肿厥，大指不用，寒甚则厥而响响然。腹中谷谷，便溲难，心痛引背不得息，实则腹胀，泾溲不利，身尽痛。虚则四肢不用，五脏不安，百节皆纵，腹大肠鸣，飧泄。面黄不嗜食，食不化，嗜卧，九窍不通，身体不能

动摇，当脐上下左右动气，气绝则脉不营肌肉，舌萎，人中满，唇反。盛者，寸口大三倍于人迎。虚者，寸口反小于人迎也。

心手少阴之脉，起于心中，出属心系，下膈，络小肠。其支者，从心系上挟咽，系目系。其直者，复从心系上肺，出腋下，下肘，内循臂内后廉，入掌内，循小指之内出其端（心系有二：一则上与肺通，为心包络之系。一则下络小肠，为周身血脉之总司）。是动则病嗌干心痛，渴而欲饮（心火炎则心液耗，故浊而欲饮）。善笑善忘，眩仆烦心，善惊不寐。是主心所生病者，目黄膺背肩胁满痛，腘臂内后廉痛厥，掌中热而腕浸淫疮疡。舌干焦苦，消渴舌破，心胸间汗，实则笑不休，虚则悲。胸腹大，胁下与腰相引而痛。气绝则脉不通，血不流，髦色不泽，面黑如漆柴。盛者寸口大再倍于人迎，虚者寸口反小于人迎也。

小肠手太阳之脉。起于小指之端，循手外侧上腕，循臂骨下廉，出肘内侧两筋间。上循臑外后廉，交肩上入缺盆，上冲心，贯肝肺，络心循咽下膈抵胃，属小肠。其支者，从缺盆循颈上颊，至目锐眦，却入耳中。其支者，别颊上䪼（音抽）抵鼻，至目内眦。是动则病嗌痛颔肿不可以顾，痛在颈侧也。肩似拔臑似折。是主液所生病者（小肠主泌别清浊，宿则清浊不分而流衍无制，是主液所生病也），耳聋目黄颊肿鼻衄（不成流），颈颔肩臑肘臂外后廉皆痛，虚则小腹控睾（音高），引腰脊上冲心而痛。盛者，人迎大再倍于寸口，虚者人迎反小于寸口也。

膀胱足太阳之脉，起于目内眦（睛明穴也），上额交巅。其支者，从巅至耳上角。其直者，从巅入络脑，还出别下项，循肩膊内，挟脊抵腰中，入循膂络肾，属膀胱。其支者，从腰中下贯臀，取腘中。

其支者，从髀内左右别，下贯臀，挟脊内过髀枢，下合腘中，以下贯踹内（踹音湍，足跟也），至小指外侧。是动则病冲头痛（邪循经上而痛也），目似脱，项似拔（痛在项后不可伏仰），脊痛腰似折（痛上寒），髀不可以曲，腘如结踹如裂。是主骨所生病者（肾主骨，膀胱为肾之府，故亦主之。世本作是主筋所生病者，误），痔疟（虚则痔盛则疟）狂癫疾（邪入于阳也）头囟（音信）项痛目黄（为蓄血）。泪出鼻衄（则成流），小腹遍肿而痛，以手按之，即欲小便而不得。胞痹，少腹按之内痛，若沃以汤涩于小便。上为清涕，膀胱不利为癃，不约为遗溺也。项背腰尻腘踹脚皆痛，小指不用，盛者，人迎大再倍于寸口。虚者，人迎反小于寸口也。

肾足少阴之脉。起于小指之下，斜走足心，循内踝后别入跟中，出腘内廉，上股内后廉，贯脊，属肾，络膀胱。其直者，从肾上贯肝膈，入肺中，循喉咙挟舌本。其支者，从横骨中挟脐循腹上行而入肺（横骨一名下极），从肺出络心，注胸中（肾藏有二，其脉交通水火。左者，直上入肺而循喉挟舌。右者，直行脐腹而上络心胞。越人以右肾为命门，非也）。是动则病，饥不欲食（阴火上乘，虽饥不欲食也），面如漆柴（肾水枯也），咳唾则有血（真阴损而延及其母也），喝喝而喘（肾水不能上通于肺也），口干咯血坐而欲起（阴虚阳扰而不能静也），目䀮䀮如无所见（目之明在瞳子，瞳子者，骨之精，肾气内夺故目䀮䀮如无所见也），心如悬若饥状（心肾不交则精神离散，故心如悬。阴虚则内馁，故常若饥状）。气不足则善恐，心惕惕如人将捕之（肾主志为恐，肾气怯，故惕惕如人将捕之）。是主肾所生病者，耳鸣遗泄口热舌干咽肿上气咽干及痛（厥气走而不能言，手足清，大便自利，口热如胶），烦心心痛（痛引腰脊而欲呕），黄瘅（水虚土实，故为瘅。其额上必黑）肠澼（肾开窍于二阴故为肠澼，寒则利清谷热则便脓血），脊股内后廉痛，痿厥嗜卧，泄利下重，足下热而痛，小腹急痛，腰下冷痛，自言腹胀满而实不满，胫肿烦冤（烦为烦扰！冤为冤热），骨痿不能起，肋中清（肋音抄，季肋下也），指清黑清厥，意不乐，四肢不收，身重，寝汗出憎风，气绝则肉软怯，齿长而垢，发无泽。盛者，寸口大再倍于人迎。虚者，寸口反小于人迎也。

心主手厥阴心包络之脉。起于胸中，出属心包络（诸邪之在心者，皆心包络受之），下膈，历络三焦。其支者，循胸出胁下腋循臑内入肘中，下臂行两筋间，入掌中，循中指。其支者，别掌中，循小指次指出其端（无名指也）。是动则病手心热，臂肘挛急，腋肿甚则胸胁支满，心中澹澹大动，面赤目黄，喜笑不休。是主脉所生病者（诸脉虽属于心，而行太阴肺部脉之运动皆由包络之火，故又为阴包所主），烦心心痛（痛引腋胁而欲咳），掌中热（脉起心胸入掌中也）。盛者，寸口大一倍于人迎。虚者，寸口反小于人迎也。

三焦手少阳之脉。起于小指次指之端，上出两指之间。循手表腕出臂外两骨间，上贯肘，循臑外，上肩，入缺盆，布膻中，散络心包，下膈，循属三焦。其支者，从膻中上出缺盆，上项，系耳后，出耳上角，以屈下颊，至𬱓。其支者，从耳后入耳中，出耳前交颊，至目锐眦（三焦有上中下之名，其形则一。在七节两肾之中，所谓上焦如雾，中焦如沤，下焦如渎者，是形容三焦之用，非实有三处也）。是动则病耳聋浑浑焞焞而痛。咽肿喉痹，（三焦之气通于喉，喉不和则痹肿矣）往来寒热。是主气所生病者（三焦为决渎之官，水病必由于气也），汗出，目锐眦痛，颊痛，耳鸣，耳后肩臑肘臂外皆痛，小指次指不用，腹气满，小腹尤坚，不得小便。溢则水留，即为胀。盛者人迎大一倍于寸口，虚者人迎反小于寸口也。

胆足少阳之脉。起于目锐眦，上抵头角，下耳后，循颈至肩，上入缺盆。其支者，从耳后入耳中，出走耳前，至目锐眦后。其支者，别锐眦，下人迎，合手少阳抵顾，下颊车，合缺盆，以下胸中，贯膈，络肝属胆，循胁里，出气街，绕毛际，横入脾厌中（即髀枢）。其直者，从缺盆下腋，循胸，过季胁，下合髀厌中，出膝外廉，循足跗入小指次指之间。其支者，别足跗，入大指间，是动则病口苦（胆病则液泄故口苦），呕宿汁善太息（胆郁则气不舒故善太息），惊惕，心下澹澹，恐人将捕之。咽中介介然数唾，心胁痛不能转侧（足少阳之别，贯心，循胁里，故病则不能转侧），耳无所闻，甚则面有微尘，体无膏泽（胆病则春升之令不行，如木之枝叶凋瘁而色枯槁也）。足外反热，是为阳厥（病本属火，故为阳厥）。是主筋所生病者（肝主筋，胆为肝之府，故亦主之。世本是主骨所生病者，误），头角颌痛，目锐眦痛，缺盆中肿痛，腋下肿，马刀挟瘿，汗出振寒疟（胆居表里之半阴，胜则振寒，阳胜则汗出，故疟），胸胁膝胫踝前诸节皆痛，小指次指不用，少阳终者耳聋，百节尽纵，目系绝。盛者人迎大一倍于寸口，虚者人迎反小于寸口也。

肝足厥阴之脉。起于大指，上循足跗，上腘内廉，循阴股，环阴器，抵小腹挟胃，属肝络胆，上贯膈，布胁肋，循喉咙之后上取颃颡，连目系，上出额，与督脉会于巅。其支者，从目系下颊里，环唇内。其支者，复从肝别贯膈，上注肺。是动则病闭目不欲见人，腰痛不可俯仰（痛上热）。丈夫㿉疝，妇人少腹肿，甚则咽干面尘脱色，渐渐时寒热，两胁下痛引少腹，上下无常处，淋溲便难，胁痛支满，手足青，面青唇黑。是主肝所生病者，胸满呕逆作酸，飧泄狐疝，遗溺闭癃，颊肿喉痹（吐脓血），吐血下血（暴涌不止），瘢疣恶风，浑身酸麻疼痛，四肢满闷，筋痿不能起，阴缩两筋急，转筋足逆冷，胫酸阴痒，盛则善怒，忽忽眩冒（眩晕也），而巅疾（巅顶痛也）。气逆则头痛耳聋，目赤肿痛。虚则目䀮䀮无所见，耳无所闻，善恐如人将捕之（善恐如人将捕有三：足少阴是肾藏精气虚衰，足少阳是胆虚寒涩溃沃，足厥阴是肝虚神魂不宁。一属精伤，一属涩沫，一属血虚，不可不辨）。气绝则筋急引舌与卵，唇青。盛者寸口大一倍于人迎，虚者寸口反小于人迎也。

奇　经

脉有奇常，十二经者，常脉也。所见诸症皆平常无奇，其奇经八脉交加中外，络绎诸经，所见诸症皆忽起忽伏，脉亦倏去倏来，故谓之奇。旧说以为奇偶之奇，恐非至当。若而则不应有阴阳维跷（音窍平声）之偶矣。所谓督脉督于身后诸阳，任脉任于身前诸阴，冲为诸脉之海，又为血海，阳维维络诸阳，主一身之表，阴维维络诸阴，主一身之里，阳跷得足太阳之别，主一身左右诸阳，阴跷得足少阴之别，主一身左右诸阴，二跷皆起跟中，使人跷捷，带脉横束季胁，约束诸脉，为诸经之别贯，各有专司。盖人身之气血常行于十二经，而后及于八脉。若受邪则先伤八脉，而后传次六经。所以越人譬之沟渠。沟渠满溢诸经不能复拘也。督脉起于下极之俞（音殊）并于脊里。上至风府（项中央之脉，督脉也，名曰风府）入属于脑。阳脉之海也。其络循阴器，合篡间绕篡后绕臀。至少阴与巨阳中合少阴。上股内后廉，贯脊属肾。与太阳起于目内眦，上额交巅，上入络脑，还出别下项循肩膊内，挟脊抵腰中，入循膂络肾，其男子循茎下至篡，与女子等少腹直上者，贯脐中央，上贯心入喉，上颐环唇，上系两目之内中央。动苦少腹上冲心而痛，不得前后为冲疝，其女子不孕，癃痔遗溺，嗌干，卒口噤，背反张瘛疭，腰背强痛，不得俯仰，脊强反折及痛，头重不举，大人癫疾，小儿风痫。其脉直上直下而中央浮。或尺寸俱直而浮者，直督脉也。

任脉起于中极之下，以上毛际循腹里，上关元至咽喉，上颐循面，入目络舌，阴脉之海也，同足三阴并行腹里。其浮于外者，出毛际循关元石门（即丹田）气海，而历三脘循膻中，至缺盆（缺盆之中任脉也，名曰天突）。动苦少腹绕脐，引阴中切痛（入房太过冲督任受伤多此）。男子内结七疝，女子带下瘕聚，月事不以时下。腹皮急，腹中有气如指，上抢心，不得俯仰拘急（志欲不遂阴火上乘多此），其脉横寸口。边丸丸紧细而长，或弦出寸口上鱼际，而丸滑者，任脉也。

冲脉起于少腹之内胞中，为血之海也。其浮于外者，起于气街（即气冲在少腹）。并足少阴之经（难经云：并足阳明之经。以穴考之，足阳明挟脐各二寸而下行与冲脉会于宗筋。足少阴挟脐五分而上行，针经所载冲脉在腹关元等穴，皆属少阴非阳明也明矣），挟脐上行。至胸中而散。冲脉任脉，皆起于胞中，上循背里，为经络之海。动苦逆气里急，气上冲，咽喉不得息。喘息有音不得卧，腹中刺痛拘急，寒气客于冲脉则脉不通。故喘动应手有寒疝痛。则上引胸中也。其脉直上直下，而中央牢者，冲脉也。凡有两手脉，浮之俱有阳，沉之俱有阴，阴阳皆盛，此冲督之脉也（冲主沉牢，督主浮革）。冲督为十二经之道路。冲督用事，则十二经不复朝于寸口。其人恍惚痴狂，刺冲督。

阳维起于诸阳之会（诸阳皆会于头），主持卫气。其脉发于足太阳外踝，循膝外廉，上髀关，抵少腹。侧循胁肋，斜上肘，会手足太阳阳跷于臑俞（在背后胛上谷中）。上循耳，会督脉于风府。上脑空，下至风池，与诸阳会于头。动苦寒热（阳维为病在表，故苦寒热。而足太阳少阳始终联附，故二经为病苦寒热），腰痛，痛上怫然肿，又腰痛不可以咳，咳则筋缩急。肌肉痹痒皮肤痛，下部不仁，汗出而寒，羊痫倒仆（多发于日），手足相引。甚者不能言。若阳维不能维于阳，则溶溶不能自收持（溶溶，缓纵貌）。其脉从尺外斜上至寸而浮者，阳维也。

阴维起于诸阴之交（诸阴皆交于胸），主持营血其脉发于足少阴内踝，循股内廉，上行入少腹，会足三阴，上腹里（去腹中行四寸半），循胁会足厥阴于期门（直乳下一寸半），上胸胁挟咽，与任脉会于颈。动苦心痛（阴维为病在里，故苦心痛。阴维虽交三阴，与任脉同归，故心痛腹痛多属少阴，而兼阴维任脉也）胁满腰痛。甚则悲以恐，癫疾失音（多发于夜），肌肉痹痒，汗出恶风，身洗洗然。（洗与洒同）。若阴维不能维于阴，则怅然失志。其脉从尺内斜上至寸而沉实者，阴维也。

阳跷起于跟内，出外踝直上，循股外廉，循胁后胛上，行肩膊外，上挟口吻至目内，上行发际后入风池。动苦缓纵不收，阴缓而阳急（阳跷脉急当从外踝以上急，内踝以上缓），腰背痛，羊痫倒仆（多发于日），恶风偏枯，瘾痹体强，目瞋不得瞑，其脉寸口左右弹，浮而细绵绵者，阳跷也。

阴跷起于然谷之后，上内踝之上，直上循阴股，入阴中。上循胸里，入缺盆，上出人迎之前。入鼻，属目内眦。至咽喉，交贯冲脉。动苦拘急不弛，阳缓而阴急（阴跷脉急，当从内踝以上急，外踝以上缓），少腹痛里急，腰痛相引阴中，男子阴疝，女子漏下不止。癫疾寒热（多发于夜），皮肤淫痹，风痉癫疾，目闭不能开，其脉尺内左右弹，沉而细绵绵者。阴跷也。

带脉起于季肋，围身一周，如束带然。与足少阴会于十四椎（自上而下则十四椎处，下而上则七节）。十二经与奇经七脉，皆上下周流，惟带脉横束如带。而冲任二脉循腹胁夹脐旁传流于气冲，属于带脉，络于冲脉。冲督任三脉同起而异行，一源而三歧，皆络带脉。动苦腹满，腰溶溶若坐水中。腰腹纵如囊水状。妇人腰痛，少腹痛里急瘕疝。牵引季胁下空软处。月水不调，赤白带下。其脉中部左右弹而横滑者，带脉也。

运　气

谚云：不读五运六气，检遍方书何济？所以稍涉医理者，动以司运为务。曷知天元纪等篇，本非素问原文。王氏取阴阳大论补入经中，后世以为古圣格言，孰敢非之？其实无关于医道也。况论中明言，时有常位而气无，必然犹谆谆详论者，不过穷究其理而已。纵使胜复有常，而政分南北，四方有高下之殊，四序有非时之化。百步之内，晴雨不同，千里之外寒暄各异。岂可以一定之法，而测非常之

变耶？故余仅取司运规例，详释其义以资顾问。其六元正纪中之某岁某气当见某病，世所最重者，概不采录。

甲己之岁，土运统之。乙庚之岁，金运统之。丙辛之岁，水运统之。丁壬之岁，木运统之。戊癸之岁，火运统之。五运之化有常数，主客之运有之递代。盖六气之有主客，五运亦有主客。主运皆起于角，以次相生。如木主春令而为角，火主夏令而为徵，土主长夏而为宫，金主秋令而为商，水主冬令而为羽。每运得七十三日五刻，与六步主气同，但岁气有阴阳，主运分太少。假如甲年为阳土则主运始太角，而生少徵太宫少商太羽；己为阴土，则主运始少角而生太徵少宫太商少羽，此主运之气必始于角而终于羽也。客运亦一年五步。假如甲己为土运。甲属阳土，甲年则太宫为初运，少商为二运，太羽为三运，少角为四运，太徵为终运。己属阴土，己年则少宫为初运，太商为二运，少羽为三运，太角为四运，少徵为终运，太少相生，凡十年一主令而竟天干也。但主运则必始于角，而终于羽。客运则以本年中运为初运，以次相生。此主运客运之年以有异也。

子午之岁上见少阴，丑未之岁上见太阴，寅申之岁上见少阳，卯酉之岁上见阳明，辰戌之岁上见太阳，巳亥之岁上见厥阴。主气者，地气也。如厥阴风木主初气，少阴君火为二气，少阳相火为三气，太阴湿土为四气，阳明燥金为五气，太阳寒水为终气。君相二火相随为一岁之主。有常无变，故少阳相火继君火行令，循序而生湿土，所以太阴土居相火之后，气之顺行者也。客气者，天气也。如子午则太阳为初气，厥阴为二气，少阴为三气，太阴为四气，少阳为五气，阳明为终气。丑未则厥阴为初气，寅申则少阴为初气，卯

酉则太阴为初气，辰戌则少阳为初气，巳亥则阳明为初气，盖初气皆起地之左间也，而客气之湿土，居相火之前，乃阴阳先后之数也。按六气分正化对化。如子丑寅卯辰巳为对化，对司化令之虚，则胜而有复，午未申酉戌亥为正化，正司化令之实则胜而不复。

帝曰：胜复之动，时有常乎，气有必乎？岐伯曰：时有常位而气无必也。帝曰：愿闻其道也。岐伯曰：初气终三气，天气主之，胜之常也。四气尽终气，地气主之，复之常也。有胜也有胜则复，无胜则否。

帝曰：天地之气，何以候之？岐伯曰：天地之气，胜复之作，不形于诊也。脉法曰：天地之变，无以脉诊，此之谓也。帝曰：问：气如何？岐伯曰：随气所在期于左右。帝曰：期之奈何？岐伯曰：从其气则和，违其气则病，不当其位者病，迭移其位者病，失守其位者危，尺寸反者死，阴阳交者死，先立其年以知其气，左右应见，然后乃可以言死生逆顺也。

论言，人迎与寸口相应，若引绳大小齐等，命曰平。阴之所在寸口何如？岐伯曰：视岁南北可知矣。

（甲子甲午）南政少阴司天，阳明在泉则两寸不应（初气太阳，二气厥阴，三气少阴，四气太阴，五气少阳，终气阳明）。

（己巳己亥）南政厥阴司天，少阳在泉，则右寸不应（初气阳明，二气太阳，三气厥阴，四气少阴，五气太阴，终气少阳）。

（己丑己未）南政太阴司天，太阳在泉，则左寸不应（初气厥阴，二气少阴，三气太阴，四气少阳，五气阳明，终气太阳）。

（己卯己酉）南政少阴在泉，阳明司天则两尺不应（初气太阴，二气少阳，三气阳明，四气太阳，五气厥阴，终气少阴）。

（甲寅甲申）南政厥阴在泉，少阳司天则左尺不应（初气少阴，二气太阴，三气少阳，四气阳明，五气太阳，终气厥阴）。

（甲辰甲戌）南政太阴在泉，太阳司天则右尺不应（初气少阳，二气阳明，三气太阳，四气厥阴，五气少阴，终气太阴）。

（丙戊庚壬子午）北政少阴司天，阳明在泉，则两尺不应（初气太阳，二气厥阴，三气少阴，四气太阴，五气少阳，终气阳明）。

（乙辛丁癸己亥）北政厥阴司天，少阳在泉，则两尺不应（初气阳明，二气太阳，三气厥阴，四气少阴，五气太阴，终气少阳）。

（乙辛丁癸丑未）北政太阴司天，太阳在泉，则右尺不应（初气厥阴，二气少阴，三气太阴，四气少阳，五气阳明，终气太阳）。

（乙辛丁癸丑酉）北政少阴在泉，阳明司天则两寸不应（初气太阴，二气少阳，三气阳明，四气太阳，五气少阴，终气少阴）。

（丙戊庚壬辰申）北政厥阴在泉，少阳司天，则右寸不应（初气少阴，二气太阴，三气少阳，四气阳明，五气太阳，终气厥阴）。

（丙戊庚壬辰戌）北政太阴在泉，太阳司天，则左寸不应（初气少阳，二气阳明，三气太阳，四气厥阴，五气少阴，终气太阴）。

诸不应者，反其诊则见矣。司天在泉四间气者，客气之六步也。凡初气为左间，二气为右间，三气为司天，四气为左间，五气为右间，终气为在泉。故曰：司左右者为间气，每气各主一步。又司天主上半年，在泉主下半年，故曰：岁半已前，天气主之。岁半以后，地气主之。南北政者，即甲已为南政，余为北政是也。谓南政之年，南面行令，其气在南，故寸为上而尺为下，左右俱同。北政之年，北面受令，其气在北，故尺应上而寸应下，是以司天应两尺，在泉应两寸也。脉不应者，指少阴所居之处而言，故曰：阴之所在。而三阴以少阴居中，太阴居左，厥阴居右，随南北二政以定上下也。故曰：诸不应者，反其诊则见矣。反其诊者，谓南北相反而诊之。北政之年，少阴司天，则两尺不应，太阴司天，则少阴在右。所以右尺不应，厥阴司天，则少阴在左，所以左尺不应。南政之年，少阴在泉，则两尺不应。太阴在泉，则少阴在右，所以右尺不应，厥阴在泉，则少阴在左，所以左尺不应也。

厥阴司天，其化以风。少阴司天，其化以热。太阴司天，其化以湿。少阳司天，其化以火。阳明司天，其化以燥。太阳司天，其化以寒。以所临藏位命其病者也。厥阴之至，其脉弦。少阴之至，其脉钩。太阴之至，其脉沉。少阳之至，大而浮。阳明之至，短而涩，太阳之至，大而长。至而和则平，至而甚则病，至而反者病，至而不至者病，未至而至者病，阴阳易者病死。

大寒至春分为初之气，厥阴风水主令其脉，乍大乍小乍短乍长。春分至小满为二之气，少阴君火主令，其脉浮大而短。小满至大暑为三之气，少阳相火主令，其脉洪大而长。大暑至秋分为四之气，太阴湿土主令，其脉缓大而长。秋分至小雪为五之气，阳明燥金主令，其脉紧细而微。

小雪至大寒为终之气，太阳寒水主令，其脉沉短而敦。

方　宜

医以天下民生为己任，当具通天下之才识。非胶执一己之见，固守一隅之法者，之所能管窥也。吾吴为五方杂处之地。南北士商云集。苟未明水土之刚柔，风气之强弱，资禀之偏胜而欲妄治遐方游客。或客游他地治病，则与圆枘方鉴何异哉？况客游治病与治游客之病其法悬殊。设游艺他方，惟随其地之风土，若遐方流寓，又须详彼处之资禀，此地之风土，方始合宜。故经有一病而治各不同，地势使然之语。圆机之士，能于是触类旁推，匪特行之方内，虽广诸异域可以无间然矣。

东方发育之地，土膏气泽，冬鲜凛冽之寒四序常行春令，俗尚华而少实，病多热中疏理，而无真中风寒，即使外感内伤，总由理疏邪入，中热气伤所致，详热中疏理四字已道尽东方元气病情矣。按吴越皆居东方，而江南元气最薄，病则虚热居多，温顺为宜，苦寒切禁。江北则接壤东鲁，其间元气虚实兼半，寒热补泻随宜。江左地气稍厚，略觉奈病胜药，江右则南近闽粤内连荆楚，得火上之余气，是以不任温补，然亦不胜峻攻，惟清理中外为宜，大抵东方所禀孱弱，宜宗东垣、复庵。而丹溪则宜于江之左右，新甫则偏宜江南。若河间戴人之法，非西北资禀刚厚人，断断不可效用也。

南方长养之处，阳盛气泄。穷冬恒服绤衣，四序常行夏令。缪仲淳云，阳燠既泄，则使人本气不坚，民虽致理，而雾露不时蒸发。人触之者，未免多挛痹之患。其稍不致者，则有瘴疬之虞矣。即居恒无病之人，气多上壅而少下降，以故时嚼槟榔，唾皆赤色。是以土人有天蛮不下雪，地蛮不落叶，人蛮日吐血之语，其患瘴疠之症，亦发热头胀，胸满呕逆，与伤寒相似，但治法与伤寒迥异。感之轻者，但食槟榔，祛散滞气，胸膈宽舒即愈。重则必需芳香正气之剂，开发中气为主。若误行表散，则阳气愈泄，表气愈虚，邪乘虚扰，发热愈无抵止矣。凡岭南烟瘴之乡，天晴亦多雾露，罕见日色。岚湿与腌暖交升，蛊毒与鬼蜮并疟，感之必内应湿土，中气先伤，故瘴疠之治，与疫疠仿佛。但广粤正向，离明黔滇斜临坤位，咸多湿热气蒸，闽虽未逾梅岭，已得南方气候，水土皆泄而不收。纵有大头瘟虾蟆瘟等疫，悉属阳邪，其毒亦易解散，非若北方之地脉坚厚，阴邪积而不发，发则旦发夕死，如疙瘩瘟黑骨瘟等症之暴绝也。

西方收引之界，金沙之域，地高土厚多风，四序常行秋令，其俗刚毅而不阿，其民不衣而褐荐，华实而脂肥，则知西域禀赋与关西无异，然蜀直指兑泽，元气与人文俱厚。有峡三倒流之势。关西正当北斗，地气与人文俱伟，有剑倚崆峒之概。以其材质俱俊，表里俱充，故邪弗能伤之也。惟是内气壅盛，故治宜毒药，如西域倒仓，子和漏下等法，观《内经》病生于内，治宜毒药，一方风气主治，了无馀蕴矣。

北方闭藏之境，阴盛气沉，春夏草木不生，四序常行冬令。民禀坎水而生，故常以水为事，且性好乳食，所以藏寒生满，则内因之症也至于乐野处，冒风沙，历冰雪，其寒可以断指裂肤，反不言伤寒之病者，以致理惯拒严寒，虽有大风苛

毒，弗之能害。即得伤之，其气坚固不能便入于里。故感之轻者，但需鸡汤麦食，助其肝，实其胃，自能祛邪作汗，若伤之重者，竟行辛热表散。里气壅滞，便与苦寒峻攻。非若东南之元气瘠薄，投剂稍重便致变症蜂起也。惟是肾气素劳之人，邪乘虚入，而为卒中之患者，是必峻用温补，然煤火内蕴，须兼苦降之味，以防火炎竭泽之虞。盖煤为水土之精，人食其长气于阴中之阳。所以力能壮火伤阴。可不预为调制乎？复有车尘马足之劳，不内外因之候，又宜导气和中，不宜升发温补。若以南方内伤劳倦例治之，愈益其壅满矣。然燕与晋鲁皆北，燕则左河右岱，地气最厚，鲁虽偏居艮土，风气已北，晋抵关西，惟一河之限。元气之充实，大率相类，其治亦相类。中央正中之位，水土平湿，万类各得其和，四序各行其令。民虽食杂不劳，而多痿厥寒热者，良由水土平湿使然。以其食杂不劳，元气平治所伤亦轻，故导引按跻，便可愈之，不必毒药内治，针石外治也。然此言平气所致，若伤寒卒病，其可拘于此例乎？盖中央虽居正位，四维八埏之气，皆得干之，所以仲景有寒热补泻之不同。立法皆随病制宜，以为天下万世则，而于中州更宜。按仲景为南阳圣医，吏治长沙，皆不离洛楚之地。夫洛与楚，皆居中央，而楚则交界江右，稍偏于南所以一切温补，皆为掣肘，以其地气浑厚，民多温饱，是以不须补益。洛则水土平湿，平湿则气柔，气柔则受补矣。经言，治所以异，而病皆愈者，得病之情，知治之大体也。

张璐医学学术思想研究

张璐医学学术思想研究

张璐，字路玉，号石顽老人，江南长洲人。生于明末清初（1617～1699），享年83岁。

张氏少而颖悟，博觉儒业，文思敏捷，诗宗晚唐。本欲攻举子业，步入仕途，然时值明末，朝纲混乱，国势倾危，自叹生遭世变，颠沛流离，而又乏于经国济世之路，遂弃绝科举，专心"性命之学"。隐于洞庭山中十余年，精研医道，以著书自娱，张氏医名甚重，被誉为"国手"。与喻嘉言、吴谦并称为清初医学三大家。

张氏著作颇多，有《伤寒缵论》《伤寒绪论》《张氏医通》《本经逢源》《诊宗三昧》《千金方衍义》《伤寒舌鉴》《伤寒兼证析义》等。

《伤寒缵论》《伤寒绪论》成书于1662年，是张氏研究《伤寒论》30年之心得。《缵论》取张仲景《伤寒论》重分其例，对原文予以注释，分上下二卷。《绪论》鉴于仲景原书残缺既多，证治不备，遂博披前人之论而补之，亦为二卷。上卷叙述六经传变、合病、并病、三阴中寒等40个证，及诊脉查色、辨舌等。下卷论述发热、头痛、恶风等一百种病症。《伤寒缵论》现存主要版本有清康熙四年乙巳（1665）刻本，清康熙六年丁未（1667）思德堂刻本，清嘉庆六年辛酉（1801）刻本，1925年上海锦章书局石印本等。《伤寒绪论》现存主要版本有清康熙六年丁未（1667）刻本，清嘉庆六年

辛酉（1801）刻本，清光绪二十年甲午（1894）上海图书集成印书局铅印本，1925年上海锦章书局石印本等。

《张氏医通》十六卷，刊于1695年（康熙十四年），本书系一部以杂病为主的综合性医书，初名《医归》。由张氏精心编著，参考医籍130余种，前后岁历五甲，稿凡十易而成。本书是反映张氏学术思想的代表性著作。其编纂方法，仿王肯堂《证治准绳》体例，分内外、妇、儿、五官各种疾病证治，并附验案。卷一至卷七为内科部分；卷八为五官科；卷九为外科；卷十至卷十一为妇科；卷十二为小儿疾病；卷十三至十六为方剂。以病集方，方有方解，辨析配伍。本书内容丰富，自刊行之后流传颇广。现存主要版本有清康熙四十八年己丑（1709）宝翰楼刻本，清嘉庆六年辛酉（1801）金阊书业堂刻本，日本文化元年甲子（1804）思德堂刻本，清光绪二十年甲午（1894）上海图书集成印书局铅印本，清光绪二十五年己亥（1899）浙江书局刻本，1925年上海锦章书局石印本，1959年上海科技出版社铅印本，1995年中国中医药出版社铅印本等。

《本经逢原》四卷，刊于1695年。是以《神农本草经》为基础，并参阅《本草纲目》等编写而成。书中收药700余种，对药物之性味、功用、主治、禁忌等，作了详细的论述。以补前人诸书之不足。是一部切合实用的本草著作。现存主要版本

有康熙三十四年长洲张氏隽永堂刊本，嘉庆元年（公元 1801 年）金阊书业堂刻本，日本文化元年甲子（1804）思德堂刻张氏医通丛书本，1959 年上海科技出版社铅印本等。

《诊宗三昧》一卷，成书于 1689 年。是一部脉学方书。本书重点阐述了 32 种脉的脉象、主病机理、预后以及相似脉的鉴别。三昧，为佛教名词，指止息杂虑，使头脑保持不昏沉，不散乱的状态。张氏有"吾当以三昧也，涤除尘见"的说法，可见《诊宗三昧》的编者意图，在于纠正脉诊学方面的一些错误认识，使后学有规矩可循。现存主要版本有清康熙二十八年己巳年（1629）金阊书业堂刻本，日本文化元年甲子（1804）思德堂刻本，清光绪二十年甲午（1894）上海图书集成印书局铅印本，1925 年上海锦章书局石印本，1958 年上海卫生出版社铅印本，1959 年上海科技出版社铅印本等。

《伤寒舌鉴》一卷，为其长子张登所编。本书在《观舌心法》的基础上正其错误，而参入张璐治案所记，共插图 120 幅，包括白、黄、黑、灰、红、紫等多种舌。对临床研究舌诊，有一定的参考价值。现存主要版本有清康熙七年戊申（1668）刻本，日本文化元年甲子（1804）赤西斋刻本，思德堂藏版，清光绪十一年乙酉（1879）扫叶山房刻本，1954 年上海锦章书局铅印本，1958 年上海卫生出版社铅印本，1959 年上海科技出版社铅印本等。

《伤寒兼证析义》一卷，由其次子张倬所编。所称伤寒兼证，不拘于六经兼证范围，包括伤寒兼杂病的多种情况。作者分析了中风、虚劳、内伤、宿食、头风等 17 种兼伤寒的病证，并以问答方式阐述伤寒兼证病因病理、证候及治法等。现存

主要版本有清康熙宝翰楼刻本，清嘉庆六年辛酉（1810）金阊书业堂刻本，日本文化元年甲子（1804）刻本，清光绪二十年甲午（1894）上海图书集成印书局铅印本，日本思德堂刻本，清光绪二十五年己亥（1899）版归浙江书局后重印本，1925、1955 年上海锦章书局石印本等。

张氏治学博采众长，贯以己意，务求于散漫纷繁中寻出条理，从而立说阐发，是他学有成就的关键之一，他在《伤寒绪论》和《张氏医通》上最有成就，前者论外感之病，后者重点在于杂病。他研究伤寒，根据喻昌《尚论篇》及各家论注，对《伤寒论》注释，所著《伤寒缵论》《伤寒绪论》。缵者，即意祖仲景之文；绪者，理诸家之纷纭而清出之，以翼仲景之法汇。晚年拟编的《张氏医通》，书中从《内经》《金匮》等逐条出发，尤多采朱丹溪、薛立斋、张介宾、赵献可、喻昌等论述，但并不偏倚而独守一家之言，而是贯穿着自己的见解，"务在广搜历览，由博返约，千古名贤至论，流叙一堂，八方风气之疾，汇通一脉"（《张氏医通·凡例》）。这正是张氏在治学经验上的概括。兹结合其主要著作，对其学术思想作一探讨，或可借古人之光辉映今之中医之路也。

《张氏医通》评析

张氏之集大成之作《张氏医通》内容包括内、外、妇、儿、五官诸科，理精法美，案佳方良，以其具有卓越的学术思想和很高的临床价值，受到后来医家的喜爱。该书所引的医学文献，上自《黄帝内经》之《素问》《灵枢》，下达清初医著，凡 130 种之多。本书以杂病为主，内容丰富。兹就其主要成就评析如下：

一、阐释经旨，汇名贤至论

《医通》在各种病症之前，首列《黄帝内经》病机及《金匮》治例等，但因其文辞深奥，故详加释义，以明其旨，且多夹以己见，如释《灵枢》之"口颊㖞僻"云："乃风中血脉也。手足阳明之经络于口，会太阳之经络于目，寒则筋急而僻，热则筋弛而纵。故左中寒则逼热于右，右中寒则逼热于左，寒者急而热者缓也。急者皮肤顽痹，营卫凝滞，故用马膏之甘平柔缓，以摩其疾，以润其痹，以通其血脉；用桂酒之辛热急束，以涂其缓，以和其营卫，以通其经络。桑能治风痹，通节窍也。病在上者，酒以行之，甘以助之，故饮美酒，啖炙肉，若不饮者，自免强饮之。为之三拊者，再三拊其急处，但气血流动，其病自已也。"可谓明白而透彻。又如解《素问》"五脏六腑皆令人咳"云："岐伯虽言五脏六腑皆令人咳，其所重全在肺胃，而尤重在外内合邪四字，人身有外邪，有内邪，有外内合邪，此云五脏之久咳乃移于六腑，是指内邪郁发而言，若外入伤肺合而咳，原无脏腑相移之例也。"其所论述颇有见地。再如释《金匮》之"咳而上气，喉中水鸡声，射干麻黄汤主之；咳而脉浮者，厚朴麻黄汤主之；咳而脉沉者，泽漆汤主之。"曰："上气而作水鸡声，乃是痰碍其气，气触其痰，风寒入肺之一验耳。发表、下气、润燥、开痰四法，萃于一方，用以分解其邪。若咳而脉浮，则外邪居多，全以散邪为主，用法即于小青龙汤中除去桂枝、芍药、甘草，加厚朴、石膏、小麦，仍从肺病起见。以桂枝之热，芍药之收，甘草之缓，概示不用，而加厚朴以下气，石膏以清热，小麦以引入肾中，助其升发之气也。若咳而脉沉，为邪在营气，即肺之里也。热过于营，吸而不出，其血必结，血结则痰气必外裹，故用泽漆之破血为君，加入开痰下

气，清热和营诸药，俾垒一空元气不损，制方之妙若此。"令人茅塞顿开。它如解《内经》之"少火"与"壮火"以为"火在丹田之下端，是为少火，少火则生气。离丹田而上者是壮火，壮火则食气，食气之火是为邪火；生气之火，是为真火。故少火亢极，则为壮火。"亦是见解独到。除阐释经旨之外，《张氏医通》还保存了一些不可多得的医学文献，如《洁古要略》、《制药秘旨》、《黄安道读宣明论说》、《丹溪或问》、邵元伟《医学纲目》、盛启东《医林黄治》、陆丽京《医林新论》、刘默生《治验》等等。张氏所引，多属精采之论，如论虚劳引李士材《病机沙篆》云："古称五劳七伤，六极二十三蒸，证状繁多，令人眩惑，但能明先天、后天二种根本之证，无不痊安。夫人之虚，非气即血，五脏六腑，莫能外焉。而血之源头在于肾，气之源头在于脾，脾为肺母，肺为生气之宫，故肺气受伤者，必求助于脾土，肾为肝母，肝为藏血之地，故肝血受伤者，必借资于肾水。补肾补脾，法当并行，然以甘寒补肾，恐妨肾气，以辛温扶脾，恐妨肾水，须辨缓急而为之施治。或补肾而助以沉香、砂仁，或扶脾而杂以山药、五味，机用不可不活也。"又如戴人论痹："痹病以湿热为源，风寒为兼，三气合而为痹，其脉沉涩，奈何治此者，不问经络，不分脏腑，不分表里，便作寒湿脚气，乌头附子，乳之没之，种种燥热攻之，中脘灸之，脐下烧之，三里火之，蒸之熨之，汤之炕之，以致便尿涩滞，前后俱闭，虚燥转甚，肌肤日削，饮食不下，虽遇扁华，亦措手。若此者何哉？胸膈间有寒痰故也。痹病本不死，死于医之误也。"再如陆丽京论内伤："内伤之原有三，曰劳役伤脾，曰饥饱伤胃，曰负重伤血。三者虚实悬殊，所谓劳役伤脾者，证

必发热头痛，恶风畏食，自汗喘乏，脉必气口虚大，平昔未惯劳役人多此，东垣补中益气证也。饥饱伤胃者，证必黄肿痞满，喘嗽恶食，发热身疼，脉必气口粗大，藜藿劳苦人多此，平胃散加枣矾。负重伤血者，在胃口则咳呕血腥，痞满少食，膈间隐隐刺痛，脉必气口见弦，饱食奔驰人多此，犀角地黄汤加酒大黄，稍夺其势，即当因病治宜，余积不攻而去矣。"凡此等等，确是令人大开眼界，起到了承前启后的作用。

二、机用灵活，师古而不泥古

张氏善于博采众家之长，从不偏执一说。云："读古人之书须要究其纲旨，以意显之，是谓得之；若胶执其语，反或窒碍，岂先哲立言之过欤？"且以中风为例。张氏认为中风为杂症之首，其分经络定脏腑与伤寒无异。昔人有"西北为真中风，东南为类中风"之说，又为诸病开一辨别之纲要，但须知夫水土之刚柔，非特指中风而言，西北为真中风一语，原是因东南水土孱弱，虽有卒倒昏迷，皆是元气疏豁，为虚风所袭，不可峻用祛风猛剂，相对东南类中而言，以其风气刚暴，得以直犯无忌，则有卒然倒仆之患。并非说西北之人，绝无真元之虚而中者，《内经》明言阳之气，以天地之疾风名之，即此一语，可证风从内发。但以西北资禀刚暴，风火素盛，加以外风猛历易袭，所以西北中风，较之东南倍增也。据其五十年临床所见，不少西北中风之人，验其喑痱遗尿亦属下元虚惫，喎僻不遂，当是血脉之发，从而用地黄饮、建中汤之类。而东南之人类中也有六经形证见于外，便溺阻隔见于内，用续命汤、三化汤者。又如疟证，《内经》言夏暑汗不出者，秋成痎疟，张氏认为，此论固是，然其轻重之殊，今昔迥异，良由天运使然，以北方风气运行于南故也。张氏结合当时的疟症流行情况具体分析说，疟疾一证，向来淮泗以北最剧，大江以南甚轻，康熙壬子，吾吴患此者，比户皆然。自夏徂秋，日盛一日，其势不减淮北。证皆痞满呕逆，甚则昏热呓语，脉多浑浑，不显弦象，亦有关尺微弦者，但其热至晨必减，不似热病之昼夜不分也。时医不察，混以伤寒目之。因而误药致毙者，日以继踵。原其寒热之机，又与往岁不同。有一日连发二三次者，有晨昏寒热再起者，有连发数日，中间二三日复发如前者，有先热后寒者，有独寒无热者，有独热无寒者，有今日但寒，明日但热者。证属变易无常，总不越和营散邪等法。但须分寒热轻重治之，间有寒热止而昏热不休者，又须随所禀形气之偏胜，病气之盛衰而为调适，全在机用灵活，不可专守成则。而举世治疟，必先禁止饮食，概用疏风发散，兼消克痰食宽膈破气之剂，消克不已，继进硝黄，胃气愈伤，祛邪愈逆，正气何由得行，而振祛邪之力乎？余治久疟坏证，每令续进稠饮，继与稀糜，便胃气输运，可行药力，然后施治，如此挽回者，未遑枚举，更有愈而复发，发而复愈，愈而又发者，又须推原所发之由，而为清理，若常山、草果、槟榔、厚朴、枳壳、青皮、石膏、知母等伤犯中洲之药，咸非所宜。逮至仲秋已后，不特白虎汤当禁，纵不犯石膏、知母，邪气骎骎内陷，而变肠澼者甚多。有先疟后痢者，有疟痢齐发者，当遍考昔人治痢，惟补中益气之方，虽未能尽合肯，然一隅之举，余可类推。庸师不查，但守通因通用之法，致或夭折者多矣。张氏于疟证强调因时治宜、顾护胃气的观点，确是别开生面，发人深省。再如脉法有云：浮而洪大为虚火，沉而实大为实火。张氏认为其说似是而实纰缪，云"火性燔烈，抑之则空，虽有虚实之分，绝无沉实之脉，详《内经》二火、五火之说，无不本诸三焦，三焦配合心主，代心司化育之令，即谓之君；而命门独操其权，故谓之相。若相火妄临五位，则为五志之火，其实一气之亢，初无彼此，但以洪盛满指者为实火……大抵火候之脉，但有虚大，按之必空，断无实大之理。其炎郁中焦，恶寒战栗，则有六脉小匿者，此火气郁伏灰烬，不得发光舒焰，反兼寒水胜己之化矣。热结胃口，咳吐结痰，亦有寸口清实者；热遗下焦，淋浊尿痛，多有尺内洪滑者，皆胃中湿浊上逆下渗之候，终与火无预也，当知火盛之脉，浮取虽洪盛滑疾，中按则软润不坚，重按则豁然中空，寻之脉见指旁，举指涩涩然如轻刀刮竹之状，方是无形之火象……若洪盛而中按，重按益实，指下累累如循贯珠薏苡子状者，皆有形之湿热，蕴积于经脉之中，不当于火门求治也。"论述中肯切当。从以上之例不难看出，张氏治学，不墨守成规，侧重具体问题具体分析，师古而不泥古，值得学习和借鉴。

三、善用古方，极尽活学活用之妙

张氏十分重视对《内经》及仲景之方的研究，每每以之取效于临床。据《张氏医通》医案，牙行陶震涵子，伤劳咳嗽失血，势如泉涌，服生地汁、墨汁不止。张氏门人予用热童便二升而止，邀张氏诊之，诊得脉弦大而虚，自汗喘乏，至夜则烦扰不宁，遂与当归补血汤四帖而热除。但患者时觉左胁刺痛，按之辘辘有声，认为系少年喜酒负气，常与人斗狠所致，与泽术麋衔汤，加生藕汁调服，大便即下累累紫黑血块，数日乃尽。后与四乌鲗骨一䕡茹为末，分四服，入黄牝鸡腹中煮啖，留药蜜丸，尽剂而血不复来矣。泽术麋衔汤与四乌鲗骨一䕡茹丸均为《内经》方，

前者治酒风，后者治血枯，此处用之药证相符，极获良效。关于张仲景之经方，张氏更十分喜用，一女患虚羸寒热，腹痛里急，自汗喘嗽三月余，屡更医药不愈，忽然吐血数口，前医邀张氏同往诊。候其气口，虚涩不调，左皆弦微，而尺微尤甚。令与黄芪建中加当归、细辛。前医曰：虚劳失血，曷不用滋阴降火，反行辛燥乎？张氏曰：不然，虚劳之成，未必皆本虚也，大抵多由误药所致，今病欲成劳，乘其根基未固，急以辛温之药提出阳分，庶几挽前失；若仍用阴药，则阴愈亢而血愈逆上矣。从古治劳，莫若《金匮》诸法，如虚劳里急诸不足，用黄芪建中汤原有所祖，即腹痛悸衄，亦不出此，更兼内补建中之制，加当归以和营血，细辛以利肺气，毋虑辛燥伤血也。遂与数剂，血止。次以桂枝人参汤数服，腹痛寒热顿除。后用六味丸，以枣仁易萸肉，间或进保元、异功、当归补血之类，随证调理而安。张氏云："余治虚劳，尝屏绝一切虚劳之药，使病气不陷入阴分，深得《金匮》之力。"由此可见张氏对仲景是推崇倍至的。正因如此方能对经方心领神会，运用起来才得心应手。又治一孕妇，素禀气虚多痰，怀妊三月，因腊月举丧受寒，遂恶寒不食，呕逆清血，腹痛下坠，脉得弦细如丝，按之欲绝，与生料干姜人参半夏丸二服，不应，更与附子理中，加芩、半、肉桂调理而康。其门人问曰：尝闻桂、附、半夏，孕妇禁服，而此并行不碍，何也？张氏曰：举世皆以黄芩白术为安胎圣药，桂附为堕胎峻剂，孰知反有安胎妙用哉！盖子气之安危，系于母气之偏性。若母气多火，得芩连则安，得桂附则危。务在调其偏性，适其寒温，世未有母气逆而胎得安者，亦未有母气安而胎反堕者。所以《金匮》有妊娠六七月胎胀腹痛恶寒，少

腹如扇用附子汤温其脏者。然认证不果，不得妄行是法，一有差误，祸不旋踵，非比芩术之误，犹可延引时日也。此段论述精彩中肯，张氏不仅对《内经》、仲景之方应用颇有心得，对其它古方亦知之甚详，临床应用，信手拈来，疗效挥宏。吴江郭公，每岁交秋则咳，连发四载，屡咳痰不得出则喘，至夜坐不得卧，咳剧则大便枯燥有血。今仲秋咳嗽气逆又作，曾服越婢汤，嗽即稍可，数日间堂事劳心，复咳如前，后遍请诸医，治之罔效。遂求诊于张氏，诊之两尺左关弦数，两寸右关涩数。弦者肾之虚，涩者肺之燥，夏暑内伏肺络，遇秋燥收之令而发为咳嗽也。遂曰：公本东鲁，肾气素强，因水亏火旺，阴火上烁肺金，金燥不能生水，所以至秋则咳，咳剧则便燥有血，肺移热于大肠之明验也，合用《千金》麦门冬汤除去半夏生姜之辛燥，易以葳蕤、白蜜之甘润，藉麻黄以鼓舞麦冬、生地之力，与越婢汤中麻黄、石膏分解互结之燥热同一义也。郭公曰：前医咸诋麻黄为发汗重剂，不可轻试，仅用杏仁、苏子、甘桔、前胡等药，服之咳转甚，何也？张氏曰：麻黄虽云主表，今在麦门冬汤中，不过借以升发肺气，原非发汗之谓。麻黄在大青龙汤、麻黄汤、麻杏石甘汤中其力更峻，以其中皆有杏仁也。杏仁虽举世视为治嗽之通药，不问虚实浑用，然辛温走肺，最不纯良，耗气攻血莫此为甚，熬黑入大陷胸丸，佐甘遂等搜逐结垢，性味可知。郭公以为然，连进二剂，是夜便得安寝，次早复诊，其脉之弦虽未退，而按之稍软，气口则虚濡乏力，因与六味、生脉，加葳蕤、白蜜作汤四服，其嗽顿减，后以此方制丸，三时恒服不彻，至秋庶无复咳嗽之虞。此类医案，不胜枚举，细读玩味之余，收益匪浅。

四、临证应用，颇多创见

张氏为临床大家，在广搜历览的基础上，十分重视临床医学的研究，因而在诸多疾病的诊疗、方药适用及对人体脏器的认识上都颇有心得。

（一）阐发诸见血

张氏认为"血之与气，异名同类，虽有清浊之分，总由水谷之气所化"。气主煦之，血主濡之，气具阳和之性，而为阴血之引导；血系阴凝之质，又为气所依归。气与血的关系是"阴中有阳，阳中有阴，不能截然分开"。血，根据作用不同，又可细分为三：一为至清至纯者，和调五脏，藏而不失，为养脏之血；二为清中之浊者，洒陈于六腑，为灌注之血；三为清中之清者，满而不泄，为经营之血。在生理情况下，血在人体内运行不息，循环无端，各行其职，则"阴平阳秘"。血循经行而不致有上溢下脱之患。

在出血的原因上，张氏非常重视人体的阴阳盛衰，认为出血是由于人体的阴阳偏盛、偏衰，而脏腑之气乖逆所致，因为"人之禀赋不无偏盛，劳役不无偏伤，其血则从偏衰偏伤之处而溢漏焉。夫人禀赋既偏，则水谷多从偏胜之气化，则胜者愈旺，弱者愈弱，阳盛则阴衰，阴衰则火旺，火旺则血随之而上溢；阴盛则阳张，阳微则火衰，火衰则失其统而下血脱。"这样对于人体阴阳偏胜偏衰，而成为血证的主要原因，就完全可以理解。

在出血的辨证上，张氏指出，不能一概以上溢为火盛，下脱为阳衰，而必须对出血的色泽，性状加以鉴别。云："其上溢之血，非一于火盛也；下脱之血非一于阳衰也。但以色之鲜紫浓厚，则为火盛，色之晦淡无光，即为阳衰。究其所脱之源，或缘脏气之逆，或缘脏气之乖，皆能致病。"至于脏腑之逆气和所致之出血，则应根据脏腑的功能和出血的不同特点加以辨识。张氏说："从上溢出者，热必假道肺胃；从下出者，势必由于二肠及从膀胱下达耳。盖出于肺者或缘于龙雷亢逆，或缘咳逆上奔，血必从之上溢，多带痰沫及粉红色者，其出于心包，亦必上溢，色必正赤如原朱漆光泽。若吐出便凝，摸之不粘指者，为守藏之血，见之必死。出于脾者，可从胃脘上逆，或从小肠下脱，亦必鲜紫浓厚，但不若心包血之光泽也。出于肾者，或从咳逆，或从咯吐，或稀痰中杂出如珠，血虽无几，色虽不鲜，其患最剧，间有从精窍而出者，若气化受伤，则从膀胱尿孔而出，总皆关于脏气也。其出于胃者，多兼水液痰涎，吐则成盘成盏，汪洋满地，以其多气多血。虽药力易到，不若藏血之笃，然为五脏之本，亦不可忽。"

张氏此段论述于血证颇关紧要。第一，他提出了诸见血证应以辨证为主。不能笼统地以血从上溢为火盛，血从下溢为阳衰。第二，血的色泽，关系到辨别证候的虚实。第三，脏腑功能失常所引起的出血，各有不同的临床特征。

关于血证的分类和病机，张氏亦论述的甚为详至。认为有衄血、吐血、呕血、咳血、咯血、便血、下血、蓄血之别。而衄血种种，各有所从，不独出于鼻者为衄也。鼻衄皆火乘肺金，亦有阴盛迫其虚阳而脱者。虽经有脏腑，诸衄不同，然不离乎太阴之经。齿衄有阳明、少阴及风热之辨，但从板齿出者，为牙宣，属阳明；齿动摇者为骨病，属少阴；龈肿上壅者，少阳风热也。耳衄则有肝肾二经之殊，但以常有不多不肿不痛者，为少阴之虚；暴出疼肿者，则厥阴经火也。眼衄亦属厥阴，但以卒视无所见者为实火，常流血泪者素患之风热也。舌衄皆手厥阴心包之火旺，

但以舌尖破碎者为虚火，脉大满口者，挟龙雷之势而上侮君也。汗孔有血为肌衄，是阳明经气不固也。张氏认为，衄血病机总属营气逆满，卫气疏豁，不能固护所致。吐血者，一吐则倾盆盈碗，或鲜散中兼紫黑大块，皆劳力内伤中气而得，亦有醉饱接内而致者。呕血者，血从腹胁而上，大呕而出，乃肝火内旺，鼓激胃中之血上涌，犹龙奋于泽而波涛为之沸腾也，此一为暴怒火逆伤肝，二为极劳奔驰伤肝，三为竭力房劳伤肝。咳血者因咳嗽而见血或干咳，或痰中见红丝，血点一两口，气急喘促，此虽肺体自燥，亦为火逆，咳伤血膜而血随痰出也。咯血者，不嗽而喉中咯出小块或血点是也，其证最重，而势甚微，常咯两三口即止，盖缘房劳伤肾，阴火载血而上，亦有兼痰而出者，肾虚水泛为痰也。溲血即尿血，经云：胞移热于膀胱，则癃尿血，或知尿血之由无不本诸热者。多欲之人，肾阴亏损，下焦结热，血随尿出，亦有气虚不能摄血者，下血病机有二：一是脏感内外之邪伤，则循经之阳血，至其伤处，为邪气所阻，溢泄经外；二是居络之阴血，因着留之邪擗裂而出，则皆渗入肠胃而泄矣。张氏特别指出世俗谓下血为肠风是不对的，云："世俗每见下血，率以肠风名之，不知风乃六淫中之一耳，或有风从肠胃经脉而入客者，或外淫风木之邪，内乘于肠胃者，则可谓之肠风，若其它不因风邪，而肠胃受火热二淫与寒热燥湿，怫郁其气，及饮食不节，用力过度，伤其阴络之血者，亦谓之肠风乎？盖肠风所下之血，清而色鲜，四射如溅乃风性使然，《素问》所谓久风入中，则为肠风飧泄是也。"蓄血者，血瘀滞不行也。衄者，血蓄上焦；心下手不可近者，血蓄中焦；脐腹下肿大便黑者，血蓄下焦也。亦有登高坠下，重

物撞打，箭簇刃伤，胸腹积血不散而成蓄血者。张氏对诸血证的阐述，要言不繁，往往一语中的。

至于血证的治疗，他根据《内经》"血气者，喜温而恶寒，寒则泣而不流，温则消而去之"之旨，反对"不鉴其偏之弊，而制不寒不热之方"、"一见血证，每以寒凉济阴为务"的笼统治法。认为前者达不到补其偏救其弊的目的，后者虽可取效一时，但终致虚阳衰而生变证，因此，张氏从人体气禀阴阳胜衰着手，对各种出血之证，并不拘泥于以寒治热，以热治寒之常法，而是精于辨证用药。如治衄血，若实热衄血，脉实大，便秘者，用犀角地黄汤加木香、大黄；若内伤劳役之人，喘咳面赤，发热头痛而衄，以当归补血汤加薄荷、荆芥，不应，补中益气汤倍黄芪，慎不可用辛热之药；若瘀积停留，衄血不尽者，宜犀角地黄汤；久衄不止，热在下焦血分，以六味丸加五味子作汤，张氏治衄血还常佐以气药，如木香、香附之属，使血得气引而归循于经。对于吐血一症，张氏认为其治法不可骤止，止则使败血留积，同时亦不宜峻攻，攻则复伤其血，只宜清理胃气以安其血，方选犀角地黄汤，随证加桃仁、茜根、橘红、木香、大黄、童便之属；吐久不止，内虚寒而外假热者，用千金当归汤；不应，用十灰散遏。若血色瘀晦如污泥，为阳不制阴，宜花蕊石散温以散之；若见晦淡者为血寒，须加炮蒸干姜，或大剂理中汤温之；若吐血势不可遏，胸中觉气塞滞，血色紫黑者，宜桃仁承气汤加茜草根。对呕血一症，他认为证治有四：暴怒火逆伤肝，其症胸胁痛，甚则厥逆，宜柴胡疏肝散加大黄；极劳奔驰伤肝，其证遍身疼痛，或时发热，宜犀角地黄汤加当归、肉桂、桃仁；竭力房劳伤肝，其证面赤足冷，烦躁

口渴，宜生脉散合加减八味丸。张氏特别喜用大黄以为止血，虽于血证不避肉桂、附子，而又善于配伍，这一点是难能可贵的。至于出血证的善后调理，张氏从"心主血，胸裹血，肝藏血"的理论，主张"须按心脾肝三经用药，"方以归脾汤为主，云："归脾汤一方，三经之药也。远志、枣仁补肝以生心火；茯神补心以生脾土；参、芪、甘草补脾以固肺气；木香者，香先入脾，总欲使血归于脾，故曰归脾，凡有郁怒伤肝，思虑伤脾者尤宜。火旺者加山栀、丹皮；火衰者加肉桂、丹皮，又有八味丸培先天之根，治无余法矣。"从此可知张氏调治的重点在于脾。其如此简要地提出了调理血证的基本大法，为后人论治血证提供了丰富的理论与经验。

（二）论痰火

痰火之证，古人论之不多，在张氏之前，唯有梁仁甫《国医宗旨》论之，但甚为肤浅。所用方药，专事降泄，于病情不甚相合，不能有效地指导临床，有感于此，张氏立专节论之，不仅发明真义，而且专制方药，以资运用。

张氏认为，痰火系由劳思伤神，嗜欲伤精，加以饮食不节，血肉之味，蕴酿而成。病机为精髓枯涸于下，痰火凭陵于上，有形之痰，无形之火交固于中，遇外邪触发，变动为咳为喘。张氏指出："痰火之症观其外显之状，颇有似乎哮喘，然察其内发之固，反有类乎消中。消中由阴邪上僭，摄之可以渐瘳，哮喘由表邪内陷，温之可以暂安，此则外内合邪，两难分解，温之燥之，升之摄之，咸非所宜，况乎触发多端，治非一律。"

张氏因此因病治宜，特立玉竹饮子一方，为是证之专药，临证以意增减。对兼挟客邪者，则须先彻标证，然后从本而

施。如因感风寒而发，用香苏散，略加细辛以开肺气，香豉以通肾邪，如此散标最捷，盖香、苏性降，可无升举浊垢之虞。他如麻黄、桂枝、柴、防、升、葛、羌、独、川芎等味，能鼓动痰气；薄荷、荆芥、橘皮、苏子等味，能耗散真气；芩、连、知、柏、赤白芍、栝蒌根、石膏等味，能敛闭邪气，皆宜远之。因饮食而发，宜《金匮》枳术汤，随所伤之物而为参用。谷伤曲蘖，酒伤煨葛，肉伤炮桂，麸面伤加草果，鸡鸭卵伤加杏仁，痰食交结则加橘半，食积发热必加黄连。黄连与枳实同用，善消痞满。半夏与白术同用，专运痰湿，然须生用方能豁痰，痰去则津液流通，热渴自解，非苍术、南星燥烈伤津之比。因恼怒而发，沉香降气散和滓煎服，不但理气化痰，亦可消运食滞，其或兼冒微风，另煎香苏散以协济之。

张氏进一步指出：痰火的触发之因，不出风食气三者，这是人所共知的，惟触感风热而发者，世所共昧。盖寒伤形而不伤气，气本乎肺，肺气受伤，咳嗽喘满，势所必致；而寒客皮毛，皮毛为肺之合，邪从皮毛而入伤于肺，咳嗽喘满亦势所必致。这就是举世医师，一见喘咳，概以表散为务，而不辨内因、外因的原因。张氏明白清楚地指出这二者的区别，云："外因从表而伤有形之津，证属有余，故一咳其痰即应，而痰沫清稀；内因从肺而伤无形之气，证属不足，故屡咳而痰不得出，咳剧则呕，此不得肺病而胃亦病矣，是予玉竹饮子，方中茯苓、甘草专为胃家预立地步也。"至于标证散后，余火未清，张氏认为人参未宜遽用，玉竹饮子尤为合剂；病势向衰，即当滋养肺胃，异功散加葳蕤。取橘皮为宣通气化之佐使；气虚不能宣发其痰，又需《局方》七气汤，借肉桂为热因热用之向导。若其人形体虽

肥，而色白气虚，则以六君子汤加竹沥、姜汁，即有半夏，亦无妨碍；食少便溏者，竹沥又为切禁，宜用伏龙肝汤代水煎服，肝气安和，津液自固，可无伤耗之虑矣，瘦人阴虚多火。六味地黄去泽泻合生脉散，使金水相生，自然火熄痰降。去泽泻者，以其利水伤津也；若命门脉弱，真火式微，或不时上冲，头面烘热，又须六味地黄加肉桂、五味子以摄火归阴，阴平阳秘，精神乃治，张氏最后强调说："须知治痰先治火，治火先养阴，此为治痰治火之的诀。然后有真气浮散之极，草根木实，无济于用，又须金石以镇固之，予尝借服食方中灵飞散，取云母以摄虚阳，钟乳以通肺窍，菊花以清旺气，兼天冬、地黄、人参之三才，以固精气神之根本……所谓知要者，一言而终，不知要，流散无穷，敢以此言质之梁子。"

要之，张氏认为痰火一证因劳思伤神，嗜欲伤精，饮食不节，血肉之味，蕴酿为痰、为火，变动为咳、为喘，每易触发而致。治疗又须先撤标证然后从本而施。如因感风寒而发，则以香苏散加减，因饮食而发者，选用《金匮》枳术汤随所伤之物而为参用；因恼怒而发者，以沉香降气散加减。究其触发之因无非风、食、气三者为甚，指出，"治痰先治火，治火先养阴"。此为治痰火之要，张氏特立玉竹饮子一方，为证之治专方，临证以意增减，常获显效。不难看出张氏较系统地阐明了痰火一症的病因、病机及证治为临床医者对该症的辨治指明了方向。

（三）论痢疾

痢疾一证，《内经》谓之"肠澼"，张氏先对根深蒂固的"利下白沫属虚寒，利下脓血属湿热"的论点进行了分析："观老辈治痢，并以白沫隶之虚寒，脓血隶之湿热。至守真乃有赤白相兼者，岂寒

热俱甚于肠胃,而同为痢之说,丹溪从而和之,遂有赤痢从小肠来,白痢从大肠来,皆湿热为患,此论一出,后世咸为痢皆属热,恣用苦寒攻之,蒙害至今未已,即东垣之圣于脾胃者,犹言湿热之物,伤于中而下脓血,宜苦寒以疏利之,脓血稠粘,数至圊而不能便,脉洪大有力者下之,亦认定脓血为热……"指出认为凡痢皆属热,并恣用苦寒疏利等法,是错误的,痢疾病机"皆缘传化失职,津液受伤,而致奔迫无度。"痢疾下白沫,不能都以为寒,痢疾有白者,也不能都以为热,临证中应仔细辨别。若下痢有血者,则应从其血色的鲜暗而加以区别。如血色鲜紫浓厚者,病属于热;若痢晦稀淡,或如玛瑙色者,便属于寒。为阳虚不能制阴而下,非温理其气,则血不清,理气如同"炉冶分金,最为捷法。"

至于痢疾的治疗,张氏认为除脉来滑大数实,或挟热后重烦渴者,当与芩、连、芍药、泽泻、白头翁、秦皮之类苦寒以疏利外,不应当恣利攻伐,因"概行疏利之法,使五液尽随寒降而下,安望其有宁止之日哉?"尤其是对阳虚不能制阴之疾,他认为非以温理其气不可。他常用甘草、干姜,专理脾胃,用肉桂、茯苓专伐肾邪,对下痢初起腹痛者,常用木香、槟榔、厚朴以泻之,若饮食难进者则用枳实、焦术以运之,又阴气上逆,干呕不食者,则兼用丁香、吴茱萸以温中,呕吐涎水者,常以橘皮、半夏、生姜以豁之,脓血稠粘者,则兼用葛根、乌梅以理血,小便不通则用升麻、柴胡以升举中气,身热不除者,加桂枝、白芍、生姜、大枣调和营卫,如阴气已虚,至夜发热,而腹痛剧增者,可兼用熟地、黄芪、阿胶、当归、芍药以滋养,使阳生而阴长。如下痢数日不已,而腹痛后重者,必须用党参、白

术、升麻、柴胡等以补而升之。由此可见,张氏治痢疾,不泥苦寒疏利,擅用温理气机之法。

此外,张氏对久痢后重、休息痢、噤口痢的证治也深有研究。如久痢后重,是由于中气下陷,兼挟气滞所致,用三奇散。取黄芪、防风、桂枝相伍,开阖气机,佐枳壳下降,以破滞气,待症状改善,再用补中益气汤治疗。如厚朴、枳实、橘皮、砂仁等耗气之品,皆在所忌。噤口痢,因痢不纳食故得名,如因邪留胃中,胃气伏而不宁,脾气因而涩滞者,用香、连、枳、朴、橘红、茯苓之属;若热毒冲心,头痛心烦,呕而不食,可用枳实理中汤加砂仁、陈皮、木香、山楂之类。若肝气乘脾者,可用戊己丸加木香、肉桂。若有火炎上冲者,可用黄连解毒汤去黄柏加枳壳、木香,如久痢口噤,因胃气虚败而预后不佳者,治疗则非黄连所宜,应予大剂独参、理中调治。休息痢多因固涩过早,积热未发,加以调摄失宜,不能节食戒欲所致。宜用补中益气加肉果、木香,吞服驻车丸。若阴虚多火,不能胜任升、柴、木香者,另用驻车丸加人参、肉桂之类。若服补中益气不效,反下鲜紫血块,此系风成飧泄,宜三奇汤,倍防风加羌、葛、升、柴。切忌用利水破气之药。

张氏辨别痢疾,针对凡痢尽皆属热,恣用苦寒疏利的偏见,强调温理气机一法,认为气化行则血可摄,凡投黄连、大黄之类,更是逆病情而治,易致变证。这一观点无疑丰富和发展了痢疾的证治,但应该指出的是,温理气机的方法,只适用于虚寒之下痢,对属湿热者是不相宜的。

（四）论湿热

湿热一证,临床十分常见,张氏因之十分重视湿热证的研究,积累了丰富的经验,张氏曰:"昔人有云,湿热一证,古

所未详，至丹溪始大发其奥，较后世得以宗之。殊不知其悉从东垣痹证诸方悟出，然其所论，皆治标之法，绝无治本之方，及仲景书至痞论中，则湿热治本之方俱在。"显然张氏十分推崇仲景的湿热证治，究其原因，张氏认为，伤寒误下，则有痞满之变，然亦有不经攻下而痞者，皆由痰气逆满之故，故仲景特立泻心汤诸法，正以祛逆上之湿热也。

关于湿热的分类，张氏云："湿热证类最多，如鼓胀水肿，呕逆吞酸，黄疸滞下，腰腿重痛，脚气痹着等候，悉属湿热为患"。但张氏又认为这些均非湿热本病，而系别有所致，张氏认为湿热本病有三，一是苍黑肥盛之人及酒客辈，皆素多湿热，其在无病之时，即宜常服调气利湿之剂，六君子加黄连、沉香、泽泻之类，夏秋则清燥汤，春夏则春泽汤加姜汁、竹沥，使之日渐消弭，此谓不治已病治未病也。及乎五旬内外，气血向衰渐至食少体倦，或胸腹痞满，或肢体烦疼，或不时举发，或偶有所发，忽然胸高喘胀，烦闷呕逆，甚至上下不通者，须乘初起元气未衰，急投控涎丹十余粒不下，少顷再服。当此危急之时，不下必死，下之庶或可生。此系专攻湿热痰涎之药，不可与硝黄辈同视也。张氏告诫曰："世医舍此而用香燥之剂，未有不相引丧亡而已，以与身偕老之固疾，因之气衰惫而骤然僭发，已为几死之候，更兼误治，必无生理，慎勿复药，自贻其咎也。"二是素禀湿热而挟阴虚者。张氏认为。在膏粱辈，每多患此，以其平时娇养，未惯驰驱，稍有忧劳，或纵恣酒色，或暑湿气交，即虚火挟痰饮上升。轻则胸胁痞满，四肢乏力；重则周身疼痛，痰嗽喘逆。亦有血溢便秘，面赤足寒者，甚则痿厥瘫废不起矣。大抵体肥痰盛之人，则外盛中空，加以阴虚，

则上实下虚，所以少壮犯此最多，较之中年以后触发者更剧，而治又与寻常湿热迥殊。若用风药胜湿，虚火易于僭上，淡渗利水，阴津易于脱亡；专于燥湿，必致真阴耗竭；纯用滋阴，反助痰湿上壅。务使润燥合宜，刚柔协济，姑克有赖，如清燥汤、虎潜丸等方经皆为合剂。三是阴阳两虚，真元下衰，湿热上盛者，若乘于内，则不时喘满眩晕；溢外，则肢体疼重麻瞀。见此即当从下真寒，上假热例治之，否则防有类中之虞。即如痰厥昏仆，舌强语涩，或口角流涎，或口眼歪斜，或半肢作废，非内热招风之患乎？其治法，张氏曰："历观昔人治法，唯守真地黄饮子多加竹沥、姜汁，送下黑锡丹，差堪对证，服后半日许，乘其气息稍平，急进大剂人参，入竹沥、姜汁、童便，卒时中，分三次服之。喘满多汗者，生脉散以收摄之。若过此时。药力不逮，火气复升，补气之药，又难突入重围矣。服后元气稍充，喘息稍定，更以济生丸，杂以黑锡丹一分，缓图为功可也。"

张氏于湿热一证，首次提出"本病"说，丰富了中医体质学说的内容，而其"治未病"、防患于未然的经验，更值得我们推敲和借鉴。

（五）论肺痈

肺痈为临床急重证之一，《金匮》曾有专门讨论，然后世医家论之不多，由于该证，病情急重，稍有松懈便危及生命，张氏对之十分重视，论之甚详。张氏认为，肺痈危证，初起之时，即应极力攻之，方可救疗并对历代治疗肺痈的方剂作了极为客观的评价云："《金匮》特立二方，各有主见，如患人平昔，喜饮、嗜啖，痰湿渐渍于肺，宜皂荚丸；肥盛喘满多痰，宜葶苈大枣泻肺汤。《千金》补所不足，复立桂枝去芍药加皂荚汤以治风寒

客邪感触发热之证，葶苈汤以治心脾过劳，肺气不化，水道不利之疾，功效最速。宋人又有十六味桔梗汤，虽未尽善，亦可备诸治之采用。若畏其峻，而守王道之方，真养痈以待毙耳。明眼者辨治宜早也。"

张氏对肺痈的症状、病机及治疗亦作了阐述，认为凡咳嗽吐臭稠痰，胸中隐痛，鼻息不闻香臭，项强不能转侧，咳则遗尿，自汗喘急，呼吸不利，饮食减少，脉数盛而芤，恶风毛耸便是肺痈之候。其病因是感受风寒，未经发越，停留肺中，蕴发为热或挟湿热痰涎垢腻，蒸淫肺窍，皆能致此。治疗上慎不可用温补保肺药，尤忌发汗伤其肺气，往往不救。《金匮》皂荚丸、葶苈大枣泻肺汤，《千金》桂枝去芍药加皂荚汤、葶苈汤，宋人十六味桔梗汤，俱肺痈专药。初起之时宜用葶苈汤，此方大疏肺气，服之使湿瘀悉趋尿孔而去，一二服即应。脉浮表热，加葱白、香豉；气口脉盛，加犀角、竹茹；痰多加贝母、蒌仁、蛤粉；引痛，加紫菀、白蜜；初起咳逆不利二味桔梗汤加贝母、紫菀；多汗，加防己、黄芪。溃后唾脓血不止，葶苈薏苡泻肺汤随证加减。咳有微热烦满，胸中又块垒甲错者，《千金》用合欢皮一味，日取掌大一块煎汤服。平昔劳心思虑多郁火人，唾臭痰鲜血，此属阴火。但与生料六味丸加麦冬、紫菀之类；若误投参芪补气补火，臭秽转甚者，急宜上法加童便，服之自清。

对肺痈一证的治疗张氏还十分重视单方、验方的运用。他认为，肺痈初起，用陈年荠苨汁，温服灌吐最妙。一方，用荷叶浓煎，稍入白蜜，不时服之，不问已溃未溃皆效。又方，以猪肺去心，竹刀剖去垢沫，取接骨木二两，缶器中煮熟淡食，日服无间，五七日当效，溃后排脓，用金

鲤汤，以小活鲤鱼去肠垢，入贝母末三钱，隔水童便煮，和汁食之，日服一枚皆屡验；然不若薏苡根捣汁，炖热服之，其效最捷。下咽其臭即解。薏苡为肺痈专药，然性燥气滞，服之未免上壅，不及根汁之立能下夺，已溃未溃，皆可挽回，诸方皆不及也。

关于肺痈一证的预后，张氏言，大抵声音清朗，脓痰稀泽，或间有鲜血，饮食知味，胸胁不疼，或咳则微痛，痛在右畔肺之长叶，而坐卧得宁，形色自调者可治。若溃后大热不止，时时恶寒，胸中隐痛，痛在左畔肺之短叶，此金气浅薄，溃后最难平复。而喘汗面赤，坐卧不安，饮食无味，脓痰腥秽不已者难治。若喘鸣不休，唇反，咯吐脓血，色如败卤，瀜臭异常，正气大败，而有知痛，坐不得卧，饮食难进，爪甲紫而带弯，手掌如枯树皮，面艳颧红，声哑鼻煽者不治。肺痈初起，脉不宜数大，溃后最忌短涩，脉缓滑面白者生，脉弦急，面赤者死，肺痈已破入风者不治，即浓煎白香豉汤频服之，然多不救。肺痈溃后，脓痰渐消，气息渐减，忽然臭痰复是，此余毒未尽，内气复发，必然之理，不可归就于调理失宜也。但虽屡发，而势渐轻可，可汗收功，若屡发而痰秽转甚，脉形转疾者，终成不起也。

由此可见，张氏对肺痈的认识，从病因、症状到证治、预后，都有较深刻的认识，且与现代医学对该病的认识十分相近，这对于指导后世医家对该证的治疗显然有着十分重要的作用。

（六）论妇科诸证

张氏不仅精通内科杂病的治疗，对妇科疾患亦有深入研究。研究范围涉及经候、胎前、临蓐、产后、疮疡等门类共99证，张氏研究妇科以《内经》《金匮》为纲，以诸家学说为目，贯以己见，系统

而透彻，读者明白易懂，特别对证治方药阐述最为明白详细，其治疗经验对于今日妇科临床仍具有十分重要的指导意义。试举几例以析之。

1. 月经不调。张氏说："经云：饮食入胃，游溢精气，上输于脾，脾气散精，上归于肺，通调水道，下输膀胱，水精四布，五经并行，故心脾和平，则经候如常。苟或七情内伤，六淫外侵，饮食失节，起居失宜，脾胃虚损，则月经不调矣。"具体分之，月经不调又有先期而至及过期而至之别。

先期而至者，病因有五，一是肝脾血燥，二是脾经郁滞，三是肝经怒火，四是血分有热，五是劳役火动。因肝脾血燥者加味逍遥散；脾经郁滞者，归脾汤；肝经怒火者，小柴胡加生地；血分有热者，四物汤加白术、茯苓、柴胡、丹皮；劳役火动者，用补中益气汤。

过期而至者，其因有三，一是脾经血虚，二是肝经血少，三是气虚血弱，因脾经血虚者治用十全大补汤；因肝经血少者，治用六味丸；因气虚血弱者治用八诊汤。

若从寒热而论，张氏认为经水先期而来者，多属热其证有二，一为血热，一为虚热。血热者腹多不痛，身多热，此火也，其色必紫，脉必洪数，四物汤中川芎减半，易生地加条芩、丹皮、香附。虚热者，四物合保元，不应，加炮姜、宣连炒黑、香附。干嗽者用逍遥散。气多血虚者腹必痛，藿香正气散加芎、归、香附，慎用凉药。经水后期而来者，多属寒，其证有三，一是血虚，腹多不痛，微微身热，间亦有痛者乃空痛也，脉必大而无力，或浮涩濡细，宜调气生血，八物加香附，气虚甚则四物加参、术、黄芪、升麻、陈皮，兼气滞者，四物加丹皮、香附；兼痰

者去地黄加橘、半、茯苓。二是过期色淡者，此为痰多，二陈加柴胡、香附、肉桂；三为过期兼白带者，用艾煎丸加香附。

张氏对痛经也论述甚为详至，认为经水将来，腰痛腹痛，乃郁滞有瘀血，四物加红花、丹皮、蓬术、延胡索、香附、木香。实热，加黄连；发热加柴、芎。将来小腹先痛，气血涩滞也，四物汤加莪术、桃仁。经前先腹痛，脉浮弦者，小建中加丹皮、桃仁。经候欲行，身体先痛，气血不足也，桂枝汤加芎、归，稍用熟附二三分，经后痛者，虽曰虚寒当补，然气散亦能作痛，须视其受补否，不受补，四物加炮姜、艾附；受补者，八物加炮姜、艾、附。若经行四五日，腹中绵绵作痛者，此经行时因气滞而止，未尽故也，用四乌汤加木香、蓬术、砂仁。经水有紫黑色，腰痛者，乃气血相并也，宜四乌汤加蓬术、川芎。

月经不调，尚有其它一些情况，张氏也一并论及，如每遇经行，辄头疼气满，心下怔忡，饮食减少，肌肤不泽，此痰湿为患也，二陈加当归、炮姜、肉桂。又如经水愆期，胸胁腰腹刺痛，虚泻寒战，此冲任衰弱，脏气虚冷故也，温经汤加减，再如，经水不止，见热证于口眼鼻，或渴，张氏名之为阴躁，阳欲先去也，急用大建中汤，或十全大补送肾气丸以补命门之下脱，如此等等。皆为医者临证之时指明了方向。

2. 崩漏

崩漏为妇科急症，稍有迟疑，便有性命之忧，故崩漏为历代医家所重视。

东垣认为，经漏不止，皆由脾胃有亏，下陷于肾，与相火相合。湿热下迫，经漏不止，其色紫黑，如夏月腐肉之臭。中有白带者，脉必弦细，寒伏于中也。有

赤带者其脉洪数，病热明矣，必腰痛，或脐下痛。《千金》治崩淋带下，五崩热病下血、寒热下血，经行犯房室下血、经来举重伤任脉下血，产后脏开经历下血，外实内虚之病用小牛角鳃散。若崩中去血不断，该方去禹余粮、干姜、乌鲗骨、龙骨、赤小豆，加甘草、地榆、小蓟根、丹参、干地黄、芎䓖、龟甲、柏子仁，名角鳃鹿茸散。积冷崩中去血不止，腰背痛，四肢沉重虚极，小牛角鳃散去鹿茸、阿胶、乌鲗骨、赤小豆，加干地黄、桑耳、白术、赤石脂、矾石、附子、人参、蒲黄、防风，名大牛角鳃散。

张氏禀承经旨，认为崩漏一证与脾、肝两脏关系甚为密切，盖脾统血，肝藏血也。若因脾胃虚损，不能摄血，脾胃虚弱者，用六君子加芎归、柴胡；脾胃虚陷者，补中益气汤加酒炒白芍；若肝经有火，血热妄行，用四物汤加柴胡、山栀、丹皮；若怒动肝火，血热沸腾，用小柴胡加山栀、芍药、丹皮。若脾经郁结，血不归经，用归脾汤加山栀。张氏特别强调，若大脱血后，毋以脉诊，急用独参汤加当归救之，其发潮热，咳嗽脉数，乃元气虚弱，假热之脉也，尤当加用人参。张氏谓此等症候，无不由脾胃先损而患，故脉洪大。察其中有胃气，受补可救，误投寒凉之药，复伤脾胃生气，使血反不归源也。

张氏还讨论了崩漏的一些其它类型和治法，聊举数例。一是临经欲行，先寒热往来，两胁急缩，兼脾胃见证，或四肢困热，烦不得眠，心中急，用补中益气汤。二是有心理问题的崩漏患者，张氏云："或先贵后贱，先富后贫，心气不足，真火大炽，旺于血脉之中，形质肌肉颜色似不病者，此心病也。经水不时而下，或适来适断，暴下不止，治当先说恶死之言劝谕，令惧死而心不动，以补中益气下安神丸，补养脾胃，镇坠心火，更以人参养荣，补阴制阳，经自止矣。"三是崩漏下血伴腹痛，若因瘀血者体必作寒，脉必作弦，治用四乌汤加茋莶。若腹中空痛，不寒，少腹上喜热按，脉微弱，用八珍汤加芩、连。对于血崩甚而腹痛者，张氏强调先予止血，云："血崩甚而腹痛，人多疑恶血未尽，及见血色瘀晦，愈信恶血之说，不敢便止。大凡血止为患，欲出未出之际，停在腹中，即成瘀色，未必尽为瘀热，又曷知瘀之不为虚冷乎？若必待瘀血净后止之，恐并其人而不存矣，且腹痛更有说，积而腹痛，血通则痛止，崩为腹痛，血住则痛止。"此言甚为有理，然临证之际，仍需结合其它症状细辨之。四是崩漏较久，下血过多，如血气不足，四肢倦怠乏力，增损四物汤，如去血虽多，间有崩漏水下，时有鲜血者，四物加丁香、胶艾、香附、丹皮。如去血过多虚劳发热有痰者，补中益气加芩、半。有热，少加芩、连，加乌药、桂心。口干，去升麻加煨葛根。

关于崩漏的预后，张氏云："血崩日久，纯下臭黄水，或带紫黑筋块腥秽不堪者不治；腹满不能饮食，不受参术补益者不治，服大剂补中，人参每日服至两许不应，反加寒热口燥，面目足胫浮肿者不治；瘀污崩脱，少腹不疼，后变阴户肿突，痛如刀割者，死期迫矣。"此对当今临床仍有一定的警示作用。

3. 论经闭不行

经闭一证，亦为临床常见证，张氏认为，经水阴血也，属冲任二脉，上为乳汁，下为血水。其为患，有因脾盛不能生血，或郁结伤脾而血损者；有因胃火而血燥者；有因劳伤心神而血耗者；有因积怒伤肝而血闭者，有因肾水不能生肝而血少者；有因肺气虚伤，不能统血而经不行者，其治疗之法，宜损其肺者，益其气；损其心者，调其营卫；损其脾胃者，调其饮食，适其寒温；损其肝者，缓其中；损其肾者，益其精。审而治之，庶无误矣。

张氏强调指出，室女妇人诸病，以调经为先，调经以理气为要，盖气不利则血不流，故经闭，但具体治疗，仍要随证治之，若因血海虚寒伴小腹疼痛，或因血气虚损而伴潮热头目昏沉，肢体劳倦，五心烦热，怔忡面赤，口燥唇裂，盗汗身疼者，用温经汤，若因瘀血凝滞而伴腹中结块，腰腿重痛，及少腹痛如锥刺者，宜四物加肉桂、蓬术。貌本壮实，饮食减少者，胃气不调也。盖胃气不和，亦令经水不调，逍遥散下归附丸。妇人经候渐少，以致不通手、足骨肉烦疼，日渐羸瘦而生潮热，其脉微数，此阴虚血弱，阳往乘之，当养血益阴，慎勿以毒药攻之。妇人月经不利，脐下气胀，上攻欲呕不得睡，加减四物汤，或用当归身一两，穿山甲、炒蒲黄各五钱，辰砂一钱，麝香少许，共为细末，食前热酒调下二钱。

张氏还认为，妇人经闭，肥白者多痰，去痰则经自行，可用二陈加芎、归、川连、南星、枳实、生姜、竹沥。若禀厚恣于酒食者，平胃散加姜汁炒川连、归尾、半夏、姜汁。

张氏特别论及经闭血枯与血膈的鉴别，云："血枯一证，与血膈相似，皆经闭不通之候，然而枯之与膈，则相反有如冰炭。夫枯者，枯竭之谓，血虚之极也；膈者，阻隔之谓，血本不虚，而或气或寒或积。有所逆也，病发于暂，其证或痛或实，通之则血行而愈，可攻者也。枯者其来也渐，冲任内竭，其证无形，必不可通者也。尝见今人之于此证。听其言，则明曰血枯经闭；察其治，则每用四物、桃仁、红花，甚至硝、朴、棱、莪之类，无

所不至。夫血既枯矣，只当补养阴气，使其血充，则弗招自至，奚俟通也；若勉强逼之，则枯之愈枯，不死何待？"张氏此论确有指点迷津之效。

张氏还论及了一些临床较为罕见的病候，如倒经，经水不通而逆行，或吐血、或衄血、或唾血等，治之之法，宜四物加韭汁、童便，甚则从虚劳例，用巽顺丸、乌骨鸡丸治之。又如石女，张氏云："若室女年及笄，天癸不至而色不黄，饮食如故，此名石女，不在经闭论。"再如哮喘经闭便血，张氏曰："或问一妇哮喘发后，必便血二三日，其喘方止，每岁常十余发，无不皆然。经闭数年不通，而不成虚劳之病何也？答曰：此肺移热于大肠，热得下泄，故喘嗽止，经血从大便间道而出，虽闭而无留结之患，故不成劳。"其它如下利而经断者，张氏云，利止自来，盖下利则亡津液，故经绝，利止津液复，凡此种种可谓面面俱到，大开后世医者之眼界。

从以上之例不难看出，张氏对妇科诸疾的观察详尽备至，非亲躬临床者不能若此，其将心理疗法运用于妇科临床，富有启迪且发人深思。对中医妇科学的完善和发展作出了贡献。

（七）论目疾

张氏研究目疾一如研究其它杂证。遍览经书，博采众家之长，然后结合自己的数十年临床经验，由博返约，其所选病种力求实用，对后世临床有着重要的指导作用。

由于目疾和其它疾患难与共有着十分显著的不同，故张氏十分重视目疾的外治疗法，详细阐述了开导、点服药、钩割针烙诸说，及金针开障论。

关于开导说，张氏曰："开导之法，盖由阴虚火盛，经络郁滞不得通畅而设，

其处有五，谓迎香、内脾、上星、耳际左右，两面太阳穴也。内脾，正队之冲锋也，其功虽迟，渐收而平顺；两太阳，击其左右翼也，其功次之。上星穴，绝其饷道也；内迎香，抵贼之巢穴也，成功虽速，乘险而征，耳际，击其游骑耳，道远功卑，智者不取，此实极危之良术，挫敌之要机，与其闭门捕贼，不若开门逐之为良法也，若病浅而邪不胜者，固内治而邪自退矣，倘或六阳炎炽，不若开导通之，纵使其虚，虽有所伤，以药内治，而补其所亏，庶免瘀滞至极，而有溃烂枯凸之患。"

关于点服药，张氏认为，点法适用于外症，服药适于内症，云："病有内外，治各不同，内疾已成，外证若无，点之何益？外有红丝赤脉，若初发乃微邪，退后乃余邪，点亦可消，服之犹愈，内病始盛而不内治，只泥外点者，不惟徒点无功，且有激发之患，内病既成，外病已见，必须内外夹攻，点服并行。"张氏针对一些医者偏喜点或服的情况，感慨曰："奈何人多愚拗。有喜服而畏点者，有喜点而畏服者，不知内证既发，非服不除，外疾既成，非点不退。外障服而不点者，病初发，浮嫩未定者亦退，既已结成者，服虽不发不长，所结不除，当内外夹攻，方尽其妙。"他在此明确指出，外点、内服各有所长，适应症不尽相同，临证当权宜行事。

关于钩割针烙，张氏认为此犹斩刈之刑，剪戮凶顽之法也。并较详细阐明了此四种手术的适应症及注意事项。谓，如针，先须识定内障证候可针，岁月已足，气血宁定者，方与之针。针后当照证内治其本，或补或泻，各随其证之所宜；若只治其标，不治其本，则气不定，不久复为害矣。割，如在气血肉三轮者可割，而大

眦一块红肉，乃血之英，心之华也，若误割之，则目盲，伤重者死。有割伤因而惹风，则为燥，为溃烂，为漏，为目枯，凡障若掩及风轮之重厚者可割，如攀睛努肉，鸡冠蚬肉，鱼子石榴，赤脉虬筋，肉脾粘轮等证可割，凡钩割见血，及针犯血络，须以绵渍黑水浥之。余病及在风轮之浅者误割之，则珠破而目损矣。烙能治残风溃眩，疮烂湿热，久不愈者，轻则不须烙而能自愈，若红障血分之病割去者，必须烙定，否则不久复生。在气分之白者，不须用烙。凡针络皆不可犯及乌珠，虽有恶障厚者，钩割亦宜轻轻浅浅，披去外边，其内边障底只点药缓伐，久自浅消，若劂割风毒流毒瘀血等证当以活法审视，不可拘于一定。张氏十分强调眼科临床实习的重要性，云："针瞳神发白，一切内障，在心融手巧，轻重得宜，须口传目见，非笔下可形容也。"

张氏之"金针开内障论，"在继承前人的基础上，进一步把金针拨内障的适应症、禁忌以及手术、器械的改进、术中出现的问题及如何解决，术后调理等阐述的十分明白，张氏认为，内障一症，古人虽立多名，终不越有水无水之辨。若有水而光泽莹彻者易明，无水而色不鲜明者难治，忽大忽小，收放如气蒸动者，针之立明。若久视定而不动者为死翳，纵水未枯，治之亦难全复。翳色白或带青，或如炉灰色，糙米色者易明，若真绿正黄色者不治。凡翳不拘何色，但有棱角，拨即难落，翳状破散，及中心浓重者，非拨可除。若犹能视物者，其翳尚嫩，不可便针，候翳老，然后针之。又一种翳色虽正，水纵不枯，目珠软塌者，此必不治，不可轻用金针，如一眼先暗，而三光已绝，其后眼续患，亦难针治。若夫瞳神散大，或紧小或浑黑，或变色而无障翳，至

不睹三光者，此内水亏乏，不在证治。张氏指出在针后数日中，宜服磁朱消翳等药，后则常服补肾调养气血之剂，以助其光。关于针法，张氏认为过去针粗穴大，每至痛极欲晕，主张用毫针，毫针细而尖锐，取穴轻捷，且无痛楚，术中若针尖划损白球外膜之络而见血，及伤酒客辈，目中红丝血缕者，切勿惊恐，如法继续针之，所谓见血莫惊休住手是也。若进针后触著黄仁，而血灌瞳神，急当出针，而服散血之药，所谓见血莫针须住手是也。又年高卫气不固，针时神膏出者，即与保元汤调补，对于用针不熟者，张氏认为应量针穴与瞳神，相去几许，以墨点针上，庶指下无过浅过深之惑。对于初学者，张氏强调："凡初习针时，不得以人目轻试，宜针羊眼，久久厉熟，方可治人，谚云：羊头初试，得其轻重之宜，正初习金针之要法，不可以其鄙而忽诸。"真乃金石之言。

在各具体病证论述上，张氏除博引名贤至论外，时常提出自己的新论，如在"外障"一节中张氏曰："外障诸证虽殊，究其本，不出风火湿热内蕴，故必以涤热消翳为务。然初起者，但于除风热药中略兼消翳，其翳自去。若去宿障，自当专力攻翳，但必兼助脾胃行其药力，姑克有济，谛观外障内治之药虽多，咸以神消散、皂荚丸二方为主，外治之药不一，莫如石燕丹为最。……"在内障一节中张氏提出，内障诸证其翳皆生于乌珠里面，故宜金针拨之。拨后用滋养之剂以助其光，如六味丸、磁朱丸之类。气虚者佐以八珍汤、神效黄芪汤。若翳嫩不可拨者，只与用药。治法纵各不同，大意不出乎皂荚丸、生熟地黄丸……有肝肾阴虚，绝无翳膜者，惟宜滋养真阴，切勿误与消翳等药也。在"目赤"中张氏指出："目赤有

三，一曰风助火郁于上，二曰火盛，三曰燥邪伤肝……凡赤而肿痛者，当散风邪，赤而不痛者，当利小便……凡赤甚肿痛，于上睥开出恶血，则不伤珠"张氏对"目疾"的论述，进一步完善了中医眼科理论，对于指导中医眼科临床有着重要的意义。

综观《医通》全书，张氏治学十分重视经典理论，于临床则注重辨证论治与方药分析。他善于旁征博引，由博返约，汇历代名贤至论而自成一家之言。其论治血证，从人体的盛衰与阴阳的偏胜偏衰入手，强调对出血的辨证，不能一概以上溢为火盛，下脱为阳衰而统之，必须针对出血的色泽，性状加以鉴别，较深刻地提示了血证的病理机制及其证治规律。论痰火先究其因，认为风、食、气三者为甚，治疗宜先标后本，指出"治痰先治火，治火先养阴"，此确为治痰火之要。辨别痢疾，他对凡痢尽皆属热，恣用苦寒疏利的偏见，强调温理气机一法，气化行则血可摄，如凡投黄连、大黄之类，更是逆病情而治，易致变证，需要指出的是张氏强调温理气机一法是针对时医之敝而言，并非是指此法适用于所有痢疾。对湿热证，张氏强调宿因，主张标本同治。对肺痈张氏详细论述了早中晚期的证治及预后。对妇科、眼科诸疾的论述也精彩纷呈、富有启迪。

张氏是一位善于学习的医家，他在医学理论和杂病上的造诣，对后世医学的发展具有深远的影响。

伤寒学的成就

张氏所著《张氏医通》备受后世医家推崇，而其积三十年所成之《伤寒缵论》《伤寒绪论》二书，反因之不彰，研究者

寡。清代温病学说在叶、薛、吴、王诸家的努力下，自成一家，脱离伤寒之藩篱，中医外感病学始克臻于大成。而在此以前，历代名贤俊彦，为丰富发展外感热病的理论和治疗，亦作出了很大的贡献。其中，张璐作为承前启后的一代大家，博采众长，继往开来，值得深入研究、发掘。

张氏在《伤寒缵绪二论自序》中说，鉴于"古来讲仲景之学者，历代不乏名贤，衍释仲景之文日多，而仲景之意转晦"，于是"三十年来，精研密谛"，著成伤寒缵、绪二论。"缵者，祖仲景之文；绪者，理诸家之纶纭，而清出之。以翼仲景之法汇，明其源流，而后仲景之文相得益彰，无庸繁衍曲释，自可显然不晦……"。故研究缵、绪二论，不仅有助于深入全面的了解其学术思想，并且对于研究仲景之学，亦将大有裨益。

一、对外感热病的研究

（一）力主寒温分论

中医外感病学，始于《内经》，而奠基于仲景之《伤寒杂病论》。仲景所论之"伤寒"，有广义和狭义之别，广义伤寒即外感病之总称（汉时外感病雅言之为"伤寒"，俗呼为"时行"）。但所出治法，毕竟详于寒而略于温，对温热病、湿热病的理论和治疗都有不足，这完全是正常的。而其后一千多年中，不少医家却认为《伤寒论》之方可以泛治一切外感病，而不知寒温之别，概以麻、桂发汗，不应，则以承气辈下之，致使患者"不死于病而死于医"，正如张氏所言："今世遇冬温之证，鲜能辨识，既以伤寒法混治，致变斑黄喉痹唾利脓血等证者，皆出误治所致也。"

张氏有感于此，从临床实际出发，结合前人（刘河间、王安道等人）的论述，对狭义伤寒与温病进行了区别，使人在临床上不再混治，有法可循。并且为后世温病学派进一步创立温热类疾病的辨治体系打下了基础。

首先，张氏认为二者的病因、感邪途径及发病不同。

伤寒是由于感受寒邪，感而即发。他说"伤寒者，冬时严寒，感冒杀厉之气而病也，交霜降节后，春分气前，病发热头痛者，皆谓之正伤寒……"。邪从皮毛而入，始于太阳，见"脉浮，头项强痛而恶寒……"按六经次第传变。而温病则因为冬日感寒，伏于体内，复感春夏温热之邪而发。张氏借鉴前人的认识，认为"温病自内而发"、"凡温病之热，咸从内而发于表"。由于"所发之因不同，有感非时暴寒而发者，有饥饱劳役而发者，有房室作力而发者，所感之客邪既殊"，故"发出之经络亦异。所谓现之脉，行在诸经，不知何经之动也，当随其经证而治之。"但他认为常见的是少阳经和少阴经见症，其主要临床表现为"凡温之发，必大渴、烦扰、胁满、口苦，不恶寒、反恶热，脉气口反盛于人迎……"，这些认识，无不基于临床实际，较之墨守仲景成法，食古不化者，不可同日而语。

因此，伤寒、温病初起之治法亦大异。由于伤寒乃风寒之邪外客于表，首发于太阳，故辛温发汗是其大法，《伤寒论》论之甚详。而温病治法，张氏认为"最忌辛温发汗，发汗多致不救也。""不但温病之不可以伤寒寒疫法治也，即冬温亦不可以伤寒例施也。""大抵治瘟病热病，无正发汗之理，盖其邪自内达外，无表证明矣。若果证显非时暴寒，恶寒头痛，而脉浮紧者，亦不可纯用表药……"这样，就从根本上区分了伤寒和温病在治疗大法上的不同，驳斥了"以热治温"之非，并提出"辛凉解热"的治疗大法，对后世温病学家启迪良深。

在选方上，张氏认为"黄芩汤乃温病之主方"，后世的温病大师叶天士在《临证指南医案》中也多宗此法。张氏还认为仲景之麻黄升麻汤乃治冬温误治变证的方剂，临床上加减化裁可以用于温病（见治陆中行室冬温案），可以看出他临床功底的深厚，柯琴认为麻黄升麻汤杂芜不经，"非仲景之方"，在这一点上，其识见却不及张氏了。张氏还特别推崇刘河间的双解散，认为"实开温热病之法门"，确是经验之谈。

张氏的这种寒温分论的观点，既是对仲景治法不足的补充和发展，又纠正了后人以伤寒法混治温病的错误，并且为温病学派最终脱离伤寒的框架，打下了基础，因而有着非常重要的理论和临床价值。

（二）采摭众家，详论诸外感热病之治

早在《难经》里就提出"伤寒有五，有伤寒，有中风，有温病，有热病，有湿温"，历代医家又陆续认识了多种外感热病，并予以命名，如冬温、暑温、温毒、风温等等。但长期以来，名目纷繁，治法杂芜不精，令人颇有多歧之惑。张氏有鉴于此，搜罗百家，并结合临床实践，对多种外感病的症状、病情演变、治法等进行了较为系统的论述，平实而切用。

首先，张氏对各种外感病的命名、临床表现进行了鉴别。云："然春夏之交，多有伤风寒疫时行，与温病、风温、温疫、温疟、温毒、阳毒、阴毒，交错难辨。盖伤风则发热头痛，鼻塞声重，咳嚏恶风自汗。寒疫则憎寒壮热，头痛骨节烦疼，虽发热不口渴。时行则里巷之中，病俱相类。温病则烦热口燥而渴，气口脉盛，若稍见人迎浮紧，即有重感风寒矣。病温复感风邪，而见自汗灼热，咳嚏声嘶者，风温也。先前温热未除，复感时行瘟

气，即昏昏壮热，遍相传染者，温疫也。温病日久，更感于寒，寒热如疟者，温疟也。温病更感温热，热毒炽盛，而发斑者，温毒也。发斑热越狂走者，阳毒也。发斑而身如被杖厥冷者，阴毒也。已上数证，多发于二三气中，一一按证定名，庶无误治之失。若交夏至后，炎暑司令，相火用事，人有发热身疼，不恶寒，但恶热面在渴者，为热病……"可谓言简意赅，辨别清晰。

其次，对各种外感病提出了相应的治法。

如冬温。"冬温虽发于冬时，治法与伤寒大异。冬月当寒而反不寒，则少阴之气不藏，而不正之气得以入伤其经，原非肾脏受病，故但以桂枝汤中加黄芩一味，专主驱散风热……若咽痛甚者，则合甘草汤，咳者合桔梗汤，下利合茯苓甘草汤。""若先受冬温，更加严寒外遏，则外证虽恶热烦躁，而仍畏寒欲近衣者，阳旦汤加麻黄、石膏以发之。"并认为冬温若误用辛温发汗，而发斑成温毒者，"当用犀角、升麻、甘草等分煎服，或升麻葛根汤加犀角黑参，甚则犀角黑参汤之类选用。"这些认识，已为后世温病学家所接受。

感冒。"大抵治非时感冒，止宜辛平解散，如参苏饮、芎苏散、香苏散、神术汤，皆可选用。"选方平实而工稳，"辛平解散"四字，可当得治法大旨。

湿温。张氏认为湿温之成乃"暑气蒸湿也"。治法上"病在太阴阳明，不可发汗，汗之则不能言，耳聋不知痛处……宜白虎汤加苍术，分解两经混合之邪。"与后来吴鞠通所论何其相似乃尔！

温病。认为"明系伏邪自内达表"。若因客寒而发者，"盖此怫郁之热，乘春温之气而发，虽有非时暴寒，止宜辛平之剂发散……宜小柴胡随见经证加减"，纵

然有"头痛如破者，为暴感风寒势盛"，也只"先宜葛根葱白汤撤其暴邪，然后用治温病本药"，力戒辛温发汗如麻黄桂枝辈。"烦热口渴，无客邪者，黄芩汤主之。凡三阳表证，宜栀子豉汤，或益元散加薄荷葱豉，重则凉膈散去硝黄加葱豉，探吐取汗最妙。"若邪已入里，宜双解散、三黄石膏汤等。腹满烦渴，脉沉实而有下证者，则宗刘完素而用三一承气汤下之，势剧者，合黄连解毒汤……持论有据，治法次第井然有序，使后人读之，胸次豁然。

疫疠。张氏论疫，服膺吴又可，治法方药咸采之。并认为"伤寒邪中外廓，故一表即散。疫邪行在中道，故表之不散，伤寒邪入胃府，则腹满便坚，故可攻下，疫邪布在中焦，散漫不收，下之复合"，明确地指出了二者在治法上的迥异之处，非真阅历者不能道此。

温毒。认为温毒之发"伏毒与时热交并，表里俱热，……其证心下烦闷，呕逆咳嗽，甚则面赤，身体俱赤，狂乱躁渴，咽喉肿痛，狂言下利而发斑，最为危候。治宜大解热毒为主"。具体治疗时，"若斑如锦纹，身热烦躁，而无燥结者，黄连解毒汤；若躁闷狂妄而无汗者，三黄石膏汤。自汗烦渴而发斑为胃热，人参化斑汤（即人参白虎汤）……斑不透，犀解大青汤，……发斑热毒势甚，咽痛心烦狂言闷乱，犀角黑参汤。虽大便不通，勿用下药，惟宜犀角地黄汤……"。

张氏的这些论述，已为治温开示了门径。

（三）补充外感病验舌方法

验舌法在外感病诊治中有着不可忽视的重要意义，中医历来有"外感重舌、杂病重脉"之说，清代叶天士就非常重视诊察舌苔变化，为治疗提供依据。张璐作为一代医学大家，对此也有较多论述，且一本之于临床，颇多真知灼见。

"伤寒之邪在表，则苔不生，邪热传里，则苔渐生，自白而黄，黄而黑，黑甚则燥裂矣。"准确地描述了舌苔变化和疾病传变的关系。他还指出："要以滑润而白者为表邪，灰黑湿润无苔为阴寒，灰黑薄滑为夹冷食，皆不可用寒凉攻下之剂。然中暑夹血，多有中心黑润者，又不可拘于上说也。若黄黑灰色而干燥纹裂者，为热极，万无虚寒夹血之理。惟屡经汗下，舌虽干而有微薄苔，却无燥裂芒刺，此为津液耗亡，不可误认实热而攻之，攻之必致不救也。"可谓辨析入微。

张氏还具体地论述了白苔、黄苔、黑苔等各种舌苔以及舌象变化的成因、主病和治法，详尽而切合实用，很有指导意义，对后世温病学派辨舌理论的形成完善也不无大功。如"白苔者，邪伤气分，肺主气而色白，又主皮毛，故凡白苔，犹带表证，仲景以为胸中有寒，止宜和解，禁用攻下，攻下必致结痞，变证不测。若温病热病，一发便壮热昏愦躁渴，舌正赤而有白滑苔，即当用白虎汤汗之。时疫初起，舌上白苔如积粉者，达原饮解之。若伤寒邪入胃府，则白苔中黄，邪传少阴，则白中变黑。若纯色为一经证，边与中间两色，俱传经证。……尖白根黄，尖白根黑，及半边苔滑者，虽证类不同，皆属半表半里，白苔多而滑，黄黑苔少者，表证多也，尚宜和解；黄黑苔多而白苔少，或生芒刺黑点干燥者，里证多也，必下无疑。虽中心黄黑而滑润，边白者，此为表证未尽，伤寒则大柴胡两解之，温热时疫则凉膈散或白虎合承气攻下之。……至于能食自利，而白苔滑者，为脏结，难治也，黄连汤、连理汤、备急丸选用，间有得生者。"

对于黄苔，指出"黄湿而滑者，为热

未盛，结尚未定，不可便攻；若黄而燥者，为热已盛，峻下无疑。黄而生芒刺黑点者，为热势极。"并认为"冬时宜确守此例，俟结定乃攻，不得已，大柴胡微利之。若在夏月，一见黄苔，便宜攻下，以夏月伏阴在内，多有下证最急而苔不燥者，不可泥也。"还进一步说："凡温病热病，稍见黄白苔，无论燥润，即宜凉膈双解，时行疫疠，稍见白苔，即宜白虎达原。若见黄黑，无论干湿，大承调胃急夺无疑。"舌苔虽似，病有不同，治法自应随之而异。可见张氏并不拘泥仲景"下不厌迟"之法则，而是吸取了吴又可的经验，具体地结合临床实际，针对不同的病情，灵活变通，是善学古人者。

二、对《伤寒论》的研究

张氏对《伤寒论》的研究取得了很高的成就，但论者寥寥，今例举一二。

（一）删繁就简，不尚曲饰

张氏认为，仲景《伤寒论》完全是来自于临床，平实而极具有应用价值。而后世一些注家，曲为衍释，多逞臆说，聚讼纷纭，使仲景之义反晦。因此，他说："仲景书不可以不释，不释则世久而失传；尤不可以多释，多释则辞繁而易乱。"本着平实切用的原则，摒弃炫人耳目的玄说，释语质朴，言简意赅，令人涵泳不尽。

如注"脉浮紧者，法当身疼痛，宜以汗解之，假令尺中迟者，不可发汗，何以知其然，以营气不足血少故也。"张氏曰："尺中脉迟，不可用麻黄发汗，当频与小建中和之，和之而邪解，不须发汗，设不解，不妨多与，俟尺中有力，乃与麻黄汗之可也。"他没有纠缠于为什么尺中迟就是营血不足、营血不足为何不能用麻黄汤发汗等问题，不奢谈玄理，而是结合实际，补充应当"频与小建中汤和之"，

发挥了仲景的言外之意。读书当于无字处求之，非张氏之谓欤？

再如注"欲自解者，必当先烦，乃有汗而解，何以知之？脉浮，故知汗出解也。"条曰："天地郁蒸而雨作，人身烦闷而汗作，气机之动也。气机一动则其脉必与证相应，故脉浮而邪还于表，才得有汗，而外邪尽从外解。设脉不以浮应，则不能作汗，其烦即为内入之候，又在言外矣。"语言明白晓畅，使仲景之心法，了无遗蕴。

其它如注"微数之脉，慎不可灸，因火为邪，则为烦逆，追虚逐实，血散脉中，火气虽微，内攻有力，焦骨伤筋，血难复也。"为脉微而数，阴虚多热之征也。此而灸之，则虚者益虚，热者益热，不至伤残不止耳。

注"伤寒三日，三阳为尽，三阴当受邪，其人反能食而不呕，此为三阴不受邪也。""伤寒三日，少阳脉小者欲已也。"为能食不呕，与胃和则愈互义。脉不弦大，邪微欲解之先征。都是言简而意赅，注解得非常精当。

（二）实事求是，不蹈旧说

张氏在自序中曾说对方有执之《伤寒论条辨》和喻嘉言的《尚论篇》非常服膺，并认为喻氏"独开生面，裁取倍于诸家"，但并不盲从，而是本之临床实践，对前人不正确的论述予以批评指出，使后学不致以讹传讹。

辨六经传足不传手之非。首先他认为六经证不仅有足经表现，也有手经症状。"如六经证，人悉知为足经，不知有手经证间出也。伤寒初受病时，头项痛，腰脊强，恶寒，足太阳也；发热面赤，恶风，手太阳也；目疼鼻干，不得卧，足阳明也；蒸热而渴，手阳明也；胸胁满痛，口苦，足少阳也；耳聋及痛，寒热往来，手

少阳也……"再者"按《灵枢》十二经脉，转注如环，岂有六经传变，只传足经，不传手经之理！"另外举例：外感病中常见咳嗽气逆，是手太阴肺经见证；表里热极，神狂志乱，又当责之手少阴心、手厥阴心包经，这些都是手经的病变。由此可见"传手不传足"之说，实属非理。

朱肱《南阳活人书》曾云：伤寒阳明证宜下，少阴证宜温。元、明以降，医家多奉此说。而张氏认为其论有失偏颇"夫阳明之经证，身热目疼鼻干头痛，可宜下乎？少阴之传经热邪，可宜温乎？况温病热病之少阴，尤不可温也，自奉议此说行，后世蒙害者不少矣……"

对于太阴病篇"太阴中风，四肢烦疼，阳微阴涩而长者，为欲愈。"有的注家谓涩为血凝气滞，张氏直斥其非，说"岂有血凝气滞，反为欲愈之理耶？"

这些都说明了张氏谨严不苟，不盲从前人，实事求是的治学态度，值得我们学习。

（三）勤于思考，见解新颖

子曰："学而不思则罔"。张氏作为一位医学名家，不仅博学，而且善于思考，因此每多创见，爰举数例如下：

"少阴病，得之二三日以上，心中烦不得卧，黄连阿胶汤主之。"张氏认为本条所述实则是温病。他说："少阴病二三日以上心烦，知非传经邪热，必是伏气发温，故二三日间便心烦不得卧。"并指出黄连阿胶汤"本治少阴温热之证……与阳明腑实用承气汤法，虽虚实补泻悬殊，而祛热救阴之则一耳"。发前人所未发。

注《伤寒论》"服桂枝汤，大汗出后，大烦渴不解，脉洪大者，白虎加人参汤主之。"条说："此本温热病，误认寒疫，而服桂枝汤也。若是寒疫，则服汤后汗出必解矣。不知此本温热，误服桂枝，遂至脉

洪大，大汗烦渴不解，若误用麻黄，必变风温灼热自汗等证矣。此以大汗伤津，故加人参以救津液也。"桂枝汤本治太阳中风的对之方，何以服后大汗出、大烦渴不解？以前注家对此多泥定伤寒，曲为解说，或避而不谈，读张氏的注释，诸般疑惑，涣然冰释矣。

对于厥阴病篇的麻黄升麻汤证，大多数注家感到难以理解，甚而断言其为后人错简之文。而张氏根据其治案，认为"此证之始，原系冬温，以其有咽痛下利，故误认伤寒里证而下之，致泄利不止，脉变沉迟，证变厥逆……"并引朱奉议经验，谓"以此汤裁去升、知、冬、芍、姜、术、桂、苓，加入葛根、羌活、川芎、杏仁、白薇、青木香，以治风温，总不出此范围也。"这对我们深入领会、应用本方颇有启发。

（四）强调辨证，圆机活法

每一位卓有成就的医家，无不得益于辨证论治，张氏也不例外。他潜心研究《伤寒论》三十余载，对辨证论治更是深有体会，所著伤寒缵、绪二论中始终贯穿了这一精神。

绪论将外感病中一些常见症状如发热、头痛、项强、恶寒、痞、吐衄、谵语、四逆、厥等，一一列举，并结合具体的证候予以辨证治疗，兹举"身体痛"以观之：

"伤寒身疼脉浮，则为太阳表证……必用麻黄汤辛热发表，令气血流通而愈；若自汗脉浮缓者，则腠理开泄，虽发热而身体骨节不疼矣。若伤寒身疼，而见尺脉迟弱者，此为气血本虚，不可骤表，当先用黄芪建中温之，然后发表可也。有汗后身疼脉迟者，此阳气虚也，新加汤。有发汗吐下后，身疼不休，表证不解者，仲景必与桂枝汤，只宜桂枝调和营卫，不可复

用麻黄也。有太阳表证具,而身疼头痛,脉不浮而沉迟无力者,此真阳内虚,不能胜任麻黄,当与四逆汤温之……头痛发热,而身疼如缚者,表证也。无头痛发热,而身疼如杖者,直中也。有少阴病,脉沉手足寒,身体痛,骨节疼,口中和,背恶寒者,附子汤。有少阴下利清谷,而身疼痛,急当救里,然后治表。有阴毒身痛如被杖者,有瘀血一身尽痛,而发热面黄者,有中湿声重鼻塞,一身尽重而痛者,有风湿一身尽痛,恶风不欲去衣,汗出小便难者,有内伤劳倦脉虚倦怠,而肢体烦疼者……"其治法各各不同。并附有一阴寒内盛戴阳身痛案,用四逆汤加参、芪,下黑锡丹而治愈。张氏还汲取李东垣的经验,对内伤发热与外感发热作一鉴别,以免临床上误治。他说:"劳力感寒内伤之证,与外感证类相似,内伤亦发热头痛畏寒,惟门隙中贼风最恶之。若在大风处,反不恶也。畏寒得暖则解,……出言懒怯,口淡无味,腹中不和,手心大热而手背不热。若外感风寒之证,头疼发热,无休止时,寒热齐作,而骤发不止,寒虽近火不除,出言重浊,鼻中气粗,一身尽热。盖外感自表入里,先太阳也。然温热亦自内达表,先见少阳证,……骤然发热如火,大渴烦躁引饮,头面目舌俱赤,喘粗气盛,绝不似内伤面目萎黄,唇舌淡白,短气力怯等证也。内伤气口脉虚大,外感人迎脉紧盛,温热则气口脉洪盛为异耳……"他还提出"今人外感兼内伤者甚多,用药全要分别",根据外感、内伤轻重,斟酌攻补之比例多少,很有指导价值。

再有,病在三阴皆有下利、腹痛、厥逆、躁渴,病情亦较危重,辨证不当,危在顷刻,不可不辨。张氏总结道:"属于阳者,必先发热头痛,渐至唇干舌燥,烦渴喜冷饮,面色光彩,语言清亮,手足温暖,爪甲红润,身轻易于转侧,呼吸出于自然,小便或赤或涩,脉来浮洪数大;若发于阴者,始病不发热无头痛,便自利、厥逆、腹痛,口不渴,身体沉重,难以转侧,呕吐泻利,恶寒蜷卧,战栗吐沫,手足指冷厥逆,爪甲青黑,颜色黯惨而不光,舌上虽黑而无苔,脉来沉迟细小。"临证之际,若能遵此全面诊察,细心辨证,可减少失误。

另外,张氏在注释《伤寒论》条文时也处处注意这一点,引导我们反复推求,深入领会仲景辨证论治的精髓。如"伤寒下后,心烦腹满,卧起不安者,栀子厚朴汤主之。"他从烦、满入手,辨表里邪实的轻重,很有指导意义。"满而不烦,即里证已具之实满;烦而不满,即表证未罢之虚烦;合而有之,且卧起不安,明是邪凑胸表腹里之间,故取栀子以快涌其胸中之邪,而合厚朴枳实以泄腹中之满也。"

解释茯苓四逆汤条,与青龙汤相比较,二者都有"烦躁"这一见症,其辨证关键是汗出与否。"夫不汗出之烦躁,与发汗后之烦躁,毫厘千里。不汗出烦躁,不辨脉而投大青龙,尚有亡阳之变,是则发汗后之烦躁,即不误在药,已误在汗矣。"

注解"伤寒二三日,心中悸而烦者,小建中汤主之。呕家不可用建中汤以甜故也。"条时说:"阳气内虚而心悸,阴气内虚而心烦,将来邪与虚搏,必臻危困,急用建中养正祛邪,庶免内人之患。又虑心悸为水饮停畜,烦为心气不宁,故复以呕证之。盖呕为湿热在膈上,故禁甜味恋膈耳。"因为中虚气馁,气血衰少,无力荣心可致心悸心烦,而水饮内停,上凌于心胸,亦能见此症,且二者补泻迥殊,一则需温中补虚以化生气血,一则应温阳化饮利水，不可不辨。而辨证要点，张氏拈出一"呕"字，真有画龙点睛之妙。

张氏还善于学习前人，择善而从。如在论述三泻心汤证时，引用罗谦甫的观点，认为"生姜、甘草、半夏、三泻心，是治痰湿结聚之痞，方中用半夏生姜以涤痰饮，黄芩、黄连以除湿热，人参、甘草以助胃气，干姜炮黑以渗水湿……"较之某些注家的寒热夹杂之说，既易于理解，又切合临床实际。

张氏虽被称作为"错简派"，但并不象方有执、喻嘉言那样激烈反对王叔和，甚则斥为"仲景之罪人"。他说："嗟夫！犹赖叔和为仲景之功臣，使无叔和之集，则伤寒书同于卒病论之不传矣，何能知有六经证治乎？即《条辨》《尚论》，亦无从而下手也"。对王氏编集《伤寒例》进行了客观公允的评价，显示出一代大医的博大胸襟。

自然，张氏的论点也有不少值得商榷之处，如风温、冬温等名称界定仍不清楚，以桂枝加黄芩汤治疗风温，亦有未当；在太阳病篇，仍袭喻氏等人，拘泥于三纲鼎立之说；对温热病的治疗尚无突破性的进展，温病重证者，还只有攻下一途，方法单一，疗效不佳；对滋阴生津法尚无认识，因此在治疗时常感力绌，如他说"温热病及时疫，误用表药，热传三焦，谵语闷乱者，三黄石膏加大黄下之。凡谵语无实热燥结可攻者，皆不可治。"而后世温病学家除苦寒攻下外，还有滋阴攻下（如增液承气汤），避免伤津之害，并且无实热燥结可攻之谵语，可以用清营汤、安宫牛黄丸等，大大提高了疗效。在《伤寒论》研究上，仍认为是专论外感之书，后来柯琴提出"六经钤百病"之说，亦较之更胜一筹。当然，这有苛责古人之嫌。

总之，张璐作为清初一位卓越的医学大家，对于清代温病学发展，乃至各科的进步都产生了深远的影响，他所著的伤寒缵、绪二论，也有进一步深入研究的必要。

本草学成就

《本经逢原》系张璐晚年所著之本草类著作。大约于清康熙三十四年（即公元1695年）成书，随后由长洲张隽永堂刊印发行于世，颇受医者欢迎。众所周知，清代本草学研究的蓬勃兴起与明朝李时珍的宏篇巨著《本草纲目》的问世不无关系。《纲目》作为一部综合性的类本草学大作，虽部类分明，但因其载药众多（1892种），卷帙浩大，查找某一方面的资料仍很困难；且由于收录药物务在全备，常用药和冷僻药皆取，即使手头完备，使用、携带极为不便，故影响了它的普及和刊用。而且学者们发现：《纲目》中论述深度不够，义理欠明，缺如有误之处亦多存在。凡此种种，对《纲目》的批评又使人们对"自时珍纲目盛行，而神农之本草遂废"的担心与日俱增。因此重新对《本经》的编辑、注释亦接踵而来。尽管一些学者对本经的辑佚、注释和发微都进行了颇有见地的探索，然而由于过分尊经，厚古思想严重，限制了他们的学术视野，且一些辑者因不精医道，以致辑本舛误之处，也不乏所见。至于对《纲目》的斥责，从学术争鸣的角度来看，也是不可取的，而张氏对《本经》或《纲目》采取分析比较的态度，既不厚古薄今，亦不厚今非古。他认为作为我国最早的一本药物学专著——《神农本草经》是中医经典之著，由衷地称曰："医之有本经也，犹匠氏之有绳墨也。"但亦指出"炎黄之道，信手皆绳墨。"不赞成墨守成规，因循守旧地抱着经典条文不放，他赞赏仲景能"以炎黄之道，随机应用，不为绳墨所拘"的治学态度，认为只有这样，才能"端本澄源，宗乎本经之主治。"他发现《本经》所刊药味不多，仅 365 种，其中有些是近代绝少使用的，甚至是失传的，而不少现今常用药味，反而缺如，他们对后世编辑《本经》"咸以古逆顺反激之用，概置之不录，专事坦夷以适时宜，其问琐琐"的现象较为不满。他赞许时珍《纲目》"博洽古今"。但可惜其"尚尔舍本逐末。仅以本经主治，冠到诸首，以为存羊之意。"他感叹于习医者对《本经》要旨不易领会，后世医家鲜有如仲景、孙真人等"何绳墨之可限"达乎变通者，尽管当时《本经》编注之作令人目不暇接，但往往将一家之言"疏作经言，朱紫之混，能无戾乎?"易使读者玉石不辨而误会《本经》要旨，鉴于此，他将"疏本经之大义，系诸家治法，"著成代表其本草学成就的《本经逢原》使"学人左右逢源，不愈炎黄绳墨"而"足以为上工"，不可不谓匠心独运，其用心之良苦，对初涉杏林之习医者之殷切之情，流溢于字里行间，故本书所受欢迎应属必然。

一、药物分类舍弃《本经》三品划分，而遵《纲目》按自然属性划分

《本经》由于历史局限，其药物分类仅以感性认识，据药物毒性大小分为上、中、下三品，即所谓"上药一百二十种为君，养命以应天，无毒，多服久服不伤人，欲轻身益气，不老延年者，本上经；中药一百二十种为臣，主养性以应人，无毒有毒，斟酌其宜，欲遇病补虚赢者，本中经；下药一百二十五种为佐使，主治病以应地，多毒，不可久服，欲除寒热邪气，破积聚愈疾者，本下经"。而随着时

代的发展，人们认识的提高，这种分类法已越来越显出其局限性，《纲目》则顺应了历史的发展，采取药物自然属性分类法，摒弃了三品分类法，按药物来源分为十六部，六十类，提纲挈领，眉目分明，张氏不能不看到这一本草学分类史上之一大飞跃之进步性。故而参照纲目之分类法，将全书分为四卷，收集常用习用药七百余味，较《本经》几乎增加一倍，而分为三十二部。每部或统述或按分条阐述。如卷一中水部、火部、土部以"诸水""诸火""诸土"统述，其后略加分述，而其它各部几乎均按味分述，如金部有 14 条；石部有 37 条；卤部有 14 条；山草部有 48 条；芳香部有 41 条；山草部有 69 条；毒草部有 37 条；蔓草部有 35 条；水草部有 9 条；石草部有 6 条；苔草部有 6 条；谷部有 14 条；菜部有 41 条；果部 41 条；水果部 18 条；味部门条；香木部 28 条；乔木部 32 条；灌木部 38 条；寓木部 7 条；苞木部 6 条；脏器部 8 条；虫部 49 条；龙蛇部 19 条；鱼部 36 条；介部 22 条；禽部 30 条；兽部 39 条；人部 14 条。各条阐述均很详细。

二、体例以药物性味为先，次以《本经》主治，再以"发明"

对于原《本经》所载者如芳草部木香条：

木香　辛苦温无毒。形职枯骨。味苦色淡黄者良，味咸色黑者勿用。生用理气，煨熟止泻。《本经》主邪气，辟毒疫温鬼，强志，主淋露。

[发明] 木香气香味厚，不独沉而下降。尽能理胃以下气滞，乃三焦气分之药。兼入肺脾肝三脏，能升降诸气。故上焦气滞膹郁宜之者，金郁则泄之也，然虽入肺，而肺燥气上者，良非所宜。其中焦气滞不运宜之者，脾胃喜芳香也。下焦气

滞后重宜之者，塞者通之也。若治中脘气滞不运。心腹疼痛，以槟榔佐之。使用权气下则结痛下散矣。《本经》辟疫毒邪气，强志，主淋露。以其辛燥助阳。善开阴经伏匿之邪。《大明》治心腹一切气，膀胱冷痛，呕逆反胃，霍乱泻痢，健脾消食，安胎，甄权治九种心痛，积年冷气癖疬，癥块胀痛，壅气上冲。烦闷赢伤，女人血气刺痛不可忍。然香燥而偏于阳，肺虚有热，血枯而燥，及阴上冲者勿服。

但《本经》未载，由本书所收录者，除无《本经》内容外，一如前述。如蔓草部百部条：

百部　苦微甘小毒，肥白者良。抽去心用，则不烦闷。

[发明] 百部为杀虫要药。故肺热劳瘵喘嗽。有寸白虫宜之，蛲虫痢及传尸骨骨蒸多用之。时珍云：天麦门冬之类，皆主肺痰。但百部气温，肺胃寒者宜之，二冬性寒，肺胃热者宜之，脾胃虚人勿用，以其味苦伤胃也。又浓煎洗牛马虱，树木虫蛀，用填孔中，更削杉木塞之，其虫即死，杀虫之功，于此可知。

三、内容广泛，旁征博引，参以个人体会

《本经逢原》以实用通俗，着眼于临床应用为特点，后人赞曰："璐书恒取发明性味，辨别功过，使制方者易明。"故与《纲目》偏重于考订有所不同。举凡药味名称、释义、别名、出处、产地、形态、品质优劣、真伪鉴别、采收、炮制、性味、主治、附方、禁忌、畏恶等各个方面均有记载。既引《本经》原文以作为"绳墨"，又变通发挥参以诸家药论与己见，虽然不是每个药味都一一详尽叙述，但大体上，在不同的药物中，对这些内容都有所涉及。下面分别加以举例说明。

（一）释义

在水部、火部、土部多见。如水部诸水条有载"以新汲水煎沸如麻，名麻沸汤"；"以水空煎候熟极煮药，名清浆水"。再如火部诸火条载"上古炊食，都用燧火。是为阳火。今皆击石取火，则阴火也。用以炊食，犹之可也。若点艾炷，尤非所宜。灸艾宜取太阳真火"解释了"阳火"与"阴火"的由来。再加土部诸土条载"伏龙肝，及灶心土。""百草霜，烧百草之煤也。"

（二）别名

张氏在收录时原则上以一通用名为药物名称。而不常沿用者或仅部分地区沿用者常以"别名"面貌予以说明，一般标出出处。如山草部狗脊条指出其"本经名百枝"；该部三七条指出其"纲目名山漆，一名金不换。"对出处不详者常以"一名"称之。如山草部甘草条："一名国老"；毒草部商陆条称："一名当陆"。对药物俗名亦见收录，如蔓草部月季花条指出"俗名月月红"同部土瓜根条干脆称"即王瓜根"。

（三）出处、产地

药物出处产地虽不是一一尽录，但地道的药材则很少遗落，如蔓草部萆薢条指出"出东鲁泰山"。再如香木部苏合香条指出该药材出于中土之外之域"出天竺昆仑诸国"。

（四）形态

对难鉴别或易与其他药材混淆者则详细描述其形态，以引起读者注意，如山草部黄精条指出"茎紫花黄，叶似竹叶"勿与钩吻混淆，如草部沙苑蒺藜条指出"产沙苑者色微黑，而形似羊肾。若色微绿，虽产秦中，非沙苑也。"再如毒草部茵芋条中有"生泰山川谷，春生苗高三四尺，茎赤叶似石榴而短厚。又似石南。"

（五）品质

认为药物品质优劣与产地有关。如山草部人参条指出"产高丽者良"。"产山西太行山者，名上党人参。虽有甘温峻补之功，却有甘平清肺之力。"指出了由于品质不同，功效亦不尽相同，甚至减弱。如同部沙参条曰："有南北二种。北者质坚性寒，南者体虚力微。"同部黄连条曰："产川中者，中空色正黄，截开分瓣者为上。云南水连次之，日本吴楚为下。"再如芳草部芎䓖条指出"蜀产者，味辛而甘上。他处产者，气味辛烈为下。"

（六）鉴别

对药物真伪的鉴别较为重视。如芳草部苏子条指出其"粗而色深者真，细而色淡者假。"如隰草部青蒿条指出"茎紫为真。"蔓草部萆薢条指出"产川中大块色白而发脆者为萆薢，若色黄赤者，即菝葜也，一种小块质坚韧者为土萆薢，不堪入药。"

（七）采收

张氏注意到特殊药物的采收颇有讲究，尤其对植物药成药部位的采集更是与季节、生长特点有关。这些均在书中有所体现，如毒草部茵芋条中有"四月采叶，七月采茎。阴干用之。"再如灌木部桑叶的采集有"取经霜者"。即秋季进行。

（八）加工炮制

张氏对药物的加工炮制叙述亦详。因为不少生药采集后不宜直接入药而须加工炮制后才能入药或减轻毒性或提高疗效。且同一味药不同的加工炮制后，其药效亦不尽相同。如毒草部甘遂条指出宜"面裹煨熟用"。而芳草部赤芍药条则指出宜"酒洗用"。前者为减轻毒性，后者为提高疗效。再如对山草部黄连条，张氏详加分述"治心脏火生用。治肝胆实火，醋胆汁炒。治肝胆虚火，醋炒褐色。治上焦火酒炒，中焦火姜汁炒，下焦火盐水炒，气

分郁结肝火，煎吴茱萸汤炒，血分中伏火，同干漆末炒。食积火黄土拌炒。"说明了同一药物经过不同炮制方法功效亦不一样。

（九）禁忌畏恶

对药味禁忌、畏恶亦不忽视，如蔓草部土茯苓条指出该药"忌铁器"。山草部胡黄连条指出其"忌猪肉"。香木部樟脑条指出"忌见火"。同部降真香条有"禁用火焙"等记载。对药物畏恶基本从旧说，如山草部人参条、沙参条、玄参条、丹参条均记载"反藜芦"与其相应毒草部藜芦条则有"反五参"说。再如山草部甘草条指出其"反海藻、大戟、甘遂、芫花"。卤石部硇砂条指出其"畏酸浆水"。山草部人参条又指出"畏卤盐"。

（十）性味、主治

张氏对药物的性味、主治，每味均有阐述，除引《本经》原文外，不少条文更参以他家及本人经验加以解释或引申发挥，务在令读者易于掌握。如蔓草部紫葳条有"酸微寒无毒"之性味，其主治以本经原文列出"本经主妇人产乳余疾，崩中癥瘕、血闭、寒热羸瘦、养胎。"而在"发明"中指出"云养胎者，以有积瘀在内，瘀散则胎自安也。"对学者可能为此而产生的疑虑作了解释。再如隰草部青葙条列出性味"苦微寒无毒。"旋又指出《本经》中"主邪气皮肤中热，风瘙身痒，杀三虫。子治唇口青。"而在"发明"中又提出了《本经》中所未载之功效："治风热目疾"。张氏推理道"本经虽不言治目疾，而主唇口青。为足厥阴经药，其明目之功效可推。"其实在临床实践中不少药像青葙子那样《本经》中所未载之功效——被发现，张氏对此加以肯定。

（十一）方剂

张氏在"发明"中均载有该味药所

参与组成的方剂，使主导者易于灵活掌握运用于临床。如毒草部泽漆指出"金匮泽漆汤。方用泽漆、半夏、紫参、白前、人参、桂心、生姜"同用"以治肺上气脉沉。"再如隰草部败酱草条指出其参与组成"金匮薏苡附子败酱散，治肠痈固结未溃"。

纵观全书张氏以《本经》为主，加以引申发明，凡性味效用，诸家治法以及药用真伪优劣的鉴别，都明确而又扼要地作了叙述。使读者对神农本经的要旨更容易领会，熟习后即可掌握应用。《本经逢原》不仅为《本经》作了发明，实际上也是一本实用的药物学专著。

《本经逢原》取材，颇多采自《纲目》，但有分析有批判，更能参以个人的心得和经验，与《纲目》之偏重考订，有所不同，可以说也是一本适宜于初学祖国医学及临床习医者的实用参考书，再因其携带查用方便，故广为习医者欢迎。这对普及本草学知识起了一定的推动作用，即使在二百年后的今天来说，亦自有它的魅力所在。当读者在掩卷思考之余，耳边一定会有历史长河那一端的八旬老人的医训回荡"吾愿天下医师，慎勿妄恃己长，以希苟得之利，天下苍生，确遵有病不治，常得中医之戒，跳出时师圈缋，何绳墨之可限哉！"诚哉斯言！

附：张璐医学研究论文题录
（1950～1997）年

1. 俞志高. 张璐父子籍贯考. 江苏中医杂志　1984；5（1）：50
2. 吕英凡. 清代名医张璐的医学教育思想. 中医教育　1985；（3）：36～37
3. 茅晓. 石顽老人外感病证治特色初探. 安徽中医学院学报　1985；（4）：15～17
4. 祁宝玉. 对《张氏医通》论"目疾"之初探. 北京中医学院学报　1986；9（2）：15～16
5. 朱炳林. 张璐学术经验研讨. 江苏中医杂志　1986；7（11）：30～33
6. 删伟勇. 张璐医学著作简介. 新中医　1987；19（7）：55
7. 路京达. 清初名医张璐生平及其著作. 上海中医药杂志　1987；（8）：42～44
8. 易法银. 张璐脾胃观探析. 江苏中医　1988；9（2）：32～33
9. 朱炳林. 张璐治血证经验研讨. 浙江中医学院学报　1988；12（5）：34～35
10. 朱伟常. 颖秃半床　卓识纷披——谈张璐及其著作《张氏医通》. 上海中医药杂志　1992；
　　（5）：40～42
11. 金庆江. 张璐的世籍与生平. 南京中医学院学报　1994；10（3）：51～52